S. Dönitz, F. Flake (Hrsg.)

Mensch Körper Krankheit
für den Rettungsdienst

MENSCH KÖRPER KRANKHEIT FÜR DEN RETTUNGSDIENST

5. Auflage

Herausgegeben von:
Stephan Dönitz, Frank Flake

Mit Beiträgen von:
Stephan Dönitz, Schwarzenbek (Kap. 4, 6, 7, 12, 19, 20); Frank Flake, Oldenburg (Kap. 1, 2, 10, 21); Sarah Goller, Bad Urach (Kap. 8, 9); Sven Heiligers, Fritzlar (Kap. 17, 18); Prof. Dr. med. Ann-Kristin Helmers, Kiel (Kap. 3, 11); Matthias Klausmeier, Mannheim (Kap. 13); Torsten Moeser M. A., Kiel (Kap. 15); Thomas Semmel, Petersberg (Kap. 14); Achim Thamm, Breisach am Rhein (Kap. 5, 16)

Autoren der Vorauflage:
Frank Flake, Oldenburg (Kap. 7); David Häske, Reutlingen (Kap. 8, 9); Prof. Dr. med. Boris A. Hoffmann, Mainz (Kap. 12); Dr. med. Maren Koop, Mainz (Kap. 1)

ELSEVIER

Elsevier GmbH, Bernhard-Wicki-Str. 5, 80636 München, Deutschland
Wir freuen uns über Ihr Feedback und Ihre Anregungen an kundendienst@elsevier.com

ISBN 978-3-437-48259-5 eISBN 978-3-437-06507-1

Aus Gründen der Barrierefreiheit sind die Bilder in elektronischen Ausgaben dieses Buches mit Alt-Text-Beschreibungen (Alternativ-Text) versehen, die von Elsevier bereitgestellt werden. Mehr Informationen erhalten Sie unter https://www.elsevier.com/about/accessibility.

Bücher und Zeitschriften, die von Elsevier veröffentlicht werden, entsprechen den geltenden Produktsicherheitsanforderungen. Für etwaige Bedenken oder Fragen zur Produktsicherheit wenden Sie sich bitte an unseren autorisierten Vertreter, Elsevier B.V., productsafety@elsevier.com.

Elsevier nimmt eine neutrale Position in Bezug auf territoriale Meinungsverschiedenheiten oder Zuständigkeitsansprüche in seinen veröffentlichten Inhalten ein, einschließlich Landkarten und institutionellen Zugehörigkeiten.

5. Auflage 2026
1. Auflage 2015

Wichtiger Hinweis: Die medizinischen Wissenschaften unterliegen einem sehr schnellen Wissenszuwachs. Der stetige Wandel von Methoden, Wirkstoffen und Erkenntnissen ist allen an diesem Werk Beteiligten bewusst. Sowohl der Verlag als auch die Autorinnen und Autoren und alle, die an der Entstehung dieses Werkes beteiligt waren, haben große Sorgfalt darauf verwandt, dass die Angaben zu Methoden, Anweisungen, Produkten, Anwendungen oder Konzepten dem aktuellen Wissensstand zum Zeitpunkt der Fertigstellung des Werkes entsprechen.
Der Verlag kann jedoch keine Gewähr für Angaben zu Dosierung und Applikationsformen übernehmen. Es sollte stets eine unabhängige und sorgfältige Überprüfung von Diagnosen und Arzneimitteldosierungen sowie möglicher Kontraindikationen erfolgen. Jede Dosierung oder Applikation liegt in der Verantwortung der Anwenderin oder des Anwenders. Die Elsevier GmbH, die Autorinnen und Autoren und alle, die an der Entstehung des Werkes mitgewirkt haben, können keinerlei Haftung in Bezug auf jegliche Verletzung und/oder Schäden an Personen oder Eigentum, im Rahmen von Produkthaftung, Fahrlässigkeit oder anderweitig übernehmen.
Obwohl alle Werbemittel mit ethischen (medizinischen) Standards übereinstimmen, stellt die Erwähnung in dieser Publikation keine Garantie oder Anerkennung der Qualität oder des Wertes dieses Produkts oder der Aussagen der Herstellerfirmen dar.

Für die Vollständigkeit und Auswahl der aufgeführten Medikamente übernimmt der Verlag keine Gewähr.
Geschützte Warennamen (Warenzeichen) werden in der Regel besonders kenntlich gemacht (®). Aus dem Fehlen eines solchen Hinweises kann jedoch nicht automatisch geschlossen werden, dass es sich um einen freien Warennamen handelt.

Bibliografische Information der Deutschen Nationalbibliothek
Die Deutsche Nationalbibliothek verzeichnet diese Publikation in der Deutschen Nationalbibliografie; detaillierte bibliografische Daten sind im Internet über https://www.dnb.de abrufbar.

26 27 28 29 30 5 4 3 2 1

Für Copyright in Bezug auf das verwendete Bildmaterial siehe Abbildungsnachweis.

In ihren Veröffentlichungen verfolgt die Elsevier GmbH das Ziel, genderneutrale Formulierungen für Personengruppen zu verwenden. Um jedoch den Textfluss nicht zu stören sowie die gestalterische Freiheit nicht einzuschränken, wurden bisweilen Kompromisse eingegangen. Selbstverständlich sind **immer alle Geschlechter** gemeint.

Planung: Katharina Frank
Projektmanagement: Birgit Pietzsch und Julia Stängle
Redaktion: Sigrid Schäfer, Sindelfingen und Esther Kinateder, Waldkirchen
Herstellung: Hildegard Graf, Germering
Bildredaktion und Rechteklärung: Katja Sieger-Schauer
Satz: STRAIVE, Puducherry/Indien
Druck und Bindung: Printer Trento S.r.l., Trento/Italien
Umschlaggestaltung: FAVORITBUERO, München; Umschlagabbildung: Collage von FAVORITBUERO unter der Verwendung lizenzierter Motive von Shutterstock; Umschlagbearbeitung: SpieszDesign, Neu-Ulm
Mindmaps auf den Kapitelauftaktseiten: Andreas Fromm, Hamburg; Gestaltungsvorlage: Martin Hoffmann, Neu-Ulm

Aktuelle Informationen finden Sie im Internet unter **www.elsevier.de**

VORWORT

Was vor vielen Jahren als Idee entstand, liegt nun in der 5. Auflage vor: **Mensch Körper Krankheit für den Rettungsdienst.** Aus einem kleinen Ableger eines damals bereits erfolgreichen Buches wurde ein eigenständiges Werk, das sich mittlerweile mit dem Ursprung kaum noch vergleichen lässt. Dass nun die 5. Auflage erscheint, zeigt, dass wir mit der Idee des Buches nicht ganz falsch lagen.

Der Rettungsdienst entwickelt sich weiter, und auch Mensch Körper Krankheit für den Rettungsdienst muss Schritt halten. Eine Überarbeitung war daher erneut notwendig. Vor allem hinsichtlich der Krankheitslehre und der rettungsdienstlichen Besonderheiten hat sich wieder einiges getan.

So wie der Rettungsdienst im Allgemeinen entwickelt sich auch der Beruf des Notfallsanitäters weiter. Man könnte sagen: Er schwimmt sich frei. Immer weiter entfernt von bloßer Assistenz hin zu einem eigenverantwortlichen und eigenständigen Berufsbild. Sicher ist noch nicht alles getan, aber es geht voran.

Eine Grundlage für eine eigenverantwortliche Tätigkeit ist eine breite Wissensbasis. Diese wollen wir mit diesem Buch erreichen. Verstehen Sie die medizinische Problematik, ist der Weg zur Therapie nicht mehr weit. Eine gute fundierte Ausbildung ist der Garant für den Erfolg im Beruf. Natürlich endet das Lernen mit dem Abschluss nicht. Gerade in der Medizin muss man mit den Entwicklungen Schritt halten und ist somit an lebenslanges Lernen gebunden.

Im Moment entwickelt sich eine Diskussion zum Beherrschen von Maßnahmen. Grundsätzlich geht der Gesetzgeber davon aus, dass man das, was man erlernt hat, auch beherrscht. Das heißt, mit Abschluss der Ausbildung sollten Sie z. B. die Medikamente und Maßnahmen des Pyramidenprozesses beherrschen. Wichtig ist aber auch hier, am Ball zu bleiben, um rechtssicher agieren zu können.

Wir möchten das Buch selbstverständlich weiterhin auf dem aktuellen Stand halten. Um dies zu erreichen, sind wir wie immer auf Ihre Mithilfe angewiesen. Teilen Sie uns mit, wenn Ihnen etwas fehlt, Kapitel nicht ausführlich genug oder Abbildungen nicht aussagekräftig sind. Nur dadurch können wir besser werden und auch hier die letzte Lücke schließen.

Wir hoffen, dass Ihnen das Buch gefällt. Wir versichern Ihnen, dass sowohl der Verlag als auch die Autorinnen und Autoren eine Menge Fleiß investiert haben. Deshalb lassen Sie uns auch gerne wissen, wenn Ihnen das Buch gefällt.

Wir wünschen Ihnen an dieser Stelle schon jetzt viel Erfolg in der Ausbildung. Wir würden uns freuen, mit Ihnen ins Gespräch zu kommen. Vielleicht sehen wir uns mal auf einem Kongress oder gar an einem Einsatzort. Möge Ihnen das Buch bis dahin ein treuer Begleiter sein.

Danksagung

Wie immer möchten wir einigen für die unermüdliche Arbeit an diesem Werk danken. In dieser Auflage im Besonderen

- Frau Julia Stängle und Frau Birgit Pietzsch für die Gesamtorganisation und das Überblick behalten,
- Frau Esther Kinateder und Frau Sigrid Schäfer für die Redaktion und das Optimieren der Texte,
- Frau Birgit Pietzsch für die viele unermüdliche Arbeit an den Abbildungen,
- den Autorinnen und Autoren für die Bearbeitung der Texte sowie
- den vielen Leserinnen und Lesern, wieder einmal verbunden mit der Aufforderung, uns weiterhin bei der Verbesserung des Buches zu unterstützen.

Schreiben Sie uns, wenn Sie Kritikpunkte haben, Themen vermissen oder Ihnen diese nicht ausführlich genug behandelt erscheinen.
Wir freuen uns auf Ihre Rückmeldungen.

Schwarzenbek und Oldenburg, im Januar 2026
Stephan Dönitz und Frank Flake

BENUTZERHINWEISE

INHALTSÜBERSICHT

Die Inhaltsübersichten führen im Sinne einer Zusammenfassung des Kapitels in das Thema ein. Darüber hinaus weisen sie auf wichtige Inhalte hin, die nach dem Studium des Kapitels als bekannt vorausgesetzt werden.

MERKE

Wichtige, einzuprägende Informationen und Hinweise

ACHTUNG

Warnhinweise, häufig vermeidbare Fehler bei der Arbeit im Rettungsdienst und Hinweise auf besonders zu beachtende Umstände.

PRAXISTIPP

Praxisrelevante Informationen für die Arbeit im Rettungsdienst

KRANKHEIT/SYMPTOM

Kurzbeschreibungen von Erkrankungen oder wichtigen Symptomen

IM FOKUS

Kompakte Stichwort-Zusammenfassung des vorangehenden Themas

Zu diesem Abschnitt stehen unter https://ebooks.health.elsevier.com ergänzende Animationen zur Verfügung.

WIEDERHOLUNGSFRAGEN

Die Wiederholungsfragen am Ende des Kapitels geben Gelegenheit, den gelesenen bzw. gelernten Inhalt zu reflektieren. Verweise auf die entsprechenden Textstellen, in denen die Antworten zu finden sind, ermöglichen eine selbstständige Lernkontrolle.

Fehler gefunden?

https://else4.de/9783437482595
An unsere Inhalte haben wir sehr hohe Ansprüche. Trotz aller Sorgfalt kann es jedoch passieren, dass sich ein Fehler einschleicht oder fachlich-inhaltliche Aktualisierungen notwendig geworden sind.
Sobald ein relevanter Fehler entdeckt wird, stellen wir eine Korrektur zur Verfügung. Mit diesem QR-Code gelingt der schnelle Zugriff.
Wir sind dankbar für jeden Hinweis, der uns hilft, dieses Werk zu verbessern. Bitte richten Sie Ihre Anregungen, Lob und Kritik an folgende E-Mail-Adresse: kundendienst@elsevier.com

HERAUSGEBER

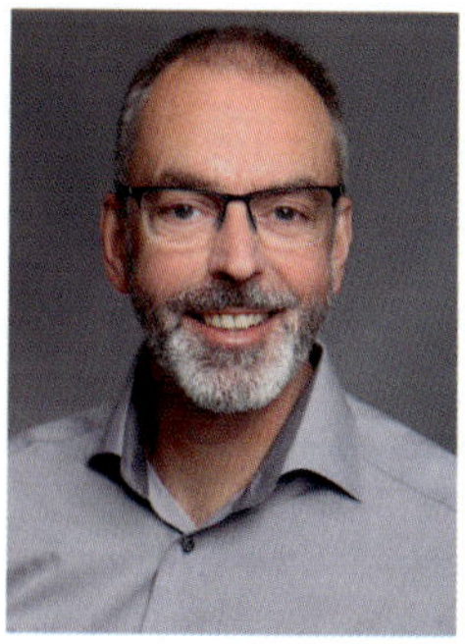

Stephan Dönitz, Schwarzenbek, Jg. 1966, Notfallsanitäter, langjährige Tätigkeit als TC-HEMS (ADAC Luftrettungszentrum Hamburg), Fachkrankenpfleger für Anästhesie und Intensivmedizin sowie Praxisanleiter (BG Klinikum Hamburg, Abteilung für Anästhesie, Intensiv-, Rettungs- und Schmerzmedizin), E-Learning-Autor Firma SMEDEX (Schweiz), Dozent in der Erwachsenenbildung, ERC-ALS Instruktor/Kursdirektor, Buchautor und -herausgeber. Langjährige Tätigkeit als AMLS- und PHTLS-Instruktor/Kurskoordinator.

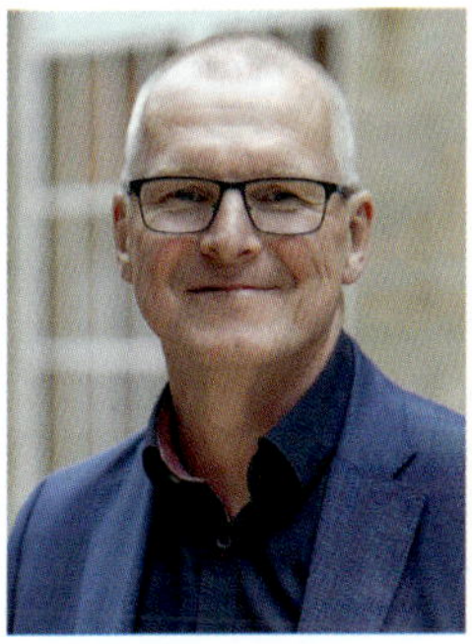

Frank Flake, Oldenburg, Jg. 1966, Kaufmann und Notfallsanitäter; Praxisanleiter, Dozent im Rettungsdienst, Leiter Rettungsdienst beim Landkreis Oldenburg, 1. Vorsitzender Deutscher Berufsverband Rettungsdienst, ERC-ALS-Instruktor und Kursdirektor, EFQM-Assessor, externer Auditor, Organisatorischer Leiter Rettungsdienst, Mitarbeiter verschiedener Fachzeitschriften sowie Autor und Herausgeber zahlreicher einschlägiger Buchveröffentlichungen.

ABBILDUNGS- UND TABELLENNACHWEIS

Der Verweis auf die jeweilige Abbildungs- bzw. Tabellenquelle befindet sich bei allen Abbildungen und Tabellen im Werk am Ende des Legendentextes in eckigen Klammern. Alle nicht besonders gekennzeichneten Grafiken und Abbildungen © Elsevier GmbH, München.
Mindmaps erstellt von Andreas Fromm, Hamburg.

C160	Fujita T, Tanaka K, Tokunaga J. Zellen und Gewebe, 1. Aufl., Gustav Fischer Verlag, 1986
E240	Drake R et al. Gray's Anatomy, 2nd ed., Elsevier/Churchill Livingstone, 2010
E283	Mettler FA. Essentials of Radiology, 2nd ed., Elsevier/Saunders, 2004
E292	Hampton JR. The ECG made easy, 3rd ed., St. Louis, Mosby, 2006
E292-009	Hampton JR. The ECG Made Easy, 10th ed., Elsevier Inc., 2025
E326	Kanski J, Bowling B. Ophthalmology in focus, 1st ed., Elsevier/Churchill Livingstone, 2005
E332	Nadeau SE et al. Medical Neuroscience, 1st ed., Elsevier/Saunders, 2003
E336	LaFleur Brooks M, LaFleur Brooks D. Exploring Medical Language, 7th ed., Elsevier/Mosby, 2008
E337	Solomon EP. Introduction to Human Anatomy and Physiology, 3rd ed., Elsevier/Saunders, 2009
E340	Rodak BF, Fritsma GA, Doig K. Hematology: Clinical Principles and Applications, 3rd ed., Elsevier/Saunders, 2007
E341	Lovaasen KR, Schwerdtfeger J. ICD-9-CM Coding: Theory and Practice, 1st ed., Elsevier/Saunders, 2008
E347	Moore KL, Persaud T. The Developing Human, 8th ed., Clinically oriented Embryology. Elsevier/Saunders, 2008
E355	Goldman L et al. Cecil MEDICINE, 23rd ed. Philadelphia: Elsevier/Saunders, 2008
E390-001	Lebwohl MG, Heymann WR, Berth-Jones J, Coulson I. Treatment of Skin Disease, 5th ed., Elsevier, 2017
E422	Weston WL, Lane AT, Morelli JG. Color Textbook of Pediatric Dermatology, 4th ed., Elsevier/Mosby, 2007
E434-004	Bolognia J et al. Dermatology, 4th ed., Elsevier, 2018
E439-021	Townsend CM et al. Sabiston Textbook of Surgery, 21st ed., Elsevier, 2021
E499-002	Ralston SH et al. Davidson's Principles and Practice of Medicine, 23rd ed., Elsevier Ltd, 2018
E581	Moore KL, Persaud T. The Developing Human, 7th ed., Edition. Clinically oriented Embryology. Saunders, 2003
E645	Telser AG. Elsevier's Integrated Histology, 1st ed., Elsevier/Mosby, 2007
E745	Thibodeau GA, Patton KT. Structure and Function of the Body, 13th ed., Elsevier/Mosby, 2008
E799-002	Callen JP, Greer KE, Paller AS et al. Color atlas of dermatology, 2nd ed., Philadelphia: W.B. Saunders, 2000
E939-001	Habif T et al. Skin Disease: Diagnosis and Treatment. 3rd ed., Elsevier/Saunders, 2011
E1471	Moll I, Coors E, Bahmer FA, Boonen H, Bahmer J. Duale Reihe Dermatologie, 9. Aufl., Thieme, 2024
F210-010	Teasdale G, Jennett B. Assessment of coma and impaired consciousness. A practical scale. Lancet. 1974; 2(7872): 81–84. doi:10.1016/s0140-6736(74)91639-0.
F218	Hodgson H, Epstein O. Malabsorption. In: Medicine, Volume 35, Issue 4, Pages 220–225. Elsevier, April 2007
F633	Esfandiari N et al. Brown oocytes: Implications for assisted reproductive technology. In: Fertility and Sterility. Volume 85, Issue 5, Pages 1522–1525. Elsevier, November 2006
F664	Allevato MA. Diseases mimicking onychomycosis. Clin Dermatol. 2010;28(2):164–177. doi:10.1016/j.clindermatol.2009.12.001
F740-004	Trzeczak S. Der Palliativpatient als Notfallpatient. In: Medizinische Klinik - Intensivmedizin und Notfallmedizin. Volume 110, Issue 4, Pages 170–178. Springer, May 2015
F740-010	Fessele K et al. Hochrisiko-EKG bei akutem Thoraxschmerz. Med Klin Intensivmed Notfmed 117, 510–516 (2022). https://doi.org/10.1007/s00063-021-00802-7; Heike Hübner, Berlin
F740-012	Grautoff S et al. „STEMI mimics". Med Klin Intensivmed Notfmed 118, 35–44 (2023). https://doi.org/10.1007/s00063-021-00882-5
F780-003	Makowski C et al. Notarzteinsätze bei Palliativpatienten. In: AINS - Anästhesiologie · Intensivmedizin · Notfallmedizin · Schmerztherapie. Volume 48, Issue 2, Pages 90–96. Georg Thieme Verlag, 2013
F781-011	Tsokos M, Etzold SS. Diagnostische Kriterien der Hautverletzungen bei Kindesmisshandlung. In: Notfall + Rettungsmedizin. Volume 18, Issue 1, Pages 8–16. Springer, February 2015.
F781-012	Prückner S, Madler C. Der demographische Wandel. Notfallmedizin für eine alternde Gesellschaft. In: Notfall + Rettungsmedizin. Volume 12, Issue 1, Pages 13–18. Springer, January 2009
F781-015	Gotthardt P, Fessele K, Pauschinger M. STEMI-Äquivalente und High-risk-NSTEMIs. Notfall Rettungsmed 21, 143–145 (2018). https://doi.org/10.1007/s10049-017-0356-9
F781-044	Stock JP et al. Evidenzbasierte Empfehlung aus Dänemark zur Wirbelsäulenimmobilisation beim erwachsenen Traumapatienten. In: Notfall + Rettungsmedizin, Vol. 23, Issue 8, Pages 632–634. Springer Nature, May 2020
F984-001	Oldenburg S et al. Lungenembolie. In: Intensivmedizin up2date. Volume 1, Issue 3, Pages 189–203. Georg Thieme Verlag, January 2005

F985-001	Strauss A et al. Notfallsituationen während der Schwangerschaft. In: Notfallmedizin up2date. Volume 7, Issue 1, Pages 73–89. Georg Thieme Verlag, January 2012
F985-008	Strack et al. Das schwerbrandverletzte Kind. Notfallmedizin up2date 2023; 18(04): 439-454 DOI: 10.1055/a-1898-8073, © 2023. Thieme
G193	James WD et al. Andrews' Diseases of the Skin Clincal Dermatology, 11th Ed., Elsevier/Saunders, 2011
G234	Eschmann D et al. Präklinische Frakturversorgung. In: Notfallmedizin up2date. Volume 3, Issue 1, Pages 41–52. Georg Thieme Verlag, January 2008
G235	Roessler M, Kill C. Nicht invasive Beatmung in der präklinischen Notfallmedizin, Notfallmed up2date, 2010
G238	Robinson R et al. Encyclopedia of Food Microbiology, 1st ed., Elsevier, 1999
G255	Wui EW, Yip J, Li W. Diagnosis and Management of Adult Congenital Heart Disease, 2nd ed., Elsevier/Saunders, 2011
G357-001	Reproduced from: Royal College of Physicians. National Early Warning Score (NEWS) 2: Standardising the assessment of acute-illness severity in the NHS. Updated report of a working party. London: RCP, 2017
G470-002	Ramsden C. Emergency and Trauma Care for Nurses and Paramedics, 2nd ed., Elsevier, 2015
G548	Swartz MH. Textbook of Physical Diagnosis, 7th ed., Elsevier, 2014
G808-006	Zimmerman JT, Rotta AT et al. Fuhrman & Zimmerman's Pediatric Critical Care, 6th ed., Elsevier, 2021
G916-001	Patton KT, Bell FB. Structure & function of the body, 17th ed., St Louis, Mosby, 2025
G955	Friedman NJ et al. The Massachusetts Eye and Ear Infirmary Illustrated Manual of Ophthalmology, 5th ed., Elsevier, 2021
G1044	Kacmarek et al. Egan's Fundamentals of Respiratory Care, 12th ed., Elsevier Mosby, 2021
G1048	Hampton J, Adlam, D. The ECG Made Practical, 7th ed., Elsevier, 2019
G1049	Lynch VA, Barber DJ: Forensic Nursing Science, 2nd ed., Mosby, 2010
G1057	Scholz J, Gräsner J, Bohn A. Referenz Notfallmedizin, 1. Aufl., Thieme; 2019. doi:10.1055/b-006-149615
H459-001	Abdulcadir J et al. In Vivo Imaging-Based 3-Dimensional Pelvic Prototype Models to Improve Education Regarding Sexual Anatomy and Physiology. J Sex Med. 2020;17(9):1590-1602. doi:10.1016/j.jsxm.2020.05.025
J747	GraphikBureau, Kronsgaard
J751-145	iStock.com/Azureus70
J770	Arteria-Photography, Kassel
J787	Colourbox.com
J787-260	Colourbox.com/#232319
J787-267	Colourbox.com/#226523
J794	Centers for Disease Control and Prevention (CDC)
K107	Prof. Dr. med. Hartwig Kastendieck, Hamburg
K115	Andreas Walle, Hamburg
K157	Werner Krüper, Bielefeld
K382	Andrea Mössinger, Talheim
L106	Henriette Rintelen, Velbert
L126	Dr. med. Katja Dalkowski, Buckenhof
L138	Martha Kosthorst, Borken
L141	Stefan Elsberger, Planegg
L143	Heike Hübner, Berlin
L157	Susanne Adler, Lübeck
L190	Gerda Raichle
L215	Sabine Weinert-Spieß, Neu-Ulm
L231	Stefan Dangl, München
L234	Helmut Holtermann, Dannenberg
L235	Willi Schittek, Duisburg
L255	Irina Kart, Berlin
L264	Claudia Flüss, München
L275	Martin Hoffmann, Neu-Ulm
L308	Moritz Klingenstein
L311	Birgit Pietzsch, Pullach i. Isartal
M117	Prof. Dr. Gerhard Grevers, München
M123	Prof. Dr. med. Thomas Dirschka, Wuppertal
M139	Prof. Dr. med. Jürgen Klingelhöfer, Chemnitz
M162	Dr. med. Barnabas Urbanyi, Weinstadt-Großheppach
M180	Prof. Dr. med. Viola Hach-Wunderle, Frankfurt/Main
M235	Dr. Dr. Jürgen Luxem, Aschaffenburg
M332	Andreas Ficklscherer, München
M375	Prof. Dr. med. Dr. rer. nat. Ulrich Welsch, München
M839	Frank Flake, Oldenburg
M840	Stephan Dönitz, Schwarzenbek
M502	Prof. Dr. med. Guido Wanner, Zürich (CH)
M842	Achim Thamm, Breisach
M843	Ann-Kristin Helmers, Kiel
M844	Thomas Semmel, Petersberg
O1063	Prof. Dr. med. Harald Tscherne, Isernhagen
O1090	Hans-Martin Grusnick, Lübeck
P109	Dr. med. Manuel Wilhelm, Gelnhausen
P426	Sven Heiligers, Fritzlar
R168	Gruber G, Hansch A. Interaktiver Atlas der Blickdiagnostik, 2. Aufl., Elsevier/Urban & Fischer, 2005
R194-003	Prof. Dr. Ernst Beinder, Berlin. In: Kiechle: Gynäkologie und Geburtshilfe, 1. Aufl., Elsevier/Urban & Fischer, 2007
R240	Rassner G. Dermatologie-Lehrbuch und Atlas, 9. Aufl., Elsevier/Urban & Fischer, 2009
R309	Drake RL, Vogl AW, Mitchell A, Paulsen F. Gray's Anatomie für Studenten, 1. Aufl., Elsevier/Urban & Fischer, 2007
R356	Götte K. Pädiatrische HNO- Heilkunde, 1. Aufl., Elsevier/Urban & Fischer, 2010
R514	Zalpour C. Für die Physiotherapie Anatomie Physiologie, 3. Aufl., Elsevier/Urban & Fischer, 2010
S700	Sobotta-Archiv aus Paulsen/Waschke. Sobotta Atlas der Anatomie. 25. A. 2022 © Elsevier GmbH
S700-L238	S. Klebe aus Paulsen/Waschke. Sobotta Atlas der Anatomie. 25. A. 2022 © Elsevier GmbH
T127	Prof. Dr. Dr. Peter Scriba, München
T173	Dr. med. Ulrich Vogel, Tübingen
T339	Prof. Dr. med. Rahel Kubik-Huch, Institut für Radiologie, Kantonspital Baden, Schweiz (CH)
T409	Fotosammlung des Dr. von Haunerschen Kinderspitals, München
T451	Prof. Dr. med. Stephan Miller, Abteilung für Radiologische Diagnostik, Radiologische Klinik, Universitätsklinikum Tübingen

T517	Dr. med. Martin Jöhr; Klinik für Anästhesie, Chir. Intensivmedizin, Rettungsmedizin und Schmerztherapie (IFAIRS); Luzerner Kantonsspital (CH)
T695	BG Klinikum Hamburg gGmbH, Hamburg
T1001-002	European Centre for Disease Prevention and Control. Assessing the health burden of infections with antibiotic-resistant bacteria in the EU/EEA, 2016–2020. Stockholm: ECDC; 2022
T1132	The University of Tokyo, 2020
T1594-001	Rupp et al. ISNCSCI: Revised 2019. https://doi.org/10.46292/sci2702-1. ISNCSCI Worksheet © 2019 by ASIA
T1596	Hospital Elder Life Program, LLC, 2025
U107	Novo Nordisk Pharma GmbH, Mainz
U136	Hoffmann-La Roche AG, Basel
V170-3	Medtronic, plc © 2024
V348	VBM Medizintechnik GmbH, Sulz am Neckar
V543-002	Siemens Healthcare GmbH, Kemnath
W162	DSO - Deutsche Stiftung Organtransplantation, Frankfurt a. Main
W193-022	© Statistisches Bundesamt (Destatis), 2024 – 15. Koordinierte Bevölkerungsvorausberechnung
W233	Bundeszentrale für gesundheitliche Aufklärung (BZgA), http://www.infektionsschutz.de
W859	Bundeszentrale für politische Bildung/bpb, Bonn
X141	Dr. med. Wolfgang Frank, Gauting
X221-065	Ständige Impfkommission: Empfehlungen der Ständigen Impfkommission (STIKO) beim Robert-Koch-Institut 2026. Epid Bull 2026; 4; 1–79 | DOI 10.25646/13636.2 CC BY 4.0 License
X243	Heinz Günter Beer, Labor für experimentelle Mikroskopie, Oberasbach

INHALTSVERZEICHNIS

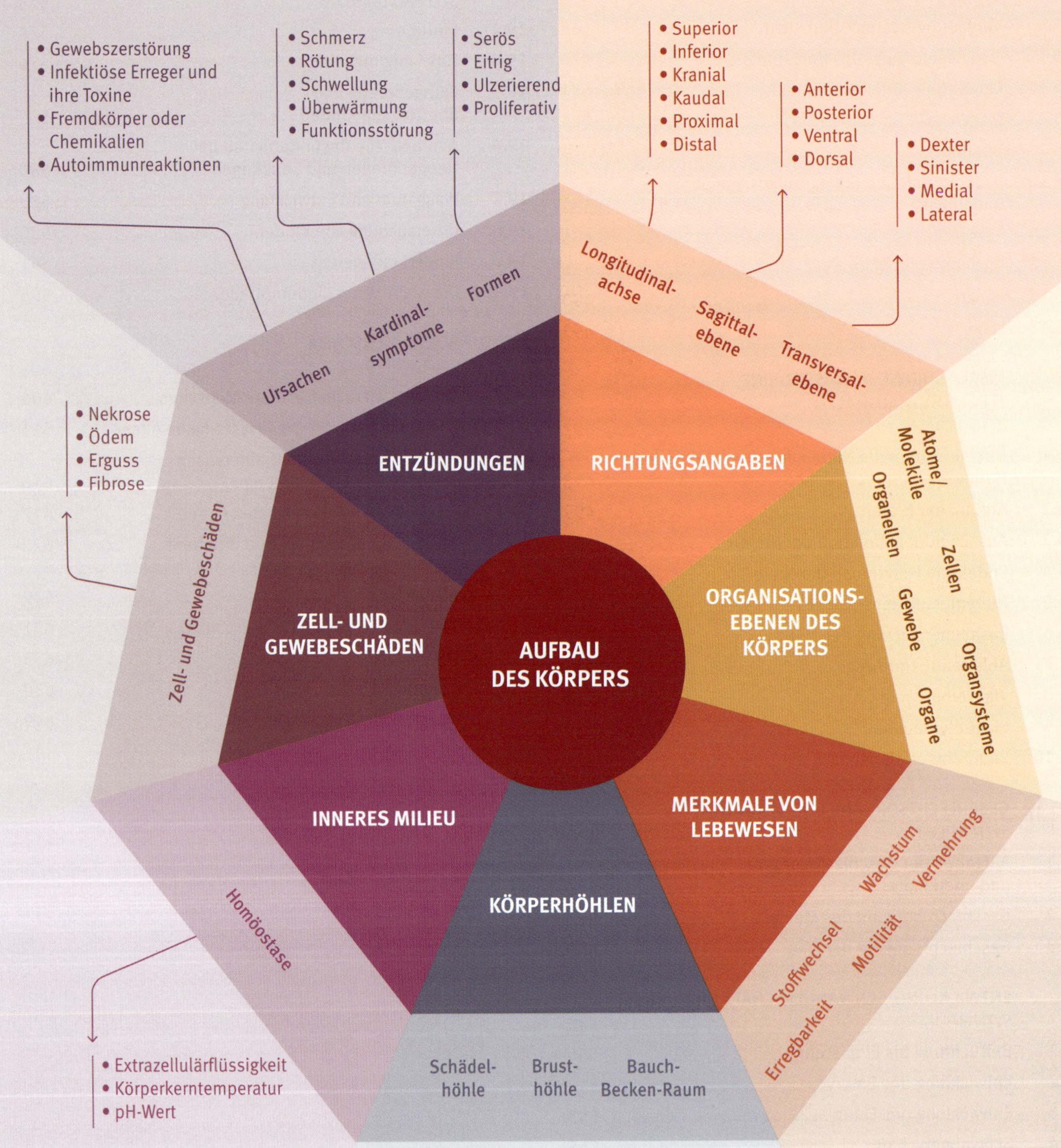

AUFBAU DES KÖRPERS
ENTZÜNDUNGEN
Ursachen
Kardinalsymptome
Formen
• Gewebszerstörung
• Infektiöse Erreger und ihre Toxine
• Fremdkörper oder Chemikalien
• Autoimmunreaktionen
• Schmerz
• Rötung
• Schwellung
• Überwärmung
• Funktionsstörung
• Serös
• Eitrig
• Ulzerierend
• Proliferativ
RICHTUNGSANGABEN
Longitudinalachse
Sagittalebene
Transversalebene
• Superior
• Inferior
• Kranial
• Kaudal
• Proximal
• Distal
• Anterior
• Posterior
• Ventral
• Dorsal
• Dexter
• Sinister
• Medial
• Lateral
ORGANISATIONSEBENEN DES KÖRPERS
Atome/Moleküle
Organellen
Zellen
Gewebe
Organe
Organsysteme
MERKMALE VON LEBEWESEN
Wachstum
Vermehrung
Stoffwechsel
Motilität
Erregbarkeit
KÖRPERHÖHLEN
Schädelhöhle
Brusthöhle
Bauch-Becken-Raum
INNERES MILIEU
Homöostase
• Extrazellulärflüssigkeit
• Körperkerntemperatur
• pH-Wert
ZELL- UND GEWEBESCHÄDEN
Zell- und Gewebeschäden
• Nekrose
• Ödem
• Erguss
• Fibrose

1

ALLGEMEINES ZU KÖRPERAUFBAU UND REGULATION, GESUNDSEIN UND KRANKSEIN

Frank Flake

INHALTSÜBERSICHT

Orientierung am Körper und Organisationsebenen
- Die medizinische Terminologie ist aus vielen Sprachen entstanden, vor allem aus dem Griechischen und Lateinischen.
- Zellen sind die Grundeinheiten aller lebenden Organismen. Jede Zelle besitzt einen Zellkern mit dem Erbgut der Zelle und das Zytoplasma, die wässrige Grundsubstanz der Zelle.
- Mehrere räumlich beieinanderliegende Gewebe bilden ein Organ.

Körperhöhlen
- Körperhöhlen sind Hohlräume innerhalb des Körpers, die mit einer Deckzellschicht ausgekleidet sind. Im menschlichen Organismus gibt es drei große Körperhöhlen: Die Schädelhöhle, die Brusthöhle und den Bauch-Becken-Raum.
- Die Schädelhöhle umfasst und schützt das sehr weiche und empfindliche Gehirn.

Regulations- und Anpassungsvorgänge
- Die inneren Organe (etwa Leber, Milz, Nieren, Herz, Rückenmark und Gehirn) brauchen eine konstante Temperatur des Körperinneren für ihre Stoffwechselleistung.
- Bei schwerer Muskelarbeit muss bis zu 500-mal mehr Sauerstoff zur Muskulatur transportiert werden als in körperlicher Ruhe.
- Fieber ist eine Erhöhung der Körperkerntemperatur auf über 38 °C infolge einer Erhöhung des Temperatursollwerts.

Hyper- und hypothermische Notfälle
- Eine Erhöhung der Körperkerntemperatur über den Sollwert von 37 °C bezeichnet man als Hyperthermie.
- Der Hitzschlag mit Beteiligung des Zentralnervensystems ist lebensbedrohlich.
- Sinkt die Körpertemperatur unter 36 °C, spricht man von Hypothermie (Unterkühlung).
- Lokale Einwirkung von Kälte führt in Abhängigkeit von der Außentemperatur, dem einwirkenden Medium, z. B. trockene Kälte, Luft oder Nässe, und der Einwirkdauer zu Erfrierungen unterschiedlicher Schwere und Ausdehnung.

Gesundsein und Kranksein
- Die Weltgesundheitsorganisation (WHO) definiert Gesundheit als Zustand völligen körperlichen, seelischen und sozialen Wohlbefindens („Well-Being").
- Nach einer anderen ganzheitlichen Definition ist Gesundheit das harmonische Gleichgewicht zwischen Bau und Funktionen des Organismus einerseits und dem seelischen Erleben andererseits.

Entzündung
- Die Entzündung stellt eine universale Reaktion des Organismus auf Zell- und Gewebsschäden dar.
- Neben akuten Entzündungen, die plötzlich eintreten und i. d. R. rasch wieder heilen, gibt es auch Entzündungen mit langanhaltendem Verlauf, sog. chronische Entzündungen.

Krankheitsverläufe
- Unter Heilung versteht man die Wiederherstellung des ursprünglichen Zustands der Gewebe bzw. des inneren Gleichgewichts und damit der vollen Anpassungsfähigkeit des Organismus.
- Chronisch-kontinuierliche Erkrankungen sind solche, die auf einem gewissen Krankheitsniveau verharren, während chronisch-progrediente Erkrankungen voranschreiten.

Hauptziel dieses Buches ist es, die Funktionsweise des menschlichen Körpers zu vermitteln – und zwar die des gesunden Körpers genauso wie die des erkrankten Körpers. Um verstehen zu können, was geschieht, wenn der Körper verletzt wird, wenn er infektiös erkrankt oder unter extremem Stress steht, muss man ein Grundverständnis für die verschiedenen Organisationsebenen des Körpers entwickeln.

In diesem Kapitel wird außerdem eine Einführung in die verschiedenen Regionen und die Organsysteme des Menschen gegeben. Spätere Kapitel besprechen dann ausführlich die einzelnen Organsysteme und ihre Wechselwirkungen untereinander.

1.1 Orientierung am Körper

Es genügt nicht, den Körper in seinen Funktionen allgemein beschreiben zu können. Bei fast jeder Erkrankung – man denke z. B. an einen Tumor – ist die genaue Kenntnis der Lage erkrankter Körperteile und Organe von zentraler Bedeutung für die korrekte Diagnostik und Therapie. Die Medizin braucht deshalb ein System von anatomischen Positionen und Lagebeschreibungen.

1.1.1 Hauptachsen des Körpers

Denkt man sich den Menschen in ein dreidimensionales Koordinatennetz gestellt, so können drei jeweils rechtwinklig aufeinandertreffende Hauptachsen unterschieden werden (→ Abb. 1.1):
- Die Längsachse des Körpers, auch als **Longitudinalachse** bezeichnet.
- Die Querachse wird **Horizontalachse** genannt. Sie steht senkrecht auf der Längsachse und verläuft von links nach rechts.
- Die **Sagittalachse** verläuft von der Hinter- zur Vorderfläche des Körpers in der Richtung eines Pfeils (sagitta) und steht jeweils senkrecht zu den beiden vorher genannten Achsen.

1.1.2 Hauptebenen des Körpers

Als **Sagittalebene** wird jene Ebene bezeichnet, die durch die Longitudinal- und die Sagittalachse gebildet wird. Die Schnittfläche einer Schweinehälfte bildet z. B. eine Sagittalebene.

Eine parallel zur Stirn liegende Ebene, welche die Longitudinal- und Horizontalachse einschließt, wird Frontalebene genannt. Beispiel hierfür sind die Brillengläser.

Die **Transversalebenen** werden aus Sagittal- und Horizontalachse gebildet. Bei aufrechtem Stand liegen sie „quer". Man kann es sich auch so vorstellen: Wäre der Mensch eine Salami, so wären die Salamischeiben die Transversalebenen. Auch der Computertomograf erzeugt meist Transversalebenen (Transversalschnitte).

1.1.3 Richtungsbezeichnungen

An jeder Körperachse werden zwei einander entgegengesetzte Richtungen festgelegt (→ Abb. 1.2). Im Einzelnen sind das:
- Für die Longitudinalachse oben (**superior**) bzw. unten (**inferior**). Alternativ wird häufig auch das Begriffspaar kopfwärts (**kranial**) und steißwärts (**kaudal**) verwendet.
- Für die Longitudinalachse von Armen und Beinen näher zur Körpermitte (**proximal**) bzw. von ihr entfernt (**distal**) liegend.
- Für die Sagittalebene vorn (**anterior**) bzw. hinten (**posterior**) oder im Rumpfbereich auch bauchwärts (**ventral**) bzw. rückenwärts (**dorsal**).

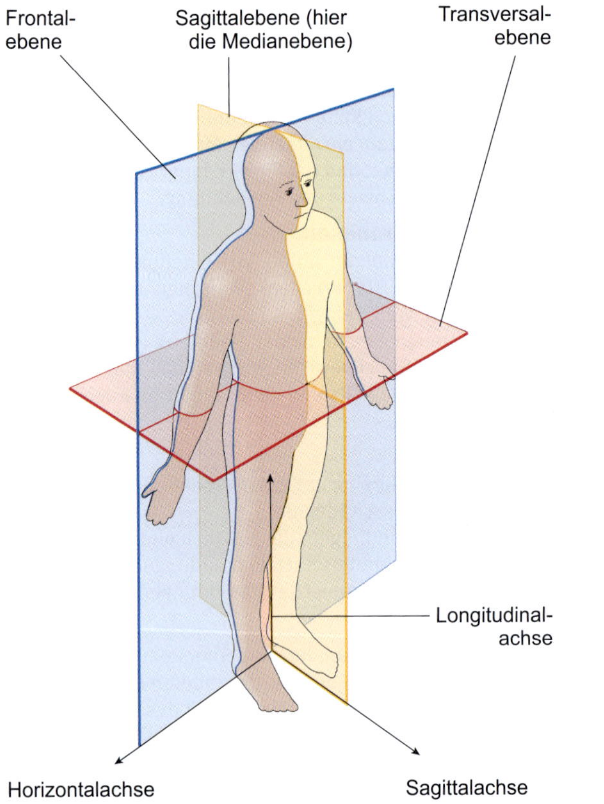

Abb. 1.1 Die Hauptebenen und -achsen des Körpers. Entsprechend den drei Ebenen des Raums wird die Frontalebene (blau), die Transversalebene (rot) und die Sagittalebene (gelb) unterschieden. Jede Ebene wird aus zwei der drei Achsen des Körpers – also der Longitudinal-, der Horizontal- oder der Sagittalachse – gebildet. [L190]

- Für die Transversalebene rechts **(dexter)** bzw. links **(sinister)** oder alternativ seitwärts **(lateral)** bzw. zur Körpermitte hin **(medial).**

1.1.4 Warum der Begriffswirrwarr in der Medizin?

Wie man sieht, überlappen sich sehr viele Begriffe (z. B. bezeichnen kaudal und distal häufig dasselbe). Das ist eine in der medizinischen Begriffskunde **(Terminologie)** leider häufig anzutreffende Erscheinung:
- Die medizinische Terminologie ist aus vielen Sprachen entstanden, vor allem aus dem Griechischen und Lateinischen.
- Sie ist im Vergleich z. B. zur Computer-Fachsprache „uralt" – das heißt historisch gewachsen.
- Sie ist stark mit der Alltagssprache verwoben: Jeder kennt z. B. den Begriff „Rheuma" – wer aber denkt daran, dass der Mediziner hierunter eine große Gruppe z. T. recht unterschiedlicher Krankheitsbilder versteht?

MERKE

Terminologie

Alle in der Medizin tätigen Berufsgruppen müssen mit einer gewissen terminologischen Unübersichtlichkeit leben. Dazu gehört auch das Rettungsfachpersonal. Es ist entscheidend für die Berufsgruppen, sich mit der Terminologie auseinanderzusetzen und diese zu beherrschen, nicht zuletzt, um sich im Bedarfsfall sicher und rasch verständigen zu können.

IM FOKUS

Orientierung am Körper
- Am menschlichen Körper werden drei Hauptachsen unterschieden:
  - **Longitudinalachse**
  - **Horizontalachse**
  - **Sagittalachse**
- In jeder Körperebene gibt es zwei entgegengesetzte Richtungsangaben:
  - **Superior (oben) – inferior (unten)**
  - **Kranial (kopfwärts) – kaudal (fußwärts)**
  - **Anterior (vorne) – posterior (hinten)**
  - **Ventral (bauchwärts) – dorsal (rückenwärts)**
  - **Proximal (körpernah) – distal (körperfern)**
  - **Dexter (rechts) – sinister (links)**
  - **Medial (körpermittig) – lateral (seitwärts)**

1.2 Organisationsebenen des menschlichen Körpers

1.2.1 Atome und Moleküle

Chemische Bausteine unseres Körpers sind die **Atome;** der Körper selbst besteht hauptsächlich aus den Elementen Wasserstoff, Kohlenstoff, Sauerstoff und Stickstoff (→ Tab. 2.1). Atome verbinden sich durch Bindungskräfte zu größeren Verbänden, den **Molekülen.** Beispiele für lebenswichtige Moleküle sind die Eiweiße, Kohlenhydrate, Fette und Vitamine.

1.2.2 Organellen

Die nächstgrößeren Organisationseinheiten sind die **Organellen.** Sie werden aus dem Zusammenschluss vieler chemischer Verbindungen gebildet. Organellen sind Funktionseinheiten, die z. B. für den Aufbau eines Stoffes, für seine Ausschleusung oder Speicherung zuständig sind. Sie unterscheiden sich von bloßen Ansammlungen gleichartiger Moleküle durch ihre Grenzstrukturen (Scheidewände oder Membranen – z. B. die Mitochondrienwand in → Abb. 1.3 und → Abb. 3.10).

1.2.3 Zellen

Mehrere Organellen sind Bestandteile einer **Zelle,** der nächsthöheren Organisationsstufe. Zellen sind die Grundeinheiten aller lebenden Organismen. Jede Zelle besitzt einen Zellkern mit dem Erbgut der Zelle und das Zytoplasma, die wässrige Grundsubstanz der Zelle. Im Zytoplasma befinden sich die Organellen, die jeweils spezifische Teilaufgaben der Zelle übernehmen. Durch die Zellmembran sind Zellen von der Außenwelt abgegrenzt (→ Abb. 3.3).

Der menschliche Körper enthält viele verschiedene Zellarten, z. B. Muskelzellen, Nervenzellen, Blutzellen und Drüsenzellen. Jede dieser unterschiedlichen Zellen hat einen individuellen Aufbau und eigene Funktionen im Dienst für den Gesamtorganismus.

1.2.4 Gewebe

Das nächsthöhere Organisationsniveau des Körpers ist das **Gewebe.** Gewebe sind Verbände ähnlicher Zellen, die in der Regel eine gemeinsame Funktion erfüllen.

1.2.5 Organe

Mehrere räumlich beieinanderliegende Gewebe bilden ein **Organ.**

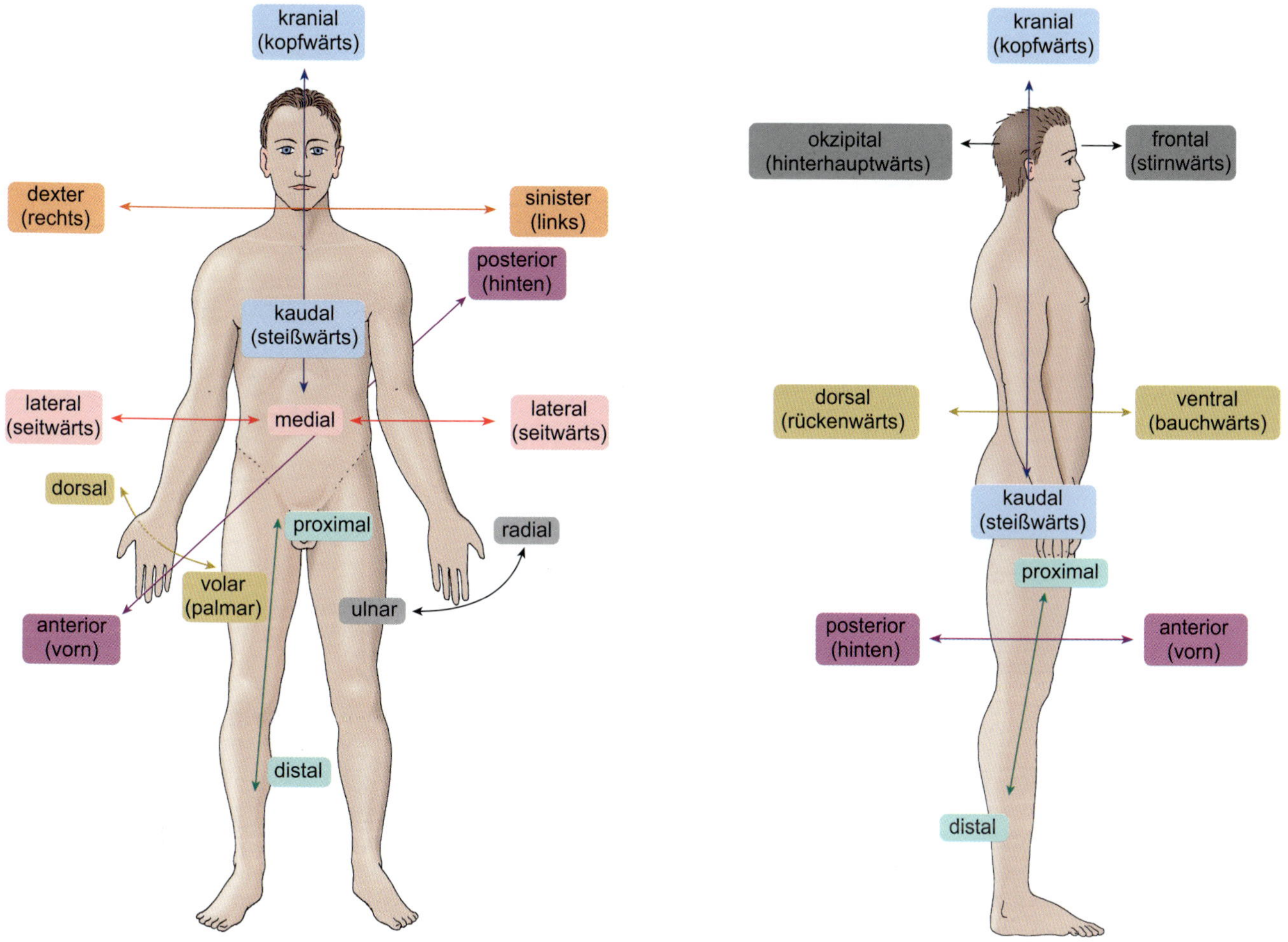

Abb. 1.2 Die wichtigsten Richtungsbezeichnungen am Körper [L190]

Organe haben eine charakteristische Gestalt und sind leicht mit bloßem Auge erkennbar. Beispiele für Organe sind Herz, Leber, Lunge, Gehirn oder Magen. Organe sind aus mehreren verschiedenen Geweben zusammengesetzt, die jedoch eine gemeinsame Funktion übernehmen (z. B. im Fall der Lunge den Gasaustausch zwischen dem Körperinneren und der Außenwelt).

Fast alle Organe bestehen dabei aus **Funktionsgewebe** (Parenchym), das die Kernaufgabe des Organs erfüllt, und umgebendem Bindegewebe **(Stroma),** welches die Parenchymverbände abstützt und zur Formgebung des Organs beiträgt. Das Parenchym ist meist aus dicht gedrängten Zellverbänden gebaut, während sich das Stroma vor allem aus nichtzellulären Strukturen zusammensetzt (z. B. straffen Kollagenfasern).

1.2.6 Organsysteme

Die **Organsysteme** (→ Tab. 1.1) bilden den sechsten Organisationsgrad. Ein Organsystem besteht aus eng miteinander in Beziehung stehenden Organen, die gemeinsame Aufgaben haben. Der Atemtrakt ist das in → Abb. 1.3 dargestellte Organsystem und besteht aus folgenden Organen: Mund, Nase und Rachenraum, Kehlkopf, Luftröhre, Bronchien und den beiden Lungenflügeln.

1.2.7 Psyche

Die **Psyche** (Seele) des Menschen ist den Organsystemen übergeordnet, da sie ihnen ein Ziel bzw. einen Willen gibt, dem alle Teile des Körpers gehorchen sollen. Zugleich ist die Psyche aber abhängig vom Funktionieren aller Organsysteme.

Der Psyche kann man kein spezielles Organ zuordnen, sie ist jedoch aufs Engste mit dem Nervensystem, speziell dem Großhirn, verknüpft.

MERKE

Das Wechselspiel von Körper und Seele

Ein gesunder Körper und ein gesunder Geist gehören idealerweise zusammen – das wussten schon die alten Römer. Körper und Seele machen die Ganzheit des Menschen aus und beeinflussen sich wechselseitig.

Bei **psychosomatischen Krankheiten** etwa manifestieren sich seelische Konflikte in körperlichen Symptomen – in der Psychosomatik wird in diesem Fall von „Ausdruckskrankheiten" gesprochen. Psychosomatische Einflüsse kommen bei jeder Krankheit vor.

Im engeren Sinne versteht man unter psychosomatischen Erkrankungen jedoch solche Leiden, die sich im Zusammenhang mit

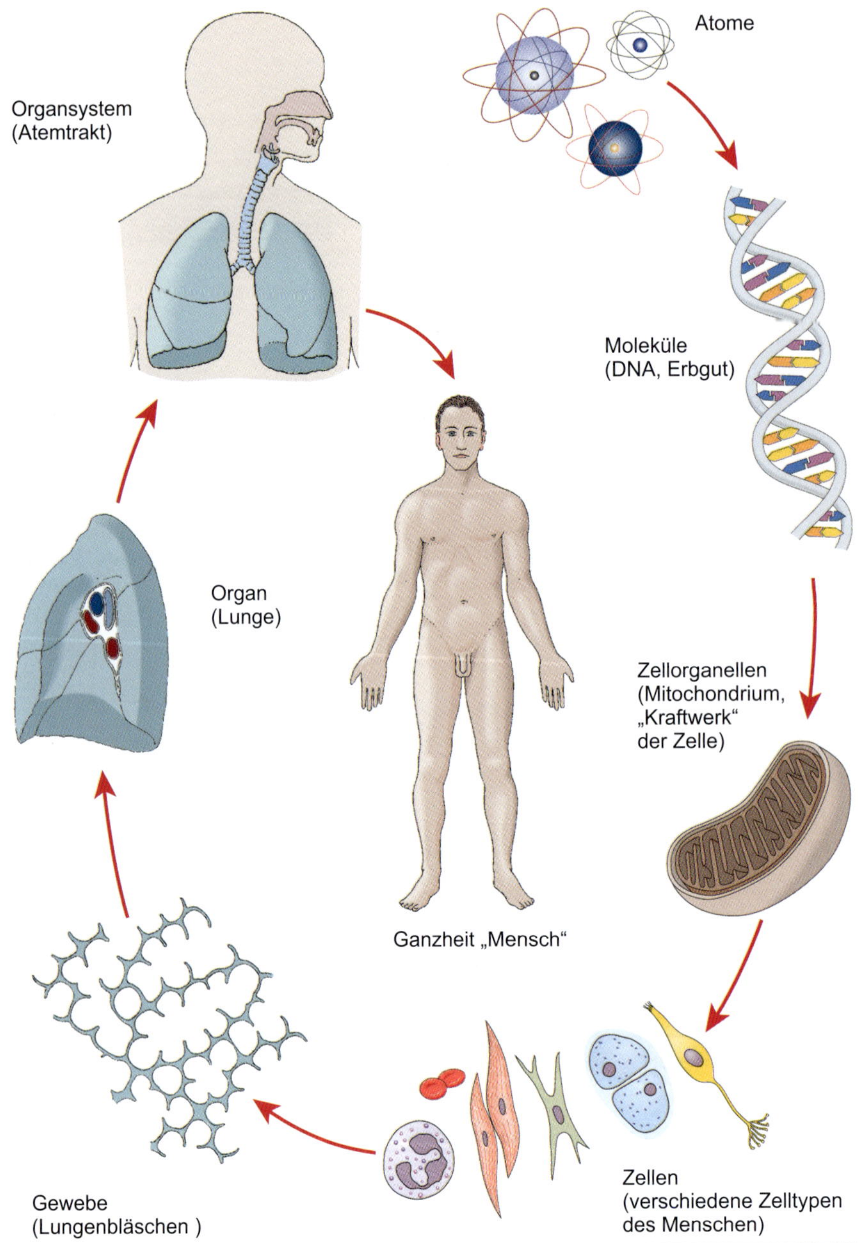

Abb. 1.3 Der Aufbau des menschlichen Körpers mit Beispielen für die unterschiedlichen Organisationsebenen [L190]

einem chronischen Konflikt entwickeln. Typisch dafür sind z. B. manche Formen von Hautjucken („Etwas ist zum Aus-der-Haut-fahren“). Psychisches Wohlbefinden kann den Körper aber auch positiv beeinflussen. Die Volksweisheit, dass gute Laune gesund hält, hat auch eine naturwissenschaftliche Grundlage: So haben Wissenschaftler herausgefunden, dass häufiges Lachen das Immunsystem stimuliert und die Abwehrkräfte des Organismus stärkt.
Ähnlich wie die seelische Verfassung den Körper beeinflusst, kann umgekehrt auch der körperliche Zustand Auswirkungen auf die Psyche haben. Eine derartige psychosomatische Beeinflussung findet sich z. B. bei den organischen Psychosyndromen, bei denen sich die psychischen Symptome als Folge einer körperlichen Grunderkrankung entwickeln. Beim endokrinen Psychosyndrom etwa kommt es durch hormonelle Störungen zu Wesensveränderungen.

IM FOKUS

Organisationsebenen des Körpers

Von klein nach groß können folgende Organisationsebenen des Körpers unterschieden werden:

- **Atome/Moleküle (z. B. Sauerstoff)**
- **Organellen (z. B. Ribosomen)**
- **Zellen (z. B. Muskelzellen)**
- **Gewebe (z. B. Bindegewebe)**
- **Organe (z. B. Leber)**
- **Organsysteme (z. B. Atmungssystem)**

Organsystem	Dazu gehören	Wichtige Aufgaben
Bewegungs- und Stützapparat (→ Kap. 6)	Knochen (Skelett) mit den sie verbindenden Bändern sowie Sehnen und Muskeln	• Stütz- und Haltefunktion • (Willkürliche) Bewegungen • Ort der Blutzellenbildung, Mineralspeicher • Wärmeproduktion
Haut (→ Kap. 7)	Ober- und Lederhaut, Unterhaut (mit Fettgewebe) sowie Hautanhangsgebilde wie z. B. Haare, Nägel, Schweiß- und Duftdrüsen	• Schutz des Körpers vor Außeneinflüssen • Mitregulation v. a. von Temperatur, Flüssigkeitshaushalt • Sinnesorgan für Temperatur, Druck und Schmerz • Vitamin-D-Synthese, Fettspeicher
Nervensystem (→ Kap. 8, → Kap. 9)	Zentrales und peripheres Nervensystem, Sinnesorgane	• Informationsaufnahme, -verarbeitung und -speicherung • Denken und Planen • Schnelle Regulation fast aller Körperaktivitäten, Regulationszentrum für das innere Milieu
Hormonsystem (→ Kap. 10)	Drüsen und verstreute Zellen/Zellgruppen, die Hormone produzieren	Langsame und mittelschnelle Regulation fast aller Aktivitäten des Körpers
Immunsystem (→ Kap. 5, → Kap. 11)	Lymphbahnen, -knoten, weiße Blutkörperchen, Thymus, Knochenmark, sekundäre lymphatische Organe (z. B. Milz)	• Erkennung und Ausschaltung von körpereigenen und -fremden schädlichen Substanzen sowie (Mikro-)Organismen • Immunologisches Gedächtnis • Mithilfe bei Entzündungs-/Heilungsvorgängen
Herz-Kreislauf-System (→ Kap. 12, → Kap. 13)	Herz, Blutgefäße, Blut	• Motor und Bahnen der Blutzirkulation • Sauerstoff- und Nährstofftransport zu den Zellen • Abtransport von Stoffwechselprodukten • Regulation der Körpertemperatur • Verschluss von Blutungsquellen (Gerinnungssystem) • Aufnahme der Lymphe in den venösen Kreislauf
Atmungssystem (→ Kap. 14)	Atemwege (Nase, Rachen, Kehlkopf, Luftröhre, Bronchien) und Lungen	• Sauerstoffaufnahme, Kohlendioxidabgabe • Mitregulation des Säure-Basen-Gleichgewichts
Verdauungssystem (→ Kap. 15)	Mund, Speiseröhre, Magen, Darm, Leber, Bauchspeicheldrüse	• Aufnahme von Flüssigkeit und Nahrungsmitteln • Verdauung und Resorption von Nährstoffen • Ausscheidung • Leber: „Stoffwechselzentrale", Mitregulation des inneren Milieus
Harntrakt (→ Kap. 16)	Nieren, Harnleiter, Harnblase, Harnröhre	• Urinproduktion und -ausscheidung • Mitregulation von Blutdruck, Flüssigkeits-, Elektrolyt-, Säure-Basen-Haushalt
Fortpflanzungssystem (→ Kap. 17)	Äußere und innere Geschlechtsorgane	• Libido (Geschlechtstrieb) • Fortpflanzung (Erhaltung der Art) • Ernährung des Säuglings

Tab. 1.1 Überblick über die zehn wichtigsten Organsysteme des menschlichen Körpers und ihre Aufgaben für den Gesamtorganismus

1.3 Was sind Lebewesen?

Vergleicht man alle Lebewesen (Organismen), egal ob Bakterium, Pflanze, Tier oder Mensch, so fallen grundsätzliche Gemeinsamkeiten auf, die **Lebewesen** von den **nichtlebenden Strukturen** unterscheiden. Kennzeichen von Lebewesen sind ganz allgemein:

- Aufbau aus einer oder vielen **Zellen**
- **Stoffwechsel**
- **Erregbarkeit**
- **Motilität**
- **Wachstum** und Entwicklung
- Selbstständige **Vermehrung**

Für den Menschen wie auch alle anderen höheren Organismen sind die in → Abb. 1.4 dargestellten sechs „Lebensprozesse" charakteristisch.

1.3.1 Stoffwechsel

Unter **Stoffwechsel** (Metabolismus) werden sämtliche ständig im Organismus ablaufenden chemischen Reaktionen verstanden, die dem Auf- und Abbau von Stoffen dienen.

Chemische Reaktionen, welche die Energie erzeugen, die der Körper zur Aufrechterhaltung der Lebensvorgänge benötigt, werden als **Katabolismus** bezeichnet. Die Energie wird dabei meistens durch Zerlegung und Verbrennung von Nahrungsbestandteilen gewonnen, seltener durch das Verbrennen von körpereigenen Substanzen (z. B. Einschmelzen von „Fettpölsterchen").

MERKE

Verbrennung
Unter Verbrennung verstehen Mediziner und Biologen keine unter Flammenbildung verlaufende Reaktion, sondern im weiteren Sinne die Energiebereitstellung aus Nahrungsbestandteilen unter Sauerstoffverbrauch (oxidative Energiegewinnung).

Dem Katabolismus steht als andere Phase des Stoffwechsels der **Anabolismus** gegenüber. Im anabolen Stoffwechsel wird die aus dem Katabolismus gewonnene Energie dazu verwendet, körpereigene Substanzen aufzubauen – also neue Moleküle, neue Organellen, neue Zellen, neue Gewebe und im Falle der Schwangerschaft sogar einen neuen Organismus.

1.3.2 Erregbarkeit und Kommunikation

Erregbarkeit ist die Fähigkeit, Veränderungen innerhalb und außerhalb des Organismus aufzunehmen, wahrzunehmen und auf sie zu antworten.

Jeder Organismus kann nur überleben, wenn er ständig Reize, z. B. Helligkeit oder Dunkelheit, Hitze oder Kälte, registriert. Neben der

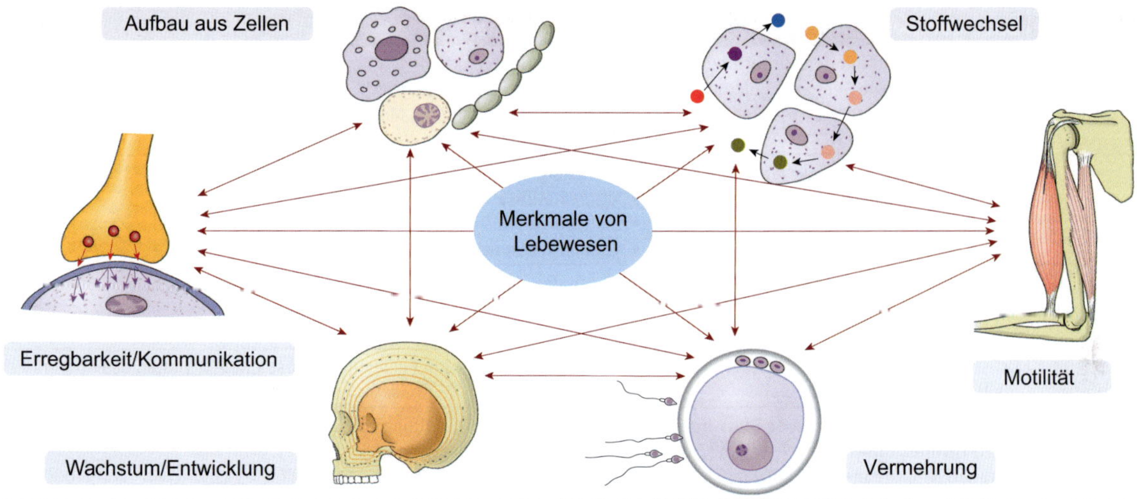

Abb. 1.4 Die sechs Merkmale von Lebewesen in ihren Wechselbeziehungen zur Umwelt [L190]

Informationsaufnahme muss er aber ferner zur Informationsverarbeitung fähig sein. Die Erregbarkeit höherer Lebewesen ist an eine ganze Reihe von spezialisierten **Sinnesorganen** gebunden, deren Informationen meist vom Gehirn weiterverarbeitet und interpretiert werden.

Jeder höhere Organismus ist darauf angewiesen, die Informationen von einer Körperregion zur anderen, von einer Zelle zur Nachbarzelle, weiterzugeben. Dem Menschen stehen hierfür mehrere **innere Kommunikationssysteme** zur Verfügung:

- Das **Nervengewebe** übermittelt seine Impulse elektrisch über winzige Ströme und leitet diese chemisch über spezielle Botenstoffe, die Neurotransmitter, weiter.
- Das **Hormonsystem** mit den Hormonen als Signalstoffen.
- Das **Immunsystem** (Abwehrsystem) mit einer Vielzahl von Botenstoffen.
- Eine Vielzahl weiterer, teils noch ungenügend erforschter Botenstoffe bzw. Mediatoren.

1.3.3 Motilität

Der Mensch muss auf äußere Reize aktiv durch Bewegungen reagieren können (z. B. durch eine Fluchtreaktion). Hierzu bedarf es aktiv beweglicher **(kontraktiler)** Gewebe. Muskelfasern besitzen einen hohen Grad an **Kontraktilität,** der dem Gesamtorganismus in der Zusammenarbeit mit dem Stützapparat aus Knochen und Bindegewebe die erforderliche Beweglichkeit **(Motilität)** gibt.

1.3.4 Wachstum und Entwicklung

Die Entwicklung des menschlichen Organismus ist über 20 Jahre lang mit **Wachstum** verbunden. Wachstum kann sich auf mehrere Arten vollziehen:

- Vorhandene Zellen können größer werden.
- Die Zahl der Zellen kann sich erhöhen.
- Nichtzelluläre Strukturen (z. B. die Mineralsubstanz des Knochens) können an Substanz zunehmen.

1.3.5 Vermehrung (Reproduktion)

Die Grundeinheiten des Körpers, die Zellen, können sich teilen, also reproduzieren. Diese **Zellteilungen** sind für das Wachstum, die ständige Regeneration von Zellen mit nur kurzer Lebensdauer (z. B. Blutkörperchen), für die Heilungsvorgänge z. B. nach Verletzungen und für die Fortpflanzung erforderlich.

1.3.6 Differenzierung

Alle höheren Organismen bestehen aus vielen, vielen **Zellen,** der Mensch z. B. aus 10 000 Milliarden (10^{13}) Zellen. Alle „Vielzeller" entwickeln sich aber aus einer einzigen Zelle, die sich durch vielfache Teilungen vermehrt.

Die neuen Zellen spezialisieren sich dabei zunehmend in ihrer Funktion. Nur durch diese weitgefächerte **Differenzierung** sind die vielfältigen speziellen Leistungen des Organismus möglich.

IM FOKUS

Was ist ein Lebewesen?

Zentrale Merkmale eines Lebewesens sind:

- Aufbau aus einer Zelle oder aus vielen **Zellen**
- **Stoffwechsel**
- **Erregbarkeit**
- **Motilität**
- **Wachstum** und Entwicklung
- Selbstständige **Vermehrung**

1.4 Körperhöhlen

Der Gesamtorganismus ist in Teilräume untergliedert (→ Abb. 1.5). Einige davon sind von einer Deckzellschicht ausgekleidet. Diese Teilräume heißen **Körperhöhlen.**

1.4.1 Schädelhöhle

Die **Schädelhöhle** wird von den Schädelknochen des Hirnschädels und den Hirnhäuten gebildet. Sie umfasst und schützt das sehr weiche und empfindliche Gehirn.

1.4.2 Brusthöhle

Die **Brusthöhle** (Cavitas thoracis, auch Thorakalraum) wird von außen durch die Rippen, die Brustwirbelsäule und das Brustbein begrenzt. Unten wird die Brusthöhle durch das Zwerchfell verschlossen, während

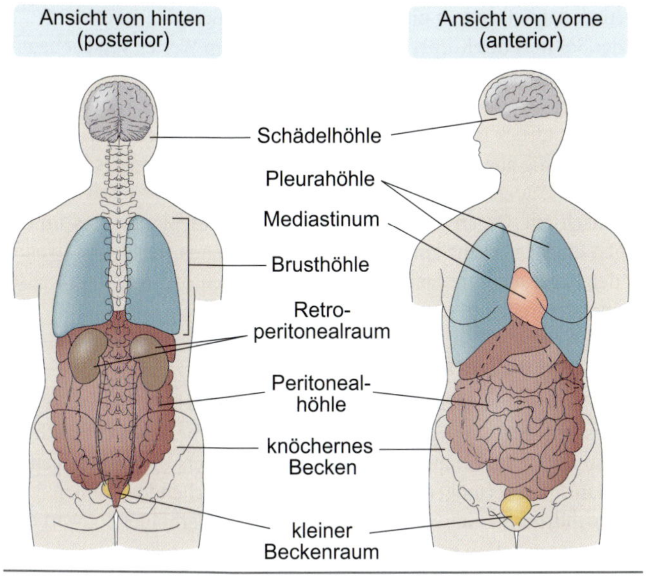

Abb. 1.5 Übersicht über die großen Körperhöhlen und -räume [L190]

kopfwärts keine scharfe Grenze zur Halsregion existiert. Innerhalb der Brusthöhle werden wieder drei Teilräume unterschieden:

- Die beiden **Pleurahöhlen,** welche die beiden Lungenflügel umschließen. Sie werden durch das Lungen- bzw. Rippenfell abgeschlossen.
- Das **Mediastinum** (Mittelfellraum) liegt zwischen den beiden Pleurahöhlen und umfasst die übrigen Organe und Verbindungswege. Hierzu gehören das Herz und die Thymusdrüse als eigenständige Organe sowie Speiseröhre, Luftröhre, Bronchien und die herznahen großen Blut- und Lymphgefäße als Verbindungswege.

1.4.3 Bauch-Becken-Raum

Der **Bauch-Becken-Raum** wird von der äußeren Bauchmuskulatur, der Lendenwirbelsäule, dem knöchernen Beckenring sowie nach oben vom Unterrand des Zwerchfells begrenzt. Im Bauchraum trennt eine dünne Membran, das Bauchfell oder **Peritoneum,** die **Peritonealhöhle** ab. Dadurch ist der Bauch-Becken-Raum ebenfalls in drei Teilräume unterteilt, die äußerlich nur schwer abgrenzbar sind:

- In die Peritonealhöhle eingelassen **(intraperitoneal)** liegen Magen, Milz, Leber, Gallenblase, Dünndarm, Eierstöcke und Teile des Dickdarms.
- Hinter der Peritonealhöhle **(retroperitoneal)** liegen Nieren, Nebennieren, Bauchspeicheldrüse und Teile des Dickdarms.
- Obwohl keine scharfe Grenze zum Retroperitonealraum besteht, wird aus praktischen Gründen der Raum unterhalb des Peritoneums (präziser: unterhalb einer Linea terminalis genannten Kante im knöchernen Beckenring, Details → Kap. 6.10.1) bis hin zum Beckenboden als **kleines Becken** oder auch nur kurz Becken bezeichnet. In ihm liegen Blase, Mastdarm und die Mehrzahl der Geschlechtsorgane.

1.5 Inneres Milieu – Grundbedingung zur Aufrechterhaltung des Lebens

1.5.1 Inneres Milieu

Wie schon erläutert, setzt sich der menschliche Körper aus vielen Organsystemen zusammen, von denen jedes wieder aus Milliarden von Zellen besteht. Diese Zellen brauchen stabile Umgebungsbedingungen, um effektiv arbeiten und ihren Beitrag zum Überleben des Gesamtorganismus leisten zu können.

Die Gesamtheit dieser für das Funktionieren der Zellen erforderlichen konstanten Umgebungsbedingungen wird als **inneres Milieu** bezeichnet. Kann der Körper sein inneres Milieu konstant halten, befindet er sich in einem Zustand des Gleichgewichts, der **Homöostase** genannt wird. Die Homöostase ist eine wichtige Voraussetzung dafür, dass der gesamte Organismus überhaupt auf Dauer existieren kann.

1.5.2 Entscheidend: Extrazellulärflüssigkeit

Für diese Konstanz des inneren Milieus ist zunächst einmal die richtige Zusammensetzung der **Extrazellulärflüssigkeit** (also der Flüssigkeit zwischen den Zellen, auch in den Blutgefäßen, → Abb. 3.13) von Bedeutung. Hierbei haben speziell die Salze der Elemente Natrium, Chlor, Kalium und Kalzium ihre besonderen Aufgaben innerhalb der Homöostase.

Fast genauso wichtig sind eine optimale **Körperkerntemperatur** (ca. 37 °C), ein optimaler **pH-Wert** („Säurewert" des Blutes, → Kap. 2.5.3) und eine ausreichende, aber auch nicht zu hohe Konzentration der gelösten Gase Sauerstoff und Kohlendioxid.

1.5.3 Lebensgefahr bei Störungen des inneren Milieus

Jede gröbere Abweichung im inneren Milieu beeinträchtigt sofort die Lebensfähigkeit des Gesamtorganismus. So drohen durch Sauerstoffmangel, pH-Wertabweichungen oder abweichende Salzkonzentrationen rasch ausgeprägte Gewebeschäden. Diese Abweichungen sind meistens Folge von schweren Erkrankungen wie z. B. einer Bauchwassersucht (Aszites) bei Herzversagen oder von starken äußeren Einwirkungen wie z. B. einer unfallbedingten Verletzung mit schwerem Blutverlust.

Wird das innere Milieu nicht innerhalb kurzer Zeit durch intensivmedizinische Behandlung wieder ins Lot gebracht, führt dies zum Tod des Gesamtorganismus.

1.6 Regulations- und Anpassungsvorgänge

Nicht nur Krankheiten und Unfälle bedrohen die Konstanz des inneren Milieus. Auch im „Normalbetrieb" sind die Umgebungsbedingungen des Organismus Mensch alles andere als gleichbleibend. Man denke nur an trockene Kälte oder schwüle Hitze, Windstille oder Sturmböen, Meeresklima oder Hochgebirgsluft. Auch opulente Mahlzeiten oder Hungern, „Trinkstöße" im Bierzelt oder Dursten, körperliche Ruhe oder anstrengender Sport drohen ständig, das innere Milieu durcheinanderzubringen. Ebenso bedürfen die komplexen Lebensvorgänge unseres Organismus (z. B. im Rahmen der Fortpflanzung) einer genauen Abstimmung.

MERKE

Konstanthaltung des inneren Milieus

Die Konstanthaltung des inneren Milieus im menschlichen Organismus ist keine Selbstverständlichkeit, sondern eine Leistung. Der Körper muss sich dauernd auf neue Umgebungsbedingungen und Situationen einstellen; anders ausgedrückt: Es finden in jeder Sekunde tausendfach Regulationsvorgänge im Körper statt.

1.6.1 Prinzipien der Regulation

Alle Regulationsvorgänge in unserem Körper folgen einem einheitlichen Prinzip, dem des **Regelkreises.**

Regelkreis

Regelkreise existieren aber nicht nur in hochentwickelten Organismen, sondern auch in der Technik, etwa zur Regulation einer Heizungsanlage. Immer haben solche Regelkreise dieselben **Grundelemente,** die auf bestimmte Art zusammenarbeiten:

Die Größe, die konstant gehalten werden soll (etwa der Blutdruck), heißt **Regelgröße. Messfühler** (Rezeptoren) im Körper registrieren ständig den aktuellen **Istwert** dieser Größe (z. B. 90/50 mmHg; sprich: „90 zu 50"; → Abb. 13.24) und melden ihn an den **Regler** (meist ein bestimmtes Gehirngebiet) weiter, der den Istwert mit einem vorgegebenen **Sollwert** (z. B. 120/80 mmHg) vergleicht. Bei deutlichen Regelabweichungen, verursacht durch **Störgrößen** (z. B. einen Blutverlust), werden **Stellglieder** aktiviert, die den Istwert durch geeignete Korrekturmaßnahmen dem Sollwert annähern. Beispielsweise ziehen sich bei einem zu niedrigen Blutdruck die Arteriolen (kleine Blutgefäße, → Kap. 13.1.3) zusammen, damit der Blutdruck wieder steigt. Die Veränderungen des Istwertes (hier der Blutdruckanstieg) werden an den Regler zurückgemeldet, der daraufhin die Aktivierung der Stellglieder zurücknimmt (**negative Rückkopplung** = negatives Feedback).

Dieses ganze, in sich geschlossene (gewissermaßen kreisförmige) und sich selbst regulierende System wird als **Regelkreis** bezeichnet (→ Abb. 1.6).

Komplexität physiologischer Regelkreise

Ganz so einfach, wie oben dargestellt, sind die Verhältnisse im menschlichen Körper allerdings nicht:

- Die meisten Regelkreise in unserem Organismus arbeiten nicht nur mit einem, sondern mit mehreren Stellgliedern. Beispielsweise sind nicht nur die Arteriolen, sondern ist auch das Herz ein Stellglied der Blutdruckregulation (bei einem Blutdruckabfall etwa beginnt das Herz schneller zu schlagen).
- Auch der Sollwert ist nicht immer konstant. Beim Fieber etwa ist der Sollwert der Körpertemperatur zu höheren Werten verschoben (→ Kap. 1.6.4).
- Die Regelkreise unseres Körpers sind eng miteinander vernetzt: Der Blutdruck ist Sollwert des Regelkreises „Blutdruckregulation", gleichzeitig aber auch eines von mehreren Stellgliedern des Regelkreises „Sauerstoffversorgung der Gewebe".

Praktisch alle Organ- und Funktionssysteme unseres Körpers unterliegen einer teils sehr komplizierten körpereigenen Regulation, wobei in der Regel mehrere Stellglieder, oft sogar auch mehrere Regelkreise ineinandergreifen.

Krankheit als Versagen des Regelkreises

Viele Erkrankungen können (auch) als Versagen des betreffenden Regelkreises verstanden werden: Beispielsweise bricht bei einem Hitzschlag (→ Kap. 1.7.2) die Temperaturregulation zusammen; die körpereigenen Mechanismen vermögen den Körper nicht ausreichend zu kühlen. Der Bluthochdruck (→ Kap. 13.4.1) kann als krankhaft erhöhter Sollwert der Blutdruckregulation gedeutet werden.

1.6.2 Temperaturregulation

Der Mensch gehört zu den **homoiothermen** (gleichwarmen) **Lebewesen,** d. h. seine Körpertemperatur ist im Wesentlichen unabhängig von der Umgebungstemperatur. Dies bietet im Vergleich zu den **poikilothermen** (wechselwarmen) **Lebewesen** zahlreiche Vorteile, insbesondere die Möglichkeit gleichbleibend hoher Aktivität trotz unterschiedlicher Umgebungstemperaturen.

Konstante Temperatur im Körperkern

Die inneren Organe (etwa Leber, Milz, Nieren, Herz, Rückenmark und Gehirn) brauchen eine konstante Temperatur des Körperinneren für ihre Stoffwechselleistung: Bei Temperaturen unter 35 °C funktionieren viele lebenswichtige, durch Enzyme (→ Kap. 2.7) beschleunigte Stoffwechselreaktionen kaum noch; bei Temperaturen über 41,5 °C werden die Enzymeiweiße zerstört (denaturiert). Die **Körperkerntemperatur** beträgt beim Gesunden ca. 37 °C.

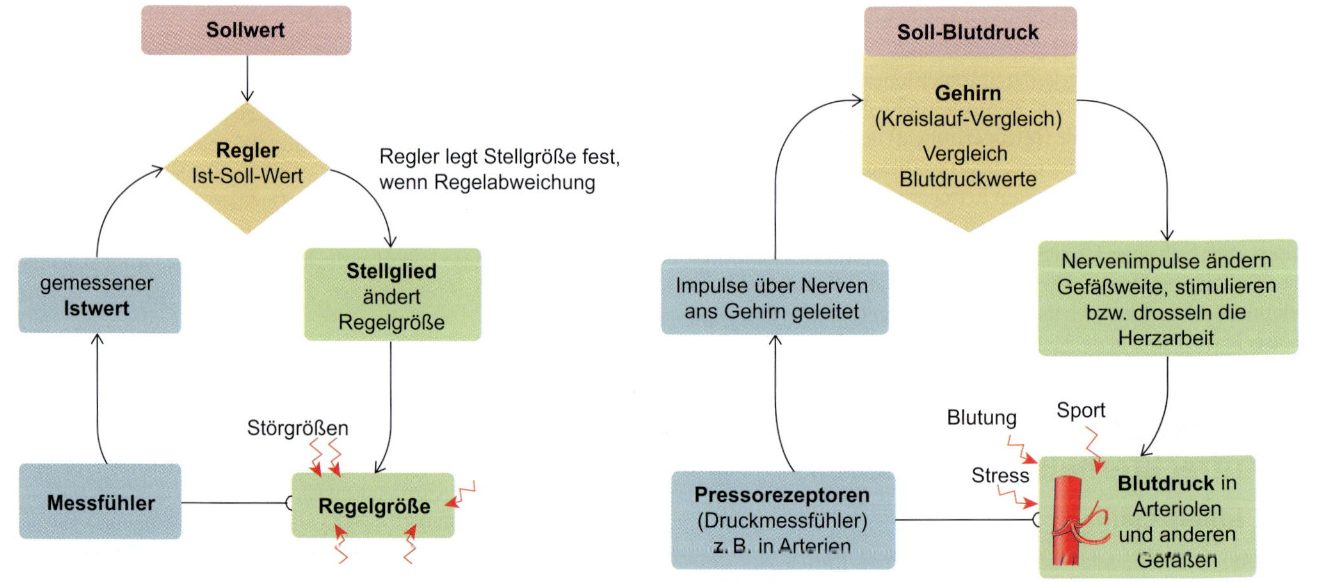

Abb. 1.6 Allgemeiner Regelkreis mit negativer Rückkopplung (links) sowie Regelkreis am Beispiel der Blutdruckregulation (rechts) [L190]

Den Körperkern umgibt die **Körperschale.** Hierzu zählen vor allem die Haut und die Extremitäten, die deutlich mehr als der Körperkern an den Schwankungen der Umgebungstemperatur teilnehmen (→ Abb. 1.7): Bei einer Raumtemperatur von 20 °C und einer Körperkerntemperatur von 37 °C weisen Füße und Hände im Durchschnitt Werte von nur 28 °C auf. An heißen Tagen oder beim Schwitzen können sie sich aber auch über die Körperkerntemperatur hinaus erwärmen.

Steuerung der Temperatur

Die Konstanthaltung der Körpertemperatur erfordert eine genaue **Temperaturregulation** (Thermoregulation): Nur wenn Wärmeproduktion und Wärmeaufnahme einerseits und Wärmeabgabe andererseits im Gleichgewicht miteinander stehen, bleibt die Körpertemperatur gleich.

Wärmeproduktion und Wärmeaufnahme

Körperwärme wird vor allem durch den Stoffwechsel innerer Organe, durch willkürliche Muskelbewegung (körperliche Anstrengung) oder unwillkürliche Muskelarbeit (Kältezittern) produziert. Die zitterfreie Wärmebildung im braunen Fettgewebe, einem besonderen Typ des Fettgewebes, spielt nur bei Säuglingen eine Rolle.

Befinden sich warme Strahler (z. B. Infrarotstrahler, Sonne) in der Umgebung und/oder ist die Umgebungstemperatur sehr hoch, nimmt der Körper zusätzlich Wärme aus der Umgebung auf.

Wärmeabgabe

Physikalisch betrachtet, kommen bei der Wärmeabgabe vier Mechanismen des Wärmetransports zum Tragen:

- **Konvektion** (Wärmeströmung, Wärmetransport durch ein bewegtes Medium), z. B. der Wärmeabtransport durch die bewegte Luft an der Hautoberfläche.
- **Konduktion** (Wärmeleitung, Wärmetransport durch ruhende Stoffe): Die verschiedenen Körpergewebe tauschen so Wärme aus.
- **Wärmestrahlung** (elektromagnetische Strahlung): Ähnlich wie ein Heizungsradiator gibt der Körper Wärme als Wärmestrahlung ab.

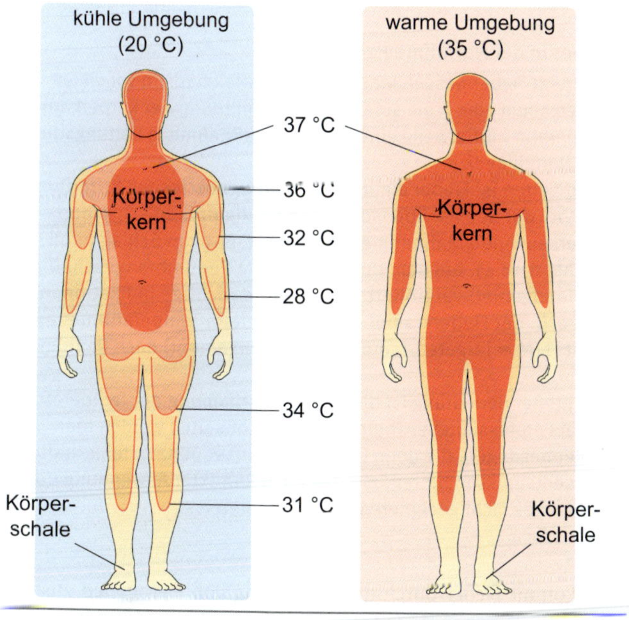

Abb. 1.7 Zonen gleicher Temperatur eines Erwachsenen in warmer und kalter Umgebung [L190]

- **Wärmeabgabe durch Verdunstung:** Über die Verdunstung von Schweiß kann der Körper eine beträchtliche Wärmemenge abgeben.

Regelkreis der Temperaturregulation

Temperaturempfindliche Messfühler, die **Thermorezeptoren,** messen ununterbrochen die Temperatur (= Regelgröße) im Körperkern, in der Haut und im Rückenmark. Es lassen sich dabei Rezeptoren für „warm" und „kalt" unterscheiden. Die Thermorezeptoren melden ihre Werte über die Nervenbahnen an das **thermoregulatorische Zentrum** im Hypothalamus (= Regler). Stimmt der Istwert nicht mit dem Sollwert überein, so erfolgt über Muskulatur, Hautdurchblutung, Schweißbildung und Verhaltensmodifikationen (z. B. Anpassung der Bekleidung) als Stellglieder eine weitestmögliche Annäherung an den Sollwert (→ Abb. 1.8).

Akklimatisierung

Bei der Wochen bis Jahre dauernden Anpassung an länger dauernde Wärme oder Kälte spricht man von **thermischer Akklimatisierung** oder Adaptation:

- Bei der Wärmeanpassung steigert der Körper die Schweißmenge. Gleichzeitig setzt er die Salzkonzentration des Schweißes herab. Dadurch erreicht er eine beschleunigte Verdunstung des Schweißes und vermeidet Salzverluste. Zusätzlich verspürt der Betroffene größeren Durst und trinkt regelmäßig mehr.
- Die Anpassungsfähigkeit an Kälte ist geringer und in ihren Einzelheiten noch ungeklärt. Am wichtigsten ist hier sicher sinnvolles Verhalten (z. B. warme Kleidung, ausreichende Heizung).

1.6.3 Organismus bei körperlicher Arbeit

Bei schwerer Muskelarbeit muss bis zu 500-mal mehr Sauerstoff zur Muskulatur transportiert werden als in körperlicher Ruhe. Gleichzeitig müssen auch die vermehrt anfallenden Stoffwechselprodukte Kohlendioxid und Milchsäure **(Laktat)** abtransportiert werden. Beides erfordert eine verstärkte Organdurchblutung der Muskulatur sowie entsprechende Anpassungsvorgänge von Herz-Kreislauf-System und Atmung (→ Abb. 1.9).

Vasodilatation der kleinsten Gefäße

Die stark vermehrte Durchblutung der Muskulatur wird durch eine Weitstellung der Muskelgefäße erreicht. Auslöser für diese Weitstellung **(Vasodilatation)** sind die in die kleinsten Blutgefäße zurückfließenden Stoffwechselprodukte des anaeroben (= ohne Sauerstoff ablaufenden) Energiestoffwechsels (insbesondere Laktat), die in den ersten Minuten körperlicher Arbeit in großer Menge anfallen. Zusätzlich wirkt der fallende Sauerstoffpartialdruck gefäßerweiternd.

Allerdings wird bei reiner Haltearbeit (z. B. Hakenhalten in Operationssaal) die vermehrte Durchblutung z. T. dadurch behindert, dass der ununterbrochen angespannte Muskel seine eigenen Gefäße abdrückt; er ermüdet daher bei **statischer Haltearbeit** besonders schnell. Günstiger dagegen sind **rhythmisch-dynamische Arbeiten,** bei denen Kontraktion und Erschlaffung einander abwechseln, wie es z. B. beim Gehen oder Ballspielen geschieht.

Steigerung der Herzarbeit

Durch den enormen Blutbedarf der Muskulatur muss die **Herzarbeit** um ein Vielfaches ansteigen. Erreicht wird dies sowohl durch eine erhöhte Herzfrequenz, die von 70 Schlägen in Ruhe auf bis

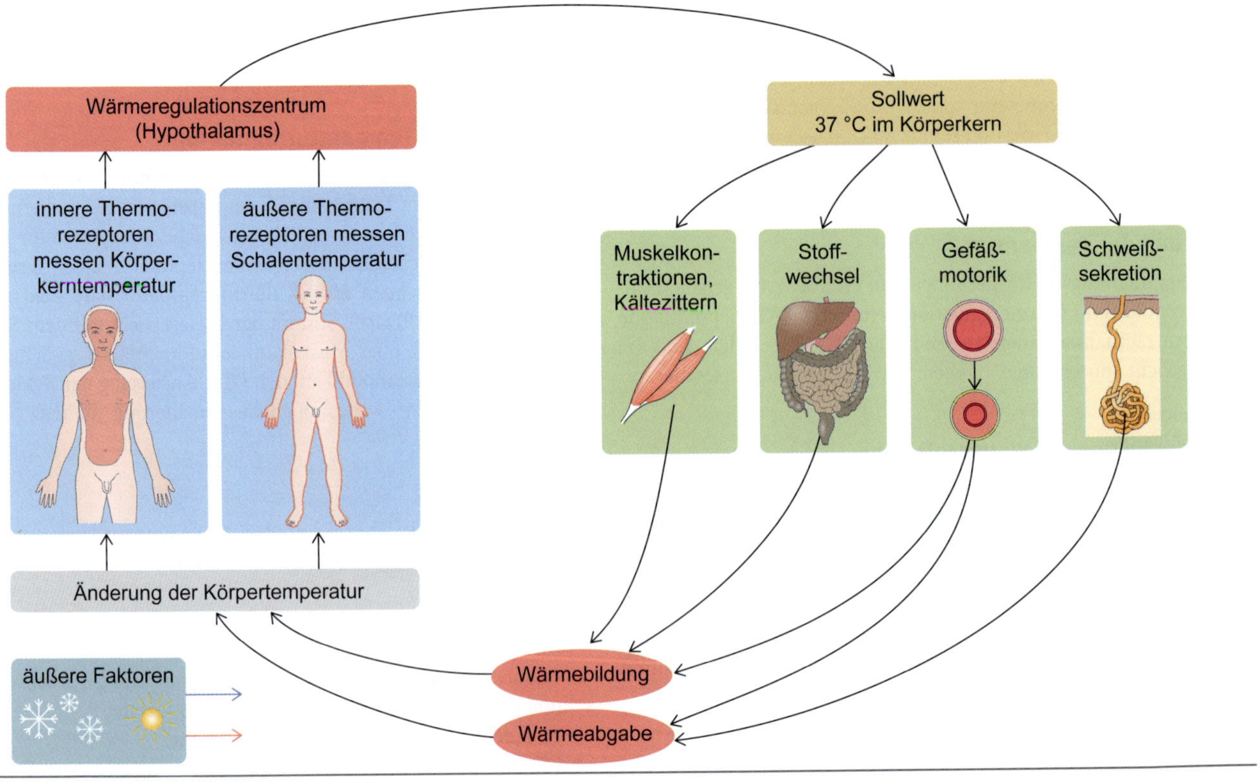

Abb. 1.8 Regelkreis der Körpertemperatur. Rezeptoren in der Haut und im Körperkern messen die Körpertemperatur und übermitteln sie an das Gehirn, wo der Istwert mit dem Sollwert verglichen wird. Von dort wird über Wärmebildung, Veränderung der Durchblutung, Schweißsekretion und sinnvolles Verhalten (z. B. Anziehen eines Mantels) die notwendige Temperaturanpassung eingeleitet. Nicht abgebildet ist die Wärmebildung durch braunes Fettgewebe, da sie nur bei Neugeborenen eine Rolle spielt. [L190]

zu 180 Schläge pro Minute ansteigen kann, als auch durch eine ca. 25-prozentige Steigerung des Herzschlagvolumens (→ Kap. 12.6.1). Dadurch pumpt das Herz statt des Ruhewerts von 5 l pro Minute beim Untrainierten bis zu 20 l und beim Ausdauersportler bis zu 32 l Blut pro Minute in den Körperkreislauf. Der systolische Blutdruck (→ Kap. 13.3.4) steigt dabei auf Werte von über 185 mmHg, während der diastolische Blutdruck in etwa gleich bleibt. Dagegen sinkt die Durchblutung der inneren Organe wie etwa Niere und Magen-Darm-Trakt bei körperlicher Arbeit.

- Bei **leichter und mittelschwerer Arbeit** pendeln sich die Laktatkonzentration wie auch die Herzfrequenz bald auf einen mittleren, konstanten Wert (sog. Steady State) ein – es tritt damit keine Ermüdung ein (→ Abb. 1.10).
- Bei **schwerer Arbeit** jedoch kann das Herz die erforderliche Dauerleistung nicht aufbringen; es ermüdet – wodurch die Herzleistung sogar wieder sinkt. Diese Ermüdung wird durch die steigende Laktatkonzentration verstärkt, die dadurch entsteht, dass das anfallende Laktat nur unvollständig abgebaut werden kann (→ Abb. 1.10).

Steigerung der Atmung

Durch tieferes und schnelleres Atmen kann die Atmung bei körperlicher Arbeit erheblich gesteigert werden – von einem Atemminutenvolumen (→ Kap. 14.9.5) um 8 l pro Minute in Ruhe auf etwa 120 l pro Minute bei extremer körperlicher Anstrengung.

1.6.4 Fieber

Fieber ist eine **Erhöhung der Körperkerntemperatur** auf über 38 °C infolge einer Erhöhung des Temperatursollwerts (→ Abb. 1.11).

Fieber ist ein notwendiger Mechanismus bei **Entzündungsreaktionen:** Die erhöhte Temperatur hilft, die Entzündungs- und Abwehrvorgänge schneller in Gang zu bringen und damit die Heilung zu beschleunigen.

MERKE

Fieber in der Notfallmedizin

Während Fiebermessen innerhalb der Notfallmedizin vor vielen Jahren kaum eine Rolle spielte, ist die Ermittlung der Körperkerntemperatur mittlerweile eine **Standardmaßnahme** in Rettungsdienst und Notfallmedizin.
Nicht selten ist Fieber ein **differenzialdiagnostisches Kriterium,** z. B. bei der Sepsis. Ebenso werden häufig präklinisch schon fiebersenkende Maßnahmen ergriffen, z. B. beim Schlaganfall (→ Kap. 8.18.4), bei dem durch Fieber die Penumbra (geschädigtes Randgebiet) vergrößert wird. Weitere wichtige Indikationen sind z. B. der Fieberkrampf oder das gezielte Temperaturmanagement (TTM = Targeted Temperature Management) nach Reanimation.
Von großer Bedeutung ist die **exakte Bestimmung** der Temperatur mittels professioneller Thermometer. Nicht selten werden hier Fehler begangen, die dann in weiterer Konsequenz zu fehlerhaften Messergebnissen führen, z. B. bei nicht korrekter Anwendung oder Wahl eines nicht geeigneten Ohrthermometers.

Meist kommt Fieber durch die Einwirkung von **Pyrogenen** zustande. Dies sind fiebererzeugende Stoffe, die von Bakterien, Viren und Pilzen produziert werden und zu einer Erhöhung des Temperatursollwerts im

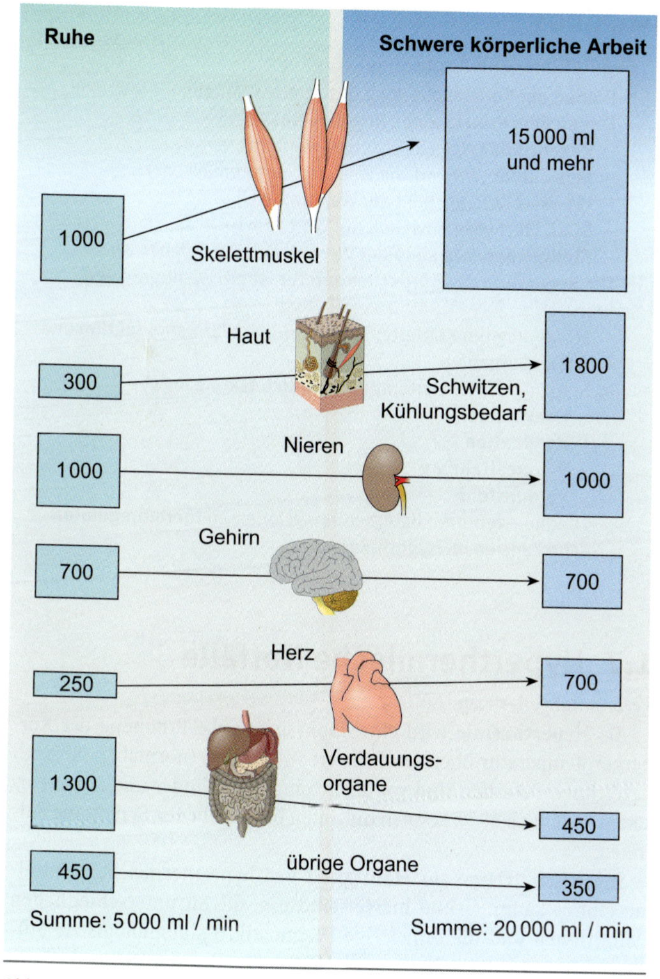

Abb. 1.9 Organdurchblutung in Ruhe und bei schwerer körperlicher Arbeit. Insbesondere die Durchblutung der Skelettmuskulatur steigt an, und zwar auf über das Zehnfache. Im Gegenzug sinkt die Durchblutung der Verdauungsorgane um mehr als zwei Drittel. [L190]

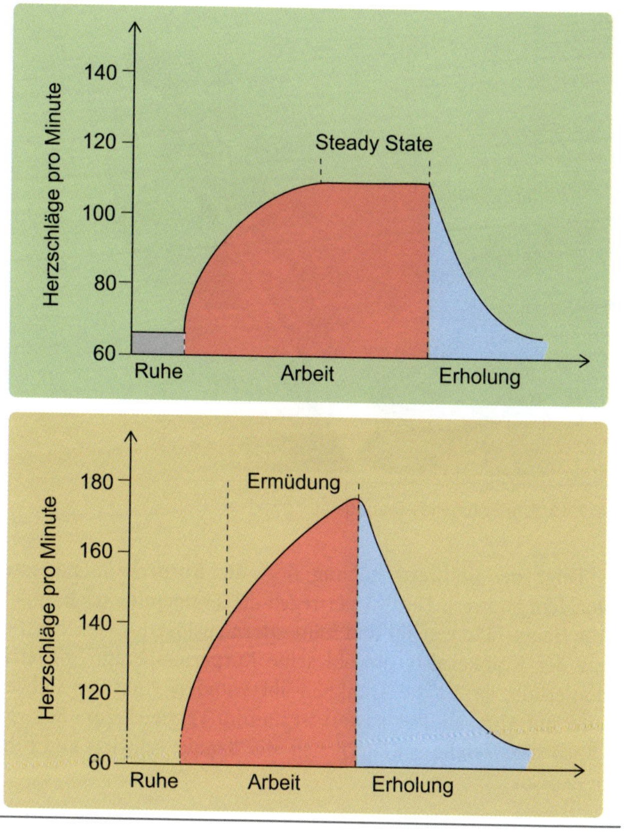

Abb. 1.10 Herzfrequenz bei einer Arbeit unterhalb und oberhalb der Dauerleistungsgrenze. Ist die Dauerleistungsgrenze überschritten, wird kein Gleichgewichtszustand (Steady State) mehr erreicht. [L190]

Gehirn führen. Aber auch körpereigene Aktivatoren wie Prostaglandine können Fieber auslösen. Die stärksten Pyrogene sind die der gramnegativen Bakterien.

PRAXISTIPP

Rettungsdiensttaugliche Fieberthermometer

Sowohl Quecksilberthermometer (zu lange Messdauer) als auch einfache digitale Thermometer (Home Care) sind für den Rettungsdienst nicht geeignet und auch nicht zugelassen. Geeignet sind hingegen sog. **Professional-Geräte** mit einer unteren Skalengrenze von 20 °C (Ohrthermometer oder elektrische Temperatursonden → Abb. 1.12). Mittlerweile setzen sich kontaktlose Thermometer immer mehr durch. Für die professionelle Anwendung sind sie zwar noch zu ungenau, für eine erste Einschätzung reichen sie aber häufig aus. Da sie ständig weiterentwickelt werden, ist zukünftig damit zu rechnen, dass sie deutlich genauer werden und dann auch für die Anwendung im Rettungsdienst geeignet sind.

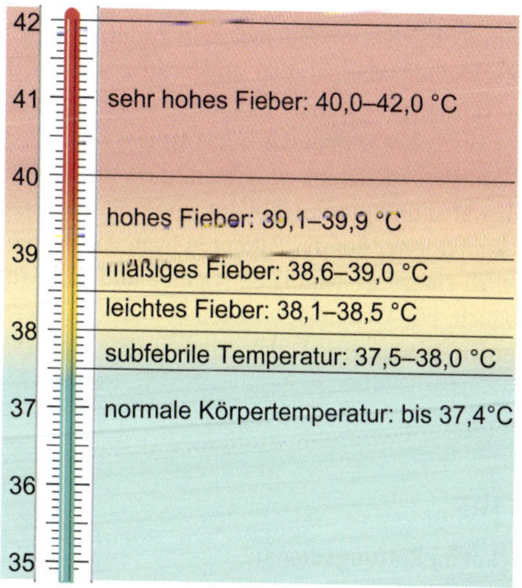

Abb. 1.11 Beurteilung der Fieberhöhe [L190]

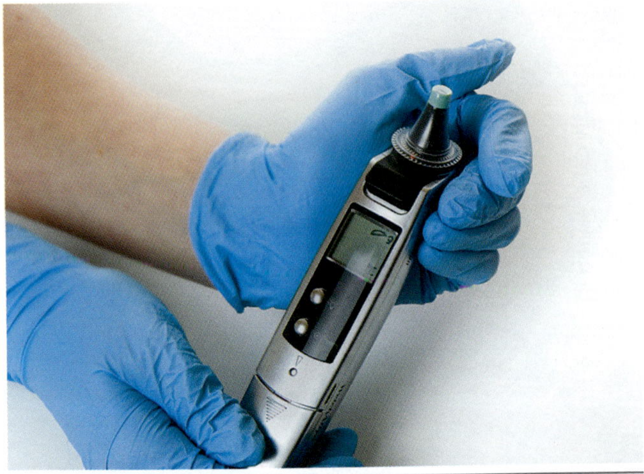

Abb. 1.12 Professionelles Thermometer [J747]

Als Folge der Sollwerterhöhung liegt die Körperkerntemperatur unter dem Sollwert. Der Körper regelt die Temperatur nach, indem er die Hautgefäße verengt und Kältezittern auslöst. Im Fieberanstieg friert der Kranke also, obwohl seine Körpertemperatur vielleicht schon erhöht ist. Ist die Krankheit überwunden, sinkt der Sollwert wieder auf 37 °C ab. Der Istwert ist nun im Vergleich zum Sollwert zu hoch: Die Gefäße erweitern sich, der Kranke schwitzt und fühlt sich heiß an.

Fiebersenkende Maßnahmen

Bei sehr hohem Fieber, etwa ab 41,5 °C, beginnen die Körpereiweiße zu denaturieren. Dies führt zum **Hitzetod,** wenn keine Gegenmaßnahmen (z. B. Wadenwickel oder Gabe von fiebersenkenden Medikamenten) ergriffen werden.

In der Regel steigert der Körper bei Fieber die Hautdurchblutung, um die Wärmeabgabe über die Haut zu erhöhen. Diese Tatsache macht man sich beim Anlegen von Wadenwickeln zunutze, wenn bei hohem Fieber fiebersenkende Maßnahmen angeordnet werden. Die feuchtkalten Wickel erzeugen Verdunstungskälte und entziehen dem sehr gut durchbluteten Hautgewebe dadurch viel Wärme.

Vor dem Anlegen ist darauf zu achten, dass die Hände und Füße des Patienten warm und gut durchblutet sind und die Temperatur des Wickels nur knapp unter der des Patienten liegt. Ansonsten führen die kalten Wickel zu einer Engstellung der Gefäße und eine Wärmeabgabe ist kaum möglich. Für Wadenwickel werden dünne Tücher verwendet. Angelegt werden Wadenwickel über eine Stunde, wobei sie alle 10 Minuten gewechselt werden, spätestens jedoch, wenn sich der Wickel warm anfühlt.

PRAXISTIPP

Wadenwickel im Rettungsdienst?

Wadenwickel können auch im Rettungsdienst angelegt werden. Nicht selten kommen sie bei Säuglingen und kleinen Kindern zur Anwendung. Zusätzlich werden fiebersenkende Suppositorien (Zäpfchen) verabreicht. Reicht auch dies nicht (bei Erwachsenen), kommen entsprechende intravenös zu verabreichende Medikamente zum Einsatz.

IM FOKUS

Regulations- und Anpassungsvorgänge

- **Dienen der Konstanthaltung des inneren Milieus**
- **Folgen dem Prinzip eines Regelkreises**
  - **Regelgröße** (Was soll reguliert werden?)
  - **Messfühler** (Wo und wie wird der Wert gemessen?)
  - **IST-Wert** (Wie hoch ist der Wert aktuell?)
  - **SOLL-Wert** (Wie hoch soll der Wert sein?)
  - **Stellglieder** (Wie kann der Wert korrigiert werden?)
- Die Regulation der **Körpertemperatur** ist ein wichtiger Regelkreis
  - Steigerung der Körpertemperatur durch **Wärmeproduktion** und **Wärmeaufnahme**
  - Senkung der Körpertemperatur durch **Wärmeabgabe**
    - **Konvektion**
    - **Konduktion**
    - **Wärmestrahlung**
    - **Verdunstung**
  - Thermorezeptoren liefern Informationen an **thermoregulatorische Zentren** im **Hypothalamus**

1.7 Hyperthermische Notfälle

Verbrennungen → Kap. 7.6

Als **Hyperthermie** wird eine unphysiologische Erhöhung der Körperkerntemperatur über den Sollwert von 37,5 °C (normal 36–37,5 °C) bezeichnet. Betroffen sind vor allem Säuglinge, Kinder und ältere Personen. Schon ab 39 °C können die unten beschriebenen Symptome auftreten.

Statistische Daten zur **Häufigkeit** von hyperthermischen Notfällen gibt es kaum. Grund hierfür sind u. a. die oft unterschiedlichen Definitionen und die schwierige Diagnostik. Epidemiologische Studien während Hitzewellen in den USA gehen für den Hitzschlag von Zahlen zwischen 17,6 und 26,5 Betroffenen pro 100 000 Einwohner in städtischen Gebieten aus. Meist handelt es sich dabei um sehr junge, ältere oder nicht sozial integrierte Menschen. In Saudi-Arabien variieren die Zahlen aufgrund der dort vorherrschenden Hitze saisonabhängig zwischen 22 und 250 Fällen auf 100 000 Einwohner. Für Deutschland liegen keine Zahlen vor; aufgrund des noch vorherrschenden milden Klimas ist aber derzeit noch von einer deutlich geringeren Inzidenz auszugehen. Dies wird sich aber in Zukunft durch die zunehmende Erderwärmung und den Klimawandel verändern.

1.7.1 Ursachen

Während beim Fieber die Temperaturerhöhung meist durch eine Infektion ausgelöst wird, liegt die Ursache bei der Hyperthermie gewöhnlich an einer erhöhten Außentemperatur sowie erhöhter körperlicher Anstrengung. Kommen Flüssigkeitsmangel und eine hohe Luftfeuchtigkeit hinzu, sind die körpereigenen Mechanismen überfordert.

1.7.2 Pathophysiologie

Überhitzt der Körper aufgrund der o. g. Ursachen, kommt es zunächst zur Vasodilatation (Erweiterung der Blutgefäße). Das Blut sackt in die Peripherie ab. Durch den körpereigenen Mechanismus des Schwitzens sinkt das Extrazellulärvolumen und der Körper dehydriert. Folgen sind ein Blutdruckabfall und eine Senkung des Herzzeitvolumens

(HZV). Hieraus resultieren dann die **Symptome** Schwindel, allgemeine Schwäche, Übelkeit und ggf. hypotone Orthostasen (Ohnmachtsanfälle).

MERKE

Kurzzeitige Wärmebelastung

Bei einer kurzzeitigen Wärmebelastung wird die Wärmeabgabe erhöht: Durch Gefäßweitstellung (Vasodilatation) steigt die Hautdurchblutung und als Folge die Wärmeabgabe an die Umgebung. Die gerötete Haut bei körperlicher (oder psychischer) Anstrengung ist Folge dieses Regelmechanismus. Zusätzlich wird die Schweißdrüsentätigkeit erheblich gesteigert. Die Muskelaktivität wird nach Möglichkeit gesenkt.

Hitzekrämpfe

Durch starkes Schwitzen bei hoher körperlicher Beanspruchung (z. B. sportliche Aktivität, Arbeit) kommt es zum Verlust von Elektrolyten, vor allem NaCl. Für die Muskelrelaxierung nach einer Kontraktion sind Ionentransporte mit Austausch intrazellulären Kalziums gegen Natrium erforderlich. Mögliche Folge eines Natriummangels sind deshalb schmerzhafte Muskelfaszikulationen an den Extremitäten, Bauch- und Brustmuskulatur. Durst, Kopfschmerzen oder Übelkeit begleiten diese Symptomatik. **Hitzekrämpfe** gehen **nicht** automatisch mit einer Erhöhung der Körperkerntemperatur einher und sind **nicht** lebensbedrohlich.

Hitzeohnmacht (Hitzesynkope)

Die **Hitzeohnmacht** resultiert aus der wärmeinduzierten Weitstellung der Gefäße und dem anschließenden Absacken des Blutes. Das Gehirn wird meist im Stehen nicht mehr genügend mit Blut und damit mit Sauerstoff versorgt. Es kommt zur **Synkope** (kurzzeitige Bewusstlosigkeit), die aber im Liegen meist schnell wieder behoben werden kann. Nicht selten sind Patienten betroffen, die unter einer Hypotonie leiden. Oft zeigen diese Patienten bei der folgenden Untersuchung einen niedrigen Blutdruck und eine Tachykardie.

PRAXISTIPP

Ursachen der Synkope

Andere Ursachen von plötzlichem Bewusstseinsverlust können eine Hypoglykämie, ein Schlaganfall, die Bradykardie oder Herzrhythmusstörungen sein. Diese sind bei der weiteren Untersuchung auszuschließen (→ Kap. 13.2.3).

Hitzeerschöpfung

Die **Hitzeerschöpfung** ist der Vorläufer des Hitzschlags. Durch hohe Umgebungstemperaturen, unzureichende Kompensation des Körpers und fehlende Flüssigkeitssubstitution kommt es zur Dehydratation. Daraus resultiert eine Exsikkose mit Symptomen wie Verwirrtheit, Erregung, deliranten Erscheinungen, Schwindel, Durst und blasser, kaltschweißiger Haut. Werden zügig Behandlungsmaßnahmen ergriffen, ist die Prognose sehr gut.

Hitzschlag

Wird die Hitzeerschöpfung nicht behoben und reichen die bereits beschriebenen Mechanismen der Wärmeabgabe nicht mehr aus (z. B. bei tropischen Außentemperaturen und unzureichender Schweißbildung), staut sich die Wärme im Körper. Dies löst bei besonders hohen Temperaturen einen **Hitzschlag** aus. Die Körperkerntemperatur liegt dann über 40 °C. Der Betroffene schwitzt nicht mehr. Im Gegensatz zur Hitzeerschöpfung ist hier das zentrale Nervensystem beteiligt, wodurch es zu einem Hirnödem und neurologischen Symptomen kommt. Kinder sind besonders gefährdet, da ihr Wärmeregulationsvermögen noch nicht ausgereift ist und die Schweißbildung erst mit Verzögerung erfolgt.

ACHTUNG!

Hitzschlag ist lebensbedrohlich!

Während alle anderen hier beschriebenen Formen der hyperthermen Notfälle nicht lebensbedrohlich sind, ist der Hitzschlag eine akut lebensbedrohliche Situation, die umgehendes Handeln erfordert. Der Tod tritt bei einer Körperkerntemperatur von etwa 43,5 °C ein. Wer einen Hitzschlag überlebt, hat nicht selten ein Leben lang neurologische Ausfälle.

Zwei Formen des Hitzschlags werden unterschieden:

- **Klassischer Hitzschlag:** betrifft v. a. alte Menschen bzw. Patienten mit kardiovaskulären Vorerkrankungen, Diabetes mellitus, Alkoholismus, diuretischer Medikation
- **Anstrengungshitzschlag:** betrifft gesunde, aber nicht hitzeakklimatisierte Personen unter körperlicher Belastung, z. B. Sportler, Soldaten

Die Betroffenen haben starke Kopfschmerzen, Schwindel, eine Tachykardie und eine beschleunigte Atmung.

Beim Hitzschlag ist also die Körpertemperatur bei normalem Temperatursollwert erhöht – man spricht auch von **Hyperthermie.**

Pathophysiologie des Hitzschlags

Die zunehmende Hitzebelastung des Körpers führt zu einer reflektorischen Erhöhung der Hautdurchblutung und zur Abnahme der Darmdurchblutung. Hierdurch versucht der Körper, die Wärmeabgabe an die Umgebung zu erleichtern. Die Ischämie des Darms führt zu einer erhöhten Durchlässigkeit der Epithelgewebemembran und zum Eintreten von Endotoxinen in die systemische Zirkulation. Rezeptoren erkennen das molekulare Muster des zugeordneten Endotoxins und stimulieren die entzündungsfördernde und entzündungshemmende Zytokinproduktion. Die für viele Organe toxische Hitze stimuliert die Sekretion von Hitzeschockproteinen, die mit Zytokinen und anderen Proteinen interagieren. Im Extremfall kann ein Übertritt von Darmbakterien in das Blut auch eine Sepsis (→ Kap. 13.5.5) hervorrufen. Weitere Reaktionen des peripheren und zentralen Nervensystems in Kombination mit Zytokinen und anderen Mediatoren sollen dafür sorgen, die negativen Folgen des Hitzschlags zu mindern, und können in der Endstrecke zu einem Multiorganversagen mit Todesfolge führen (→ Abb. 1.13).

Sonnenstich

Bei genauer Betrachtung ist der Sonnenstich kein direkter hyperthermischer Notfall, da er nicht durch eine Erhöhung der Körperkerntemperatur hervorgerufen wird. Vielmehr kommt es hierbei durch direkte Sonnenbestrahlung des unbedeckten Kopfes und Nackens zur Reizung der Hirnhäute. Daraus resultieren ein heißer, hochroter Kopf, Kopfschmerzen, Übelkeit, Erbrechen und Schwindel. Im weiteren Verlauf kann es zu einem Hirnödem kommen. Hier dominieren dann die Symptome eines erhöhten Hirndrucks.

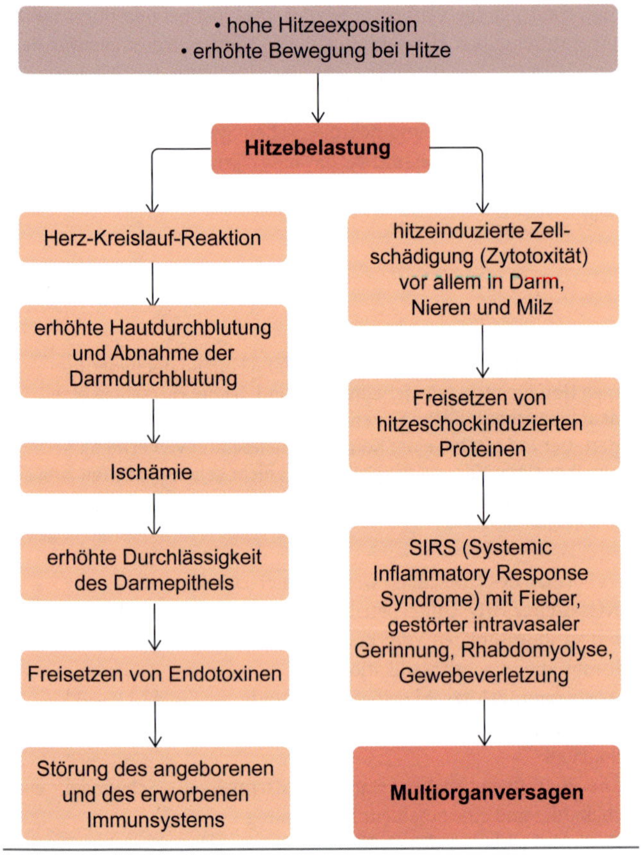

Abb. 1.13 Pathophysiologie des Hitzschlags [M839]

IM FOKUS

Hyperthermische Notfälle

Eine **Hyperthermie** ist eine **unphysiologische Erhöhung der Körperkerntemperatur über 37,5 °C.**
Folgen einer **Hyperthermie** sind:
- **Weitstellung der Blutgefäße (Vasodilatation)**
- **Blutdruckabfall (Abnahme des Herzzeitvolumens)**
- **Schwitzen (Gefahr der Dehydration)**

Es kann zu unterschiedlichen **hyperthermischen Notfällen** kommen:
- **Hitzekrämpfe**
- **Hitzeohnmacht**
- **Hitzeerschöpfung**
- **Hitzschlag**
- **Sonnenstich**

1.8 Hypothermische Notfälle

MERKE

Kurzzeitige Kältebelastung

Wenn die Thermorezeptoren der Haut eine zu niedrige Außentemperatur melden, laufen entgegengesetzte Vorgänge wie bei Wärmebelastung ab: Noch bevor die Körperkerntemperatur sinkt, drosselt der Körper die Hautdurchblutung, um die Wärmeabgabe einzuschränken. Durch eine gesteigerte Wärmebildung kann er dem Auskühlen weiter entgegenwirken. Dazu dienen zum einen willkürliche Muskelbewegungen, wie sie z. B. mit den Füßen stampfende Menschen an einer Bushaltestelle im Winter ausführen. Reichen die willkürlichen Bewegungen nicht aus, löst das thermoregulatorische Zentrum unwillkürliche Muskelaktionen aus: Das Kältezittern, bei dem viele winzige Muskelfasern in Aktion treten, dient der Wärmebildung und wirkt dem Auskühlen des Körperkerns entgegen. Hinzu kommt die Temperaturregulation durch sinnvolles Verhalten: Bei Hitze ist einem jede körperliche Aktivität zu viel und der Schatten am angenehmsten, vor Kälte schützen wir uns z. B. durch das Anziehen warmer Kleidung und indem wir uns „warmarbeiten".

1.8.1 Unterkühlung

Sinkt die Körperkerntemperatur unter 35 °C, spricht man von **Hypothermie** (Unterkühlung). Sie wird in drei Stadien eingeteilt (→ Tab. 1.2).

Ursachen der Unterkühlung

Normalerweise merkt jeder Mensch, wenn eine Unterkühlung droht. Er fängt an zu zittern und ihm ist schlicht und einfach kalt. Er sucht eine wärmere Umgebung auf. Wird dieser Schutz aus besonderen Gründen aufgehoben, z. B. bei Patienten mit Alkohol- oder Drogenintoxikation, droht eine Hypothermie. Nicht selten sind auch Obdachlose oder Unfallverletzte bei kalter Witterung betroffen. Besonders gefährdet sind außerdem alte und dünne Menschen.

Beeinflussende Faktoren

Bei der Unterkühlung spielen einige Einflussfaktoren für das Ausmaß der Hypothermie eine wichtige Rolle. Hierbei werden drei Gruppen unterschieden:
- **Äußere Faktoren:** Außentemperatur, Windgeschwindigkeit, Luftfeuchtigkeit („trockene oder feuchte Kälte") sowie die Dauer der Kälteeinwirkung.
- **Individuelle Faktoren:** Sie werden jeweils von der unterkühlten Person beeinflusst. Hierzu zählen frühere Frostschäden, Ernährungszustand, Training, Disziplin, Erfahrung sowie die psychische Widerstandskraft des betroffenen Menschen. Nicht zu unterschätzen sind außerdem Faktoren wie geografischer Ursprung sowie Alter und **bestehende Vorerkrankungen.**
- **Sonstige beitragende Faktoren.**

Zudem wird das Ausmaß des Schadens durch den Schutz gegen Wind und Wetter, z. B. Kleidung, sowie durch die Körperbewegung und Beschäftigung während der Exposition ganz entscheidend beeinflusst.

Pathophysiologie der Unterkühlung

Bei Kälteeinwirkungen und Körperkerntemperaturen < **35 °C** wird vom Körper eine Gegenregulation durchgeführt. Hauptmaßnahmen sind Muskelzittern, Vasokonstriktion und Tachykardie. Die kompensatorische Verengung (Konstriktion) der peripheren Gefäße bewirkt eine verminderte Wärmeabgabe an die Haut. Durch das Zittern steigt der Energieverbrauch, vor allem Glukose wird verbraucht.

Stadium	Symptome
Leicht: < 35–32 °C	Muskelzittern, Tachykardie, Tachypnoe, Vasokonstriktion; im weiteren Verlauf: Beeinträchtigung des Urteilsvermögens, Apathie, Ataxie
Mittel: < 32–28 °C	Bewusstseinseintrübung, Bradykardie, weite Pupillen, Muskelzittern sistiert, Hyporeflexie, Hypotonie, Verwirrtheit
Schwer: < 28 °C	Bewusstlosigkeit, Herzrhythmusstörungen, Atemstillstand, Kreislaufstillstand

Tab. 1.2 Stadieneinteilung der Hypothermie

Bei Kerntemperaturen < **32 °C** stellt der Körper das Muskelzittern ein. Das Herzzeitvolumen (HZV) und der myokardiale Sauerstoffverbrauch sinken, was unter anderem bei der Reanimation einen positiven Effekt haben kann, sofern der Kreislaufstillstand nicht zu lange besteht. Durch den enormen Verbrauch an Glukose kommt es in diesem Stadium zur Hypoglykämie.

Bei Temperaturen < **30 °C** treten verstärkt Arrhythmien auf. Der Sauerstoffverbrauch sinkt um 50 %; dies wirkt sich positiv auf die Hypoxietoleranz des Gehirns aus.

Sinkt die Körpertemperatur auf Werte < **28 °C,** droht Kammerflimmern. Durch Abnahme des antidiuretischen Hormons (ADH), das im Hypothalamus gebildet wird, wird vermehrt Flüssigkeit aus dem Blut herausgefiltert und ausgeschieden. Es kommt dadurch zur kälteinduzierten Diurese und als Folge davon zur Hypovolämie. Bei der Atmung nehmen mit zunehmendem Temperaturabfall Atemfrequenz und Atemtiefe ab. Ab ca. **24 °C** tritt der Atemstillstand ein.

Das zentrale Nervensystem wird als Auswirkung der abfallenden Körperkerntemperatur gedämpft und die motorische Aktivität nimmt ab. Ab ca. 33 °C treten Bewusstseinsstörungen auf und ab ca. 30 °C kommt es zur Bewusstlosigkeit.

MERKE

„No one is dead until he is warm and dead"

Dieser Satz hat präklinisch immer noch eine hohe Bedeutung. Die Hypothermie ist einer der wenigen Fälle, in denen der Transport eines Patienten unter Reanimationsbedingungen in eine Klinik gerechtfertigt ist. Aufgrund der erhöhten Hypoxietoleranz des Gehirns und des herabgesetzten myokardialen Sauerstoffverbrauchs besteht nach Wiedererwärmung in der Klinik für den Betroffenen eine sehr hohe Chance, das Ereignis ohne neurologische Schäden zu überleben.

Sonderfall: Unterkühlung im Wasser

Besonders schwerwiegend ist eine **Unterkühlung im Wasser,** da hier der Wärmeverlust eines Menschen ca. 25-mal größer ist als an der Luft. Eine Wassertemperatur von 30 °C würde einer äquivalenten Lufttemperatur von 5 °C entsprechen. Ein längerdauerndes Überleben ohne Hilfsmittel wie z. B. einen Trocken- oder Kälteschutzanzug ist nur bei Wassertemperaturen von mehr als 25 °C möglich. Bei Wassertemperaturen < 20 °C nimmt die Überlebenswahrscheinlichkeit steil ab. Bei den üblichen Wassertemperaturen in Nord- und Ostsee von durchschnittlich 8–10 °C beträgt die Überlebenszeit nur 1–4 Stunden; die Zahl der Überlebenden bei Schiffskatastrophen ist dementsprechend gering. Durch hektisches Schwimmen und verzweifelte Anstrengungen wird die Wärmeabgabe an das Wasser erhöht. Die Verstärkung der Konvektion hat einen schnelleren Verbrauch der Energiereserven zur Folge.

PRAXISTIPP

Medikamente und Defibrillation bei Hypothermie

Gemäß ERC-Leitlinie und der oben beschriebenen Pathophysiologie unterliegt der Einsatz von Medikamenten und der Defibrillation bei einem hypothermen Kreislaufstillstand besonderen Regeln. Unterhalb einer Körperkerntemperatur (KKT) von 30 °C sollen beim Kammerflimmern maximal drei Defibrillationsversuche erfolgen. Weitere Defibrillationsversuche sollen verschoben werden, bis die KKT > 30 °C beträgt. Adrenalin kann (muss aber nicht) bei einer KKT < 30 °C einmalig verabreicht werden, um einen ROSC zu ermöglichen – es sei denn, eine eCPR wird eingeleitet. Ab 30 °C soll das Repetitionsintervall für Adrenalin auf 6–10 Minuten verlängert werden. Begründung: Da der Kreislauf extrem herabgesetzt ist, ist der Metabolismus von Medikamenten verlangsamt, was potenziell zu toxischen Plasmakonzentrationen führt. Dies kann nach Erreichen von höheren KKT zu einem vermehrten Freisetzen der Wirkstoffe mit entsprechenden Nebenwirkungen kommen. Ab einer KKT von 35 °C soll Adrenalin nach Standardprotokoll verabreicht werden.

ACHTUNG!

After Drop

Ein gefürchtetes Phänomen ist der **After Drop,** ein weiteres Absinken der Körperkerntemperatur nach Beendigung der Kälteexposition durch zum Kern zurückströmendes kaltes Blut v. a. aus (weiter werdenden) Extremitätengefäßen. Die zentrale Wiedererwärmung ist die einzige Maßnahme, dem zu begegnen. Dies ist allerdings im Wesentlichen erst in der Klinik möglich, weshalb der zügige, schonende Transport in eine geeignete Klinik nach Stabilisierung der Vitalfunktionen schnellstens durchgeführt werden muss.

Wiedererwärmung

Die Wiedererwärmung sollte **langsam und behutsam** erfolgen; der Patient sollte so wenig wie möglich bewegt werden, was der Prophylaxe eines After Drop dient.

Die **zentrale Wiedererwärmung** wird klinisch mit Methoden wie Peritoneallavage, Hämodialyse sowie dem Anschluss an eine Herz-Lungen-Maschine durchgeführt, weshalb der Auswahl der geeigneten Zielklinik eine entscheidende Bedeutung zukommt.

1.8.2 Erfrierung

Während man von einer Unterkühlung bei einem Absinken der Körperkerntemperatur unter 36 °C spricht, ist eine **Erfrierung** definitionsgemäß ein örtlich bzw. lokal begrenzter Kälteschaden ohne Absinken der Körperkerntemperatur, hervorgerufen durch ein einmaliges intensives Kältetrauma. Vorwiegend tritt sie an den Akren („Körperenden") wie Zehen, Fingern, Nase, Ohren, Fingern bzw. Händen und Zehen bzw. Füßen auf; sie kann zum Untergang von Gewebe bis hin zur Nekrose führen.

Ursachen

Ursache ist eine ungeschützte Kälteexposition bei sehr niedrigen Temperaturen oder langer Expositionsdauer, z. B. während einer Expedition oder Arbeiten ohne Handschuhe. Selten sind dabei ganze Extremitäten betroffen.

Pathophysiologie

Lokale Einwirkung von Kälte führt in Abhängigkeit der Außentemperatur, dem einwirkenden Medium, z. B. trockene Kälte oder Nässe, und der Einwirkdauer zu Erfrierungen unterschiedlicher Schwere und Ausdehnung (→ Tab. 1.3). Ein häufiger Trugschluss ist, dass Temperaturen

Grad	Symptome/Schädigung
1. Grad	Hautschwellung, Vasodilatation, Haut grau-weiß, anfangs gefühllos, dann brennender Schmerz
2. Grad	Schädigung der Kutis und Subkutis, Blasenbildung
3. Grad	Haut: blass, später blau, Einblutungen, schmerzlose schwarze Nekrosen (arterielle Thrombose)
4. Grad	Gangrän ganzer Extremitäten, irreversible Gewebszerstörung

Tab. 1.3 Gradeinteilung der Erfrierung

oberhalb des Gefrierpunkts keine Erfrierungen verursachen können; sie benötigen nur ausreichend lange Zeit. Tiefe Temperaturen, wie sie z. B. beim Umgang mit Stickstoff auftreten können, benötigen für eine massive Gewebeschädigung oft nur Sekunden. Mit zunehmender Abkühlung kommt es zur Vasokonstriktion der Gefäße, wobei die Hautdurchblutung in schweren Fällen um bis zu 90 % gesenkt werden kann. Eine Verlangsamung des Blutflusses ist die Folge. Im Gewebe und zwischen den Zellen bilden sich nun leicht Eiskristalle aus, welche die Natriumpumpe beeinträchtigen und damit zum Aufbrechen der Zellmembranen führen. Rote Blutkörperchen (Erythrozyten) verklumpen und führen zu Thrombosen und Mikroembolien, die Durchblutungsstörung schreitet weiter voran. Am Ende steht der Untergang von Gewebe (Nekrose; → Kap. 1.10.2).

IM FOKUS

Hypothermische Notfälle

Eine **Hypothermie** ist ein **Abfall der Körperkerntemperatur unter 35,0 °C.**

Je nach Ausprägung werden verschiedene **Schweregrade** unterschieden:

- **Leicht (< 35 °C – 32 °C)**
- **Mittel (< 31 °C – 28 °C)**
- **Schwer (< 28 °C)**

Folgen einer **Hypothermie** können sein:

- **Muskelzittern zur Wärmeproduktion**
- **Engstellung der Blutgefäße (Vasokonstriktion)**
- **Bradykardie (Abfall der Herzfrequenz)**
- **Bewusstlosigkeit**
- **Herzrhythmusstörungen bis zum Kreislaufstillstand**

Ein lokal begrenzter Kälteschaden wird als **Erfrierung** bezeichnet.

1.9 Gesundsein und Kranksein

1.9.1 Gesundheit nach WHO

MERKE

Die Weltgesundheitsorganisation (WHO) definiert Gesundheit als Zustand völligen körperlichen, seelischen und sozialen Wohlbefindens („Well-Being"; → Abb. 1.14).

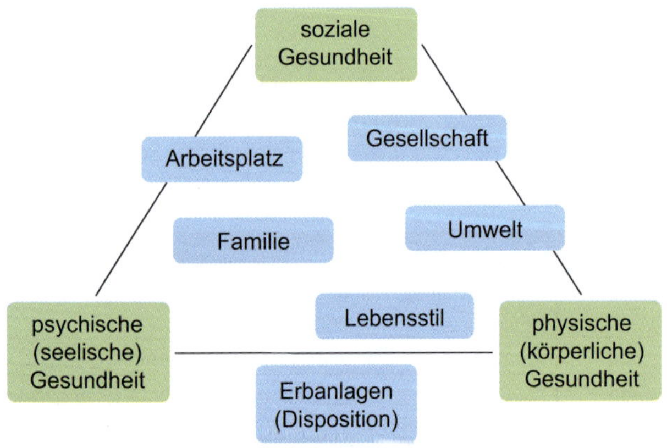

Abb. 1.14 Funktionen des Lebens im Spannungsfeld der drei Eckpfeiler der Gesundheit nach dem Verständnis der Weltgesundheitsorganisation [L143]

Diese Definition ist jedoch für den medizinischen und sozialen Alltag nur wenig brauchbar, hat doch jeder Mensch mindestens fünf, wenn nicht 25 Gründe, sich in der einen oder anderen Hinsicht nicht wohlzufühlen:

- Die Hälfte der deutschen Bevölkerung ist fehlsichtig, aber wer würde sich schon deshalb als krank bezeichnen?
- Die meisten Menschen haben „Defekte" wie z. B. Narben, Wunden, kleine angeborene Mängel (und seien es nur solche ästhetischer Natur) oder lästige Kopfschmerzen – dennoch leidet die Lebens- und Arbeitsfähigkeit darunter meist nur wenig.
- Im seelischen und sozialen Bereich ist das Wohlbefinden praktisch nie ganz erreichbar. Die kranke Schwiegermutter, der Vorgesetzte oder der Bruder, mit dem man im Streit lebt, die Arbeitskollegin, die unerträglich scheint – all dies wirkt sich unweigerlich auf das eigene Wohlbefinden aus, würde aber wohl von kaum jemandem als Krankheit aufgefasst werden.

Man hat die WHO-Definition deshalb auch als konkrete Utopie bezeichnet, die zwar einen wünschenswerten Idealzustand beschreibt, aber keine praktikablen Maßstäbe liefert – wer Beschwerden hat, ist noch lange nicht krank, und umgekehrt (z. B. der Tumorkranke im frühen Stadium).

Andere Modelle erscheinen geeigneter, Gesundheit und Krankheit voneinander zu trennen, z. B. das der Homöostase:

1.9.2 Prinzip der Homöostase

Nach einer ganzheitlichen Auffassung ist Gesundheit das **harmonische Gleichgewicht** zwischen Bau und Funktionen des Organismus einerseits und dem seelischen Erleben andererseits. Auf der **Ebene der Gewebe** wird dieses Gleichgewicht (die **Homöostase**) des Organismus durch den ständigen Auf- und Abbau seiner Bestandteile garantiert. Überwiegt der Aufbau, so kommt es zur Strukturzunahme – zur Hypertrophie bzw. Hyperplasie, im Extremfall zum Tumor. Überwiegt dagegen der Abbau, so kommt es zur Strukturabnahme, das heißt zur Atrophie und Leistungsminderung.

Die Homöostase der Funktionen unseres Organismus lässt sich ganz wesentlich an der Konstanz messbarer Größen, etwa der Körpertemperatur, der Blutglukosekonzentration, des Blutdrucks oder des Blut-pH-Werts, ablesen. Diese und viele andere Parameter geben Auskunft über das **innere Milieu** (→ Kap. 1.5). Nur wenn sie sich in einem engen physiologischen Regelbereich befinden, ist der Gesamtorganismus lebens- und aktionsfähig.

Auch für die **psychophysiologischen Grundbedürfnisse** gilt das Prinzip des Gleichgewichts. Zum Beispiel ist Gesundheit nur in einem Rhythmus zwischen ausreichenden Schlaf- und Wachphasen möglich. Ebenso müssen die Bedürfnisse nach sozialer Gemeinschaft, partnerbezogener Zuwendung, aber auch Zurückgezogenheit in einem ausgewogenen Verhältnis zueinander befriedigt werden.

1.9.3 Grundbegriffe der Krankheitslehre

Um die Art und die Ursachen einer Krankheit zu ergründen, ist meist eine genaue Kenntnis der medizinischen Vorgeschichte, der **Anamnese,** von Bedeutung. Kann der Patient selbst die entsprechenden Angaben machen, spricht man von seiner Eigenanamnese; ist er dazu nicht in der Lage, sodass Angehörige oder andere Begleitpersonen befragt werden müssen, handelt es sich um eine Fremdanamnese. Die Anamnese gibt zusammen mit den vorliegenden Krankheitszeichen, den **Symptomen und Befunden**, Hinweise auf die infrage kommenden

Erkrankungen. Anhand dieser Hinweise entscheidet der behandelnde Arzt, welche speziellen Untersuchungen zur Diagnosestellung erforderlich sind: Als **Diagnose** bezeichnet man die Erkennung und Benennung einer bestimmten Krankheit. Die Unterscheidung von Krankheitsbildern mit ähnlichen Symptomen wird Differenzialdiagnose (DD) genannt.

In der Regel soll eine möglichst genaue Diagnose gestellt werden, bevor mit der Krankheitsbehandlung, der **Therapie,** begonnen wird. Es gibt äußerst vielfältige therapeutische Maßnahmen; sie umfassen vor allem die Gabe von Medikamenten, Operationen, Bestrahlungen, Diäten und die Verfahren der Physiotherapie und Psychotherapie. Als Physiotherapie (oder physikalische Therapie) wird die Krankheitsbehandlung mit naturgegebenen physikalischen Mitteln, d. h. mit Wasser, Wärme, Kälte, Licht, Luft, Massagen, Heilgymnastik oder Reizströmen, bezeichnet. Unter Psychotherapie versteht man hingegen die Behandlung von Störungen des emotionalen Befindens und des Verhaltens durch verschiedene, meist auf Gesprächen beruhende Methoden.

Meist kann schon vor dem Wirksamwerden einer Therapie der wahrscheinliche Verlauf einer Erkrankung vorausgesagt werden. Eine solche Vorhersage, die auf statistischen Erkenntnissen wie auch auf persönlicher ärztlicher oder pflegerischer Erfahrung beruht, wird als **Prognose** bezeichnet. Prognostische Angaben betreffen die Überlebenschancen eines Patienten oder seine Aussichten auf Heilung bzw. Wiederherstellung bestimmter Fähigkeiten. Die Gesamtprognose einer Gesundheitsstörung hängt oftmals nicht nur vom Grundleiden, sondern auch von der Wahrscheinlichkeit bestimmter Komplikationen ab; unter **Komplikationen** versteht man dabei Zweiterkrankungen, die in einem engen zeitlichen oder ursächlichen Zusammenhang mit der ersten Erkrankung stehen. So bergen z. B. alle Krankheitszustände, die zu längerer Bettlägerigkeit zwingen, insbesondere bei älteren Menschen, eine Reihe von Gefahren: Es drohen Lungenentzündung (→ Kap. 14.6.5) und Thrombosen (→ Kap. 11.6.5); außerdem liegen sich unbewegliche Patienten nicht selten „durch", d. h. sie entwickeln Dekubitalgeschwüre (→ Kap. 7.5.7).

MERKE

Prophylaxe

Vorbeugende Maßnahmen zur Verhütung von (Zweit-)Erkrankungen werden als **Prophylaxen** bezeichnet. Sie setzen eine sorgfältige Krankenbeobachtung zur Einschätzung der jeweiligen Gefährdung voraus. Prophylaxen nehmen im Pflegealltag eine zentrale Stellung ein; wichtig sind dabei insbesondere:

- Thromboseprophylaxe (Verhütung von Blutpfropfbildungen), die indirekt auch eine Vorbeugung gegen lebensbedrohliche Lungenembolien darstellt (→ Kap. 14.7.2)
- Pneumonieprophylaxe (Verhütung von Lungenentzündungen) und Aspirationsprophylaxe (Vermeidung der Einatmung von Mageninhalt und anderen Fremdkörpern)
- Dekubitusprophylaxe und Kontrakturenprophylaxe (Verhütung von Dekubitalgeschwüren bzw. Gelenkversteifungen)
- Obstipationsprophylaxe (Vorbeugung gegen Stuhlverstopfung)
- Zystitisprophylaxe (Verhütung von Harnwegsinfekten)

Eine herausragende Rolle unter den Prophylaxen spielt die **Mobilisierung** des Patienten, die z. B. möglichst frühzeitig nach einer OP einsetzen sollte. Sie dient gleichzeitig der Verhütung von Thrombosen, Pneumonien, Dekubitalgeschwüren, Kontrakturen und Obstipation.

IM FOKUS

Gesundsein und Kranksein

Gesundheit ist ein Zustand von völligem **körperlichem, seelischem und sozialem Wohlbefinden** (WHO).
Als **Diagnose** bezeichnet man die **Erkennung** und **Benennung** einer bestimmten Krankheit.
Die **Behandlung** einer Krankheit wird als **Therapie** bezeichnet.
Eine **Vorhersage** über den **wahrscheinlichen Verlauf** einer Therapie ist eine **Prognose.**
Verläuft die Therapie anders als prognostiziert, spricht man von **Komplikationen.**
Vorbeugende Maßnahmen zur Verhütung von (Zweit-)Erkrankungen werden als **Prophylaxe** bezeichnet.

1.10 Zell- und Gewebeschäden

Viele schädliche Einflüsse **(Noxen),** die auf den Organismus einwirken können, führen zu morphologischen (d. h. mit bloßem Auge oder mikroskopisch sichtbaren) Veränderungen an Zellen und Geweben. Es gibt dabei typische Schädigungsmuster, die in verschiedenen Organen prinzipiell gleichartig auftreten und den Ablauf zahlloser Krankheiten bestimmen. Diese werden hier in Bezug auf die jeweils gestörten Funktionen besprochen.

1.10.1 Krankhafte Ablagerung von Substanzen

Intrazelluläre Ablagerungen

Ablagerungen innerhalb von Zellen kommen bei sehr unterschiedlichen Störungen des Zellstoffwechsels vor; betroffen sind meist Zytoplasma, Lysosomen oder auch der Zellkern. Es können vielerlei Substanzen abgelagert werden, vor allem Fette, Eiweiße, Glykogen (Speicherform der Glukose), Metalle (z. B. Eisen, Kupfer) und der Gallenfarbstoff Bilirubin (Ikterus, → Kap. 15.18.3).

Eine wichtige Form ist die **Verfettung.** Sie betrifft oft die Leber und ist Folge von Sauerstoffmangel (mit gestörter „Fettverbrennung" in den Mitochondrien), übermäßigem Alkoholkonsum oder einer Fettstoffwechselstörung, z. B. bei Diabetes mellitus (→ Kap. 15.2.2).

Die intrazellulären Ablagerungen werden in unterschiedlichem Ausmaß von den Zellen toleriert; eine massive Zellüberladung mit angesammeltem Material kann in den Zelltod einmünden.

Häufige intra- und extrazelluläre Ablagerungen

Manche Substanzen, die normalerweise chemisch gelöst im Organismus vorkommen, fallen unter bestimmten Bedingungen als Salze im Gewebe (innerhalb und außerhalb von Zellen) aus. Ein wichtiges Beispiel sind die **Kalkablagerungen.**

Normal ist die Einlagerung von Kalksalzen in die Knochen insbesondere während des Wachstums oder der Heilung von Brüchen. Außerhalb der Knochen fallen Kalksalze vornehmlich in nekrotischen oder vermindert vitalen Bezirken aus, z. B. in tuberkulösen Nekrosen oder ernährungsgestörten Tumoranteilen. Hierher gehört auch die klassische Arterienverkalkung im Rahmen der Arteriosklerose (→ Kap. 13.1.3). Ferner sammelt sich in Konkrementen (z. B. Gallen- und Nierensteinen) nicht selten Kalk an.

Alle größeren Kalkablagerungen sind auf Röntgenaufnahmen erkennbar und können deshalb in der Krankheitsdiagnostik hilfreich sein: So deuten z. B. gruppierte kleine Kalkeinlagerungen (Mikroverkalkungen) des Brustdrüsengewebes auf das Vorliegen eines Mammakarzinoms hin. Kalkeinlagerungen der Lungen sind oft Zeichen einer früheren Tuberkulose.

1.10.2 Nekrose

Wenn ein schädigender Einfluss die Anpassungsfähigkeit der Zelle übersteigt, so entwickelt sich eine **Nekrose** (Zelltod).

Wichtige Ursachen solcher Zelluntergänge sind:

- Sauerstoffmangel (Hypoxie), meist infolge von Durchblutungsstörungen; Beispiel: Herzinfarkt
- Physikalische Schädigungen wie radioaktive oder UV-Strahleneinwirkung, Verbrennungen oder Erfrierungen sowie mechanische Verletzungen
- Giftstoffe; Beispiel: Lebernekrosen durch Knollenblätterpilzvergiftung
- Infektionen und Infektabwehr; Beispiel: Abszess (→ Kap. 1.11.6)
- Sonstige immunologische Reaktionen; Beispiel: Abstoßung von Transplantaten

Als **Gangrän** (Brand) bezeichnet man Nekrosen, die sich durch Einflüsse der Umwelt schwärzlich verfärben und dann „wie verbrannt" aussehen. Sie kommen an durchblutungsgestörten Extremitäten vor, am häufigsten an den Füßen, aber auch an inneren Organen mit Kontakt zur Außenwelt (Lungen-, Darmgangrän).

1.10.3 Ödem

Unter **Ödemen** im engeren Sinne werden Flüssigkeitsvermehrungen im interstitiellen (d. h. zwischen den Zellen gelegenen) Bindegewebe verstanden. Daneben wird jedoch auch eine Flüssigkeitsansammlung in den Lungenalveolen als Ödem **(Lungenödem)** bezeichnet. Alle Ödeme kommen durch gesteigerten Austritt von Blutflüssigkeit aus den Blutgefäßen bzw. verminderten Rückfluss in die Gefäße zustande.

MERKE

Das Ödem im Rettungsdienst

Im rettungsdienstlichen Alltag trifft man sehr häufig auf Ödeme verschiedenster Art. Nicht selten tritt z. B. ein Lungenödem (→ Kap. 14.10.3) auf. Aus diesem Grund ist eine genaue Kenntnis der pathophysiologischen Vorgänge sehr wichtig, um zu verstehen, wie man diesen Erkrankungen begegnet.

1.10.4 Erguss

Ergüsse sind Flüssigkeitsansammlungen in vorgebildeten Körperhöhlen, z. B. im Pleuraspalt oder einem Gelenkspalt. Sie entstehen am häufigsten bei

- Blutstauungen; so kommt es bei Herzinsuffizienz oft zu Pleuraergüssen (→ Kap. 14.8.2), bei Pfortaderhochdruck zur Bildung von Aszites (→ Kap. 13.2.2). Die Ergussflüssigkeit ist in diesen Fällen klar und eiweißarm; man nennt sie **Transsudat.**
- Entzündungen; die Erhöhung der Gefäßdurchlässigkeit lässt dabei auch Serumeiweiße austreten und es wandern Entzündungszellen in die Ergussflüssigkeit, die man als **Exsudat** bezeichnet.
- Tumorwachstum in der Wandung der Körperhöhle; im Erguss finden sich dann mikroskopisch meist Tumorzellen, oft auch Erythrozyten (hämorrhagischer Erguss).

1.10.5 Fibrose

Von einer **Fibrose** spricht man, wenn ein Gewebe zu viel kollagenes Bindegewebe enthält.

Zu den wichtigsten Ursachen zählen:

- Länger dauernde Entzündungen; Beispiel: chronische Polyarthritis.
- Nichtentzündliche Ödeme; Beispiel: Induration (Verhärtung) von stauungsbedingten Unterschenkelödemen.
- Nekrosen von Funktionsgeweben (Parenchym) mit narbiger Bindegewebsvermehrung; Beispiel: Leberfibrose mit möglichem Übergang in eine Zirrhose. Die im Rahmen einer Arteriosklerose entstehende Intimafibrose (→ Kap. 13.1.3) ist Folge von Ödemen und kleinen Nekrosen der Gefäßwand.

Fibrosen bewirken eine Verhärtung **(Sklerose)** und Elastizitätsabnahme des betroffenen Gewebes. Sie können zu schweren Funktionsstörungen führen, indem sie z. B. die Beweglichkeit eines Gelenks, die Dehnungsfähigkeit der Lungen oder die Durchgängigkeit eines Gefäßes beeinträchtigen.

IM FOKUS

Zell- und Gewebeschäden

Intrazelluläre oder **extrazelluläre Ablagerungen** können den Zellstoffwechsel stören.

Das **Absterben von Zellen** wird als **Nekrose** bezeichnet.

Häufige **Ursachen** für den **Zelltod** sind:

- **Sauerstoffmangel (Hypoxie)**
- **Physikalische Schädigungen**
- **Giftstoffe**
- **Infektionen und Infektabwehr**
- **Immunologische Reaktionen**

Ein **Ödem** ist eine **Flüssigkeitsvermehrung im interstitiellen Bindegewebe.**

Flüssigkeitsansammlungen in Körperhöhlen werden als **Erguss** bezeichnet.

Eine **Fibrose** liegt vor, wenn ein Gewebe **zu viel kollagenes Bindegewebe** enthält.

1.11 Entzündung

Die **Entzündung** stellt eine universale Reaktion des Organismus auf Zell- und Gewebsschäden dar. Die Entzündungsreaktion dient dabei der Eingrenzung einer Gefahr, also dem Schutz des übrigen Körpers vor der Ausbreitung einer Noxe, und der Entfernung des schädigenden Stoffes aus dem Körper, d. h. dem Abbau der Schadstoffe bzw. der Vernichtung von infektiösen Erregern.

Auslöser einer Entzündung können sein:

- Gewebszerstörung mit Entstehung von Gewebstrümmern
- Infektiöse Erreger (v. a. Bakterien, Viren, Pilze) und ihre Toxine (Giftstoffe)
- Fremdkörper (z. B. Dorn), Chemikalien
- In Ausnahmefällen auch körpereigenes Gewebe, das als „Autoaggressor" wirkt (Näheres hierzu → Kap. 5.6.2)

1.11.1 Kardinalsymptome

Die entzündliche Reaktion geht mit körperlichen Beschwerden **(Symptomen)** einher. Im Einzelnen werden fast immer – wenn auch unterschiedlich ausgeprägt – die folgenden fünf sog. **Kardinalsymptome** der Entzündung beobachtet (→ Abb. 1.15):

- Schmerz (Dolor)
- Rötung (Rubor)
- Schwellung (Tumor)
- Überwärmung (Calor)
- Gestörte Funktion (Functio laesa)

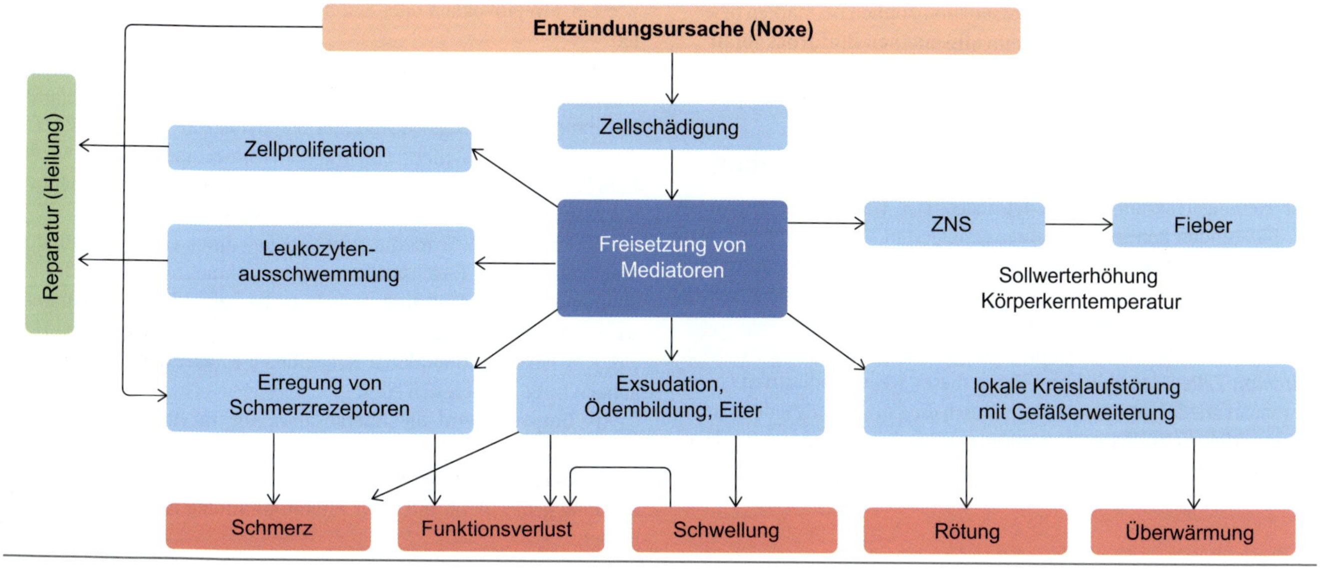

Abb. 1.15 Ablauf der Entzündungsreaktion bis zur Entstehung der Kardinalsymptome [L190]

Der Leser stelle sich vielleicht einmal einen Wespenstich an seiner Oberlippe vor – die genannten fünf Symptome treten wohl ohne Schwierigkeiten plastisch vor Augen.

1.11.2 Lokale und systemische Entzündungen

Der Ort der Entzündung richtet sich nach dem Sitz der auslösenden Noxe. Manche Entzündungsformen sind lokal auf einen kleinen Körperteil begrenzt (z. B. nach Schnittverletzung am Finger), während andere Entzündungsformen rasch auf mehrere Gewebe übergreifen oder sogar generalisieren, d. h. den gesamten Körper einbeziehen.

Die Ausbreitung der Entzündung ergibt sich dabei aus dem „Kräfteverhältnis" zwischen der angreifenden Noxe einerseits und der Abwehrreaktion des Organismus andererseits.

1.11.3 Reaktionen im Entzündungsgebiet

In dem geschädigten Gebiet werden **Mediatoren** (Botenstoffe) freigesetzt, die den Ablauf der Entzündungsreaktion steuern. Zu diesen Mediatoren gehören Histamin, Prostaglandine, verschiedene Zytokine, aber auch vorwiegend im Blutplasma wirksame Substanzen wie Kinine, Komplementfaktoren und C-reaktives Protein.

- **Histamin** spielt insbesondere bei allergischen Entzündungsreaktionen eine wesentliche Rolle. Zu seinen wichtigsten Wirkungen gehören:
  - Kontraktion der Bronchien (bei hoher Histaminkonzentration droht ein ausgeprägter Bronchospasmus mit Atemnot!)
  - Erweiterung der kleinen Blutgefäße (Hautrötung)
  - Erhöhung der Gefäßdurchlässigkeit (Ödem)
  - Juckreiz (Histamin ist der wichtigste juckreizerzeugende Stoff)
- **Prostaglandine** führen während der akuten Entzündungsreaktion zur Gefäßerweiterung mit lokaler Überwärmung, steigern die Gefäßdurchlässigkeit und sind an der Schmerzentstehung beteiligt. Verschiedene Schmerzmittel wie die Salizylate (z. B. Aspirin®) und Pyrazolonabkömmlinge (z. B. Novalgin®) entfalten ihre Wirkung hauptsächlich durch eine Hemmung der körpereigenen Prostaglandinherstellung.
- **Kinine** (z. B. Bradykinin) erweitern ebenfalls die Gefäße, erhöhen ihre Durchlässigkeit (Permeabilität) und aktivieren die Schmerzrezeptoren.

Am Ort der Entzündung treten aus den durch Mediatorstoffe geweiteten Poren der Kapillaren Blutplasma („Blutwasser", → Kap. 3.4) und Leukozyten aus. Diese **Exsudation** (Ausschwitzung) führt zur Gewebsschwellung **(Ödem).**

Leukozyten und ortsständige Phagozyten (Fresszellen) versuchen nun, die schädliche Noxe (z. B. die Bakterien) zu vernichten. Sie bilden einen Saum um die Gefahrenquelle und zerstören infizierte oder anderweitig geschädigte Gewebsanteile. Aus den Trümmern der Nekrosezone entsteht durch die Enzyme der Leukozyten **flüssiger Eiter.** Durch die Gewebsverletzung wird auch das Gerinnungssystem (→ Kap. 11.6) aktiviert, sodass sich kleine Blutgefäße in der Nachbarschaft des Defekts verschließen. Infolgedessen stirbt weiteres umliegendes Gewebe ab; dadurch werden aber gleichzeitig die Heilungsvorgänge in Gang gesetzt (→ Kap. 1.11.5).

1.11.4 Mitreaktionen des Gesamtorganismus

Auch bei einer primär (zunächst) lokalen Entzündung bleibt die Mitreaktion des Gesamtorganismus häufig nicht aus:

- Durch Aktivierung des Immunsystems über Mediatoren kommt es zur Ausschwemmung von weißen Blutkörperchen (Leukozyten) in das Entzündungsgebiet, aber auch in das gesamte Blut.
- Von Bedeutung ist auch die Vermehrung bestimmter Bluteiweiße: Noch bevor Gammaglobuline als spezifische Antikörper zur Verfügung stehen, wird die Synthese sog. Akute-Phase-Proteine wie z. B. des **C-reaktiven Proteins (CRP)** angekurbelt. Das CRP heftet sich an Schadstoffe und aktiviert das Komplementsystem, Leukozyten und Thrombozyten.
- Zahlreiche Noxen rufen eine **Fieberreaktion** hervor. Dabei aktivieren die Noxen selbst oder die im Zuge der Entzündungsreaktion stimulierten Leukozyten und freigesetzten Prostaglandine das thermoregulatorische Zentrum im ZNS und veranlassen es zur Sollwerterhöhung der Körperkerntemperatur (→ Kap. 1.6.4). Solche fiebererzeugenden Substanzen nennt man **Pyrogene.**

- Gefäßweitstellung und Plasmaexsudation können bei starken bzw. ausgedehnten Entzündungen zum **allgemeinen Blutdruckabfall** führen, im Extremfall bis zum Kreislaufschock (septischer Schock, → Kap. 13.5.5).

1.11.5 Heilungsprozess und Entzündungsverlauf

Die Heilungsreaktion verläuft typischerweise wie folgt: Bereits nach 12–36 Stunden kommt es zu einer gesteigerten Vermehrung von **Fibroblasten** (Bindegewebsgrundzellen). Sie bilden Kollagenfasern und Bindegewebsgrundsubstanz, in die neue Blutgefäße einsprossen. So entsteht nach 3–4 Tagen ein vorläufiges, gefäßreiches, „schwammiges" Bindegewebe, das man **Granulationsgewebe** nennt. Dieses Gewebe wird von Zellen des üblicherweise an dieser Stelle lokalisierten Gewebes später wieder durchbaut. Wenn durch die Entzündung jedoch mehr als nur kleine Gewebsareale zerstört worden sind, endet die Bindegewebsvermehrung mit der Bildung einer funktionell minderwertigen **Narbe.**

MERKE

Chronische Entzündungen

Neben den bisher genannten Entzündungen, die plötzlich eintreten und rasch wieder heilen **(akute Entzündung),** gibt es auch Entzündungen mit lang anhaltendem Verlauf.

Solche **chronischen Entzündungen** können:

- sich aus einer ursprünglich akuten Entzündung entwickeln. Eine Chronifizierung tritt meist dann ein, wenn der Organismus zwar nicht an der Entzündungsursache zugrunde geht, sie jedoch auch nicht beseitigen kann – dies ist z. B. häufig bei der Tuberkulose der Fall.
- primär chronisch sein, wie z. B. die chronische Polyarthritis oder die chronisch-entzündlichen Dickdarmerkrankungen, die meist schleichend beginnen, sich langsam verschlimmern und oft lebenslang andauern.

1.11.6 Die verschiedenen Entzündungsformen

Obwohl bei den meisten Entzündungen alle oben genannten Reaktionen auftreten, überwiegt doch meist eine der genannten Erscheinungen (z. B. Plasmaaustritt oder Eiterbildung). Es ist deshalb sinnvoll, verschiedene Entzündungstypen zu unterscheiden.

Seröse Entzündungen

Seröse Entzündungen zeichnen sich durch die Ansammlung einer großen Menge eiweißreicher Flüssigkeit **(Exsudat)** aus. Zu den serösen Entzündungen gehört z. B. die Quaddelbildung der Haut (umschriebene Gewebsschwellung) nach Brennnesselkontakt oder Insektenstich. An den Schleimhäuten gibt es die serös-schleimige Entzündung, wie sie jedermann z. B. von der Anfangsphase des Schnupfens kennt.

Seröse Entzündungen finden sich auch in Körperhöhlen in Form seröser Ergüsse. Seröse Entzündungen heilen in der Regel folgenlos ab.

Eitrige (pyogene) Entzündungen

Wie erwähnt, gehen Entzündungen oft mit einer ausgedehnten Einwanderung von Leukozyten in das Entzündungsgebiet einher, die „nach getaner Arbeit" zusammen mit Gewebstrümmern häufig als Eiter aus dem Körper ausgestoßen werden **(eitrige Entzündungen).** Solche Entzündungen werden vor allem durch eitererregende (pyogene) Bakterien wie z. B. Streptokokken oder Staphylokokken (→ Kap. 5.8) hervorgerufen.

Bei einem **Abszess** handelt es sich um eine Eiteransammlung in einem durch Gewebseinschmelzung entstandenen, abgekapselten Hohlraum. Am häufigsten sind hier Staphylokokken die Ursache. Eine Abszesshöhle muss meist chirurgisch eröffnet und entleert werden. Eine Sonderform des Abszesses ist der **Furunkel,** der durch Staphylokokkeninfektionen der Haar- und Talgdrüsenfollikel entsteht.

Als **Phlegmone** wird die flächenhafte, diffus-eitrige Entzündung bezeichnet, die im Gegensatz zum Abszess ohne Abkapselung des Entzündungsherds verläuft und deshalb meist bedrohlicher ist. Ausgelöst wird sie in der Regel durch Streptokokken. Sie treten häufig an der Hand auf, z. B. hervorgerufen durch Katzenbisse, Kratzer oder kleine Verletzungen (z. B. Dornenstich etc.).

Als **Empyem** wird die Eiteransammlung in einem vorgebildeten Hohlraum, z. B. im Herzbeutel, in der Bauchhöhle, im Pleuraspalt oder in der Kieferhöhle, bezeichnet. Eine chronische Nasennebenhöhlenentzündung geht z. B. oft mit einer Eiteransammlung in einer Kieferhöhle einher.

Ulzerierende (geschwürige) Entzündungen

Bei der **ulzerierenden Entzündung** entsteht ein tiefer reichender Defekt von Haut, Schleimhaut oder Gefäßinnenwand, ein **Ulkus** (Geschwür). Es tritt z. B. als Magen- oder Zwölffingerdarmgeschwür bei Überwiegen der aggressiven Magensäurewirkung gegenüber den schleimhautschützenden Faktoren auf. Bei entzündlichen Darmerkrankungen, etwa der Colitis ulcerosa, kommt es als Folge entzündlicher Herde an der Darmschleimhaut zu ausgedehnten Gewebsdefekten.

Als Komplikation droht bei Ulzera (Mehrzahl von Ulkus) ein Magen- oder Darm-Durchbruch mit lebensgefährlicher Bauchfellentzündung (Peritonitis, → Kap. 15.9.5).

Proliferative und granulomatöse Entzündungen

Bei **proliferativen** („produktiven") **Entzündungen** steht die Neubildung **(Proliferation)** von Fibroblastenzellen, die Bindegewebe produzieren, im Vordergrund. Es entsteht übermäßig viel faserreiches Bindegewebe (Fibrose, → Kap. 1.10.5), das oft zu Funktionseinschränkungen führt.

Bei der **granulomatösen Entzündung** kommt es zur knötchenförmigen Ansammlung von Entzündungszellen und Bindegewebe in Form von sog. **Granulomen.** Beispiele sind die Granulome bei der Tuberkulose (→ Kap. 5.8.6) und beim Morbus Crohn (→ Kap. 15.13.5).

IM FOKUS

Entzündungen

Die **Entzündung** stellt eine **universale Reaktion des Organismus auf Zell- und Gewebsschäden** dar.

Auslöser einer Entzündung können sein:

- **Gewebszerstörung**
- **Infektiöse Erreger** und ihre Toxine
- **Fremdkörper** oder **Chemikalien**
- **Autoimmunreaktionen**

Die fünf **Kardinalsymptome** einer Entzündung sind:

- **Schmerz** (Dolor)
- **Rötung** (Rubor)
- **Schwellung** (Tumor)
- **Überwärmung** (Calor)
- **Gestörte Funktion** (Functio laesa)

Es werden unterschiedliche **Formen einer Entzündung** unterschieden:
- **seröse Entzündungen**
- **eitrige (pyogene) Entzündungen**
- **ulzerierende (geschwürige) Entzündungen**
- **proliferative** oder **granulomatöse Entzündungen**

1.12 Krankheitsverläufe

Unabhängig von einer bestimmten Krankheitsursache und der speziellen Erkrankungsart reagiert der Körper auf lange Sicht recht gleichförmig – entweder er überwindet die Erkrankung (Heilung), er geht an ihr zugrunde (Tod) oder die Krankheit besteht in begrenztem Umfang fort.

1.12.1 Heilung

Unter **Heilung** versteht man die Wiederherstellung des ursprünglichen Zustands der Gewebe bzw. des inneren Gleichgewichts und damit der vollen Anpassungsfähigkeit des Organismus. Der Mediziner spricht von **Restitutio ad integrum** (Wiederherstellung des unversehrten Zustands). Dies bedeutet:
- Die Krankheitsursache (z. B. das Bakterium oder ein durch die Haut eingedrungener Fremdkörper) wurde vollständig entfernt.
- Die geschädigten Gewebe, etwa die verletzten Hautabschnitte, wurden vollständig durch gleichwertiges Gewebe ersetzt, das aus dem Wundgebiet nachgewachsen ist.

1.12.2 Defektheilung

Bleibt bei größeren Verletzungen oder schweren Infektionen ein Defekt zurück, spricht man von **Defektheilung.** Ein Beispiel hierfür ist die Narbenbildung.

Müssen nach einem Unfall Finger oder gar Extremitäten amputiert werden, so ist ein Nachwachsen des Körperteils nicht mehr möglich. Die Haut um die Amputationslinie, z. B. das Kniegelenk, heilt zwar wieder, die Leistungsfähigkeit der Extremität ist aber dauerhaft (chronisch) gemindert.

Ist das Herz z. B. infolge eines schwereren Herzinfarkts nicht mehr ausreichend leistungsfähig, so kommt es zur Herzinsuffizienz (Herzschwäche) mit dauernder Beeinträchtigung der körperlichen Leistungsfähigkeit (→ Kap. 12.6.4).

1.12.3 Krankheitsrezidiv

Tritt dieselbe Erkrankung nach einem beschwerdefreien Intervall erneut auf, spricht man von Rückfall oder **Rezidiv.** Dabei kann die Krankheit vor dem zweiten Auftreten völlig ausgeheilt gewesen sein oder ohne klinische Erscheinungen weiter bestanden haben.

Nach einer Endokarditis (Entzündung der Herzinnenhaut) z. B. bleiben oft symptomlose Defekte an einer Herzklappe zurück. Bei einer erneuten bakteriellen Infektion, z. B. an den Tonsillen, kommt es sehr leicht zu einem Rezidiv der Endokarditis mit zusätzlicher Klappenschädigung.

Häufig sind Tumorrezidive nach scheinbar vollkommener Beseitigung eines Primärtumors zu beobachten. Diese Rezidive treten meist ein bis zehn Jahre nach der Erstbehandlung auf und gehen von wenigen verbliebenen Tumorzellen aus.

1.12.4 Chronifizierung

Heilt eine Krankheit nicht aus oder kann die Krankheitsursache nicht beseitigt werden, so kommt es zur **Chronifizierung** (wörtlich „schleichender Verlauf von langer Dauer“).

Chronisch-kontinuierlicher Verlauf

Chronisch-kontinuierliche Erkrankungen sind solche, die auf einem gewissen Krankheitsniveau verharren. Ein Beispiel hierfür ist die Nagelmykose (Pilzbefall des Nagels), die nicht weiter stört, aber auch kaum jemals spontan ausheilt. Auch die sehr häufige Kurzsichtigkeit ist eine chronisch-kontinuierliche Erkrankung.

Chronisch-rezidivierender Verlauf

Das chronische Asthma bronchiale (→ Kap. 14.6.3) ist dagegen meist keine permanente Erkrankung. Vielmehr kommt es immer wieder – der Mediziner sagt **chronisch-rezidivierend** – zu Atemnotanfällen durch Engstellung der Bronchialwege, Sekretion eines zähen Bronchialsekrets und Schwellung der Bronchialschleimhaut.

Auch die meisten Allergien verlaufen chronisch-rezidivierend, ebenso bestimmte Darmentzündungen wie die Colitis ulcerosa und der Morbus Crohn (→ Kap. 15.13.5), bei denen es infolge einer Fehlsteuerung des Immunsystems meist über Jahre zu wiederholten Krankheitsschüben mit Durchfällen kommt.

1.12.5 Dekompensation und Progredienz

Chronische Defekte können funktionell ausgeglichen (kompensiert, z. B. kompensierte Herzinsuffizienz mit noch erhaltener Leistungsfähigkeit innerhalb des täglichen Lebens) oder dekompensiert sein (also bei der Herzinsuffizienz z. B. zur Bettlägerigkeit zwingen).

Viele chronische Erkrankungen entwickeln durch sich selbst verstärkende Mechanismen eine Eigendynamik und werden zunehmend schlimmer; man spricht von **chronischer Progredienz.** Die chronische Polyarthritis und viele weitere Systemerkrankungen sind oftmals chronisch progredient.

IM FOKUS

Krankheitsverläufe

Unter **Heilung** versteht man die Wiederherstellung des ursprünglichen Zustands der Gewebe bzw. des inneren Gleichgewichts.
Bleibt bei größeren Verletzungen oder schweren Infektionen ein Defekt zurück, spricht man von **Defektheilung (z. B. Narbenbildung).**
Tritt dieselbe Erkrankung nach einem beschwerdefreien Intervall erneut auf, spricht man von Rückfall oder **Rezidiv.**
Heilt eine Krankheit nicht aus oder kann die Krankheitsursache nicht beseitigt werden, so kommt es zur **Chronifizierung.**
Chronische Defekte können funktionell **kompensiert** (ausgeglichen) oder **dekompensiert** (entglitten) sein.

WIEDERHOLUNGSFRAGEN

1. Wie nennt man die drei Hauptachsen des Körpers? (→ Kap. 1.1.1)
2. Was beschreiben die Begriffe kaudal, kranial und lateral? (→ Kap. 1.1)
3. Aus welchen 4 chemischen Elementen besteht der Körper hauptsächlich? (→ Kap. 1.2.1)
4. Aus welchen beiden Komponenten sind fast alle Organe aufgebaut? (→ Kap. 1.2.5)
5. Was versteht man unter dem Begriff Stoffwechsel? (→ Kap. 1.3.1)
6. Welche Organe befinden sich im Mediastinum? (→ Kap. 1.4.2)
7. Wie hoch ist die normale Körperkerntemperatur? (→ Kap. 1.6.2)
8. Nennen Sie die 4 Mechanismen des Wärmetransports. (→ Kap. 1.6.2)
9. Ab welcher Körpertemperatur spricht man von Fieber? (→ Kap. 1.6.4)
10. Ab welcher Körperkerntemperatur beginnen Körpereiweiße zu denaturieren? (→ Kap. 1.6.4)
11. Welche Maßnahmen zur Senkung der Körpertemperatur gibt es? (→ Kap. 1.6.4)
12. Welcher der hyperthermischen Notfälle ist lebensbedrohlich? (→ Kap. 1.7.2)
13. Ab welcher Körperkerntemperatur spricht man von einer Unterkühlung? (→ Kap. 1.8.1)
14. Ab welcher Körperkerntemperatur wirken Medikamente im Rahmen der Reanimation nicht mehr? (→ Kap. 1.8.1)
15. Was bezeichnet der Begriff „After Drop“? (→ Kap. 1.8.1)
16. Was versteht man unter einer Homöostase? (→ Kap. 1.9.2)
17. Nennen Sie die Kardinalsymptome einer Entzündung. (→ Kap. 1.11.1)

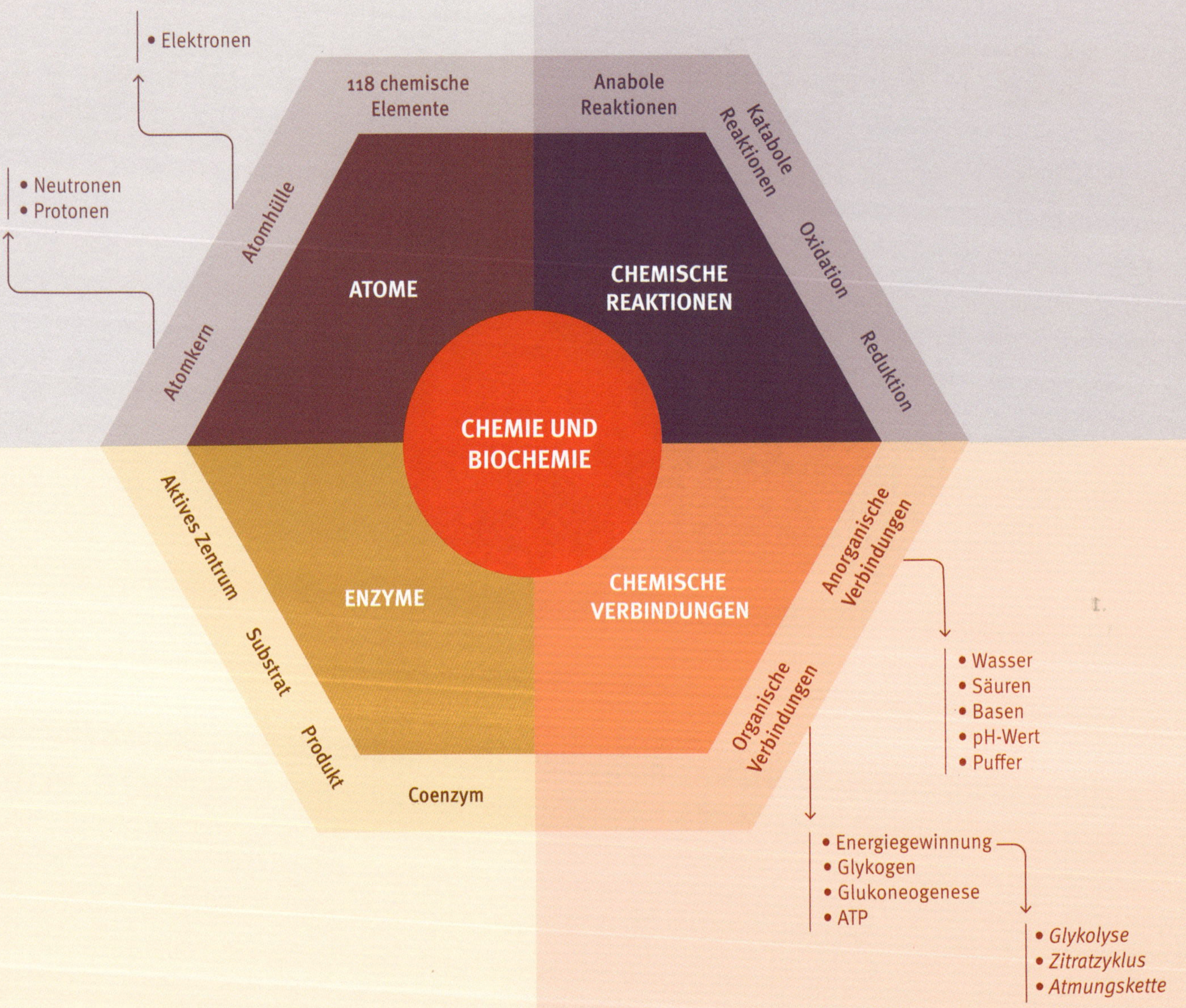
CHEMIE UND BIOCHEMIE
ATOME
CHEMISCHE REAKTIONEN
ENZYME
CHEMISCHE VERBINDUNGEN
118 chemische Elemente
Atomhülle
Atomkern
• Elektronen
• Neutronen
• Protonen
Anabole Reaktionen
Katabole Reaktionen
Oxidation
Reduktion
Anorganische Verbindungen
• Wasser
• Säuren
• Basen
• pH-Wert
• Puffer
Organische Verbindungen
• Energiegewinnung
• Glykogen
• Glukoneogenese
• ATP
• Glykolyse
• Zitratzyklus
• Atmungskette
Aktives Zentrum
Substrat
Produkt
Coenzym

2

NOTWENDIGES AUS CHEMIE UND BIOCHEMIE

Frank Flake

INHALTSÜBERSICHT

Chemische Elemente

- Alle lebenden und toten Gegenstände bestehen aus Materie.
- Im menschlichen Organismus finden sich mindestens 26 verschiedene chemische Elemente. Schlüsselelemente sind:
  - Sauerstoff (chemisches Symbol: O)
  - Kohlenstoff (C)
  - Wasserstoff (H)
  - Stickstoff (N)

Aufbau der Atome

- Atome sind die Grundeinheiten der Materie.

Chemische Reaktionen

- Nur mithilfe von chemischen Reaktionen ist es möglich, dass der Organismus wachsen kann und neue Gewebe gebildet werden.
- Wenn sich ein oder mehrere Atome, Ionen oder Moleküle zu einer größeren Einheit verbinden, so bezeichnet man dies ganz allgemein als anabole Reaktion.
- Bei katabolen Reaktionen werden keine neuen chemischen Bindungen geknüpft, sondern bereits bestehende gelöst.
- Alle Wachstumsvorgänge des Körpers vollziehen sich im Wesentlichen über anabole Reaktionen und benötigen daher Energie.

Chemische Verbindungen als Grundlage aller Lebensprozesse

- Mit wenigen Ausnahmen werden heute als organische Verbindungen solche Verbindungen bezeichnet, die hauptsächlich aus Kohlenstoff- und Wasserstoffatomen bestehen.

Anorganische Verbindungen

- Wasser besteht aus einem Sauerstoff- und zwei Wasserstoffatomen, die über kovalente Bindungen zusammengehalten werden.
- Das wichtigste Puffersystem des menschlichen Körpers ist das Kohlensäure-Bikarbonat-System (auch Hydrogenkarbonat).

Organische Verbindungen

- Unter dem Begriff Glykolyse werden zahlreiche enzymatische Reaktionen zusammengefasst, bei denen ein Molekül Glukose letztlich in zwei Moleküle Pyruvat gespalten wird.
- Der Zitratzyklus ist die anschließende Serie enzymatisch gesteuerter Reaktionen, die in den Mitochondrien stattfinden.
- Ist der menschliche Organismus ausreichend mit Glukose versorgt, kann er Glukose in die Speicherform Glykogen überführen.
- Eine Zelle kann nur leben oder überleben, wenn genügend ATP in der Zelle vorhanden ist.

Schlüsselrolle von Enzymen und Coenzymen

- Das Leben jeder einzelnen Zelle des menschlichen Körpers ist untrennbar mit unzähligen chemischen Reaktionen verbunden, die ständig in ihr ablaufen.
- Chemisch gesehen gehören fast alle bisher bekannten Enzyme zu den Proteinen.
- Von einer Oxidation spricht man, wenn ein Molekül Elektronen abgibt.

Jeder biologische Organismus – und sei er so klein wie ein Bakterium – kann sich nur am Leben halten, wenn er Stoffe aufnimmt und verwertet. Der Mensch mit seinem hoch entwickelten **Stoffwechsel** (Metabolismus) macht hierbei keine Ausnahme. Zu den für den Menschen lebensnotwendigen Substanzen gehören Wasser und die darin gelösten Salze, ferner die Nährstoffe Fette, Eiweiße und Kohlenhydrate; aber auch andere Substanzen wie z. B. Vitamine und Spurenelemente sind lebensnotwendig.

2.1 Chemische Elemente

Alle lebenden und toten Gegenstände bestehen aus **Materie,** also etwas, das Raum beansprucht und eine Masse besitzt. Materie kann in flüssigem, festem oder gasförmigem Zustand vorliegen. Alle Formen der Materie bestehen aus **chemischen Elementen.** Diese Elemente zeichnen sich dadurch aus, dass sie durch gewöhnliche chemische Reaktionen nicht weiter in andere Stoffe zerlegt werden können. Gegenwärtig kennt die Wissenschaft 118 verschiedene chemische Elemente, die üblicherweise in Form von **chemischen Symbolen** abgekürzt werden.

Im menschlichen Organismus finden sich mindestens 26 verschiedene chemische Elemente (→ Tab. 2.1). Die wichtigsten, sozusagen die „Schlüsselelemente", sind:

- Sauerstoff (chemisches Symbol: **O**)
- Kohlenstoff **(C)**
- Wasserstoff **(H)**
- Stickstoff **(N)**

Allein diese vier Elemente bilden ungefähr 96 % der Körpermasse. Eine Gruppe von weiteren sieben Elementen – Kalzium **(Ca),** Phosphor **(P),** Kalium **(K),** Schwefel **(S),** Natrium **(Na),** Chlor **(Cl)** und Magnesium **(Mg)** – umfassen noch einmal etwa 3 % der Körpermasse. Sie werden zusammen oft als **Mengenelemente** bezeichnet (→ Kap. 15.5.1). Das verbleibende Prozent nehmen die **Spurenelemente** ein, die nur „in Spuren" im menschlichen Organismus anzutreffen sind. Mengen- und Spurenelemente werden als **Mineralstoffe** zusammengefasst (→ Kap. 15.5).

2.2 Aufbau der Atome

Jedes Element ist aus einer großen Anzahl gleichartiger Einzelbausteine aufgebaut, den Atomen.

Atome sind die Grundeinheiten der Materie. So enthält z. B. reine Kohle ausschließlich Kohlenstoffatome oder ein Tank voll Sauerstoff ausschließlich Sauerstoffatome.

Jedes Atom besteht grundsätzlich aus zwei Hauptteilen: dem Kern im Zentrum und der Elektronenhülle am Rand (→ Abb. 2.1). Der **Kern** enthält die elektrisch positiv geladenen **Protonen** sowie – außer beim normalen Wasserstoffatom – elektrisch neutrale Partikel, die **Neutronen** genannt werden. Da jedes Proton eine positive Ladung trägt, ist der Kern insgesamt positiv geladen.

Elektronen sind negativ geladene Partikel, die den Kern umkreisen und zusammen die **Elektronenhülle** des Atoms bilden. Die Anzahl der negativ geladenen Elektronen entspricht immer der der positiv geladenen Protonen, sodass sich ihre Ladungen ausgleichen und das Atom als Ganzes nach außen elektrisch neutral ist.

Was unterscheidet die Atome eines Elements von den Atomen eines anderen?

Die Antwort lautet: die Anzahl der Protonen im Kern und, da jedes Atom nach außen elektrisch neutral ist, damit auch die unterschiedliche Gesamtzahl der Elektronen in der Elektronenhülle. Die Anzahl der Protonen eines Atoms bzw. Elements wird als **Ordnungszahl** bezeichnet, die Summe der Protonen und Neutronen als **Massenzahl** (die Masse

	Chemisches Element (Symbol)	Anteil am Körpergewicht	Biologische Funktion
Ca. 96 % „Schlüsselelemente“	Sauerstoff (O)	65,0 %	Bestandteil von Wasser und vielen organischen Molekülen
	Kohlenstoff (C)	18,5 %	Bestandteil jeden organischen Moleküls
	Wasserstoff (H)	9,5 %	Bestandteil von Wasser und organischen Molekülen; als Ion (H^+) ist es für die Säureeigenschaft einer Lösung verantwortlich
	Stickstoff (N)	3,2 %	Bestandteil vieler organischer Moleküle, z. B. aller Proteine und Nukleinsäuren
Ca. 3 % Mengenelemente	Kalzium (Ca)	1,5 %	Bestandteil von Knochen und Zähnen; vermittelt die Synthese und Freisetzung von Neurotransmittern. Elektromechanische Kopplung: an allen Muskelkontraktionen beteiligt
	Phosphor (P)	1,0 %	Bestandteil vieler Biomoleküle wie Nukleinsäuren, ATP und zyklischem AMP; Bestandteil von Knochen und Zähnen
	Kalium (K)	0,4 %	Erforderlich zur Weiterleitung von Nervenimpulsen und für Muskelkontraktionen
	Schwefel (S)	0,3 %	Bestandteil vieler Proteine, besonders der kontraktilen Filamente des Muskels
	Natrium (Na)	0,2 %	Notwendig zur Weiterleitung von Nervenimpulsen und für Muskelkontraktionen; Hauption des Extrazellularraums, das wesentlich zur Aufrechterhaltung der Wasserbilanz benötigt wird
	Chlor (Cl)	0,2 %	Wie Natrium wesentlich an der Aufrechterhaltung der Wasserbilanz zwischen den Zellen verantwortlich
	Magnesium (Mg)	0,1 %	Bestandteil vieler Enzyme
Ca. 1 % Spurenelemente	Chrom (Cr)	Alle jeweils weniger als 0,1 % Biologische Funktionen und Mangelerscheinungen → Tab. 15.4	Außerdem gibt es fragliche Spurenelemente – sie sind im Körper nachweisbar, aber der tägliche Bedarf sowie irgendwelche Mangelerscheinungen sind nicht bekannt. Zu ihnen zählen: • Silicium (Si) • Zinn (Sn) • Vanadium (V) • Nickel (Ni) • Arsen (As)
	Iod (J)		
	Eisen (Fe)		
	Kobalt (Co)		
	Kupfer (Cu)		
	Fluor (F)		
	Mangan (Mn)		
	Molybdän (Mo)		
	Selen (Se)		
	Zink (Zn)		

Tab. 2.1 Die chemischen Elemente des menschlichen Körpers

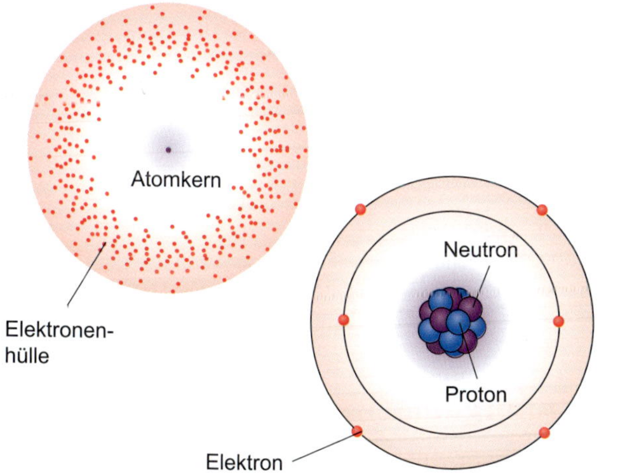

Abb. 2.1 Aufbau eines Atoms. Links mit eher realitätstreuen Proportionen (tatsächlich müsste der Abstand zwischen Atomkern und Elektronenhülle noch viel größer sein) und rechts mit stark vergrößertem Kern, sodass Protonen und Neutronen erkennbar sind. Weiterhin sind schematisch zwei Elektronenschalen mit den sich darin bewegenden Elektronen dargestellt. [L190]

der Elektronen kann hierbei vernachlässigt werden, da sie über tausendmal kleiner ist als die der Protonen und Neutronen). Beispielsweise hat Stickstoff (N) die Ordnungszahl 7 und die Massenzahl 14, da sich neben den sieben Protonen auch sieben Neutronen im Kern befinden (→ Abb. 2.2).

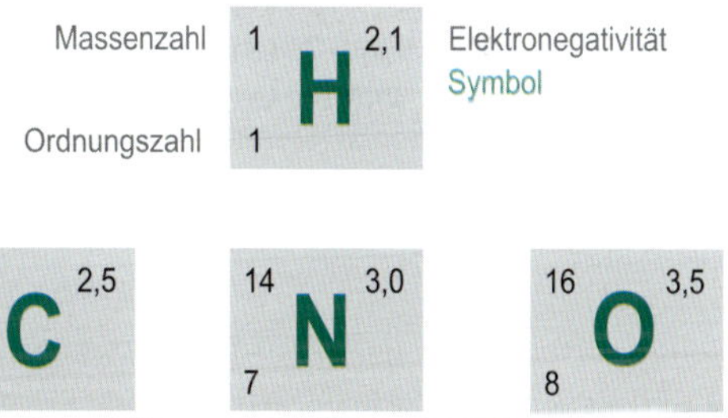

Abb. 2.2 Atomsymbol, Ordnungszahl und Massenzahl am Beispiel der vier „Schlüsselelemente“ [L190]

IM FOKUS

Chemische Elemente

- Jede **Materie** besteht aus **Atomen chemischer Elemente.**
- Im menschlichen Körper finden sich 26 der **118 chemischen Elemente.**
- Ein Atom ist aus einem **Atomkern** sowie einer **Elektronenhülle** aufgebaut.
- Der **Atomkern** setzt sich aus **Protonen** und **Neutronen** zusammen.
- Die **Elektronen** befinden sich in einer **Hülle** um den Atomkern.
- Ist die Anzahl positiv geladener Protonen und negativ geladener Elektronen im Atom gleich, verhält es sich **elektrisch neutral.**
- Die **Anzahl der Protonen** im Atomkern definiert die **Ordnungszahl** eines Atoms.
- Die **Summe der Protonen und Neutronen** ergibt die **Massezahl** eines Atoms.

2.3 Chemische Reaktionen

Bei **chemischen Reaktionen** geschieht im Grunde nichts anderes als das Knüpfen von neuen Bindungen zwischen Atomen oder gerade das Gegenteil, nämlich das Aufbrechen von bestehenden chemischen Bindungen. Solche Reaktionen finden in jeder menschlichen Zelle ständig und in großem Ausmaß statt. Nur mithilfe von chemischen Reaktionen ist es möglich, dass der Organismus wachsen kann und neue Gewebe gebildet werden. Aber auch alle Körperfunktionen, z. B. das Zusammenziehen (Kontraktion) eines Muskels oder die Seh- und Hörfähigkeit, erfordern den ständigen Ablauf vielfältiger chemischer Reaktionen.

Bei einer chemischen Reaktion geht nichts verloren, d. h. die Gesamtzahl der Atome bleibt dieselbe. Es ändert sich nur die Verknüpfung zwischen den Atomen, wobei neue Moleküle mit neuen Eigenschaften entstehen.

2.3.1 Anabole Reaktionen

Wenn sich ein oder mehrere Atome, Ionen oder Moleküle zu einer größeren Einheit verbinden, so bezeichnet man dies ganz allgemein als **anabole Reaktion.** Ein einfaches Beispiel hierfür ist die Bildung des Ammoniaks (NH_3) aus einem Molekül Stickstoff (N_2) und drei Molekülen Wasserstoff (H_2):

$$N_2 + 3H_2 \rightarrow 2NH_3$$

Bei einer anabolen Reaktion findet also die **Synthese** (Neubildung) einer neuen Verbindung bzw. eines neuen Moleküls statt. Ein Beispiel für eine solche anabole Reaktion im menschlichen Organismus ist der Aufbau der Körpereiweiße: Sie sind Riesenmoleküle (Makromoleküle), die durch die Verknüpfung zahlreicher kleinerer Moleküle entstanden sind.

2.3.2 Katabole Reaktionen

Katabole Reaktionen sind das Gegenteil von anabolen Reaktionen. Hierbei werden keine neuen chemischen Bindungen geknüpft, sondern bereits bestehende gelöst. Als einfaches Beispiel hierfür dient hier ebenfalls die beschriebene Ammoniak-Synthesereaktion, die tatsächlich unter geeigneten Bedingungen in umgekehrter Richtung verläuft:

$$2NH_3 \rightarrow N_2 + 3H_2$$

Im menschlichen Organismus spielen katabole Reaktionen insbesondere bei der Verdauung eine große Rolle, weil die meist riesigen Nährstoffmoleküle (Fette, Eiweiße und Kohlenhydrate) erst nach der Spaltung in kleine Bruchstücke durch die Darmschleimhaut in das Blut überführt werden können.

2.3.3 Chemische Reaktionen und Energie

Unter **chemischer Energie** wird die Energie verstanden, die bei der Bildung einer chemischen Bindung oder deren Aufbrechen entweder verbraucht oder freigesetzt wird. Zur Neubildung (Synthese) einer chemischen Bindung wird gewöhnlich Energie benötigt, beim Aufbrechen einer chemischen Bindung wird gewöhnlich Energie frei. Da bei anabolen Reaktionen neue Bindungen geknüpft werden müssen, wird hierbei in der Regel Energie verbraucht, bei katabolen Reaktionen werden chemische Bindungen aufgebrochen und deshalb wird Energie freigesetzt.

Alle Wachstumsvorgänge des Körpers vollziehen sich im Wesentlichen über anabole Reaktionen und benötigen daher Energie. Diese Energie stammt aus dem Abbau von Nährstoffmolekülen, also aus katabolen Reaktionen, bei denen Energie freigesetzt wird.

IM FOKUS

Chemische Reaktionen

- Bei **chemischen Reaktionen** kommt es zur **Bildung** oder **Auflösung** von **Verbindungen zwischen Atomen.**
- Werden neue Bindungen geknüpft, spricht man von einer **anabolen Reaktion.**
- Eine **katabole Reaktion** beschreibt die Auflösung bestehender Bindungen.
- Für eine anabole Reaktion wird **chemische Energie benötigt.**
- Bei einer katabolen Reaktion wird hingegen **chemische Energie freigesetzt.**

2.4 Chemische Verbindungen als Grundlage aller Lebensprozesse

Die meisten chemischen Elemente liegen im Organismus nicht als Atome, sondern als **chemische Verbindungen** vor, die in zwei Hauptklassen eingeteilt werden können:

- Organische Verbindungen
- Anorganische Verbindungen

Unter **organischen Verbindungen** wurden ursprünglich alle Chemikalien des Pflanzen- und Tierreichs verstanden, wobei angenommen wurde, dass zu ihrer Bildung eine besondere „Lebenskraft" notwendig sei. Diese Theorie fiel jedoch im Jahre 1828 in sich zusammen, als der Chemiker Friedrich Wöhler eine klassische organische Substanz (Harnstoff) aus einer anorganischen Vorstufe im Reagenzglas herstellte.

Mit wenigen Ausnahmen werden heute als organische Verbindungen solche bezeichnet, die hauptsächlich aus Kohlenstoff- und Wasserstoffatomen bestehen und überwiegend durch kovalente Bindungen zusammengehalten werden. Alle Schlüsselmoleküle des Lebens wie Kohlenhydrate, Fette, Eiweiße und unsere Erbsubstanz, die Nukleinsäuren, gehören zur Gruppe dieser organischen Verbindungen.

Anorganische Verbindungen dagegen zeichnen sich dadurch aus, dass in ihnen gewöhnlich kein Kohlenstoff enthalten ist. Zu den anorganischen Verbindungen gehören viele Salze, Säuren, Laugen, Wasser und als Ausnahme auch die Kohlenstoffverbindungen Kohlendioxid (CO_2) und -monoxid (CO).

MERKE

Sowohl organische als auch anorganische Verbindungen sind lebensnotwendig für die Funktionen des Stoffwechsels.

2.5 Anorganische Verbindungen

2.5.1 Wasser

Alle chemischen Reaktionen und damit alle Lebensvorgänge im Organismus spielen sich in einem **wässrigen Milieu** ab (→ Kap. 3.4). Wasser ist dabei ein ausgezeichnetes **Lösungsmittel.** Lebenswichtige Substanzen wie Sauerstoff- oder Nährstoffmoleküle können über das extrazelluläre Wasser alle Zellen erreichen und von diesen verwertet werden. Andererseits können Stoffwechselabfallprodukte wie das Kohlendioxid auf umgekehrtem Wege abtransportiert werden und schließlich über die Lunge den Organismus verlassen. Bei chemischen Reaktionen ermöglicht das Wasser den beteiligten Molekülen überhaupt erst die Annäherung aneinander.

Wasser chemisch gesehen

Wasser besteht aus einem Sauerstoff- und zwei Wasserstoffatomen, die über kovalente Bindungen zusammengehalten werden (→ Abb. 2.3). Sauerstoff besitzt jedoch eine wesentlich größere Elektronegativität als Wasserstoff. Dies führt dazu, dass die gemeinsam genutzten Bindungselektronen vom Sauerstoff stärker angezogen werden als vom Wasserstoff. Eine derartige Bindung wird als **polare Atombindung** bezeichnet. Ursache ist die Asymmetrie der Ladungsverteilung am Wassermolekül: Die beiden Wasserstoffatome sind geringgradig positiv geladen, auf der anderen Seite ist das Sauerstoffatom geringgradig doppelt negativ geladen.

Das Wassermolekül stellt damit einen **Dipol** dar, der nach außen hin zwar insgesamt elektrisch neutral ist, aber am Sauerstoffende eine negative und an den Wasserstoffenden eine positive „Schlagseite" hat. Durch seine Polarität kann das Wasser sowohl als Lösungsmittel wirken als auch an chemischen Reaktionen teilnehmen. Bei der Verdauung beispielsweise hilft das Wasser, die großen Nährstoffmoleküle auseinanderzubrechen (Hydrolyse); andererseits nimmt es auch an anabolen Reaktionen teil (z. B. der Synthese von Hormonen).

Wasserstoffbrücken

Die stark polarisierten Dipole üben auf die Nachbarmoleküle Kräfte aus, die als **Wasserstoffbrücken** bezeichnet werden (→ Abb. 2.3). Im Vergleich zu einer Ionenbindung sind diese Kräfte zwar klein (5–10 % der Stärke einer Ionenbindung), durch die zahlreich ausgebildeten Brücken zwischen allen sich gegenüberstehenden Wassermolekülen werden die Moleküle aber trotzdem stark zusammengehalten.

Wasserstoffbrücken kommen nicht nur zwischen Wassermolekülen vor, sondern auch zwischen polarisierten Atomen innerhalb von Molekülen. Aufgrund ihrer großen Zahl tragen Wasserstoffbrücken z. B. wesentlich zur Stabilisierung von Eiweiß- und Nukleinsäuremolekülen bei.

Funktionen des Wassers im Organismus

Neben seinen Aufgaben als Lösungsmittel und vielfältiger Reaktionspartner hat das Wasser noch weitere Funktionen im Organismus:

- Wasser isoliert – es nimmt Wärme nur langsam auf und gibt sie nur langsam wieder ab.
- Wasser ist ein Hauptbestandteil von Schleimstoffen und dient dadurch als Schmiermittel.

2.5.2 Säuren und Basen

Wenn Salze wie z. B. Kochsalz in Wasser gelöst werden, unterliegen sie einem Zerfall, d. h. die im Kristallgitter gebundenen Ionen lösen sich voneinander und liegen nun frei beweglich vor.

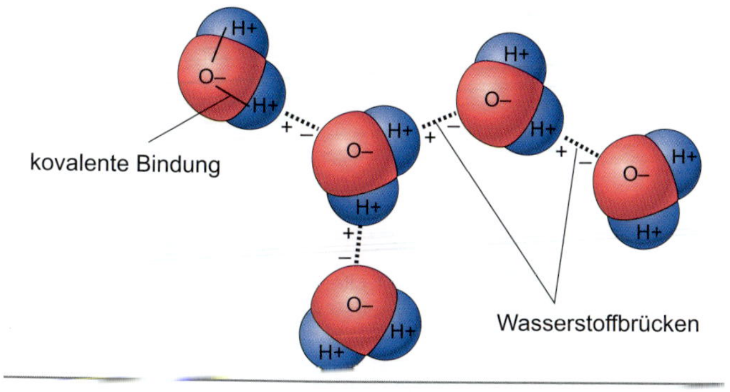

Abb. 2.3 Fünf Wassermoleküle und die sie verbindenden Wasserstoffbrücken [L190]

Ein ganz ähnliches Schicksal erleiden anorganische **Säuren** und **Basen,** wenn sie in Wasser gelöst werden:

- Beim Chlorwasserstoff (HCl) z. B. werden H^+-Ionen (Wasserstoff-Ionen) frei; das Wasser wird „sauer", es entsteht Salzsäure.
- Beim Natriumhydroxid (NaOH) werden dagegen Hydroxid-Ionen (OH^-) frei, welche H^+-Ionen aufnehmen können; das Wasser wird basisch und es entsteht Natronlauge.

Dieser Vorgang wird allgemein als **Dissoziation** bezeichnet.

MERKE

Säure und Lauge

Als Säure werden nach Brönsted chemische Substanzen bezeichnet, die H^+-Ionen abgeben können, als Basen (Laugen) solche, die H^+-Ionen aufnehmen können.

Säuren nach dieser Definition sind etwa HCl oder NH_4^+, Basen z. B. OH^-, Cl^- oder NH_3.

Je mehr H^+-Ionen sich in einer Lösung befinden, umso **saurer** (azider) ist diese Lösung. Je weniger H^+-Ionen darin enthalten sind, umso **basischer** (alkalischer) ist die Lösung. Der Säuregrad wird auch als **Azidität** bezeichnet, die basische Eigenschaft einer Lösung auch als **Alkalität.**

2.5.3 pH-Wert

Azidität und Alkalität einer Lösung hängen direkt ab von der Konzentration der H^+- bzw. OH^--Ionen. Ist diese Konzentration gleich, so ist die Lösung weder sauer noch basisch, sondern **neutral** (→ Abb. 2.4).

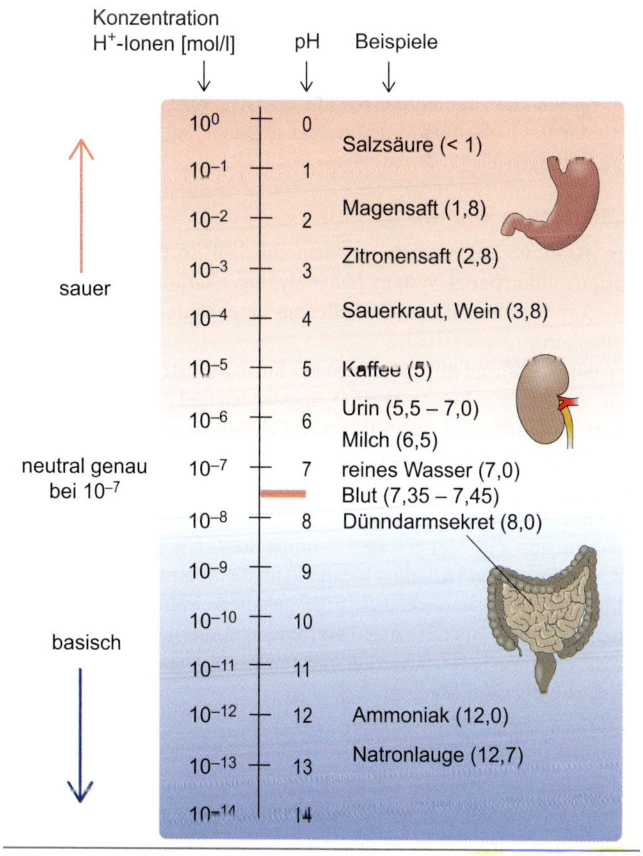

Abb. 2.4 pH-Werte bekannter Flüssigkeiten [L190]

Neutral ist z. B. reines Wasser: Die Konzentration der Ionen – in den folgenden Beispielen durch eckige Klammern dargestellt – beträgt am sog. Neutralpunkt:

- $[H^+] = 0{,}000\,000\,1$ mol/l $= 10^{-7}$ mol/l
- $[OH^-] = 0{,}000\,000\,1$ mol/l $= 10^{-7}$ mol/l

Wie unschwer zu sehen ist, sind die Ionenkonzentrationen an H^+ und OH^- sehr gering. Deshalb ist aus praktischen Erwägungen der sog. **pH-Wert** eingeführt worden, der als negativer dekadischer Logarithmus der H^+-Ionenkonzentration definiert ist.

Wie sich ein negativer dekadischer Logarithmus berechnet, ist nicht ganz einfach zu verstehen. Ganz entscheidend aber hängt dieser Wert von der Zahl der Nullen hinter dem Komma ab:

- $[H^+] = 0{,}01$ mol/l $= 10^{-2}$ mol/l → pH = 2 (sauer, z. B. Magensaft)
- $[H^+] = 0{,}000\,000\,1$ mol/l $= 10^{-7}$ mol/l → pH = 7 (neutral, reines Wasser)
- $[H^+] = 0{,}000\,000\,04$ mol/l $= 10^{-7{,}4}$ mol/l → pH = 7,4 (schwach basisch, Blutplasma)
- $[H^+] = 0{,}000\,000\,01$ mol/l $= 10^{-8}$ mol/l → pH = 8 (basisch, Dünndarmsekret)

Ist die H^+-Konzentration einer Lösung größer als 10^{-7} mol/l, d. h. wird sie saurer, so wird der pH-Wert kleiner als 7. Ist die Wasserstoffionenkonzentration einer Lösung kleiner als 10^{-7} mol/l, so wird der pH-Wert größer als 7 (→ Abb. 2.4). Je kleiner also der pH-Wert einer Flüssigkeit ist, desto saurer ist sie.

H^+-Ionen und OH^--Ionen stehen in einem gesetzmäßigen Verhältnis zueinander: Ist die H^+-Konzentration hoch, so ist die OH^--Konzentration immer entsprechend gering und umgekehrt.

2.5.4 Puffer

Obwohl die pH-Werte in unterschiedlichen Körperflüssigkeiten sehr unterschiedlich sein können, wird der pH-Wert innerhalb einer bestimmten Körperflüssigkeit konstant gehalten. Dafür sorgen die sog. **Puffer.** Das sind Substanzen, die überschüssige H^+-Ionen auffangen oder bei basischem Milieu wieder abgeben. Sie puffern also pH-Schwankungen ab.

Kohlensäure-Bikarbonat-Puffer

Das wichtigste Puffersystem des menschlichen Körpers ist das **Kohlensäure-Bikarbonat-System** (auch Hydrogenkarbonat; → Abb. 2.5). Dieses System besteht wie alle Puffer aus einer Säure (H_2CO_3) und der dazugehörigen Base (HCO_3^-).

Wenn der Körper mit Säure (also H^+-Ionen) belastet wird **(Azidose),** dann werden diese Ionen von HCO_3^- abgefangen und bilden H_2CO_3. Dieses steht wiederum in einem Gleichgewicht zu CO_2 und H_2O. Das CO_2 und damit die „sauren Valenzen" werden über die Lunge abgeatmet. Außerdem können die H^+-Ionen, allerdings wesentlich langsamer, über die Niere ausgeschieden werden.

Wenn nun ein Mangel an H^+-Ionen bzw. ein Überwiegen von OH^--Ionen vorliegt **(Alkalose),** dann kann die Abatmung von CO_2 vermindert werden. Die vermehrt zurückgehaltene Kohlensäure gibt H^+-Ionen ab, die sich mit OH^- zu H_2O verbinden. Außerdem kann die Niere durch verminderte H^+-Sekretion und verstärkte Abgabe von HCO_3^- der Alkalose entgegenwirken.

Weitere Puffersysteme

Neben dem Kohlensäure-Bikarbonat-Puffer tragen zwei weitere Puffersysteme zur Aufrechterhaltung des pH-Werts bei:

- **Proteinpuffer:** Zu diesem gehören das Hämoglobin (→ Kap. 11.2.2) in den Erythrozyten sowie die Plasmaproteine.

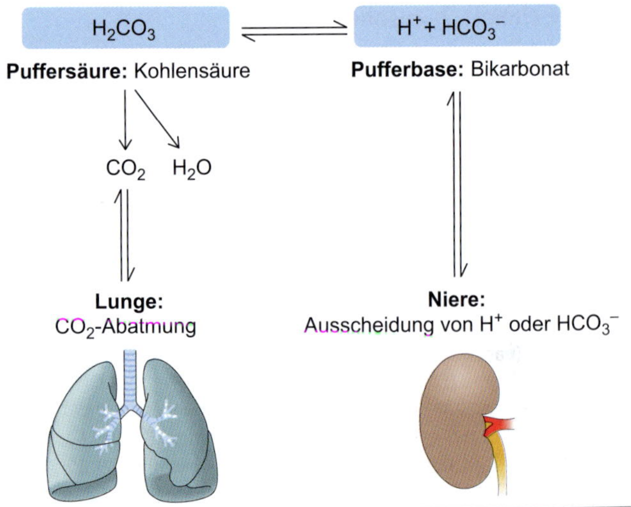

Abb. 2.5 Das Kohlensäure-Bikarbonat-System als lebenswichtiges Puffersystem [L190]

- **Phosphatpuffer:** Seine Pufferkomponenten sind anorganische Phosphate.

Stoffmenge in mol

In der Medizin basieren Stoffmengen- und Konzentrationsangaben meist auf dem **mol.** Die Stoffmenge 1 mol bedeutet, dass die Anzahl der Teilchen in dieser Menge gleich der Anzahl der Wasserstoffatome in einem Gramm Wasserstoff ist. Dies klingt zunächst kompliziert, noch dazu, wenn man weiß, dass die Anzahl der Wasserstoffatome in einem Gramm Wasserstoff $6{,}023 \times 10^{23}$ beträgt: Ein mol einer beliebigen Substanz enthält demnach die unvorstellbare Zahl von $6{,}023 \times 10^{23}$ Teilchen. Diese Anzahl an Molekülen ist in einem mol Zucker, in einem mol Salzsäure oder in einem mol Wasser enthalten. Die Umrechnung von mol in Gramm läuft aus verständlichen Gründen nicht über die Kalkulation mit solchen riesigen Zahlen, sondern viel einfacher über das Periodensystem der Elemente.

Konzentration gelöster Stoffe

In den Körperflüssigkeiten liegen die meisten Stoffe in gelöster Form vor. Entsprechend ihrer Stoffmenge in mol wird deshalb auch die Konzentration einer Lösung in **mol/Liter** (mol/l) angegeben (→ Abb. 2.6).

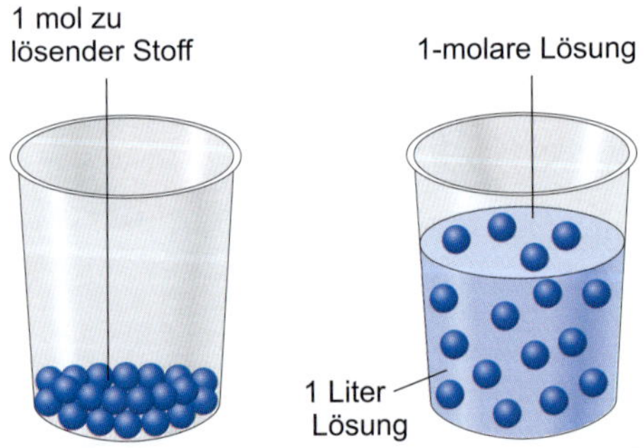

Abb. 2.6 Herstellen einer 1-molaren Lösung: Zur Herstellung einer 1-molaren Lösung wird die Stoffmenge 1 mol in ein Gefäß gegeben. Dann wird dieses mit dem Lösungsmittel zu einem Gesamtvolumen von 1 Liter aufgefüllt. [L190]

Beträgt die Konzentration eines Stoffes 1 mol/l, so spricht man von einer **1-molaren** Lösung.

IM FOKUS

Anorganische Verbindungen

- **Säuren** sind Stoffe, die **H^+-Ionen abgeben,** während **Basen** (Laugen) **H^+-Ionen aufnehmen** können.
- Der **pH-Wert** gibt die **Konzentration von H^+-Ionen** einer Lösung an.
  - **pH < 7 (sauer)**
  - **pH = 7 (neutral)**
  - **pH > 7 (basisch)**
- Substanzen, die überschüssige H^+-Ionen auffangen oder bei basischem Milieu wieder abgeben, werden als **Puffer** bezeichnet.
- Ein **mol** ist die Einheit für die **Stoffmenge** (Anzahl der Atome).
- Die **Konzentration** gelöster Stoffe wird in **mol/Liter** angegeben.

2.6 Organische Verbindungen

2.6.1 Energiegewinnung aus Glukose

Als „Brennstoff“ für die lebensnotwendige Energiegewinnung bevorzugen die meisten menschlichen Zellen Glukose. Die Hauptschritte der Energiegewinnung werden deshalb anhand des Glukoseabbaus dargestellt. Der Abbau der Glukose lässt sich in vier Schritte unterteilen (→ Abb. 2.7):

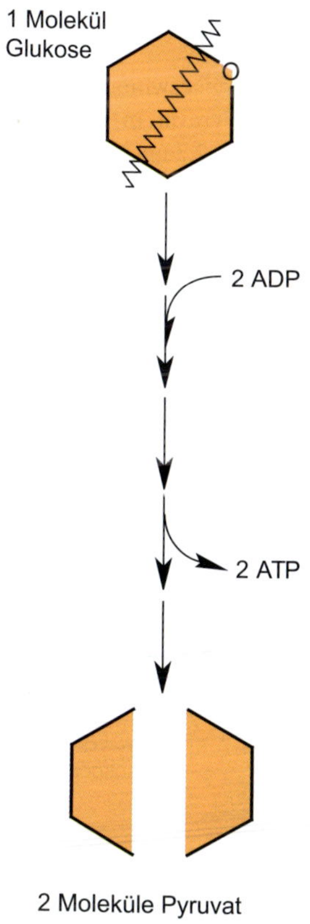

Abb. 2.7 Zusammenfassende Darstellung der vier Phasen der Energiegewinnung aus Glukose [L190]

MERKE

Laktatazidose

Unter Sauerstoffmangel können insbesondere Skelettmuskelzellen Pyruvat nicht weiterverwerten; es wird zu **Laktat** (Milchsäure, → Kap. 3.6.3) umgewandelt und gelangt über den Kreislauf in die Leber. Interessanterweise können aber die Herzmuskelzellen bei schwerer Arbeit einen Teil ihres Energiebedarfs aus Laktat decken. Bei fortgesetzter unphysiologischer Belastung (z. B. ein Langstreckenlauf des Untrainierten) mit Sauerstoffmangel der stark beanspruchten Skelettmuskulatur kann der Laktatanfall jedoch so groß werden, dass die Pufferkapazität des Blutes überschritten wird und der Blut-pH empfindlich abfällt. Dieser Zustand wird **Laktatazidose** genannt. Manche Gelehrte sprechen lieber von **Laktazidose** (statt Laktatazidose), weil Laktat lediglich ein Bestandteil der Milchsäure ist; soll heißen, die Azidose kommt nicht vom Laktat, sondern von der Milchsäure.

MERKE

Zitratzyklus

Der Zitratzyklus hat jedoch nicht nur Bedeutung für den Glukoseabbau. Vielmehr münden zahlreiche katabole Stoffwechselwege indirekt oder direkt in den Zitratzyklus. Gleichzeitig liefert der Zitratzyklus Ausgangsstoffe für viele anabole Stoffwechselreaktionen. Er wird also mit Fug und Recht als „Drehscheibe“ des Stoffwechsels bezeichnet.

1. **Glykolyse** – Energieerzeugung ohne Sauerstoff: Unter **Glykolyse** werden zahlreiche enzymatische Reaktionen zusammengefasst, bei denen ein Molekül Glukose letztlich in zwei Moleküle **Pyruvat** (Brenztraubensäure, → Abb. 2.8) gespalten wird. Die direkte

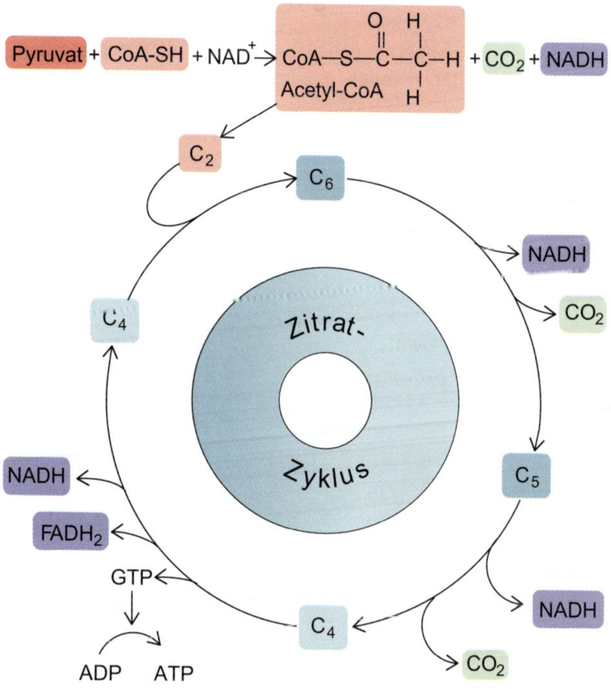

Abb. 2.8 Vereinfachte Darstellung der Glykolyse. Aus einem Glukosemolekül entstehen zwei Moleküle Pyruvat. Dabei werden zwei ATP-Moleküle regeneriert. Das Pyruvat tritt im Regelfall anschließend in den Zitratzyklus ein (→ Abb. 2.9). [L190]

Energieausbeute dieser Reaktionsfolge ist gering: Pro gespaltenem Glukosemolekül werden zwei Moleküle ATP regeneriert. Andererseits hat die im Zytoplasma stattfindende Glykolyse den Vorteil, dass die Zellen auch bei Sauerstoffmangel weiter Energie erzeugen können.

2. **Acetyl-Coenzym A** – das zentrale Molekül des Energiestoffwechsels: Steht genügend Sauerstoff zur Verfügung, so tritt das Endprodukt der Glykolyse, das Pyruvat, in das Mitochondrium ein und verbindet sich mit **Coenzym A,** kurz CoA-SH, unter Abspaltung von CO_2 zum **Acetyl-Coenzym A** (kurz Acetyl-CoA; → Abb. 2.9). Hierbei fällt zwar nicht direkt ATP an, aber das reduzierte **NADH** (NAD = **Nikotinamid-Adenin-Dinukleotid**) kann später in der Atmungskette energiebringend verwertet werden. Acetyl-Coenzym A ist ein zentrales Molekül des gesamten Energiestoffwechsels, weil nicht nur der oxidative Abbau der Glukose zu Acetyl-CoA führt, sondern auch der Fettsäureabbau sowie der Abbau einiger Aminosäuren.
3. **Zitratzyklus:** Der Zitratzyklus ist die nächste Serie enzymatisch gesteuerter Reaktionen, die in den Mitochondrien stattfinden (→ Abb. 2.9). Pro eingeschleustem Acetyl-CoA entsteht ein energiereiches Phosphat (**Guanosintriphosphat,** kurz **GTP**), das direkt ein ADP zu ATP überführen kann. Des Weiteren fallen als reduzierte Coenzyme NADH und **FADH2** (FAD = **Flavin-Adenin-Dinukleotid**) an, die wiederum erst in der Atmungskette verwertet werden (Details zu Oxidation und Reduktion → Kap. 2.7.2).
4. **Atmungskette:** In den oben beschriebenen Phasen des Glukoseabbaus werden durch Reduktionsreaktionen Elektronen an die Coenzyme gebunden. Die **Atmungskette** (Elektronentransportkette) führt nun diese Elektronen dem Sauerstoff zu. Dabei entstehen Wasser und eine große Menge von Energie, die zur Regeneration von ATP verwendet wird.

MERKE

Laktatazidose

Unter Sauerstoffmangel können insbesondere Skelettmuskelzellen Pyruvat nicht weiterverwerten; es wird zu **Laktat** (Milchsäure, → Kap. 3.6.3) umgewandelt und gelangt über den Kreislauf in die Leber. Interessanterweise können aber die Herzmuskelzellen bei schwerer Arbeit einen Teil ihres Energiebedarfs aus Laktat decken. Bei fortgesetzter unphysiologischer Belastung (z. B. ein Langstreckenlauf des Untrainierten) mit Sauerstoffmangel der stark beanspruchten Skelettmuskulatur kann der Laktatanfall jedoch so groß werden, dass die Pufferkapazität des Blutes überschritten wird und der Blut-pH empfindlich abfällt. Dieser Zustand wird **Laktatazidose** genannt. Manche Gelehrte sprechen lieber von **Laktazidose** (statt Laktatazidose), weil Laktat lediglich ein Bestandteil der Milchsäure ist; soll heißen, die Azidose kommt nicht vom Laktat, sondern von der Milchsäure.

MERKE

Zitratzyklus

Der Zitratzyklus hat jedoch nicht nur Bedeutung für den Glukoseabbau. Vielmehr münden zahlreiche katabole Stoffwechselwege indirekt oder direkt in den Zitratzyklus. Gleichzeitig liefert der Zitratzyklus Ausgangsstoffe für viele anabole Stoffwechselreaktionen. Er wird also mit Fug und Recht als „Drehscheibe" des Stoffwechsels bezeichnet.

Die „Regeneration des ATP" besteht darin, dass ADP mit einem Phosphat verbunden, d. h. phosphoryliert wird. Atmungskette und Phosphorylierung von ATP sind also unmittelbar verknüpft, weswegen auch von **oxidativer Phosphorylierung** gesprochen wird.

Im Verlauf der Atmungskette werden die Elektronen von NADH und $FADH_2$ übrigens nicht auf einen Schlag auf den Sauerstoff übertragen, sondern von den beteiligten Enzymen und Coenzymen schrittweise „weitergereicht". Entsprechend entstehen schrittweise die 32 ATP-Moleküle.

Alle vier Phasen der Energiegewinnung aus Glukose, nämlich Glykolyse, Überführung von Pyruvat in Acetyl-CoA, Zitratzyklus und Atmungskette, sind in → Abb. 2.7 noch einmal zusammenfassend dargestellt.

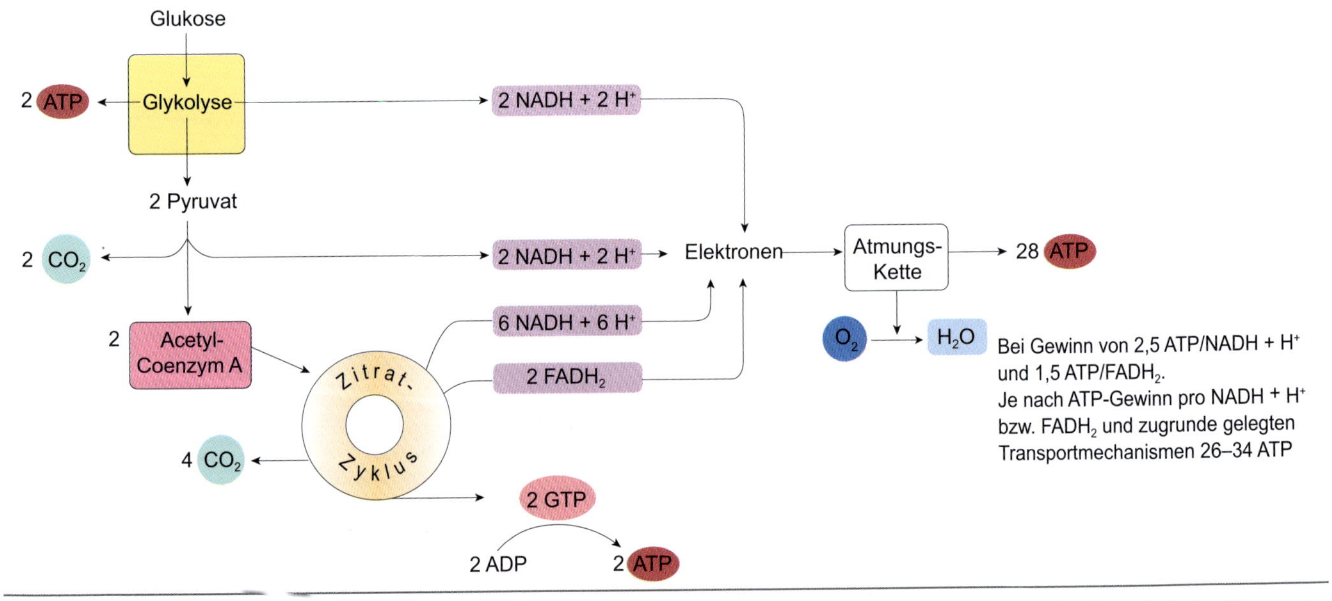

Abb. 2.9 Entstehung des Acetyl-Coenzym A und Einschleusung der Acetylgruppe in den Zitratzyklus. Die im Zitratzyklus entstehenden reduzierten Coenzyme NADH und $FADH_2$ speichern Energie, die erst im letzten Abschnitt der Energiegewinnung, der Atmungskette, zur Regenerierung von ATP verwendet wird. [L190]

Glykogen

Ist der menschliche Organismus ausreichend mit Glukose versorgt, kann er sie in die Speicherform **Glykogen** überführen. Menschliches Glykogen und pflanzliche Stärke sind ganz ähnlich aufgebaut und bestehen ausschließlich aus aneinandergeketteten Glukosemolekülen.

Glykogen wird vorwiegend in der Leber und der Skelettmuskulatur gespeichert. Insgesamt kann der Erwachsene etwa 400 g Glykogen (entsprechend ca. 2 000 kcal) speichern, davon etwa 150 g in der Leber und 250 g in der Muskulatur. Werden trotzdem weitere Kohlenhydrate aufgenommen (z. B. durch ständigen Verzehr von Süßigkeiten), so wird diese überschüssige Glukose in Fett umgewandelt und im Leber- und Fettgewebe gespeichert. Der entsprechende Mensch wird also dick und die Leber verfettet.

Ganzheitsmedizin: Der Marathonläufer

Dem Sportler dienen die durch Glykogen eingelagerten Kohlenhydrate als Hauptenergiequelle für seine Leistungen. Durch Ausdauertraining lassen sich die Glykogendepots im Muskel auf das Zwei- bis Dreifache steigern. Der Körper kann sich mithilfe dieses „Tricks" entsprechend länger mit der hochwertigen Energie der Kohlenhydrate versorgen. Sind die Glykogenspeicher aufgebraucht, greift der Körper auf seine „eisernen Reserven" zurück und beginnt mit dem Abbau von Fetten. Gut trainierte Marathonläufer merken den Unterschied, wenn sich ihr Stoffwechsel auf die Verbrennung von Fetten umstellt: Sie erreichen ihren sog. „toten Punkt" – meist nach 35 km – und müssen plötzlich trotz gleich bleibenden Tempos ihre Atemtätigkeit steigern. Der Grund: Die Verbrennung von Fetten zur Energiegewinnung erfordert mehr Sauerstoff. Übrigens: Der Körper benötigt rund 48 Stunden, um die entleerten Glykogenspeicher wieder aufzufüllen. In den ersten zehn Stunden läuft dieser Vorgang besonders schnell ab; ein Sportler sollte deshalb schon bald nach einem Marathonlauf eine kohlenhydratreiche Mahlzeit zu sich zu nehmen.

Glukoneogenese

Gehirn und Erythrozyten können nur Glukose zur Energiegewinnung verwerten. Außerdem ist Glukose die einzige Substanz, die bei Sauerstoffmangel von der Skelettmuskulatur zur Energiegewinnung herangezogen werden kann. Die **Glukoneogenese,** d. h. die Neubildung von Glukose aus Nicht-Kohlenhydrat-Vorstufen (genauer: aus bestimmten Aminosäuren, Glyzerin oder Laktat), sichert ausreichende Glukosespiegel auch bei fehlender Nahrungszufuhr und leeren Glykogenspeichern.

2.6.2 Adenosintriphosphat (ATP)

Nukleotide sind nicht nur an der Erbsubstanz beteiligt, auch im Energiehaushalt stellen sie eine der Schlüsselsubstanzen dar: das **ATP (Adenosintriphosphat).**

Eine Zelle kann nur leben oder überleben, wenn genügend ATP in der Zelle vorhanden ist. Leben ist an die Anwesenheit von Energie und damit von ATP gebunden – es findet sich deshalb nicht nur in menschlichen Zellen, sondern in allen Organismen der Erde. Hauptaufgabe des ATP ist es, Energie zwischenzuspeichern und im Bedarfsfall wieder abzugeben; das ATP hat also gewissermaßen die Funktion eines „Akkus" der Zelle. ATP besteht aus der stickstoffhaltigen Base Adenin, dem Zuckermolekül Ribose und drei Phosphatgruppen. Die Bindungen zwischen den Phosphatgruppen sind sehr energiereich: Wird die dritte Phosphatgruppe unter Verbrauch von Wasser (Hydrolyse) enzymatisch abgespalten, so wird Energie verfügbar, die von der Zelle für energieverbrauchende Vorgänge verwendet wird.

Anschließend muss das entstehende **Adenosindiphosphat** (ADP) wieder zu ATP regeneriert werden, wozu Energie verbraucht wird. Diese Energie stammt aus der „Verbrennung" energiereicher Nährstoffmoleküle (v. a. Glukose) unter Verbrauch von Sauerstoff in der Zelle.

IM FOKUS

Organische Verbindungen

- **Glukose** ist der **wichtigste Energielieferant** im menschlichen Körper.
- Die **Energiegewinnung aus Glukose** erfolgt über die Schritte: **Glykolyse, Zitratzyklus** und **Atmungskette.**
- **Glukose** kann in der Leber und in der Skelettmuskulatur auch in Form von **Glykogen gespeichert** und auch **wieder abgebaut werden.**
- Die **Neubildung von Glukose** aus bestimmten Aminosäuren, Glyzerin oder Laktat wird als **Glukoneogenese** bezeichnet.
- **Chemische Energie** wird in **ATP-Molekülen** (Adenosintriphosphat) **gespeichert.**

2.7 Schlüsselrolle von Enzymen und Coenzymen

Das Leben jeder einzelnen Zelle des menschlichen Körpers ist untrennbar mit unzähligen chemischen Reaktionen verbunden, die ständig in ihr ablaufen.

Dabei werden bei **anabolen Reaktionen** (→ Kap. 2.3.1) kleinere Moleküle zu größeren Einheiten verbunden, indem neue Bindungen geknüpft werden. Solche Reaktionen sind üblicherweise an die Zufuhr von Energie gebunden, die vom „Zellakku" ATP bereitgestellt wird. Im Gegensatz dazu werden bei **katabolen Reaktionen** bestehende Bindungen gespalten, wobei Energie frei wird, die üblicherweise zur Regeneration des verbrauchten ATP verwendet wird. Der Wirkungsgrad dieser Energieumwandlung in ATP ist jedoch nicht 100-prozentig, sodass als Nebenprodukt zusätzlich Wärme anfällt.

Maßgeblichen Anteil besitzen anabole Reaktionen am Baustoffwechsel, da sie dem Aufbau neuer Strukturen dienen. Ihm steht der Betriebsstoffwechsel gegenüber, der vor allem über katabole Reaktionen bewerkstelligt wird.

Entscheidend für das Funktionieren des Stoffwechsels sind die organischen Kohlenstoffverbindungen, die jedoch nur sehr träge untereinander reagieren. Deshalb gibt es in jeder Zelle Instrumente, die praktisch jede chemische Reaktionskette beschleunigen, nämlich die erwähnten **Enzyme** (Biokatalysatoren).

2.7.1 Enzyme und Coenzyme

Chemisch gesehen gehören fast alle bisher bekannten Enzyme zu den Proteinen. Die Stoffe, die von einem Enzym umgesetzt werden, werden **Substrate** genannt. Im Verlauf der Enzymreaktion wird das Substrat chemisch verändert, indem entweder neue Bindungen geknüpft oder bestehende Bindungen gespalten werden. So entstehen ein bzw. mehrere **Produkte.**

Für die Wirksamkeit des Enzyms ist sein **aktives Zentrum** verantwortlich. Dieses entsteht durch eine besondere Faltung der Polypeptidkette, aus der das Enzym aufgebaut ist. Hierdurch bildet sich an der Oberfläche des Enzyms eine Struktur, die genau mit dem Substrat zusammenpasst. So wie ein Schlüssel nur in ein ganz bestimmtes Schloss passt, so passt auch das Substrat nur in das entsprechende aktive Zentrum „seines" Enzyms.

Damit Enzyme ihre Funktion ausüben können, sind die meisten von ihnen jedoch auf einen zusätzlichen „Helfer" angewiesen, der **Coenzym** genannt wird. Dies ist deshalb erforderlich, weil das Enzym selbst an der chemischen Reaktion nicht teilnimmt, sondern nur die beteiligten Partner in geeigneter Weise zusammenbringt. So ist es nur das Coenzym, das bei der Enzymreaktion verändert wird, indem es entweder vom Substrat abgespaltene Elektronen bzw. Atome aufnimmt oder diese dem Substrat zur Verfügung stellt.

Coenzyme sind meist sehr kompliziert aufgebaute organische Moleküle und im Gegensatz zu den Enzymen grundsätzlich keine Proteine. Coenzyme leiten sich häufig von Vitaminen ab.

Faktoren, die enzymatische Reaktionen beeinflussen

Viele Enzyme arbeiten nicht nur mit Coenzymen, sondern auch mit bestimmten **Ionen** wie Mg^{2+}, Fe^{2+} oder Zn^{2+} – Magnesium, Eisen und Zink – zusammen. Fehlen die entsprechenden Ionen, so ist die Enzymfunktion gestört.

Des Weiteren spielt die **Körpertemperatur** für die Enzymfunktion eine große Rolle: Mit steigender Körpertemperatur steigt auch die Substratumsatzrate eines Enzyms steil an. Bei hohen Temperaturen, z. B. Fieber über 41 °C, wird das Enzym jedoch geschädigt und seine Eiweißstruktur bricht zusammen. Dann fällt die Umsatzrate fast bis auf Null ab.

Die Enzymfunktion ist ferner vom **pH-Wert** (→ Kap. 2.5.3) abhängig. Für die meisten intrazellulären Enzyme ist ein pH-Wert von 7,2 optimal. Extrazellulär arbeitende Enzyme, z. B. die eiweißspaltenden Pepsine des Magens, besitzen jedoch meist ein stark hiervon abweichendes pH-Optimum.

2.7.2 Oxidation und Reduktion

Die Funktionsweise von Enzymen und Coenzymen soll im Folgenden exemplarisch an zwei im Stoffwechsel besonders häufig vorkommenden Reaktionsformen erklärt werden,

- der Oxidationsreaktion (kurz Oxidation) und der
- Reduktionsreaktion (kurz Reduktion).

Von einer **Oxidation** spricht man, wenn ein Molekül Elektronen abgibt. Meist erfolgt dies über die Abgabe von Wasserstoffatomen (also von jeweils einem Elektron und einem Proton).

Die Oxidation ist nur möglich, wenn die abgegebenen Elektronen von einem anderen Stoff – in einer praktisch umgekehrten Reaktion – wieder aufgenommen werden. Eine solche Elektronenaufnahme heißt **Reduktion.** Meist geschieht die Reduktion über die Aufnahme von Wasserstoffatomen (also von jeweils einem Elektron und einem Proton).

Im Falle der oben beschriebenen Oxidationsreaktion findet gleichzeitig die Reduktion des beteiligten Coenzyms, des NAD^+, nach folgender Gleichung statt:

$$NAD^+ + 2H^+ + 2\ \text{Elektronen} \rightarrow NADH + H^+$$

NAD+ (Nikotinamid-Adenin-Dinukleotid) ist ein kompliziert aufgebautes Coenzym und leitet sich von dem Vitamin Nikotinsäure ab. Es spielt im Stoffwechsel die bedeutendste Rolle als Überträger von Elektronen bzw. Wasserstoffatomen. Im Falle obiger Oxidationsreaktion (Laktat zu Pyruvat) wird das Coenzym von NAD^+ zum **$NADH + H^+$** reduziert. Netto nimmt das NAD^+ nicht beide abgegebenen Wasserstoffatome, sondern nur ein Proton und zwei Elektronen auf.

Unter geeigneten Voraussetzungen kann die Reaktion auch in entgegengesetzter Richtung verlaufen: Dann wird das Pyruvat reduziert, nimmt also Elektronen bzw. Wasserstoffatome auf, und das NADH wird oxidiert, gibt also zwei Elektronen und ein Proton ab. Immer dann, wenn eine Reaktion in beide Richtungen möglich ist, wird dies in der Reaktionsgleichung durch einen Doppelpfeil symbolisiert.

Egal in welche Richtung die Reaktion verläuft, sie ist in jedem Fall an ein spezifisches Enzym, im obigen Beispiel die **LDH** (Laktatdehydrogenase), gebunden. Ohne dieses Enzym verläuft die Reaktion zu langsam und es wird kein nennenswerter Substratumsatz erzielt. Die Bedeutung des Enzyms wird dadurch symbolisiert, dass dessen Name auf den Reaktionspfeil bzw. Doppelpfeil gestellt wird.

IM FOKUS

Enzyme

- **Enzyme** sind **Proteine,** die **chemische Reaktionen auslösen** bzw. **beschleunigen.**
- Im **aktiven Zentrum** des Enzyms werden die **Substrate** zu **Produkten katalysiert.**
- Manche Reaktionen benötigen weitere Enzyme (**Coenzyme**).
- Die **Wirksamkeit eines Enzyms** hängt u. a. von der **Temperatur** oder dem **pH-Wert** ab.
- Eine **Oxidation** ist eine chemische Reaktion, bei der ein Stoff **Elektronen abgibt.**
- Bei einer **Reduktion** werden **Elektronen** von einem Stoff **aufgenommen.**

WIEDERHOLUNGSFRAGEN

1. Nennen Sie die vier chemischen Schlüsselelemente. (→ Kap. 2.1)
2. Wie lautet die chemische Bezeichnung von Kalzium? (→ Kap. 2.1)
3. Aus welchen zwei Teilen besteht ein Atomkern? (→ Kap. 2.2)
4. Was versteht man unter einer katabolen Reaktion? (→ Kap. 2.3.2)
5. Welche zwei Hauptklassen unterteilt man bei den chemischen Verbindungen? (→ Kap. 2.4)
6. Nennen Sie verschiedene Funktionen von Wasser in unserem Organismus. (→ Kap. 2.5.1)
7. Was versteht man unter einem pH-Wert und welcher Wert wird als normal bezeichnet? (→ Kap. 2.5.3)
8. Was ist der Unterschied zwischen einer Alkalose und einer Azidose? (→ Kap. 2.5.4)
9. In welcher Form speichert der Körper Glukose und wofür benötigt er sie? (→ Kap. 2.6.1)

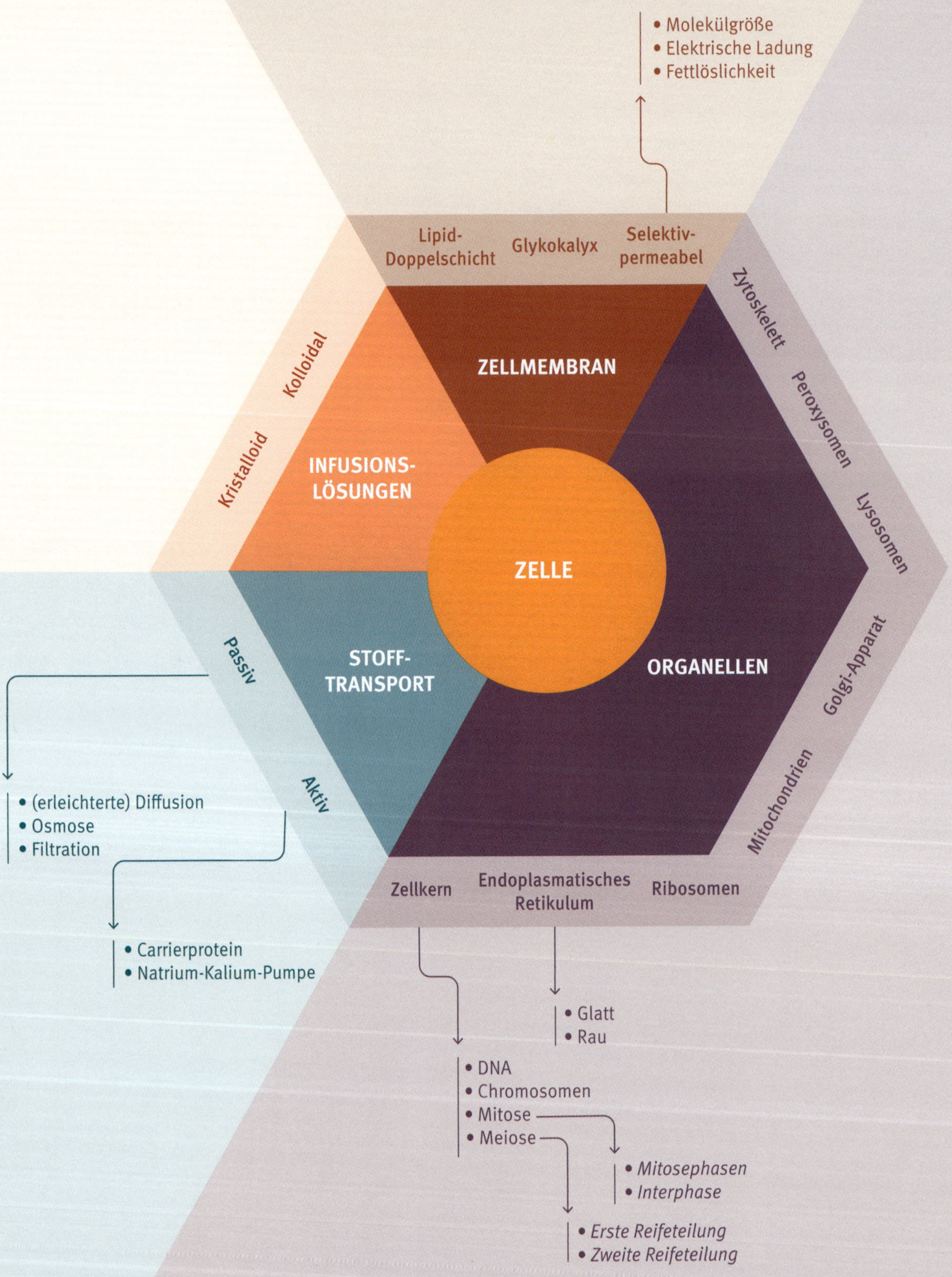

ZELLE
ZELLMEMBRAN
INFUSIONS-LÖSUNGEN
STOFF-TRANSPORT
ORGANELLEN
Lipid-Doppelschicht
Glykokalyx
Selektiv-permeabel
• Molekülgröße
• Elektrische Ladung
• Fettlöslichkeit
Kolloidal
Kristalloid
Passiv
Aktiv
• (erleichterte) Diffusion
• Osmose
• Filtration
• Carrierprotein
• Natrium-Kalium-Pumpe
Zytoskelett
Peroxysomen
Lysosomen
Golgi-Apparat
Mitochondrien
Zellkern
Endoplasmatisches Retikulum
Ribosomen
• Glatt
• Rau
• DNA
• Chromosomen
• Mitose
• Meiose
• Mitosephasen
• Interphase
• Erste Reifeteilung
• Zweite Reifeteilung

3

VON DER ZELLE ZUM ORGANISMUS

Ann-Kristin Helmers

INHALTSÜBERSICHT

Zelle als elementare Funktionseinheit
- Die Zelle ist die kleinste Funktionseinheit des Organismus.
- Der menschliche Körper besteht aus 10 000 Milliarden Zellen.
- Neben dem Zellkern und dem Zytoplasma spielen weitere Zellorganellen wie z. B. die Mitochondrien eine wesentliche Rolle.
- Das Zytosol macht den größten Teil der Zelle aus und besteht im Wesentlichen aus Wasser.
- Die Grenze zwischen innen und außen bildet die Zellmembran. Auf der Oberfläche dieser Membran finden sich spezielle Proteine wie z. B. negativ geladene Glykokalyx.
- Die Membran ist nur für bestimmte Teilchen durchlässig.

Zellmembran
- Jede Zelle ist von einer Membran umgeben, die aus einer Lipid-Doppelschicht und verschiedenen Membranproteinen besteht.
- Die Glykokalyx-Schicht schützt die Zelle und spielt eine Rolle bei Kontakten zwischen den Zellen.
- Zellmembranen sind nur für einen bestimmten Teil von Stoffen durchlässig.

Zellorganellen
- Im Zellkern befindet sich die Erbinformation der Zelle. Diese ist auf 46 Chromosomen verpackt.
- Für die Proteinbiosynthese sind Ribosomen verantwortlich. Diese finden sich teils frei im Zytoplasma, teils auf dem rauen endoplasmatischen Retikulum.
- Der weitere Transport der hergestellten Proteine findet mithilfe des Golgi-Apparats statt.
- Mitochondrien sind die Kraftwerke der Zellen. Hier wird Energie in Form von Adenosintriphosphat (ATP) generiert.
- Das Zytoskelett besteht im Wesentlichen aus Mikrofilamenten und Mikrotubuli.

„Wasserbasis" des Organismus
- Der erwachsene Mensch besteht zu 60 % aus Wasser. Hiervon befindet sich ein Großteil in den Zellen.

Stofftransport
- Der Stofftransport findet häufig entlang eines Konzentrationsgefälles statt, z. B. durch Osmose oder Diffusion.
- Für den aktiven Transport gegen ein Konzentrationsgefälle wird Energie benötigt. Hierfür sind spezielle Transporter oder Pumpen erforderlich.

Infusionslösungen
- Die Infusion ist das am häufigsten verabreichte Medikament im Rettungsdienst.
- Infusionslösungen sollten möglichst über die gleiche Elektrolytkonzentration wie das Blut verfügen.
- Infusionslösungen können Zellen zum Schrumpfen oder Aufquellen bringen.
- Ein Großteil der Infusionslösungen bleibt nicht im Gefäßsystem.
- Die Wahl der Infusion sollte wohlüberlegt erfolgen.

Teilung von Zellen
- Vor der Zellteilung muss die DNA der Zelle in vielen Schritten verdoppelt werden. Anschließend kann sich die Zelle teilen.
- Der Zellzyklus besteht aus Mitosephase und Interphase.
- Vereinigen sich Eizelle und Spermium, so darf sich das Erbgut nicht verdoppeln. Hierfür ist die Meiose verantwortlich. An ihrem Ende steht eine Eizelle oder ein Spermium mit nur einem Chromosomensatz.

3.1 Zelle als elementare Funktionseinheit

Zellen sind die kleinsten Bau- und Funktionseinheiten des Organismus. Sie können Stoffe aufnehmen, umbauen und wieder freisetzen, also am Stoffwechsel teilnehmen. Außerdem können viele Zellen wachsen, sich teilen und auf Reize aus ihrer Umgebung reagieren.

3.1.1 Mensch als Vielzeller

Große Organismen, wie auch der Mensch, bestehen nicht etwa aus besonders großen, sondern aus ungeheuer vielen Zellen. Dementsprechend sind größere Lebewesen nicht „Großzeller", sondern **„Vielzeller"**.

Der Körper eines erwachsenen Menschen ist aus etwa 10^{13} (10 000 Milliarden) Zellen zusammengesetzt. Pro Sekunde werden mehrere Millionen Zellen neu gebildet und ebenso viele gehen zugrunde.

3.1.2 Gewebe

Für die verschiedenartigen Aufgaben, die in einem großen Organismus zu erledigen sind, haben sich die Zellen im Dienste des Gesamtorganismus spezialisiert; dies wird als funktionelle Differenzierung bezeichnet. Zellen, die mit derselben Arbeit betraut sind, bilden üblicherweise Zellverbände, die **Gewebe** (→ Kap. 4). So bestehen z. B. Drüsen aus einer Vielzahl von Zellen, die auf die Bildung von bestimmten Sekreten (wie z. B. Schleim oder Muttermilch) spezialisiert sind. Muskelzellen dagegen können sich verkürzen, wodurch der Gesamtorganismus in die Lage versetzt wird, sich fortzubewegen.

3.1.3 Unterschiedliche Gestalt

Aus der funktionellen Differenzierung folgt die unterschiedliche Form, Gestalt und Größe der Zellen des Körpers (→ Abb. 3.1). Während eine Nervenzelle wie ein Baum vielfach verzweigt ist, sind andere Zellen ellipsen- oder kugelförmig. Die reife Eizelle, mit einem Durchmesser von etwa 0,15 mm (150 µm) die größte menschliche Zelle, ist sogar mit bloßem Auge sichtbar. Zum Erkennen aller übrigen Zellen ist ein Mikroskop erforderlich – sie sind nämlich nur zwischen 7 und 30 µm groß.

Trotzdem sind alle Zellen eines Menschen aus einer **einzigen** befruchteten Eizelle hervorgegangen und besitzen alle den gleichen genetischen Bauplan aus der Erbsubstanz DNA.

3.1.4 Gemeinsamkeiten aller Zellen

Trotz der erwähnten Formenvielfalt gibt es grundlegende **Gemeinsamkeiten** bei allen Zellen.

Mit einfachen Lichtmikroskopen wurde schon sehr früh erkannt, dass die Zelle aus mindestens zwei Komponenten zusammengesetzt sein musste: zum einen aus der Grundsubstanz **(Zytoplasma),** zum anderen aus dem **Zellkern** (Nukleus).

Mit verbesserter Mikroskopiertechnik kamen dann im Vergleich zum Zellkern noch wesentlich kleinere „Zellorgane" zum Vorschein, die **Zellorganellen.** Der Feinbau dieser Organellen konnte jedoch erst mithilfe des Elektronenmikroskops näher betrachtet werden (→ Abb. 3.2).

Die meisten Lebensvorgänge innerhalb der Zelle, die in Form chemischer Reaktionen ablaufen, können aber selbst mit dem Elektronenmikroskop nicht direkt sichtbar gemacht werden.

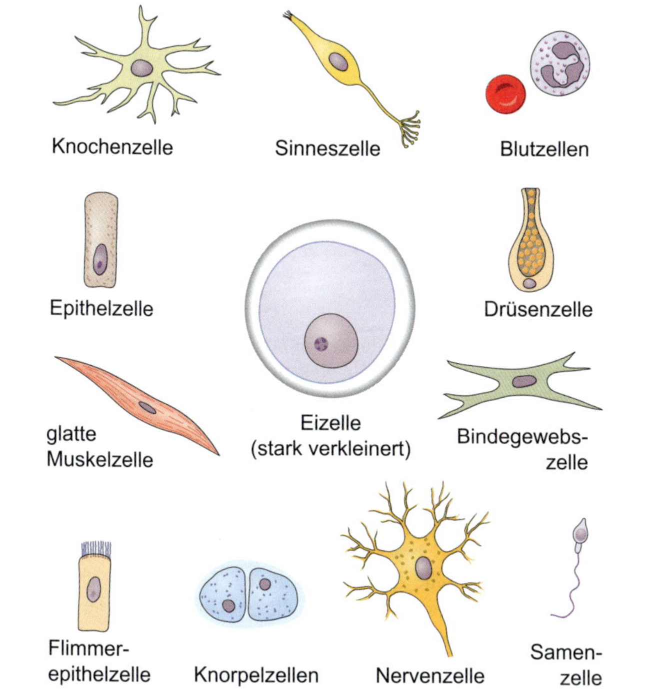

Abb. 3.1 Beispiele für die Differenzierung menschlicher Zellen. Wären die Größenrelationen zwischen den Zelltypen korrekt wiedergegeben, müsste die Eizelle im Vergleich zur Samenzelle etwa so groß sein wie die gesamte Abbildung. [L190]

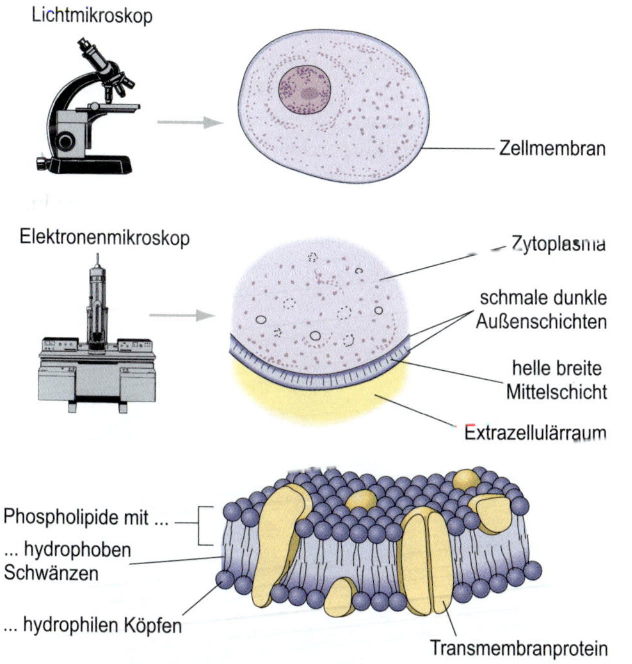

Abb. 3.2 Die Zellmembran unter verschiedenen Vergrößerungen. Während das Lichtmikroskop eine maximale Auflösung von etwa 0,1 µm zulässt, können mit dem Elektronenmikroskop noch Strukturen bis zu einer Größe von 0,1 nm sichtbar gemacht werden: Die mit dem Lichtmikroskop nur als dünne Linie zu erkennende Zellmembran erscheint unter dem Elektronenmikroskop dreischichtig aufgebaut. Diese Dreischichtigkeit entspricht in ihrem chemischen Aufbau der Phospholipid-Doppelschicht. [L190]

3.1.5 Zytosol

Die Zellorganellen (→ Abb. 3.3) nehmen etwa 50 % des gesamten Zellvolumens ein. Der verbleibende Rest des Zytoplasmas wird als **Zytosol** bezeichnet. Im Zytosol spielen sich die meisten Stoffwechselprozesse als komplexes Zusammenspiel chemischer Reaktionen ab.

Das Zytosol besteht zu 70–95 % aus Wasser. Den Rest bilden die darin gelösten Moleküle, welche die Zelle benötigt, vor allem Proteine, Kohlenhydrate und Ionen sowie Fette, oft in Form größerer Vakuolen. Aufgrund des hohen Eiweißgehalts ist das Zytosol äußerst zähflüssig.

IM FOKUS

Zelle als Funktionseinheit

- **Zellen** sind die kleinsten Bau- und Funktionseinheiten des Organismus.
- Der Körper besteht aus etwa **10^{13} (10 000 Milliarden) Zellen.**
- Zellen bestehen aus einem Zellkern (Nukleus) und dem Zytoplasma.
- Das Zytoplasma setzt sich der Zellflüssigkeit (Zytosol), dem Zytoskelett sowie den Zellorganellen zusammen.

3.2 Zellmembran

Jede Zelle ist von einer hauchdünnen, etwa ein Hunderttausendstel Millimeter (10 nm = 0,01 µm) dicken Membran umschlossen, die als Zellmembran, Zytoplasmamembran oder Plasmalemm bezeichnet wird. Da auch innerhalb der Zelle zahlreiche Membranen vorkommen, die ganz ähnlich aufgebaut sind wie die Zellmembran, wird dieser Membrantyp auch als **Einheitsmembran** bezeichnet.

Chemisch gesehen bestehen Membranen aus einem Doppelfilm fettähnlicher Substanzen. Hauptkomponenten sind Glykolipide und – in

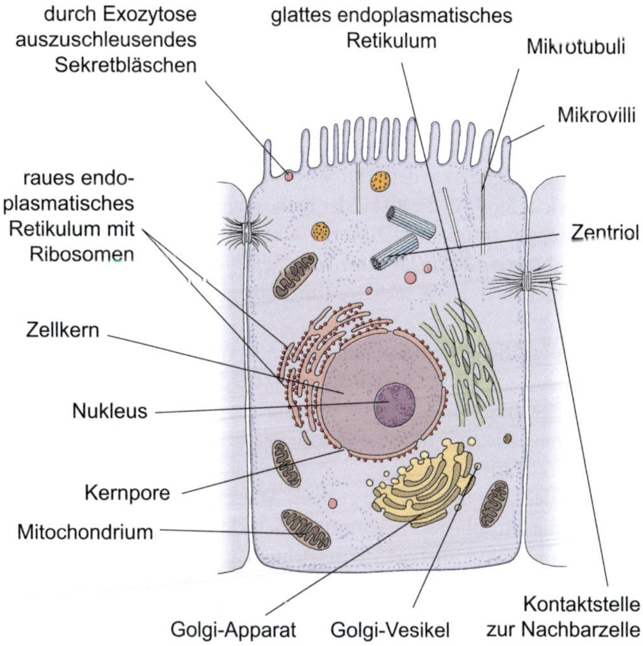

Abb. 3.3 Schnitt durch eine Zelle. Analog zum menschlichen Körper, der aus verschiedenen Organen aufgebaut ist, besteht jede einzelne Zelle wiederum aus kleinen Funktionseinheiten, den Organellen. [L190]

den meisten Membranen mengenmäßig am häufigsten – Phospholipide. Ein einzelnes Lipidmolekül besitzt jeweils einen langen, Wasser abstoßenden **(hydrophoben)** Schwanzteil sowie einen Wasser anziehenden **(hydrophilen)** Kopf. In den Membranen stehen sich jeweils zwei Lipidmoleküle gegenüber und bilden so die **Lipid-Doppelschicht.** Unter dem Elektronenmikroskop ergibt sich ein dreischichtiger Aufbau (→ Abb. 3.2): Die Wasser anziehenden Köpfe sind als dunkle Schichten zu erkennen. Sie weisen nach außen und stehen mit der wässrigen Lösung innerhalb und außerhalb der Zelle in Kontakt. Die hydrophoben Schwänze zeigen zum Inneren der Membran hin, sie bilden ihre hellere Mittelschicht. Zusätzlich zu den Phospho- und Glykolipiden enthalten viele Membranen in unterschiedlichen Mengen Cholesterin, das die Beweglichkeit der Lipidmoleküle untereinander einschränkt.

Während die Lipid-Doppelschicht gewissermaßen das Gerüst der Membran darstellt, sind für die meisten Membranfunktionen Proteine verantwortlich: Membranproteine dienen als spezifische Rezeptoren, als Enzyme oder Transportproteine. Manche dieser Proteine sind nur an die Membran angelagert, andere sind teilweise eingelagert oder durchdringen sie vollständig; sie werden entsprechend als **periphere, integrale** oder **Transmembranproteine** bezeichnet.

3.2.1 Glykokalyx der Zelloberfläche

Ebenso wie die Membranlipide sind auch die Membranproteine an der Zellmembran sehr häufig mit antennenförmigen Zuckerketten versehen. Die äußere Zelloberfläche besteht somit zu einem großen Teil aus Kohlenhydraten, die eine Hülle, die sog. **Glykokalyx,** um die Zelle bilden. Die Zuckerketten sind häufig verzweigt und können in der Anordnung ihrer Zucker außerordentlich vielfältig sein.

Die Glykokalyx schützt die Zelle vor mechanischen und chemischen Schädigungen und hält Fremdkörper und andere Zellen auf ausreichende Distanz, um unerwünschte Protein-Protein-Kontakte zu verhindern. Andererseits spielt die Glykokalyx aufgrund ihrer exponierten Lage an der Oberfläche eine Rolle bei vorübergehenden Kontakten zwischen einzelnen Zellen, so z. B. bei der Blutgerinnung oder bei Entzündungsreaktionen (→ Kap. 7.6.4).

3.2.2 Selektive Permeabilität der Membranen

Membranen regulieren den Durchtritt von Stoffen und bestimmen damit, welche Stoffe in die Zelle oder in die membranbegrenzten Räume im Zellinneren eintreten bzw. sie verlassen können. Diese Eigenschaft wird als **selektive Permeabilität** oder **Semipermeabilität** der Membranen bezeichnet. Diese selektive Durchlässigkeit hängt von mehreren Faktoren ab:

- **Molekülgröße:** Sehr kleine Moleküle, z. B. Wasser oder die gelösten Gase Sauerstoff (O_2) und Kohlendioxid (CO_2), können die Zellmembran ungehindert überwinden, während diese für große Moleküle, wie es die meisten Proteine sind, ein unüberwindbares Hindernis darstellt.
- **Fettlöslichkeit:** Den weitaus größten Anteil der Zellmembran macht die fettlösliche, breite mittlere Schicht aus. Je besser eine Substanz in Fett löslich ist, desto leichter kann sie die Zellmembran überwinden. Dies trifft z. B. auf die Steroidhormone zu, die als Abkömmlinge des Cholesterins stark fettlöslich (lipophil) sind und deshalb die Membran relativ leicht passieren können (→ Kap. 10.1.3).
- **Elektrische Ladung** der Substanz: Elektrisch geladene Teilchen (Ionen) können die Phospholipid-Doppelschicht kaum überwinden.

Hydrophile und geladene Teilchen, etwa Ionen, Zucker, Aminosäuren und viele andere Stoffwechselprodukte, müssen dennoch durch Membranen transportiert werden. Für ihren Transport ist die Zelle auf die **Membrantransport-Proteine** angewiesen. Es handelt sich hierbei ausschließlich um Transmembranproteine. Jedes dieser Proteine ist für den Transport einer einzelnen bestimmten Substanz zuständig.

MERKE

Selektive Permeabilität

Die selektive Permeabilität der Zellmembran ist die Voraussetzung für die Aufrechterhaltung der für viele Stoffe unbedingt notwendigen Konzentrationsunterschiede (Gradienten) zwischen dem Zellinneren und der äußeren Umgebung (Interstitium).

3.3 Zellorganellen

Da zahlreiche chemische Reaktionen in der Zelle zur gleichen Zeit ablaufen, muss sichergestellt sein, dass diese nicht miteinander in Konflikt geraten. Deshalb ist die Zelle in ein System von getrennten Räumen unterteilt, die von den **Zellorganellen,** also sozusagen den „Organen" der Zelle, gebildet werden. Sowohl die Gesamtzahl als auch die Typen der Organellen unterscheiden sich von Zelle zu Zelle entsprechend ihrer Funktion oft erheblich.

3.3.1 Zellkern

Der **Zellkern** ist die größte Struktur innerhalb der Zelle und bereits mit einem einfachen Lichtmikroskop erkennbar. Die meisten Körperzellen besitzen nur einen einzigen Kern, in manchen Zellen, z. B. Skelettmuskelzellen, kommen aber auch mehrere Kerne vor. Andererseits gibt es einen Typ von Zellen, die ihren Zellkern im Laufe ihrer Reifung verloren haben: die reifen roten Blut**körperchen** (→ Kap. 11.2.3).

Der Zellkern übt seine Hauptfunktionen zusammen mit dem Zytoplasma aus: Er ist das Steuerungszentrum des Zellstoffwechsels und beherbergt die genetische Information.

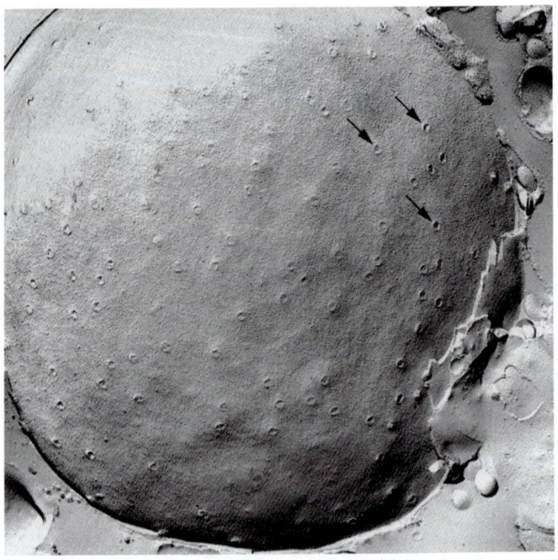

Abb. 3.4 Kernhülle mit Kernporen (Pfeile) im Rasterelektronenmikroskop. Durch ein spezielles Ätzverfahren wurden die Kernporen in der Kernmembran hervorgehoben. [M375]

In der Zeit, in welcher sich der Kern nicht teilt, hat er ein typisches Aussehen: Er ist von zwei Membranen umgeben, die zusammen als **Kernhülle** bezeichnet werden. Diese Membranen sind in Abständen mit **Kernporen** durchsetzt, die den Austausch bestimmter Moleküle mit dem Zytoplasma erlauben (→ Abb. 3.4). Die äußere der beiden Membranen geht kontinuierlich in die Membranen des **endoplasmatischen Retikulums** über.

Alle Bestandteile des Kerninnenraums werden zusammen als **Karyoplasma** bezeichnet (→ Abb. 3.5). Es besteht aus:

- Erbsubstanz in Form der DNA, die beim Menschen in 46 Untereinheiten, den **Chromosomen,** verpackt ist.
- Einem oder mehreren **Nukleoli** oder Kernkörperchen. Die Nukleoli sind die Orte, an denen im Zellkern die ribosomale RNA gebildet und mit ribosomalen Proteinen zu Ribosomen-Untereinheiten verpackt wird. Die letzten Schritte der Ribosomenreifung finden dann im Zytoplasma statt.
- Dem löslichen Anteil des Karyoplasmas, der als **Nuklear-Sol** (früher Karyolymphe) bezeichnet wird und aus einem Gemisch aus vielen verschiedenen Proteinen besteht. Es wird angenommen, dass analog zum Zytoskelett im Zytoplasma (→ Kap. 3.3.6) auch im Kern ein inneres Netzwerk existiert. Dieses Kerngerüst spielt vermutlich bei der DNA-Verdopplung eine Rolle.

Chromosomen

Bei der ruhenden, sich nicht teilenden Zelle liegt die DNA wie lose, vielfach gewundene Fäden im Zellkern. Diese Fäden sind so dünn, dass sie im Lichtmikroskop nicht sichtbar sind. Sie bestehen aus sehr langen DNA-Molekülen – ausgestreckt würden sie den Zellkern tausendmal umspannen – die mithilfe spezialisierter Proteine, den **Histonen,** in eine kompaktere Struktur verpackt werden. Der Komplex aus Proteinen und DNA wird als **Chromatin** bezeichnet; es lässt sich durch Anfärben sichtbar machen.

Nur während der Kernteilung, die der Zellteilung vorausgeht (→ Abb. 3.6), sind die Chromosomen im Mikroskop sichtbar, weil sich dann die 46 langen Fäden zu 46 noch kompakteren Strukturen aufwickeln (vergleichbar mit Wollfäden, die zu Wollknäueln aufgewickelt werden). Die jetzt sichtbaren **Chromosomen** sind häkchenförmige Gebilde mit einer Einschnürung, dem **Zentromer** (→ Abb. 3.6). Das Zentromer gliedert das Chromosom in zwei meist unterschiedlich lange Chromosomenschenkel.

Verdoppelung der Chromosomen

Vor jeder Kernteilung werden die beiden Chromosomenschenkel verdoppelt, wodurch zwei identische Untereinheiten entstehen, die **Chromatiden.** Die beiden Chromatiden sind zunächst noch am Zentromer miteinander verbunden. Im Laufe der Kernteilung werden sie am Zentromer durch die Mitosespindel (→ Abb. 3.7) auseinandergezogen.

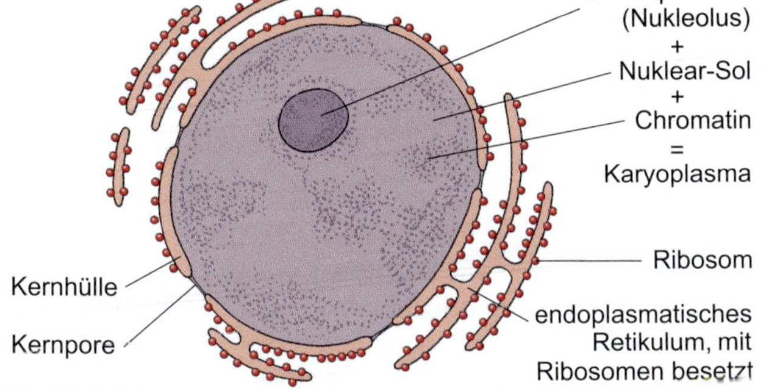

Abb. 3.5 Zellkern. Deutlich zu erkennen sind die drei Hauptbestandteile des Karyoplasmas: Nuklear-Sol, Chromatin und Nukleolus. [L190]

3.3.2 Ribosomen

Ribosomen sind die Zellorganellen für die Proteinbiosynthese. Sie finden sich in großer Zahl in jeder Zelle und sind auch bei Betrachtung mit dem Elektronenmikroskop wegen ihrer Winzigkeit nur als Körnchen sichtbar. Es ist bekannt, dass sie aus zwei verschieden großen Untereinheiten zusammengesetzt sind und hauptsächlich aus Proteinen und verschiedenen Arten **ribosomaler RNA** (r-RNA) bestehen. Eine Art ribosomaler RNA ist z. B. für die Bildung der Peptidbindung während der Proteinbiosynthese verantwortlich.

Häufig lagern sich zahlreiche Ribosomen kettenförmig zusammen; sie werden dann Polysomen genannt.

3.3.3 Endoplasmatisches Retikulum

Das Zytoplasma aller Körperzellen enthält ein reich verzweigtes, membranumschlossenes Hohlraumsystem, das **endoplasmatische Retikulum (ER;** → Abb. 3.8). Sein Innenraum nimmt etwa 10 % des gesamten Zellvolumens in Anspruch. Ist die Membran des endoplasmatischen Retikulums mit Ribosomen besetzt, wird es als **raues** ER bezeichnet, ansonsten als **glattes** ER.

Das glatte endoplasmatische Retikulum spielt eine wichtige Rolle bei der Synthese von fast allen in der Zelle benötigten Lipiden einschließlich der Membranlipide und sorgt für deren richtige Verteilung innerhalb der Zelle. Entsprechend dominiert es in Zellen, die auf den Lipidstoffwechsel spezialisiert sind, etwa den steroidhormonproduzierenden Zellen der Nebennierenrinde.

Im rauen endoplasmatischen Retikulum werden alle Proteine synthetisiert, die entweder aus der Zelle ausgeschleust werden sollen oder z. B. für das endoplasmatische Retikulum selbst, den Golgi-Apparat (→ Kap. 3.3.4) oder die Zellmembran bestimmt sind. Es überwiegt in allen anderen Körperzellen.

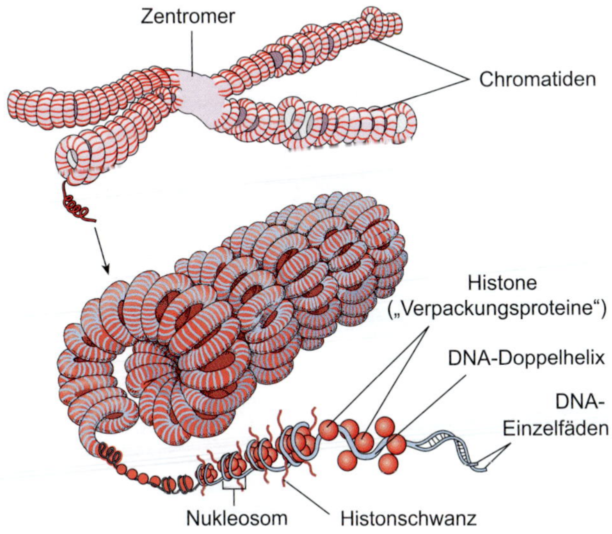

Abb. 3.6 Feinbau der Chromosomen. Das Zentromer gliedert das Chromosom in zwei meist verschieden lange Chromosomenschenkel. In dieser Abbildung befindet sich die Zelle schon in der Kernteilung: Die Chromosomenschenkel liegen doppelt in zwei identischen Untereinheiten, den Chromatiden, vor. [L190]

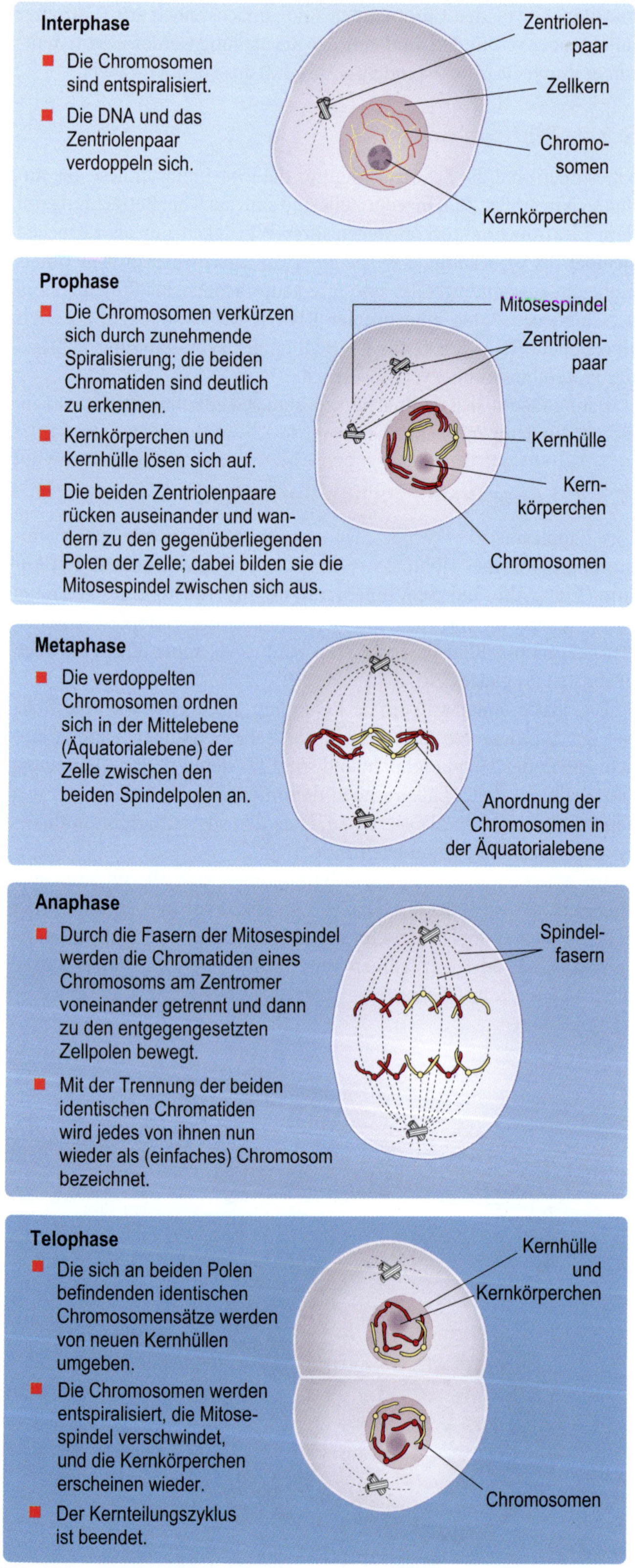

Abb. 3.7 Die verschiedenen Stadien der Mitose. Die beschriebenen Zellteilungsvorgänge finden nicht nur in menschlichen, sondern selbstverständlich auch in tierischen und pflanzlichen Zellen statt. Wie hier in der Wurzelspitze einer Pflanze laufen ständig Mitosen ab. Als eine Art „Momentaufnahme" sind verschiedene Mitosestadien zu erkennen. [L190]

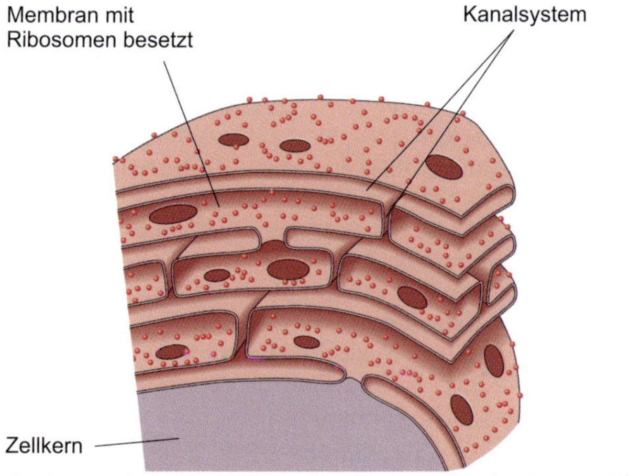

Abb. 3.8 Zellausschnitt mit rauem endoplasmatischem Retikulum. Deutlich sichtbar ist die Verbindung zwischen Kernhülle und endoplasmatischem Retikulum. [L190]

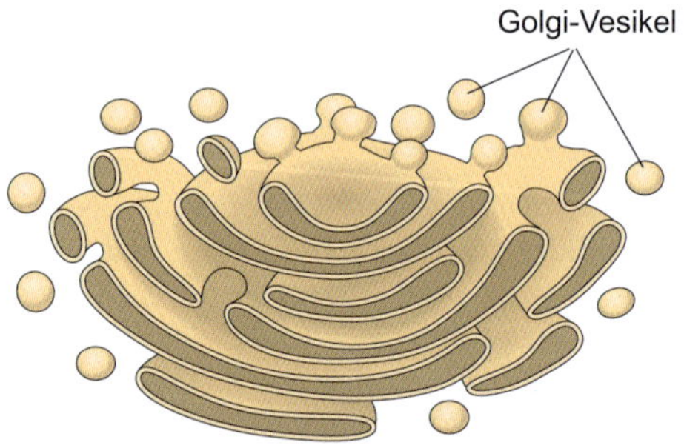

Abb. 3.9 Diktyosom des Golgi-Apparats. Die vom Rand des Diktyosoms abgeschnürten Bläschen heißen Golgi-Vesikel. [L190]

3.3.4 Golgi-Apparat

In Kernnähe findet sich typischerweise ein System aus napfförmigen Membransäckchen, die in Stapeln von fünf bis zehn dicht gepackt aufeinander liegen. Ein einzelner Stapel wird als Diktyosom bezeichnet (→Abb. 3.9); die Gesamtheit aller Diktyosomen einer Zelle bildet den **Golgi-Apparat.** Vom Rand und der Innenseite der Diktyosomen schnüren sich substanzgefüllte Bläschen ab, die Golgi-Vesikel.

Im Golgi-Apparat werden die im endoplasmatischen Retikulum hergestellten Proteine in ihrer Struktur weiter verändert und die reifen Proteine portionsweise abgeschnürt. Dabei muss gewährleistet sein, dass die für den Golgi-Apparat selbst bestimmten Proteine verbleiben und die anderen an den richtigen Bestimmungsort (z. B. Plasmamembran, sekretorische Vesikel oder Lysosomen) „adressiert" werden. Der Golgi-Apparat ist besonders ausgeprägt in Zellen mit sekretorischer Funktion, z. B. in solchen, die sich auf die Hormonbildung spezialisiert haben.

Lysosomen und Peroxysomen

Lysosomen sind winzige, von einer Membran umschlossene Bläschen, die vom Golgi-Apparat gebildet werden. Ihre Hauptfunktion besteht darin, die durch Phagozytose (→Kap. 4.3.1) aufgenommenen Fremdstoffe mittels der in ihnen gespeicherten Enzyme zu verdauen. Dabei verschmelzen sie mit den Phagozytosevesikeln zu sog. **sekundären Lysosomen.** Aber auch nicht mehr funktionsfähige zelleigene Organellen können mithilfe der lysosomalen Enzyme abgebaut und die Abbauprodukte dem Zytoplasma wieder zur Verfügung gestellt werden.

Äußerlich kaum von den Lysosomen zu unterscheiden sind die maximal 0,5 µm großen, ebenfalls membranumgebenen **Peroxysomen.** Sie besitzen andere Enzyme als die Lysosomen und dienen wahrscheinlich der Entgiftung von im Zellstoffwechsel entstehenden Metaboliten. Über die enthaltene Peroxidase werden z. B. Fettsäuren abgebaut, wodurch Wasserstoffperoxid entsteht, welches dann über die Katalase in Wasser und Sauerstoff umgewandelt wird.

3.3.5 Mitochondrien

Jede lebende Zelle benötigt für ihren Stoffwechsel sowie die aktiven Membrantransportprozesse (→ Kap. 3.5.8) Energie. Diese wird in den **Mitochondrien** erzeugt, weshalb man sie auch als Kraftwerke der Zelle bezeichnet.

Mitochondrien besitzen eine charakteristische schmale Eiform und sind aus einer inneren und äußeren Membran aufgebaut. Zur Oberflächenvergrößerung bildet die innere Membran zahlreiche Auffaltungen, die als Cristae bezeichnet werden (→ Abb. 3.10 und → Abb. 3.11). Außerdem besitzen Mitochondrien eine eigene DNA, die streng mütterlich vererbt wird. Mutationen in dieser DNA können zu verschiedenen Erbkrankheiten führen, die häufig mit einer gestörten Energieerzeugung einhergehen.

In den Reaktionsräumen des Mitochondriums findet eine komplizierte Kette von Reaktionen statt, wobei die bei der Energieerzeugung aus Nährstoffen (→ Kap. 2.6.1) anfallenden reduzierten Coenzyme (NADH, $FADH_2$) ihre Elektronen auf den Sauerstoff übertragen. Die dabei entstehende Energie wird zur Regeneration des „Akkus" Adenosintriphosphat (ATP) verwendet (→ Abb. 2.9); das ATP steht dann wieder für energieverbrauchende Vorgänge zur Verfügung, z. B. für das Zusammenziehen einer Muskelfaser (→ Kap. 6.3.7).

Die Zahl der Mitochondrien spiegelt den Energiebedarf einer Zelle wider. Herzmuskelzellen z. B. weisen eine hohe Mitochondriendichte auf, ebenso die durchtrainierten Skelettmuskeln eines Leichtathleten. Dagegen kommen wenig stoffwechselaktive Zellen, z. B. Knorpelzellen, mit nur wenigen Mitochondrien aus.

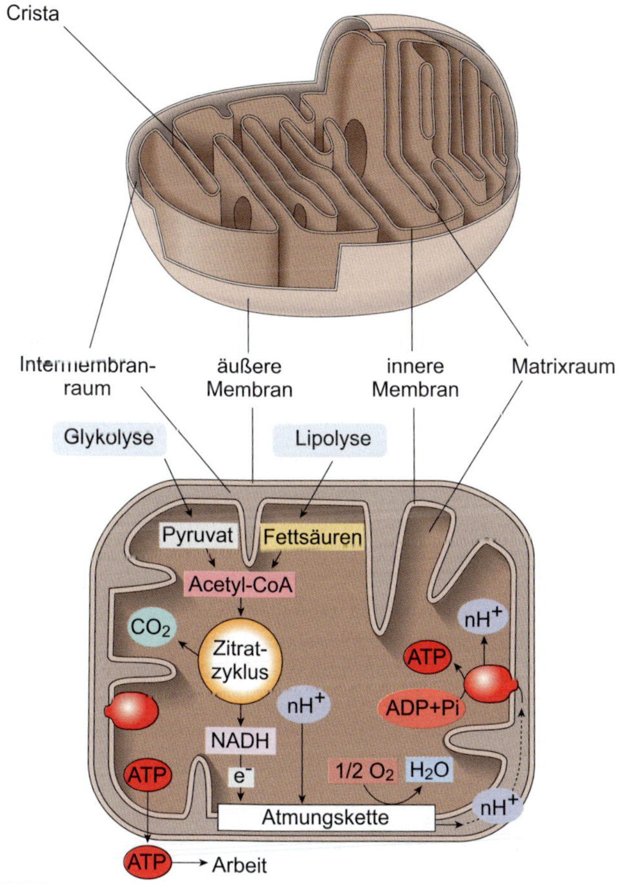

Abb. 3.10 Mitochondrium (aufgeschnitten). Durch die innere und äußere Membran wie auch durch die mehrfachen Auffaltungen im Inneren bilden sich viele separate „Reaktionsräume", die das Nebeneinander verschiedener Reaktionsschritte erlauben. In den rot eingefärbten Bläschen auf der zum Matrixraum gerichteten Seite der inneren Membran findet die eigentliche ATP-Synthese statt. [L190]

3.3.6 Zytoskelett und Zentriolen

Das Zytoplasma besitzt innere, stabilisierende Strukturen, die in ihrer Gesamtheit als **Zytoskelett** (Zellskelett) bezeichnet werden. Zu diesem Zytoskelett tragen insbesondere Mikrofilamente und Mikrotubuli bei.

Mikrofilamente sind lange, fadenförmige Gebilde und bestehen aus den Proteinen Aktin und Myosin. Sie lagern sich meist zu Bündeln zusammen. Solche Filamentbündel werden dann als Fibrillen bezeichnet, die in verschiedenen Zellarten in unterschiedlicher Ausprägung vorkommen. Bei Muskelzellen sind die Myofibrillen die Strukturen, welche die Muskelzelle zur Kontraktion befähigen (z. B. → Abb. 6.14). Bei den auf die Vernichtung von Bakterien spezialisierten Phagozyten z. B. sind sie für die Beweglichkeit der Zelle verantwortlich.

Mikrotubuli sind verschieden lange, über das ganze Zytoplasma verstreut liegende, röhrenförmige Gebilde, die aus dem Protein Tubulin aufgebaut sind (→ Abb. 3.12). Manche dieser Mikrotubuli sind stationär, d. h. sie bilden in der Zelle ein dauerndes Gerüst, das wesentlich zur Erhaltung der Zellform beiträgt, und sind wichtige Bestandteile anderer Zellorganellen, z. B. der Zentriolen und Zilien. Andere Mikrotubuli werden nur während der Zellteilung aufgebaut. Diese heißen Mitosespindeln. Sie trennen im Teilungsprozess die beiden Chromatiden voneinander.

Einige Arzneimittel blockieren den Aufbau der Mikrotubuli und dadurch die Zellteilung. In der Tumortherapie wird versucht, durch

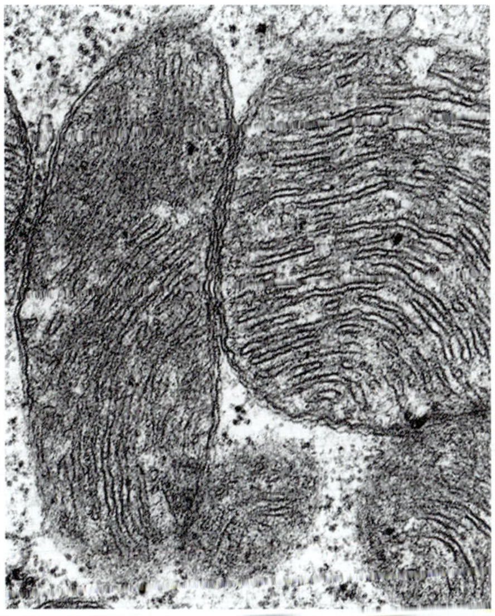

Abb. 3.11 Mitochondrium im elektronenmikroskopischen Bild. Gut zu erkennen sind die äußere und innere Membran sowie die durch Auffaltungen der inneren Membran gebildeten Cristae. [M375]

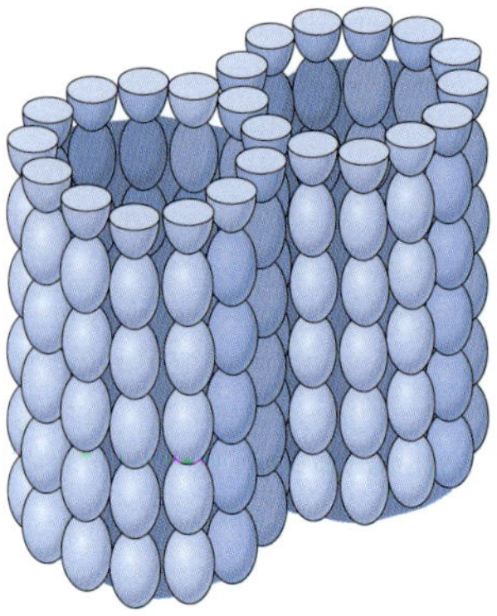

Abb. 3.12 Zwei Mikrotubuli. Die Wand eines einzigen Mikrotubulus ist aus 13 längsgerichteten Filamenten zusammengesetzt. [L190]

Einsatz solcher Zytostatika (z. B. Vincristin®) die Vermehrung der Tumorzellen zu stoppen.

Die **Zentriolen** (Zentralkörperchen) sind winzige, L-förmige Gebilde, die als Zentriolenpaar typischerweise in Kernnähe gelegen sind. Jedes Zentriol ist aus neun parallel angeordneten Mikrotubuli aufgebaut. Zentriolen spielen eine wichtige Rolle während der Zellteilung (→ Abb. 3.7), da sie die Mikrotubuli des Spindelapparats ausbilden.

IM FOKUS

Zellmembran und Zellorganellen

- Jede Zelle ist von einer hauchdünnen **Membran** umschlossen.
- Die Zellmembran besteht aus einer **Lipid-Doppelschicht** und verfügt über **integrale, periphere** oder **Transmembran-Proteine.**
- Die Kohlenhydratketten an der Außenseite der Membran werden **Glykokalyx** genannt.
- Zellmembranen sind **selektiv-permeabel** und können Stoffe, abhängig von ihrer **Größe, Ladung** und **Fettlöslichkeit,** passieren lassen.
- Im **Zellkern** ist die genetische Information der Zelle in Form von DNA auf den Chromosomen gespeichert.
- Das **glatte** und **raue endoplasmatische Retikulum** dient dem Stofftransport.
- **Ribosomen** sind die Zellorganellen für die **Biosynthese von Proteinen.**
- Im **Golgi-Apparat** werden die hergestellten Proteine in ihrer Struktur weiter verändert.
- **Lysosomen** dienen der Phagozytose, während **Peroxysomen** die Entgiftung des Körpers unterstützen.
- **Mitochondrien** sind für die **Energiegewinnung** der Zellen verantwortlich.
- Die innere, stabilisierende Struktur einer Zelle wird als **Zytoskelett** bezeichnet.

3.4 „Wasserbasis" des Organismus

Es ist eine erstaunliche Tatsache, dass der Mensch überwiegend aus Wasser besteht. Beim Neugeborenen entfallen etwa 75 % des Körpergewichts auf den Wasseranteil, bei Erwachsenen etwa 60 %. Bei Frauen ist der Wassergehalt im Vergleich zu Männern geringer, weil das relativ wasserarme Fettgewebe bei Frauen stärker ausgebildet ist.

Bezogen auf einen erwachsenen Menschen mit etwa 70 kg Körpergewicht, befindet sich mit etwa 30 l der größte Teil dieses Körperwassers als Hauptbestandteil des Zytosols **in** den Zellen (→ Abb. 3.13). Es wird deshalb als **intrazelluläre Flüssigkeit** bezeichnet.

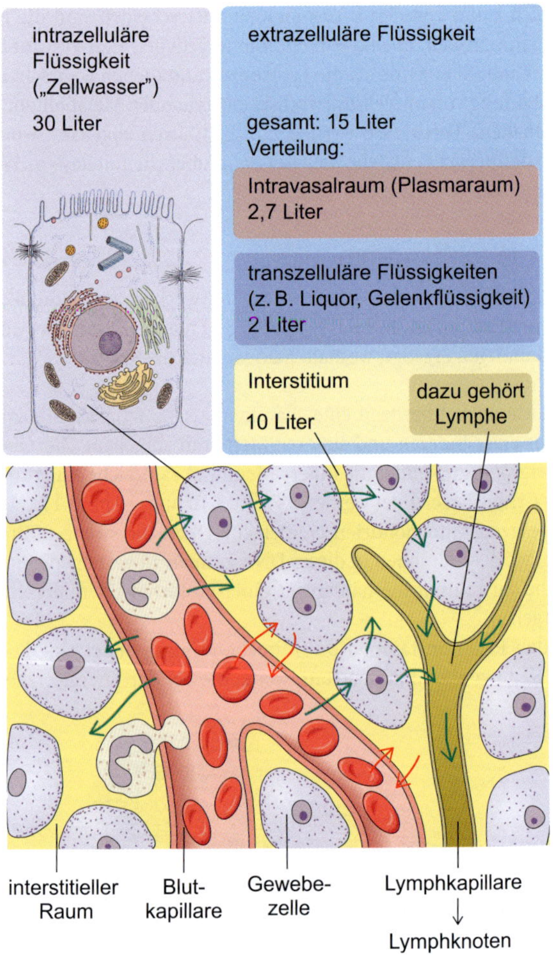

Abb. 3.13 Die Flüssigkeitsräume des Menschen und Stoffaustausch im Kapillargebiet. Zwischen Kapillaren und interstitiellem Raum sowie zwischen Gewebszellen und interstitiellem Raum findet ein ständiger gegenseitiger Stoffaustausch statt. Die Flüssigkeitsbewegung im Bereich der Lymphgefäße ist dagegen nur einseitig: Es fließt nur Flüssigkeit vom interstitiellen Raum zur Lymphkapillare hin, nicht umgekehrt. [L190]

Ihr gegenüber steht die **extrazelluläre Flüssigkeit,** die in drei Kompartimente unterteilt ist:

- Der **Plasma-** oder **Intravasalraum** wird von den Blutgefäßen gebildet. Er enthält etwa 2,7 l Blutplasma. Den Rest (2,2 l) machen die Blutzellen aus
- Der **interstitielle Flüssigkeitsraum** besteht aus etwa 10 l Flüssigkeit, die alle Körperzellen wie ein dreidimensionales Kanalnetz umgibt. Jeder Stoff, der zur Zelle gelangen soll oder von der Zelle abgegeben wird, kann dies grundsätzlich nur über die interstitielle Flüssigkeit tun. Die interstitielle Flüssigkeit steht also einerseits eng mit den Zellen in Verbindung, andererseits besteht ein reger Austausch mit dem Blutplasma in den Blutgefäßen. Zur interstitiellen Flüssigkeit zählt schließlich auch die aus dem Interstitium in die Lymphkapillaren abgepresste **Lymphe** (→ Kap. 11.5.1).
- Die **transzellulären Flüssigkeiten** befinden sich in geschlossenen Flüssigkeitsräumen. Dazu gehören der Magen-Darm-Trakt, die Harnblase, der Liquor cerebrospinalis, die Gelenkflüssigkeiten und andere. Ihr Anteil beträgt etwa 2 l.

2–3 l Wasser nimmt der Mensch täglich zu sich, in heißer Umgebung oder als Marathonläufer auch 10 l und mehr. Während der Mensch einige Monate ohne feste Nahrung überleben kann, stirbt er bei Wasserentzug bereits nach wenigen Tagen.

Säuglinge und Kleinkinder benötigen vergleichsweise mehr Wasser als Erwachsene, weil sie das Wasser durch das ungünstigere Oberflächen-Volumen-Verhältnis über Haut und Lungen schneller wieder abgeben.

3.5 Stofftransport

Jede Funktion der Zelle, egal ob Reproduktion, Wachstum, Kontraktion oder Erregbarkeit, erfordert einen Transport bzw. Austausch von Stoffen innerhalb des Organismus: So müssen z. B. ständig Sauerstoff und Nährstoffe an jede einzelne Zelle herangeführt werden; andererseits muss gewährleistet sein, dass Stoffwechselprodukte der Zelle, etwa das ständig anfallende Kohlendioxid (CO_2), aus der Zelle abtransportiert werden.

3.5.1 Stoffaustausch zwischen Kapillaren und Interstitium

Die Grenze zwischen dem Blutplasma und dem interstitiellen Raum stellt die riesige Austauschfläche der kleinsten Blutgefäße, der Kapillaren, dar (→ Abb. 3.13). Hier findet ein reger Flüssigkeitsaustausch statt: Durch die Kapillarwände werden Wasser und kleine Moleküle aus dem Blut in das Gewebe abgepresst. Zellen und größere Proteine bleiben in der Regel im Plasma zurück, weil sie die Wände der Kapillaren nicht durchdringen können (Details → Kap. 13.1.6).

3.5.2 Stoffaustausch zwischen Interstitium und Lymphkapillaren

Die interstitielle Flüssigkeit steht nicht nur mit den Blutkapillaren, sondern auch mit Lymphkapillaren in Verbindung (→ Abb. 3.13). Diese Lymphkapillaren vereinigen sich zu größeren Lymphgefäßen und erreichen als erste Station kleine Lymphknoten, die in praktisch jedem Winkel des Organismus zu finden sind. Stoffe, die aus dem Kapillargebiet in die Lymphe abdrainiert werden, kommen in den Lymphknoten mit dem körpereigenen Immunsystem (→ Kap. 5.1.2) in Kontakt.

3.5.3 Stoffaustausch zwischen Interstitium und Zelle

Wie erwähnt, stellen Zellmembranen Hindernisse für den Teilchentransport dar; sie sind für die meisten Stoffe nur begrenzt durchlässig (permeabel). Bei den durch diese semipermeablen Membranen stattfindenden Vorgängen werden grundsätzlich unterschieden (→ Abb. 3.14):

- **Passive Transportprozesse,** bei denen der Transport durch die Membran ohne den Verbrauch von Energie bewerkstelligt wird. Dazu gehören die **Diffusion,** die **erleichterte Diffusion,** die **Osmose** und die **Filtration.**
- **Aktive Transportprozesse,** die nur unter Zufuhr von Energie stattfinden können.

3.5.4 Passive Transportprozesse – Diffusion

Alle Teilchen (Moleküle, Ionen) im Flüssigkeitsraum eines Organismus sind aufgrund der ihnen innewohnenden kinetischen Energie in ständiger Bewegung – diese wird auch als **Brownsche Molekularbewegung** bezeichnet. Die Zahl der zufälligen Zusammenstöße von Teilchen ist abhängig von der Konzentration: An einem Ort hoher Konzentration finden viele Teilchenzusammenstöße statt, an einem Ort niedriger Konzentration entsprechend weniger. Als Folge der ständigen Bewegung durchmischt sich ein Flüssigkeitsraum ständig: Die gelösten Teilchen wandern immer in größerer Zahl vom Ort höherer Konzentration zum Ort niedriger Konzentration als umgekehrt. Als Effekt findet also ein gerichteter Teilchentransport entlang des Konzentrationsgefälles statt. Dieser Transportvorgang wird als **Diffusion** bezeichnet.

An einem einfachen Beispiel lässt sich der Diffusionsvorgang gut veranschaulichen: Wird ein Tropfen Tinte in ein wassergefülltes Glas gegeben, so verteilt sich die Tinte so lange, bis im ganzen Gefäß die Konzentration der Tinte gleich groß und damit die Flüssigkeit einheitlich blau ist (→ Abb. 3.15).

Die Geschwindigkeit des Konzentrationsausgleichs (Diffusionsvorgang) hängt u. a. von der Art des Lösungsmittels, der Teilchenform und auch der Temperatur ab. Die Diffusionsgeschwindigkeit ist zwar, verglichen mit anderen Transportvorgängen, sehr niedrig, trotzdem spielt

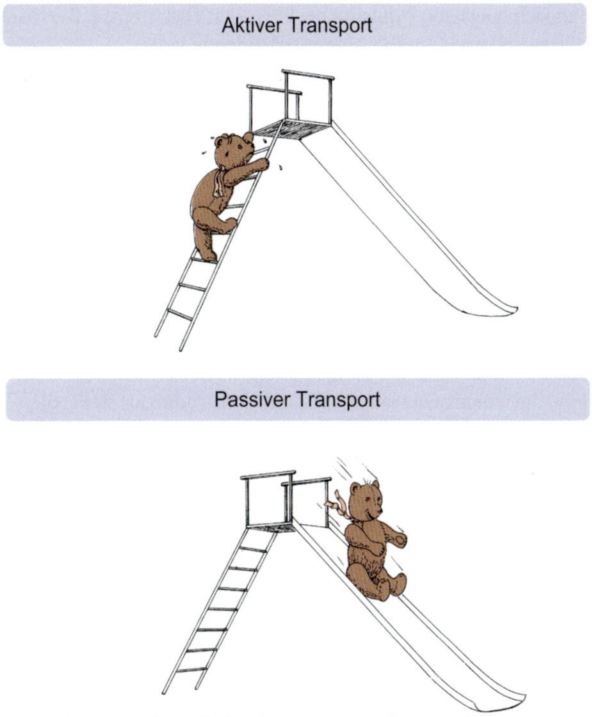

Abb. 3.14 Aktiver und passiver Transport im Vergleich. Analog zum aktiven Stofftransport verbraucht der Bär beim Besteigen der Leiter Energie – während das Herunterrutschen „passiv" erfolgt. [L190]

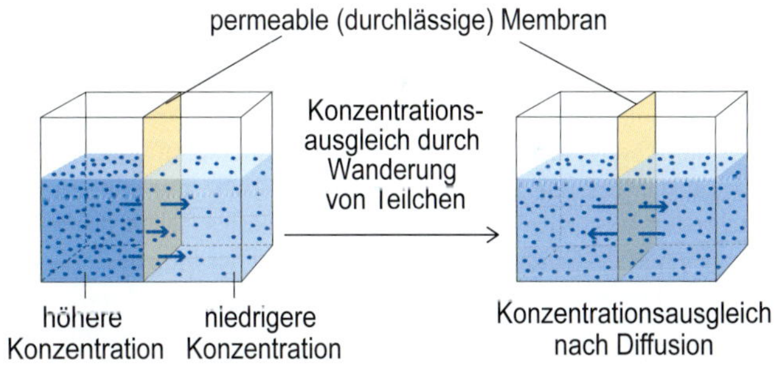

Abb. 3.15 Diffusion von Tintenteilchen in einem Wasserglas [L190]

die an sich langsame Diffusion bei kürzesten Distanzen, z. B. zwischen Kapillarwand und Gewebe, eine entscheidende Rolle.

Diffusion von Sauerstoff und Kohlendioxid

So diffundiert z. B. der Sauerstoff aus den Kapillaren entlang seines Konzentrationsgefälles über das Interstitium in die Zellen, wo er verbraucht wird. Durch den ständigen Verbrauch des Sauerstoffs in der Zelle findet kein Konzentrationsausgleich statt; die treibende Kraft für die Diffusion, also das Konzentrationsgefälle, bleibt erhalten.

Das genau entgegengesetzte Konzentrationsgefälle besteht für das in der Zelle ständig anfallende Kohlendioxid (CO_2): Es diffundiert durch die Zellmembran in das Interstitium und von dort in das Blut, aus dem es durch Abatmung in der Lunge ständig entfernt wird.

Für die Atemgase Sauerstoff und Kohlendioxid stellt die Zellmembran praktisch kein Diffusionshindernis dar.

Erleichterte Diffusion

Aber auch andere Moleküle, die entweder größer oder schlecht fettlöslich sind, können die Zellmembran durch Diffusion überwinden, wenn die entsprechenden Kanalproteine bzw. Carrierproteine (→ Kap. 3.2.2) für diese Moleküle vorhanden sind.

Auf diese Weise gelangen die meisten Zucker, z. B. Glukose, in die Zelle: Das Carrierprotein verbindet sich mit der Glukose und schleust diese, indem es seine Struktur verändert, entlang des Konzentrationsgradienten und ebenfalls ohne Energieverbrauch durch die Membran. Diese Diffusion, die an die Anwesenheit eines geeigneten Transportproteins gebunden ist, wird als **erleichterte Diffusion** bezeichnet.

3.5.5 Passive Transportprozesse – Osmose

Als **Osmose** wird ein Lösungsmitteltransport (im menschlichen Organismus immer Wasser) durch eine semipermeable (halbdurchlässige) Membran bezeichnet, die zwei Lösungen unterschiedlicher Teilchenkonzentration voneinander trennt.

Osmotische Transportvorgänge finden statt, wenn eine selektiv permeable Membran zwar Lösungsmittelmoleküle ungehindert hindurchtreten lässt, nicht aber die größeren gelösten Teilchen, die sich z. B. in → Abb. 3.16 in höherer Konzentration in der linken Gefäßhälfte befinden. Entsprechend seinem Konzentrationsgefälle diffundiert das Lösungsmittel nun von der rechten in die linke Gefäßhälfte, und zwar so lange, bis die der Diffusion entgegenwirkende Kraft, der Druck der Wassersäule (hydrostatischer Druck), den Vorgang zum Stehen bringt.

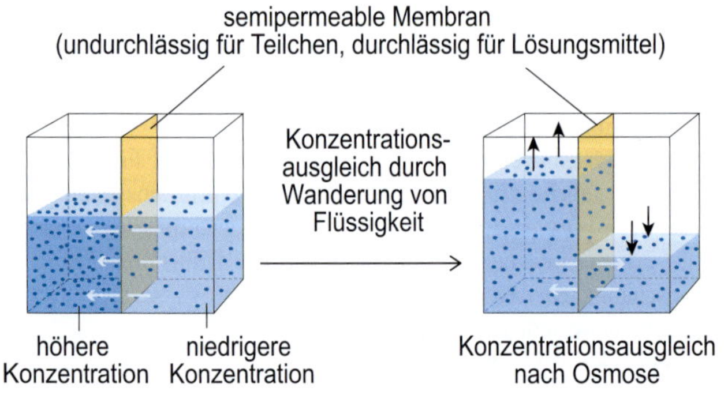

Abb. 3.16 Entstehung des osmotischen Drucks zwischen zwei durch eine semipermeable (halbdurchlässige) Membran getrennte Lösungen, wobei die linke Lösung mehr (größere) Partikel enthält, welche die semipermeable Membran nicht durchdringen können (Details im Text). Der im linken Gefäß entstandene hydrostatische Druck entspricht dem osmotischen Druck. [L190]

MERKE

Osmotische Diffusion

Der osmotisch bedingte Lösungsmitteltransport kann auch als Diffusionsvorgang aufgefasst werden, nur dass die Diffusionsbewegung nicht die gelösten Teilchen, sondern das Lösungsmittel betrifft. Dieser Lösungsmitteltransport erfolgt entlang des Konzentrationsgefälles vom Ort höherer Konzentration des Lösungsmittels zum Ort niedrigerer Konzentration des Lösungsmittels (→ Abb. 3.16).

Osmotischer Druck

Jetzt ist ein Gleichgewichtszustand erreicht: Der Druck, mit dem das Lösungsmittel in das linke Becken einströmt, ist gleich groß wie der durch den Flüssigkeitseinstrom im linken Becken erzeugte hydrostatische Druck, der die Lösungsmittelmoleküle in das rechte Becken zurückdrängt. Es wandern gleichviel Lösungsmittelmoleküle von links nach rechts und von rechts nach links. Ein- und ausströmende Flüssigkeit halten sich die Waage oder – anders ausgedrückt – es ist ein Gleichgewicht erreicht; man spricht auch von Steady State.

Der hydrostatische Druck der Flüssigkeitssäule, die im linken Gefäß bei Erreichen des Gleichgewichtszustands aufgrund des eingeströmten Lösungsmittels entstanden ist, entspricht dem **osmotischen Druck.**

Seine Größe hängt ab von der Konzentration jener Teilchen, welche die semipermeable Membran nicht passieren können (→ Abb. 3.16): Eine hohe Teilchenkonzentration bedeutet einen starken Lösungsmitteleinstrom und damit einen hohen osmotischen Druck (und umgekehrt).

Osmolarität

Aufgrund der Abhängigkeit des osmotischen Drucks von der Konzentration osmotisch wirksamer Teilchen wurde ähnlich der Konzentrationsangabe in mol/l (Molarität; → Abb. 2.6) die **Osmolarität** eingeführt, wobei diese osmotische Wirkkonzentration entsprechend in osmol/l angegeben wird.

Bei Vielkomponentenlösungen wie z. B. dem Blutplasma ist die Osmolarität (bzw. der dadurch erzeugte osmotische Druck) von der Gesamtkonzentration aller osmotisch wirksamen Teilchen abhängig und beträgt beim Blutplasma etwa 0,3 osmol/l. Lösungen (z. B. Infusionen), die dieselbe Osmolarität wie das Blutplasma aufweisen, werden als **isotone Lösungen** bezeichnet.

Störungen der Plasmaosmolarität

Die **Plasmaosmolarität** muss konstant gehalten werden, da es sonst zu gefährlichen Flüssigkeitsverschiebungen zwischen den Flüssigkeitsräumen kommen kann. Das folgende Beispiel (→ Abb. 3.17) verdeutlicht dies eindrucksvoll:

Normalerweise befinden sich die roten Blutkörperchen im isotonen Milieu des Blutplasmas und zeigen die typische rundovale Scheibenform. Erhöht sich die Konzentration osmotisch wirksamer Teilchen im Plasma (hypertone Lösung), so strömt aufgrund des Konzentrationsgefälles Wasser **aus** den roten Blutkörperchen und lässt diese schrumpfen. Solche „geschrumpften" roten Blutkörperchen werden als Stechapfelform bezeichnet; die seltsamen Ausbuchtungen entstehen durch das Zytoskelett.

Sinkt andererseits die Konzentration osmotisch wirksamer Teilchen im Plasma (hypotone Lösung), so strömt aus osmotischen Gründen Wasser **in** die roten Blutkörperchen und lässt diese anschwellen, wobei sie eine kugelige Gestalt annehmen. Bei starkem Konzentrationsunterschied von osmotisch wirksamen Teilchen kann der Flüssigkeitseinstrom so ausgeprägt sein, dass die roten Blutkörperchen platzen.

Sowohl Stechapfelformen als auch Kugelformen sind in ihrer Funktion beeinträchtigt und werden vom Organismus vorzeitig abgebaut.

3.5.6 Kolloidosmotischer Druck

Welcher osmotische Druck zwischen zwei Flüssigkeitsräumen wirksam wird, hängt entscheidend davon ab, welche Teilchen die dazwischenliegende semipermeable Membran passieren können (→ Abb. 3.18). Die **Gefäßbarriere** (s.u.) zwischen dem Blutplasma und der interstitiellen Flüssigkeit ist für kleinmolekulare Stoffe, z.B. Glukose oder gelöste Salze, durchlässig. Als Schranke wirkt sie nur für die im Plasma gelösten riesigen Proteine (z.B. Albumin, das ein Molekulargewicht von über 60 000 Dalton [1 Dalton = Molekulargewicht eines Wasserstoffatoms] aufweist und zu über 90 % im Gefäßsystem verbleibt). Da solche Proteinmoleküle auch als Kolloide bezeichnet werden, wird der osmotische Druck, den sie erzeugen, **kolloidosmotischer Druck** genannt. Ein Synonym dafür ist der Begriff **onkotischer Druck.** Sinkt die Konzentration von Plasmaproteinen (insbesondere des Albumins, → Kap. 11.1.4) im Blutplasma ab, so ist die **Resorption** von Flüssigkeit, d.h. der Übertritt von Flüssigkeit aus dem Interstitium in die Kapillaren, vermindert. Klinisch macht sich dies in Form von Ödemen bemerkbar (→ Abb. 12.35).

Gefäßbarriere

Die Gefäßbarriere **(vaskuläre Barriere)** ist die Schranke zwischen den Blutgefäßen und dem Interstitium. Sie sorgt für den Erhalt des kolloidosmotischen Druckgradienten, der in → Kap. 3.5.6 bereits angesprochen wurde und eine in das Gefäß hinein gerichtete „Sogkraft" darstellt. Wie die Gefäßbarriere für Plasmaproteine entsteht, ist jedoch komplizierter, als im Allgemeinen angenommen. Wir wissen heute, dass die vaskuläre Barriere nicht durch die Endothelzellen selbst hervorgerufen wird, sondern durch eine Struktur, die quasi den Endothelzellen aufliegt. Diese Struktur wird als **endotheliale Glykokalyx** (→ Kap. 3.2.1) oder auch als **Endothelial Surface Layer** bezeichnet. Die Endothelzellen tragen auf ihrer dem Blutstrom zugewandten Seite einen Saum aus membranständigen Proteinen. Membranständige Proteine sind, wie der Name sagt, in der Membran verankert. Sie durchdringen die Membran jedoch nicht. In elektronenmikroskopischen Aufnahmen ist erkennbar, dass die membranständigen Proteine nur auf einer Seite der Membran vorhanden sind.

Dieser Saum bindet u.a. Plasmaproteine und einen Teil des Plasmawassers, sodass eine gelartige Schicht zwischen der Oberfläche der Endothelzellen und dem fließenden Blutstrom entsteht. Diese gelartige Schicht entspricht einem **nicht-zirkulierenden Plasmaanteil,** der beim Erwachsenen immerhin 500 bis 1 000 ml beträgt. Das bedeutet, dass die Glykokalyx aus membrangebundenen und löslichen Bestandteilen besteht.

Nach heutigem Kenntnisstand entsteht der entscheidende Gradient, der die Flüssigkeit in den Gefäßen zurückhält, nicht – wie früher angenommen – zwischen Intravasalraum und Interstitium. Stattdessen existiert ein schmaler Spalt direkt unterhalb der Glykokalyx, also zwischen der dem Gefäß zugewandten Seite der Endothelzellen und der Glykokalyx. Dieser zellfreie Spalt weist einen viel niedrigeren kolloidosmotischen Druck als das plasmaproteinhaltige Blut auf, das oberhalb der Glykokalyx entlangströmt. Somit wird der kolloidosmotische Druckgradient nicht über die Endothelzellen aufgebaut, wie man früher glaubte, sondern über die endotheliale Glykokalyx bzw. den Endothelial Surface Layer.

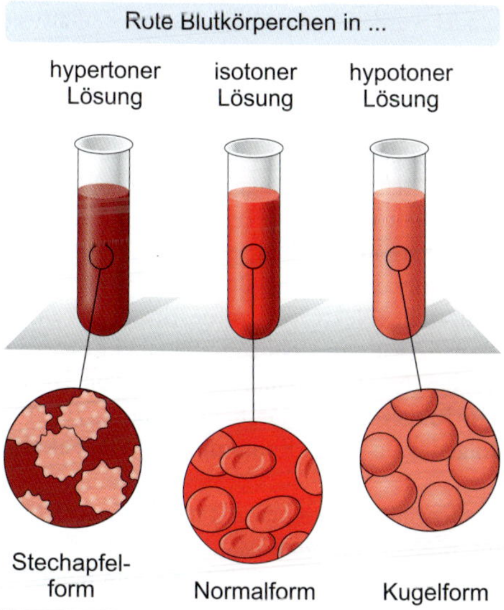

Abb. 3.17 Rote Blutkörperchen in Lösungen mit verschiedener Osmolarität. In hypertoner Lösung schrumpfen die roten Blutkörperchen und gehen in die sog. „Stechapfelform" über. Hypotone Lösungen führen dagegen zum Flüssigkeitseinstrom in die Blutkörperchen (Details im Text). [L190]

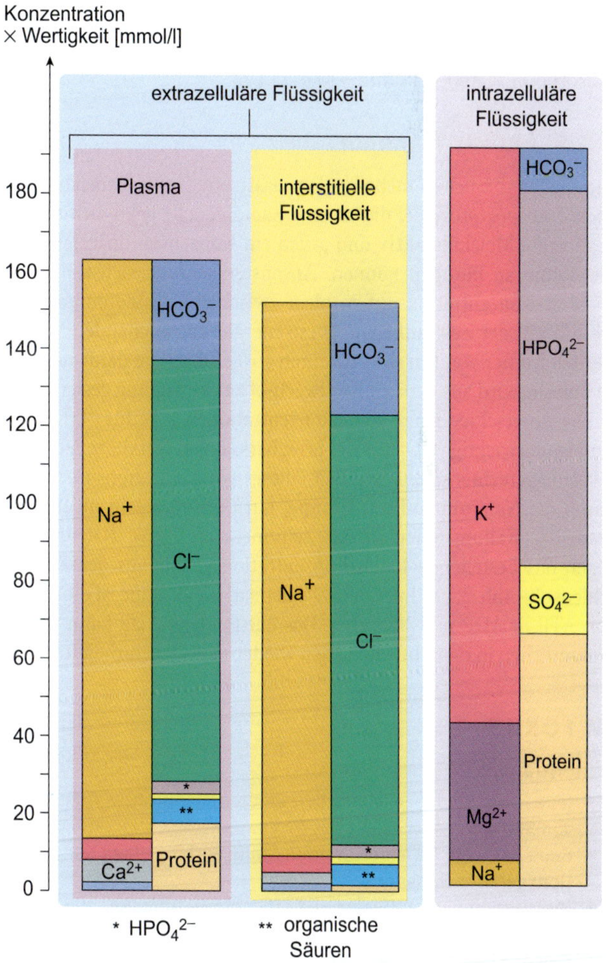

Abb. 3.18 Elektrolytkonzentrationen von Plasma, interstitieller Flüssigkeit und intrazellulärer Flüssigkeit im Vergleich. Die K^+-Konzentration in der Zelle ist am höchsten, die Na^+-Konzentration dagegen am niedrigsten. Interessant ist auch, dass der Proteingehalt der interstitiellen Flüssigkeit verschwindend gering im Vergleich zum Plasma ist; große Eiweißkörper können nämlich bei der Filtration in Kapillargebieten die kleinen Poren in den Blutgefäßen nicht durchdringen und erreichen somit nicht den interstitiellen Raum. Der hohe Proteingehalt in der Zelle erklärt sich aus der Tatsache, dass jede Zelle dauernd Proteine herstellt. [L190]

Eine Schädigung oder Zerstörung der endothelialen Glykokalyx führt nach diesem Modell zum Zusammenbruch der vaskulären Barrierefunktion. In der Folge kommt es zum massiven Ausstrom von Flüssigkeit und Kolloid. Die aktuelle Forschung zeigte, dass eine Hypervolämie, also ein Zuviel an Infusionslösungen, dies bewirken kann. Für Anwender von Infusionslösungen ergibt sich daraus eine wichtige Konsequenz: Nicht nur wenn der Patient zu wenig Flüssigkeit erhält, sondern auch dann, wenn er mit Flüssigkeit überladen wird, hat dies schädigende Auswirkungen.

3.5.7 Passive Transportprozesse – Filtration

Unter **Filtration** wird der Transport von Flüssigkeiten durch eine semipermeable Membran verstanden. Die Menge der abgefilterten Flüssigkeit (Filtrat) ist sowohl von der Druckdifferenz zwischen beiden Seiten der Membran als auch von der Membranfläche abhängig.

Im menschlichen Organismus erfolgt die Filtration vorwiegend im Bereich der Blutkapillaren, wobei der durch den Herzschlag erzeugte Druck in den Kapillaren, der hydrostatische Druck, zum Abpressen von Blutplasma in das Interstitium führt.

Im venösen Schenkel der Kapillaren sind die Druckverhältnisse umgekehrt: Die Flüssigkeit wird nun in das Blutgefäß zurückgepresst (Resorption; → Abb. 3.19 und → Kap. 13.1.6).

3.5.8 Aktiver Transport

Die Zellen brauchen neben allen passiven Transportmechanismen auch Transportprozesse, die an eine Energiequelle gekoppelt sind und bestimmte Moleküle **aktiv** und gegen ein Konzentrationsgefälle durch die Membran pumpen können. Ansonsten würden sich z. B. lebenswichtige Konzentrationsunterschiede zwischen Zellinnerem und Interstitium mit der Zeit aufheben. Diese energieverbrauchenden Vorgänge werden immer von **Carrierproteinen** ausgeführt. Die dafür notwendige Energie wird aus dem Zellstoffwechsel zur Verfügung gestellt.

Die unterschiedlichen Ionenkonzentrationen z. B. für Na^+ und K^+ sind lebenswichtig (etwa für die Erregbarkeit von Nervenzellen (→ Abb. 3.19). Aufrechterhalten werden diese Konzentrationsunterschiede durch die **Natrium-Kalium-Pumpe,** ein Carrierprotein in der Membran, das Kalium-Ionen in das Zellinnere ein- bzw. Natrium-Ionen gegen das bestehende Ionen-Konzentrationsgefälle aus der Zelle ausschleust (→ Abb. 3.19). Energiequelle der Na^+-K^+-Pumpe ist die Spaltung von ATP in ADP und Phosphat. Das entstandene ADP kann dann im Wesentlichen in den Mitochondrien wieder zu ATP verarbeitet werden.

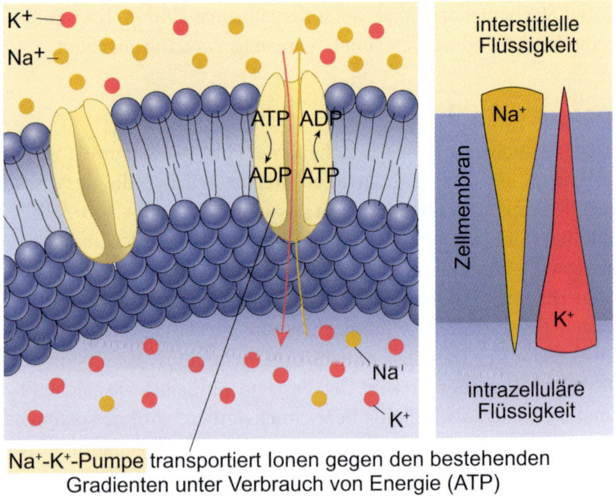

Abb. 3.19 Da aufgrund der Konzentrationsunterschiede dauernd Teilchen aus der bzw. in die Zelle diffundieren, würde der lebensnotwendige Konzentrationsgradient mit der Zeit zusammenbrechen. Um das Konzentrationsgefälle aufrechtzuerhalten, transportiert die Natrium-Kalium-Pumpe unter großem Energieverbrauch ständig Kalium gegen die Konzentrationsgradienten (die der rechte Bildteil zeigt) in die Zelle hinein. Umgekehrte Verhältnisse gelten für das Natrium. [L190]

IM FOKUS

Stofftransport

- Jede Funktion der Zelle erfordert einen Transport bzw. Austausch von Stoffen.
- Beim **passiven Transport** werden Stoffe **entlang eines Konzentrationsgefälles** transportiert.
- Hierzu zählen die **Diffusion,** die **erleichterte Diffusion,** die **Osmose** und die **Filtration.**
- **Osmose** bezeichnet den Lösungsmitteltransport durch eine **halbdurchlässige Membran,** die zwei Lösungen unterschiedlicher Teilchenkonzentration voneinander trennt.
- Der **osmotische Druck** gibt die Konzentration jener Teilchen an, welche die Membran nicht passieren können.
- Durch **aktiven Transport** können Stoffe unter **Energieverbrauch** auch **entgegen ein Konzentrationsgefälle** transportiert werden (z. B. **Natrium-Kalium-Pumpe**).

3.6 Infusionslösungen

Die Verabreichung von **Infusionslösungen** ist in der Notfallmedizin quasi Tagesgeschäft. Jeder Patient, der einen venösen Zugang erhalten hat, bekommt zumindest eine Infusion zum „Offenhalten" des Zugangs. Nicht selten dient die Lösung auch einem therapeutischen Ziel, beispielsweise bei der Behandlung der Dehydrierung oder von Blutverlusten. Dennoch ist nicht jedem Anwender klar, was genau eigentlich in den Lösungen enthalten ist. Insbesondere können Infusionslösungen neben den erwünschten Effekten auch Nebenwirkungen unterschiedlichen Ausmaßes besitzen. In den letzten Jahren wurde diesem Thema vermehrt Aufmerksamkeit gewidmet und viele Anwender mussten erkennen, dass Lösungen, die jahrelang oder gar über Jahrzehnte unkritisch angewendet wurden, viel problematischer sind als gedacht. Dazu ein Beispiel:

Der Anwender glaubte, dass **Ringer-Laktat-Lösung** alle notwendigen Elektrolyte in einer angemessenen Konzentration enthält und somit nichts falsch gemacht werden könne, selbst wenn die Lösung unkritisch verabreicht wird. Ringer-Laktat-Lösung hat einen relativ normalen Gehalt an Kalium (etwas mehr als 5 mmol/l). Viele kritisch kranke Patienten haben jedoch einen **deutlich erhöhten Bedarf** an Kalium. Gerade in Bereichen aber, in denen **keine** Möglichkeit besteht, Elektrolyte zu bestimmen, kann der Einsatz gefährlich sein. So wurden viele Todesfälle bei Kindern in Entwicklungsländern beschrieben, denen aufgrund von Durchfall erhebliche Mengen Ringer-Laktat zur Rehydratation zugeführt wurden und die infolgedessen einen Kaliummangel **(Hypokaliämie)** erlitten.

Alle Anwender müssen sich bewusst machen, dass es vor allem darauf ankommt, was eine Infusionslösung im Körper bewirkt. Allein die Tatsache, dass das Produkt in der Flasche oder im Beutel als „physiologisch" bezeichnet wird bzw. dem Anwender so erscheint, bedeutet nicht, dass es unkritisch angewendet werden darf. Es gibt leider mehrere solcher Beispiele. Grund genug also, sich die Infusionslösungen genauer anzusehen.

3.6.1 Infusionslösungen im Rettungsdienst

Infusionslösungen dienen im Rettungsdienst oft nur zum „Offenhalten" des i. v. Zugangs sowie als Flüssigkeits- bzw. Volumenersatz, ggf. auch als Trägerlösung für Medikamente (→ Abb. 3.20, → Tab. 3.1). Genau genommen ist definitionsgemäß mit Flüssigkeitsersatz gemeint, dass **extrazelluläre** Flüssigkeitsverluste **insgesamt** ersetzt werden sollen, also sowohl im Plasma als auch im **Interstitium.** Beim Volumenersatz geht es darum, dass das Volumen im Gefäßsystem (**intravasales** Volumen) aufgefüllt werden soll. Ziel ist hier die Behandlung einer Hypovolämie. Diese Definition spielt in der Praxis eine untergeordnete Rolle, denn auch ein Volumenmangel wird mit Lösungen behandelt, die den gesamten Extrazellulärraum erreichen. Im Gegenteil, bereits seit einigen Jahren wurde für die in Deutschland sehr verbreiteten HES-(Hydroxyethylstärke-)Lösungen, die auf den intravasalen Raum abzielen (s. u.), eine strenge Indikationsstellung empfohlen. Mittlerweile werden HES-Lösungen in der Präklinik nur nach starker Abwägung empfohlen. Allerdings wurden kürzlich zwei Studien (PHOENICS mit elektiven chirurgischen Patienten und TETHYS mit Traumapatienten) veröffentlicht, die eine Nicht-Unterlegenheit im Vergleich zur kristalloiden Infusionslösung zeigten.

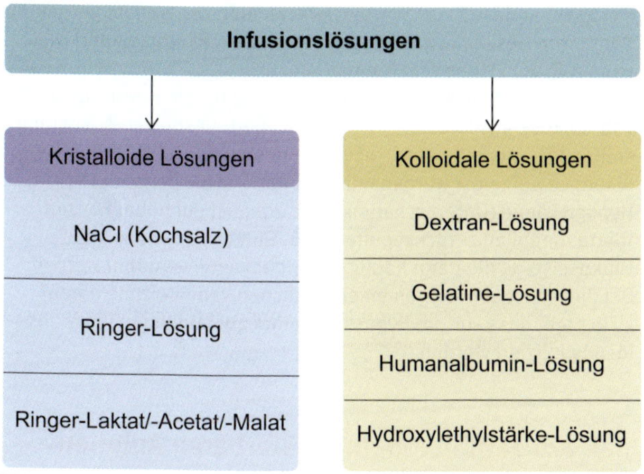

Abb. 3.20 Einteilung von Infusionslösungen im Rettungsdienst [M839]

3.6.2 Kristalloide und kolloidale Infusionslösungen

Prinzipiell werden im Rettungsdienst kristalloide und kolloidale Infusionslösungen unterschieden:

Infusionslösung	Vorteile	Nachteile	Indikation
Glukoselösung	Kostengünstig	Durch Verstoffwechselung der Glukose bleibt freies Wasser zurück, hierdurch z. B. Hirnödembildung möglich	In Einzelfällen bei Patienten mit Hypernatriämie und Hyperkaliämie zu erwägen
Kochsalzlösung, Ringer-Lösung	Kostengünstig	• Unphysiologisch hoher Chloridgehalt • Beeinträchtigung der Nierenfunktion • Gefahr der Dilutionsazidose (Verdünnungsazidose) • Verbleibt nur zu ca. 20 % im Blutgefäßsystem	• Spezialeinsätze, z. B. bei Patienten mit Cholera (hoher Natrium- und Chloridverlust) • Ansonsten kontraindiziert (z. B. S3-Leitlinie Polytrauma, Sepsis Leitlinie)
Ringer-Laktat/ -Acetat/-Malat	Kostengünstig	• Erhöhung des Sauerstoffverbrauchs, insbesondere bei Ringer-Laktat • Verfälschung der Labordiagnostik durch Ringer-Laktat • Verbleibt nur zu ca. 20 % im Blutgefäßsystem	• Ringer-Acetat und Ringer-Malat sinnvoll bei den meisten Patienten zum Volumenersatz • Ringer-Laktat sollte heute nicht mehr verwendet werden
HES-Lösung	Verbleibt hauptsächlich in den Blutgefäßen	• Allergische Reaktionen möglich • Beeinträchtigung der Nierenfunktion möglich • Beeinträchtigung der Gerinnung möglich	• Volumenersatz bei größerem Blutverlust, wenn der Einsatz von kristalloiden Lösungen nicht ausreichend ist (nur als Einzelfallentscheidung) • Je nach Leitlinie wird Zurückhaltung oder Verzicht empfohlen! • Balancierte HES-Lösungen sollen bevorzugt werden • Jährliche Pflichtschulung zum korrekten Umgang
Gelatine-Lösung	Verbleibt hauptsächlich in den Blutgefäßen	Allergische Reaktionen häufig	• Volumenersatz bei größerem Blutverlust, wenn der Einsatz von kristalloiden Lösungen nicht ausreichend ist • Je nach Leitlinie wird Zurückhaltung oder Verzicht empfohlen!
Humanalbumin	Verbleibt hauptsächlich in den Blutgefäßen	• Allergische Reaktionen möglich • Sehr teuer • Keine Lagerung > 25 °C • Dokumentation nach dem Transfusionsgesetz vorgeschrieben • Nur in Glasflaschen verfügbar	Im Rettungsdienst keine!
Hyperosmolare hyperonkotische Lösung	Mobilisation von Flüssigkeit aus dem Interstitium und aus den Zellen	• Allergische Reaktionen möglich • Elektrolytentgleisung möglich • Nur kurze Wirksamkeit • Beeinträchtigung der Nierenfunktion möglich	In Deutschland derzeit nicht auf dem Markt
Mannitol-Lösung	Mobilisation von Flüssigkeit aus dem Interstitium führt zu Reduktion des Hirndrucks	• Steuerung präklinisch schwierig • Elektrolytentgleisung möglich	Hirndrucksenkung bei einem schweren SHT (meist symptomatisch durch Vigilanzstörung, ggf. einhergehend mit zerebralen Einklemmungszeichen; aufgrund der besseren Lagerungsmöglichkeiten wird hier jedoch oft auf hypertone Kochsalzlösung ausgewichen (s. S3-Leitlinie Polytraumaversorgung → Kap. 8.17.6)

Tab. 3.1 Vor- und Nachteile gebräuchlicher Infusionslösungen

- **Kristalloide Lösungen** gibt es in unterschiedlichsten Zusammensetzungen, jedoch ist ihnen der Mangel an sog. Makromolekülen gemeinsam. Sie enthalten unterschiedliche Elektrolyte, die in Flüssigkeiten als Ionen bezeichnet werden. Das einfachste Beispiel für eine solche Lösung ist die 0,9-prozentige Kochsalzlösung. Weitere, in anderen Lösungen verwendete Elektrolyte sind z. B. Kalium, Kalzium oder Magnesium. Ringer-Lösung ist dafür ein Beispiel.
- **Kolloidale Lösungen:** Diese Lösungen enthalten Makromoleküle. Mit ihrer Hilfe kann der kolloidosmotische Druck des Intravasalraums ebenfalls aufrechterhalten oder erhöht werden, was dazu führt, dass eine längere intravasale Verweildauer des infundierten Volumens erreicht wird. Die Moleküle selbst haben unterschiedlichste Größen. Die Molekülgröße bzw. -masse wird als mittleres Molekulargewicht (mMG) angegeben. Man unterscheidet natürliche und künstliche kolloidale Lösungen.
  - **Natürliche Kolloide:** Der einzige Vertreter der natürlichen oder **nichtsynthetischen** Kolloide ist das Albumin. Es wird aus menschlichen Blutspenden hergestellt und daher auch als Humanalbumin bezeichnet. Humanalbumin-Infusionslösungen sind sehr teuer, weil sie nur über einen aufwendigen Prozess aus mehreren menschlichen Blutspenden hergestellt werden können. Dieser hohe Preis ist einer der Gründe am Interesse an künstlichen kolloidalen Lösungen, die erheblich günstiger sind. Zudem ist Humanalbumin herstellungsbedingt nur in Glasflaschen verfügbar. Dies ist für den Einsatz im Rettungsdienst nicht optimal. Außerdem muss die Gabe von Humanalbumin nach dem Transfusionsgesetz dokumentiert werden, ein logistischer Nachteil. Humanalbumin darf des Weiteren nicht über 25 °C gelagert werden. Abgesehen davon sprechen die bisherigen Daten auch aus medizinischer Sicht gegen einen Einsatz von Humanalbumin im Rettungsdienst.
    Zusätzlich ist zu bedenken, dass ein Großteil des in Europa eingesetzten Humanalbumins aus den USA eingeführt wird, was den Zugang z. B. im Rahmen einer Pandemie erschweren kann.
  - **Künstliche Kolloide:** In Europa waren traditionell vor allem Gelatine, Dextran und Stärke (Hydroxyethylstärke-Lösung) als künstliche Kolloide gebräuchlich. Dextran ist aufgrund des Nebenwirkungsprofils nicht mehr im Handel; es spielen nur noch Gelatine und Stärke eine Rolle. Ihr Vorteil liegt darin, dass sie – im Vergleich zum körpereigenen Kolloid Albumin (Humanalbumin) – recht kostengünstig und gut lagerbar sind. Infektionen mit anschließender Erkrankung sind sehr wahrscheinlich ausgeschlossen.

MERKE

Elektrolyte in Infusionen

Elektrolyte sind Substanzen, die in einem Lösungsmittel in sog. Ionen zerfallen. Man kann sie sich als elektrisch geladene Teilchen vorstellen, die in einer Flüssigkeit enthalten sind. Ionen mit einer positiven Ladung werden als **Kationen** bezeichnet, Ionen mit einer negativen Ladung hingegen als **Anionen**. Betrachten wir als Beispiel das Kochsalz, das auch als Natriumchlorid (Na^+Cl^-) bezeichnet wird: In dieser Verbindung ist Natrium das Kation, während das Chlorid das Anion ist.

PRAXISTIPP

Glukoselösungen im Rettungsdienst

Eine Sonderstellung nimmt die Glukoselösung ein: Sie enthält weder Ionen noch Makromoleküle und lässt sich so in keine der oben genannten Gruppen einordnen. Glukoselösungen im Rettungsdienst enthalten meist 5 % Glukose und sollten aufgrund ihrer Nebenwirkungen insbesondere bei Patienten, die ein Schädel-Hirn-Trauma erlitten haben, nicht mehr eingesetzt werden. Die in der Lösung enthaltene Glukose wird nämlich vom Körper verstoffwechselt, sodass freies Wasser zurückbleibt, das sich im gesamten Körper (im Gesamtkörperwasser) verteilt, **auch intrazellulär!** Dies kann z. B. zum Hirnödem führen.

Es gibt heutzutage kaum noch einen Grund für die Bevorratung von Glukose 5 %-Infusionslösungen im Rettungsdienst. Ausnahme stellen hier Medikamente, die nach Herstellerangabe in Glukoselösungen aufgelöst werden müssen, dar. Für die Behandlung einer Hypoglykämie (Unterzuckerung) wird zumeist auf höher konzentrierte Ampullen zurückgegriffen, z. B. Glukose 20–40 % oder Glukose 50 %, die dann häufig sekundär weiter verdünnt werden. Bei diesen ist aber wegen einer möglichen Venenreizung darauf zu achten, dass sie „im Bypass“ zu einer gut laufenden Infusionslösung injiziert werden.

3.6.3 Konzept der metabolisierbaren Anionen

Herstellungsbedingt kann in Infusionslösungen kein Bikarbonat zugemischt werden. Werden nun große Mengen Flüssigkeit verabreicht, wie etwa in der Sepsis (→ Kap. 13.5.5), kann es zu einer sog. **Dilutionsazidose** kommen. Dilution bedeutet so viel wie Verdünnung. Damit ist gemeint, dass die Auffüllung des gesamten Extrazellulärraums mit einer großen Menge bikarbonatfreier Infusionen zu einer Verringerung des relativen Bikarbonatgehalts im Blut führt, wobei der Kohlendioxidpartialdruck konstant gehalten wird. Unterm Strich entwickelt sich daher eine Azidose (→ Kap. 11.2.6). Bei Verabreichung geringerer Infusionsmengen finden sich hingegen nur geringfügige Änderungen.

Der Lösungsansatz für das seit Langem bekannte Problem der Verminderung des Bikarbonatanteils besteht darin, dass sog. **metabolisierbare Anionen** zu den Lösungen hinzugefügt werden. Der Begriff Anion wurde bereits erklärt. Metabolisierbares Anion bedeutet, dass es sich um ein verstoffwechselbares Anion handelt. Darunter werden Basen organischer Säuren verstanden, die im Körper unter Verbrauch von Wasserstoffionen und Sauerstoff das Bikarbonat aus Kohlensäure freisetzen. Da Kohlensäure im Körper praktisch unbegrenzt vorhanden ist, scheint dies ein guter Ansatz zu sein.

Die sicherlich bekannteste und erste Lösung dieser Art war und ist **Ringer-Laktat-Lösung** (Laktat = metabolisierbares Anion), die bereits 1934 von Hartmann entwickelt wurde. Daher wird sie im englischen Sprachraum teilweise auch als „Hartmann's Solution“ bezeichnet. Sie galt lange Zeit als Standardinfusionslösung.

Heutzutage werden anstelle von Laktat gerne andere metabolisierbare Anionen verwendet, die nicht die Nachteile des Laktats haben, z. B. **Acetat** oder **Malat** (→ Kap. 3.6.4). Auf diese Weise kann der Infusionslösung eine Substanz beigemengt werden, welche die Bildung von Bikarbonat bewirkt, somit einer Dilutionsazidose entgegenwirkt und zudem die Laktatdiagnostik nicht verfälscht.

Laktat und Milchsäure

Ein sehr häufig zu beobachtendes Missverständnis betrifft die Verwendung der Begriffe **Laktat** und **Milchsäure.** Vielen ist geläufig, dass **Laktat** in der Labordiagnostik als sog. Hypoxiemarker gilt. Eine Erhöhung des Laktatwerts zeigt an, dass es zum anaeroben Stoffwechsel infolge eines Sauerstoffmangels (einer Hypoxie) im Gewebe gekommen ist. Wenn man bedenkt, dass eine Lösung wie Ringer-Laktat ja u. a. den Zweck verfolgt, eine Dilutionsazidose zu verhindern, weil das bei gefügte Laktat in der Leber zu Bikarbonat verstoffwechselt wird, stellt sich unweigerlich die Frage, wieso dann gleichzeitig das Vorhandensein von Laktat im Plasma (normaler Wert 1,5 mmol/l) auf einen anaeroben Stoffwechsel hindeutet. Hier scheint ein Widerspruch vorzuliegen.

Der Grund liegt darin, dass der Metabolismus **(Stoffwechsel)** des Körpers stets in einer sog. **elektroneutralen** Form erfolgen muss. Ein Teil mit positiver Ladung ist an ein anderes mit negativer Ladung gekoppelt; gemeinsam sind sie elektrisch neutral. Die vom Körper gebildete Milchsäure besteht aus dem Anion Laktat$^-$ und dem Kation H^+. Nach Freisetzung der Milchsäure zerfällt diese in die beiden genannten Bestandteile; der Chemiker sagt auch, sie dissoziiert. Dennoch ist in diesem Fall der Anstieg von Laktat ein Zeichen für die Bildung von Milchsäure im Organismus. Anders ist dagegen das Laktat in der Infusionslösung zu bewerten, das z. B. als Natrium-L-Laktat beigemengt wird. Manche Experten legen daher Wert darauf, dass die durch Milchsäure entstandene Azidose als **Laktazidose** und nicht etwa als Laktatazidose bezeichnet wird.

3.6.4 Kristalloide Infusionslösungen

Zu den kristalloiden Lösungen zählen **0,9-prozentige Kochsalzlösungen.** Diese werden stets als „physiologische" Kochsalzlösungen bezeichnet. Um zu belegen, dass dies nicht zutrifft, müssen wir ihre genaue Zusammensetzung betrachten: Sie beinhalten je 154 mmol/l Natrium und Chlorid. Zum Vergleich: Blutplasma enthält normalerweise ca. 142 mmol/l Natrium und 103 mmol/l Chlorid. Es stellt sich die Frage nach der Folge dieser Konzentrationsunterschiede. Der unphysiologisch hohe Gehalt an Chlorid reduziert sowohl akut als auch chronisch die Wasserrückresorption in der Niere über die Hemmung des Renin-Angiotensin-Aldosteron-Systems (→ Kap. 16.4.2) und vermindert außerdem die Filtrationsrate der Niere. Außerdem fehlt der Lösung Bikarbonat, was bei größeren Infusionsmengen zu einer Dilutionsazidose führen kann (→ Kap. 3.6.3).

Viele Jahre wurde 0,9-prozentige Kochsalzlösung als günstige Infusionslösung zum Flüssigkeitsersatz in Rettungsdienst und Klinik verwendet, quasi für jeden Patienten, der eine Infusionsbehandlung erhielt. Ein spezielles Einsatzgebiet waren Erkrankte mit unzureichender oder verloren gegangener Nierenfunktion, z. B. Dialysepatienten: Die Befürchtung war, dass es bei diesen Patienten durch Verabreichung sog. Vollelektrolytlösungen zu einem Überschuss an Kalium kommen könne, da dieses über die kranken Nieren nicht mehr ausreichend ausgeschieden werden könne. Heute wissen wir, dass entgegen dieser verbreiteten Meinung der Kaliumgehalt in balancierten Lösungen bei Niereninsuffizienz keine Hyperkaliämie bewirkt. Das Gegenteil ist der Fall; so wurde beispielsweise bei Nierentransplantationen selbst in der anurischen Phase gezeigt, dass eine kaliumhaltige (bis 5 mmol/l) balancierte Lösung dem NaCl 0,9 % überlegen ist. Die S3-Leitlinie Polytrauma und die Sepsis Leitlinie empfehlen mit dem höchsten „Grade of Recommendation": Isotone Kochsalzlösung soll nicht verwendet werden.

Eine weitere kristalloide Infusionslösung, deren Einsatz kritisch zu sehen ist, ist die **Ringer-Lösung.** Sie zeichnet sich neben der Anreicherung mit Natrium, Kalium, Kalzium und Magnesium durch einen unphysiologisch hohen Chloridgehalt aus, der sogar noch höher ist als bei der 0,9-prozentigen Kochsalzlösung. Dies beeinträchtigt, wie für die Kochsalzlösung beschrieben, die Nierenfunktion. Außerdem ist auch bei dieser Infusionslösung aufgrund des fehlenden Bikarbonats mit der Gefahr der Dilutionsazidose zu rechnen.

Um dieses Problem zu umgehen, werden, wie beschrieben, metabolisierbare Anionen (→ Kap. 3.6.3) zu einer Lösung mit einem dem Blutplasma ähnlichen Gehalt an Natrium, Kalium, Kalzium und Magnesium hinzugefügt. Diese Lösungen werden auch als **balancierte Vollelektrolytlösungen** bezeichnet. Hierbei ergeben sich einige Vor- bzw. Nachteile der jeweils verwendeten Anionen: Laktat hat den Nachteil, dass es in der Leber metabolisiert werden muss und hierbei viel Sauerstoff verbraucht. Außerdem ist die Ringer-Laktat-Lösung leicht hypoton, was durch Osmose ein Platzen der Zellen hervorrufen kann. Schließlich kann die Zufuhr von Laktat durch Infusionen die laborchemische Messung des Laktatwerts verfälschen. Diese Nachteile machen Ringer-Laktat insbesondere für den Einsatz beim Traumapatienten vollkommen ungeeignet. Malat- und acetathaltige Lösungen werden unabhängig von der Leber verstoffwechselt, ohne den Sauerstoffbedarf in dem Umfang wie bei Laktat zu erhöhen. Diese Lösungen sind aufgrund der genannten Nachteile der Ringer-Laktat-Lösung vorzuziehen. Insbesondere das schnell metabolisierbare Acetat ist hier überlegen.

MERKE

Balancierte Vollelektrolytlösungen

Balancierte Vollelektrolytlösungen zeichnen sich durch einen dem Blutplasma ähnlichen Gehalt an Natrium, Kalium, Kalzium, Chlorid und Magnesium sowie den Zusatz von metabolisierbaren Anionen aus. Als Anionen kommen z. B. Laktat, Malat und Acetat infrage; diese werden zu Bikarbonat verstoffwechselt, wodurch die Gefahr der Dilutionsazidose reduziert wird. Von den verwendeten Anionen scheint Acetat das günstigste Profil zu besitzen. Laktathaltige Lösungen werden hingegen nicht empfohlen.

Ein großer Nachteil kristalloider Infusionen ist, dass sie nur zu ca. 20 % im Gefäßsystem verbleiben. Der Rest sammelt sich vor allem im Gewebe.

3.6.5 Kolloidale Infusionslösungen

Kolloidale Infusionen bestehen, wie bereits erwähnt, aus **Makromolekülen** gelöst in einer kristalloiden Lösung. Angemerkt sei, dass Leitlinien empfehlen, (wenn überhaupt) Kolloide zu verwenden, die in einer **balancierten** Lösung angeboten werden. Die Makromoleküle verbleiben im Gegensatz zu kristalloiden Lösungen zunächst mehr oder weniger (je nach Präparat) vollständig in den Gefäßen, wodurch das Volumen im Gefäßsystem erst einmal ansteigt. Grundvoraussetzung hierfür ist, dass das zugrunde liegende Krankheitsbild der Betroffenen keine erhöhte Permeabilität (Durchlässigkeit) der Gefäße bewirkt hat. Diese Lösungen werden mitunter auch als Plasmaersatzmittel oder Blutersatzmittel bezeichnet, was jedoch nicht korrekt ist, da sie keine Gerinnungsfaktoren enthalten (wie Plasma) und keinen Sauerstoff transportieren können (wie Erythrozyten). Der Begriff Plasmaexpander wiederum trifft nur dann zu, wenn die Lösung so beschaffen ist, dass die Auffüllung des Gefäßraums nach Verabreichung der Lösung größer ist als die infundierte Menge.

Zur Verfügung stehen als künstliche kolloidale Infusionslösungen **Hydroxyethylstärke-(HES-)** und **Gelatine-Lösungen.** Eine weitere kolloidale Lösung, die allerdings nur in der Klinik eingesetzt wird, ist die Humanalbumin-Lösung. Diese ist zwar sehr wirksam, aber aus Kosten- und logistischen Gründen nur eingeschränkt nutzbar. Es handelt sich hierbei nicht um ein künstlich hergestelltes Kolloid, sondern um Albumin, das aus dem menschlichen Blut gewonnen wurde (→ Kap. 11.1.4). Bei den künstlichen kolloidalen Lösungen haben sich HES- und Gelatine-Lösungen durchgesetzt. Dextran Lösungen werden heute aufgrund ihres ausgeprägten negativen Einflusses auf Blutgerinnung und Nierenfunktion nicht mehr verwendet und sind in Deutschland gänzlich vom Markt verschwunden.

Gelatine- und HES-Lösungen

Gelatine- und HES-Lösungen wurden in den letzten Jahren häufig großzügig eingesetzt, was aktuell eher kritisch gesehen wird. **Gelatine-Lösung** wird aus Rinderkollagen gewonnen und besteht aus einem Gemisch unterschiedlich großer Aminosäureverbindungen, während die heutige im Rettungsdienst verwendete **HES-Lösung** Stärkemoleküle mit einer mittleren Größe (sog. mittleres Molekulargewicht, mMG) von 130 kDa (HES 130) enthält. Nachteilig an beiden Lösungen ist ihr Potenzial, allergische Reaktionen auszulösen; die Wahrscheinlichkeit hierfür ist bei den neueren Produkten jedoch sehr gering. HES war lange Zeit ein fester Bestandteil in der Infusionstherapie auf Intensivstationen. Neuere Studien ergaben teilweise allerdings eine erhöhte Todesrate, insbesondere durch Nierenschäden, bei Patienten, die HES-Lösungen erhielten, sodass deren Einsatz mittlerweile stark beschränkt ist. So zeigte sich insbesondere bei Patienten, die an einer Sepsis litten, sowohl eine erhöhte Mortalität als auch eine erhöhte Notwendigkeit für Nierenersatzverfahren. 2022 wurde daher entschieden, die Zulassung ruhen zu lassen. Allerdings legte der Hersteller kürzlich zwei Studien vor, die diese Ruhephase beenden sollten. Beide Studien zeigten keine Unterlegenheit gegenüber der kristalloiden Infusion in Bezug auf Nephrotoxizität und die 90-Tage-Mortalität. Daraufhin wurde die Zulassung wieder aufgenommen, wobei dennoch die Indikationslösung äußerst streng erfolgen sollte.

PRAXISTIPP

Einsatz von HES-Lösungen

Seit einigen Jahren dürfen HES-haltige Arzneimittel zur Infusion nur zur Behandlung einer Hypovolämie aufgrund eines akuten Blutverlusts verabreicht werden, wenn kristalloide Lösungen allein als nicht ausreichend erachtet werden. Untersuchungen zeigten, dass diese Beschränkung oft nicht eingehalten wurde. Daher wurden Maßnahmen ergriffen, um die Einhaltung der zugelassenen Anwendungsbedingungen in der klinischen Praxis zu verbessern. So werden HES-haltige Arzneimittel zur Infusion ausschließlich an Krankenhäuser/Zentren abgegeben, in denen sich die medizinischen Fachkräfte, die diese Arzneimittel voraussichtlich verschreiben oder anwenden werden, einer Pflichtschulung zu den geeigneten Anwendungsbedingungen unterzogen haben, dem sog. Programm für den kontrollierten Zugang. Diese Schulung müssen jährlich erneuert werden. Ärzte dürfen HES-haltige Arzneimittel zur Infusion nicht außerhalb der in der Fachinformation angegebenen Bedingungen anwenden, da dies zu schwerwiegenden Gesundheitsschäden bei den Patienten führen könnte.

Gelatine-Lösungen zeichnen sich durch weitgehende Neutralität in Bezug auf Blutgerinnung und Nierenfunktion aus. Das macht sie besonders geeignet für die Versorgung von Intensivpatienten mit eingeschränkter Nierenfunktion. Allerdings muss beachtet werden, dass ein Überlebensvorteil für Erkrankte, die mit kolloidalen Infusionen behandelt wurden, im Gegensatz zu Patienten, die nur kristalloide Infusionslösungen erhielten, nicht gezeigt werden konnte. Aufgrund der möglichen Nebenwirkungen wird daher zurzeit der Einsatz von kristalloiden Infusionslösungen angeraten, wobei eine Gabe als **Ultima Ratio beim hämorrhagischen Schock** durchaus zu erwägen ist.

Hyperosmolare hyperonkotische Infusionslösungen (HHL)

Zum Schluss soll das Konzept der hyperosmolaren Lösungen angesprochen werden. Man versteht darunter eine **hyperosmolare** (hochprozentige, 7,5-prozentige) **Kochsalzlösung,** die dann, wenn sie zusätzlich ein Kolloid wie z. B. HES enthält, als **hyperosmolar hyperonkotisch** (HHL) bezeichnet wird. Das Konzept der hyperosmolaren bzw. hyperosmolaren hyperonkotischen Lösungen beruht darauf, dass intrazelluläre und interstitielle Flüssigkeit in den Intravasalraum „gesaugt" wird. HHL sollten allerdings nur verwendet werden, wenn sich genügend Flüssigkeit im Interstitium befindet, die resorbiert werden kann. Außerdem muss darauf geachtet werden, dass neben der Resorption aus dem Interstitium zusätzlich Flüssigkeit zugeführt wird, da die Resorptionsmöglichkeit durch das vorhandene Volumen im Interstitium begrenzt wird.

In den allermeisten Studien wird ausschließlich die reine 7,5%-ige Kochsalzlösung angewendet. Hingegen ist in Deutschland immer nur die kombinierte Lösung mit HES (Hyperhaes®) oder 6 % Dextran 70 (RescueFlow®) verwendet worden. Verschiedene Probleme mit der kolloidalen HES-Lösung haben dazu geführt, dass beide Lösungen in Deutschland nicht mehr verfügbar sind.

Ein weiteres Anwendungsgebiet für eine hyperosmolare Lösung ist das Schädel-Hirn-Trauma: Hier kann der Einsatz von Lösungen, die Zuckeralkohole (z. B. Mannitol) enthalten, sinnvoll sein. Zuckeralkohole kann der Körper im Gegensatz zu Glukose-Lösungen nicht verstoffwechseln, sodass diese osmotisch wirksam werden, Wasser aus dem Gewebe ziehen und so der Hirndruck gesenkt werden kann. Zwar besteht eine schlechte Steuerbarkeit, nach neuesten Leitlinien kann der präklinische Einsatz aber erwogen werden. Hierbei wird allerdings der Zugang zu hyperosmolarer Kochsalzlösung oft einfacher sein.

PRAXISTIPP

Aktuelle Empfehlungen zur Auswahl von Infusionen im Rettungsdienst

- Für den Einsatz von 5-prozentiger Glukoselösung, Ringer-Lösung und 0,9-prozentiger Kochsalzlösung gibt es keine sinnvolle Indikation.
- Eine (großzügige) Infusionstherapie mit Lösungen ohne metabolisierbare Anionen (wie z. B. Acetat) führt zu einer Dilutionsazidose; deshalb sollten Lösungen mit metabolisierbaren Anionen verwendet werden.
- Als metabolisierbares Anion eignen sich insbesondere Acetat (und Malat); Laktat sollte hierfür nicht mehr eingesetzt werden.
- Als kristalloide Lösung sollte heutzutage eine sog. balancierte Vollelektrolytlösung (VEL) mit Acetat verwendet werden. Diese stellt zugleich die Basis für den Volumenersatz bei allen Patienten dar, auch beim Trauma.
- Der Einsatz von kolloidalen Lösungen sollte sehr zurückhaltend erfolgen, da diese nebenwirkungsreicher sind als kristalloide Lösungen. HES-Lösungen dürfen nur zur Behandlung einer Hypovolämie aufgrund eines akuten Blutverlusts verabreicht werden, wenn kristalloide Lösungen allein als nicht ausreichend erachtet werden.
- **Verbrennungen und Sepsis** stellen **Kontraindikationen für die Gabe von HES** dar.
- Der Einsatz von hyperosmolaren Lösungen, die mit einem Kolloid angereichert sind (sog. hyperosmolare hyperonkotische Lösungen, HHL), ist derzeit in Deutschland nicht ohne Weiteres möglich, da diese Lösungen vom Markt genommen wurden.
- Hypertone Lösungen (7,5%-iges Kochsalz) können in verschiedenen Situationen wie z. B. dem schweren SHT angewendet werden.

Letztendlich sollte der Einsatz von Infusionslösungen immer wieder kritisch hinterfragt werden; daher sollten zukünftige Studien, die sich näher mit den Problemen der Infusionstherapie beschäftigen, immer im Auge behalten werden.

PRAXISTIPP

Aktuelle Empfehlungen zur Steuerung der Volumentherapie beim Trauma

- Normotensive Traumapatienten bedürfen keiner Volumentherapie.
- Beim blutenden und hypotensiven Traumapatienten ist eine Volumentherapie indiziert.
- Bei schwerverletzten Patienten **ohne führendes SHT** wird ein niedrigerer Blutdruck (mittlerer arterieller Blutdruck = MAP ~ 65 mmHg, systolischer arterieller Druck ~ 80 mmHg) toleriert. Bei Kindern sind diese Werte altersgemäß anzupassen.
- Bei schwerverletzten Patienten **mit führendem SHT** oder **spinalem Trauma mit Neurologie** wird eine Normotension angestrebt. Dies entspricht einem Ziel-MAP von ~ 85 mmHg. Bei Kindern sind diese Werte altersgemäß anzupassen.

IM FOKUS

Infusionslösungen

- Infusionslösungen dienen im Rettungsdienst zum **„Offenhalten" des i. v.-Zugangs,** als **Flüssigkeits- bzw. Volumenersatz** oder als **Trägerlösung für Medikamente.**
- **Kristalloide Lösungen** enthalten Elektrolyte, die in Flüssigkeiten als Ionen bezeichnet werden.
- **Balancierte Vollelektrolytlösungen** haben einen dem Blutplasma ähnlichen Gehalt an Elektrolyten sowie einen Zusatz von metabolisierbaren Anionen.
- **Kolloidale Infusionen** bestehen aus **Makromolekülen** (natürlich oder synthetisch), gelöst in einer kristalloiden Lösung.
- **Hyperosmolare Lösungen** enthalten eine erhöhte Teilchenkonzentration (z. B. 7,5 % Natrium).
- Werden einer hyperosmolaren Infusion Kolloide zugesetzt, bezeichnet man diese als **hyperosmolar hyperonkotische Lösung**.

3.7 Teilung von Zellen

Neue Körperzellen entstehen ausschließlich durch **Teilung** bereits vorhandener Zellen. Tag für Tag müssen Zellen neu gebildet werden, um Wachstumsvorgänge zu ermöglichen und um die überall im Organismus zugrunde gehenden Zellen zu ersetzen. So besteht der menschliche Körper aus rund 100 Billionen Zellen. Hiervon gehen jede Sekunde 50 Millionen Zellen zugrunde und müssen wieder ersetzt werden.

3.7.1 Mitose

Die häufigste Art der Zellteilung ist die Mitose, wobei das Kernmaterial erbgleich von der **Mutterzelle** an die zwei entstehenden **Tochterzellen** weitergegeben wird. Dies erfordert, dass zuvor die Erbsubstanz der Mutterzelle, also die in den Chromosomen enthaltene DNA, verdoppelt werden muss. Dieser Vorgang heißt **Replikation** der DNA.

DNA-Replikation

Die Replikation der DNA findet schon vor der eigentlichen Mitose in der sog. **Interphase** statt. Dies ist die Phase zwischen (= inter) zwei Zellteilungen. Hierzu wird die DNA wie ein Reißverschluss in der Mitte, also zwischen den korrespondierenden Basen, aufgetrennt (→ Abb. 3.21). An die freiwerdenden Basen beider Stränge lagern sich dann, der spezifischen Basenpaarung folgend (Adenin zu Thymin, Guanin zu Cytosin), neue Nukleotide an. Diese werden unter Mithilfe von

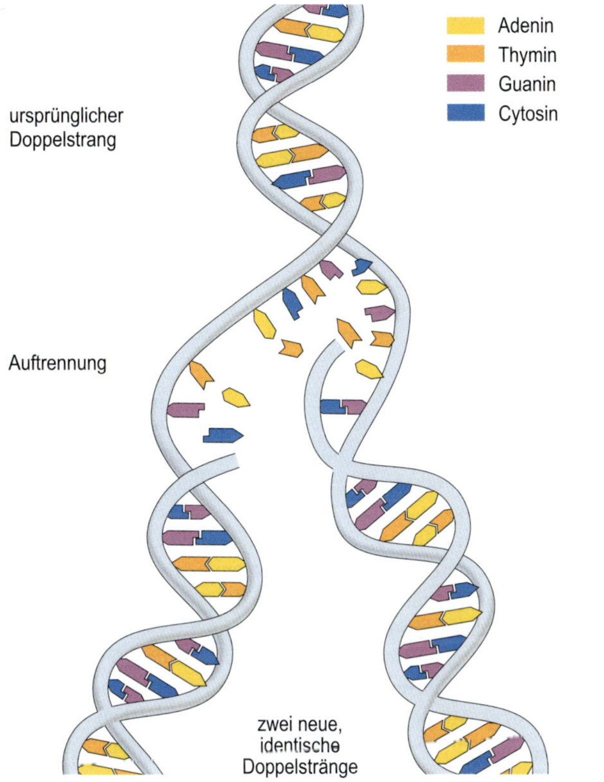

Abb. 3.21 Replikation der DNA. Wie ein Reißverschluss wird die DNA in der Mitte zwischen ihren korrespondierenden Basen aufgetrennt. Mit den offen liegenden Basen paaren sich sofort wieder die korrespondierenden Nukleotide, die dann zu einem neuen Strang verknüpft werden. [L190]

Enzymen (DNA-Polymerasen) zu einem neuen Strang verknüpft. Dies gelingt nur am Führungsstrang in einem Stück. Der andere Strang wird gestückelt (fragmentiert oder auch diskontinuierlich) hergestellt. Am Ende werden diese sog. Okazaki-Fragmente durch Ligasen miteinander verbunden. Damit sind zwei neue Doppelstränge entstanden, die mit dem ursprünglichen Doppelstrang völlig identisch sind. Diese neuen Doppelstränge bestehen jeweils aus einer „alten" und einer „neuen" Hälfte und nehmen auch wieder die Form der DNA-Doppelhelix an. Funktioniert dieser komplexe Mechanismus nur unzureichend, können Fehlpaarungen und somit Abweichungen vom ursprünglichen Bauplan (= **Mutationen**) entstehen. Zumeist werden diese Fehler schnell behoben; in einigen Fällen können sie jedoch auch fortbestehen. Faktoren, die das Entstehen von Mutationen fördern, werden als mutagen bezeichnet. Hierzu zählen z. B. UV-Strahlung, chemische Substanzen wie polyzyklische Kohlenwasserstoffe oder hohe Temperaturen.

Auf die oben beschriebene Weise wird die DNA sämtlicher Chromosomen vor der eigentlichen Zellteilung in der Interphase verdoppelt, wobei aus einem Chromosom zwei Chromatiden entstehen (→ Abb. 3.6). Schließlich verdoppelt sich in der Interphase auch das Zentriolenpaar.

Phasen der mitotischen Kernteilung

Die Mitose, bei der als wichtigster Vorgang die Chromatiden auf zwei neue Kerne verteilt werden, verläuft in vier Kernteilungsphasen: **Prophase, Metaphase, Anaphase** und **Telophase** (→ Abb. 3.7).

Prophase Die im Ruhekern als lange, unsichtbare Fäden vorliegenden Chromosomen verkürzen sich in dieser Phase durch zunehmende Spiralisierung. Im Mikroskop ist zu erkennen, dass jedes Chromosom bereits in seiner verdoppelten Form – den am Zentromer zusammenhängenden Chromatiden (→ Abb. 3.6) – vorliegt. Ferner lösen sich die Nukleoli (Kernkörperchen) auf; die beiden Zentriolenpaare rücken auseinander und wandern zu den gegenüberliegenden Enden der Zelle, den Zellpolen.

Von den beiden Zentriolenpaaren ausgehend, wachsen dann Mikrotubuli (→ Kap. 3.3.6) auf das jeweils gegenüberliegende Zentriolenpaar zu, bis sie schließlich von einem Zellpol bis zum anderen reichen. Die so gebildete Mitosespindel steuert zusammen mit den chromosomalen Mikrotubuli die Bewegung der Chromatiden während der weiteren Teilungsvorgänge.

Die Prophase endet mit der Auflösung der Kernhülle, wodurch die zusammenhängenden Chromatiden in das Zytoplasma freigesetzt werden.

Metaphase In der Metaphase ordnen sich die zusammenhängenden Chromatiden in der Mittelebene (Äquatorialebene) der Zelle zwischen den beiden Spindelpolen an und bilden dabei eine sternförmige Figur. Die inzwischen vollständig ausgebildete Teilungsspindel besteht nun aus Mikrotubuli, die

- einerseits von Zellpol zu Zellpol reichen, andererseits aber auch
- als Chromosomenfasern an den Zentromeren ansetzen.

Anaphase Die Anaphase beginnt mit dem Auseinanderweichen der Zentromere aller Chromosomen. Die dadurch voneinander getrennten Chromatiden werden dann durch die an den beiden Zentromerenhälften ansetzenden Chromosomenfasern zu den entgegengesetzten Zellpolen bewegt. Mit der Trennung der beiden identischen („doppelten“) Chromatiden wird jedes von ihnen nun wieder als (einfaches) Chromosom bezeichnet.

Telophase Das letzte Stadium der Mitose, die Telophase, ist in vieler Hinsicht die Umkehrung der Prophase. Die an beiden Polen liegenden identischen Chromosomensätze werden von Membranen umgeben, wodurch neue Kernhüllen entstehen. Die Chromosomen in den neuen Kernen werden entspiralisiert, wodurch das typische Chromatin-Muster des Zellkerns in Ruhe erscheint. Die Mitosespindel verschwindet und die Nukleoli erscheinen wieder. Damit ist der **Kern**teilungszyklus beendet.

Zellteilung

Die **Kernteilung** wird üblicherweise von der **Zellteilung** begleitet. Sie beginnt meist schon in der späten Anaphase und wird in der Telophase abgeschlossen. Hierbei schnürt sich die Zellmembran etwa in der Zellmitte vom Rand her zunehmend ein, bis schließlich zwei etwa gleich große Tochterzellen mit eigenem Zytoplasma und Organellen entstanden sind. Nicht jede Kernteilung muss auch von einer Zellteilung begleitet sein. Vielkernige Zellen, z. B. die Skelett- oder Herzmuskelzellen, vermehren bei Bedarf die Kernzahl ohne gleichzeitige Zellteilung.

3.7.2 Phasen des Zellzyklus

Ein Zellzyklus besteht aus zwei Phasen (→ Abb. 3.22):

- Mitosephase
- Interphase (Zeit zwischen zwei Zellteilungen); sie setzt sich zusammen aus G_1-, S- und G_2-Phase

Nach der Mitose tritt die neu gebildete Zelle zunächst in die sog. präsynthetische Wachstumsphase **(G1-Phase)** ein. In dieser Phase läuft die Proteinbiosynthese auf Hochtouren und trägt maßgeblich zur Vergrößerung der Zelle bei. Die Dauer dieser Phase schwankt zwischen wenigen Stunden und unter Umständen mehreren Jahren und bestimmt im Wesentlichen die Dauer des gesamten Zellzyklus.

Viele ausdifferenzierte Zellen verlassen diese Phase normalerweise nicht; sie wird dann auch als **G0-Phase** bezeichnet. Nur bei besonderen Ereignissen (Verletzung, Zellverlust) können sie wieder in den Zellzyklus eintreten. Eine Ausnahme bilden die Nervenzellen; sie können sich nicht mehr teilen (regenerieren; → Kap. 8.2.1) und verbleiben daher dauerhaft in der G_0-Phase.

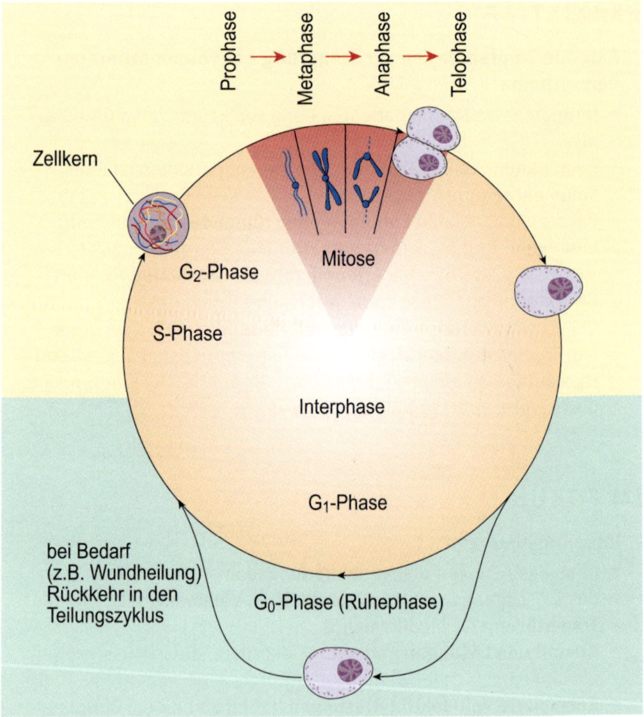

Abb. 3.22 Schematische Darstellung des Zellzyklus [L190]

In der sich anschließenden, etwa 5 bis 10 Stunden dauernden Synthesephase **(S-Phase)** erfolgt die Verdoppelung der DNA, also die Bildung der Chromatiden. Die letzte, etwa vierstündige Phase vor der Mitose heißt postsynthetische Wachstumsphase **(G2-Phase).** Hier liegen die Chromosomen also bereits in verdoppelter Form als Chromatiden vor.

3.7.3 Meiose

Damit sich bei der Vereinigung von Eizelle und Spermium das Erbgut nicht verdoppelt, ist bei der Bildung der Keimzellen eine besondere Form der Zellteilung erforderlich (→ Abb. 3.23 und → Abb. 3.24). Hierbei wird der normale, **diploide** Chromosomensatz (2 × 23 Chromosomen) auf einen **haploiden** Satz (1 × 23 Chromosomen) reduziert – dieser Vorgang wird auch Reduktionsteilung genannt.

Die **Meiose** umfasst zwei Teilungsschritte:

- In der ersten Reifeteilung wird der diploide Chromosomensatz auf den haploiden reduziert (Reduktionsteilung).
- Die zweite Reifeteilung entspricht einer normalen mitotischen Teilung – allerdings mit haploiden Chromosomensätzen.

In der Prophase der ersten Reifeteilung kommt es ebenfalls zu einer Verkürzung und Verdichtung der bereits verdoppelten Chromosomen. Danach lagern sich **homologe Chromosomen** (die sich entsprechenden Chromosomen väterlicher und mütterlicher Herkunft) parallel aneinander, sodass die entsprechenden Genabschnitte genau nebeneinander zu liegen kommen. Da jedes Chromosom zu diesem Zeitpunkt schon aus zwei Chromatiden besteht, entsteht ein Gebilde, eine **Tetrade,** die aus vier Chromatiden (je zwei mütterlicher und väterlicher Herkunft) besteht. Dieses Aneinanderlagern wird anschließend wieder gelöst, wobei sich aber Abschnitte, die intensiv aneinander haften, miteinander überkreuzen können. An solchen Überkreuzungsstellen,

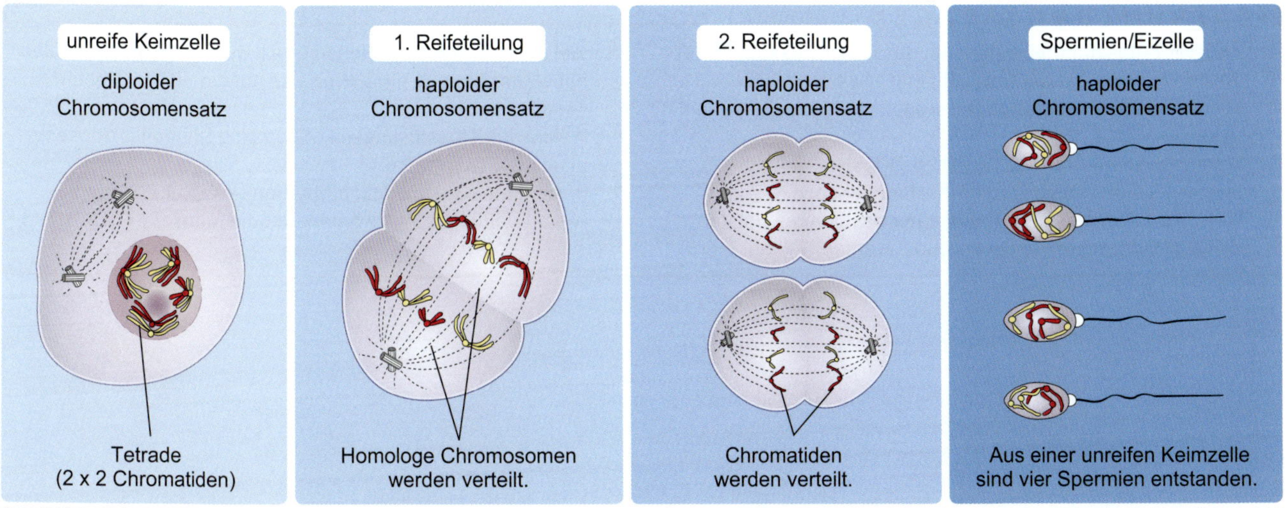

Abb. 3.23 Die Meiose am Beispiel der Spermienbildung im Hoden. Aus einer unreifen männlichen Keimzelle mit diploidem Chromosomensatz entstehen vier Spermien mit einem jeweils haploiden Chromosomensatz. [L190]

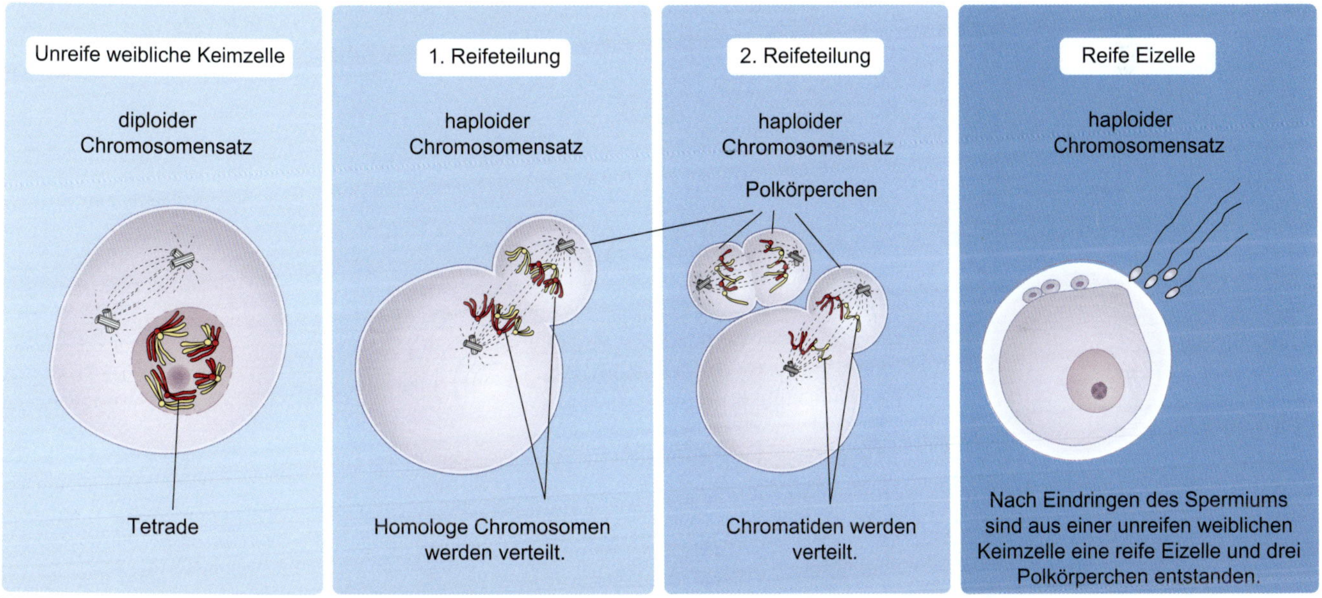

Abb. 3.24 Die Meiose am Beispiel der Eizellbildung. Im Gegensatz zur Spermienbildung entsteht aus einer unreifen weiblichen Keimzelle nur eine Eizelle. Sie hat im Laufe der beiden Reifeteilungen den größten Teil des Zytoplasmavolumens übernommen, während die drei Polkörperchen zugrunde gehen. [L190]

Chiasmata genannt, können die Chromatiden verschmelzen und derart wieder auseinanderbrechen, dass Bruchstücke des väterlichen und des mütterlichen Chromosoms vertauscht werden. Dieses **Crossing Over** führt zu einer Neuverknüpfung der Gene **(Rekombination)** innerhalb von Chromosomen.

In den weiteren Phasen der ersten Reifeteilung werden nicht wie bei der normalen Mitose die Chromatiden, sondern die beiden homologen Chromosomen (bestehend aus je zwei Chromatiden) auf die Tochterkerne verteilt, indem sie vom Spindelapparat zu den Zellpolen gezogen werden. Durch die parallel einsetzende Zellteilung entstehen zwei Tochterzellen mit je 23 noch verdoppelten Chromosomen.

Die sich nun anschließende zweite Reifeteilung entspricht der einer normalen mitotischen Teilung, wobei jetzt die Chromatiden auf die Tochterzellen verteilt werden.

IM FOKUS

Teilung von Zellen

- Neue Körperzellen entstehen durch **Teilung** bereits vorhandener Zellen.
- Hierzu werden die **Mitose** und die **Meiose** unterschieden.
- Die Replikation der DNA findet schon vor der eigentlichen **Mitosephase** in der sog. **Interphase** statt.
- Eine Mitose verläuft in den vier Kernteilungsphasen: **Prophase, Metaphase, Anaphase** und **Telophase.**
- Damit sich bei der Vereinigung von Eizelle und Spermium das Erbgut nicht verdoppelt, hat eine Meiose einen angepassten Ablauf.
- Die **Meiose** umfasst eine erste und eine zweite Reifeteilung.
- Bei der **ersten Reifeteilung** wird der normale, **diploide** Chromosomensatz auf einen **haploiden** Satz reduziert (Reduktionsteilung).
- Die **zweite Reifeteilung** entspricht einer Mitose – allerdings mit haploiden Chromosomensätzen.

WIEDERHOLUNGSFRAGEN

1. Welcher Zellbestandteil beinhaltet das Erbgut? (→ Kap. 3.3.1)
2. Welche Aufgabe hat der Golgi-Apperat? (→ Kap. 3.3.4)
3. Welche Funktion hat das glatte endoplasmatische Retikulum? (→ Kap. 3.3.3)
4. Woraus besteht das Zytosol? (→ Kap. 3.1.5)
5. Erklären Sie den Vorgang der Diffusion. (→ Kap. 3.5.4)
6. Welche Infusionslösung können unter bestimmten Umständen zur Hirndrucksenkung verwendet werden? (→ Kap. 3.6.5)
7. Welchen mittleren arteriellen Druck würden Sie bei Patienten mit akuter Blutung ohne Hinweise auf ein SHT anstreben? (→ Kap. 3.6.5)
8. Welche Infusionslösungen können eine Dilutionsazidose verursachen? (→ Kap. 3.6.4)
9. Beschreiben Sie die Rekombination (→ Kap. 3.7.3)
10. Welche Teilungsschritte beinhaltet die Mitose? (→ Kap. 3.7.1)

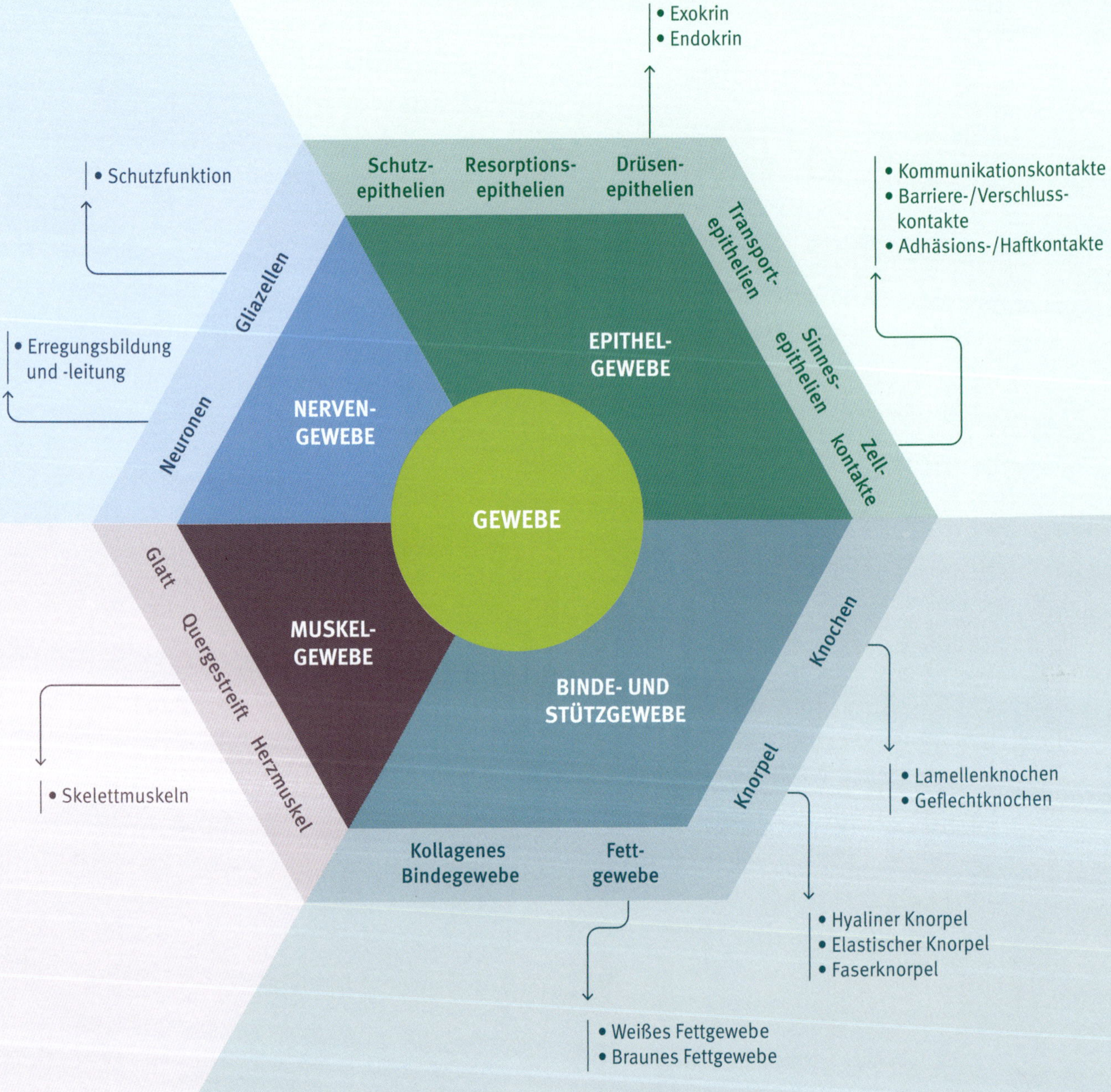

GEWEBE
EPITHEL-GEWEBE
NERVEN-GEWEBE
MUSKEL-GEWEBE
BINDE- UND STÜTZGEWEBE
Schutz-epithelien
Resorptions-epithelien
Drüsen-epithelien
• Exokrin
• Endokrin
Transport-epithelien
Sinnes-epithelien
Zell-kontakte
• Kommunikationskontakte
• Barriere-/Verschluss-kontakte
• Adhäsions-/Haftkontakte
Gliazellen
• Schutzfunktion
Neuronen
• Erregungsbildung und -leitung
Glatt
Quergestreift
• Skelettmuskeln
Herzmuskel
Knochen
• Lamellenknochen
• Geflechtknochen
Knorpel
• Hyaliner Knorpel
• Elastischer Knorpel
• Faserknorpel
Kollagenes Bindegewebe
Fett-gewebe
• Weißes Fettgewebe
• Braunes Fettgewebe

4

GEWEBE DES KÖRPERS

Stephan Dönitz

GEWEBE DES KÖRPERS

INHALTSÜBERSICHT

Gewebe

- Gruppen von Zellen mit gleichartiger Funktion und Bauart werden als Gewebe bezeichnet. Unterschieden werden Epithelgewebe, Binde- und Stützgewebe, Muskelgewebe und Nervengewebe. Verschiedene Gewebe bilden ein Organ.
- Bei der Transplantation werden Gewebe oder Organe eines Spenders in aller Regel auf ein anderes Individuum der gleichen Art (allogene Transplantation) oder auf eine andere Stelle desselben Individuums (autologe Transplantation) übertragen.

Epithelgewebe

- Epithelgewebe bedecken die äußere Körperoberfläche als Oberhaut und die natürlichen Körperhohlräume und Gangsysteme als Schleimhaut.
- Es gibt verschiedene Formen von Epithelgeweben mit unterschiedlichen Spezialisierungen:
  - Schutzepithelien bedecken sowohl die äußeren als auch die inneren Körperoberflächen.
  - Resorptionsepithelien nehmen Stoffe auf.
  - Drüsenepithelien sondern Sekrete (überwiegend flüssige Stoffgemische) ab.
  - Sinnesepithelien können Sinnesreize aufnehmen und weiterleiten.
  - Transportierende Epithelien nehmen Reinigungs- und Transportaufgaben wahr.
- Zellkontakte, die es auch bei allen anderen Geweben gibt, verankern die Epithelzellen in ihrem Verband untereinander oder mit umgebenden Strukturen und dienen dem Austausch von Nachrichten.

Binde- und Stützgewebe

- Binde- und Stützgewebe sind entscheidend an der Formgebung und -erhaltung des Körpers beteiligt.
  - Zu den Bindegeweben gehören das (lockere und straffe) kollagene Bindegewebe, das retikuläre Bindegewebe sowie das Fettgewebe.
  - Die Stützgewebe werden in Knorpel und Knochen unterteilt.
- Kollagenfasern finden sich im ganzen Körper, vor allem aber in den Sehnen und Gelenkbändern. Ihre sehr große Zugfestigkeit macht sie besonders geeignet für die Ausübung von Haltefunktionen.
- Elastische Fasern geben z. B. den Arterien, der Lunge und der Haut ihre hohe Elastizität.
- Retikuläre Fasern (Gitterfasern) sind ebenfalls elastisch. Im Vergleich zu den elastischen Fasern ist die Biegungselastizität zwar besser, die Zugelastizität jedoch deutlich schlechter ausgeprägt. Sie finden sich vor allem als Stütze in Organen mit retikulärem Bindegewebe, aber auch in vielen anderen Strukturen. Außerdem sind sie wichtiger Bestandteil der Basalmembranen.

Fettgewebe

- Fettgewebe ist eine Sonderform des retikulären Bindegewebes.
- In die Fettzellen sind kugelförmige Fetttröpfchen aus Neutralfetten (Triglyzeriden) und Wasser eingelagert.
- Retikuläre Fasern flechten sich um die einzelnen Fettzellen und fassen sie zu Fettläppchen zusammen.
- Viele Fettläppchen bilden gemeinsam das Fettgewebe. Man unterscheidet weißes und braunes Fettgewebe.

Knorpel

- Der besonders druckfeste Knorpel gehört zu den Stützgeweben des Körpers. Er widersteht mechanischen Beanspruchungen, insbesondere Scherkräften.

Knochen

- Das Knochengewebe ist das am höchsten differenzierte Stützgewebe des Menschen. Seine Struktur macht den Knochen außerordentlich widerstandsfähig gegenüber Druck, Biegung und Torsion (Drehung um die Längsachse).
- Man unterscheidet zwei Arten von Knochengewebe: den feinfaserigen Lamellenknochen und den grobfaserigen Geflechtknochen.

Muskelgewebe

- Lang gestreckte, faserartige Muskelzellen sorgen für Fortbewegung, Herzschlag und andere lebenswichtige Funktionen des Körpers. Feine fadenförmige Strukturen im Inneren der Muskelzellen ermöglichen den Muskelzellen das Zusammenziehen.
- Glatte Muskulatur (z. B. Muskelwände des Magen-Darm-Trakts, Bronchien, Urogenitaltrakt) besteht aus länglichen, nur selten verzweigten Zellen, die in Strängen oder Schichten angeordnet sind.
- Die quergestreifte Muskulatur bildet das gesamte System der Skelettmuskeln.
- Die Muskulatur des Herzens ist eine Sonderform der quergestreiften Muskulatur: Sie besitzt zwar die für den Skelettmuskel typische Querstreifung, gleichzeitig zeigt sie aber auch Kerne in der Zellmitte wie bei der glatten Muskulatur. Die Herzmuskulatur ist wie die glatte Muskulatur nicht dem Willen unterworfen.

Nervengewebe

- Das Nervengewebe ist das am kompliziertesten aufgebaute Gewebe des Menschen. Aufgaben sind:
  - Aufnahme von Informationen
  - Weiterleitung von Informationen
  - Informationsverarbeitung und -speicherung

4.1 Gewebe

Der Grundbauplan aller Körperzellen ist gleich: Alle enthalten beispielsweise einen Zellkern, mehrere Mitochondrien und ein endoplasmatisches Retikulum. Dennoch verrichten sie im Körper völlig unterschiedliche Aufgaben, etwa als Muskel, im Gehirn, als Knochen oder als Haut. Daher finden sich stets **Gruppen** von Zellen mit **gleichartiger** Funktion und Bauart. Gleichartig aufgebaute Zellen sind **differenziert.**

Die **Zellverbände,** deren Zellen gemeinsam eine Aufgabe für den Gesamtorganismus erfüllen, sind die **Gewebe.** Die Lehre von den Geweben ist die **Histologie** (Hist = Gewebe). Daher leitet sich die Bezeichnung Histamin (Gewebshormon, → 1.11.3, → Tab. 10.2) ab. Gewebe bestehen nicht nur aus Zellen: Die **extrazelluläre Matrix** (**EZM,** auch Interzellulärsubstanz) liegt zwischen den Zellen und umgibt sie geflechtartig (→ Kap. 4.1.2, → 4.3.2). Durch unterschiedliche Ausformung ist die EZM variabel gestaltet.

4.1.1 Vier Arten von Gewebe

Nach ihrer Entwicklungsgeschichte, ihrer Struktur und ihrer Funktion werden traditionell vier **Hauptgewebe** unterschieden (→ Tab. 4.1):

- Epithelgewebe
- Binde- und Stützgewebe
- Muskelgewebe
- Nervengewebe

Grundgewebe	Funktion	Beispiele im Körper
Epithelgewebe 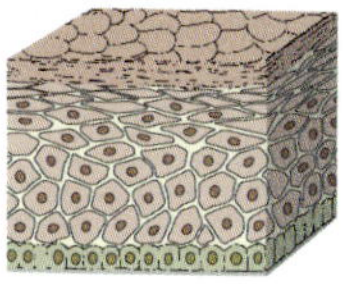	• Bedeckung und Schutz der Körperoberfläche, z. B. vor toxischen Substanzen • Auskleidung von Körperhöhlen • Transport, Resorption, Sekretion, Ausscheidung von Substanzen	• Äußere Haut (→ Abb. 7.1) • Schleimhäute von Atmungs-, Verdauungs-, Harn- und Reproduktionstrakt • Drüsen
Binde- und Stützgewebe 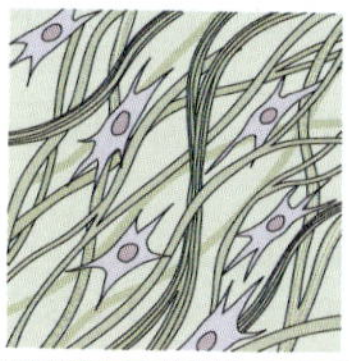	• Unterstützung und Verbindung von Körperstrukturen, Körperstatik • Speicherung von Substanzen • Transportvorgänge	• Knorpel (→ Abb. 4.10), Knochen (→ Abb. 4.11), Bänder, Sehnen • Fett (→ Abb. 4.9) • Blut
Muskelgewebe 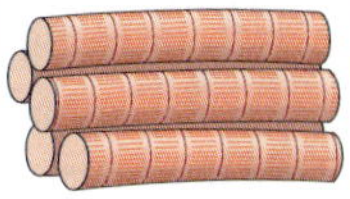	• Körper- und Organbewegungen • Wärmebildung	• Skelettmuskeln an Kopf, Hals, Rumpf, Armen und Beinen (→ Abb. 4.13) • Herzmuskulatur, Gefäßwände (→ Abb. 4.14) • Wände von Hohlorganen, z. B. Magen, Harnblase (→ Abb. 4.13)
Nervengewebe 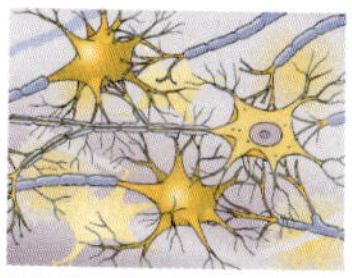	• Erfassung, Verarbeitung, Speicherung und Aussendung von Informationen • Steuerung der Körperfunktionen	• Gehirn, Rückenmark • Periphere Nerven • Sinnesorgane

Tab. 4.1 Übersicht über die vier Grundgewebe des menschlichen Körpers, ihre Funktion sowie Beispiele, wo sie im Organismus zu finden sind [L190]

4.1.2 Parenchym, Stroma und Interzellulärsubstanz

Verschiedene Gewebe zusammen bilden ein **Organ.** Die Zellen, die für die eigentliche Funktion des Organs zuständig sind, bilden das **Parenchym.** Dazwischen liegt das **Stroma** (Interstitium, lat. Zwischenraum) welches das Gerüst des Organs bildet und Bindegewebe, seltener Epithelgewebe und Muskelzellen, sowie Gefäße und Nerven enthält, die das Organ versorgen.

Der Raum zwischen den Zellen, der Zwischenzell- oder **Interzellulärraum** ist mit einer sehr unterschiedlichen Menge an **Interzellulärsubstanz** (Zwischenzellsubstanz, extrazelluläre Matrix) ausgefüllt. Sie ist von großer Bedeutung für den Stoffaustausch zwischen Blut und Zellen wie auch für die mechanische Funktion der Gewebe, was an den Binde- und Stützgeweben besonders deutlich wird.

4.1.3 Transplantation – (k)ein Problem?

Bei der Transplantation werden Gewebe oder Organe eines Spenders in aller Regel auf ein anderes Individuum der gleichen Art **(allogene Transplantation)** oder auf eine andere Stelle desselben Individuums **(autologe Transplantation)** übertragen. Ein Beispiel für eine autologe Transplantation ist die Entnahme von gesunder Haut, um eine höhergradige Brandverletzung nach Entfernung von abgestorbenem Gewebe **(Nekrektomie)** zu decken.

Als **Gewebetransplantationen** bezeichnet man die Verpflanzung von Augenhornhaut, Herzklappen, Blutgefäßen, Knochen und Weichteilgeweben. Sie stammen zumeist von Verstorbenen **(postmortale Spende).** Einige können aber auch als **Lebendgewebespende** entnommen werden. Gewebe werden häufiger transplantiert als Organe, weil es seltener zu Komplikationen kommt, etwa Abstoßungsreaktionen. Da Gewebe in der Regel weniger durchblutet sind als Organe, ist eine Gewebespende auch dann möglich, wenn der Spender einen Herz-Kreislauf-Stillstand erlitten hat. Je nach Gewebetyp ist die Spende bis zu 72 Stunden danach möglich.

Organtransplantationen werden durchgeführt, wenn es infolge einer Erkrankung zu einem irreversiblen und vollständigen Funktionsverlust des jeweiligen Organs gekommen ist. Es ist möglich, Herz, Lunge, Nieren, Leber, Pankreas und Dünndarm zu verpflanzen (→ Abb. 4.1).

Auch **Transplantationen** von Händen, Unterarmen oder Armen, Beinen oder Gesichtern wurden schon durchgeführt. Wird hingegen versucht, einem Patienten seine eigene, durch Unfall abgetrennte Gliedmaße wieder einzupflanzen, wird dies als **Replantation** oder **Reimplantation** bezeichnet.

Da die Gewebe von Spender und Empfänger nicht völlig identisch sind, kommt es häufig zu heftigen Immunreaktionen **(Abstoßungsreaktionen),** bei denen der Organismus des Empfängers das Spendergewebe bekämpft. Grund ist das HLA-System (Human Leucocyte Antigen-System), welches Unterschiede zwischen fremdem und eigenem Gewebe erkennt. Je weniger Blut- und Lymphgefäße ein Transplantat enthält, desto unproblematischer verläuft die Transplantation. Durch Medikamente, welche die körpereigene Abwehr unterdrücken **(Immunsuppressiva),** lässt sich die Transplantatabstoßung minimieren. Gelingt dies nicht, droht ein Funktionsverlust des transplantierten Organs.

Geregelt wird die Spende und die Entnahme von menschlichen Organen oder Geweben zum Zwecke der Übertragung durch das **Transplantationsgesetz.** Das konkrete Vorgehen wird durch Richtlinien festgeschrieben, die von der Bundesärztekammer auf Empfehlung der Ständigen Kommission Organtransplantation verabschiedet und nach der Zustimmung durch das Bundesministerium für Gesundheit umgesetzt werden. Zu den wichtigsten Richtlinien gehören:

- Organ- oder Gewebeentnahme ist nur zulässig, wenn der Spender eingewilligt hat.

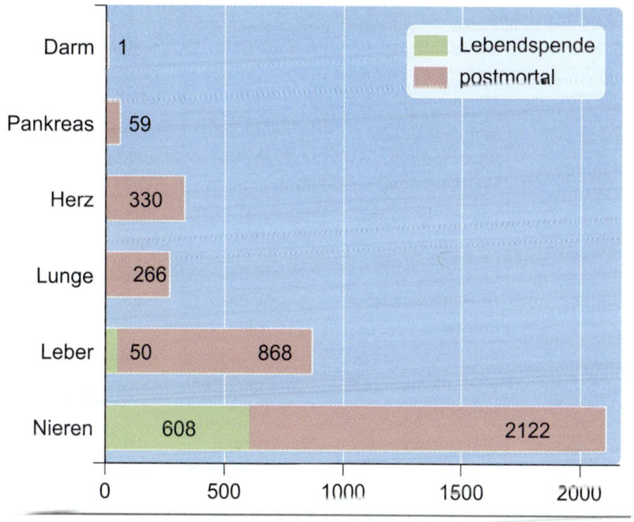

Abb. 4.1 Organtransplantationen in Deutschland im Jahr 2023 (nach DSO-Jahresbericht 2024). Insgesamt wurden 3646 Organe transplantiert. Von den 2122 Nieren wurden 608 nach einer Lebendspende transplantiert, 50 von 868 Lebertransplantationen erfolgten nach einer Lebendspende. [W162, L143]

- Bei **toten Spendern** muss der unumkehrbare Hirnfunktionsausfall (Hirntod) festgestellt sein.
- **Lebende Spender** müssen volljährig, einwilligungsfähig und aufgeklärt worden sein. Ausnahme: Unter bestimmten Voraussetzungen ist die Entnahme von Knochenmark bei minderjährigen Personen erlaubt.
- Wartelistenführung und Organvermittlung.
- Spendermeldung – ärztliche Beurteilung (Spendereignung).
- Empfängerschutz – medizinische Beurteilung.

Diese Dokumente sind im Internet unter www.organspende-info.de verfügbar. Dort finden sich auch Informationen zum Organspendeausweis, zum Organspende-Register, zur Hirntoddiagnostik und vieles mehr.

IM FOKUS

Vier Arten von Geweben

Im menschlichen Körper werden vier **Grundgewebearten** unterschieden:
- Epithelgewebe
- Binde- und Stützgewebe
- Muskelgewebe
- Nervengewebe

4.2 Epithelgewebe

Epithelgewebe bedecken die äußere Körperoberfläche als **Oberhaut** und die natürlichen Körperhohlräume und Gangsysteme als **Schleimhaut** – daher auch der Name **Deckgewebe.** Es gibt verschiedene Formen von Epithelgeweben, die sich unterschiedlich spezialisiert haben (→ Tab. 4.2).

Die Zellen liegen in Epithelgewebe dicht beieinander. Dazwischen findet sich nur ein feiner Zwischenraum, der lichtmikroskopisch nicht erkennbar ist: der **Interzellulärspalt.** Epithelien erneuern sich ständig, ein Leben lang. Für diese stetige Erneuerung sind **epitheliale Stammzellen** verantwortlich.

Da Epithelgewebe keine eigenen Blut- und Lymphgefäße besitzen, erfolgt die Ernährung durch Diffusion von außen (z. B. Sauerstoff aus den Lungenbläschen) und vom darunter liegenden Bindegewebe.

Epithelart	Form	Lokalisation	Funktion
Schutzepithelien	Mehrschichtiges verhorntes Plattenepithel	Äußere Haut	Äußere Abdeckung und Schutz des Körpers
	Mehrschichtiges unverhorntes Plattenepithel	Schleimhaut (z. B. Mundhöhle)	Innere Abdeckung und Schutz der Körperhöhlen
	Übergangsepithel	Harnwege (z. B. Harnblase)	Schutz gegen Harn
Resorptionsepithelien	Einschichtiges hochprismatisches Epithel	Schleimhaut (z. B. Darm)	Stoffaufnahme (Resorption)
Drüsenepithelien	Einschichtiges iso-/hochprismatisches Epithel	In Haut und Schleimhäuten (z. B. Darm)	Stoffabsonderung (Sekretion)
Transportierende Epithelien	Einschichtiges Epithel (mit Flimmerhärchen)	Schleimhaut (z. B. Nasenhöhle, Eileiter)	Sekretstrombewegung (Reinigung, Transport der Eizelle)

Tab. 4.2 Lokalisation und Funktionen wichtiger Epithelien (verändert nach Speckmann). Sinnesepithelien, die Sinnesreize empfangen und weiterleiten können, sind in → Kap. 9 dargestellt.

Basalmembran

Vom darunterliegenden Bindegewebe ist das Epithel durch die ca. 1 µm dicke **Basalmembran** abgegrenzt. Diese für Epithelien typische Struktur besteht aus Proteinen und kohlenhydratreichen Makromolekülen, die von den Epithelien gebildet werden. Die Basalmembran verbindet das Epithelgewebe fest mit dem Bindegewebe.

4.2.1 Zellkontakte

Epithelien haben oft Schutz- und Barrierefunktionen. Deshalb bilden Epithelzellen besondere **Zellkontakte** aus. Sie verankern die Epithelzellen in ihrem Verband untereinander (→ Abb. 4.2) oder mit umgebenden Strukturen und tauschen Nachrichten aus. Zellkontakte gibt es auch bei allen anderen Geweben.

Hinsichtlich ihrer Funktion werden **drei Arten** von Zellkontakten in einem Zellverband unterschieden:
- **Kommunikationskontakte** (Gap Junctions) verbinden Zellen über „Verbindungstunnel" (genauer: Membranproteine), die einerseits den (kontrollierten) metabolischen Stoffaustausch und andererseits eine Verständigung (elektrische Interaktion) und somit gezielte Zusammenarbeit ermöglichen. Gap Junctions werden daher auch als „offener Kontakt" bezeichnet. Diese Verbindungen ermöglichen die Bildung einer **Funktionseinheit** wie beispielsweise am Herzmuskel.
- **Barriere-/Verschlusskontakte** (Zona occludens, Tight Junctions) finden sich in der Nähe von freien Oberflächen. Hier sind die Zellmembranen weitgehend miteinander verschmolzen, wodurch ein interzellulärer Flüssigkeitsaustausch nahezu unmöglich wird. Somit kann eine wichtige Barrierefunktion, etwa in den ableitenden Harnwegen, erfüllt werden. Sie werden auch Zonulae occludentes genannt.
- **Adhäsions-/Haftkontakte** (Adhärenskontakt und Desmosom; lat. adhaerere = anhaften) bewirken eine **Haftung** zwischen benachbarten Zellen (Zell-Zell-Kontakt) oder zwischen Zellen und der extrazellulären Matrix (Zell-Matrix-Kontakt). Zu den Zell-Zell-Kontakten zählen die **Desmosomen**. Sie sind für die mechanische Festigkeit wichtig, dienen der gegenseitigen Verankerung und bestehen aus beidseits verdichteten Membranabschnitten und dazwischenliegender Kittsubstanz. Sie werden auch als „Haftplatte" bezeichnet. In

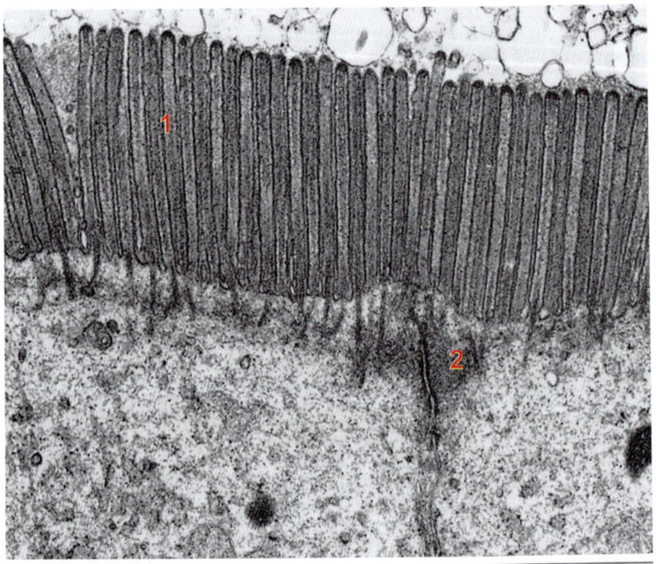

Abb. 4.2 Bürstensaum einer Darmepithelzelle im Elektronenmikroskop. Zu sehen sind Mikrovilli (1) sowie eine Zona adhaerens (2) als Beispiel für einen Zellkontakt. [M375]

Epithelzellen heißen sie **Zonula adhaerentes.** Sie sind den Desmosomen strukturell ähnlich und verbinden eine Epithelzelle wie ein Gürtel mit ihren Nachbarzellen (lat. zona = Gürtel).

Polare Differenzierung

Weiteres Kennzeichen von Epithelien ist die **polare Differenzierung:** Epithelzellen sehen an ihrer „oberen" (apikalen, oberflächennahen) Seite vielfach anders aus als an ihrer „unteren" (basalen, basalmembrannahen) Seite. Dies erklärt sich durch die unterschiedliche Funktion der beiden Seiten: Zahlreiche **Mikrovilli,** zylindrische Ausstülpungen des Zytoplasmas (→ Abb. 4.2), bilden z. B. einen **Bürstensaum** für Resorptionsaufgaben, hochbewegliche **Flimmerhaare** (Kinozilien) bilden ein Flimmerepithel zum Transport.

MERKE

Tumoren des Epithelgewebes

Aus Epithelzellen können gut- und bösartige Tumoren entstehen. Bösartige Tumoren des Epithels werden **Karzinome** genannt. Sie machen ca. 80 % aller bösartigen Tumoren aus. Am häufigsten sind die **Plattenepithelkarzinome** (ausgehend vom Plattenepithel der Schutzepithelien) und die **Adenokarzinome** der Drüsenepithelien. Bei bösartigen Tumoren ist die Basalmembran entscheidend: Hat der Tumor die Basalmembran noch nicht durchbrochen, so besteht noch kein Anschluss an Blut- und Lymphgefäße, die Tumorzellen weitertransportieren können; die Heilungschance liegt meist bei 100 %.

4.2.2 Oberflächenepithelien

Oberflächenepithelien (Deckepithelien) bedecken die innere und äußere Oberfläche des Körpers. Die Epithelgewebe der Haut schützen den Körper vor Umwelteinflüssen und Wasserverlust. Im Körperinneren kleiden Epithelgewebe z. B. Magen-Darm-Trakt, Gallen- oder Harnblase aus. Dadurch schirmen sie tiefer gelegene Gewebe vor den teilweise aggressiven Körperflüssigkeiten ab.

Das Oberflächenepithel der Gefäß- und Herzinnenräume wird auch als **Endothel** bezeichnet.

Einteilung der Oberflächenepithelien

Oberflächenepithelien werden zum einen nach der Form ihrer Zellen, zum andern nach deren Anordnung im Zellverband differenziert.

Nach der **Form der Zellen** unterscheidet man:

- **Plattenepithel,** bei dem die Zellen im histologischen Bild (Schnitt senkrecht zur Oberfläche) niedrig und breit sind.
- **Isoprismatisches** (kubisches) **Epithel,** dessen Zellen ungefähr genauso hoch wie breit sind.
- **Hochprismatisches** (zylindrisches) **Epithel,** mit schmalen, hohen Zellen.

Die verschiedenen Zellformen entsprechen unterschiedlichen funktionellen Erfordernissen: Bei den platten Epithelien steht Schutz- und Abgrenzungsfunktion im Vordergrund, bei den prismatischen Epithelien die Stoffaufnahme (Resorption) oder -abgabe (Sekretion).

Auch die **Anordnung der Zellen in den Zellverbänden** ist unterschiedlich:

- Beim **einschichtigen Epithel** haben alle Zellen Kontakt mit der Basalmembran.
- Gleiches gilt für die Zellen des **mehrreihigen Epithels,** bei dem jedoch nicht alle Zellen die Epitheloberfläche erreichen.
- Beim **mehrschichtigen Epithel** hat dagegen nur die unterste Zellschicht Kontakt zur Basalmembran (→ Abb. 4.3). Für die

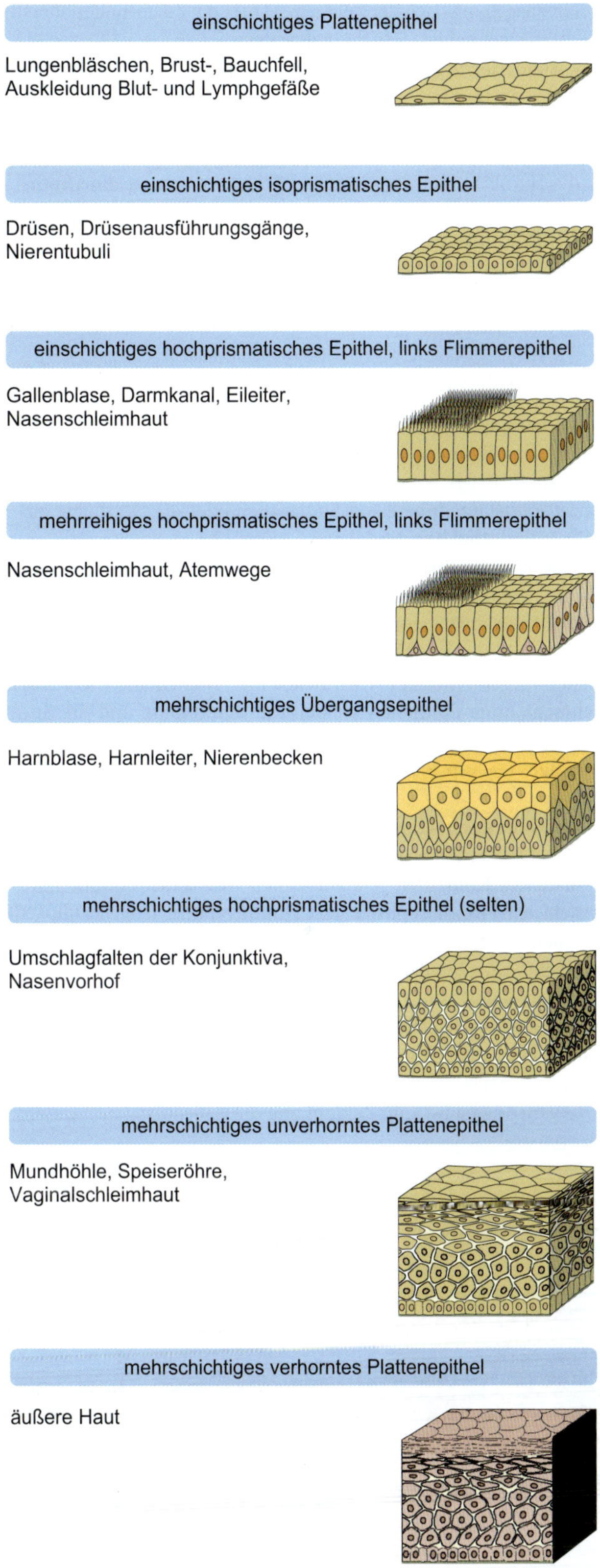

Abb. 4.3 Verschiedene Epithelarten. Die grüne Linie an der Basis jeder Zeichnung entspricht jeweils der Basalmembran. [L190]

Namensgebung nach der Zellform ist hier die Zellform der obersten (oberflächennahen) Schicht maßgeblich.

Eine Sonderform des mehrschichtigen Epithels ist das **Übergangsepithel,** das in Nierenbecken, Harnleiter, Harnblase und Teilen der Harnröhre vorkommt, weshalb es auch **Urothel** genannt wird. Sein Erscheinungsbild hängt vom Füllungsgrad der Harnblase ab: Je voller die Harnblase ist, desto weniger Schichten scheint das Urothel zu haben und desto flacher und breiter sind die Zellen an der Oberfläche. Die oberflächlichste Zellschicht ist hierzu besonders differenziert: Die Zellen sind sehr groß, enthalten häufig zwei Zellkerne und besitzen an ihrer Oberfläche eine Verdichtung, die **Crusta,** die gleichzeitig Schutz gegen den Urin bietet.

4.2.3 Funktion der Epithelien

Einschichtiges Plattenepithel dient dem Glätten von Oberflächen und findet sich z. B. in den Lungenbläschen sowie an den inneren Oberflächen von Brustfell, Bauchfell und Herzbeutel. Kleidet das einschichtige Plattenepithel das Innere von Blutgefäßen oder die Herzhöhle aus, so heißt es **Endothel** bzw. **Endokard** (→ Kap. 12.3.2).

Mehrschichtiges Plattenepithel schützt vor allem gegen mechanische, chemische oder thermische Einflüsse. An der Haut bildet es die **Epidermis.** Die oberste Schicht der Epidermis **verhornt** (→ Kap. 7.2.1), wodurch insbesondere an Händen und Füßen dicke Schutzpolster gegen mechanische Belastung entstehen. **Unverhornte** mehrschichtige Epithelien kleiden die Mundhöhle und die Speiseröhre aus. Sie finden sich auch an den Stimmbändern, der Bindehaut des Auges (→ Kap. 9.5.1) sowie den Schleimhäuten der Geschlechtsorgane.

Mehrreihiges hochprismatisches Epithel kleidet die Atemwege aus (→ Abb. 4.4). Die Zellen tragen an ihrer Oberseite hochbewegliche Flimmerhärchen, **Kinozilien** genannt. Durch viele dieser Flimmerhärchen entsteht ein **Flimmerepithel.** Das Flimmerepithel fängt Staubpartikel der Einatemluft ab, transportiert sie in Richtung Mund und verhindert damit eine Verschmutzung der Lungenbläschen.

Um sich selbst vor aggressiven Stäuben zu schützen und um die eingesammelten Partikel besser abtransportieren zu können, besitzen viele Flimmerepithelien zusätzlich schleimbildende Becherzellen.

Einschichtiges hochprismatisches Epithel kleidet den Verdauungskanal vom Magen bis zum Rektum und die Gallenblase aus. Außerdem findet es sich als Flimmerepithel in den kleinen Bronchien sowie (streckenweise mit Flimmerhärchen) an den Schleimhautoberflächen von Gebärmutter und Eileitern.

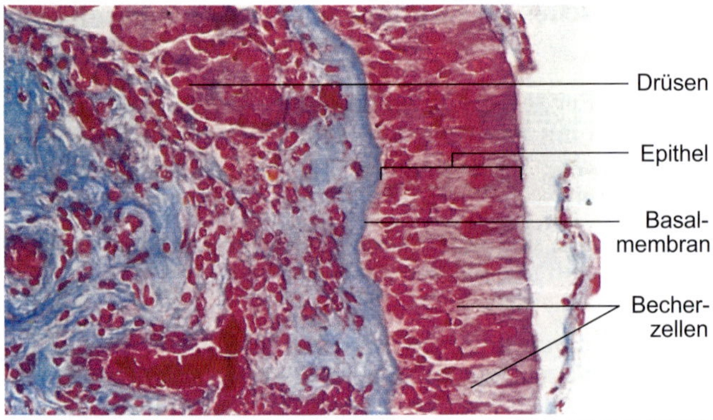

Abb. 4.4 Mehrreihiges hochprismatisches Epithel der Nasenschleimhaut. Zwischen den Epithelzellen liegen Becherzellen. Sie geben ihren Schleim an die Oberfläche ab, wo er mit darin gebundenen Schmutzpartikeln vom Flimmerepithel (hier nicht zu erkennen) abtransportiert wird. In der Bindewebeschicht unter dem Epithel findet man Drüsen, deren Sekret die Atemluft anfeuchtet. [X141]

4.2.4 Drüsenepithelien

Drüsen (Glandulae) sind einzelne spezialisierte Epithelzellen oder Ansammlungen von Epithelzellen, die **Sekrete** (überwiegend flüssige Stoffgemische) absondern. Nach der Art der Sekretausscheidung lassen sich **exokrine und endokrine Drüsen** unterscheiden.

Einige wenige Drüsen, z. B. die Bauchspeicheldrüse (Pankreas), haben beide Ausscheidungsformen.

Exokrine Drüsen

Exokrine Drüsen, wie etwa Tränen- oder Schweißdrüsen, sondern ihr Sekret an die Oberfläche von Haut und Schleimhäuten ab, meist über einen Ausführungsgang.

Die einfachste Form einer exokrinen Drüse sind die Becherzellen des Darms, die nur aus einer einzigen Zelle bestehen. Die Regel sind aber komplexe Gebilde aus mehreren sekretorisch aktiven Zellen **(Drüsenendstücken),** deren Ausführungsgänge mit **Deckzellen** ausgekleidet sind (→ Abb. 4.5). Die Deckzellen nehmen an der Sekretproduktion nicht teil, können jedoch spezifische Aufgaben übernehmen, z. B. die Resorption von Natrium-Ionen aus dem Sekret. Sondert eine Drüse vornehmlich wässrige Sekrete ab, so heißt sie **seröse Drüse,** sezerniert sie vor allem schleimige Sekrete, wird sie **muköse Drüse** genannt. Gemischte Drüsen können je nach Bedarf sowohl seröse als auch muköse Ausscheidungen produzieren.

Endokrine Drüsen

Endokrine Drüsen wie die Schilddrüse heißen auch **Hormondrüsen** oder innersekretorische Drüsen (→ Abb. 4.6, Details → Kap. 10.1.2). Sie brauchen keinen Ausführungsgang, denn ihre Sekrete – die Hormone – diffundieren in die Blutkapillaren und erreichen über den Blutkreislauf die Zielzellen oder werden lokal wirksam (parakrine Sekretion).

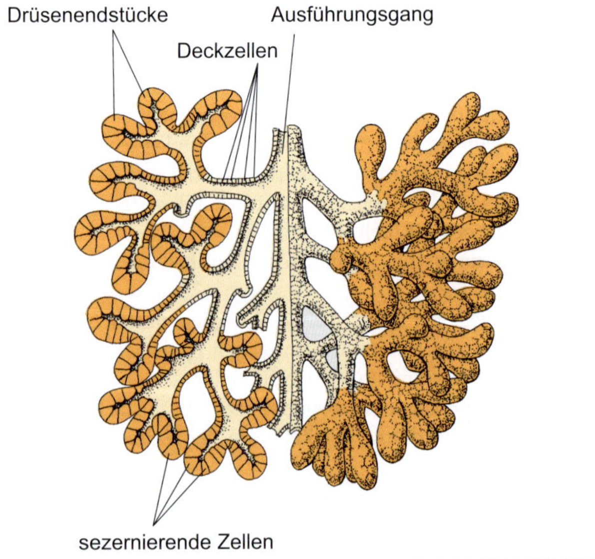

Abb. 4.5 Aufbau einer exokrinen Drüse (schematisiert). Die sezernierenden Anteile der Drüse sind die Drüsenendstücke; die übrigen Teile sind Ausführungsgänge. [L190]

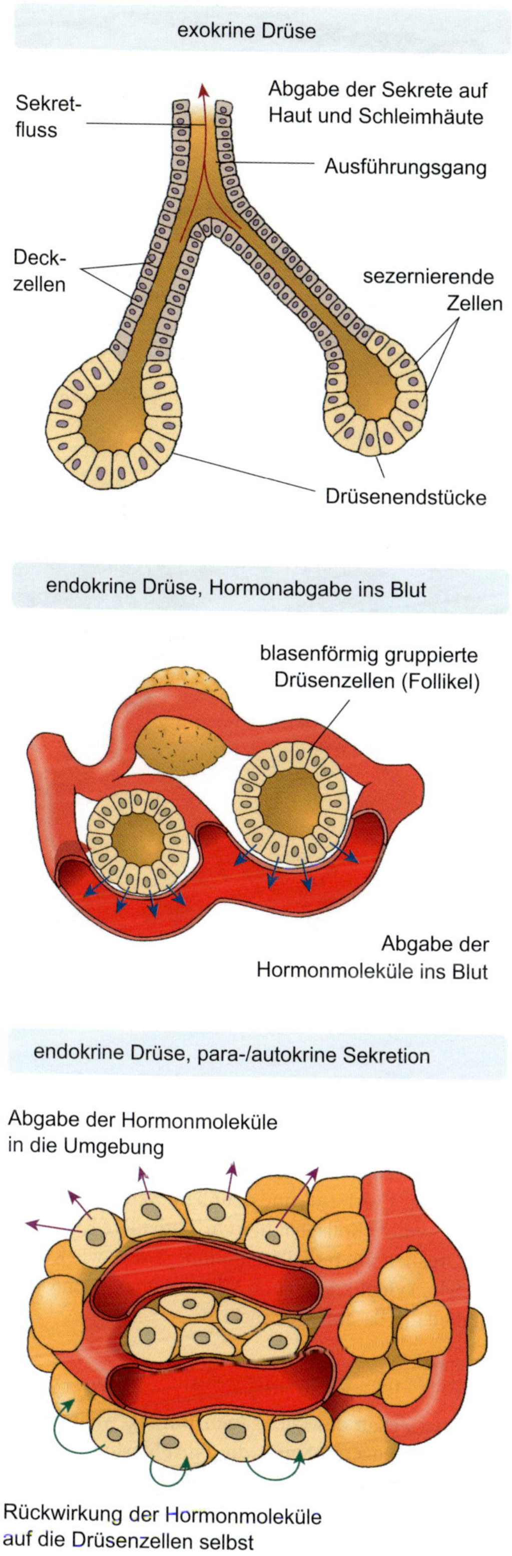

Abb. 4.6 Verschiedene Drüsen.
Oben: Exokrine Drüse mit Ausführungsgang.
Mitte: Endokrine Drüse, hier mit Follikelbildung: Das Sekret sammelt sich in den gebildeten Hohlräumen und wird bei Bedarf ins Blut abgegeben (z. B. Schilddrüse).
Unten: Endokrine Drüse, hier ohne Follikelbildung, mit auto-/parakriner Sekretion. Das Sekret wird in den Interzellulärspalt (parakrine Sekretion) abgegeben. [L190]

MERKE

Die Begriffe **endokrin** (abgeleitet vom griechischen *endon*, was soviel wie „innen" bedeutet, und *krinein*, was „abscheiden" oder „absondern" heißt) und **Hormon** (abgeleitet vom griechischen „in Bewegung setzen") stammen vom englischen Physiologen *Ernest Starling*. Er brachte die Begriffe Anfang des 20. Jahrhunderts auf.

4.2.5 Sinnesepithelien

Die hochspezialisierten Sinnesepithelien (Details → Kap. 9) können (Sinnes-)Reize aufnehmen und weiterleiten. Hierzu gehören zum Beispiel die lichtaufnehmenden Stäbchen und Zapfen der Netzhaut im Auge.

IM FOKUS

Epithelgewebe

Nach ihrer Funktion im menschlichen Körper werden **fünf Arten von Epithelgewebe** unterschieden:

- **Drüsengewebe**
- **Schutzepithelien**
- **Transportepithelien**
- **Resorptionsepithelien**
- **Sinnesepithelien**

Epithelien sind nach unten durch die **Basalmembran** vom Bindegewebe abgegrenzt.
Durch verschiedene **Zellkontakte** verbinden sich Epithelzellen im Verband untereinander:

- **Adhäsions-/Haftkontakte**
- **Barriere-/Verschlusskontakte**
- **Kommunikationskontakte**

Oberflächenepithelien bedecken die innere und äußere Oberfläche des Körpers.
Einschichtiges Plattenepithel dient dem Glätten von Oberflächen (z. B. Lungenbläschen).
Mehrschichtiges Plattenepithel schützt gegen mechanische, chemische oder thermische Beanspruchung (z. B. Epidermis).
Mehrreihiges hochprismatisches Epithel kleidet die Atemwege aus. Der Verdauungskanal ist mit **einschichtigem hochprismatischem Epithel** ausgekleidet.
Exokrine Drüsen sondern ihr Sekret an die Oberfläche von Haut und Schleimhäuten ab.
Endokrine Drüsen sondern **Hormone** an das Blut oder direkt an Zielzellen ab.

4.3 Binde- und Stützgewebe

Binde- und Stützgewebe sind entscheidend an der Formgebung und -erhaltung des Körpers beteiligt. Sie entwickeln sich fast ausschließlich aus dem mittleren Keimblatt, dem Mesoderm (→ Kap. 18.2.1). Zu den Bindegeweben gehören das (lockere und straffe) kollagene Bindegewebe, das retikuläre Bindegewebe sowie das Fettgewebe (→ Kap. 4.4). Die Stützgewebe unterteilt man in Knorpel und Knochen.

Die besonderen mechanischen Eigenschaften der Binde- und Stützgewebe gehen zu einem großen Teil auf die in diesen Geweben sehr reichliche Zwischenzell- oder **Interzellulärsubstanz** zurück (Ausnahme: Fettgewebe).

4.3.1 Bindegewebszellen

Prinzipiell wird bei den Zellen der Binde und Stützgewebe zwischen **ortsständigen** und **freien Bindegewebszellen** unterschieden:

- Die ortsständigen (fixen) Bindegewebszellen können ihre Lage nicht verändern. Sie produzieren die Interzellulärsubstanz.
- Die freien (mobilen) Bindegewebszellen sind beweglich. Es handelt sich hierbei in erster Linie um Abwehrzellen des **Monozyten-Makrophagen-Systems,** die aus dem Blut ins Bindegewebe einwandern und Abwehraufgaben wahrnehmen, indem sie Gewebetrümmer, Fremdkörper oder Mikroorganismen beseitigen.

MERKE

Als **Monozyten-Makrophagen-System** (MMS, ältere Bezeichnung: retikulo-endotheliales System, RES) werden alle Zellen im retikulären Bindegewebe bezeichnet, die in den Geweben und Körperhöhlen vor allem Fremdkörper phagozytieren („auffressen"). Viele dieser Zellen entstammen dem Knochenmark, von wo sie als Monozyten über die Blutbahn ihr Ziel, nämlich die retikulären Bindegewebe der Organe, erreichen (näheres → Kap. 11.4.2). Außer der Phagozytose tragen diese Zellen aber auch zum direkten Abtöten körperfremder Zellen bei und synthetisieren eine Reihe wichtiger Botenstoffe.

4.3.2 Interzellulärsubstanz

Die Interzellulärsubstanz sorgt bei den Binde- und Stützgeweben für Stärke, Form und Festigkeit. In ihr läuft auch der Stoffaustausch zur Versorgung der Gewebszellen ab. Die Interzellulärsubstanz kann grob in **Grundsubstanz** (eine Kittsubstanz, die vor allem aus Wasser, Proteinen und Kohlenhydratverbindungen besteht) und **Fasern** eingeteilt werden. Für jedes Bindegewebe ist die Mischung aus einem oder mehreren Fasertypen, verbunden mit einer Grundsubstanz, charakteristisch.

Grundsubstanz

Die von den Bindegewebszellen gebildete **Grundsubstanz** ist eine homogene, kittartige Masse. Sie besteht hauptsächlich aus Interzellulärflüssigkeit, Glykoproteinen (Proteinen mit Kohlenhydratanteil) und Proteoglykanen (Riesenmoleküle mit hohem Polysaccharid- und geringerem Proteinanteil). Proteoglykane binden Wasser und andere Substanzen und lassen die Grundsubstanz dadurch zähflüssig bis fest werden.

Bei den Stützgeweben wie dem Knorpel und dem Knochen hat die Grundsubstanz vor allem mechanische Funktion. Außerdem ist sie Reservoir der extrazellulären Flüssigkeit und von großer Bedeutung für den Stoffaustausch zwischen Zellen und Blut.

Fasern

Bei den Fasern werden drei verschiedene **Fasertypen** unterschieden:
- Kollagenfasern
- Elastische Fasern
- Retikuläre Fasern

Ihr spezieller Aufbau bestimmt sie für verschiedene Aufgaben.

Kollagenfasern finden sich im ganzen Körper, vor allem aber in den Sehnen und Gelenkbändern. Ihre sehr große Zugfestigkeit macht sie besonders geeignet für die Ausübung von Haltefunktionen. Ihr Name rührt daher, dass sie beim Kochen zu Leim (gr. Kolla) verarbeitet werden können (→ Abb. 4.7).

Elastische Fasern sind sehr dehnbar. Sie geben z. B. den Arterien (→ Kap. 13.1.2) ihre hohe Elastizität. Bestünden die Blutgefäße nur aus dem einschichtigen Endothel, würden sie sofort platzen, wenn das Blut mit hohem Druck hineingepresst wird. Die in die Gefäßwand ein-

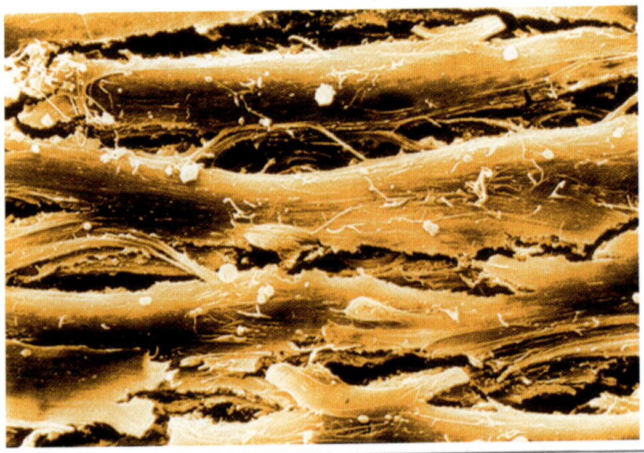

Abb. 4.7 Kollagenfasern in mittlerer rasterelektronenmikroskopischer Vergrößerung [X243]

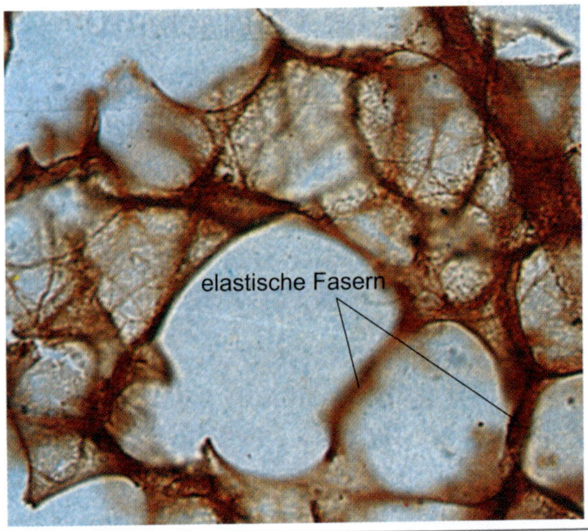

Abb. 4.8 Netz aus elastischen Fasern (Lunge). Die elastischen Fasern umspannen die Lungenbläschen und ermöglichen so das passive Zusammenziehen der Lunge bei der Ausatmung. [X141]

gelagerten elastischen Fasern fangen jedoch wie ein Gummiband die mechanische Belastung auf. Auch die Elastizität der Lunge und der Haut beruhen auf ihrem Gehalt an elastischen Fasern (→ Abb. 4.8).

Retikuläre Fasern (Gitterfasern) bilden dreidimensionale, aufgrund ihres Aufbaus verform- und dehnbare Netze. Chemisch gesehen bestehen sie aus einem Kollagenuntertyp. Retikuläre Fasern finden sich vor allem in Organen mit retikulärem Bindegewebe wie Knochenmark, Rachenmandeln, Lymphknoten und Milz. Außerdem sind sie ein wichtiger Bestandteil der Basalmembranen.

4.3.3 Kollagenes Bindegewebe

Die ortständigen Zellen des **kollagenen Bindegewebes** sind die Bindegewebszellen im engeren Sinne, die **Fibroblasten** und **Fibrozyten.** Fibroblast bezeichnet meist die aktive und Fibrozyt die ruhende Zelle. Über lange Zytoplasmafortsätze stehen sie miteinander in Verbindung und bilden so eine Art weitmaschiges Netz.

Lockeres Bindegewebe

Das faserarme **lockere Bindegewebe** füllt als bindegewebiges Stützgerüst überall im Körper Hohlräume zwischen ganzen Organen und auch einzelnen Teilen eines Organs aus. Auf diese Weise erhält es die Form der Organe und des Körpers. Es begleitet Nerven und Gefäße und dient sowohl als Wasserspeicher als auch als Verschiebeschicht. Zudem erfüllt das lockere Bindegewebe wichtige Aufgaben bei Abwehr- und Regenerationsvorgängen, da es viele der Entzündungs- und Abwehrzellen beherbergt.

Straffes Bindegewebe

Das **straffe Bindegewebe** wird unterteilt in geflechtartiges und parallelfaseriges Bindegewebe. Die Fasern des **geflechtartigen Bindegewebes** bilden einen filzartigen Verband. Es kommt vor allem in der Lederhaut des Auges (→ Kap. 9.5.1), der Hirnhaut (→ Kap. 8.17) und den Organkapseln vor. Das **parallelfaserige Bindegewebe** findet sich in den Sehnen. Sie verbinden die Muskulatur mit dem Skelett.

Retikuläres Bindegewebe

Das **retikuläre Bindegewebe** schließlich steht dem undifferenzierten, embryonalen Bindegewebe noch nahe. Die sternförmigen **Retikulumzellen** bilden ein dreidimensionales Netzwerk. Den Zellen liegen feine, zugfeste und verzweigte Fasern an, die **retikulären Fasern** (auch Gitterfasern genannt). Retikuläres Bindegewebe kommt hauptsächlich im Knochenmark und den lymphatischen Organen vor.

IM FOKUS

Bindegewebe

Es werden **ortsständige** und **freie Bindegewebszellen** unterschieden.
Die **Interzellulärsubstanz** des Bindegewebes wird in **Grundsubstanz** und **Fasern** unterteilt.
Bei den Fasern können drei verschiedene **Fasertypen** unterschieden werden:

- Kollagenfasern
- Elastische Fasern
- Retikuläre Fasern

Im Körper werden dann verschiedene Arten von **Bindegeweben** gebildet:

- Lockeres Bindegewebe
- Straffes Bindegewebe
- Retikuläres Bindegewebe

4.4 Fettgewebe

Fettgewebe ist eine Sonderform des retikulären Bindegewebes. Seine ortsständigen Zellen sind die **Fettzellen** (Adipozyten). Fett ist der Energiespeicher des Körpers: In die Fettzellen sind kugelförmige (uniloкuläre) Fetttröpfchen aus Neutralfetten (Triglyzeride) und Wasser eingelagert. Wird dem Körper mehr Energie zugeführt, als er verbraucht, schwellen die Fetttröpfchen prall an.

Fettgewebe ist zudem stoffwechselaktiv: Es produziert neben Zytokinen, Enzymen und Angiotensinogen z. B. die Hormone Leptin und Adiponektin, die an der Appetitregulation beteiligt sind. Bindegewebsfasern fassen Gruppen von Fettzellen zu Läppchen zusammen. Viele Fettläppchen bilden das Fettgewebe. Ein Netz aus Blutkapillaren versorgt es. Je mehr Fettgewebe, desto mehr Kapillaren – deshalb wird der Kreislauf von Menschen mit Übergewicht zusätzlich belastet.

4.4.1 Weißes Fettgewebe

Die allermeisten Fettzellen des Erwachsenen enthalten **einen** großen Fetttropfen, der Zytoplasma und Zellkern an den Rand drängt. Wegen seiner weiß-gelben Farbe heißt dieses Fettgewebe **weißes Fettgewebe** (→ Abb. 4.9). Es erfüllt vor allem zwei Aufgaben:

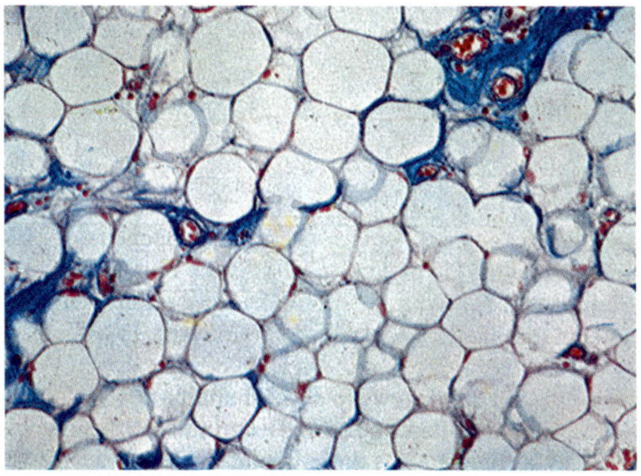

Abb. 4.9 Weißes Fettgewebe im Lichtmikroskop. Das Zytoplasma und der Zellkern sind von den prallen Fetttropfen an den Rand der Zelle verdrängt worden. [M375]

- Als **Baufett** polstert es mechanisch beanspruchte Körperregionen, z. B. Gesäß und Fußsohlen, und schützt außerdem vor Wärmeverlust, indem es als Isolationsschicht dient. Viele Organe werden durch Baufett in ihrer Lage gehalten. Beispiele sind das Baufett der Nierenlager oder das Fettpolster in der Augenhöhle. Auch die Pausbacken von Säuglingen entstehen durch Baufett. Hier versteift es die Wangen, damit diese beim Saugen nicht zusammenfallen.
- Im **Speicherfett** hortet der Körper fast seinen ganzen Energievorrat, um ihn bei Energiemangel wieder zu mobilisieren. Der größte Teil des Speicherfetts ist im Unterhautfettgewebe und – vor allem bei Männern – im Gekröse des Darms lokalisiert.

Prozentual gesehen unterliegt das Gesamtkörperfett großen individuellen Schwankungen. Zudem ist seine Verteilung alters- und geschlechtsabhängig. Bei gesunden jungen Männern liegt der Körperfettanteil bei rund 15 %, bei Frauen um 25 %. Der größere Fettanteil bei Frauen dient als Reserve in Schwangerschaft und Stillperiode und prägt die weibliche Körperform. Im Alter nimmt der durchschnittliche Fettanteil des Körpers zu.

MERKE

Nahrungsmangel und -überschuss

Bei Nahrungsmangel wird der (Speicher-)Fettvorrat aufgezehrt, beim Nahrungsüberschuss wieder aufgefüllt. Hierbei ändert sich beim Erwachsenen vor allem das Volumen der einzelnen Fettzellen. Sie können über 0,1 mm groß werden. Hingegen ändert sich normalerweise kaum die Zahl der Fettzellen. Eine Ausnahme findet sich bei extremem Übergewicht **(Adipositas):** Hier steigt auch die Zahl der Fettzellen deutlich an. Auch bei übergewichtigen Kindern nimmt die Gesamtzahl der Fettzellen zu. Dies erschwert eine Gewichtsabnahme im späteren Leben (zusätzlich).

4.4.2 Braunes Fettgewebe

Beim Säugling findet sich **braunes Fettgewebe** mit kleinerem Zelldurchmesser (→ Kap. 19.4.3). Das braune Fettgewebe dient der zitterfreien Wärmebildung, da das abgebaute Fett vor allem in Wärme umgesetzt wird. Es ist notwendig, weil Säuglinge noch nicht ausreichend weißes Fettgewebe zur Wärmeregulation und Muskelgewebe zur Wärmeerzeugung besitzen.

Braunes Fettgewebe erhält seine Farbe durch einen hohen Gehalt an Mitochondrien. Es enthält viele kleine Fetttröpfchen in jeder Zelle.

IM FOKUS

Fettgewebe

Fettzellen (Adipozyten) sind die Energiespeicher des Körpers.
In den kugelförmigen **Fetttröpfchen** sind **Neutralfette** (Triglyzeride) eingelagert.
Weißes Fettgewebe fungiert als **Bau-** und Speicherfett.
Braunes Fettgewebe findet sich beim **Säugling** und dient der **zitterfreien Wärmebildung.**

4.5 Knorpel

Der besonders druckfeste **Knorpel** gehört zu den Stützgeweben des Körpers. Er widersteht mechanischen Beanspruchungen, insbesondere Scherkräften.

Die Knorpelzellen **(Chondrozyten,** im teilungsfähigen Zustand **Chondroblasten)** liegen in kleinen Gruppen zusammen. In ihrer unmittelbaren Umgebung ist die Interzellulärsubstanz intensiv gefärbt, man spricht von **Knorpelhof** oder Territorium.

Die hohe Druckfestigkeit des Knorpels entsteht dadurch, dass viel feste Grundsubstanz mit hohem Gehalt an Proteoglykanen und kollagenen Fasern die Chondrozyten umlagert. Eine wichtige Rolle hierfür spielt auch die Knorpelhaut, das **Perichondrium,** das den Knorpel zusammenhält.

Knorpel gehört zu den sog. **bradytrophen Geweben** mit niedriger Stoffwechselaktivität. Da er nicht von Blutgefäßen durchzogen wird, kann er nur durch Diffusion von Nährstoffen und Sauerstoff aus den umgebenden Geweben und dem Perichondrium versorgt werden. Seine Regenerationsfähigkeit ist gering, weshalb Verletzungen der Gelenkknorpel oder der ebenfalls aus Knorpelgewebe bestehenden **Menisken** schlecht heilen → Kap. 6.11.2).

Nach dem Verhältnis zwischen Fasern und Knorpelgrundsubstanz unterscheidet man **drei Arten von Knorpel:**

- Hyaliner Knorpel
- Elastischer Knorpel
- Faserknorpel

4.5.1 Hyaliner Knorpel

Durch **hyalinen Knorpel** (→ Abb. 4.10) scheint das Licht hindurch wie durch mattes, leicht bläuliches Glas. Er ist sowohl druckfest als auch elastisch und findet sich an vielen Stellen des Körpers. Er überzieht die Gelenkflächen, bildet die Rippenknorpel, das Kehlkopfgerüst und die Spangen der Luftröhre. Auch ein Teil der Nasenscheidewand besteht aus hyalinem Knorpel. Das Wachstum der langen Röhrenknochen geht vom Knorpel an den Knochenenden aus.

4.5.2 Elastischer Knorpel

Ein hoher Anteil elastischer Fasernetze erhöht die Elastizität dieser Knorpelart und gibt dem **elastischen Knorpel** seine gelbe Farbe. Der Kehldeckel und die Ohrmuscheln bestehen aus diesem sehr biegsamen Material.

4.5.3 Faserknorpel

Die Interzellulärsubstanz des **Faserknorpels** wird von zahlreichen, dichtgepackten kollagenen Bindegewebsfasern durchzogen. Dadurch ist diese Form des Knorpels besonders widerstandsfähig gegenüber mechanischen Einflüssen. Faserknorpel bildet die Bandscheiben der Wirbelsäule, die halbmondförmigen Knorpelscheiben des Kniegelenks (Menisken) und verbindet in der Schamfuge die beiden Schambeine. Faserknorpel besitzt kein Perichondrium.

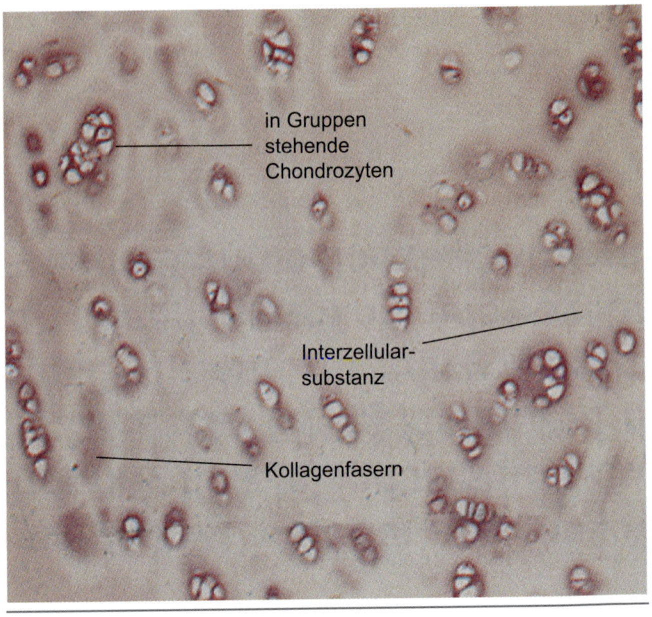

Abb. 4.10 Hyaliner Knorpel. Die Chondrozyten sind von einem dunkler angefärbten Bereich, dem Knorpelhof, umgeben. Zwischen den Zellen liegt die hellere Interzellulärsubstanz. [X141]

MERKE

Meniskusschäden

Bei jungen Menschen dominieren verletzungsbedingte Meniskusschäden. Ursache ist meist eine gewaltsame Drehung des belasteten Unterschenkels beim Sport, z. B. Fußballspielen oder Skifahren. Mit dem Alter werden degenerative Meniskusschäden ohne nennenswertes Trauma häufiger.
Der aus Faserknorpel bestehende Meniskus heilt nur schlecht, da lediglich der äußere Teil durchblutet wird. Der Rest wird nur durch Diffusion ernährt. Da aber ein geschädigter Meniskus den ganzen Gelenkknorpel gefährden kann, wird oft operiert. Vor allem bei jüngeren Menschen wird versucht, zumindest Teile des Meniskus zu erhalten.

IM FOKUS

Knorpel

Im Körper können **drei Arten von Knorpel** unterschieden werden:

- **Hyaliner Knorpel**
- **Elastischer Knorpel**
- **Faserknorpel**

Hyaliner Knorpel gilt als **druckfest** und **elastisch.** Er findet sich z. B. an den Gelenkflächen.
Elastischer Knorpel ist besonders **biegsam** (z. B. Ohrmuschel).
Faserknorpel ist besonders **widerstandsfähig** gegenüber mechanischen Einflüssen.

4.6 Knochen

Das **Knochengewebe** ist das am höchsten differenzierte Stützgewebe des Menschen. Seine Struktur macht den Knochen außerordentlich widerstandsfähig gegenüber Druck, Biegung und Torsion (Drehung um die Längsachse). Diese Festigkeit erlangt das Knochengewebe insbesondere durch die Eigenschaften seiner Interzellulärsubstanz, der **Knochenmatrix:** Zwischen kollagenem Bindegewebe sind reichlich

Kalksalze eingelagert. Die eigentlichen Knochenzellen, die **Osteozyten** (im teilungsfähigen Zustand auch **Osteoblasten** genannt), werden ringsum von dieser Knochengrundmasse eingemauert. Sie besitzen viele feine Fortsätze, mit deren Hilfe sie den Kontakt mit den sie ernährenden Blutgefäßen halten, denn durch die feste Grundsubstanz können die Nährstoffe nicht diffundieren.

Rund die Hälfte der Knochenmatrix besteht aus den Kalksalzen, dem anorganischen Anteil. In den besonders harten Zähnen enthält die „Knochenmatrix" auch Fluorsalze in Form von Kalziumfluorid, was sie besonders widerstandsfähig macht. Knapp ein Drittel macht der organische Anteil aus, die Kollagenfasern. Der Rest ist eingelagertes Wasser. In Zeiten mit hohem Kalzium- und Phosphatbedarf, z. B. der Schwangerschaft, kann der Körper diese Substanzen durch Mobilisation aus dem Knochen bereitstellen. Die Knochen dienen also als Kalzium- und Phosphatspeicher. Aus der Kombination der zugfesten Fasern mit der kalkhaltigen Grundsubstanz ergibt sich die hohe mechanische Belastbarkeit des Skeletts.

Zwei Arten von Knochengewebe

Die Anatomen unterscheiden zwei Arten von Knochengewebe: den feinfaserigen **Lamellenknochen** und den grobfaserigen **Geflechtknochen.** Im Skelett des Erwachsenen kommen fast nur Lamellenknochen vor. Die komplizierte Struktur des Lamellenknochens entsteht jedoch erst durch langwierige Wachstumsprozesse: Beim Neugeborenen überwiegt noch der einfacher aufgebaute Geflechtknochen, der allmählich zu hochwertigerem Lamellenknochen umgebaut wird.

Lamellenknochen

Die kollagenen Fasern der Knochengrundmasse bilden im Lamellenknochen feine, dünne Plättchen, die **Lamellen** (→ Abb. 4.11, → Abb. 4.12), die nur Bruchteile von Millimetern dick sind.

Eine Reihe von Lamellen ordnet sich jeweils röhrenförmig um einen Kanal, den sog. **Havers-Kanal,** an, in dem das sie ernährende, kleine Gefäß liegt. Aufgrund dieser Anordnung entsteht eine Vielzahl feiner Säulen, die Havers-Säulen oder **Osteone** genannt werden. Sie sind jeweils wenige Millimeter lang und bilden die Baueinheit des Knochens. Osteone verlaufen vorwiegend in Längsrichtung und bestimmen so die Biegefestigkeit des Knochens.

Aus diesen Osteonen bilden sich die Knochen und nutzen dabei ein Prinzip, das auch in der Bautechnik bekannt ist: Ein Rohr ist fast so stabil wie ein massiver Stab. Dieses Leichtbauprinzip nutzt der Körper und spart damit Knochenmasse und -gewicht (das knöcherne Skelett eines gesunden, erwachsenen Mannes wiegt nur etwa 10 % seines Körpergewichts): Die wie Rohre gebauten langen Knochen bestehen außen aus kompakten Knochenschichten oder **Kortikalis** (Knochenrinde) und enthalten innen ein System von locker aufgebauter und mit Hohlräumen durchsetzter **Spongiosa** (Schwammknochen). Die Hohlräume der Spongiosa beherbergen in Gelenknähe das blutbildende, rote Knochenmark (→ Abb. 11.2).

Im Gegensatz zum Knorpel gehört der Knochen zu den gut durchbluteten Geweben: Größere Blutgefäße treten über die Knochenhaut **(Periost)** an den Knochen heran (→ Abb. 4.11). Durch quer oder schräg verlaufende Hohlräume, die **Volkmann-Kanäle,** sind sie mit den kleinen Gefäßen in den **Havers-Kanälen** verbunden.

Geflechtknochen

Die Grundstruktur des Geflechtknochens besteht aus locker miteinander verflochtenen **Knochenbälkchen** (Trabekula → Abb. 4.11). Dieser Knochenaufbau ist weniger stabil als der des Lamellenknochens. Er findet sich vorwiegend bei Neugeborenen.

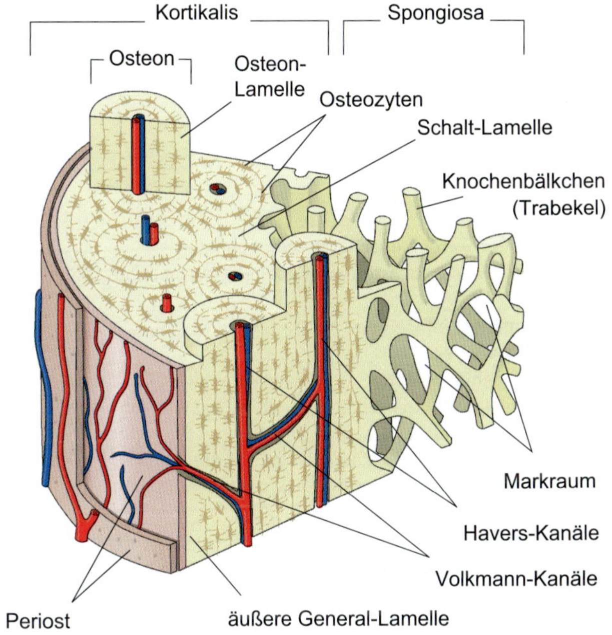

Abb. 4.11 Aufbau eines **Lamellenknochens.** Außen liegt die in zylinderförmigen Osteonen angeordnete Kortikalis, im Zentrum des Knochens die von großen Hohlräumen durchsetzte Spongiosa. Der Knochen ist aus vielen Lamellen aufgebaut, die untereinander durch eine Kittsubstanz verbunden sind. Große General-Lamellen umschließen den ganzen Röhrenknochen und begrenzen ihn zur Knochenhaut (Periost) hin. Blutgefäße durchstoßen in radiär verlaufenden Volkmann-Kanälen den Knochen und treffen auf die Havers-Kanäle, in denen sich die Blutgefäße weiter verzweigen, um das Gewebe zu versorgen. [L190]

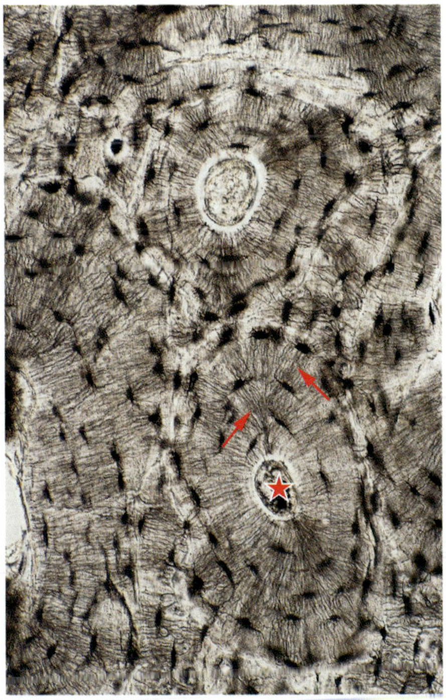

Abb. 4.12 Kortikalis (Knochenrinde) eines Röhrenknochens im Querschnitt. Gut erkennbar sind die kreisförmig um den Havers-Kanal (*) angeordneten Lamellen (Pfeile). [M375]

Aus Geflechtknochen bestehen beim Erwachsenen nur noch die Ansatzstellen von Sehnen und Bändern sowie die Umgebung der Schädelnähte. Außerdem entsteht er vorübergehend bei der Heilung von Knochenbrüchen.

IM FOKUS

Knochen

Knochenzellen werden auch **Osteozyten** genannt.

Im Körper können **zwei Arten von Knochengewebe** unterschieden werden:

- **Lamellenknochen**
- **Geflechtknochen**

Lamellenknochen bestehen außen aus kompakten Knochenschichten oder **Kortikalis** und enthalten innen ein System von locker aufgebauter und mit Hohlräumen durchsetzter **Spongiosa.**

Gegenüber Knorpel ist Knochengewebe **gut durchblutet.** Die Knochenhaut (Periost) ist von größeren Blutgefäßen durchbohrt, die in die **Volkmann-** und **Havers-Kanäle** münden.

Geflechtknochen sind aus locker miteinander verflochtenen **Knochenbälkchen** aufgebaut.

4.7 Muskelgewebe

Ohne Muskeln wäre der Mensch völlig unbeweglich. Für Fortbewegung, Herzschlag und andere lebenswichtige Funktionen des Körpers sorgen die lang gestreckten, faserartigen **Muskelzellen** (Myozyten). Feine, fadenförmige Strukturen im Inneren der Muskelzellen, die **Myofibrillen,** ermöglichen den Muskelzellen das Zusammenziehen. Da die Fibrillen die Zellen in Längsrichtung durchziehen, verkürzen ihre Kontraktionen die Zelle. Ausgelöst werden die Muskelkontraktionen durch Impulse des Nervensystems oder durch einen selbsttätigen Rhythmus der Muskelzelle (Näheres → Kap. 6.3.5).

Die Myofibrillen bestehen aus **Aktin-** und **Myosin-Filamenten,** fadenförmigen Proteinmolekülen. Diese greifen teleskopartig ineinander – bei der Muskelverkürzung mehr, bei der Erschlaffung weniger.

Die typische rote Farbe des Muskelgewebes beruht zum einen auf dem sauerstoffbindenden Muskelfarbstoff Myoglobin, der mit dem Blutfarbstoff Hämoglobin verwandt ist, zum anderen auf dem Blutreichtum des Muskelgewebes, das für seine Leistungen viel sauerstoffreiches Blut benötigt.

Der Körper besitzt **drei unterschiedliche Typen** von Muskulatur: die glatte Muskulatur, die quergestreifte Muskulatur und die Herzmuskulatur (→ Abb. 4.13).

4.7.1 Glatte Muskulatur

Die **glatte Muskulatur** findet sich in den Wänden des Magen-Darm-Trakts (Ausnahme: obere Speiseröhre), in den Bronchien, im Urogenitaltrakt, den Blutgefäßen, den Haarbälgen und im Auge. Die glatte Muskulatur besteht aus länglichen, nur selten verzweigten Zellen, die in Strängen oder Schichten angeordnet sind. In der Mitte jeder Zelle liegt ein einzelner Zellkern.

Die Kontraktionen der glatten Muskulatur verlaufen langsam und unwillkürlich. Auch in Ruhe sind die glatten Muskelzellen immer etwas angespannt (Muskelgrundtonus → Kap. 6.3.7). Kontraktionen der glatten Muskulatur werden entweder autogen (d. h. von selbst, durch einen Schrittmacher in der Muskulatur), durch lokale Faktoren (z. B. Darmdehnung) oder durch das vegetative Nervensystem ausgelöst (→ Kap. 8.14).

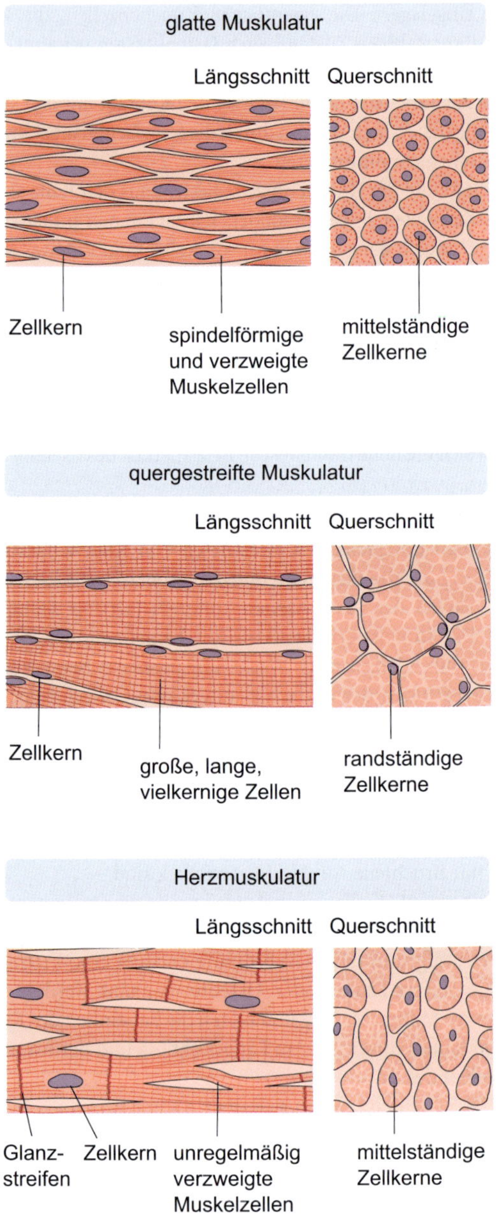

Abb. 4.13 Glatte, quergestreifte und Herzmuskulatur im Vergleich [L190]

Koliken

Koliken bzw. **Kolikschmerzen** werden durch Kontraktionen der glatten Muskulatur (Peristaltik) eines Hohlorgans hervorgerufen. Solche Hohlorgane sind z. B. Magen, Gallenwege, Harnleiter oder Darm. Wenn deren Wandmuskulatur den Inhalt gegen einen Widerstand (ein Passagehindernis) zu befördern versucht, entsteht durch Reizung der dort verlaufenden sensiblen Nerven die Kolik. Aufgrund der Lokalisation der infrage kommenden Organe treten Koliken oft als akuter Bauchschmerz auf.

Der Schmerz tritt plötzlich auf; häufig wird er als **wellenförmig** bezeichnet, weil die Leibschmerzen sich langsam steigern und dann nach einem Schmerzmaximum wieder abnehmen, um anschließend wiederzukehren. Aufgrund dieser Schmerzcharakteristik werden die Schmerzen mitunter auch als **wehenartig** beschrieben. Oft treten begleitend vegetative Symptome wie Übelkeit, Erbrechen, Schweißausbruch und Kollaps auf. Zu den häufigeren Ursachen gehören Nierensteine und Gallensteine.

Nierenkolik

Nierenkoliken werden durch **Nierensteine** (Nephrolithiasis) hervorgerufen (→ Kap. 16.6.2). Nierensteine werden aus Bestandteilen des Urins gebildet und entstehen auf dem Boden von Stoffwechselanomalien. Sie gehören zu den häufigsten Nierenerkrankungen und können in den Nieren, im Nierenbecken oder in den ableitenden Harnwegen entstehen. Mitunter wird bei einem Stein im Harnleiter auch vom Harnleiterstein (Urolithiasis) gesprochen. Die Betroffenen sind meistens im Alter zwischen 20 und 40 Jahren; bei Männern kommen Nierensteine doppelt so häufig vor wie bei Frauen.

Probleme treten meist erst dann auf, wenn die Steine in einen Harnleiter wandern, der eine physiologische Engstelle darstellt. Der Schmerz tritt plötzlich im Rücken und im Nierenbereich oder im Unterbauch auf und wird typischerweise als scharf und krampfartig beschrieben. Es kann zu Übelkeit und Erbrechen kommen. Im Verlauf kann der Schmerz auch in der Leistengegend auftreten. Wer einmal Nierensteine hatte, bekommt sie meistens wieder. Daher sollte danach gefragt werden.

Im Rettungsdienst werden Analgetika (z. B. Metamizol) verabreicht. Im Krankenhaus können Nieren- und Harnleitersteine z. B. mittels extrakorporaler Stoßwellen-Lithotripsie (ESWL) zerkleinert werden. Bei der Ureterendoskopie wird der Nierenstein bzw. Harnstein endoskopisch entfernt.

MERKE

Beschwerdelinderung bei Nierenkoliken

Gemäß der **Leitlinie zur Diagnostik, Therapie und Metaphylaxe der Urolithiasis** soll zur Therapie akuter steinbedingter Schmerzen („Kolik") z. B. Metamizol (z. B. Novaminsulfon®) verwendet werden. Es gilt als Mittel der ersten Wahl bei starken Schmerzen, wirkt zudem spasmolytisch und hat geringere Nebenwirkungen als Opioide.

Hingegen hat Buscopan® (N-Butylscopolamin) keinen Einfluss auf den Nierendruck und entspannt den peripheren Harnleiter nur in sehr hoher Dosierung. N-Butylscopolamin soll der Leitlinie zufolge nicht verwendet werden.

Gallenkolik

Die Gallenkolik ist eine Erkrankung der Gallenblase (→ Kap. 15.14.4). Sie tritt auf, wenn der Betroffene **Gallensteine** (Cholelithiasis) gebildet hat, wobei allerdings der Großteil der Personen mit Gallensteinen asymptomatisch bleibt. Es handelt sich eher um eine Erkrankung von Erwachsenen jenseits des 40. Lebensjahrs, oftmals bei Übergewichtigen. Wenn die Gallensteine Probleme verursachen, rufen sie starke Schmerzen im rechten oberen Quadranten des Abdomens hervor, die mitunter auf die rechte Schulter übertragen werden. Übelkeit und Erbrechen sind typische Begleiter. Die Gallenkolik wird durch das Essen fetthaltiger Lebensmittel verschlimmert; eine fettreiche Mahlzeit kann Auslöser der Beschwerden sein. Eine gute Anamnese kann helfen, die Ursache aufzuspüren.

Die Gallenkolik wird akut mit Analgetika (z. B. Metamizol) behandelt. Zusätzlich können Spasmolytika (z. B. N-Butylscopolamin) und Nitroglyzerin, bei starken Schmerzen auch Opioide eingesetzt werden. Im Krankenhaus kann eine Cholezystektomie (Gallenblasenentfernung) angezeigt sein; diese wird heutzutage meist laparoskopisch (mittels Bauchspiegelung) durchgeführt.

PRAXISTIPP

Morphin bei Koliken

Morphin hat im Rettungsdienst einen Stellenwert als potentes Analgetikum. Aus zwei Gründen sollte der Einsatz von Morphin bei Patienten mit Koliken jedoch **zurückhaltend** erfolgen:

- Zum einen haben diese Patienten oftmals begleitend Übelkeit und Erbrechen. Morphin selbst löst jedoch bei einer gewissen Anzahl von Patienten **Übelkeit** aus. Dies liegt daran, dass Morphin am Zentralnervensystem nicht nur hemmende, sondern auch erregende Eigenschaften hat. So werden in der Area postrema Chemorezeptoren stimuliert, was zu einer Erregung des Brechzentrums führen kann.
- Zum anderen besitzt Morphin neben den zentralen auch periphere Eigenschaften. So kommt es zu einer **Tonussteigerung der glatten Muskulatur,** ein bei Patienten mit Koliken unerwünschter Nebeneffekt. Nicht nur das, in den ableitenden Gallen- oder Harnwegen kann durch Morphin sogar ein Spasmus ausgelöst werden.

Deswegen gilt bei Patienten mit Koliken: Wenn ein Opioid verabreicht werden soll, weil z. B. Metamizol zur Analgesie nicht ausreicht, sollte Fentanyl oder Sufentanil bevorzugt werden.

4.7.2 Quergestreifte Muskulatur

Die **quergestreifte Muskulatur** bildet das gesamte System der Skelettmuskeln (→ Kap. 6.3.4, → Abb. 6.14, → Abb. 6.15, → Abb. 6.16 und → Abb. 6.17).

Die Zunge, die Muskeln des Kehlkopfs und die Schlundmuskulatur bestehen ebenso aus quergestreifter Muskulatur wie das Zwerchfell und sämtliche Muskeln der Extremitäten. Die Kontraktionen quergestreifter Muskelzellen werden vom zentralen Nervensystem ausgelöst und sind größtenteils dem Willen unterworfen (→ Abb. 8.1.2).

Die unter dem Mikroskop sichtbare Streifung der quergestreiften Muskulatur entsteht dadurch, dass ihre Myofibrillen abwechselnd jeweils aus hellen und dunklen Elementen zusammengesetzt sind, die auf gleicher Höhe liegen.

Jede einzelne Muskelzelle dieses Muskeltyps ist im Vergleich zu anderen Zellen sehr groß und wird deshalb auch **Muskelfaser** genannt. Sie besitzt bis zu 40 randständig liegende Zellkerne. Quergestreifte Muskelfasern können bis zu 15 cm lang sein und sich auf ungefähr die Hälfte ihrer Faserlänge verkürzen.

Ein **Skelettmuskel** setzt sich aus vielen Muskelfasern zusammen. Von außen ist er mit straffem Bindegewebe umhüllt, der **Muskelfaszie.** Auch im Innern des Muskels findet sich (lockeres) Bindegewebe, das die einzelnen Muskelfasern sowie immer größer werdende Muskelfasergruppen umhüllt. Das Bindegewebe erlaubt die Verschieblichkeit der Muskelfasergruppen gegeneinander und führt Nerven und Blutgefäße.

4.7.3 Herzmuskulatur

Die Muskulatur des Herzens (Myokard) ist eine **Sonderform der quergestreiften Muskulatur:** Zwar findet sich unter dem Lichtmikroskop die für den Skelettmuskel typische Querstreifung, gleichzeitig sind aber auch Kerne in der Zellmitte wie bei der glatten Muskulatur zu sehen (→ Abb. 4.14). Die Zellen sind durch die sog. **Glanzstreifen** (eine Art

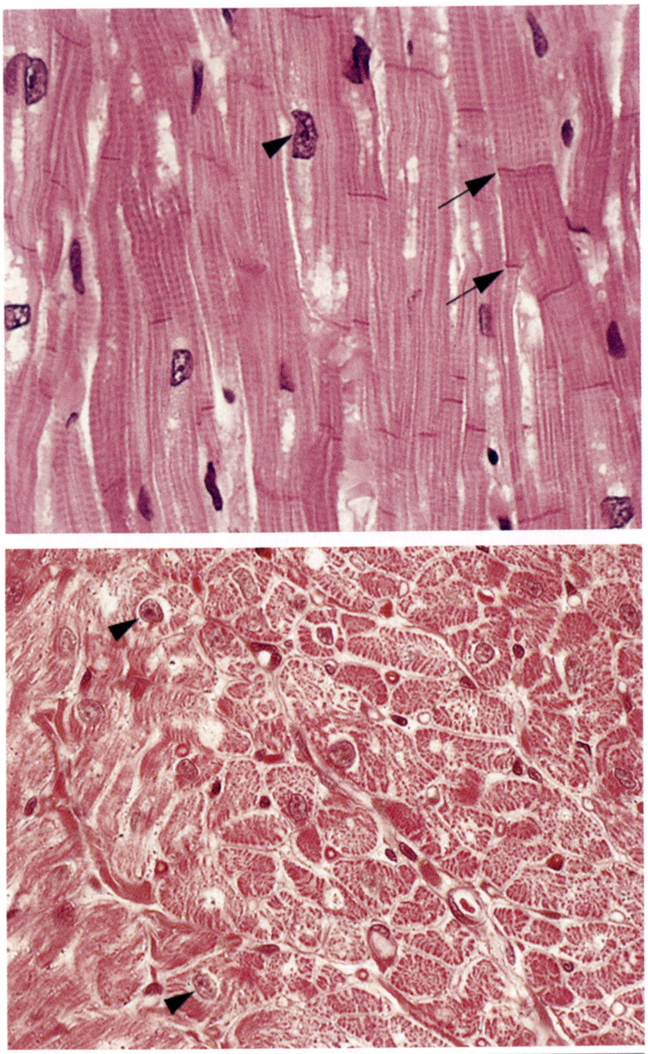

Abb. 4.14 Herzmuskulatur im lichtmikroskopischen Bild; **oben** Längsschnitt, **unten** Querschnitt. Deutlich zu sehen sind die Glanzstreifen (Pfeile) und die Zellkerne (Pfeilspitzen). [M375]

Kittlinien) miteinander verbunden und bilden ein spitzwinkliges Flechtwerk. Auch Herzmuskelzellen sind kaum regenerationsfähig; so wird z. B. nach einem Herzinfarkt die Nekrose nur durch gering differenziertes Bindegewebe ersetzt. Die Herzmuskulatur ist wie die glatte Muskulatur nicht dem Willen unterworfen.

MERKE

Troponine

Insgesamt tragen verschiedene Proteine dazu bei, dass die Muskeln sich zusammenziehen und wieder entspannen. Eines von ihnen ist das **Troponin.** Kommt es zu einem Myokardzellschaden, tritt in der Folge eine Erhöhung der kardialen Troponine (cTN) im Blut auf (→ Kap. 12.7.4). Der Goldstandard zur Erkennung eines Myokardzellschadens ist heutzutage aufgrund seiner Schnelligkeit das **hochsensitive kardiale Troponin** (hs-cTN).

IM FOKUS

Muskelgewebe

Im Körper können **drei Arten von Muskelgewebe** unterschieden werden:

- Glatte Muskulatur
- Quergestreifte Muskulatur
- Herzmuskulatur

Die **glatte Muskulatur** findet sich in den Wänden der Hohlorgane. Ihre **Kontraktion** verläuft **langsam** und unwillkürlich.
Quergestreifte Muskulatur findet sich im Körper in den **Skelettmuskeln.** Ein **Skelettmuskel** setzt sich aus vielen **Muskelfasern** zusammen, die von **Muskelfaszien** umhüllt sind.
Die Herzmuskulatur (Myokard) ist eine **Sonderform der quergestreiften Muskulatur.** Die Zellen sind durch **Glanzstreifen** miteinander verbunden.

4.8 Nervengewebe

Das Nervengewebe ist das am kompliziertesten aufgebaute Gewebe des Menschen. Die Gesamtheit des Nervengewebes bildet das Nervensystem des Menschen, das in **zentrales Nervensystem** (ZNS, Gehirn und Rückenmark) und **peripheres Nervensystem** (PNS, alle Nervengewebe außerhalb davon) unterteilt wird Es wird ausführlich in → Kap. 8 und → Kap. 9 besprochen – hier aber schon ein kleiner Überblick.

Das Nervengewebe besteht aus zwei unterschiedlichen Zelltypen:

- den **Neuronen** (Nervenzellen)
- und den **Gliazellen** (Stützzellen).

4.8.1 Neuron

Neurone – 100 Milliarden davon allein im Gehirn – sind die funktionell wichtigsten Zellen des Nervengewebes (→ Abb. 4.15). Sie besitzen die gleichen Grundstrukturen wie alle anderen Körperzellen. In drei grundlegenden Eigenschaften unterscheiden sie sich aber von ihnen:

- Reife Neurone können sich nicht mehr teilen; jedoch können aus neuronalen Stammzellen reife Neurone entstehen.
- Neurone sind fähig zur Erregungsbildung und -leitung.

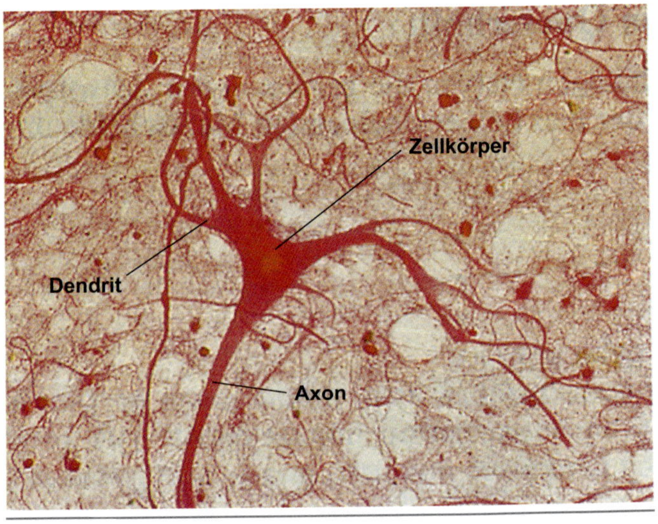

Abb. 4.15 Neuron mit Zellkörper, Dendriten und Axon (lichtmikroskopische Aufnahme). [X141]

- Sie haben besondere Zellfortsätze, Dendriten und Axone, die mit anderen Nerven-, Muskel- oder Drüsenzellen Kontaktstrukturen bilden, die Synapsen.

4.8.2 Gliazellen

Gliazellen (Stützzellen) sind nicht zur Erregungsbildung oder -leitung befähigt, sondern erfüllen Stütz-, Ernährungs-, elektrische und immunologische Schutzfunktionen für die Neurone. In Ihrer Gesamtheit bilden Sie die **Neuroglia** (Nervenhüllgewebe).

IM FOKUS

Nervengewebe

Nervengewebe besteht aus zwei unterschiedlichen Zelltypen:
- **Neuronen** (Nervenzellen)
- **Gliazellen** (Stützzellen)

Neurone dienen der **Erregungsbildung und -leitung.**
Gliazellen haben **Stütz-, Ernährungs-, elektrische und immunologische Schutzfunktionen.**

WIEDERHOLUNGSFRAGEN

1. Wie heißen die vier Gewebetypen, die unterschieden werden? (→ Kap. 4.1.1)
2. Was ist der Unterschied zwischen einer allogenen und einer autologen Transplantation? (→ Kap. 4.1.3)
3. Zu welcher Art von Zellkontakten gehören die Gap Junctions? (→ Kap. 4.2.1)
4. Um welchen Epitheltyp handelt es sich bei der Epidermis? (→ Kap. 4.2.2)
5. Beschreiben Sie, in welche zwei Subtypen Drüsen unterteilt werden. (→ Kap. 4.2.4)
6. Welche Aufgabe hat die Interzellulärsubstanz und in welche zwei Bestandteile kann sie grob unterschieden werden? (→ Kap. 4.3.2)
7. Wo finden sich Kollagenfasern im Körper vor allem? (→ Kap. 4.3.2)
8. Was würde mit Blutgefäßen passieren, wenn die Gefäßwände keine elastischen Fasern enthalten würden? (→ Kap. 4.3.2)
9. In welche beiden Arten kann Fettgewebe hinsichtlich seiner Farbe unterschieden werden? (→ Kap. 4.4.1 und → Kap. 4.4.2)
10. Worin unterscheidet sich glatte von quergestreifter Muskulatur? (→ Kap. 4.7.1 und → Kap. 4.7.2)
11. Wo finden Sie im Körper glatte Muskulatur? (→ Kap. 4.7.1)
12. Welches Schmerzmittel sollte bei einer Kolik vermieden werden? (→ Kap. 4.7.1)
13. Warum sollte kein N-Butylscopolamin bei der Nierenkolik verabreicht werden? (→ Kap. 4.7.1)
14. Was für ein Muskelgewebetyp ist die Herzmuskulatur? (→ Kap. 4.7.3)
15. Aus welchen unterschiedlichen Zelltypen besteht Nervengewebe? (→ Kap. 4.8)
16. Benennen Sie drei Unterschiede zwischen Nervengewebe und den (meisten) anderen Körperzellen. (→ Kap. 4.8.1)
17. Wie werden die besonderen Zellfortsätze der Neurone genannt? (→ Kap. 4.8.1)

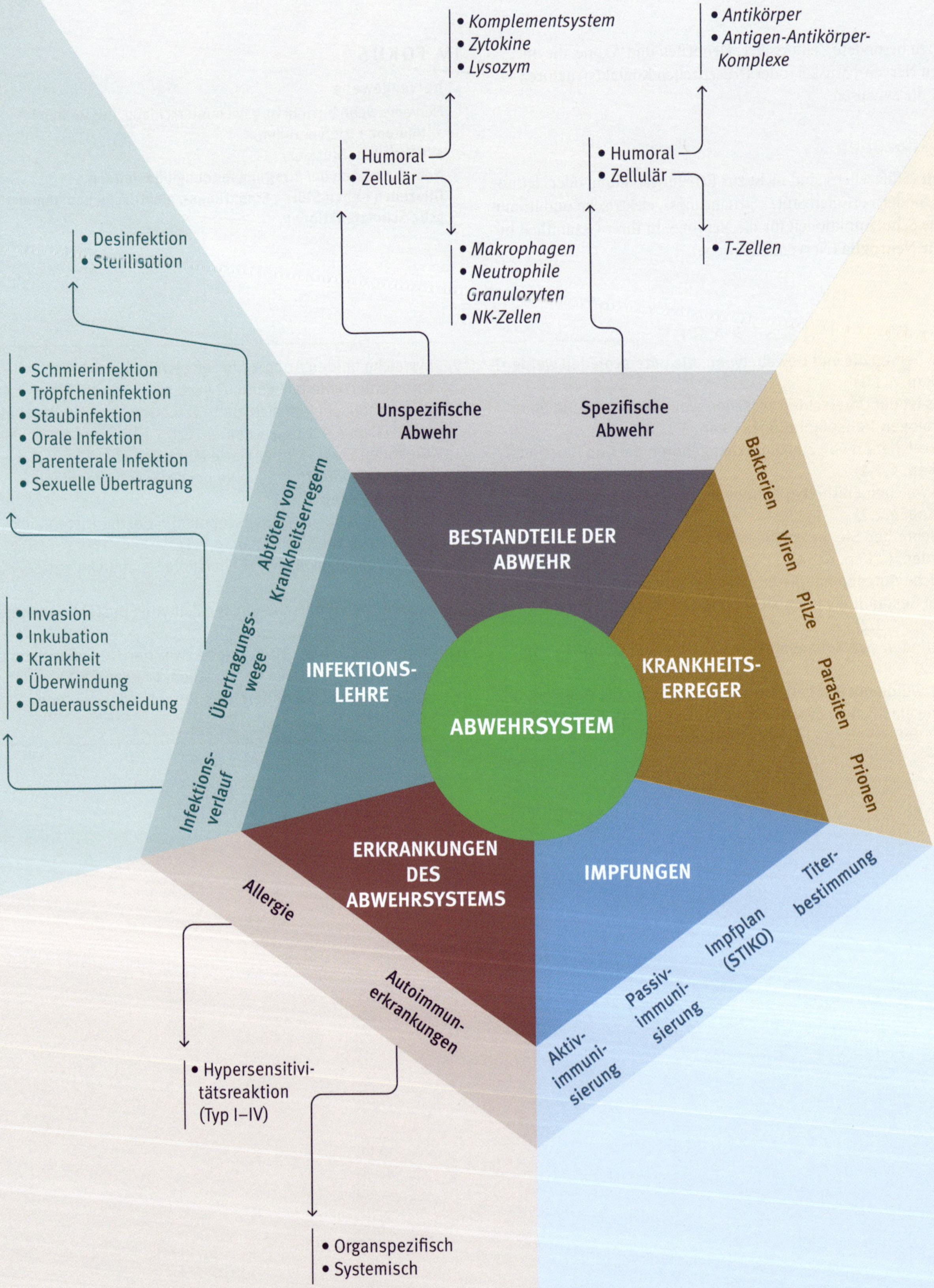

ABWEHRSYSTEM
BESTANDTEILE DER ABWEHR
Unspezifische Abwehr
• Humoral
• Zellulär
• Komplementsystem
• Zytokine
• Lysozym
• Makrophagen
• Neutrophile Granulozyten
• NK-Zellen
Spezifische Abwehr
• Humoral
• Zellulär
• Antikörper
• Antigen-Antikörper-Komplexe
• T-Zellen
KRANKHEITS-ERREGER
Bakterien
Viren
Pilze
Parasiten
Prionen
IMPFUNGEN
Titer-bestimmung
Impfplan (STIKO)
Passiv-immuni-sierung
Aktiv-immuni-sierung
ERKRANKUNGEN DES ABWEHRSYSTEMS
Allergie
• Hypersensitivitätsreaktion (Typ I–IV)
Autoimmun-erkrankungen
• Organspezifisch
• Systemisch
INFEKTIONS-LEHRE
Abtöten von Krankheitserregern
• Desinfektion
• Sterilisation
Übertragungs-wege
• Schmierinfektion
• Tröpfcheninfektion
• Staubinfektion
• Orale Infektion
• Parenterale Infektion
• Sexuelle Übertragung
Infektions-verlauf
• Invasion
• Inkubation
• Krankheit
• Überwindung
• Dauerausscheidung

5

INFEKTION UND ABWEHR

Achim Thamm

INHALTSÜBERSICHT

Bestandteile des Abwehrsystems
- Das Abwehrsystem ist ein komplexes System, das aus einer Vielzahl von Zellen und Organen besteht.
- Unspezifische und spezifische sowie zelluläre und humorale Abwehr sind die vier Teilsysteme, in die das Abwehrsystem unterteilt wird.

Unspezifisches Abwehrsystem
- Durch äußere Schutzbarrieren, verschiedene Gruppen der weißen Blutzellen und weitere Faktoren, z. B. der kommensalen Flora, wird größtenteils ein Eindringen krankmachender Mikroorganismen in den Körper verhindert.
- Makrophagen und neutrophile Granulozyten besitzen die größte phagozytotische Aktivität.

Spezifisches Abwehrsystem
- Das spezifische Abwehrsystem ist entwicklungsgeschichtlich jünger als das unspezifische und zeichnet sich durch seine Spezifität und Gedächtnisfunktion aus.
- „Schlüssel-Schloss-Prinzip“: Erreger können nur durch Antikörper markiert werden, wenn der Antikörper zum Erreger passt.

Abwehr von Krankheitserregern
- Eindringende Bakterien können bereits an der Eintrittspforte von ständig lauernden Phagozyten entdeckt und unschädlich gemacht werden.
- Bei größeren Bakterienmengen bzw. virulenten Erregern kommt die spezifische Abwehr, vor allem die B-Zellen, die in einem Aktivierungsprozess Antikörper bilden, zur Hilfe.
- Einige Bakterien haben Mechanismen entwickelt, um das Abwehrsystem ganz oder teilweise zu umgehen.
- Viren können sich nur innerhalb einer Wirtzelle vermehren. Dort können sie nicht von Antikörpern und T-Zellen erkannt werden.
- Parasiten, die den Organismus befallen, werden durch Abwehrzellen wie Phagozyten, B- und T-Zellen, Mastzellen, eosinophile Granulozyten und Antikörper der Klasse IgE bekämpft.

Infektionslehre
- Infektion beschreibt den Eintritt oder das Anhaften von Mikroorganismen in oder an einen Organismus und deren Vermehrung. Die Folge sind Infektionskrankheiten.
- Sepsis ist ein erstzunehmender gesundheitlicher Zustand, bei dem sich ein lebensbedrohlicher septischer Schock bzw. eine Verbrauchskoagulopathie entwickeln können.

Bakterielle und virale Infektion
- Es gibt eine Vielzahl von bakteriellen Infektionskrankheiten mit unterschiedlich schweren Krankheitsverläufen.
- Eine Antibiotikatherapie hat nicht immer den gewünschten Erfolg, da einige Bakterien Resistenzen gegen die eingesetzten Antibiotika entwickelt haben.
- Einige Viren bauen ihr Erbgut in das der Wirtszelle ein, die jedoch überlebt und das Erbgut des Virus an ihre Tochterzellen weitergibt. Nach Jahren kann die Infektion ausbrechen (Slow-Virus-Infektion) oder sich die Wirtszelle in eine unkontrolliert wachsende Tumorzelle umwandeln (onkogene Viren).
- Bei der echten Grippe handelt es sich um eine Virusgrippe oder Influenza. Sie wird durch Influenzaviren vom Typ A, B oder C ausgelöst und durch Tröpfcheninfektion übertragen.
- Coronaviren sind seit den 1960er-Jahren bekannt und für ca. 10–15 % der mild verlaufenden Erkältungskrankheiten verantwortlich. Abzugrenzen hiervon sind die Infektionen mit SARS-CoV, MERS-CoV und SARS-CoV-2 (Erreger der Corona Virus Disease 2019 [COVID-19]).
- Ebola- und Marburg-Fieber sind schwere, durch Filoviren verursachte virale hämorrhagische Krankheiten, die hochpathogen sind, Zoonosen darstellen und durch komplexe Übertragungswege sowie unterschiedliche, teils sehr hohe Mortalitätsraten gekennzeichnet sind.
- Trotz aller Präventions- und Arbeitsschutzmaßnahmen sind Beschäftigte im Gesundheitswesen aufgrund ihrer beruflichen Tätigkeit gefährdet, sich z. B. durch eine Nadelstichverletzung zu infizieren, wenn der Quellpatient infektiös ist.

Täglich versuchen Millionen Bakterien, Viren, Parasiten und Pilze, in unseren Körper einzudringen. Sie leben in der Luft, in Nahrungsmitteln, auf der Haut und in den menschlichen Körperhöhlen selbst. Viele der Mikroorganismen schaden uns nicht, ja wir brauchen sie sogar, z. B. bei der Verdauung. Die meisten Mikroorganismen, die uns schaden können, vernichtet unser **Immunsystem** (Abwehrsystem), und nur selten versagt diese Abwehrkraft, sodass es zum Ausbruch einer Infektionskrankheit kommt (→ Kap. 5.7).

Auch abnorme Körperzellen, insbesondere Tumorzellen (wie sie nach heutigem Kenntnisstand laufend in unserem Körper entstehen), werden in aller Regel von unserem Immunsystem erkannt und vernichtet.

Unser Immunsystem bewahrt unsere Identität, unser Selbst, indem es als fremd erkannte Strukturen abwehrt und vernichtet.

5.1 Bestandteile des Abwehrsystems

5.1.1 Vier Teilsysteme der Abwehr

Unser Immunsystem ist hochkomplex und besteht aus einer Vielzahl von Zellen und Organen. Prinzipiell werden **vier Teilsysteme** der Abwehr unterschieden (→ Tab. 5.1), die jedoch eng zusammenarbeiten.

Unspezifische und spezifische Abwehr

- Die **unspezifische Abwehr** steht antigenunabhängig von Geburt an zur Verfügung. Sie ist sehr schnell und sorgt dafür, dass z. B. Bakterien, die durch eine kleine Wunde in die Haut eingedrungen sind, rasch und noch am Ort ihres Eindringens unschädlich gemacht werden. Manchmal allerdings reicht die unspezifische Abwehr alleine nicht aus, um den Erreger vollständig zu vernichten. Dann kann sie ihn in der Regel aber so lange „in Schach halten“, bis ein zweites Abwehrsystem einsatzbereit ist:

	Zelluläre Abwehr	Humorale Abwehr
Unspezifische Abwehr	• Makrophagen (→ Kap. 5.3.2) • Neutrophile Granulozyten (→ Kap. 5.3.2) • Natürliche Killerzellen (→ Kap. 5.2.3)	• Komplementsystem (→ Kap. 5.3.1) • Zytokine (→ Kap. 5.6.1) • Lysozym (→ Kap. 5.2.1)
Spezifische Abwehr	**T-Zellen** (→ Kap. 5.3): • T-Helferzellen • Zytotoxische T-Zellen • T-Zell-Gedächtnis	Antikörper (produziert von stimulierten **B-Zellen** = Plasmazellen, → Kap. 5.3.1)

Tab. 5.1 Die **vier Teilsysteme der Abwehr** im Überblick. So getrennt wie in dieser Tabelle sind die Teilsysteme der Abwehr in Wirklichkeit allerdings nicht. Vielmehr sind die verschiedenen Abwehrmechanismen auf vielfältige Weise miteinander vernetzt und arbeiten eng zusammen.

- Die **spezifische Abwehr,** die gegen ein spezielles Antigen gerichtet ist. Sie braucht länger (Tage bis Wochen), um einen effektiven Gegenschlag vorzubereiten, dafür besitzt sie eine große **Selektivität** (Treffsicherheit). Außerdem hat das spezifische Abwehrsystem die Fähigkeit, sich die Erreger „zu merken" (= **Antigengedächtnis**), sodass diese bei einem erneuten Angriff auf den Körper sozusagen schon erwartet werden und entsprechend schnell und effektiv unschädlich gemacht werden können.

Als **Antigene** werden dabei alle Strukturen bezeichnet, die das Immunsystem dazu bringen, spezifische Gegenmaßnahmen einzuleiten, also eine **Immunantwort** hervorrufen. Typischerweise handelt es sich dabei um Proteine (Eiweiße) auf der Oberfläche von Bakterien, Pilzen oder Viren.

Zelluläre und humorale Abwehr

Eine weitere Einteilung unterscheidet
- **zelluläre Abwehrmechanismen** (zellulär bezieht sich auf die zahlreichen Abwehrzellen, die direkt an der Beseitigung von Erregern beteiligt sind) und
- **humorale Abwehrmechanismen** (humoral = Körperflüssigkeiten betreffend), d. h. nichtzelluläre, im Plasma oder in den verschiedenen Körperflüssigkeiten gelöste Substanzen wie etwa die diversen Eiweißfaktoren, Enzyme und Antikörper (→ Kap. 5.3.1).

MERKE

Immunabwehr

Untersuchungen bestätigen, dass die Immunabwehr auch von psychischen Faktoren wie Stress und von einem regelmäßigen Lebensrhythmus abhängig ist. So sind Menschen, die im Schichtdienst arbeiten, oft anfälliger für Infektionskrankheiten.

5.1.2 Organe des Abwehrsystems

Grundsätzlich werden alle Abwehrzellen im Knochenmark gebildet und vermehren sich dort. Danach wandern sie aus und besiedeln die weiteren lymphatischen Organe, in denen sie sich noch weiterentwickeln können.

Die lymphatischen Organe und Gewebe lassen sich unterteilen in:
- **Primäre lymphatische Organe,** in denen die unreifen Immunzellen zu immunreaktiven (immunkompetenten) Zellen heranreifen, d. h. zu Zellen, die in der Lage sind, fremde Antigene zu erkennen. Hierzu gehören der Thymus und das Knochenmark. Die Immunzellen gelangen dann über Blut- und Lymphbahnen schließlich in
- **Sekundäre lymphatische Organe,** sozusagen ihre „Arbeitsplätze", nämlich Lymphknoten, Milz, Mandeln (Tonsillen) und andere lymphatische Gewebe des Rachenrings, Peyer-Plaques des Dünndarms (→ Kap. 15.13.2) und viele weitere auf Schleimhäuten angesiedelte lymphatische Gewebe. Hier findet neben der Antigenerkennung auch die weitere Vermehrung der Abwehrzellen statt.

IM FOKUS

Bestandteile des Abwehrsystems

Das Abwehrsystem setzt sich aus **vier Teilsystemen** zusammen:
- Unspezifische humorale Abwehr (z. B. Zytokine)
- Spezifische humorale Abwehr (z. B. Antikörper)
- Unspezifische zelluläre Abwehr (z. B. Makrophagen)
- Spezifische zelluläre Abwehr (z. B. T-Zellen)

Abwehrzellen werden **im Knochenmark gebildet** und migrieren später zu den **lymphatischen Organen.** Dort können sie sich weiter differenzieren.

5.2 Unspezifisches Abwehrsystem

Die unspezifische Abwehr besteht aus den äußeren Barrieren unseres Körpers, die ein Eindringen krankmachender Mikroorganismen zum größten Teil verhindern können, sowie verschiedenen Gruppen der weißen Blutzellen und mehreren Faktoren, wie Komplementsystem, Zytokinen und Lysozym.

5.2.1 Äußere Schutzbarrieren

Zu den **äußeren Schutzbarrieren** zählen z. B. die Haut und die Schleimhäute → Abb. 5.1). Sie wirken in erster Linie als mechanischer Schutzwall, vergleichbar einer Mauer.

Durch die Produktion antimikrobieller Stoffe (bakterienhemmender Substanzen) wird die äußere Barriere noch sehr viel effektiver. Mundspeichel, Bronchialschleim und Tränenflüssigkeit etwa enthalten das Enzym (→ Kap. 2.7) **Lysozym,** eine antimikrobielle Substanz, die Zellwandstrukturen von Bakterien zerstören kann. Im Magen wird eine Vielzahl von Erregern durch den hohen Säuregehalt (→ Kap. 15.12.4) abgetötet.

Die **kommensale Flora** (Normal- oder physiologische Flora) unterstützt durch ihre Stoffwechselaktivität oftmals unser Immunsystem. Dabei besiedeln harmlose Mikroorganismen wie Bakterien, Pilze oder Protozoen die meisten äußeren und inneren Oberflächen des Körpers. Die jeweilige Besiedlungsdichte und das Keimspektrum sind sehr variabel und charakteristisch für die unterschiedlichen Mikromilieus.

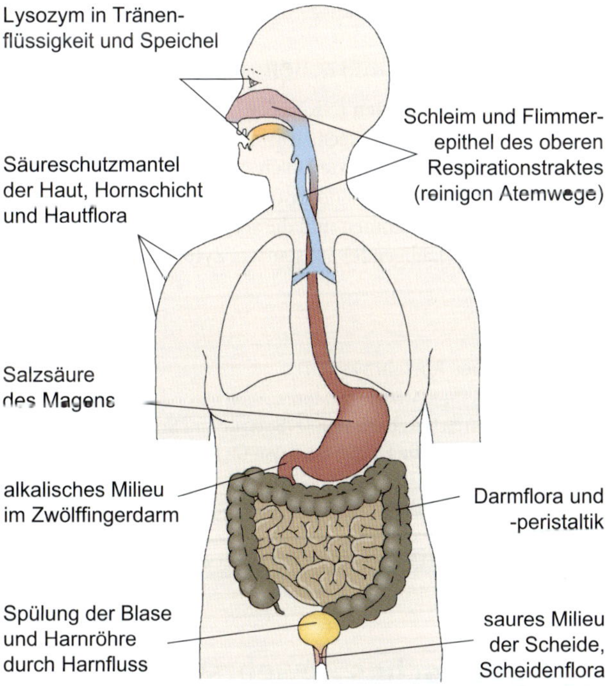

Abb. 5.1 Äußere Schutzbarrieren des menschlichen Organismus (Auswahl). Die meisten Infektionserreger können die Körperoberfläche nicht durchdringen, weil sie von verschiedenen physikalischen und biochemischen Schutzbarrieren zurückgehalten werden. Auch die kommensale oder physiologische Flora verhindert die Ansiedelung von gefährlichen Mikroorganismen. Sie besteht aus Mikroorganismen, die physiologischerweise die meisten inneren und äußeren Oberflächen des Menschen besiedeln; durch die Stoffwechselaktivität der kommensalen Flora wird unser Immunsystem unterstützt. [L190]

So besiedeln z. B. Bakterien (Döderlein-Flora) die Scheide von Frauen, v. a. im gebärfähigen Alter. Laktobazillen produzieren Milchsäure (Laktat) und verhindern in aller Regel durch eine dichte Besiedlung des Lebensraums sowie das saure Milieu aufgrund der Milchsäure eine Besiedlung mit pathogenen Bakterien (→ Abb. 5.1).

5.2.2 Phagozyten

Wenn es Mikroorganismen gelingt, in den Körper einzudringen (z. B. durch eine Verletzung der äußeren Barrieren), so werden sie in der Regel durch **Phagozyten** (Fresszellen; phagos = fressen) unschädlich gemacht. Die größte phagozytotische Aktivität zeigen **Makrophagen** und **neutrophile Granulozyten** (→ Kap. 11.4.1). Fremdpartikel (z. B. Bakterien) werden von ihnen umschlossen, aufgenommen und im Zellinneren verdaut. Besonders attraktiv für Phagozyten werden die Fremdpartikel, wenn sie noch besonders markiert worden sind. Die Markierung kann durch Antikörper (→ Kap. 5.3.2) oder Komplementfaktoren (→ Kap. 5.3.1) erfolgen. Dieses Phänomen wird als **Opsonierung** (= „schmackhaft machen") bezeichnet. Durch das schnelle Aufnehmen antikörperbeladener Erreger unterstützen Phagozyten somit das spezifische Abwehrsystem.

Makrophagen (auch → Kap. 11.4.2) entwickeln sich aus undifferenzierten Monozyten des Blutes. Diese halten sich nach dem Verlassen des Knochenmarks nur wenige Tage im Blut auf, zwängen sich dann durch die Kapillarwände in das Gewebe und werden dort zu langlebigen Makrophagen. Makrophagen gehören zum **Monozyten-Makrophagen-System,** das die Gesamtheit aller zur Phagozytose fähigen, aus den Monozyten hervorgehenden Zellen bezeichnet. Hierzu gehören außerdem die Mikroglia-Zellen des ZNS und wahrscheinlich auch die Osteoklasten (→ Kap. 6.1.2).

5.2.3 Natürliche Killerzellen

Die **natürlichen Killerzellen** (NK-Zellen), eine Untergruppe der Lymphozyten, wirken vor allem gegen virusinfizierte, tumorartig veränderte und durch Antikörper markierte Zellen (wie auch die T-Zellen, → Kap. 5.3). Natürliche Killerzellen sind in der Lage, Veränderungen auf der Zelloberfläche wahrzunehmen und die veränderten Zellen dann durch zytotoxische (zellschädigende) Substanzen, **Zytotoxine,** zu zerstören.

IM FOKUS

Unspezifisches Abwehrsystem

Zur unspezifischen Abwehr zählen:
- Die **äußeren Schutzbarrieren** (z. B. Haut und Schleimhäute)
- Das **antimikrobielle Enzym Lysozym** (in Mundspeichel, Bronchialschleim und Tränenflüssigkeit enthalten)
- **Makrophagen** und **neutrophile Granulozyten** (können Fremdpartikel unschädlich machen)
- **Natürliche Killerzellen** (wirken vor allem gegen virusinfizierte Zellen)

5.3 Spezifisches Abwehrsystem

Das **spezifische Abwehrsystem** ist entwicklungsgeschichtlich jünger als das unspezifische. Die zugehörigen Zellen sind die **Lymphozyten.** Man unterscheidet bei ihnen T- und B-Zellen.

Zwei Besonderheiten zeichnen das spezifische Abwehrsystem aus:
- **Spezifität:** Das spezifische Abwehrsystem ist in der Lage, bestimmte molekulare Merkmale der Erreger zu erkennen und nur bei Vorhandensein dieser Merkmale zu reagieren. Grundlage dieser **Spezifität** sind **Antigen-Erkennungsmoleküle,** die als **T-Zell-Antigenrezeptoren** membrangebunden auf den T-Zellen, als **Antikörper** frei in den Körperflüssigkeiten und membrangebunden auf den B-Zellen zu finden sind. T-Zell-Antigenrezeptoren und Antikörper sind strukturell unterschiedlich, gehören aber zu einer großen Proteinfamilie.
- **Gedächtnisfunktion:** Die Gedächtnisfunktion des spezifischen Abwehrsystems beruht auf der Bildung von **Gedächtniszellen** (Memory Cells). Dies sind nach Antigenkontakt gebildete ruhende Lymphozyten, die weiter die spezifischen Antigen-Erkennungsmoleküle auf ihrer Oberfläche tragen und z. B. in den Lymphknoten auf eine erneute Begegnung mit dem gleichen Antigen warten. Die Gedächtniszellen ermöglichen dann eine sehr viel schnellere und effektivere Abwehrreaktion und sind der Grund, warum man viele Krankheiten nur einmal im Leben bekommt (auch → Kap. 5.5.1).

5.3.1 Komplementsystem

Das Komplementsystem besteht aus neun **Komplementfaktoren** (C1–C9) mit mehr als 20 Serumproteinen und ist das wichtigste Effektorsystem der angeborenen Immunität. Seine Aufgaben sind die Markierung von Zielzellen (Opsonierung), die direkte Auflösung (Lyse) von Zellen und Erregern sowie die Anlockung und Aktivierung von Entzündungszellen.

Die kaskadenartige Aktivierung der inaktiven Enzyme ähnelt der Gerinnungskaskade. Wie im Dominoprinzip wird ein erstes Enzym (Proenzym) der niedrigsten Stufe der Kaskade durch einen exogenen Stimulus aktiviert, dieses aktiviert dann Enzyme der nächsten Stufe usw.

Wird das Komplementsystem durch einen der Aktivierungswege (→ Tab. 5.2) in Gang gesetzt, führt dies zum Aufbau eines **terminalen Membranangriffskomplexes** (→ Abb. 5.2) mit Auflösung (Lyse) der Zielzelle. Zum Schutz vor der Lyse kernhaltiger körpereigener Zellen regulieren Inhibitorproteine die Komplementkaskade herunter. Entstehen Komplementdefekte (z. B. bei anaphylaktischen Reaktionen, Transplantatabstoßung, Thrombosen und Autoimmunerkrankungen), kann dies zu schwerwiegenden Abwehrstörungen sowie lebensbedrohlichen Erkrankungen führen.

MERKE

Aufgaben des Komplementsystems
- **Opsonierung:** Bei der Markierung körperfremder Strukturen ist der Faktor C3 entscheidend. Binden sich C3-Moleküle an die Fremdzelloberfläche, sind diese für Phagozyten attraktiver.
- **Entzündungsmediatoren:** Aktive C3- und C5-Faktoren locken andere Abwehrzellen (z. B. Granulozyten) an (Chemotaxis).
- **Membranangriffskomplex:** Die beteiligten Faktoren C5–C9 bilden eine Pore (amphiphiler Hohlzylinder) in der Fremdzellmembran. Kalzium, Natrium und Flüssigkeit können dadurch unkontrolliert in die Fremdzelle einströmen und diese zerstören (Zytolyse).

Aktivierungsweg	Auslöser
Klassischer Aktivierungsweg	Antigen-Antikörper-Komplex
Lektin-Weg	Mannose-bindendes Lektin (MBL)
Alternativer Aktivierungsweg	Pathogene Oberflächen

Tab. 5.2 Alle **Aktivierungswege des Komplementsystems** enden im terminalen Membranangriffskomplex und führen zur Lyse der Zielzelle (→ Abb. 5.2).

5.3.2 Antikörper

Antikörper (AK), auch **Immunglobuline** (Ig) genannt, sind hochselektiv auf bestimmte Antigene passende Proteine, die von B-Zellen (= Plasmazellen) sezerniert werden. Sie stellen die humorale Abwehr des spezifischen Systems dar.

Aufbau und Funktion der Antikörper

Antikörper bestehen aus vier miteinander verbundenen Proteinketten, je zwei leichten und zwei schweren Ketten. Diese sind so angeordnet, dass sich ein großes, Y-förmiges Molekül ergibt (→ Abb. 5.3). An den beiden Armen des Y liegen die antigenerkennenden Abschnitte, während der Stamm u. a. für die Kommunikation mit Phagozyten und anderen Abwehrzellen verantwortlich ist. Jedes Antikörpermolekül hat also zwei Antigenbindungsstellen (man sagt auch, er sei bivalent, lat. bi = zwei).

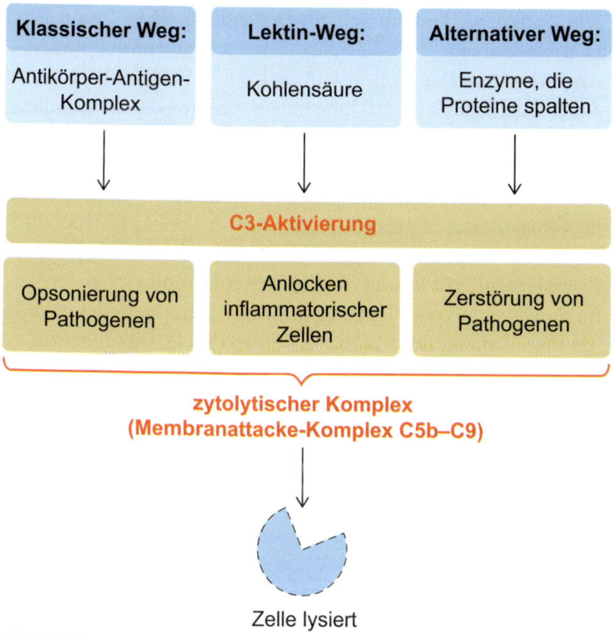

Abb. 5.2 Durch Antikörper (Immunglobuline) oder das Komplementsystem (Faktor C3) werden fremde Zellen kenntlich gemacht (opsoniert). Das Komplementsystem bildet den Membranangriffskomplex (C5–C9), der zu einer Auflösung (Lyse) der fremden Zelle führt. [M839, L231]

Durch elektrophoretische Auftrennung (elektrische Auftrennung nach Ladung, Molekulargewicht) lassen sich fünf verschiedene **Antikörperklassen** differenzieren:

Fünf Antikörperklassen

Immunglobulin G, kurz **IgG,** macht mit etwa 80 % den größten Anteil der Antikörper aus. Es wird v. a. in der späten Phase der Erstinfektion und bei einer erneuten Infektion mit demselben Erreger gebildet. IgG-Antikörper können das Komplementsystem aktivieren und durch Opsonierung die Phagozytose von Erregern erleichtern. Sie sind plazentagängig, können also vom mütterlichen in das fetale (→ Kap. 18.2.2) Blut übertreten. Damit bieten sie in der Zeit, in der das Abwehrsystem von Fetus und Neugeborenem noch unreif ist, einen guten Schutz vor Infektionen.

IgM (Immunglobulin M) ist ein sehr großes Molekül, da hier fünf Y-förmige Antikörpermoleküle miteinander verbunden sind (Pentamer; penta = fünf). Aufgrund der vielen Antigenbindungsstellen können diese Antikörper ganze Zellen miteinander verklumpen (agglutinieren). IgM ist im Gegensatz zu IgG nicht plazentagängig. IgM ist der erste Antikörper, der nach einer (Erst-)Infektion von der Plasmazelle sezerniert wird. Dadurch eignet er sich besonders zum laborchemischen Nachweis einer Erstinfektion. Als Einzelmolekül (Monomer) kommt IgM außerdem als Antigenrezeptor auf der Oberfläche der B-Zellen vor, wo es als zellmembranständiges „Schloss" auf den „Antigen-Schlüssel" wartet, der zur Aktivierung der Zelle führt.

IgA (Immunglobulin A) ist als Einzelmolekül im Blut vorhanden, als Doppelmolekül (Dimer; di = zwei) kommt es in diversen Körpersekreten wie Speichel, Darmsekreten und Bronchialschleim vor. Entsprechend seinem Aufenthaltsort unterstützt es die lokale Abwehr von Erregern, die auf Schleimhäuten siedeln. IgA findet sich auch in der Muttermilch, sodass das gestillte Neugeborene den „Antikörperschutzmantel" der Mutter teilt.

IgE (Immunglobulin E) spielt bei der Abwehr von Parasiten (z. B. Würmern) und bei Allergien (→ Kap. 5.6.1) eine Rolle. Am Stamm seines Y-förmigen Moleküls besitzt es Strukturen, die an Mastzellen binden können. Die Mastzellen enthalten Granula mit verschiedenen Entzündungsmediatoren (z. B. Histamin, Heparin, Bradykinin u. a.).

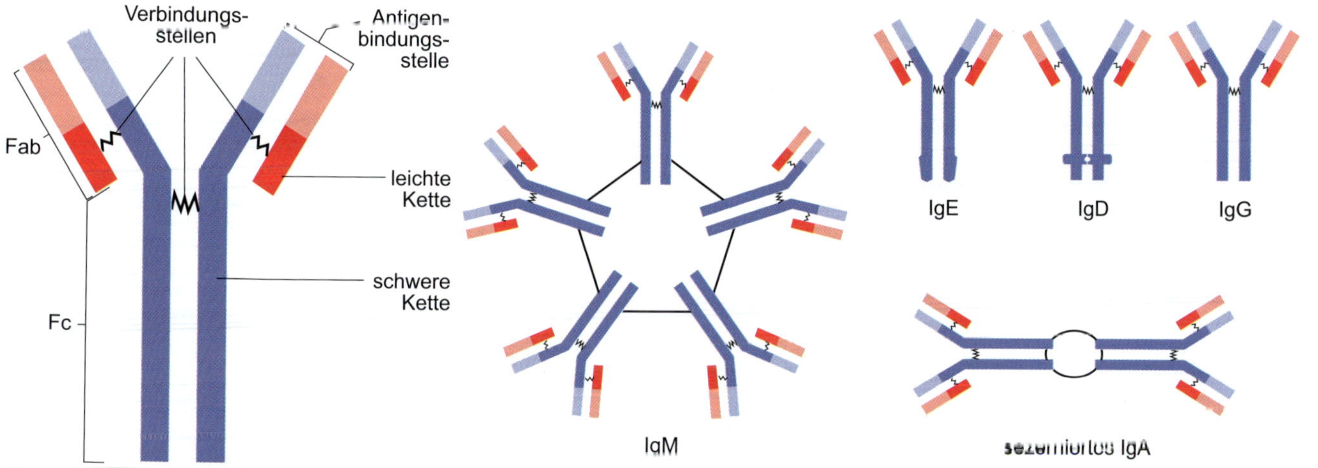

Abb. 5.3 Aufbau der verschiedenen Antikörper [L190]

Diese Mediatoren sind hauptverantwortlich für die Symptome allergischer Reaktionen (→ Kap. 5.6.1).

IgD (Immunglobulin D) ist ein monomeres Immunglobulin, das sich auf der Membranoberfläche von B-Lymphozyten als Antigen-Rezeptor gemeinsam mit IgM Antikörpern befindet. Eine vermutete, aber noch nicht bestätigte Wirkung des IgD ist eine antigeninduzierte Differenzierung von B-Lymphozyten. Liegt im Serum eine erhöhte Konzentration vor, ist dies ein Hinweis auf ein Hyperimmunglobulin-D-Syndrom (HIDS, seltene autosomal-rezessiv erbliche Erkrankung mit Fieber für mehrere Tage).

Monoklonale Antikörper

Bei einer normalen Abwehrreaktion werden immer mehrere B-Zellen zur Produktion von Antikörpern aktiviert. Da sich die B-Zellen genetisch leicht voneinander unterscheiden, sind auch die produzierten Antikörper etwas verschieden. In diesem Fall spricht man von **polyklonalen Antikörpern** (ein Klon bezeichnet alle Nachkommen einer einzigen Zelle; poly = viel). **Monoklonale Antikörper** (mAK) sind spezialisiert und richten sich speziell gegen ein Antigen. Sie stammen aus einer einzigen Ursprungs-B-Zelle. Während im Körper von Plasmazellen spontan (in vivo = im lebenden Organismus) monoklonale Antikörper gebildet werden, können diese im Labor künstlich (in vitro = im Glas) hergestellt werden. Durch ein aufwendiges Laborverfahren werden in vitro gezüchtete Tumorzellen **(Myelomzellen)** und einzelne Plasmazellen, meist aus der Milz einer Maus, die mit dem gewünschten Antigen immunisiert wurde, fusioniert. Die durch die Zellfusion entstandenen **Hybridzellen** besitzen zum einen die Fähigkeit der B-Zellen, spezifische Antikörper zu produzieren, zum anderen können sie sich unbegrenzt teilen und vollkommen gleiche Antikörper in großer Menge erzeugen.

Die medizinische Bedeutung der monoklonalen Antikörper liegt in erster Linie in der therapeutischen Behandlung von Tumoren, Immunerkrankungen und Abstoßungsreaktionen. Sie spielen aber auch in der Diagnostik, Analytik und Forschung aufgrund ihrer Fähigkeit, mit höchster Genauigkeit bestimmte Moleküle aufzuspüren, eine wichtige Rolle.

In den letzten Jahren hat sich die Herstellung und Zulassung **monoklonaler Antikörper** rasant weiterentwickelt. Um bei reinen Mausantikörpern zu verhindern, dass sie vom Immunsystem abgestoßen werden, sowie um ihre Halbwertszeit und Bindung zu verbessern, wurden zunächst chimäre, später humanisierte und humane Antikörper produziert.

MERKE

Erkennungswert monoklonaler Antikörper

An den Endungen kann der jeweiligen Status eines monoklonalen Antikörpers erkannt werden. Hierzu einige Beispiele:

- Bei Removab® Fresenius-Biotech (Catumax**omab**) handelt es sich um einen reinen Mausantikörper, der bei krebsbedingter Flüssigkeitsansammlung in der Bauchhöhle eingesetzt wird.
- Erbitux® Merck (Cetu**ximab**) ist ein chimärer Antikörper, der u. a. bei Kopf-Hals-Tumoren angewendet wird.
- In der Therapie von Darm- und Brustkrebs kommt u. a. Avastin® (Bevaci**zumab**) Hoffmann-La Roche als humanisierter Antikörper zum Einsatz.
- Als humaner Antikörper wird u. a. Arzerra® (Ofatum**umab**) bei der Behandlung von chronischer lymphatischer Leukämie (CLL) eingesetzt.

Antigen-Antikörper-Reaktionen

MERKE

Schlüssel-Schloss-Prinzip

Ein Erreger kann nur dann durch einen Antikörper markiert werden, wenn der Antikörper genau zu einem Antigen des Erregers passt, ebenso wie sich eine Tür nur dann öffnet, wenn der Schlüssel exakt zum Schloss passt. Die Immunologen sprechen daher vom **Schlüssel-Schloss-Prinzip.**

Wie bereits erwähnt, besitzen die Antikörper Bindungsstellen für Fremdmoleküle (Antigene). Reagieren Antikörper nun mit „ihren" Antigenen, bilden sich **Antigen-Antikörper-Komplexe** (Schlösser mit eingestecktem Schlüssel).

Die Antikörper können auf unterschiedliche Weise gegen Erreger oder Toxine wirken:

- **Agglutination:** Das große IgM-Molekül ist z. B. in der Lage, ganze Zellen miteinander zu verklumpen – so gehören die Blutgruppenantikörper Anti-A und Anti-B (→ Kap. 11.3.1) zur IgM-Klasse. Gibt man z. B. Blut der Blutgruppe A mit Serum (Blutflüssigkeit ohne Zellen und ohne Fibrin) der Gruppe B zusammen, verklumpen die Erythrozyten der Blutgruppe A über Anti-A-IgM-Antikörper im Serum der Gruppe B (→ Abb. 5.4 und → Kap. 11.3.1).
- **Komplementaktivierung (sog. lytischer Komplex):** Bei der Bindung von IgG oder IgM an ein Antigen kann im weiteren Verlauf das Komplementsystem aktiviert werden (5.3.1). Dies führt zur Auflösung (Lyse) der Erregerzelle.
- **Opsonierung:** Außerdem sind IgG-bedeckte, also opsonierte Zellen ein bevorzugtes Ziel von Fresszellen.

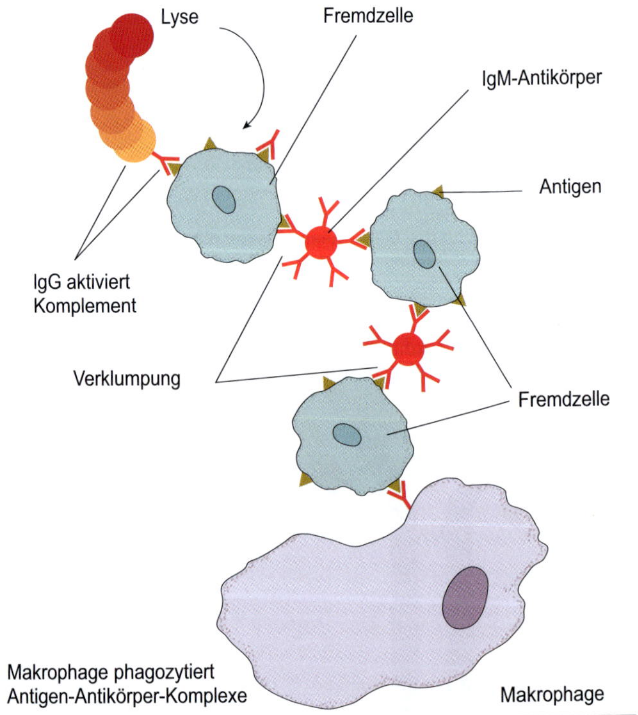

Abb. 5.4 Antigen-Antikörper-Reaktion: Die großen IgM-Antikörper besitzen viele Bindungsstellen für Antigene. Sie sind in der Lage, Fremdzellen (z. B. blutgruppenfremde Erythrozyten) zu verklumpen. Die Komplexe werden von Phagozyten aufgenommen. Darüber hinaus können IgM und IgG das Komplementsystem aktivieren. [L190]

Beendigung der Abwehrreaktion

Damit sich das Immunsystem nach Beseitigung der infektiösen Erreger wieder „beruhigt", werden schon während der Zeit, in der die Abwehrreaktion noch in vollem Gange ist, dämpfende Gegenregulationen eingeleitet (Down-Regulation). So erhöht sich die Aktivität der das Abwehrgeschehen dämpfenden T-Suppressorzellen und über Zytokine wird die Aktivität von T-Helfer- und zytotoxischen T-Zellen gebremst.

Außerdem sorgen Antikörper, die gegen die ursprünglich gegen den Erreger gebildeten Antikörper gerichtet sind, also Anti-Antikörper, für den schnellen Abbau der Antikörper und auch die Neuproduktion von Antikörpern wird gedrosselt.

IM FOKUS

Spezifisches Abwehrsystem

Besondere Merkmale der spezifischen Abwehr sind die **Spezifität** sowie die **Gedächtnisfunktion.**
Das Komplementsystem besteht aus neun **Komplementfaktoren (C1–C9).** Zu den Aufgaben dieses Abwehrsystems zählen:

- **Opsonierung** (Markierung) körperfremder Strukturen
- Aktivierung von **Entzündungsmediatoren**
- Bildung eines **Membranangriffskomplexes**

Es können fünf **Antikörperklassen** unterschieden werden:

- **Immunglobulin G** (IgG) zur Aktivierung des Komplementsystems
- **Immunglobulin M** (IgM) auf der Oberfläche von B-Zellen
- **Immunglobulin A** (IgA) für die lokale Abwehr von Erregern auf Schleimhäuten
- **Immunglobulin E** (IgE) zur Abwehr von Parasiten und bei Allergien
- **Immunglobulin D** (IgD) vermutlich zur Differenzierung von B-Lymphozyten

Antikörper verfügen über Bindungsstellen für Fremdmoleküle und bilden so **Antigen-Antikörper-Komplexe.**

5.4 Abwehr von Krankheitserregern

5.4.1 Abwehr von Bakterien

Viele eindringende **Bakterien** werden bereits an der Eintrittspforte (z. B. einer kleinen Verletzung der Haut) von den ständig lauernden Phagozyten entdeckt und phagozytiert. Jedoch muss die spezifische Abwehr gerade bei größeren Bakterienmengen oder besonders virulenten (gefährlichen) Erregern zur Hilfe kommen. Hier sind es vor allem die B-Zellen, die, durch Bakterienantigene zu Plasmazellen aktiviert, entsprechende Antikörper bilden. Wenn sich die Antikörper an die Erreger binden, können die Mikroorganismen durch nachfolgende Aktivierung des Komplementsystems vernichtet werden. Außerdem werden sie durch die anhaftenden Antikörper (Prinzip der Opsonierung) attraktiv für Phagozyten (Makrophagen und Granulozyten).

Nicht wenige Bakterien haben allerdings Mechanismen entwickelt, um dem Abwehrsystem die Arbeit zu erschweren oder ihm sogar ganz zu entgehen: Sie tragen z. B. bestimmte Moleküle auf ihrer Oberfläche, die vom Abwehrsystem nur schwer als „fremd" erkannt werden können, umhüllen sich mit einer phagozytosehemmenden Schleimkapsel oder vermögen sogar innerhalb von Körperzellen zu überleben.

5.4.2 Abwehr von Viren

Kennzeichnendes Merkmal von **Viren** ist, dass sie sich nur innerhalb einer Wirtszelle vermehren können (Details → Kap. 5.9).

Weder Antikörper noch T-Zellen können Viren, die sich bereits in einer Wirtszelle befinden, erkennen und unschädlich machen. Allerdings können die befallenen Zellen eine Art „SOS-Flagge" hissen, indem sie Teile des Virus zusammen mit MHC-Klasse-I-Molekülen auf ihrer Zelloberfläche darbieten **(Antigenpräsentation).** Dies ist ein Alarmsignal für T-Zellen, die Zelle als infiziert zu erkennen und abzutöten. Zusätzlich beginnen aktivierte B-Zellen, sich in Plasmazellen umzuwandeln und Antikörper gegen die Viren zu produzieren. Wenn die Viren nach ihrer Vermehrung in der Wirtszelle freigesetzt werden, sind sie für die Antikörper zugänglich.

Daneben werden von virusbefallenen Zellen **Interferone** ausgeschüttet, die Nachbarzellen vor einer möglichen Virusinvasion warnen. Die Nachbarzellen reduzieren ihren Stoffwechsel und werden so unempfindlicher für einen Virusbefall; außerdem produzieren sie vorsorglich antiviral wirkende Zytokine.

5.4.3 Abwehr von Parasiten

Als **Parasiten** werden v. a. die verschiedenen, den Menschen befallenden Würmer und humanpathogenen Einzeller (Protozoen) zusammengefasst. Gegen Parasiten geht das Abwehrsystem in erster Linie mit den bekannten Abwehrzellen, also den Phagozyten, B- und T-Zellen, vor. Daneben spielen Mastzellen und eosinophile Granulozyten sowie Antikörper des Typs IgE eine besondere Rolle.

Mastzellen und eosinophile Granulozyten können zell- und gewebeschädigende Substanzen ausschütten. Mit IgE besetzte Parasiten werden von den Mastzellen sehr leicht erkannt – sie heften sich an die IgE-Antikörper und können bei diesem engen Kontakt den Parasiten durch die Abgabe von Zytokinen schädigen.

IM FOKUS

Abwehr von Krankheitserregern

Die **Abwehr von Bakterien** erfolgt durch **Phagozytose, B-Zell Reaktion** oder eine **Aktivierung des Komplementsystems.**
Von **Viren** befallene Zellen können durch **Antigenpräsentation** ein Alarmsignal zur **Aktivierung von T-Zellen und B-Zellen** geben.
Zur **Abwehr von Parasiten** setzt der Körper neben **Phagozyten, B- und T-Zellen** auch **Mastzellen** und **eosinophile Granulozyten** ein.

5.5 Impfungen

5.5.1 Immunität

Nach bestimmten Infektionen, etwa nach einer Infektion mit dem Masernvirus, ist man nach der Ersterkrankung praktisch lebenslang vor weiteren Angriffen des Virus geschützt. Das Virus verändert sich nicht, und im Blut kursieren ein Leben lang Antikörper und Gedächtniszellen gegen das Virus, die den Erregern bei einem erneuten Kontakt in der Regel so schnell den Garaus machen, dass der Betreffende überhaupt nichts bemerkt. Der Mediziner spricht hier von **erworbener Immunität** – also erworbener Unempfänglichkeit eines Organismus für eine Infektion mit pathogenen Mikroorganismen bzw. deren Toxinen

Aus der erworbenen Immunität resultiert auch das Phänomen der sog. **Kinderkrankheiten** (→ Kap. 19.7): Ist ein Erreger, der nach der Ersterkrankung eine lebenslange Immunität hinterlässt, in einer Bevölkerung sehr weit verbreitet, erkranken fast nur und praktisch alle Kinder, während die Erwachsenen in der Regel nach einem früheren Kontakt immun dagegen sind.

Eine manifeste Erkrankung ist dabei nicht obligate Voraussetzung für den Erwerb der Immunität. Auch inapparente (= ohne äußere Krankheitszeichen verlaufende) Infektionen können eine langdauernde Immunität hinterlassen. Dies ist z. B. häufig beim Rötelnvirus zu beobachten.

5.5.2 Aktivimmunisierung

Eine aktive Immunität gegen ein bestimmtes infektiöses Agens erwirbt der Körper entweder auf natürlichem Weg nach einer durchgemachten Infektionskrankheit (Erstinfektion) oder durch Injektionen von meist mehreren künstlich aufbereiteten Impfstoffkomponenten (Vakzine) zum Aufbau einer langfristigen Immunität (→ Abb. 5.5). **Vakzine** können abgetötete oder lebende, abgeschwächte **(attenuierte)** Mikroorganismen oder Toxoide (Anatoxine, entgiftete Bakterientoxine) bzw. Antigene sein, die aus Mikroorganismen isoliert und synthetisiert werden und im Organismus einen „kontrollierten Übungskampf" erzeugen. Das Abwehrsystem nutzt die vermeintliche Infektion, aktiv passende Antikörper und Gedächtniszellen zu bilden, die dann im Ernstfall, wenn es also zur tatsächlichen Infektion kommt, parat stehen **(Booster-Effekt).** Die Krankheitserreger werden dann meist schnell und inapparent vernichtet.

MERKE

Vektor- und mRNA-Impfstoffe

Vektorimpfstoffe enthalten für Menschen ungefährliche Viren, in die Teile der Erreger-DNA eingebracht wurden. Diese modifizierten Viren, die auch als Vektor- oder Trägerviren bezeichnet werden, verursachen keine Krankheiten und sind nicht vermehrungsfähig (nicht-replizierend). Die aktuell gegen SARS-CoV-2 eingesetzten Vektorimpfstoffe enthalten die Gene für das Spike-Protein der Virushülle. Nach dem Andocken und Einschleusen der Erbinformation in die Wirtszelle produziert diese gezwungenermaßen das Erreger-Antigen (in diesem Fall das Spike-Protein), das in der Folge vom Immunsystem als fremd erkannt wird, was die Produktion von spezifischen Antikörpern und T-Zellen zur Folge hat.

Bei **mRNA-Impfstoffen** wird die Erbinformation im Unterschied zu den Vektorimpfstoffen nicht mittels Trägerviren, sondern über in Lipid-Nanopartikel (kleinste Fetttröpfchen) in die Zellen eingeschleust.

Impfungen gegen verschiedene Infektionskrankheiten lösen sicherlich nicht alle Probleme; obwohl es z. B. einen Impfstoff gegen Masern gibt, infizierten sich laut WHO und der US-Gesundheitsbehörde

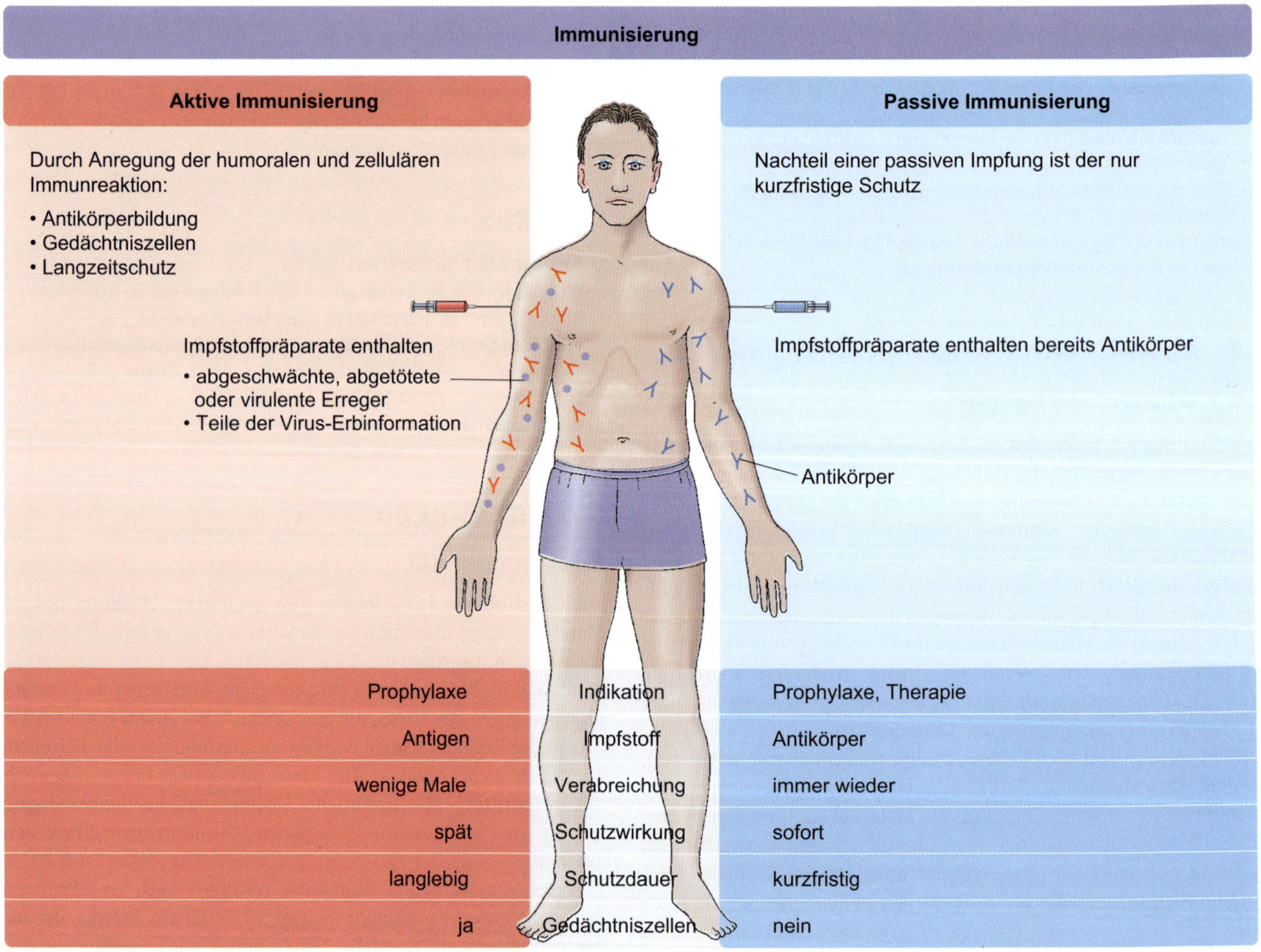

Abb. 5.5 Immunisierung erfolgt auf zwei Arten. Bei der aktiven Immunisierung werden abgeschwächte, abgetötete oder virulente Erreger bzw. Teile der Virus-Erbinformation zur Antikörperbildung mit Langzeitschutz (Gedächtniszellen) injiziert. Die passive Immunisierung dagegen wird mit direkt zur Verfügung stehenden Antikörpern appliziert und bietet nur einen kurzfristigen Schutz. Bei der Simultanimpfung erfolgen aktive und passive Immunisierung zeitgleich. [M842, L190]

(CDC) jährlich mehr als 9 Millionen Menschen mit dem gefährlichen Masern-Virus und über 140 000 Infizierte versterben, jährlich. Da die Impfung nicht jedem Kind ermöglicht werden kann, sind insbesondere Kinder unter 5 Jahren stark von Todesfällen betroffen.

Aktivimmunisierungen werden gewöhnlich nach einem Impfplan der Ständigen Impfkommission am Robert Koch-Institut (STIKO), der für jedes Lebensalter in regelmäßigen Abständen aktualisiert wird, empfohlen und durchgeführt (→ Abb. 5.6).

5.5.3 Passivimmunisierung

Bei einigen Infektionen besteht die Möglichkeit der Passivimmunisierung (→ Abb. 5.5) durch die Applikation von gezielten Antikörperkonzentraten **(Hyperimmunisierung).** Notwendig kann dies werden, wenn es zu einem Kontakt mit einem Krankheitserreger gekommen ist und kein ausreichender oder fehlender Impfschutz gegen diese Krankheit besteht. Wenn sich z. B. eine Schwangere ohne Röteln-Antikörperschutz während der ersten drei Schwangerschaftsmonate mit dem Rötelnvirus infiziert, drohen schwere Schäden des Embryos. Um diese gefürchtete **Röteln-Embryopathie** zu verhindern, können der Schwangeren spezifische Röteln-Antikörper (Röteln-Hyperimmunseren) injiziert werden, die anstelle der nicht vorhandenen eigenen Antikörper die Rötelnviren unschädlich machen sollen, bevor sie auf das Kind übergreifen. Da das Abwehrsystem nicht selbst aktiv werden muss, spricht man von **Passivimmunisierung.**

Die Immunglobuline werden aus dem Blut anderer Personen, die eine Rötelninfektion überstanden haben, gewonnen. Deren Blut, das nun reichlich spezifische Antikörper enthält, wird gereinigt und der Antikörpergehalt zum sog. **Hyperimmunserum** aufkonzentriert.

Auch bei Krankheiten, die weniger durch den Erreger selbst als durch von ihm produzierte Giftstoffe (Toxine) gefährlich werden, hat die passive Immunisierung große Bedeutung, weil durch das Hyperimmunserum die im Blut zirkulierenden Toxine unschädlich gemacht werden können. Dies kann bei Diphtherie, Tollwut oder – am bekanntesten – bei Tetanusinfektionen (z. B. Tetagam®) lebensrettend sein.

Nachteilig – von den hohen Kosten abgesehen – ist bei Passivimmunisierungen, dass die Schutzwirkung auf ein bis drei Monate beschränkt ist, da die zugeführten Antikörper vom Organismus allmählich abgebaut werden. Der Vorteil ist, dass kurzfristig Krankheiten verhindert oder zumindest gelindert werden können.

! ACHTUNG!

Hyperimmunserum: Einsatzmöglichkeit im Rettungsdienst

Die Applikation eines Hyperimmunserums könnte im Rettungsdienst bei einem fehlenden oder nicht ausreichenden Schutz direkt nach dem Kontakt zu einem mit Hepatitis B infizierten Patienten, z. B. nach einer Nadelstichverletzung, erfolgen. Das Hyperimmunserum verfügt in hoher Konzentration über Antikörper gegen das Antigen (Hepatitis-B-Virus), um es zu bekämpfen. Durch die Applikation wird eine Lücke im Immunsystem überbrückt, bis es durch eine meist parallel durchgeführte aktive Immunisierung zur körpereigenen Immunantwort kommt.

5.5.4 Impfnebenwirkungen

Ein ganz entscheidender Punkt in der Diskussion zur Fragestellung einer möglichen Impfung sind die **Impfnebenwirkungen und Impfschäden.**

Dass es Impfnebenwirkungen und Impfschäden gibt, ist unbestritten. Sie treten bei ungefähr 20 % der Geimpften auf. Nicht jede Impfnebenwirkung ist allerdings eine Impfkomplikation, denn leichte Beschwerden nach einer Lebendimpfung sind auch Zeichen der (erstrebten) Auseinandersetzung des Körpers mit dem Impfstoff und klingen nach wenigen Tagen wieder ab. Lokalreaktionen an der Impfstelle, Kopf- und Gliederschmerzen, Übelkeit, Erbrechen und Durchfall (Diarrhö), leichtes Fieber nach einer Lebendimpfung oder – bei bestimmten Impfungen – der Ausbruch der Krankheit selbst („Impfmasern") gelten als normal.

Die möglichen Impfrisiken stehen bei korrekter Indikationsstellung und Voruntersuchung durch einen Arzt meist in keinem Verhältnis zu den Risiken, die eine Erkrankung wegen eines fehlenden Impfschutzes mit sich bringt.

5.5.5 Impfplan

Die **Ständige Impfkommission am Robert Koch-Institut** (STIKO) gibt in regelmäßigen Abständen aktualisierte Impfempfehlungen für Säuglinge, Kinder, Jugendliche und Erwachsene heraus. Für gesunde Menschen ohne besondere Risiken zeigt → Abb. 5.6 einen möglichen Impfplan (Stand 2025). 1995 wurde die Hepatitis-B-Impfung in den Katalog der empfohlenen Impfungen aufgenommen, die bis dahin nur für besonders Gefährdete (z. B. Dialysepatienten, medizinisches Personal) empfohlen worden war. In Deutschland wird seit 1998 gegen Polio nicht mehr die Schluckimpfung **(Poliolebendimpfung),** sondern die Injektion eines Totimpfstoffes empfohlen. Mit Veröffentlichung der STIKO-Impfempfehlung 2022 wurde für anfällige Personengruppen, darunter ältere Menschen und Personen mit Vorerkrankungen, die Auffrischimpfung gegen COVID-19 empfohlen. Seit 2024 empfiehlt die STIKO zudem die Impfung gegen Meningokokken der Serogruppe B für alle Säuglinge im Alter von 2–24 Monaten als Standardimpfung. Für ältere Kinder, Jugendliche und Erwachsene kann die Impfung nach individueller Risikoabwägung sinnvoll sein, insbesondere bei bestimmten Vorerkrankungen oder besonderen Expositionsrisiken. Darüber hinaus können sich Angehörige bestimmter Berufsgruppen durch weitere Impfungen vor besonderen Risiken schützen, beispielsweise Tierärzte oder Förster gegen Tollwut.

MERKE

Verordnung zur arbeitsmedizinischen Vorsorge (ArbMedVV)

Arbeitgeber im Rettungsdienst sind nach § 4 Abs. 1 bzw. § 5 Abs. 1 ArbMedVV verpflichtet, ihren Mitarbeitern arbeitsmedizinische Vorsorgeuntersuchungen nach dem berufsgenossenschaftlichen Grundsatz G42 **Tätigkeiten mit Infektionsgefährdung** anzubieten bzw. zu veranlassen. Die Untersuchung dient u. a. dazu, den aktuellen Impfnachweis von Hepatitis A und B zu bestimmen (Titerbestimmung) und, wenn kein ausreichender Impfschutz besteht, eine Nachimpfung (Auffrischung) zu empfehlen.

5.5.6 Titerbestimmung

Bei einer **Titerbestimmung** (Immunitätsbestimmung) wird anhand eines immunologischen Nachweisverfahrens (Enzyme-linked Immunosorbent Assay, ELISA) nach einer vorausgegangenen Impfung oder Infektion die Höhe der vorhandenen Konzentration der Antikörper im Blut gemessen. Eine Titerbestimmung sollte v. a. nach einer vollständigen Hepatitis-B-Impfung erfolgen. Rund 10 % der Geimpften besitzen auch nach der dritten Teilimpfung nicht genügend Antikörper gegen das Hepatitis-B-Virus. Titerbestimmungen dienen zur Kontrolle eines ausreichenden Impfschutzes, als Hinweis für die

A – Säuglinge und Kleinkinder < 5 Jahre (0–59 Monate)

Impfung/Immunisierung	Alter in Wochen			Alter in Monaten										
	0	4	6	2	3	4	5–6	7–10	11*	12	13–14	15	16–23	24–59
	U2	U3			U4		U5		U6				U7	U7a/U8
Respiratorische Synzytial-Viren	mAk (Einmaldosis) je nach Geburtsmonat[a]													
Rotaviren			G1[b]		G2	(G3)								
Tetanus[c]				G1		G2			G3[f]					
Diphtherie[c]				G1		G2			G3[f]					
Pertussis[c]				G1		G2			G3[f]					
Hib[c] – *H. influenzae* Typ b				G1		G2			G3[f]					
Poliomyelitis[c]				G1		G2			G3[f]					
Hepatitis B[c]				G1		G2			G3[f]					
Pneumokokken[c,d]				G1		G2			G3[f]					
Meningokokken B[e]				G1		G2				G3[f]				
Masern, Mumps, Röteln									G1			G2		
Varizellen									G1			G2		

B – Kinder ≥ 5 Jahre, Jugendliche und Erwachsene

Impfung	Alter in Jahren									
	5–6	7–8	9–11	12–14	15–16	17	18–24	25–59	60–74	ab 75
	U9	U10	U11	J1		J2				
Tetanus	A1			A2					A[h]	
Diphtherie	A1			A2					A[h]	
Pertussis	A1			A2				A3[h]		
Poliomyelitis				A1						
Hepatitis B										
HPV – Humane Papillomviren			G1[g]/G2[g]							
Meningokokken ACWY				G1						
Masern								S[i]		
Mumps, Röteln										
Varizellen										
Pneumokokken									S[k]	
Herpes zoster									G1[l]/G2[l]	
Influenza									S (jährlich)[m]	
COVID-19								Gx[j]	S (jährlich)[m]	
Respiratorische Synzytial-Viren										S[n]

- Empfohlener Impfzeitpunkt
- Empfohlener Zeitraum für die Verabreichung der mAk
- Nachholimpfzeitraum für Grund- bzw. Erstimmunisierung und Verabreichung der mAk

a Zwischen April und September Geborene sollen Nirsevimab im Herbst vor Beginn ihrer 1. RSV-Saison erhalten; Neugeborene jeglichen Gestationsalters, die während der RSV-Saison (meist zwischen Oktober und März) geboren werden, sollen Nirsevimab möglichst rasch nach der Geburt erhalten, idealerweise bei Entlassung aus der Geburtseinrichtung bzw. bei der U2 (3.–10. Lebenstag).
b Erste Impfstoffdosis bereits ab dem Alter von 6 Wochen, je nach verwendetem Impfstoff 2 bzw. 3 Impfstoffdosen im Abstand von mind. 4 Wochen
c Frühgeborene: zusätzliche Impfstoffdosis im Alter von 3 Monaten, d. h. insgesamt 4 Impfstoffdosen
d Säuglinge (inkl. Frühgeborene) werden mit PCV13 oder PCV15 geimpft
e Gemäß Fachinformation besteht die Impfserie im Alter von 2–23 Monaten aus 3 Impfstoffdosen, ab dem Alter von 24 Monaten aus 2 Impfstoffdosen
f Mindestabstand zur vorangegangenen Impfstoffdosis: 6 Monate
g Zwei Impfstoffdosen im Abstand von mind. 5 Monaten, bei Nachholimpfung beginnend im Alter ≥ 15 Jahre oder bei einem Impfabstand von < 5 Monaten zwischen 1. und 2. Impfstoffdosis ist eine 3. Impfstoffdosis erforderlich
h Td-Auffrischimpfung alle 10 Jahre. Nächste fällige Td-Impfung einmalig als Tdap- bzw. bei entsprechender Indikation als Tdap-IPV-Kombinationsimpfung
i Eine Impfstoffdosis eines MMR-Impfstoffs für alle nach 1970 geborenen Personen ≥ 18 Jahre mit unklarem Impfstatus, ohne Impfung oder mit nur einer Impfung in der Kindheit
j Impfung bis die Anzahl der für die Basisimmunität erforderlichen ≥ 3 SARS-CoV-2-Antigenkontakte (davon mindestens 1 Impfung) erreicht ist. Mindestimpfabstand zwischen G1 und G2 ≥ 4 bis vorzugsweise 12 Wochen, und zwischen G2 und G3 ≥ 6 Monate
k Impfung mit PCV20
l 2 Impfstoffdosen des adjuvantierten Herpes-zoster-Totimpfstoffs im Abstand von 2 bis 6 Monaten
m Jährliche Impfung (einmalig pro Saison) im Herbst (COVID-19) bzw. Herbst/Winter (Influenza)
n 1-malige Impfung mit einem proteinbasierten oder mRNA-RSV-Impfstoff im Spätsommer/Herbst vor Beginn der RSV-Saison
***** Impfungen können auf mehrere Impftermine verteilt werden. MMR und V können am selben Termin oder mit einem Mindestabstand von 4 Wochen verabreicht werden

G Grundimmunisierung
A Auffrischimpfung
S Standardimpfung
mAk monoklonale Antikörper
U/J Vorsorgeuntersuchungen für Kinder und Jugendliche

Abb. 5.6 Impfkalender (Standardimpfungen) für Säuglinge, Kleinkinder, Kinder, Jugendliche und Erwachsene nach den Empfehlungen der STIKO am Robert Koch-Institut (Stand 22.01.2026, Epidemiologisches Bulletin Nr. 4/2026, S. 8) CC BY 4.0 License. [X221-065]

nächste Impfkontrolle sowie als Nachweis, ob eine Infektion stattgefunden hat.

IM FOKUS

Impfungen

Eine **aktive Immunität** erwirbt der Körper nach einer **durchgemachten Infektionskrankheit** oder durch **Injektion von Impfstoffen. Vakzine** zur **Aktivimmunisierung** bestehen aus abgeschwächten Mikroorganismen (abgetötet oder lebend) oder Toxoiden.
Durch die Applikation von Antikörperkonzentraten kann eine **Passivimmunisierung** erfolgen, da hier das Abwehrsystem nicht selbst aktiv wird (z. B. **Röteln**).
Die **Ständige Impfkommission am Robert Koch-Institut** (STIKO) gibt in regelmäßigen Abständen aktualisierte Impfempfehlungen.
Bei einer **Titerbestimmung** wird die Konzentration der Antikörper im Blut gemessen.

5.6 Erkrankungen des Abwehrsystems

5.6.1 Allergien (Überempfindlichkeitsreaktionen)

Bei allergischen Reaktionen handelt es sich um Immunantworten gegen potenziell harmlose Antigene **(Allergene).** Das Immunsystem reagiert auf ein Allergen nach einer Sensibilisierung und Aktivierung entweder mit einer verstärkten (hyperergen), abgeschwächten (hypergen) oder fehlenden (anergen) Antwort; hierdurch entstehen Überempfindlichkeits-(Hypersensitivitäts-) und **Autoimmunreaktionen**. Der immunpathologische Mechanismus von allergischen Erkrankungen ist ähnlich wie jener der **Autoimmunerkrankungen,** welche eigene Zellen, Gewebe und Organe schädigen und somit eine **allergische Entzündung** verursachen. Während bei Autoimmunerkrankungen Autoantikörper und autoaggressive T-Zellen eigene Antigene als fremd erkennen, sind es bei den allergischen Erkrankungen Allergene, die bei disponierten Personen **(Atopiker)** eine allergische Reaktion auslösen. Entscheidend für das klinische Bild einer anaphylaktischen Reaktion ist jedoch, wie das Allergen in den Körper gelangt und sich eine Mastzellenaktivierung ereignet. So sind z. B., wie in → Tab. 5.3 dargestellt, die Entzündung der Augenbindehaut (Konjunktivitis), der allergische Schnupfen (Rhinitis) und das allergische Asthma bronchiale eine klinische Manifestation einer Reaktion auf Inhalationsallergene.

Die **Hypersensitivitätsreaktionen** werden in vier verschiedene Typen von allergischen und autoimmunen Reaktionen unterteilt, die sich unter anderem im Mechanismus der Immunantwort und der Zeitspanne zwischen (erneutem) Allergen- und Antigenkontakt sowie der Symptomausbildung unterscheiden (→ Tab. 5.4).

MERKE

Reaktionstypen der Immunüberempfindlichkeit

Nicht ganz richtig ist, dass alle Reaktionstypen der Immunüberempfindlichkeit als allergische Reaktion bezeichnet werden. Die britischen Immunpathologen Philip G. H. Gell und Robert R. A. Coombs nahmen in den 60er-Jahren des vergangenen Jahrhunderts eine Einteilung der autoimmunen und allergischen Reaktionen in vier Typen vor (→ Tab. 5.4). Die typischen allergischen Reaktionen entstehen nur durch den Mechanismus des ersten **(anaphylaktischen)** oder des vierten **(verzögerten)** Typs. Hingegen ist der Mechanismus zur Entstehung von Autoimmunerkrankungen allen Typen der Überempfindlichkeit, bis auf den ersten Typ (anaphylaktisch), zuzuordnen.

Betreffendes Organ	Auslösende Allergenart	Erkrankung	Symptome
Lunge	Inhalationsallergen	Asthma bronchiale	Husten, Atemnot, Stridor
Nase	Inhalationsallergen	Rhinitis	Verstopfte Nase, Sekretion, Niesen
Haut	Kontakt- und Nahrungsmittelallergien, Chemikalien	Urtikaria, Ekzem	Quaddeln, Schwellungen, Juckreiz und rötliche Flecken bis zu nässenden Blasen
Gastrointestinaltrakt	Nahrungsmittelallergie	Nahrungsmittelallergie	Urtikaria, Verstopfung, Diarrhö, Übelkeit
Augen	Inhalationsallergien, Chemikalien	Konjunktivitis	Rote Augen, Jucken, Brennen, verstärkter Tränenfluss
Verschiedene	Insektenstiche und Medikamentenallergie	Lokale bis systemische anaphylaktische Reaktionen	Schmerz, Rötung, Schwellung, Juckreiz
Systemische Anaphylaxie	Verschiedene	Anaphylaktischer Schock	Übelkeit, Atemnot, Herzrasen, Blutdruckabfall, Bewusstseinseintrübung, Bewusstlosigkeit, Herz-Kreislauf-Versagen, Tod

Tab. 5.3 Beispiele von allergischen Erkrankungen und ihre klinischen Symptome

Einteilung der Überempfindlichkeit	Auslösender Faktor	Vermittelnder Faktor	Form der Erkrankung
Allergische Reaktion vom Typ I (Soforttyp)	Allergen	IgE-Antikörper	Allergisch
Allergische Reaktion vom Typ II (zytotoxischer Typ)	Unlösliches Autoantigen	IgG- oder IgM-Antikörper	Autoimmun
Allergische Reaktion vom Typ III (Immunkomplex)	Lösliche fremde oder eigene Antigene	IgG-, IgM- und IgA-Antikörper	Immunkomplex (autoimmun oder allergisch)
Allergische Reaktion vom Typ IV (verzögerter Typ)	Antigen oder Allergen	Zellen (T_{H1}-Lymphozyten und Makrophagen)	Autoimmun, allergisch

Tab. 5.4 Immunpathologische Reaktionstypen

Allergische Reaktion vom Typ I (Soforttyp)

Allergische Reaktionen vom Typ I basieren auf der Bildung von IgE gegen ein Allergen und umfassen aufgrund des sehr häufigen Aufkommens ungefähr 90 % der allergischen Reaktionen.

Entsprechend disponierte Menschen **(Atopiker)** reagieren häufiger auf bestimmte Antigene (z. B. Pollen, Erdbeeren, Fischprodukte oder Arzneimittel) mit besonders starker Bildung von IgE (→ Kap. 5.3.2), wodurch zu einem späteren Zeitpunkt bei gleichem Antigenkontakt eine anaphylaktische Reaktion ausgelöst werden kann. Das IgE heftet sich mit seinem Stammteil an die Oberfläche von Mastzellen und basophilen Granulozyten. Bei einem erneuten Antigenkontakt verknüpft nun das Antigen die zellgebundenen IgE-Antikörper miteinander. Dies regt die Mastzellen an, ihre Granula zu entleeren (Exozytose) und die darin enthaltenen Mediatoren (Histamin,

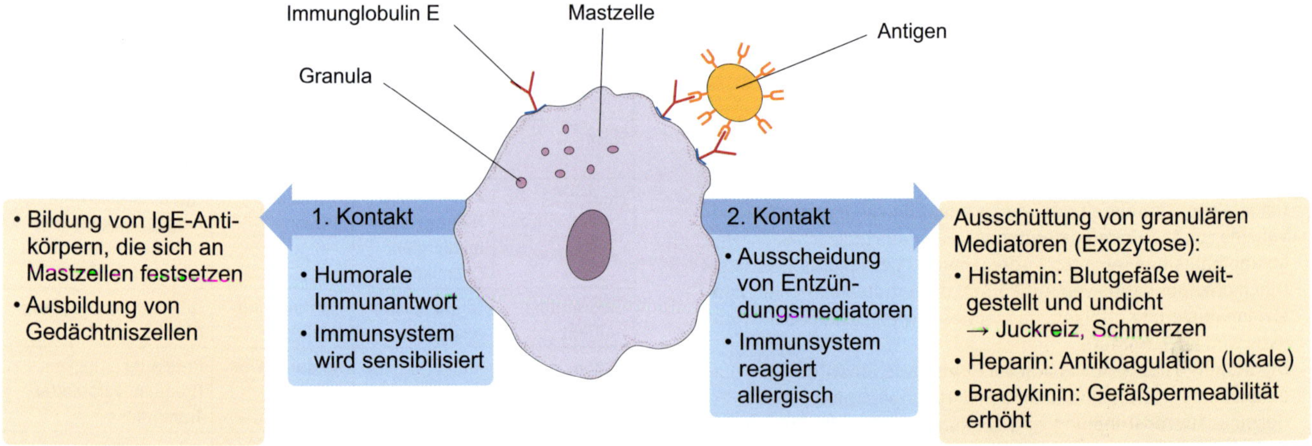

Abb. 5.7 Beim ersten Kontakt mit einem Antigen kommt es zur humoralen Immunantwort mit der Bildung von Antikörpern und Gedächtniszellen. Bindet bei einem Zweitkontakt das Allergen an zwei benachbarte Antikörper und vernetzt sie, löst dies eine Exozytose aus (Ausschüttung von granulären Mediatoren). [M842, L190]

Heparin u. a., → Abb. 5.7) in großen Mengen freizusetzen. Diese hochaktiven Substanzen führen durch ihre pharmakologischen Wirkungen zu schweren Funktionsstörungen **(Anaphylaxie).** Neben der Beeinträchtigung der Blutgerinnung kommt es durch eine Gefäßweitstellung **(Vasodilatation)** der Arteriolen und einer gesteigerten Kapillarpermeabilität durch Histamin sowie weiteren Botenstoffen zur Ödembildung **(Quaddeln),** zur Nesselsucht (Urtikaria; → Abb. 5.8) und zu Hautrötungen **(Erytheme).** In manchen Fällen bleibt die anaphylaktische Reaktion örtlich (lokal) begrenzt, z. B. beim allergischen Asthma bronchiale oder beim Heuschnupfen **(Rhinitis).** Tritt sie jedoch bei entsprechend disponierten Personen generalisiert **(systemisch)** auf, z. B. nach Insektengiften oder nach Injektion bestimmter Medikamente, kommt es im ungünstigsten Fall zu einem massiven Blutdruckabfall **(anaphylaktischer Schock)** und zur Entwicklung von Spasmen in der Bronchialmuskulatur.

Allergischer (anaphylaktischer) Schock

Der allergische (anaphylaktische) Schock (→ Kap. 13.5.4) ist die schwerste Form einer systemischen allergischen Reaktion, die auch bei sofortiger medizinischer Intervention tödlich enden kann. Epidemiologisch gibt es wenige Studien, die eine Häufigkeit von anaphylaktischen Reaktionen belegen. Dabei wird die Lebenszeitprävalenz in der Gesamtbevölkerung auf 2–5 % geschätzt. Weltweit zeigt sich vor allem, dass die Häufigkeit der nahrungsmittel- und medikamenteninduzierten Anaphylaxien zunimmt, wenngleich die Mortalität stabil bleibt.

Allergische Patienten reagieren innerhalb weniger Sekunden bis Minuten nach einem Allergenkontakt (z. B. Nahrungsmittel, Insektengifte, Arzneimittel) mit lebensbedrohlichen Veränderungen des respiratorischen und kardiovaskulären Systems sowie Veränderungen der Haut und Schleimhäute. Ausgelöst werden die Symptome durch eine disseminierte (gestreute) Aktivierung der Mastzellen und basophilen Granulozyten sowie die Bildung von Prostaglandinen und Leukotrienen. Einerseits entsteht durch die freigesetzten Mediatoren eine periphere Vasodilatation, besonders in den Endstrombahnen der Bauchgefäße, andererseits kommt es an den Wänden der Kapillaren und postkapillaren Venolen zur Steigerung der Permeabilität. Der resultierende Schockverlauf wird durch die entstandene Störung des venösen Rückflusses und der Fehlverteilung des Blutstroms zulasten der lebenswichtigen Organe bestimmt. Weitere Symptome anaphylaktischer Reaktionen können zusätzlich auftreten.

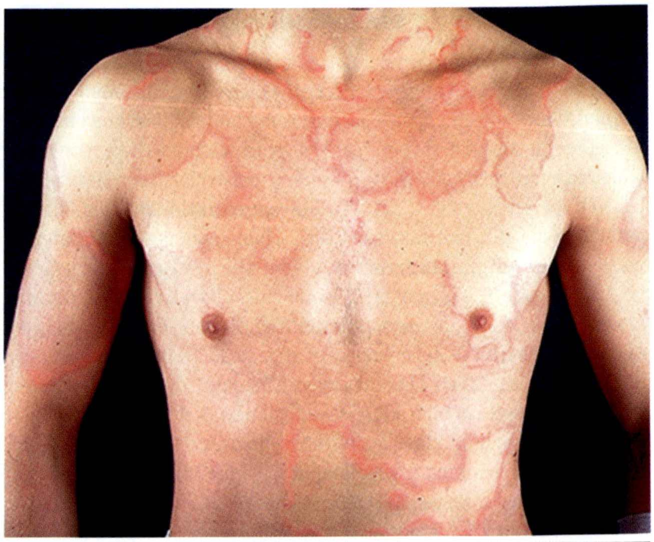

Abb. 5.8 Urtikaria [M123]

! ACHTUNG!

Allergische Reaktion – Soforttyp

Grundsätzlich gilt, dass eine systemische allergische Reaktion vom **Soforttyp (Typ I)** nie unterschätzt werden darf, da sie sich nach einem scheinbar harmlosen Beginn zu einem anaphylaktischen Schock entwickeln kann. Je nach Allergenkontakt kann es innerhalb weniger Minuten zu einem Atemstillstand (Nahrungsmittelallergie 30–35 Minuten), zu Kreislaufstörungen mit Schocksymptomen (Insektenstich 10–15 Minuten) und innerhalb von 5 Minuten nach einer intravenösen Medikamentenapplikation zum Kreislaufstillstand kommen.

PRAXISTIPP

Adrenalin bei Anaphylaxie

Neben der **sofortigen** Unterbrechung der Allergenzufuhr, sofern dies möglich ist, und einer sorgfältigen Überwachung des Patienten nach dem ABCDE-Schema sollte bei einer systemischen allergi-

schen Reaktion mit lebensbedrohlichen Schockanzeichen die frühzeitige intramuskuläre (i. m.) Injektion von **Adrenalin** (Epinephrin) in Erwägung gezogen werden. Sie bietet eine große therapeutische Sicherheit und Applikation ohne einen intravenösen Zugang. Präferiert wird als Applikationsort die anterolaterale Seite des mittleren Drittels des Oberschenkels.
Obwohl randomisierte Untersuchungen von Adrenalin in der Behandlung von pulmonalen und kardiovaskulären Störungen bei Anaphylaxie fehlen, trägt es als α-Rezeptor-Agonist zur Vasokonstriktion und Minderung der Ödembildung, durch Aktivierung der β-Rezeptoren zur Bronchodilatation, Steigerung der Herzmuskelkontraktion und zur Senkung der Histamin- und Leukotrienausschüttung bei. Auf β_2-adrenergen Rezeptoren an den Mastzellen führt es zu einer Verminderung der IgE-vermittelten allergischen Reaktion.
Die Dosis für die i. m. Gabe von Adrenalin ist gemäß den Empfehlungen schwach und orientiert sich an Sicherheitsaspekten und der Praktikabilität im Notfall:
- Kinder < 6 Jahren: 150 µg i. m. (entspricht 0,15 ml eines Äquivalenzvolumens für 1:1 000 Adrenalin)
- Kinder 6–12 Jahre: 300 µg (entspricht 0,3 ml eines Äquivalenzvolumens für 1:1 000 Adrenalin)
- Kinder > 12 Jahre und Erwachsene: 500 µg i. m. (entspricht 0,5 ml eines Äquivalenzvolumens für 1:1 000 Adrenalin)

Atopie

Atopie beschreibt eine erbliche (genetische) Disposition zur Entwicklung einer Typ-I-Allergie, bedingt durch eine übermäßige Überempfindlichkeit auf ein bestimmtes Allergen oder eine Gruppe von Allergenen. **Atopiker** (griechisch „seltsame Menschen") haben teilweise erhöhte Serumkonzentrationen des Gesamt-IgE und reagieren bereits bei sehr niedrigen Dosen eines Allergens mit einer spezifischen IgE-Antikörperreaktion und der Freisetzung von Mastzellmediatoren. Allgemein dauert die IgE-Antikörperbildung abnormal lange, auch ohne eine weitere Stimulation mit einem Allergen. Genetisch bedingt besitzen Atopiker eine übermäßige Reaktivität der glatten Muskulatur der Lunge auf Histamin und andere Mastzellmediatoren. Dies führt zur Kontraktion der glatten Muskulatur in den Lungen und nachfolgend zu entzündlichen Prozessen und einer Verengung der Atemwege, wodurch sich die Atmung verschlechtert. Für diese Reaktion an den Lungen reichen bereits sehr niedrige Histaminkonzentrationen aus, die bei Nicht-Atopikern gar keine Wirkung auslösen würden

Allergische Erkrankungen bei Atopikern werden auch als **atopische Erkrankungen** bezeichnet (→ Tab. 5.3). Zu ihnen gehören v. a.:
- Atopisches (allergisches) Asthma bronchiale
- Urtikaria (Nesselsucht mit Quaddelbildung in der Haut)
- Neurodermitis (auch endogenes oder atopisches Ekzem genannt)
- Allergische Konjunktivitis (Bindehautentzündung des Auges)
- Heuschnupfen (Rhinitis allergica)

Die Häufigkeit atopischer Krankheitsbilder in der Bevölkerung steigt an. Dabei scheint unser moderner Lebensstil mitverantwortlich zu sein, der uns mit einer Vielzahl früher unbekannter Fremdstoffe (z. B. Konservierungsstoffe, Farben, Luftverunreinigungen bis hin zu exotischen Früchten) in Kontakt bringt.

Allergische Reaktion vom Typ II (zytotoxischer Typ)

Die antikörpervermittelte **allergische Reaktion vom Typ II** wird durch die Bindung von IgG oder IgM an zellständige Antigene ausgelöst. Opsonierung mit folgender Phagozytose oder die Aktivierung des Komplementsystems mit anschließender Zytolyse der Zielzellen (zytotoxische Reaktion) schließen sich an.

Ein bekanntes Beispiel für diese Reaktion ist die Unverträglichkeit verschiedener Blutgruppen: Wenn man eine Blutkonserve mit roten Blutkörperchen (Erythrozyten, → Kap. 11.2) der Blutgruppe A einem Empfänger mit der Blutgruppe B verabreicht, kommt es zur Zerstörung der Gruppe-A-Blutkörperchen. Der Grund ist, dass Blut der Gruppe B Antikörper gegen die Blutgruppe A enthält (und umgekehrt). Diese Antikörper binden sich an die fremden Spendererythrozyten und bewirken nach Komplementaktivierung deren Zerstörung – es kommt zur Hämolyse (→ Kap. 11.3).

Allergische Reaktion vom Typ III (Immunkomplex-Typ)

Die **allergische Reaktion vom Typ III** ist bedingt durch im Blut zirkulierende Antigen-Antikörper-Komplexe, die aus nicht genau bekannten Gründen nicht durch das Phagozyten-System aufgenommen und abgebaut werden. Diese Komplexe können an bestimmten Stellen des Körpers „hängen bleiben" (z. B. Basalmembranen, → Kap. 4.2.2) und durch Aktivierung von Komplementfaktoren Gewebeschäden auslösen (→ Abb. 5.9). Besonders häufig tritt dies im Bereich der Nieren auf, mit der Folge einer Glomerulonephritis (Entzündung der Nierenkörperchen).

Allergische Reaktion vom Typ IV (verzögerter Typ, T-zellvermittelte Reaktion)

Der **allergischen Reaktion vom Typ IV** kommt eine besondere Bedeutung zu; sie ist die einzige, die in erster Linie nicht durch Antikörper, sondern durch sensibilisierte T-Zellen ausgelöst wird. Die Sensibilisierung erfolgt über die Lymphknoten, wo naive allergenspezifische T-Zellen aktiviert werden und bei einem Folgekontakt mit dem Allergen zu Symptomen führen. Diese Abläufe dauern deutlich länger als bei einer antikörpervermittelten Allergie; daher treten Symptome üblicherweise erst nach 24 Stunden auf und erreichen nach ca. 72 Stunden ihren Höhepunkt. Diese Reaktion wird auch als eine **allergische Reaktion vom verzögerten Typ** bezeichnet.

Diese Allergieform finden wir z. B. als **Nickelallergie** (häufigste Kontaktallergie) und in Form der **Transplantatabstoßung:**
- Bei der Nickelallergie binden sich Nickelsalze an körpereigene Proteine, die daraufhin eine veränderte und fremde antigene Struktur darstellen und von T-Zellen attackiert werden.
- Auf der Oberfläche der Zellen des Transplantats befinden sich für den Empfängerorganismus fremde MHC-Moleküle. Diese Fremdheit wird von den T-Zellen erkannt, die daraufhin Zytokine ausschütten. Die Zytokine können sowohl direkte Schädigungen des Zielgewebes verursachen als auch Makrophagen aktivieren, die dann das Fremdgewebe attackieren und zerstören.

Diagnostisch wird die allergische Reaktion vom Typ IV bei der Tuberkulinreaktion (→ Kap. 5.8.6) ausgenutzt.

Diagnostik der Allergien

Es gibt unterschiedliche diagnostische Verfahren, um Personen auf Allergien zu testen. Am einfachsten und schnellsten beim **Soforttyp** (Typ I) ist eine Exposition der Haut; hierzu werden das Allergen oder mehrere vermutete Allergene auf die Haut aufgetragen. Bei einer starken Überempfindlichkeit kommt es bereits beim Kontakt des Allergens mit der Haut zu einer starken histaminvermittelten positiven Reaktion **(Reibetest).** Nachfolgend sind Allergien vom Typ I auf diese Weise durch eine urtikarielle Schwellung innerhalb von 10–20 Minuten erkennbar. Antigene können auch durch einen Einstich **(Prick-Test)** oder Kratzer **(Scratch-Test)** in die Haut injiziert werden.

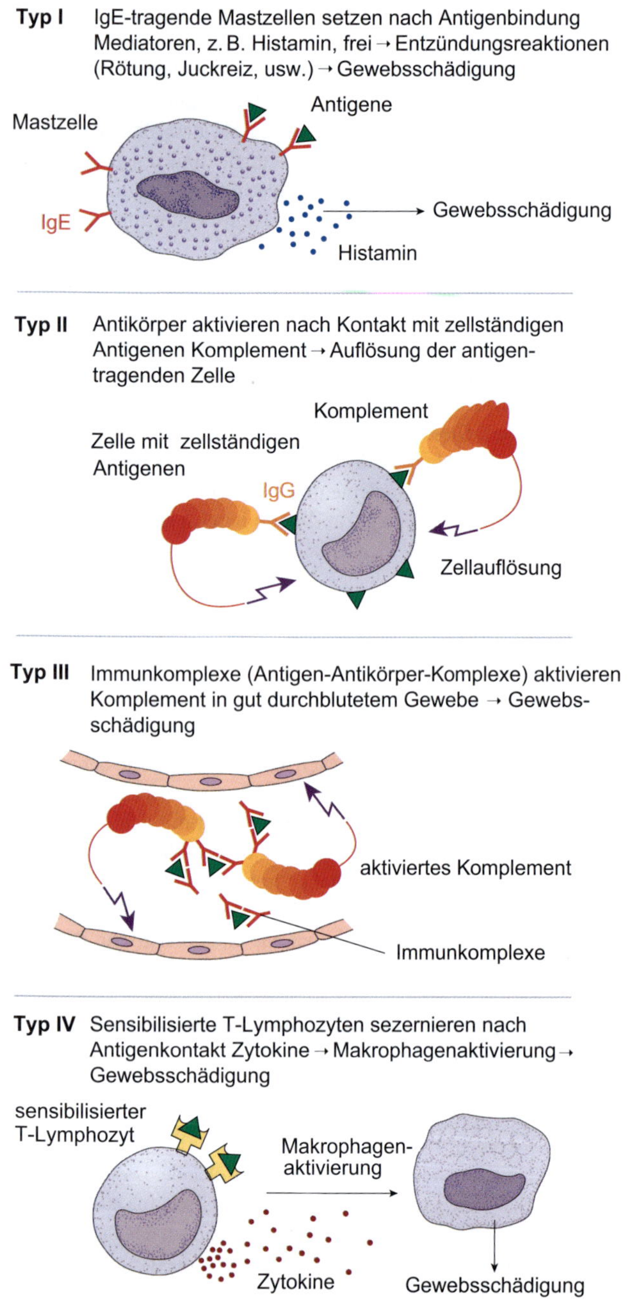

Abb. 5.9 Übersicht über die vier Typen allergischer Reaktionen [L190]

Bei der Diagnostik zur Feststellung von Allergien des **verzögerten Typs** (Typ IV) werden sog. **Patch-** oder **Epikutantests** angewendet. Dazu werden zum Nachweis Pflaster mit unterschiedlichen Allergenen üblicherweise für 2 Tage auf den Rücken geklebt. Eine Reaktion der Haut (z. B. Rötung, Blasen) kann nach Abnahme der Testpflaster sowie nach 72 und ggf. 168 Stunden beurteilt werden. Neben diesen Verfahren gibt es außerdem die Möglichkeit, die betroffenen Gewebe direkt mit einem Allergen zu konfrontieren, z. B. die Schleimhäute von Nase, Bronchien und Magen. Um eine Nahrungsmittelallergie zu identifizieren, wird eine orale Provokation in Kapselform mit dem vermuteten Allergen verwendet.

Neben den beschriebenen Tests besteht die Möglichkeit der **In-vitro-Testverfahren.** Im Vergleich zu anderen Immunglobulinklassen ist IgE nur in geringer Konzentration im Serum vorhanden und kann dort nachgewiesen werden. Aus nachgewiesenen erhöhten IgE-Werten kann allerdings nicht sicher auf eine Allergie oder auf das auslösende Antigen geschlossen werden. Ein spezifischer Test ist der **RAST** (Radioallergosorbent Test). Bei dieser serologischen Untersuchungsmethode wird die Anwesenheit spezifischer IgE-Antikörper gegen ein Allergen im Patientenserum gemessen. Hierbei wird das Allergen an eine feste Phase (Membran oder Plastikoberfläche) gebunden und mit Patientenserum inkubiert. Gebundenes antigenspezifisches IgE kann mithilfe markierter anti-IgE-Antikörper nachgewiesen werden.

5.6.2 Autoimmunerkrankungen

Im Allgemeinen zeigt der Organismus gegen seine eigenen Gewebe und Substanzen eine natürliche Selbsttoleranz **(Immuntoleranz),** die auf einem Lernprozess des Immunsystems beruht. Dabei wird zwischen den beiden Mechanismen der zentralen und der peripheren Toleranz unterschieden. Während bei der **zentralen Toleranz** herangereifte T- bzw. B-Zellen mit dem Potenzial, gegen eigene Antigene zu reagieren, im Thymus bzw. Knochenmark ausgemustert werden, kommt es bei der **peripheren Toleranz** zur Verhinderung der Aktivierung reifer T- bzw. B-Zellen in den peripheren Geweben. Somit werden das Auftreten autoreaktiver T-Zellen sowie die Produktion von Autoantikörpern unterbunden. Kommt es zum Verlust der Immuntoleranz, entsteht nach Zufuhr eines bestimmten Antigens keine spezifische Immunreaktion. Es bilden sich Antikörper gegen körpereigene Substanzen und Gewebe, was zum Auftreten von Autoimmunkrankheiten führt.

Es werden zwei große Gruppen der organspezifischen und der nichtorganspezifischen **(systemischen)** Autoimmunkrankheiten unterschieden. Zu den organspezifischen Autoimmunkrankheiten gehören u. a. die **Hashimoto-Thyreotiditis** und der **Typ-1-Diabetes** (→ Kap. 15.2.2). Bei beiden Krankheiten werden Autoantikörper gegen Antigene gebildet, die charakteristisch in einem oder wenigen Organen vorkommen; dabei bleibt die Krankheit auf diese Bereiche beschränkt. Sind mehrere Organe betroffen, handelt es sich um **systemische** Autoimmunkrankheiten; dabei sind Autoantigene auf verschiedenen Zelltypen im ganzen Körper ausgeprägt, z. B. bei der rheumatoiden Arthritis oder dem systemischen **Lupus erythematodes.**

Nicht selten kommt es vor, dass Patienten mehr als nur eine Autoimmunerkrankung aufweisen. Hierbei handelt es sich meist um Krankheiten aus dem gleichen Krankheitsspektrum.

IM FOKUS

Erkrankungen des Abwehrsystems

Bei allergischen Reaktionen handelt es sich um Immunantworten gegen potenziell harmlose Antigene **(Allergene).**

Es gibt vier verschiedene Typen einer **Hypersensitivitätsreaktion:**

- **Allergische Reaktion vom Typ I (Soforttyp)**
- **Antikörpervermittelte allergische Reaktion vom Typ II (zytotoxischer Typ)**
- **Allergische Reaktion vom Typ III (Immunkomplex-Typ)**
- **Allergische Reaktion vom Typ IV (verzögerter Typ)**

Es gibt unterschiedliche **diagnostische Verfahren,** um Personen **auf Allergien zu testen** (z. B. Reibetest, Prick-Test oder Scratch-Test).

Es werden zwei große Gruppen der **Autoimmunkrankheiten** unterschieden:

- **Organspezifisch** (z. B. **Hashimoto-Thyreoiditis**)
- **Nicht-organspezifisch** (z. B. **Lupus erythematodes**)

5.7 Infektionslehre

Die Übertragung, das Eindringen und das Haftenbleiben von Mikroorganismen (z. B. Viren, Bakterien und Pilzen) in einen oder an einem Organismus und ihre Vermehrung werden **Infektion** genannt. Erkrankungen, die dadurch bei Menschen ausgelöst werden, heißen **Infektionskrankheiten**. In der Klinik spricht man auch kurz von Infektionen, obwohl dies nicht ganz korrekt ist.

5.7.1 Was bedeuten Infektionen für die Gesellschaft?

Infektionskrankheiten haben in der Vergangenheit großen Einfluss auf alle menschlichen Zivilisationen gehabt. Ihr seuchenhaftes Auftreten, z. B. die Pest im späten Mittelalter oder die COVID-19-Pandemie durch das neuartige Coronavirus SARS-CoV-2 im 20. Jahrhundert (→ Kap.5.9.1) hat Menschen immer wieder in ihrem Zusammenleben beeinflusst. Die wissenschaftliche Kenntnis der Erreger von Infektionskrankheiten (die jedoch erst seit knapp 150 Jahren besteht) und der Ausbau der **Hygiene** (Maßnahmen zur Gesunderhaltung des Menschen, umfasst auch Maßnahmen zur Infektionsverhütung) haben viele Infektionskrankheiten in den sog. entwickelten Ländern weitgehend unter Kontrolle gebracht.

! ACHTUNG!

Infektionskrankheiten

Entgegen früheren Hoffnungen sind die Infektionskrankheiten noch lange nicht besiegt. Im Gegenteil: Das Auftreten antibiotikaresistenter Bakterien und völlig neue, bisher nicht therapierbare Infektionskrankheiten stellen eine ernstzunehmende Bedrohung dar.

5.7.2 Formen von Infektionskrankheiten

Inapparente und apparente Infektionen

Vielleicht erstaunt es zu erfahren, dass wohl die meisten Infektionen symptomlos **(inapparent)** verlaufen, d. h. ohne dem Betroffenen Beschwerden zu bereiten. Dabei wird der Erreger vom Immunsystem des Wirtes (des infizierten Menschen) nach der Infektion vollständig beseitigt. Schwerere Infektionen hingegen verlaufen mit wahrnehmbaren Symptomen **(apparent),** also mit Fieber oder anderen Krankheitszeichen.

Lokale und generalisierte Infektionen

Die Infektion kann auf die Eintrittspforte beschränkt bleiben **(lokale Infektion)** oder über Lymphknoten und Lymphbahnen bis in das Blut vordringen (**generalisierte Infektion,** Allgemeininfektion). Beispiele:

- Typische lokale Infektionen sind Wundinfektionen oder eine Gastroenteritis mit Durchfall, jedoch ohne schwere Beeinträchtigung des Allgemeinbefindens.
- Generalisierte Infektionen sind z. B. Windpocken, das Pfeiffer-Drüsenfieber (Mononucleosis infectiosa) und die Virushepatitis. Fast alle schwereren Viruserkrankungen verlaufen generalisiert.

Bakteriämie und Sepsis

Dringen Bakterien nur kurzfristig in die Blutbahn ein (etwa nach einer Zahnentfernung), so wird dies als **Bakteriämie** bezeichnet. Dabei kommt es weder zur Vermehrung der Erreger im Blut noch zur Absiedlung in Organen.

Bei einer **Sepsis** oder Blutvergiftung hingegen werden von einem Herd aus (z. B. Wunde, infizierter Knochen) kontinuierlich oder periodisch Erreger in die Blutbahn gestreut. Die Erreger gelangen mit dem Blut in alle Organe des Körpers und vermehren sich oft auch in der Blutbahn. Die Gefahr tödlicher Komplikationen ist groß, insbesondere dann, wenn infektiöse Absiedlungen (septische Metastasen) lebenswichtige Organanteile (z. B. das Gehirn) angreifen.

Die hohe Erregerzahl im Blut sowie die sich im Blut anreichernden Bakterien„leichen" und -stoffwechselprodukte führen aber noch zu anderen Gefahren für den Patienten:

- Oft kommt es zu einer Entgleisung des körpereigenen Gerinnungssystems (sog. **Verbrauchskoagulopathie,** disseminierte intravasale Koagulopathie = DIC, → Kap. 13.5.2) mit lebensgefährlichen inneren Blutungen.
- Häufig sind schwere Kreislaufkomplikationen, die als **septischer Schock** (→ Kap. 13.5.5) bezeichnet werden. Ursächlich hierfür sind die an vielen Stellen des Körpers gleichzeitig ablaufenden starken Entzündungsreaktionen, die zum Zusammenbruch der Kreislaufregulation führen.

Sepsispatienten sind deshalb immer lebensbedrohlich erkrankt und intensivpflegepflichtig. Trotz intensivmedizinischer Behandlung und wirksamer Antibiotikatherapie kann der Tod des Patienten häufig nicht verhindert werden.

KRANKHEIT/SYMPTOM

Screening-Methoden zur Früherkennung der Sepsis

Sepsis ist eine lebensbedrohliche Erkrankung, die weltweit schätzungsweise 20 % aller Todesfälle verursacht. Bei der Sepsis kommt es als Reaktion des Körpers auf eine **Infektion** zu einer Schädigung des Gewebes und der Organe und in der Folge zum Organversagen. Sepsis selbst ist keine Krankheit, sondern ein Syndrom. **Ohne eine Infektion gibt es keine Sepsis!**

In der Praxis beginnen die meisten Sepsis-Fälle außerhalb des Krankenhauses, daher sind Kenntnisse über Sepsis und Screening-Methoden des Rettungspersonals von entscheidender Bedeutung! Es besteht häufig das Problem, dass an eine Sepsis nicht gedacht und der Zustand des Patienten stattdessen als „schlechter Allgemeinzustand" bagatellisiert wird. Da die Therapie einer Sepsis jedoch sehr zeitkritisch ist, wurden Screening-Methoden entwickelt, die zur Früherkennung einer Sepsis beitragen. Die diagnostische Genauigkeit dieser Methoden ist laut Leitlinie 2021 der Surviving Sepsis Campaign (SSC) allerdings sehr unterschiedlich und die meisten haben einen schlechten Vorhersagewert. Gleichwohl ist die Anwendung einiger Methoden mit Verbesserungen der Behandlung verbunden. Für das Sepsis-Screening werden eine Vielzahl klinischer Parameter und Methoden verwendet, z. B. SIRS-Kriterien (Systemic Inflammatory Response Syndrome), Vitalparameter, Infektionszeichen, qSOFA-Score (Quick Sequential Organ Failure Assessment) oder SOFA-Kriterien (Sequential Organ Failure Assessment), der National Early Warning Score (NEWS2) (→ Abb. 5.10) oder der Modified Early Warning Score (MEWS).

Die meisten dieser Methoden kommen erst im Krankenhaus zum Einsatz. Für den Rettungsdienst oder z. B. die Notaufnahme wurde für Patienten mit Verdacht auf Sepsis der **qSOFA-Score** (Quick Sequential [Sepsis-Related] Organ Failure Assessment) entwickelt, um eine **Organfunktionseinschränkung** (Organdysfunktion) frühzeitig zu erkennen. Der qSOFA-Score sichert *nicht* die Diagnose einer Sepsis oder einer Infektion. Er hilft jedoch, schnell Patienten zu identifizieren, die ein erhöhtes Sterblichkeitsrisiko im Rahmen einer Sepsis aufweisen und daher eine entschlossene und zügige Behandlung benötigen. Der qSOFA-Score beinhaltet drei Kriterien:

- Atemfrequenz ≥ 22/min
- Systolischer Blutdruck ≤ 100 mmHg
- Verändertes Bewusstsein (GCS < 15)

Der qSOFA-Score gilt als **positiv, wenn zwei der drei Kriterien erfüllt** sind.

Laut SSC sind die Ergebnisse jedoch widersprüchlich, was den Nutzen des qSOFA-Score betrifft. Studien haben gezeigt, dass der qSOFA-Score zur Früherkennung infektionsbedingter Organdysfunktionen im Vergleich mit zwei der vier SIRS-Kriterien zwar eine **höhere Spezifität** aufweist (Spezifität = Wahrscheinlichkeit, dass Gesunde durch den Test als nicht-erkrankt erkannt werden), dafür ist aber die **Sensitivität geringer** (Sensitivität = Wahrscheinlichkeit, dass tatsächlich Erkrankte „positiv" getestet werden).

Weder SIRS noch qSOFA sind laut SSC ideale Screening-Instrumente für eine Sepsis, und der Anwender am Krankenbett muss die Grenzen beider Verfahren kennen. Obwohl das Vorhandensein eines positiven qSOFA den Anwender auf die Möglichkeit einer Sepsis aufmerksam machen sollte, sprachen die Leitlinienersteller angesichts der geringen Sensitivität des qSOFA eine dringende **Empfehlung gegen seine Verwendung als einziges Screening-Instrument** aus.

„Die SSC-Leitlinie führt hierzu aus: Wir empfehlen, qSOFA im Vergleich zu SIRS, NEWS2 oder MEWS nicht als alleiniges Screening-Instrument für Sepsis oder septischen Schock zu verwenden".

Inwieweit dies Auswirkungen auf den Rettungsdienst hat, lässt sich derzeit schwer beurteilen, da die genannte Leitlinie auf die Sepsistherapie im Krankenhaus abzielt. Sinnvoll erscheint es, sich durch die aktuelle Entwicklung weder verunsichern zu lassen noch den qSOFA-Score als nutzlos zu betrachten, sondern stattdessen ergänzend Kriterien wie beispielsweise verlängerte Rekapillarisierungszeit, Tachykardie, Fieber oder niedrige Sauerstoffsättigung einzubeziehen.

5.7.3 Ablauf einer Infektion

Jede Infektion verläuft in mehreren Stadien:

Invasionsphase In der Ansteckungsphase dringt der Krankheitserreger zunächst in den Organismus ein, vermehrt sich dort jedoch zunächst nicht.

Inkubationsphase Bezeichnet die Zeit zwischen der Ansteckung durch den Krankheitserreger und dem Ausbruch der Erkrankung. Nach einer mehrstündigen bis mehrtägigen „Eingewöhnungsphase" beginnt sich der Erreger im Körper zu vermehren; der Infizierte hat jedoch noch keine Beschwerden. Kurz vor dem Auftreten von Fieber und anderen Symptomen findet meist eine Phase explosionsartiger Vermehrung statt. Die Inkubationszeiten der verschiedenen Infektionskrankheiten sind sehr unterschiedlich; so sind es z. B. 1–3 Tage bei einer Virusgrippe, bei Mumps beträgt sie ca. 3 Wochen und bei AIDS können mehr als 10 Jahre zwischen Ansteckung und Ausbruch der Erkrankung liegen.

Krankheitsphase Je nach Schwere der Infektionskrankheit empfindet der Patient nur eine leichte Beeinträchtigung des Allgemeinbefindens (z. B. Heiserkeit oder leichten Kopfschmerz) oder aber schwerere Symptome (z. B. hohes Fieber bis hin zur Sepsis).

Überwindungsphase Wird die Infektion überstanden, so wird in dieser letzten Phase der Erreger aus dem Körper entfernt.

Dauerausscheidung Bei einigen Keimen wird die Krankheit zwar besiegt, die Erregerelimination gelingt jedoch nicht und die Keime ziehen sich in eine „Körpernische" zurück. So können Salmonellen z. B. über viele Jahre in der Gallenblase verbleiben. Von dort aus gelangen sie über den Darm immer wieder nach außen und können neue Infektionen bei anderen hervorrufen.

Infektionsquellen

Infektionskrankheiten entstehen nicht aus dem „Nichts". Vielmehr sind Reservoire nötig, in denen sich die Erreger aufhalten und die

	Punkte						
Physiologische Parameter	3	2	1	0	1	2	3
Atemfrequenz (pro Minute)	≤ 8		9–11	12–20		21–24	≥ 25
SpO_2 in %	≤ 91	92–93	94–95	≥ 96			
O_2-Gabe notwendig?		Ja		Nein			
RR_{sys} (mmHG)	≤ 90	91–100	101–110	111–219			≥ 220
Herzfrequenz (Schläge/min)	≤ 40		41–50	51–90	91–110	111–139	≥ 131
Vigilanz (AVPU)				A			VPU
Temperatur (°C)	≤ 35,0		35,1–38,0	36,1–38,0	38,1–39,0	≥ 39,1	

Gesamtpunktzahl	klinisches Risiko
0–4	Niedrig
„Roter Score" 3 Punkte in einem individuellen Parameter	Niedrig–Mittel
5–7	Mittel
≥ 7	Hoch

Abb. 5.10 Der National Early Warning Score (NEWS) 2, 2017 vom Royal College of Physicians überarbeitet, dient der frühzeitigen Erkennung von Sepsis und anderen Erkrankungen und hat sich etabliert (Royal College of Physicians, 2017; *Die Formulierung dieser Übersetzung wurde nicht speziell vom Royal College of Physicians genehmigt – bitte beziehen Sie sich vor der klinischen Verwendung dieser Informationen auf die englische Version*). [G357-001, L143]

als **Infektionsquellen** für die weitere Ausbreitung der Erreger dienen:

- Die wohl wichtigste Infektionsquelle ist der Mensch selbst. Die Keime können z. B. mit dem Sputum (Beispiel Tuberkulose) oder dem Stuhl (Beispiel Salmonellosen) ausgeschieden werden. Der Betroffene braucht dabei nicht (apparent) krank zu sein.
- Viele Mikroorganismen sind nicht auf Menschen oder Tiere angewiesen, sondern können auch in der unbelebten Umwelt überleben, so etwa Tetanuserreger im Erdreich oder Tuberkuloseerreger im Staub.
- Bei allen bisher genannten Beispielen handelt es sich um **exogene Infektionen,** d. h. der Erreger dringt von außen in den Körper ein. Dagegen werden **endogene Infektionen** von körpereigenen Keimen hervorgerufen, die bei lokaler oder systemischer Abwehrschwäche in für sie untypische Körperregionen gelangen (z. B. Darmkeime in die Harnblase). Letztgenannte Infektionen sind durch die Einhaltung von Hygieneregeln vermeidbar.

Übertragungswege

Der wichtigste **Übertragungsweg** zum Menschen ist die **Schmierinfektion,** z. B. durch Händeschütteln, durch feuchte Handtücher oder auch – insbesondere bei Kindern – fäkal-oral. Andere Erreger werden aerogen durch **Tröpfchen-** (Niesen!) oder **Staubinfektion** übertragen. Weitere Übertragungswege sind:

- **Orale Infektion** über Nahrungsmittel (oder auch Instrumente)
- **Parenterale Übertragung** (z. B. über Stich mit verunreinigter Kanüle)
- **Sexuelle Übertragung**

Desinfektion und Sterilisation

Um Infektionen zu verhüten, sind neben dem hygienegerechten Verhalten des Krankenhauspersonals Maßnahmen der Desinfektion und Sterilisation zur Keimvernichtung wichtig.

Als Keimverminderung **(Desinfektion)** wird die gezielte (aber nicht vollständige) Keimvernichtung, z. B. auf Händen, auf Hautflächen oder auf Materialoberflächen wie Fußböden oder Medizingeräten, bezeichnet.

Bei der Entkeimung **(Sterilisation)** dagegen werden grundsätzlich alle Mikroorganismen abgetötet und alle Viren vollständig inaktiviert. Dies erfordert entweder hohe Temperaturen (120–200 °C), meist in Kombination mit Druck, Feuchtigkeit oder radioaktiver Strahlung, oder aggressive Chemikalien – weshalb nur widerstandsfähige Materialien wie z. B. medizinische Instrumente, Injektionslösungen oder Leinenwäsche sterilisierbar sind.

Eintrittspforten

Der Erreger muss nicht nur zum Menschen kommen, sondern auch in ihn hinein. Die wichtigsten **Eintrittspforten** der Keime sind kleinste Wunden der Haut oder der Schleimhäute (z. B. bei Nagelfalzverletzungen), Insektenstiche (z. B. bei der Malaria) oder die intakten Schleimhäute (z. B. bei Salmonellen). Manche Erreger vermögen auch durch die intakte Haut einzudringen (z. B. die Pärchenegel, welche die Bilharziose verursachen). Vor der Geburt kann das Ungeborene diaplazentar, d. h. mit dem Blut über die Plazenta, infiziert werden. Hierbei nehmen Viren eine Schlüsselstellung ein.

Nosokomiale Infektionen

Bei der **nosokomialen Infektion** oder auch Krankenhausinfektion handelt es sich um eine Infektion, die sich im Krankenhaus entwickelt; sie ist weder bei der Aufnahme noch in der Inkubationszeit vorhanden. Es ist nicht zwingend davon auszugehen, dass medizinische Maßnahmen in einem direkten Zusammenhang mit einer Infektion stehen. Doch können unsachgemäße Fehler bei der innerklinischen Versorgung (medizinische und pflegerische Maßnahmen) sowie nicht ausreichende Maßnahmen einer **Infektionsprävention** das Risiko einer nosokomialen Infektion erhöhen.

Manche Erreger führen bei praktisch jedem Infizierten ohne ausreichenden Antikörperschutz zum Ausbruch der entsprechenden Krankheit. Solche Erreger werden als **obligat pathogen** bezeichnet.

Im Krankenhaus sind aber vor allem bei älteren oder abwehrgeschwächten Patienten die **fakultativ pathogenen** Keime inzwischen von weit größerer Bedeutung – das sind solche, die nur bei allgemeiner oder lokal begrenzter Abwehrschwäche zu sog. **opportunistischen Infektionen** führen. Am häufigsten treten nosokomiale Infektionen als Harnwegsinfektionen (40 %), Infektionen der unteren Atemwege (20 %), bei der postoperativen Wundheilung (15 %) sowie bei gefäßkatheterassoziierten Infektionen (8 %) auf.

IM FOKUS

Infektionslehre

Dringen Bakterien nur kurzfristig in die Blutbahn ein, spricht man von einer **Bakteriämie.** Bei einer **Sepsis** kommt es hingegen zur Vermehrung und Verbreitung der Erreger im Körper.
Eine Infektion verläuft über mehrere Phasen:

- **Invasionsphase**
- **Inkubationsphase**
- **Krankheitsphase**
- **Überwindungsphase**
- **Dauerausscheidung**

Übertragungswege für Keime auf den Menschen sind:

- **Schmierinfektion,** z. B. durch Händeschütteln
- **Tröpfchen-** oder **Staubinfektion,** z. B. durch Niesen
- **Orale Infektion** über Nahrungsmittel (oder auch Instrumente)
- **Parenterale Übertragung,** z. B. über Stich mit verunreinigter Kanüle
- **Sexuelle Übertragung**

Eine **Desinfektion** ist eine gezielte (aber nicht vollständige) Keimvernichtung. Bei einer **Sterilisation** werden alle Mikroorganismen abgetötet und Viren vollständig inaktiviert.
Die wichtigsten **Eintrittspforten** für Keime sind **Wunden, Insektenstiche** oder **die intakten Schleimhäute** (z. B. bei Salmonellen).
Bei der **nosokomialen Infektion** handelt es sich um eine Infektion, die sich im Krankenhaus entwickelt.

5.8 Bakterielle Infektionen

Sowohl leichte als auch schwere Infektionskrankheiten werden oft von **Bakterien** (→ Abb. 5.11, → Abb. 5.12) ausgelöst, z. B. die (wieder häufiger auftretende) Tuberkulose, die (inzwischen sehr seltene) Pest, fast alle eitrigen Infektionen (z. B. durch die Kugelbakterien Staphylokokken und Streptokokken) und einige der Kinderkrankheiten (Keuchhusten und Scharlach). Dabei können nicht nur die Bakterien selbst, sondern auch die von ihnen gebildeten Giftstoffe **(Toxine)** Krankheitserscheinungen verursachen.

5.8.1 EHEC

Escherichia coli (E. coli) gehört zur normalen Darmflora von Mensch und Tier. Einige Stämme dieses Bakteriums können jedoch beim Menschen schwere Darmerkrankungen auslösen. Sie werden als enterohämorrhagische *E. coli* (EHEC) bezeichnet. Diese Coli-Bakterien haben im Laufe der Zeit die Eigenschaft erworben, sog. **Shiga-Toxin** zu bilden (Shiga-Toxin-produzierende *E. coli,* **STEC**). Daneben entwickelten sie weitere Virulenzfaktoren, die zum krankmachenden Potenzial der Bakterien beitragen. EHEC-Infektionen sind in Deutschland meldepflichtig.

Ursachen

Das Hauptreservoir für EHEC/STEC bilden landwirtschaftlich genutzte und in der Wildnis lebende Wiederkäuer (z. B. Rinder, Hirsch). Es scheint so, als seien die Bakterien bei diesen Tieren ein normaler Bestandteil der Darmflora, denn sie lösen bei ihnen keine Krankheitssymptome aus. Übertragen wird STEC/EHEC u. a. durch unzureichend gegartes Fleisch und nicht ausreichend erhitzte Rohmilchprodukte sowie andere Produkte infizierter Tiere, die auf den Menschen übertragbar sind. Somit gehören die Infektionen zu den **Zoonosen,** vom Tier auf den Menschen übertragene Infektionskrankheiten, die auch durch direkten Tierkontakt möglich ist.

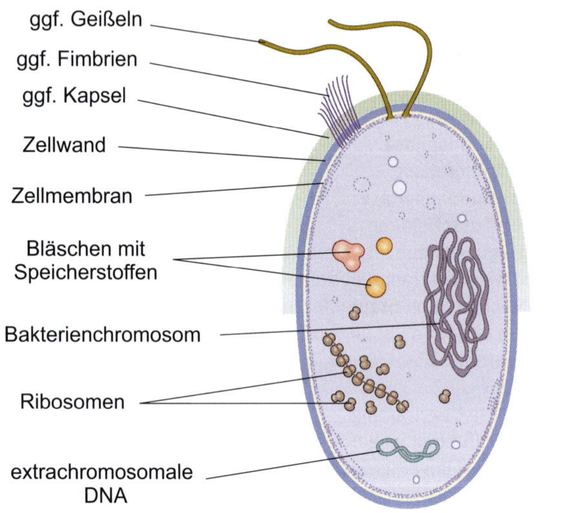

Abb. 5.11 Bakterium (Schemazeichnung) [L190]

MERKE

Zoonosen

Zoonosen sind Infektionskrankheiten, die auf natürliche Weise zwischen Menschen und Tieren übertragen werden können. Nach der Richtung der Infektionsübertragung unterschieden in:

- **Zooanthroponosen,** die nur von Tieren auf Menschen übertragen werden
- **Anthropozoonosen,** die praktisch ausschließlich von Menschen auf Tiere übertragen werden
- **Amphixenosen,** bei denen die Infektionsübertragung in beide Richtungen möglich ist

Pathophysiologie

STEC kommt in verschiedenen Serotypen vor und verursacht schwerwiegende Entzündungen des menschlichen Dickdarms, wie die **hämorrhagische Colitis** (Blutungen in die Darmschleimhaut und starke Diarrhö) oder das **hämolytisch-urämische Syndrom** (HUS), das zur akuten Nierenschädigung und zum Tod führen kann. Die verursachenden STEC-Stämme werden als EHEC bezeichnet; es reichen teilweise 10–100 Keime für eine Infektion aus. Durch eine hohe Plastizität können sich die Erreger ihrer Umgebung ständig anpassen und tauschen untereinander mit anderen Bakterien Erbmaterial aus. Dabei wird das verursachende Shiga-Toxin-Gen häufig weitergegeben. Proteine, die ein Anheften an die Darmwand oder das Einschleusen infizierter Individuen unterstützen, kommen hinzu und erhöhen das krankmachende Potenzial.

ACHTUNG!

Infektionen sind vermeidbar

Es sollten die normalen Hygieneregeln zum Schutz vor einer Übertragung des EHEC-Erregers eingehalten werden. Hierzu zählen neben der Händereinigung nach einem Toilettengang auch entsprechende Hygienemaßnahmen bei der Lagerung und Zubereitung von Lebensmitteln und dem direkten Kontakt mit Tieren (ggf. kotverschmutztes Fell). EHEC-Erreger werden durch eine Erhitzung auf 60 °C abgetötet.

5.8.2 Infektionen durch Staphylokokken

Diese traubenförmig angeordneten Kugelbakterien sind **weltweit verbreitete Krankheitserreger.** Harmlose Staphylokokkenarten gehören

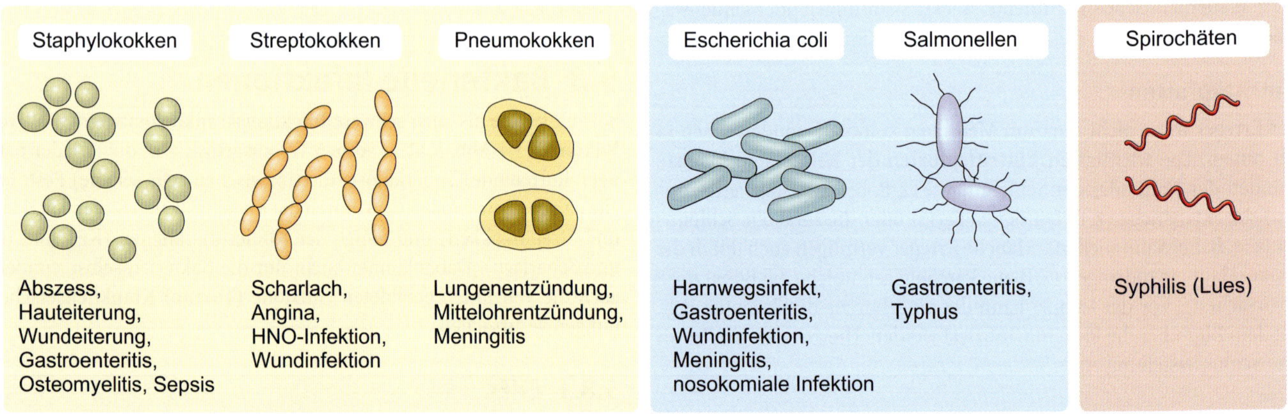

Abb. 5.12 Hunderte verschiedene **Bakterientypen** verursachen beim Menschen teils harmlose, teils (lebens-)bedrohliche Erkrankungen. Die meisten Bakterien lassen sich einer der drei **Grundformen** zuordnen: kugelförmige (gelb unterlegt), stäbchenförmige (blau unterlegt) und spiralförmige Bakterien (rot unterlegt). [L190]

zur normalen Keimflora des Menschen (z. B. *Staphylococcus epidermidis* auf der Haut).

Die gefährlichen Staphylokokkenarten, insbesondere *Staphylococcus aureus,* bei denen der Mensch das Hauptreservoir bildet (die Trägerschaft variiert zwischen 15 und 40 % der gesunden Menschen), und unter bestimmten Umständen auch die ansonsten harmlosen Staphylokokkenarten rufen viele eitrige Entzündungen wie Abszesse, Furunkel (Haarbalgentzündungen), Mastitis (Brustentzündung), Wund-, Haut-, Atemwegs- und Katheterinfektionen bis hin zu Sepsis, Osteomyelitis und Meningitis (Hirnhautentzündung, → Kap. 8.17.4) hervor.

Staphylokokken werden in der Regel durch **Schmierinfektion** (meist durch Händekontakt, auch durch das Pflege- und ärztliche Personal!) übertragen.

MRSA/ORSA

Neben der steigenden Bedeutung von *Staphylococcus aureus* als Erreger nosokomialer Infektionen ist außerdem ein signifikanter Anstieg von Infektionen mit **multiresistenten Erregern** (MRE) in Deutschlands Krankenhäusern sowie Alten- und Pflegeheimen zu verzeichnen. Dadurch verlängert sich bei MRE-Patienten nicht nur die Liegedauer, sondern ihre Morbidität und Mortalität sind ebenfalls erhöht.

Methicillin- bzw. **Oxacillin-resistente** *Staphylococcus aureus* **(MRSA** bzw. **ORSA)** sind gegen alle derzeit verfügbaren β-Lactam-Antibiotika (z. B. Penicilline wie Methicillin und Oxacillin) sowie viele weitere Antibiotikaklassen resistent. Dadurch sind die Therapiemöglichkeiten eingeschränkt und werden zu einem signifikanten Problem für betroffene Patienten. Statistisch gesehen erkranken jährlich 400 000–600 000 Menschen an den Keimen und 10 000–20 000 versterben an ihnen (→ Abb. 5.13).

Seit dem 1.7.2009 ist die Meldepflicht nach § 7 Abs. 1 Satz 1 des Infektionsschutzgesetzes (IfSG) gemäß § 1 IfSG auf alle MRSA-Stämme ausgedehnt worden. Alle aus Blut oder Liquor nachgewiesenen Infektionen sind den Gesundheitsämtern anzuzeigen.

Ursachen

Die Gründe für die Übertragung und Resistenzbildung liegen teils im unsachgemäßen Einsatz von Antibiotika in der Human- und Veterinärmedizin; häufig ist es aber die insuffiziente Umsetzung der vorbeugenden Hygienemaßnahmen sowie fehlende Schulungen des medizinischen Personals. Besonders im Gesundheitswesen (Alten- und Krankenpflege) ist die MRSA- und ORSA-Trägerschaft sehr verbreitet. Übertragen werden kann der resistente Keim, der ohne Nahrung über Monate infektiös bleibt, neben Menschen durch Haus- und Nutztiere sowie durch jeden unbelebten Gegenstand, der nicht durchgehend antiseptisch behandelt wurde. Diese Tatsache macht eine 100-prozentige Desinfektion bei hochempfindlichen elektronischen Geräten und Fahrzeugen des Rettungsdienstes schwierig.

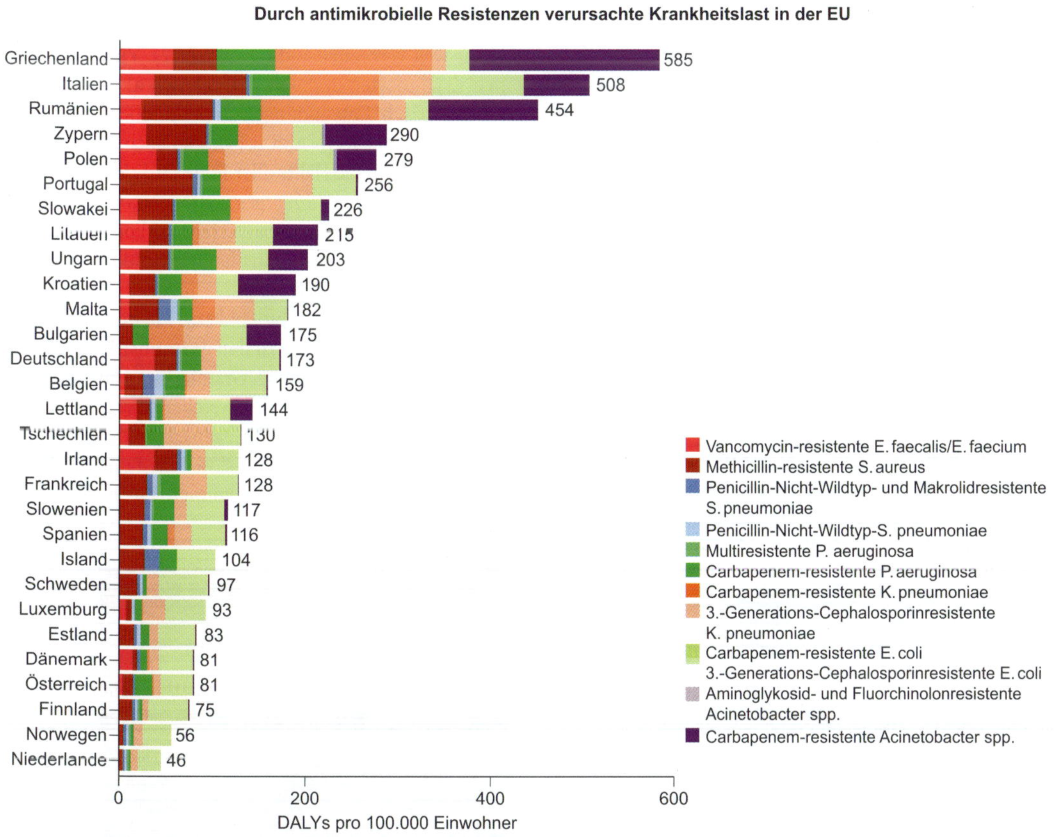

Abb. 5.13 Krankheitslast aufgrund von Resistenzen gegen antimikrobielle Mittel in der Europäischen Union (Schlenger R. Antibiotikaresistenzen: Viele Erfolge wurden erreicht, aber neue Gefahren drohen. Dtsch Arztebl. 2023; 120(11): A-473/B-408; Ursprungsquelle: European Centre for Disease Prevention and Control (ECDC). Assessing the health burden of infections with antibiotic-resistant bacteria in the EU/EEA, 2016–2020. Technical Report. Stockholm: ECDC, 2022 [Figure 4]). [T1001-002, L143]

Pathophysiologie

Überwiegend wird der Keim über die Hände übertragen und siedelt sich vorzugsweise im Nasen-Rachen-Raum (Vestibulum nasi) sowie an behaarten Körperstellen des Kopfes, der Achseln, der Leisten und Schamregion an. Eine bloße Besiedelung mit dem Keim auf der Haut oder einer Wunde stellt zunächst kein Problem dar; erst wenn die Bakterien endogen oder exogen in den Organismus gelangen, verursachen sie dort Infektionen.

Es werden nach ihrem Vorkommen und den wichtigsten Ort der Übertragung **drei große Gruppen von MRSA** unterschieden:

- **haMRSA** (Hospital-Acquired MRSA) betreffen vor allem Patienten mit Risikofaktoren, z. B. großflächige oder chronische Wunden, chronische Erkrankungen wie Diabetes mellitus oder Niereninsuffizienz (Dialysepatienten), geschwächtes Immunsystem (Immunsuppression) oder intensivmedizinische Behandlung (Intubation, Tracheotomie, Gefäßkatheter). Die Übertragung kann durch den direkten Kontakt mit einem MRSA-Patienten erfolgen, aber auch indirekt z. B. über die Hände des Pflegepersonals, kontaminierte Gegenstände oder Flächen.
- **caMRSA** (Community-Acquired MRSA) tritt unabhängig von Einrichtungen des Gesundheitswesens, insbesondere Krankenhäusern, auf. Die oben genannten Risikofaktoren fehlen in aller Regel.
- **laMRSA** (Livestock-Associated MRSA) hat ihren Ursprung bei Nutztieren (v. a. Massentierhaltung) und ist verbreitet bei Menschen, die beruflich mit diesen Tieren zu tun haben.

Die **Inkubationszeit** beträgt bei oral aufgenommenen Staphylokokkentoxinen wenige Stunden; bei einer Infektion beträgt sie 4–10 Tage. Bei einer Besiedelung kann eine endogene Infektion auch Monate nach der initialen Kolonisation auftreten.

PRAXISTIPP

Transporte von MRSA-positiven Patienten

Für die Festlegung von Hygienemaßnahmen im Rettungsdienst und deren Überwachung sind die Bundesländer verantwortlich.
Am wichtigsten ist die **Vorabinformation des Rettungsdienstes,** weil der Transport eines MRSA-positiven Patienten als Einzeltransport erfolgt – je nach Vorhaltung des Rettungsdienstbereiches ggf. in einem gesonderten Infektionsfahrzeug wie I-KTW oder I-RTW. Die Mitarbeiter des Zielorts (Krankenhaus, Alten- oder Pflegeheim) sollten über die Infektion des Patienten bzw. Bewohners informiert werden, um entsprechende hygienische Maßnahmen vornehmen zu können.
Für den Transport ist der Patient durch das Krankenhaus-, Alten- oder Pflegeheimpersonal entsprechend vorzubereiten (z. B. Körperpflege, frische Wäsche, Hautläsionen und Wunden frisch verbunden oder abgedeckt). Handelt es sich um Infektionen der Atemwege, kann dem Patienten u. U. ein Mund-Nasen-Schutz angelegt werden. Bei Trachealkanülenträgern bietet sich ein HME-Filter an. Wenn möglich, sollte der Patient unmittelbar vor dem Transport eine Händedesinfektion durchführen. Tragestuhl oder Krankentrage sind nach Möglichkeit mit einem Einmallaken zu beziehen.
Das Tragen von Overalls ist beim Patiententransport aus hygienischen Gründen **nicht** erforderlich und wird aufgrund verunsichernder Wirkung nicht empfohlen. Neben den Basishygienemaßnahmen wird das Tragen von Einmalschürzen und keimarmen Einmalhandschuhen bei engem Patientenkontakt wie z. B. Umlagerungsmaßnahmen oder einer Kontaminationsgefahr mit Sekreten/Exkreten favorisiert. Auch das Anlegen eines Mund-Nasen-Schutzes ist in den meisten Fällen unnötig und wird nur beim Absaugen oder der Säuberung des Mundraums empfohlen. Sofern vorhanden sollten bei Verlegungstransporten von intubierten und tracheotomierten Patienten geschlossene Absaugsysteme verwendet werden.
Nach dem Transport sind alle kontaminierten Einmalmaterialien in einem Plastiksack zu deponieren und zugeknotet in den Restmüll zu geben. Textilien (z. B. Decken) sind auszutauschen und maschinell bei 60 °C oder höher zu waschen. Arbeits- und Kontaktflächen sowie verwendete medizinische Materialien werden mit aktuell gelisteten **RKI-** oder **VAH-Desinfektionsmitteln** einer Wischdesinfektion unterzogen. Empfohlen wird ein schnellwirkendes alkoholisches Desinfektionsmittel und Einmaltücher. Bei Verwendung von Tragen- und Sitzflächenunterlagen ist eine großflächige Desinfektion (z. B. Wände, Fußboden, Tragestuhl) nur dann notwendig, wenn es während des Transports zu einer potenziellen Kontamination mit infektiösen Substanzen (z. B. Fäkalien, Sputum, Erbrochenes) gekommen ist. Abschließend muss das Einsatzpersonal wie nach jedem Ausziehen der Schutzhandschuhe eine **hygienische Händedesinfektion** durchführen.

ACHTUNG!

Einsatzkräfte als Träger von MRSA

Wenn Einsatzkräfte des Krankentransports und Rettungsdienstes selbst chronische Hautveränderungen haben (z. B. Ekzeme oder andere Hautläsionen), sollten sie keine MRSA-positiven Patienten betreuen. Wird eine **Einsatzkraft als MRSA-Träger** identifiziert, darf sie bis zu einer erfolgreich abgeschlossenen Sanierungsbehandlung mit anschließender Kontrolluntersuchung (mikroskopisch drei negative Abstriche an drei aufeinanderfolgenden Tagen) und einem abschließenden Arztgespräch keine Kranken- oder Rettungstransporte durchführen. In beiden Fällen muss der betriebsärztliche Dienst hinzugezogen werden.

5.8.3 Infektionen durch Streptokokken

Streptokokken sind kettenförmig angeordnete Kugelbakterien, die in der Natur weit verbreitet sind (→ Abb. 5.12). Viele Streptokokkenarten können Erythrozyten auflösen (hämolysieren). Streptokokken verursachen z. B. Scharlach, Entzündungen an praktisch allen Orten des Hals-, Nasen- und Ohrenbereichs (→ Abb. 5.14), aber auch Wundinfektionen, Phlegmonen, annähernd die Hälfte aller Endokarditiden und viele Sepsisfälle.

Pneumokokken *(Streptococcus pneumoniae)* sind zu zweit in einer Kapsel eingelagerte Kugelbakterien. Sie können Lungenentzündungen, Mittelohrentzündungen, Hirnhautentzündungen und andere Infektionen der Luftwege verursachen.

Staphylokokken, Streptokokken, Pneumokokken und einige verwandte Bakterien werden zu den **grampositiven Bakterien** zusammengefasst, da sie sich in der sog. Gramfärbung im mikrobiologischen Labor violett anfärben lassen. Ihnen stehen die **gramnegativen Bakterien** gegenüber, bei denen sich im Gegensatz zu den grampositiven der violette Farbstoff leicht wieder herauslösen lässt und die dann mit einem roten Farbstoff gegengefärbt werden können. Zu den gramnegativen Bakterien

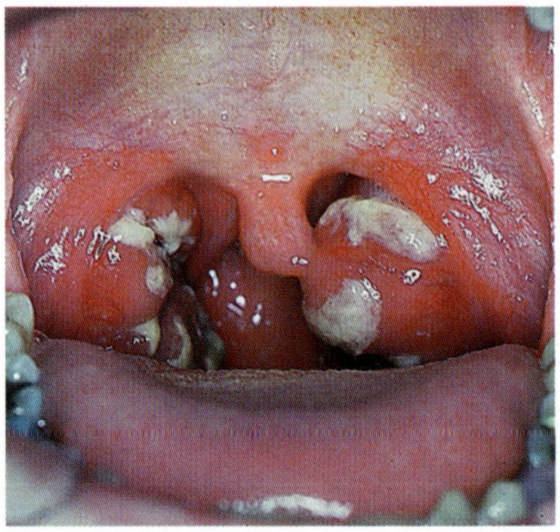

Abb. 5.14 Rachenbefund bei einer Mandelentzündung [M117]

gehören die meisten Stäbchenbakterien, die unter anderem Darm- und Harnwegsinfektionen auslösen (z. B. *Escherichia coli* und Salmonellen).

5.8.4 Infektiöse Darmerkrankungen

Obwohl die Magensalzsäure viele Mikroorganismen abtötet, sind durch Mikroorganismen verursachte Magen-Darm-Erkrankungen recht häufig.

(Bakterielle) Lebensmittelvergiftungen im engeren Sinne entstehen, wenn sich in unsachgemäß gelagerten Lebensmitteln (z. B. Milch- und Eierspeisen) Bakterien vermehren und Toxine produzieren. Beim Verzehr der verdorbenen Speisen gelangen die Toxine in den Verdauungstrakt und lösen dann die Krankheitserscheinungen aus. Am häufigsten verursachen *Staphylococcus aureus* und *Escherichia coli* (→ Abb. 5.15) solche Lebensmittelvergiftungen, die sich meist durch Brechdurchfälle bald nach dem Verzehr der verdorbenen Nahrung bemerkbar machen.

Abgegrenzt hiervon werden **Lebensmittelinfektionen** durch das Eindringen von Bakterien (seltener von Viren) in den Magen-Darm-Trakt. Ein Teil der Erreger ist in der Lage, die Darmschleimhaut zu durchdringen und evtl. auch in das Blut zu gelangen. Erwähnt seien hier Salmonellen und Shigellen als Erreger der Darmruhr.

Vibrio cholerae hingegen, der Erreger der Cholera, bleibt auf das Darmlumen beschränkt. Die für die Erkrankung typischen und bedrohlichen Durchfälle und Erbrechen werden durch das im Darm produzierte Enterotoxin der Erreger hervorgerufen. Insbesondere bei Kleinkindern sind Rotaviren eine häufige Durchfallursache.

Da bakterielle Lebensmittelvergiftungen und -infektionen oft nicht klar voneinander zu trennen sind, werden beide vielfach als Lebensmittelvergiftungen zusammengefasst.

Salmonellen

Infektiöse (Brech-)Durchfälle durch Enteritis-Salmonellen – oft einfach Salmonellen genannt – sind in den letzten Jahren rückläufig. So sank die Zahl der gemeldeten Salmonellose-Fälle gemäß dem Bundesinstitut für Risikobewertung von 26.960 im Jahr 2010 auf 13.176 im Jahr 2023. Bereits 2018 lag die Anzahl bei etwa 15.732 Fällen.

Salmonellen sind in der Tierwelt weit verbreitet. Als Infektionsquelle für den Menschen bedeutsam ist vor allem Geflügel, da befallene Tiere am ganzen Körper kontaminiert sind, sodass z. B. auch Eier salmonellenhaltig sind. Werden nun solche mit Salmonellen kontaminierten Speisen nicht ausreichend erhitzt und/oder bei Zimmertemperatur stehen gelassen, können sich die Bakterien vermehren und zu Erkrankungen führen. Befallene Menschen scheiden die Salmonellen mit ihrem Stuhl aus und können sie bei Nichtbeachtung der einschlägigen Hygieneregeln auf Speisen verschleppen.

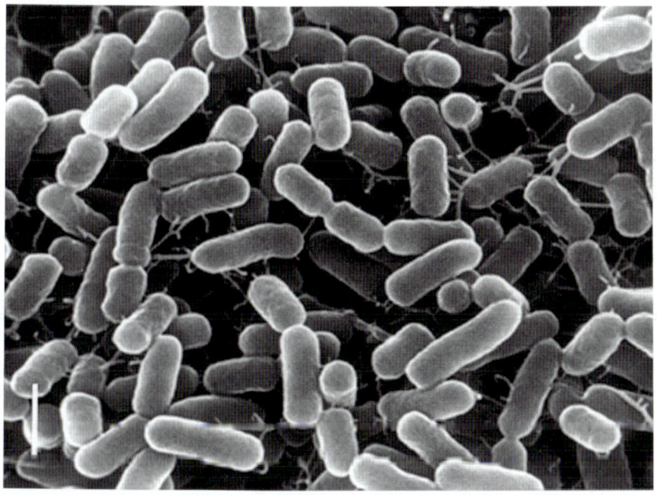

Abb. 5.15 Das Stäbchenbakterium *Escherichia coli* [G238]

Zwar dauert die Erkrankung bei ansonsten Gesunden meist nur wenige Tage, doch kann eine Salmonellengastroenteritis bei Säuglingen, älteren Menschen oder Abwehrgeschwächten auch tödlich verlaufen.

Wesentlich gefährlicher als Enteritis-Salmonellen sind ihre in Deutschland glücklicherweise seltenen Verwandten, die Typhus- und Paratyphus-Salmonellen. Sie rufen mit **Typhus** bzw. **Paratyphus** schwere Allgemeinerkrankungen hervor. Einziges Erregerreservoir ist hier der Mensch und Dauerausscheider haben als Infektionsquelle wesentlich größere Bedeutung als bei den Enteritis-Salmonellen.

Clostridium difficile

Clostridium difficile (C. difficile) gehört zur Gattung *Clostridium* der Familie Clostridiaceae mit ihren zahlreichen pathogenen Stämmen. Nachweisbar ist *C. difficile* ubiquitär in der Umwelt sowie im gesunden Darmtrakt **(Intestinaltrakt)** von Menschen und Tieren. Eine klinische Besonderheit kommt dem obligat anaeroben, grampositiven Stäbchenbakterium als Erreger der **Antibiotika-assoziierten pseudomembranösen Kolitis** zu, der häufigsten im Krankenhaus oder Altenpflegeheim erworbenen Infektion. Das Infektionsgeschehen setzt in der Regel eine antibiotische Therapie voraus, die eine Vermehrung des resistenten Erregers begünstigt. Die pathogenen Stämme von *C. difficile* besitzen die Fähigkeit, durch Toxinbildung (Enterotoxin A führt zur Elektrolytsekretion und Cytotoxin zur Kolonepithelschädigung) die physiologische Darmflora zu schädigen. Dies führt im weiteren Verlauf zu einer Dickdarmentzündung **(Kolitis)** mit starken wässrigen bis blutigen Durchfällen **(Diarrhö)** mit typischem fauligem Geruch, Fieber **(Pyrexie)** und allgemeinen Bauchschmerzen mit Übelkeit **(Nausea).**

Die Zeit zwischen einer Antibiotikatherapie und den Symptomen einer Infektion beträgt meist nur wenige Tage, wobei die Ansteckungsgefahr während der akuten Erkrankung am höchsten ist. Anhand von Zellkulturen oder durch immunologische Methoden können die Erreger aus dem Patientenstuhl isoliert und die Toxinbildung nachgewiesen werden.

In seltenen Fällen kann sich ein **toxisches Megakolon,** eine akute Erweiterung **(Dilatation)** des Kolons, entwickeln. Schwer verlaufende *C.-difficile*-Infektionen (CDI) können zum Tod führen. Neben dem möglichen Absetzen des ursächlichen Antibiotikums kommen therapeutisch die orale bzw. i. v. Gabe eines Antiinfektivums oder Reserveantibiotikums sowie eine Therapie mit monoklonalen Antikörpern gegen Toxin A und B in Betracht. In schweren rezidivierenden Verläufen können Darmbakterien von freiwilligen Spendern im sog. Stuhltransplantationsverfahren therapeutisch zum Erfolg führen.

Betroffene Personen sollten isoliert werden, um weiteren Ausbrüchen vorzubeugen. Eine strenge Indikationsstellung für eine Antibiotikatherapie und die Einhaltung allgemeiner Hygienevorschriften sind unerlässlich. Gemäß § 6 Abs. 1, 1a Infektionsschutzgesetz (IfSG) besteht eine Meldepflicht der Erkrankung und des Todes bei klinisch schwerem Verlauf.

MERKE

Händehygiene

Durch eine alkoholische Händedesinfektion werden nur die vegetativen Formen von *C. difficile* abgetötet, Sporen bleiben weiter bestehen und werden auch nicht in ihrer Anzahl reduziert. Die einzig wirkungsvolle, alltagstaugliche Maßnahme ist das Händewaschen mit Wasser und Seife.

5.8.5 Harnwegsinfektionen

Die häufigsten im Krankenhaus entstehenden (nosokomialen) Infektionen sind **Harnwegsinfektionen,** wobei *Escherichia coli* mit ca. 40 % aller Fälle wichtigster Erreger ist. Neben *E. coli* sind die ebenfalls zu den gramnegativen Stäbchen zählenden Bakterien *Proteus* und *Klebsiella* sowie *Enterobacter* und die schon erwähnten Staphylokokken bedeutsame Erreger im Harntrakt. Begünstigende Faktoren für Harnwegsinfektionen im Krankenhaus sind neben Harnstauungen in Harnleitern oder Harnröhre vor allem Dauerkatheter, durch die Bakterien von der Hautoberfläche in den Harntrakt verschleppt werden (→ Kap. 16.7.3).

Alle oben genannten Erreger gehören zu den **Enterobakterien**. Die meisten Enterobakterien sind fakultativ pathogen und können bei Abwehrgeschwächten die unterschiedlichsten Infektionen hervorrufen, am häufigsten Harn-, Gallenwegs- und Atemwegsinfekte, Wundinfektionen und Meningitis (Hirnhautentzündung).

5.8.6 Tuberkulose

Weltweit ist ca. ¼ der Weltbevölkerung nach Schätzungen der WHO mit *Mycobacterium tuberculosis* infiziert, dem Erreger der **Tuberkulose** (Tbc, Tb). Im Jahr 2023 erkrankten etwa 10,8 Millionen Menschen an Tbc (6,0 Millionen Männer, 3,6 Millionen Frauen und 1,3 Millionen Kinder). Insgesamt 1,6 Millionen Infizierte (darunter 161 000 Menschen mit einer HIV-Infektion, → Kap. 5.9.5) verstarben an Tbc. Die Übertragung erfolgt meist durch Tröpfcheninfektion, wobei die Erreger in sehr kleinen Tröpfchen bis in die Alveolen (Lungenbläschen) gelangen. Dort werden sie zwar von Makrophagen phagozytiert, können sich aber in diesen wie auch extrazellulär im Lungengewebe weitervermehren. Über die Lymphwege erreichen die Mykobakterien die Lymphknoten und streuen von dort evtl. in das Blut. Innerhalb von drei bis vier Wochen haben T-Lymphozyten die Erreger erkannt und aktivieren Makrophagen, wodurch diese die phagozytierten Mykobakterien besser abtöten können. Um die Tuberkelbakterien bildet sich ein sog. Granulom, ein Wall von Makrophagen und Lymphozyten **(Primärherd).**

Die Kombination von Primärherd, zugehörigem Lymphknotenherd (befallenem Lymphknoten) und verbindendem Lymphgefäß wird **Primärkomplex** genannt. Der Primärherd kann narbig abheilen, verkalken oder sich verflüssigen (Kavernenbildung, Verkäsung), was die Vermehrung der Tuberkelbakterien begünstigt. Dadurch kann es zum Eindringen in weitere Lungenabschnitte oder in das Blut kommen. Brechen die Tuberkelbakterien aus einem Granulom heraus in die Blutbahn, was meist innerhalb einer Phase der Abwehrschwäche geschieht, so kann es zur tuberkulösen Absiedelung in alle inneren Organe und die Haut kommen. Gewinnen die Tuberkelbakterien Verbindung zu den Atemwegen, so werden sie ausgehustet und der Patient ist hochgradig ansteckend **(offene Tuberkulose).**

MERKE

Tuberkuloseepidemie

Tuberkulose ist vermeidbar und heilbar: In den Jahren 2000 bis 2024 wurden weltweit schätzungsweise 79 Millionen Menschen durch eine Tuberkulosediagnostik und -therapie gerettet. 2022 hatte von den WHO-Regionen Südostasien die höchste Tbc-Belastung (46 %) und Europa die niedrigste (2,2 %). Die weltweite Inzidenz von Tbc ist erneut angestiegen, was die Notwendigkeit unterstreicht, dieser als eine der weltweit tödlichsten Infektionskrankheiten erhöhte Aufmerksamkeit zu widmen. Es ist entscheidend, ihrer Bekämpfung eine höhere Priorität einzuräumen, um das von den Vereinten Nationen gesetzte Gesundheitsziel für nachhaltige Entwicklung, die „End-TB-By-2030-Strategie", zu erreichen.
Eine große Gefahr ist allerdings die zunehmende **medikamentenresistente Tbc.** Weltweit wird von etwa einer halben Million resistenter Tuberkulosefälle ausgegangen.

Tuberkulintest

Auch heute noch unverzichtbar in der Tuberkulosediagnostik ist der **Tuberkulintest.** Dieser Test besitzt allerdings weder eine 100%-ige Sensitivität noch eine 100%-ige Spezifität und kann zu falsch positiven Ergebnissen nach einer Bacille-Calmette-Guérin-(BCG-)Impfung führen. Ein Extrakt aus Tuberkelbakterien wird unter die Haut gebracht (Nadelstempeltest = Tine-Test) oder – heute selten – auf die Haut appliziert (Pflastertest). Hat sich der Organismus schon mit Tuberkelbakterien auseinandergesetzt (durch Infektion oder Tbc-Impfung), so reagieren die T-Lymphozyten und bilden nach zwei bis drei Tagen ein rotes Knötchen an der Teststelle.

Ist der Tuberkulintest negativ, ist also keine Hautreaktion erkennbar, so liegt in aller Regel keine Infektion mit Mykobakterien vor. **Zwei Ausnahmen** von der Regel gibt es allerdings: Bei einer ganz frischen Infektion ist der Test negativ, weil der Organismus für die Ausbildung der zellulären Immunität ca. 4–6 Wochen benötigt. Falsch negative Testergebnisse treten auch bei einer erheblichen Schwäche der zellulären Abwehr auf, etwa kurz nach einer Masern-Infektion oder bei AIDS.

Seit 2005 stehen zusätzlich immunologische Testverfahren zur weiteren Diagnostik zur Verfügung. Sie werden mittels Blutproben im Labor durchgeführt (Interferon-Gamma Release Assays, **IGRA**) und bieten bei vergleichbarer Sensitivität eine bessere Spezifizität.

5.8.7 Antibiotika und Antibiotikaresistenz

Bakterien lassen sich oft durch Gabe entsprechender **Antibiotika** (gegen Bakterien wirksame Arzneimittel) wie z. B. Penicillin abtöten. Allerdings hilft nicht jedes Antibiotikum gegen jedes Bakterium. Vielmehr tötet jedes Antibiotikum nur ein bestimmtes Spektrum von Bakterien. Und auch wenn ein bestimmtes Antibiotikum von seinem Hersteller als wirksam, z. B. gegen Staphylokokken, vertrieben wird, können im Einzelfall **Resistenzentwicklungen** das Antibiotikum trotzdem nutzlos werden lassen:

Viele Bakterien entwickeln nämlich durch Erweiterung oder Änderung ihres Erbguts Mechanismen, die das Antibiotikum unwirksam machen, es etwa durch Änderung seiner Struktur inaktivieren. Bei jeder unklaren Infektion müssen deshalb die entsprechende Urinprobe, Blutkultur oder der Wundabstrich bebrütet und die gewachsenen Bakterien systematisch auf ihre Empfindlichkeit gegenüber verschiedenen Antibiotika geprüft werden (Resistenzprüfung, **Antibiogramm**). Eine bereits begonnene Behandlung muss dann u. U. entsprechend dem Ergebnis der Resistenzbestimmung auf ein wirksames Antibiotikum umgestellt werden.

MERKE

Antibiotikaresistenz – Formen und Entwicklung

Es gibt verschiedene **Formen der Antibiotikaresistenz:**

- Eine **natürliche (primäre) Resistenz** besteht, wenn ein Bakterium aufgrund natürlicher Eigenschaften widerstandsfähig gegen ein Antibiotikum ist.
- Eine **erworbene (sekundäre) Resistenz** entsteht durch
  - Veränderung **(Mutation)** des genetischen Materials (DNA oder RNA) und anschließende **Selektion.**

Die meisten Bakterien teilen sich häufig. Dazu muss die DNA jeweils kopiert (verdoppelt) werden. Bei diesem „Kopiervorgang“ können fehlerhafte Kopien (Mutanten) entstehen, die aufgrund des „Fehlers“ resistent gegen ein Antibiotikum sind. Beim Kontakt mit dem Antibiotikum werden die empfindlichen Bakterien abgetötet, die resistenten überleben und vermehren sich weiter (Selektion).

- Übertragung, d. h. **Aufnahme fremder Resistenzgene.** Bakterien können genetische Informationen, die z. B. auf Plasmiden (außerhalb der Chromosomen liegende, meist ringförmige DNA) lokalisiert sind, untereinander austauschen.

IM FOKUS

Bakterielle infektionen

Zu den wichtigen bakteriellen Krankheitserregern zählen:

- ***Escherichia coli*** (z. B. Darmentzündungen)
- ***Staphylococcus aureus*** (z. B. Atemwegsinfekte)
- **Streptokokken/Pneumokokken** (z. B. Atemwegsinfekte)
- ***Vibrio cholerae*** (Cholera-Erkrankung)
- **Salmonellen** (Durchfallerkrankungen)
- ***Clostridium difficile*** (Darmentzündungen)
- ***Mycobacterium tuberculosis*** (Tuberkulose)

Bakterien lassen sich oft durch Gabe von **Antibiotika** abtöten. **Resistenzentwicklungen** können jedoch dazu führen, dass Antibiotika wirkungslos bleiben.

5.9 Virale Infektionen

Wahrscheinlich noch häufiger als von Bakterien werden Menschen von **viralen Infektionen** befallen. Die meisten „Erkältungskrankheiten“ (Schnupfen, Grippe, Bronchitiden) gehören genauso dazu wie die überwiegende Zahl von Leber- oder Hirnhautentzündungen. Auch die Mehrzahl der Kinderkrankheiten (→ Kap. 5.5.1) wird von Viren ausgelöst. Beispiele sind Masern und Mumps.

Viren bestehen nur aus Erbgut (DNA oder RNA, dementsprechend werden Viren auch als DNA- oder RNA-Viren klassifiziert) und einer meist geometrisch-regelmäßig geformten Virushülle. Sie haben keine Möglichkeit zur Energiegewinnung oder zur Proteinsynthese; kurzum, sie können nicht selbstständig leben. Zur Vermehrung infizieren sie deshalb eine menschliche, tierische oder pflanzliche Wirtszelle, in der sie ihr eigenes Erbgut freisetzen. Dieses Erbgut wird in das Erbgut der Wirtszelle eingebaut und veranlasst im typischen Falle deren Proteinsyntheseapparat, tausendfach Viruspartikel zu synthetisieren und diese zu neuen kompletten Viren zusammenzusetzen. Anschließend stirbt die Wirtszelle ab, die neuen Viren werden freigesetzt und infizieren weitere Körperzellen (→ Abb. 5.16).

Nicht immer zeigt sich die Viruswirkung so rasch: Einige Viren z. B. bauen ihr Erbgut in das der Wirtszelle ein, die jedoch überlebt und das Erbgut des Virus an ihre Tochterzellen weitergibt. So kann das Virus jahrelang schlummern, bis nach Jahren die Infektion ausbricht **(Slow-Virus-Infektion)** oder sich die Wirtszelle in eine unkontrolliert wachsende Tumorzelle umwandelt **(onkogene Viren).**

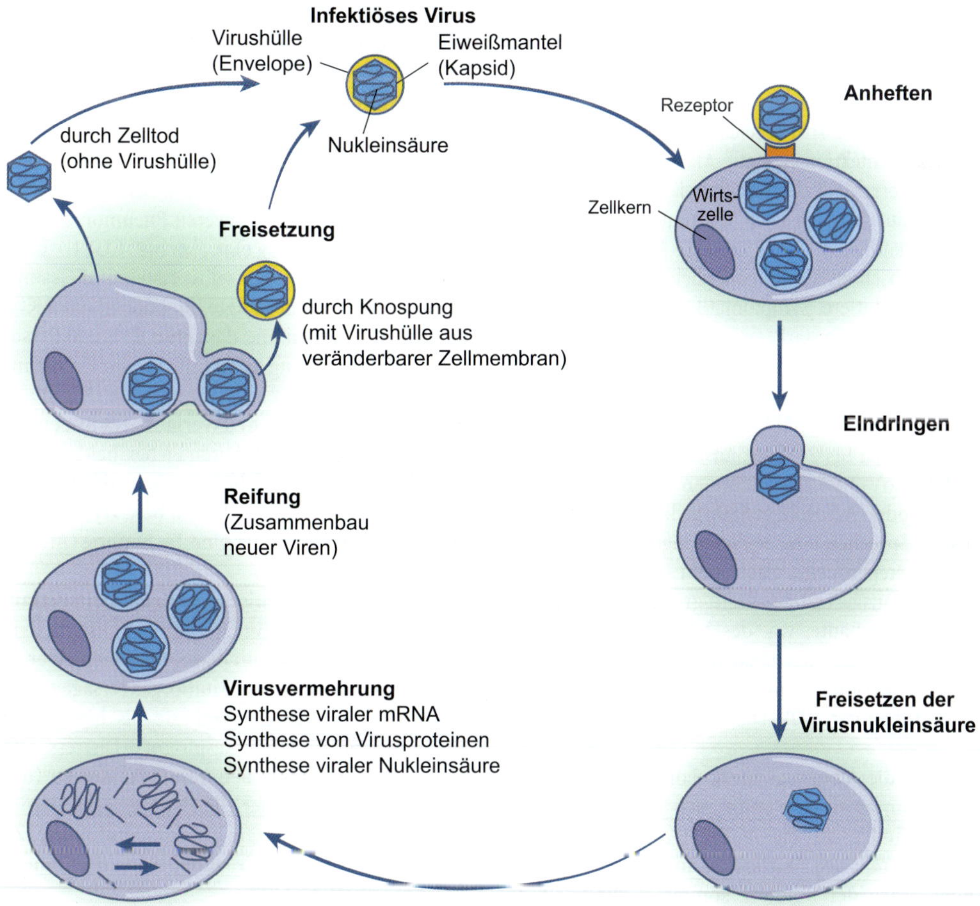

Abb. 5.16 Eindringen in die Wirtszelle, Vermehrung und Ausbreitung von Viren [L255]

Da die Viren sich zu ihrer Vermehrung der Zellen ihres Wirts bedienen, sind sie medikamentös deutlich schwerer zu bekämpfen als Bakterien. Denn fast jedes Medikament, welches das Virus trifft, trifft auch den Wirt, also den Patienten. Bis heute stehen daher nur in relativ wenigen Fällen wirksame Medikamente gegen Viren **(Virostatika)** zur Verfügung.

5.9.1 Coronaviren

Die schon seit den 60iger Jahren bekannten **Coronaviren (CoV)** gehören zu den umhüllten **Ribonukleinsäure (RNA)**-Viren mit den größten RNA-Genomen. Nach außen ragende Spike-Proteine an der Oberfläche verleihen dem Coronavirus ein typisches elektronenmikroskopisches Aussehen, das an eine Krone (lat. corona) erinnert und dem Erreger seinen Namen gab.

Weltweit verursachen Coronaviren 10–15 % fast aller, meist mild verlaufenden Atemwegserkrankungen bei Menschen und Tieren. Besonders bei Säuglingen, älteren und immunsupprimierten Patienten können sie aber schwere bis tödliche Atemwegserkrankungen (z. B. Pneumonie) auslösen.

Besonders bedeutsam sind die drei im 21. Jahrhundert neu aufgetretenen Coronaviren, die bei Menschen sehr schwere Atemwegsinfektionen mit hoher Letalität verursachen können:

- SARS-Coronavirus (SARS [Severe Acute Respiratory Syndrome]-CoV, erstmals aufgetreten 2002 Südchina)
- MERS-Coronavirus (MERS [Middle East Respiratory Syndrome]-CoV, 2012 in Saudi-Arabien identifiziert)
- SARS-Coronavirus-2 (SARS-CoV-2, rasche, weltweite Ausbreitung nach dem ersten Auftreten 2019 in China)

COVID-19

COVID-19 (Coronavirus Disease 2019) bezeichnet die Erkrankung, die als Folge einer SARS-CoV-2-Infektion entsteht. Als Zoonose wurde das Virus vermutlich durch unterschiedliche Tiergruppierungen, diskutiert werden u. a. Fledermäuse, auf den Menschen übertragen (→ Kap. 5.8.1). Nach aktuellem wissenschaftlichem Stand ist eine Übertragung von **SARS-CoV-2** nur von Mensch-zu-Mensch möglich und nicht durch Lebensmittel, Haus- oder Wildtiere. Symptomatik und Krankheitsverlauf sind unspezifisch und variieren stark.

Übertragung

COVID-19 ist bereits während der Inkubationszeit von 2 – max. 14 Tagen, in seltenen Fällen auch bis 21 Tage, ansteckend. **Hauptübertragungsweg** von SARS-CoV-2 ist das Einatmen virushaltiger Partikel (Tröpfchen > 5 µm oder Aerosole < 5 µm), die von Infizierten beim Ausatmen, Husten, Sprechen oder Niesen freigesetzt werden. Je näher man sich an der Erregerquelle, also einem Infizierten, befindet und je länger man ihr ausgesetzt ist, desto größer ist die Gefahr der Übertragung auf Schleimhäute, v. a. des Mund-Nasen-Rachenbereichs (→ Abb. 5.17). Aber auch der fäkal-orale Übertragungsweg (Schmier- und Kontaktinfektion) kann aufgrund von SARS-CoV-2-Nachweisen in Stuhlproben von COVID-19-Patienten nicht ausgeschlossen werden.

Gelangt das Virus über die Atemwege in die Lunge, bindet es mit seinem Spike-Glykoprotein, an dessen Spitze sich die Rezeptorbindungsdomäne (RBD) befindet, an die ACE-2 **(Angiotensin-Converting-Enzym-2)**-Rezeptoren der Wirtszelle, in diesem Fall der Epithelzelle der Lunge. Nach der Bindung kommt es zur Spaltung des Spike-Proteins durch die auf der Wirtszelle befindliche Serinprotease TMPRSS-2 (Transmembrane Serinprotease-2). Dieser Prozess ermöglicht das Verschmelzen des Virus mit der Wirtszellmembran und damit den Eintritt des Virus in die Zielzelle (→ Abb. 5.18). In der Folge kommt es zu diffusen Schädigungen u. a. an den Lungenbläschen und zur Bildung von Blutgerinnseln in den Kapillaren der Lungen mit nachfolgenden (massiven) Störungen des Gasaustauschs. Zudem besteht die Gefahr einer Lungenfibrose. Ferner konnte eine Vermehrung des Virus in den Darmepithelzellen und den Nierenkörperchen nachgewiesen werden. Im Labor zeigen sich meist eine Lymphozytopenie (pathologische Verminderung von Lymphozyten), sowie bei schweren Verläufen ein deutlicher Anstieg von CRP (Akute-Phase-Protein), LDH (zytoplasmatisches Enzym) und **D-Dimeren (Fibrinspaltungprodukt),** was die Gefahr thrombotischer Ereignisse begründet.

Symptome und Krankheitsverlauf

Die **Symptome** einer COVID-19-Infektion sind unspezifisch und ähnlich denen bei anderen Atemwegs- oder Lungenerkrankungen. Zu Beginn treten häufig folgende Symptome (einzeln oder kombiniert) auf:

- Fieber, Schüttelfrost
- Husten (trocken oder produktiv)
- Schnupfen (Rhinitis)
- Verlust des Geruchs- und/oder Geschmackssinns

Mögliche zusätzliche Symptome sind:

- Hals-, Kopf- und Gliederschmerzen, Schwindel
- Bauchschmerzen und Diarrhö
- Unwohlsein, Übelkeit und Erbrechen
- Ruhe- und/oder Belastungsdyspnoe (Kurzatmigkeit)
- Teilnahmslosigkeit, Bewusstseinseintrübung

Der **Krankheitsverlauf** einer COVID-19-Infektion kann sehr stark variieren.Die Erkrankung kann völlig asymptomatisch verlaufen (dann nur positiver PCR-Test). Bei einem **leichten Krankheitsverlauf** sind keine Pneumoniesymptome bzw. bei **moderatem Krankheitsverlauf** keine Symptome einer schweren Pneumonie vorhanden. Es ist schwierig zu sagen, wie häufig eine „leichte" COVID-Infektion vorliegt, da die meisten Betroffenen sich selbst testen und Gesundheitsorganisationen hierdurch weniger bestätigte Infektionen ans RKI melden. Erfahrungswerte deuten darauf hin, dass etwa 8 von 10 Personen an einer milden Form der Erkrankung leiden, die keinen Krankenhausaufenthalt erfordert.

- Ein **schwerer Krankheitsverlauf** geht mit einer schweren Pneumonie einher, die sich durch Fieber, beidseitige Lungeninfiltrate (milchglasartige Verschattungen, → Abb. 5.19) und **Hpoxämie** (SpO_2 < 90 % unter 2–4 Liter O_2/Min bzw. **Dyspnoe** bei nicht vorbestehender Therapie) und/oder eine **Tachypnoe** (Atemfrequenz ≥ 25–30/Min.) zeigt.
- Bei **schwerstem** (kritischem) **Krankheitsverlauf** kommt es zum Lungenversagen (Acute Respiratory Distress Syndrom [ARDS] → Kap. 14.6.4), evtl. mit den Symptomen einer Sepsis bzw. eines septischen Schocks mit Multiorganversagen.

Gefährdet für schwere Verläufe bis hin zum akuten Nieren- und Lungenversagen (Acute Respiratory Distress Syndrom, ARDS) sind Menschen mit chronischen Vorerkrankungen (insbesondere Diabetes, Herzerkrankungen, arterielle Hypertonie, Nieren- oder Lungenerkrankungen), Adipositas sowie Immunsupprimierte. Zudem steigt das Risiko für einen schweren Krankheitsverlauf ab einem Lebensalter von ca. 60 Jahren mit dem Alter an.

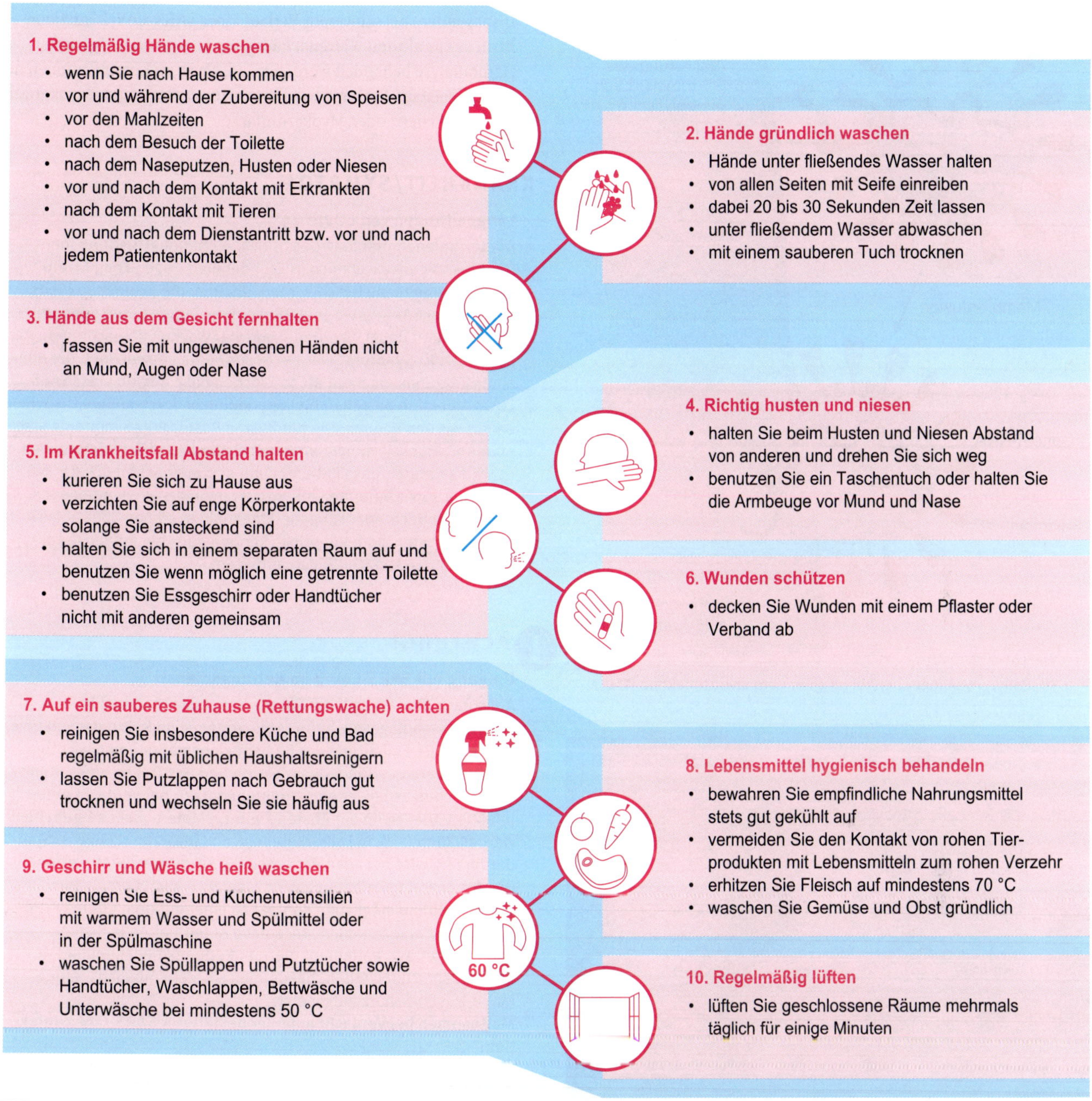

Abb. 5.17 Allgemeine Hygienetipps zur Vermeidung einer Infektion mit Coronaviren [W233]

MERKE

Krankenhausbehandlung bei COVID-19

Kriterien für eine Krankenhausbehandlung bei COVID-19 (unter Berücksichtigung von Lebensalter und Vorerkrankungen) sind die Atemfrequenz und die aktuelle Sauerstoffsättigung. Liegt eine **Hpoxämie** SpO_2 <90 % unter 2–4 Liter O_2/Min und **Dyspnoe** (bei nicht vorbestehender Therapie) und/oder eine **Atemfrequenz** ≥25–30/Min vor, sind die Kriterien für eine Krankenhausbehandlung, ggf. mit Intensivtherapie, erfüllt.

Komplikationen und Langzeitfolgen

SARS-CoV-2 verursacht überwiegend Atemwegsinfektionen, aus denen sich **schwere Pneumonien** bis hin zum **akuten Lungenversagen (ARDS)** entwickeln können, das mit künstlicher Beatmung und ggf. auch ECMO (extrakorporale Membranoxigenierung, d. h. Sauerstoffaufsättigung des Blutes außerhalb des Körpers, → Kap. 14.6.4) behandelt werden muss.

Eine COVID-19-Infektion kann sich aber auch außerhalb der Lunge in anderen Organen bzw. Organsystemen manifestieren:

- Die Blutgerinnungsneigung ist erheblich gesteigert, d. h. das **Thrombose- und Embolierisiko** ist stark erhöht. Mögliche Ursache für die gesteigerte Blutgerinnung ist die systemische Entzündungsreaktion; zudem ist der Blutfluss durch ständiges Liegen vermindert. Bei kardiovaskulären Vorerkrankungen liegen oft zusätzlich Schäden an den Gefäßwänden vor, die Thrombosen bzw. Embolien begünstigen.

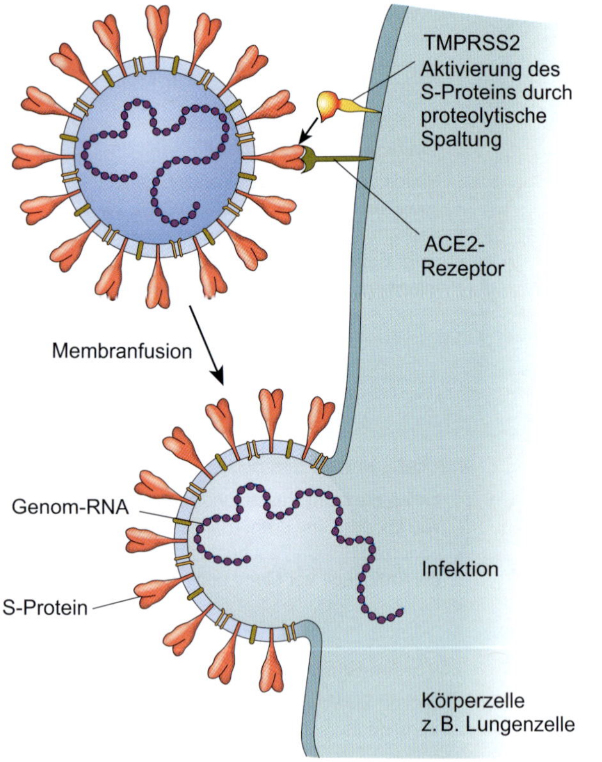

Abb. 5.18 Pathophysiologischer Ablauf einer Coronavirusinfektion [T1132]

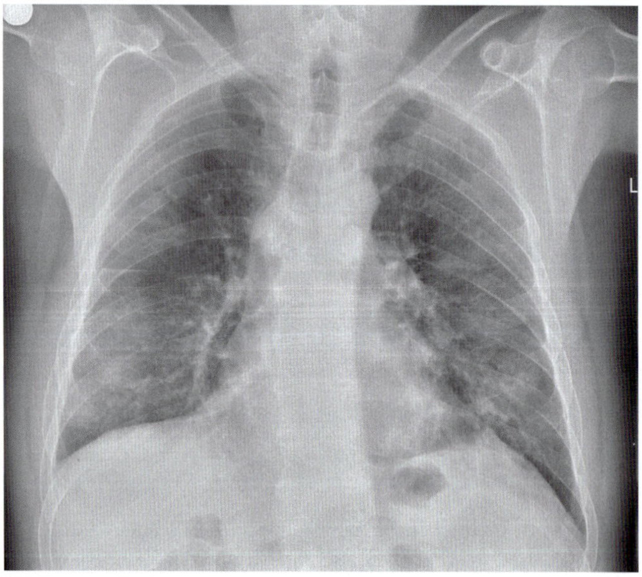

Abb. 5.19 Milchartige Verschattungen im Röntgenthorax eines COVID-19-Patienten [M842]

- Ursächlich für neurologische Symptome bei COVID-19 (Kopfschmerzen, Schwindel, Störung des Geruchs- und Geschmackssinns) sind vermutlich eine Ausbreitung des Virus über Hirnnerven ins **ZNS** sowie die erhöhte Blutgerinnungsneigung. Mögliche Folgen sind arterielle oder venöse Thrombosen bis hin zum Schlaganfall sowie die seltene (Meningo)Enzephalitis im Zusammenhang mit COVID-19.
- Insbesondere bei schwerem Verlauf einer SARS-CoV-2 Infektion kann es zur **akuten Nierenschädigung** kommen, die ggf. mit Hämodialyse behandelt werden muss, sowie zu Komplikationen des **Herz-Kreislauf-Systems** wie Herzrhythmusstörungen, Myokarditis, Herzinsuffizienz oder Myokardinfarkt.

KRANKHEIT/SYMPTOM

Langzeitfolgen von COVID-19

Die Leitlinienempfehlung des britischen National Institute for Health and Care Excellence (NICE), definiert 2020 **„Long COVID"** als gesundheitliche Beschwerden, die über die akute Krankheitsphase einer SARS-CoV-2-Infektion hinaus fortbestehen oder neu auftreten und dabei eine Dauer von vier Wochen überschreiten. Als **„Post-COVID-Syndrom"** werden Beschwerden bezeichnet, die über einen Zeitraum von mehr als 12 Wochen nach Beginn einer SARS-CoV-2-Infektion bestehen bleiben und nicht durch andere Ursachen erklärt werden können. Die häufigsten Post-COVID-Symptome sind Atemnot, Muskelschmerzen, Angstzustände und Schlafstörungen. Es wird vermutet, dass Patienten mit schwerer akuter COVID-19-Erkrankung sowie Patienten mit Vorerkrankungen (z. B. Adipositas, chronische Herz- oder Lungenerkrankungen) stärker von Langzeitfolgen betroffen sind; allerdings können auch bei milden Krankheitsverläufen Langzeitfolgen auftreten.

ACHTUNG!

Umgang mit SARS-CoV-2 im Rettungsdienst

Auch nach dem Wegfall der Corona-Schutzmaßnahmen im Infektionsschutzgesetz §28b (April 2023) ist im Rettungsdienst die **konsequente Einhaltung der Basishygienemaßnahmen** wichtig. Insbesondere die Händedesinfektion und das Tragen eines Mund-Nasen-Schutzes bei jedem Patientenkontakt, bei Verdacht einer Infektion oder wenn ein Abstand von 1,5 Metern nicht eingehalten werden kann (z. B. in Fahrerkabinen von Einsatzfahrzeugen). Standardmäßig wird bei allen Patienten die Körpertemperatur ermittelt. Bei der Anamneseerhebung wird zusätzlich nach Corona-Symptomen, einem möglichen Kontakt zu einer mit dem Coronavirus infizierten Person und ggf. auch nach Aufenthalten in Risikogebieten gefragt. Patienten, die vom Rettungsdienst behandelt und transportiert werden, bekommen – sofern möglich – einen Mund-Nasen-Schutz aufgesetzt.

Maßnahmen bei Verdacht auf oder bestätigter SARS-CoV-2-Infektion:

- Zielklinik möglichst frühzeitig über Verdachts- bzw. Erkrankungsfall informieren
- Rettungsfachpersonal trägt Schutzkleidung: Schutzkittel inkl. OP-Haube oder Overall, Schutzbrille, Handschuhe, dicht sitzende FFP2-Maske.
  Das Tragen einer FFP3-Maske ist indiziert bei **aerosolerzeugenden Maßnahmen:**
  - Intubation (möglichst mit Videolaryngoskopie und Intubationschutz arbeiten, → Abb. 5.20), Tracheotomie und NIV (Nicht-invasive Überdruckbeatmung)
  - Abhusten oder Gewinnung von Sputum (z. B. Spucktest oder Absaugen)
  - Legen einer nasogastralen Sonde
  - Kardiopulmonale Reanimation
- Beim Transfer des Patienten vom Einsatzort zum Einsatzfahrzeug sowie vom Fahrzeug in die Klinik auf genügend Abstand zwischen Patient und weiteren Personen achten.
- Nicht zwingend erforderliche Einsatzmaterialien (z. B. Notfallrucksäcke) nicht in unmittelbarer Nähe des Patienten positionieren.

- Fenster zwischen Patientenraum und Fahrerkabine beim Transport geschlossen halten.
- Fahrzeugaufbereitung nach dem Transport: Patientenraum querlüften, Wischdesinfektion aller zugänglichen Flächen und Gegenstände (entsprechend RKI-Empfehlungen sowie geltenden Hygienerichtlinien), Müll in reißfesten, gut verschlossenen Säcken zum Restmüll geben.

Rettungsdienstmitarbeiter, die bei der Versorgung einer SARS-CoV-2 infizierten Person keine Schutzkleidung getragen haben, müssen vor einem neuen Patientenkontakt die Einsatzkleidung wechseln, um eine Virusübertragung zu vermeiden.

5.9.2 Noroviren

Noroviren gehören zur Familie der Caliciviren und sind weltweit verbreitet. Epidemiologisch gilt der Mensch derzeit für humane Noroviren als einziges relevantes Erregerreservoir.

Die Infektionsquellen des Norovirus liegen im Stuhl sowie in Erbrochenem; hier können sie auch für die Diagnose nachgewiesen werden. Die Übertragung erfolgt fäkal-oral als **Schmierinfektion,** meist über die Hände. Weitere Übertragungswege können kontaminierte Lebensmittel, kontaminiertes Trinkwasser oder Tröpfchen, die bei einem heftigen Erbrechen freigesetzt werden, sein. Noroviren sind in der Umwelt stabil und auch im angetrockneten Zustand noch über drei Wochen lang infektionsfähig; so ist eine Übertragung durch das angetrocknete Virus an Gebrauchsgegenständen und Medizinprodukten von großer Bedeutung. Für eine Übertragung der Infektion reichen geringe Virusmengen – vermutlich 10 bis 100 Viruspartikel – aus.

Noroviren verursachen nach einer Inkubationszeit von 12–72 Stunden bei Erwachsenen bis zu 50 % und bei Kindern etwa 30 % aller nichtbakteriellen akuten Gastroenteritiden. Bei Säuglingen und Kleinkindern stellen Noroviren gleich nach Rotavirusinfektionen die **zweithäufigste Ursache akuter Gastroenteritiden** dar.

Nach einer Infektion mit dem Erreger entsteht eine reversible Schleimhautschädigung des oberen Dünndarms mit Verkürzung und Verbreitung der Darmzotten und vergrößerten Einsenkungen in der Darmschleimhaut (Kryptenhyperplasie). Hieraus resultieren die **Symptome einer akuten Gastroenteritis** mit heftigen Bauchschmerzen, Durchfall (Diarrhö), Erbrechen (Emesis), Kopf- und Muskelschmerzen und leichtem Fieber (Pyrexie). Der akute Krankheitsverlauf beträgt normalerweise 1–3 Tage, bei pädiatrischen Patienten eventuell auch länger. Neben asymptomatischen und leichten Verläufen sind bei Betroffenen mit reduziertem Allgemeinzustand oder einer Immunschwäche in allen Altersgruppen auch tödliche Verläufe möglich. Eine akute Ansteckungsgefahr besteht während der Erkrankung selbst und mindestens 48 Stunden danach. Nach einer akuten Infektion können bis zu 2 Wochen, ggf. auch länger, geringe Virusmengen ausgeschieden werden.

Zu gehäuften Ausbrüchen von akuten Gastroenteritiserkrankungen kommt es nicht selten in **Gemeinschaftseinrichtungen** wie Alten- und Pflegeheimen, Kindergärten, Ferienlagern, Krankenhäusern sowie Restaurants. Die Ursache liegt z. B. in nicht adäquat durchgeführten Hygienemaßnahmen oder in einer gemeinsamen Unterbringung von Erkrankten mit zunächst noch Gesunden.

Beim Umgang mit infektiösen Patienten ist darauf zu achten, dass eine konsequente Einhaltung der allgemeinen **Hygienerichtlinien** beachtet wird. Eine namentliche Meldepflicht gemäß § 7 Abs. 1 Infektionsschutzgesetz (IfSG) besteht nur bei direktem Nachweis von Noroviren aus Stuhl, wenn dies auf eine akute Infektion hinweist.

5.9.3 Virusbedingte hämorrhagische Fieber

Das **Ebola-** und das **Marburg-Fieber** sind schwere virale Infektionskrankheiten, die durch Viren der Familie *Filoviridae* verursacht werden und zu den **viralen hämorrhagischen Fiebern** zählen.

Die Gattung *Ebolavirus* umfasst fünf Arten:

- Bundibugyo-Ebolavirus
- Reston-Ebolavirus
- Sudan-Ebolavirus
- Tai-Forrest-Ebolavirus
- Zaire-Ebolavirus

Das **Marburg-Virus** ist eine eigenständige Gruppe, die nachfolgende Stämme umfasst:

- Marburg-Stamm (1967, Deutschland)
- Ravn-Stamm (1987, Namibia)
- Kipaka-Stamm (2005, Angola)
- Kairo-Stamm (verschiedene geografische Regionen, weniger gut dokumentiert)

Eine Fledermausart *(Rousettus aegyptiacus)* aus der Familie der *Pteropodidae,* die hauptsächlich in Afrika vorkommt, gilt als natürlicher Viren Wirt. Mögliche Zwischenwirte sind Affen und Antilopen.

Die Übertragung der Viren kann indirekt durch den Verzehr infizierter Früchte oder durch direkten Kontakt mit Fledermäusen und deren Exkrementen erfolgen. Zudem besteht die Möglichkeit einer direkten Infektion durch Kontakt mit Körperflüssigkeiten wie Blut, Erbrochenem

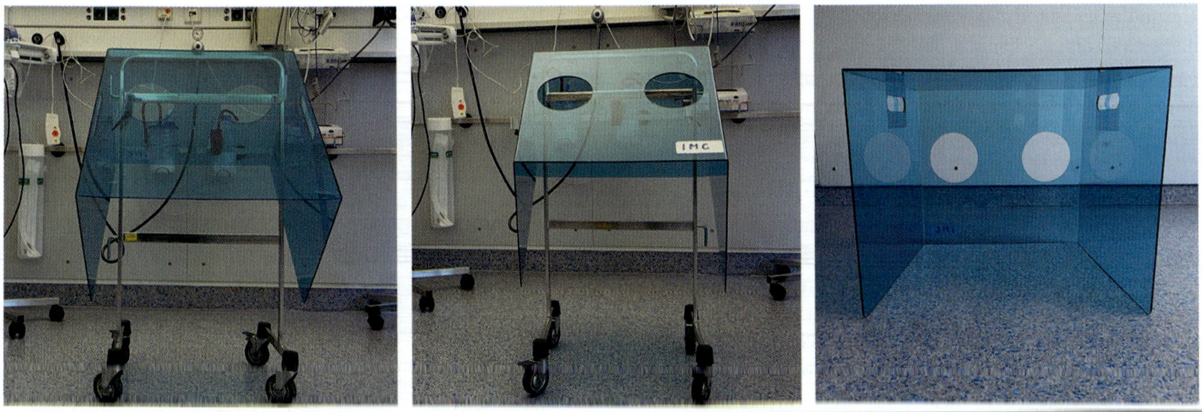

Abb. 5.20 Beispiel für eine Intubationsschutzvorrichtung, die beim Intubationsvorgang neben dem Tragen einer FFP3-Atemschutzmaske und Schutzbrille vor einem direkten Aerosolkontakt schützt. [M842]

oder Exkrementen von infizierten, erkrankten oder verstorbenen Menschen und Tieren. Infektionen durch Kontakt mit kontaminierten Oberflächen sind ebenfalls möglich. Hinweise auf eine Tröpfcheninfektion gibt es jedoch nicht.

Beide Gattungen sind Zoonosen, hochpathogen und führen nach einer Infektion zu schweren Erkrankungen. Sie dringen in Immunzellen wie Makrophagen und dendritische Zellen (antigenpräsentierende Zellen) ein, indem sie an **spezifische Rezeptoren** wie *Toll-like-Rezeptoren (TLRs), Niemann-Pick C1-Like 1 (NPC1) und Caveolin-1* binden.

MERKE

Zentrale Wirtszell-Rezeptoren bei der Infektion mit Marburg- und Ebola-Viren

Die spezifischen Rezeptoren haben folgende Aufgaben:

- **Toll-like-Rezeptoren (TLRs)** sind Teil des angeborenen Immunsystems. Sie erkennen fremde Pathogene und nehmen eine wichtige Rolle bei der Aktivierung der Immunantwort ein.
- Der **Caveolin-1-Rezeptor** ermöglicht das Eindringen der Viren in die Zelle**,** indem er an der Endozytose beteiligt ist.
- Der **Niemann-Pick-C1-like-1-(NPC1-)**Rezeptor ist ein entscheidender Rezeptor für den Eintritt des Virus in die Zelle. Das Ebola- und das Marburg-Virus binden sich an diesen Rezeptor**,** der beim Transport von Cholesterin und andern Lipiden eine wichtige Rolle spielt.

Ebola-Virus

Die **Inkubationszeit** der Erkrankung beträgt in der Regel zwischen 2 und 21 Tagen. In der Akutphase treten die ersten klinischen Symptome auf, darunter Fieber, Schüttelfrost, Übelkeit, Erbrechen, Durchfall sowie Kopf- und Muskelschmerzen. Diese Symptome sind meist unspezifisch und ähneln denen anderer Krankheiten. Im weiteren Verlauf, nach etwa 5–7 Tagen, treten zunehmend schwere Manifestationen der genannten Symptome auf, begleitet von Hautausschlägen, zunehmenden abdominalen Beschwerden, neurologischen Beeinträchtigungen und möglichen inneren sowie äußeren Blutungen, die das Krankheitsbild verkomplizieren.

In schweren Fällen kann es meist zu lebensbedrohlichen Blutungen kommen, weshalb die Erkrankung auch als **„hämorrhagisches Fieber"** bezeichnet wird. Diese Blutungen führen zu einem hämorrhagischen Schock und Multiorganversagen, was die Prognose erheblich verschlechtert.

Die Mortalitätsrate variiert je nach Virustyp und reicht von 0 % beim Reston-Fieber bis zu 90 % beim Zaire-Fieber. Faktoren wie der allgemeine Gesundheitszustand des Patienten und die Schnelligkeit einer medizinische Versorgung können die Mortalitätsrate reduzieren und stark beeinflussen. Daher sind eine frühzeitige Diagnose und Therapie entscheidend für die Versorgung der Erkrankung.

Marburg-Virus

Die Inkubationszeit des Marburg-Virus, ähnlich der des Ebola-Virus, beträgt zwischen 2 und 21 Tagen nach der Exposition. Das Marburg-Virus; welches erstmals 1967 in der Stadt Marburg, Deutschland, identifiziert wurde, gilt als einer der bekanntesten Stämme.

Die Symptome der Marburg-Virus-Krankheit (MVK) entwickeln sich typischerweise abrupt und lassen sich in mehrere Phasen unterteilen:

- **Frühe Symptome** (1–7 Tage nach der Infektion): Zu den initialen klinischen Manifestationen gehören hohes Fieber, starke Kopfschmerzen, Müdigkeit, Muskelbeschwerden und allgemeines Unwohlsein.
- **Fortgeschrittene Symptome** (meist ab dem 8. Tag): In dieser Phase treten zusätzlich Übelkeit und Erbrechen, wässrige bis blutige Diarrhö, thorakale und abdominale Schmerzen sowie Konjunktivitis (Rötung der Augen) auf.
- **Schwere Symptome** *(hämorrhagisches Fieber):* In dieser kritischen Phase können ausgeprägte Blutungen aus Mund, Nase, gastrointestinalem Trakt sowie anderen Körperöffnungen beobachtet werden. Es kann zu hämorrhagischem Schock und Multiorganversagen kommen.

Die Mortalitätsrate des Marburg-Virus weist eine erhebliche Variabilität auf, die typischerweise zwischen 23 % und 90 % liegt. Diese Schwankungen sind von verschiedenen Faktoren abhängig, einschließlich der Spezifizität des Virus-Stammes sowie dem individuellen Gesundheitszustand der infizierten Personen.

! ACHTUNG!

Umgang mit Ebola- oder Marburg-Virus-Fällen

Der Krankentransport eines Patienten mit bestätigtem oder begründetem Verdachtsfall auf Ebola- oder Marburg-Virus erfolgt in enger Abstimmung mit dem zuständigen Gesundheitsamt oder einem Kompetenz- und Behandlungszentrum für hochpathogene Erreger sowie der zuständigen Rettungsleitstelle. Der **STAKOB** *(Ständiger Arbeitskreis der Kompetenz- und Behandlungszentren für hochpathogene Erreger)* fungiert als deutschlandweites Expertennetzwerk, das für das Management und die Versorgung von Betroffenen mit hochpathogenen Erregern verantwortlich ist.

- Krankentransporte sollten, wenn möglich, immer in speziellen Infektionsfahrzeugen durchgeführt werden, da diese mit einem geschlossen und isolierten Patiententransportbereich ausgestattet sind. Zudem verfügen sie über Filter- und Belüftungssysteme, um die Luft zu reinigen und den Druck im Innenraum zu regulieren.
- Das durchführende Rettungsfachpersonal muss sicherstellen, dass eine vollständige und sorgfältig angelegte persönliche Schutzausrüstung (PSA) getragen wird. Diese umfasst eine Schutzbrille (alternativ ein Vollvisier), Atemschutzmasken der Klassen FFP2 oder FFP3, einen Schutzkittel (alternativ einen Schutzoverall) sowie Handschuhe. Nach dem Einsatz muss die PSA sorgfältig abgelegt werden, um eine Kontamination zu vermeiden.
- Grundsätzlich sind die allgemeinen Hygienestandards einzuhalten, um eine Ausbreitung des Ebola- oder Marburg-Virus zu vermeiden. Eine Wischdesinfektion der kontaminierten Flächen sowie der persönlichen Schutzausrüstung (PSA) stellt die bevorzugte Methode dar. In Ausnahmefällen, in denen eine Flächendesinfektion nicht gewährleistet werden kann, ist zudem eine Desinfektion mittels Verdampfung von Wasserstoffperoxid (gegebenenfalls auch Formaldehyd) erforderlich.
- Zur Desinfektion bei Kontamination mit Ebola- oder Marburg-Viren sollten Desinfektionsmittel verwendet werden, die nachweislich mindestens begrenzt viruzid wirken und gegen behüllte Viren effektiv sind. Produkte mit erweitertem Wirkbereich wie „begrenzt viruzid PLUS" oder „viruzid" sind ebenfalls geeignet. Eine Übersicht geeigneter Produkte findet sich in der „Liste der vom RKI geprüften und anerkannten Desinfektionsmittel und -verfahren" sowie in der Desinfektionsmittelliste des Verbundes für Angewandte Hygiene (VAH). Bei behördlich angeordneten Desinfektionsmaßnahmen ist die RKI-Liste zu beachten.
- Abfälle aus Verdachts- oder bestätigten Ebola- oder Marburg-Virus-Fällen sind umgehend luftdicht zu verschließen und dem Sonderabfall zuzuführen.

- Besteht ein begründeter Verdacht auf ein virusbedingtes hämorrhagisches Fieber, ist dies nach § 6 IfSG namentlich meldepflichtig.
- Bei Exposition gegenüber Ebola-Viren sollten sofortige Maßnahmen getroffen und schnellstmöglich das STAKOB-Behandlungszentrum konsultiert werden. In Deutschland sind derzeit nur Impfstoffe für das Zaire-Ebolavirus zur Prä-Expositionsprophylaxe zugelassen. Postexpositionelle Impfstoffe für andere Ebola-Arten oder das Marburg-Virus sind nicht verfügbar, jedoch sind zwei Impfstoffe in der Entwicklung.
- Ausführliche Informationen finden sich im aktuellen Rahmenkonzept des RKI: https://www.rki.de/DE/Themen/Infektionskrankheiten/Infektionskrankheiten-A-Z/E/Ebola/Rahmenkonzept_Ebola.pdf?__blob=publicationFile&v=8.

5.9.4 Erkältungskrankheiten und „Grippe"

Vorzugsweise im Winterhalbjahr trifft es fast jeden: Allgemeines Unwohlsein, Schnupfen, Husten und vielleicht auch Halsschmerzen und Heiserkeit lassen den (Arbeits-)Tag lang werden; die „Grippe" geht wieder um. Doch „Grippe" und „Grippe" sind zweierlei:

Spricht der Laie von der Grippe, so meint er meist die **banalen Erkältungskrankheiten,** hervorgerufen durch eine Vielzahl verschiedener Viren. Sie sind in aller Regel harmlos und nach etwa einer Woche wieder vorbei.

Anders hingegen die echte Grippe, die auch als **Virusgrippe** oder **Influenza** bezeichnet wird. Sie wird durch Influenzaviren der Typen A, B oder C hervorgerufen und durch Tröpfcheninfektion übertragen. Die Beschwerden sind meist stärker als bei der banalen Erkältung; im Frühstadium oder bei leichtem Verlauf ist die klinische Abgrenzung aber kaum möglich. Für Ältere, Abwehrgeschwächte und Patienten mit Vorerkrankungen der Atemwege stellt die Influenza eine ernste Bedrohung dar: Als Komplikation gefürchtet ist insbesondere die Grippepneumonie, die für die Mehrzahl der grippebedingten Todesfälle verantwortlich ist.

Da sich die Influenzaviren außerordentlich rasch verändern, kann man nach durchgemachter Erkrankung nicht mit längerdauerndem Schutz rechnen. Es haben sich zwar spezifische Antikörper gebildet, doch erkennen sie das veränderte Virus weniger oder gar nicht mehr, sodass alle paar Jahre mit größeren Erkrankungswellen zu rechnen ist. Daher wird für gefährdete Personen eine **aktive Schutzimpfung** gegen die Influenza empfohlen, die allerdings jährlich mit einem Impfstoff gegen die „wahrscheinlich aktuellen" Typen durchgeführt werden muss.

5.9.5 Erworbenes Immundefektsyndrom – AIDS

Das **erworbene Immundefektsyndrom** (**AIDS** – Acquired Immune Deficiency Syndrome) wurde 1981 erstmals als eine Immunschwächekrankheit infolge einer Infektion mit dem **Humanen Immundefizienz-Virus** (HIV – menschliches Immunschwäche-Virus), das zur Gruppe der Retroviren gehört, beschrieben. Das Virus infiziert Schlüsselstellen des Immunsystems (T-Zellen) und vermehrt sich rasant weiter. Die Virenmenge im Blut (**Viruslast**) entwickelt sich, bis beide Arme des Immunsystems reagieren. Durch die B-Zellen werden Antikörper produziert; daraus bilden sich HIV-spezifische zytotoxische T-Zellen (CTL-Killerzellen), welche die Viruslast schließlich auf einem relativ stabilen Niveau halten.

Die Entwicklung der HIV-Infektion wird nach der **CDC-Klassifikation** von 1993 (CDC = Centers for Disease Control and Prevention, USA) in drei klinische Kategorien eingeteilt:

- **Kategorie A** (akute HIV-Infektion, Mononucleosis-Like-Illness): Eine grippeähnliche Erkrankung bekommen einige Patienten nach ungefähr 1–3 Wochen. Danach sind die Infizierten völlig beschwerdefrei (asymptomatische Infektion), bis nach Monaten oder Jahren Lymphknotenschwellungen an mehreren Körperstellen (generalisierte Lymphadenopathie) folgen.
- **Kategorie B** (HIV-assoziierte Erkrankung): Der Patient wird in dieser Phase zunehmend schwächer, es kommt zu Beschwerden wie Fieberschüben, längerdauernden Durchfällen und Mundsoor (→ Kap. 5.11.1). Die Phase der klinischen Latenz beträgt meist mehrere Jahre und die fortschreitende Schädigung des Immunsystems bewirkt eine erneute Viruslast.
- **Kategorie C** (AIDS-definierende Erkrankung): Das fortgeschrittene Stadium **AIDS** ist definiert durch das Auftreten von unterschiedlichen opportunistischen Infektionen (z. B. Pneumonien durch *Pneumocystis,* eine Schädigung des ZNS – „HIV-Enzephalopathie", die eine Veränderung der Psyche und geistigen Abbau zur Folge hat) sowie einigen Tumorerkrankungen, woran die Patienten letztlich versterben (→ Abb. 5.21). Zusammen mit einem positiven HIV-Test rechtfertigen diese Erkrankungen die Diagnose der **AIDS-Erkrankung.**

In jeder der drei klinischen Kategorien werden in Abhängigkeit von der Zahl der T-Helferzellen im Blut noch einmal jeweils drei Laborkategorien unterschieden, sodass sich insgesamt neun Zuordnungsmöglichkeiten in drei Stadien ergeben.

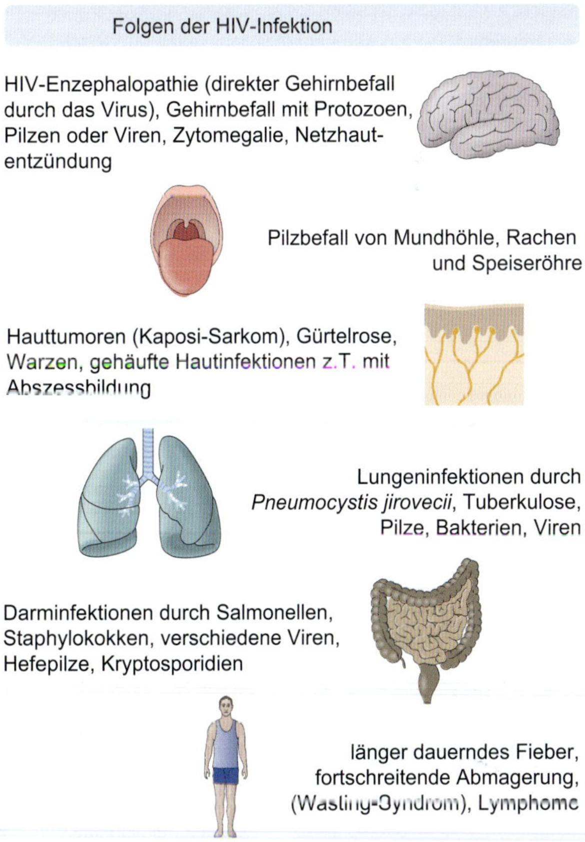

Abb. 5.21 Klinische Symptome von AIDS [L190]

MERKE

HIV/AIDS

Die Statistik der HIV-Infektionen aus dem Jahr 2023 zeigt, dass es 1,3 Millionen Neuinfektionen und 630 000 HIV-bedingte Todesfälle gab. Dies bestätigt einen positiven Trend der letzten 20 Jahre. Die Zahl der Neuinfektionen sind deutlich gesunken, was auf die Fortschritte in der Prävention und Behandlung zurückzuführen ist. 30,7 Millionen Infizierte befinden sich in einer **antiretroviralen Therapie (ART).** . Obwohl die AIDS-Forschung in letzten 40 Jahren nach einem Impfstoff forscht, gibt es bis heute keinen Impfstoff, der vor einer HIV-Infektion schützt. Ein Teil der infizierten Personen befindet sich in einer ART mit Lenacapavir, das einen positiven Erfolg zeigt und eine Vermehrung des HIV im Körper verhindert. In der EU ist es in der virushemmenden Behandlung bestimmter infizierter Patienten zugelassen, in Deutschland hingegen noch nicht. Es gibt aber kaum Aussicht darauf , allen Betroffenen weltweit zu helfen, da eine Therapie nicht jedem zugänglich gemacht werden kann. Medikamente einer ART haben mitunter stärkste Nebenwirkungen, was insbesondere für die lebenslange Einnahme zum Problem wird. Zudem besteht die Gefahr einer ausgeprägten **Virämie** bei Absetzen der Therapie sowie der Entstehung resistenter Virusvarianten bei einer schlechten Compliance. Lenacapavir müsste nur alle 6 Monate injiziert werden; Studienergebnisse einer klinischen Studie der Phase 3 sind ausstehend, um es als Präventivmedikament zuzulassen.

MERKE

HIV: Übertragung, Meldepflicht und Prophylaxe

Eine **Übertragung des HIV** kann auf verschiedenen Wegen stattfinden; jedoch besteht keine Gefahr bei alltäglichen sozialen Kontakten, im Gegensatz zu vielen anderen infektiösen Krankheitserregern. Das Virus kann nur in Flüssigkeiten überleben, daher besteht ausschließlich ein Infektionsrisiko bei Kontakt mit infektiösen Körperflüssigkeiten:

- Ungeschützter Geschlechtsverkehr (anal/vaginal)
- Oralverkehr (geringes Risiko)
- Kontaminierte Bluttransfusionen
- Gemeinsame Nutzung von oder Verletzung mit kontaminierten Nadeln, Spritzen, scharfen Instrumenten
- Übertragung Mutter zu Kind während der Schwangerschaft, der Geburt oder beim Stillen

Nach § 7 Abs. 3 des Infektionsschutzgesetzes (IfSG) besteht bei HIV-Infektion eine **nicht namentliche Meldepflicht,** die direkt an das Robert Koch-Institut (RKI) gerichtet wird. Um die Anonymität bei Mehrfachmeldungen zu wahren, findet eine Verschlüsselung der Daten gemäß § 10 Abs. 2 IfSG statt. Alle erhobenen Daten bilden die Basis der aktuellen HIV/AIDS-Epidemie und eine Grundlage für gesundheitspolitische Entscheidungen auf kommunaler und bundesweiter Ebene.

Der Königsweg, eine HIV- oder eine andere Infektion (z. B. mit HBV/HBC) zu umgehen, ist immer noch die **Prävention** mit Aufklärungs- und Nadelaustauschprogrammen (Drogenszene) sowie die Entwicklung von Mikrobioziden (z. B. Gele, die antiretrovirale Medikamente enthalten) oder die medikamentöse **Postexpositionsprophylaxe** (PEP).

Berufliche HIV-Exposition

Trotz aller Präventions- und Arbeitsschutzmaßnahmen sind weit über 2 Millionen Beschäftigte im Gesundheitswesen, bedingt durch ihre berufliche Tätigkeit, generell durch die Gefahr einer Nadelstich- oder einer Stichverletzung (scharfe und spitze Instrumente) infektionsgefährdet. Entscheidend für eine Infektion ist u. a., dass der **Quellpatient** infektiös (Prävalenz) und eine Infektion von der Übertragungsgeschwindigkeit her möglich ist (Serokonversationsrate). Die Prävalenz von HIV/AIDS liegt in Deutschland bei etwa 0,10 % (93 000 Personen); zu einer Serokonversion kommt es in ca. 3 von 1 000 Fällen. Somit ist ein rechnerisches Infektionsrisiko von 1:650 000 möglich. Das Risiko erhöht sich drastisch, je schwerer die Verletzung ist (z. B. Tiefe des Einstichs).

Postexpositionsprophylaxe (PEP)

Ist es zu einer möglichen HIV-Exposition gekommen, sollte **schnellstmöglich** (möglichst innerhalb von 24 Stunden, am besten innerhalb von 2 Stunden nach der Exposition) eine **antiretrovirale Therapie** (ART) eingeleitet werden und eine ärztliche Beratung erfolgen (→ Abb. 5.22). Sind mehr als 72 Stunden seit der Exposition vergangen, wird eine ART nicht mehr empfohlen. Die Wirksamkeit der ART ist durch die Einführung neuer Medikamente wesentlich erhöht. Üblich ist eine Therapiekombination von zwei Reverse-Transkriptase-Inhibitoren (NRTIs) und zwei Proteinaseinhibitoren (PIs) oder einem nichtnukleosidalen Reverse-Transkriptase-Inhibitor (NNRTI). Die Therapie mit ART wird prophy-

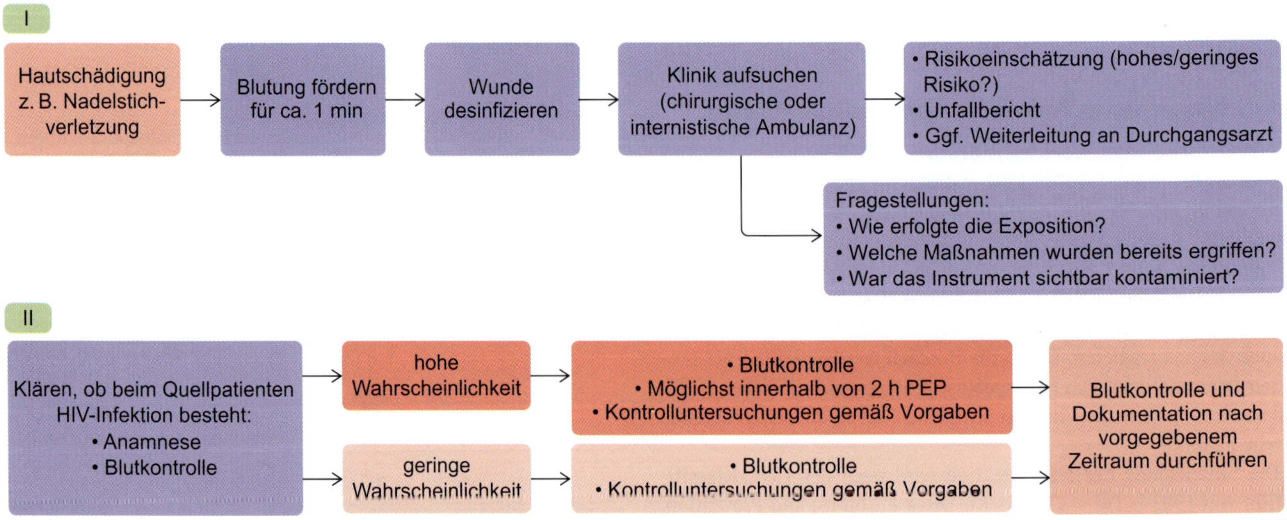

Abb. 5.22 Maßnahmen bei einer möglichen HIV-Exposition [M842]

laktisch 4 Wochen lang durchgeführt. Zusätzlich erfolgen serologische Kontrolluntersuchungen nach 6 und 12 Wochen sowie nach 6 Monaten.

! ACHTUNG!

Nadelstichverletzung ist kein Bagatellfall

Jede Nadelstichverletzung ist umgehend dem zuständigen Durchgangsarzt für Arbeitsunfälle zu melden, da sie schwerwiegende Folgen haben kann, denn einen 100-prozentigen Schutz vor HIV (HBV/HCB) gibt es nicht. Der Arzt registriert den Arbeitsunfall für die Berufsgenossenschaft (BGW) als Kostenträger und kann eine Überweisung an Spezialambulanzen oder in der Behandlung von HIV (HBV/HCB) erfahrene Ärzte veranlassen.

In vielen Arbeitssituationen können Nadelstichverletzungen im Rettungsdienst auftreten; daher muss ihre **Vermeidung** im Vordergrund stehen:

- Benutzte Nadeln **nicht** wieder beidhändig in die Schutzkappe zurückführen **(Recapping).**
- Benutzte Spritzen oder scharfe Instrumente unmittelbar nach Gebrauch in geeigneten Abfallbehälter entsorgen. Volle Abwurfbehälter rechtzeitig ersetzen.

Um eine erhöhte Sicherheit für die Mitarbeiter im Rettungsdienst zu erreichen, sollten neben dem Tragen der persönlichen Schutzausrüstung und Handschuhen nur Arbeitsmittel mit integrierten Sicherheitsvorrichtungen verwendet werden. So können Verletzungen und Infektionen weitestgehend ausgeschlossen werden.

IM FOKUS

Viruserkrankungen

Viren bestehen nur aus Erbgut und einer meist geometrisch-regelmäßig geformten Virushülle.

Zu den wichtigen viralen Krankheitserregern zählen:

- **Coronaviren (z. B. COVID-19)**
- **Noroviren (Gastroenteritis)**
- **Ebola- oder Marburg-Virus (virales hämorrhagischen Fieber)**
- **Influenzaviren der Typen A, B oder C (Grippe)**
- **Humanes Immundefizienz-Virus (AIDS)**

Medikamente gegen Viruserkrankungen werden als **Virostatika** bezeichnet.

Nach einer möglichen Exposition (z. B. Nadelstichverletzung) kann innerhalb von 72 Stunden eine **antiretrovirale Therapie** (ART) eingeleitet werden.

5.10 Prionenkrankheiten

Im Jahr 1982 stellte der amerikanische Neurologe Stanley B. Prusiner erstmals die Hypothese auf, dass **Prionenerkrankungen** (Prionosen) nicht durch Viren oder Bakterien, sondern durch bestimmte Eiweiße (Proteine) ausgelöst wurden; er bezeichnete sie als eiweißartige ansteckende Teilchen (**Prionen** – Proteinaceous Infectious Particles). **Spongiforme Enzephalopathien** sind seltene und tödlich verlaufende Krankheiten, die sich über Monate bis Jahrzehnte hinweg entwickelt. Als Folge steht im Endstadium die Schädigung des zentralen Nervensystems (ZNS, Gehirn und Rückenmark), die sich durch Störung der Bewegungskoordination, der kognitiven Funktion und einer Demenzentwicklung äußert. Durch eine **Ablagerung von Prionenproteinen im ZNS** kommt es zu einem Untergang von Nervenzellen (Neuronen); hieraus resultiert eine Vielzahl neurologischer Krankheitserscheinungen, die zusammengefasst als **transmissible spongiforme Enzephalopathie** (TSE) bezeichnet werden.

5.10.1 Ursache

Zu den menschlichen Prionosen, einer Gruppe neurodegenerativer Erkrankungen, die durch pathologische Konformationen von Prionen ausgelöst werden, zählt als bekannteste die **Creutzfeldt-Jakob-Krankheit** (CJK), die erstmals in den 1920er-Jahren von den gleichnamigen Ärzten beschrieben wurde. An ihr erkranken in Deutschland jährlich etwa 100–120 Personen. In 85 % der Fälle handelt es sich um eine sporadische CJK (Ursachen und Risikofaktoren sind unbekannt). In 10–15 % der Fälle liegt eine sog. familiäre CJK vor, die auf einer Veränderung des Erbguts (DNA), einer Mutation, beruht und weitervererbt werden kann. Die bekanntesten Prionenerkrankungen von Tieren sind die **Traberkrankheit** (Scrapie) der Schafe und die **bovine spongiforme Enzephalopathie** (BSE) der Rinder; Letztere steht auch im Zusammenhang mit einer neuen Variante der vCJD, die erstmals 1994 in Großbritannien auftrat.

KRANKHEIT/SYMPTOM

Creutzfeldt-Jakob-Krankheit (CJD)

Sie kommt in verschiedenen Formen vor (sporadisch, familiär oder iatrogen) und hat unterschiedliche Ursachen (unbekannt, genetisch und infektiös). Eine neue **Variante der CJD** (vCJD) ist eine typische Infektionserkrankung, die durch den Genuss von Fleisch und anderen Produkten von BSE-erkrankten Rindern übertragen wird und meist jüngere Patienten betrifft.

Symptome der CJD/vCJD sind u. a.:

- Psychische Veränderungen (z. B. Depressionen, Angstzustände)
- Verfall der geistigen Fähigkeit (Entstehung einer Demenz)
- Störungen der Koordination und von Bewegungsabläufen (z. B. spastische Muskelzuckungen, übersteigerte Reflexe, gestörte Feinmotorik)

Wesentliche klinische Unterschiede zwischen der sporadischen CJD und der Variante der CDJ (vCDJ) sind das Alter der Betroffenen und die Erkrankungsdauer: An der sporadischen CDJ erkranken vorwiegend ältere Personen, die Erkrankung verläuft deutlich schneller und führt innerhalb von ca. 3 Monaten zum Tod.

5.10.2 Pathophysiologie

Der menschliche Körper enthält viele verschiedene **Proteine.** Sie sind zur Unterhaltung der meisten Lebensfunktionen wichtig. Proteine bestehen aus kettenförmig aneinandergereihten kleinen Einheiten, den Aminosäuren. Die Baupläne für eine riesige Zahl solcher Proteine befinden sich im menschlichen Erbgut (DNA). Proteine können sich nach ihrer Bildung in der menschlichen Zelle zu komplizierten Strukturen falten oder aufrollen, vergleichbar mit einem Wollknäuel, das verschiedene Formen annehmen kann.

Prionen sind Proteine, die in einer harmlosen, „normalen" physiologischen Form (PrP^{c}) im Gehirn von Menschen, Säugetieren und Vögeln vorkommen, die aber auch in einer anormalen, pathologischen Struktur (PrP^{sc}) auftreten können. Die Funktion von PrP^{c} ist weitestgehend unbekannt; man nimmt an, dass es Superoxid, das bei oxidativem Stress gebildet wird, abbauen kann, was vor allem Neurone vor oxidativem Stress schützen könnte. In Tierversuchen mit Meeresweichtieren wurde festgestellt, dass Proteine, die Eigenschaften eines Prions besitzen, die Verbindungen zwischen benachbarten Neuronen stabilisieren. Dies ist bei Menschen und höheren Tierarten die Grundlage der Langzeitspeicherung von Gedächtniswahrnehmungen. Folglich kann es beim „Verschwinden" von Prionen an der Neuronenoberfläche zum Verlust der Gedächtnisinformationen kommen, was eine Demenzentstehung zur Folge hat.

Die Funktion des PrP^{sc} hingegen kann sich in zwei Richtungen äußern: zum einen in der Ansteckungsfähigkeit **(Infektiosität),** zum anderen in einer Schädigung der Nervenzellen im Gehirn **(Konformationserkrankungen).** Damit sich infektiöse Prionen vermehren können, ist die Anwesenheit normaler Prionen notwendig; diese werden „gezwungen", sich in pathologische Prionen umzuwandeln. Dieser Prozess ist relativ langwierig, da Prionen lange Inkubationszeiten haben. Sind aber erst einmal einige wenige Moleküle umgewandelt worden, entwickelt sich die weitere Bildung von pathologischen Prionen nach der Gesetzmäßigkeit einer geometrischen Reihe (aus zwei entstehen vier, aus vier acht usw.) sehr schnell. Erkennt das Immunsystem die pathologischen Prionen nicht als fremd und bietet es ihnen Zuflucht für die Vermehrung – erfüllt es somit die Funktion eines „Trojanischen Pferdes" –, entstehen Schädigungen an Nervenzellen und Gehirn, das dann mikroskopisch wie ein löchriger Schwamm aussieht.

5.10.3 Scrapie (Traberkrankheit)

Die Traberkrankheit **(Scrapie)** ist die älteste (18. Jahrhundert) und bekannteste Enzephalopathie, die bei Schafen und Ziegen durch Prionen ausgelöst wird. Sie kommt mit Ausnahme von Australien praktisch in allen Ländern und Kontinenten der Erde vor und gilt als Prototyp der Prionenerkrankungen. Tiere, bei denen die Erkrankung auftritt, leiden u. a. an **Verhaltensstörungen** (Aggressivität, Nervosität, Schreckhaftigkeit), **Bewegungsstörungen** (Gangunsicherheit), **Juckreiz** (Scheuern mit Fellverlust) sowie **unspezifischen** Symptomen. Lämmer werden direkt über die Muttermilch infiziert. Durch die Verseuchung der Weiden mit Fruchtwasser und der Nachgeburt infizieren sich die anderen Tiere. Die direkte Übertragung auf den Menschen wird im Vergleich zur bovinen spongiformen Enzephalopathie (BSE) weitestgehend ausgeschlossen.

5.10.4 Bovine spongiforme Enzephalopathie (BSE)

Bei BSE **(Rinderwahnsinn)** handelt es sich um eine Erkrankung des Nervensystems, die bei Rindern durch infektiöse Prionen ausgelöst wird. Die Symptome der Tiere sind die gleichen wie bei der Scrapie. 1985 wurde BSE durch einen Tierarzt in England erstmals beschrieben; wahrscheinlich gab es jedoch bereits um 1983 erste Krankheitsfälle. Auch wenn bis heute mit 100-prozentiger Sicherheit keine Übertragungsart nachgewiesen werden konnte, geht man von dem Verfüttern infektiöser Prionen in Tiermehl an Kühe aus. Das Tiermehl stammte u. a. aus Kadavern und Abfallprodukten, die bei der Schlachtung von Rindern und Schafen entstehen und die unzureichend erhitzt wurden (80 °C statt 130 °C). Zwischenzeitlich wurden auch andere Übertragungswege diskutiert.

IM FOKUS

Prionenkrankheiten

Prionen sind Proteine, die die in einer anormalen, pathologischen Struktur (PrP^{Sc}) auftreten und Prionenkrankheiten **(Prionosen)** auslösen können.
Zu den wichtigen Prionenkrankheiten zählen:
- **Traberkrankheit (Scrapie)**
- **Bovine spongiforme Enzephalopathie (BSE)**

5.11 Pilzinfektionen

Viele Menschen sind in der heutigen Zeit von einer Pilzinfektion **(Mykose)** betroffen; dies ist nicht nur unangenehm, sondern auch eine große Belastung. Neben vielfältigen Symptomen, z. B. Müdigkeit, Sehstörungen, Kopfschmerzen, kann eine Pilzinfektion zu **schwerwiegenden gesundheitlichen Beeinträchtigungen** führen. Pilzinfektionen können im ganzen Organismus z. B. durch die Schädigung der Epithel- und Mukosaoberfläche sowie bei Veränderung der körpereigenen Flora (kutane Mykosen) entstehen. In der Natur wachsen und leben Pilze bekanntlich auf saurem Boden; unter ganz ähnlichen Bedingungen leben auch die krankmachenden Pilze im menschlichen Körper: Sie bevorzugen das saure und kranke Gewebe als Nährboden. Pilze siedeln sich dort an, wo der Organismus abwehrgeschwächt und das Gewebe nicht mehr ausreichend intakt ist sowie ein feucht-warmes Milieu herrscht (z. B. Hautfalten, an den Nägeln und den Schleimhäuten im Genitalbereich).

Die Ursache einer jeden Pilzinfektion, ganz gleich, um welche Pilzart es sich handelt (z. B. Fußpilz, Nagelpilz oder Hautpilz), liegt im Darm. Durch eine Übersäuerung, z. B. durch Stress, kommt es im Darm zu einer Verschiebung in der Darmflora **(Dysbiose** oder **Dysbakterie).** Dabei verdrängen die normalerweise in verhältnismäßig geringen Mengen im Darm vorkommenden Pilze durch ihre Ausbreitung die anderen „guten" Darmbewohner. Weitere Ursachen für eine Dysbakterie können vielseitig sein, z. B.:
- Schädigende Materialien für Zahnreparaturen (z. B. Amalgam)
- Einnahme von Medikamenten, besonders Antibiotika
- Säureüberschüssige oder nährstoffarme Ernährung

Die genannten Faktoren sind erheblich an der Veränderung des Darmmilieus beteiligt und tragen somit zu jeder Art einer Pilzerkrankung bei. Besonders anfällig für Pilzinfektionen durch invasive Mykosen sind Menschen mit einer Granulozytopenie bzw. einer defekten T-Zell-Abwehr.

MERKE

Pilzinfektionen (Mykosen)

Die gängigsten Pilze rufen beim Gesunden nur lokale Infektionen der Haut oder der Schleimhaut hervor. Diese Pilzinfektionen können in der Regel mit lokalen **Antimykotika** wie z. B. Canesten® behandelt werden. Ist das Abwehrsystem z. B. durch eine Chemotherapie oder Infektion geschwächt, ist es Pilzarten möglich ins Blut vorzudringen und innere Organe zu schädigen **(opportunistische Systemmykosen).** Seltener sind **primäre systemische Mykosen,** welche durch obligat pathogene Pilze auch bei Nicht-Abwehrgeschwächten innere Organe befallen können.
Die wichtigsten Abwehrzellen, die eine Pilzinfektion lokal begrenzen oder verhindern, sind die polymorphkernigen neutrophilen Granulozyten (→ Kap. 11.4.1).
Pilze können die Produktion spezifischer Immunglobuline der Klassen IgM, IgG und IgE auslösen. Außerdem können sie die Bildung von Antigen-Antikörper-Komplexen beeinflussen, die eine Hypersensitivität vom Typ III verursachen können (→ Abb. 5.9).

Es gibt Tausende von Pilzarten, von den etwa 180 Arten als Krankheitserreger beschrieben sind. Hierzu zählen u. a. Spross-, Faden- und Schimmelpilze.

5.11.1 Sprosspilze (Candida-Pilze)

Sprosspilze werden auch als **Hefepilze** bezeichnet. Als menschlicher Krankheitserreger spielt vor allem *Candida albicans* (u. a. Verursacher von Nagelmykosen) eine herausragende Rolle. *Candida albicans* findet sich bei 60–80% der Menschen auf der Haut sowie im Verdauungstrakt vom Mund bis zum Enddarm und verursacht in der Regel kaum Beschwerden. Bei **disponierten** Patienten allerdings (z.B. bei bestehender Grunderkrankung wie Diabetes mellitus, Tumorerkrankungen, AIDS oder nach Einnahme bestimmter Medikamente) mit einer Beeinträchtigung oder einem Zusammenbruch des Immunsystems besteht die Gefahr einer *Candida*-Besiedelung an allen inneren Organen, die zu lebensbedrohlichen Zuständen führen kann. Die durch *Candida* hervorgerufene Infektion wird als Candidose, Candidiasis, Soor oder Monoliasis bezeichnet. *Candida albicans* ist einer von mehreren Hospitalkeimen.

5.11.2 Fadenpilze (Dermatophyten)

Fadenpilze oder **Dermatophyten** verursachen spezifische Pilzinfektionen der Haut, indem sie sich in den oberen Hautschichten einnisten. Sie können den Säureschutzmantel der Haut schädigen. Des Weiteren besitzen einige Arten spezielle Haftorgane, die eine Anbindung an Hautzellen ermöglichen. Durch eine besondere Enzymausstattung (Keratinasen, Elastasen, Kollagenasen) sind Dermatophyten nicht nur in der Lage, Proteine und Strukturen der menschlichen Haut aufzulösen, sondern auch, sich anzusiedeln und damit Infektionen auszulösen.

Fadenpilze ernähren sich vom Hornmaterial der abgestorbenen Hautzellen, was letztlich zu Entzündungsreaktionen der Haut mit unterschiedlichen Ausprägungen führt. Medizinisch wird eine Infektion mit Dermatophyten als **Tinea** bezeichnet.

5.11.3 Schimmelpilze (saprobiontische Pilze)

Schimmelpilze wachsen in Form von multizellulären Filamenten **(Hyphen).** Sie sind sog. Fäulnisfresser **(Saprobionten),** die als Zerleger von Zerfallsprodukten organischer Stoffe nützlich sind. Normalerweise sind Schimmelpilze harmlos und kommen überall in der Natur vor. Sie werden u.a. als Nahrungsmittelveredler (z.B. Schimmelkäse, Salami) oder als Antibiotikaproduzenten (z.B. Penicillin) eingesetzt. Jedoch können Schimmelpilzarten in hohen Konzentrationen gesundheitsschädliche Wirkungen entfalten und eine Infektion **(Chromomykose)** auslösen:

- Schimmelpilze sind bei der Aufnahme über die Atemwege und Augen vielfach verantwortlich für allergische Reaktionen.
- Mit der Nahrung aufgenommen, können manche Schimmelpilze bzw. ihre Toxine krebserregend wirken.
- Als Auslöser schwerer **systemischen** Erkrankungen (z.B. Meningitis, Pneumonie oder Mykose des Urogenitaltrakts) sind sie bei immunsupprimierten Patienten gefürchtet.

Neben den medizinisch relevanten Schimmelpilzen aus der Gruppe der **Ascomycota** (Schlauchpilze; z.B. Pilze der Gattungen *Aspergillus, Penicillium* und *Neurospora*) und der **Zygomyzeten** (Jochpilze; z.B. Pilze der Gattung *Mucor*) gibt es noch die Sonderform der **dimorphen Pilze,** welche die Fähigkeit haben, eine Schimmel- oder eine Hefepilzform anzunehmen (z.B. Histoplasmen). Dieser Schimmelpilz vermehrt sich parasitär durch Sprossung bei höheren Temperaturen (im menschlichen Körper bei 37°C).

Der Nachweis einer Schimmelpilzinfektion kann durch eine mikrobiologische Diagnostik (Anzüchtung von Kulturen mit gewonnenem Material, z.B. aus dem Sputum, oder Antigennachweis) erfolgen.

IM FOKUS

Pilzinfektionen

Durch Übersäuerung kommt es im Darm zu einer Verschiebung der Darmflora **(Dysbiose).** Hierdurch ist der Körper empfänglicher für Pilzinfektionen **(Mykosen).**

Zu den wichtigen Pilzinfektionen zählen:

- **Sprosspilze** (u.a. Verursacher von **Nagelmykosen**)
- **Fadenpilze** (u.a. Verursacher von **Pilzinfektionen der Haut**)
- **Schimmelpilze** (u.a. Verursacher schwerer **systemischer Mykosen**)

WIEDERHOLUNGSFRAGEN

1. Das Abwehrsystem wird in vier Teilsysteme der unspezifischen und spezifischen sowie der zellulären und humoralen Abwehr unterschieden. Was sind die wesentlichen Merkmale dieser Abschnitte? (→ Kap. 5.1.1)
2. Was umschreibt das Phänomen der Opsonierung im Zusammenhang einer phagozytotischen Aktivität? (→ Kap. 5.2.2)
3. Nennen Sie die fünf verschiedenen Antikörperklassen. Welche Funktion und/oder Besonderheit wird jeder Klasse zugeteilt? (→ Kap. 5.3.2)
4. Wie werden Viren vom Abwehrsystem erkannt und eliminiert? (→ Kap. 5.4.2)
5. Wie unterscheiden sich Aktivimmunisierung und Passivimmunisierung voneinander? (→ Kap. 5.5)
6. Die schwerste Form einer Hypersensitivitätsreaktion vom Typ I ist der allergische (anaphylaktische) Schock. Was sind die Mechanismen, die diese lebensbedrohliche Situation auslösen können? (→ Kap. 5.6.1)
7. In welchen Stadien verläuft eine Infektion? (→ Kap. 5.7.3)
8. Worin liegen die Ursachen, dass MRSA- und ORSA-Trägerschaften sehr verbreitet sind? (→ Kap. 5.8.2)
9. Welchen Mechanismus nutzen Coronaviren, um eine Wirtszelle zu befallen? (→ Kap. 5.9.1)
10. Welche Rolle spielen Toll-like-Rezeptoren (TLRs) im Zusammenhang mit dem Ebola- und Marburg-Virus und warum sind sie für die Immunantwort wichtig? (→ Kap. 5.9.3)
11. Nennen Sie Hauptsymptome der Marburg-Virus-Krankheit (MVK) in den verschiedenen Phasen der Erkrankung. Wie unterscheidet sich die Mortalitätsrate des Marburg-Virus zum Ebola-Virus? (→ Kap. 5.9.3)
12. Welche Maßnahmen müssen nach einer möglichen HIV-Exposition im Rettungsdienst ergriffen werden? Beschreiben Sie diese (→ Kap. 5.9.5)
13. Was ist der ursächliche Grund einer jeden Pilzinfektion, die zu schwerwiegenden gesundheitlichen Beeinträchtigungen führen kann? (→ Kap. 5.11)

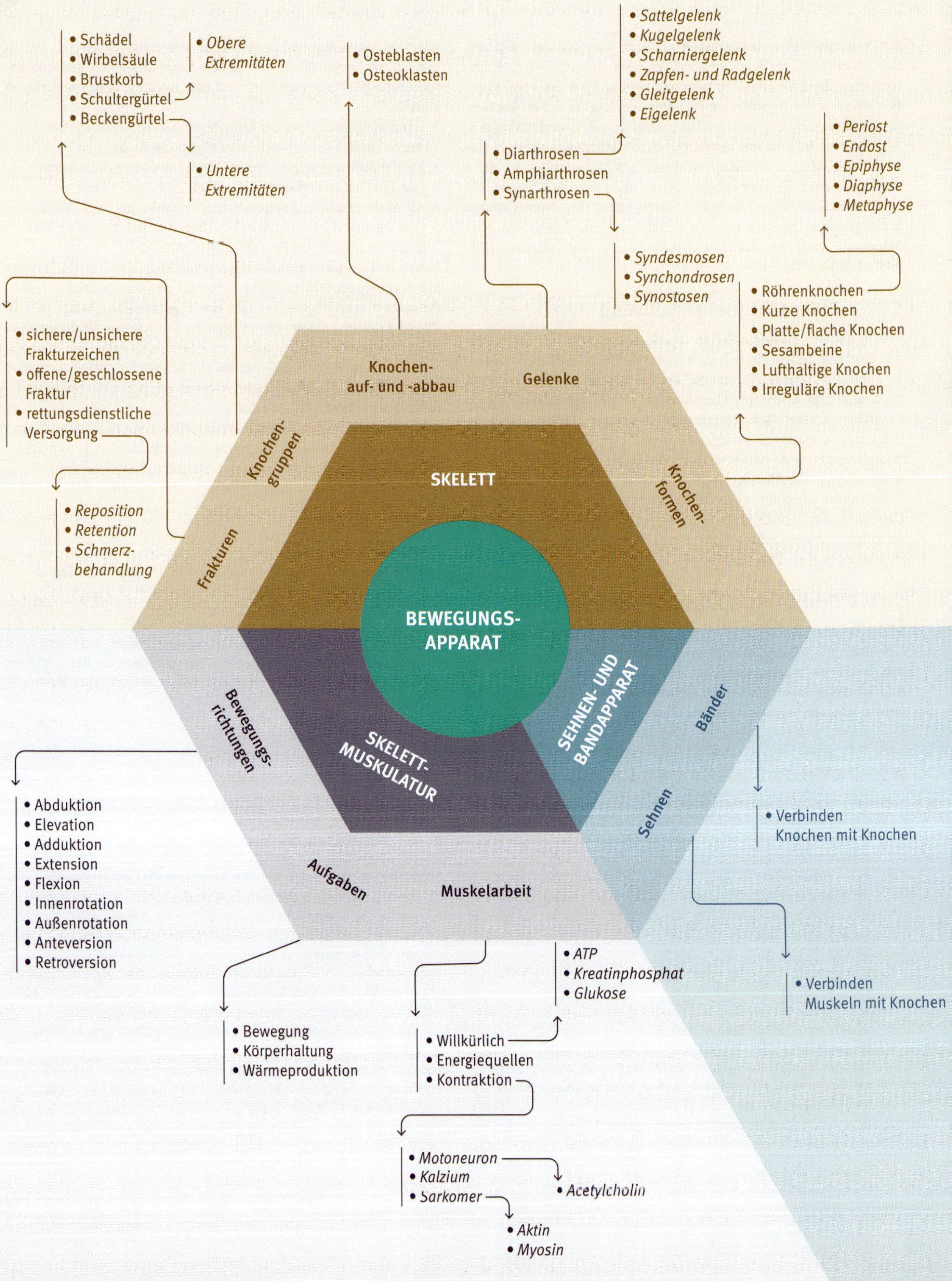
BEWEGUNGS-APPARAT
SKELETT
SKELETT-MUSKULATUR
SEHNEN- UND BANDAPPARAT
Knochen-auf- und -abbau
Gelenke
Knochen-gruppen
Knochen-formen
Frakturen
Bewegungs-richtungen
Aufgaben
Muskelarbeit
Bänder
Sehnen
• Schädel
• Wirbelsäule
• Brustkorb
• Schultergürtel
• Beckengürtel
• Obere Extremitäten
• Untere Extremitäten
• Osteblasten
• Osteoklasten
• Sattelgelenk
• Kugelgelenk
• Scharniergelenk
• Zapfen- und Radgelenk
• Gleitgelenk
• Eigelenk
• Diarthrosen
• Amphiarthrosen
• Synarthrosen
• Syndesmosen
• Synchondrosen
• Synostosen
• Periost
• Endost
• Epiphyse
• Diaphyse
• Metaphyse
• Röhrenknochen
• Kurze Knochen
• Platte/flache Knochen
• Sesambeine
• Lufthaltige Knochen
• Irreguläre Knochen
• sichere/unsichere Frakturzeichen
• offene/geschlossene Fraktur
• rettungsdienstliche Versorgung
• Reposition
• Retention
• Schmerz-behandlung
• Abduktion
• Elevation
• Adduktion
• Extension
• Flexion
• Innenrotation
• Außenrotation
• Anteversion
• Retroversion
• Bewegung
• Körperhaltung
• Wärmeproduktion
• Willkürlich
• Energiequellen
• Kontraktion
• ATP
• Kreatinphosphat
• Glukose
• Motoneuron
• Kalzium
• Sarkomer
• Acetylcholin
• Aktin
• Myosin
• Verbinden Knochen mit Knochen
• Verbinden Muskeln mit Knochen

6

KNOCHEN, GELENKE, MUSKELN UND BEWEGUNGSAPPARAT

Stephan Dönitz

INHALTSÜBERSICHT

Knochen und Skelettsystem

- Das Skelett gewährt dem Körper Stabilität und schützt innere Organe vor Verletzungen.
- Die Einteilung der Knochen erfolgt nach ihrer Form.
- Die Knochen sind die passiven Elemente des Bewegungssystems, an denen die Muskeln als aktive Komponenten Arbeit verrichten. Hierzu sind die Muskeln über bindegewebige, derbe Sehnen (Tendines, Sing. Tendo) an die Knochen angeheftet.
- Eine Fraktur ist eine Kontinuitätsunterbrechung des Knochens. Dabei entstehen Bruchstücke (Fragmente).

Gelenke

- Körperbewegungen sind nur an Verbindungsstellen zwischen den Knochen möglich – den Gelenken.
- Die Beweglichkeit des Gelenks wird entscheidend von der Gestalt der gegenüberstehenden Gelenkflächen (mit-)bestimmt. Insgesamt gibt es sechs verschiedene Grundformen von Gelenken.
- Eine Distorsion ist eine Dehnung von Bändern, die Kontusion ist eine Prellung oder Quetschung. Als Luxation wird die vollständige Auskugelung eines Gelenks bezeichnet.

Muskulatur

- Es gibt drei Grundtypen von Muskelgewebe: Skelettmuskulatur (quergestreift, willkürlich), Herzmuskelgewebe (quergestreift, unwillkürlich), glatte Muskulatur (unwillkürlich).
- Muskelkontraktionen erzeugen Bewegung durch die Ausübung von Zug auf die Sehnen, die wiederum Zugkräfte auf die Knochen übertragen, an denen sie angeheftet sind.
- Damit ein Skelettmuskel kontrahiert, muss er von einer Nervenzelle (Neuron) einen Reiz erhalten. Die Erregungsübertragung zur Muskelfaser findet an einer speziellen Synapse statt, der motorischen Endplatte.
- Es gibt etwa 800 neuromuskuläre Erkrankungen, die meist mit Muskelschwund (Muskelatrophie) und Muskelschwäche einhergehen.
- Die Herzwand besteht hauptsächlich aus Herzmuskelgewebe.
- Glattes Muskelgewebe findet sich in den Wänden des Magen-Darm- und des Urogenitaltrakts, der Blut- und Lymphgefäße, der Bronchiolen sowie im Auge.

Bewegungsapparat

- Das Skelett wird in verschiedene Knochengruppen eingeteilt: Schädel, Wirbelsäule, knöcherner Brustkorb, Schultergürtel und Beckengürtel, obere Extremitäten (Arme), untere Extremitäten (Beine).

Kopf

- Ein Schädel-Hirn-Trauma (SHT) ist Folge einer stumpfen oder spitzen Gewalteinwirkung, die zu einer Hirnfunktionsstörung geführt hat.
- Eine Verletzung des Kopfes ohne Hirnfunktionsstörung/Verletzung des Gehirns bezeichnet man als Schädelprellung.
- Unter primärer Hirnschädigung versteht man den Schaden, der genau zum Zeitpunkt der Verletzung durch direkte Krafteinwirkung auftritt. Unter sekundärer Hirnschädigung versteht man die Ereignisse, die im Verlauf nach der Verletzung auftreten und zu einer weiteren Verschlechterung der Situation führen.

Körperstamm

- Die Wirbelsäule (Columna vertebralis) bildet die Längsachse des Skeletts. Sie besteht aus 24 Knochen (Wirbeln, Vertebrae) sowie dem Kreuz- und dem Steißbein.
- Die Wirbelsäule hat fünf Abschnitte: Halswirbelsäule (HWS), Brustwirbelsäule (BWS), Lendenwirbelsäule (LWS), Kreuzbein (Os sacrum), Steißbein (Os coccygis).
- Ein Dermatom ist der sensorische Körperabschnitt, für den eine bestimmte Spinalnervenwurzel zuständig ist. Liegt in einem bestimmten Dermatom ein Sensibilitätsverlust vor, deutet dies auf eine Verletzung des dafür zuständigen Spinalnervs hin.
- Die Querschnittlähmung (QSL), auch spinales Querschnittssyndrom genannt, ist Folge von Schädigungen des Rückenmarks und/oder der Cauda equina (Nervenwurzeln am unteren Ende des Rückenmarks). Etwa 1500–2000 Menschen erleiden in Deutschland jährlich eine QSL.
- Der knöcherne Brustkorb (Thorax) wird vom Brustbein (Sternum), den Rippen (Costae) und der Brustwirbelsäule gebildet. Der Brustkorb umschließt die Brusthöhle mit Herz und Lunge und den oberen Anteil der Bauchhöhle.
- Die Interkostalmuskeln sind aktiv an der Atmung beteiligt, indem sie die Rippen heben und so den Brustraum erweitern bzw. die Rippen senken und ihn damit verkleinern. Das Zwerchfell (Diaphragma) ist kuppelförmig zwischen Brustbein, den unteren sechs Rippen und der LWS verspannt und trennt die Brust- von der Bauchhöhle.

Schultergürtel und obere Extremität

- Mit der Einführung des aufrechten Gangs bei den Vorfahren des heutigen Menschen wurde die obere Extremität als Stütz- und Gehorgan überflüssig. Stattdessen hat sie sich zu einem komplexen Greif- und Tastorgan entwickelt.
- Der Schultergürtel verbindet die Knochen der oberen Extremitäten mit dem Körperstamm. Er besteht auf jeder Seite aus zwei Knochen, dem Schlüsselbein (Clavicula) und dem Schulterblatt (Scapula).
- Der Arm wird in drei Abschnitte eingeteilt: Oberarm mit dem Oberarmknochen (Humerus), Unterarm mit Elle (Ulna) und Speiche (Radius), Hand mit den Handwurzel- (Carpus), Mittelhand- (Metacarpus) und Fingerknochen (Phalanx).
- Die häufigste Fraktur des Menschen ist (mit ca. 200000 Fällen pro Jahr in Deutschland) die distale Radiusfraktur.

Becken und untere Extremität

- Über das Becken (Pelvis) stehen die unteren Extremitäten mit dem Rumpfskelett in Verbindung. Es wird auch Beckenring oder Beckengürtel genannt, weil die drei beteiligten Knochen ringförmig zusammengeschlossen sind.
- Anteile aller drei Hüftknochen bilden gemeinsam die Hüftgelenkpfanne (Acetabulum), eine schüsselförmige Vertiefung, die den Kopf des Oberschenkelknochens aufnimmt und mit ihm das Hüftgelenk bildet.
- Auch bei der unteren Extremität lassen sich drei Abschnitte unterscheiden: der über das Becken mit dem Rumpf verbundene Oberschenkel mit dem Oberschenkelknochen (Femur), der Unterschenkel mit Schienbein (Tibia) und Wadenbein (Fibula) sowie der Fuß, der über das Sprunggelenk mit dem Unterschenkel verbunden ist.

6.1 Knochen und Skelettsystem

Knochen- und Knorpelgewebe bilden ein stabiles Gerüst, das die äußere Gestalt beeinflusst und im Zusammenspiel mit den Muskeln die Bewegung einzelner Körperteile erlaubt. Dieses Gerüst ist das **Skelettsystem.** Skelettsystem und Muskulatur werden zusammenfassend als **Bewegungsapparat** bezeichnet.

Die medizinischen Fachgebiete, die sich mit dem Bewegungsapparat beschäftigen, sind die **Orthopädie** und **Unfallchirurgie.** Außerdem gibt es weitere spezialisierte Fachgebiete wie z. B. die Handchirurgie, die normalerweise an Abteilungen für plastische Chirurgie angegliedert ist, oder die Neurochirurgie, wo z. B. Bandscheibenvorfälle operiert werden. Vor allem im Bereich rheumatischer Erkrankungen bestehen Überschneidungen zur **Inneren Medizin.**

6.1.1 Übersicht über das Skelett

Das **Skelett** des Menschen besteht aus über 200 Knochen (→ Abb. 6.1), von denen im Laufe des Wachstums jedoch einige miteinander verschmelzen, z. B. beim Hüftknochen. Zusammen mit den Muskeln und Bändern gibt das Skelett dem Körper seine Stabilität und ermöglicht gleichzeitig dessen Beweglichkeit.

Außerdem schützt das Skelett auch innere Organe vor Verletzungen (z. B. der Schädel oder Brustkorb) und speichert **Mineralien,** v. a. Kalzium und Phosphat. Viele Strukturen im Körper brauchen Kalzium, um ordnungsgemäß funktionieren zu können. So besteht ein ständiger Austausch von Kalzium zwischen Blut und Knochengewebe. Schließlich bietet das Skelettsystem im Inneren vieler Knochen die Produktionsstätte für die meisten Blutzellen (**Hämatopoese,** → Kap. 11.1.3).

Das Skelett wird in verschiedene **Knochengruppen** eingeteilt:

- **Schädel** (Cranium)
- **Wirbelsäule** (Columna vertebralis)
- **Knöcherner Brustkorb** (Thorax)
- **Schulter- und Beckengürtel**
- Obere Extremitäten **(Arme)**
- Untere Extremitäten **(Beine)**

Kopf, Hals und Rumpf werden zusammenfassend als **Körperstamm** bezeichnet. Am Rumpf differenziert man weiterhin noch **Brust,** Bauch **(Abdomen)** und **Becken** (Pelvis). Über die **Gürtelknochen** von Schulter- und Beckengürtel ist der Körperstamm mit den Extremitäten verbunden.

Einteilung der Knochen

Die Einteilung der Knochen erfolgt nach ihrer **Form.** Man unterscheidet:

- **Röhrenknochen** (lange Knochen, Ossa longa, z. B. Oberschenkel- oder Oberarmknochen). Sie bestehen aus einem langen Schaft mit zwei meist verdickten Enden. Sie haben außen eine sehr dichte Knochenstruktur
- **Kurze Knochen** (Ossa brevia, z. B. Hand- und Fußwurzelknochen). Sie sind meist würfel- oder quaderförmig. Ihre Außenschicht ist dünner als bei einem Röhrenknochen und geht ohne scharfe Grenze in die schwammartige (spongiöse) Innenschicht über.
- **Platte** oder **flache** bzw. **flächenhafte Knochen** (Ossa plana, z. B. Brustbein, Rippen, Darmbein oder Schulterblätter). Zwischen zwei festen Außenschichten befindet sich eine schmale spongiöse Innenschicht.
- **Sesambeine** (Ossa sesamoidea, in Sehnen eingelagerte Knochen, z. B. Kniescheiben). Sie finden sich bevorzugt dort, wo Sehnen besonders belastet sind, etwa im Handgelenk. Sie verändern aber auch den Sehnenfaserverlauf und erhöhen dadurch die Muskelwirkung. Die Zahl der Sesambeine eines Menschen kann variieren, die Kniescheiben als größte Sesambeine sind jedoch immer vorhanden.
- **Lufthaltige Knochen** (Ossa pneumatica, z. B. Stirnbein oder Siebbein). Diese Knochen enthalten Hohlräume, die mit Luft gefüllt sind.
- **Irreguläre Knochen** (Ossa irregularia, z. B. bestimmte Schädelbasisknochen oder die Wirbelkörper). Diese werden so bezeichnet, weil sie in kein Schema passen.

Weibliches und männliches Skelett

Das männliche Skelett enthält im Vergleich zum weiblichen längere und schwerere Knochen. Diese weisen größere Rauigkeiten und Knochenvorsprünge auf, weil dort größere Muskeln ansetzen. Zudem ist das Becken der Frau anders geformt.

Übersicht über die Skelettmuskulatur

Alle Bewegungen des Körpers, seien es das Winken, Laufen oder Atmen, werden durch Kontraktionen der Skelettmuskeln ermöglicht. Im menschlichen Körper gibt etwa 650 Skelettmuskeln.

6.1.2 Knochenaufbau

Äußere Struktur eines Röhrenknochens beim Erwachsenen

Den Schaftanteil eines Röhrenknochens nennt man **Diaphyse,** seine beiden Enden heißen **Epiphyse,** der Abschnitt zwischen Epi- und Diaphyse **Metaphyse** (→ Abb. 6.2) Zwischen Epiphyse und Metaphyse liegt die **Epiphysenfuge,** die im Kindes- und Jugendalter die Längenwachstumszone des Knochens darstellt.

Die beiden Epiphysen werden von einer dünnen Schicht aus hyalinem Knorpel bedeckt. Dieses Knorpelgewebe setzt die Reibung herab, wenn der Knochen mit einem anderen Knochen ein Gelenk bildet.

Periost und Endost

Außerhalb der Gelenkflächen ist der Knochen von Knochenhaut **(Periost)** umgeben. Das Periost liegt dem Knochen als dünne Faserschicht fest an. Es setzt sich aus zwei Schichten zusammen, die jedoch nur in der Wachstumsphase zu unterscheiden sind: Die äußere besteht aus Kollagen und elastischen Fasern, die innere enthält die Nerven und die Gefäße, die das Innere des Knochens mit Nährstoffen versorgen. Deswegen ist das Periost – im Gegensatz zum Knochen selbst – schmerzempfindlich. Neben der Schutz- und Ernährungsfunktion für den Knochen dient das Periost dem Ansatz von Sehnen und Bändern, mit denen es sich reißfest verbindet.

Die inneren Knochenoberflächen sind von **Endost** (innere Knochenhaut) überzogen, einer dünnen Faserschicht mit flachen endostalen Saumzellen darauf.

Kortikalis, Kompakta und Spongiosa

Bei den meisten größeren Knochen ist nur die Außenschicht, die **Kortikalis,** aus dichtem Knochengewebe aufgebaut (→ Abb. 6.3). Ihre Dicke variiert je nach funktioneller Erfordernis. Bei den Röhrenknochen ist die Kortikalis im Bereich der Diaphyse relativ breit und wird dort **Kompakta** genannt.

Der wesentlich größere Anteil im Inneren des Knochens besteht dagegen aus zarten Knochenbälkchen, der **Spongiosa.** Auch die Anordnung der Knochenbälkchen in der Spongiosa folgt funktionellen Anforderungen: Durch die einwirkenden Kräfte werden sie so beeinflusst, dass für jede Belastungsart genau die nötige Anzahl und Stärke an verstrebenden Knochenbälkchen gebildet werden. Dadurch wird einerseits ohne Stabilitätseinbußen (ein Rohr ist fast genauso biegesteif wie ein gleich dicker Stab) enorm an Gewicht eingespart – durchschnittlich wiegt unser Skelett nur 7 kg! Andererseits wird so Platz gewonnen für das blutbildende Knochenmark.

Knochenmarkhöhle

Die Hohlräume zwischen den Knochenbälkchen der Spongiosa heißen **Knochenmarkhöhle** (Markhöhle, Markraum). In den meisten kurzen, platten oder irregulären Knochen ist hier **rotes blutbildendes Knochenmark** angesiedelt, außerdem in den Epiphysen der Röhrenknochen

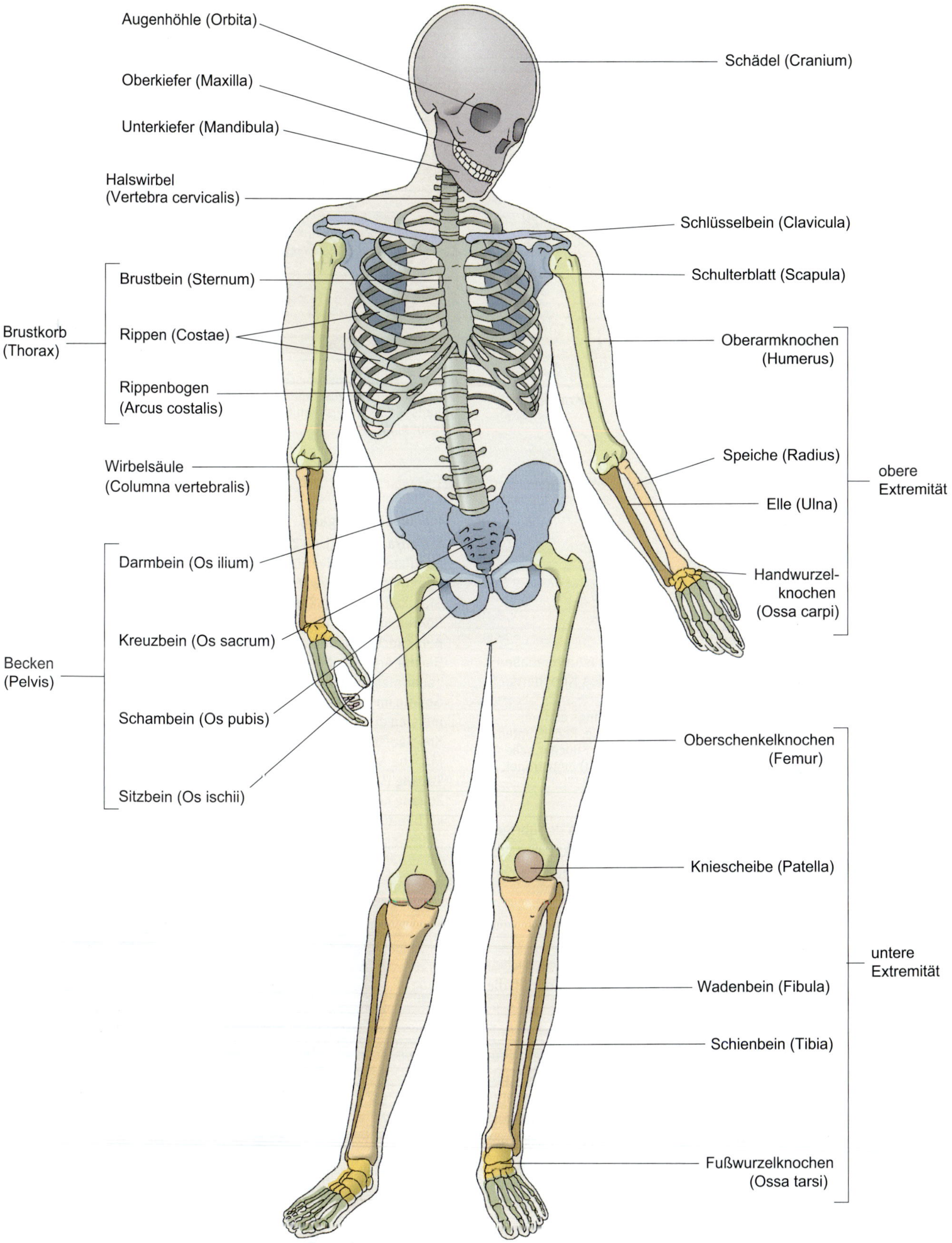

Abb. 6.1 Das menschliche Skelett (Ansicht von vorn) [L190]

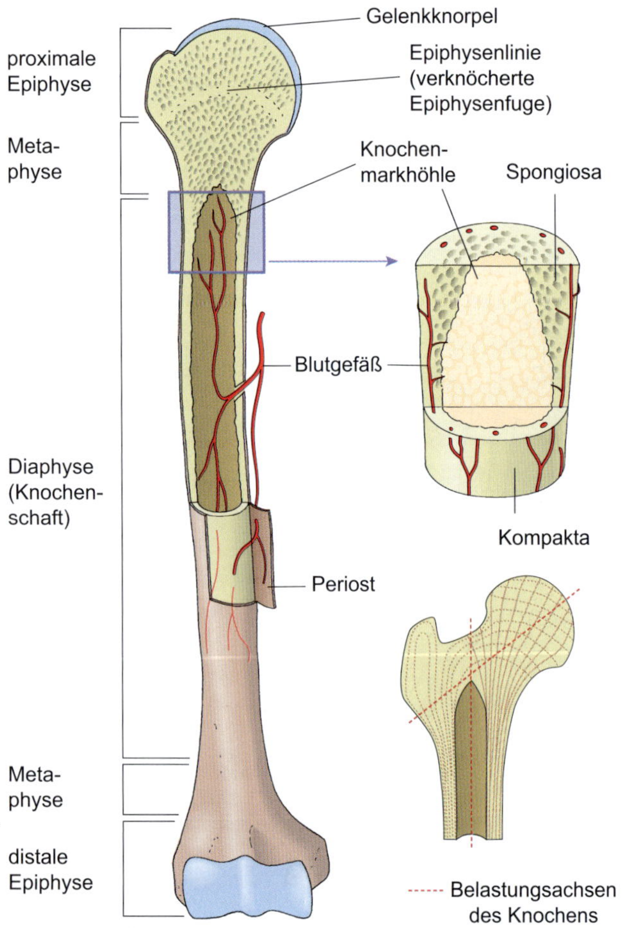

Abb. 6.2 Aufbau eines Röhrenknochens. Links: Teilweise längs eröffnet. Rechts oben: Vergrößerter Ausschnitt mit Knochenmarkhöhle. Rechts unten: Schnitt durch den Hüftkopf des Oberschenkelknochens. Die Knochenbälkchen sind in den Richtungen der Hauptbelastungsachsen (rot) angeordnet. [L190]

von Oberarm und Oberschenkel. Die Knochenmarkhöhlen der übrigen Knochen enthalten nur im Kindesalter rotes Knochenmark, das später nach und nach in fetthaltiges **gelbes Knochenmark** (Fettmark) umgewandelt wird.

Pneumatisierte Hohlräume

Um Gewicht zu reduzieren, befinden sich in einigen Schädelknochen luftgefüllte Hohlräume, die mit Schleimhaut ausgekleidet sind, z. B. die Nasennebenhöhlen (→ Kap. 6.5.7).

Ernährung des Knochens

Der Knochen wird auf zwei Wegen mit Blut und dadurch auch mit Nährstoffen versorgt: Einerseits sprossen aus dem Periost winzige Blutgefäße in den Knochen ein und versorgen ihn von außen. Andererseits durchbohren größere Arterien die Kortikalis, ziehen zum Markraum und verzweigen sich dort zu einem Gefäßnetz, das den Knochen von innen versorgt.

In der Kompakta verlaufen die kleinen Gefäße in den längs gerichteten Havers-Kanälen (→ Kap. 4.6). Die Querverbindungen zwischen diesen in Längsrichtung verlaufenden Kanälchen werden Volkmann-Kanäle genannt (→ Abb. 4.11). Sie verbinden auch die beiden Versorgungssysteme untereinander.

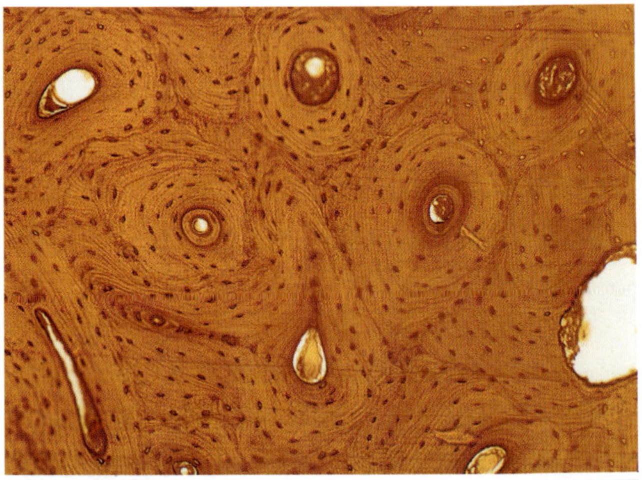

Abb. 6.3 Lichtmikroskopisches Bild der Kortikalis eines Lamellenknochens mit mehreren quergeschnittenen Osteonen. Der zentrale Havers-Kanal (Details → Kap. 4.6) ist von Osteon-Lamellen kreis- bzw. röhrenförmig umgeben. [M375]

MERKE

Intraossärer Zugang

Ein **intraossärer** (i. o.) **Zugang** ist eine insbesondere im Notfall genutzte Alternative zur Verabreichung von Medikamenten und/oder Infusionen bzw. Blutprodukten. Dazu wird eine spezielle Stahlkanüle von außen in die spongiöse Knochenmarkhöhle eines Röhrenknochens eingeführt. Häufig wird dazu die Tibia (Schienbeinknochen) genutzt (→ Abb. 6.4).

Bei der Anlage eines intraossären Zugangs spielen die oben genannten anatomischen Gegebenheiten eine große Rolle. Die Gefäße im roten Knochenmark **kollabieren** – im Gegensatz zu den meisten anderen Körpervenen – auch bei Schockzuständen und im Kreislaufstillstand **nicht.**

Manche Autoren verwenden synonym den Begriff intramedullärer Zugang (Medulla = Mark). Seit vielen Jahren ist der intraossäre Zugang nicht nur bei Kindern, sondern auch bei Erwachsenen etabliert (→ Kap. 6.11.3).

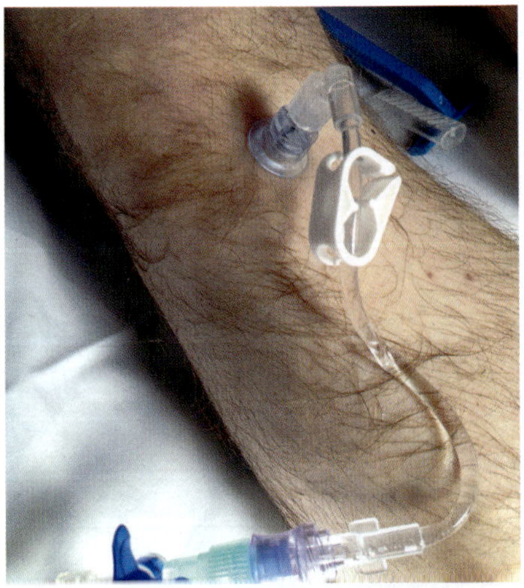

Abb. 6.4 Intraossärer Zugang in der proximalen Tibia eines Erwachsenen. Das Fixierungspflaster ist hier noch nicht aufgeklebt worden. [M840]

Bildung und Auflösung von Knochengewebe

Drei verschiedene Arten von Knochenzellen sind am Auf-, Um- und Abbau des Knochens beteiligt. Die **Osteoblasten** sind für den Auf- und Umbau der Knochengrundsubstanz **(Knochenmatrix)** zuständig. Sie bilden Kollagen und scheiden Kalziumphosphate und Kalziumkarbonate in den interstitiellen Raum aus. Diese kristallisieren dann aufgrund ihrer schlechten Löslichkeit entlang der Kollagenfasern aus und mauern damit die Osteoblasten ein. Von der Umgebung weitgehend abgeschnitten, verlieren die Osteoblasten ihre Fähigkeit zur Zellteilung und heißen nun **Osteozyten.** Schließlich verhärtet sich das Gewebe und bildet so die „fertige", extrem belastbare Knochenmatrix.

Dieser Prozess der Verknöcherung dauert je nach Knochen mehrere Monate bis viele Jahre. Deswegen besitzen Neugeborene und Kleinkinder ein weicheres, biegsameres Skelett als Erwachsene.

Gegenspieler der Osteoblasten bzw. Osteozyten sind die mehrkernigen **Osteoklasten** (→ Abb. 6.5). Sie lösen Knochen wieder auf, was in Umbauphasen des Skeletts, z. B. in Wachstumsphasen, aber auch in der Heilungsphase nach Knochenbrüchen notwendig ist.

Gleichgewicht zwischen Osteoblasten und Osteoklasten

Auch nach Abschluss des Wachstums (→ Kap. 6.4.2) wird Knochengewebe durch Osteoblasten gebildet und durch Osteoklasten aufgelöst. Es besteht ein **dynamisches Gleichgewicht,** bei dem ständig Knochenminerale in die Blutbahn abgegeben und von dort wieder aufgenommen werden. Durch diese Dynamik ist der Knochen in der Lage, sich z. B. durch Neubildung von Knochenbälkchen erhöhten bzw. veränderten Anforderungen anzupassen oder während einer Schwangerschaft Knochenminerale zur Verfügung zu stellen. Verstärkte Belastung etwa führt zur Neubildung von Knochenbälkchen.

6.1.3 Knochenwachstum und Wachstumshormon

Die Geschwindigkeit des Knochenwachstums bestimmt vor allem das **Wachstumshormon.** Wachstumshormon wird bis zum Ende der Pubertät ausgeschüttet. Solange bilden sich auf der zur Epiphyse zeigenden Grenzfläche der Epiphysenfuge neue Knorpelzellen. Diese werden auf der zur Diaphyse zeigenden Grenzfläche der Fuge durch Knochenzellen ersetzt. Dadurch bleibt die Dicke der Wachstumsfuge weitgehend konstant, dagegen wächst der knöcherne Anteil auf der Diaphysenseite. Mit Beginn der Pubertät kommt es dann durch das Zusammenwirken von Wachstumshormonen mit den Androgenen der Nebennierenrinde und später den Sexualhormonen Östrogen und Testosteron aus Eierstock und Hoden zum pubertären Wachstumsschub. Am Ende der Pubertät werden durch die Sexualhormone und das Absinken des Wachstumshormonspiegels die epiphysären Knorpelzellen zunehmend inaktiv. Schließlich bleibt ihre Teilung aus, und die knorpelige Wachstumsfuge wird knöchern durchbaut. Zurück bleibt die Epiphysenlinie (→ Abb. 6.2). Nun ist das Längenwachstum des entsprechenden Knochens unwiderruflich beendet.

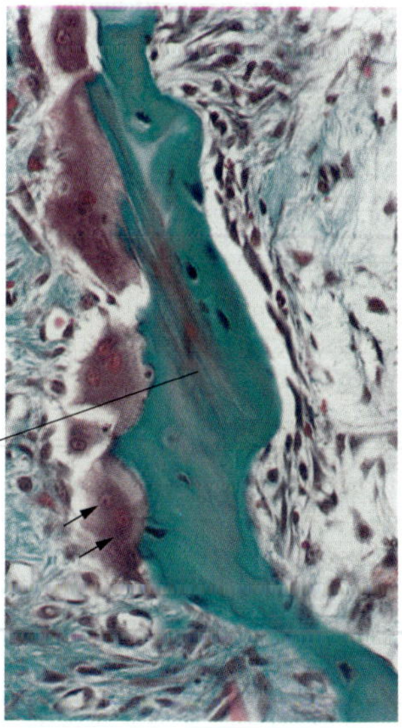

Abb. 6.5 Mikroskopisches Bild dreier großer, mehrkerniger (→) Osteoklasten an der Grenze zu einem (grün gefärbten, entkalkten) Knochenbälkchen (1) [M375]

6.1.4 Sehnen und Bänder

Die Knochen sind die passiven Elemente des Bewegungssystems, an denen die Muskeln als aktive Komponenten Arbeit verrichten. Hierzu sind die Muskeln über bindegewebige, derbe **Sehnen** (Tendines, Sing. Tendo) an die Knochen angeheftet. An vielen Körperstellen sind außerdem Knochen untereinander zum Zweck einer besseren Stabilität direkt durch sehnenähnliche derbe Bindegewebszüge verknüpft – diese Bindegewebszüge heißen **Bänder** (Ligamenta, Sing. Ligamentum).

Die Anhaftungsstellen von Sehnen und Bändern an der Knochenoberfläche müssen hohen mechanischen Belastungen standhalten. An solchen **Knochenanhaftungsstellen** bildet der Knochen speziell ausgeformte Oberflächenstrukturen. Beispiele sind:

- Knochenleisten (**Cristae,** z. B. die Crista iliaca des Hüftknochens, → Abb. 6.70)
- Knochenvorsprünge (**Kondylus** bzw. **Epikondylus,** z. B. beim Oberarmknochen, → Abb. 6.60)
- Aufrauungen zum Ansatz von Bändern oder Sehnen (**Tuberositas,** z. B. → Abb. 6.88)
- Schmale spitze Ausläufer (Dornfortsätze der Wirbelkörper, z. B. → Abb. 6.40)

6.1.5 Frakturen

MERKE

Frakturen

Eine **Fraktur,** umgangssprachlich **Knochenbruch** genannt, ist eine Kontinuitätsunterbrechung des Knochens (→ Abb. 6.6). Dabei entstehen Bruchstücke, sog. Fragmente. Meistens denkt man bei einer Fraktur an ein Trauma als Ursache, jedoch gibt es auch pathologische Frakturen, die z. B. infolge einer krankhaften Knochenveränderung auftreten können (durch Metastasen oder Knochentumoren).

Bei der rettungsdienstlichen Versorgung von **Frakturen** (Knochenbrüchen) gibt es mehrere Überlegungen:

- Handelt es sich um eine **isolierte** (einzelne) Fraktur oder hat der Patient **mehrere** Frakturen? Diese Frage spielt eine Rolle, weil z. B. eine isolierte Unterarmfraktur nicht lebensbedrohlich ist. Bei Mehrfachverletzungen hingegen verlagern sich die Prioritäten, weil durch die Summe der Frakturen erhebliche Blutverluste und durch das Gewebetrauma ein Schock (→ Kap. 13.5) drohen.
- **Welche** Körperteile bzw. Knochen sind verletzt? Auch eine einzelne Fraktur kann lebensbedrohlich sein, wenn damit ein hoher Blutverlust einhergehen kann, wie etwa bei Becken- oder Oberschenkelfrakturen (→ Tab. 6.1). Zudem kann ein Schädel-Hirn-Trauma (SHT, → Kap. 6.5.4) ebenfalls lebensgefährlich sein, auch wenn es als isolierte Verletzung vorliegt.
- Ist die Fraktur **offen,** besteht also gleichzeitig eine Haut- und Weichteilverletzung durch ein Frakturende (→ Tab. 6.2), oder liegt ein Bruch bei unverletzter Haut vor (**geschlossene** Fraktur; → Abb. 6.6)? Dies

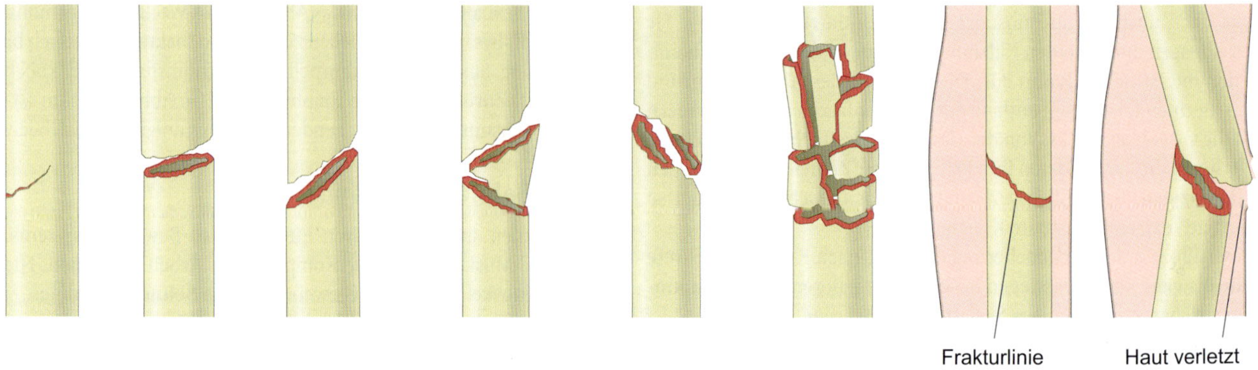

Abb. 6.6 Verschiedene Frakturformen [L190]

Knochen	Möglicher Blutverlust
Rippe	Ca. 125 ml
Unterarm	250–500 ml
Oberarm	500–750 ml
Unterschenkel	500–1 000 ml
Oberschenkel	1 000–2 000 ml
Becken	Über 1 000 ml

Tab. 6.1 Möglicher Blutverlust durch verschiedene Frakturen

Grad	Merkmale
I	Durchtrennung der Haut ohne relevante Weichteilkontusion, unbedeutende bakterielle Kontamination
II	Lokalisierte Quetschung von Haut oder Muskulatur, keine Gefäß- oder Nervenverletzung, mittelschwere Kontamination
III	Ausgedehnte Weichteilverletzung, Verletzung von Nerven oder Gefäßen, Knochenzertrümmerung, Kompartmentsyndrom (→ Kap. 6.11.3), starke Wundkontamination
IV	Subtotale oder totale Amputation, weniger als ¼ der Weichteilzirkumferenz erhalten, keine wesentliche Restdurchblutung

Tab. 6.2 Klassifikation von Weichteilschäden bei offenen Frakturen nach Tscherne und Oestern [O1063]

ist wichtig, weil offene Frakturen zu Blutverlusten führen können, die kontrolliert werden müssen. Aufgrund der Infektionsgefahr für den Knochen muss die Wunde steril verbunden werden.

- Besteht eine **Fehlstellung** (Achsenabweichung oder herausragendes Knochenteil)? In dem Fall besteht meistens die Indikation für eine Reposition (Einrenkung; Näheres dazu unter „Frakturbehandlung im Rettungsdienst").

Untersuchung

Wache Patienten werden nach Beschwerden und deren Lokalisation gefragt. Bei Schmerzen sollte frühzeitig und ausreichend eine Schmerztherapie erfolgen. Die Untersuchung einer (mutmaßlich) verletzten Extremität umfasst:

- Anamneseerhebung **(Vorgeschichte).**
- Inspektion **(Beobachtung)** insbesondere hinsichtlich Fehlstellungen, Wunden, Schwellungen oder Blutungen. Bei der Gelegenheit auch die Weichteile begutachten, um beispielsweise geschlossene von offenen Frakturen zu unterscheiden.
- Palpation **(Betasten).**
- DMS-Kontrolle.

MERKE

DMS-Kontrolle

Sowohl durch den Verletzungsmechanismus als auch durch Maßnahmen der Frakturversorgung können Blutgefäße und/oder Nerven in der verletzten Region geschädigt werden. Deshalb ist bei Frakturen die **DMS-Kontrolle** obligatorisch:

- Wie ist die **Durchblutung?** (Tasten der Pulse distal der Fraktur, z. B. am Fuß, am Handgelenk)
- Wie ist die **Motorik?** („Können Sie mit den Zehen wackeln, die Finger noch vorsichtig bewegen?")
- Wie ist die **Sensibilität** distal **(körperfern)** der Verletzung? („Spüren Sie, wo ich Sie gerade anfasse?")

Es wird empfohlen, die DMS **vor** und **nach** einer etwaigen Reposition zu überprüfen.

Natürlich lassen sich Teile dieser Untersuchung auch auf andere Regionen anwenden; z. B. wird man bei Verdacht auf eine Wirbelsäulenverletzung ebenfalls prüfen, ob der Patient die Beine noch bewegen kann und ob er Berührungen wahrnimmt. Die Untersuchung von Motorik und Sensibilität stellt in diesem Fall eine einfache neurologische Untersuchung dar, die bei einem Patienten mit Verdacht auf Schädel-Hirn-Trauma stets noch um die Beurteilung anhand der Glasgow Coma Scale und der Pupillen erweitert werden muss (→ Kap. 6.5.4).

MERKE

Untersuchungsschema bei Frakturen

- Folgendes Prinzip gilt bei allen Patienten: Die Untersuchung und Anamneseerhebung sollte immer **strukturiert** und **prioritätenorientiert** erfolgen, z. B. nach dem ABCDE-Schema und SAMPLER.
- **CAVE:** Die Versorgung von bedrohlich aussehenden Frakturen und/oder Weichteilschäden kann ansonsten von lebensbedrohlichen Zuständen des Patienten ablenken und eine falsche Prioritätensetzung bewirken.
- Stellt man beim ersten Anblick des Patienten (Ersteindruck) eine starke Blutung fest, sollte vor der ABCDE-Herangehensweise eine sofortige Blutungskontrolle erfolgen (X-ABCDE). Diese insbesondere in der Militärmedizin propagierte Strategie ist universal gültig. Hier steht das „X" für Exsanguination (Ausbluten oder schwerste Blutung).

Frakturzeichen

Nur wenige Befunde sind beweisend für eine Fraktur. Sie werden **sichere Frakturzeichen** genannt:

- Fehlstellung
- Abnorme Beweglichkeit
- Fühl- oder hörbares Knochenreiben (Krepitation)
- Offene Fraktur

Viel häufiger sind die **unsicheren Frakturzeichen** wie Schmerzen, Schwellungen, Hämatome oder eine aufgehobene bzw. gestörte Funktion (Functio laesa). Zum Ausschluss oder Beweis einer Fraktur sowie zur Therapieplanung werden daher im Krankenhaus stets Röntgenaufnahmen angefertigt, oftmals in verschiedenen Ebenen, also z. B. von vorn und seitlich. Bei Bedarf kann eine **Computertomografie** (CT) oder eine **Magnetresonanztomografie** (MRT) helfen, Details zu erkennen, die im normalen Röntgenbild nicht sicher beurteilbar sind. Nur die bildgebende Diagnostik ermöglicht es überdies, die Fraktur weiter zu differenzieren. Im Rettungsdienst ist dies nicht möglich.

MERKE

Offene Extremitätenfraktur

Eine einfache und gut einprägsame Definition besagt, dass eine **offene Fraktur** vorliegt, wenn ein Knochenbruch durch eine Wunde mit der Außenwelt kommuniziert.

Fast die Hälfte aller Patienten mit **offenen Extremitätenfrakturen** erleidet zusätzlich andere schwere muskuloskeletale Verletzungen. Die überwiegende Ursache für derartige Brüche sind Verkehrsunfälle (ca. 60 %), gefolgt von einfachen Stürzen (ca. 20 %). Weitere 10 % sind Folge von Stürzen aus großer Höhe und ca. 5 % gehen auf Sportunfälle zurück. In weiteren 5 % der Fälle sind direkte Anpralltraumata, Körperverletzungen oder Quetschverletzungen ursächlich für die offenen Frakturen. Laut der S3-Leitlinie Polytrauma kann eine **Fotodokumentation** von Wunden oder offenen Frakturen erfolgen, um eine erneute Exposition prähospital bereits verbundener Wunden bis zur definitiven Versorgung der Wunde zu verhindern. Die Leitlinienautoren weisen darauf hin, dass die Fotodokumentation die Versorgungs- bzw. Rettungszeit nicht verlängern darf und datenschutzrechtlichen Vorgaben genügen muss.

Frakturbehandlung im Rettungsdienst

Die **Frakturbehandlung** basiert im Rettungsdienst auf den beiden Säulen Reposition und Retention.

Bei der **Reposition** (Einrenkung) wird die Fraktur unter schonendem Zug und Gegenzug achsengerecht eingerichtet, d. h. die Knochenstücke werden wieder so gut wie möglich in die anatomisch korrekte Lage gebracht. Ruckartige Bewegungen sind dabei zu vermeiden. Dies dient zur Schmerzreduzierung und Verminderung von Blutverlusten, nicht zuletzt auch der Vermeidung von Nervenschäden. Außerdem kann eine stark fehlgestellte Extremität nicht oder nur schlecht mittels Schienung ruhiggestellt werden. Beispiele hierfür sind die Luxationsfraktur des oberen Sprunggelenks oder die sog. „Open-Book-Fraktur", bei der die **Symphyse** (Schambeinfuge) des Beckens gesprengt ist und die mittels Anlage einer Beckenschlinge („Trochanterschlinge") stabilisiert werden kann (→ Abb. 6.73).

Die **Reposition** sollte **im Rettungsdienst** angewendet werden bei:

- Fraktur mit Fehlstellung
- Offener Fraktur (→ Abb. 6.7)
- Luxation mit neurovaskulärem Defizit
- Luxationsfraktur des oberen Sprunggelenks (Vermeidung von Nerven-, Gefäß- und Weichteilschäden)

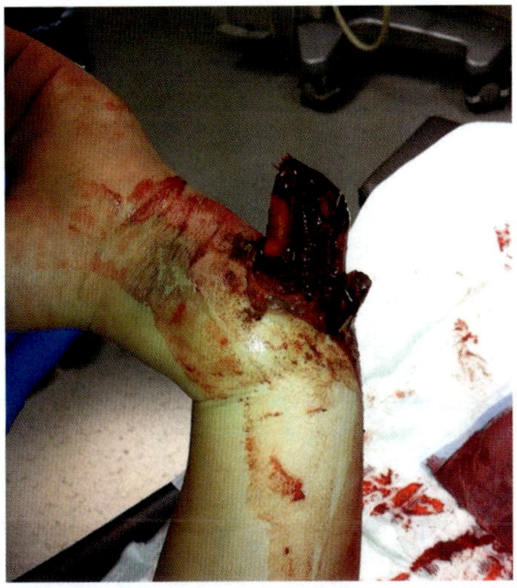

Abb. 6.7 Diese offene Fraktur entstand bei einem Motocross-Fahrer. Sie wurde lediglich steril verbunden, jedoch (leider) nicht unter Längszug achsengerecht ausgerichtet. Das Foto entstand im Schockraum unmittelbar nach Einlieferung des Patienten und Entfernung des Verbands. [M840]

Dagegen sollten in folgenden Situationen im Rettungsdienst **nicht reponiert** werden:

- Proximale Humerusfrakturen
- Schenkelhalsfrakturen
- Oberschenkelfrakturen
- Traumatische Luxationen **ohne** neurovaskuläres Defizit

Der Begriff Reposition, der eigentlich aus der klinischen Versorgung kommt, wird auch im Rettungsdienst häufig verwendet, wenngleich manche Autoren kritisieren, dass er präklinisch fragwürdig sei. Grund ist, dass die Reposition kaum überprüfbar ist, nicht selten besondere Fertigkeiten voraussetzt und auch nicht Anspruch und Ziel ist: Im Rettungsdienst geht es vor allem um Entlastung überdehnter Weichteilstrukturen und die damit ermöglichte suffiziente Blutstillung und Schienung.

MERKE

Eine Reposition ist angezeigt, wenn eine deutliche Achsenfehlstellung besteht, irgendwo Knochenteile herausspießen oder distal der Verletzung die periphere Durchblutung, Motorik bzw. Sensibilität gestört ist.

PRAXISTIPP

Analgesie (Schmerzbekämpfung) bei der Reposition

Vor der Reposition einer Fraktur sollte der Patient eine ausreichende Analgesie erhalten. Bewährt haben sich hier potente Substanzen wie Fentanyl, Sufentanil oder S-Ketamin. S-Ketamin erschwert jedoch die neurologische Beurteilung des Patienten im Verlauf (z. B. bei Patienten mit leichtem Schädel-Hirn-Trauma, die nicht intubiert werden sollen). Bei der Verabreichung von Fentanyl ist zu beachten, dass die Substanz erst nach mehreren Minuten ihr Wirkungsmaximum erreicht; daher ist etwas Geduld erforderlich. Mitunter lässt sich beobachten, dass Fentanyl alleine bei der Reposition von Frakturen nicht ausreicht, selbst in höheren Dosen.

Die **Retention** (hier Ruhigstellung) der Fraktur wird präklinisch z. B. mit Vakuumschienen, einem mit Binde fixierten SamSplint® oder der Vakuummatratze durchgeführt. Dabei gelten die Prinzipien, dass die Immobilisation die Beurteilung und Behandlung von vital bedrohlichen

Problemen nie verzögern darf und dass die benachbarten Gelenke ebenfalls ruhiggestellt werden sollten. Luftkammerschienen haben den Nachteil, dass sie bei Gewebeschäden die ohnehin beeinträchtigte Gewebedurchblutung noch weiter herabsetzen können.

MERKE

Stabilisierung der Halswirbelsäule

Zur Stabilisierung der Halswirbelsäule (HWS) erfolgt zunächst lediglich eine manuelle Ruhigstellung in achsengerechter, neutraler Ausrichtung, sofern der Patient dies toleriert (kein Zug am Hals!).

Die S3-Leitlinie Polytrauma führt zur Rettung aus einem Kfz aus: Die Halswirbelsäule soll bei der schnellen und schonenden Rettung vor der eigentlichen technischen Rettung immobilisiert werden. Die Notwendigkeit zur Sofortrettung (z. B. Feuer/Explosionsgefahr) stellt eine Ausnahme dar.

Im Rahmen der Verwendung einer Vakuummatratze oder eines Spineboards umfasst die HWS-Immobilisierung auch die Fixierung von Rumpf und Kopf. Dabei gilt immer, dass erst der Rumpf und danach der Kopf fixiert wird. **Diese Handlungsanweisung bedeutet nicht, dass der Patient einen HWS-Immobilisationskragen angelegt bekommen muss!** PHTLS® Deutschland empfiehlt, bei Patienten mit symptomatischem Schädel-Hirn-Trauma abzuwägen, ob das Anlegen einer starren Zervikalstütze unbedingt erforderlich ist oder ob dieser Patient auch anderweitig immobilisiert werden kann.

Es besteht jedoch weitgehende Einigkeit unter Fachleuten, dass das alleinige Anlegen eines HWS-Immobilisationskragens (ohne Rumpf- und Kopffixierung), wie es immer wieder zu beobachten ist, ineffektiv ist. Hier sollte das Motto lauten: „Richtig oder gar nicht."

Im Krankenhaus wird die Retention je nach Lokalisation, Schwere und Art der Fraktur konservativ oder operativ durchgeführt. Das bekannteste Verfahren der konservativen Retention ist die **Gipsbehandlung.** Bei der operativen Retention **(Osteosynthese)** werden die Frakturteile mit Schrauben, Nägeln, Metallplatten oder Drähten zusammengefügt (→ Abb. 6.8). Vorteil dieser Methode sind die hohe Stabilität und die Verkürzung der Immobilisation.

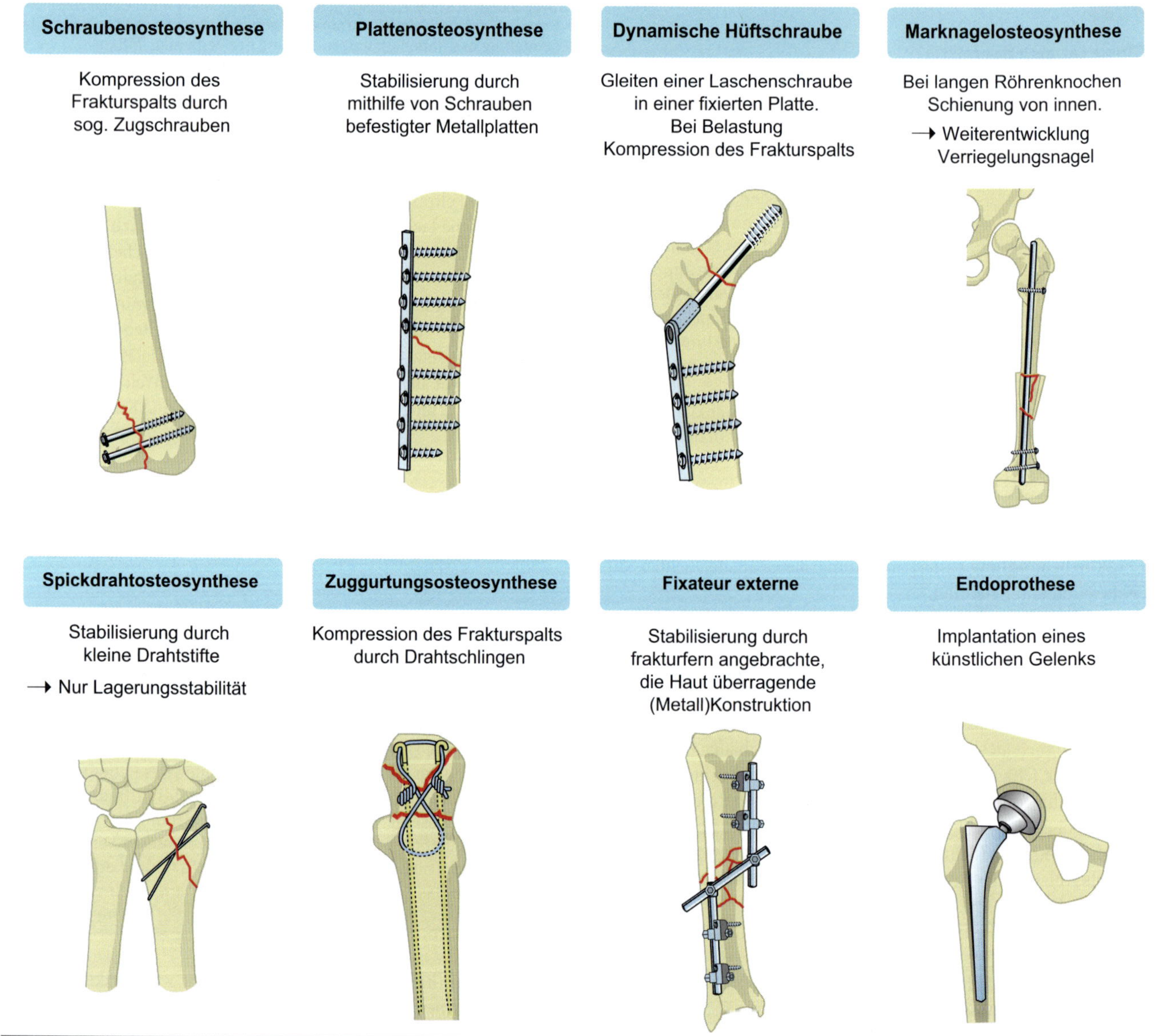

Abb. 6.8 Verschiedene Osteosyntheseverfahren [L138/L190]

Wie lange es dauert, bis der verletzte Knochen wieder voll belastbar ist, hängt von vielen Faktoren ab: Knochenbrüche bei Kindern heilen z. B. doppelt so schnell wie Brüche älterer Menschen, und Frakturen der unteren Extremität brauchen im Durchschnitt wesentlich länger als Frakturen der oberen Extremität, bis die Belastbarkeit wiederhergestellt ist.

Primäre und sekundäre Frakturheilung

Ziel jeder Frakturbehandlung ist es, dass der Knochen über den Frakturspalt hinweg wieder stabil durchbaut wird, d. h. neue Knochenbälkchen bildet, die den Frakturspalt überbrücken und auffüllen – falls zwischen den Bruchstücken eine Lücke klafft. Werden die Knochenbruchstücke durch Osteosynthese unter Druck genau passend aufeinandergepresst, so erfolgt der Durchbau direkt **(primäre Frakturheilung).** Diese schnellste Form der Frakturheilung funktioniert jedoch nur, wenn die Fraktur absolut ruhiggestellt und gut durchblutet ist.

Oft jedoch sind diese Voraussetzungen nicht erfüllt. Dann entsteht zunächst über Entzündungsprozesse ein knorpelartiger Reizkallus, der die Bruchstelle nach und nach verlötet und sich sekundär über viele Monate hinweg wie bei der chondralen Ossifikation in Knochen umwandelt (**sekundäre Frakturheilung** → Abb. 6.9).

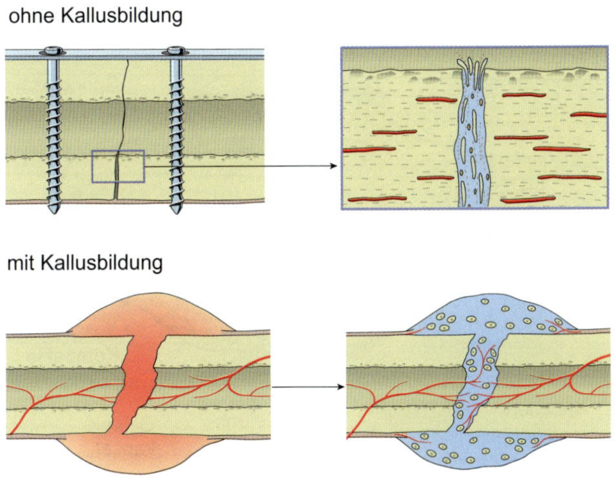

Abb. 6.9 Primäre Frakturheilung ohne und sekundäre Frakturheilung mit Kallusbildung [L190].

IM FOKUS

Knochen und Skelettsystem

Knochen- und Knorpelgewebe bilden das **Skelettsystem.** Skelettsystem und Muskulatur werden zusammenfassend als **Bewegungsapparat** bezeichnet.

Es können verschiedene **Knochenarten** unterscheiden werden:

- Röhrenknochen
- Kurze Knochen
- Platte oder flache bzw. flächenhafte Knochen
- Sesambeine
- Lufthaltige Knochen
- Irreguläre Knochen

Ein Röhrenknochen setzt sich aus der **Diaphyse** (Schaftanteil) sowie den beiden **Epiphysen** (Knochenenden) zusammen. Die **Epiphysenfuge** ist die Längenwachstumszone des Knochens.

Von außen ist der Knochen von Knochenhaut **(Periost)** überzogen. Im Inneren setzt er sich aus der **Kortikalis** (dichtes Knochengewebe) und der **Spongiosa** (zarte Knochenbälkchen) zusammen.

Die **Knochenmarkhöhle** ist bei kurzen, platten oder irregulären Knochen und in den Epiphysen der Röhrenknochen von Oberarm und Oberschenkel mit **rotem blutbildendem Knochenmark** gefüllt. Alle anderen Knochen enthalten im Erwachsenenalter fetthaltiges **gelbes Knochenmark.**

Osteoblasten sind für den Auf- und Umbau der Knochengrundsubstanz zuständig. **Osteoklasten** sorgen hingegen für den Abbau von Knochengrundsubstanz.

Die Muskulatur ist mit den Knochen über die **Sehnen** verbunden, während sich die Knochen untereinander über **Bänder** stabilisieren.

6.2 Gelenke

6.2.1 Überblick

Körperbewegungen sind nur an Verbindungsstellen zwischen den Knochen möglich – den **Gelenken.** In ihnen stehen sich zwei weißliche, spiegelglatte Gelenkflächen (Facies articularis) gegenüber. Diese Grenzfläche zwischen zwei Knochen wird durch den der Epiphyse aufgelagerten Gelenkknorpel gebildet. Zum Gelenk gehören außerdem die bindegewebigen Strukturen zwischen den gelenkbildenden Knochen (z. B. Bänder).

Einteilung nach der Beweglichkeit

Nicht alle Gelenke sind gleich beweglich: Manche erlauben die Bewegung in mehreren Ebenen, andere nur in einer Ebene; einige Gelenke sind kaum beweglich.

Gelenke mit Gelenkhöhle und deutlicher Beweglichkeit in mindestens einer Ebene werden **Diarthrosen** oder freie bzw. echte Gelenke genannt (→ Abb. 6.10). Die meisten Gelenke gehören zu dieser Gruppe. Der Gelenkspalt ist wenige Zehntel Millimeter breit und trennt die benachbarten Gelenkflächen. Man bezeichnet die echten Gelenke auch als **Articulatio synovialis,** weil die Gelenkkapsel eine hochvisköse Gelenkflüssigkeit **(Synovia)** bildet. Bei diesem Gelenktyp ziehen Muskeln über das Gelenk hinweg, die das Gelenk in entgegengesetzte Richtungen bewegen können (Agonisten/Antagonisten). Oftmals finden sich gelenknah **Schleimbeutel** (Bursae synoviales), die mit der Gelenkhöhle kommunizieren können.

Sehr straffe Gelenke mit geringer Beweglichkeit werden **Amphiarthrosen** (straffe Gelenke) genannt. Zu ihnen gehört das Iliosakralgelenk zwischen Darm und Kreuzbein (→ Abb. 6.71)

Synarthrosen (Fuge, Haft) sind unbewegliche Knochengelenke, die, ohne einen Gelenkspalt zu bilden, mit Knorpel- oder straffem Bindegewebe ausgefüllt sind. Sie dienen dazu, Knochen möglichst unverrückbar zusammenzuhalten. Synarthrosen werden auch als unechte Gelenke bezeichnet.

Die Synarthrosen werden weiter unterteilt in:

- **Syndesmosen** (Bandhaften). Hier überbrückt festes, sich verzahnendes Bindegewebe die Knochenlücke, z. B. zwischen den Schädelknochen (→ Abb. 6.29).
- **Synchondrosen** (Knorpelhaften). Es besteht eine knorpelige Verbindung, z. B. an der Symphyse (Schambeinfuge → Abb. 6.70) oder zwischen Rippen und Brustbein.
- **Synostosen** (Knochenhaften). Sie entstehen, wenn das ursprünglich faserige Bindegewebe zwischen zwei Knochen im Laufe der Entwicklung durch Knochen ersetzt wird, etwa bei der Verknöcherung des Kreuzbeins aus fünf Wirbelsegmenten (gut erkennbar in → Abb. 6.42).

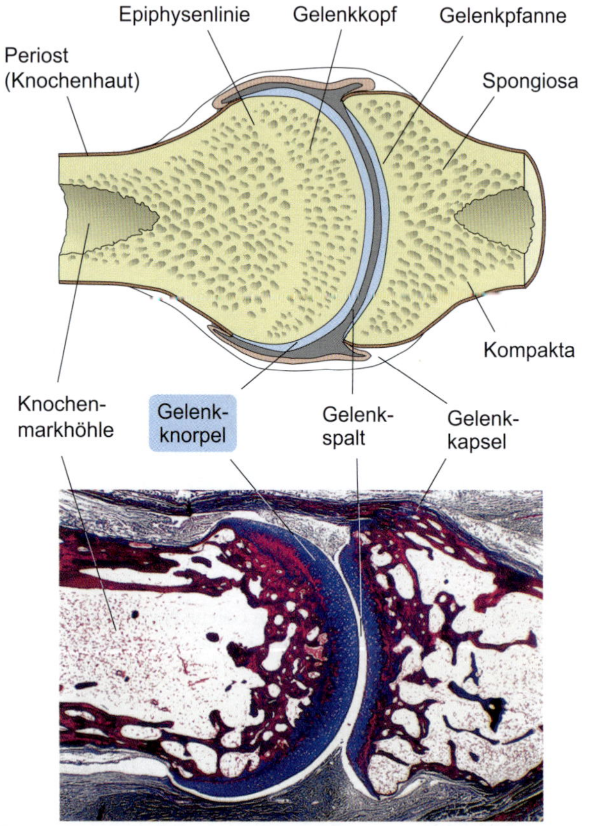

Abb. 6.10 Längsschnitt durch eine Diarthrose, oben Schemazeichnung, unten lichtmikroskopisches Bild (kleines Fingergelenk) [L190/M375]

Kleines Glossar

Im Klinikpraktikum lernen angehende Rettungsdienstmitarbeiter weitere wichtige Begriffe mit Bezug zur Gelenkbeweglichkeit kennen, v. a.:

- **Arthroskopie,** d. h. endoskopische Gelenkuntersuchung, umgangssprachlich auch als Gelenkspiegelung bezeichnet. In aller Regel beschränkt man sich nicht auf die Gelenkspiegelung, sondern nimmt im gleichen Eingriff eine endoskopische Therapie vor, etwa die Rekonstruktion verletzter Band- und Kapselstrukturen.
- **Gelenkendoprothetik.** Operativer Ersatz eines natürlichen Gelenks durch einen künstlichen Gelenkersatz (Teil- oder Totalendoprothese, → Abb. 6.8). Wird am häufigsten im Bereich von Hüft- und Kniegelenk durchgeführt.
- **Pseudarthrose,** d. h. missglückte Frakturheilung mit resultierender Instabilität wegen fehlender knöcherner Verbindung (Falschgelenk).
- **Arthrodese,** d. h. operative knöcherne Gelenkversteifung mithilfe von Osteosyntheseverfahren (→ Abb. 6.8). Führt man diese im Bereich der Wirbelsäule durch, bezeichnet man sie als **Spondylodese**. Die wichtigsten Indikationen sind die Gelenkentzündung (infektiöse Arthritis), Gelenkzerstörung nach Infektion oder Trauma und degenerative Gelenkerkrankungen. Das zugrunde liegende Prinzip ist ein bewusster Verzicht auf die Beweglichkeit, um Schmerzfreiheit und Stabilität zu erlangen.

Preis der Mobilität

Ist die Gelenkverbindung nur lose, so ist die Beweglichkeit (Mobilität) größer, allerdings steigt damit auch die Gefahr von Gelenkauskugelungen (**Luxationen** oder Dislokationen, → Kap. 6.2.4). Sehr beweglich ist z. B. das Schultergelenk – die Schultergelenksluxation ist die häufigste Luxation überhaupt (→ Abb. 6.54).

6.2.2 Gelenkkapseln und Bänder

Um die Gelenke vor dem Auskugeln **(Luxation)** zu schützen, werden die meisten Diarthrosen von einer straffen **Gelenkkapsel** umhüllt. Sie setzt sich aus zwei Schichten zusammen: Außen liegt die **Membrana fibrosa,** die aus kollagenem Fasermaterial besteht und durch ihren festen Halt vor Verrenkungen schützt. Innen liegt die **Membrana synovialis (Synovialmembran);** sie beinhaltet elastische Fasern, Gefäße sowie Nerven und sondert die Synovialflüssigkeit ab.

In die Gelenkkapseln sind oft **Bänder** eingeflochten, derbe Verstärkungsstränge, welche die Epiphysen der beiden gegenüberstehenden Knochen direkt verbinden und das Gelenk in ungünstigen Belastungssituationen stabilisieren. Diese Verstärkungszüge schützen z. B. als Innen- und Außenband des oberen Sprunggelenks vor dem „Umknicken“ des Fußes.

Bei kleinen Gelenken ist die Gelenkkapsel häufig gar nicht als solche erkennbar, weil sie mit den die beiden Knochen verbindenden Bandstrukturen zu einer Art Faserschlauch verflochten ist.

Schleimbeutel

Zur Vermeidung von Gewebeschäden durch Reibungskräfte bei Körperbewegungen sind vor allem an (druck)belasteten Stellen in der Nähe oder am Rand der Gelenkhöhle dünnwandige, von Synovialmembran ausgekleidete Hohlräume ausgebildet, die **Schleimbeutel** (Bursae synoviales). Sie enthalten schleimiges Sekret, verteilen den Druck gleichmäßiger, erleichtern das Aufeinandergleiten der beteiligten Strukturen und dienen als Puffer bei Bewegungen. Eine Entzündung dieser Schleimbeutel nennt man **Bursitis**.

Menisken

In manchen Gelenkhöhlen liegt ein scheiben- und ringförmiger Zwischenknorpel, der den Gelenkspalt vollständig **(Diskus)** oder teilweise **(Meniskus)** unterteilt. Disken und Menisken schonen den Gelenkknorpel, indem sie den Druck gleichmäßiger verteilen und Krümmungsungleichheiten (Inkongruenzen) zwischen den Gelenkflächen ausgleichen. Klinisch bedeutsam sind vor allem die Menisken des Knies (→ Abb. 6.87).

6.2.3 Gelenkformen

Die Bewegungsmöglichkeiten eines Gelenks, auch **Freiheitsgrade** genannt, werden entscheidend von der Gestalt der gegenüberstehenden Gelenkflächen (mit-)bestimmt. Insgesamt gibt es sechs verschiedene Grundformen (→ Abb. 6.11):

Scharniergelenk

Wird eine nach außen gewölbte **(konvexe)** Gelenkfläche in Rollenform von einer nach innen gewölbten **(konkaven)** Gelenkfläche schalenförmig umgriffen, so sind Scharnierbewegungen möglich. Ähnlich wie das Öffnen oder Schließen einer Tür eine einzige Bewegung in zwei Richtungen ermöglicht, haben auch **Scharniergelenke** nur einen Freiheitsgrad:

- Bei der **Beugung** oder Flexion nimmt der Winkel zwischen den artikulierenden Knochen ab (z. B. beim Beugen des Zeigefingers).
- Bei der **Streckung** oder Extension vergrößert sich der Winkel (z. B. beim Ausstrecken des Fingers).

Gelenktyp	Scharniergelenk	Zapfengelenk	Gleitgelenk	Eigelenk	Sattelgelenk	Kugelgelenk
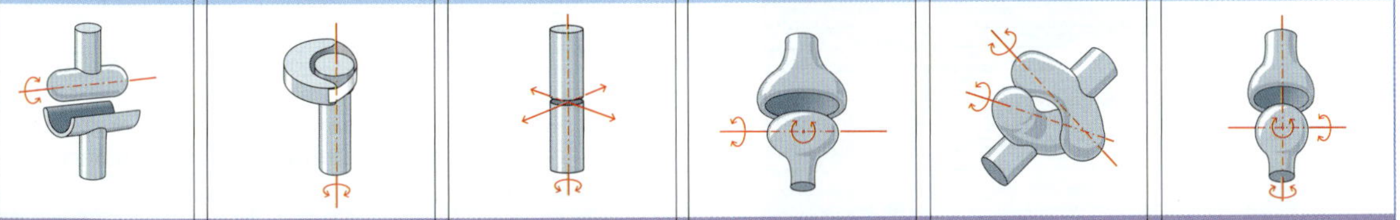						
Freiheitsgrad	1	1	2	2	2	3
Bewegung	Beugung/ Streckung	Innen-/ Außenrotation	Gleitbewegung Mithilfe bei Innen-/ Außenrotation	Beugung/ Streckung Abduktion/ Adduktion	Beugung/ Streckung Abduktion/ Adduktion	Innen-/ Außenrotation Beugung/Streckung Abduktion/Adduktion
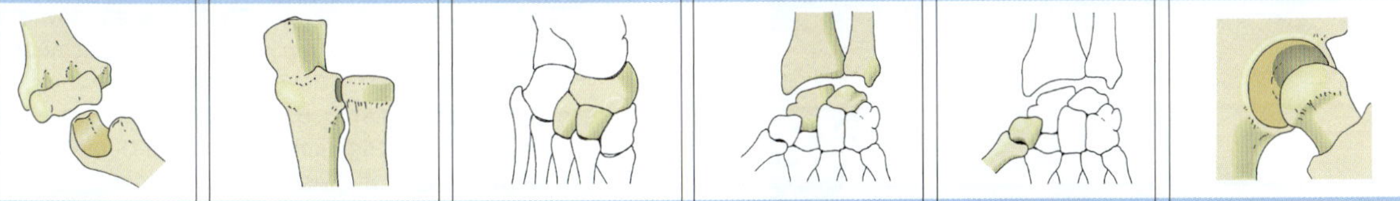						
Beispiel	proximales Handgelenk	proximales Radio-Ulnar-Gelenk	Mittelfußgelenk	proximales Handgelenk	Daumen-wurzelgelenk	Hüftgelenk

Abb. 6.11 Verschiedene Gelenkformen. Die roten Linien und Pfeile zeigen die Achsen, um die Bewegungen möglich sind, bzw. die dazugehörigen Bewegungen. [L190]

Scharniergelenke finden sich z. B. zwischen allen Finger- und Zehengliedern und z. T. am Ellenbogen.

Zapfen- und Radgelenke

Bei beiden Gelenktypen steht eine konvexe, zylindrisch geformte Gelenkfläche einer konkaven gegenüber. Zapfen- und Radgelenke haben nur einen Freiheitsgrad:

- Beim **Zapfengelenk** dreht sich die konvexe Gelenkfläche innerhalb eines Bandes, das die konkave Gelenkfläche zum Ring ergänzt. Ein Beispiel hierfür ist das proximale Radio-Ulnar-Gelenk am Ellenbogen.
- Beim **Radgelenk** bewegt sich die konkave Gelenkfläche um die konvexe (z. B. das distale Radio-Ulnar-Gelenk).

Gleitgelenk

Die Gelenkflächen der Knochen, die ein **Gleitgelenk** bilden, sind im Allgemeinen flach. Mitunter werden diese Gelenke daher auch als plane Gelenke bezeichnet. Diese Verbindungen erlauben in geringem Maße eine Gleitbewegung nach vorne und hinten oder von Seite zu Seite, ohne dass Beuge- oder Rotationsbewegungen möglich sind. Solche Gleitgelenke befinden sich z. B. in der Hand- und Fußwurzel; auch die Zwischenwirbelgelenke sind Gleitgelenke.

Eigelenk

Beim **Eigelenk** (oder Ellipsoidgelenk) stehen ellipsenförmige konvexe oder konkave Gelenkflächen einander gegenüber. Eigelenke erlauben sowohl die Beuge-Streck-Bewegung als auch die Seit-zu-Seit-Bewegung (Ab- bzw. Adduktion). Sie besitzen also zwei Freiheitsgrade. Das proximale Handgelenk zwischen Speiche und Elle (bzw. dem ihr vorgelagerten Diskus) einerseits und Handwurzelknochen andererseits ist ein solches Eigelenk.

Sattelgelenk

Beim **Sattelgelenk** besitzt eine Gelenkfläche die Form eines Sattels, während die andere der Form eines Reiters auf seinem Sattel ähnelt. Dieses Gelenk erlaubt die Seit-zu-Seit-Bewegung und die Vorwärts-Rückwärts-Bewegung, hat also zwei Freiheitsgrade. Ein Beispiel ist das Grundgelenk des Daumens.

Kugelgelenk

Die meisten Bewegungsmöglichkeiten bietet ein **Kugelgelenk.** Hier sitzt eine kugelige Gelenkfläche, der **Gelenkkopf,** in einer kugelförmig ausgehöhlten **Gelenkpfanne.**

Mit einem Kugelgelenk, z. B. dem Schulter- oder Hüftgelenk, sind Bewegungen in allen drei Freiheitsgraden möglich:

- Flexion und Extension (Beugung und Streckung)
- Abduktion und Adduktion (Bewegung vom Körper weg/zum Körper hin)
- Innen- und Außenrotation (Einwärts-/Auswärtsdrehung)

6.2.4 Distorsion, Kontusion und Luxation

Distorsion, Kontusion und Luxation gehören zu den drei in der allgemeinen Traumatologie beschriebenen Formen der **Gelenkverletzungen.**

Eine **Distorsion** ist eine Dehnung von Bändern, auch **Bänderzerrung** oder **Verstauchung** genannt. Eine häufige Distorsion ist z. B. die Zerrung der Außenbänder des Sprunggelenks durch Umknicken des Fußes nach innen oder auch eine Verdrehung des Kniegelenks. Hierbei wird das Gelenk über das Maß der normalen Gelenkbeweglichkeit hinaus belastet. Im Extremfall kann es zur Zerreißung von Bändern kommen.

Die **Kontusion** ist ein anderer Begriff für eine **Prellung** oder **Quetschung.** Ursache ist eine direkte, stumpfe Gewalteinwirkung, die durch einen Sturz oder Schlag entstanden ist. Meistens ist das Ellenbogen- oder Kniegelenk betroffen. Man sieht diese Verletzungen z. B. bei Mannschafts- oder Kampfsportarten.

Als **Luxation** (→ Abb. 6.12) wird die vollständige **Auskugelung** eines Gelenks bezeichnet. Umgangssprachlich wird auch der Begriff **Verrenkung** benutzt. Bei der Luxation ist die Kontinuität der Gelenkpartner vollständig aufgehoben, d. h., die Gelenkflächen stehen etwas versetzt

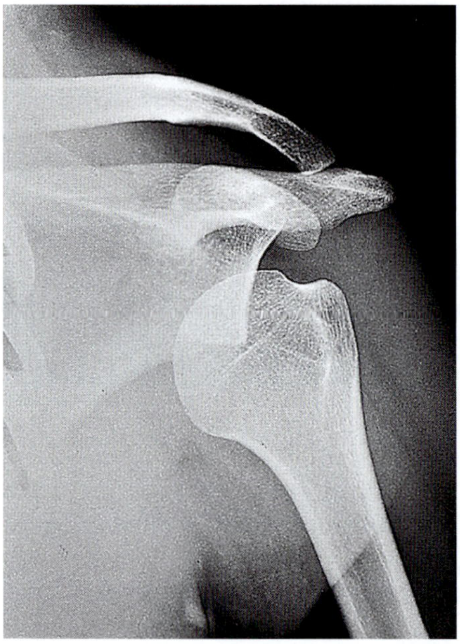

Abb. 6.12 Röntgenbild einer typischen Schulterluxation nach vorne und unten. Die Gelenkflächen haben keinen Kontakt mehr zueinander. [M502]

zueinander oder sogar nebeneinander. Die Luxation wird meist von einem Gelenkkapselriss begleitet.

PRAXISTIPP

Luxation – reponieren oder nicht?

Die Grundlage der Behandlung eines Patienten mit einem luxierten Gelenk besteht in der adäquaten Analgesie. Bei Patienten mit Luxationen der großen Gelenke wie **Schulter, Knie** und **Hüfte** soll bei intakter peripherer Durchblutung, Motorik und Sensibilität **kein** Versuch einer präklinischen Reposition unternommen werden, so der allgemeine Konsens. In diesen Fällen soll der Patient entsprechend analgetisch versorgt, ruhiggestellt und umgehend in das nächstgelegene geeignete Krankenhaus gebracht werden. Dort wird die Luxation unter optimalen Bedingungen reponiert. Sind Durchblutung, Motorik und Sensibilität **gestört,** sollte jedoch ein Repositionsversuch unternommen werden.

MERKE

PECH-Regel

Die PECH-Regel ist vielen Anwendern u. a. aus dem Bereich der Sportmedizin geläufig. Sie kommt bei unsicheren Frakturzeichen und Distorsionen zur Anwendung und stellt eine Eselsbrücke dar. Die Buchstaben PECH bedeuten:

- **P**ause (= Ruhigstellung bzw. Schonung)
- **E**is (Kühlung der Verletzung zur Schmerzlinderung und Reduktion der Schwellung)
- **C**ompression (Anlage eines Kompressionsverbandes, z. B. mit elastischer Binde)
- **H**ochlagerung (Hochlagern der Extremität wirkt der Schwellung und Hämatombildung entgegen)

IM FOKUS

Gelenke

Die Verbindungsstellen zwischen Knochen werden als **Gelenke** bezeichnet.

Es können **Diarthrosen** (echte Gelenke), **Amphiarthrosen** (straffe Gelenke) und **Synarthrosen** (Fugen und Haften) unterschieden werden.

Die meisten Diarthrosen sind von einer straffen **Gelenkkapsel** umhüllt und enthalten eine hochvisköse Gelenkflüssigkeit **(Synovia).**

An **besonders belasteten Stellen** enthalten Gelenke zusätzlich **Schleimbeutel.** Zur **Schonung der Gelenkknorpel** finden sich in manchen Gelenkhöhlen zudem **Disken** und **Menisken.**

Abhängig von der Anzahl der **Freiheitsgrade** sowie der **Form der beteiligten Gelenkflächen** gibt sechs es verschiedene **Grundformen von Gelenken:**

- **Scharniergelenke** (z. B. Fingergelenke)
- **Zapfen-** und **Radgelenke** (z. B. Radio-Ulnar-Gelenk)
- **Gleitgelenk** (z. B. Zwischenwirbelgelenke)
- **Eigelenk** (z. B. Handgelenk zwischen Speiche und Elle)
- **Sattelgelenk** (z. B. Grundgelenk des Daumens)
- **Kugelgelenk (**z. B. Schulter- oder Hüftgelenk)

6.3 Muskulatur

Es gibt drei Grundtypen von Muskelgewebe (auch → Kap. 4.7):

- Skelettmuskulatur (quergestreift, willkürlich; → Kap. 6.3.1 bis → Kap. 6.3.6)
- Herzmuskelgewebe (quergestreift, unwillkürlich; → Kap. 6.3.9)
- Glatte Muskulatur (unwillkürlich; → Kap. 6.3.10)

6.3.1 Skelettmuskulatur

Die aktive Bewegung des Körpers kommt durch den Wechsel zwischen Kontraktion und Erschlaffung der **quergestreiften Muskulatur (Skelettmuskulatur)** zustande. Die Skelettmuskulatur macht ca. 40 % der Körpermasse aus. Sie besteht aus hochspezialisierten Zellen, die **vier Grundeigenschaften** aufweisen:

- Sie sind erregbar, d. h. sie können auf Nervenreize reagieren.
- Sie sind kontraktil, d. h. sie können sich verkürzen.
- Sie sind dehnbar, d. h. sie lassen sich auseinanderziehen.
- Sie sind elastisch, d. h. sie kehren nach Dehnung oder Kontraktion in ihre ursprüngliche Ruhelage zurück.

Durch seine Fähigkeit zur **Kontraktion** (zum Zusammenziehen) kann der Skelettmuskel gleich mehrere Aufgaben erfüllen:

- **Aktive Bewegung des Körpers:** Sie ist sichtbar beim Laufen oder Rennen und bei lokalisierten Bewegungen wie z. B. dem Ergreifen eines Bleistifts.
- **Aufrechte Körperhaltung:** Die Skelettmuskulatur ermöglicht den aufrechten Gang. Infolge einer kontinuierlichen Stimulation von Muskelzellen durch das zentrale Nervensystem wird der Körper in sitzender oder stehender Position gehalten, ohne dass wir bewusst darauf achten.
- **Wärmeproduktion:** Bereits in Ruhe entfallen ca. 20–25 % des Energieumsatzes auf die Skelettmuskulatur. Von der Energie, die zur Muskelarbeit eingesetzt wird, können nur 45 % für die Kontraktion selbst verwendet werden. Auch die Kontraktion selbst hat einen schlechten Wirkungsgrad. Als „Abfallprodukt" entsteht Körperwärme. Bei Unterkühlung oder ansteigendem Fieber (Schüttelfrost) werden die Muskeln jedoch ausschließlich zum Zweck der

Wärmeproduktion kontrahiert (Kältezittern) und so bis zu 85 % der Körperwärme durch Muskeln erzeugt.

Muskulatur von Mann und Frau

Männer haben wesentlich mehr (Skelett-)Muskelgewebe als Frauen: durchschnittlich 30 kg gegenüber etwa 24 kg bei der Frau. Ursächlich für diesen Unterschied ist vor allem das Sexualhormon Testosteron (→ Kap. 17.2.3), das stark muskelaufbauend (anabol) wirkt. Noch stärker weicht die maximal erzielbare muskuläre Kraftentwicklung voneinander ab – Frauen vermögen durchschnittlich nur 65 % der Kraft des „Durchschnittsmannes" zu entwickeln.

6.3.2 Mechanik des Skelettmuskelgewebes

Ansatz und Ursprung eines Skelettmuskels

Muskelkontraktionen erzeugen Bewegung durch die Ausübung von Zug auf die Sehnen, die wiederum Zugkräfte auf die Knochen übertragen, an denen sie angeheftet sind.

Als **Ursprung** eines Muskels wird in der Regel die körpernahe Verankerung eines Muskels definiert, als **Ansatz** die Befestigung an körperfernen Punkten. Der zwischen den Sehnen bzw. zwischen Ansatz und Ursprung liegende fleischige Anteil des Muskels wird **Muskelbauch** (lat. Venter) genannt.

Agonist und Antagonist

Zur gleichmäßigen Ausführung der meisten Bewegungen ist das Zusammenspiel gegensätzlich wirkender Muskeln erforderlich. Ein **Agonist** (Spieler) führt eine bestimmte Bewegung aus, sein **Antagonist** (Gegenspieler) ist für die entgegengesetzte Bewegung verantwortlich. Je nach beabsichtigter Bewegungsrichtung wirkt ein und derselbe Muskel entweder als Agonist oder als Antagonist.

Dies soll am Beispiel des Ellenbogens erklärt werden (→ Abb. 6.13):

- Soll der Unterarm gebeugt werden, muss sich der M. biceps brachii zusammenziehen; er ist Agonist. Während er kontrahiert, muss sich sein Gegenspieler, der M. triceps brachii, entspannen. Er ist Antagonist.
- Soll das Ellbogengelenk nun ausgestreckt werden, ist der M. triceps brachii der Agonist, während der M. biceps brachii die Aufgabe des (sich entspannenden) Antagonisten übernimmt.

Kontrahieren Agonist und Antagonist gleichzeitig mit gleicher Kraft, so entsteht keine Bewegung, sondern eine sog. isometrische Kontraktion (→ Kap. 6.3.7).

Muskeln, die sich gegenseitig in ihrer Arbeit unterstützen, nennt man **Synergisten.** So beugt der M. brachialis (→ Abb. 6.57) das Ellenbogengelenk ebenso wie der M. biceps brachii.

6.3.3 Namensgebung

Die meisten der ca. 650 Skelettmuskeln werden nach einem oder mehreren der folgenden Kriterien benannt:

- **Faserverlauf.** Beispiele: Die Fasern des M. transversus abdominis verlaufen rechtwinklig (lat. transversus = quer) zur Körpermittellinie. Die Fasern des M. obliquus externus abdominis liegen diagonal (lat. obliquus = schräg) zur Mittellinie.
- **Lage des Muskels.** Der M. temporalis liegt nahe dem Os temporale (lat. tempus = Schläfe). Der M. tibialis anterior verläuft am vorderen Anteil der Tibia (lat. tibia = Schienbein, anterior = der vordere).
- **Größe bzw. Länge des Muskels.** Maximus kommt aus dem Lateinischen und bedeutet der größte, minimus der kleinste, longus der lange und brevis der kurze. Beispiele hierfür sind der M. glutaeus maximus, M. glutaeus minimus, M. fibularis (peronaeus) longus und M. fibularis (peronaeus) brevis.
- **Zahl der Ursprünge.** Der M. biceps brachii besitzt zwei, der M. triceps brachii drei und der M. quadriceps femoris vier Ursprünge (lat. bi- = zwei-, tri- = drei, quadri- = vier-).
- **Muskelform,** z. B. beim M. deltoideus (lat. deltoideus = delta-, dreieckförmig), M. trapezius (gr. trapeza = Tisch) oder M. serratus anterior (lat. serra = Säge).
- **Lokalisation von Ursprung** (bzw. Ursprüngen) **und Ansatz,** z. B. entspringen der M. obturatorius externus und internus an der Membrana obturatoria.

6.3.4 Aufbau des Skelettmuskelgewebes

Der elementare Baustein des Skelettmuskelgewebes ist die **quergestreifte Muskelfaser.** Sie ist eine riesige vielkernige Zelle, die bis zu 15 cm lang und ca. 0,1 mm dick werden kann und daher oft mit dem bloßen Auge zu erkennen ist.

Hüllstrukturen

Jede einzelne Muskelfaser ist von einem feinen Bindegewebsmantel umhüllt, dem **Endomysium.** Mehrere Muskelfasern sind durch stärkere Bindegewebssepten, dem **Perimysium,** zu **Muskelfaserbündeln** zusammengefasst, und jeder einzelne anatomisch benannte Muskel (bestehend aus vielen Muskelfaserbündeln) besitzt eine äußere Bindegewebshülle, das **Epimysium.** Das Epimysium mit der weiter außen aufliegenden **Muskelfaszie** (Muskelhülle) hält den Muskel in seiner anatomischen Form; zusammen mit Ausläufern von Perimysien und Endomysien setzt sich die Muskelfaszie am Muskelende als Sehne (→ Kap. 6.1.4) aus straffem kollagenem Bindegewebe fort, die dann in der Regel an einem Knochen ansetzt (→ Abb. 6.14).

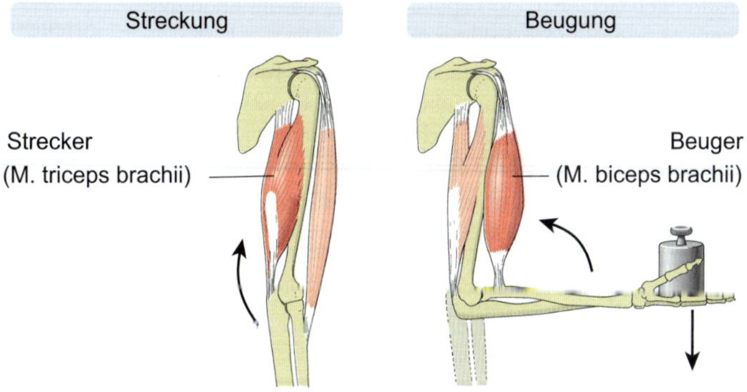

Abb. 6.13 Die Beziehung zwischen Agonist und Antagonist am Beispiel des Zusammenspiels von Beuger (M. biceps brachii) und Strecker (M. triceps brachii) am Ellenbogengelenk [L190]

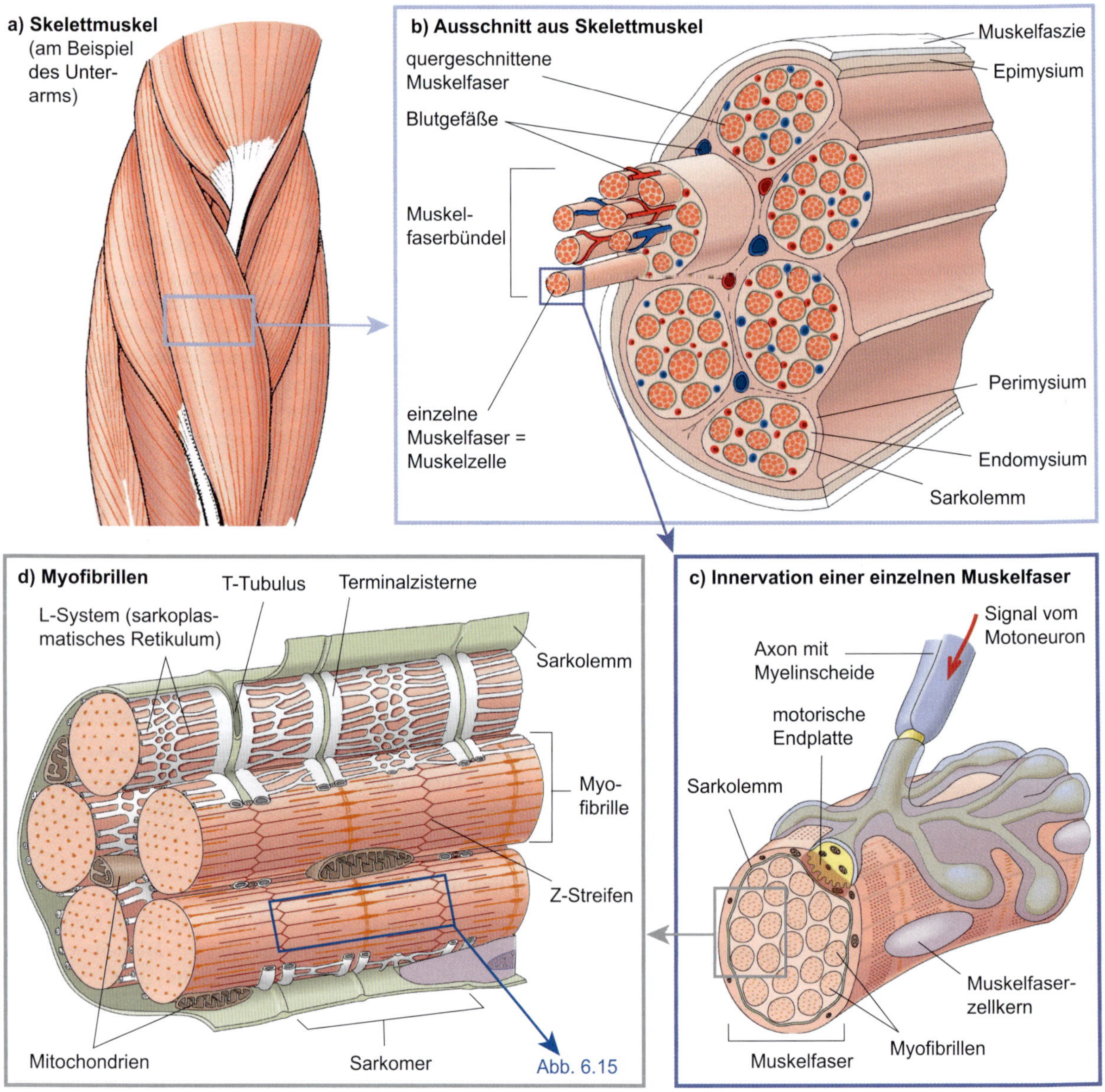

Abb. 6.14 **a** Skelettmuskel (am Beispiel des Unterarms), **b** Ausschnitt aus einem Skelettmuskel, **c** Innervation einer einzelnen Muskelfaser, **d** Myofibrillen [L190]

Nerven- und Blutversorgung

Der Skelettmuskel ist reich mit Nerven und Blutgefäßen versorgt. Im Allgemeinen begleiten eine Arterie und ein oder zwei Venen jeden Nerven, der durch das Bindegewebe in den Muskel eindringt; dort zweigen sich die zuführenden Gefäße in ein Kapillarnetz auf, das im Endomysium verlaufend jede einzelne Muskelfaser umspinnt. Die rote Farbe verdankt der Muskel seinem Blutreichtum, aber auch dem roten Farbstoff **Myoglobin,** der ähnlich dem Hämoglobin (→ Kap. 11.2.2) als Sauerstoffträger fungiert. Die Nerven teilen sich wie die Gefäße auf, nähern sich der Muskelfaserwand und treten über eine weit verzweigte Synapse als sog. **motorische Endplatte** in Kontakt mit der Zellmembran der Muskelfaser, dem **Sarkolemm** (→ Abb. 6.14).

Histologischer Aufbau der Muskelfasern

Jede Muskelfaser enthält als Hauptbestandteil fadenförmige Strukturen, die sog. **Myofibrillen,** welche die Faser parallel in Längsrichtung durchziehen und zur Kontraktion befähigt sind (→ Abb. 6.14). Die Myofibrillen wiederum bestehen aus einer langen Kette von zwei einander abwechselnden Strukturen, den dünnen und den dicken **Myofilamenten.** Diese erscheinen im mikroskopischen Bild als helle und dunkle Streifen und geben der quergestreiften Muskulatur ihren Namen. Diese Streifen bilden, auf die Gesamtlänge der Muskelfaser bezogen, viele aneinandergereihte funktionelle Untereinheiten, die **Sarkomere**. Ihre Begrenzungen sind mikroskopisch als feine, quer verlaufende Linien – sog. **Z-Streifen** – erkennbar. Jede Myofibrille ist von feinen Röhrchensystemen umschlossen. Diese überwiegend längs verlaufenden Röhrchen, die L-Tubuli (L = longitudinal = längs), sind eine Spezialform des glatten endoplasmatischen Retikulums, das als Kalziumspeicher dient und als **sarkoplasmatisches Retikulum** bezeichnet wird. Es steht mit quer dazu angeordneten **Terminalzisternen** in Verbindung, sodass ein netzförmiges Bild entsteht. Im Zytoplasma jeder Muskelfaser (**Sarkoplasma** genannt) befinden sich neben den Myofibrillen und vielen Zellkernen auch zahlreiche Mitochondrien. Ihre Zahl steht in direktem Verhältnis zum Energiebedarf des jeweiligen Muskels. Das Sarkoplasma jeder Muskelfaser ist umschlossen vom **Sarkolemm,** der Zellmembran der Muskelfaser. Quere Einstülpungen des Sarkolemms bilden die **T-Tubuli** (T = transversal = quer).

Sarkomer

Jedes Sarkomer ist aus zwei verschiedenen Myofilamenten, dem **Aktin-** und dem **Myosinfilament,** aufgebaut. Das dicke Myofilament, das **Myosin,** ist aus golfschlägerähnlichen Untereinheiten geformt. Die Kopfteile ragen nach außen auf die Oberfläche des Schaftteils (→ Abb. 6.15). Die Kopfteile besitzen eine Bindungsstelle für den bei jeder Kontraktion benötigten „Energiespender" ATP. Zwischen diese dicken Myosinfilamente ragen von außen die dünnen **Aktinfilamente** (kurz Aktin) hinein. Sie berühren sich in der Mitte jedoch nicht. Definitionsgemäß ist das Sarkomer von den Z-Streifen (auch Z-Scheiben genannt) begrenzt, die aus Aktin und anderen Proteinen aufgebaut sind (→ Abb. 6.14 und → Abb. 6.15).

6.3.5 Kontraktion des Skelettmuskels

Damit ein Skelettmuskel kontrahiert, muss er von einer **Nervenzelle** (Neuron; → Kap. 4.8.1) einen Reiz erhalten. Dieser besondere Typ von Nervenzelle heißt **Motoneuron** (motorisches Neuron). Das Motoneuron nähert sich – meist vom Rückenmark kommend – mit seinem Ausläufer (Axon) dem Sarkolemm, ohne dieses jedoch zu berühren. Die Erregungsübertragung von Motoneuron zur Muskelfaser findet an einer speziellen Synapse (→ Kap. 8.4.2) statt, der **motorischen Endplatte** (→ Abb. 6.14). Dort befinden sich Sekretbläschen, synaptische Vesikel genannt, die einen chemischen Überträger- oder Botenstoff, den **Neurotransmitter Acetylcholin** (→ Kap. 8.4.3) enthalten.

Kommt eine Nervenerregung am Axonende an, dringen Kalzium-Ionen aus der Umgebung der motorischen Endplatte in das Axon ein und verursachen die Ausschüttung von Acetylcholin in den synaptischen Spalt, den Zwischenraum zwischen Motoneuron und Sarkolemm (→ Abb. 8.11).

Am Sarkolemm binden die Acetylcholinmoleküle an ACh-Rezeptoren. Es gibt mehrere Typen von ACh-Rezeptoren, genau genommen handelt es sich hier um den **nikotinischen Acetylcholinrezeptor** (N-ACh-R) vom Typ N_2. Durch die Bindung des Acethylcholins an den Rezeptor verändert sich die Durchlässigkeit des Sarkolemms für Natrium- und Kalium-Ionen, wodurch die Erregung des Motoneurons auf die Myofibrillen der Skelettmuskelfaser weitergeleitet wird (Details zur Funktion von Synapsen → Kap. 8.2.1). Dieser Vorgang wird **Depolarisation** genannt.

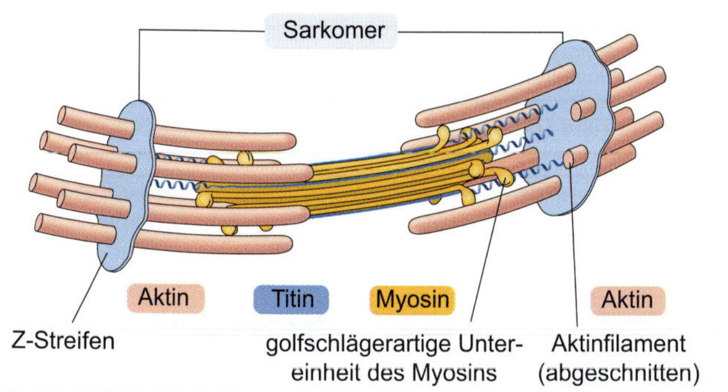

Abb. 6.15 Sarkomer und Prinzip der Muskelkontraktion. Durch das Ineinandergleiten von Aktin- und Myosinfilamenten verkürzen sich die Sarkomere und es entsteht eine Muskelkontraktion. Für die Kontraktion werden ein entsprechender Impuls von Motoneuronen, ATP-Moleküle und Kalzium gebraucht, das aus dem sarkoplasmatischen Retikulum freigesetzt wird. [L190]

Durch die Erregung wird Kalzium aus dem sarkoplasmatischen Retikulum freigesetzt, so dass dessen Konzentration im Zytosol ansteigt. Das Kalzium wird an **Troponin** gebunden, welches dann über eine Art Hebelwirkung das fadenförmige **Tropomyosin** verlagert. Dadurch gleiten die Aktinfilamente tiefer zwischen die Myosinfilamente **(Filament-Gleitmechanismus):** Der Kopfteil des Myosinfilaments verbindet sich unter Verbrauch von ATP mit dem Aktinfilament und bewegt sich dabei wie das Ruder eines Bootes auf der Oberfläche des Aktinfilaments (→ Abb. 6.16). Weil die dünnen Aktinfilamente so stärker zwischen die Myosinfilamente gezogen werden, nähern sich die Z-Streifen (→ Abb. 6.14 und → Abb. 6.15) einander, und das Sarkomer verkürzt sich. Die Umsetzung der Nervenerregung in die mechanische Kontraktion wird als **elektromechanische Kopplung** zusammengefasst.

Kontrahieren viele Myofibrillen gleichzeitig, verkürzt sich dadurch der gesamte Skelettmuskel. Zwischen Acetylcholinausschüttung und Beginn der Muskelkontraktion vergeht nur etwa 1 ms ($^{1}/_{1000}$ s). Diese Zeit heißt **Latenzzeit.**

Solange Acetylcholin im synaptischen Spalt vorhanden ist, wird die Muskelfaser erregt. Erst wenn das Acetylcholin durch das Enzym **Acetylcholinesterase** gespalten ist, erreicht der Muskel wieder seinen Ruhezustand. Das Spaltprodukt Cholin kann wieder im Axonende aufgenommen und für die Neusynthese von Acetylcholin verwendet werden. Auch Kalzium wird aktiv in das sarkoplasmatische Retikulum zurückgepumpt, damit es bei der nächsten Nervenerregung wieder ausgeschüttet werden und eine weitere Muskelkontraktion einleiten kann.

MERKE

Muskelrelaxanzien – Wirkweise und Indikation

Bei den Muskelrelaxanzien unterscheidet man **nichtdepolarisierende** (z. B. Atracurium, Cisatracurium, Rocuronium, Vecuronium) von **depolarisierenden** (es gibt nur ein einziges klinisch gebräuchliches: Suxamethonium, auch als Succinylcholin bezeichnet). Allen ist gemein, dass sie am **nikotinischen Acetylcholinrezeptor** (N_2-ACh-R) an der motorischen Endplatte der Skelettmuskulatur andocken. Sie sind dazu imstande, weil sie eine **strukturelle Ähnlichkeit** mit dem Acetylcholin aufweisen.

Alle Muskelrelaxanzien verhindern für eine unterschiedlich lange Zeit, dass das nach einem Nervenimpuls freigesetzte Acetylcholin an seinen Rezeptor gelangt:

- Die **nichtdepolarisierenden** Muskelrelaxanzien (NDMR) verbinden sich mit dem ACh-Rezeptor und blockieren diesen, **ohne** ihn zu erregen. Der Ionenkanal des Rezeptors öffnet sich nicht und somit findet keine Depolarisation statt. Daher sind klinisch keine **Muskelfaszikulationen** (feine Muskelzuckungen) erkennbar. Pharmakologen sagen, die NDMR haben keine intrinsische Aktivität (Intrinsic Activity). Man spricht auch vom **Nichtdepolarisationsblock.**
- Das **depolarisierende** Muskelrelaxans Suxamethonium hingegen reagiert mit dem Rezeptor zunächst auf die gleiche Weise wie das Acetylcholin. Es lagert sich an die Bindungsstelle des ACh-Rezeptors an und öffnet den Ionenkanal (Depolarisation). Allerdings erzeugt das Medikament nun eine Dauerdepolarisation **(Depolarisationsblock).** Hierauf kann die Muskelzelle aber nicht mit einer Dauerkontraktion reagieren, sondern lediglich mit kurzen erkennbaren **Muskelfaszikulationen** zu Beginn der Depolarisation. Diese treten kurz nach Verabreichung von Suxamethonium auf.

Muskelrelaxanzien werden (nur in Verbindung mit anderen Medikamenten – Analgetika und Hypnotika oder Ketamin/S-Ketamin)

verwendet, um die **endotracheale Intubation** zu erleichtern. Heutzutage gilt, dass die Einleitung einer Notfallnarkose (Rapid Sequence Intubation, RSI) mit einem Muskelrelaxans durchgeführt werden soll. Die Frage ist **nicht,** ob man relaxiert, sondern allenfalls, mit **welcher** Substanz. Dafür kommen aus heutiger Sicht Suxamethonium (z. B. Lysthenon®, Pantolax®) oder in erster Linie Rocuronium (**R**apid **O**nset Ve**curonium,** z. B. Esmeron®) infrage – beide haben Vor- und Nachteile. Suxamethonium wird seit längerem zunehmend kritisch gesehen, weil es verschiedene Nebenwirkungen aufweist, die lebensgefährliche Komplikationen (z. B. Rhabdomyolyse, Hyperkaliämie) hervorrufen können. Außerdem gibt es hierfür mehrere Kontraindikationen, beispielsweise Patienten mit **Querschnittlähmung.** Rocuronium bietet den Vorteil, dass seine Wirkung sich quasi schlagartig durch den Antagonisten Sugammadex (z. B. Bridion®) beheben lässt. Anwender sollten Erfahrung mit den Medikamenten für eine Notfallnarkose haben – ein Grundsatz, der für alle verwendeten Medikamente gilt.
Weiterführende Informationen finden sich in der S3-Leitlinie **Polytrauma/Schwerverletzten-Behandlung** und in der S1-Leitlinie „Handlungsempfehlung zur prähospitalen Notfallnarkose beim Erwachsenen".

Motorische Einheit

Eine **motorische Einheit** besteht aus einem Motoneuron und der von ihm innervierten Gruppe von Muskelfasern. Ein einzelnes motorisches Neuron versorgt also viele Muskelfasern. Bei Muskeln, die einer äußerst präzisen Steuerung bedürfen, z. B. den Augenmuskeln, bilden weniger als zehn Muskelfasern eine motorische Einheit. In anderen Muskeln gehören bis zu 2 000 Muskelfasern zu einer motorischen Einheit (→ Abb. 6.17).

Alles-oder-Nichts-Regel

Nach der sog. **Alles-oder-Nichts-Regel** kontrahiert jede Muskelfaser einer motorischen Einheit maximal, sobald ein ausreichend starker Reiz (ein Aktionspotenzial) die motorische Endplatte erreicht. Es gibt also keine „halbe" Kontraktion einer motorischen Einheit.

Die Muskeln hingegen können sich in verschiedenem Ausmaß kontrahieren: Da ein Muskel aus vielen hundert motorischen Einheiten besteht, wird eine abgestufte Kontraktion erreicht, indem einmal z. B. 10, ein andermal vielleicht 20 und bei maximaler Anstrengung z. B. 100 motorische Einheiten gleichzeitig kontrahieren. Außerdem kann die Kraft einer einzelnen motorischen Einheit abgestuft werden, in dem die Zahl der pro Zeiteinheit einlaufenden Aktionspotenziale variiert.

In der Regel kontrahieren sich nicht alle motorischen Einheiten eines Muskels gleichzeitig, da – von Krampfanfällen einmal abgesehen – das ZNS immer nur einen Teil der motorischen Einheiten eines Muskels zur selben Zeit reizt. In der nächsten Zehntelsekunde aktiviert das ZNS die nächste motorische Einheit, sodass sich die zuerst gereizte wieder erholen kann. Die abwechselnde Aktivierung von jeweils nur einem Teil der motorischen Einheiten eines Skelettmuskels verhindert, dass der Muskel frühzeitig ermüdet. Nur so sind Dauerleistungen wie langes Stehen und Tragen von Lasten möglich.

Refraktärzeit

Wird eine motorische Einheit zweimal unmittelbar hintereinander gereizt, reagieren ihre Muskelfasern auf den ersten, jedoch nicht auf den zweiten Reiz. Nach dem ersten Reiz befindet sich die motorische Einheit in der **Refraktärperiode,** einer Art Schutzpause (→ Kap. 8.3.5). Die Länge dieser Phase liegt im Bereich von 1 ms, danach reagiert die motorische Einheit wieder auf einen neuen Reiz.

Totenstarre

Die **Totenstarre** (Leichenstarre, **Rigor mortis**) beginnt bei normaler Umgebungstemperatur 3–4 Stunden nach Eintritt des Todes **(postmortal),** in wärmerer Umgebung auch schon früher. Bis weit ins 19. Jahrhundert hinein wurde sie als sicheres Todeszeichen verkannt.

Im Rahmen eines Kreislaufstillstands erschlafft die Muskulatur zunächst vollständig. Zunächst kann noch ATP resynthetisiert werden, etwa durch die anaerobe Glykolyse. Fällt die ATP-Konzentration unter 85 % des Ausgangswertes, werden die Verbindungen zwischen Myosinköpfchen und dem Aktinfilament irreversibel. Die Muskeln werden steif und fest (→ Abb. 6.18). Die Elastizität und Reißfestig-

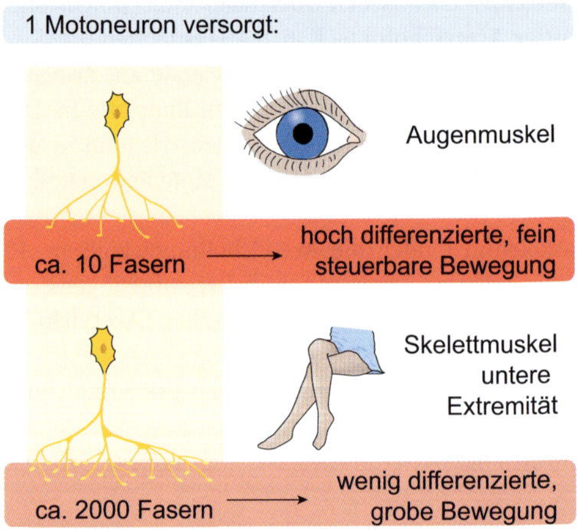

Abb. 6.17 Motorische Einheit beim Augen- und beim Skelettmuskel der unteren Extremitäten. Je nach funktioneller Erfordernis innerviert ein Motoneuron über eine entsprechende Zahl von Verzweigungen seines Axons zwischen 10 und 2 000 Muskelfasern. [L190]

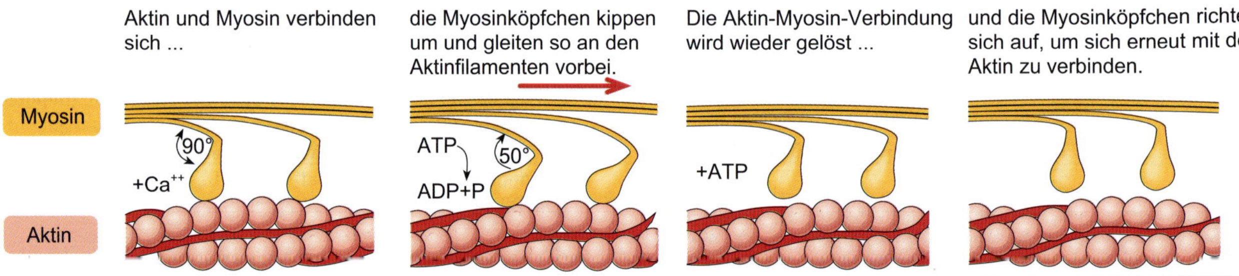

Abb. 6.16 Der Mechanismus der Muskelkontraktion nach dem traditionellen Modell des sog. Querbrückenzyklus [L190]

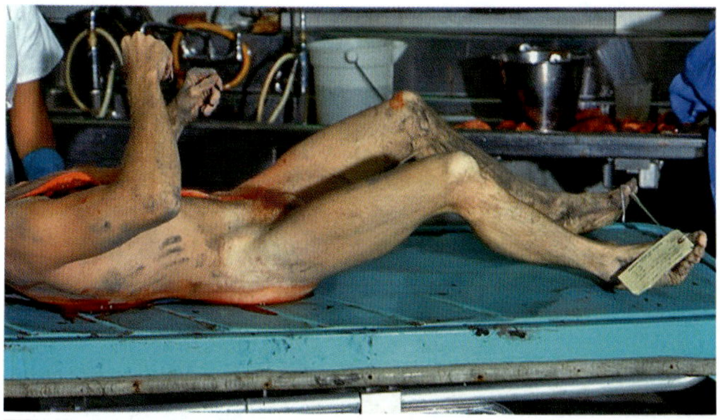

Abb. 6.18 Leichenstarre der oberen Extremitäten, an der die Körperhaltung zum Zeitpunkt des Todes ersichtlich ist [G1049]

keit des Muskels wird geringer. Die Totenstarre tritt zuerst an Augenlidern und Kaumuskeln auf und schreitet dann über kleinere und später größere Gelenke fort (→ Abb. 6.19). In der Praxis erkennt man die Totenstarre dadurch, dass man bei Bewegung eines Gelenks eine Beweglichkeitseinschränkung und Widerstand verspürt. Nach etwa 8 Stunden ist die Totenstarre voll ausgeprägt. Zu diesem Zeitpunkt kann auch ein kräftiger Untersucher ein Gelenk weder strecken noch beugen.

Da die Reihenfolge, in der die Totenstarre an den einzelnen Gelenken eintritt, unter bestimmten Umständen variieren kann, untersuchen Rechtsmediziner die Totenstarre nie nur in einem Gelenk, sondern verschaffen sich einen allgemeinen Eindruck von der Ausprägung der Totenstarre (Untersuchung mehrerer Gelenke).

Die Leichenstarre löst sich durch Autolyse (Gewebezersetzung) bei normaler Zimmertemperatur nach etwa 2–3 Tagen in der gleichen Reihenfolge, in der sie eingetreten ist. Bei sehr niedrigen Umgebungstemperaturen kann sie viele Wochen erhalten bleiben.

PRAXISTIPP

Sichere Todeszeichen

Die Totenstarre ist die zweite sichere Leichenerscheinung und gehört gemeinsam mit

- Totenflecken (**Livores,** Beginn nach 1–2 Stunden), der ersten sicheren Leichenerscheinung,
- Fäulnis (Beginn nach 1–2 Tagen) und
- Verletzungen, die nicht mit dem Leben vereinbar sind (z. B. Enthauptung)

zu den **sicheren Todeszeichen,** die für eine sichere Todesfeststellung erforderlich sind. Todesfeststellung und Leichenschau zählen zu den nicht delegierbaren ärztlichen Aufgaben.

6.3.6 Energiestoffwechsel des Skelettmuskels

Kurzzeitige Muskelarbeit

Obwohl ATP als unentbehrlicher Energielieferant für die Muskelkontraktion reichlich in jedem Skelettmuskel vorhanden ist, enthalten die meisten Muskelfasern nur für 5 bis 6 Sekunden Daueraktivität genügend ATP. Danach greift die Skelettmuskelfaser auf das energiereiche **Kreatinphosphat** zurück. Mithilfe der Spaltung von Kreatinphosphat können die ATP-Speicher rasch wieder regeneriert werden. Damit hat der Muskel bei maximaler Arbeitsbelastung aber auch nur Energie für ca. 15 Sekunden.

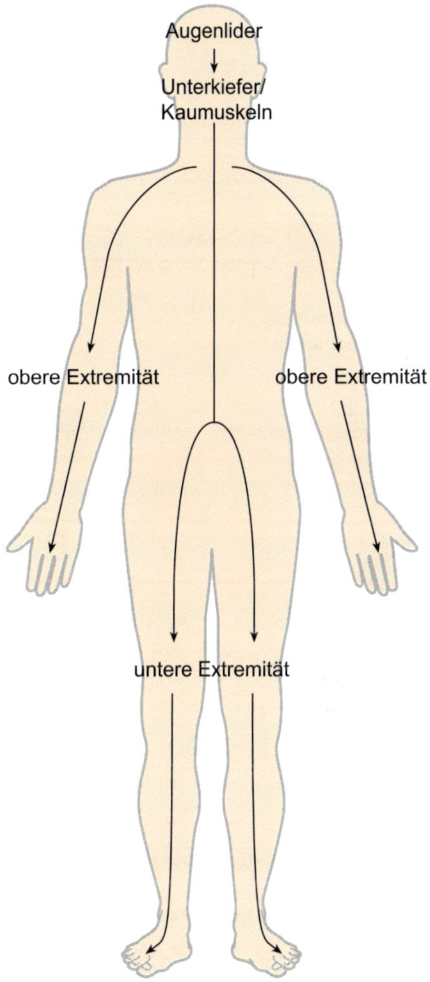

Abb. 6.19 Reihenfolge des Eintritts der Totenstarre [L141]

Länger andauernde Muskelarbeit

Dauert die Muskelarbeit länger, erschöpft sich auch der Kreatinphosphatvorrat, und es muss **Glukose** (Traubenzucker) als Energieträger verstoffwechselt werden (→ Kap. 2.6.1). Im Skelettmuskel wird Glukose in seiner Speicherform **Glykogen** gelagert. Bei Bedarf kann dieses Glykogen durch die **Glykogenolyse** zu Glukose gespalten werden (→ Kap. 2.6.1), die dann als Energielieferant zur Verfügung steht. Die Glukose kann jedoch nicht direkt für die Regeneration von ATP herangezogen werden. Zuvor muss sie weiter zerlegt werden (→ Abb. 6.20):

- Bei Sauerstoffmangel geschieht der Abbau über die **Glykolyse** (→ Kap. 2.6.1) zum Pyruvat und weiter zum Laktat (Salz der Milchsäure), hierbei entstehen 2 mol ATP pro mol Glukose. Die Glykolyse benötigt keinen Sauerstoff, sie ist ein anaerober Prozess. Daher wird sie auch **als anaerober Energiestoffwechsel** bezeichnet.
- Ist genügend Sauerstoff verfügbar, wird das immer noch energiereiche Pyruvat nicht zu Laktat umgewandelt, sondern unter weit höherer ATP-Ausbeute in **Zitratzyklus** und **Atmungskette** (→ Kap. 2.6.1) vollständig zu Kohlendioxid (CO_2) und Wasser zerlegt. Der Zitratzyklus benötigt Sauerstoff und heißt deshalb **aerober Energiestoffwechsel.**

Voraussetzung dafür, dass die Glukoseverwertung nicht bei der Glykolyse stecken bleibt, sondern bis zum CO_2 erfolgen kann, ist die Verfügbarkeit von Sauerstoff im Muskel. Der limitierende Faktor hierbei ist

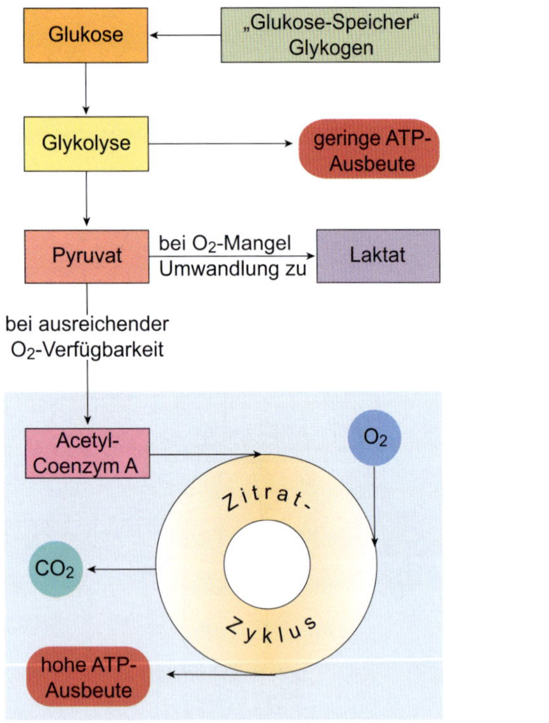

Abb. 6.20 Muskelstoffwechsel. Der Muskel benötigt Glukose und Sauerstoff, um Energie zu gewinnen. Wasser, Kohlendioxid und Laktat bleiben nach der Oxidation übrig. [L190]

allerdings nicht die Lunge, sondern die Bereitstellung des Sauerstoffs in der Muskelfaser.

Zu Beginn der Muskelarbeit kann der im Myoglobin gespeicherte Sauerstoff genutzt werden. Nach 2–4 Minuten sind Muskeldurchblutung und Sauerstofftransport dem gesteigerten Bedarf angepasst. Braucht ein Muskel während einer Dauerleistungsphase mehr Sauerstoff, als ihm zugeführt werden kann, so sammelt sich im Muskelgewebe das durch anaeroben Stoffwechsel gewonnene Laktat an. Dieses Laktat muss nach Beendigung der Muskelarbeit durch zusätzliche Sauerstoffzufuhr wieder abgebaut werden. Außerdem müssen die ATP-, Kreatinphosphat- und Glykogenspeicher aufgefüllt werden, was ebenfalls Sauerstoff erfordert. Der sich hieraus ergebende Sauerstoffbedarf wird **Sauerstoffschuld** genannt. Die Schuld wird durch eine verstärkte Atmung nach Beendigung der Arbeit beglichen (→ Abb. 6.21).

Durch Muskeltraining, insbesondere durch Ausdauertraining, erhöht sich u. a. die Zahl der Mitochondrien in den trainierten Muskelpartien und kommt es zu einer erheblichen funktionellen Erweiterung des Kapillarbetts. Dadurch kann mehr Sauerstoff „vor Ort" gebracht werden, Glukose kann in größerem Umfang aerob verbrannt werden und es wird weniger Laktat gebildet: Die Dauerleistungsfähigkeit („Kondition") steigt.

Erst bei Hochleistungssportlern steigen auch das Herzgewicht und Herzvolumen, beim Ausdauersportler bis auf das Doppelte. Auch die Lunge passt sich im Training an (ohne allerdings äußerlich zu wachsen). Das **Atemminutenvolumen** (→ Kap. 14.9.5), also die während einer Minute eingeatmete Luftmenge, steigt von 6 l/min in Ruhe auf Werte bis über 80 l/min an.

KRANKHEIT/SYMPTOM

Rhabdomyolyse und Myoglobinurie

Der Begriff „Rhabdomyolysis" tauchte erstmals im Zusammenhang mit Opfern von Bombenangriffen im Zweiten Weltkrieg in London auf, um sog. „Crush Injuries" zu beschreiben. Der englische Begriff „Crush" bedeutet u. a. Quetschung. **Rhabdomyolyse** beschreibt den akuten Zerfall quergestreiften Muskelgewebes. Es kommt dabei zu einer Freisetzung von **Myoglobin** aus dem geschädigten Muskelgewebe. Myoglobin ist ein Protein, das für den Sauerstofftransport im Muskel zuständig ist. Hohe Myoglobinkonzentrationen im Blut können zu einer Beeinträchtigung der Nierenfunktion führen.

Ein rot-braun-schwarz gefärbter Urin lenkt den Verdacht auf eine **Myoglobinurie** (→ Abb. 6.22). Die Behandlung beinhaltet deshalb u. a. eine aggressive Infusionsbehandlung zur Vermeidung einer Nierenschädigung mit dem Ziel, dass der Patient 200–300 ml/h Urin ausscheidet. Die Verwendung des Begriffs Myoglobinurie ist insofern ungenau, wenngleich üblich, weil bei einer Rhabdomyolyse noch andere intrazelluläre Stoffe ins Blut gelangen.

Die Ursachen für eine Rhabdomyolyse sind vielfältig. Starkstromunfälle, bestimmte Medikamente, ausgeprägte Muskelaktivität (z. B. durch epileptische Anfälle), Alkoholabusus, Infektionen, ein Kompartmentsyndrom (→ Kap. 6.11.3), Hitzschlag, entzündliche Prozesse und vieles mehr können Auslöser sein.

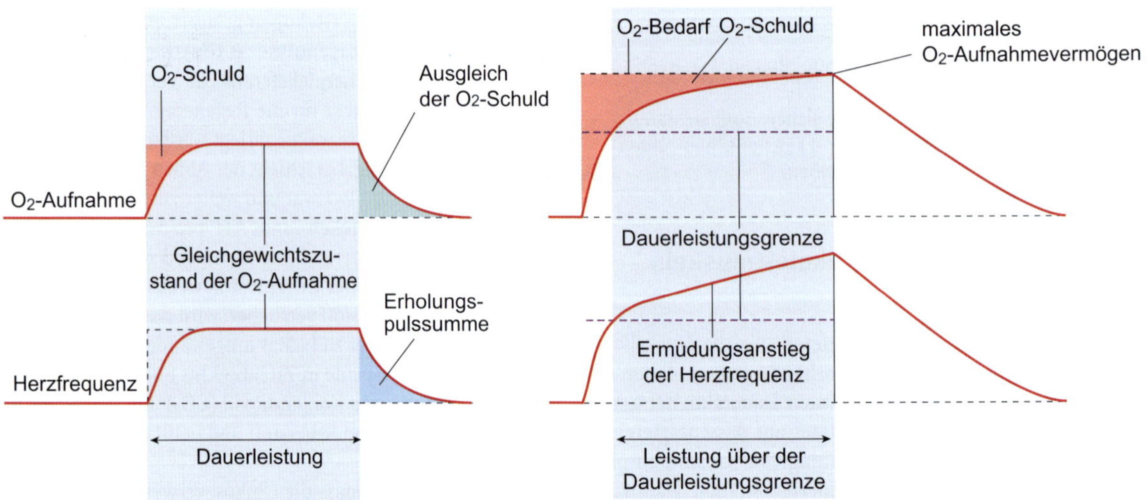

Abb. 6.21 Sauerstoffschuld und ihre Tilgung. Nach Arbeitsende lässt sich vor allem in den ersten Minuten eine über dem Ruhewert liegende Sauerstoffaufnahme messen. [L190]

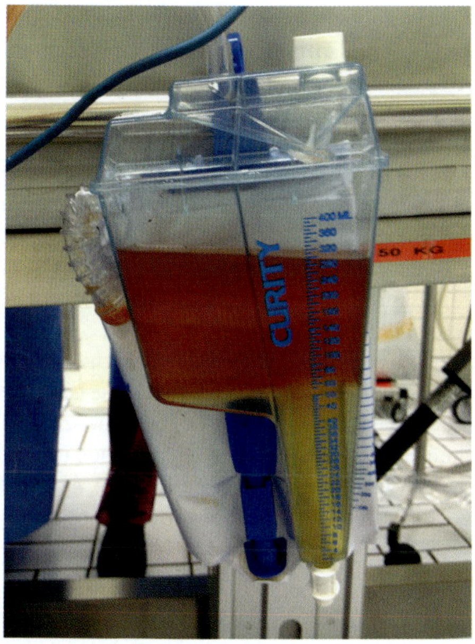

Abb. 6.22 Urin eines gerade im Krankenhaus aufgenommenen Patienten mit Myoglobinurie nach Starkstromverletzung. Beachten Sie die veränderte Farbe des Urins im oberen Bereich des Sammelbehälters (unten ist der Urin noch unauffällig). [M840]

6.3.7 Formen der Muskelkontraktion

Zuckung

Jede ausreichend starke elektrische Reizung einer motorischen Einheit eines Skelettmuskels bewirkt nach einer sehr kurzen Latenzperiode von 1 ms eine kurzzeitige Kontraktion **(Zuckung).**

Dauerkontraktion (Tetanus)

Wird ein Muskel zweifach rasch nacheinander gereizt, wobei der zweite Reiz nach der Refraktärzeit des ersten (→ Kap. 6.3.5) eintrifft, so wird der Muskel auch auf den zweiten Reiz reagieren. Wird der Muskel so rasch ein zweites Mal gereizt, dass zwar die Refraktärzeit, nicht aber die Muskelzuckung abgeschlossen ist, überlagert die zweite Zuckung die erste und die erzielte Gesamtkontraktion ist dann stärker („kräftiger") als bei der Einzelzuckung. Man spricht von **zeitlicher Summation,** da sich erster und zweiter Reiz „aufsummieren".

Wird ein Muskel mit mindestens zwanzig Reizen pro Sekunde erregt, verschmelzen die einzelnen Zuckungen zunehmend miteinander, und der Muskel kann sich nur teilweise oder gar nicht mehr zwischen den Reizen entspannen. Somit erzielt der Muskel eine andauernde Kontraktion, auch **Tetanus** genannt. Der Tetanus kommt durch die zusätzliche Freisetzung von Kalzium-Ionen (Legende zu → Abb. 6.15) durch die jeweils nachfolgende Reizung zustande, während die Kalzium-Ionen der vorausgehenden noch nicht in die Speicher zurückgekehrt sind. Dies verursacht eine miteinander verschmelzende Folge einzelner Zuckungen. Interessanterweise sind alle bewusst gesteuerten Bewegungen wie das Anspannen des Oberarmmuskels kurzzeitige tetanische Kontraktionen.

Muskeltonus

Unter normalen Bedingungen sind immer einige Muskelfasern eines Muskels kontrahiert, während andere entspannt sind. Durch diese Kontraktionen wird der Muskel zwar angespannt, jedoch nicht genügend, um eine Bewegung zu erzeugen. Diese Teilanspannung des Muskels erzeugt den **Muskeltonus** (Muskelgrundtonus), der u. a. die aufrechte Haltung des Körpers ermöglicht. Zum Beispiel verhindert so die Nackenmuskulatur, dass der Kopf beim Sitzen vornüberkippt; sie zieht den Kopf aber nicht nach hinten.

Abweichungen vom normalen Tonus können entweder zur **Muskelhypotonie** führen, d. h. zu abnormer Schlaffheit der Muskeln, oder auch zur **Muskelhypertonie.** Bei der Muskelhypertonie werden zwei Formen unterschieden:

- Die **spastische Hypertonie,** bei der der Muskeltonus erhöht ist, im Verlauf einer passiven Bewegung aber plötzlich nachlassen kann (Taschenmesserphänomen), und bei der häufig pathologische Reflexe (→ Kap. 8.13.3) vorhanden sind (oft deutlich ausgeprägt bei Patienten nach Schlaganfall, → Kap. 8.18.4).
- Der **Rigor,** bei dem die Tonuserhöhung bei passiver Bewegung während des gesamten Ablaufs erhalten bleibt oder ruckartig nachlässt (Zahnradphänomen). Die Reflexe sind normal (auftretend z. B. bei Parkinson-Patienten, → Kap. 8.4.3).

Isotonische und isometrische Kontraktionen

Nach außen hin kann eine muskuläre Kontraktion zwei Effekte haben (→ Abb. 6.23):

- Bei einer **isotonischen Kontraktion** verkürzt sich der Muskel und erzeugt somit eine Bewegung. Der Muskeltonus (die Muskelspannung) verändert sich dabei nur wenig. Beispiel: Kontraktionen der Beinmuskulatur beim Gehen.
- Bei einer **isometrischen Kontraktion** wird der Muskel fixiert (z. B. durch Antagonisten) und kann sich nicht oder nur minimal verkürzen; die Muskelspannung steigt dabei erheblich an. Obwohl hier keine Bewegung erzeugt wird, wird trotzdem Energie verbraucht. Beispiel: Fingerhakeln am Stammtisch, Tragen einer Tasche am hängenden Arm.

Pathologische Kontraktionen

Zu den abnormen Kontraktionen gehört der **Spasmus,** die plötzliche unwillkürliche Kontraktion einer großen Muskelgruppe. Er tritt z. B. während eines epileptischen Anfalls auf.

Als **Tremor** werden rhythmische, ungewollte Kontraktionen antagonistisch wirkender Muskelgruppen bezeichnet. Charakteristisch ist der Parkinson-Tremor bei Patienten mit Morbus Parkinson.

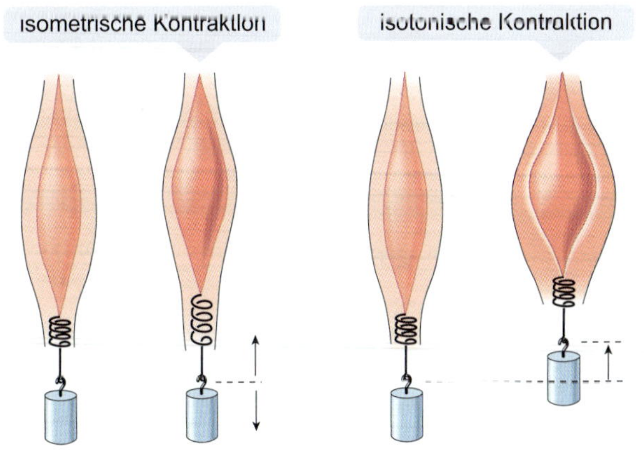

Abb. 6.23 Muskel in Ruhe, bei isometrischer Kontraktion (links) und bei isotonischer Kontraktion (rechts). Die Federn spiegeln den herrschenden Muskeltonus wider. Er ist bei einer rein isotonischen Kontraktion konstant. [L190]

Unter **Faszikulieren** versteht man ungewollte, sichtbare, kurze Zuckungen von Muskelfaserbündeln unter der Haut. Sie finden unregelmäßig statt, führen nicht zur Körperbewegung und deuten meist auf Erkrankungen des den Muskel versorgenden Motoneurons hin.

Ein **Tic** ist eine stereotype, sich wiederholende, nicht rhythmische Bewegung vor allem in der Augen- und Stirnregion (z. B. Blinzeltic), die meist automatisch erfolgt, gelegentlich jedoch willkürlich beeinflussbar ist. Tics treten häufig begleitend bei psychiatrischen Erkrankungen oder kindlichen Entwicklungsstörungen auf.

6.3.8 Muskelatrophie

Muskelatrophie bezeichnet das Schwinden von Muskelmasse durch die Verschmälerung der Muskelfasern.

Muskeln atrophieren z. B., wenn sie nicht beansprucht werden; so bei bettlägerigen Patienten oder Menschen mit Gipsverband. Diese **Inaktivitätsatrophie** ist reversibel, d. h. durch Training wieder rückgängig zu machen.

Wenn die versorgenden Nerven eines Muskels degenerieren, atrophiert der Muskel vollständig. Diese **neurogene Muskelatrophie** lässt den Muskel in sechs Monaten bis zwei Jahren auf etwa ein Viertel seiner ursprünglichen Größe schrumpfen. Die abgebaute Muskelfasermasse wird teilweise durch Bindegewebe ersetzt. Dieser Vorgang ist irreversibel (unumkehrbar).

6.3.9 Herzmuskelgewebe

Die Herzwand besteht hauptsächlich aus Herzmuskelgewebe, dem **Myokard** (→ Kap. 12.3.3). Dieses ist quergestreift wie die Skelettmuskulatur. Das **Herzmuskelgewebe** zeichnet sich jedoch durch einige anatomische und funktionelle Besonderheiten aus (auch → Kap. 12.5.1; → Abb. 6.24):

- Im Gegensatz zu den vielen peripher gelegenen Zellkernen der Skelettmuskelzellen besitzen die meisten Herzmuskelzellen nur einen einzigen, zentral liegenden Zellkern. Gelegentlich kommen 2–3 Zellkerne in einer Herzmuskelzelle vor.
- Die Herzmuskelzellen sind im Gegensatz zu den Skelettmuskelfasern unregelmäßig verzweigt und haben untereinander End-zu-End-Verbindungen, wodurch sie ein Netzwerk bilden. Diese Eigenschaft führt dazu, dass auch ein Impuls, der sich **irgendwo** im Herzmuskel bildet, zu einer Fortpflanzung der Erregungswelle führt. So kann sich z. B. eine einzelne in der Herzkammer gebildete Erregung über den Herzmuskel ausbreiten. Im EKG wird sie dann als sog. ventrikuläre Extrasystole (VES) sichtbar.
- Während die Skelettmuskulatur normalerweise willkürlich, d. h. gewollt als Reaktion auf Nervenimpulse kontrahiert, kontrahiert der Herzmuskel unwillkürlich, kontinuierlich und rhythmisch, in Ruhe ungefähr 70-mal pro Minute, ohne auszusetzen; dies ist die Folge innerer Impulsbildungszentren (Schrittmacher) wie z. B. dem Sinusknoten (→ Kap. 12.5.2).
- Das Herzmuskelgewebe besitzt eine hundertfach längere Refraktärzeit (ca. 300 ms) als die Skelettmuskulatur. Diese lange Refraktärzeit garantiert dem Herzen ausreichend Erholung zwischen den Herzschlägen und beugt einer tetanischen Kontraktion (→ Kap. 6.3.7) der Herzmuskulatur vor, die nutzlos, ja tödlich wäre, da keinerlei Blut mehr aus dem Herzen gepresst würde, wie es beim Kammerflimmern der Fall ist.

6.3.10 Glattes Muskelgewebe

Glattes Muskelgewebe findet sich in den Wänden des Magen-Darm- und des Urogenitaltrakts, der Blut- und Lymphgefäße, der Bronchiolen sowie im Auge. Im Vergleich zur Skelettmuskulatur weist glattes Muskelgewebe einige physiologisch wichtige Unterschiede auf (→ Abb. 6.24):

- Die glatte Muskelfaser ist beträchtlich kleiner als die Skelettmuskelfaser. Sie hat eine Spindelform, d. h. im mittleren Bereich ist sie breit, an ihren Enden läuft sie spitz zu.
- In jeder Faser befindet sich nur ein einzelner ovaler, in der Mitte liegender Kern.
- Die Kontraktionen des glatten Muskelgewebes werden unwillkürlich ausgelöst und sind 5- bis 500-mal langsamer als die der Skelettmuskelfaser. Je nach Organ können sie rhythmisch aktiv sein, eine Dauerkontraktion **(Tonus)** erzeugen oder abgestuft Kräfte entwickeln.
- Beim **myogenen Typ** (Single-Unit-Typ) sind die Muskelfasern elektrisch gekoppelt. Wird eine Faser aktiviert, so wird diese Erregung von Faser zu Faser über das gesamte Netzwerk weitergeleitet.

	glatter Muskel	Herzmuskel	Skelettmuskel
motorische Endplatte	keine	keine	ja
Fasern	kurz (max. 0,4 mm) verzweigt	spiralförmig verzweigt	lang (max. 15 cm) unverzweigt
Mitochondrien	wenige	viele	viele (abhängig vom Muskeltyp)
Zellkerne je Faser	1	1	viele
Schrittmacher	ja, beim myogenen Typ	ja, im Erregungsleitungssystem	nein (benötigt Nervenreiz)

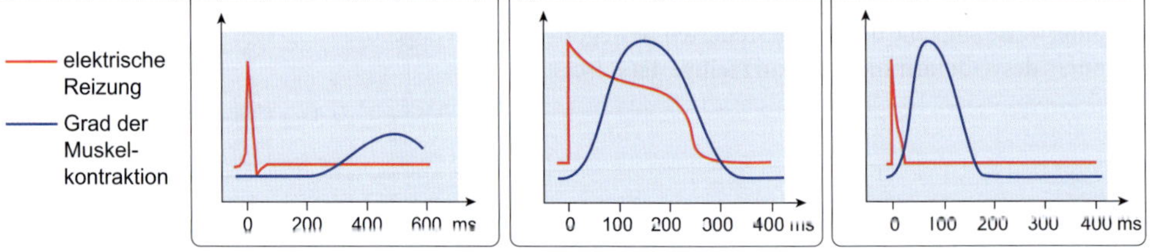

Abb. 6.24 Anatomische und funktionelle Unterschiede der drei Muskelfasertypen [L190]

Dadurch kommt es, z. B. am Verdauungstrakt, zu wellenförmigen (peristaltischen) Kontraktion vieler benachbarter Fasern. Ausgelöst werden die Kontraktionen durch spontane rhythmische Aktivität von **Schrittmacherzellen,** die durch das vegetative Nervensystem moduliert wird. Außerdem reagieren die Muskeln auf Dehnung (z. B. im Verdauungstrakt) und chemische Parameter wie pH-Wert oder Sauerstoff- und Kohlendioxidkonzentration des Blutes (z. B. in den Blutgefäßen). Diese selbsttätige Anpassung ermöglicht es, die Aktivität eines Organs bedarfsgerecht einzustellen und die Durchblutung an seine jeweilige Stoffwechsellage anzupassen.
- Beim **neurogenen Typ** (Multi-Unit-Typ) sind die Muskelfasern gegeneinander isoliert. Die Kontraktion wird durch Transmitterausschüttung des vegetativen Nervensystems ausgelöst. Sie bleibt auf die aktivierten Muskelfasern begrenzt. Die Muskelkraft kann neuronal abgegrenzt werden, wie z. B. beim Ziliarmuskel und den Irismuskeln des Auges.
- Mischformen beider kommen vor.

IM FOKUS

Muskulatur

Die **Kontraktion** der Skelettmuskulatur erfüllt mehrere **Aufgaben:**
- Aktive Bewegung des Körpers
- Aufrechte Körperhaltung
- Wärmeproduktion

Zur gleichmäßigen Bewegungsausführung ist das Zusammenspiel von **Agonist** und **Antagonist** erforderlich.
Ein **Sarkomer** ist aus den **Myofilamenten Aktin** und **Myosin** aufgebaut.
Zur **Kontraktion** eines Skelettmuskels sind folgende **Schritte** erforderlich:
- Stimulation der motorischen Endplatte (Motoneuron)
- Freisetzung von Kalzium aus dem sarkoplasmatischen Retikulum
- Filament-Gleitmechanismus
- Verkürzung des Sarkomers

Als Energieträger für die kurzzeitige Muskelkontraktion werden **Adenosintriphosphat** und **Kreatinphosphat** genutzt.
Bei langandauernder Muskelarbeit wird im Muskel **Glukose** durch den Abbau von **Glykogen** (Glycogenolyse) freigesetzt.
Bei einer **isotonischen Kontraktion** verkürzt sich der Muskel und erzeugt somit eine Bewegung. Bei einer **isometrischen Kontraktion** nimmt die Muskelspannung ohne oder mit nur minimaler Verkürzung des Muskels zu.
Das Schwinden von Muskelmasse wird als **Muskelatrophie** bezeichnet.
Glattes Muskelgewebe findet sich in den Wänden zahlreicher Organe. Die Kontraktion erfolgt **unwillkürlich** und **langsamer** als die der Skelettmuskelfaser. Je nach Organ kann sie **rhythmisch** oder als **Dauerkontraktion (Tonus)** erfolgen.

6.4 Bewegungsapparat

6.4.1 Menschliche Gestalt

Schon auf den ersten Blick erkennen wir große Unterschiede in **Körpergröße, -bau** und **-gestalt** unserer Mitmenschen. Diese Merkmale bilden sich zwar erst im Laufe der über 20-jährigen Wachstumsperiode des Menschen aus, sind aber im Wesentlichen schon vor der Geburt genetisch festgelegt. Umweltfaktoren, etwa das Nahrungsangebot, wirken beeinflussend.

6.4.2 Körperwachstum

Die **Wachstumsphasen** des Menschen zeigen einen charakteristischen Verlauf: Im ersten Lebenshalbjahr wächst der Mensch mit ca. 16 cm am schnellsten. Ab dem 2. Lebenshalbjahr bis zum Beginn der Pubertät wächst er langsamer, ca. 6–7 cm pro Jahr (→ Kap. 19.5).

Die endgültige Größe haben Mädchen etwa mit 16 Jahren, Jungen mit 19 Jahren erreicht. Vor allem diese verlängerte Wachstumsphase bei Jungen ist der Grund, weshalb Männer im Durchschnitt etwa 10 cm größer sind als Frauen.

Während des Wachstums verändern sich jedoch nicht nur die Körpergröße, sondern auch die **Körperproportionen.**

Details zur körperlichen Entwicklung → Kap. 19.5.1.

6.4.3 Orientierung am Körper

Hauptachsen und Hauptebenen des Körpers → Kap. 1.1.1 und → 1.1.2 sowie → Abb. 1.1

Richtungsbezeichnungen

Die Begriffe oben, unten, vorne und hinten orientieren sich an der **anatomischen Standardposition.** Hierbei steht der Mensch aufrecht, sein Gesicht ist dem Betrachter zugewandt. Der Kopf befindet sich demnach immer „oben", auch wenn er beim Liegenden im Bett eher „unten" zu sehen ist. An jeder Achse werden zwei einander entgegengesetzte Richtungen festgelegt (→ Abb. 1.2):
- Für die Longitudinalachse **superior** (oben, nach oben) und **inferior** (unten, nach unten) oder alternativ **kranial** (kopfwärts) und **kaudal** (steißwärts)
- Für die Sagittalachse **ventral** (bauchwärts) oder **anterior** (vorne, nach vorne) und **dorsal** (rückenwärts) oder **posterior** (hinten, nach hinten)
- Für die Horizontalachse **dexter** (rechts) und **sinister** (links) oder **lateral** (seitwärts) und **medial** (zur Mitte hin)

! ACHTUNG!

Missverständnisse vermeiden

Die Bezeichnungen der Horizontalachse werden immer aus Sicht des Patienten getroffen! Der Patient hat nur einen rechten Arm, auch wenn sich dieser Arm aus der Sicht des Betrachters links befindet.

PRAXISTIPP

Lernen lohnt sich

Dem Berufsanfänger mag es zunächst lästig erscheinen, diese Vielfalt an Begriffen zu erlernen. Doch sie begleiten uns in unterschiedlichen Situationen und daher lohnt sich die Beschäftigung damit. Hier einige Beispiele:
- Die Bezeichnungen Vena cava **superior** und Vena cava **inferior** (obere und untere Hohlvene)
- Der Begriff **intrakranielle** Blutung (Blutung im Schädelinneren)
- Die Bezeichnung eines Röntgenbildes als **a. p.-Aufnahme** (anterior-posterior)
- Die Erklärung, dass (beim 12-Kanal-EKG) das Herz in den Brustwandableitungen in der **Transversalebene** und in den Extremitätenableitungen in der **Frontalebene** betrachtet wird
- Die Diagnose **mediale** Schenkelhalsfraktur

Für weitere Richtungsbezeichnungen gelten folgende Fachbegriffe (Auswahl; → Abb. 1.2):

- **Fibular:** zum Wadenbein (Fibula) hin
- **Medial:** zur Mitte, auf die Medianebene zu
- **Median:** innerhalb der Medianebene
- **Palmar** oder **volar:** zur Hohlhand hin
- **Peripher:** auf den Rand des Körpers zu, von der Mitte weg
- **Plantar:** zur Fußsohle hin
- **Proximal:** auf den Rumpfansatz der Gliedmaßen zu
- **Radial:** zur Speiche (Radius) hin
- **Ulnar:** zur Elle (Ulna) hin
- **Zentral:** auf das Innere des Körpers zu, zur Mitte hin

Bewegungsrichtungen

Die Gelenke des Körpers erlauben Bewegungen in den Raumebenen in jeweils zwei Richtungen und um die Raumachsen in jeweils zwei Rotationsrichtungen (→ Abb. 6.25):

- **Abduktion:** Bewegung vom Körper weg
- **Elevation:** Hebung des Arms über 90°
- **Adduktion:** Bewegung zum Körper hin
- **Extension:** Streckung
- **Flexion:** Beugung
- **Innenrotation:** Einwärtsdrehung
- **Außenrotation:** Auswärtsdrehung
- **Anteversion:** Heben nach vorne
- **Retroversion:** Heben nach hinten

Sonderformen der Rotation sind Pronation und Supination an Händen und Füßen (→ Kap. 6.9.2 und → Abb. 6.61).

6.4.4 Übersicht über die Skelettmuskulatur

Durch Kontraktionen der Skelettmuskeln werden sämtliche Bewegungen des Körpers ermöglicht, sei es das Händeschütteln, ein Lächeln oder das Atmen. Der Körper ist mit insgesamt über 600 Muskeln ausgestattet.

Die Übersichtsabbildungen (→ Abb. 6.26, → Abb. 6.27) zeigen die oberflächliche Skelettmuskulatur in der Vorder- und Rückenansicht.

6.5 Kopf

6.5.1 Schädel – Übersicht

Der Schädel (→ Abb. 6.28, → Abb. 6.29, → Abb. 6.30) sitzt auf der Wirbelsäule und besteht aus zwei Knochengruppen: **Hirnschädel** (Neurocranium) und **Gesichtsschädel** (Viscerocranium).

Zum Hirnschädel zählen:

- **Stirnbein** (Os frontale)
- **Scheitelbein** (paarig; Os parietale)
- **Schläfenbein** (paarig; Os temporale)
- **Hinterhauptbein** (Os occipitale)
- **Keilbein** (Os sphenoidale)
- **Siebbein** (Os ethmoidale)

Zum Gesichtsschädel zählen:

- **Nasenbein** (Os nasale)
- **Oberkiefer** (Maxilla)
- **Jochbein** (Os zygomaticum)
- **Unterkiefer** (Mandibula)
- **Tränenbein** (Os lacrimale)
- **Gaumenbein** (Os palatinum)
- **Untere Nasenmuschel** (Concha nasalis inferior)
- **Pflugscharbein** (Vomer)
- **Zungenbein** (Os hyoideum)

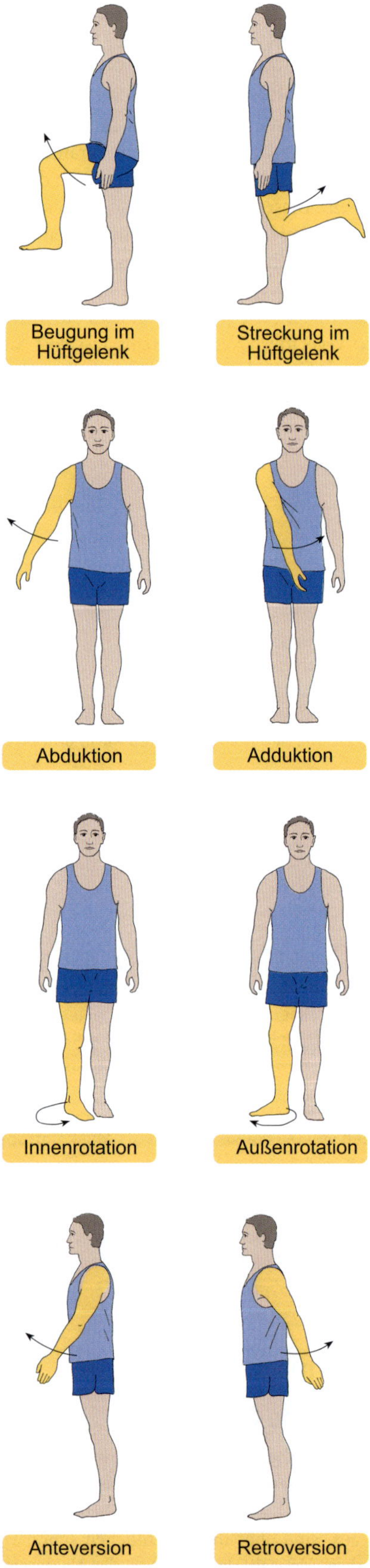

Abb. 6.25 Die Extremitätenbewegungen und ihre Bezeichnung [L190]

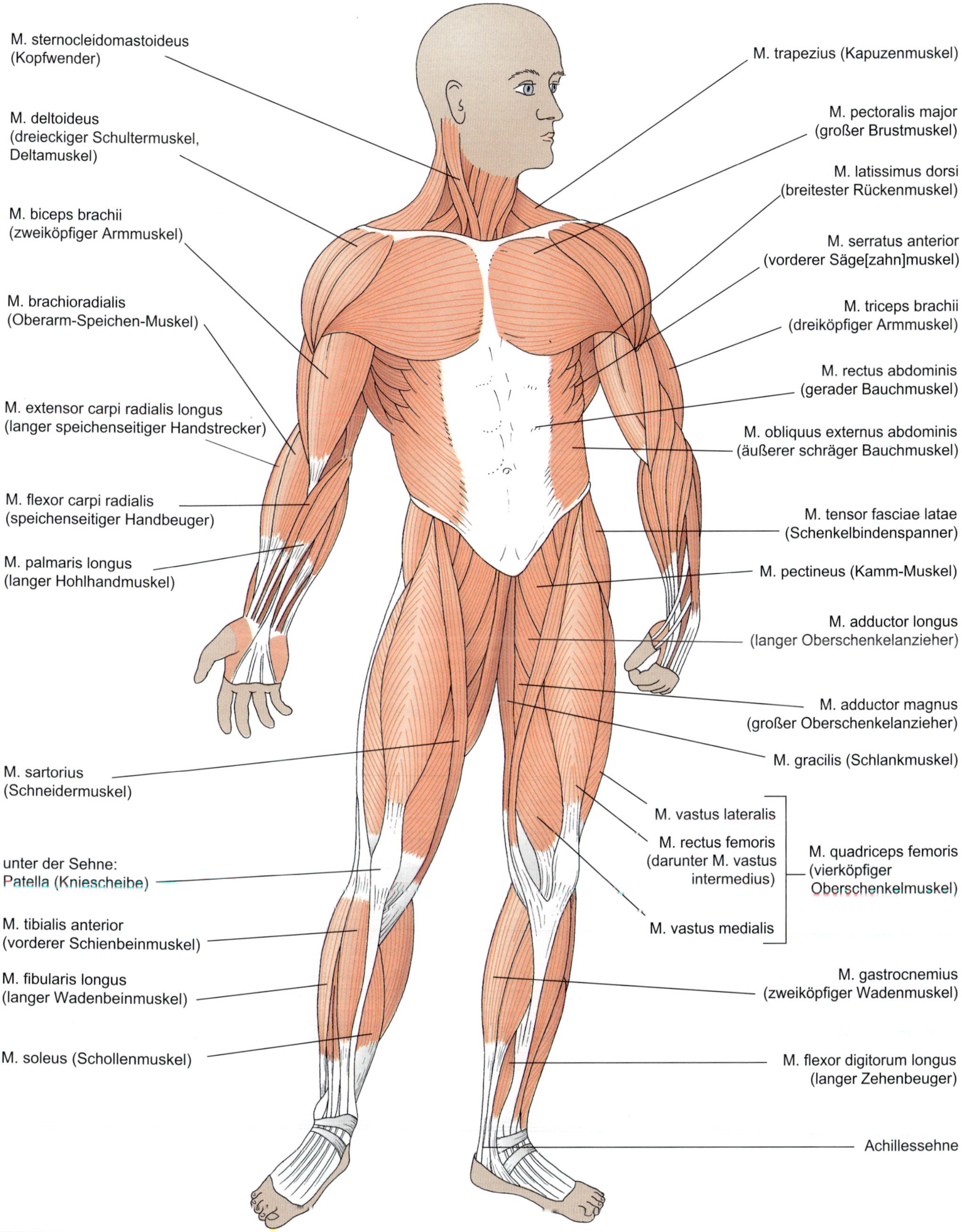

Abb. 6.26 Oberflächliche Skelettmuskulatur (von vorn) [L190]

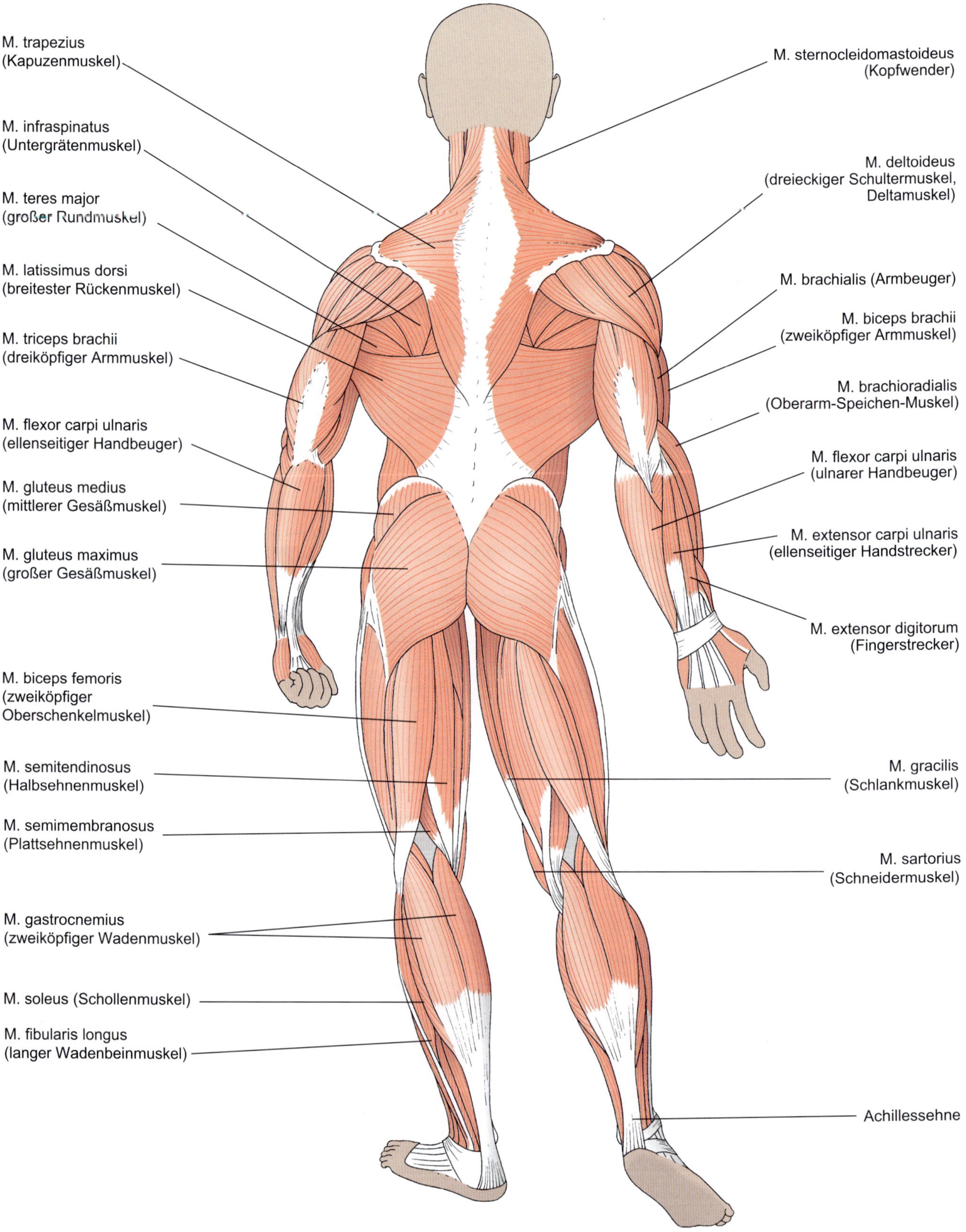

Abb. 6.27 Oberflächliche Skelettmuskulatur (von hinten) [L190]

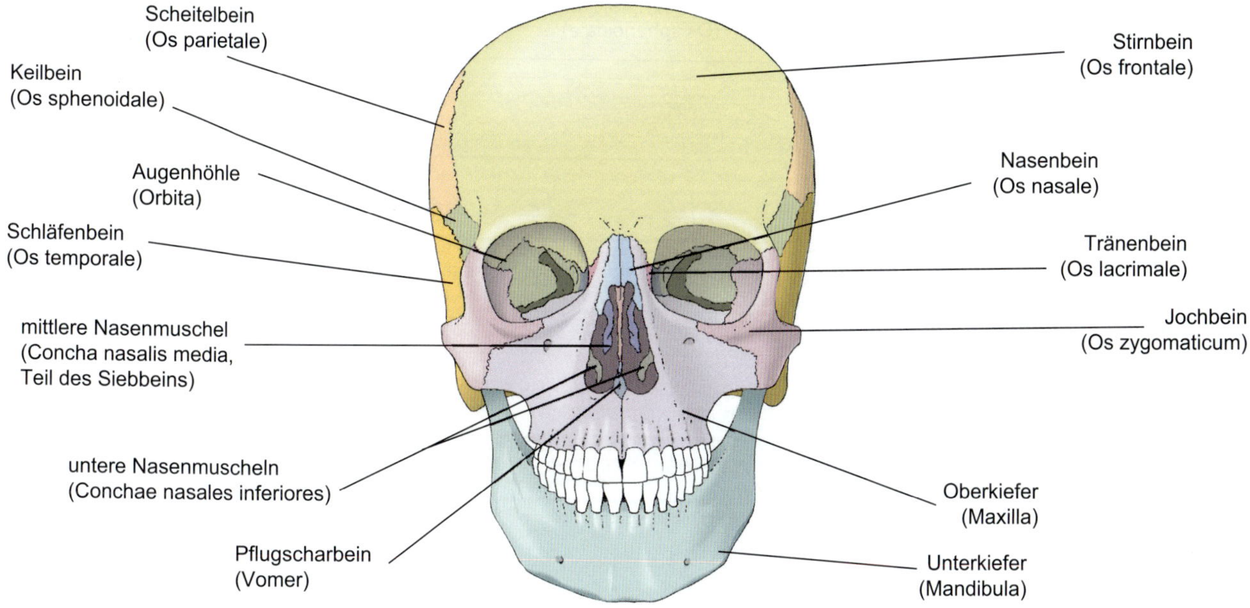

Abb. 6.28 Schädel in der Vorderansicht (frontal) [L190]

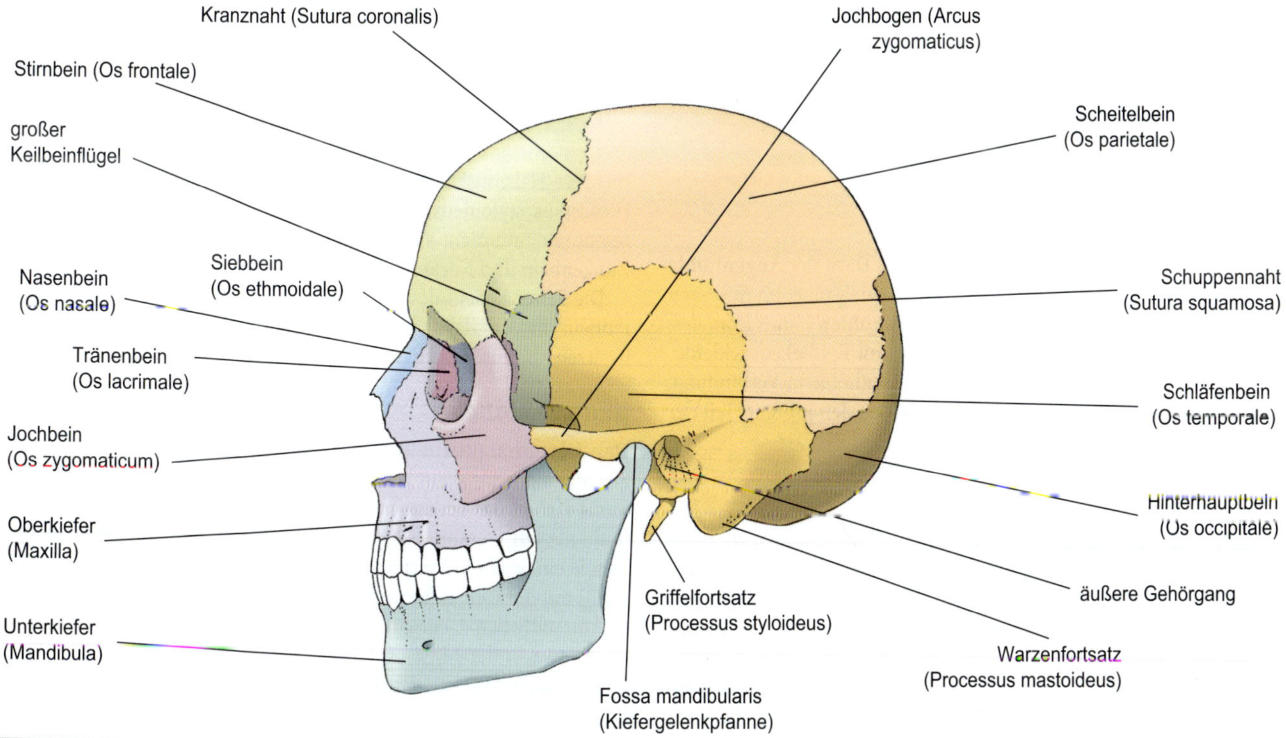

Abb. 6.29 Schädel in der Seitenansicht [L190]

Der Hirnschädel und die ihm innen anliegenden Hirnhäute (→ Kap. 8.17) umschließen die längsovale **Schädelhöhle**, die das empfindliche Gehirn enthält und schützt. Dieses ruht auf der knöchernen **Schädelbasis** (Schädelgrundplatte) und wird von der **Schädelkalotte** (Schädeldach) kapselartig eingeschlossen. Im Bereich der Schädelkalotte sind die Knochen platt, an der Schädelbasis z. T. bizarr geformt und mit Hohlräumen ausgestattet.

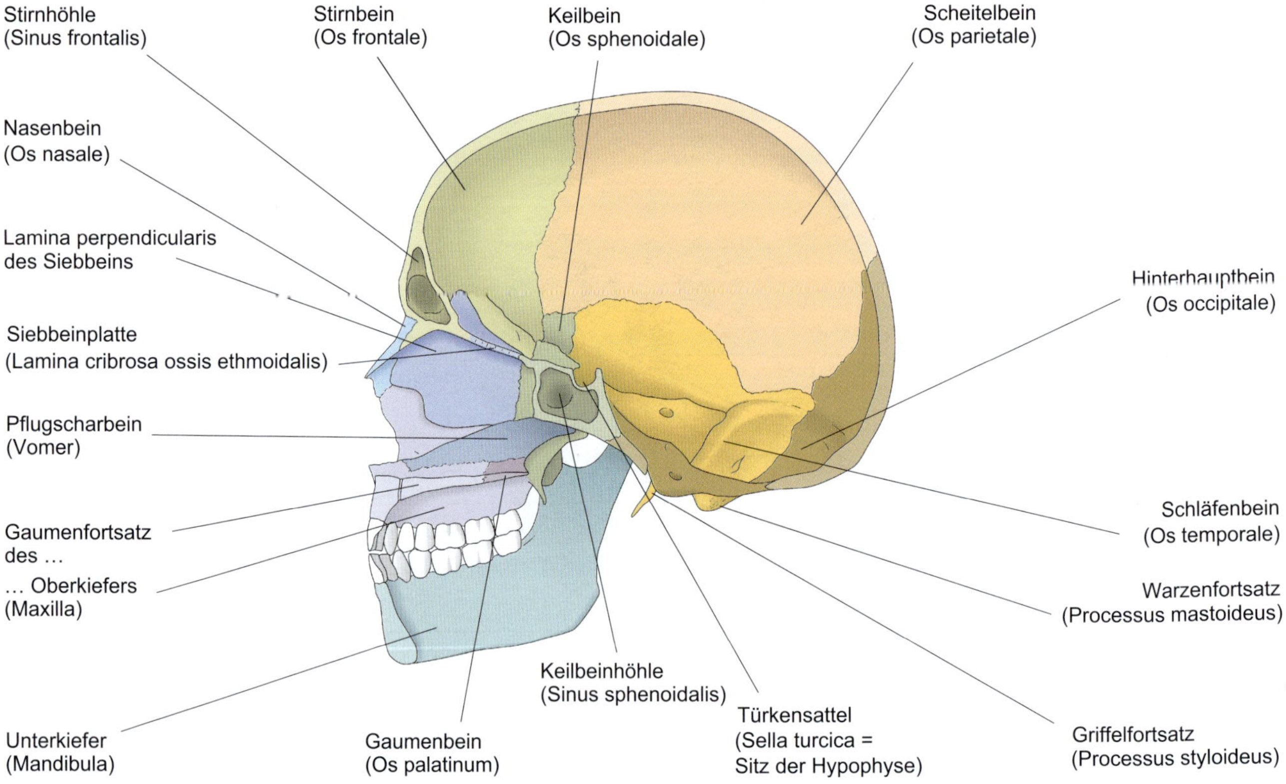

Abb. 6.30 Schädelschnitt seitlich [L190]

6.5.2 Knochen des Hirnschädels

Stirn- und Scheitelbein

Das **Stirnbein** (Os frontale) bildet die Stirn, das Dach der **Augenhöhle** (Orbita) und den größten Teil der vorderen Schädelgrube. Im mittleren Stirnbereich sind meist asymmetrisch die **Stirnhöhlen** (Sinus frontales, → Abb. 6.30 und → Abb. 6.33) angelegt. Diese mit Epithel ausgekleideten, luftgefüllten Kammern stehen mit der Nasenhöhle in Verbindung. Die beiden **Scheitelbeine** (Ossa parietalia) bilden den größten Teil der Schädelkalotte.

Schläfenbein

Die beiden **Schläfenbeine** (Ossa temporalia) bilden einen Teil der Schädelbasis und des Schädeldachs. Die Kiefergelenkpfanne (**Fossa mandibularis,** → Abb. 6.29) umfasst den Gelenkfortsatz des Unterkiefers und bildet mit ihm das Kiefergelenk. Ein (vorspringender) Teil des Schläfenbeins **(Felsenbein)** trennt an der inneren Schädelbasis mittlere und hintere Schädelgrube (→ Abb. 6.31). Im Felsenbein liegen das Hör- und Gleichgewichtsorgan sowie der **innere Gehörgang** (Meatus acusticus internus). Durch den Gehörgang zieht der Hör- und Gleichgewichtsnerv (N. vestibulocochlearis, → Kap. 9.6.4) und erreicht nach Durchtritt durch den Porus acusticus internus (→ Abb. 6.31) die hintere Schädelgrube. Der **äußere Gehörgang** ist ein Kanal im Schläfenbein, der die Ohrmuschel mit dem Mittelohr verbindet. Der **Warzenfortsatz** (Processus mastoideus) ist ein abgerundeter, hinter der Ohrmuschel tastbarer Knochenvorsprung (→ Abb. 6.29 und → Abb. 6.30). Er enthält, wie das Stirnbein, luftgefüllte, mit Schleimhaut ausgekleidete Hohlräume (**Warzenfortsatzzellen,** Cellulae mastoideae), die mit der Paukenhöhle des Mittelohrs in Verbindung stehen. Am Warzenfortsatz setzen mehrere Halsmuskeln an. Ein zweiter Vorsprung, der **Griffelfortsatz** (Processus styloideus, → Abb. 6.29), liegt an der Unterfläche des Os temporale und dient als Ansatzstelle für die Muskeln und Bänder von Zungenbein und Nacken.

Die Seitenansicht des Schädels in → Abb. 6.29 zeigt, dass das Schläfenbein und das davor gelegene **Jochbein** (Os zygomaticum) Fortsätze besitzen, die zusammen den **Jochbogen** (Arcus zygomaticus) bilden.

Hinterhauptbein

Das **Hinterhauptbein** (Os occipitale) macht den hinteren Teil der Schädelhöhle aus. Durch das **große Hinterhauptloch** (Foramen magnum) ziehen das verlängerte Rückenmark sowie die Vertebralarterien und -nerven (→ Abb. 6.31). Beidseits neben dem Foramen magnum liegt je ein ovaler Vorsprung (**Condylus occipitalis,** → Abb. 6.31, → Kap. 6.5.3) mit der Gelenkfläche für den ersten Halswirbel (Atlas).

Am seitlichen Übergang des Hinterhauptsbeins zum Schläfenbein klafft etwa in der Mitte eine Lücke (Foramen jugulare), durch welche die V. jugularis und die Hirnnerven IX, X und XI (→ Abb. 6.31, Funktion → Kap. 8.10.1) treten.

An der Außenfläche des Hinterhauptsbeins setzen Teile der Nackenmuskulatur an. Der **äußere Hinterhauptshöcker** (Protuberantia occipitalis externa) ist vor allem bei Männern gut durch die Haut zu tasten.

Keilbein

Das **Keilbein** (Os sphenoidale, → Abb. 6.31) liegt in der Mitte der Schädelbasis und ist mit allen anderen Knochen des Hirnschädels verbunden. Seine Form erinnert an eine Fledermaus mit ausgestreckten Flügeln **(große Keilbeinflügel).** Der innere würfelförmige Anteil des Keilbeins enthält die **Keilbeinhöhle** (Sinus sphenoidalis, → Abb. 6.30

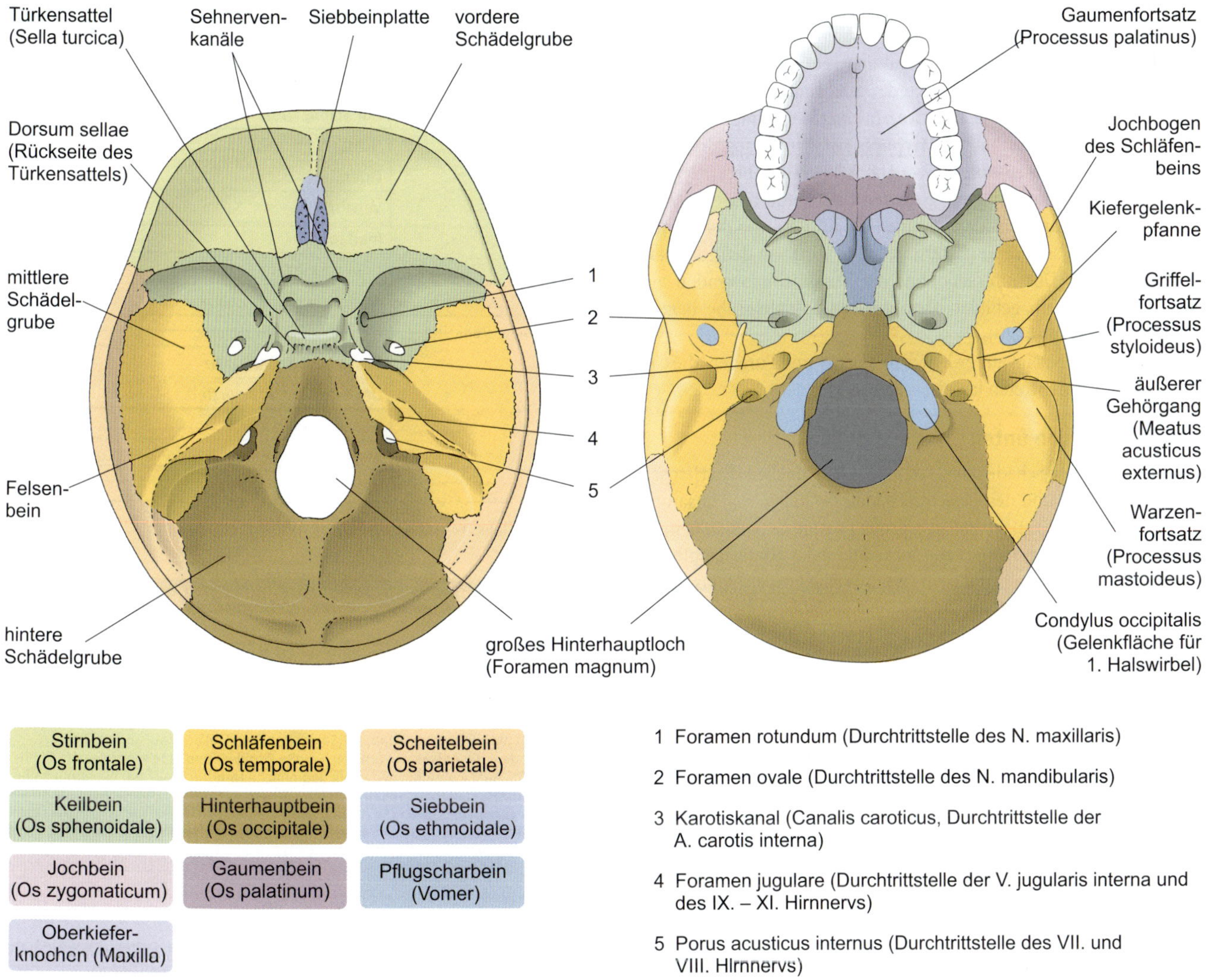

Abb. 6.31 Schädelbasis, links Ansicht von oben (nach Entfernung von Kalotte und Gehirn), rechts Ansicht von unten [L190]

und → Abb. 6.33), die mit der Nasenhöhle verbunden ist. Im hinteren Bereich des Keilbeinkörpers befindet sich eine Vertiefung: der **Türkensattel** (→ Kap. 6.5.3). Davor liegen die **kleinen Keilbeinflügel**, an deren Wurzel die Sehnervenkanäle (Canales optici) verlaufen. Diese verbinden die Augenhöhlen (Orbitae) mit der Schädelgrube und enthalten die Sehnerven und die Augenarterien (Aa. ophthalmicae).

Siebbein und Nasenmuscheln

Das **Siebbein** (Os ethmoidale) liegt zwischen den beiden Augenhöhlen. Es enthält 3–18 **Siebbeinzellen** (Cellulae ethmoidales, → Abb. 6.33), die in ihrer Gesamtheit **Siebbeinhöhle** (Sinus ethmoidalis) heißen. Nach unten ist das Siebbein zur **Lamina perpendicularis** (senkrechte Platte, → Abb. 6.30) verlängert. Diese bildet den oberen Teil der Nasenscheidewand. Die obere Begrenzung des Siebbeins, die Siebbeinplatte (**Lamina cribrosa** → Abb. 6.31), bildet das Dach der Nasenhöhle zur Schädelgrube hin. Durch kleine Löcher darin ziehen die Axone der Riechzellen als **Riechnerv** (N. olfactorius) von der Nasenschleimhaut zum Riechhirn (→ Abb. 9.5).

Am Siebbein hängen zwei dünne Knochen, die wie Papierrollen eingerollt sind. Sie ragen in die Nasenhöhle und heißen **obere** und **mittlere Nasenmuschel** (Concha nasalis superior und medialis). Sie vergrößern die Oberfläche der Nasenhöhlenwände, was für die Reinigung, Erwärmung und Anfeuchtung der Atemluft von Bedeutung ist (→ Kap. 14.1.2 und → Abb. 14.2). Die **untere Nasenmuschel** (Concha nasalis inferior) ist die längste Nasenmuschel und wird von einem eigenständigen Knochen gebildet.

6.5.3 Schädelbasis

Die **Schädelbasis** lässt sich von oben (innere Schädelbasis) und von unten (äußere Schädelbasis) betrachten (→ Abb. 6.31).

Schädelbasis von oben

Die **Schädelbasis** besitzt an ihrer oberen Fläche drei treppenförmig angeordnete Einsenkungen, die **Schädelgruben,** die die verschiedenen Lappen des Gehirns aufnehmen.

Die **vordere Schädelgrube** (Fossa cranii anterior) liegt am höchsten und wird von Teilen des Stirnbeins, des Siebbeins und den kleinen Keilbeinflügeln gebildet. In ihr liegen das Riechhirn und die Stirnlappen des Großhirns (→ Kap. 8.7). Unter der vorderen Schädelgrube befinden sich die Augenhöhlen (Orbitae).

Die **mittlere Schädelgrube** (Fossa cranii media) trägt die Schläfenlappen des Gehirns. Sie wird in der Mitte vom Keilbeinkörper und an den Seiten von den großen Keilbeinflügeln und den Felsenbeinen gebildet. Der Keilbeinkörper senkt sich zwischen Vorder- und Hinterrand ab und bildet dadurch den **Türkensattel** (Sella turcica). In einer Vertiefung (Fovea hypophysalis) liegt hier gut geschützt die **Hypophyse** (Hirnanhangsdrüse), eine wichtige Hormondrüse (→ Abb. 8.25, → Abb. 8.26 und → Abb. 10.2).

Vorspringende Knochenkämme an den Oberrändern der Felsenbeine (den **Felsenbeinpyramiden**) trennen die mittlere von der **hinteren Schädelgrube** (Fossa cranii posterior). Diese wird von den Rückseiten des Türkensattels (Dorsum sellae) und der Felsenbeinpyramiden sowie vom Hinterhauptbein gebildet. Der hinteren Schädelgrube liegt das Kleinhirn auf (→ Abb. 8.20).

Die Schädelbasis zeigt außerdem viele Löcher und Furchen, die Gefäße und Nerven durchtreten lassen (→ Abb. 6.31).

Schädelbasis von unten

Die Unterfläche der Schädelbasis setzt sich aus Knochen des Hirnschädels (→ Kap. 6.5.2) und des Gesichtsschädels (→ Kap. 6.5.7) zusammen (Übersicht → Abb. 6.31). Sie hat zwei große paarige Gelenkflächen:
- Beidseits des großen Hinterhauptlochs bildet das Hinterhauptbein am Condylus occipitalis mit dem ersten Wirbelkörper (Atlas) der Halswirbelsäule ein Gelenk.
- Weiter lateral finden sich die Gelenkpfannen der Kiefergelenke.

6.5.4 Schädel-Hirn-Trauma (SHT)

Ein **Schädel-Hirn-Trauma (SHT)** ist eine durch stumpfe oder spitze Gewalteinwirkung entstandene Verletzung des Schädels, die mit einer Schädigung des Gehirns (Hirnfunktionsstörung) einhergeht.

Verletzungen des Kopfes ohne Gehirnbeteiligung und ohne Fraktur bezeichnet man als **Schädelprellung. Schädelfrakturen** werden unterschieden in Frakturen der Schädelkalotte, Schädelbasisfrakturen und Frakturen des Gesichtsschädels. Insbesondere Schädelbasisfrakturen, die häufig durch stumpfe Gewalteinwirkung auf den Schädel, etwa beim Sturz auf den Motorradhelm entstehen, können mit Verletzungen von Blutgefäßen und/oder Hirnhäuten mit nachfolgenden Einblutungen oder Liquoraustritt einhergehen.

Einteilung

Schweregradeinteilung

Das Schädel-Hirn-Trauma wird anhand der **Glasgow Coma Scale** (→ Tab. 6.3) in drei Schweregrade (Grad I-III → Tab. 6.4) eingeteilt.

Genau genommen entsprechen die Schweregrade dem ermittelten Punktwert der Glasgow Coma Scale. Umgangssprachlich wird jedoch gesagt: „Der Patient hat einen GCS von X Punkten". Für Kinder gibt es eine angepasste Skala. Die Glasgow Coma Scale ist ein Bewertungssystem, in dem auch im schlechtesten Fall noch drei Punkte vergeben werden. Selbst ein „toter" Patient erhält diesen Wert. Der initiale GCS-Wert hat prognostische Bedeutung, die Aussagekraft wird aber durch den Einfluss von Alkohol oder Drogen eingeschränkt.

MERKE

Orientierend kann man davon ausgehen, dass ein Patient, der auf Ansprache die Augen nicht öffnet und keine gezielte Reaktion auf Schmerzreize zeigt, eine höhergradige Bewusstseinsstörung aufweist. So ein Patient soll im notarztbasierten Rettungsdienst nach Durchführung einer Notfallnarkose endotracheal intubiert und kontrolliert beatmet werden.

(Beste) Reaktion des Patienten		Punkte
Augen öffnen	Spontan	4
	Auf Aufforderung	3
	Auf Schmerzreiz	2
	Nicht	1
Verbale Reaktion	Orientiert	5
	Verwirrt	4
	Inadäquat	3
	Unverständlich	2
	Keine	1
Motorische Reaktion	Gezielt auf Aufforderung	6
	Gezielt auf Schmerzreiz	5
	Ungezielt auf Schmerzreiz	4
	Beugesynergismen	3
	Strecksynergismen	2
	Keine	1

Tab. 6.3 Glasgow Coma Scale [F210-010]

Schweregrad	Punkte GCS
Leichtes SHT (Grad I)	13–15
Mittelschweres SHT (Grad II)	9–12
Schweres SHT (Grad III)	3–8

Die Schweregradeinteilung nach der GCS wird in der Praxis durch eine **Kontrolle der Pupillenfunktion** (Lichtreaktion, Größe der Pupillen, Isokorie/Anisokorie) ergänzt. Insbesondere die **Anisokorie** (ungleich große Pupillen) und eine verlangsamte Pupillenreaktion auf Lichteinfall gelten als bedrohliche Hirndruckzeichen. Weiterhin sollte die motorische Funktion der Extremitäten mit seitengetrennter Unterscheidung an Arm und Bein geprüft werden.

Tab. 6.4 Schweregradeinteilung des SHT über die Glasgow Coma Scale

Offenes und gedecktes SHT

Die Schädel-Hirn-Traumata werden in gedeckte (geschlossene) und offene Verletzungen unterteilt:
- Ein **offenes Schädel-Hirn-Trauma** liegt vor, wenn eine traumatisch entstandene Verbindung zwischen Gehirn und Außenwelt (inkl. Nasennebenhöhlen) entstanden ist. Für diese Definition ist das entscheidende Kriterium die traumatisch eröffnete harte Hirnhaut (**Dura mater** → 8.17.1).
- Bei einem **gedeckten Schädel-Hirn-Trauma** ist die Dura mater unverletzt.

! ACHTUNG!

Versorgung des schweren SHT

Bei SHT-Patienten mit einem GCS von ≤ 8 Punkten besteht die Indikation für eine **Atemwegssicherung.** Diese soll im notarztbasierten Rettungsdienst mittels Notfallnarkose **(Rapid Sequence Intubation)** durchgeführt werden. Bei Patienten mit SHT ist es ganz wesentlich, Phasen von Hypoxämie (Sauerstoffmangel im Blut) und Hypotonie (Blutdruck < 90 mmHg systolisch) zu vermeiden, da anderenfalls das Mortalitätsrisiko steigt. PHTLS (10. engl. Auflage 2023) empfiehlt beim mittelschweren/schweren SHT sogar einen systolischen Blutdruck > 110 mmHg.
Eine Beatmung mit Hyperventilation darf nur bei sog. Einklemmungszeichen durchgeführt werden, also Hinweisen auf stark erhöhten Hirndruck (→ Abb. 8.54). Daher muss zwingend die Kapnografie verwendet werden.

Weiterhin sollen die Patienten in eine Klinik mit rund um die Uhr einsatzbereiter Neurochirurgie transportiert werden, selbst wenn dadurch die Transportdauer erhöht wird.

Bewegungseinschränkung der Halswirbelsäule

MERKE

Spinal Motion Restriction

Seit einigen Jahren hat sich in den USA die Bezeichnung „Bewegungseinschränkung der Wirbelsäule" (Spinal Motion Restriction, SMR) anstelle „Immobilisierung der Wirbelsäule" durchgesetzt, obwohl sich beide Begriffe auf dasselbe Konzept beziehen. Das Ziel sowohl der SMR als auch der Wirbelsäulenimmobilisierung bei Traumapatienten ist es, unerwünschte Bewegungen der potenziell verletzten Wirbelsäule zu minimieren.
Das American College of Surgeons Committee on Trauma (ACS-COT), das American College of Emergency Physicians (ACEP), die National Association of EMS Physicians (NAEMSP) und PHTLS (10. engl. Auflage 2023) verwenden aktuell die Bezeichnung *„spinal motion restriction"*. Wenngleich der Begriff Immobilisation ebenfalls noch bei PHTLS Verwendung findet (auch im Notfallsanitäter Heute), ist Spinal Motion Restriction aktuell der bevorzugte Begriff

Der vergleichsweise schwere Kopf sitzt auf der relativ empfindlichen Halswirbelsäule; bei entsprechender Gewalteinwirkung auf den Kopf sollte daher auch **immer von einer Verletzung der HWS** ausgegangen werden, die eine Lähmung nach sich ziehen kann. Bis zu 40 Personen/1 000 000 Einwohner erleiden jährlich eine Querschnittlähmung infolge einer schweren Wirbelsäulenverletzung. Die meisten Betroffenen sind junge Männer zwischen 15–30 Jahren. Hauptsächlich sind Verletzungen des Rückenmarks im Bereich der **unteren Halswirbelsäule** und der **oberen und mittleren Brustwirbelsäule** lokalisiert. Verletzungen der Wirbelsäule und des Rückenmarks führen zu großen Belastungen für den Patienten und die Gesellschaft.

Eine umgehende Bewegungseinschränkung der HWS bei Patienten mit schwerem SHT gehört weltweit zu den üblichen Maßnahmen im Rettungsdienst. Viele Rettungsdienste können auf verschiedene Hilfsmittel zurückgreifen, z. B. Vakuummatratze, Spineboard, starre Zervikalstützen, „Headblocks", „Headlock-Systeme", verschiedene Gurtsysteme usw. Während einerseits verschiedene Fachgesellschaften in entsprechenden Leitlinien eine HWS-Immobilisierung empfehlen (z. B. die Deutsche Gesellschaft für Unfallchirurgie, S3 Leitlinie Schwerverletztenversorgung), mehren sich in den letzten Jahren andererseits kritische Stimmen, die auf Nachteile der verschiedenen Hilfsmittel zur Wirbelsäulenimmobilisierung hinweisen. Unklar ist für viele Anwender vor allem die Frage, ob überhaupt – und wenn ja – welcher Patient am besten womit immobilisiert werden sollte. Details → Kap. 6.6.5.

PHTLS© (Pre Hospital Trauma Life Support) empfiehlt bei Patienten mit SHT folgendes Vorgehen:

1. Bei bestehender Indikation zur Bewegungseinschränkung der Halswirbelsäule erfolgt zunächst eine **manuelle In-Line-Stabilisierung.**
2. Muss der Patient jedoch erst aus einem Fahrzeug gerettet werden (technische Rettung), sollte auf Grund der z. T. erheblichen Manipulation am Patienten **zusätzlich** zur manuellen Inline-Stabilisierung **eine starre Zervikalstütze** angelegt werden.
3. Eine starre Zervikalstütze behindert das **Atemwegsmanagement,** etwa im Rahmen einer Intubation. Für die Intubation sollte die Zervikalstütze geöffnet werden und ein Helfer übernimmt währenddessen die manuelle Inline-Stabilisierung der HWS.
4. Für die Zeitspanne des Transports ins Krankenhaus gilt dann: Es besteht weitgehende Einigkeit über die Tatsache, dass eine alleinig anliegende Zervikalstütze **keine ausreichende Bewegungseinschränkung der Halswirbelsäule bietet,** sondern dies nur durch die **Ganzkörper-Immobilisation** erreicht werden kann. Diese muss aber **nicht** automatisch das Anlegen einer starren HWS-Orthese bedeuten, da dieses Ziel auch anders erreicht werden kann, z. B. durch Gurte in Verbindung mit sog. Headblocks etc.
5. Bei Patienten mit **symptomatischem** Schädel-Hirn-Trauma sollte nach PHTLS© Deutschland abgewogen werden, ob das Anlegen einer starren Zervikalstütze unbedingt erforderlich ist, oder ob eine „spinal motion restriction" auch anderweitig erreicht werden kann. Hintergrund dieser Abwägung ist, dass auch die Anlage einer starren Zervikalstütze selbst (durch venöse Abstrombehinderung) signifikant zur **Erhöhung des intrakraniellen Drucks** (ICP) beitragen kann. Die Art der HWS-Immobilisation (Zervikalstütze vs. andere Technik) bleibt also eine **Einzelfallentscheidung,** solange die unter Punkt 4 genannten Aspekte beachtet werden.

PRAXISTIPP

Aktuelle Entwicklungen

Insgesamt zeichnet sich derzeit ein **Trend weg von starren Zervikalstützen** ab, da diese die Bewegungseinschränkung der HWS nicht verbessern und mit der Gefahr einhergehen, dass der aufgrund des SHT bereits erhöhte Hirndruck weiter steigt.
Eine **sehr gute Bewegungseinschränkung** der HWS lässt sich erreichen, wenn der Patient auf einer Vakuummatratze mit zusätzlicher Verwendung von Headblocks oder vergleichbaren Mitteln ruhiggestellt wird.
Ein weiterer Vorteil der Verwendung einer Vakuummatratze besteht darin, dass die 30°-Oberkörperhochlagerung damit möglich ist, ohne den gesamten Patienten schräg stellen zu müssen, wie dies bei Verwendung eines Spineboards der Fall wäre.

Primäre und sekundäre Hirnschädigung

Durch Gewalteinwirkung auf den Kopf kann es - neben Verletzungen der Kopfhaut und des Schädelknochens – zu **primären** (direkt auftretenden) oder **sekundären** (nachfolgenden) Hirnschädigungen kommen.

Primäre Hirnschädigungen entstehen genau zum Zeitpunkt der Verletzung durch direkte Krafteinwirkung. Dazu zählen Verletzungen der Hirnhäute, des Hirngewebes und von Gefäßen. Dieser primäre Hirnschaden ist durch Versorgungsmaßnahmen nicht mehr beeinflussbar **(irreversibel).** Eine Beeinflussung ist allenfalls durch Prävention möglich.

Sekundäre Hirnschädigungen sind die Ereignisse, die im Verlauf nach der Verletzung auftreten und zu einer weiteren Verschlechterung der Situation führen. Ursächlich sind pathologische **intra- oder extrakranielle** Prozesse, die durch den Primärschaden in Gang gesetzt werden und das Gehirn über Stunden, Tage oder gar Wochen schädigen. Einfach gesagt handelt es sich um eine Ischämie auf dem Boden von **zerebraler Hypoxie** und/oder **Hypotension.** Demzufolge besteht die wesentliche Aufgabe in der Behandlung von Patienten mit einem SHT darin, die Entwicklung eines Sekundärschadens so gut wie möglich zu begrenzen oder gar zu stoppen. Da jedoch eine Vielzahl von schädigenden Mechanismen unter dem Begriff „Schädel-Hirn-Trauma" zusammengefasst wird, ist die Vorstellung einer immer gleichartig ablaufenden Pathophysiologie sehr vereinfachend und trifft vermutlich oft nicht zu.

Schädigende Mechanismen beim SHT sind vor allem:

- Epidurales Hämatom (→ Abb. 8.50)
- Akutes subdurales Hämatom (→ Abb. 8.50)
- Intrazerebrale Kontusionsblutung
- Diffuses axonales Schertrauma
- Hirnödem
- Extrakranielle systemische Ursachen
- Kombinationen aus den oben genannten

MERKE

Intrakranielle Blutung

Intrakranielle Blutungen (umgangssprachlich auch als „Hirnblutungen" bezeichnet) werden abhängig von der Lokalisation unterschieden:

- **Extrazerebrale Blutungen** liegen außerhalb des Gehirns. Dazu gehören **Epiduralhämatome** (EDH), **Subduralhämatome** (SDH) und **Subarachnoidalblutungen** (SAB).
- **Intrazerebrale Blutungen** (ICB) liegen im Gehirnparenchym. Sie werden weiter unterteilt in primäre, sekundäre und traumatische ICB.

Epidurales Hämatom

Ein **epidurales Hämatom** (EDH) entsteht meist durch eine **arterielle Blutung aus der A. meningea** oder ihrer Gefäßäste. Es kommt zur **Blutung zwischen Dura mater und Schädelknochen** (→ Abb. 8.50). Fast immer liegt zugleich eine Schädelfraktur vor.

Betroffen sind eher jüngere Patienten, weil sich dort die Dura noch leichter von der Innenseite der Kalotte ablöst und dem aus Duraarterien unter hohem Druck austretenden Blut nachgibt. Bei ca. ⅓ der Patienten kommt es nach einer initialen Bewusstseinsstörung zu einer Phase der Unauffälligkeit („symptomfreies Intervall"), bis dann die zunehmende Raumforderung erneut zur Eintrübung führt.

Subdurales Hämatom

Subdurale Hämatome (SDH) werden durch **venöse Blutungen aus den sog. Brückenvenen** verursacht. Das Blut sammelt sich im subduralen Raum **zwischen der Dura mater und der Arachnoidea** (→ Abb. 8.50).

Man unterscheidet beim SDH zwischen dem akuten und dem chronischen SDH:

- Ursache des **akuten SDH** ist meist ein schweres SHT, z. B. durch ungebremsten Aufschlag oder Sturz mit hoher Geschwindigkeit. Dies führt zu einer oberflächlichen Hirnkontusion, wodurch wiederum die Blutung verursacht wird. Das akute SDH lässt sich zeitlich mit dem Trauma direkt in Zusammenhang bringen. Die Patienten sind initial meist bewusstlos. Es tritt altersunabhängig auf, im Gegensatz zum chronischen SDH.
- Das **chronische SDH** ist die mit Abstand häufigste intrakranielle Blutung. Betroffen sind vorwiegend ältere Menschen, selten tritt es vor dem 40. Lebensjahr auf. Da sich die Symptome, wie etwa **Hemiparese** (Halbseitenschwäche), Sprachstörungen oder Kopfschmerzen, psychomotorische Verlangsamung oder leichte Desorientierung, über Tage oder gar Monate entwickeln und zudem vielfach unspezifisch sind, werden chronische SDH oft verkannt. Im Alter ist es normal, dass das Hirnvolumen abnimmt; man bezeichnet dies als **Hirninvolution**. Infolgedessen kann es zu Zugkräften auf die Brückenvenen kommen, die dann durch eine leichte Gewalteinwirkung (Bagatellverletzung, in ca. 40 % der Fälle kann der Patient sich an gar kein Trauma erinnern) oder rezidivierende Stürze zerreißen können. Nimmt der Betroffene gerinnungshemmende Medikamente ein, gilt das neben Alkoholabusus und anderen Faktoren als prädisponierender Faktor für die Entstehung eines chronischen SDH.

Traumatische Subarachnoidalblutung

Bei der **traumatischen Subarachnoidalblutung** (tSAB) kommt es durch das Trauma zu Verletzungen kleiner arterieller oder auch venöser Gefäße der Hirnoberfläche mit nachfolgenden akuten **Einblutungen in den Subarachnoidalraum** (äußerer Liquorraum, → Abb. 8.45). Die tSAB tritt bei bis zu 40 % der Patienten mit mittel- bis schwergradigem SHT auf. Weist der Patient als Folge eines SHT Meningismus bei heftigsten Nacken-Kopf-Schmerzen auf, deutet dies auf eine traumatische SAB hin.

Die traumatische SAB kann in Kombination mit epiduralen oder subduralen Hämatomen auftreten. Kleinere tSAB im Rahmen leichter SHT sind häufig harmlos und asymptomatisch, können mitunter aber fokale Symptome oder epileptische Anfälle hervorrufen.

Ausgedehnte tSAB finden sich vor allem bei schweren SHT, sodass kaum festzustellen ist, inwieweit die tSAB Anteil an der Symptomatik hat.

Intrazerebrale Kontusionsblutung

Intrezerebrale Kontusionsblutungen entstehen durch sog. **Parenchymzerreißungen** (Parenchym = Gewebe). Oft entwickeln sie sich erst im Verlauf von Stunden zu ihrer endgültigen Größe. Im Krankenhaus lässt sich z. B. beobachten, dass im initial durchgeführten Schädel-CT (CCT, kranielles CT) das Ausmaß noch gering ist; im Kontroll-CCT nach z. B. 6 Stunden kann die Blutung sich dann verstärkt haben. Typisch ist auch, dass nicht nur am direkten Ort der Gewalteinwirkung oberflächliche Kontusionen feststellbar sind, sondern auch an der gegenüberliegenden Hirnoberfläche. Dies wird als **Contre-Coup-Mechanismus** bezeichnet.

Diffuses axonales Schertrauma

Beim **diffusen axonalen Schertrauma** (auch Diffuse Axonal Injury, DAI) kommt es infolge von Kopfbewegungen mit hoher Geschwindigkeitsänderung zur Entwicklung von Scherkräften, welche die Axone (Teile der Nervenzellen, über die die Impulsfortleitung erfolgt, → 8.2.1) schädigen. Dadurch entsteht eine Vielzahl von kleinen Verletzungen, die über die weiße Sustanz des Gehirns verteilt („diffus") und kaum erkennbar sind; das Ausmaß ist schwer bestimmbar. In der Bildgebung im Krankenhaus sieht man bei schwerer Symptomatik (z. B. Bewusstlosigkeit, lang anhaltendes posttraumatisches Koma) diskrete, stippchenförmige Blutungen, die auf einen drehenden Beschleunigungsmechanismus deuten.

Hirnödem

Ein **Hirnödem** ist eine extra- oder intrazelluläre Flüssigkeitsansammlung im Gehirn mit nachfolgendem intrakraniellen Druckanstieg und Parenchymschädigung. Abhängig von der Entstehung und Entwicklung werden das **zytotoxische** (= **zelluläre**) und das **vasogene** Hirnödem unterschieden. Beim SHT besteht i. d. R. eine **Kombination** aus beiden Formen.

- **Zytotoxische Hirnödeme** entstehen durch Schwellung der Zellen (Zunahme des **Intrazellulärraums**). Sie sind ursprünglich als Reaktion auf exogene Toxine beschrieben worden (daher auch ihr Name), aber auch zerebrale Ischämie und Traumata können diese Ödeme hervorrufen. So ist eine frühzeitige Schwellung der Astrozyten ein typisches Merkmal der zerebralen Ischämie.

- Das **vasogene Hirnödem** entsteht auf dem Boden einer Störung der Blut-Hirn-Schranke (Blood-Brain-Barrier, BBB) im Sinne einer gesteigerten Permeabilität. Die Störung ermöglicht den Einstrom von Proteinen aus den Kapillaren in das **Interstitium,** wodurch osmotisch Flüssigkeit mitgezogen wird. Das vasogene Hirnödem entsteht meist rasch im Anschluss an die Schädigung. Nichttraumatische Ursachen sind z. B. Hirntumoren oder Infektionen.

Die Therapie des Hirnödems erfolgt z. B. durch die Verabreichung von Mannitol oder hypertoner Kochsalzlösung, sog. Osmotherapeutika. Allerdings gibt es für die Gabe von hypertoner Kochsalzlösung bislang nur geringe Evidenzbelege.

Extrakranielle systemische Ursachen

Auch **außerhalb des Schädels** liegende **(extrakranielle)** Ursachen können beim SHT eine zerebrale Hypoxie und/oder Hypotension hervorrufen bzw. verschlechtern. Beispiele dafür sind Schockzustände bei inneren Blutungen, die über die systemische Hypotension das Gehirn schädigen können und/oder Verletzungen der Lungen, die den Gasaustausch beeinträchtigen. Insbesondere eine **Hyperkapnie** (zu hoher $etCO_2$-Gehalt >40 mmHg) ist schädlich. Sie führt zur Weitstellung der Blutgefäße, wodurch der Hirndruck (weiter) steigen kann. Beim endotracheal intubierten und narkotisierten Traumapatienten soll eine Normoventilation ($etCO_2$-Gehalt 35–40 mmHg) durchgeführt werden. Verschiedene Studien deuten eine erhöhte Sterblichkeit bei Traumapatienten mit abnormalen $etCO_2$-Werten an. Bei Patienten mit SHT wurde gezeigt, dass sowohl eine Hyper- als auch eine Hypoventilation ungünstig sind.

6.5.5 Autoregulation der Gehirndurchblutung

Das Gehirn ist ein Organ, das aufgrund einer hohen Stoffwechselaktivität viel Sauerstoff benötigt. Die Toleranz des Gehirns gegenüber einer Ischämie ist sehr gering. Aus diesem Grund ist es auf einen ausreichenden **zerebralen Perfusionsdruck** (CPP, Cerebral Perfusion Pressure) angewiesen. Unter physiologischen Bedingungen besteht eine sog. **Autoregulation der Gehirndurchblutung,** d. h. der zerebrale Blutfluss wird im Bereich des **mittleren arteriellen Drucks** (MAP, Mean Arterial Pressure) von etwa 50–150 mmHg durch Gefäßengstellung **(Vasokonstriktion)** oder Gefäßweitstellung **(Vasodilatation)** konstant gehalten.

MERKE

Störung der Autoregulation

Eine zerebrale Ischämie und ein schwereres Schädel-Hirn-Trauma gehen mit einer **Störung der Autoregulation** einher. Daher sinkt die Hirndurchblutung bei abnehmendem MAP passiv im Verhältnis zum Perfusionsdruck.

Mittlerer arterieller Druck

Der **mittlere arterielle Druck (MAP)** ist ein besserer Parameter für die Organdurchblutung als der nach Riva-Rocci gemessene Blutdruck. Automatische Blutdruckmessgeräte berechnen den MAP genau; allerdings kann auch mittels verschiedener Formeln, die hier vorgestellt werden, ein brauchbarer Näherungswert ermittelt werden. Hinweis: Beide Formeln kommen zum gleichen Ergebnis, so kann man für sich schauen, welche leichter zu merken ist.

Beispielhaft wird der MAP für einen Patienten mit einem **RR von 120/90** errechnet:

Formel 1:

$$\text{MAP} = (\text{Diastole} + \text{Diastole} + \text{Systole}) \div 3$$

$$(90 + 90 + 120) \div 3 = 100$$

Der MAP beträgt 100 mmHg.

Formel 2:

$$\text{MAP} = \text{Diastole} + \frac{1}{3}(\text{Systole} + \text{Diastole})$$

$$90 + \frac{1}{3}(120 - 90) = 90 + \frac{1}{3}(30) = 100$$

Der MAP beträgt 100 mmHg.

Genau genommen ist der MAP im Wesentlichen ein Produkt aus **Herzzeitvolumen** (HZV) und **systemischem Gefäßwiderstand** (SVR, Systemic Vascular Resistance; → Kap. 13.3.2). Das HZV ist das Produkt aus **Schlagvolumen** (SV, Stroke Volume; → Kap. 12.6.1) und **Herzfrequenz** (HF).

$$\text{MAP} = \text{HZV} \times \text{SVR}$$

$$\text{HZV} = \text{HF} \times \text{SV}$$

Das **Schlagvolumen** wiederum hängt ebenfalls von einer Reihe Faktoren ab: Vorlast, Kontraktilität, Synchronie und Nachlast (→ Kap. 12.6.2).

Zerebraler Perfusionsdruck

Der **zerebrale Perfusionsdruck** (**CPP,** Cerebral Perfusion Pressure) lässt sich nach folgender Formel berechnen:

$$\text{zerebraler Perfusionsdruck} =$$

$$\text{mittlerer arterieller Druck} - \text{intrakranieller Druck}$$

$$\text{CPP} = \text{MAP} - \text{ICP}$$

Normalerweise liegt der MAP im Bereich von 85–95 mmHg und der ICP ist kleiner als 15 mmHg. Deshalb liegt der CPP normalerweise im Bereich von 70–80 mmHg. Kommt es – etwa durch eine Blutung im Kopf, ein Hirnödem, unphysiologische Liquorzunahme oder einen Hirntumor – zu einer stetigen Zunahme des Volumens innerhalb der Schädelkapsel, kann daraus ein lebensbedrohlicher Anstieg des intrakraniellen Drucks (ICP) mit nachfolgendem Absinken des CPP resultieren. CPP-Werte zwischen 50 und 70 mmHg gelten als noch ausreichend. Niedrigere Werte sind jedoch als kritisch zu werten.

Das Problem im Rettungsdienst ist, dass der ICP dort nicht gemessen werden kann. Man muss sich hier auf die Symptomatik verlassen und auf die Dynamik der Ereignisse achten (z. B. eine GCS-Verschlechterung, Bewusstseinsschwankungen, epileptische Anfälle). Ist der MAP niedrig und der ICP mutmaßlich hoch (was man im Rettungsdienst nur anhand der unten aufgeführten Symptome annehmen kann), wird der zerebrale Perfusionsdruck in einen kritischen Bereich abfallen.

! ACHTUNG!

Lebensbedrohlicher Hirndruckanstieg

Zeichen einer lebensbedrohlichen Verschlechterung beim bewusstseinsgestörten Patienten mit SHT sind:

- Pupillenerweiterung
- Gestörte Pupillenreaktion auf Licht
- Hemiparese
- Beuge- und Strecksynergismen
- Kreislaufstörungen, insbesondere **Cushing-Trias** (Bradykardie, Hypertonie und Bradypnoe)

MERKE

Hypotonie und Hypoxämie beim SHT

In der Frühphase des SHT werden pathophysiologische Veränderungen im Gehirn insbesondere durch extrakranielle (Kranium = Schädel) Begleitverletzungen „angestoßen", sofern diese zu niedrigem Blutdruck und Hypoxämie führen. Der Grund dafür ist, dass dadurch im Gehirn eine Minderversorgung mit Sauerstoff auftritt. **Hypotonie und Hypoxämie** gelten als die wichtigsten Prädiktoren der langfristigen Prognose nach SHT. Hieraus ergeben sich die beiden wichtigsten **Therapiesäulen des SHT:**

- Perfusion
- Oxygenierung

6.5.6 Schädelnähte

Der Schädel des heranwachsenden Feten und des Neugeborenen besteht aus schollenartigen Knochenplatten, die über die desmale Ossifikation aus Bindegewebe entstanden sind und nicht aneinanderstoßen. Die Spalträume dazwischen, **Schädelnähte** (Suturae) genannt (→ Abb. 6.32), sind bei der Geburt nur durch Bindegewebe verschlossen, d. h. die Knochenplatten lassen sich noch gegeneinander verschieben. Dies erleichtert den Durchtritt durch den Geburtskanal und ermöglicht das weitere Hirnwachstum nach der Geburt.

- Die **Stirnnaht** (Sutura frontalis) trennt die beiden Stirnbeinhälften voneinander.
- Die **Kranznaht** (Sutura coronalis) grenzt das Stirnbein von den beiden Scheitelbeinen ab.
- Die **Pfeilnaht** (Sutura sagittalis) liegt zwischen den beiden Scheitelbeinen, etwa unterhalb eines Mittelscheitels.

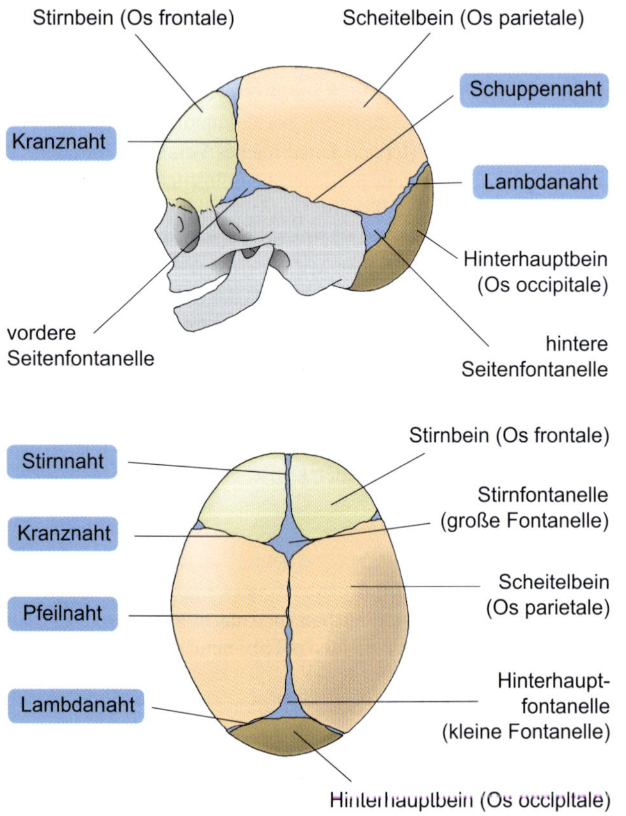

Abb. 6.32 Fontanellen und Schädelnähte [L190]

- Die **Lambdanaht** (Sutura lambdoidea) ist die Grenze zwischen Scheitelbeinen und Hinterhauptbein.
- Die **Schuppennaht** (Sutura squamosa) liegt zwischen Schläfen- und Scheitelbein.

Fontanellen

Bei der Geburt klaffen in den Bereichen, in denen drei oder mehr Knochenplatten aneinanderstoßen, relativ weite Lücken. Diese weichen, bindegewebig überbrückten Stellen heißen **Fontanellen** (→ Abb. 6.32). Sie haben eine charakteristische Form und ermöglichen dem Geburtshelfer unter der Geburt eine gute Orientierung über die Lage des kindlichen Kopfes im mütterlichen Becken.

- Die rautenförmige **Stirnfontanelle** (große Fontanelle, Fonticulus anterior) befindet sich zwischen den vorderen Winkeln der Scheitelbeine und den Stirnbeinen. Sie ist die größte Fontanelle.
- Die **Hinterhauptfontanelle** (kleine Fontanelle, hintere Fontanelle, Fonticulus posterior) befindet sich am Hinterkopf zwischen der Hinterhauptsschuppe und den hinteren Winkeln der Scheitelbeine. Sie ist dreieckig.
- Zu den **Seitenfontanellen** zählen die **vordere Seitenfontanelle** (Fonticulus sphenoidalis) beidseits zwischen Stirn-, Scheitel- und Keilbein sowie die **hintere Seitenfontanelle** (Fonticulus mastoideus) zwischen Scheitel-, Schläfen- und Hinterhauptsbein.

Während sich Hinterhaupt- und Seitenfontanellen in der Regel schon im zweiten Lebensmonat schließen, kann die Stirnfontanelle bis in das zweite Lebensjahr hinein offen bleiben.

PRAXISTIPP

Einschätzung des Säuglings

Bei der Beobachtung des Säuglings gibt die große Fontanelle wichtige Hinweise auf den **Zustand des Wasserhaushalts:** Hat der kleine Organismus zu wenig Flüssigkeit, z. B. durch Wasserverlust bei Fieber, Erbrechen oder Durchfall, so ist die Fontanelle eingefallen. Bei ausgeglichenem Wasserhaushalt liegt sie im Hautniveau, und der Pulsschlag ist bei aufgelegtem Finger zu spüren. Eine deutlich gespannte Fontanelle kann auf einen erhöhten Hirndruck hinweisen, z. B. bei einer Meningitis.

6.5.7 Gesichtsschädel

Die paarigen **Tränenbeine** (Ossa lacrimalia, lacrima = Träne; → Abb. 6.28 und → Abb. 6.29) sind fingernagelgroße, dünne Knochen an der Innenseite der Augenhöhle. Sie sind die kleinsten Knochen des Gesichts.

Der **Oberkieferknochen** (Maxilla) bildet das Mittelstück des Gesichtsschädels und ist mit jedem der übrigen Knochen verbunden. Er umschließt beidseits die **Kieferhöhlen** (Sinus maxillares), die mit der jeweils gleichseitigen Nasenhöhle in Verbindung stehen (→ Abb. 6.33). Der **Zahnfortsatz** (Processus alveolaris) verstärkt den Unterrand des Oberkieferkörpers und nimmt in 2 × 8 Fächern (Alveoli dentales) die obere Zahnreihe auf. Nach hinten oben ragt der **Jochfortsatz** (Processus zygomaticus,) hervor. Er formt zusammen mit dem **Jochbein** (Os zygomaticum) das Wangenprofil. Im vorderen Anteil des Oberkiefers befindet sich der **Gaumenfortsatz** (Processus palatinus). Er bildet zusammen mit dem **Gaumenbein** (Os palatinum) den **harten Gaumen** (Palatum durum).

Die beiden Gaumenbeine sind L-förmige Knochen, die den hinteren Anteil des harten Gaumens bilden (→ Abb. 6.30 und → Abb. 6.31).

Knöcherne Begrenzung der Nase

Das paarig angelegte **Nasenbein** (Os nasale) bildet den oberen Teil des Nasenrückens (→ Abb. 6.29). Der untere Anteil des Nasenrückens besteht aus Knorpel (Cartilago nasi). Knorpel bildet auch den Hauptanteil der Nasenscheidewand **(Nasenseptum),** an der sich ferner das Siebbein und das Pflugscharbein beteiligen (→ Abb. 6.31). Die knöcherne Nasenhöhle wird durch das Nasenseptum in eine rechte und eine linke Höhle geteilt.

Die **untere Nasenmuschel** (Concha nasalis inferior) ist ein rinnenförmiger Knochen und über einen Fortsatz (Processus maxillaris) mit der Kieferhöhle verbunden. Sie dient genauso wie die kleinere mittlere und die obere Nasenmuschel (→ Abb. 6.28) der Oberflächenvergrößerung der Nasenschleimhaut.

Das **Pflugscharbein** (Vomer) ist ein rechteckiger, von vorne zur Keilbeinhöhle ziehender Knochen, der den unteren und hinteren Anteil des Nasenseptums bildet (→ Abb. 6.28,→ Abb. 6.31). Vorne und unten grenzt es an den harten Gaumen, oben an die Lamina perpendicularis (vertikale Platte) des Siebbeins und hinten an das Keilbein.

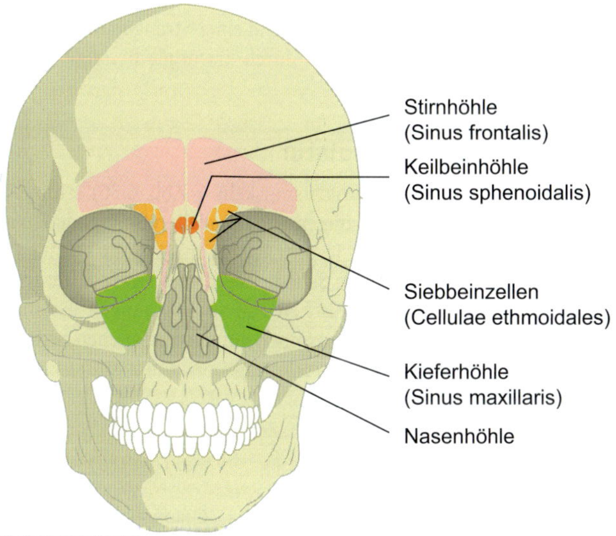

Abb. 6.33 Nasennebenhöhlen in der Frontalansicht. Schädelschnitt seitlich → Abb. 6.30 [L138]

Nasennebenhöhlen

Die **Nasennebenhöhlen** (Sinus paranasales) befinden sich in den die Nasenhöhle umgebenden Knochen und sind von Schleimhaut ausgekleidet (→ Abb. 6.33). Zu den jeweils paarig angelegten Nasennebenhöhlen gehören:

- **Stirnhöhle** (Sinus frontalis)
- **Kieferhöhle** (Sinus maxillaris)
- **Siebbeinhöhle** (bestehend aus den Siebbeinzellen)
- **Keilbeinhöhle** (Sinus sphenoidalis, nicht paarig)

Die Nasennebenhöhlen machen die Schädelknochen leichter und dienen als Resonanzraum für den Klang der Sprache. Die Sekrete aus den Nasennebenhöhlen fließen, außer im Fall einer Nasennebenhöhlenentzündung, in die Nasenhöhle ab (→ Kap. 14.1.3).

Unterkiefer

Der **Unterkiefer** (Mandibula) ist der größte und der einzige frei bewegliche Knochen des Gesichtsschädels (→ Abb. 6.34). Er besteht aus einem hufeisenartig nach hinten gebogenen Unterkieferkörper und zwei Seitenästen (Rami mandibulae), die vom (unterhalb des Ohrs leicht fühlbaren) **Unterkieferwinkel** (Angulus mandibulae) aus fast senkrecht nach oben steigen. Jeder Seitenast schließt nach oben hin mit zwei Fortsätzen ab: Auf dem weiter hinten gelegenen **Gelenkfortsatz** (Processus condylaris) liegt die Gelenkfläche, die mit der Fossa mandibularis des Schläfenbeins und einer kleinen Knorpelscheibe das Kiefergelenk bildet. An dem weiter vorn gelegenen **Kronenfortsatz** (Processus coronoideus) setzt der Schläfenmuskel (M. temporalis) an.

Der **Zahnfortsatz** (Pars alveolaris) am Oberrand des Unterkieferkörpers nimmt die Zahnwurzeln des Unterkiefergebisses auf. Der untere, kräftigere Teil des Unterkieferkörpers besitzt zwei Löcher an seiner Vorderseite (Foramina mentalia), durch die der **N. mentalis** (Unterkiefernerv, aus dem 3. Ast des N. trigeminus, → Kap. 8.10.5) eintritt.

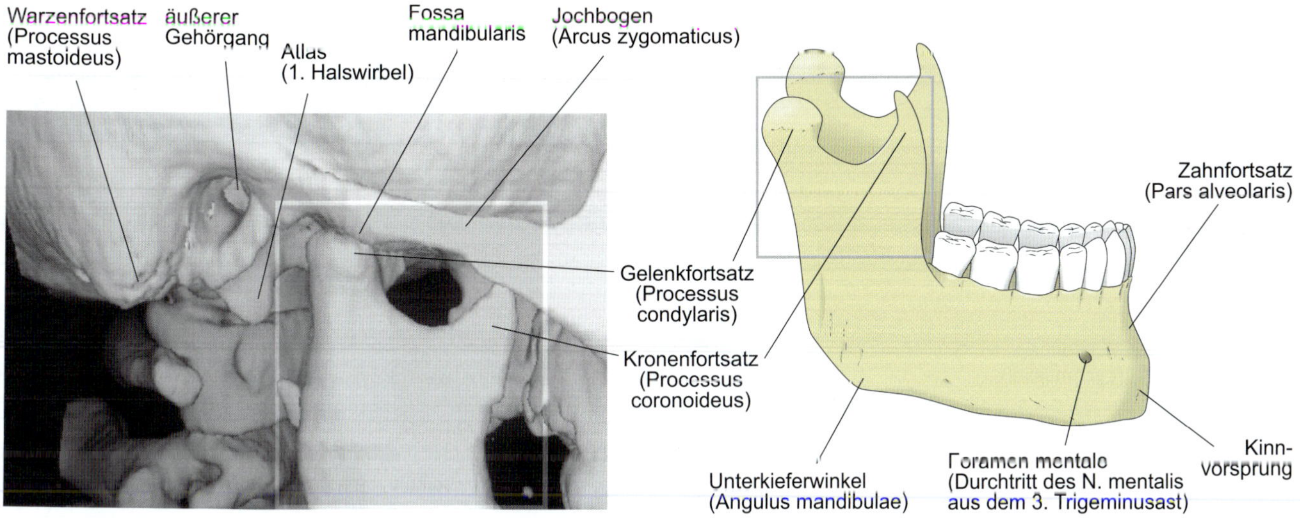

Abb. 6.34 Links Kiefergelenk (3D-CT), rechts Unterkiefer (Mandibula) seitlich mit Zahnreihe [Foto: V543-002; Zeichnung: L190]

6.5.8 Zungenbein

Das **Zungenbein** (Os hyoideum, hyoid = U-förmig) ist der einzige Knochen des Körperstamms, der nicht in direkter Nachbarschaft oder gelenkiger Verbindung mit einem anderen Knochen steht (→ Abb. 6.35). Es befindet sich im Halsbereich zwischen Unterkiefer und **Kehlkopf** (Larynx, → Abb. 6.35). Über viele Muskeln ist es mit dem Mundboden und dem Griffelfortsatz des Schläfenbeins, dem Kehlkopf, dem Brustbein und sogar mit dem Schulterblatt verbunden. Deshalb ist das Zungenbein hochbeweglich und unterstützt so wirkungsvoll den Kauakt und die Bewegungen der Zunge beim Sprechen.

Bei der Zungenbeinmuskulatur unterscheidet man eine **obere** und eine **untere Zungenbeinmuskelgruppe.** Zu der oberen Gruppe zählen:

- **M. digastricus,** der mit einem hinteren Bauch (Venter posterior) vom Warzenfortsatz zum Zungenbein zieht und mit seinem vorderen Bauch (Venter anterior) bis zur Innenseite der Unterkiefermitte läuft
- **M. stylohyoideus,** vom Griffelfortsatz zum Zungenbein ziehend
- **M. mylohyoideus,** der vom Innenrand des Unterkiefers plattenförmig bis zum Zungenbein reicht
- **M. geniohyoideus,** der von der Zungenbeinmitte zur Unterkiefermitte zieht

Die unteren Zungenbeinmuskeln (auch Rectus-Gruppe genannt) zählen zu den Halsmuskeln.

Das Zungenbein bricht häufig während einer Strangulation. Deshalb wird es bei der Autopsie nach Tod durch Erwürgen besonders genau begutachtet.

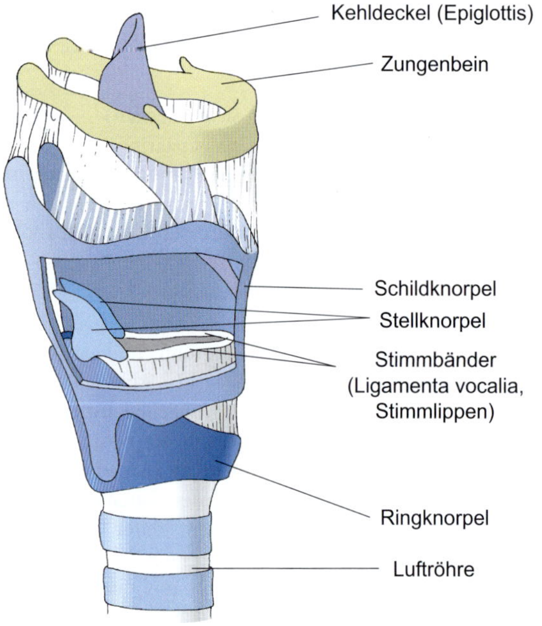

Abb. 6.35 Zungenbein. Außerdem dargestellt ist der knorpelige Kehlkopf mit dem Kehldeckel in Mittelstellung. [L190]

6.5.9 Mimische Muskulatur

Die mimische Muskulatur (Gesichtsmuskeln → Abb. 6.36) ermöglicht es dem Menschen, Gefühlsregungen wie beispielsweise Freude, Trauer oder Schmerz zu zeigen. Innerviert wird die mimische Muskulatur vom N. facialis (→ Kap. 8.10.5). Eine Schädigung dieses Nerven, die relativ häufig vorkommt, führt im typischen Fall zu Lähmungen der mimischen Muskulatur. Die Patienten können auf der betroffenen Seite u. a. weder das Auge (Gefahr der Austrocknung!) noch den Mund vollständig schließen (→ Abb. 8.30).

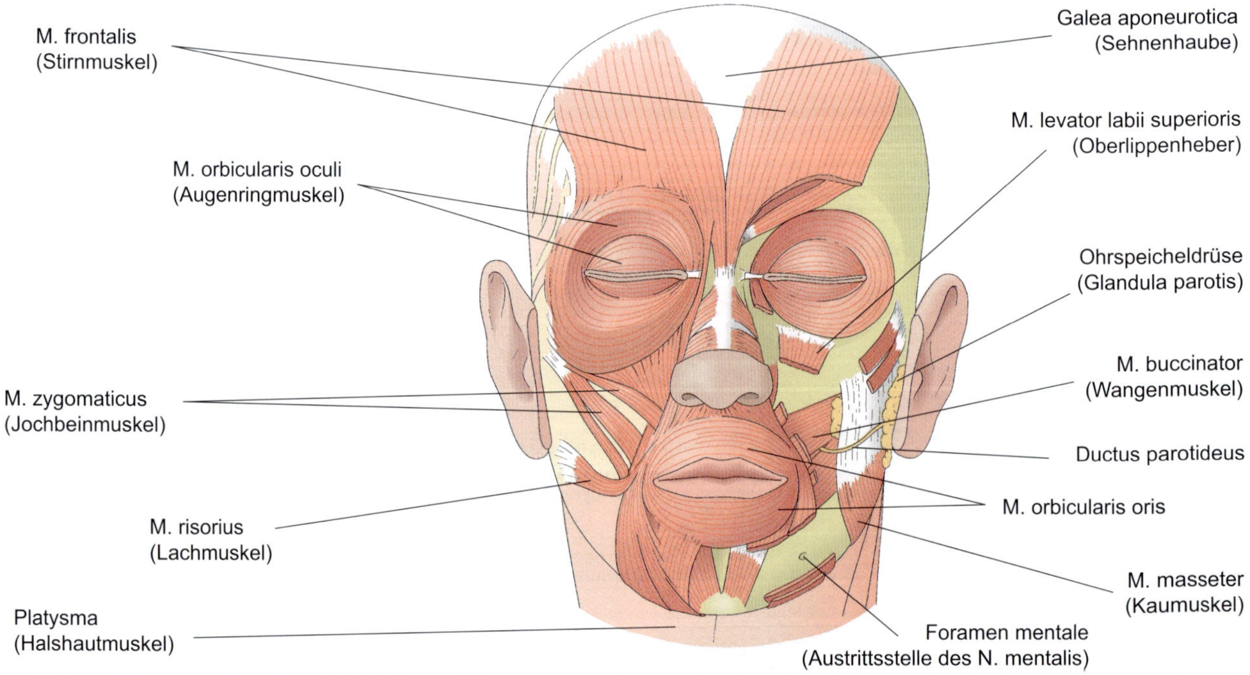

Abb. 6.36 Mimische Muskulatur. Die rechte Gesichtshälfte zeigt die oberflächliche Muskelschicht, während links die tiefere Schicht freigelegt wurde. Man erkennt in der linken Gesichtshälfte den M. masseter (Kaumuskel) und die Ohrspeicheldrüse mit ihrem Ausführungsgang (Ductus parotideus). [L190]

IM FOKUS

Schädel

Der Schädel besteht aus zwei **Knochengruppen:**
- **Hirnschädel** (Neurocranium)
- **Gesichtsschädel** (Viscerocranium)

Zum **Hirnschädel** zählen:
- Stirnbein
- Scheitelbein
- Schläfenbein
- Hinterhauptbein
- Keilbein
- Siebbein

Zum **Gesichtsschädel** zählen:
- Nasenbein
- Oberkiefer
- Jochbein
- Unterkiefer
- Tränenbein
- Gaumenbein
- Untere Nasenmuschel
- Pflugscharbein
- Zungenbein

Die **Spalträume** zwischen den Schädelknochen werden **Schädelnähte** genannt. Die Kontaktstellen mit weiten Lücken heißen **Fontanellen.**

Die **Schädelbasis** besitzt an ihrer oberen Fläche drei **Schädelgruben.**

Zu den **Nasennebenhöhlen** gehören:
- Stirnhöhle
- Kieferhöhle
- Siebbeinhöhle
- Keilbeinhöhle

6.6 Körperstamm

6.6.1 Hals

Der **Hals** als Verbindungsabschnitt zwischen Kopf und Schultergürtel enthält als knöcherne Strukturen die sieben Halswirbel und das Zungenbein; unter Letzterem befindet sich der aus mehreren gegeneinander beweglichen Knorpeln bestehende Kehlkopf. Im Gegensatz zum 3.–7. Halswirbel, die in der Form den übrigen Wirbeln entsprechen (→ Kap. 6.6.2), weisen die ersten beiden Halswirbel besondere Formen auf.

Atlas und Axis

Der erste Halswirbel **(Atlas)** hat die Form eines knöchernen Rings, auf dessen Oberfläche sich zwei Gelenkflächen befinden. Auf diesen liegt der knöcherne Schädel mit den entsprechenden Gelenkflächen des Hinterhauptbeins (→ Abb. 6.31).

Der zweite Halswirbel, **Axis** genannt, hat als Besonderheit einen in den Ring des Atlas emporragenden Knochenzapfen. Um diesen **Dens axis** oder Zahn kann sich der Atlas drehen (Zapfengelenk, → Abb. 6.37 und → Abb. 6.11), wodurch Drehbewegungen des Kopfes möglich werden. Der Dens füllt jedoch nur den vorderen Teil des Atlasrings aus. Getrennt durch eine Bindegewebsmembran, verläuft im hinteren, größeren Teil des Atlasrings das Rückenmark.

Dens-axis-Fraktur

Die **Dens-axis-Fraktur** ist gefürchtet, weil schlimmstenfalls der Dens das Rückenmark verletzen kann. Eine so hohe Rückenmarkverletzung im Bereich der Medulla oblongata führt dann zur Lähmung der Atmungs- und Kreislaufregulation, was den Tod des Betroffenen bewirkt. Aber nicht jede Densfraktur nimmt diesen katastrophalen Verlauf; es gibt auch Patienten, die zu Fuß in das Krankenhaus kommen und bei denen dann eine Densfraktur diagnostiziert wird. Mit den Untersuchungsmöglichkeiten im Rettungsdienst kann dies jedoch nicht zuverlässig bestimmt werden. Deshalb sollte bei Verdacht auf eine HWS-Verletzung auch stets eine Immobilisierung vorgenommen werden. Wie üblich sind der Verletzungsmechanismus und eine Untersuchung des Patienten hilfreich (→ Kap. 6.6.5).

Nach Anderson und D'Alonzo werden bei den **Dens-Frakturen** die Typen I, II und III unterschieden (→ Abb. 6.38).

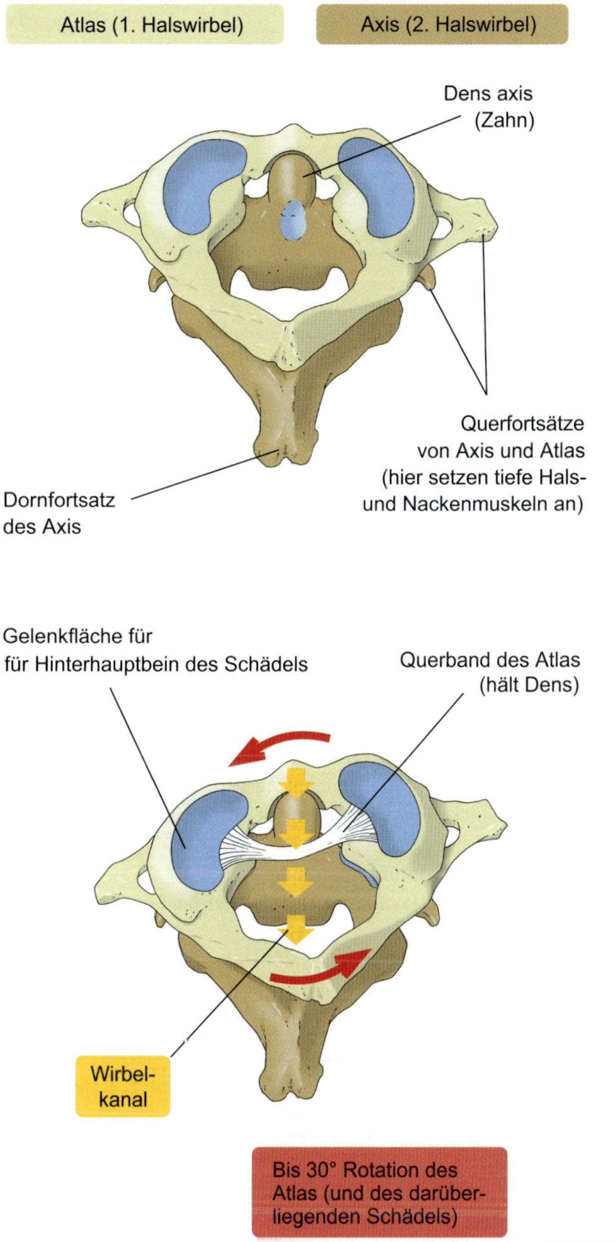

Abb. 6.37 Gelenk zwischen Atlas und Axis (Atlanto-Axial-Gelenk). Drehung des Atlas um den Dens axis ermöglicht Drehbewegungen des Kopfes. Das Querband verhindert ein Abgleiten des Atlas in Richtung Rückenmark. [L190]

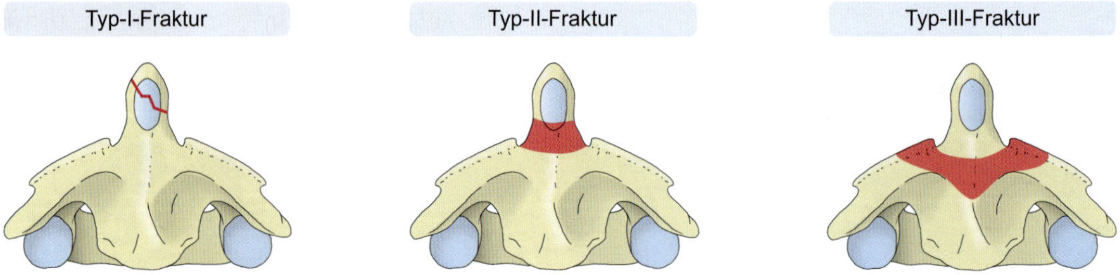

Abb. 6.38 Einteilung der Dens-Frakturen nach Anderson und D'Alonzo: Typ I (Fraktur der Dens-Spitze), Typ II (Fraktur des Processus odontoideus oberhalb der Basis) und Typ III (Bruch im Axiskörper) [L190]

6.6.2 Wirbelsäule – Übersicht

Die **Wirbelsäule** (Columna vertebralis) bildet die große Längsachse unseres Skeletts. Sie besteht aus 24 segmentförmigen Knochen, den **Wirbeln** (Vertebrae), sowie dem **Kreuzbein** und dem **Steißbein.** Die Wirbel sind gegeneinander beweglich und erlauben dadurch Bewegungen nach vorn, hinten, links, rechts und um die Längsachse. Diese Beweglichkeit wird von den Bandscheiben unterstützt, die außerdem zusammen mit vielen Bändern die Wirbelsäule stabilisieren. Die Wirbelsäule umschließt und schützt das Rückenmark, das durch die Wirbellöcher nach unten zieht. Sie trägt den Kopf und dient der Anheftung von Rippen und Rückenmuskulatur.

Zwischen den Wirbeln liegen Öffnungen, die **Zwischenwirbellöcher** (Foramina intervertebralia) genannt werden. Durch sie verlaufen Nerven, die vom Rückenmark ausgehen oder zum Rückenmark führen, die **Spinalnerven** (→ Kap. 8.12.2).

Die Wirbelsäule hat fünf Abschnitte:

- **Halswirbelsäule** (HWS) mit sieben Halswirbeln (kurz: C1–C7, C = **C**ervix = Hals).
- **Brustwirbelsäule** (BWS) mit zwölf Brustwirbeln, die mit den Rippen gelenkig verbunden sind (Th1–Th12, Th = **Th**orax).
- **Lendenwirbelsäule** (LWS) mit fünf Lendenwirbeln (L1–L5, L = **L**umbus = Lende).
- **Kreuzbein** (Os sacrum)– fünf Sakralwirbel sind hier zu einem kompakten Knochen verschmolzen.
- Etwa vier verkümmerte Steiß„wirbel" bilden das **Steißbein** (Os coccygis).

Krümmungen der Wirbelsäule

Von vorn gesehen ist die gesunde Wirbelsäule nahezu gerade. Betrachtet man die Wirbelsäule jedoch von der Seite, weist sie vier charakteristische Krümmungen auf (→ Abb. 6.39). Zwei von ihnen sind nach hinten gewölbt; sie heißen **Brustkyphose** und **Sakralkyphose.** Bei den anderen zweien weist die Bogenkrümmung nach vorn. Sie werden als **Halslordose** und **Lendenlordose** bezeichnet.

Diese Krümmungen verleihen der Wirbelsäule eine hohe Stabilität, da durch sie die Belastungen, die bei den verschiedenen Bewegungen auftreten, auf alle Wirbel gleichmäßig verteilt werden.

Wirbel

Die Wirbel haben vom 3. Halswirbel bis zum 5. Lendenwirbel einen einheitlichen Aufbau, auch wenn sie sich, je nach den funktionellen Erfordernissen der einzelnen Wirbelsäulenabschnitte, in Größe und Form unterscheiden (→ Abb. 6.40).

Der **Wirbelkörper** (Corpus vertebrae) ist eine dicke rundliche Knochenscheibe. Die Wirbelkörper bilden den gewichtstragenden Teil der Wirbelsäule. Da alle Wirbelkörper übereinanderliegen, sind sie für die charakteristische Säulenform unserer Körperachse verantwortlich.

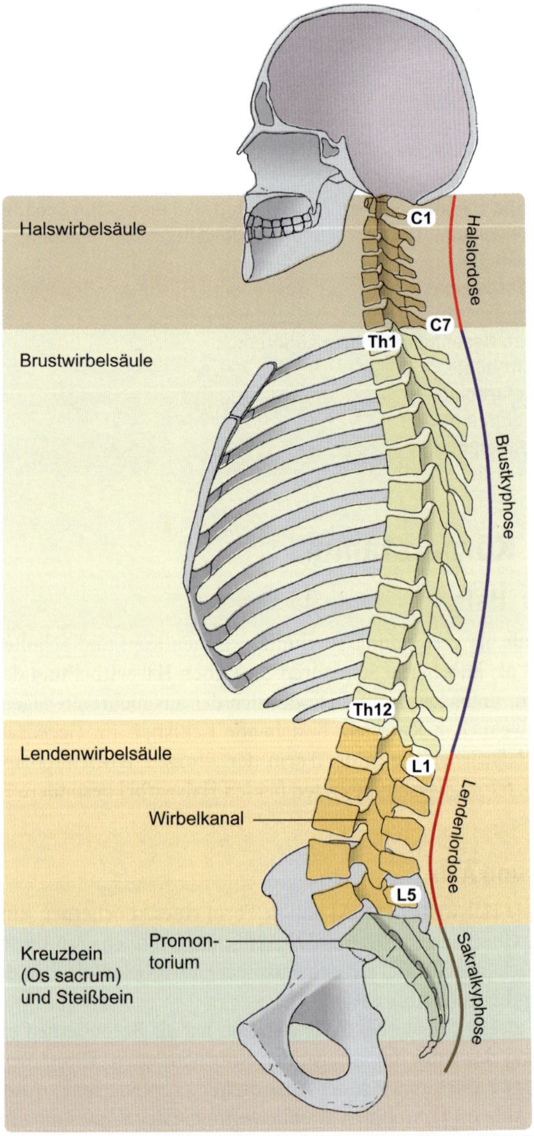

Abb. 6.39 Aufbau der Wirbelsäule. Man erkennt Halslordose, Brustkyphose, Lendenlordose und Sakralkyphose. [L190]

An der Hinterfläche des Wirbelkörpers setzt eine Knochenspange an, der **Wirbelbogen** (Arcus vertebrae). Er umgibt das **Wirbelloch** (Foramen vertebrale). Alle Wirbellöcher zusammen bilden den **Wirbelkanal** (Spinalkanal), durch den das Rückenmark vom großen Hinterhauptsloch nach unten zieht.

Vom Wirbelbogen gehen drei Knochenfortsätze aus, an denen Muskeln entspringen und ansetzen: der nach hinten unten zeigende **Dornfortsatz** (Processus spinosus) und links und rechts je ein **Querfortsatz** (Processus transversus).

Etwa auf Höhe der Querfortsätze entspringen dem Wirbelbogen ferner je zwei **Gelenkfortsätze** nach oben und unten (Processus articularis superior und inferior). Sie verbinden die Wirbel untereinander. Zwischen den unteren Gelenkfortsätzen und dem zugehörigen Wirbelkörper bleibt immer ein Freiraum, der oben vom Wirbelbogen abgeschlossen ist (Incisura vertebralis inferior). Ein sehr viel kleinerer Einschnitt befindet sich auch zwischen oberem Gelenkfortsatz und Wirbelkörper (Incisura vertebralis superior, → Abb. 6.40). Diese beiden Einschnitte liegen bei benachbarten Wirbeln direkt übereinander und umschließen das jeweilige **Zwischenwirbelloch** (Foramen intervertebrale). Durch die Zwischenwirbellöcher verlassen die Spinalnerven den Wirbelkanal.

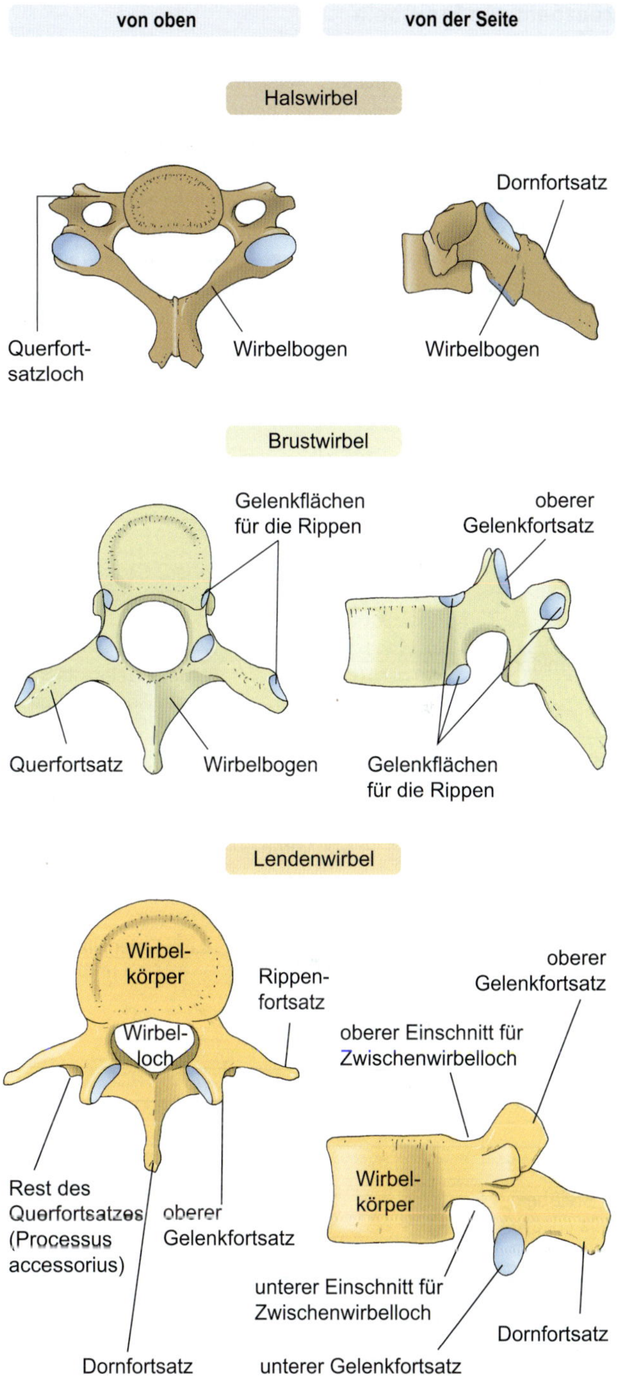

Abb. 6.40 Hals-, Brust- und Lendenwirbel im Vergleich (jeweils links von oben und rechts von der Seite) [L190]

6.6.3 Wirbelsäulenabschnitte

Halswirbelsäule

Die **Halswirbelsäule (HWS)** ist der beweglichste Teil der gesamten Wirbelsäule. Atlas und Axis, also 1. und 2. Halswirbel, haben eine besondere Form und Funktion (→ Kap. 6.6.1). Die darunterliegenden Wirbelkörper der Wirbel C3–C7 sind relativ klein im Vergleich zu ihrem Wirbelloch.

Die Querfortsätze sind platt und haben im Gegensatz zur restlichen Wirbelsäule je ein Loch (Foramen transversarium), durch das hirn- und rückenmarksversorgende Gefäße (A. und V. vertebralis) ziehen (→ Abb. 8.55).

Die Dornfortsätze von C2–C6 sind an ihren Enden meist zweigeteilt. Der 7. Halswirbel (C7) wird auch Vertebra prominens genannt, da sein Dornfortsatz am weitesten nach dorsal vorspringt. Er bietet beim Tasten durch die Haut einen guten „geografischen" Anhaltspunkt für den Übergang zwischen HWS und BWS.

Brustwirbelsäule

Die **Brustwirbelsäule (BWS)** ist ein wenig beweglicher Wirbelsäulenabschnitt – die Haltefunktion für den Brustkorb steht im Vordergrund. Die Brustwirbel sind beträchtlich größer und stärker gebaut als die Halswirbel. Das Wirbelloch ist annähernd rund und etwa fingerdick.

Außer Th11 und Th12 besitzen alle Brustwirbel an ihrem Körper und am Querfortsatz Gelenkflächen für die Verbindung mit den Rippen (→ Abb. 6.41). Th11 und Th12 tragen nur Gelenkflächen am Wirbelkörper.

Lendenwirbelsäule

In der **Lendenwirbelsäule (LWS)** sind die größten Wirbel des Menschen. Sie besitzen einen massigen Körper und ein vergleichsweise kleines, annähernd dreieckiges Wirbelloch. Sie sind nicht mehr mit Rippen verbunden, besitzen aber einen **Rippenfortsatz** (Processus costarius), der entwicklungsgeschichtlich einer verkümmerten Rippe entspricht. Von den ursprünglichen Querfortsätzen sind nur die kleinen **Processus accessorii** übrig geblieben. Die Dornfortsätze der Lendenwirbel zeigen relativ gerade nach hinten. Beugt man den Rumpf weit nach vorn, wird der Abstand zwischen den Dornfortsätzen der Lendenwirbelsäule so groß, dass eine Punktion des Spinalkanals möglich ist (Lumbalpunktion, → Abb. 8.53). Der 5. Lendenwirbelkörper ist keilförmig, ebenso der darunterliegende 1. Kreuzbeinwirbel. Sie bilden den markanten Übergang von der Lendenlordose zur Sakralkyphose, das **Promontorium** (→ Abb. 6.39 und → Abb. 6.76).

Kreuzbein und Steißbein

Das **Kreuzbein** (Os sacrum) ist ein dreieckiger abgeplatteter Knochen, der aus fünf miteinander verschmolzenen Wirbeln besteht (→ Abb. 6.42). Die Fusion der Wirbel beginnt zwischen dem 16. und 18. Lebensjahr und ist normalerweise um das 25. Lebensjahr beendet. Das Kreuzbein bildet den hinteren Mittelteil des Beckens und ist mit beiden Hüftknochen über das nahezu unbewegliche Sakroiliakalgelenk (→ Abb. 6.71) verbunden. Entsprechend den Zwischenwirbellöchern der übrigen Wirbelsäule stehen vier paarige **Kreuzbeinlöcher** (Foramina sacralia) mit dem **Kreuzbeinkanal** (Canalis sacralis) in Verbindung. Durch sie verlaufen die vorderen und hinteren Sakralnerven, wie die Spinalnerven in diesem Bereich heißen. Der Sakralkanal ist die Verlängerung des Wirbelkanals und nach unten offen. An der Hinterfläche des Kreuzbeins befinden sich ferner auch die verkümmerten Dorn- und Rippenfortsätze, die leistenähnlich angeordnet sind.

Nach oben ist das Kreuzbein über ein relativ großes Zwischenwirbelgelenk, das Lumbosakralgelenk, mit dem 5. Lendenwirbelkörper verbunden, nach unten über ein weitestgehend unbewegliches Gelenk mit dem **Steißbein** (Os coccygis; → Abb. 6.42).

Die typische Wirbelform der Steißbeinwirbel ist nicht mehr erkennbar. Die Wirbelrudimente können verschmolzen sein oder einzeln auftreten.

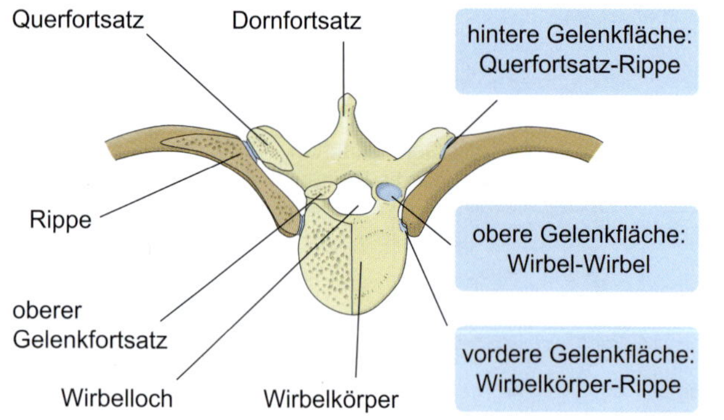

Abb. 6.41 Wirbelkörper-Rippen-Gelenk [L190]

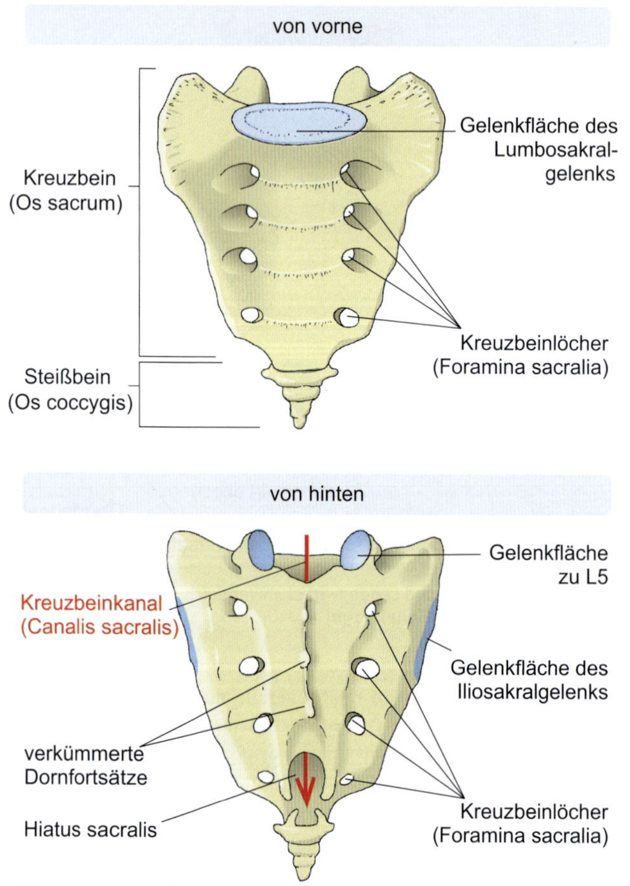

Abb. 6.42 Kreuzbein und Steißbein von vorne und hinten [L190]

Bandscheiben

Zwischen den Wirbelkörpern der Hals-, Brust- und Lendenwirbelsäule sowie zwischen L5 und Kreuzbein liegen die **Bandscheiben** (Zwischenwirbelscheiben, Disci intervertebrales). Jede Bandscheibe ist etwa 5 mm dick und besteht aus zwei bindegewebigen Schichten:

- Einem Außenring, dem **Anulus fibrosus,** aus derben kollagenen Fasern und Faserknorpel und
- Einem Gallertkern, dem **Nucleus pulposus**. Dieser gleicht wie ein Wasserkissen die Druckunterschiede zwischen zwei Wirbeln aus, wenn diese sich gegeneinander bewegen (→ Abb. 6.43).

Die Bandscheiben bilden elastische Verbindungen der Wirbelkörper untereinander. Sie erhöhen die Beweglichkeit der Wirbelsäule, indem sie sich entsprechend mit verformen, und fangen wie ein Stoßdämpfer Stauchungen der Wirbelsäule ab, z. B. beim Springen.

6.6.4 Wirbelsäulenerkrankungen

Bandscheibenvorfall

Unbegrenzte Fehlbelastungen hält die Bandscheibe nicht aus. Insbesondere schweres Heben in falscher Haltung kann dazu führen, dass sich der Nucleus pulposus der Bandscheibe durch eine Schwachstelle in seinem Fasermantel nach außen vorwölbt oder sogar austritt. Ein solcher **Bandscheibenvorfall** (Discusprolaps) geschieht meist in Richtung Dornfortsatz, wenn der Nucleus pulposus beim Heben in nach vorn gekrümmter Haltung nach hinten gedrückt wird (→ Abb. 8.34). Die meisten Bandscheibenvorfälle treten zwischen L4 und L5 bzw. L5 und S1 auf, da in diesem Bereich die Druckbelastung auf die Bandscheiben am größten ist.

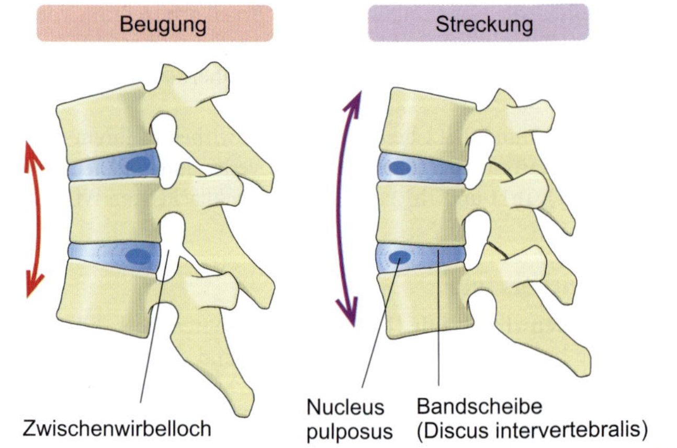

Abb. 6.43 Bandscheibenfunktion. Der Nucleus pulposus verschiebt sich geringgradig innerhalb der Bandscheibe je nach Beugung oder Streckung der Wirbelsäule (zum besseren Verständnis hier verstärkt dargestellt). [L190]

Wenn die vorgefallene Bandscheibe auf die dorsolateral von ihr austretenden Nervenwurzeln drückt, kommt es zur Druckschädigung der betroffenen Nervenabschnitte und damit zu starken Schmerzen, Sensibilitätsstörungen und Lähmungserscheinungen (→ Kap. 8.12.2).

Fehlhaltungen der Wirbelsäule

Durch Fehlbelastungen können sich die physiologischen Krümmungen der Wirbelsäule nach vorn bzw. hinten (Halslordose, Brustkyphose und Lendenlordose) krankhaft verstärken: Es kann dann ein **Hohlkreuz** bei durch Fehlhaltung verstärkter Lendenlordose oder ein **Rundrücken** (Buckel) bei stärkerer Brustkyphose entstehen (→ Abb. 6.44). Solche Fehlhaltungen begünstigen das Auftreten von chronischen Rückenschmerzen, vor allem im LWS-Bereich, und sind weit verbreitet.

MERKE

Vorbeugung: Rückenschule

Solche Wirbelsäulenbeschwerden und -schäden zu verhindern, hat jeder ein Stück weit selbst in der Hand: Um den Rücken nicht falsch zu belasten, muss dieser z. B. durch richtiges Hebeverhalten (etwa beim Umlagern von Patienten) geschont werden; durch Gymnastik können die Rücken- und Bauchmuskulatur trainiert und die Wirbelsäule beweglich gehalten werden. Eine solche **Rückenschule** sollte früh beginnen: So ist schon im Kindesalter auf möglichst viel Bewegung und das Vermeiden von Fehlbelastungen, z. B. durch einseitiges Tragen des Schulranzens, zu achten.

Solche Vorsichtsmaßnahmen gelten auch für Ältere: Darf z. B. ein Patient wegen einer Fraktur im Beinbereich oder anderer Einschränkungen die Beine nicht voll belasten, so muss er mit einer Gehhilfe versorgt werden, die für den Rücken (und damit für den gesamten Körper) am günstigsten ist.

Rettungsfachpersonal sollte sich von Anfang an bewusst und richtig bewegen, da die Wirbelsäule z. B. durch das Heben von Patienten stark beansprucht wird und durch andauernde Fehlbelastungen irreparable Schäden entstehen können, die oft von chronischen Schmerzen begleitet sind. Hier ist die Prophylaxe **(Rückenschule)** äußerst wichtig, denn Dauerschäden können auch vorhanden sein, wenn noch keine Beschwerden aufgetreten sind.

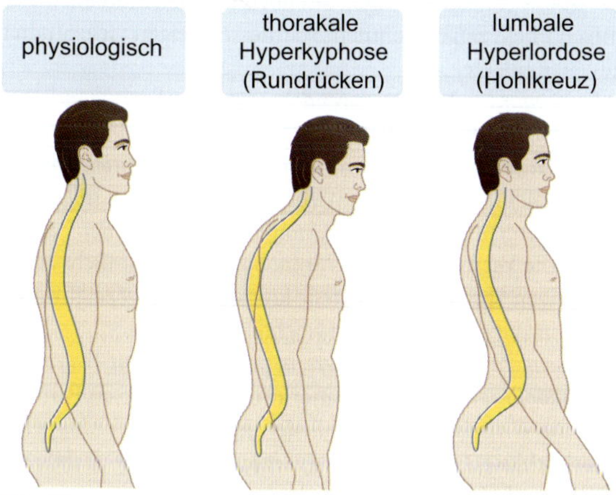

Abb. 6.44 Häufige Fehlhaltungen der Wirbelsäule [L231, L190]

6.6.5 Wirbelsäulentrauma

Definition

Bei einem **Wirbelsäulentrauma** kommt es zu einer Verletzung der Wirbelsäule (WS), welche die **Knochen** und/oder die **Muskulatur** und/oder den **Bandapparat** betreffen kann. Außerdem können Nervenstrukturen beteiligt sein.

! ACHTUNG!

Nach Auswertungen der Deutschen Gesellschaft für Unfallchirurgie (DGU) hat etwas mehr als **ein Drittel** aller schwerverletzten Patienten eine begleitende Wirbelsäulenverletzung. Mit „schwerverletzt" ist hier gemeint, dass ein Injury Severity Score (ISS) von 16 oder mehr Punkten vorliegt.

Untersuchung

Aus rettungsdienstlicher Sicht ist es nicht möglich, eine Diagnose bereits vor Ort zu stellen. Dafür sind bildgebende Verfahren im Krankenhaus erforderlich. Durch eine gute Untersuchungs- und Befragungstechnik lässt sich aber viel herausfinden. Wie immer sollte die gründliche Untersuchung im Secondary Survey aus einer Inspektion (Hämatome? Blutungen? Schürfungen? usw.), Palpation (Deformitäten? Stufenbildung?) und Befragung (Unfallmechanismus? Schmerzen? Parästhesien? Lähmungen?) bestehen.

PRAXISTIPP

Eine **grobe Einschätzung von Motorik und Sensorik** kann z. B. durch die Frage „Spüren Sie, wo ich Sie gerade anfasse?" oder die Aufforderung „Wackeln Sie mal mit den Füßen" usw. erfolgen. Die Höhe, auf der ein Sensibilitätsdefizit beginnt, kann z. B. mit einem Stift direkt auf der Haut des Patienten markiert werden. Eine genauere Einschätzung kann mithilfe der sog. Dermatome erfolgen.

Dermatome

Ein **Dermatom** ist der sensorische Körperabschnitt, für den eine bestimmte Spinalnervenwurzel zuständig ist (→ Abb. 6.45). Das bedeutet, dass alle sensorischen Signale eines Dermatoms durch die gleiche Spinalwurzel in das Hirn geleitet werden. Liegt in einem bestimmten Dermatom ein Sensibilitätsverlust vor, deutet dies auf eine Verletzung des dafür zuständigen Spinalnervs hin. Die Kenntnis der Dermatome kann dem Rettungsfachpersonal bzw. Notarzt helfen, bei Verletzungen des Rückenmarks den Ort der Verletzung anzugeben. Es wird aber auch die Auffassung vertreten, dass dies präklinisch nicht nötig sei. Als Orientierung reicht es meist aus zu wissen, dass die Brustwarze dem Niveau Th4 und der Bauchnabel dem Niveau Th10 entspricht.

Bewegungseinschränkung – Ja, Nein, Wie?

Der überwiegende Teil der Wirbelsäulenverletzungen ist für den Patienten nicht gefährlich. Gefürchtet sind jedoch **instabile Verletzungen,** die – etwa durch Manipulationen bei Rettung, Lagerung und Transport – zu einer **Querschnittlähmung** des Patienten führen können (unten). Deshalb wurden Patienten auch seit Mitte der 1960-er Jahre im Zweifelsfall so behandelt, als ob sie eine Wirbelsäulenverletzung erlitten hätten, um Sekundärschäden zu vermeiden. Heutzutage wird zunehmend beachtet, dass eine komplette Wirbelsäulenimmobilisation, sofern sie konsequent durchgeführt wird, mit einem erheblichen

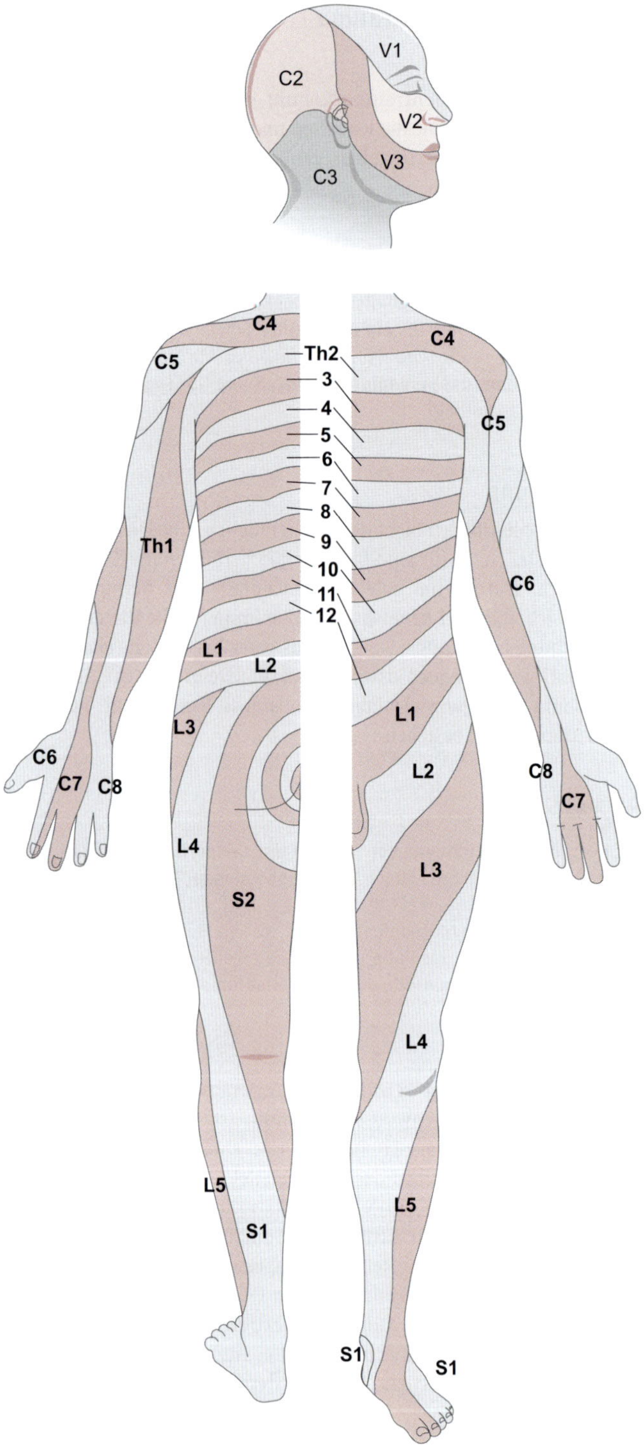

Abb. 6.45 Dermatome. Diese Grafik zeigt, durch welchen Spinalnerv welches Segment der Hautoberfläche innerviert wird. Die jeweiligen Abschnitte werden Dermatom genannt. V1–V3 = Hirnnerv V (Trigeminus) [L157]

Diskomfort und auch Nachteilen für den Patienten einhergehen kann. Deswegen ist man im Rettungsdienst bestrebt, die Patienten zu identifizieren, die tatsächlich bzw. wahrscheinlich eine Wirbelsäulenimmobilisierung benötigen, und andererseits darauf zu verzichten, wenn diese unnötig ist.

MERKE

Über viele Jahre und Jahrzehnte hinweg wurde offenbar nicht ausreichend beachtet, dass eine Wirbelsäulenimmobilisierung bzw. Bewegungseinschränkung der Wirbelsäule nicht nur Vorteile für einen Traumapatienten bietet, sondern mit Nebenwirkungen einhergehen und sogar Schäden hervorrufen kann.

Einfach gesagt, ist eine **Immobilisierung normalerweise nicht erforderlich,** wenn

- der Patient voll orientiert ist (GCS 15, kein Einfluss von Alkohol, Drogen, Medikamenten etc.),
- keine Beschwerden aufweist (z. B. Schmerzen, Verspannungen),
- keine neurologischen Probleme vorliegen (Taubheitsgefühl, Kribbeln, Lähmungen etc.),
- keine „ablenkenden Verletzungen" bestehen, z. B. schmerzhafte Extremitätenfrakturen oder Verbrennungen,
- keine typischen Verletzungsmechanismen vorliegen (jeder Mechanismus, der zur Gewalteinwirkung gegen Kopf, Rumpf oder Becken geführt hat; Zwischenfälle mit plötzlich und ggf. seitlich einwirkenden Beschleunigungs- oder Verzögerungskräften auf Hals oder Rumpf; jegliche Stürze, insbesondere bei älteren Personen; Stürze von motorisierten oder andersartig angetriebenen Fahrzeugen oder herausgeschleudert werden aus Pkw, Lkw, Bus oder Ähnlichem; Kopfsprung in flaches Gewässer) und
- keine Faktoren vorliegen, welche die Kommunikation zwischen Rettungsdienstpersonal und Patient beeinträchtigen (z. B. Sprachbarriere, Taubheit etc.).

Dänische Leitlinie

Neben der Fragestellung, **ob** eine Immobilisation überhaupt erforderlich ist, ist eine weitere wichtige Frage, **wie** man Patienten immobilisiert.

Eine dänische interdisziplinäre Arbeitsgruppe wertete dazu zahlreiche Publikationen aus und erstellte eine Leitlinie für Patienten ab 18 Jahren mit Wirbelsäulentrauma und möglichem Risiko einer Rückenmarksverletzung (→ Abb. 6.46) mit folgenden Ergebnissen:

- *„Eine starre Zervikalstütze sollte bei erwachsenen Traumapatienten nicht verwendet werden. Stattdessen wird bevorzugt die Verwendung einer manuellen Inline-Stabilisierung, von Headblocks und der Vakuummatratze empfohlen".* **Anmerkungen:** Die Verwendung von starren Zervikalstützen beruht auf anatomischen und mechanischen Überlegungen und nicht auf hochwertigen Studien, die einen positiven Effekt zeigen konnten. Stattdessen zeigen viele Studien ungünstige Effekte.
- *„Ein Spineboard soll nicht verwendet werden, außer es handelt sich um zeitkritische instabile Patienten, bei denen die Spineboard-Verwendung zu einer Zeitersparnis führt. Bei stabilen Patienten mit neurologischen Ausfällen oder Wirbelsäulenschmerzen soll die Vakuummatratze zur Immobilisierung verwendet werden".* **Anmerkungen:** Die Verwendung eines Spineboards beruht nicht auf hochwertigen Studien und Vorteile konnten nicht gezeigt werden. Stattdessen zeigen viele Studien Nachteile.
- *„Erwachsene Patienten mit isoliertem penetrierendem Trauma sollen nicht immobilisiert werden".* **Anmerkungen:** Bei diesen Patienten führte eine Wirbelsäulenimmobilisierung zu einer Verdoppelung der Sterblichkeit. Der Nutzen einer Immobilisierung ist daher wahrscheinlich viel niedriger als der Schaden.

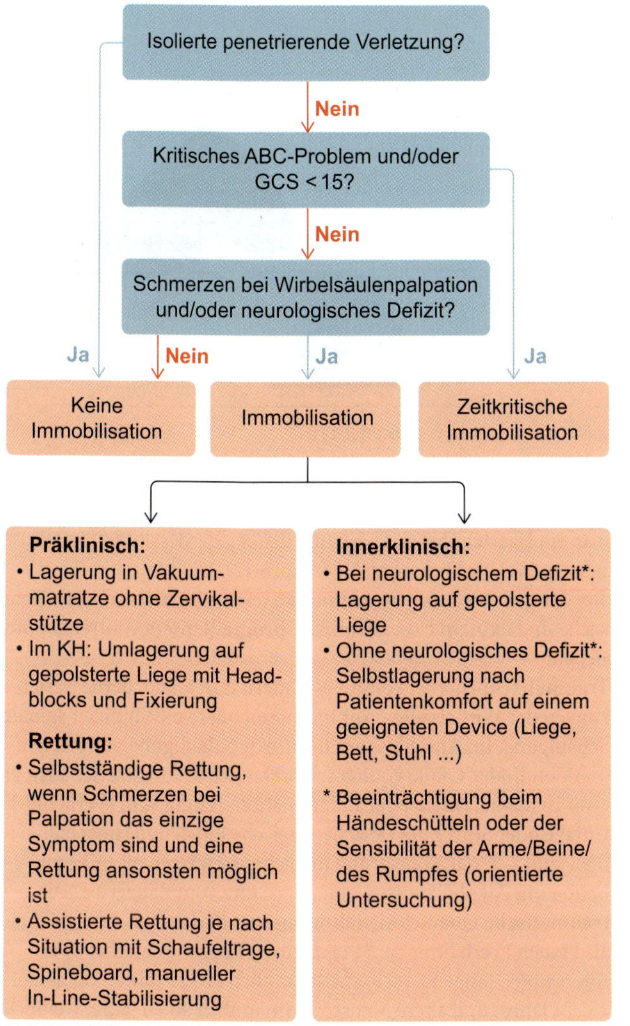

Abb. 6.46 Der dänische Algorithmus zur Wirbelsäulenimmobilisierung differenziert drei Patientengruppen und damit drei Vorgehensweisen im Rettungsdienst: Immobilisation nicht erforderlich, Immobilisation auf Vakuummatratze, zeitkritische Immobilisation. [F781-044/L231]

Behandlungsprinzipien zur Bewegungseinschränkung der Wirbelsäule

Da **bewusstlose** oder bewusstseinsverminderte Traumapatienten im Rahmen der Notfalluntersuchung keine Angaben zu Symptomen machen können, ist eine Wirbelsäulenverletzung im Zusammenhang mit einem Unfallereignis grundsätzlich nicht auszuschließen, **weshalb eine Bewegungseinschränkung der Wirbelsäule erfolgen sollte** (aber nicht zwingend muss).

Aber auch bei **ABCD-instabilen Patienten,** beispielsweise mit traumatischen inneren Blutungen mit Kreislaufinstabilität, kann einerseits eine Wirbelsäulenimmobilisierung angezeigt sein und andererseits spielt das **Zeitmanagement** eine wichtige Rolle.

Schließlich gibt es Patienten, die **weder ein ABCD-Problem noch eine GCS-Verminderung** haben. Wenn diese Patienten beispielsweise Rückenschmerzen angeben oder ein neurologischer Ausfall durch den Verletzungsmechanismus aufgetreten ist, kann die **Bewegungseinschränkung der Wirbelsäule** üblicherweise ohne Zeitdruck durchgeführt werden.

MERKE

Es ist **nicht** sinnvoll, **pauschal bei jedem Traumapatienten** eine Bewegungseinschränkung der Wirbelsäule durchzuführen bzw. viel Zeit darauf zu verwenden. Genauso wenig ist es aber sinnvoll, bei jedem Traumapatienten darauf zu verzichten, um Zeit zu sparen. Die Lösung besteht darin, die Bewegungseinschränkung der Wirbelsäule gezielt im Sinne einer medizinisch indizierten Maßnahme einzusetzen.

Folgende **Kernaussagen** lassen sich zusammenfassen:

- Die **Vakuummatratze** bietet eine bessere und schonendere Ganzkörper-Bewegungseinschränkung als das Spineboard. Zudem ermöglicht sie eine 30°-Oberkörperhochlagerung beim SHT-Patienten.
- Durch die Ganzkörper-Bewegungseinschränkung auf dem **Spineboard** kann es zu **Schmerzen** im Rücken, zur Einschränkung der **Ventilation,** zur **Zeitverzögerung,** zu **Druckstellen** bei längeren Transporten und zur erhöhten Mortalität kommen. Darüber hinaus wird die klinische Beurteilung des Patienten durch zusätzliche Schmerzen im Rückenbereich erschwert.
- Eine ausreichende Bewegungseinschränkung der Halswirbelsäule ist nur mit einer **Ganzkörper-Bewegungseinschränkung** zu erreichen. Die alleinige Anwendung einer HWS-Orthese reicht dafür nicht aus und ist überflüssig. Begründung: Viele Verletzungen treten am Übergang von der Hals- zur Brustwirbelsäule bzw. von der Brust- zur Lendenwirbelsäule auf.
- Die **HWS-Orthese** bewirkt keinen zusätzlichen Benefit, wenn der Patient Ganzkörper-bewegungseingeschränkt wird.
- Das Anwenden einer **HWS-Orthese** kann zu einem **erhöhten ICP** (durch Kompression der V. jugularis und Behinderung des venösen Abstroms aus dem Kopf) und **erschwertem Atemwegsmanagement** (durch eine Einschränkung der Mundöffnung) führen. Nicht umsonst wird empfohlen, für die endotracheale Intubation die Zervikalstütze zu öffnen und währenddessen eine manuelle Inline-Stabilisierung des Kopfes vorzunehmen.
  Bei Patienten mit speziellen chronischen Erkrankungen des Bewegungsapparats (z. B. Morbus Bechterew) kann die HWS-Orthese die neurologische Symptomatik massiv verschlimmern.

Für die Einschätzung, ob eine Bewegungseinschränkung der Wirbelsäule durchgeführt werden soll bzw. muss oder gar zu unterlassen ist **(Indikationsstellung),** haben sich unterschiedliche Vorgehensweisen **(Algorithmen)** etabliert, die u. a. darauf zielen, den scheinbaren Widerspruch zwischen Immobilisierung und Zeitvorteil im Sinne des Patienten aufzulösen.

MERKE

Lebensrettung hat Vorrang

Wie immer gilt auch bei Verdacht auf eine Wirbelsäulenverletzung, dass bei Gefahren für das Leben (z. B. Feuer, Explosionsgefahr) die schnelle Rettung aus dem Gefahrenbereich wichtiger ist als die schonende – und somit zeitaufwendigere – Rettung.

Halswirbelsäulenverletzungen

Nur etwa 15–20 % der Wirbelsäulenverletzungen betreffen die HWS. Dabei ist das Spektrum groß; es reicht von der einfachen Zerrung bis hin zur gefürchteten hohen Querschnittlähmung mit **Tetraplegie.** Der Spinalkanal ist auf Höhe der HWS enger als auf Höhe der Brustwirbelsäule

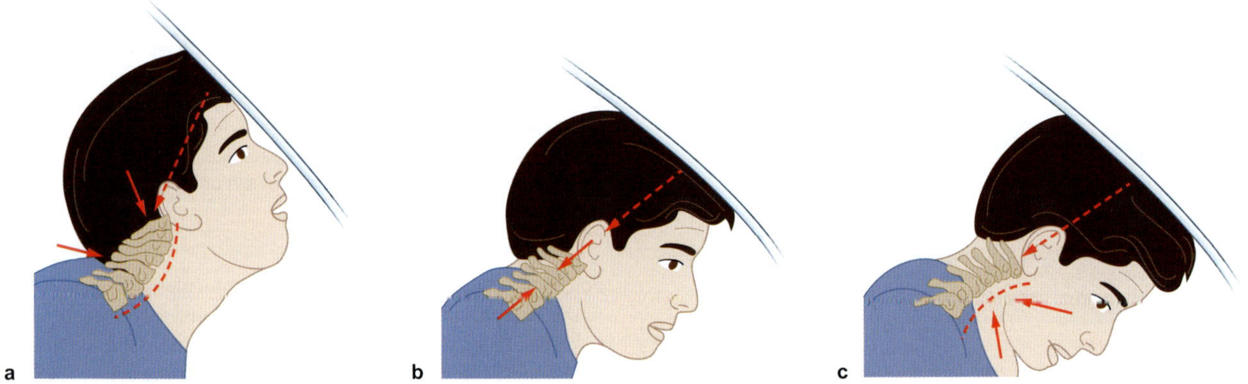

Abb. 6.47 Häufige Unfallmechanismen der Halswirbelsäule, **a** Hyperextension, **b** axiale Stauchung, **c** Hyperflexion [L231]

(BWS) oder der Lendenwirbelsäule (LWS), sodass Verletzungen des Rückenmarks beim HWS-Trauma häufiger sind. Am häufigsten sind der zweite und der sechste Halswirbelkörper von Frakturen bzw. Luxationen betroffen; beide gemeinsam machen über 50 % der HWS-Verletzungen aus.

Mögliche **Unfallmechanismen** sind (ohne Anspruch auf Vollständigkeit):

- Kopfsprung in flaches Wasser
- Sturz aus dem Stand mit Anschlagen des Kopfes (z. B. am Tisch, Waschbecken), aus großer Höhe oder Treppensturz
- Pkw-Auffahrunfall von **hinten** mit HWS-Distorsion (früher Schleudertrauma genannt) oder von **vorne** gegen Hindernis, Insasse nicht angeschnallt, Kopf schlägt von innen gegen Windschutzscheibe
- Fußgänger/Radfahrer wird von Pkw angefahren, Kopf schlägt von außen gegen Windschutzscheibe/A-Säule
- Kräftiger Schlag gegen den Kopf

Wie bei anderen Verletzungen gibt es auch beim HWS-Trauma **direkte** und **indirekte** sowie **penetrierende** Unfallmechanismen. Die **indirekten** Mechanismen überwiegen ganz deutlich. Man unterscheidet hierbei (→ Abb. 6.47) die **Hyperextension** (übermäßige Streckung der Halswirbelsäule nach hinten, über die normale Extension heraus), die **axiale Stauchung** (in Längsrichtung) und die **Hyperflexion** (übermäßige Beugung der Halswirbelsäule nach vorne).

MERKE

Stabilisierung der HWS

Bei Patienten mit V. a. HWS-Trauma gehört zum Schritt A im Primary Survey nicht nur die Untersuchung des Atemweges, sondern auch die **sofortige manuelle Stabilisierung der HWS.** Die Untersuchung bzw. Befragung des Patienten sollte Folgendes beinhalten:

- Bestehen ein Hautemphysem, Heiserkeit? (mögliche Zeichen einer Larynxfraktur)
- Sind Parästhesien in Händen oder Unterarmen vorhanden?
- Hat der Patient einen „steifen" Hals?
- Liegen Schluckbeschwerden vor?

Querschnittlähmung

Die **Querschnittlähmung** (QSL), auch **spinales Querschnittsyndrom** genannt, ist Folge von Schädigungen des **Rückenmarks** und/oder der **Cauda equina** (Nervenwurzeln am unteren Ende des Rückenmarks). Diese Unterscheidung beruht darauf, dass das Rückenmark nur etwa ⅔ der Wirbelsäulenlänge ausmacht, es endet auf Höhe des 2. Lendenwirbels. Distal davon finden sich Nervenfasern, die vom Aussehen an ein Haarbüschel erinnern und daher „Pferdeschweif" (lateinisch Cauda equina) genannt werden (→ Kap. 8.12.2).

Bei der QSL wird zwischen **traumatischer** und **nichttraumatischer** Ursache und **akutem** bzw. **chronisch-progredientem** Auftreten unterschieden:

- **Traumatisch:** Hierbei kommt es – meist durch knöcherne Verletzungen der Wirbelsäule – zur teilweisen oder vollständigen spinalen Schädigung. Im Anschluss an die direkte Schädigung von Rückenmark und/oder Cauda equina schließen sich sekundäre Schäden an, etwa Ischämie, Ödem oder Inflammation. Häufig sind (Verkehrs-) Unfälle oder Stürze die Ursache. Typische Entstehungsmechanismen sind z. B. der Kopfsprung in flaches Gewässer, oft in Kombination mit Alkoholkonsum, oder der Sturz vom Baugerüst. Die **traumatische Querschnittlähmung** betrifft deutlich mehr Männer als Frauen (Verhältnis ca. 3 : 1). Laut WHO gibt es hierbei zwei Altersgipfel: junge Erwachsene (männlich 20–29 Jahre, weiblich 15–19 Jahre) und ältere Menschen (männlich ab 70 Jahre, weiblich ab 60 Jahre). Es gibt jedoch sehr große regionale Unterschiede bei der Häufigkeit.
- **Nichttraumatisch:** Hier kommen vaskuläre, entzündliche, metabolische oder neoplastische Ursachen (Tumoren) in Betracht; als häufigster Auslöser gilt die Multiple Sklerose (MS).

Etwa 1 500 Menschen erleiden in Deutschland jährlich eine QSL. Für die Betroffenen ist dies ein Ereignis, das zu einschneidenden Veränderungen in ihrem weiteren Leben führt.

Die Schädigung des Rückenmarks führt zur teilweisen oder kompletten Lähmung des Betroffenen. Die **Funktionsausfälle** betreffen isoliert oder kombiniert motorische, sensible und vegetative Funktionen:

- **Motorische Funktionsstörungen:** Der Betroffene ist nicht mehr imstande, aktiv Muskeln und Muskelgruppen zu steuern, deren „zuständige" Nerven durch die spinale Schädigung betroffen sind.
- **Sensible Funktionsstörungen:** Der Betroffene nimmt Berührungen der Haut in Bereichen, deren „zuständige" Nerven durch die spinale Schädigung betroffen sind, vermindert oder gar nicht wahr. Auch die Schmerzempfindung ist entsprechend betroffen.
- **Vegetative Funktionsstörungen:** Darunter versteht man neurogene Blasen-, Darm- und Sexualfunktionsstörungen sowie Herz-Kreislauf-Dysregulationen, wobei die meisten davon wenig Relevanz für den Rettungsdienst aufweisen. Je nach Ort der Schädigung leiden die Betroffenen unter Urinverhalt bzw. Urininkontinenz und können den Stuhlgang nicht mehr kontrollieren.

Einteilung

Bei der QSL werden **Tetraparese/Tetraplegie** und **Paraplegie/Paraparese** unterschieden:

Diese Begriffe beziehen sich grob auf die Höhe der Läsion und das Ausmaß der Schädigung. Sind beim Patienten alle vier (= **tetra**) Extremitäten betroffen, liegt also eine hohe QSL vor, dann spricht man entweder von **Tetraparese** (Parese = Schwäche) oder **Tetraplegie** (Plegie = Lähmung). Ist die untere Körperhälfte betroffen, d. h. der Patient kann die Arme noch gebrauchen, wird dies als **Paraplegie** oder **Paraparese** bezeichnet. Nicht zu verwechseln sind die Begriffe mit der Hemiparese oder Hemiplegie, bei denen die rechte oder linke Körperseite betroffen ist.

Die aus den USA stammende **ASIA-Klassifikation** (ASIA = American Spinal Injury Association Impairment Scale) ist im deutschsprachigen Raum zur objektiven Einordnung einer QLS verbreitet. Sie ist zwar nicht für die Anwendung im Rettungsdienst gedacht, da sie das Ergebnis einer strukturierten, körperlichen fachärztlichen Untersuchung darstellt, soll hier aber dennoch kurz vorgestellt werden, da es für das Rettungsfachpersonal hilfreich ist, die Angaben zu verstehen, z. B. im Rahmen einer Patientenübergabe oder beim Lesen eines Arztbriefes. Statt ASIA wird auch der Begriff AIS verwendet, dieser steht für ASIA Impairment Scale (→ Tab. 6.5).

Zudem werden Querschnittlähmungen anhand der **Höhe des Rückenmarkschadens** eingeteilt. Dazu unterteilt man das Rückenmark in sog. **Segmente,** die (mit Ausnahme der HWS) der Anzahl der Wirbelkörper entsprechen. An der HWS existiert oberhalb des ersten Halswirbels eine Austrittsstelle, sodass zur HWS 8 Segmente gehören. Für das Verständnis ist es wichtig zu wissen, dass die Höhe der Schädigung durch das **letzte noch intakte Rückenmarksegment** beschrieben wird.

Schweregrad	Definition
A Komplett	In den sakralen Segmenten S4–5 ist keine sensible oder motorische Funktion erhalten.
B Sensibel inkomplett	Sensible, aber keine motorische Funktion, ist unterhalb des neurologischen Niveaus (NLI) erhalten und umfasst die sakralen Segmente S4–5 (leichte Berührung [LT] oder Nadelstichempfinden [PP] in S4–5 oder tiefes anales Druckempfinden [DAP]) UND es ist keine motorische Funktion mehr als drei Segmente unterhalb des motorischen Niveaus auf jeder Körperseite erhalten.
C Motorisch inkomplett	In den kaudalsten Segmenten ist motorische Funktion in Form von willkürlicher Analkontraktion (VAC) erhalten ODER es liegt ein sensibel inkompletter Status vor (sensible Funktion erhalten in den kaudalsten sakralen Segmenten S4–5 in LT, PP oder DAP) und es sind motorische Funktionen mehr als drei Segmente unterhalb des ipsilateralen motorischen Niveaus einer Körperseite (dies beinhaltet Kenn- oder Nicht-Kennmuskelfunktionen für die Festlegung eines motorisch inkompletten Status) erhalten. Für AIS Grad C haben weniger als die Hälfte der Kennmuskelfunktionen unterhalb des singulären NLI einen Kraftgrad ≥ 3.
D Motorisch inkomplett	Motorisch inkompletter Status wie oben definiert, mindestens die Hälfte (Hälfte oder mehr) der Kennmuskelfunktionen unterhalb des singulären NLI haben einen Kraftgrad ≥ 3.
E Normal	Wenn die mit dem ISNCSCI getesteten sensiblen und motorischen Funktionen in allen Segmenten als normal eingestuft werden und der Patient vorher Einschränkungen hatte, wird dieser als AIS Grad E klassifiziert. Personen ohne initiale Querschnittlähmung erhalten keine AIS-Einstufung.

Tab. 6.5 ASIA Impairment Scale (AIS) (ISNCSCI Worksheet © 2019 by ASIA) [T1594-001]

Ein beispielhafter Befund im Arztbrief könnte lauten: **QSL (sub) C4 ASIA B nach HWK-Fraktur.** Erklärung: Dieser Patient hat eine Verletzung erlitten, bei der das Segment C4 noch intakt ist („sub" verdeutlicht, dass die Läsion unterhalb C4 lokalisiert ist). Der Schweregrad B sagt aus, dass der Patient keine motorischen Funktionen unterhalb der Verletzung hat, jedoch noch sensible Funktionen erhalten sind. Ursache war in diesem Fall eine Halswirbelkörperfraktur.

Rettungsdienstliche Versorgung

Für den Rettungsdienst gilt bei der Versorgung von Patienten mit V. a. Querschnittlähmung neben der ABCDE-Vorgehensweise Folgendes:

- Der **mittlere arterielle Blutdruck** (MAP) sollte kontinuierlich über 80 mmHg gehalten werden, nach PHTLS 85–90 mmHg. Wirbelsäulenverletzungen treten allerdings oft im Rahmen einer Mehrfachverletzung auf, so dass nicht immer der ideale Blutdruck erzielt werden kann. Er sollte allerdings wenigstens 90 mmHg **systolisch** betragen (nicht zu verwechseln mit dem zuvor genannten MAP).
- Auf ausreichende **Oxygenierung** ist zu achten. Be Traumapatienten wird empfohlen, die SpO_2 nicht unter 94 % fallen zu lassen.
- Da es zu lebensgefährlichen Komplikationen kommen kann, müssen die Patienten überwacht werden (EKG, NIBP, SpO_2).
- Bei **hoher** Querschnittlähmung im Bereich der oberen Brustwirbelsäule (BWS) bzw. der Halswirbelsäule (HWS), geht oft auch eine **Beatmungspflicht** für den Betroffenen mit der Verletzung einher.
  - Grund: der für den wichtigsten Atemmuskel, das Zwerchfell **(Diaphragma),** zuständige **N. phrenicus** entspringt dem Rückenmark im Bereich des 4. Halswirbels. Ein englischer Merkspruch besagt dementsprechend: „C3, 4, 5 keeps the diaphragm alive."
  - Die Wahrscheinlichkeit für eine Beatmungspflicht wird außerdem erhöht, wenn ein Thoraxtrauma, z. B. mit Lungenkontusion, vorliegt.
- Eine allgemeine Empfehlung für Methylprednisolon bei traumatischer Querschnittlähmung wird nicht mehr ausgesprochen.
- An die Möglichkeit eines **neurogenen Schocks** ist zu denken (→ Kap. 13.5.6). Verursacht wird dieser durch einen Verlust des Sympathikotonus mit Gefäßweitstellung (distributiver Schock – Verteilungsstörung) und damit relativer Hypovolämie (Volumenmangel). Typisch ist dabei eine warme, trockene Haut distal der Läsion.
  - Der neurogene Schock wird mit Infusionen – am besten balancierten Vollelektrolytlösungen – und ggf. Katecholaminen behandelt, z. B. Noradrenalin (Arterenol®).
  - Bei hohen Wirbelsäulenverletzungen (Th1 bis Th4) kann mitunter auch eine Bradykardie beobachtet werden, die im Extremfall mit einem transkutanen Herzschrittmacher therapiert werden muss.
  - Zu bedenken ist, dass die Symptome eines neurogenen Schocks (warme, trockene Haut) einen gleichzeitig bestehenden Volumenmangel aufgrund einer inneren Verletzung „maskieren" können. Man sollte daher auch immer den Unfallmechanismus in die Überlegungen einbeziehen und an die Möglichkeit eines hypovolämischen Schocks denken. Dieser ist die häufigste Schockform beim Traumapatienten.

MERKE

Spezialisierte Versorgung

Wirbelsäulen- und Rückenmarkverletzungen sollen in Kliniken versorgt werden, die Erfahrung in der Behandlung solcher Patienten haben, d. h in spezialisierten Zentren! Auf der Website der Deutschsprachigen Medizinischen Gesellschaft für Paraplegiologie e. V. (DMGP) findet sich eine Tabelle mit anerkannten Querschnittgelähmtenzentren (QZ) in Deutschland, der Schweiz und Österreich (www.dmgp.de/index.php/behandlungszentren). Bei schwer verletzten Patienten ist es jedoch nicht zielführend, sehr lange Transportzeiten in Kauf zu nehmen, um ein Zentrum zu erreichen. In diesen Fällen sollte der Patient ins nächste Traumazentrum mit Wirbelsäulenchirurgie gebracht werden. Von dort kann später eine Verlegung erfolgen.

6.6.6 Knöcherner Thorax

Der knöcherne **Thorax** oder Brustkorb wird vom **Brustbein** (Sternum), den **Rippen** (Costae) und der Brustwirbelsäule gebildet (→ Abb. 6.48). Der Brustkorb umschließt die Brusthöhle mit Herz und Lunge und den oberen Anteil der Bauchhöhle. Er hat die Form eines nach oben und unten offenen ovalen Bienenkorbes, d. h. sein Umfang vergrößert sich von oben nach unten. Dorsal in der Mitte liegt die Brustwirbelsäule, deren Wirbelkörper in den Thorakalraum hineinragen.

Rippen

Am Aufbau des Brustkorbes beteiligen sich zwölf Rippenpaare. Jede Rippe besteht aus einem dorsalen knöchernen und einem ventralen knorpeligen Anteil, die zusammen etwa die Form eines halben Herzens bilden. Ihre Länge nimmt bis zur 7. Rippe zu, danach wieder ab. Die ersten zehn Rippen sind über jeweils zwei Gelenke mit Wirbelkörper und Querfortsatz „ihres" Brustwirbels verbunden, die 11. und 12. Rippe nur mit den entsprechenden Wirbelkörpern.

Die Knorpel der 1. bis 7. Rippe stehen in direkter gelenkiger Verbindung mit dem **Brustbein** (Sternum). Diese Rippen nennt man **echte Rippen** (Costae verae). Die restlichen fünf Rippen werden als **falsche Rippen** (Costae spuriae) bezeichnet, weil sie entweder nur indirekten Kontakt zum Brustbein haben (8. bis 10. Rippe) oder frei enden (11. und 12. Rippe, auch als **freie Rippen** oder Costae fluctuantes bezeichnet).

Die Rippenknorpel acht, neun und zehn sind untereinander über Knorpelstege verbunden, die den sog. **Rippenbogen** (Arcus costalis) bilden. Ein solcher Steg führt auch zur 7. Rippe und stellt so die Verbindung zum Brustbein her.

Die Gelenkverbindungen der Rippen gewährleisten die Beweglichkeit des knöchernen Brustkorbes, sodass er sich bei Rippenhebungen ausdehnen und umgekehrt wieder zusammenziehen kann. Das ist sehr wichtig für die Atemmechanik (→ Kap. 14.9).

Der schmale Zwischenraum zwischen den einzelnen Rippen wird **Interkostalraum** (ICR) genannt. Er wird von den **Interkostalmuskeln** (Zwischenrippenmuskeln) überspannt. Am Oberrand jedes Interkostalraums verlaufen eine Arterie, eine Vene und ein Nerv. Um diese Leitungsbahnen nicht zu verletzen, wird daher bei Pleurapunktionen (z. B. beim Spannungspneumothorax) immer am Unterrand eines Interkostalraums, d. h. am Oberrand einer Rippe, eingestochen.

Brustbein

Das **Brustbein** (Sternum) ist ein flacher, schmaler Knochen und bildet das ventrale Mittelstück des Brustkorbs. Es besteht von oben nach unten aus drei Teilen:

- Dem Handgriff, **Manubrium sterni,** einer kurzen breiten Knochenplatte zwischen Schlüsselbein und erstem Rippenpaar, an dem viele der vorderen Hals- und Zungenbeinmuskeln entspringen
- Dem Brustbeinkörper oder **Corpus sterni,** einer längs verlaufenden schmalen Knochenplatte mit Gelenkflächen für die 3. bis 7. Rippe (die 2. Rippe setzt direkt am Übergang zwischen Manubrium und Corpus an)
- Dem frei nach unten ragenden Schwertfortsatz **(Processus xiphoideus),** der als Ansatzstelle für Bauchmuskeln dient

6.6.7 Atemmuskulatur

Am wichtigsten für die Aus- und Einatmung ist das **Zwerchfell** (Diaphragma), das kuppelförmig zwischen Brustbein, unteren sechs Rippen und Lendenwirbelsäule verspannt ist und die Brust- von der Bauchhöhle trennt (→ Abb. 6.49). Aorta, Speiseröhre und V. cava inferior (untere Hohlvene) treten an verschiedenen Stellen durch das Zwerchfell.

Unterstützend wirken die **Interkostalmuskeln.** Sie sind aktiv an der Atmung beteiligt, indem sie die Rippen heben und so den Brustraum erweitern bzw. die Rippen senken und ihn damit verkleinern (→ Abb. 14.19).

Die Muskulatur der vorderen Rumpfwand zeigt → Abb. 6.50.

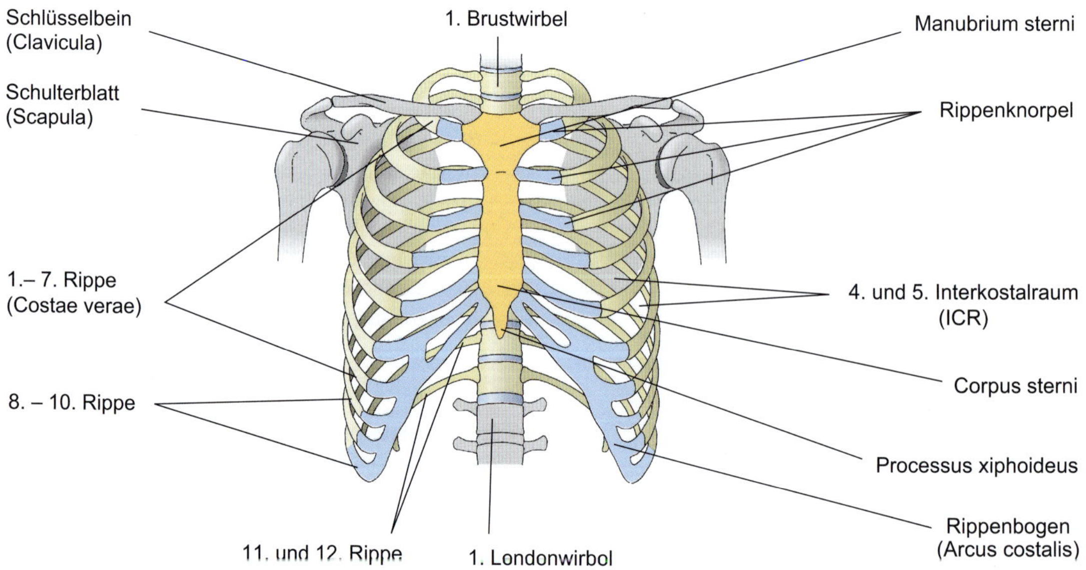

Abb. 6.48 Brustkorb in der Vorderansicht [L190]

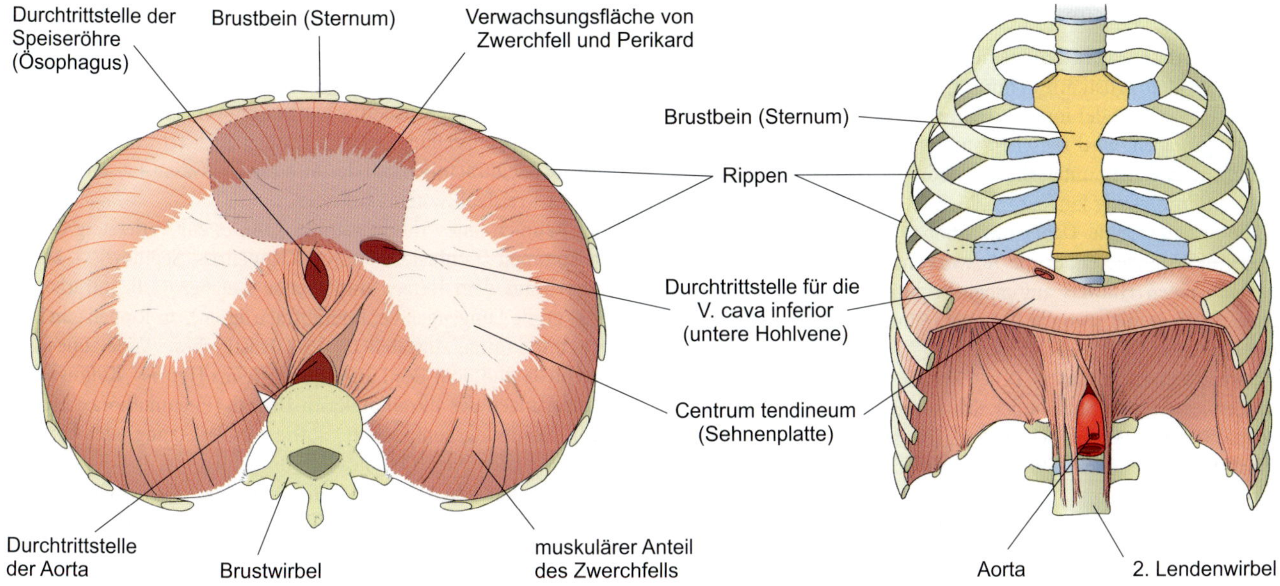

Abb. 6.49 Zwerchfell. Links Zwerchfell und Zwerchfelldurchtrittspforten, Ansicht von kranial. Rechts Zwerchfell und knöcherner Thorax, Ansicht von ventral (vorne) [L190]

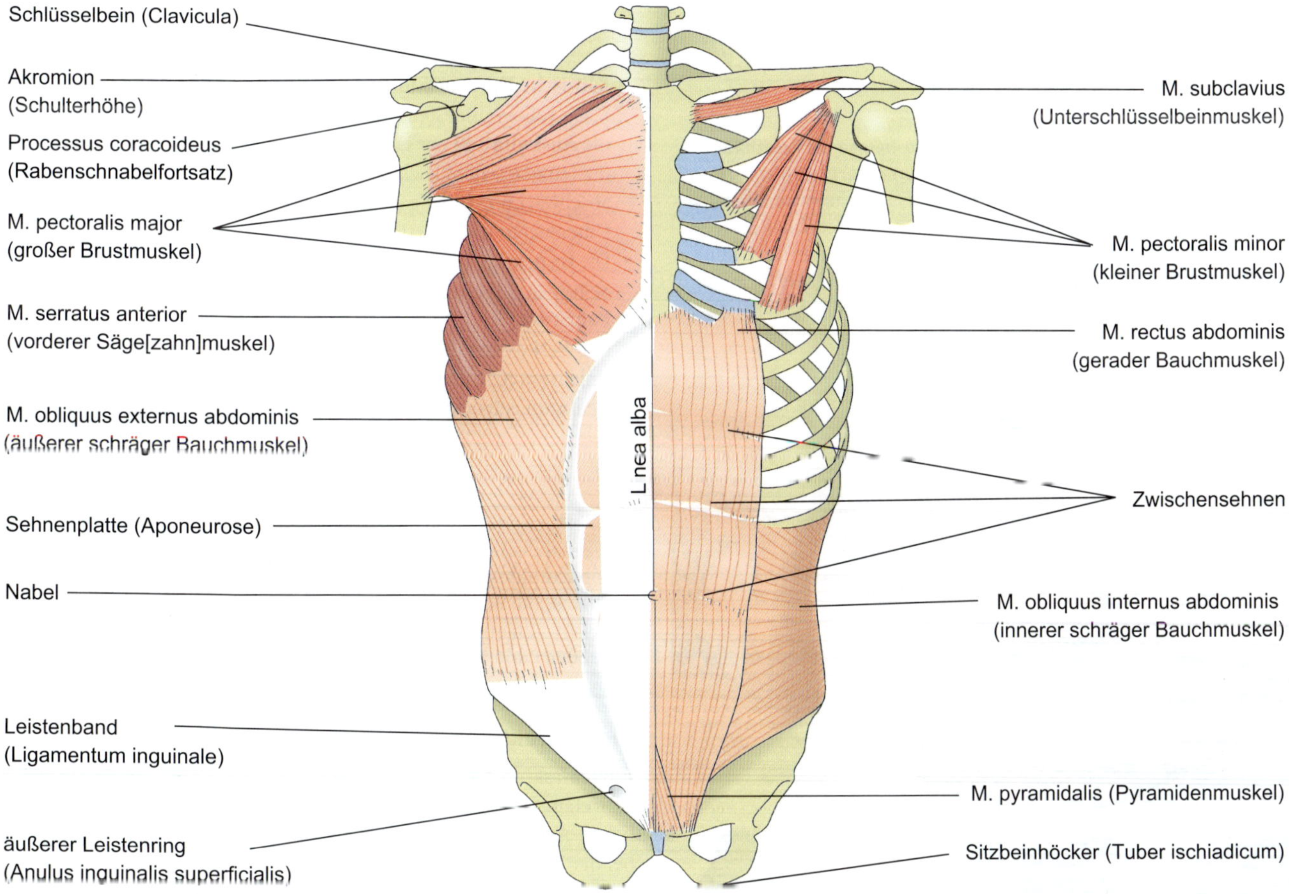

Abb. 6.50 Muskulatur der vorderen Rumpfwand. Durch Abtragen der oberflächlichen Sehnenplatte und des M. pectoralis major erkennt man auf der linken Körperseite den M. rectus abdominis, den M. obliquus internus abdominis und den M. pectoralis minor. Der unter dem M. obliquus internus abdominis liegende M. transversus abdominis ist nicht sichtbar. [L190]

6.6.8 Thoraxtrauma

Ein **Thoraxtrauma** (Brustkorbverletzung) entsteht durch Gewalteinwirkung auf den Brustkorb **(Thorax),** die zu Verletzungen des knöchernen Thorax oder der inneren Thoraxorgane führt. Wie bei anderen Verletzungen auch, wird zwischen stumpfen und penetrierenden Verletzungsmechanismen unterschieden. Stumpfe Thoraxtraumata entstehen durch Einwirkung kinetischer Energie auf den Brustkorb und die intrathorakalen Organe. Dabei gilt: je höher die Stärke der kinetischen Energie, desto gravierender die Auswirkungen. Der Unfallmechanismus kann einen Hinweis auf mögliche intrathorakale Verletzungen liefern. Auslöser für stumpfe Traumata sind z. B. Stürze aus großer Höhe, Verkehrsunfälle, Gewaltanwendung (→ Abb. 6.51), aber auch die Druckwelle bei Explosionen. Penetrierende Thoraxtraumata werden typischerweise durch Stich- oder Schussverletzungen hervorgerufen. Im deutschen bzw. europäischen Rettungssystem überwiegen stumpfe Thoraxtraumen mit etwa 96 % ganz deutlich, nur knapp 4 % sind penetrierende Verletzungen.

Häufigkeit

Etwa 8–10 % **aller Unfallpatienten** weisen ein Thoraxtrauma auf. Beim **Polytrauma** hingegen sind in etwa 60 % der Fälle relevante Thoraxverletzungen zu verzeichnen. Verschiedene Schätzungen gehen davon aus, dass ein Drittel der Patienten mit schwerer Brustkorbverletzung nicht lebend das Krankenhaus erreicht. Rippenfrakturen treten bei stumpfen Thoraxtraumen mit etwa 40–67 % der Fälle relativ häufig auf; die Lungenkontusion gilt mit 25–35 % ebenfalls als häufiger Befund, manche Untersuchungen geben sogar eine Häufigkeit von bis zu 75 % an.

MERKE

Das Thoraxtrauma ist nach dem Schädel-Hirn-Trauma die **zweithäufigste unfallbedingte** organbezogene **Todesursache.** Die Gefährlichkeit des Thoraxtraumas besteht darin, dass gleichzeitig mehrere lebenswichtige Organe des luftleitenden, gasaustauschenden und kreislauferzeugenden Systems geschädigt werden können (A-, B-, und C-Probleme). Eine besondere Herausforderung stellen ältere Patienten dar, weil ihre physiologischen Reserven im Rahmen von Begleiterkrankungen reduziert sind und Symptome oft verschleiert auftreten.

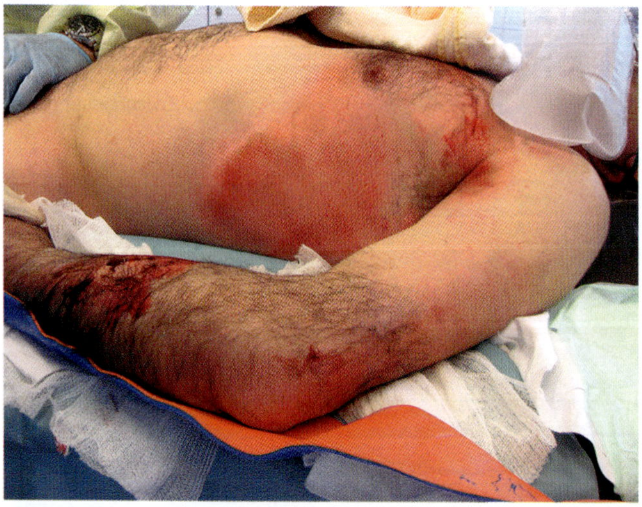

Abb. 6.51 Thoraxprellung mit deutlich erkennbarer Abschürfung. Außerdem hat der Patient eine offene Unterarmschaftfraktur links. (mit frdl. Gen. BG Klinikum Hamburg) [T695]

Pathophysiologie

Der Brustkorb **(Thorax)** enthält u. a. das Herz mit mehreren großen Gefäßen, die Lungen und die Luftröhre **(Trachea).** Zwar können bei einer Verletzung des Brustkorbs harmlosere Verletzungen vorkommen, z. B. eine Rippenprellung, aber es können auch schwere bis lebensgefährliche Beeinträchtigungen der Atmung, des Gasaustauschs und/oder des Herz-Kreislauf-Systems auftreten.

Im Rahmen eines Thoraxtraumas kann es zur Verletzung des Herzens kommen (Kontusion, Ruptur, Klappenriss, Septumriss), zu Blutverlusten aus dem Herzen und großen Gefäßen (z. B. intrathorakale Aorta, große Lungengefäße, Interkostalarterien), zu Rippen- und/oder Sternumfrakturen, Instabilität des Brustkorbes, Verletzungen des Zwerchfells und/oder des Lungenparenchyms (Einriss, Kontusion), zu Veränderungen des intrathorakalen Drucks (Pneumothorax, Hämatothorax, Spannungskomponente) sowie zur Verletzung oder Verlegung der luftleitenden Wege (Trachea und Bronchien).

Zu den **akut lebensbedrohenden Verletzungen** beim Thoraxtrauma, auch als „Lethal Six" bezeichnet, gehören:

- Atemwegsverlegung bzw. -obstruktion
- Spannungspneumothorax (→ Kap. 14.8.2)
- Offener Pneumothorax (→ Kap. 14.8.2)
- Massiver Hämatothorax
- Instabiler Thorax
- Perikardtamponade (→ Kap. 12.3.4) oder Aortenverletzungen

Vorgehen beim Thoraxtrauma

Die S3-Leitlinie Polytrauma der Deutschen Gesellschaft für Unfallchirurgie empfiehlt u. a. Folgendes beim V. a. Thoraxtrauma:

- **Klinische Untersuchung** von Thorax und Atemfunktion. Diese sollte mindestens die **Bestimmung der Atemfrequenz** und die **Auskultation** der Lunge umfassen. Dabei geht es darum, ob die Lungen seitengleich belüftet sind oder ob eine Atemgeräuschabschwächung (oder gar -aufhebung) vorliegt. Eine wiederholte Untersuchung sollte erfolgen.
- Die **Inspektion** (Seitendifferenz der Atemexkursion, Vorwölbung einer Seite, paradoxe Atmung [→ Abb. 6.52], Prellmarken, Abschürfungen), **Palpation** (Schmerzen, Krepitationen, Hautemphysem, Instabilität) und **Perkussion** (hypersonorer Klopfschall) des Thorax sowie die **Pulsoxymetrie** und bei beatmeten Patienten die Überwachung des **Beatmungsdrucks** und der **Kapnografie** können hilfreich sein.

! ACHTUNG!

Eine Auswertung von über 30 000 Datensätzen aus dem Traumaregister der DGU zeigte, dass von den Notärzten fast jedes dritte Thoraxtrauma unterschätzt oder übersehen wurde. Dies unterstreicht die Bedeutung einer strukturierten Untersuchung nach dem ABCDE-Vorgehen und die Beachtung der kinetischen Energie, die auf den Patienten eingewirkt hat.

Rippenfrakturen

Rippenfrakturen können durch Gewalteinwirkungen auf den Brustkorb auftreten. Dies kann z. B. bei Verkehrsunfällen oder Stürzen, bei tätlichen Auseinandersetzungen, aber auch durch Thoraxkompressionen bei der Wiederbelebung passieren. Bei geriatrischen Patienten können bereits Bagatelltraumata zu Rippenfrakturen führen. Rippenfrakturen können harmlos verlaufen, obwohl sie schmerzhaft sind, jedoch können sie auch die darunter liegenden Organe verletzen, z. B. die Lunge oder Blutgefäße.

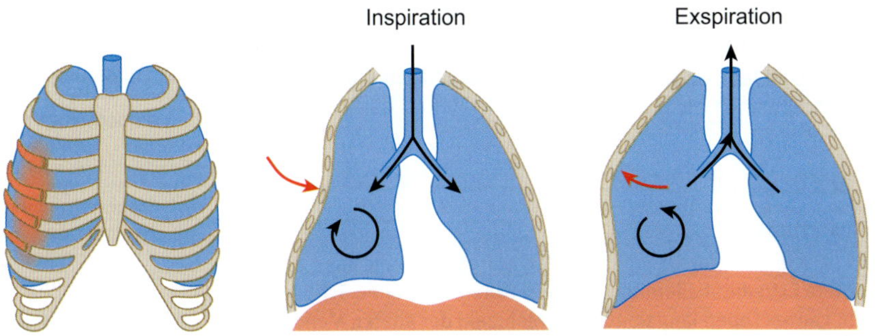

Abb. 6.52 Paradoxe Atmung: Geht die Stabilität des Thorax durch mehrere an zwei oder mehr Stellen frakturierte Rippen verloren, wird die Brustwand unter Spontanatmung während der Inspiration durch den höheren Umgebungsdruck nach innen gedrückt. In der Exspirationsphase steigt der Druck in der Brusthöhle an und der verletzte Abschnitt des Thorax wird nach außen bewegt. [L231]

Rippenfrakturen können grob orientierend in **obere** (1.–3. Rippe), **mittlere** (4.–9. Rippe) und **untere** Frakturen (10.–12. Rippe) eingeteilt werden. Die Lokalisation kann Hinweise auf mögliche Begleitverletzungen geben. Da im Rettungsdienst keine Bildgebung zur Verfügung steht, hat diese Angabe nur orientierenden Charakter.

Frakturen der Rippen 1–3: Diese Rippen sind breit und dick und durch Muskeln des Schultergürtels gut geschützt. Daher muss eine starke Gewalt auf den Patienten eingewirkt haben; es ist bis zum Beweis des Gegenteils von schweren intrathorakalen Begleitverletzungen auszugehen.

Frakturen der Rippen 4–9: Manchmal besteht ein Pneumothorax, bei hohen einwirkenden Kräften ggf. auch eine Lungenkontusion. Oft sind im seitlichen Bereich Frakturen vorhanden, denn diese Rippen sind wenig durch Muskelmasse geschützt.

Frakturen der Rippen 10–12: Die unteren Rippen können z. B. die Leber oder die Milz verletzen. Damit geht die Gefahr starker innerer Blutungen einher.

Rippenserienfraktur und instabiler Thorax

Bei einer **Rippenserienfraktur** sind drei oder mehr benachbarte Rippen gebrochen. Dieser Befund lässt darauf schließen, dass begleitend eine Lungenkontusion vorliegt (→ Kap. 14.8.2). Rippenserienfrakturen können bedrohliche Auswirkungen haben, da sie häufig die Atemmechanik massiv stören, welche wiederum nur aufrechterhalten werden kann, wenn die Stabilität des Brustkorbs erhalten ist (Details → Kap. 14.9 und → Abb. 14.19).

Von der Rippenserienfraktur wird der **instabile Thorax** abgegrenzt, bei dem mindestens drei Rippen mehrfach gebrochen sind; dadurch entsteht ein Segment, das vom restlichen knöchernen Brustkorb losgelöst ist. In dieser Situation werden Teile der Thoraxwand während der Einatmung infolge des im Thoraxinnenraum herrschenden Unterdrucks in den Brustkorb hineingezogen und während der Ausatmung aufgrund des dann auftretenden Überdrucks nach außen gedrückt. Die Brustkorbbewegung im Bereich der verletzten Thoraxwand (Atemexkursion) verläuft also entgegengesetzt der bei der normalen Atmung zu erwartenden Bewegung des Brustkorbs. Man bezeichnet dieses Phänomen deshalb als **paradoxe Atmung** mit alveolärer Hypoventilation und daraus resultierender Hypoxämie (→ Abb. 6.52).

MERKE

Instabiler Thorax

Der instabile Thorax ist die **schwerste Form des stumpfen Thoraxtraumas.** Dabei sind **drei** oder **mehr benachbarte Rippen** jeweils an mindestens zwei Stellen gebrochen. In der Folge kann eine **paradoxe Atmung** auftreten. Oftmals geht der instabile Thorax mit einer schweren Lungenkontusion einher, die eine Intubation und mechanische Beatmung erforderlich macht. Eine retrospektive Datenauswertung (National Trauma Data Bank) von 3 467 Patienten mit einem instabilen Thorax nach Unfall zeigte: Etwa 50 % der Patienten hatten eine Lungenkontusion (→ Kap. 14.8.2) und 59 % benötigten eine mechanische Beatmung.

Hämatothorax

Beim Hämatothorax handelt es sich um eine Ansammlung von Blut im Pleuraspalt. Oftmals besteht eine Kombination mit einem Pneumothorax; diese bezeichnet man als **Hämatopneumothorax.** Die mit Abstand häufigste Ursache ist die Verletzung der Lunge durch einspießende Rippenfrakturen.

IM FOKUS

Körperstamm

Der **Hals** enthält als knöcherne Strukturen die **sieben Halswirbel** und das **Zungenbein.**

Der erste Halswirbel wird **Atlas** und der zweite Halswirbel **Axis** genannt.

Die **Wirbelsäule** hat **fünf Abschnitte:**

- Halswirbelsäule
- Brustwirbelsäule
- Lendenwirbelsäule
- Kreuzbein
- Steißbein

Dies **Krümmungen der Wirbelsäule** nach ventral bzw. dorsal werden **Lordose** bzw. **Kyphose** bezeichnet.

Die Wirbel sind je nach Lokalisation unterschiedlich aufgebaut. Man unterscheidet einen **Wirbelkörper,** den **Wirbelbogen,** der das **Wirbelloch** umgibt, den **Dornfortsatz** sowie links und rechts den **Querfortsatz.**

Durch **Zwischenwirbellöcher** verlassen die **Spinalnerven** den Wirbelkanal.

Bandscheiben bestehen aus einem Außenring **(Anulus fibrosus)** und einem Gallertkern **(Nucleus pulposus).**

Der knöcherne **Thorax** wird vom **Brustbein,** den **Rippen** und der **Brustwirbelsäule** gebildet.

Die **12 Rippen** werden in **echte** Rippen (1. bis 7. Rippe), **falsche** Rippen (8. bis 10. Rippe) oder **freie** Rippen (11. und 12. Rippe) unterteilt.

Zu den wichtigen Atemmuskeln zählen das **Zwerchfell** und die **Interkostalmuskeln.**

6.7 Arme und Beine – eine Übersicht

In der Entwicklungsgeschichte der höheren Wirbeltiere haben Form und Funktion des Schultergürtels und des Armskeletts eine starke Wandlung erfahren: Mit der Entwicklung des aufrechten Gangs bei den Vorfahren des heutigen Menschen wurde die obere Extremität als Stütz- und Gehorgan überflüssig. Stattdessen hat sie sich zu einem komplexen Greif- und Tastorgan entwickelt, was die Entwicklung der Zivilisation beschleunigt haben dürfte.

Die untere Extremität wurde dadurch allein für das Gehen und Laufen verantwortlich und ihre Halte- und Stützfunktion noch wichtiger. Da die Beine nun das gesamte Körpergewicht tragen mussten, wurden die Knochen und Gelenke im Verlauf der Evolution stärker ausgebildet.

MERKE

Koxarthrose

Die größeren Belastungen durch den aufrechten Gang kann die untere Extremität allerdings in vielen Fällen nicht ohne Schäden ein ganzes Leben lang tragen. Die Mehrzahl der älteren Menschen leidet an Verschleißerscheinungen vor allem des Hüftgelenks (Koxarthrose).

6.8 Schultergürtel

Der **Schultergürtel** verbindet die Knochen der oberen Extremitäten mit dem Körperstamm. Er besteht auf jeder Seite aus zwei Knochen, dem **Schlüsselbein** (Clavicula) und dem **Schulterblatt** (Scapula). Das Schlüsselbein ist ein relativ dünner, annähernd S-förmiger Knochen, der an beiden Enden Gelenkflächen besitzt. Er liegt dem Brustkorb vorn oben auf und ist medial über das Sternoklavikulargelenk mit dem **Brustbein** (Sternum) verbunden. Lateral bildet das Schlüsselbein ein Gelenk mit dem dorsal liegenden Schulterblatt, das Akromioklavikulargelenk.

Schulterblatt und Schultergelenk

Das **Schulterblatt** (Scapula) ist ein etwa dreieckiger, platter Knochen, an dessen Rückseite die **Spina scapulae** (Schulterblattgräte) hervorspringt. Deren freies Ende, das **Akromion** (Schulterhöhe), steht mit dem Schlüsselbein in Verbindung. Eine muldenförmige Vertiefung in der oberen äußeren Schulterblattecke bildet die **Schultergelenkpfanne** (Cavitas glenoidalis), die mit dem Kopf des Oberarmknochens ein Kugelgelenk bildet. Über die Schultergelenkpfanne besteht die einzige Verbindung des Armes zum Rumpfskelett. Da sie relativ klein und flach ist, kann sie nicht den ganzen Oberarmkopf aufnehmen. Damit das Gelenk stabil bleibt, ist es von stabilisierenden Muskeln umschlossen. Auch die Sehne des langen Bizepskopfes sichert das Gelenk mit (→ Abb. 6.53).

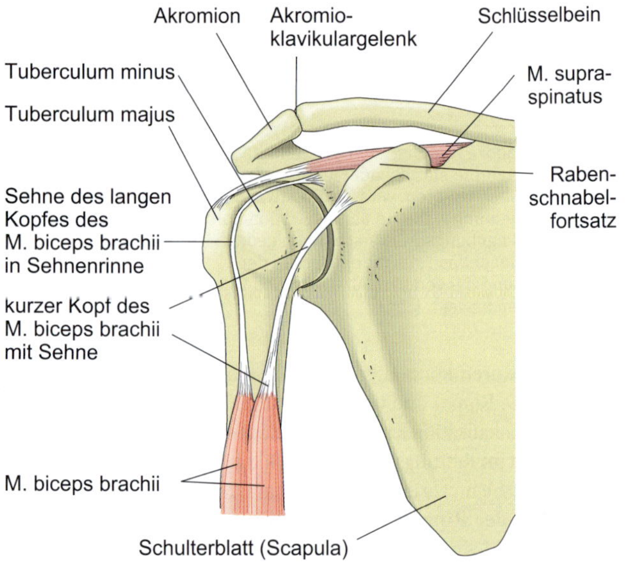

Abb. 6.53 Schultergelenk, Ansicht von vorn mit Verlauf der Sehnen des M. biceps brachii. Die Sehne des langen Muskelkopfes zieht durch eine Knochenrinne zwischen Tuberculum majus und minus. Die Sehne des kurzen Kopfes verläuft dagegen direkt vom Processus coracoideus (Rabenschnabelfortsatz), einem nach vorne herausragenden Knochenvorsprung des Schulterblatts, abwärts. [L190]

Schultergelenkluxation

Trotz der Sicherung durch Muskeln kann das Schultergelenk auskugeln **(luxieren)**, wobei der Humeruskopf aus der Pfanne springt. Typischerweise luxiert der Oberarmkopf nach vorne unten, da hier die schwächste Stelle des Muskel- und Bandapparates ist (→ Abb. 6.54). Dieses kann im Rahmen eines Unfalls geschehen **(traumatische Schultergelenkluxation)**. Da die Einrenkung des Gelenkkopfes in der Regel sehr schmerzhaft ist, wird sie oft in einer Kurznarkose durchgeführt. Operiert wird nur bei zusätzlichen Band- oder Knochenverletzungen. Bei manchen Menschen, deren Haltebänder für das Schultergelenk nicht so straff angelegt sind, springt der Gelenkkopf auch bei einfachen Bewegungen immer wieder aus der Pfanne. Diese **habituelle** („gewohnheitsmäßige") **Schultergelenkluxation** kann je nach Schweregrad bzw. Häufigkeit des Auftretens eine operative Straffung der beteiligten Bandstrukturen erfordern.

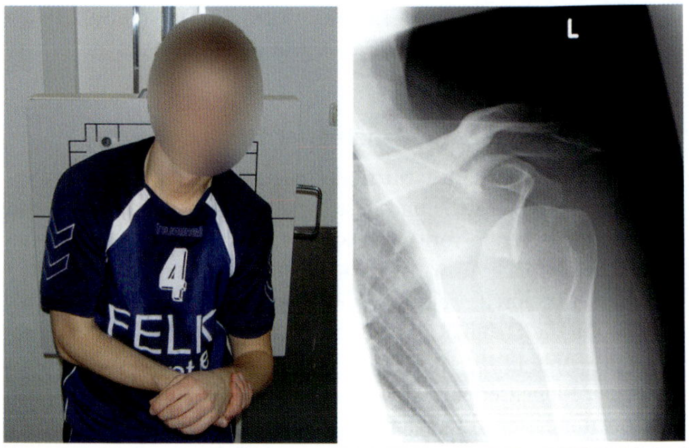

Abb. 6.54 Schultergelenkluxation nach vorne. Links Jugendlicher mit typischer Schonhaltung. Rechts Röntgenbefund des gleichen Patienten. [M332]

Schultergürtelmuskulatur

Die Muskulatur des Schultergürtels fixiert das Schulterblatt und ermöglicht Gleitbewegungen des Schulterblatts auf der hinteren Brustwand. Diese Fixierung ist die Voraussetzung für die Funktion der vom Schulterblatt entspringenden Armmuskeln: Um den Arm im Schultergelenk bewegen zu können, müssen sie einen „festsitzenden" Ursprung als Widerlager haben, gegen das sie den Arm ziehen. Das Schlüsselbein wird dabei passiv mitbewegt.

Man unterscheidet eine **vordere** (ventrale) und eine **hintere** (dorsale) Gruppe der Schultergürtelmuskeln:

Zur **vorderen** Gruppe gehören der **M. pectoralis minor** (kleiner Brustmuskel) und der **M. serratus anterior** (vorderer Säge[zahn]muskel, → Abb. 6.50), die beide von den Rippen zum Schulterblatt ziehen. Außerdem zählt der **M. subclavius** (Unterschlüsselbeinmuskel) dazu. Er zieht von der ersten Rippe zum Schlüsselbein.

Auf der **hinteren** Seite ziehen viele Muskeln zum Schulterblatt (→ Abb. 6.55 und → Abb. 6.57): Der wichtigste Muskel ist der **M. trapezius** (Kapuzenmuskel), der wie ein großer Fächer vom Hinterhauptbein und sämtlichen Dornfortsätzen der HWS und BWS zur Spina scapulae, zum Akromion und zum Schlüsselbein zieht. Bei dieser großen Ursprungsfläche zeigen die Fasern unterschiedliche Verläufe und unterstützen somit auch unterschiedliche Bewegungen. So ziehen die quer

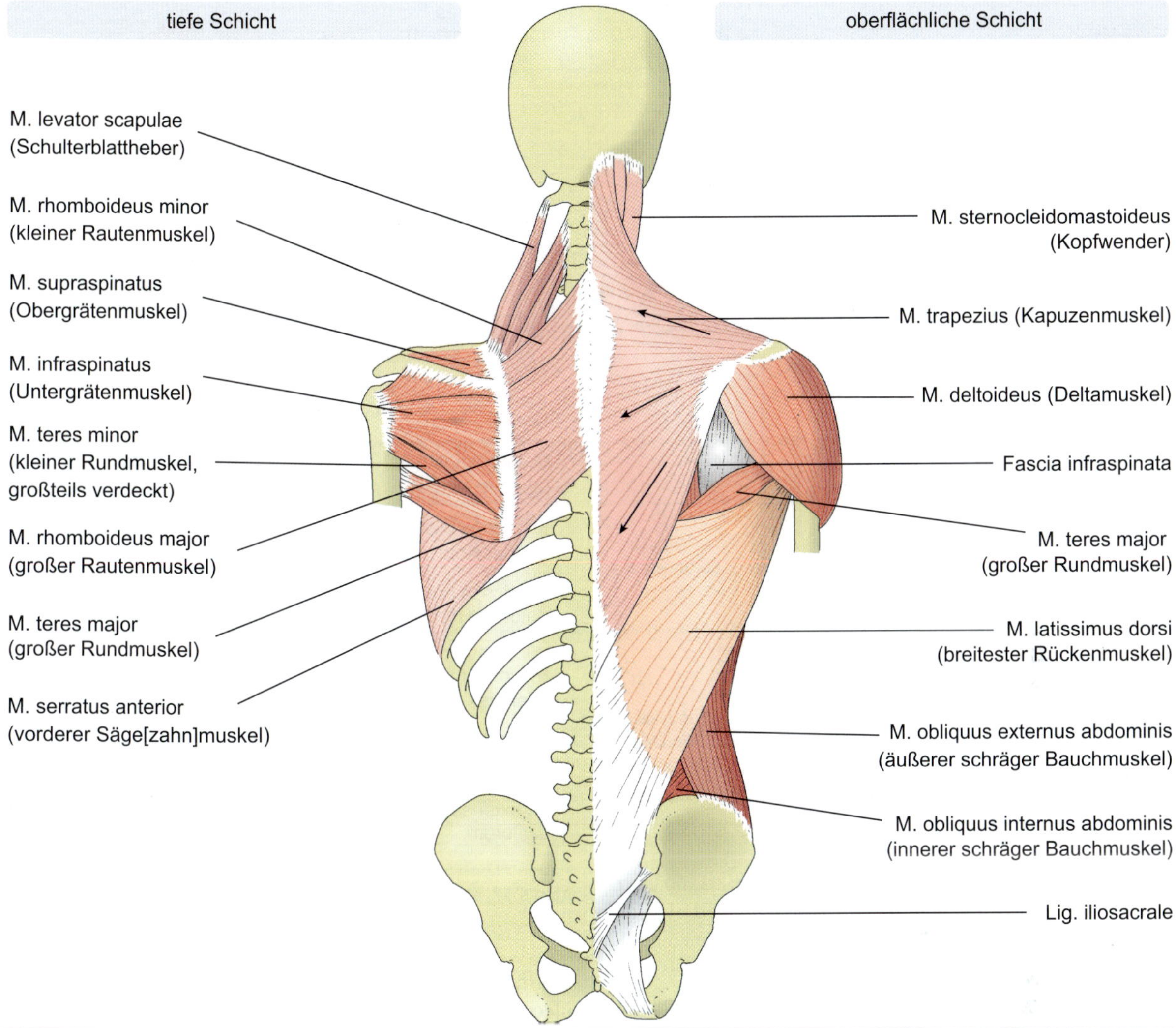

Abb. 6.55 Hintere Schultergürtelmuskulatur; rechts oberflächliche, links tiefe Schicht. [L190]

verlaufenden Fasern das Schulterblatt nach medial, während der obere und untere Anteil des Muskels das Schulterblatt so drehen, dass die Gelenkpfanne höher bzw. tiefer tritt. Die Aufwärtsbewegung tritt beispielsweise dann in Kraft, wenn der seitlich abgewinkelte (abduzierte) Arm über die Horizontale (Schulterblattniveau) gehoben wird (Elevation). In diesem Fall muss die Schultergelenkpfanne „mitwandern". Hierfür ist in gleichem Maße auch der M. serratus anterior verantwortlich.

Zur dorsalen Gruppe gehören außerdem der **M. levator scapulae** (Schulterblattheber) und der **M. rhomboideus** (Rautenmuskel).

IM FOKUS

Schultergürtel

Der **Schultergürtel** setzt sich aus dem **Schlüsselbein** und dem **Schulterblatt** zusammen.
Wichtige **Knochenvorsprünge des Schulterblatts** sind die **Spina scapulae** (Schulterblattgräte) und das **Akromion** (Schulterhöhe).
Zur **vorderen** Gruppe der Schultergürtelmuskeln gehören der **M. pectoralis minor,** der **M. serratus anterior** und der **M. subclavius.**
Die wichtigsten Muskeln der **hinteren** Gruppe sind der **M. trapezius,** der **M. levator scapulae** und der **M. rhomboideus.**

6.9 Obere Extremität

Der Arm hat 30 Knochen. Er wird in drei Abschnitte eingeteilt:

- **Oberarm** mit dem Oberarmknochen (Humerus)
- **Unterarm** mit Elle (Ulna) und Speiche (Radius)
- **Hand** mit den Handwurzelknochen (Ossa carpi), Mittelhandknochen (Ossa metacarpi, Metakarpalknochen) und Fingerknochen (Ossa digitorum manus, Phalangen)

6.9.1 Oberarm

Der **Humerus** (Oberarmknochen) ist der längste und größte Knochen der oberen Extremität (→ Abb. 6.56). Das obere Ende ist im Schultergelenk mit dem Schulterblatt, das untere über das Ellenbogengelenk mit Elle und Speiche verbunden.

Der **Humeruskopf** (Caput humeri) liegt etwas schräg medial am proximalen Ende des Oberarmknochens. Fast auf gleicher Höhe befinden sich lateral ein etwas größerer und ein kleiner Knochenhöcker (**Tuberculum majus** und **minus**). Der kurze Steg zwischen Kopf und Höckern bzw. Humerusschaft wird Collum anatomicum genannt. Der sich anschließende **Humerusschaft** (Corpus humeri) ist röhrenförmig und der längste Teil des Oberarmknochens. Mehrere Knochenleisten und Aufrauungen

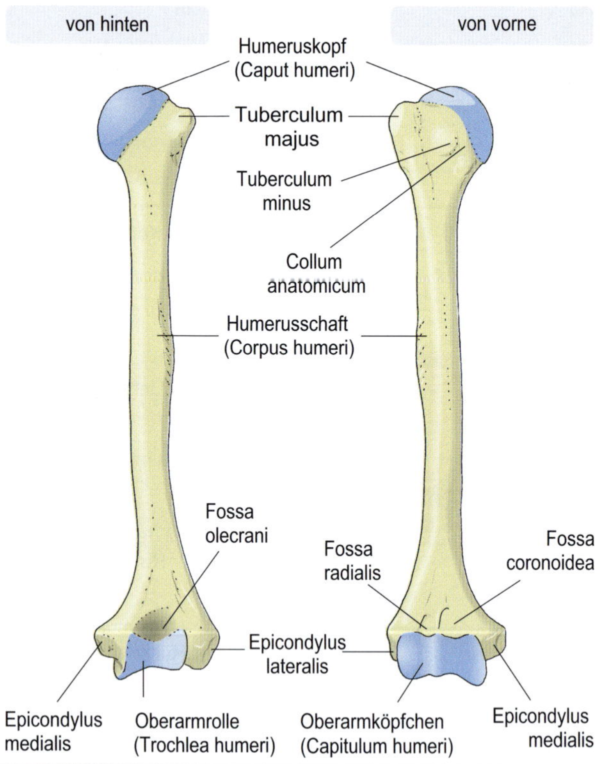

Abb. 6.56 Rechter Oberarmknochen (Humerus); links: Ansicht von hinten, rechts: Ansicht von vorn [L190]

sowie die beiden schon erwähnten Höcker dienen dem Ansatz von Oberarmmuskeln und -bändern (→ Abb. 6.57). Distal verbreitert sich der Humerusschaft wieder und läuft innen und außen in den inneren und äußeren Oberarmknorren (**Epicondylus medialis** und **lateralis**) aus. Die Epikondylen liegen außerhalb des Ellenbogengelenks und dienen verschiedenen Muskeln als Ursprung. Dazwischen liegt die Gelenkfläche für das Ellenbogengelenk. Die Gelenkfläche wird in die Rolle **(Trochlea humeri)** und das Köpfchen **(Capitulum humeri)** unterteilt.

PRAXISTIPP

Intraossärer Zugang im proximalen Humerus

Der Humeruskopf ist ein wichtiger Punktionsort für den intraossären Zugang (→ Kap. 6.1.2). Vorteil dieser Stelle ist, dass die Zielregion groß ist. Es empfiehlt sich, die Handfläche des Patienten zur Punktion auf dem Bauch zu positionieren, damit der Humerus nach innen rotiert. Die Insertionsstelle ist das Tuberculum majus (großer Höcker) im anterolateralen Oberarmbereich.

Vorteile bei dieser Insertionsstelle sind:

- Applizierte Medikamente erreichen innerhalb von 3 Sekunden das Herz.
- Die Flussrate für Infusionen beträgt durchschnittlich 5 Liter pro Stunde.
- Schmerzen beim Bohren und bei der Infusion sind vergleichsweise geringer.
- Beim wachen Patienten sind geringere Mengen Lidocain zur Schmerzbehandlung erforderlich.
- Bislang gibt es keine Berichte über ein Kompartmentsyndrom nach intraossärer Kanülierung an dieser Stelle.

Bei Verwendung der EZ-IO® bei Erwachsenen stets die gelbe 45 mm Kanüle verwenden.

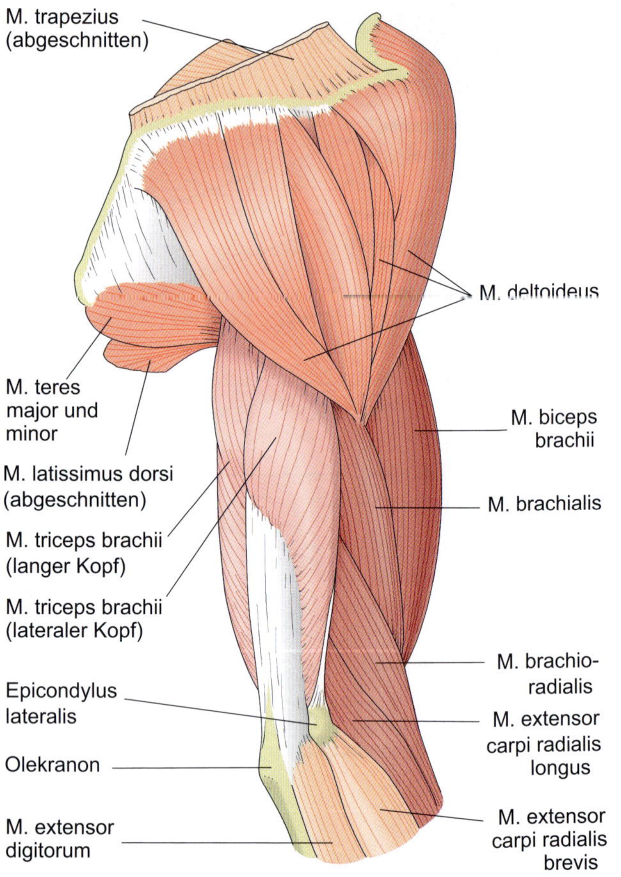

Abb. 6.57 Muskeln des rechten Oberarms von dorsolateral (seitlich hinten) [L190]

Oberhalb des Gelenks befindet sich dorsal eine Knochengrube **(Fossa olecrani),** die den Hakenfortsatz der Elle (Ellenhaken, **Olekranon**) aufnimmt. In gleicher Höhe befinden sich vorne zwei kleinere Gruben. Die mediale Grube **(Fossa coronoidea)** bietet Platz für den Kronenfortsatz der Elle bei Beugestellung des Gelenks. Die laterale Grube **(Fossa radialis)** nimmt während bestimmter Armbewegungen den Speichenkopf auf.

Humerusfraktur

Oberarmbrüche **(Humerusfrakturen)** treten gerade bei älteren Menschen häufig auf, meist als Niedrigenergietrauma beim Sturz, wenn der Betroffene versucht, sich mit dem ausgestreckten Arm abzustützen (→ Abb. 6.58 und → Abb. 6.59). Typisch ist bei Älteren die schultergelenknahe (proximale) Lokalisation. Die proximale Humerusfraktur zählt zu den häufigsten osteoporotischen Frakturen, weshalb sie bei Frauen ca. zwei- bis dreimal häufiger vorkommt als bei Männern. Beim jüngeren Patienten hingegen treten Oberarmfrakturen eher als Hochenergietrauma auf, etwa durch Sport- oder Verkehrsunfälle.

Ellenbogengelenk

Außer dem Oberarmknochen (Humerus) beteiligen sich Elle und Speiche am **Ellenbogengelenk** (Articulatio cubiti; → Abb. 6.60). Dieses wird dadurch zu einem aus drei Teilgelenken zusammengesetzten Gelenk, die aber eine gemeinsame Gelenkhöhle bilden und von einer gemeinsamen Gelenkkapsel umhüllt sind. Die Teilgelenke sind:

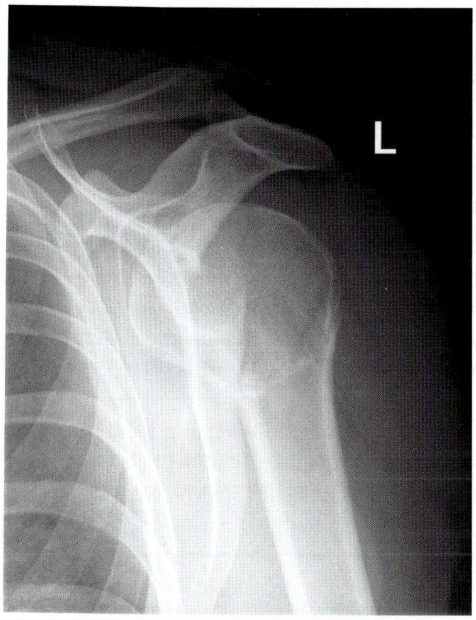

Abb. 6.58 Gering eingestauchte, nicht wesentlich abgekippte subkapitale Humerusfraktur links (Bruch unterhalb des Oberarmkopfs). Es ist keine Dislokation von Fragmenten erkennbar. Ein typischer Unfallmechanismus ist der Sturz des älteren Menschen auf Ellenbogen, Hand oder Schulter. (mit frdl. Gen. BG Klinikum Hamburg) [T695]

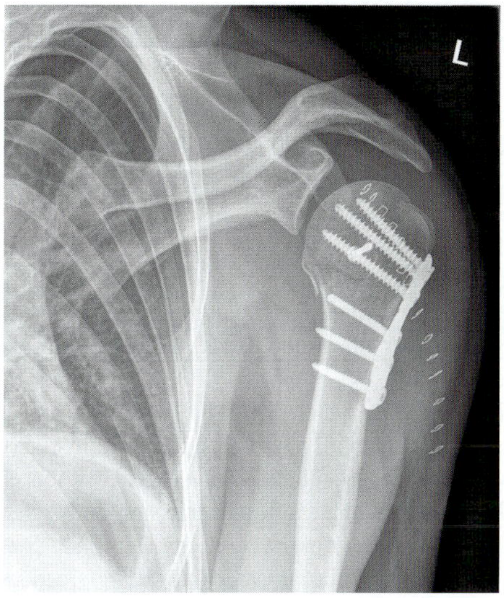

Abb. 6.59 Diese Röntgenaufnahme zeigt den Patienten nach der Operation. Zu sehen ist eine unauffällig einliegende Plattenosteosynthese, zusätzlich eine lange Zugschraube im Bereich des Tuberculum minus zu dessen Refixation. (mit frdl. Gen. BG Klinikum Hamburg) [T695]

- Das **Humero-Ulnar-Gelenk** (Oberarm-Ellen-Gelenk) zwischen Humerus und Elle, ein Scharniergelenk (→ Abb. 6.11)
- Das **Humero-Radial-Gelenk** (Oberarm-Speichen-Gelenk) zwischen Humerus und Speiche, das zwar anatomisch ein Kugelgelenk ist, praktisch durch die Bänder zwischen Elle und Speiche jedoch nur Scharnier- und Drehbewegungen ausführen kann
- Das **obere Radio-Ulnar-Gelenk** (oberes Speichen-Ellen-Gelenk), das zwischen Elle und Speiche ein Radgelenk bildet (→ Abb. 6.11), in dem nur Dreh- und keine Scharnierbewegungen möglich sind.

Dadurch sind die Bewegungsmöglichkeiten des Ellenbogengelenks auf die beiden Hauptachsen Beugung und Streckung sowie Pronation und Supination festgelegt, weshalb das Gelenk auch als **Drehscharniergelenk** bezeichnet wird.

Ellenbogenluxation

Eine **Ellenbogenluxation** ist die vollständige Verlagerung der am Ellenbogengelenk beteiligten Knochenanteile. Die Verlagerung erfolgt durch das Herausgleiten der Gelenkfläche des Oberarmknochens (Humerus) aus seiner scharnierartigen Einfassung durch die Elle (Ulna) und den Verlust des Kontaktes zwischen dem Kopf der Speiche (Radius) und dem Oberarmknochen.

Die Ellenbogenluxation ist mit einer Inzidenz von 6–13 pro 100 000 Einwohner nach der Schulterluxation die zweithäufigste Gelenkverletzung bei Erwachsenen. Bei Kindern ist sie die häufigste Gelenkluxation. Meist tritt die Ellenbogenluxation als Folge eines Sturzes auf den gestreckten oder leicht gebeugten Arm auf.

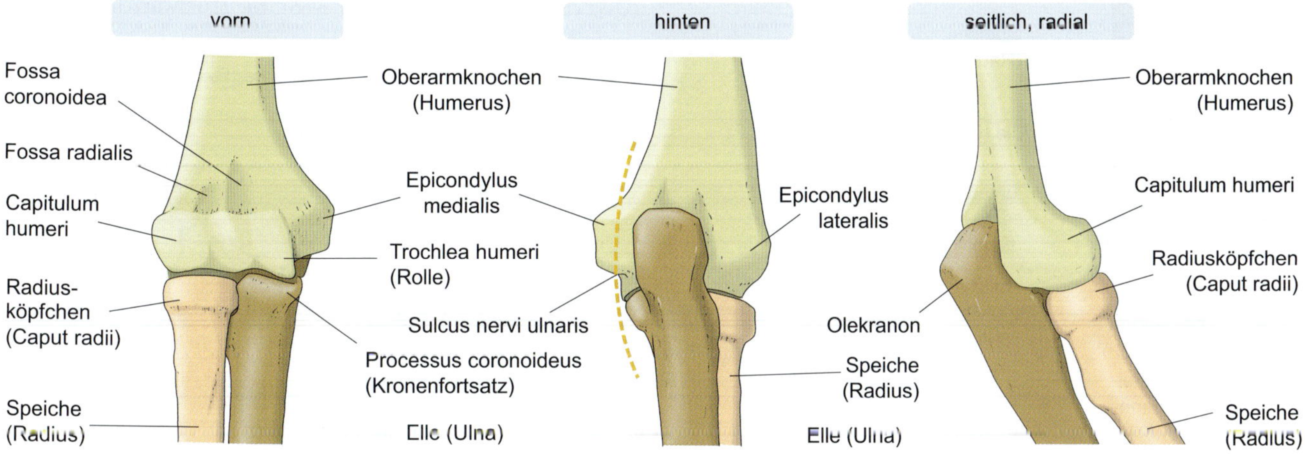

Abb. 6.60 Ellenbogengelenk von vorn, hinten und von der Seite. Die gestrichelte Linie skizziert den Verlauf des in diesem Abschnitt leicht verletzbaren N. ulnaris (Ellennerv). Der N. ulnaris lässt sich leicht als druckschmerzhafte Stelle zwischen Olekranon und Epicondylus medialis ertasten. [L190]

6.9.2 Unterarm

Der **Unterarm** erstreckt sich vom Ellenbogengelenk bis zur Handwurzel. Er besteht aus zwei Knochen: **Elle** (Ulna) und **Speiche** (Radius).

Elle

An ihrem oberen Ende, also am Ellenbogengelenk, weist die Elle einen tiefen, halbrunden Ausschnitt auf, der vorn von einem kleinen hakenförmigen Fortsatz (Processus coronoideus) und hinten von einem großen hakenförmigen Fortsatz begrenzt bzw. überragt wird **(Olekranon).** Der Einschnitt dient als Gelenkpfanne für das Ellenbogengelenk und nimmt die Rolle **(Trochlea)** des Oberarmknochens auf (→ Kap. 6.9.1 und → Abb. 6.60). Das Olekranon ist als „Ellenbogenspitze" von außen gut zu tasten.

Ein kleiner Einschnitt neben dem Processus coronoideus, die Incisura radialis, dient als Gelenkfläche für das **Radiusköpfchen** (Caput radii) und beteiligt sich am oberen Radio-Ulnar-Gelenk (→ Abb. 6.61). An der Elle befinden sich verschiedene Knochenleisten und Aufrauungen für den Ansatz von Muskeln. Am unteren schmalen Ende sitzt das **Ellenköpfchen** (Caput ulnae), das an seiner Rückseite einen kleinen Knochenfortsatz (Processus styloideus ulnae) besitzt.

Speiche

Die Speiche liegt lateral der Elle, also auf der Seite des Daumens. An ihrem proximalen Ende befindet sich das Radiusköpfchen, das etwa die Form einer dicken, oben eingedellten Scheibe hat. Es bildet mit der Elle ein Zapfengelenk (→ Kap. 6.2.3 und → Abb. 6.11). Der Speichenschaft bietet Ansatz für mehrere Muskeln und weist entsprechende Leisten und Aufrauungen auf. Er ist etwas kantiger und schmaler als die Elle. Das untere Ende ist kolbig verdickt und trägt dort die Gelenkflächen für die Handwurzelknochen. Ähnlich wie bei der Elle findet sich auch an der Speiche ein Processus styloideus, hier jedoch am lateralen Ende.

An ihren distalen Enden sind Speiche und Elle durch ein Radgelenk (→ Kap. 6.2.3) miteinander verbunden (unteres Radio-Ulnar-Gelenk, → Abb. 6.61).

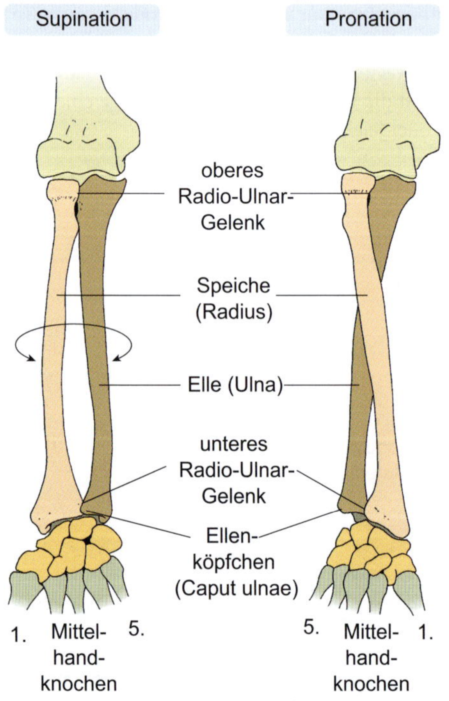

Abb. 6.61 Pronation und Supination. Im oberen (proximalen) und unteren (distalen) Radio-Ulnar-Gelenk werden Unterarm und Hand um ihre Längsachse gedreht. [L190]

Supination und Pronation

Betrachtet man den eigenen Unterarm mit nach oben weisender Handinnenfläche, so liegen in diesem Moment Elle und Speiche parallel nebeneinander. Dreht man nun die Handfläche nach unten, überkreuzt die Speiche die Elle, die laterale Handkante (Daumenseite) zieht also die Speiche mit nach medial. Diese (Einwärts-)Bewegung heißt **Pronation.**

Die umgekehrte (Auswärts-)Bewegung heißt **Supination** (→ Abb. 6.61). Dabei fungiert das untere Radio-Ulnar-Gelenk als Radgelenk, d. h. der konkave Gelenkanteil der Speiche dreht sich um den konvexen Anteil der Elle. Das obere Radio-Ulnar-Gelenk wirkt als Zapfengelenk; das Speichenköpfchen dreht sich innerhalb eines Bandes (Ligamentum anulare radii) sowie auf der Gelenkfläche der Elle um seine eigene Längsachse.

Radiusfraktur

Bei den Frakturen des Radius (Speiche) findet sich besonders häufig die distale **Radiusfraktur** (→ Abb. 6.62), sie ist mit ca. 200 000 Fällen pro Jahr in Deutschland die häufigste Fraktur des Menschen. Als distale Radiusfraktur werden Brüche bezeichnet, die im Abstand von bis zu 3 cm zum Handgelenk auftreten. Wie auch die proximale Humerusfraktur ist die distale Radiusfraktur eine typische Fraktur des älteren Menschen und hier insbesondere derjenigen mit Osteoporose. Deswegen ist dieser Frakturtyp ebenfalls häufiger bei Frauen zu finden. Der typische Unfallmechanismus besteht darin, dass die Betroffenen versuchen, einen Sturz mit der Hand abzufangen. In den allermeisten Fällen kommt der Patient dabei zunächst mit der Handfläche auf, sodass eine sog. Extensionsfraktur entsteht (auch als Colles-Fraktur bezeichnet, → Abb. 6.63). Deutlich seltener tritt eine Fraktur beider Unterarmknochen auf (→ Abb. 6.64). Sie wird als Unterarmschaftfraktur bezeichnet.

6.9.3 Hand

Handwurzelknochen

Die **Handwurzel** (Carpus) besteht aus acht **Handwurzelknochen** (Ossa carpi; → Abb. 6.65, → Abb. 6.66). Die Handwurzelknochen sind

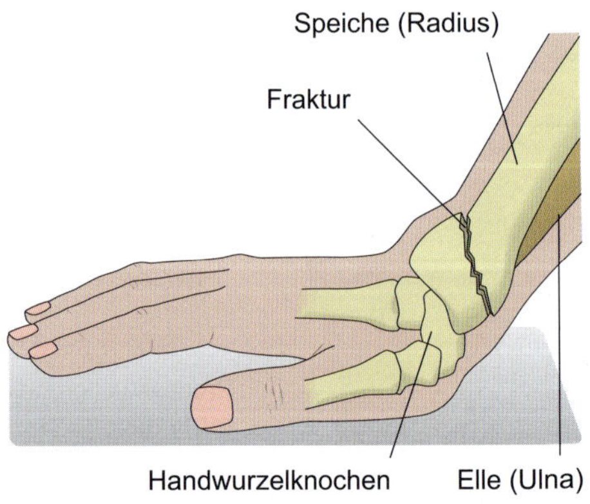

Abb. 6.62 Die distale Radiusfraktur (Typ Colles) ist der häufigste Knochenbruch des Menschen. [L190]

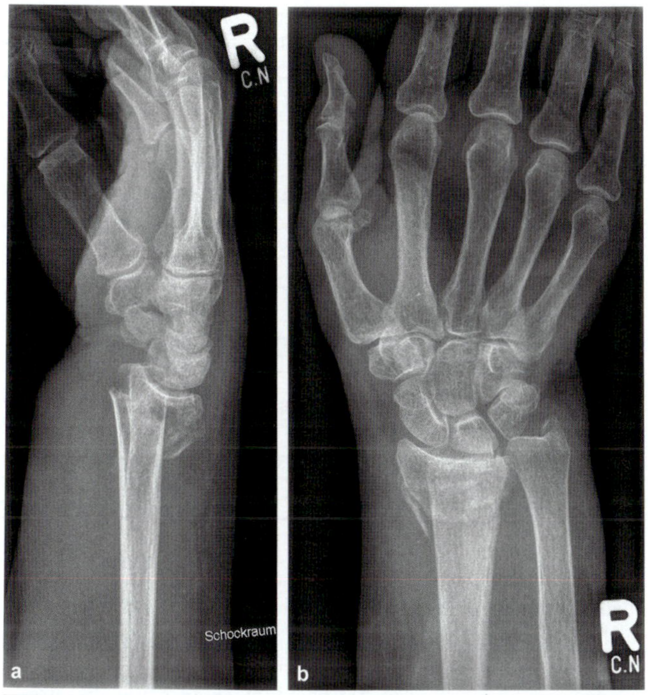

Abb. 6.63 Die Röntgenaufnahmen zeigen eine deutlich eingestauchte distale Radiusfraktur mit erheblicher Abkippung und streckseitiger Dislokation des distalen Radiusfragments. (mit frdl. Gen. BG Klinikum Hamburg) [T695]

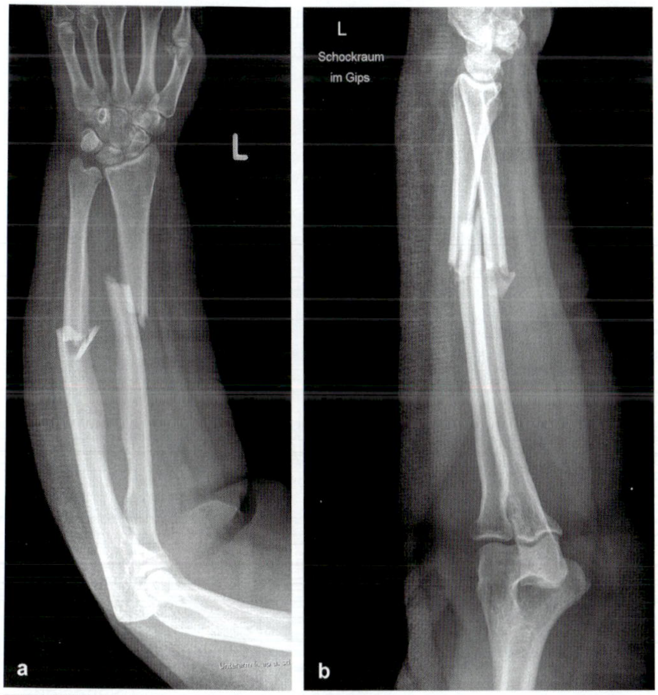

Abb. 6.64 Die Röntgenaufnahmen zeigen eine komplette Fraktur des linken Unterarms in zwei Ebenen. Die Patientin war als Fahrerin eines Pkw auf einen Lkw aufgefahren und hatte sich wahrscheinlich reflektorisch mit dem Arm abgestützt. (mit frdl. Gen. BG Klinikum Hamburg) [T695]

untereinander durch Bänder verbunden und in zwei Reihen zu je vier Knochen angeordnet. Jeweils von radial (Daumenseite) nach ulnar (Kleinfingerseite) gezählt sind das:

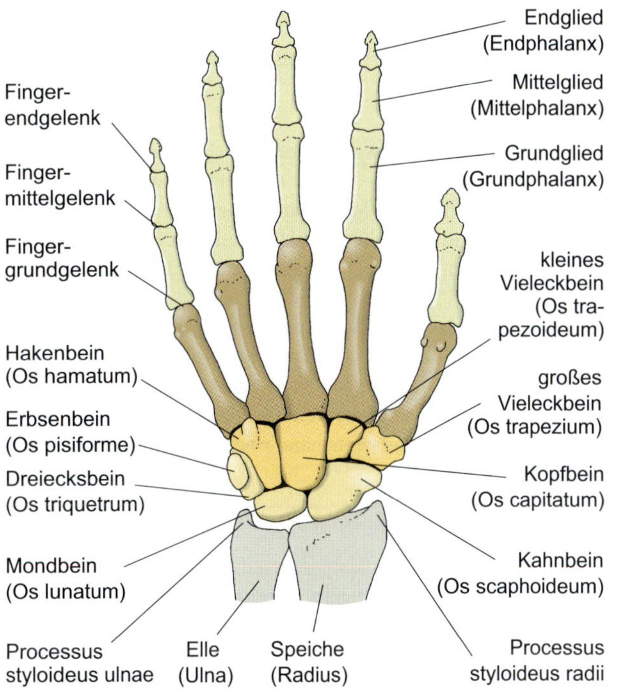

Abb. 6.65 Handskelett der Hohlhand [L190]

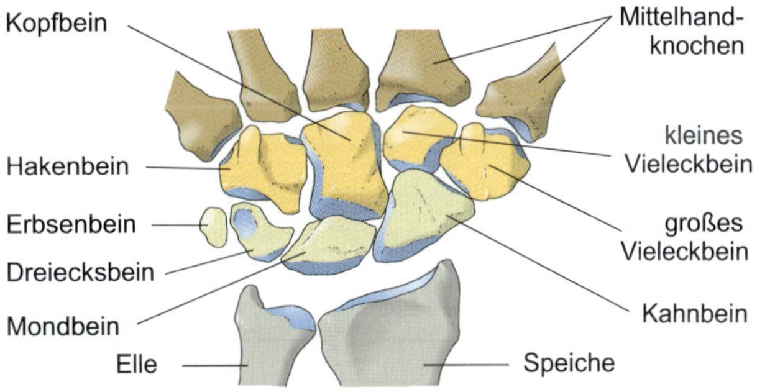

Abb. 6.66 Handwurzelskelett im Detail [L190]

- In der proximalen Reihe: **Kahnbein** (Os scaphoideum), **Mondbein** (Os lunatum), **Dreieckbein** (Os triquetrum), **Erbsenbein** (Os pisiforme)
- In der distalen Reihe: **großes Vieleckbein** (Os trapezium, Trapezbein), **kleines Vieleckbein** (Os trapezoideum, trapezähnliches Bein), **Kopfbein** (Os capitatum), **Hakenbein** (Os hamatum)

MERKE

Handwurzelknochen

Merkspruch: Ein **Kahn,** der fuhr im **Mond**enschein im **Dreieck** um das **Erbsen**bein; **Vieleck groß, Vieleck klein** – am **Kopf,** da muss ein **Haken** sein (jew. von daumen- nach kleinfingerwärts gelesen).

Kahnbein, Mondbein und Dreieckbein weisen auf ihrer proximalen Seite jeweils eine Gelenkfläche auf; diese Flächen bilden zusammen mit der Gelenkfläche der Speiche das **proximale Handgelenk.** Dieses wirkt als Eigelenk (→ Abb. 6.11), weil die drei Gelenkflächen der

Handwurzelknochen zusammengenommen eine Eiform bilden. Das Ellenköpfchen ist am proximalen Handgelenk nicht beteiligt, sondern nur indirekt über eine Knorpelscheibe mit ihm verbunden.

Mittelhandknochen

An die vielkantigen Handwurzelknochen schließen sich die Röhrenknochen der Mittelhand an (→ Abb. 6.65). Proximale (Basis) und distale Enden (Köpfchen) der **Mittelhandknochen** tragen Gelenkflächen zur Verbindung mit der Handwurzel bzw. mit den Fingerknochen. Der Mittelhandknochen des ersten Fingers (Daumen) ist über ein **Sattelgelenk** (→ Abb. 6.11), das Daumenwurzelgelenk, mit der Handwurzel verbunden. Dabei stellt die Gelenkfläche des großen Vieleckbeins den Sattel dar, auf dem der Mittelhandknochen „reitet". In diesem Gelenk wird der Daumen den anderen Fingern gegenübergestellt. Nur so kann man mit der Hand etwas greifen und festhalten. Die anderen Gelenke zwischen Handwurzel und Mittelhand sind durch straffe Bänder fixiert und praktisch unbeweglich.

Fingerknochen

Auf die fünf Mittelhandknochen folgen die Finger, die beim Daumen aus zwei, sonst aus drei Fingergliedern, den **Phalangen,** bestehen (→ Abb. 6.66). Von der Mittelhand nach distal gesehen werden diese **Grund-**, **Mittel-** und **Endglied** (Grund-, Mittel- und Endphalanx, beim Daumen Grund- und Endphalanx) genannt (→ Abb. 6.67. Sie sind über kleine Gelenke miteinander verbunden. Die Gelenke zwischen Mittelhandknochen und Grundgliedern heißen **Fingergrundgelenke** (Metacarpo-Phalangeal-Gelenke, kurz MCP), die zwei Gelenkreihen zwischen den Gliedern **Fingermittelgelenke** bzw. **Fingerendgelenke** (proximale bzw. distale Interphalangealgelenke, kurz PIP bzw. DIP).

Die Fingergrundgelenke sind mit Ausnahme des Daumengrundgelenks nach der Form ihrer Gelenkflächen **Kugelgelenke,** d. h. sie sind von der Anlage her in alle drei Freiheitsgrade beweglich. Die Drehung um ihre Längsachse ist allerdings nur passiv möglich, weil für diese Bewegung keine Muskulatur existiert. Aktiv kann man die Finger zur Handinnenfläche hin beugen (Flexion) und wieder strecken (Extension) sowie seitlich spreizen (Abduktion) und wieder zusammenführen (Adduktion). Beim Daumengrundgelenk und allen Interphalangealgelenken handelt es sich dagegen um reine **Scharniergelenke** (→ Abb. 6.11). Hier sind nur Beugung und Streckung möglich.

Handgelenks- und Fingermuskulatur

Die Muskeln, welche die Hand und Finger bewegen, werden in Beuge- und Streckmuskeln unterteilt.

Alle Beuge- und Streckmuskeln entspringen am distalen Oberarm bzw. am Unterarm. Sie verlaufen je in einer oberflächlichen und einer tiefen Muskelschicht an Beuge- und Streckseite des Unterarms und setzen mit langen, dünnen Sehnen an Hand und Fingern an (setzten sich die Muskelbäuche bis auf die Hand fort, wäre durch den vermehrten Umfang keine Bewegung mehr möglich). Sowohl Beuge- als auch Strecksehnen verlaufen zum großen Teil durch eine Art Führungsschienen, die durch Haltebänder zur Oberfläche hin begrenzt werden. So überdeckt das **Retinaculum extensorum** die Strecksehnen an der Dorsalseite der Handwurzel; das **Retinaculum flexorum** (Ligamentum carpi transversum, queres Handwurzelband) überspannt die Beugesehnen auf der Ventralseite der Handwurzel. Die Anordnung der Handwurzelknochen bildet in diesem Bereich eine Längsrinne (Sulcus carpi), durch welche die Beugesehnen verlaufen. Dieser wie ein Tunnelgewölbe vom Retinaculum flexorum

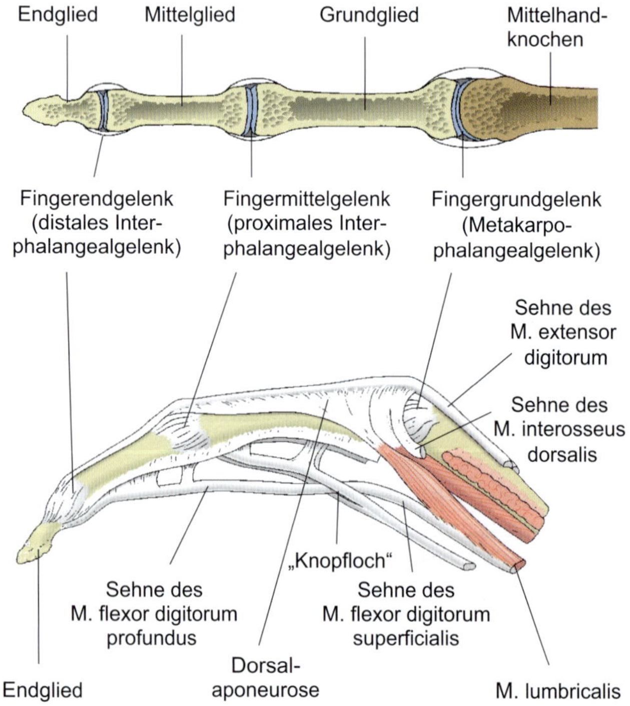

Abb. 6.67 Skelett **(oben)** sowie Beuge- und Strecksehnenapparat **(unten)** eines Fingers. Die Sehne des M. flexor digitorum profundus zieht durch die aufgespaltene Sehne des M. flexor digitorum superficialis („Knopfloch"). [L190]

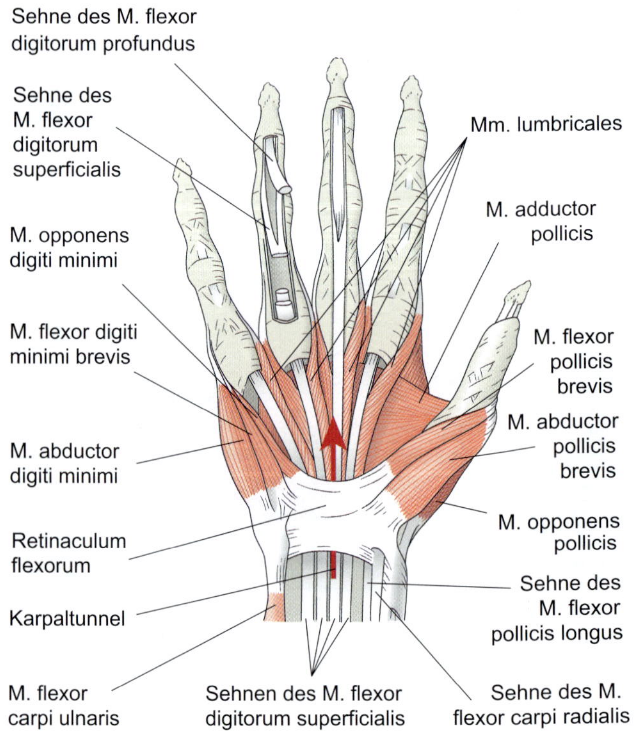

Abb. 6.68 Muskulatur der Hohlhand. Unter dem Ligamentum carpi transversum liegt der Karpaltunnel, durch den die Beugesehnen und der N. medianus verlaufen (roter Pfeil). [L190]

überdachte Raum wird auch **Karpaltunnel** genannt (→ Abb. 6.68). Die Handfläche wird von einer festen Sehnenplatte, der **Palmaraponeurose,** überspannt.

Damit trotz der ständigen Bewegung der Streck- und Beugesehnen in den Haltebändern keine Reizung der Umgebung auftreten kann, sind sie hier von bindegewebigen Sehnenscheiden umschlossen, die durch einen Flüssigkeitsfilm an der Innenseite das reibungslose Gleiten der Sehnen ermöglichen.

Im Karpaltunnel verläuft neben den Beugesehnen auch der wichtigste Nerv für die Hand, der N. medianus (→ Kap. 8.16.2).

Sechs Muskeln bewegen die Hand ausschließlich im Handgelenk. Dabei entspringen drei Muskeln vom Epicondylus medialis des Oberarmknochens und beugen die Hand im Handgelenk. Vom Epicondylus lateralis entspringen drei Streckmuskeln.

Je nach ihrem Verlauf und Ansatz können fünf dieser Muskeln die Hand nicht nur beugen bzw. strecken, sondern auch nach ulnar bzw. radial ziehen, d. h. zur Daumenseite oder zur Kleinfingerseite hin beugen.

Muskeln, die auf die Fingergelenke wirken, entspringen entweder am Arm oder an der Hand selbst. Entsprechend werden sie auch lange und kurze Fingermuskeln genannt. Die Muskelbäuche der langen Fingermuskeln liegen am Unterarm, und nur ihre Sehnen ziehen über das Handgelenk.

Die zwei **langen Fingerbeuger** unterscheiden sich durch ihren oberflächlichen bzw. eher tiefen Verlauf (**M. flexor digitorum superficialis** und **profundus**). Die vier Endsehnen des M. flexor digitorum superficialis verlaufen zu den Mittelgliedern der Finger zwei bis fünf.

Das Endstück der Sehne spaltet sich auf und setzt links und rechts am Mittelglied an. Durch dieses „Knopfloch" (→ Abb. 6.67) zieht die Sehne des M. flexor digitorum profundus zum Fingerendglied und setzt dort an der Ventralseite ungeteilt an. So beugt der M. flexor digitorum superficialis den Finger im Grund- und Mittelgelenk, der M. flexor digitiorum profundus zusätzlich im Endgelenk. Damit sich die Sehne auf dem Finger nicht verschieben kann, ist sie durch feste Bänder gesichert.

Der Daumen besitzt einen eigenen langen Beugemuskel (**M. flexor pollicis longus),** der mit seiner Sehne am Endglied des Daumens ansetzt.

Auf der Rückseite der Hand verläuft der lange Fingerstrecker (**M. extensor digitorum,** → Abb. 6.67). Auf der Dorsalseite jedes Fingers bildet er zusammen mit kleinen Fingermuskeln eine Sehnenplatte. So vermag er die Finger in Grund-, Mittel- und Endgelenk zu strecken. Zusätzlich zum langen Strecker besitzen der Zeigefinger und der kleine Finger jeweils einen eigenen Streckmuskel.

Zum Daumen verlaufen auf der Dorsalseite mehrere Muskelsehnen. Außer einem kurzen und einem langen Daumenstrecker verläuft dort der lange Daumenabspreizer (**M. abductor pollicis longus),** der den Daumen nach radial zieht und von den Fingern entfernt.

Muskulatur der Hand

An der Hand selbst verlaufen die sog. **kurzen Handmuskeln** (→ Abb. 6.68, → Abb. 6.69). Die **Mm. lumbricales** entspringen von den Sehnen des tiefen Fingerbeugers, die Zwischenknochenmuskeln (**Mm. interossei palmares** und **dorsales**) jeweils von den Mittelhandknochen. Sie setzen alle seitlich auf den Streckseiten der Finger zwei bis fünf an.

Die **Mm. interossei dorsales** und **palmares** verlaufen zwischen den Mittelhandknochen und erstem Fingerglied. Sie spreizen die Finger in den Grundgelenken bzw. ziehen sie wieder aneinander. Außerdem beugen sie die Finger zusammen mit den Mm. lumbricales im Grundgelenk und strecken sie im Mittel- und Endgelenk.

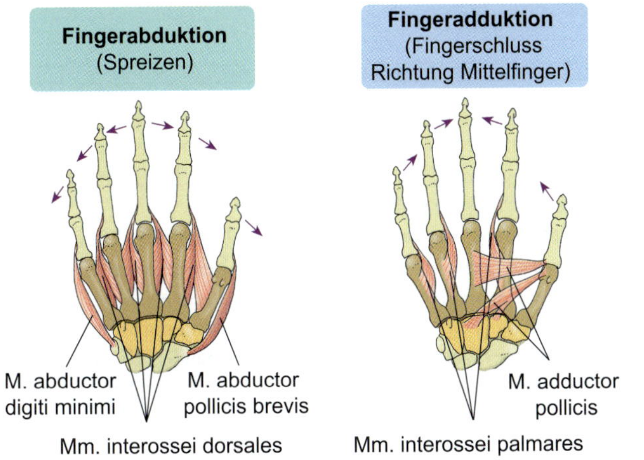

Abb. 6.69 Ab- und Adduktion der Finger. M. abductor digiti minimi, M. abductor pollicis brevis und die M. interossei dorsales spreizen die Finger. Die Mm. interossei palmares und der M. adductor pollicis schließen (adduzieren) die Finger. [L190]

Am Retinaculum flexorum entspringen mehrere Muskeln, die zu Daumen bzw. Kleinfinger ziehen. Dies sind der kurze Daumen- und Kleinfingerbeuger (**M. flexor pollicis brevis** bzw. **M. flexor digiti minimi brevis**) und der kurze Daumen- und Kleinfingerabspreizer (**M. abductor pollicis brevis** und **digiti minimi**). Auf die Daumenrückseite zieht der Daumengegensteller **(M. opponens pollicis),** der den Daumen den anderen Fingern gegenüberstellt und Greifbewegungen möglich macht.

Der Daumenanzieher **(M. adductor pollicis)** führt den Daumen wieder an die anderen Finger heran. Er verläuft quer unterhalb der langen oberflächlichen Beugesehnen des Mittel- und Zeigefingers zum Daumen.

Auch der kleine Finger besitzt einen Gegenstellmuskel **(M. opponens digiti minimi).** Dieser wirkt mit, wenn Daumen und Kleinfinger zueinander geführt werden.

Die kurzen Eigenmuskeln von Daumen und kleinem Finger bilden den sog. **Daumen-** bzw. **Kleinfingerballen** (Thenar bzw. Hypothenar).

IM FOKUS

Obere Extremität

Der **Humerus** (Oberarmknochen) ist der längste und größte Knochen der oberen Extremität. Wichtige Knochenvorsprünge sind das **Tuberculum majus** und **minus.**

Der **Unterarm** erstreckt sich vom Ellenbogengelenk bis zur Handwurzel. Er besteht aus zwei Knochen: **Elle** (Ulna) und **Speiche** (Radius).

Oberarmknochen, Elle und Speiche sind an der Bildung des **Ellenbogengelenkes** beteiligt.

Es besteht aus drei Teilgelenken:

- **Humero-Ulnar-Gelenk** (Oberarm-Ellen-Gelenk)
- **Humero-Radial-Gelenk** (Oberarm-Speichen-Gelenk)
- **oberes Radio-Ulnar-Gelenk** (oberes Speichen-Ellen-Gelenk)

Die **Handwurzel** (Carpus) besteht aus **acht Handwurzelknochen:** Kahnbein, Mondbein, Dreieckbein, großes Vieleckbein, kleines Vieleckbein, Erbsenbein, Kopfbein und Hakenbein.

An die Handwurzelknochen schließen sich die **Mittelhandknochen** und die **Phalangen** mit **Grund-, Mittel-** und **Endglied** an.

Die **langen** und **kurzen Handmuskeln** sorgen, zusammen mit dem **proximale Handgelenk,** den **Fingergrundgelenken,** den **Fingermittelgelenken** und den **Fingerendgelenken** für die Beweglichkeit der Hand.

6.10 Becken

6.10.1 Knöchernes Becken

Über das **Becken** (Pelvis) stehen die unteren Extremitäten mit dem Rumpfskelett in Verbindung. Es wird auch Beckenring oder Beckengürtel genannt, weil die drei beteiligten Knochen ringförmig zusammengeschlossen sind.

Das **Kreuzbein** (Os sacrum, → Abb. 6.42) bildet die Rückwand des knöchernen Beckens. Es liegt zwischen den beiden **Hüftbeinen** (Ossa coxae), deren Ausläufer in einem Bogen nach vorne führen und dort über eine etwa 1 cm breite knorpelige Verbindung, die **Symphyse** (Schambeinfuge), zusammengefügt sind. Die beiden **Iliosakralgelenke** (**ISG,** auch Sakroiliakalgelenke oder Kreuzbein-Darmbeingelenke) zwischen Kreuz- und Hüftbein sind durch einen festen Bandapparat gesichert und nahezu unbeweglich.

Die Hüftbeine bestehen aus jeweils drei miteinander verschmolzenen Knochen (→ Abb. 6.70): **Darmbein** (Os ilium), **Sitzbein** (Os ischii) und **Schambein** (Os pubis). Im Laufe der Wachstumsperiode wachsen diese drei Knochen zusammen, sodass ihre Grenzen im Erwachsenenalter nicht mehr sichtbar sind.

Darmbein

Das **Darmbein** (Os ilium) als größter dieser drei Knochen bildet eine schaufelähnliche Platte, die **Darmbeinschaufel** (Ala ossis ilii). Sie umgibt die Organe des Unterbauchs. Ihre obere Begrenzung, der **Darmbeinkamm** (Crista iliaca), ist bei den meisten Menschen gut im Lendenbereich zu tasten.

Da das Darmbein rotes, also blutbildendes, Knochenmark enthält, ist der Darmbeinkamm – wie das Sternum – eine gut zugängliche Stelle zur Knochenmarkpunktion.

Das Darmbein hat vier charakteristische Knochenvorsprünge: Die dorsalen Knochenvorsprünge heißen **hinterer unterer Darmbeinstachel** (Spina iliaca posterior inferior) und **hinterer oberer Darmbeinstachel** (Spina iliaca posterior superior). Der am weitesten vorspringende und als einziger leicht durch die Haut tastbare Vorsprung des Darmbeins wird **vorderer oberer Darmbeinstachel** (Spina iliaca anterior superior) genannt. Darunter liegt der **vordere untere Darmbeinstachel** (Spina iliaca anterior inferior).

Sitz- und Schambein

Unterhalb des Darmbeins schließt sich das **Sitzbein** (Os ischii) an. Es ist ein gedrungener, etwas bogenförmiger Knochen, der an seinem Dorsalrand den **Sitzbeinstachel** (Spina ischiadica) und unten eine Verdickung besitzt, den **Sitzbeinhöcker** (Tuber ischiadicum). Dieser Höcker bildet den tiefsten Knochenpunkt unseres Beckens und ist beim Sitzen auf einem harten Stuhl gut zu spüren (im Stehen bedecken ihn die Gesäßmuskeln).

Als ebenfalls gebogener Knochen schließt sich das **Schambein** (Os pubis) an. Zwischen einer nach vorn medial gerichteten Fläche und dem Schambein der Gegenseite bleibt ein mit Knorpel ausgefüllter Spalt, die **Symphyse** (Schambeinfuge). Ein kleiner Vorsprung oberhalb dieser Gelenkfläche wird **Schambeinhöcker** (Tuberculum pubicum) genannt. Er ist der Teil des Schambeins, den man durch die Haut tasten kann.

Hüftgelenk und umgebende Strukturen

Anteile aller drei Hüftknochen bilden gemeinsam die **Hüftgelenkpfanne** (Acetabulum), eine schüsselförmige Vertiefung, die den Kopf des Oberschenkelknochens aufnimmt und mit ihm das **Hüftgelenk** bildet. Da dieses Kugelgelenk nicht nur viele Bewegungen ermöglichen, sondern auch starke Gewichts- und Bewegungsbelastungen aushalten muss, ist es durch einen kräftigen Bandapparat gesichert.

Außer der Bewegungsführung hat dieser die Aufgabe, ein Abgleiten des Oberschenkelkopfes aus seiner Pfanne sowie eine Überstreckung

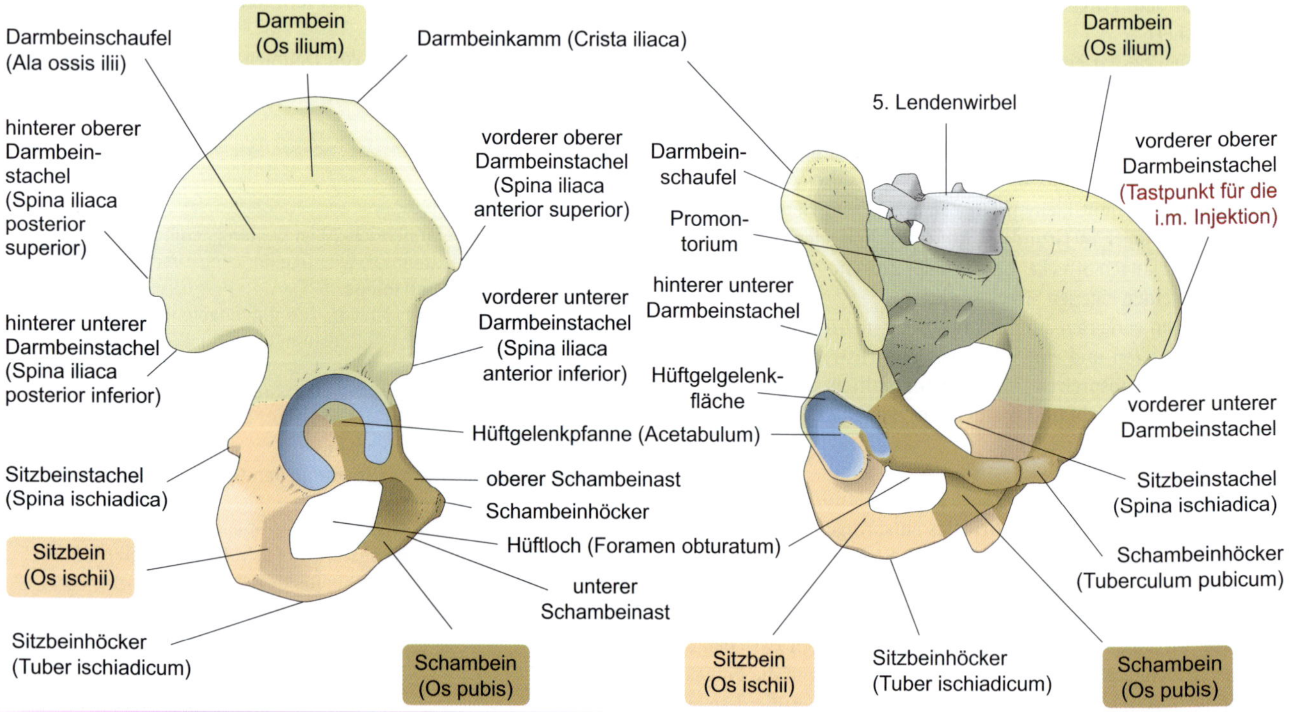

Abb. 6.70 Hüftbein (Os coxae) in der Seitenansicht (links) und von schräg vorne (rechts). Darmbein, Sitzbein und Schambein bilden gemeinsam die Hüftgelenkpfanne. [L190]

des Gelenks zu verhindern. Dadurch kippt das Becken nicht nach hinten ab, wenn man entspannt steht.

Die rahmenförmigen Bögen von Sitz- und Schambein sowie der Acetabulumrand umschließen das **Hüftloch** (Foramen obturatum). Es ist durch eine derbe Bindegewebsmembran **(Membrana obturatoria)** verschlossen, die Gefäße und Nerven durchtreten lässt und den Ursprung für mehrere Muskeln bietet.

KRANKHEIT/SYMPTOM

Angeborene Hüftdysplasie

Die häufigste angeborene Skeletterkrankung ist die **angeborene Hüftdysplasie.** Aus ungeklärter Ursache ist die Hüftgelenkpfanne zu steil und nicht tief genug geformt. Durch die mangelnde Formgebung der Pfanne kommt es oft schon im Säuglingsalter zur Luxation (Auskugelung), in schweren Fällen besteht sie auch schon bei der Geburt (angeborene Hüftluxation). Die Reposition (Wiedereinrenkung) und damit eine günstige Stellung für das weitere Wachstum kann durch spreizende Verbände, Overhead-Extension, Bandagen oder Osteosyntheseoperationen (→ Kap. 6.1.5) erreicht werden. Trotzdem drohen Spätschäden, vor allem eine frühzeitige Hüftgelenksarthrose. Die Prognose hängt vor allem von einer frühzeitigen Diagnosestellung ab, weshalb Kinderärzte die Hüftgelenksstellung und -funktion bei jedem Neugeborenen prüfen.

Großes und kleines Becken

Das knöcherne Becken erinnert an einen kurzen Trichter (→ Abb. 6.71). Die obere Öffnung dieses Trichters wird von den großen Darmbeinschaufeln gebildet. Unterhalb der Darmbeinschaufeln wird der Trichter an der **Linea terminalis** deutlich enger. Die Linea terminalis verläuft von Promontorium beidseits über seitliches Kreuzbein, Untergrenzen der Darmbeinschaufeln und Oberränder der Schambeine bis zum Oberrand der Symphyse. Der Bereich oberhalb der Linea terminalis wird als **großes Becken** bezeichnet. Unterhalb der Linie folgen ein Teil des Kreuzbeins mit Steißbein und die Bögen der Sitz- und Schambeine. Dieser engere Bereich des „Trichters" heißt **kleines Becken.** Es ist meist gemeint, wenn der Kliniker nur von „Becken" spricht.

6.10.2 Beckenverletzungen

Die **traumatische Beckenschädigung** kann ein weites Spektrum von der einfachen stabilen Fraktur über die Beckenringverletzung mit Rotationsinstabilität bis hin zur komplexen Verletzung mit Rotations- und Vertikalinstabilität umfassen.

Vorkommen

Das Becken ist ein sehr stabiler Knochen. Bricht es, muss – zumindest bei jüngeren Menschen – eine große Krafteinwirkung stattgefunden haben. Beckenfrakturen treten daher oft im Zusammenhang mit sog. **Hochrasanztraumata** (auch Hochenergietraumata) auf, d. h. Verletzungen, die entstehen, wenn große Mengen kinetischer Energie auf den Körper einwirken, etwa beim Sturz aus großer Höhe, beim Seitenaufprall auf einen Pkw-Insassen oder bei Überrolltraumata. Die Betroffenen weisen oftmals neben der Beckenverletzung auch andere schwerwiegende Verletzungen auf wie etwa ein Schädel-Hirn- oder Thoraxtrauma. Etwa 8–10 % der schwerverletzten Patienten (ISS $\geq$ 16) haben eine relevante Beckenringverletzung. Bei polytraumatisierten Patienten mit einem ISS > 25 liegt die Häufigkeit sogar bei 20–25 %. Beckenfrakturen gehören damit zu den **häufigsten Begleitverletzungen im Rahmen von Polytraumata.** Beckenringfrakturen mit Schock sind mit einer hohen Letalität von bis zu 40 % verbunden. Bei Patienten, die nicht als schwerverletzt klassifiziert werden, machen Beckenringfrakturen etwa 3–8 % aller Frakturen aus.

Beckenfrakturen

Es werden **drei Arten** von Beckenfrakturen unterschieden:
1. Frakturen der Sitzbeinäste
2. Acetabulumfrakturen
3. Beckenringfrakturen

Man unterscheidet weiterhin **stabile** von **instabilen** Frakturen. Eine instabile Fraktur liegt erst dann vor, wenn der Beckenring an zwei Stellen unterbrochen ist. Die Art der Verletzung hängt u. a. davon ab, in welche Richtung die Gewalt auf den Körper gewirkt hat.

Unter einer **Beckenringfraktur** versteht man Frakturen, die eine **Kontinuitätsunterbrechung** der gedachten Ringstruktur des Beckens hervorrufen. Solche Verletzungen treten immer an mehreren Stellen auf

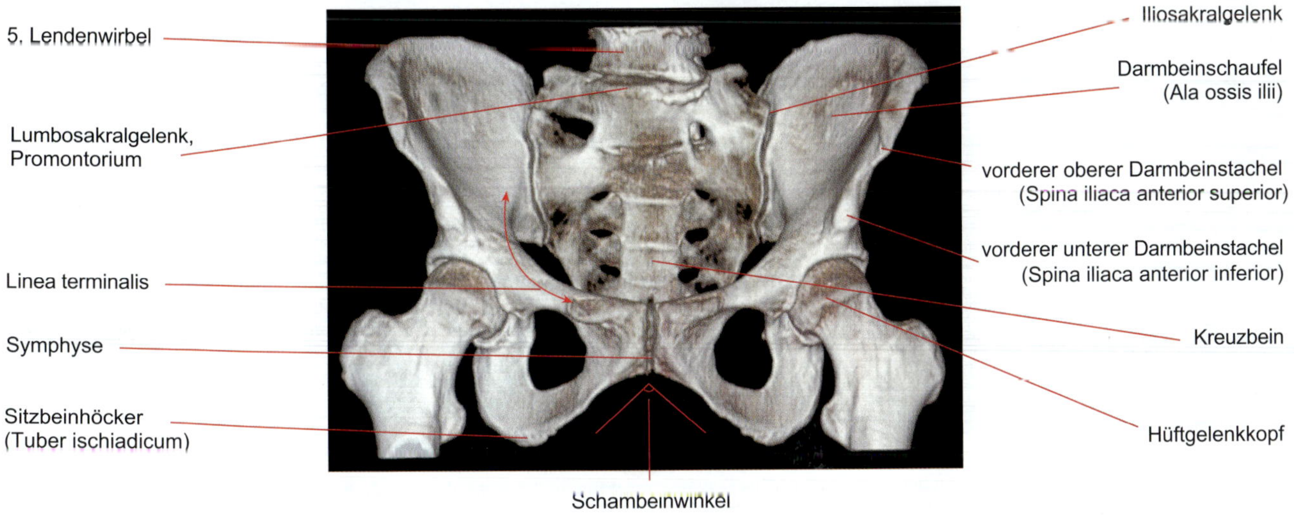

Abb. 6.71 Dreidimensionale Computerrekonstruktion eines weiblichen Beckens auf der Grundlage von Computertomografien [T339]

(ein Ring kann nicht nur an einer Stelle brechen bzw. verletzt werden). Als **komplexe Beckenverletzung** bezeichnet man eine Beckenringfraktur mit begleitendem peripelvinem Weichteilschaden, d. h. Verletzungen der beckennahen Gefäße, Nerven, Eingeweide und der Muskulatur.

MERKE

Beckengurt/-schlinge, Trochanterschlinge

Ziel der Beckenstabilisierung mit Beckenschlinge (Beckengurt) ist es, die anatomischen Verhältnisse wiederherzustellen (Schließen des Beckenrings) und damit das innere Volumen (den „Blutungsraum") zu verkleinern. Dies soll die Blutung verringern und das Ablaufen der Gerinnungskaskade an den verletzten Gefäßen fördern.
Damit die Stabilisierung optimal gelingt, muss die Beckenschlinge auf **Höhe der der beiden Trochanteres majores** (große Rollhügel) angebracht werden. Die Trochanteren übertragen dann die Kraft über das jeweilige Azetabulum auf den Beckenring. Sehr oft wird der Beckengurt **zu hoch,** etwa über den Beckenschaufeln angelegt und bleibt dann nicht nur nutzlos (→ Abb. 6.72), vielmehr wird durch die Hebelwirkung der Blutungsraum auf Höhe der Symphyse sogar noch vergrößert. Um dies zu vermeiden ist es hilfreich, den Begriff Beckenschlinge fortan durch **Trochanterschlinge** zu ersetzen! Experten empfehlen, die Trochanterschlinge möglichst direkt auf der Haut anzulegen (allenfalls eine Unterhose ist noch akzeptabel).

PRAXISTIPP

Die Effektivität einer Trochanterschlinge kann deutlich gesteigert werden, indem die Beine vor der Anlage innenrotiert und in dieser Position proximal der Kniegelenke oder auf Höhe der Knie fixiert werden. Dadurch werden die Trochanter nach außen gedreht und sind für den Helfer am Becken leichter aufzufinden. Der Helfer am Becken sollte den Patienten im Beckenbereich etwas anheben und seine Hände dabei genau auf Höhe der Trochanter positionieren. So hat der andere Helfer eine gute Orientierung und kann die Trochanterschlinge genau mittig unter den Händen des Helfers am Becken ausrichten. Bei Frakturen der unteren Extremitäten sollte im Einzelfall jedoch hiervon abgesehen werden.

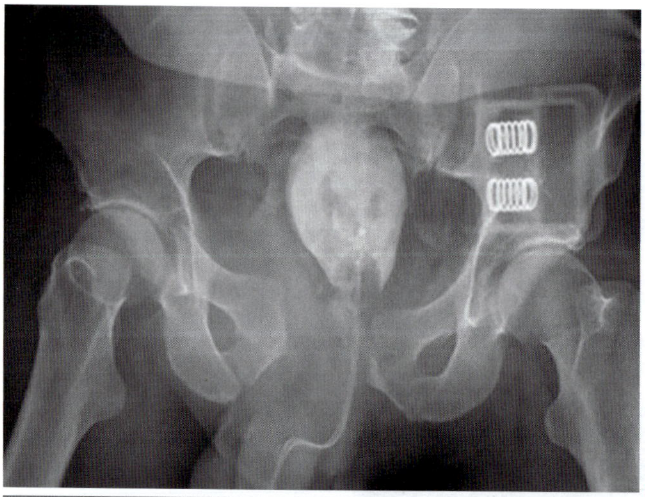

Abb. 6.72 Röntgenübersicht einer komplexen Beckenfraktur im Schockraum. Gut erkennbar ist der deutlich zu weit kranial angelegte Beckengurt. Dadurch versagte die Funktion des Beckengurts, den Blutungsraum zu verkleinern. [M235]

Die S3-Leitlinie Schwerverletztenversorgung (2022) empfiehlt sinngemäß, dass das Fachpersonal im Rahmen der klinischen Untersuchung auf **indirekte Hinweise** für eine Beckenringverletzung achten sollte. Indirekte Hinweise sind:

- **Spontanschmerzen.**
- **Druckschmerzen** bei **vorsichtiger Palpation.**
- **Sichtbare äußere Verletzungen** wie Prellungen, Hämatome, Schürfungen oder äußere Wunden, beidseits außenrotierte Beine oder eine Beinlängendifferenz. Tritt Blut aus dem Anus, der Harnröhre oder Vagina aus, spricht das für eine sehr schwere Verletzung.

S-KIPS-Schema

PHTLS Deutschland empfiehlt, bei der Entscheidungsfindung zur Anlage der Becken- bzw. Trochanterschlinge nach dem **S-KIPS Schema** vorzugehen: **Schock (S), Kinematik (K), Inspektion (I), Palpation (P)**/ Untersuchung und **Schmerz (S).**

Legt die Kinematik bei einem Traumapatienten ein Beckentrauma nahe und besteht zugleich eine **hämodynamische Instabilität** – also ein **Schock** – ist eine Trochanterschlinge anzulegen.

Im Rahmen der Beurteilung eines Traumapatienten mithilfe des S-KIPS Schemas kann jedoch **auch bei kreislaufstabilen Patienten** die Entscheidung zugunsten einer Beckenstabilisierung mittels Trochanterschlinge ausfallen. Spricht die Kinematik für ein Beckentrauma und bietet der Patient **zwei** der sogenannten **indirekten Zeichen,** ist eine Trochanterschlinge anzulegen. Die Grundlage für diese Empfehlung von PHTLS Deutschland findet sich in der Polytrauma-Leitlinie: Ein **geeigneter Unfallhergang – kombiniert mit zwei indirekten Anzeichen** – ist mit einer **50-prozentigen Wahrscheinlichkeit** mit einer instabilen Beckenfraktur verbunden.

PRAXISTIPP

Anwendung des S-KIPS Schemas (PHTLS Deutschland)

S-KIPS gibt **keine Reihenfolge** vor. Bei einem Patienten, der Spontanschmerz angibt, verzichten die Rettungskräfte auf die Palpation des Beckens. Das „P" bleibt also aus, wenn das zweite „S" mit ja beantwortet wird.
Außerdem kommt die Anlage einer Trochanterschlinge auch dann in Betracht, wenn **nicht jedes Kriterium** vorliegt. So muss nicht jeder Patient einen Schock (das erste „S") haben, damit eine Trochanterschlinge angelegt wird. Nach Ansicht des Autors lässt sich das Schema am besten wie eine Checkliste anwenden.

- Hat der Patient **Schock**zeichen?
- Passt die **Kinematik** zu einer Beckenverletzung?
- Welche Befunde finden sich bei der **Inspektion (indirekte Zeichen)?**
- Gibt der Patient **Spontanschmerzen** an (was auch ein indirektes Zeichen ist)? Falls nicht, welcher Befund kann durch die **Palpation** der Beckenregion erhoben werden?

Beziehen Sie dabei auch ein, ob der Patient **einen GCS < 13 Punkte** hat (eingeschränkte Patientenbeurteilbarkeit, woraus bei passender Kinematik eine Anwendung der Schlinge folgert).
Die Gesamtschau aller oben genannten Punkte führt dann zur Entscheidung pro oder contra Becken- bzw. Trochanterschlinge.

ACHTUNG!

Eine im Rettungsdienst angelegte Beckenschlinge (Beckengurt, Trochanterschlinge) wird in der Prähospitalphase **nicht** mehr gelöst.

AO-Klassifikation der Beckenringfrakturen

Die AO-Klassifikation der Beckenringfrakturen (AO = Arbeitsgemeinschaft für Osteosynthesefragen) basiert auf bildgebender Diagnostik (Röntgen, CT) und unterscheidet **drei verschiedene Frakturtypen** (A, B und C), wobei es innerhalb dieser Typen noch Untergruppen gibt (→ Abb. 6.73):

- **Typ-A-Frakturen** sind **stabil.** Bei der Untersuchung wird man daher bei seitlichem Druck zwar Schmerzen hervorrufen, aber keine Instabilität wahrnehmen.
- **Typ-B-Frakturen** sind **rotationsinstabil.** Diese Art von Fraktur wird auch als **Open-Book-Verletzung** bezeichnet. Sie ist häufig bei Motorradunfällen zu sehen. Eine Untersuchung durch Druck von oben zeigt möglicherweise eine Druckschmerzhaftigkeit oder Zeichen der Instabilität. Das Tasten der Symphyse wird empfohlen. Bei schlanken Patienten kann hier eine schmerzhafte **Dehiszenz** (Auseinanderweichen von Gewebestrukturen, die zusammengehören) gefunden werden.
- **Typ-C-Frakturen** sind **translations- und rotationsinstabil.** Diese Beckenfraktur ist typisch beim Überrolltrauma oder Verkehrsunfall, jedoch auch beim Sprung aus großer Höhe mit einseitiger Landung auf einem Bein. Hier besteht eine Instabilität sogar in zwei Ebenen (Translation und Rotation).

→ Abb. 6.73 zeigt exemplarisch Beispiele der Frakturtypen A, B und C. In Wirklichkeit gibt es viel mehr Arten, wie ein Becken verletzt sein kann.

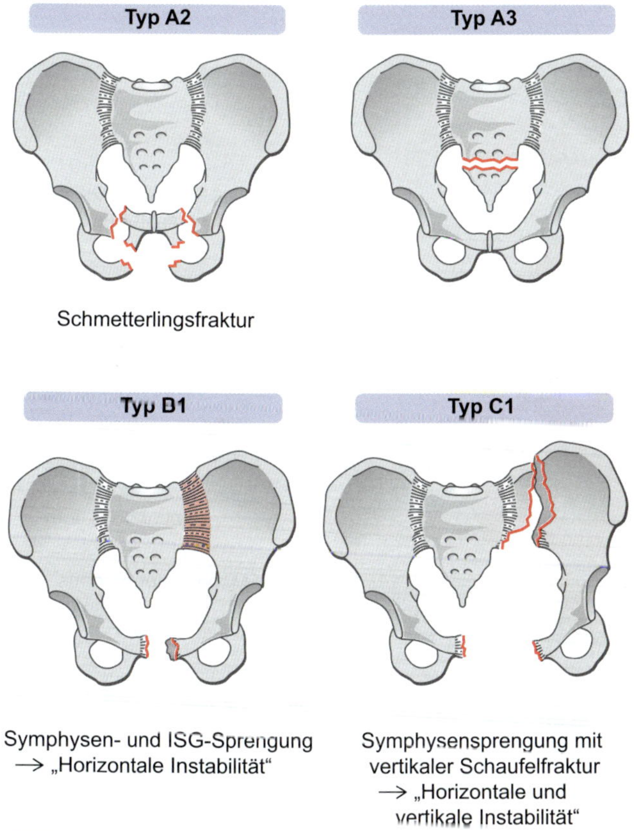

Abb. 6.73 Beispiele für Typen von Beckenringfrakturen (Typ A2, A3, B1, C1 nach AO). [L106]

IM FOKUS

Becken

Das knöcherne **Becken** setzt den beiden **Hüftbeinen** und dem **Kreuzbein** zusammen.
Die beiden Hüftbeine bestehen aus jeweils drei miteinander verschmolzenen Knochen: **Darmbein, Sitzbein** und **Schambein.**
Wichtige Knochenvorsprünge sind die **Darmbeinstachel** (Spina iliacae).
Anteile aller drei Hüftknochen bilden gemeinsam die **Hüftgelenkpfanne** (Acetabulum).
Die Verbindung zwischen beiden Hüftbeinen wird als **Symphyse** bezeichnet. Die beiden **Sakroiliakalgelenke** verbinden das Kreuzbein mit den beiden Hüftbeinen.
Der Bereich **oberhalb der Linea terminalis** wird als **großes Becken** bezeichnet. **Unterhalb** der Linie spricht man vom **kleinen Becken.**

6.11 Untere Extremität

Auch bei der unteren Extremität lassen sich drei Abschnitte unterscheiden: der über das Becken mit dem Rumpf verbundene Oberschenkel, der Unterschenkel und der Fuß.

6.11.1 Oberschenkel

Der **Oberschenkelknochen** (Femur) ist der längste und schwerste Knochen des Körpers (→ Abb. 6.74). An seinem proximalen Ende befindet sich der **Oberschenkelkopf** (Caput femoris), der mit dem Acetabulum des Beckens das Hüftgelenk bildet. Das distale Ende steht mit dem **Schienbein** (Tibia) in gelenkiger Verbindung.

Der Knochenschaft ist über den schräg abzweigenden Schenkelhals (Collum femoris) mit dem Oberschenkelkopf verbunden. Am Übergang vom Schenkelhals zum Schaft befinden sich zwei Knochenvorwölbungen: oben-seitlich der große und dorsomedial

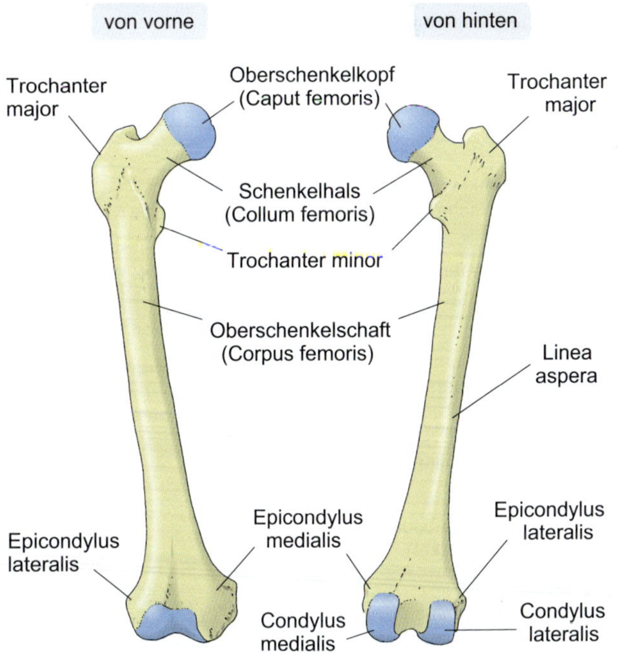

Abb. 6.74 Rechter Oberschenkelknochen (Femur); links Ansicht von vorn, rechts Ansicht von hinten [L190]

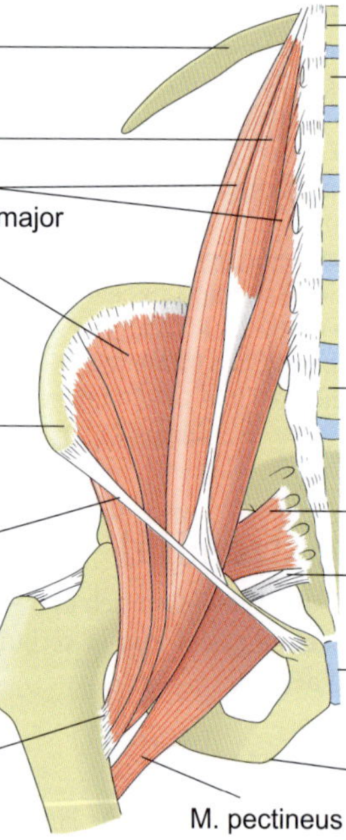

Abb. 6.75 Innere Hüftmuskulatur, Beuger im Hüftgelenk. M. iliacus und M. psoas major vereinigen sich zum M. iliopsoas und ziehen unter dem Leistenband zum Oberschenkelknochen. Der schlanke M. psoas minor strahlt in die Faszie des M. iliopsoas ein – er hat beim Menschen nur eine untergeordnete Bedeutung. Der M. pectineus ist neben seiner Funktion als Hüftbeuger ein Adduktor und wird zu diesen gezählt. [L190]

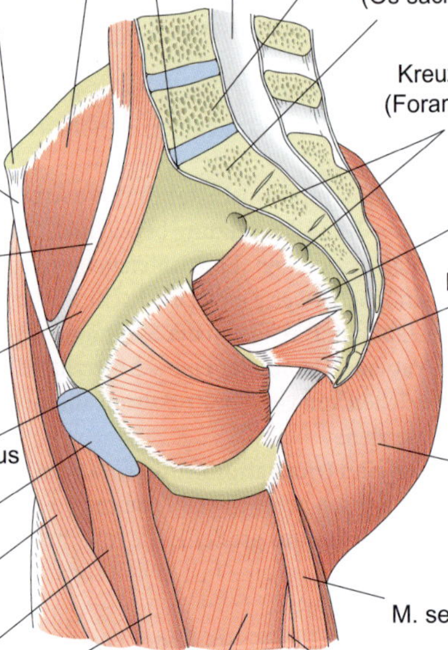

Abb. 6.77 Innere und äußere Hüftmuskulatur. Blick von innen auf die längs aufgeschnittene Hüfte. Der M. obturatorius internus und der M. piriformis werden sichtbar – sie sind beide Außenrotatoren. Der M. coccygeus ist bei vielen Menschen nur verkümmert angelegt. [L190]

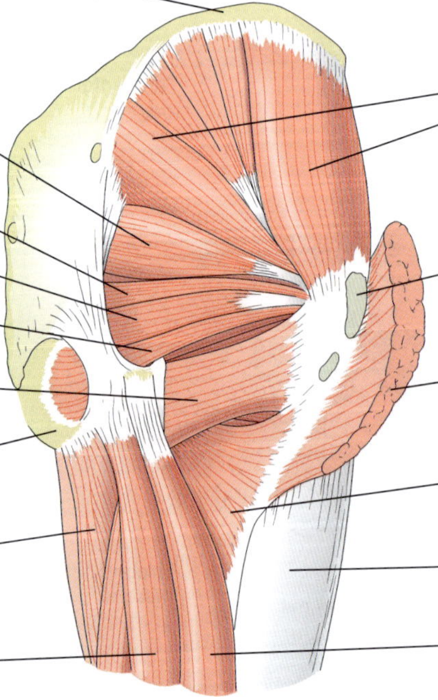

Abb. 6.76 Äußere Hüftmuskulatur. Blick von hinten auf die Hüfte. Der M. gluteus maximus ist entfernt. Darunter wird der breit ansetzende M. gluteus medius sichtbar. Die Fascia lata ist auf der Außenseite des Oberschenkels angedeutet. [L190]

der kleine Rollhügel (**Trochanter major** und **minor**). Der Trochanter major ist gut durch die Haut tastbar. An beiden setzen Hüftmuskeln an (→ Abb. 6.75, → Abb. 6.76, → Abb. 6.77). Wie oben erwähnt, ist dies der Bereich, über dem eine Beckenschlinge korrekt positioniert wird (→ Kap. 6.10.2).

Auf dem sich anschließenden **Oberschenkelschaft** (Corpus femoris) finden sich mehrere Rauigkeiten und Knochenleisten, an denen ebenfalls Hüftmuskeln ansetzen (Linea aspera, → Abb. 6.74). Der Oberschenkelschaft zieht schräg von lateral oben nach medial unten. An seinem distalen Ende verbreitert sich der Oberschenkelknochen kolbenförmig. Ähnlich wie der Oberarmknochen (→ Kap. 6.9.1) besitzt der Oberschenkel medial und lateral je einen Gelenkknorren (**Epicondylus medialis** und **lateralis**). An seiner Unterfläche befinden sich die gekrümmten Gelenkflächen zum Schienbein, die noch ein kleines Stück bis auf die Hinterfläche des Knochens ziehen. Dieser Verlauf ermöglicht eine „Rollbewegung" auf den Gelenkflächen des Schienbeins beim Beugen und Strecken im Kniegelenk (→ Kap. 6.11.2).

PRAXISTIPP

I. m.-Injektion

Im Rettungsdienst gibt es kaum Indikationen für die intramuskuläre (i. m.) Injektion von Medikamenten. Eine ist jedoch gemäß den Leitlinien 2025 des European Resuscitation Council (ERC) die **Anaphylaxie** (→ Kap. 13.5.4). Hier wird bei Erwachsenen die i. m.-Verabreichung von 0,5 mg Adrenalin in den mittleren anterolateralen Anteil des Oberschenkels (M. vastus lateralis → Abb. 6.85, → Abb. 6.86) empfohlen. Tritt hierdurch keine Verbesserung ein, kann dies nach 5 Minuten wiederholt werden. Diese Vorgehensweise ist in diesem Fall weniger riskant als die i. v.-Verabreichung von Adrenalin.

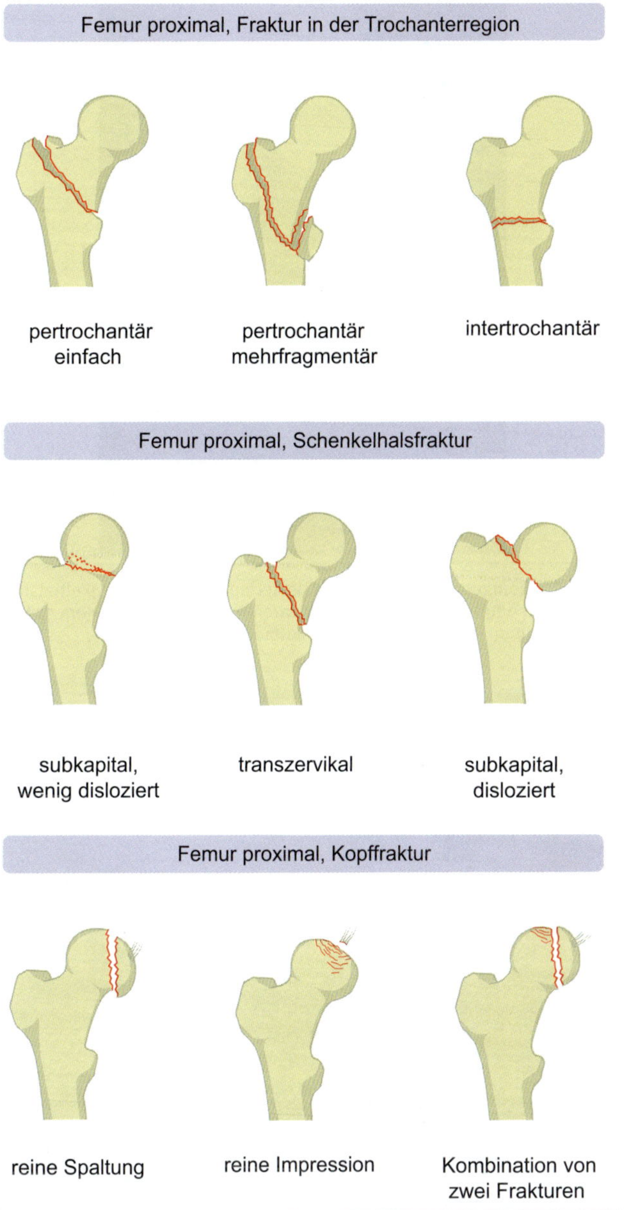

Abb. 6.78 AO-Klassifikation der proximalen Femurfrakturen [L138]

Schenkelhalsfraktur

Die **Schenkelhalsfraktur** (SHF) ist eine der häufigsten Frakturen bei älteren Menschen. Der Schenkelhals ist durch Druck- und Scherkräfte sehr belastet. Wenn die Knochen im höheren Alter dünn und brüchig („osteoporotisch") werden, typischerweise im Alter > 65 Jahren, bricht der Schenkelhals schon bei geringfügigen Unfällen, z. B. beim Ausrutschen auf nassem Laub, Sturz aus dem Bett u. ä. Bei jüngeren Leuten treten Schenkelhalsfrakturen hingegen durch große Gewalteinwirkung auf.

Die Schenkelhalsfraktur gehört zu den **proximalen Femurfrakturen,** die nach der AO-Klassifikation in drei Frakturtypen unterschieden werden (→ Abb. 6.78, (→ Abb. 6.79, → Abb. 6.80):

1. Frakturen des Trochanter (Typ A), → Abb. 6.81
2. Frakturen des Schenkelhalses (Typ B)
3. Frakturen des Hüftkopfes (Typ C)

Das wichtigste Symptom ist neben Schmerzen in der Hüftgegend eine Verkürzung des betroffenen Beins mit Außenrotation. Bewegt man das Bein, führt dies zu einer deutlichen Zunahme der Schmerzen. Eine schonende Umlagerung, z. B. mithilfe der Schaufeltrage auf eine Vakuummatratze, ist eine geeignete Maßnahme. Gegebenenfalls benötigt der Patient eine Analgesie.

Oberschenkelschaftfraktur

Oberschenkelschaftfrakturen können mit einem erheblichen Blutverlust (durchschnittlich 1 250 ml) einhergehen (→ Kap. 6.1.5). Ein Problem stellt die kräftige Oberschenkelmuskulatur dar, durch die bei Oberschenkelschaftfrakturen die Frakturenden in die Muskulatur gezogen werden können. Abgesehen von den starken Schmerzen, die das verursacht, können daraus eine starke Blutung und ggf. eine offene Fraktur resultieren (→ Abb. 6.82, → Abb. 6.83). Das Vorgehen hängt auch davon ab, ob ein lebensbedrohlicher Zustand vorliegt, z. B. durch ein begleitendes schweres SHT und/oder weil eine Mehrfachverletzung vorliegt. Bei Lebensgefahr wird es als ausreichend angesehen, den Patienten mittels Spineboard oder auf der Vakuummatratze zu immobilisieren.

Falls hingegen Zeit für eine Schienung vorhanden ist, kann eine sog. Traktionsschiene oder Extensionsschiene den Oberschenkel stabilisieren und dazu beitragen, Schmerzen und das Blutungsausmaß zu reduzieren. Allerdings zeigte eine Studie, dass die Anwendung dieser Schienen im prähospitalen Einsatz Probleme bereitet hat oder sogar kontraindiziert war. Als **Kontraindikationen für den Einsatz von Traktionsschienen** gelten:

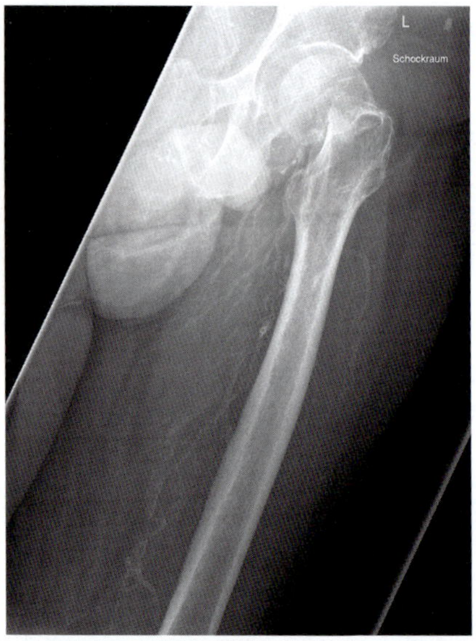

Abb. 6.79 Röntgenaufnahme einer dislozierten medialen Schenkelhalsfraktur links mit deutlicher Verkürzung der unteren Extremität bei einem 57 Jahre alten Patienten. (mit frdl. Gen. BG Klinikum Hamburg) [T695]

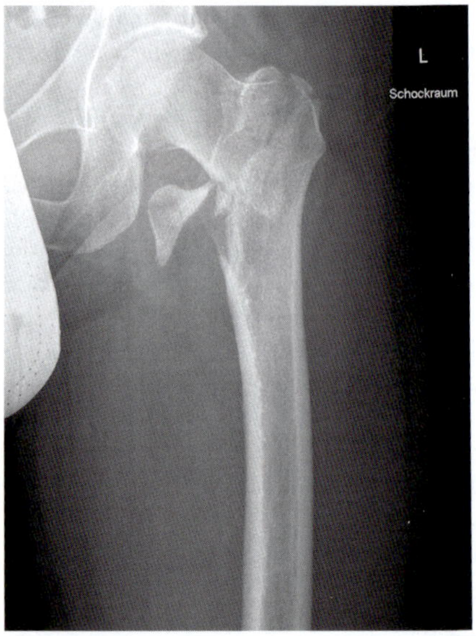

Abb. 6.81 Pertrochantäre Femurfraktur mit Einstauchung. Es besteht ein Abriss des Trochanter minor und eine Dislokation nach kranial und medial. (mit frdl. Gen. BG Klinikum Hamburg) [T695]

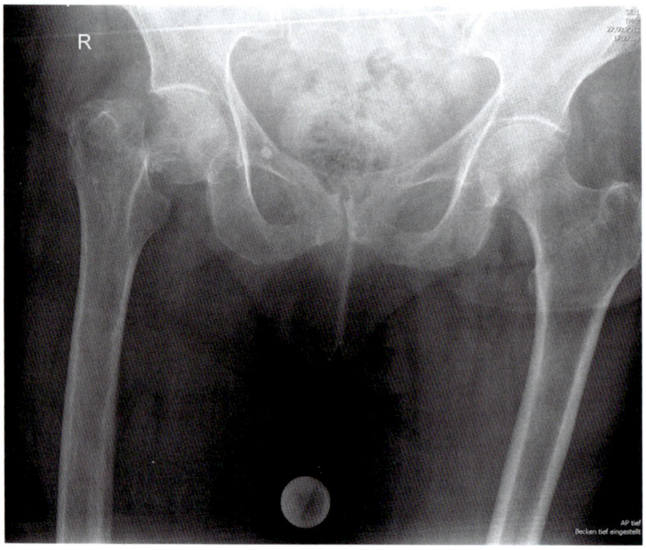

Abb. 6.80 Dislozierte mediale Schenkelhalsfraktur rechts mit Hochstand und Fehlrotation des proximalen Femurs. Auch für das weniger geübte Auge ist dieser Befund eindrucksvoll, da man die gesunde Seite mit der Fraktur vergleichen kann. (mit frdl. Gen. BG Klinikum Hamburg) [T695]

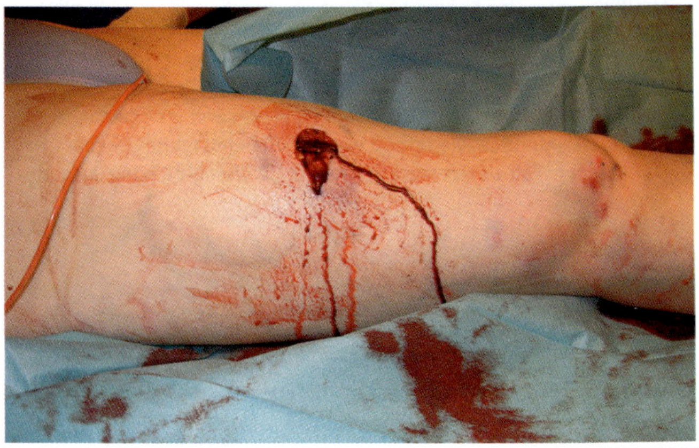

Abb. 6.82 Offene Oberschenkelfraktur rechts mit Fehlstellung (nach Unfall mit Motorrad). Ventral befindet sich ein etwa 3 × 4 cm großer Hautweichteildefekt. (mit frdl. Gen. BG Klinikum Hamburg) [T695]

- Verdacht auf Becken- oder Schenkelhalsfraktur
- Traumatische Amputation von Knöchel oder Fuß
- Verdacht auf Fraktur im Bereich der Kniegelenke

Oberschenkelmuskulatur

Die Muskeln der unteren Extremität sind viel mächtiger als die der oberen Extremität, da jedes Bein große Gewichte stabilisieren, halten und bewegen muss. Deshalb entspringen die meisten Muskeln des Oberschenkels schon im Hüftgelenk und verlaufen häufig über zwei Gelenke, also über das Knie hinaus (→ Abb. 6.84, → Abb. 6.85 und → Abb. 6.86). Sie ermöglichen so Bewegungen sowohl im Hüftgelenk als auch im Kniegelenk. Eine Übersicht gibt → Tab. 6.6.

6.11.2 Kniegelenk

Das **Kniegelenk** ist das größte Gelenk des menschlichen Körpers. Beteiligt sind die Gelenkflächen der Kondylen von Oberschenkelknochen und Schienbein. Anders als im Hüftgelenk sind im Kniegelenk wegen der engen Bandführung fast nur Beuge- und Streckbewegungen ausführbar. Nur im gebeugten Zustand ist zusätzlich eine geringe Innen- und Außenrotation möglich. Geführt wird das Kniegelenk vor allem durch Bänder.

Zur Vergrößerung der Gelenkfläche zwischen Oberschenkelknochen und Schienbein und zum Ausgleich von Knochenunebenheiten sind zwei knorpelige Strukturen, die **Menisken,** zwischengeschaltet. Diese liegen medial und lateral und werden demgemäß als **Innen-** und **Außenmeniskus** bezeichnet. Der innere hat eine Halbmond-, der äußere eine nahezu geschlossene Kreisform. Sie sind zwar an ihrem verdickten Außenrand mit der Gelenkkapsel verwachsen, aber doch so beweglich befestigt, dass sie auf den Gelenkflächen des Schienbeins noch verschieblich sind. So bieten sie dem Oberschen-

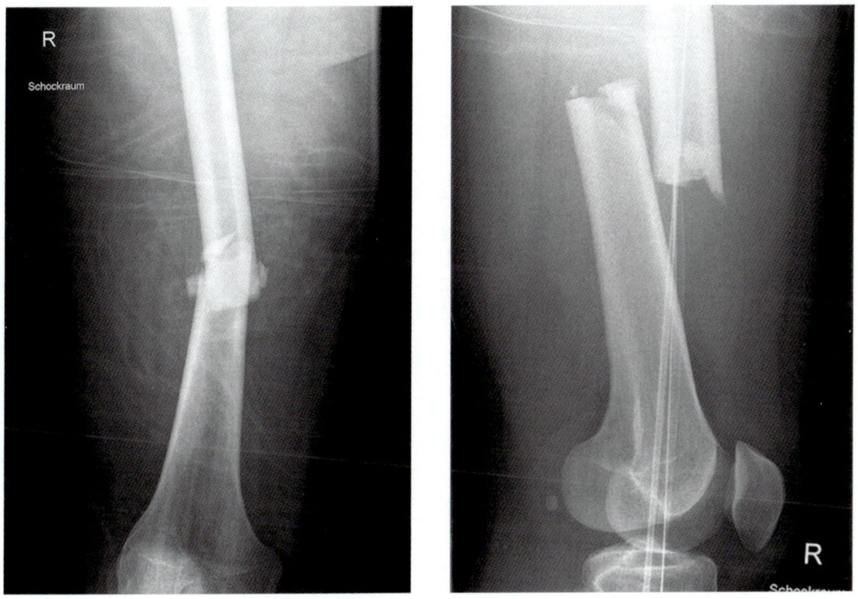

Abb. 6.83 Röntgenaufnahmen einer Femurschaftfraktur im Übergang vom mittleren zum distalen Drittel mit deutlicher Verkürzung, links in der Ansicht von vorne (a. p.) und rechts seitlich. (mit frdl. Gen. BG Klinikum Hamburg) [T695]

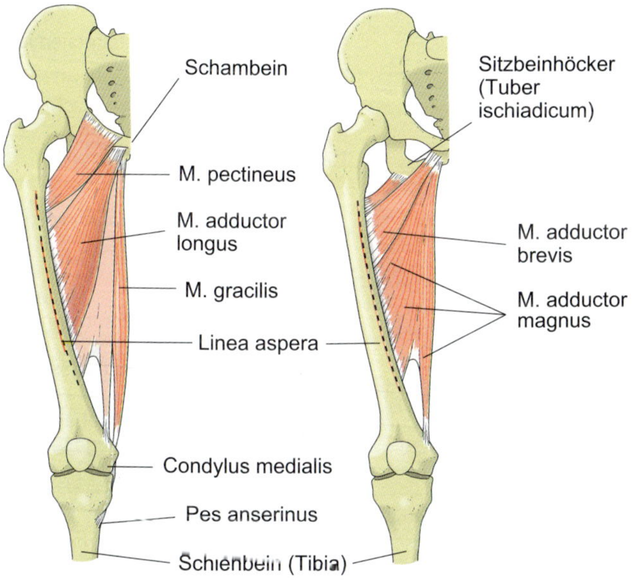

Abb. 6.84 Adduktoren des Oberschenkels; links die oberflächliche, rechts die tiefere Schicht [L190]

kelknochen eine der jeweiligen Gelenkstellung angepasste Pfanne. Weil die Menisken außerdem eine gewisse Elastizität besitzen, gleichen sie Belastungen aus, die auf das Knie einwirken, und ermöglichen so eine bessere Verteilung der auf den Knorpel einwirkenden großen Druckkräfte.

Innerhalb des Gelenks befinden sich auch die **Kreuzbänder** (→ Abb. 6.87), zwei starke, sich überkreuzende Bänder (vorderes und hinteres Kreuzband), die eine Verschiebung der beiden Gelenkanteile nach vorn oder hinten verhindern. Medial und lateral wird die Kniegelenkkapsel durch das **innere** und das **äußere Seitenband** (kurz Innen- bzw. Außenband) verstärkt, deren kräftige Faserzüge die vorn gelegene Patellarsehne ergänzen. Unter maximalen Belastungen, z. B. während des Sports, können sowohl Menisken als auch Kreuzbänder und Seitenbänder an- oder durchreißen. Am häufigsten ist davon der Innenmeniskus betroffen, da er über die Gelenkkapsel mit dem Innenband verwachsen und deshalb etwas weniger flexibel ist.

Am Kniegelenk ist außerdem die knorpelige Rückseite der **Kniescheibe** (Patella) beteiligt. Diese ist in die Sehne des M. quadriceps femoris (Patellarsehne) eingelagert, die das Kniegelenk ventral überzieht und an einer Rauigkeit des Schienbeins unterhalb des Kniegelenks ansetzt.

Unterhalb der Patella befindet sich ein verformbarer Fettkörper, dessen Gestalt sich der Stellung des Kniegelenks anpasst. Damit keine Schäden an den über das Gelenk ziehenden Sehnen entstehen, sind an besonderen Reibungspunkten oberhalb, vor und unterhalb des Knies mehrere Schleimbeutel eingelassen (Bursa suprapatellaris, Bursa praepatellaris und Bursa infrapatellaris).

Das Kniegelenk wird schließlich auch durch die darauf wirkende Muskulatur stabilisiert und in physiologischen Bewegungsmustern geführt. Diese Muskeln entspringen größtenteils im Beckenbereich. Ein einziger kleiner Muskel, der **M. popliteus,** gehört ausschließlich zum Kniegelenk und unterstützt dort die Beugung und die Innenrotation des Unterschenkels. Außerdem zieht er den Außenmeniskus bei der Kniebeugung nach hinten und verhindert die Einklemmung der Gelenkkapsel. Eine Übersicht gibt → Tab. 6.6.

6.11.3 Unterschenkel

Der Unterschenkel enthält das Unterschenkelskelett mit zwei Röhrenknochen, dem **Schienbein** (Tibia) und dem **Wadenbein** (Fibula), und eine um diese Knochen angeordnete Muskulatur, die größtenteils hinunter zum Fuß zieht (→ Abb. 6.85, → Abb. 6.86).

Schienbein

Das **Schienbein** (Tibia) ist der kräftigere von beiden Knochen → Abb. 6.88, → Abb. 6.89). Der **Schienbeinschaft** (Corpus tibiae) hat im Querschnitt die Form eines nach vorn spitz zulaufenden Dreiecks. Die Vorderkante (Margo anterior) ist durch die Haut gut tastbar und Zielort des schmerzhaften „Tritts vor das Schienbein".

Das proximale Schienbeinende, der **Schienbeinkopf** (Caput tibiae), ist an zwei Seiten aufgetrieben (**Condylus medialis** und **lateralis**).

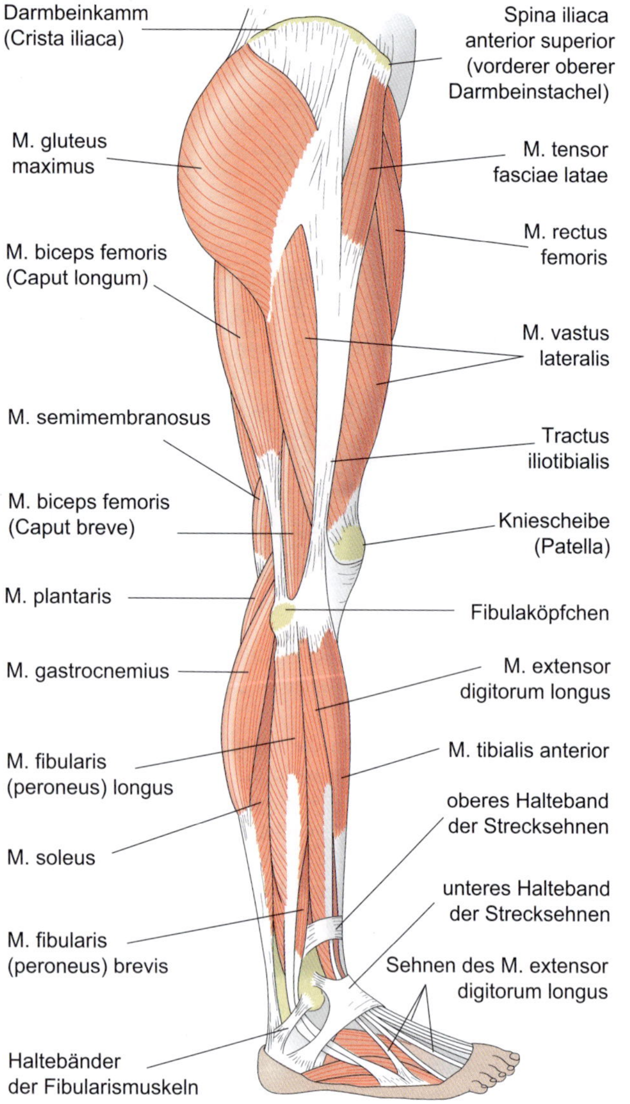

Abb. 6.85 Beinmuskulatur, Ansicht von lateral [L190]

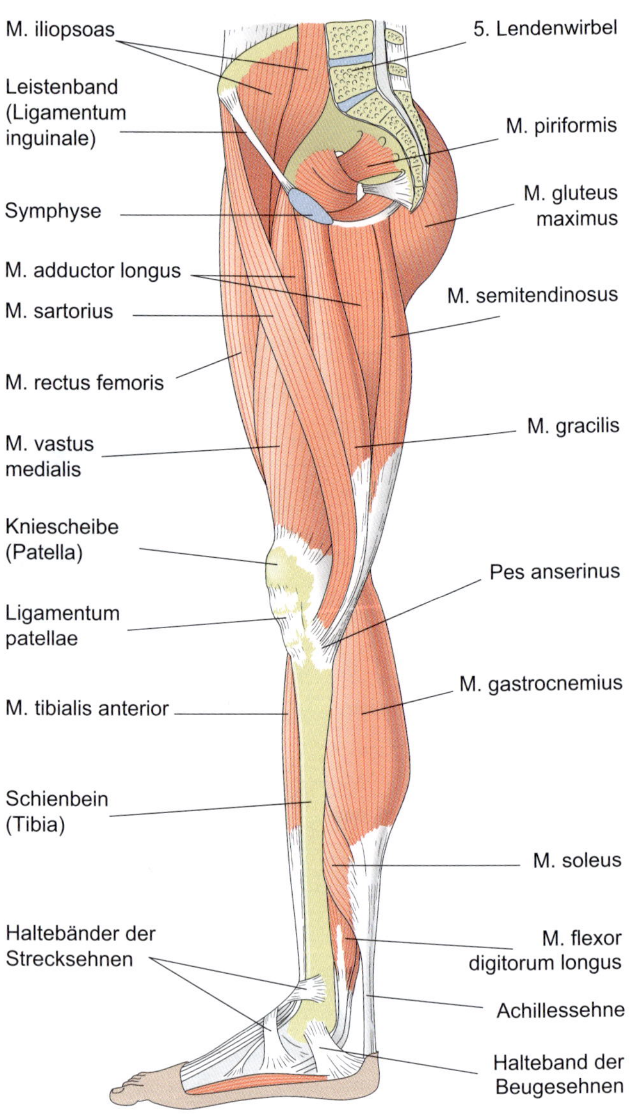

Abb. 6.86 Beinmuskulatur, Ansicht von medial [L190]

Zwischen beiden Kondylen trägt der Schienbeinkopf eine abgeflachte Gelenkfläche. Diese bildet mit ihrem Gegenstück am distalen Femurende das **Kniegelenk.** In der Mitte des Tibiaplateaus befindet sich eine knöcherne Erhebung, an der die Kreuzbänder des Gelenks befestigt sind.

Am lateralen Kondylus liegt hinten seitlich eine weitere sehr kleine Gelenkfläche, die mit dem **Wadenbeinkopf** in Verbindung steht.

An der Vorderseite des Schienbeinkopfes befindet sich eine Rauigkeit **(Tuberositas tibiae),** an der die Patellarsehne ansetzt.

Das untere Ende des Schienbeins ist ebenfalls etwas verbreitert und besitzt medial einen Knochenzapfen (Malleolus medialis), der von außen als **Innenknöchel** zu tasten ist.

Seiner Dreiecksform entsprechend, besitzt der Schienbeinschaft neben der Vorderkante einen medialen und einen lateralen Rand (Margo medialis und lateralis). An Letzterem setzt auf ganzer Länge ein straffes Band an **(Membrana interossea),** das den Spalt zwischen Schien- und Wadenbein vollständig überbrückt (→ Abb. 6.88).

PRAXISTIPP

Intraossärer Zugang an der Tibia

Ein intraossärer (i. o.) Zugang (→ Kap. 6.1.2) wird am häufigsten an der Tibia (Schienbein) angelegt. An diesem Knochen gibt es zwei Stellen zur Anlage eines i. o.-Zugangs:

- Die **proximale Tibia** (obere bzw. rumpfnahe Epiphyse)
- Die **distale Tibia** (untere bzw. rumpfferne Epiphyse, medialer Malleolus [Innenknöchel] → Abb. 6.88)

Am häufigsten wird der i. o.-Zugang an der proximalen Tibia angelegt. Bei Erwachsenen und Jugendlichen empfiehlt der Hersteller der EZ-IO®-Systeme für diese Insertionsstelle, zunächst die Patella aufzusuchen und deren Unterkante zu tasten. Dann legt der Durchführende an der Patella-Unterkante mittig zwei Querfinger auf das Bein. Diese entsprechen etwa 3 Zentimetern. Der Bereich distal des zweiten Querfingers zeigt nun an, wo sich etwa die **Tuberositas tibiae** befindet. Von dort aus gesehen ist der Punktionsort etwa 2 Zentimeter nach medial gelegen, also zur Innenseite des Beines hin. Dort befindet sich das sogenannte tibiale Plateau, d. h. dort weist die Tibia eine plane Oberfläche auf, so dass das Einbohren an dieser Stelle einfach ist.

Muskel	Ursprung	Ansatz	Funktion
M. biceps femoris (zweiköpfiger Schenkelmuskel)	Zweiköpfig: • Caput longum: Hinterfläche Sitzbein • Caput breve: Linea aspera	Wadenbeinköpfchen	Beugung und Außenrotation im Kniegelenk, Caput longum zusätzlich Strecker im Hüftgelenk
M. sartorius (Schneidermuskel)	Spina iliaca anterior superior	Medial der Tuberositas tibiae	Beugung und Abduktion im Hüftgelenk, Innenrotation im Knie
M. gracilis (Schlankmuskel)	Unterer Schambeinast	Medial der Tuberositas tibiae	Adduktion im Hüft-, Beugung und Innenrotation im Kniegelenk
M. semitendinosus (Halbsehnenmuskel)	Hinterfläche Sitzbeinhöcker	Medial der Tuberositas tibiae	Streckung im Hüft-, Beugung und Innenrotation im Kniegelenk
M. semimembranosus (Plattsehnenmuskel)	Hinterfläche Sitzbeinhöcker	Medialer Kondylus des Schienbeins, hinterer Anteil der Gelenkkapsel	Streckung im Hüft-, Beugung und Innenrotation im Kniegelenk
M. quadriceps femoris (Schenkelstrecker) vier Muskeln: **M. rectus femoris** oberhalb des Hüftgelenks; **M. vastus medialis, M. vastus lateralis** und **M. vastus intermedius** am Femurschaft		Tuberositas tibiae (mit Patella als in die Sehne eingelagertem Sesambein)	Streckung des Kniegelenks, M. rectus femoris beugt zudem im Hüftgelenk
M. popliteus (Kniekehlenmuskel)	Lateraler Kondylus des Femur	Kniekehlenfläche des Schienbeins	Beugung und Innenrotation im Kniegelenk
M. gastrocnemius (Zwillingswadenmuskel)	Zwei Köpfe: vom lateralen und medialen Oberschenkelkondylus	Fersenhöcker (über Achillessehne)	Beugung im Knie- und Fußgelenk
M. gluteus maximus und **M. tensor fasciae latae:** Die Streckwirkung auf das Kniegelenk wird über eine bandförmige Verstärkung der Oberschenkelbinde, den Tractus iliotibialis, ausgeübt.			

Tab. 6.6 Muskeln, die auf das Kniegelenk wirken

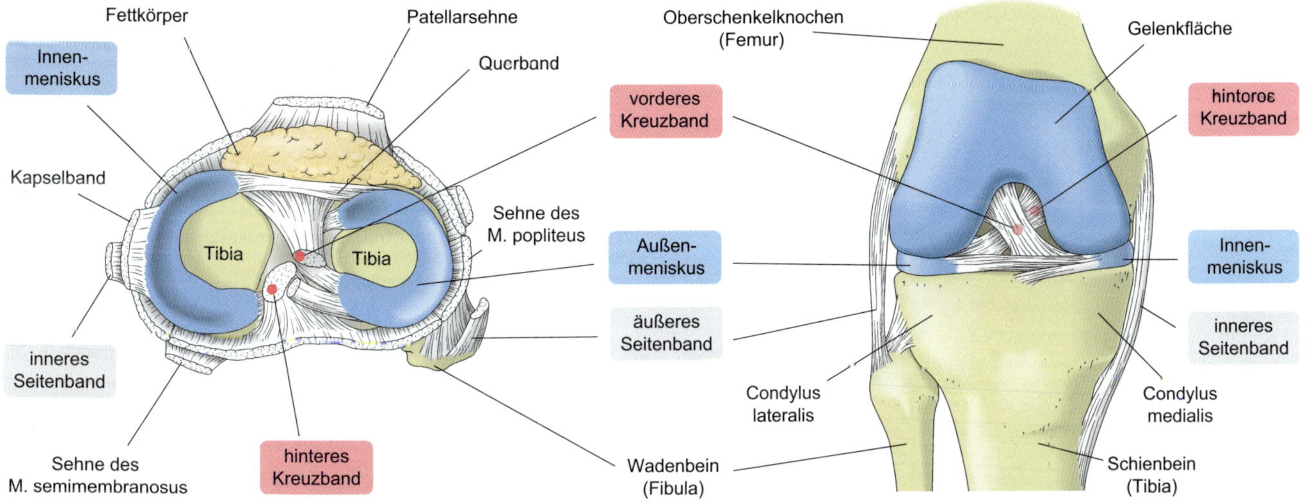

Abb. 6.87 Blick auf das eröffnete rechte Kniegelenk von oben **(links)** und von vorne **(rechts).** Die beiden Kreuzbänder verlaufen zwar diagonal über Kreuz **durch** das Kniegelenk, werden aber von Synovialmembran überzogen (→ Kap. 6.2.2): Sie liegen also **außerhalb** der eigentlichen Gelenkhöhle. [L190]

Wadenbein

Das **Wadenbein** ist ein sehr dünner Röhrenknochen lateral vom Schienbein (→ Abb. 6.88, → Abb. 6.89). Sein etwas verbreitertes oberes Ende (Caput fibulae, **Wadenbeinkopf**) hat eine gelenkige Verbindung zum lateralen Kondylus des Schienbeins. Es ist als knöcherner Vorsprung seitlich unterhalb des Kniegelenks durch die Haut tastbar. Das deutlich verbreiterte untere Ende des Wadenbeins bildet den gut zu tastenden **Außenknöchel** am Fuß (Malleolus lateralis). Am Wadenbeinschaft ist ebenfalls auf voller Länge die Membrana interossea befestigt.

Malleolengabel

Beide Knöchel sowie das zwischen ihnen liegende Schienbeinende sind an der Bildung des **oberen Sprunggelenks** (häufig nur OSG genannt) beteiligt. Die besondere Form der Knochenvorsprünge, die hier die obere Gelenkfläche des Sprungbeins (Talus, → Kap. 6.11.4) umklammern, wird auch **Malleolengabel** genannt. Distal des oberen Sprunggelenks schließt sich das **untere Sprunggelenk** (→ Kap. 6.11.4) an. Beide zusammen bilden eine funktionelle Einheit.

Unterschenkelfraktur

Abzugrenzen sind von der **kompletten** Unterschenkelfraktur (Tibia **und** Fibula sind **beide** betroffen) die isolierte Tibiafraktur und die isolierte Fibulafraktur. Da große Teile des Schienbeins (Tibia) lediglich von Haut bedeckt sind, kann dieses durch direkte Gewalteinwirkung leicht verletzt werden (→ Abb. 6.90). Wie bei allen Frakturen wird auch beim Unterschenkel in **geschlossene** und **offene** Frakturen unterteilt.

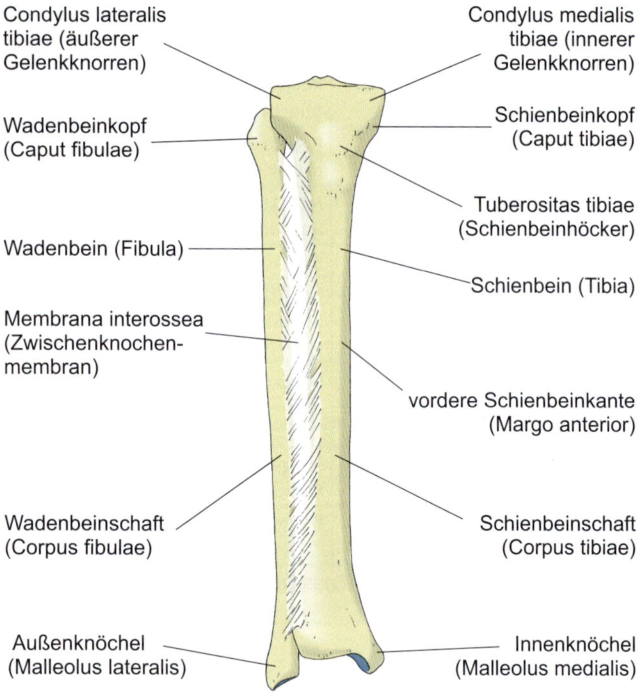

Abb. 6.88 Schienbein (Tibia) und Wadenbein (Fibula) des rechten Unterschenkels, Ansicht von vorn [L190]

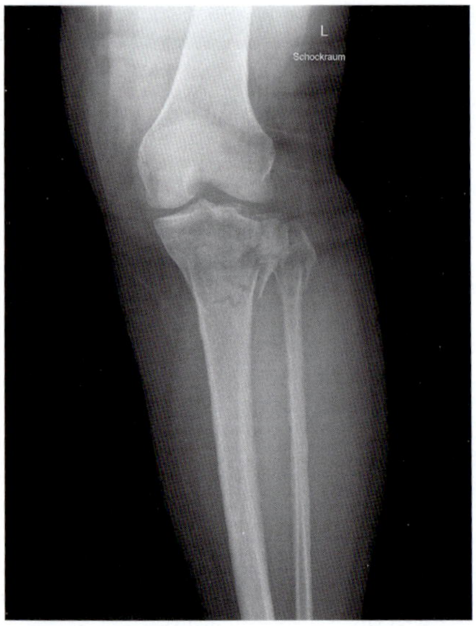

Abb. 6.90 Röntgenaufnahme einer Trümmerfraktur des Tibiakopfes und des Fibulaköpfchens mit Beteiligung der gesamten Gelenkfläche. (mit frdl. Gen. BG Klinikum Hamburg) [T695]

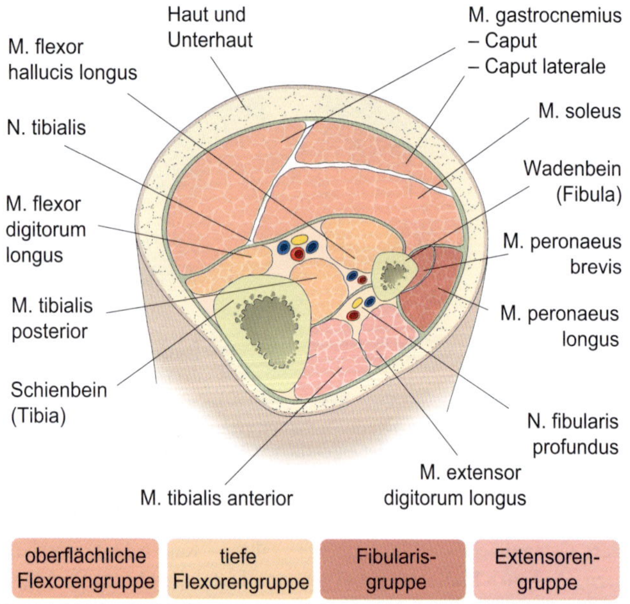

Abb. 6.89 Querschnitt durch den mittleren Teil des Unterschenkels. Durch Septen zwischen den einzelnen Muskelgruppen bilden sich vier Muskellogen. [L190]

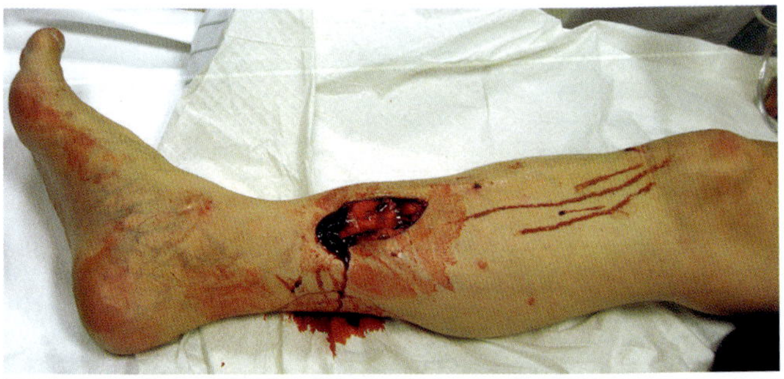

Abb. 6.91 Drittgradig offene Unterschenkelfraktur. Zunächst hatte eine Fehlstellung bestanden, zum Zeitpunkt der Aufnahme ist diese bereits reponiert worden. (mit frdl. Gen. BG Klinikum Hamburg) [T695]

Unterschenkelfrakturen können auf drei Arten entstehen:

- **Direkte Gewalteinwirkung.** Typisch dafür sind Pkw-, Motorrad- oder Fußgängerunfälle. Hier spielen Stoß- oder Biegungskräfte eine Rolle und es kommt häufig zu erheblichen Weichteilverletzungen.
- **Indirekte Gewalteinwirkung.** Oft entstehen diese Frakturen beim Sport oder beim Sturz aus geringer Höhe. Der Fuß kann währenddessen fixiert sein oder es erfolgt eine Drehung des Fußes. Oft wirken dadurch Rotationskräfte auf den Unterschenkel, die zu einer Spiral- oder Schrägfraktur führen.
- **Penetrierende Gewalteinwirkung.** Penetrierende Unfallmechanismen, wie etwa Schussverletzungen, kommen bei uns sehr selten vor.

Nach Möglichkeit sollte eine Ruhigstellung immer auch die benachbarten Gelenke einbeziehen. Dies ist bei Verletzungen des Unterschenkels meistens problemlos möglich, z. B. mit einer Vakuumschiene. Pneumatische Schienen, die aufgepumpt werden und von außen Druck ausüben, sind wahrscheinlich weniger gut geeignet, u. a. wegen der denkbaren Begünstigung eines Kompartmentsyndroms (s. u.).

Offene Frakturen werden steril verbunden, ggf. nach der Reposition (→ Abb. 6.91). Nach **Analgesie** (Schmerzbehandlung) wird – bei Bedarf unter entsprechendem Zug – die betroffene Extremität geschient und ruhiggestellt. Bei lebensgefährlich verletzten Patienten muss die Schienung der einzelnen Extremität u. U. zugunsten lebensrettender Maßnahmen und des zügigen Transports unterbleiben. Dies sind Einzelfallentscheidungen, die man stets nach der Bewertung aller Begleitumstände abwägen sollte. Nach dem Traumaregister der DGU hat etwa ein Drittel der Schwerverletzten begleitende Verletzungen der unteren Extremitäten.

Kompartmentsyndrom

Eine gefürchtete Komplikation ist das **Kompartmentsyndrom.** Dabei entsteht Druck in einem von Faszien umschlossenen Raum, entweder durch Flüssigkeitsansammlung innerhalb des Raums oder/und durch Druck von außen (→ Abb. 6.92). Dadurch kommt es zu einer kritischen Minderdurchblutung innerhalb des sog. **Kompartments** (anatomisch umschlossener Raum). Wahrscheinlich sind mehrere Faktoren für die Druckerhöhung im Kompartiment verantwortlich:

- Das Gewebetrauma führt zur Freisetzung von Substanzen (z. B. Bradykinin, Histamin), die zu einer **Vasodilatation** (Gefäßweitstellung) und einer erhöhten **Permeabilität** (Durchlässigkeit) der Kapillaren führen. Dies begünstigt die Entstehung eines Ödems.
- Die Gefäßwände werden durch das Trauma beschädigt. Dies führt zur Freisetzung von gerinnungsfördernden Substanzen, wodurch es wiederum zur Bildung vieler kleiner Gerinnsel kommt. Die Folge ist eine **Ischämie** (Minderdurchblutung).
- Die Muskelzellen werden durch das Trauma ebenso geschädigt. Daraufhin kommt es zum Funktionsverlust von Ionenpumpen an der Zellmembran. Die Folge ist ein unkontrollierter Einstrom von Ionen und Wasser in die Zelle, wodurch diese anschwillt.
- Kommt es zum massivem Zerfall von Muskelzellen, kann es wegen der Myoglobinfreisetzung zu einer sog. „Crush-Niere" kommen (**Rhabdomyolyse;** → Kap. 6.3.6).

Bei Frakturen der unteren Extremität sieht man das Kompartmentsyndrom am häufigsten, es kann aber an vielen Stellen im Körper auftreten.

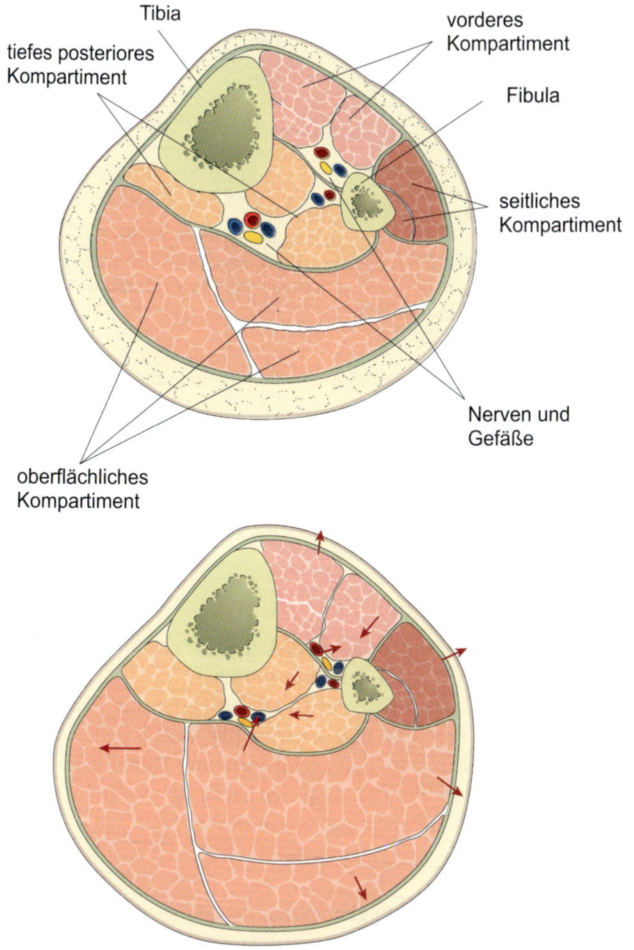

Abb. 6.92 Ein **Kompartmentsyndrom** entwickelt sich, wenn der Druck innerhalb eines osteofaszialen Kompartments zu einer Ischämie mit nachfolgender Nekrose führt. Oben: Normale Wade; unten: Wade mit Kompartmentsyndrom. [L190]

ACHTUNG!

Das Kompartmentsyndrom ist ein **chirurgischer Notfall,** nicht zuletzt, weil irreversible Schäden resultieren können, wenn es unbehandelt bleibt. Anfangs zeigt sich das Kompartmentsyndrom durch eine verhärtete, schmerzhafte Muskulatur. Im Verlauf kommt es zu Muskeldehnungsschmerz, dann zu spontanem Muskelschmerz. Als Spätzeichen gelten Sensibilitätsstörungen. Das Vorhandensein eines Fußpulses spricht **nicht** gegen ein Kompartmentsyndrom.

6.11.4 Fuß

Der Fuß ist der am meisten belastete Körperteil, da er unser gesamtes Gewicht tragen muss. Er hat deshalb besonders kompakte Knochen und eine Vielzahl stützender Bänder und haltgebender Muskeln (→ Abb. 6.93, → Abb. 6.94).

Der **Fuß** (Pes) besteht wie die Hand aus drei Abschnitten:

- **Fußwurzel** (Tarsus) mit sieben **Fußwurzelknochen** (Ossa tarsi)
- **Mittelfuß** (Metatarsus) mit den fünf **Mittelfußknochen** (Ossa metatarsalia)

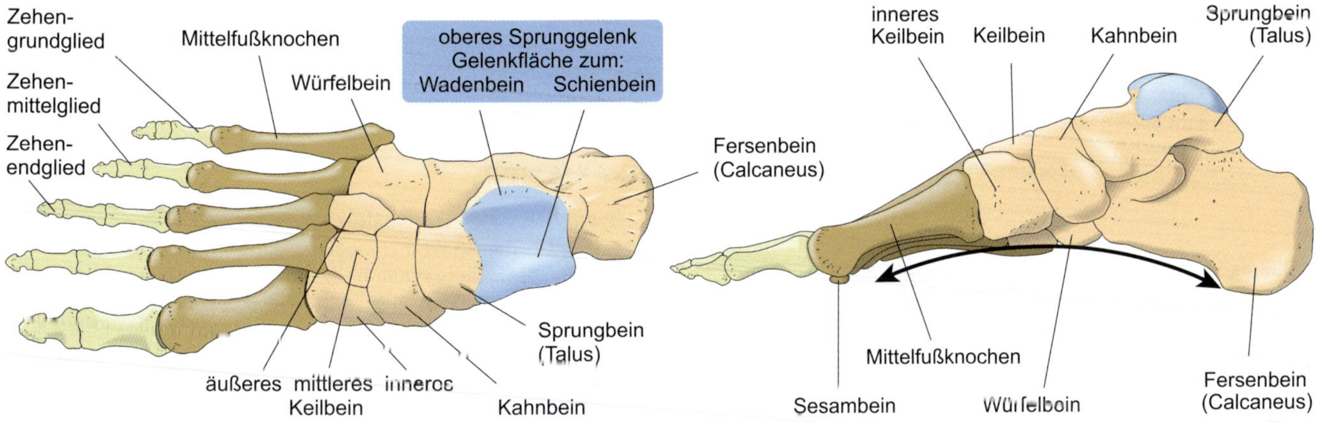

Abb. 6.93 Rechtes Fußskelett, links von oben, rechts von innen. Der gebogene Pfeil zeigt das normale Fußlängsgewölbe [L190]

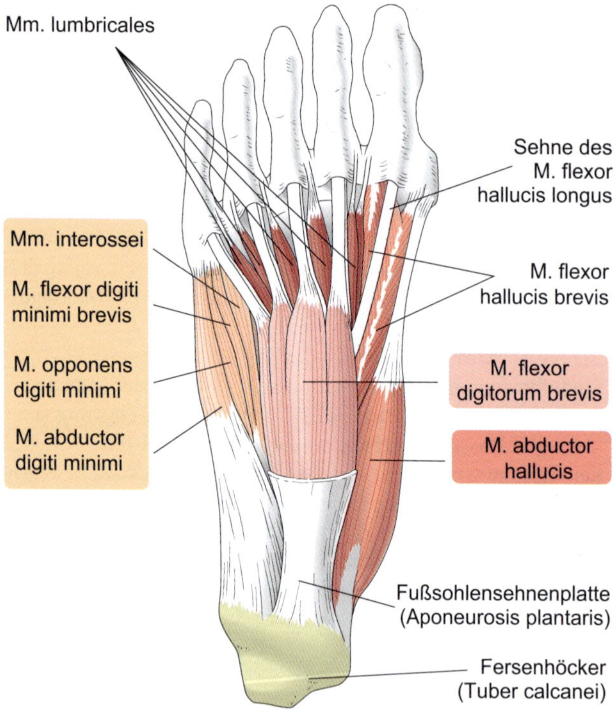

Abb. 6.94 Die drei Muskelgruppen der Fußsohle [L190]

- Fünf **Zehen,** bei denen die **Großzehe** (Hallux) zwei, die übrigen Zehen (Digiti pedis) jeweils drei Knochen enthalten. Die Zehen werden beginnend bei der Großzehe von 1–5 durchnummeriert.

Fußwurzel

Das **Fersenbein** (Calcaneus) ist der größte Fußwurzelknochen und liegt am weitesten dorsal (hinten). Seine dorsale Begrenzung, der **Fersenbeinhöcker** (Fersenhöcker, Tuber calcanei), dient der Achillessehne als Ansatz und bildet den hinteren Pfeiler des Fußlängsgewölbes. Dem Fersenbein liegt das **Sprungbein** (Talus) auf.

Zehenwärts vom Sprungbein bzw. medial vom Fersenbein liegt das **Kahnbein** (Os naviculare). Ventral von Fersen- und Kahnbein schließen sich die drei **Keilbeine** (Ossa cuneiformia) und das **Würfelbein** (Os cuboideum) an, die kettenförmig nebeneinander liegen.

Sprunggelenke

Das **Sprungbein** (Talus) bildet nach proximal mit den unteren Gelenkflächen von Schien- und Wadenbein das **obere Sprunggelenk** (OSG). Der Fuß wird im oberen Sprunggelenk gehoben (Dorsalextension) und gesenkt (Plantarflexion).

MERKE

Oberes Sprunggelenk – empfindliche Struktur

Das obere Sprunggelenk ist von einer dünnen Kapsel umgeben, die durch mehrere Bänder verstärkt wird. Trotzdem kommt es durch seitliches „Umknicken" häufig zu Bänderzerrungen oder Rupturen (Zerreißung) des Bandapparats im oberen Sprunggelenk (→ Abb. 6.95).

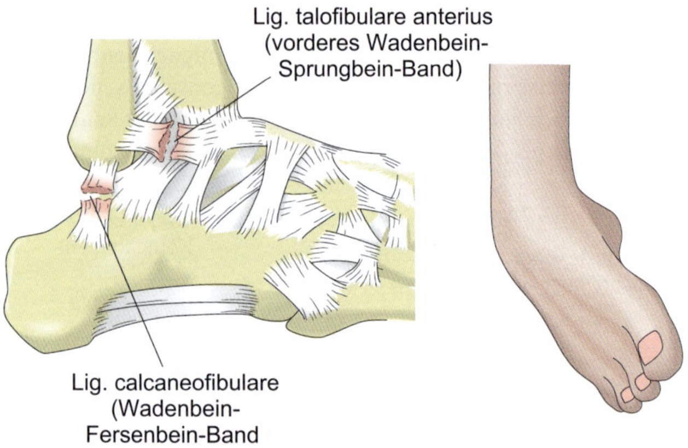

Abb. 6.95 Außenbandruptur des oberen Sprunggelenks durch Supinationstrauma. Links die typischerweise gerissenen Bänder, rechts der Unfallmechanismus („Umknicken"). [L190]

Das Fersenbein bildet zusammen mit dem oben aufliegenden Sprungbein sowie dem sich medial anschließenden Kahnbein das **untere Sprunggelenk**. Es besteht genau genommen aus einem vorderen und einem hinteren Gelenkanteil, die jeweils eine eigene Kapsel besitzen. Am hinteren Gelenkanteil sind Fersen- und Sprungbein, am vorderen Fersen-, Sprung- und Kahnbein beteiligt. Im unteren Sprunggelenk wird der Fuß supiniert und proniert.

Sprunggelenkfraktur

Bei der Sprunggelenkfraktur ist der Knochen im oberen Sprunggelenk (OSG) gebrochen. Es kann der Außenknöchel (das distale Ende der Fibula) alleine betroffen sein, das ist am häufigsten der Fall. Es können aber auch Außen- und Innenknöchel (das distale Ende der Tibia) gemeinsam betroffen sein, dann wird von einer **Bimalleolarfraktur** gesprochen (→ Abb. 6.96). Zudem spielen häufig ligamentäre Verletzungen (Verletzungen des Bandapparats) eine Rolle.

Auftreten

Indirekte Gewalteinwirkungen spielen neben der axialen Stauchung die größte Rolle bei der Entstehung von Frakturen des Sprunggelenks. Eine direkte Gewalteinwirkung ist selten Ursache.

- OSG-Frakturen passieren oft als Sportverletzung oder bei Freizeitaktivitäten, z. B. beim Laufen, Rennen und Springen. Fehltritte und Drehstürze sind häufige Auslöser. Ein typischer Unfallmechanismus ist das abrupte, starke Umknicken des Fußes nach innen oder nach außen.
- In ⅓ der Fälle sind Alkohol und rutschige Flächen beteiligt.
- Die OSG-Fraktur kann auch Begleitverletzung bei einer Unterschenkelfraktur sein.

PRAXISTIPP

Sonderfall OSG-Luxationsfraktur

Bei der **Luxationsfraktur** (Verrenkungsbruch) wurde der Knochen nicht nur gebrochen, sondern zugleich aus seiner normalen Gelenkposition herausgelöst (→ Abb. 6.97). Bei gröberen Dislokationen (Fehlstellungen) kann es zur Überdehnungen der Haut mit Blasenbildungen und Drucknekrosen kommen. Eine rasche Reposition der Fehlstellung sollte möglichst noch am Unfallort in Analgosedierung erfolgen. Dabei wird gleichzeitig an Ferse und Vorfuß gezogen (→ Abb. 6.98).

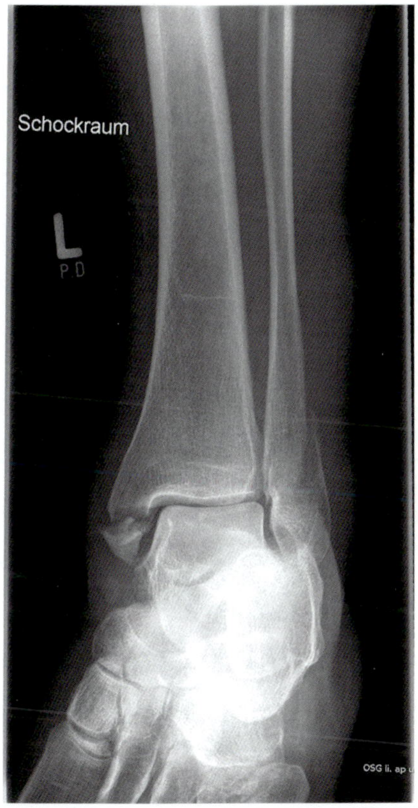

Abb. 6.96 Röntgenaufnahme einer Fraktur des Innenknöchels **und** des Außenknöchels (bimalleoläre Fraktur) links. (mit frdl. Gen. BG Klinikum Hamburg) [T695]

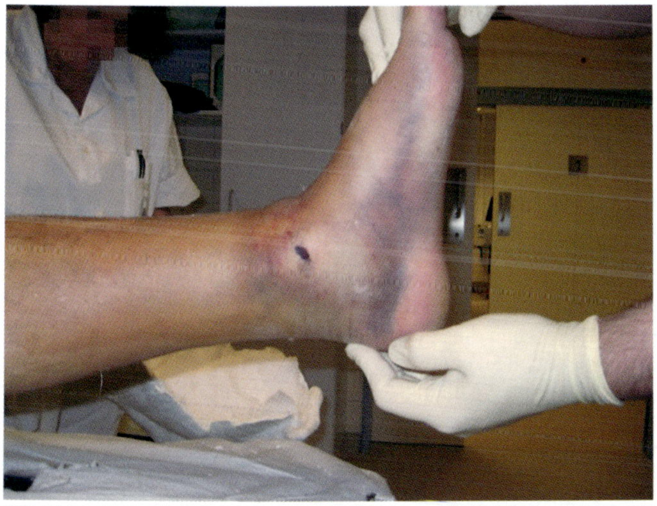

Abb. 6.97 Luxationsfraktur des oberen Sprunggelenks (OSG). (mit frdl. Gen. BG Klinikum Hamburg) [T695]

Mittelfuß

An die Keilbeine und das Würfelbein der Fußwurzel schließen sich strahlenförmig nebeneinanderliegend die fünf **Mittelfußknochen** (Ossa metatarsalia) an. Sie sind kräftige, kurze Röhrenknochen, die an

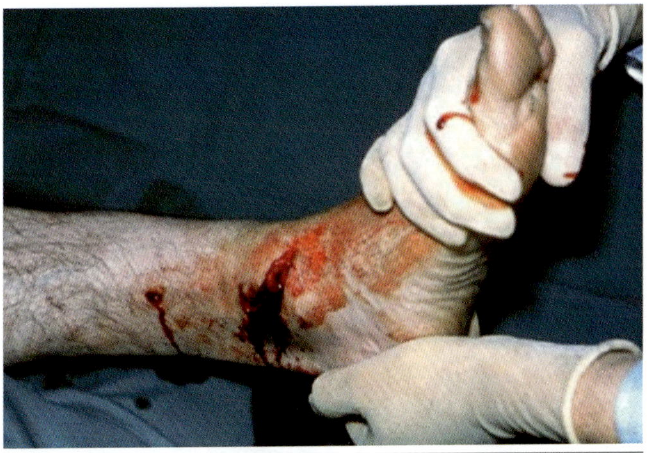

Abb. 6.98 Reposition einer Sprunggelenkluxationsfraktur durch gleichzeitiges Ziehen an Vorfuß und Ferse [G234]

beiden Enden kolbenförmig verdickt sind. Das proximale Ende wird Basis, das distale Kopf genannt. Beide Enden tragen Gelenkflächen, die proximal mit der Fußwurzel und distal mit den Grundphalangen der Zehen verbunden sind.

Zehen

Die **Zehenglieder** sind wie die Fingerglieder Röhrenknochen, jedoch weitaus kürzer und plumper. Die Zehengrundgelenke sind Kugel-, die distal davon gelegenen Interphalangealgelenke Scharniergelenke. Die Zehen sind nicht so beweglich wie die Finger.

Fußgewölbe

Das Fußskelett besitzt ein **Quer**- und ein **Längsgewölbe.** Primär entstehen diese Wölbungen aus der Anordnung der Knochen und der Verspannung durch Bänder oder Sehnen der langen Fußmuskeln **(passive Verspannung).** Eine **aktive Verspannung** erfolgt beim Längsgewölbe zusätzlich durch die Binnenmuskulatur der Fußsohle. Die auf den Fuß wirkenden Belastungen können auf diese Weise gut abgefedert werden.

Das **Längsgewölbe** ist an der Innenseite des Fußes stärker ausgeprägt als außen und wird an drei Hauptbelastungspunkten abgestützt: an den Köpfchen des 1. und des 5. Mittelfußknochens und am Fersenbein. Ein typischer Fußabdruck, z. B. in feuchtem Sand, bildet nur einen bogenförmigen Verlauf dieser Belastungszonen ab (→ Abb. 6.99 oben). Das Längsgewölbe wird durch Bänder und Muskelzüge gesichert.

Das **Quergewölbe** überspannt zwischen den lateralen und medialen Anteilen der Fußwurzel- und Mittelfußknochen quer das Längsgewölbe. Bänder und Sehnen, etwa die Sehne des M. fibularis (peronaeus) longus, spannen sich zwischen den Knochen des Quergewölbes aus. Sämtliche Fußwurzel- und Mittelfußknochen sind zusätzlich untereinander durch straffe Bänder verbunden, was die Stabilität des Gewölbes unterstützt und die nötige Elastizität gewährleistet.

Ferse und Vorfuß als hauptsächlich belastete Zonen sind durch eine Fettschicht gepolstert. Diese schützt die darunterliegenden Strukturen vor Druckschäden durch das auf ihnen lastende Körpergewicht.

Fehlfunktionen des Fußgewölbes sind Plattfuß und Hohlfuß (→ Abb. 6.99 unten).

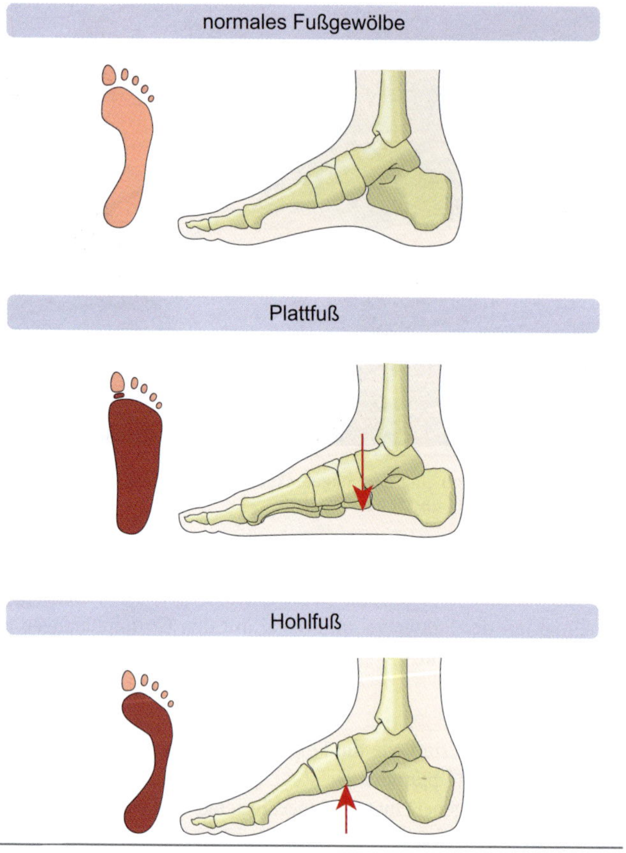

Abb. 6.99 Normales Fußgewölbe, Plattfuß und Hohlfuß in der Seitenansicht mit jeweils typischem Fußabdruck. [L190]

IM FOKUS

Untere Extremität

Der **Femur** ist der längste und schwerste Knochen des Körpers. Er setzt sich aus **Oberschenkelkopf, Oberschenkelhals** und **Oberschenkelschaft** zusammen.
Wichtige Knochenvorsprünge sind der **Trochanter major** und **minor.**
Das **Kniegelenk** ist das größte Gelenk des menschlichen Körpers. Zur Vergrößerung der Gelenkfläche verfügt es über zwei **Menisken.** Innerhalb des Gelenks befinden sich auch die **Kreuzbänder.** Medial und lateral wird die Kniegelenkkapsel durch das **innere** und das **äußere Seitenband** verstärkt.
Der knöcherne Unterschenkel setzt sich aus der **Tibia** und der **Fibula** zusammen.
An der Vorderseite des Schienbeinkopfes befindet sich eine Rauigkeit **(Tuberositas tibiae),** an der die Patellarsehne ansetzt.
Der **Fuß** setzt sich aus drei Abschnitten zusammen:

- **Fußwurzel** mit sieben **Fußwurzelknochen**
- **Mittelfuß** mit fünf **Mittelfußknochen**
- Fünf **Zehen**

Das Fußskelett besitzt ein **Quer-** und ein **Längsgewölbe.**

WIEDERHOLUNGSFRAGEN

1. In welche sechs verschiedenen Knochengruppen wird das Skelett eingeteilt? (→ Kap. 6.1.1)
2. Nennen Sie vier (der sechs) Knochenarten. (→ Kap. 6.1.1)
3. Welcher Teil des Röhrenknochens stellt im Kindes- und Jugendalter die Längenwachstumszone des Knochens dar? (→ Kap. 6.1.2)
4. Was versteht man unter einer Fraktur? (→ Kap. 6.1.5)
5. Welches sind sichere, welches unsichere Frakturzeichen? (→ Kap. 6.1.5)
6. Nennen Sie vier (der sechs) Grundformen der Gelenke? (→ Kap. 6.2.3)
7. Was ist eine Distorsion, was eine Luxation? (→ Kap. 6.2.4)
8. Beschreiben Sie die PECH-Regel. (→ Kap. 6.2.4)
9. Was sind die drei Grundtypen von Muskelgewebe? (→ Kap. 6.3)
10. Was sagt die sog. Alles-oder-Nichts-Regel aus? (→ Kap. 6.3.5)
11. Was ist eine Rhabdomyolyse? (→ Kap. 6.3.6)
12. Wie lauten die Fachbegriffe für: Bewegung vom Körper weg, Bewegung zum Körper hin, Streckung, Beugung, Einwärtsdrehung, Auswärtsdrehung? (→ Kap. 6.4.3)
13. Definieren Sie den Begriff Schädel-Hirn-Trauma. (→ Kap. 6.5.4)
14. Was ist der Unterschied zwischen einem offenen und einem geschlossenen SHT? (→ Kap. 6.5.4)
15. Was ist beim Schädel-Hirn-Trauma der Unterschied zwischen primärer und sekundärer Hirnschädigung? (→ Kap. 6.5.4)
16. Wie lautet die Formel, mit der sich der zerebrale Perfusionsdruck CPP berechnen lässt? (→ Kap. 6.5.5)
17. Was versteht man im Kontext der Wirbelsäulenanatomie unter einem Dermatom? (→ Kap. 6.6.5)
18. Welches sind die sechs akut lebensbedrohenden Verletzungen (Lethal Six) bei Thoraxtraumata? (→ Kap. 6.6.8)
19. Welches ist die häufigste Fraktur des Menschen? (→ Kap. 6.9.2)
20. Auf welcher Höhe muss eine Becken- bzw. Trochanterschlinge angelegt werden, damit die Stabilisierung optimal gelingt? (→ Kap. 6.10.2)
21. Beschreiben Sie das S-KIPS-Schema bei Beckenverletzungen. (→ Kap. 6.10.2)
22. Wie hoch ist der durchschnittliche Blutverlust bei Oberschenkelschaftfrakturen? (→ Kap. 6.11.1)

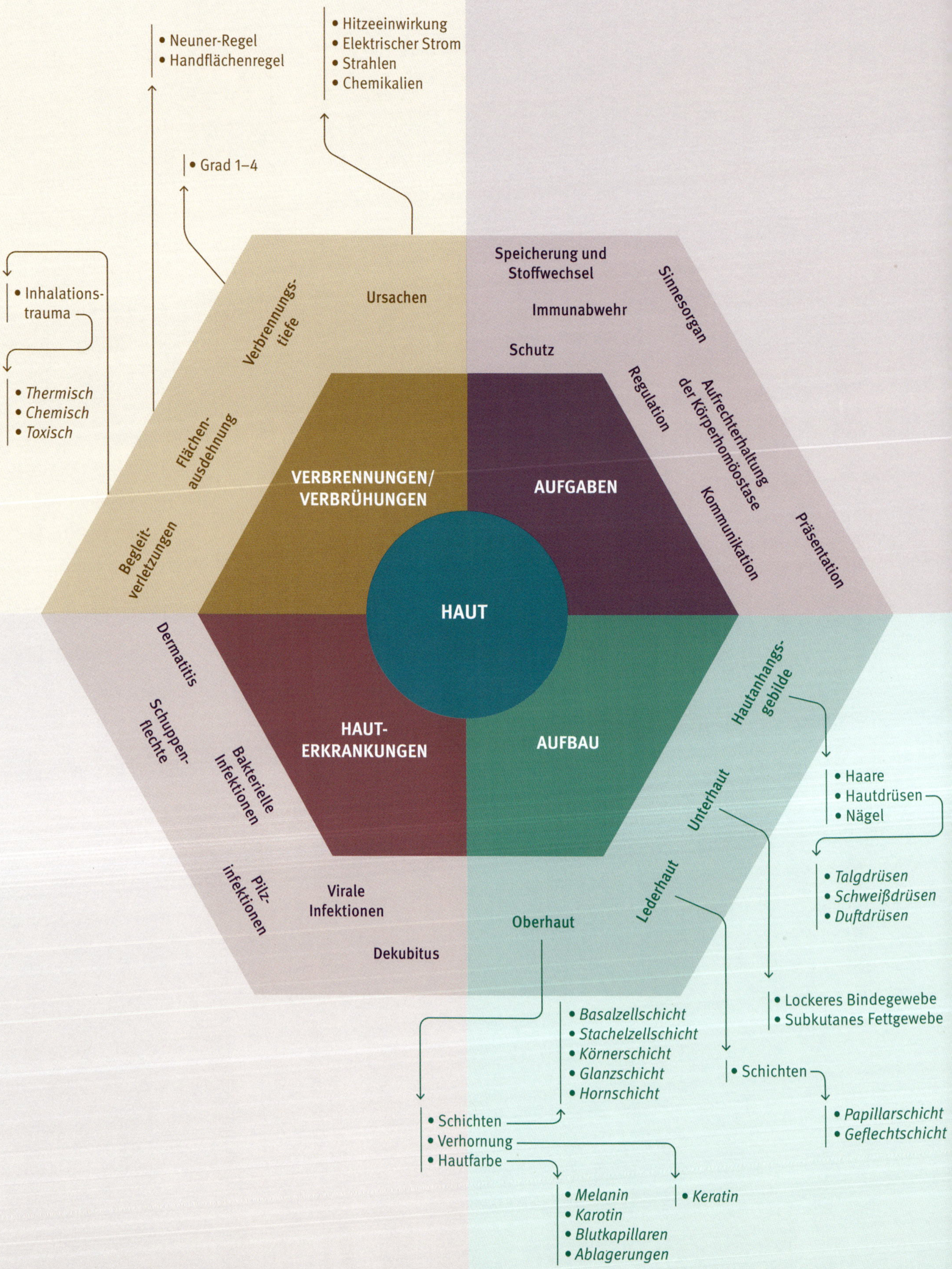
HAUT
VERBRENNUNGEN/ VERBRÜHUNGEN
Ursachen
• Hitzeeinwirkung
• Elektrischer Strom
• Strahlen
• Chemikalien
Verbrennungstiefe
• Grad 1–4
Flächenausdehnung
• Neuner-Regel
• Handflächenregel
Begleitverletzungen
• Inhalationstrauma
• Thermisch
• Chemisch
• Toxisch
AUFGABEN
Speicherung und Stoffwechsel
Immunabwehr
Schutz
Sinnesorgan
Regulation
Aufrechterhaltung der Körperhomöostase
Kommunikation
Präsentation
HAUTERKRANKUNGEN
Dermatitis
Schuppenflechte
Bakterielle Infektionen
Pilzinfektionen
Virale Infektionen
Dekubitus
AUFBAU
Hautanhangsgebilde
• Haare
• Hautdrüsen
• Nägel
• Talgdrüsen
• Schweißdrüsen
• Duftdrüsen
Unterhaut
• Lockeres Bindegewebe
• Subkutanes Fettgewebe
Lederhaut
• Schichten
• Papillarschicht
• Geflechtschicht
Oberhaut
• Schichten
• Verhornung
• Hautfarbe
• Basalzellschicht
• Stachelzellschicht
• Körnerschicht
• Glanzschicht
• Hornschicht
• Keratin
• Melanin
• Karotin
• Blutkapillaren
• Ablagerungen

7

HAUT

Stephan Dönitz

INHALTSÜBERSICHT

Hautschichten

- Grob unterteilt besteht die Haut aus drei Schichten: der Oberhaut (Epidermis) als äußerster Schicht, der Lederhaut (Dermis) und der darunterliegenden Unterhaut (Subkutis).
- Die Oberhaut besteht vom Körperinneren zur Oberfläche hin aus Basalzellschicht, Stachelzellschicht, Körnerschicht, Glanzschicht und Hornschicht. Das Horn gibt der Haut seine Wasser abweisende Eigenschaft.
- Die Hautfarbe wird bestimmt durch Melanin, Karotin und die Blutkapillaren der Lederhaut.
- Die Lederhaut verleiht der Haut einerseits Reißfestigkeit, aber gleichzeitig auch die Möglichkeit zur elastischen Dehnung. Der untere Abschnitt der Lederhaut, die Geflechtschicht, ist aus hartem Bindegewebe aufgebaut, das neben kollagenen und elastischen Fasern auch Blutgefäße, Fettgewebe, Haarfollikel, Nerven, Talgdrüsen und Gänge von Schweißdrüsen enthält.
- Die Unterhaut (Subkutis) besteht aus lockerem Bindegewebe. In der Unterhaut liegen die Schweißdrüsen, die unteren Abschnitte der Haarbälge sowie spezielle Druck- und Vibrationstastkörperchen. In der Unterhaut verlaufen außerdem größere Blutgefäße und Nerven.

Hautanhangsgebilde

- Die Haut besitzt Hautanhangsgebilde: Haare, Hautdrüsen und Nägel. Alle Hautanhangsgebilde durchstoßen den Oberhautbereich und münden auf der Oberfläche.

Hauterkrankungen

- Die Dermatologie beschäftigt sich mit den Hauterkrankungen (Dermatosen). Dermatosen können als eigenständige Krankheitsbilder oder aber als Begleitsymptome bei anderen, vor allem internistischen, Erkrankungen auftreten.
- Es gibt mehrere Möglichkeiten, Hauterkrankungen einzuteilen:
  - Die rein beschreibende Einteilung aufgrund des Betrachtens (Inspektion) und Betastens (Palpation) der Veränderungen.
  - Eine Systematik basierend auf den anatomischen Strukturen der Haut.
  - Eine ursachenorientierte Einteilung (z. B. „bakteriell bedingte Hauterkrankungen"). Auch der Zeitverlauf (akut oder chronisch) kann in die Einteilung einfließen.

Brandverletzungen

- Der Begriff Brandverletzung wird hier – sofern nicht anders aufgeführt – als Oberbegriff für Verbrennungen, Verbrühungen, elektrische Verletzungen etc. verwendet.
- Die Überlebenswahrscheinlichkeit einer Brandverletzung ist abhängig von Alter, Allgemeinzustand, Vorerkrankungen, Verbrennungsausdehnung und -tiefe sowie Behandlungsqualität. Lebensbedrohlich werden zweit- bis drittgradige Brandverletzungen beim Erwachsenen ab 15 % verbrannter Körperoberfläche (VKOF) und ab 8–10 % bei Kindern.
- Jackson beschrieb den zwiebelschalenförmigen Aufbau einer Brandwunde. Er unterschied (von innen nach außen) die Nekrosezone (bzw. Koagulationszone), die Stasezone und die Hyperämiezone.
- Die Schwere einer Brandverletzung ergibt sich aus der Ausdehnung der Brandverletzung und der Verbrennungstiefe. Die Ausdehnung wird in Prozent der Gesamtkörperoberfläche (GKOF oder KOF) angegeben, die Verbrennungstiefe in drei oder vier Graden, die sich auf die Hautschichten beziehen.
- Auch heute noch sind Inhalationstraumata die führende Todesursache im Zusammenhang mit Brandgeschehen. Inhalationstraumata (IHT) sind die häufigste Begleitverletzung bei Brandverletzten.
- Sogenannte thermomechanische Kombinationsverletzungen (Brandverletzung in Kombination mit „chirurgischer" Begleitverletzung) treten in ca. 2–5 % der Fälle auf. Eine gründliche Untersuchungstechnik ist daher wichtig. Hier bietet sich das etablierte ABCDE-Schema an, um eine strukturierte, prioritätenorientierte Untersuchung durchzuführen.

7.1 Einführung

7.1.1 Aufgaben der Haut

Mit einer Fläche von 1,5–2 m^2 und einem Gewicht von 3,5 kg (einschließlich des Unterhautfettgewebes bis zu 10 kg) ist die Haut das größte Organ des Menschen. Ihre Dicke variiert von 0,5 mm am Augenlid bis zu 6 mm an der Fußsohle. Im Bereich der Körperöffnungen geht die Haut in die Schleimhaut der inneren Oberflächen über.

Die Haut hat mehrere Funktionen:

- Sie trennt die „Innenwelt" von der „Außenwelt" und schützt den Körper mit ihren selbstheilenden Schichten vor Verletzungen, dem unkontrollierten Verlust körpereigener Substanzen nach außen sowie vor schädlichen Umwelteinflüssen.
- Sie ist mit ihren diversen Sensoren ein wichtiges Sinnesorgan (→ Kap. 9.2).
- Sie hat Speicher- und Stoffwechselfunktionen, z. B. die Fettspeicherung in der Haut, die Ablagerung von Farbstoffen oder die Vitamin-D-Synthese unter Mithilfe des Sonnenlichts.
- Sie ist Teil der Immunabwehr des Körpers. Die Hornschicht, der von den Talg- und Schweißdrüsen gebildete Säureschutzmantel (pH 4,5–5,5), die physiologische Bakterienbesiedlung und Zellen des Immunsystems (dendritische Zellen) in der Haut stellen eine Barriere für Infektionserreger dar.
- Sie hat Regulatorfunktion, indem sie über die Abgabe von Flüssigkeit (Schweiß) sowie durch Verengung und Erweiterung der Hautgefäße hilft, die Körpertemperatur konstant zu halten. Darüber hinaus greift die Haut ausgleichend in den Wasserhaushalt ein.
- Gemeinsam mit dem endokrinen System, dem Nervensystem und dem Immunsystem ist sie an der Körperhomöostase (→ Kap. 1.4.1) beteiligt.
- Sie ist ein wichtiges Kommunikations- und Präsentationsorgan.

MERKE

Die Haut als Spiegel

Die Haut ist eine Art „Spiegel der Seele" und in diesem Sinne auch Kommunikationsorgan. Man denke nur daran, wie wir vor Neid erblassen oder vor Scham erröten oder an Redewendungen wie „es ist zum Haare ausreißen" oder „aus der Haut fahren".
Bei Hautkrankheiten zeigt sich besonders deutlich, welch große Rolle die Psyche spielen kann. Bei Neurodermitis oder Schuppenflechte etwa verstärken psychische Belastungen oft die Hauterscheinungen. Dann können Entspannungstechniken und psychotherapeutische Verfahren die Beschwerden häufig lindern. Der Leidensdruck auch durch nicht bedrohliche Hauterkrankungen ist groß. Betroffene schämen sich, zumal Mitmenschen Hauterkrankungen als unästhetisch empfinden, sich vor Ansteckung fürchten und sie – sehr oft zu Unrecht – als durch mangelnde Hygiene oder falsche Ernährung selbstverschuldet einschätzen.
Die Haut ist aber nicht nur Spiegel der Seele, sondern auch des Körperinneren, denn sie kann Hinweise auf Organerkrankungen geben.

7.1.2 Aufbau der Haut

Grob unterteilt besteht die Haut aus drei Schichten: der **Oberhaut** (Epidermis) als äußerster Schicht, der **Lederhaut** (Dermis) und der darunterliegenden **Unterhaut** (Subkutis). Epidermis und Dermis werden oft zur Kutis zusammengefasst (→ Abb. 7.1).

Ferner unterscheidet man zwei Hauttypen: die **Leisten-** (→ Abb. 7.1) und die **Felderhaut** (→ Abb. 7.2). Letztere hat ihren Namen durch gruppenförmig stehende Bindegewebspapillen der Lederhaut, welche die Hautoberfläche in Felder aufgeteilt erscheinen lassen. Die Felderhaut enthält Haare, Schweiß- und Talgdrüsen.

Die Leistenhaut wird dagegen durch kammartig stehende Bindegewebspapillen in Hautleisten aufgeteilt. Sie enthält nur Schweißdrüsen, aber keine Haare und Talgdrüsen. Sie findet sich nur an den Handflächen und Fußsohlen (alle anderen Hautflächen entsprechen der Felderhaut).

Die Anordnung der Hautfelderungen oder Hautleistenmuster an einigen Körperstellen, z. B. an der Fingerbeere, ist individuell verschieden und z. B. die Basis für den den Menschen identifizierenden Fingerabdruck.

IM FOKUS

Aufgaben und Aufbau der Haut

Die **Haut** ist das **größte Organ** des Menschen (1,5–2 m²).

Zu den **Aufgaben der Haut** zählen:

- Schutzfunktion
- Sinnesfunktion
- Speicher- und Stoffwechselfunktion
- Immunabwehr
- Regulatorfunktion
- Aufrechterhaltung der Körperhomöostase
- Kommunikations- und Präsentationsfunktion

Die Haut aus drei Schichten aufgebaut:

- **Oberhaut** (Epidermis)
- **Lederhaut** (Dermis)
- **Unterhaut** (Subkutis)

7.2 Oberhaut

Die Oberhaut **(Epidermis)** ist die äußerste Schicht der Haut. Sie ist gefäßlos und je nach Körperregion zwischen 30 µm (= 0,03 mm) und 0,4 mm dick. Bei Schwielen an mechanisch besonders beanspruchten Hautpartien kann sie sogar 2 mm dick sein.

Die Oberhaut besteht aus einem mehrschichtigen verhornten Plattenepithel (→ Abb. 4.3), das hauptsächlich aus **Keratinozyten** aufgebaut ist, die sich in Hornzellen **(Korneozyten)** umwandeln. Diese Zellen

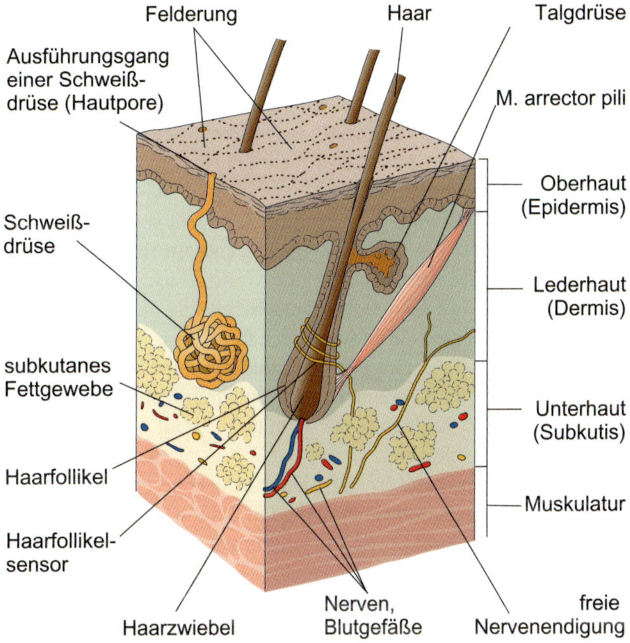

Abb. 7.2 Felderhaut mit Haaren, Talg- und Schweißdrüse. Schweiß- und Duftdrüsen münden auf den Feldern, Haare und Talgdrüsen in den Furchen. Die Haarwurzel entspringt einer bis in die Kutis-Subkutis-Grenze reichenden Ausstülpung der Oberhaut. Jedes Haar besitzt eine Talgdrüse, die ihr Sekret entlang des Haares an die Hautoberfläche abgibt. Sensible Nervenfasern umspinnen die Haare und registrieren Haarbewegungen, etwa durch Berührung. [L190]

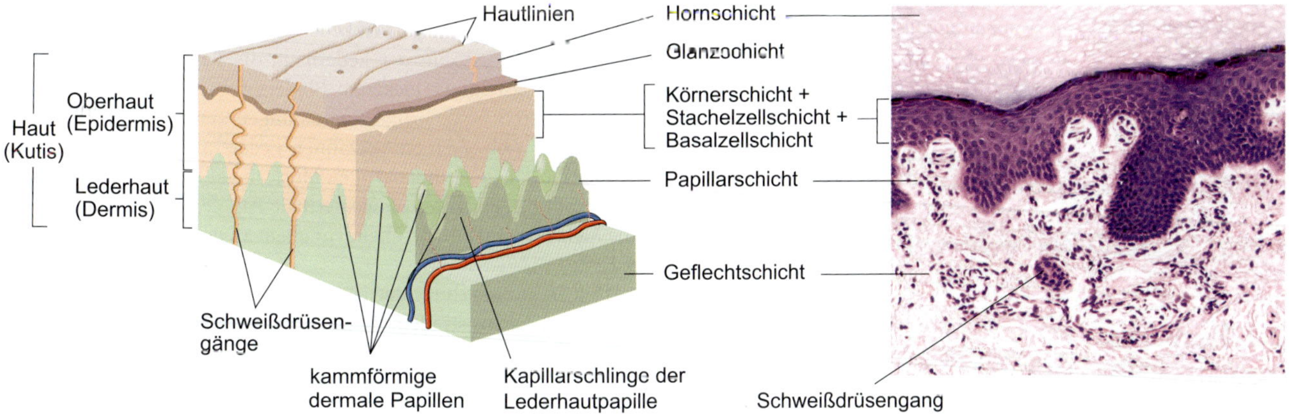

Abb. 7.1 **Links:** Übersicht über den Aufbau der unbehaarten Haut (Leistenhaut, hier ohne Unterhaut). Die Hautoberfläche ist durch feine Rillen (Hautlinien) in Hautleisten aufgeteilt, an deren Kämmen die Ausführungsgänge der Schweißdrüsen enden. **Rechts:** Die Schichten der Haut im histologischen Schnitt. Die verhornten Anteile sind hellrosa gefärbt, die restlichen Schichten der Epidermis violett. Darunter erkennt man rosa die Lederhaut mit Schweißdrüsenanschnitten. [Zeichnung: L190; Foto: E645]

produzieren den Hornstoff Keratin, der zum einen eine Wasser abweisende und mechanisch schützende Schicht bildet und zum anderen der Haut Festigkeit verleiht.

7.2.1 Schichten der Oberhaut

Man unterscheidet von innen zur Oberfläche hin folgende Schichten (→ Abb. 7.1):

- **Basalzellschicht** (Stratum basale): Sie ist ein einschichtiges Epithel mit adulten Stammzellen, die ständig neue Zellen bilden. Diese schieben sich als Zellen der Stachelzellschicht Richtung Oberfläche. Die Basalzellschicht der haarlosen Haut enthält berührungsempfindliche Nervenendigungen, die **Merkel-Zellen**.
- **Stachelzellschicht** (Stratum spinosum): Sie besteht aus mehreren Reihen von zum Teil melaninhaltigen Zellen mit stacheligen Ausläufern (spinosus = stachelig), welche die Zellen miteinander verbinden. Die Zellen bilden über diese Brücken ein stabiles Gerüst für die Oberhaut.
- **Körnerschicht** (Stratum granulosum): Sie besteht aus 3–5 Reihen flacher Zellen, die Keratohyalin enthalten, eine zur Hornbildung wichtige Substanz. Ferner scheidet die Körnerschicht ölähnliche Substanzen aus, welche die Oberhaut geschmeidig machen. In dieser Hautschicht verlieren die Keratinozyten ihren Kern.
- **Glanzschicht** (Stratum lucidum): Sie findet sich nur an Handtellern und Fußsohlen mit mehreren Reihen von durchsichtigen, flachen Zellen (lucidus = leuchtend), die ebenfalls die Haut vor mechanischer Belastung schützen.
- **Hornschicht** (Stratum corneum): Diese Schicht besteht aus 25–30 Reihen flacher und vollständig mit Keratin gefüllter, kernloser Zellen **(Korneozyten).** Zwischen den Korneozyten liegt ein Fettfilm, der ähnlich wie Mörtel zwischen Steinen für die Festigkeit dieser Hautschicht sorgt und außerdem vor Verdunstung schützt.

MERKE

Melanozyten

In der Basal- und Stachelzellschicht findet man die **Melanozyten,** auch Pigmentzellen genannt. Sie produzieren **Melanin,** ein Pigment, das der Haut ihre Farbe verleiht und die tieferen Hautschichten vor schädlichen UV-Strahlen schützt. Bei übermäßiger Sonnenbestrahlung können die Melanozyten Schaden nehmen und sich in Tumorzellen verwandeln. Es kann dann ein malignes **Melanom** entstehen, ein bösartiger Hauttumor, der außer in Frühstadien kaum erfolgreich behandelt werden kann.

7.2.2 Verhornung der Oberhaut

Bei der **Verhornung** werden Zytoplasma, Zellkern und Zellorganellen der Keratinozyten im Laufe der Wanderung zur Hautoberfläche durch **Keratin** ersetzt. Zuletzt werden die verhornten Zellen an der Oberfläche abgerieben. Dieser Prozess dauert insgesamt ungefähr vier Wochen.

7.2.3 Hautfarbe

Die Hautfarbe wird bestimmt durch:

- **Melanin,** das von den Melanozyten gebildete Pigment der Epidermis.
- **Karotin,** ein Pigment der Leder- und Unterhaut.
- **Blutkapillaren** der Lederhaut – die durch die Durchblutung erzeugte Hautfarbe erlaubt Rückschlüsse auf die Sauerstoffsättigung des Blutes, z. B. Blaufärbung der Lippen bei Sauerstoffmangel (Zyanose, → Kap. 14.10.5), rosige Wangen bei guter Sauerstoffsättigung.
- Evtl. **Ablagerungen** in der Haut, z. B. **Hämosiderin** (→ Abb. 11.8) und andere körpereigene oder -fremde **Pigmente.**

Je nach Melaninanteil der Haut variiert die Hautfarbe zwischen weißlich, gelb und schwarz. Da die Melanozytenzahl bei allen Menschen ungefähr gleich ist, ist die Hautfarbe auf die unterschiedliche Pigmentmenge, die diese Melanozyten produzieren, zurückzuführen. Ist die Melaninbildung aus unbekannten Gründen gestört, entsteht die **Weißfleckenkrankheit** (Vitiligo). Der **Albinismus** mit komplettem Fehlen von Melanin in Haut, Haaren und Augen ist eine angeborene, autosomal-rezessive Stoffwechselstörung (Häufigkeit etwa 1 : 20 000).

IM FOKUS

Oberhaut

Die Oberhaut **(Epidermis)** ist **gefäßlos** und besteht aus einem **mehrschichtigen verhornten Plattenepithel,** das hauptsächlich aus **Keratinozyten** aufgebaut ist.

Der **Hornstoff Keratin** hat eine Wasser abweisende und mechanisch schützende Eigenschaft.

Die **Oberhaut** ist aus **fünf Schichten** aufgebaut:

- Basalzellschicht
- Stachelzellschicht
- Körnerschicht
- Glanzschicht
- Hornschicht

Die **Hautfarbe** wird bestimmt durch:

- Melanin
- Karotin
- Blutkapillaren
- Evtl. Ablagerungen in der Haut

7.3 Leder- und Unterhaut

7.3.1 Lederhaut

Die unter der Oberhaut liegende, bindegewebige Lederhaut (**Dermis,** früher Korium) ist im Bereich der Leistenhaut (Hand- und Fußsohlen) bis zu 2,4 mm dick, dagegen an den Augenlidern, am Penis und am Hodensack nur 0,3 mm dünn. Sie verleiht der Haut Reißfestigkeit und Elastizität. Der Ausdruck Lederhaut rührt daher, dass aus der Lederhaut tierischer Häute durch Gerben Leder gewonnen wird.

Der obere Abschnitt der Lederhaut, die **Papillarschicht** (Stratum papillare), besteht aus lockerem Bindegewebe. Die Grenze zur Oberhaut ist durch zapfenartige Ausziehungen vergrößert, die dermalen Papillen (→ Abb. 7.1). Sie verzahnen Leder- und Oberhaut und werfen die Oberhaut zu linienartigen Mustern auf, den Hautlinien. Neben Blutkapillaren enthalten einige dermale Papillen Berührungssensoren, die **Meissner-Tastkörperchen,** vor allem an den Fingerbeeren (→ Abb. 9.1).

Der untere Abschnitt der Lederhaut, die **Geflechtschicht** (Stratum reticulare), ist aus straffem Bindegewebe aufgebaut, das neben kollagenen und elastischen Fasern für die Stabilität und Elastizität der Haut auch Blutgefäße, Fettgewebe, Haarfollikel, Nerven, Talgdrüsen und Gänge von Schweißdrüsen enthält.

Die wichtigsten Sinnessensoren in der Lederhaut sind **freie Nervenendigungen,** die Schmerz, Juckreiz, Hitze-, Kälte- und Berührungsempfindungen vermitteln. Für Letztere gibt es außerdem spezifische Sensoren. Die Haut ist somit das größte Sinnesorgan des Körpers.

MERKE

Schwangerschaftsstreifen

Narbenähnliche **Schwangerschaftsstreifen** (auch Dehnungsstreifen oder Striae distensae gravidarum genannt) entstehen im Bauch-, Brust- und Gesäßbereich, wenn es bei intakter Oberhaut zu Schäden und Spaltbildungen der elastischen und kollagenen Fasern in der Lederhaut kommt, sodass die darunterliegenden Blutgefäße bläulich-rot durchschimmern. Ursächlich sind die mechanische Hautdehnung und die vermehrte Hormonproduktion der Nebennierenrinde. Es kann versucht werden, die Elastizität der Haut durch Einfetten zu verbessern. Die Dehnungsstreifen sind irreversibel; sie werden nach der Schwangerschaft aber feiner und blasser und fallen weniger auf

7.3.2 Unterhaut

Die Unterhaut **(Subkutis)** besteht aus lockerem Bindegewebe. Sie ist die Verschiebeschicht der Haut zu den darunter liegenden Schichten wie Muskelfaszien (Muskelscheiden) oder Periost (Knochenhaut).

In der Unterhaut liegen die Schweißdrüsen, die unteren Abschnitte der Haarbälge sowie spezielle Druck- und Vibrationstastkörperchen, die nach ihren Entdeckern Vater-Pacini-Lamellenkörperchen genannt werden (→ Abb. 9.1). In der Unterhaut verlaufen außerdem größere Blutgefäße und Nerven.

Außerdem sind je nach Körperstelle, Geschlecht und Körperbau unterschiedlich viele Fettzellhaufen eingelagert, zwischen denen straffe Bindegewebszüge verlaufen. Dieses **subkutane Fettgewebe** dient als Stoßpuffer, Kälteschutz, Hormonproduzent, Hormon- und Energiespeicher.

Je lockerer und fettärmer die Unterhaut ist, desto leichter kann sich Flüssigkeit einlagern und ausbreiten, etwa beim Ödem.

PRAXISTIPP

Injektionen, die unter die Haut gehen

Die Unterhaut (Subkutis) ist nur gering durchblutet. Deshalb eignet sie sich als Injektionsort für Medikamente, die länger wirken und deshalb langsam resorbiert werden sollen, z. B. den Blutzuckersenker Insulin (→ Kap. 15.2.1) oder den Gerinnungshemmer Heparin (→ Kap. 11.6.6). Die bevorzugten Injektionsstellen für diese **subkutane Injektion** sind die Haut um den Nabel, der Oberschenkel sowie der dorsalen Oberarme, da die Oberhaut hier besonders dick ist. **Intradermale Injektionen** (intrakutane, i. c.- Injektionen) erfolgen z. B. bei Allergietests (→ Abb. 7.3).

Die Haut ist zudem Durchtrittspforte für Injektionen in Muskeln (**intramuskuläre Injektionen,** i. m.-Injektionen) und Venen (**intravenöse Injektionen,** i. v.-Injektionen).

Auch intramuskuläre Injektionen werden in speziellen Situationen im Rettungsdienst angewendet, z. B. die Injektion von Adrenalin bei der Anaphylaxie (ERC-Leitlinien 2025).

Ebenfalls unter die Haut gehen **intraossäre** Punktionen (in das Knochenmark, → Kap. 6.1.2). Bevor, häufig mittels eines speziellen akkubetriebenen Bohrers, das Knochenmark erreicht wird, müssen sämtliche Hautschichten durchquert werden.

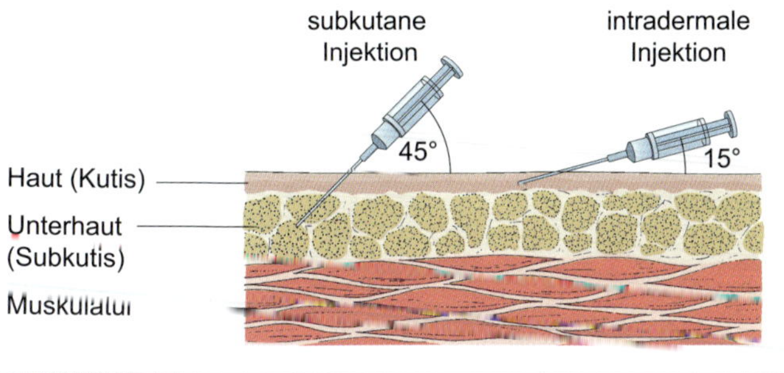

Abb. 7.3 Subkutane und intradermale Injektion. [L190]

IM FOKUS

Leder- und Unterhaut

Die bindegewebige **Lederhaut** (Dermis) ist zwischen 0,3 mm und 2,4 mm dick.

Sie besteht aus zwei Abschnitten:

- **Papillarschicht** (Stratum papillare)
- **Geflechtschicht** (Stratum reticulare)

Freie Nervenendigungen sind die wichtigsten Sinnessensoren der Lederhaut.

Die **Unterhaut** (Subkutis) besteht aus lockerem Bindegewebe und **subkutanem Fettgewebe.** Sie enthält **Schweißdrüsen, Druck-** und **Vibrationstastkörperchen** sowie größere **Blutgefäße** und **Nerven.**

7.4 Hautanhangsgebilde

Unsere Haut ist nicht nackt: Sie besitzt **Hautanhangsgebilde,** nämlich Haare, Hautdrüsen und Nägel. Alle Hautanhangsgebilde durchstoßen den Oberhautbereich und münden auf der Oberfläche.

7.4.1 Haare

Haare (Pili, Crines) finden sich an fast allen Körperstellen der Felderhaut. Ihre wichtigste Aufgabe ist der Schutz des Körpers vor Kälte und mechanischer Belastung. Die **Kopfhaare** schützen den Schädel vor zu starker Sonneneinstrahlung oder Kälte. Die **Augenbrauen** und **Augenwimpern** bewahren das Auge vor Fremdkörpern. Haare in den Nasenlöchern verhindern, dass Insekten oder Schmutzpartikel eingeatmet werden. Haare haben zudem große ästhetische und identitätsstiftende Bedeutung (z. B. „Punker"). „Schöne" Haare zu haben bedeutet, gesund, gepflegt und attraktiv zu sein.

Man unterscheidet üblicherweise die:

- **Terminalhaare** (Langhaare) auf dem Kopf und im Bartbereich
- **Borstenhaare** als Augenbrauen, Wimpern, im äußeren Gehörgang und am Naseneingang
- **Kräuselhaare** in den Achseln und im Genitalbereich
- **Wollhaare** (Vellushaare, **Lanugo** oder Flaumhaare beim Feten), die kaum sichtbar den größten Teil der Haut bedecken (bei Frauen und Kindern mehr als bei Männern)

Anatomisch gesehen muss man sich ein Haar als einen Faden von zusammengeflochtenen, verhornten Zellen vorstellen. Es besteht aus **Haarschaft** und **Haarwurzel.** Die Wurzel reicht bis in die Lederhaut, manchmal auch bis in die Unterhaut.

Die Haarwurzel wird vom **Haarfollikel** umschlossen. Er besteht aus der inneren und äußeren epithelialen Wurzelscheide. Umgeben werden die beiden von der bindegewebigen Wurzelscheide (Haarbalg). Um die Haarfollikel herum enden Nervenfasern (→ Abb. 7.2). Sie sind sehr empfindlich und registrieren auch feinste Haarbewegungen wie z. B. durch einen leichten Luftzug.

Das in der Haut gelegene Ende eines jeden Haares verbreitert sich in eine zwiebelförmige Struktur, die **Haarzwiebel** (Bulbus). In ihrem Kern befindet sich die **Haarpapille,** die mit vielen Blutgefäßen das wachsende Haar mit Nahrung versorgt. Die Haarzwiebel enthält außerdem die Zellschicht, von der aus neue Haarzellen gebildet werden, die Matrix. Entlang des Haarfollikels verläuft ein Bündel glatter Muskelzellen, der **M. arrector pili** (→ Abb. 7.2). Bei Kälte und Stress kontrahieren die Muskelfasern und stellen so die Körperhaare senkrecht: Es bildet sich die Gänsehaut, ein Überbleibsel aus der Vorzeit, in der die Körperbehaarung des Menschen noch so stark war, dass sie isolierend wirken konnte.

Haare wachsen phasisch, pro Jahr etwa um 15 cm. Man unterscheidet **Wachstumsphase** (Anagen), **Rückbildungsphase** (Katagen) und **Ruhephase** (Telogen). In Letzterer löst sich das Haar aus dem Follikel und fällt schließlich aus. Normalerweise befinden sich 80–90 % der Kopfhaare in der Wachstumsphase.

Normaler Haarausfall

Ein gesunder Erwachsener verliert durchschnittlich 80–100 Haare pro Tag. Die normale Wachstumsgeschwindigkeit von ca. 0,4 mm pro Tag und der natürliche Regenerationszyklus können diesen Verlust normalerweise kompensieren. Beim Kopfhaar z. B. dauert der natürliche Regenerationszyklus 3–5 Jahre, bei den Wimpern 3–5 Monate.

Haarfarbe

Die Haarfarbe wird vom Melaningehalt in den verhornten Zellen bestimmt. Eine verminderte Melaninproduktion und Lufteinschlüsse im Haarschaft sind für den grau-weißen Haarton des alten Menschen verantwortlich.

7.4.2 Hautdrüsen

Man unterscheidet Talg-, Schweiß- und Duftdrüsen sowie im äußeren Gehörgang Drüsen, die Ohrschmalz produzieren. Die größte Hautdrüse, die weibliche Brust, wird bei den Geschlechtsorganen behandelt (→ Kap. 17.3.8).

Talgdrüsen

Talgdrüsen sind im Allgemeinen an Haarfollikel gebunden. Der sekretproduzierende Anteil der Drüsen liegt in der Lederhaus (Dermis) und öffnet sich in den Haarfollikel. Lippen, Penis, Eichel, kleine Schamlippen, Augen und Augenlider enthalten Talgdrüsen, die jeweils unabhängig von Haaren an der Oberfläche münden. Hand- und Fußsohlen besitzen keine Talgdrüsen. Das von den Talgdrüsen produzierte Sekret ist eine Mischung aus Fetten, Cholesterin, Protein und Elektrolyten.

Der Talg bewahrt das Haar vor Austrocknung und erhält die Haut geschmeidig; zudem verhindert er eine übermäßige Wasserverdunstung und das Wachstum von Bakterien.

Schweißdrüsen

Schweißdrüsen verteilen sich über die ganze Körperoberfläche. Lediglich Lippenrand, Nagelbett, Eichel, Klitoris, kleine Schamlippen und Trommelfell sind ausgespart. Schweißdrüsen haben die größte Dichte im Bereich der Hand- und Fußsohlen. Die Ausführungsgänge der Schweißdrüsen enden in einer Hautpore. Der **Schweiß** ist eine Mischung aus Wasser, Salz, Harnstoff, Harnsäure, Aminosäuren, Ammoniak, Zucker, Milchsäure und Ascorbinsäure (Vitamin C). Seine Aufgabe ist einerseits die Regulation der Körpertemperatur, zum anderen die Ausscheidung von Stoffwechselendprodukten. Zusätzlich wird durch das saure Sekret der Schweißdrüsen (pH 4,5) der sog. **Säureschutzmantel** der Haut hergestellt, der das Keimwachstum auf der Haut hemmt.

MERKE

Hautpflege im Arbeitsalltag

Durch häufiges Waschen wird der Säureschutzmantel abgetragen, die Haut wird trocken, rissig und anfälliger für Entzündungen. Deshalb ist bei häufigem Waschen regelmäßiges Eincremen notwendig, um eine gewisse Rückfettung zu erreichen.

Duftdrüsen

Duftdrüsen befinden sich in den Achselhöhlen, der Schamregion und im Bereich der Brustwarzen. Sie produzieren ein duftendes Sekret. Die Sekretion ist durch psychische Faktoren beeinflussbar. Das Sekret der Duftdrüsen lässt zusammen mit dem typischen Schweißgeruch einen individuellen Körpergeruch entstehen.

7.4.3 Nägel

Nägel sind Platten von dicht gepackten, harten, verhornten Zellen der Oberhaut. Sie erleichtern das Greifen und die Feinmotorik im Umgang mit kleinen Gegenständen. Außerdem verhindern sie Verletzungen an den Finger- und Zehenenden (→ Abb. 7.4).

Der überwiegende Teil des sichtbaren Nagels, die **Nagelplatte,** erscheint wegen des darunter liegenden, gut durchbluteten Nagelbetts rosafarben. Auf diesem **Nagelbett** schiebt sich der Nagel nach vorne. Der helle, halbmondförmige Abschnitt am körpernahen Ende des Nagels wird Lunula genannt.

Der Nagel wächst, indem sich die Oberflächenzellen der Nagelmatrix in verhornte, tote Nagelzellen umwandeln. Durchschnittlich beträgt der Längenzuwachs eines Fingernagels 0,5–1 mm pro Woche.

MERKE

Sauerstoffversorgung

Da die Nägel transparent (durchscheinend) sind, ist die Farbe des durchscheinenden Nagelbetts ein guter Beobachtungsparameter für die Sauerstoffversorgung des Organismus: Rosige Fingernägel bestätigen eine genügende Sauerstoffsättigung des Blutes; sind sie blau oder blass, so deutet dies auf einen Sauerstoffmangel (oder eine zu kalte Extremität) hin.

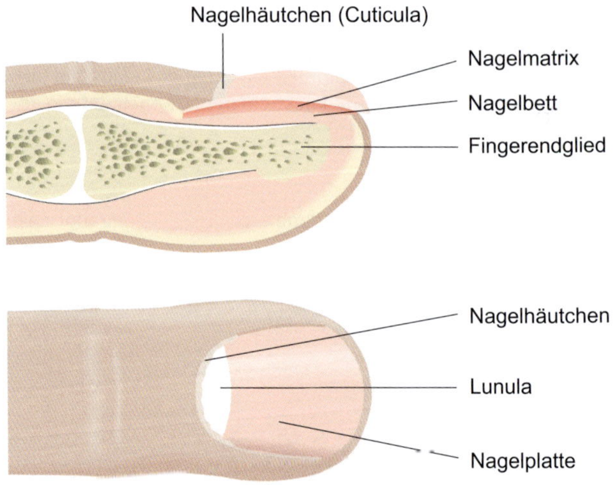

Abb. 7.4 Längsschnitt durch die Fingerspitze und den Nagel (oben) und Aufsicht (unten). [L190]

PRAXISTIPP

Nagelbettprobe/Rekapillarisierungstest

An den Nägeln kann auch ein Indikator für die Versorgung des Körpers mit Blut abgelesen werden, die **Rekapillarisierungszeit.** Dazu drückt man für 2–3 s auf den Nagel, so dass sich das Nagelbett weißlich färbt, und löst anschließend plötzlich den Druck. Füllt sich das Gewebe unter dem Nagel innerhalb von ca. 2 s wieder mit Blut (färbt sich wieder rosa), so ist die periphere Blutversorgung in Ordnung. Dauert es länger als ca. 2 s, so kann die periphere Blutversorgung gestört sein.

IM FOKUS

Hautanhangsgebilde

Zu den **Hautanhangsgebilden** zählen:

- Haare
- Hautdrüsen (Talg-, Schweiß- und Duftdrüsen)
- Nägel

7.5 Hauterkrankungen

Die **Dermatologie** beschäftigt sich mit den Hauterkrankungen (Dermatosen). Dermatosen können als eigenständige Krankheitsbilder oder als Begleitsymptome bei anderen, vor allem internistischen, Erkrankungen auftreten. Die Haut ist hier das Fenster zum Körper und ein Schlüssel zur Diagnose.

MERKE

Hautkrankheiten

Für die Entstehung und den Verlauf von Hauterkrankungen ist oft die Kombination von Krankheitsdisposition (-bereitschaft) und äußeren Einflüssen verantwortlich. Für viele Hautkrankheiten besteht z. B. eine erbliche Disposition oder sie zeigen eine Geschlechts- oder Altersabhängigkeit. Eine Neurodermitis beginnt oft im Kindesalter, in der Pubertät ist die Akne besonders häufig, in der Schwangerschaft Striae und Pigmentflecken (Chloasmen), und im hohen Alter sind es Hauttumoren durch lebenslange Einwirkung von UV-Strahlen sowie degenerative Hautveränderungen durch Abnahme von Elastizität und Hautturgor.

Systematik der Hauterkrankungen

Es gibt mehrere Möglichkeiten, Hauterkrankungen einzuteilen: Eine Möglichkeit ist eine rein beschreibende Einteilung aufgrund des Betrachtens (Inspektion) und Betastens (Palpation) der Veränderungen (z. B. „blasenbildende Hauterkrankungen") durch die **Effloreszenzenlehre. Effloreszenzen** (Hautblüten) sind alle sicht- und tastbaren Hautveränderungen (→ Abb. 7.5). Aussehen und Verteilung der Effloreszenzen sind manchmal so charakteristisch (pathognomonisch), dass eine Blickdiagnose möglich ist, z. B. bei Gürtelrose.

Eine Systematik kann auch auf den anatomischen Strukturen der Haut basieren. Erkrankungen können z. B. von den verschiedenen Schichten der Kutis, vom Pigmentsystem der Haut, von den Anhangsgebilden Haare und Nägel, von den Talg- und Schweißdrüsen ausgehen.

Auch eine ursachenorientierte Einteilung ist möglich (z. B. „bakteriell bedingte Hauterkrankungen"). Und schließlich kann auch der Zeitverlauf (akut oder chronisch) in die Einteilung einfließen.

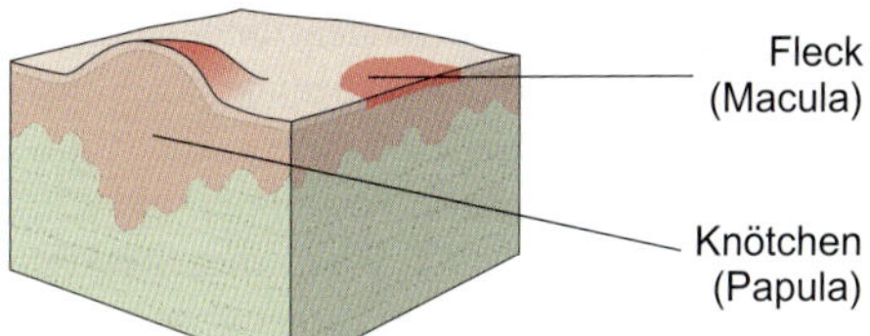

Fleck: im Hautniveau liegende Farbveränderung der Haut

Knötchen: Vorwölbung der Haut durch Verdickung der Ober- und/oder Lederhaut

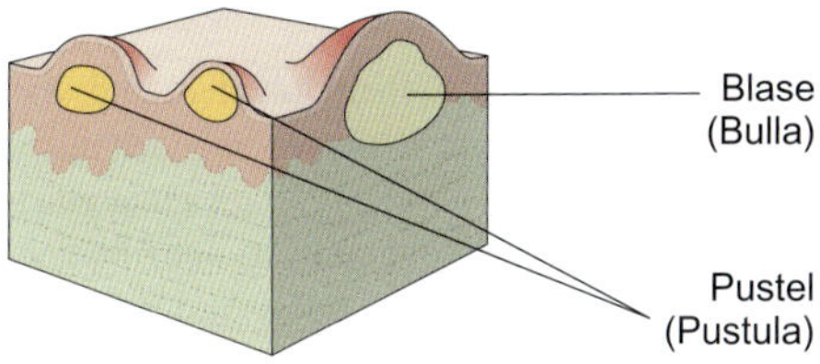

Blase: mit Flüssigkeit gefüllter, erhabener Hohlraum.

Pustel: Eiterbläschen

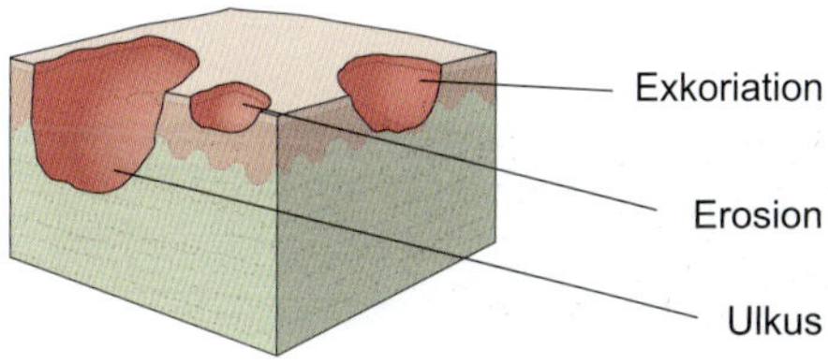

Exkoriation: Hautdefekt bis in den oberen Teil der Lederhaut

Erosion: oberflächlicher, nur die Oberhaut betreffender Substanzdefekt

Ulkus: Hautdefekt bis mindestens in die untere Lederhaut

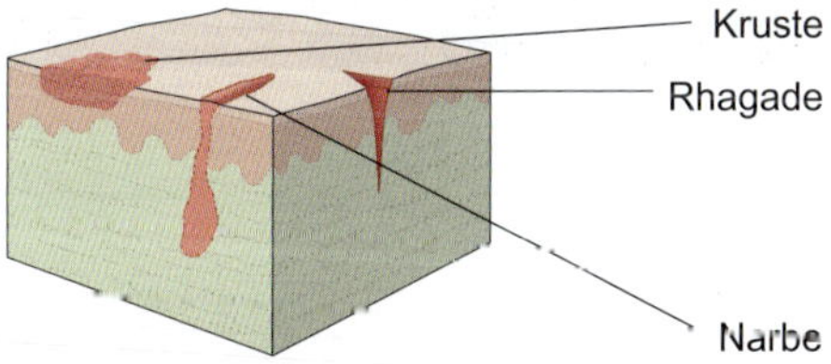

Kruste: auf der Hautoberfläche eingetrocknetes Sekret (z. B. Wundsekret)

Rhagade: spaltförmiger Hauteinriss infolge Überdehnung

Narbe: bleibende Bindegewebsvermehrung nach einer Hautverletzung.

Abb. 7.5 Effloreszenzen [L190]

7.5.1 Dermatitis

Dermatitis bezeichnet eine nicht-infektiöse, entzündliche Reaktion der Haut. Synonym wird oft der Begriff **Ekzem** verwendet. Typisch sind Rötung, Schwellung, Bläschenbildung, Nässen und Krustenbildung sowie starker Juckreiz.

Bei der **Kontaktdermatitis** ist die Hautentzündung durch direkten Kontakt mit einer (bestimmten) Substanz bedingt. Nach Ursache unterscheidet man die toxische Kontaktdermatitis (→ Abb. 7.6) durch hautschädigende Substanzen (z. B. scharfe Putzmittel) und die allergische Kontaktdermatitis als Ausdruck einer allergischen Reaktion, z. B. auf Kosmetika oder Schmuck. Beide können chronisch werden.

7.5.2 Neurodermitis

5 % der Erwachsenen und 10–20 % der Kinder – Häufigkeit zunehmend – leiden unter **Neurodermitis** (atopische Dermatitis, endogenes Ekzem), einer chronisch wiederkehrenden Entzündung der Haut mit Juckreiz, Rötung, Nässen, Schuppung und Krustenbildung (→ Abb. 7.7).

Die Neurodermitis gehört mit Heuschnupfen und Asthma zum **atopischen Formenkreis,** dessen Pathogenese noch nicht vollständig geklärt ist. Neben einer genetischen Veranlagung spielen bei der Neurodermitis eine veränderte Immunantwort auf Allergene und eine gestörte Barrierefunktion der Haut eine Rolle. Auslöser für Verschlechterungen können z. B. Kleidungsmaterialien, bestimmte Lebensmittel, aber auch psychische Belastungen sein. Die Erkrankung beginnt oft bereits beim Säugling an Gesicht, Kopf und Extremitäten. Später ist der symmetrische Befall von Gelenkbeugen, Gesicht, Hals, Nacken und Brust charakteristisch.

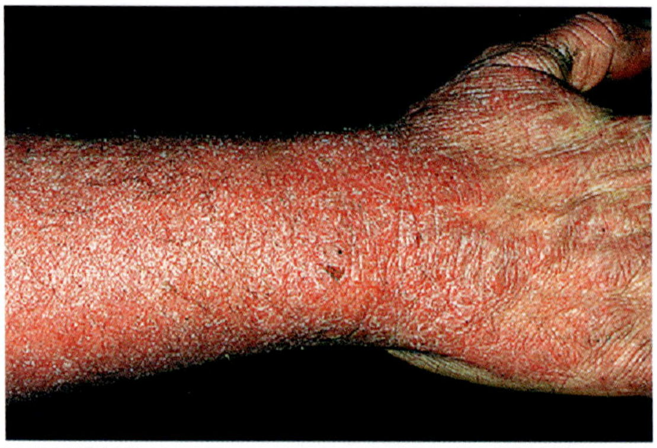

Abb. 7.6 Toxisches Kontaktekzem am Unterarm [E939-001]

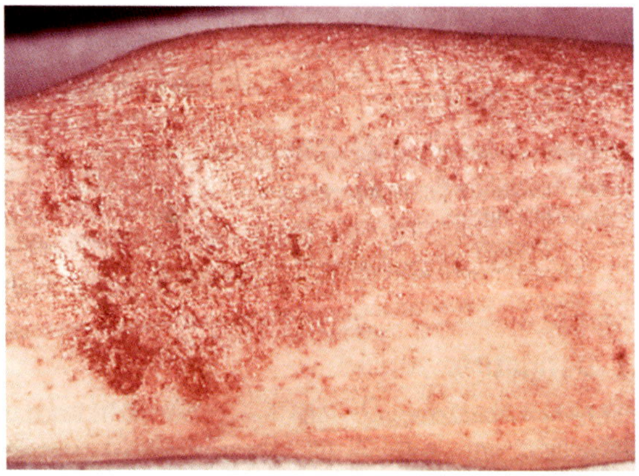

Abb. 7.7 Hautbefund bei Neurodermitis. Charakteristisch sind Rötung, Schuppung, Kratzeffekte infolge des Juckreizes und Krustenbildung. Die Haut ist verdickt, das Hautfaltenrelief vergröbert. [J794]

MERKE

Juckreiz

Juckreiz (Pruritus) ist Begleit- oder sogar Hauptsymptom vieler Hauterkrankungen. Er wird nicht selten quälender als Schmerz empfunden und zwingt den Betroffenen geradezu zum Scheuern, Reiben oder Kratzen. Bei ausgeprägtem Juckreiz prägen die Kratzeffekte das klinische Bild.

Juckreiz kann auch Hinweis auf eine systemische Erkrankung sein, z. B. Diabetes mellitus (→ Kap. 15.2.2) oder Nierenversagen (→ Kap. 16.5). Trockene Haut und degenerative Hautveränderungen bei alten Menschen sind ebenfalls häufige Ursachen.

Körpereigene Entzündungsvermittler, allen voran Histamine, und die Reizung der marklosen freien Nervenendigungen in der Haut sind für die Juckreizempfindung verantwortlich. Psychische Einflüsse spielen eine große Rolle.

Die Behandlung ist oft schwierig. Wenn möglich wird die Ursache des Juckreizes angegangen. Lindernd wirken z. B. Kühlung, rückfettende Pflegeprodukte, ggf. mit Harnstoffzusatz zur Erhöhung des Hautwassergehalts, Präparate mit Lokalanästhetika (z. B. Polidocanol) oder Kortison. Systemisch werden Antihistaminika versucht.

7.5.3 Psoriasis

Ca. 2 % der Bevölkerung leiden an **Psoriasis** (Schuppenflechte). Eine genetische Prädisposition ist gesichert. Sind z. B. beide Eltern betroffen, haben ihre Kinder ein Erkrankungsrisiko bis zu 50 %. Die Psoriasis verläuft schubweise (chronisch-rezidivierend), wobei neue Schübe häufig durch Infektionen, Stress oder Medikamente ausgelöst werden.

Ursächlich sind wahrscheinlich Autoimmunvorgänge, die zu Hautentzündung und übermäßiger Verhornung führen. Dadurch kommt es vor allem an Ellenbogen, Knien und in der Kreuzbeinregion zu Herden mit geröteter Haut und silbrigen Schuppen (→ Abb. 7.8), die oft jucken und entstellend wirken können. Auch Nägel und Gelenke können mit erkranken. Das Gesicht bleibt fast immer ausgespart.

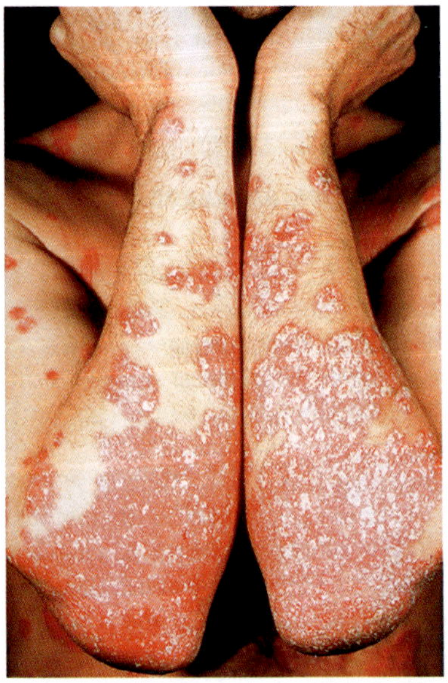

Abb. 7.8 Schwere Form der Psoriasis (Schuppenflechte) mit typischem Verteilungsmuster an den Streckseiten der Extremitäten [U136]

Eine Heilung gibt es nicht. Abhängig vom Schweregrad erfolgt die Lokaltherapie zusätzlich zur Basispflege der Haut unter anderem mit hornauflösenden Substanzen (z. B. Salizylsäure), Kortison, Vitamin D3, Calcineurininhibitoren sowie speziellen Kombinationen aus Cremes und UV-Bestrahlungen (PUVA-Behandlung). Vielen Betroffenen helfen Badekuren mit Salzsolebädern. Bei unzureichender Wirksamkeit wird systemisch behandelt, z. B. mit Fumarsäure, Immunsuppressiva oder sog. Biologika.

7.5.4 Bakterielle Hautinfektionen

Auf jeder gesunden Haut leben unzählige Bakterien ohne Krankheitswert. Hautrisse und/oder Abwehrschwäche können aber zu einer bakteriellen Hautinfektion **(Pyodermie)** führen.

- **Impetigo** (Eiter-, Pustelflechte → Abb. 7.9): Vor allem bei Kindern auftretende eitrige Hautinfektion durch Staphylo- und Streptokokken. Meist im Gesicht auf dem Boden einer vorbestehenden Hauterkrankung oder bei Mundwinkelschleimhauteinrissen. Durch Berühren (Kratzen) mit den Fingern kann die Infektion sowohl auf andere Körperteile als auch auf andere Personen übertragen werden. Sie lässt sich durch gute Hygiene, desinfizierende oder Antibiotika-Salben meist rasch beseitigen
- **Follikulitis:** Meist durch Staphylokokken bedingte Entzündung der Haarfollikel. Breitet sich die Entzündung weiter aus, so kann sich daraus ein **Furunkel** oder ein **Abszess** (abgekapselte Eitereinschmelzung) entwickeln.
- **Paronychie:** Schmerzhafte Entzündung des Nagelbettes oder seiner Ränder, oft mit Staphylokokken. Zu spät erkannt, wird die Mitbeteiligung von Knochen und Sehnen gefürchtet.
- **Erysipel** (Wundrose): Häufig von einem kleinen Hautriss ausgehende, flächige und mit starken Allgemeinbeschwerden einhergehende Hautinfektion durch Streptokokken. Die Behandlung besteht in hoch dosierter Antibiotikagabe.
- **Phlegmone:** Flächige, sich in Gewebsspalten ausbreitende Entzündung durch Staphylokokken oder Streptokokken. Ein Beispiel ist die Fingerphlegmone, die sich nach Fingerverletzungen entlang einer Sehnenscheide ausbreitet.

Auch bei **Mitessern** (Komedonen) und **Akne** spielen Bakterien eine Rolle, alleinige Ursache sind sie aber nicht: Durch übermäßige Talgproduktion (Seborrhö) und verstärkte Verhornung der Oberhaut kommt es zur Abflussstörung des Talgs und damit zu Mitessern. Ihre schwarze Farbe entsteht durch den Farbstoff Melanin und oxidierte Fettanteile. Da Talg ein guter Nährboden für Bakterien ist, können sich die Mitesser entzünden und daraus Knötchen (Papeln) und Pusteln („Pickel") werden (→ Abb. 7.10). Als Verursacher dafür werden unter anderem die Bakterien *Propionibacterium acnes* und *Staphylococcus epidermidis* angesehen.

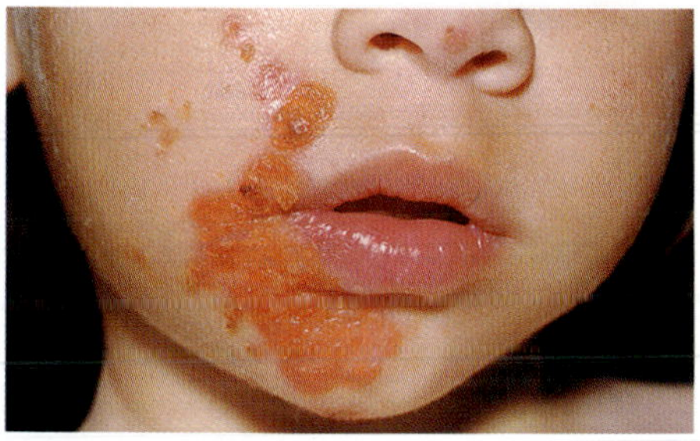

Abb. 7.9 Impetigo bei einem Kleinkind mit den charakteristischen gelben Krusten. [R240]

Bei **Akne** liegen viele, zum Teil entzündete Mitesser vor. Betroffen sind vor allem talgdrüsenreiche Bezirke wie Gesicht, Nacken, Brust und Rücken. In der Pubertät nimmt die Talgproduktion vorübergehend zu. Daher neigen Jugendliche besonders zu Pickeln.

7.5.5 Pilzinfektionen der Haut (Dermatomykosen)

Pilze sind häufig „Gäste" auf unserer Haut und führen, wenn sie gute Wachstumsbedingungen finden, zu oberflächlichen Infektionen, den **Dermatomykosen**. Neben feuchter Wärme bevorzugen Pilze einen Ort oder Wirt mit herabgesetzter Resistenz, weshalb besonders abwehrgeschwächte Menschen betroffen sind.

Grundsätzlich sind zwei Pilzarten verantwortlich für die meisten Dermatomykosen: die **Fadenpilze** und die **Sprosspilze,** auch Hefen genannt.

Wegweisend ist zunehmender Juckreiz, wobei ein Pilzbefall der Zehenzwischenräume besonders häufig ist. Etwa die Hälfte der Erwachsenen ist von „Fußpilz" betroffen. Geschlossenes Schuhwerk und Schweißbildung fördern das Wachstum der Pilze. Faden- und Sprosspilzbefall sind hier in der Regel äußerlich nicht voneinander zu unterscheiden.

Aber auch alle anderen „feuchten Kammern" des Körpers werden leicht von Pilzen befallen, so z. B.:

- Leisten (Hodensack, weibliches äußeres Genitale und Innenseite der Oberschenkel)
- Hautfalten unter „Fettschürzen" des Bauches und unter der weiblichen Brust
- Beugefalten
- Bei Babys der Windelbereich (vor allem durch Sprosspilze wie Candida albicans, Windelsoor → Abb. 7.11)

Typisch für Fadenpilzerkrankungen am Körper sind meist scharf begrenzte, rötliche, schuppende Herde mit betontem Randwall und zentraler Abblassung, für Sprosspilze nässende Hautläsionen und Pusteln am Herdrand.

Auch die Nägel können befallen sein, bei dieser **Nagelmykose** wird der Nagel gelb-bräunlich und dicker (→ Abb. 7.12).

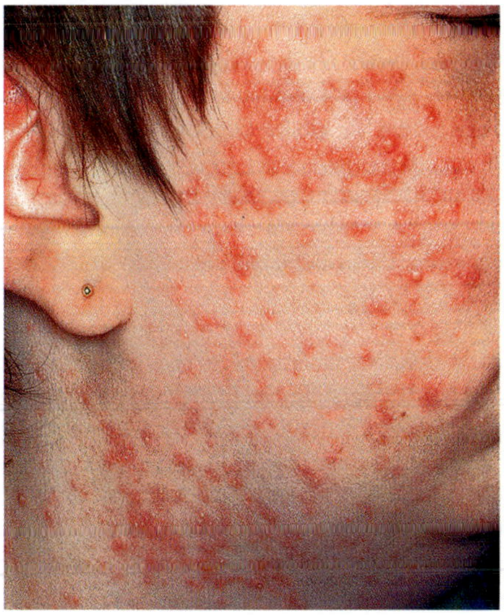

Abb. 7.10 Jugendlicher mit Gesichtsakne. Mitesser mit und ohne Entzündung und entzündete Papeln und Pusteln stehen nebeneinander (Courtesy Kalman Watsky). [E434-004]

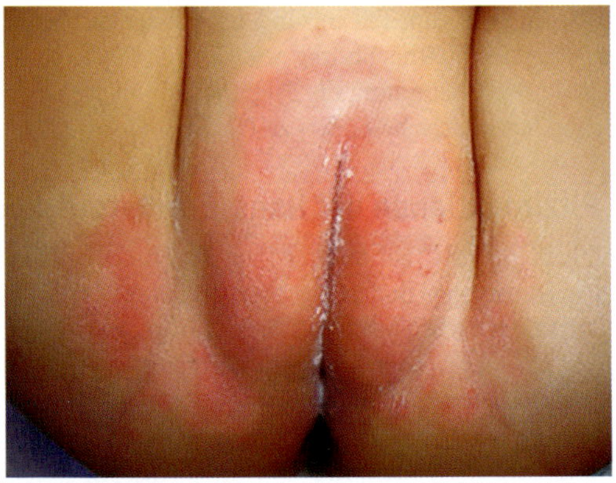

Abb. 7.11 Die Windeldermatitis ist eine irritativ-toxische Dermatitis des Windelbereichs bei Neugeborenen und Säuglingen oder bei Erwachsenen mit Inkontinenz. [E390-001]

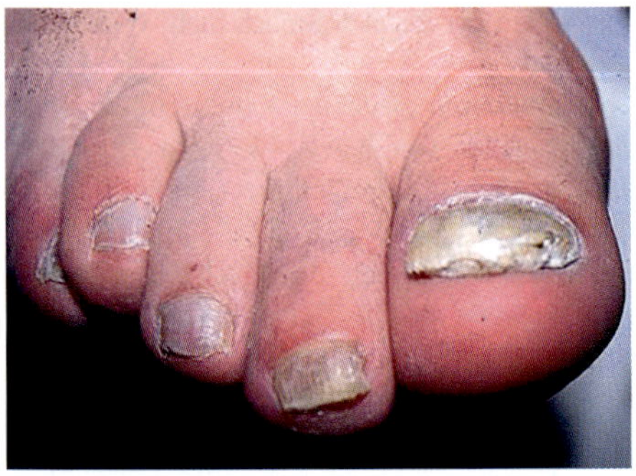

Abb. 7.12 Nagelmykose der Zehennägel. [F664]

Dermatomykosen sind durch mehrwöchige äußerliche Therapie mit Antimykotika (z. B. Clotrimazol, etwa in Canesten®) gut behandelbar.

7.5.6 Virusinfektionen der Haut

Viren verursachen zum einen Infektionen der Haut selbst (etwa Warzen). Zum anderen treten Hauterscheinungen bei vielen Allgemeininfektionen auf, bei der Erstinfektion und/oder bei Virusreaktivierung. Beispiele hierfür sind Herpesinfektionen, Gürtelrose, viele Kinderkrankheiten wie z. B. Windpocken (→ Kap. 19.7.5), aber auch die HIV-Infektion (→ Kap. 5.9.5) oder COVID-19 (→ Kap. 5.9.1).

Warzen (Verrucae) werden vor allem durch Papillomaviren (**huma**ne **P**apilloma **v**iren, HPV) hervorgerufen. Man unterscheidet je nach Lokalisation und Virustyp:

- **„Gemeine" Warzen** (Verrucae vulgares), harte, gutartige Hautauswüchse mit zerklüfteter Oberfläche, die vor allem Hände und Füße befallen. Sie werden durch Kontakt (auch Kratzen) übertragen und betreffen sehr häufig Kinder und Jugendliche mit einem Erkrankungsgipfel zwischen dem 10. und 15. Lebensjahr. Sie haben eine hohe Spontanheilungsrate.
- **Plantarwarzen** (Verrucae plantares), Sonderformen der „gemeinen" Warzen auf der Fußsohle, wo sie durch den gewichtsbedingten Druck wie ein Dorn in die Tiefe wachsen und erheblich schmerzen können (→ Abb. 7.13).
- **Flachwarzen** (Verrucae planae juveniles), ebenfalls häufig bei Kindern. Die leicht geröteten und von einer dünnen Hornschicht

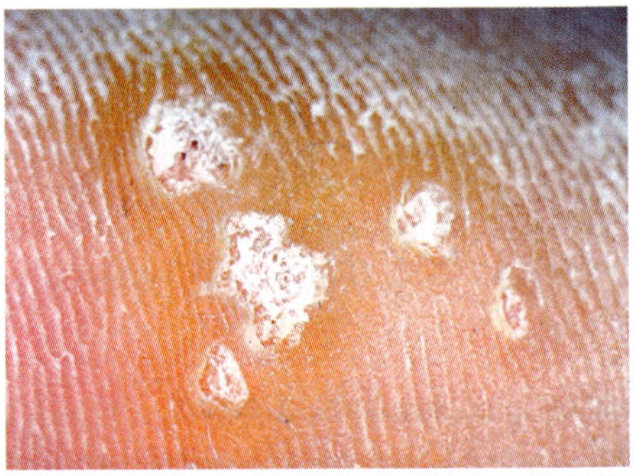

Abb. 7.13 Plantarwarzen. Die nach außen flachen Warzen unterbrechen optisch die Fußsohlenfurchung. [M123]

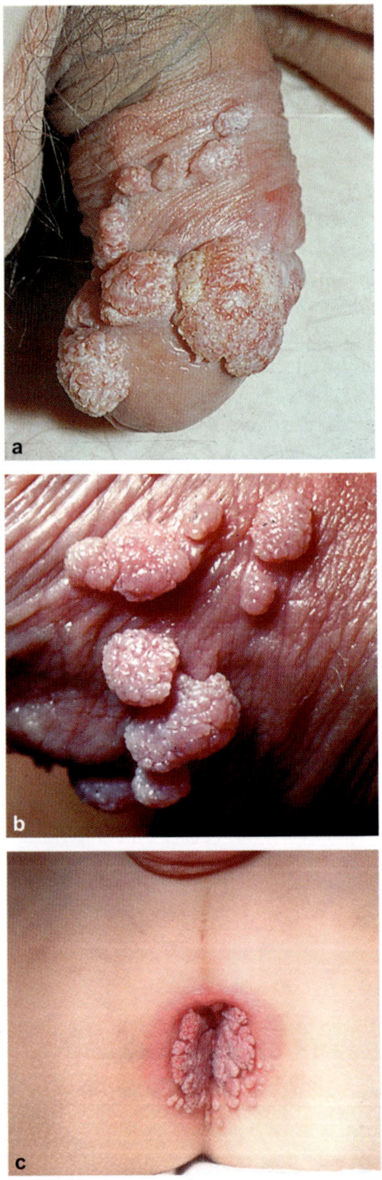

Abb. 7.14 Feigwarzen (Condylomata acuminata). Blumenkohlartige, große und kleine Kondylome am männlichen Genitale (a), Condylomata acuminata, Nahaufnahme (b) und perianal lokalisierte Feigwarzen (c). ©Thieme [E1471]

bedeckten Warzen stehen fast immer in Gruppen, meist im Gesicht oder an den Händen.

- **Feigwarzen** (Condylomata acuminata) der After- bzw. Geschlechtsgegend, wo sie durch Feuchtigkeit und kleine Hautrisse ideale Wachstumsbedingungen finden. Sie werden durch Geschlechtsverkehr übertragen (HPV-Typ 6 und 11) oder gehen während der Geburt auf das Kind über (→ Abb. 7.14).

Einige HPV-Typen haben ein hohes **onkogenes** (krebserzeugendes) Potenzial und sind vor allem bei der Entstehung von Gebärmutterhalskrebs (Zervixkarzinom, HPV-Typ 16, 18) sowie Plattenepithelkarzinomen von Mund, Rachen, Genitoanalregion und möglicherweise übriger Haut von Bedeutung. Eine HPV-Impfung aller Jugendlichen vor dem ersten Geschlechtsverkehr wird empfohlen.

7.5.7 Dekubitus

Durch länger dauernden Druck auf die Haut drohen über eine Kompression der hautversorgenden Gefäße Durchblutungsstörungen. Folge ist eine Mangelversorgung der Haut mit Sauerstoff, die zunächst zu einer Rötung führt. Später stirbt die Haut ab und es bilden sich Hautdefekte, die bis auf die Muskeln und Knochen hinunterreichen können **(Dekubitus).** Dekubitusgefährdet sind vor allem bettlägerige Patienten mit geringer Beweglichkeit. Besonders betroffen sind die Körperregionen, an denen die Haut dem Knochen direkt aufliegt, z. B. Kreuzbein, Ferse und Knöchel (→ Abb. 7.15).

Zur Vorbeugung **(Dekubitusprophylaxe)** muss deshalb jeder bettlägerige Patient regelmäßig umgelagert werden. Die Lagerungsintervalle sind für jeden Patienten individuell zu bestimmen. Wichtig sind außerdem druckreduzierende Lagerung, z. B. auf Spezialmatratzen, sorgfältige Körperpflege, regelmäßige Begutachtung der Haut und durchblutungsfördernde Maßnahmen, vor allem Physiotherapie.

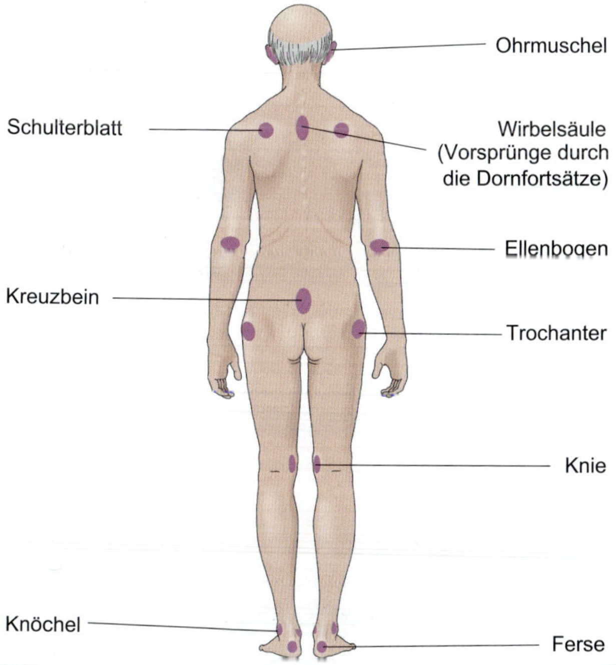

Abb. 7.15 Besonders dekubitusgefährdete Körperregionen. [L190]

IM FOKUS

Hauterkrankungen

Eine **Dermatitis** ist eine nicht-infektiöse, entzündliche Reaktion der Haut.
Eine **Neurodermitis** führt zu einer **chronisch wiederkehrenden Entzündung** der Haut mit Juckreiz, Rötung, Nässen, Schuppung und Krustenbildung.
Eine **Psoriasis** (Schuppenflechte) verläuft schubweise und führt zu Herden mit **geröteter Haut** und **silbrigen Schuppen** mit **Juckreiz.**
Bakterielle Hautinfektionen werden als **Pyodermie** bezeichnet.
Fadenpilze und **Sprosspilze** sind für die meisten **Dermatomykosen** verantwortlich.
Warzen (Verrucae) werden vor allem durch **Papillomaviren** (HPV) hervorgerufen.
Hautdefekte durch länger dauernden **Druck auf die Haut** werden als **Dekubitus** bezeichnet.

7.6 Verbrennungen

Verbrennungen (thermische Verletzungen) sind Gewebeschädigungen durch Hitzeeinwirkung. Eine Verbrennung durch heiße Flüssigkeiten wird auch als **Verbrühung** bezeichnet.

Da chemische Substanzen wie Säuren oder Laugen vergleichbare Gewebsschädigungen hervorrufen, die sogenannten **Verätzungen** (auch als chemische Verbrennung bezeichnet), erfolgt deren Behandlung auch in der Verbrennungsmedizin.

Die zahlreichen **Ursachen von Verbrennungen** lassen sich in vier Gruppen einteilen:

- **Hitzeeinwirkung:** Flammen, heiße Flüssigkeiten oder Dämpfe, z. B. Wasser oder Öl (Fritteuse), Explosionen, Kontakt zu heißen Gegenständen, z. B. Herdplatte, Backofen
- **Elektrischer Strom** (v. a. Hochspannung > 1 000 V), elektrothermische Verletzung (Lichtbogenverbrennung)
- **Strahlen,** z. B. Sonne, Solarium, Röntgen- oder radioaktive Strahlung
- **Chemikalien:** Säuren oder Laugen

7.6.1 Epidemiologie

Laut Statistischem Bundesamt sind 4 % aller Unfälle in Deutschland thermische Verletzungen. Von den ca. 300 000 jährlich Betroffenen ist die überwiegende Mehrzahl zum Glück als Bagatellverletzung einzustufen. 19 800 Patienten wurden im Jahr 2018 stationär behandelt, davon waren 16 210 jünger als 15 Jahre. Im Jahr 2019 wurden 1 088 Erwachsene und 2 129 Kinder bis 15 Jahre in spezialisierten Verbrennungszentren behandelt. Bei den Erwachsenen waren in diesem Jahr 71 % der Brandverletzten männlichen Geschlechts, bei den Kindern 58 %.

MERKE

Auch bei thermischen Verletzungen, die „nur" eine geringe Fläche umfassen, kann eine erhebliche **Narbenbildung** auftreten. Sie kann eine lebenslange Stigmatisierung der Patienten hervorrufen. Aussehen, Gestalt und eine schöne Haut sind entscheidende Signalfaktoren der zwischenmenschlichen Kommunikation. Diesbezüglich sind gerade Brandverletzte sehr stark betroffen, denn ihr Körpergefühl und das Körperschema sind nicht nur in physischer Hinsicht verändert.

Die wichtigsten **Verbrennungsursachen** unterscheiden sich abhängig vom Lebensalter der Patienten:

- Bei **Erwachsenen** ist die direkte Flammeneinwirkung in 52 % Hauptursache von thermischen Verletzungen , gefolgt von Verbrühungen (23 %), Explosionsverletzungen (6 %), Fettverbrennungen (6 %), Kontaktverbrennungen (5 %) und Stromunfällen (4 %). Die verbleibenden 4 % sind die Summe sonstiger thermischer Schädigungen (Sonne, Reibung etc.).
- Brandverletztenzentren, die **Kinder** versorgen, verzeichnen mit ca. 75 % die Verbrühung als führende Ursache. Häufig sind Kinder im Alter von 1–4 Jahren betroffen. Einerseits ist im Kleinkindalter eine rasante motorische Entwicklung zu verzeichnen, die mit einem zunehmenden Bewegungsradius einhergeht, andererseits unterschätzen Eltern und Aufsichtspersonen oftmals die häusliche Gefahr. Typische Unfallmechanismen sind:
  - Ziehen an der Tischdecke oder am Stromkabel eines Wasserkochers
  - auf dem Schoß einer Betreuungsperson sitzen, die ein Heißgetränk zu sich nimmt, sodass das Kind in die Tasse greifen kann

In der Folge ergießen sich dann heiße oder im Extremfall kochende Flüssigkeiten über das Kind. Das Ergebnis ist oftmals ein typisches Verletzungsmuster mit Beteiligung von Gesicht, Rumpf und Oberschenkeln, das auch als **Latzverbrühung** bezeichnet wird (→ Abb. 7.16).

Kontaktverbrennungen (14 %, → Abb. 7.17) sind ebenfalls wesentlich häufiger als bei Erwachsenen, hingegen sind Feuerverbrennungen (5 %) deutlich seltener.

! ACHTUNG!

Kindesmisshandlung

Wenn bei Brandverletzungen im Kindesalter Zweifel im Hinblick auf die Verletzungsursache bestehen, sollten die Einsatzkräfte auch die Möglichkeit einer **Kindesmisshandlung** in Betracht ziehen. Nach Herrmann (Herrmann et al 2016) beruhen bis zu 10 % der pädiatrischen Brandverletzungen auf Misshandlungen (→ Abb. 19.30). In ca. 80 % der Misshandlungsfälle ist die Ursache eine Verbrühung durch Eintauchen in heißes Wasser. Typisch ist beim Eintauchen der Hände oder Füße das handschuh- oder strumpfartige Aussehen mit scharfer Begrenzung (→ Abb. 7.18). Ein weiterer typischer betroffener Bereich ist die Anogenitalregion. Weitere Ursachen sind Kontaktverbrennungen, beispielsweise durch Zigaretten, die Heizung oder ein Bügeleisen. Daraus entstehen geometrische Muster mit einer scharfen Begrenzung. Bei Zigaretten bildet sich eine Verletzung mit etwa 8 mm im Durchmesser. Besonders verdächtig sind mehrere Verbrennungen in verschiedenen Körperregionen.

MERKE

Schwere der Verbrennung

Entscheidend für die Schwere, den Verlauf und die Prognose einer Brandverletzung sind – neben Alter, Allgemeinzustand und Vorerkrankungen – die **Flächen- und Tiefenausdehnung** sowie die Behandlungsqualität. Lebensbedrohlich werden zweit- bis drittgradige Brandverletzungen beim Erwachsenen ab 15 % verbrannter Körperoberfläche (VKOF) und ab 8–10 % bei Kindern.

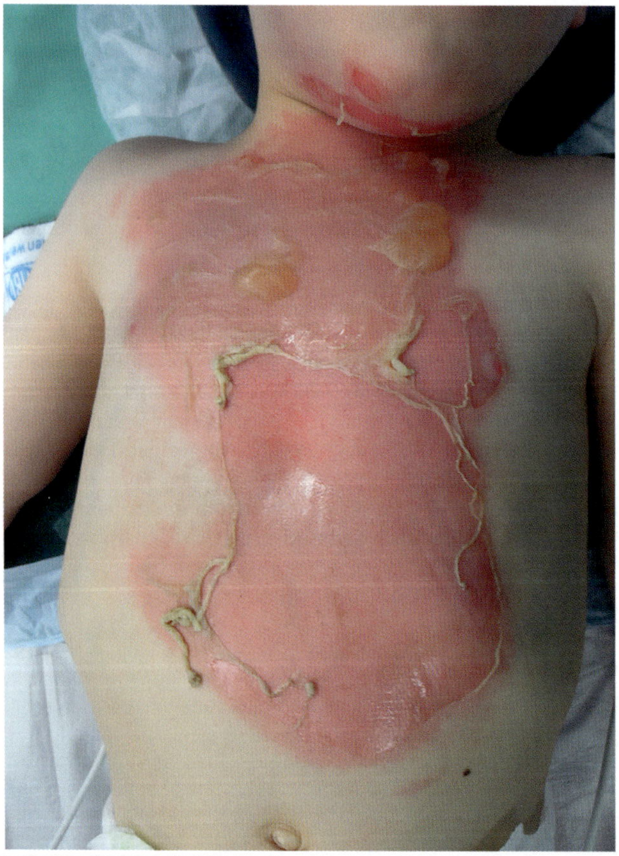

Abb. 7.16 Typische Latzverbrühung beim Kleinkind. © Thieme [F985-008]

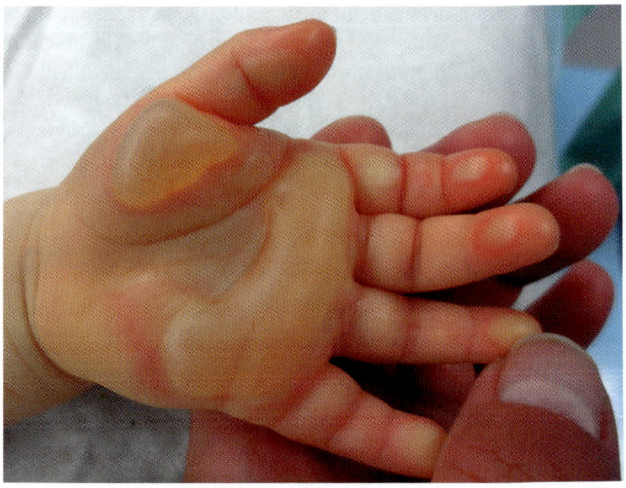

Abb. 7.17 Typische Kontaktverbrennung der Hand. In diesem Fall hatte ein zweijähriger Junge an die Ofentür gefasst. © Thieme [F985-008]

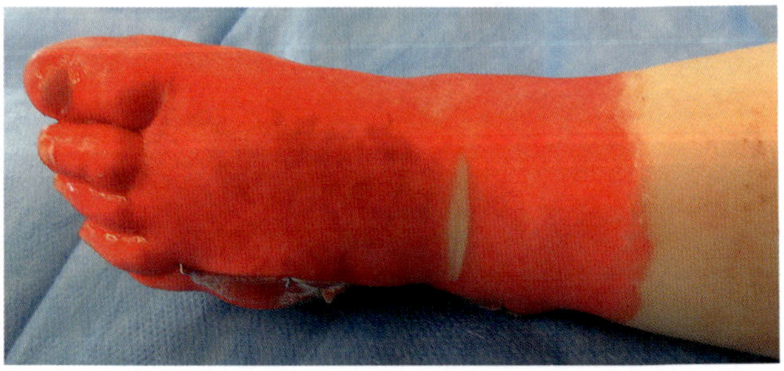

Abb. 7.18 Typische strumpfförmige Verbrühung bei Kindesmisshandlung durch Eintauchen des Fußes in heißes Wasser. © Thieme [F985-008]

7.6.2 Flächenausdehnung der Verbrennung

Die **Flächenausdehnung** wird in Prozent der Gesamtkörperoberfläche (GKOF oder KOF) angegeben. Gängig ist die Bezeichnung **VKOF** für die verletzte/verbrannte Körperoberfläche in Prozent. Etabliert sind zur Einschätzung der VKOF die Neuner-Regel nach Wallace (→ Abb. 7.19), welche die Körperoberfläche (KOF) in Abschnitte zu 9 % oder einem Vielfachen davon einteilt, sowie die Handregel/Handflächenregel. Bei dieser wird von der Handinnenfläche inkl. der Finger des Patienten ausgegangen, die etwa 1 % KOF entspricht (→ Abb. 7.20). Besonders bei Kindern kommt diese Regel zur Anwendung. Da der Kopf beim Kleinkind eine etwa doppelt so große Oberfläche wie bei einem Erwachsenen hat, kann die Neuner-Regel hier keine zuverlässigen Angaben liefern.

Die verletzte Körperoberfläche (VKOF) wird im Rettungsdienst häufig überschätzt. Studien zeigten, dass

- bei beinahe der Hälfte der Patienten (Erwachsene/Kinder) im Schnitt 9 % mehr VKOF angenommen wurde, als tatsächlich betroffen war.
- bei mehr als der Hälfte der Patienten mit weniger als 20 % VKOF die Schätzungen um 25 bis 100 % höher lagen.

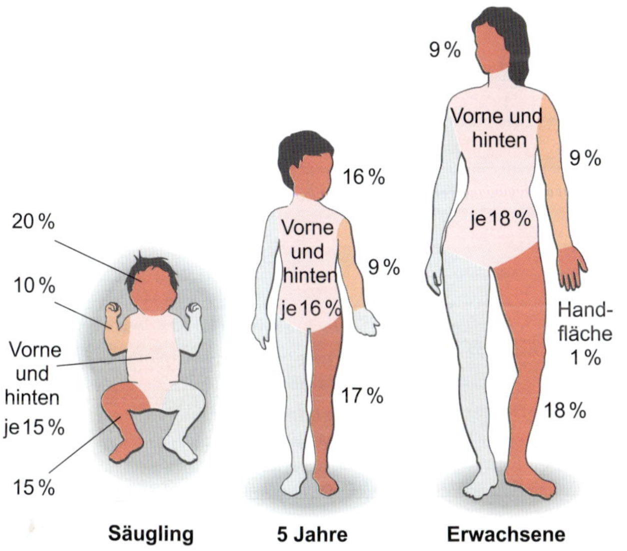

Abb. 7.19 Neuner-Regel nach Wallace. Bereits 1947 veröffentlichte Wallace die sog. Neuner-Regel (rechts). Links im Bild die Proportionen im Säuglingsalter und in der Mitte die von Kindern. [L190]

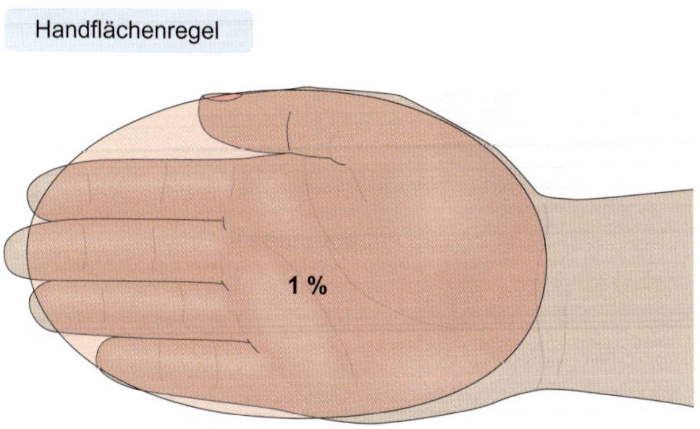

Abb. 7.20 Handflächenregel. Die Handfläche des Patienten inkl. der Finger entspricht etwa 1 % seiner Körperoberfläche (KOF). [L190]

Als Ursachen werden Verschmutzungen der Wunden sowie geringe Erfahrungen des notfallmedizinisch tätigen Personals vermutet. → Abb. 7.21 und → Abb. 7.22 verdeutlichen, warum die Einschätzung im Rettungsdienst schwierig sein kann. Eine Leitlinie empfiehlt, dass der definitiven Beurteilung der Verbrennungstiefe anhand des Wundgrundes das Abtragen der ggf. entstandenen Hautblasen und die Reinigung der Wunde von Schmutz (Ruß etc.) vorausgehen sollen.

MERKE

Eine genaue Abschätzung der Wundsituation sich lässt erst erreichen, wenn im Krankenhaus eine plastisch-chirurgische Erstversorgung mit Wundreinigung erfolgt ist. Im Rettungsdienst ausreichend ist eine **annähernde Einschätzung von Ausmaß und Tiefe** der Brandverletzung.

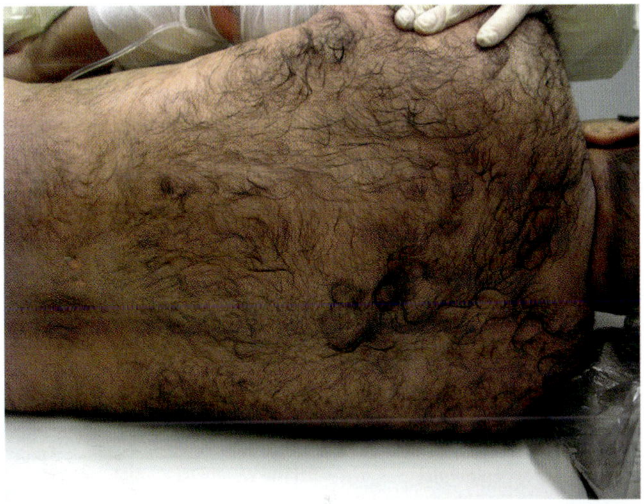

Abb. 7.21 Patient bei Aufnahme im Brandverletztenzentrum. Der Patient hatte sich mit heißem Wasser verbrüht. Vor der Rasur des betroffenen Areals ist die Brandverletzung kaum erkennbar. (mit frdl. Gen. BG Klinikum Hamburg) [T695]

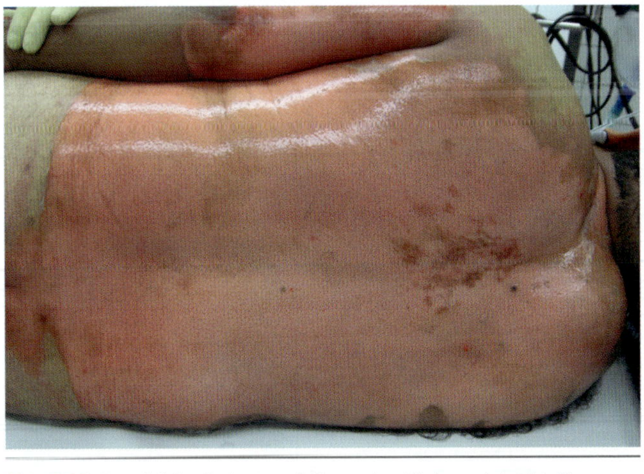

Abb. 7.22 Der gleiche Patient nach Rasur des Rückens. Jetzt ist die ausgedehnte Brandverletzung, die als Grad 2a eingestuft wurde, gut erkennbar. Beachten Sie die Übergangszone zum unverletzten Areal, wo der Patient seine Hose getragen hatte. (mit frdl. Gen. BG Klinikum Hamburg) [T695]

7.6.3 Verbrennungstiefe

Die **Verbrennungstiefe** wird in drei oder vier Graden angegeben, die sich auf die Hautschichten beziehen (→ Tab. 7.1). Der zweite Grad wird zusätzlich noch in oberflächlich zweitgradig (2a) und tief zweitgradig (2b) unterteilt. Für den Rettungsdienst sind diese Unterscheidungen nicht wichtig. Eine genaue Beurteilung ist oft erst im Krankenhaus möglich. Aber auch das Rettungsfachpersonal sollte wissen, dass in die Berechnung der VKOF erstgradige Verbrennungen (Rötungen) nicht mit einfließen.

7.6.4 Pathophysiologie der Brandverletzung

Jede Brandverletzung verursacht durch eine akute entzündliche Reaktion die Freisetzung von chemischen Botenstoffen, die eine große Verschiebung von Flüssigkeit, die Bildung von Ödemen und ein verringertes Blutvolumen bewirken.

Eine Verbrennung kann mit dem Braten von Eiern verglichen werden. Zunächst ist das Ei dünnflüssig und klar; beim Braten in der Pfanne wird es dann fest und undurchsichtig. Diese Zerstörung der Proteinstruktur wird Denaturierung genannt. Dies geschieht auch mit der Haut, wenn die Temperatur hoch genug ist. Neben der **Temperatur** spielen außerdem die **Quelle,** die **Dauer** der Exposition und die **Lokalisation** der Läsion eine Rolle. Dabei gilt:

- Ab einer intrakutanen Temperatur von ca. 45 °C entstehen Rötungen (Erytheme), ab 55 °C kommt es zur Blasenbildung. Bei Temperaturen von mehr als 60 °C bilden sich infolge der Eiweißdenaturierung Nekrosen.
- Die Dicke der Haut spielt ebenfalls eine Rolle. So kann bei Kindern, die eine dünnere Haut haben, ein 10-sekündiger Kontakt mit 55 °C heißem Wasser schon eine drittgradige Verbrühung bewirken. An

Einteilung	Tiefe	Klinik
Grad 1	Epidermal → Abb. 7.23 und → Abb. 7.27	Die Wunde ist gerötet, geschwollen und trocken, sie schmerzt stark*, das Epithel ist intakt
Grad 2a	Oberflächlich dermal → Abb. 7.24 und → Abb. 7.28	Die Wunde ist gerötet und feucht (mit prompter Rekapillarisierung), man sieht Blasen, der Betroffene hat starke Schmerzen*
Grad 2b	Tief dermal, Haarfollikel und Schweißdrüsenausführungsgänge mitbetroffen und teilweise zerstört	Blasenbildung, teils sind die Blasen schon in Fetzen (fetzenförmige Epidermolyse), der Wundgrund ist blass und feucht (keine Rekapillarisierung), der Betroffene hat oft mäßige Schmerzen*
Grad 3	Komplett dermal → Abb. 7.25 und → Abb. 7.29	Trockene, lederartige und weiß-bräunliche Hautnekrose, es bestehen keine Schmerzen* (aufgrund einer Zerstörung der Schmerzrezeptoren)
Grad 4	Unterhautfettgewebe, eventuell Muskeln, Sehnen, Knochen und Gelenke → Abb. 7.26 und → Abb. 7.30	Verkohlung

* Insbesondere im Kindes- und Jugendalter ist „Schmerz" eine sehr subjektive Wahrnehmung und eignet sich daher nur sehr bedingt zur klinischen Einschätzung der Verletzung

Tab. 7.1 Gradeinteilung der Verbrennungstiefe mit Klinik

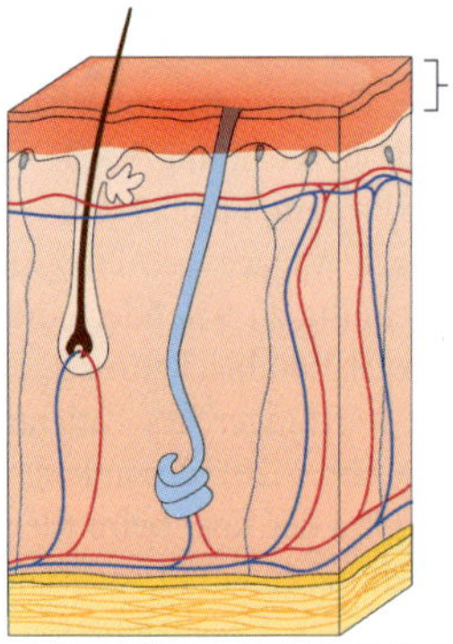

Abb. 7.23 Schematische Darstellung einer Brandverletzung Grad 1 [L231]

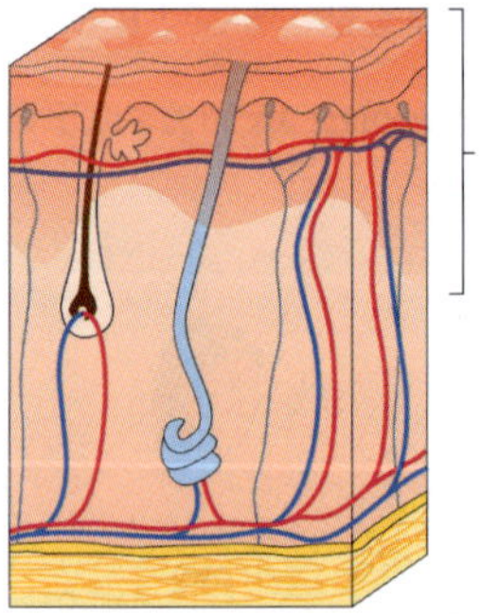

Abb. 7.24 Schematische Darstellung einer Brandverletzung Grad 2 [L231]

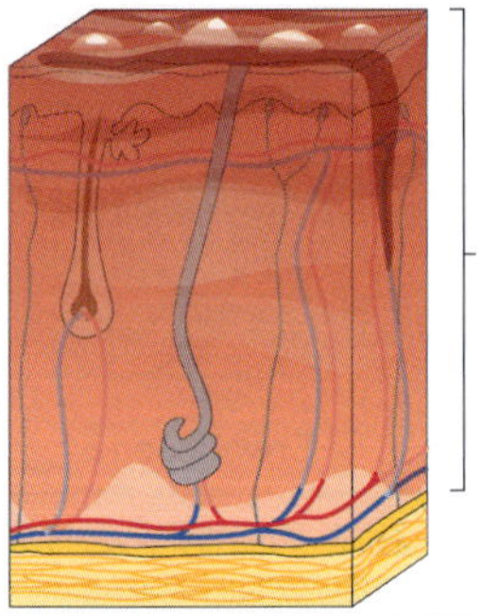

Abb. 7.25 Schematische Darstellung einer Brandverletzung Grad 3 [L231]

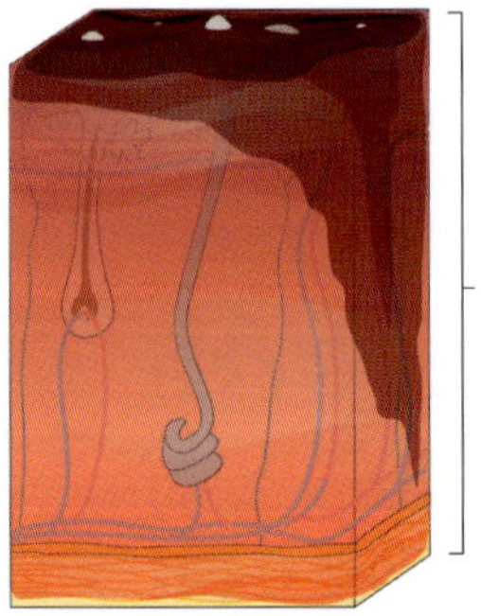

Abb. 7.26 Schematische Darstellung einer Brandverletzung 4° [L231]

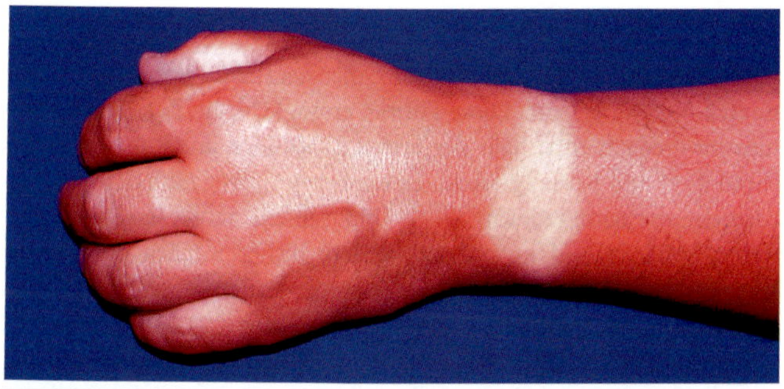

Abb. 7.27 Brandverletzung Grad 1. Gut zu erkennen sind die Rötung der Haut sowie das unverletzte Areal, wo der Betroffene seine Uhr getragen hat. Viele kennen aus eigener Erfahrung eine Brandverletzung 1. Grades in Form eines Sonnenbrands. (mit frdl. Gen. BG Klinikum Hamburg) [T695]

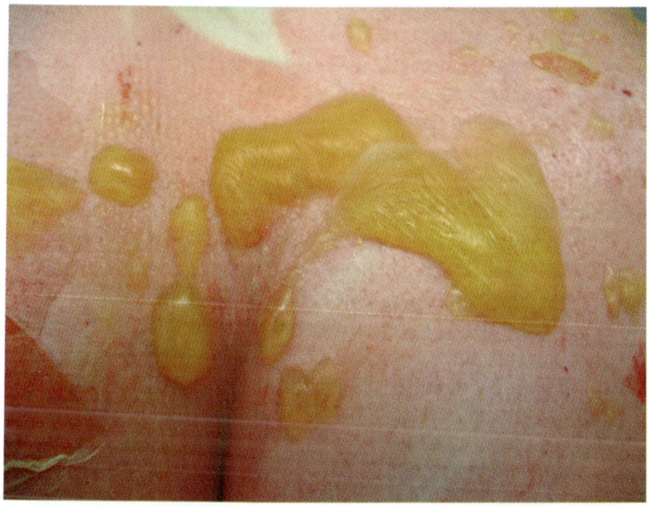

Abb. 7.28 Brandverletzung Grad 2. Verursacht wurde sie durch heißes Wasser auf der Vorderseite des Brustkorbs. Gut zu erkennen ist die gerötete Haut, teils mit intakten Blasen und teils mit bereits eröffneten Blasen. Beachten Sie auch die in Rückenlage sichtbare Hautfalte zwischen den Brüsten, wo das heiße Wasser in aufrechter Position der Patientin nicht hingelangte (oben links im Bild). (mit frdl. Gen. BG Klinikum Hamburg) [T695]

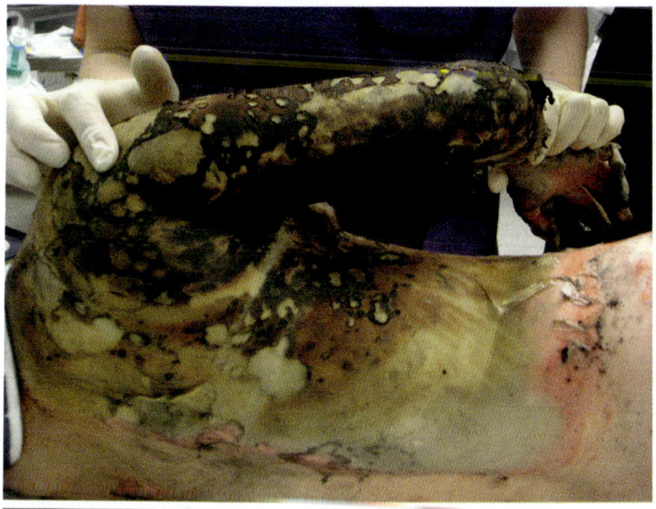

Abb. 7.29 Brandverletzung 3.–4. Grades. Zu sehen ist eine drittgradige Brandverletzung, die an einigen Stellen einen Übergang in den viertgradigen Bereich aufweist. (mit frdl. Gen. BG Klinikum Hamburg) [T695]

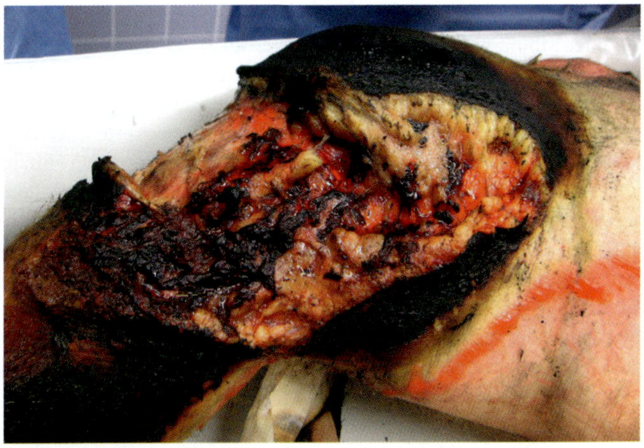

Abb. 7.30 Brandverletzung Grad 4. Zu sehen ist das rechte Knie des Patienten. Es ist gut zu erkennen, dass die Verletzung über die Schichten der Haut deutlich hinausgeht. (mit frdl. Gen. BG Klinikum Hamburg) [T695]

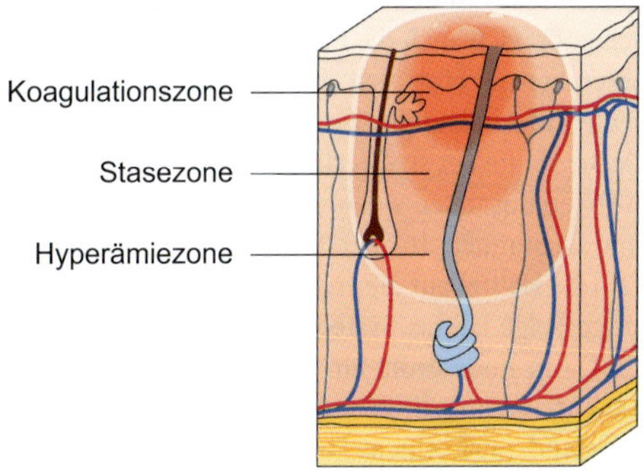

Abb. 7.31 Die drei Zonen einer Brandverletzung [L231]

Stellen dagegen, die Hornhaut aufweisen, z. B. die Handfläche, entstehen Schäden erst etwas später.

- Abhängig von der **Dauer** der thermischen Wirkung kommt es bereits nach kürzester Zeit zum **Zelltod:** bei 45–51 °C innerhalb von Minuten, bei 51–70 °C innerhalb von Sekunden und über 70 °C in Sekundenbruchteilen.

Bereits 1953 beschrieb Jackson den noch heute gültigen zwiebelschalenförmigen Aufbau einer Brandwunde. Er unterschied (von innen nach außen) die **Nekrosezone** (bzw. Koagulationszone), die **Stasezone** und die **Hyperämiezone** (→ Abb. 7.31).

- Die **Nekrosezone (Koagulationszone)** liegt im Zentrum der Verbrennung. Durch die Denaturierung von Eiweißen ist die Zellstruktur zerstört (nekrotisch). Eine Heilung ist nicht möglich. Es kommt hier zur Freisetzung von sog. Mediatoren und Zytokininen. Dieser Bereich entspricht der Brandverletzung Grad 3.
- In der **Stasezone** finden sich sowohl intakte als auch geschädigte Zellen. Die Gewebedurchblutung ist zunächst herabgesetzt. Je nach Verlauf ist sowohl eine Heilung als auch die Ausbildung einer Nekrose möglich. Tritt Letzteres ein, wird dies als „Nachbrennen" oder auch „Abtiefen" bezeichnet. In der Stasezone werden ebenfalls Mediatoren freigesetzt, die zu der lokalen und systemischen unspezifischen Entzündungsreaktion durch die Brandverletzung führen (entspricht der Brandverletzung Grad 2).
- Die **Hyperämiezone** (entspricht der Brandverletzung Grad 1) weist eine lokal gesteigerte Durchblutung im Sinne einer Entzündungsreaktion auf. Dieser Bereich kann sich vollständig regenerieren.

Durch die Freisetzung der sog. vasoaktiven Mediatoren (z. B. Prostaglandine, Kinine und Histamin) kommt es lokal zur Schädigung von Kapillaren, bei Verbrennungen ab etwa 15 % Körperoberfläche (KOF) auch im ganzen Körper. Dies liegt daran, dass bei größeren Verbrennungen die Mediatoren über das Blut im gesamten Körper verteilt werden und auch im unverbrannten Gebiet ihre schädlichen Wirkungen entfalten. Es können dann sogar „große“ Moleküle mit über 1 Million Dalton (Eiweiße) durch das „Kapillarleck“ (Permeabilitätserhöhung), das sich aufgrund dieses Mechanismus bildet, in das Gewebe abwandern. In diesem Zusammenhang wird gelegentlich der Begriff der **endothelialen Glykokalyx** genannt (→ Kap. 3.2.1). Diese ist ein wichtiger funktioneller Bestandteil der vaskulären Barriere (vaskulär = auf die Blutgefäße bezogen). Die Zerstörung der endothelialen Glykokalyx gilt als Auslöser des „Kapillarlecks“.

Die Folge der Permeabilitätserhöhung ist ein ausgeprägtes Ödem mit Verlust von Wasser, Elektrolyten und Proteinen. Durch direkten Flüssigkeitsverlust über die Wunde (Exsudation) wird der Volumenmangel noch verstärkt. Schließlich kommt es zum **Verbrennungsschock** (= **hypovolämischer Schock;** → Kap. 13.5.2). Am ausgeprägtesten ist die Kapillarpermeabilitätserhöhung in den ersten 8 Stunden. Dem trägt im innerklinischen Bereich auch die **Parkland-Baxter-Formel** Rechnung. Mithilfe dieser Formel lässt sich die Infusionsmenge berechnen, die einem Patienten in Abhängigkeit von der verbrannten KOF infundiert werden soll. Die Hälfte der so errechneten 24-Stunden-Infusionsmenge wird in den ersten 8 Stunden verabreicht. Soll der Patient beispielsweise in den ersten 24 Stunden 16 Liter Infusionslösung erhalten, entfallen davon 8 Liter (die Hälfte) auf die ersten 8 Stunden.

Eine weitere Folge ist das **Systemic Inflammatory Response Syndrome** (SIRS). Am Ende droht ein septischer Schock (→ Kap. 13.5.5). Durch die oben genannten Probleme kann es zusätzlich zu einem Herz-Kreislauf-Stillstand sowie einem Lungen-, Nieren- und Leberversagen kommen.

KRANKHEIT/SYMPTOM

Sepsis, Organversagen, Herz-Kreislauf-Stillstand

Unter einer **Sepsis** verstehen die meisten Intensiv- und Notfallmediziner sehr schwere oder sogar lebensbedrohliche Erkrankungen aufgrund einer Infektion.

Klinisch sehr ähnlich ist das **SIRS,** welches u. a. bei Verbrennungen auftreten kann und sich von einer Sepsis oft kaum unterscheiden lässt. So treten beim Brandverletzten beispielsweise aufgrund der durch thermische Schädigung verursachten Zytokin- und Mediatoren-Ausschüttung ein kapilläres Leck mit Ödembildung und später Fieber und Leukozytose auf (SIRS).

Eine Sepsis oder ein septischer Schock entstehen nur dann, wenn es zu einer Bakteriämie oder Fungiämie kommt. Das heißt, dass dazu eine Infektion, für die Brandverletzte natürlich ein sehr hohes Risiko haben (ebenso wie Patienten mit SIRS), notwendig ist. Diese kann im Verlauf durch den Verlust der Barrierefunktion der Haut oder (eher häufiger) Keimeintrag durch künstliche Beatmung (bei evtl. durch Inhalationstrauma verletzter Lunge) oder medizinisches Material zur Patientenbehandlung (ZVK, Blasendauerkatheter etc.) verursacht werden.

Lungen-, Nieren- und **Leberversagen** können Ursache einer inadäquaten Infusionstherapie am Beginn der Behandlung sein; in aller Regel treten sie aber als Folge einer Sepsis auf.

Ein **Herz-Kreislauf-Stillstand** ist ein Endzustand, entweder als Folge wiederum inadäquater Kreislauftherapie in der Schockphase oder als Endstrecke eines multiplen Organversagens im septischen Schock.

7.6.5 Infusionsbehandlung

Immer wieder wird in der Rettungsdienstausbildung die **Parkland-Baxter-Formel** gelehrt. Diese Formel ermöglicht die Berechnung des Infusionsbedarfs innerhalb der ersten 24 Stunden anhand von VKOF (Grad 2–4) und Körpergewicht. Es existieren zudem zahlreiche andere Formeln, die zum Teil sehr große Unterschiede aufweisen und daher weiterhin eingehend untersucht werden. Bisher wurden dazu keine kontrollierten Studien, die den Kriterien der evidenzbasierten Medizin entsprechen, publiziert.

Für die präklinische Praxis ist die Anwendung von Formeln unnötig komplizierend, zumal Studien zeigen konnten, dass im Rettungsdienst die korrekte Einschätzung der VKOF oft misslingt. In den letzten Jahren wurde als Faustformel empfohlen, einem Erwachsenen prähospital bis zu 1 000 ml kristalloide Infusionslösung pro Stunde zu verabreichen; dies galt als ausreichend. Auch eine Leitlinie empfiehlt, dass in der präklinischen Phase zur Vereinfachung und Vermeidung einer Überinfusion eine orientierende Infusionsmenge von 1 000 ml bei erwachsenen Schwerbrandverletzten gegeben werden sollte. Bei Kindern wurden 15–20 ml/kg KG pro Stunde gerechnet. Damit sollte eine Verabreichung von zu viel Flüssigkeit („Überinfusion“) vermieden werden.

Inzwischen wird auch die Ansicht vertreten, dass dies zu viel zu sein scheint. Erfahrungen haben gezeigt, dass der Flüssigkeitsbedarf des Patienten im Verlauf umso größer ist, desto mehr Infusionsmenge dieser initial erhalten hat. Mit anderen Worten: **Eine Volumenüberladung fördert das Kapillarleck.** Manche Brandverletztenzentren empfehlen daher, den Flüssigkeitsbedarf in der Präklinik anhand der **„Rule of 10“** einzuschätzen. Manche Experten gehen sogar noch weiter und empfehlen, die Flüssigkeitszufuhr strikt zu begrenzen und die Infusion quasi nur zum Einschwemmen von Medikamenten zu nutzen.

PRAXISTIPP

Rule of 10

Die **Rule of 10** (Zehnerregel) dient zur Einschätzung des Flüssigkeitsbedarfs bei Patienten mit Verbrennungen. Dies erfolgt in zwei Schritten:

- Zunächst die verbrannte Körperoberfläche (VKOF) in Prozent einschätzen. Diesen Wert dann auf den nächsten 10er aufrunden, z. B. 13 % auf 20 % aufrunden, 24 % auf 30 % oder 45 % auf 50 % usw.
- Dann den ermittelten Wert mit 10 ml Infusionslösung pro Stunde multiplizieren. Bei 20 % VKOF bekommt der Patient also 200 ml Infusionslösung pro Stunde, bei 30 % VKOF erhält er 300 ml pro Stunde, bei 40 % VKOF 400 ml pro Stunde usw.

Beispiel: Die verbrannte Körperoberfläche (VKOF) eines Patienten wird vom Rettungsdienstpersonal auf 25 % geschätzt. Dieser Wert wird auf den nächsten Zehner, also auf 30 % gerundet und mit 10 ml multipliziert: Der Patient erhält 300 ml Infusionslösung pro Stunde.

Die **Rule of 10** ist für Patienten mit einem **Körpergewicht von 40–80 kg** gedacht, kann also etwa ab dem 12. Lebensjahr Anwendung finden. Bei Patienten mit einem Körpergewicht über 80 kg wird die Formel nach oben korrigiert: Pro 10 kg Körpergewicht über 80 kg werden pro Stunde 100 ml zusätzlich verabreicht. Dazu einige Beispiele:

- Ein Patient mit 30 % verbrannter Körperoberfläche bekommt bei einem Körpergewicht von ca. 90 kg 400 ml pro Stunde.
- Ein Patient mit 30 % verbrannter Körperoberfläche erhält bei einem Körpergewicht von ca. 100 kg 500 ml pro Stunde.

Wegen der Gefahr einer hyperchlorämischen Azidose und einer Beeinträchtigung der Nierenfunktion sind isotonische Kochsalzlösung und Ringer-Lösung **kontraindiziert.** Ringer-Laktat-Lösung hat eine ungünstige Energiebalance und verhindert eine Therapiesteuerung über die Bestimmung von gebildetem Laktat als Ausdruck einer anaeroben Stoffwechsellage. Geeignet sind sog. **balancierte Vollelektrolytlösungen.** Die Anwendung von HES-Lösungen gilt ebenfalls als **kontraindiziert** (→ Kap. 3.6, → Abb. 3.20). In den sehr seltenen Fällen, in denen sich keine Kreislaufstabilität durch die Gabe einer Vollelektrolytlösung in Anlehnung an die „Rule of 10" erreichen lässt, kann neben einer Steigerung der Flüssigkeitszufuhr die Anwendung von Katecholaminen in niedriger Dosierung erwogen werden; insbesondere muss in diesem Fall nach anderen Ursachen für eine Hypotonie gesucht werden (Begleitverletzungen, Narkoseüberdosierung; Letzteres wird bei Brandverletzten oft gesehen).

PRAXISTIPP

Kühlen oder nicht?

Nachdem traditionell bei Brandverletzten sehr stark gekühlt wurde, zeigte eine Studie dazu, dass eine Hypothermie bei Brandverletzten die Sterblichkeit umso mehr erhöht, desto unterkühlter die Patienten im Krankenhaus ankommen. Dies führte dazu, dass die **Kühlung im Rettungsdienst aufgegeben und zunehmend kritisiert** wurde. Heutzutage wird der Wärmeerhalt sehr betont. Falls jedoch eine „kleinere" Verletzung vorliegt, etwa eine isolierte Verbrühung des Unterschenkels und ähnliches (und nur dann), ist als **Ersthelfermaßnahme** Kühlen mit Wasser (kein eiskaltes Wasser) vertretbar, weil dies im Allgemeinen nicht zu einer Unterkühlung des Patienten führt.

Die S2k-Leitlinie betont, dass eine aktive Kühlung von thermischen Verletzungen von medizinischem Fachpersonal **nicht durchgeführt werden bzw. beendet werden** soll. Bis zu 80 % aller Patienten ab 15 % verbrannte Körperoberfläche (VKOF) sind bei initialer Messung im Krankenhaus hypotherm (definiert als Körpertemperatur < 36 °C). Manche Experten definieren für Brandverletzte sogar eine Körpertemperatur < 36,5 °C bei Krankenhausaufnahme als Hypothermie.

Nasse Kleidung soll entfernt werden, Wärmeerhalt erfolgen und eine Analgesie medikamentös eingeleitet werden. Idealerweise sollten vorgewärmte Infusionslösungen verwendet werden. Aktiv kühlende oder wärmeableitende Verbandmittel (Water-Jel®, Burn-Pac® etc.), sind – insbesondere bei ausgedehnten Brandverletzungen, narkotisierten Patienten und Kindern – **kontraindiziert.**

7.6.6 Inhalationstrauma

Als Auslöser für das Interesse an der zivilen Erforschung des Inhalationstraumas gilt die Brandkatastrophe im Bostoner Nachtclub „Cocoanut Grove" im November 1942. Dort waren infolge eines Brandes 492 Menschen gestorben – die meisten davon an Rauchinhalation – und Hunderte verletzt worden. Auch heute noch sind **Inhalationstraumata** und nicht, wie oft angenommen, die thermischen Verletzungen die führende Todesursache im Zusammenhang mit Brandgeschehen. Zudem sind die giftigen Inhaltsstoffe des Rauchs im Rahmen der Zunahme terroristischer Aktivitäten in den Mittelpunkt des Interesses gerückt. Beispielsweise hatte etwa die Hälfte der Überlebenden des Anschlags auf das World Trade Center am 11. September 2001 Inhalationsverletzungen. Nach Angaben des Statistischen Bundesamtes starben im Jahr 2023 insgesamt 283 Personen in Folge einer Exposition gegenüber Rauch, Feuer und Flammen. Die Anzahl der Feuertoten ist im Vergleich zum Jahr 2000 um rund 40 Prozent zurück gegangen.

Ein weiteres Problem stellen die heutzutage verwendeten Industrieerzeugnisse dar, weil statt Holz und natürlicher Rohstoffe Produkte verwendet werden, die sich schneller entzünden und zwei- bis dreimal heißer und schneller verbrennen als die traditionellen Materialien. Die Rauchgase werden dadurch immer giftiger und den Opfern einer Rauchgasinhalation bleibt immer weniger Zeit für die Flucht. Aus diesem Grund kann gar nicht oft genug betont werden, wie wichtig es ist, Wohnräume mit Rauchmeldern auszustatten.

MERKE

Rauchgasinhalation bedeutet für den Patienten
- Hitze,
- Partikel (Ruß) und
- Gase

in unbekannter Zusammensetzung. Die Schädigung der Atemwege erfolgt thermisch, chemisch und/oder toxisch.

Inhalationstraumata (IHT) sind bei Erwachsenen die **häufigste Begleitverletzung** bei Brandverletzten, im Jahr 2023 hatten 18,7 % der in einem Brandverletztenzentrum aufgenommenen Patienten ein IHT. Interessanterweise hatten nur 0,3 % der Kinder (0–15 Jahre) ein IHT. Von einem IHT muss insbesondere dann ausgegangen werden, wenn Kopfhaare, Augenbrauen, Wimpern und Nasenhaare versengt wurden, an Nase und Mund Schmauchspuren zu sehen sind und Gesichtsverbrennungen vorliegen. Allerdings können solche Anzeichen auch auftreten, ohne dass ein ernsthaftes IHT besteht!

Klinische **Hinweise auf ein IHT** können sein:
- Heiserkeit
- Husten
- Gähnen (Hypoxiezeichen)
- Dyspnoe
- Tachypnoe
- Zyanose
- Stridor
- Bewusstseinsstörungen
- Desorientiertheit

In diesen Fällen sollte eine Intubation des Patienten erwogen werden. Anderenfalls kann eine Schwellung des Kehlkopfs die spätere Intubation erschweren. Die Intubation sollte aber beim respiratorisch stabilen Patienten vermieden werden. Insbesondere bei kurzen Transportzeiten sollte sie im Krankenhaus durchgeführt werden, in dem bessere Möglichkeiten zur Atemwegsicherung bestehen als im Rettungsdienst.

PRAXISTIPP

Eine Leitlinie weist darauf hin, dass anamnestische Faktoren wie Rauch- oder Flammenexposition, Exposition von heißen Gasen oder Dampf, die Dauer der Exposition, Bewusstseinsverlust sowie die Exposition in geschlossenen Räumen einen Hinweis auf das Vorliegen eines Inhalationstraumas geben.

MERKE

Ein Inhalationstrauma außerhalb geschlossener Räume ist eine Rarität!

7.6.7 Begleitverletzungen

Begleitverletzungen werden mitunter übersehen, da die Brandverletzung einen starken Eindruck macht.

Behandlungspriorität vor der Verbrennung haben:
- Blutungen in Körperhöhlen
- Schweres SHT
- Frakturen der großen Röhrenknochen
- Spinales Trauma

Thermomechanische Kombinationsverletzungen

Sogenannte **thermomechanische Kombinationsverletzungen,** d. h. Brandverletzungen in Kombination mit „chirurgischen" Begleitverletzungen, beispielsweise Frakturen, treten in ca. 2–5 % der Fälle auf. Sie sind nach dem Inhalationstrauma die zweithäufigste Begleitverletzung. Eine gründliche Untersuchungstechnik ist daher wichtig. Hier bietet sich das etablierte ABCDE-Schema an, um eine strukturierte, prioritätenorientierte Untersuchung durchzuführen.

Thermomechanische Kombinationsverletzungen entstehen z. B. bei Verkehrsunfällen mit Feuerentwicklung oder durch Sprünge aus größerer Höhe bei Flucht aus einem brennenden Gebäude. Auch Stromunfälle in großer Höhe auf Hochspannungsmasten können zu solchen Abstürzen führen (→ Abb. 7.32); diese sind aber eher selten. In Verbindung mit Starkstrom kommt es hingegen häufiger zu Unfällen durch zu geringen Abstand zu Oberleitungen der Bahn, sei es durch sog. „Graffiti-Sprayer" oder durch Arbeiten auf Arbeitsplattformen (wobei der Strom dann irrtümlich doch nicht abgeschaltet war). Auch in diesen Fällen kann es sekundär zum Absturz kommen.

Stromunfall

Bei **Stromunfällen** ist laut einer Leitlinie das Verletzungsausmaß sehr variabel und hängt insbesondere von den Faktoren **Stromart** (Gleichstrom/Wechselstrom), **Kontaktdauer, Stromstärke, Kontaktfläche** und **Weg des Stroms** durch den Körper ab. Der Stromfluss folgt dem geringsten Widerstand, daher ist eine Verletzung von Hautweichteilgeweben insbesondere an den Ein- und Austrittsstellen (sog. **Strommarken**) zu finden (→ Abb. 7.32). Da die Knochen einen hohen Widerstand bieten, fließt der Strom am Knochen entlang und ruft so insbesondere Schäden der tiefen muskulären Strukturen hervor. Tritt der Strom in der oberen Körperhälfte ein, fließt er häufig durch das Herz, sodass bedrohliche Herzrhythmusstörungen und Nekrosen auftreten können.

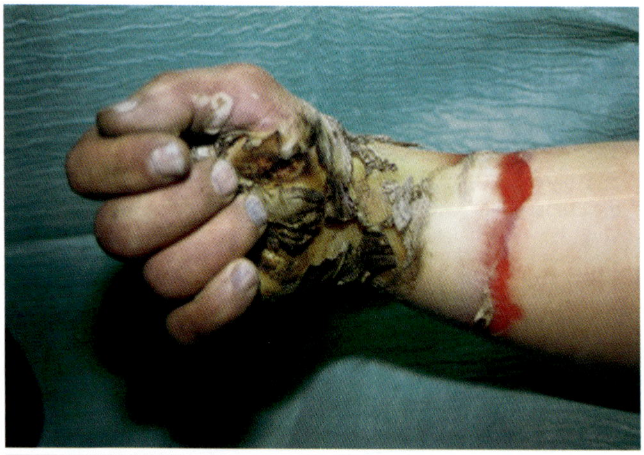

Abb. 7.32 Patient mit Stromverletzung durch eine Hochspannungsleitung [G470-002]

MERKE

Bereits die **Nähe** zu Starkstromleitungen reicht aus, um zu Verletzungen zu führen!
Der zwischen den Strommarken entstandene **Schaden** ist durch Betrachtung von außen **nicht** erkennbar, für das Rettungsteam stellt dieser eine „Black Box" dar.

7.6.8 Wann und wohin transportieren?

Die Deutsche Gesellschaft für Verbrennungsmedizin e. V. (DGV) hat einen Katalog erstellt, welche Patienten in ein **spezialisiertes Zentrum für Brandverletzte** eingewiesen werden sollen:
- Verbrennungen Grad 2 von ≥ 10 % VKOF
- Verbrennungen Grad 3
- Verbrennungen an Händen, Gesicht oder Genitalien
- Verbrennungen durch Elektrizität inklusive Blitzschlag
- Verätzungen durch Chemikalien
- Verbrennungspatienten mit Begleiterkrankungen oder Verletzungen, die die Behandlung erschweren
- Verbrennungspatienten, die eine spezielle psychologische, psychiatrische oder physische Betreuung benötigen

Ergänzend weist eine Leitlinie darauf hin, dass auch **Inhalationstraumata,** wenn sie in Verbindung mit leichten äußeren Verbrennungen auftreten, in ein Zentrum transportiert werden sollten. Bei **Explosionsunfällen** ist grundsätzlich ein IHT anzunehmen. Zudem empfiehlt die Leitlinie, dass Patienten mit thermischen Verletzungen jeglichen Ausmaßes die Möglichkeit zur Behandlung in einem Zentrum angeboten werden soll.

Wichtig ist dabei jedoch, dass der Transport eines adäquat behandelten Brandverletzten in ein solches Zentrum nicht zeitkritisch ist. Es ist unnötig, z. B. einen nächtlichen Hubschraubertransport zu organisieren. Dies kann am nächsten Tag erfolgen. Insbesondere bei vermuteten thermomechanischen Kombinationsverletzungen (Begleitverletzungen), unsicherer Diagnose oder Transport über große Entfernungen ist **das nächste Traumazentrum** bzw. die nächste geeignete Klinik mit Unfallchirurgie anzusteuern. Von dort kann der Patient nach Diagnostik und ggf. stabilisierender Erstversorgung später weiterverlegt werden.

Vor der Weiterverlegung in ein Zentrum für Schwerbrandverletzte soll Folgendes gewährleistet sein:
- Anmeldung im Zentrum für Schwerbrandverletzte hat stattgefunden
- Gegebenenfalls Rücksprache mit dem Zentrum bzgl. der Behandlung des Patienten
- Diagnostik und ggf. Therapie sind erfolgt
- Vitalfunktionen sind stabilisiert

PRAXISTIPP

ZA-Schwerbrandverletzte

Der offizielle Name lautet **„Zentrale Anlaufstelle für die Vermittlung von Krankenhausbetten für Schwerbrandverletzte".**

„Aufgabe der ZA-Schwerbrandverletzte ist es, auf telefonische Anfrage die dem Schadensort am nächsten gelegene, geeignete Einrichtung mit freien Kapazitäten und den dortigen Ansprechpartnern zu benennen. Die Einzelheiten des Transports und der Aufnahme sind dann zwischen den beteiligten Ärzten/Krankenhäusern eigenverantwortlich zu regeln."

(www.hamburg.de/feuerwehr/108006/brandbettenvermittlung-feuerwehr-hamburg.html). Die ZA-Schwerbrandverletzte wird von der Rettungsleitstelle der Feuerwehr Hamburg rund um die Uhr betrieben und kann über die Telefonnummer 040-42851-4950 und die E-Mail einsatzmeldungen@feuerwehr.hamburg.de erreicht werden.

IM FOKUS

Verbrennungen

Verbrennungen (thermische Verletzungen) sind Gewebeschädigungen durch Hitzeeinwirkung.
Eine Verbrennung durch heiße Flüssigkeiten wird auch als **Verbrühung** bezeichnet.
Ursachen von Verbrennungen können sein:

- Hitzeeinwirkung
- Elektrischer Strom
- Strahlen
- Chemikalien

Die Schwere einer Brandverletzung hängt wesentlich von der **Flächenausdehnung** und der **Verbrennungstiefe** ab.
Die **Flächenausdehnung** wird in % betroffener Körperoberfläche bemessen und die **Verbrennungstiefe** wird in drei oder vier Graden angegeben.
Eine **Volumenüberladung** mit Infusion **fördert das Kapillarleck,** weshalb bei Verbrennungen eine **angepasste Infusionstherapie** durchgeführt werden soll.
Inhalationstraumata sind Schädigungen des Respirationstrakts, die **thermisch, chemisch und/oder toxisch** verursacht werden. Bei der **Rauchgasinhalation** liegen mehrere Auslöser zugleich vor, ein einzelner Mechanismus (z. B. thermisches Inhalationstrauma durch Einatmung heißer Dämpfe) ist ebenfalls möglich.
Eine **thermomechanische Kombinationsverletzung** liegt vor, wenn es neben den Verbrennungen zu noch weiteren Verletzungen gekommen ist (z. B. Frakturen durch Sturz).
Bei **Stromunfällen** hängt das Ausmaß der Verletzungen von den Faktoren **Stromart, Kontaktdauer, Stromstärke, Kontaktfläche** und **Weg des Stroms** durch den Körper ab.
Patienten mit schweren Verbrennungen sollten in ein spezialisiertes **Zentrum für Brandverletzte** eingewiesen werden.

WIEDERHOLUNGSFRAGEN

1. Benennen Sie fünf Aufgaben der Haut. (→ Kap. 7.1.1)
2. In welche drei Schichten lässt sich die Haut grob unterteilen? (→ Kap. 7.1.2)
3. Welche Schicht verleiht der Haut die Wasser abweisende Eigenschaft? (→ Kap. 7.2)
4. Wovon wird die Hautfarbe bestimmt? (→ Kap. 7.2.3)
5. In welcher Hautschicht befinden sich spezielle Druck- und Vibrationstastkörperchen? (→ Kap. 7.3.1)
6. Welche drei Hautanhangsgebilde gibt es? (→ Kap. 7.4)
7. Womit beschäftigt sich die Dermatologie? (→ Kap. 7.5)
8. Was sind Effloreszenzen? (→ Kap. 7.5)
9. In welche vier Gruppen lassen sich die Ursachen für Verbrennungen unterteilen? (→ Kap. 7.6)
10. Was ist eine „Latzverbrühung" und wie entsteht sie? (→ Kap. 7.6.1)
11. Von welchen sechs Faktoren hängen Schwere, Verlauf und Prognose einer Brandverletzung ab? (→ Kap. 7.6.1)
12. Wie ist eine Brandwunde (nach Jackson) aufgebaut? (→ Kap. 7.6.4)
13. Wie berechnet man anhand der „Rule of 10" den Infusionsbedarf für einen Brandverletzten mit ca. 70 kg Körpergewicht und einer geschätzten VKOF von 24 %? (→ Kap. 7.6.5)
14. Welches ist die führende Todesursache im Zusammenhang mit Brandgeschehen? (→ Kap. 7.6.6)
15. Was versteht man unter einem thermomechanischen Kombinationstrauma? (→ Kap. 7.6.7)
16. Benennen Sie drei Beispiele für die Entstehung eines thermomechanischen Kombinationstraumas. (→ Kap. 7.6.7)
17. In welchen Fällen sollte mit einem Brandverletzten das nächste Traumazentrum anstelle des nächsten Brandverletztenzentrums angesteuert werden? (→ Kap. 7.6.8)

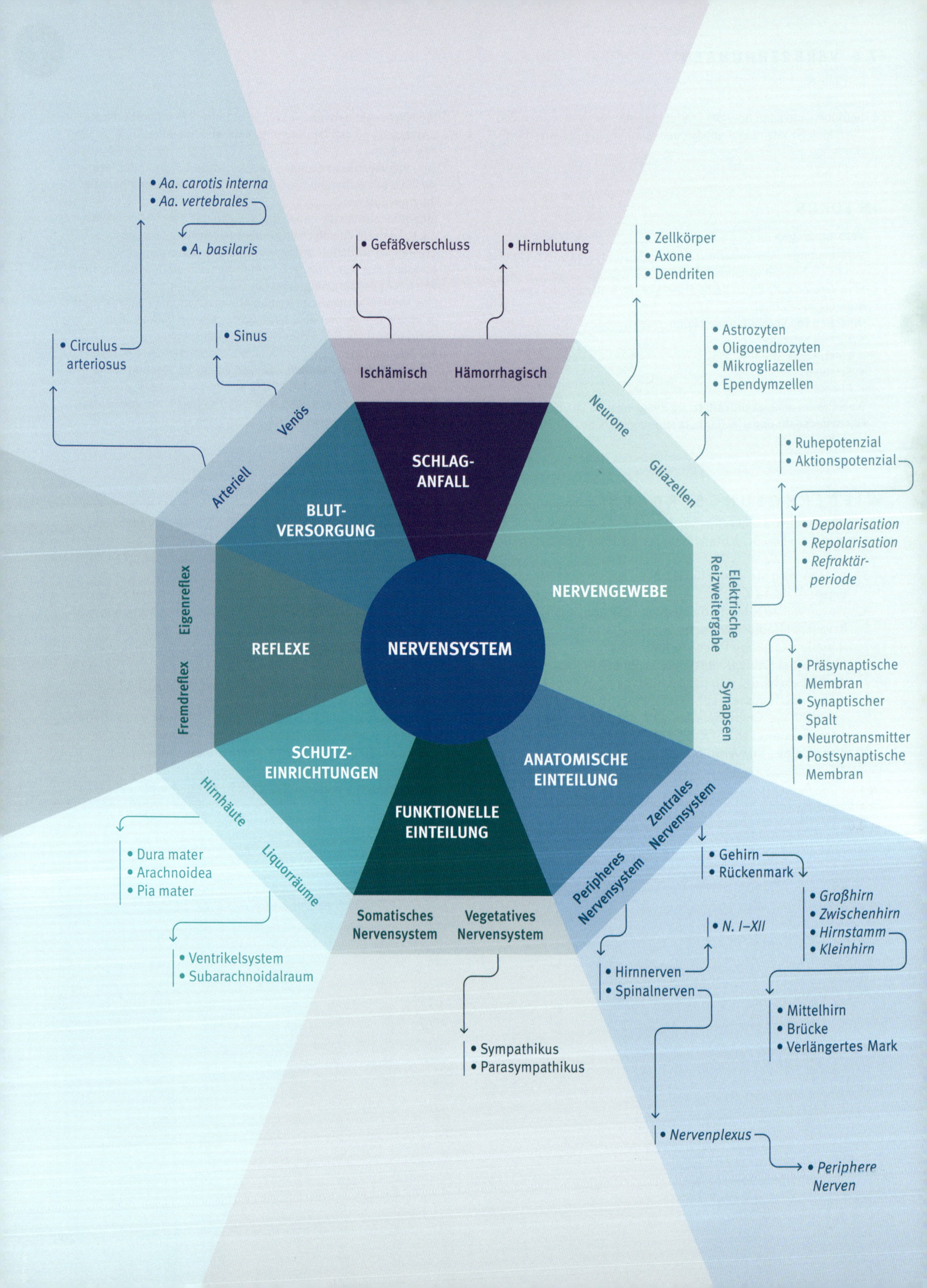
NERVENSYSTEM
SCHLAG-ANFALL
Ischämisch
Hämorrhagisch
• Gefäßverschluss
• Hirnblutung
NERVENGEWEBE
Neurone
• Zellkörper
• Axone
• Dendriten
Gliazellen
• Astrozyten
• Oligoendrozyten
• Mikrogliazellen
• Ependymzellen
Elektrische Reizweitergabe
• Ruhepotenzial
• Aktionspotenzial
• Depolarisation
• Repolarisation
• Refraktär-periode
Synapsen
• Präsynaptische Membran
• Synaptischer Spalt
• Neurotransmitter
• Postsynaptische Membran
ANATOMISCHE EINTEILUNG
Zentrales Nervensystem
• Gehirn
• Rückenmark
• Großhirn
• Zwischenhirn
• Hirnstamm
• Kleinhirn
• Mittelhirn
• Brücke
• Verlängertes Mark
Peripheres Nervensystem
• Hirnnerven
• N. I–XII
• Spinalnerven
• Nervenplexus
• Periphere Nerven
FUNKTIONELLE EINTEILUNG
Somatisches Nervensystem
Vegetatives Nervensystem
• Sympathikus
• Parasympathikus
SCHUTZ-EINRICHTUNGEN
Hirnhäute
• Dura mater
• Arachnoidea
• Pia mater
Liquorräume
• Ventrikelsystem
• Subarachnoidalraum
REFLEXE
Eigenreflex
Fremdreflex
BLUT-VERSORGUNG
Arteriell
• Circulus arteriosus
• Aa. carotis interna
• Aa. vertebrales
• A. basilaris
Venös
• Sinus

8

NERVENSYSTEM

Sarah Goller

INHALTSÜBERSICHT

Aufgaben und Organisation des Nervensystems

- Das Nervensystem dient der Erfassung, Auswertung, Speicherung und Aussendung von Informationen durch Rezeptoren, zentrale Zentren und Nervenfasern.

Strukturelemente und Funktionsprinzipien des Nervengewebes

- Nervenzellen und die stützenden Gliazellen sind die zwei Zelltypen des Nervengewebes; motorische und sensible Nervenfasern bestehen aus Axon und Myelinscheide und werden zu Nerven gebündelt.
- Strukturelle Pathologien umfassen Nervenverletzungen im peripheren Nervensystem (PNS; evtl. reversibel) und Zentralnervensystem (ZNS; irreversibel). Rückenmarkläsionen können zu einem spinalen Schock führen.

Funktion und Zusammenarbeit von Nervenzellen

- Nervenzellen können auf Basis elektrischer und biochemischer Vorgänge Signale aufnehmen, verarbeiten und über Aktionspotenziale weiterleiten.
- Das Ruhepotenzial beträgt aufgrund elektrischer Ladungsdifferenz durch Diffusionskräfte ca. –70 mV. Ein positives Membranpotenzial entsteht bei der Depolarisation durch Na^+-Einstrom; das Überschreiten des Schwellenwerts erzeugt ein Aktionspotenzial; durch K^+-Ausstrom wird während der Repolarisation die Rückkehr zum Ruhepotenzial bewirkt.
- Die Kommunikation zwischen Nervenzellen erfolgt durch Erregungsüberleitung an den Synapsen, wobei die Erregungsimpulse insbesondere biochemisch mit Hilfe von Neurotransmittern übertragen werden.
- Neurotransmitter haben klinische Relevanz und sind pathophysiologisch bei vielen Erkrankungen (z. B. Parkinson-Syndrom, Depression, Myasthenia gravis, Schizophrenie) bedeutsam.

Neuropeptide

- Weitere Botenstoffe des Gehirns sind die Neuropeptide. Sie sind aus Aminosäureketten aufgebaut und für regulatorische Mechanismen verantwortlich (z. B. Schmerzregulation durch Endorphine).

Aufbau von Groß- und Zwischenhirn

- Das Großhirn ist der größte Hirnabschnitt und besteht aus Großhirnrinde, weißer Substanz mit Leitungsbahnen und grauer Substanz mit Zellkernen.
- Die Pyramidenbahn vermittelt bewusste Bewegungsabläufe, wobei Signale aus primären motorischen Rindenfeldern zum Rückenmark geleitet werden; die Steuerung unwillkürlicher Muskelbewegungen erfolgt durch das extrapyramidale System.
- Das Zwischenhirn fungiert als Schaltstelle zwischen Großhirn und Hirnstamm und beinhaltet Thalamus, Hypothalamus und Hypophyse für Filter- und Steuerungsfunktion sowie Hormonproduktion.
- Die Hypophyse setzt sich aus zwei Teilen zusammen: Die Neurohypophyse im Hinterlappen ist entwicklungsgeschichtlich ein Hirnabschnitt und dient der Bildung, Speicherung und Ausschüttung von ADH und Oxytocin. Die Adenohypophyse im Vorderlappen entspricht einer endokrinen Drüse.

Hirnstamm und Formatio reticularis

- Der Hirnstamm mit Mittelhirn, Brücke und verlängertem Mark geht in das Rückenmark über und ist Sitz lebenswichtiger Regelzentren.
- Die Formatio reticularis durchzieht den Hirnstamm netzartig und besteht aus diffusen Kernanhäufungen und vegetativen Fasern.

Hirnnerven

- Die 12 Hirnnervenpaare gehören zum PNS und treten durch die Schädelbasis aus dem Gehirn.

Kleinhirn

- Das Kleinhirn dient als koordinierendes motorisches Zentrum und wirkt zusammen mit Großhirn und extrapyramidalem System auf Gleichgewicht, Grundtonus und Bewegungsabstimmung.

Rückenmark und Reflexe

- Das Rückenmark als mächtigster Leitungsstrang und bedeutsames Schaltzentrum erscheint im Querschnitt schmetterlingsförmig (zentral gelegene graue Substanz, umgeben von weißer Substanz).
- Reflexe sind unwillkürliche Reaktionen auf Reize und werden über Reflexbögen vermittelt.

Vegetatives Nervensystem

- Sympathikus (Stress, Aktivität) und Parasympathikus (Ruhe, Verdauung) fungieren als Gegenspieler bei der unwillkürlichen Steuerung lebenswichtiger Organfunktionen.

Lähmungen

- Motoneurone gehören zum ZNS und innervieren Skelettmuskulatur (somatische Motoneurone) und glatte Muskulatur (viszerale Motoneurone). Die neurodegenerative Erkrankung amyotrophe Lateralsklerose (ALS) betrifft die somatischen Motoneurone als Teil der Pyramidenbahn.
- 1. Motoneurone (erstes Neuron der Pyramidenbahn, oberes Motoneuron) liegen in primären motorischen Rindenfeldern der Großhirnrinde. Bei Ausfall entsteht eine spastische Lähmung.
- 2. Motoneurone (zweites Neuron der Pyramidenbahn, unteres Motoneuron) im Vorderhorn des Rückenmarks empfangen alle Impulse des zentralen motorischen Systems. Eine Schädigung führt zu Atrophie und schlaffer Lähmung.
- Als Plegie wird ein vollständiger Funktionsausfall (komplette Lähmung), als Parese ein herabgesetzter Funktionszustand (inkomplette Lähmung) bezeichnet.

Peripheres Nervensystem

- Das PNS besteht aus den 12 Hirnnervenpaaren und den Spinalnerven mit ihren Verzweigungen.
- Plexus sind Nervengeflechte, wobei die genaue Namensgebung auf dem Segmentabschnitt beruht, aus dem sie entspringen: Plexus cervicalis, Plexus brachialis, Plexus lumbalis und Plexus sacralis.
- Plexusläsionen und das (meist infektgetriggerte) Guillain-Barré-Syndrom sind Beispiele für Pathologien des PNS.

Versorgungs- und Schutzeinrichtungen des zentralen Nervensystems

- Knöcherne Schädelkalotte und drei Hirnhäute (Dura mater, Arachnoidea und Pia mater) schützen Gehirn bzw. Rückenmark. Zwischen Arachnoidea und Pia mater befindet sich der liquorgefüllte Subarachnoidalraum.
- Der Liquor hat Stütz- und Schutzfunktionen und wird in den Ventrikeln durch die Plexus choroidei gebildet.
- Der arterielle Zufluss erfolgt von beiden Seiten über Vertebralarterie und Arteria carotis interna, wobei aus letzterer die A. cerebri anterior und die A. cerebri media als Endäste hervorgehen. Diese bilden mit der paarigen A. cerebri posterior den Circulus arteriosus Willisii. Das venöse Blut wird über sogenannte Sinus in die Jugularvenen abgeleitet.
- Ein Meningismus als funktionelle Nackensteifigkeit kann bei Meningitis (v. a. bakteriell) und Subarachnoidalblutung auftreten.

8.1 Aufgaben und Organisation des Nervensystems

Das menschliche Nervengewebe wird in seiner Gesamtheit als **Nervensystem** bezeichnet. Es dient der Erfassung, Auswertung, Speicherung und Aussendung von Informationen. In Zusammenarbeit mit dem Hormonsystem werden dadurch die Leistungen aller Organsysteme geregelt und der Gesamtorganismus an die sich ständig ändernden Umweltbedingungen angepasst.

Spezialisierte Messfühler (Rezeptoren) des Nervensystems detektieren Veränderungen im Bereich von Körper und Außenwelt. **Afferente** (hinführende) **Nervenfasern** übermitteln diese Informationen an übergeordnete Zentren. Nach dortiger Verarbeitung erfolgt die Antwort über **efferente** (wegführende) **Nervenfasern** mit Auslösung entsprechender Reaktionen.

Zusätzlich leistet das Nervensystem weitere, teilweise nur schwer fassbare Dienste für den Gesamtorganismus:

- Wahrgenommene Sinnesreize werden mit Gefühlsqualitäten wie Freude, Angst oder Ekel verknüpft, wodurch die Fähigkeit für **Empfindungen** möglich wird.
- Es speichert Informationen **(Gedächtnis).**
- Es kann schöpferisch aus Informationen neuartige Handlungsmuster entwerfen, also kreativ sein **(Kreativität).**
- Es gibt dem Gesamtorganismus Motivation und Antrieb, d. h. **Handlungsimpulse** ohne äußeren Reiz.
- Es ermöglicht dem Menschen, über sich selbst nachzudenken **(Bewusstsein).**
- Es gibt den **Rhythmus** für Leistungs- und Erholungsphasen vor.

8.1.1 Zentrales und peripheres Nervensystem

Aufgrund seines Aufbaus wird das Nervensystem in ein **zentrales** und ein **peripheres Nervensystem** unterteilt (→ Abb. 8.1, → Abb. 8.2). Zum zentralen Nervensystem **(ZNS)** gehören die übergeordneten Zentren Gehirn und Rückenmark, zum peripheren Nervensystem **(PNS)** die Hirnnerven (→ Kap. 8.10), die Spinalnerven (→ Kap. 8.12.2) und deren Verzweigungen. Sie verbinden die Peripherie („außen") mit dem ZNS („innen").

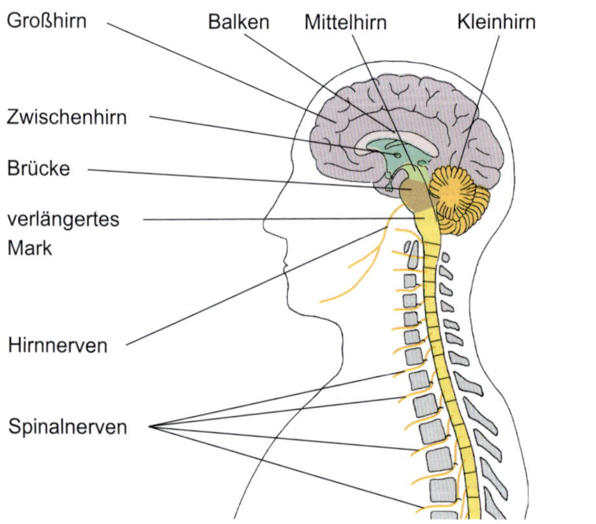

Abb. 8.1 Zentrales und peripheres Nervensystem. Gehirn und Rückenmark gehören zum ZNS. Hirnnerven, Spinalnerven und alle peripher davon liegenden Nervenzellen und -bahnen werden dem PNS zugeordnet. [L190]

8.1.2 Willkürliches und vegetatives Nervensystem

Im Hinblick auf Funktion und Art der Steuerung wird das willkürliche **(somatische)** Nervensystem vom autonomen **(vegetativen)** Nervensystem unterschieden (→ Abb. 8.3). Gemäß seiner Namensgebung steuert das willkürliche Nervensystem alle dem Bewusstsein und dem Willen unterworfenen Vorgänge, wie z. B. das Heben eines Arms durch aktive Bewegung der entsprechenden Skelettmuskulatur. Die Funktion der inneren Organe und die Regulation wesentlicher Teile des inneren Milieus (z. B. Drüsenfunktion, glatte Muskulatur) werden durch das vegetative Nervensystem reguliert und sind durch den Willen nur wenig beeinflussbar (autonom = unabhängig).

Dennoch hat nicht nur das vegetative, sondern auch das willkürliche Nervensystem enge Beziehungen zum Hormon- und Immunsystem. Weder funktionell noch strukturell sind sie eindeutig voneinander zu trennen. Lediglich im PNS gehen die Fasern überwiegend eigene Wege, während im ZNS beide Systeme vollständig miteinander verflochten sind.

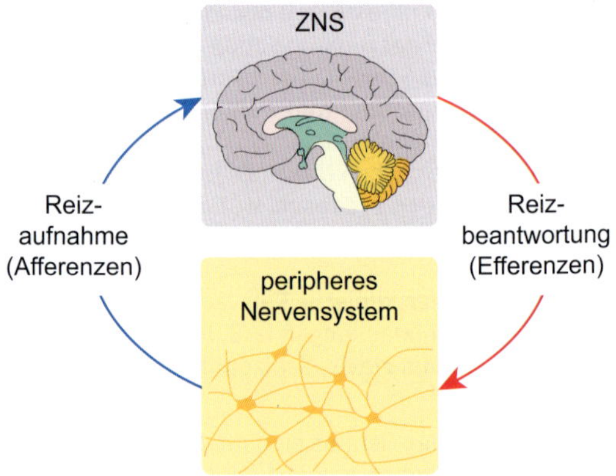

Abb. 8.2 Zentrales und peripheres Nervensystem. Reize der Außenwelt erreichen über das PNS das ZNS. Nach der Verarbeitung und dem Entwurf einer sinnvollen Reaktion im ZNS werden die notwendigen Muskeln für die Reizbeantwortung durch das PNS erregt. [L190]

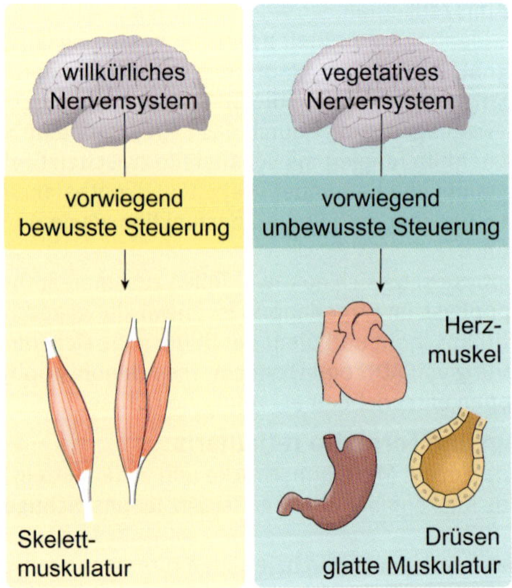

Abb. 8.3 Willkürliches und vegetatives Nervensystem im Vergleich. Während das willkürliche Nervensystem die Skelettmuskulatur steuert, beeinflusst das vegetative Nervensystem innere Organe, glatte Muskulatur und Drüsen. [L190]

IM FOKUS

Aufgaben und Organisation des Nervensystems

Afferente Nervenfasern übermitteln ihre Informationen an übergeordnete Zentren.

Efferente Nervenfasern transportieren Informationen für nachgeordnete Stellen.

Einteilung des Nervensystems nach dem anatonischen Aufbau:

- Zentrales Nervensystem **(ZNS)**
- Peripheres Nervensystem **(PNS)**

Einteilung des Nervensystems nach Funktion und Art der Steuerung:

- Willkürliches **(somatisches)** Nervensystem
- Autonomes **(vegetatives)** Nervensystem

8.2 Strukturelemente und Funktionsprinzipien des Nervengewebes

Ebenso hochspezialisiert und komplex wie die Leistungen des **Nervengewebes** ist auch der Aufbau.

Die verschiedenen Zellen des Nervensystems sind zwei unterschiedlichen Hauptgruppen zugeordnet: Die Gruppe der **Neurone** (Nervenzellen) ist zur Erregungsbildung und Erregungsleitung befähigt. Diese Zellen sind hochspezialisiert, haben aber „primitivere" Fähigkeiten verloren: Sie können sich nicht genügend selbst stützen, nicht immunologisch schützen und nicht eigenständig ernähren. Diese und weitere Aufgaben übernehmen die **Gliazellen** (Stützzellen) als zweite Hauptgruppe der Zellen im Nervengewebe.

8.2.1 Neuron

Neurone – 100 Milliarden enthält allein das Gehirn – besitzen die gleiche Grundstruktur wie andere Körperzellen und werden von Genen gesteuert. Dennoch unterscheiden sie sich durch drei charakteristische Eigenschaften grundlegend von allen anderen Zellen im menschlichen Organismus:

- Nach Abschluss der Gehirnwachstumsphase können sie sich nicht mehr teilen.
- Über Dendriten und Axone als besondere Zellfortsätze bilden Neurone mit anderen Zellen (Nerven-, Muskel-, Drüsenzellen) Kontaktstellen, die **Synapsen** (→ Kap. 8.4.2). Eine einzelne Nervenzelle bildet meist mehrere Tausend Synapsen aus (→ Abb. 8.5)
- Neurone haben eine Zellmembran, die Signale generieren und mithilfe von Botenstoffen und Rezeptoren Signale empfangen kann. Damit unterscheiden sie sich von der Mehrheit aller Zelltypen im menschlichen Körper. Lediglich die Zellen des kardialen Reizbildungs- und Reizleitungssystems sind ebenso zur Signalerzeugung und -aufnahme befähigt (→ Kap. 12.5).

Neurone (→ Abb. 8.4) können bezüglich der Richtung ihrer Signalleitung unterschieden werden: Hinführende oder **afferente Neurone** leiten Reize von den Rezeptoren oder peripher liegenden Neuronen zum ZNS **hin.** Wegführende oder **efferente Neurone** senden Impulse von Gehirn und Rückenmark **weg** zu den **Zielzellen** (z. B. Muskel- oder Drüsenzellen) oder zu vorgeschalteten Zellen. Der quantitativ größte Anteil aller Neurone liegt **innerhalb** des ZNS und fungiert als sogenannte **Interneurone.** Ihre Aufgaben liegen in der Verknüpfung der verschiedenen neuronalen Areale untereinander und in der Ausbildung eng beieinanderliegender Verflechtungen.

Aufbau des Zellkörpers

Zum **Zellkörper** eines Neurons gehören Zellkern, Zytoplasma und Zellorganellen. Im Zytoplasma finden Eiweißsynthese und der gesamte Zellstoffwechsel statt; ohne Verbindung zum Zellkörper können

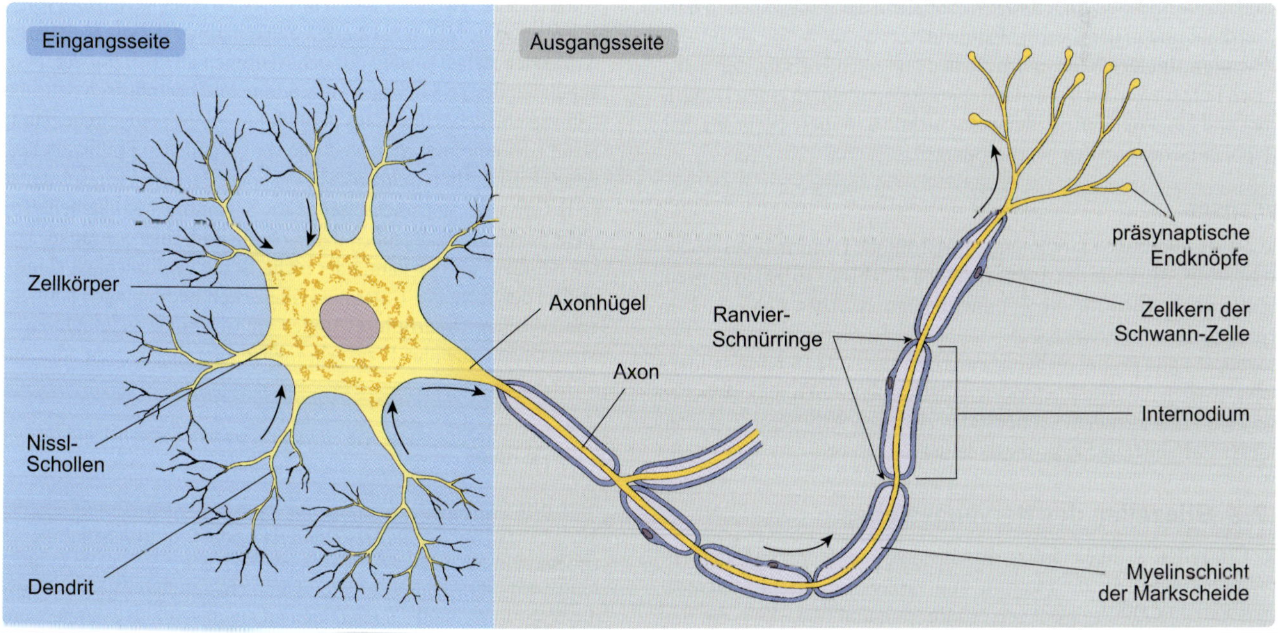

Abb. 8.4 Der Aufbau einer Nervenzelle. Die Pfeile geben die Richtung der Erregungsleitung an. Die linke Bildhälfte (hellblau hinterlegt) stellt die „Eingangsseite" eines Neurons dar. Dort werden Signale empfangen. Die rechte Bildhälfte (grau hinterlegt) zeigt die „Ausgangsseite" einer Nervenzelle. Hier werden Informationen weitergeleitet. [L190]

die langen Fortsätze nicht überleben. Charakteristische Bestandteile im Zytoplasma der Neurone sind die **Nissl-Schollen** (Anhäufungen von freien Ribosomen und rauem endoplasmatischem Retikulum, → Kap. 3.3.2 und → Kap. 3.3.3) und **Neurofibrillen** (feinste stützende Fasern).

Bei den Nervenzellen finden sich die für eine Zellteilung erforderlichen Zellorganellen meist nur während der Entwicklungszeit des Nervensystems: vor und kurz nach der Geburt. Dies bedeutet, dass im Laufe eines Lebens zugrunde gehende Nervenzellen nicht ersetzt werden können.

Dendriten und Axone

Die **Zellfortsätze** der Neurone heißen Dendriten und Axone:

- **Dendriten** (dendron = Baum) sind kurze, verzweigte Ausstülpungen des Zytoplasmas. Als hinführende Fortsätze nehmen sie Erregungsimpulse aus benachbarten Zellen auf und leiten sie weiter zum Zellkörper.
- **Axone** (auch Neuriten oder Achsenzylinder genannt) sind längliche Ausstülpungen des Zytoplasmas (wobei jede Nervenzelle immer nur ein Axon besitzt). Sie entspringen am **Axonhügel,** der Verbindungsstelle zum Zellkörper, ziehen dann als dünne, kabelartige Fortsätze weiter und teilen sich am Ende in viele Endverzweigungen auf. Als efferente Fortsätze leiten sie elektrische Impulse mit einer Geschwindigkeit von bis zu 100 m/s zu anderen Neuronen oder Muskelzellen weiter. Die Länge von Axonen variiert von wenigen Millimetern (z. B. innerhalb des ZNS) bis zu über einem Meter (z. B. vom Rückenmark zum Fuß).

Neurone lassen sich auch nach der Zahl ihrer Fortsätze einteilen:

- **Multipolare Neurone:** Diese Nervenzellart ist am häufigsten und besitzt mehr als zwei Fortsätze, nämlich ein Axon und viele Dendriten.
- **Bipolare Neurone:** Mit nur einem Axon und einem Dendriten sind sie seltener und kommen hauptsächlich im Ohr und in der Netzhaut vor.
- **Unipolare Neurone:** Diese Nervenzellen besitzen nur ein Axon als ableitende Struktur. Man findet sie vor allem als Sinneszellen in der Netzhaut und in der Riechschleimhaut.
- **Pseudounipolare Neurone:** Sie haben nur einen Fortsatz, der sich nach kurzem Verlauf T-förmig in zwei Äste aufteilt: in einen Dendriten und ein Axon. Entwicklungsgeschichtlich ist diese Form aus den bipolaren Nervenzellen hervorgegangen.

Synapsen

Die Axone übertragen ihre Impulse meist auf die Dendriten des nächsten Neurons. Am Ende der Axone befinden sich bis zu 10 000 **Synapsen,** die als Schaltstellen für die Kommunikation zwischen den einzelnen Neuronen dienen (→ Kap. 8.4.2).

Synapsen gibt es aber nicht nur zwischen Axon und Dendrit, sondern auch zwischen Axon und neuronalem Zellkörper (→ Abb. 8.5), zwischen zwei sich vereinigenden Axonen oder zwischen Axon und Zielzellen anderer Gewebe (z. B. Skelettmuskulatur).

8.2.2 Gliazellen des Nervengewebes

Die **Gliazellen** erfüllen Stütz-, Ernährungs- sowie immunologische Schutzfunktionen für die Neurone und variieren in ihrem zahlenmäßigen Anteil in Abhängigkeit von Lokalisation und Gliazelltyp. Sie sind nicht in der Lage Erregungen zu bilden oder weiterzuleiten, besitzen aber im Gegensatz zu reifen Nervenzellen teilweise die Fähigkeit zur Zellteilung. Man unterscheidet **vier Gliazellarten:**

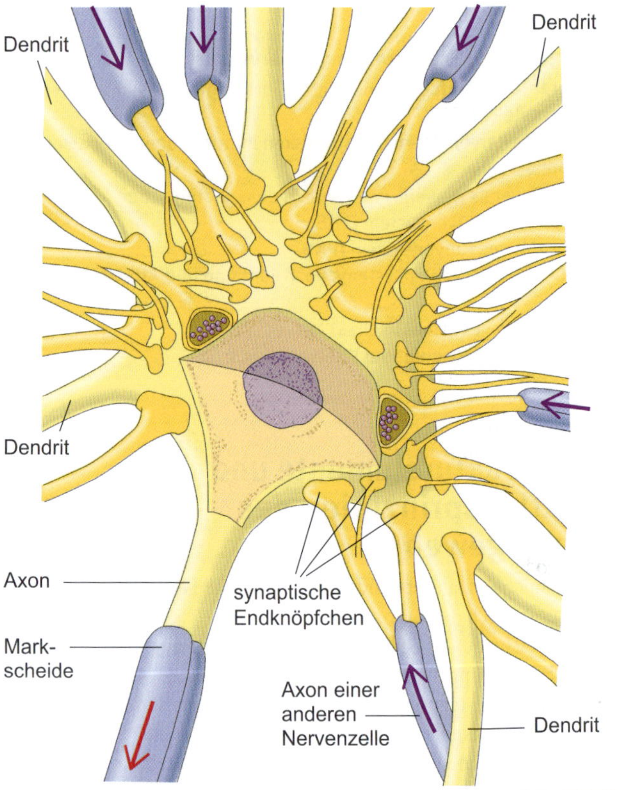

Abb. 8.5 Synapsen auf einem Neuron (Schemazeichnung, zuleitende Dendriten und wegführendes Axon inkomplett dargestellt). Die Oberfläche eines Nervenzellkörpers ist mit vielen synaptischen Endknöpfchen (kolbenförmige Auftreibungen am Ende von Axonen) bedeckt, wobei jeweils mehrere Endknöpfchen aus einem Axon entspringen können. [L190]

- **Astrozyten** (astron = Stern) sind sternförmige Zellen mit zahlreichen Fortsätzen. Sie bilden in Gehirn und Rückenmark ein stützendes Netzwerk für die Neurone. Nach einer Verletzung von Nervengewebe bilden Astrozyten einen narbigen Ersatz (Glianarbe). Astrozyten stehen sowohl mit den Neuronen als auch mit den Blutkapillaren des ZNS in enger Verbindung und beeinflussen den Übertritt verschiedener Stoffe aus dem Blut in das Nervengewebe. Zum Schutz der empfindlichen Neurone vor schädlichen Einflüssen lässt diese als **Blut-Hirn-Schranke** bezeichnete Barriere viele Substanzen (z. B. Giftstoffe, Stoffwechselprodukte, bestimmte Medikamente) nicht passieren. Maßgeblich dafür, ob die Blut-Hirn-Schranke überwunden werden kann oder nicht, ist die Fettlöslichkeit **(Lipophilie)** der Substanz: Unter physiologischen Bedingungen können wasserlösliche **(hydrophile)** Stoffe – im Gegensatz zu lipophilen Materialien – die Blut-Hirn-Schranke in aller Regel kaum oder gar nicht passieren.

PRAXISTIPP

Blut-Hirn-Schranke

Auch bei der Wahl eines **Arzneimittels** ist die Blut-Hirn-Schranke von Bedeutung. Bestimmte Medikamente – wie z. B. Narkotika und Antikonvulsiva – können aufgrund ihrer chemischen Eigenschaften die Blut-Hirn-Schranke überwinden und in das Gehirn gelangen, um dort ihre gewünschte (zentrale) Wirkung zu entfalten. Bei Fieber, Gehirn- oder Hirnhautentzündungen ist die Blut-Hirn-Schranke durchlässiger als normal.

KRANKHEIT/SYMPTOM

Neben der typischen Symptomatik einer Atemwegserkrankung verursacht die Infektion mit **SARS-CoV-2** (COVID-19, → Kap. 5.9.1) häufig **neurologische Symptome.** Dazu zählen Kopfschmerzen, Verwirrtheit und Sehstörungen sowie Geschmacks- und Geruchsverlust.
Eine bereits 2021 publizierte Studie zeigte, dass bestimmte, für die Infektiosität des Virus verantwortliche Proteine bei Mäusen die Blut-Hirn-Schranke überwinden. In einer postmortalen Fallserie konnte nachgewiesen werden, dass das Coronavirus SARS-CoV-2 auch beim Menschen die Blut-Hirn-Schranke übertreten und das Gehirn erreichen kann (Rhea et al. 2021). Eine weitere Studie untersuchte das Phänomen des sogenannten „Brain Fog" („Gehirnnebel"). Betroffene mit Long-COVID beschreiben dieses Phänomen als Beeinträchtigung kognitiver Fähigkeiten beim Denken, Planen, Konzentrieren und Erinnern. Laborchemisch und bildgebend konnten bei den Betroffenen Störungen der Blut-Hirn-Schranke nachgewiesen werden (Greene et al. 2024).

- **Oligodendrozyten** (oligo = wenig) bilden im ZNS die Markscheiden (→ Kap. 8.2.3). Im PNS entsprechen ihnen die **Schwann-Zellen,** die dort die elektrische Isolierung übernehmen.

Astrozyten und Oligodendrozyten werden auch als **Makrogliazellen** bezeichnet.

- **Mikrogliazellen** (micro = klein) sind kleine, bewegliche Zellen. Im ZNS wehren sie durch Phagozytose Krankheitserreger ab und werden deshalb auch „Gehirn-Makrophagen" genannt (→ Kap. 5.2.2).
- **Ependymzellen** (ependym = Oberkleid) kleiden in einer einlagigen Zellschicht die Liquorräume in Gehirn und Rückenmark aus (→ Kap. 8.17.6).

8.2.3 Markscheiden

Im PNS wird jedes Axon schlauchartig von speziellen Gliazellen, den **Schwann-Zellen,** umhüllt (→ Abb. 8.4).

Axon und umgebende Schwann-Zelle bezeichnet man als **Nervenfaser.** Etwa bei einem Drittel aller Nervenfasern wickelt sich die Schwann-Zelle mehrfach um das Axon herum und bildet eine dicke Hülle aus einem Fett-Eiweiß-Gemisch **(Myelin).** Diese schützende Myelinummantelung wird Markscheide **(Myelinscheide)** genannt. Im Querschnitt ähnelt eine solche Nervenfaser einem isolierten Draht. Durch diese elektrische Isolierung ist die Reizweiterleitung beschleunigt.

Axone, bei denen eine hohe Leitungsgeschwindigkeit erforderlich ist – weil sie z. B. blitzschnelle Reaktionen in Gefahrenmomenten vermitteln – müssen eine gute elektrische Isolierung aufweisen: Sie haben eine dicke **Markscheide** und werden deshalb als **markhaltige Nervenfasern** bezeichnet (→ Abb. 8.6). Die meisten Nervenfasern, bei denen die Leitungsgeschwindigkeit nicht so entscheidend ist – z. B. bei der Steuerung der inneren Organe – sind weniger gut isoliert und heißen deshalb **marklose Nervenfasern.**

Auch im ZNS wird Myelin von besonderen Gliazellen, in diesem Fall den **Oligodendrozyten,** gebildet. Dies ist grundsätzlich vergleichbar mit den Verhältnissen im peripheren Nervensystem.

Der Grund für die schnellere Leitungsgeschwindigkeit markhaltiger Nervenfasern liegt in ihren verbesserten elektrischen Eigenschaften: Die als Isolierung dienende Myelinummantelung weist in regelmäßigen Abständen kurzstreckige Einschnürungen auf (→ Abb. 8.4 und → Abb. 8.6). Diese Bereiche werden **Ranvier-Schnürringe** genannt. Nur an diesen Stellen tritt das elektrische Nervensignal mit der Interzellularsubstanz der Axonmembran in Kontakt.

In den dazwischenliegenden myelinisierten Abschnitten – die wie elektrische Isolierungen wirken – entfällt der Kontakt zwischen elektrischem Signal und Axonmembran, sodass sich das Signal in großen Sprüngen direkt auf den nächsten Ranvier-Schnürring ausbreitet. Auf diese Weise wird Leitungszeit eingespart, die Erregung „springt" von Schnürring zu Schnürring. Man spricht von **saltatorischer Erregungsleitung** (saltatorisch = sprunghaft; → Abb. 8.10 und → Kap. 8.4.1).

Zum Zeitpunkt der Geburt sind beim Menschen nur wenige Bereiche im Nervensystem myelinisiert. Die Ausbildung der Markscheiden erstreckt sich über die gesamte Kindheit.

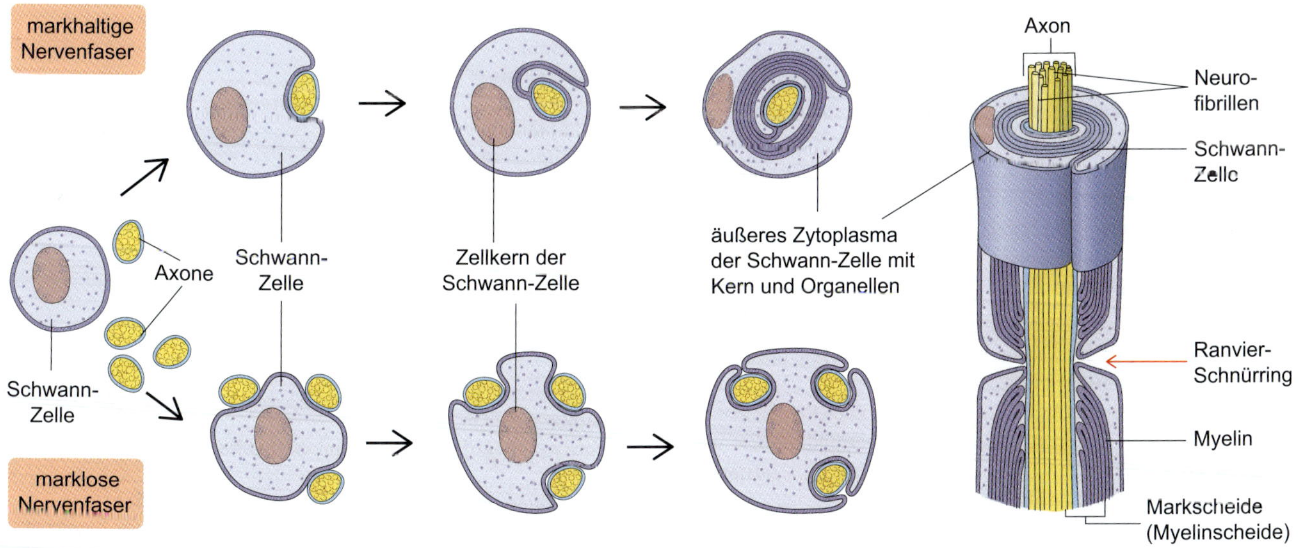

Abb. 8.6 Markhaltige und marklose Nervenfasern im PNS: Die Querschnitte der oberen Reihe zeigen, wie sich die Schwann-Zelle zunächst an das Axon anlegt, es dann im Lauf der Nervenreifung mehr und mehr umwickelt und letztlich durch mehrere Lagen ihrer Zellmembran die Myelinscheide bildet. Rechts: Markhaltige Nervenfaser im Längsschnitt. Die untere Reihe zeigt den Reifungsprozess einer marklosen Nervenfaser. [L190]

8.2.4 Nervenfasern und Nerven

Ein Axon und seine zugehörige Myelinscheide werden **Nervenfaser** genannt. Efferente Nervenfasern ziehen vom ZNS zur Peripherie. Versorgen sie einen Skelettmuskel, werden sie auch als **motorische Nervenfasern** bezeichnet. Umgekehrt heißen zum ZNS ziehende Nervenfasern afferente Fasern. Leiten sie Informationen von Sinneszellen oder -organen, werden sie auch **sensible oder sensorische Nervenfasern** genannt.

Bündel von mehreren parallel verlaufenden Nervenfasern, die gemeinsam in eine Bindegewebshülle eingebettet sind, bilden im PNS einen **Nerv.** Ein Nerv kann sich in seinem Verlauf mehrere Male aufteilen oder sich mit anderen Nerven vereinigen. Während eine einzelne Nervenfaser im PNS immer nur motorisch oder sensibel sein kann, enthalten Nerven häufig sowohl motorische als auch sensible Fasern (= gemischte Nerven).

8.2.5 Weiße und graue Substanz

Myelin erscheint makroskopisch weiß. Die Bereiche im ZNS, in denen die markhaltigen Nervenfasern verlaufen – innerhalb des Gehirns **Bahnen** genannt –, werden deshalb als **weiße Substanz** bezeichnet. Eine größere Ansammlung von eng beieinander liegenden Nervenzellkörpern mit ihren Dendriten – im Gehirn als **Kerne** oder **Rindenfelder** bezeichnet – erscheint dagegen grau und wird entsprechend **graue Substanz** genannt (→ Abb. 8.24 und → Abb. 8.36).

8.2.6 Verletzungen und Strukturerkrankungen des Nervengewebes

Für die ungestörte Ausbreitung von Informationen sind die Markscheide und ein intaktes Axon von zentraler Bedeutung. **Verletzungen und pathologische Prozesse** können zu Schädigungen der Axone sowie zu Zerstörung der Myelinschicht führen und resultieren in einer gestörten bis aufgehobenen Erregungsleitung.

Nervenverletzungen im peripheren Nervensystem

Wenn ein Nerv mit seinen Axonen und Markscheiden verletzt wird, die dazugehörigen Zellkörper aber intakt bleiben, bilden die Schwann-Zellen unter günstigen Wundverhältnissen eine neue Markscheide. Diese ermöglicht als Leitschiene eine erneute Aussprossung des Axonstumpfes und damit eine Regeneration des Axons. Maßgeblich für diese **Nervenläsionen** ist der Schweregrad der Verletzung. Bei der **Neurapraxie** kommt es zu keiner anatomischen Unterbrechung und somit auch zu einer spontanen Rückbildung aller Symptome. Die **Axonotmesis** beschreibt eine Schädigung mit erhaltener Hülle, wohingegen bei der **Neurotmesis** der komplette Nerv durchtrennt ist und für sofortige motorische und sensible Ausfälle sorgt. Therapeutisch kann versucht werden, mit einer mikrochirurgischen Nervennaht die Nerven zu verbinden.

Nervenverletzungen im ZNS

Im ZNS hingegen ist eine Durchtrennung von Axonen (etwa bei einer traumatisch bedingten Rückenmarksverletzung) derzeit noch immer irreversibel. Die Wissenschaft forscht nach Ansätzen zur Förderung der Regeneration geschädigter Axone im ZNS, um z. B. bleibende neurologische Defizite durch Läsionen im Rückenmark verhindern bzw. minimieren zu können. Die Therapieansätze lassen hoffen – umsetzbare Forschungsergebnisse stehen aber weiterhin aus.

Spinaler Schock

Ein **spinaler Schock** kann im Rahmen einer Rückenmarksverletzung auftreten und definiert das klinische Bild mit plötzlichem Ausfall von vegetativen, motorischen und sensorischen Funktionen unterhalb der Läsion (→ Kap. 13.5.6).

Polyneuropathien

Nicht wenige Patienten im mittleren oder höheren Lebensalter leiden unter zunehmenden Missempfindungen an Armen und Beinen (Brennen und Kribbeln, vor allem nachts) sowie strumpf- und handschuhförmigen distalen Sensibilitätsstörungen. Einige zeigen auch eine Unsicherheit in der Beinmotorik mit zunehmenden schlaffen Lähmungserscheinungen, die zu Stürzen führen können. Muskelschmerzen und vegetative Störungen bis hin zu Blasen- und Mastdarmentleerungsstörungen (Inkontinenz) sind seltener.

Zugrunde liegt oft eine **Polyneuropathie** (PNP). Hierbei kommt es durch degenerative oder demyelinisierende Prozesse zu multiplen Läsionen der Axone im PNS. Die häufigsten Ursachen sind Alkoholmissbrauch, Diabetes mellitus (→ Kap. 15.2.2) und Vitaminmangel (vor allem Vitamin-B_{12}- und Folsäuremangel). Aber auch Medikamente, Tumoren und Infektionen sind ursächlich zu bedenken.

Der Ausprägungsgrad und das weitere Fortschreiten einer Polyneuropathie lassen sich durch Therapie der verursachenden Faktoren eingrenzen – also z. B. durch konsequente Blutzuckereinstellung, strikten Alkoholverzicht und Substitution von z. B. Vitamin B12 oder Folsäure.

KRANKHEIT/SYMPTOM

Diabetischer Fuß

Eine häufige und schwere **Komplikation der diabetischen Polyneuropathie** ist der diabetische Fuß. Hierbei leiden die Erkrankten an Missempfindungen sowie an einem veränderten bis aufgehobenen Schmerzempfinden. Verhärtete Hautveränderungen und Substanzdefekte der Haut (Ulkus) sind häufig erkennbar. Drückende Schuhe, Verletzungen oder zu heiße Wassertemperaturen werden oftmals nicht wahrgenommen.

IM FOKUS

Strukturelemente und Funktionsprinzipien des Nervensystems

Zellen des Nervensystems werden in zwei unterschiedliche Hauptgruppen unterteilt:

- **Neuronen**
- **Gliazellen**

Neuronen bestehen aus einem **Zellkörper** und verschiedenen **Zellfortsätzen.**

Dendriten sind hinführende Zellfortsätze, während **Axone** die Informationen zu anderen Neuronen oder Muskelzellen weiterleiten.

Synapsen dienen als Schaltstellen für die Kommunikation zwischen den einzelnen Neuronen.

Es können **vier Gliazellarten** unterschieden werden:

- Astrozyten
- Oligodendrozyten
- Mikrogliazellen
- Ependymzellen

Die Axone des peripheren Nervensystems sind von **Schwann-Zellen** umhüllt.

Ranvier-Schnürringe ermöglichen eine **saltatorische Erregungsleitung.**

Markhaltige Nervenfasern werden im ZNS als **weiße Substanz** bezeichnet. Nervenzellkörper und Dendriten erscheinen hingegen als **graue Substanz.**

Bei **Polyneuropathie** sind die Axone peripherer Nerven durch degenerative oder demyelinisierende Prozesse geschädigt.

8.3 Funktionen des Neurons

Die Fähigkeit eines Neurons, Informationen in Form von elektrischen Signalen aufzunehmen, zu verarbeiten und weiterzuleiten, beruht auf elektrischen und biochemischen Vorgängen.

8.3.1 Grundelement der Informationsverarbeitung

Man unterscheidet an jedem Neuron einen Bereich, der Signale empfängt („Eingangsseite": Dendriten und Zellkörper), und einen Bereich, der überwiegend Signale an andere Zellen weitergibt („Ausgangsseite": Axon mit Endknöpfen). Unabhängig davon, wie langsam oder schnell elektrische Signale im jeweiligen Abschnitt einer Nervenzelle bewegt werden, bedarf es immer Verschiebungen elektrisch geladener Teilchen (Ionen). Dabei beschreibt die elektrische Spannung eine Ladungsdifferenz von z. B. zwei durch eine Membran voneinander getrennten Elektrolytlösungen und definiert damit das **elektrische Potenzial**; in der Neurophysiologie auch **Membranpotenzial** genannt. Im menschlichen Körper sind die positiv geladenen Kalium- (K^+) und Natrium-Ionen (Na^+) die wichtigsten Elektrolyte für sämtliche elektrische Prozesse. Die elektrische Spannung bzw. das elektrische Potenzial besitzt als physikalische Größe die Einheit Volt (V; zum Vergleich: eine handelsübliche Batterie hat eine Spannung von ca. 1,5 V – entsprechend ca. 1 500 Millivolt (mV)). Das elektrische Potenzial kann fein abgestuft verschiedene Werte annehmen, so wie beispielsweise der Wasserstand eines Flusses. Die Veränderung der Höhe (Amplitude) eines einzelnen Potenzials ist immer abhängig von Anzahl und Stärke der über die Synapsen einlaufenden Impulse. Diese „Übersetzung" einer Reizstärke in eine bestimmte Potenzialhöhe wird **Amplitudenmodulation** genannt.

Überschreitet das Potenzial am Zellkörper eine bestimmte Schwelle, wird am Axonhügel (also an der Ausgangsseite des Neurons) schlagartig ein **Aktionspotenzial** ausgelöst. Aktionspotenziale entstehen nach dem **Alles-oder-Nichts-Prinzip** und sind mit kurzen, blitzartigen elektrischen Impulsen vergleichbar. Die Information auf der Ausgangsseite des Neurons ähnelt daher der digitalen Technik, wie sie in Computern Anwendung findet. Auch dort gibt es nur zwei Schaltzustände: ein oder aus entsprechend alles oder nichts bzw. arbeiten oder nicht arbeiten. Abhängig von der Höhe der Reizstärke entsteht an der Ausgangsseite des Neurons eine bestimmte Anzahl von Aktionspotenzialen, d. h. die Stärke des Reizes wird durch die aufnehmende Nervenzelle in eine bestimmte Aktionspotenzialfrequenz übersetzt. Man spricht von **Frequenzmodulation.** Wenn das Aktionspotenzial an den axonalen Endknöpfchen im Bereich der Synapse angelangt ist, dann aktiviert die Synapse die Eingangsseite des nächsten Neurons (→ Kap. 8.4.2).

Der Grund für diese umständliche Umformung einer fein abgestuften Signalform in die digitale Ein- oder Aus-Signalform liegt in den unterschiedlichen Aufgaben der zwei Bereiche einer Nervenzelle: Die Eingangsseite muss meist viele ankommende Signale zusammenführen und verarbeiten **(integrieren),** wofür sich fein abstufbare Signale am besten eignen. Die Aufgabe der Ausgangsseite hingegen ist es, die Signale über teilweise sehr weite Strecken **sicher zu übertragen.** Hierfür sind als „primitive" Ein- oder Aus-Signale verpackte Aktionspotenziale geeignet, um Übertragungssicherheit ohne Informationsverlust auch über weite Entfernung gewährleisten zu können. Ein anderes Beispiel mag dies zusätzlich illustrieren: Will man sich von einem Berggipfel zum anderen verständigen, eignen sich dazu Rauchzeichen (= Ein-Aus-Signal) viel besser als die fein regulierbare menschliche Stimme. Dies wird auch digital-analoge Reizübertragung genannt.

8.3.2 Ruhepotenzial

Damit ein Neuron Informationen in elektrische Impulse übersetzen kann, braucht es mindestens zwei verschiedene Zustände: einen Ruhezustand („Aus") und einen Aktionszustand („Ein"). Dem Ruhezustand entspricht bei der Nervenzelle das **Ruhepotenzial** (→ Abb. 8.7, → Abb. 8.8

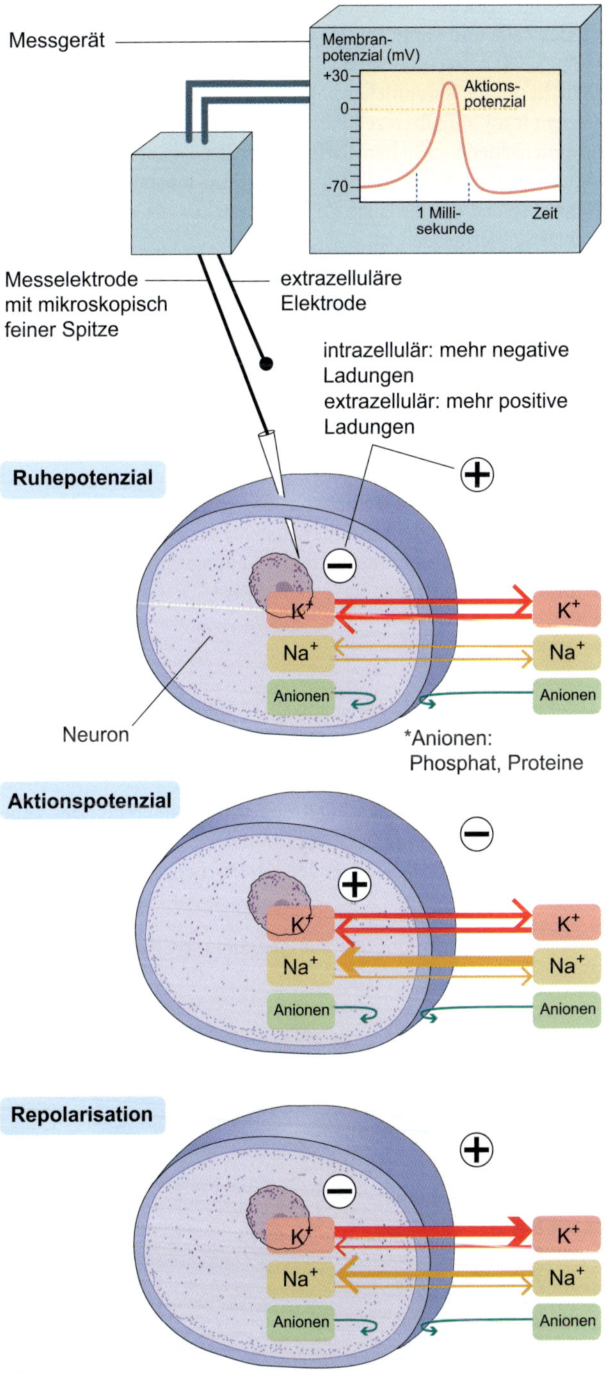

Abb. 8.7 Ruhepotenzial eines Neurons und Ladungsverschiebung im Verlauf eines Aktionspotenzials. Während des Ruhepotenzials ist das Zellinnere negativ gegenüber dem Außenraum geladen. Das Ruhepotenzial ist vorwiegend ein K^+-Diffusionspotenzial. Durch Öffnung der Na^+-Ionenkanäle strömt Na^+ in die Zelle hinein. Es entsteht eine Ladungsumkehr mit Bildung eines Aktionspotenzials. Am Höhepunkt dieser Ladungsumkehr nimmt die Membranleitfähigkeit für Na^+ wieder ab und es kommt gleichzeitig zu einem verstärkten K^+-Ausstrom: Die Ladungsverhältnisse kehren sich wieder um (Repolarisation). [L190]

und → Abb. 8.9). Das Ruhepotenzial beträgt aufgrund der Ladungsunterschiede zwischen intra- und extrazellulärer Ladung -70 mV und keinesfalls – wie man im Ruhezustand annehmen könnte – 0 mV: An der Zellmembran des Neurons herrscht eine Spannung von etwa 70 mV, wobei das Zellinnere gegenüber dem Extrazellulärraum negativ geladen ist (man schreibt deshalb –70 mV). Dieses Membranpotenzial wird durch unterschiedliche Ionenkonzentrationen innerhalb und außerhalb der Zelle und damit mittelbar durch die Natrium-Kalium-Pumpe (→ Kap. 3.5.8) aufrechterhalten.

Wie in → Kap. 3 besprochen, sind die einzelnen Ionen sehr ungleich zwischen Intra- und Extrazellulärraum verteilt. Durch diese Konzentrationsunterschiede entstehen **Diffusionskräfte** (→ Kap. 3.5.4), wodurch Kalium-Ionen nach extrazellulär und Natrium-Ionen nach intrazellulär strömen, sofern die jeweilige Zellmembran für die genannten Ionen durchlässig (permeabel) ist.

Nervenzellen sind für Ionen viel durchlässiger als andere Zellarten: Im Ruhezustand ist die Zellmembran der Neurone etwa 10-mal durchlässiger für K^+ als für Na^+. Für die intrazellulär gelegenen negativ geladenen Phosphat-Ionen und Proteine ist die Nervenzellmembran undurchlässig.

Für Kalium-Ionen zeigt sich eine hohe **Permeabilität** an der Zellmembran. Infolge der Diffusionskraft strömt positiv geladenes K^+ durch die Zellmembran nach außen und bewirkt, dass sich dort positive Ladungen anhäufen. Im Zellinneren dagegen entsteht ein Mangel an positiven Teilchen, sodass dort die negative Ladung überwiegt: Dadurch entsteht die oben genannte elektrische Ladungsdifferenz von –70 mV, die **Ruhe(membran)potenzial** genannt wird.

MERKE

Das Ruhepotenzial ist vorwiegend ein K^+-Diffusionspotenzial. Bei Neutronen beträgt es etwa -70 mV.

Im Ruhezustand ist der K^+-Ausstrom selbstregulierend: Der zunehmende negative Ladungsüberschuss an der Innenseite der Zellmembran bewirkt aufgrund des steigenden elektrischen Ungleichgewichts im Verlauf einen K^+-Rückstrom von extra- nach intrazellulär. Schließlich stellt sich ein Gleichgewichtszustand zwischen ein- und ausströmenden Kalium-Ionen ein – das sogenannte **Gleichgewichtspotenzial.**

8.3.3 Generatorpotenzial

Wenn die Synapsen, die sich auf den Dendriten und dem Zellkörper befinden, aktiviert werden, dann ändern sie das Membranpotenzial ihrer Empfängerzelle. Manche Synapsen schwächen das Ruhepotenzial in Richtung positivem Zustand ab **(Depolarisation,** → Abb. 8.9); andere verstärken es und bewirken so eine zunehmende Negativität **(Hyperpolarisation).** Die meisten Nervenzellen haben beide

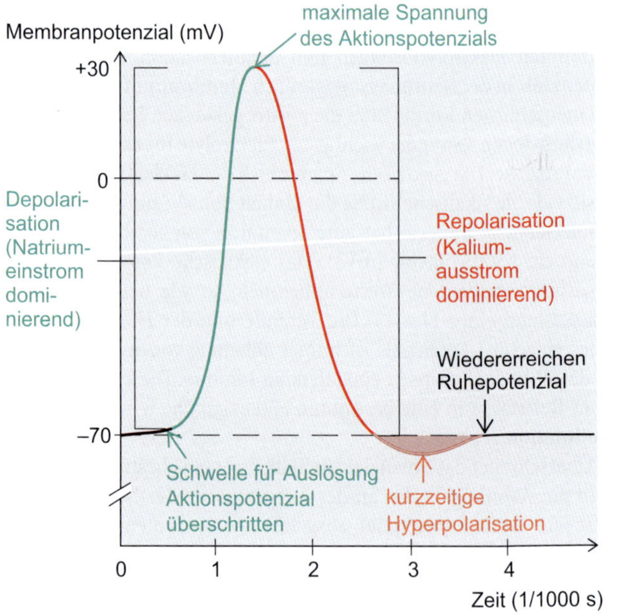

Abb. 8.9 Zeitlicher Ablauf des Aktionspotenzials [L190]

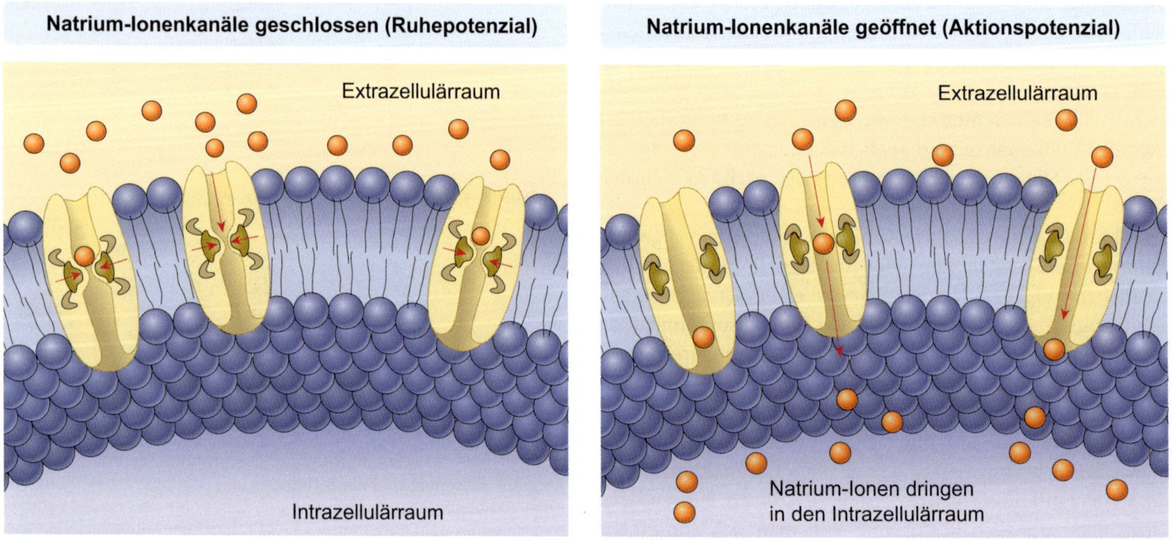

Abb. 8.8 Modellvorstellung der sich ändernden Leitfähigkeit von Nervenzellmembranen für Natrium-Ionen. Während des Ruhepotenzials sind die Na^+-Ionenkanäle verschlossen; die Membranleitfähigkeit für Na^+ ist gering. Beim Aktionspotenzial kommt es zur Änderung der dreidimensionalen Struktur des den Ionenkanal begrenzenden Tunnelproteins (→ Kap. 3.2.2). Dadurch weiten sich die Na^+-Ionenkanäle und es entsteht eine erhöhte Membranleitfähigkeit für Na^+. [L190]

Synapsenarten auf ihrem Dendritenbaum und fast immer werden beide Typen mehr oder weniger gleichzeitig aktiviert. Nur wenn der Effekt überwiegend in Richtung Depolarisation geht, kann es zur Auslösung eines Aktionspotenzials kommen. Solange das Nettomembranpotenzial noch nicht den Schwellenwert erreicht hat, spricht man vom **Generatorpotenzial.**

8.3.4 Aktionspotenzial

Den zweiten Schaltzustand einer Nervenzelle stellt – neben dem Ruhepotenzial („Aus") – das **Aktionspotenzial** („Ein") dar (→Abb. 8.7). Obligat für die Entstehung von Aktionspotenzialen sind spezielle **Na^+-Ionenkanäle,** die in der Membran von Axonhügel und Axon eingelagert sind. Bei Erreichen einer bestimmten Spannungsdifferenz zwischen Intra- und Extrazellulärraum wird die axonale Membran schlagartig für Natrium-Ionen permeabel (→Abb. 8.8, →Abb. 8.9).

Depolarisation

Bei Depolarisation des Axonhügels öffnen sich die Na^+-Ionenkanäle für ca. 1 Millisekunde. Die zuvor sehr geringe Leitfähigkeit der Nervenzellmembran für Na^+ nimmt explosionsartig um mehr als das Hundertfache zu. Aufgrund des Konzentrationsgefälles (im Zellinneren sind nur wenig Natrium-Ionen vorhanden) und der negativen Ladung im Zellinneren setzt sofort ein starker **Na+-Einstrom** in die Zelle ein. Die Ladungsverhältnisse kehren sich hierdurch in der Depolarisationsphase um: Kurzzeitig überwiegt an der Innenseite der Membran die positive Ladung; sie beträgt +30 mV. Das so entstandene Aktionspotenzial kann nun über das Axon an andere Zellen weitergeleitet werden. Eine Richtungsumkehr ist durch Fehlen der speziellen Na^+-Ionenkanäle in Zellkörper und Dendriten ausgeschlossen.

Repolarisation

Damit sich nach einer solchen Signalgebung der Ruhezustand rasch wieder einstellen kann, nimmt die Leitfähigkeit der Zellmembran für Na^+ am Höhepunkt einer Depolarisation rasch wieder ab, während die Leitfähigkeit für K^+ für kurze Zeit sehr stark ansteigt. Das Resultat ist ein verminderter Na^+-Einstrom bei gleichzeitig verstärktem K^+-Rückstrom nach intrazellulär, wodurch membraninnenseitig bereits nach einer Millisekunde die negative Ladung wieder überwiegt. Der ursprüngliche Zustand, das Ruhepotenzial, ist wiederhergestellt. Dieser Vorgang heißt **Repolarisation.**

MERKE

Entstehung von Aktionspotenzialen

Verantwortlich für die rasche Depolarisation beim Aktionspotenzial ist ein Anstieg der Na^+-Leitfähigkeit, während für die Repolarisation eine Erhöhung der K^+-Leitfähigkeit maßgeblich ist.

8.3.5 Refraktärperiode

Während und unmittelbar nach einem Aktionspotenzial ist die Zellmembran und damit die Nervenzelle nicht erneut erregbar. In dieser als **Refraktärperiode** (Refraktärzeit, Refraktärphase) bezeichneten Zeit können einwirkende Reize oder Erregungsimpulse aus vorgeschalteten Neuronen kein weiteres Aktionspotenzial auslösen.

Die biochemische Grundlage der Refraktärperiode sind die Na^+-Ionenkanäle: Sie schließen sich kurze Zeit nach Beginn des Aktionspotenzials selbstständig und sind dann für eine gewisse Zeit nicht aktivierbar. Die Refraktärperiode stellt einen „Filter"-Mechanismus dar, der die Nervenzelle vor einer Dauererregung schützt und Erregungen nur in genau vorgegebenen Abständen zulässt: Von den auf eine Nervenzelle einströmenden Impulsen können lediglich diejenigen zu einer Erregung führen, die außerhalb der Refraktärperiode eintreffen. Außerdem bildet die Refraktärperiode eine weitere Grundlage für die gerichtete axonale Informationsweitergabe – das Aktionspotenzial kann nur in eine Richtung wandern, da die gerade zuvor erregten Membranabschnitte noch nicht wieder erregbar sind.

8.3.6 Ionenkanäle und Gedächtnis

Die Ionenkanäle erfüllen durch ihre Fähigkeit zur Informationsspeicherung außerdem **Gedächtnisfunktionen**. Dies wird durch eine kurzzeitig messbare Veränderung von Eigenschaften der Ionenkanäle möglich.

Diese Erkenntnisse wurden tierexperimentell entdeckt. Trifft ein leicht schmerzhafter Reiz (z. B. ein Wasserstrahl) den Kopf einer Meeresschnecke, dann zieht das Tier sofort die Kiemen zurück, um sich vor der vermuteten Gefahr zu schützen. Nach etwa zehn eintreffenden Reizen durch einen Wasserstrahl lässt sich dieses Zurückziehen der Kiemen für etwa eine Stunde nicht mehr auslösen. Die Schnecke hat sich an den Reiz gewöhnt und diese Information im Kurzzeitgedächtnis als offensichtlich ungefährlich abgespeichert. Während dieses Lernvorgangs haben sich Ionenkanäle in den Neuronen messbar verändert, sodass keine Aktionspotenzialbildung mehr möglich ist. Erst nach einigen Stunden Abwesenheit weiterer Einwirkungen sind diese Ionenkanalveränderungen nicht mehr zu beobachten; die Erinnerungen im Gedächtnis der Meeresschnecke sind damit gelöscht. Dementsprechend zieht sie bei erneuter Reizung wieder die Kiemen ein.

Ähnliche Mechanismen dürften auch beim **Lernen** eine Rolle spielen: So unterstützt häufiges Wiederholen ein erfolgreiches Lernen, während längere Pausen das Vergessen beschleunigen.

IM FOKUS

Funktionen des Neurons

Nervenzellen haben ein **Ruhepotenzial** von −70 mV. Verändert sich das Membranpotenzial über einen definierten **Schwellenwert,** wird ein **Aktionspotenzial** ausgelöst.
Während der **Depolarisation** kommt es zu einem **Na+-Einstrom** in die Zelle mit kurzzeitiger Umkehr des Membranpotenzials auf bis zu +30 mV.
In der **Repolarisation** wird das Ruhepotenzial der Zelle wiederhergestellt.
Während der **Refraktärperiode** können einwirkende Reize oder Erregungsimpulse aus vorgeschalteten Neuronen kein weiteres Aktionspotenzial auslösen.

8.4 Zusammenarbeit von Neuronen

Nur durch ein perfekt abgestimmtes Zusammenspiel der Milliarden von Neuronen sind uns komplexe Fähigkeiten und verschiedene Empfindungen möglich.

8.4.1 Fortleitung von Nervensignalen

Informationen in Form von Reizen werden als Aktionspotenziale fortgeleitet. Der Membranabschnitt, an dem ein solches Aktionspotenzial besteht, hat gegenüber dem noch nicht erregten benachbarten Membranbezirk eine entgegengesetzte elektrische Ladung (Aktionspotenzial = +30 mV, Ruhepotenzial = –70 mV). Diese Spannungsdifferenz führt zu einem Ionenstrom vom positiven in den negativen Bereich, also vom erregten zum nicht erregten Membranabschnitt. Durch diesen **elektrotonischen Stromfluss** (Stromfluss durch Ladungsausgleich) wird der (noch) nicht erregte Membranabschnitt bis zum Schwellenwert depolarisiert und ein Aktionspotenzial ausgelöst: Der Vorgang beginnt von Neuem und das Aktionspotenzial pflanzt sich so immer weiter über das Axon fort. Diese Erregungsausbreitung verläuft in zwei Formen (→ Abb. 8.10):

- **Kontinuierliche Erregungsausbreitung:** Sie ist in marklosen Nervenfasern zu beobachten und verläuft mit ca. 0,5–3 m/s verhältnismäßig langsam. Die reduzierte Ausbreitungsgeschwindigkeit beruht auf der Tatsache, dass bei elektrotonischer Ausbreitung an jeder Stelle der Axonmembran ein Aktionspotenzial entstehen muss, um die Signalstärke konstant halten zu können.
- **Saltatorische Erregungsausbreitung:** In markhaltigen Nervenfasern fließen die Ionenströme mit geringstem Verlust von Schnürring zu Schnürring. Nur im Bereich der Einschnürungen wird die Zellmembran depolarisiert und ein Aktionspotenzial ausgelöst. Das Aktionspotenzial „springt" also förmlich – daher die Namensgebung **saltatorisch.** Sie ist mit 120 m/s sehr schnell.

8.4.2 Erregungsüberleitung an den Synapsen

Neben der Erregungsfortleitung entlang eines Axons bedarf es zudem der Erregungsübertragung auf andere Zellen. Dies geschieht an sogenannten **Synapsen** (→ Abb. 8.11), die insbesondere einzelne Neurone miteinander, aber auch Neurone mit Drüsen- oder quergestreiften Muskelzellen verbinden (→ Abb. 8.12). Die synaptische Verbindung zwischen Axon und Muskelzelle wird motorische Endplatte genannt (→ Abb. 8.13).

Eine Synapse besteht aus drei Anteilen:

1. **Präsynaptisches Neuron** (prä = vor): Das vorgeschaltete Neuron enthält an seinem axonalen Ende verzweigte, knopf- bzw. kolbenförmige Auftreibungen **(präsynaptische Endknöpfchen).** Hier befinden sich die synaptischen Bläschen **(Vesikel)** mit den **Neurotransmittern.**
2. **Synaptischer Spalt:** Dieser mit Extrazellulärflüssigkeit gefüllte Spalt ist nur 0,02 µm breit und befindet sich zwischen der **präsynaptischen** und der **postsynaptischen Membran.**
3. **Postsynaptisches Neuron** (post = nach): Das nachgeschaltete Neuron beinhaltet in seiner **postsynaptischen Membran** die Rezeptoren für die Transmitter.

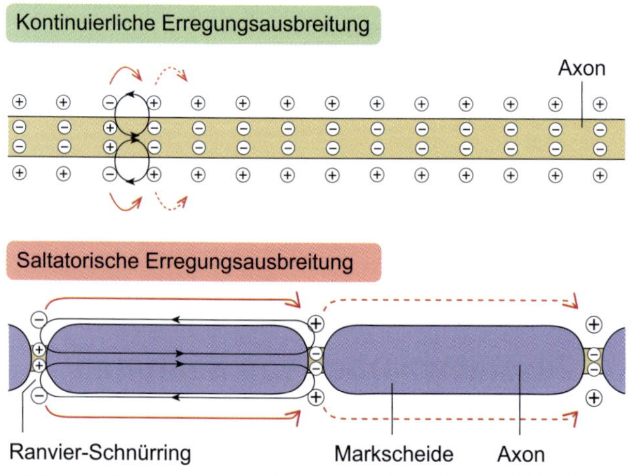

Abb. 8.10 Schematische Darstellung der Erregungsausbreitung im Vergleich: Die obere Reihe zeigt die **kontinuierliche Signalweiterleitung** entlang dem Axon einer marklosen Nervenzelle, die untere Reihe stellt die **saltatorische Erregungsausbreitung** an einer markhaltigen Nervenzelle dar. Die grauen Pfeile bezeichnen den elektrotonischen Stromfluss, die roten die Fortbewegung des Aktionspotenzials. [L190]

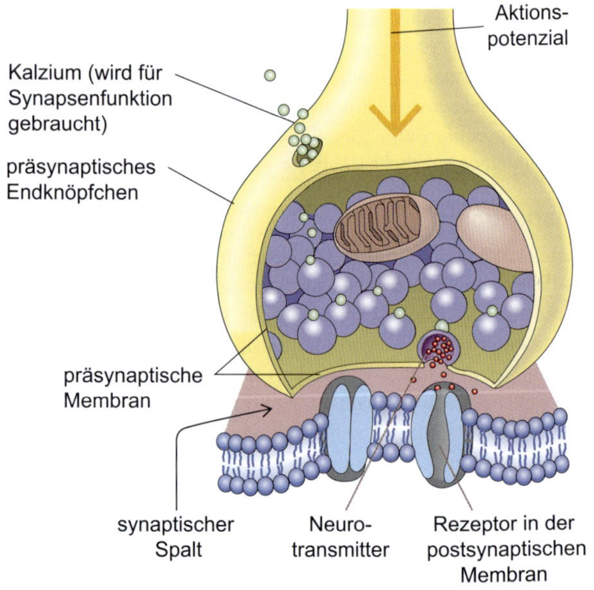

Abb. 8.11 Aufbau einer Synapse. Die Transmitterübertragung erfolgt von der präsynaptischen Membran über den synaptischen Spalt an die postsynaptische Membran. [L190]

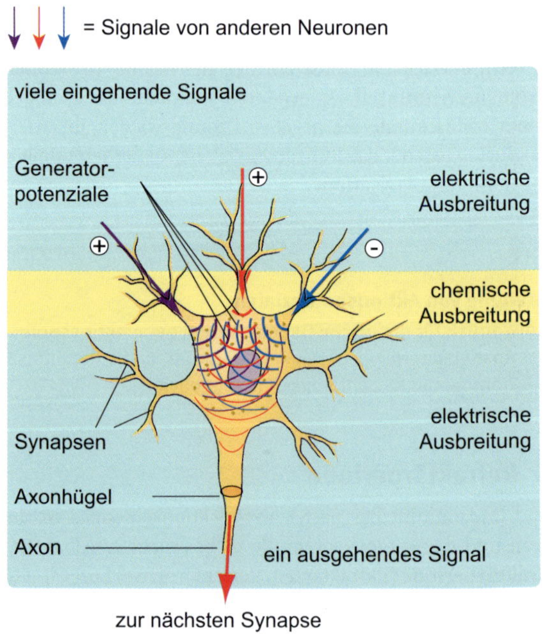

Abb. 8.12 Erregungsleitung durch Nerven. Die am Axon elektrisch fortgeleitete Erregung wird an der Synapse chemisch übertragen. An der Membran des nachgeschalteten Neurons werden die eingegangenen Informationen dann wieder elektrisch weitergeleitet. [L190]

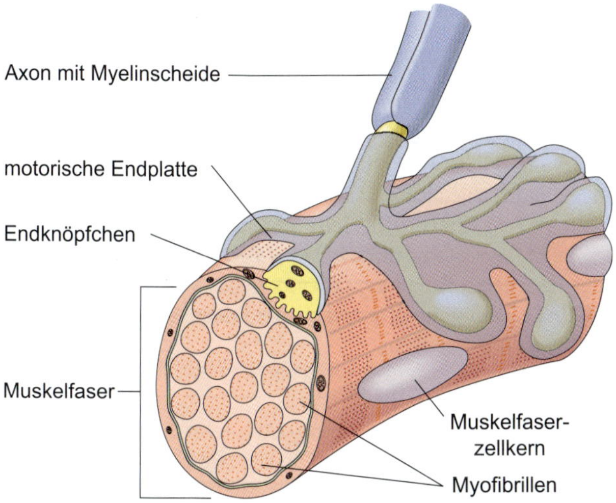

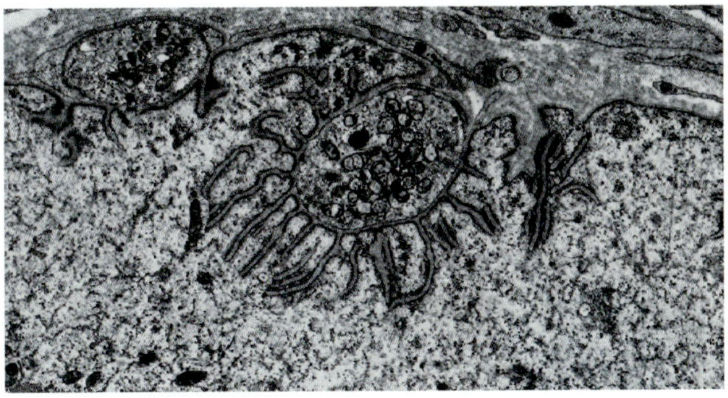

Abb. 8.13 Motorische Endplatte als Schema-Zeichnung und im elektronenmikroskopischen Bild. Ein motorischer Nerv verzweigt sich im Endabschnitt seines Axons in mehrere synaptische Endknöpfchen, die mit einer Muskelfaser mehrere motorische Endplatten bilden. Im Bereich dieser synaptischen Endknöpfchen findet man vermehrt Mitochondrien, um den hohen Energiebedarf im Rahmen der chemischen Signalübertragung decken zu können. [Foto: M375; Zeichnung: L190]

Was passiert im synaptischen Spalt?

Für die Erregungsübertragung zwischen Neuronen bedarf es biochemischer bzw. elektrischer Vorgänge. Letztere findet durch direkten Ionentransport via Kanalproteine statt und ist die seltene Variante. Klassischerweise sind biochemische Vorgänge für die Erregungsübertragung verantwortlich.

Sobald eine Erregung die Endknöpfchen des präsynaptischen Neurons erreicht, kommt es zur Depolarisation der präsynaptischen Membran. Hierbei ist Kalzium (Ca^{2+}) das zentrale Ion. Spannungsabhängige Ca^{2+}-Ionenkanäle öffnen, Ca^{2+} strömt ein und es kommt zu einer Verschmelzung der neurotransmitterhaltigen Vesikel mit der präsynaptischen Membran. Dabei gelangen die Neurotransmitter aus den Vesikeln in den synaptischen Spalt und erreichen durch Diffusion binnen ca. 0,1 ms die postsynaptische Membran. Hier binden sie kurzzeitig an entsprechende Rezeptoren, die mit Ionenkanälen gekoppelt sind. Auf Basis des Schlüssel-Schloss-Prinzips öffnen diese Ionenkanäle immer dann, wenn der zugehörige Rezeptor durch den Neurotransmitter besetzt ist. Ein so entstehender kurzzeitiger Na^{+}-Einstrom erzeugt an der postsynaptischen Membran eine Membranpotenzialänderung **(postsynaptisches Potenzial)**; bei Überschreiten des Schwellenwerts entsteht am postsynaptischen Neuron ein Aktionspotenzial und wird von dort weiter fortgeleitet (→ Abb. 8.11).

Nach kurzer Zeit kommt es zur Lösung der Neurotransmitter; ihre rasche Inaktivierung erfolgt durch enzymatischen Abbau (Acetylcholinesterase) und Rücktransport in die präsynaptischen Endknöpfchen.

Eine solche Erregungsübertragung zwischen zwei Neuronen benötigt Energie und kann nur unter ATP-Verbrauch stattfinden.

8.4.3 Übersicht über die Neurotransmitter

Die vielen verschiedenen **Neurotransmitter** variieren in ihrer Wirkung und in Abhängigkeit des Rezeptortyps. Eine Erregung (Exzitation) der postsynaptischen Membran steht einer hemmenden Wirkung (inhibitorisch) gegenüber. Zu den wichtigsten gehören:

- Acetylcholin
- Dopamin, Noradrenalin und Adrenalin (Katecholamine)
- Serotonin
- Gamma-Aminobuttersäure
- Glycin und Glutamat
- Neuropeptide

Des Weiteren sind die als Mediatoren bei Entzündungsprozessen bekannten Stoffe Histamin und Prostaglandin zu nennen (→ Kap. 1.11.3). Die mögliche Funktion von Prostaglandin als Neurotransmitter wird weiterhin diskutiert; die Rolle von Histamin als im ZNS produzierter und wirkender Neurotransmitter ist hingegen bestätigt.

Synthese der Neurotransmitter

Neurotransmitter sind mehrheitlich Aminosäuren (Glycin, Glutamat) oder leiten sich von diesen ab. Die **Synthese** erfolgt direkt durch die Neurone; die dafür notwendigen Eiweißbausteine liefert die Nahrung. Als Beispiel sind die Aminosäuren Tyrosin und Tryptophan zu nennen. Tyrosin wird im Nervengewebe aus dem Blut aufgenommen und in Dopamin und Noradrenalin umgewandelt, aus Tryptophan entsteht Serotonin.

Mittlerweile ist bekannt, dass Neurone nicht nur den eigentlichen Neurotransmitter synthetisieren, sondern zusätzlich einen sogenannten **Kotransmitter** enthalten. Kotransmitter sind immer Neuropeptide (→ Kap. 8.5) und werden zusammen mit dem Neurotransmitter freigesetzt. Dieser Vorgang wird als **Kotransmission** bezeichnet und dient der Arbeitsteilung: Der Neurotransmitter übernimmt die schnelle synaptische Übertragung, das Neuropeptid dient der Langzeiteinstellung von Erregungen. Diese synaptische Modulation **(Neuromodulation)** spielt insbesondere für Lernvorgänge eine wesentliche Rolle.

Eigenschaften der wichtigsten Neurotransmitter

Noradrenalin wirkt vorwiegend als erregender (exzitatorischer) Neurotransmitter und wird überwiegend in einem Kerngebiet nahe des 4. Hirnventrikels (→ Kap. 8.17.6) gebildet. Von dort strahlen Nervenfasern in die gesamte Großhirnrinde aus. Über ihre Aktivität werden der Aufmerksamkeits- und Wachheitsgrad sowie die Anpassung an psychische Belastungen reguliert. Noradrenalin wird zusammen mit Adrenalin als Hormon aus dem Nebennierenmark ausgeschüttet (→ Kap. 10.5.4). Ferner verwenden die efferenten Neurone des Sympathikus Noradrenalin (→ Kap. 8.14.2) als Überträgerstoff.

Dopamin wirkt ebenfalls als exzitatorischer Neurotransmitter und wird vor allem in der Substantia nigra des Mittelhirns (→ Kap. 8.9.1) gebildet. Dopamin ist für eine normale Bewegungssteuerung unabdingbar. Außerdem spielt es bei vielen emotionalen und geistigen Reaktionen eine Rolle und hat Bedeutung für das „Belohnungs- und Lustsystem" unseres Gehirns, das uns in bestimmten Situationen positive Gefühle beschert.

Acetylcholin (ACh) ist der klassische Neurotransmitter an der motorischen Endplatte und für die Auslösung von Muskelkontraktionen verantwortlich. Außerdem nimmt es eine wichtige Stellung im vegetativen Nervensystem ein und führt dort z. B. zu Bronchokonstriktion, Vasodilatation und vermehrter Drüsensekretion. Es wirkt grundsätzlich erregend auf die nachgeschalteten Strukturen, wobei ACh an Transmembranrezeptoren – den Acetylcholin-Rezeptoren (ACh-Rezeptoren, ACh-R) – bindet. Zwei Typen von ACh-Rezeptoren werden unterschieden: Nikotinerge ACh-Rezeptoren sind Ionenkanäle, wirken meist exzitatorisch und sind an motorischen Endplatten sowie an Neuronen zu finden. Muskarinerge ACh-Rezeptoren sind G-Protein-gekoppelte Rezeptoren an peripher- und zentralnervösen Strukturen. Namensgebend ist das die Rezeptoren aktivierende und den Parasympathikus steigernde Muskarin (Alkaloid in Giftpilzen, z. B. Fliegenpilz). Der schnelle Abbau von ACh im synaptischen Spalt erfolgt enzymatisch durch die **Acetylcholinesterase** (ACh-Esterase).

Glutamat ist eine Aminosäure und der wichtigste exzitatorische Neurotransmitter im ZNS. Durch die Wirkung an verschiedenen Rezeptoren hat Glutamat große Bedeutung für motorische Modulationen, die Vermittlung von Sinneswahrnehmungen sowie Lern- und Gedächtnisleistungen.

Gamma-Aminobuttersäure (GABA) ist der bedeutsamste Gegenspieler von Glutamat und wirkt hemmend (inhibitorisch) im ZNS. Die postsynaptischen Zellen werden durch GABA hyperpolarisiert, d. h. ihre Erregung wird erschwert. Dieser hemmende Effekt führt zu einer beruhigenden und angstlösenden Wirkung.

Glycin ist ebenfalls eine Aminosäure und ein weiterer wichtiger inhibitorischer Neurotransmitter. Glycin fungiert insbesondere an Neuronen im Rückenmark und Hirnstamm und gilt dort ebenfalls als Gegenspieler von Glutamat.

Serotonin wirkt im ZNS sehr komplex und beeinflusst emotionale Komponenten wie Angst und Aggressionen. Zudem nimmt Serotonin als Neurotransmitter Einfluss auf Sexualverhalten, Nahrungsaufnahme, Schlaf-Wach-Rhythmus, Körpertemperatur und Schmerzwahrnehmung. Es wird vor allem von Zellen im Hirnstamm und Hypothalamus gebildet und erreicht, ähnlich wie Noradrenalin, mehrere andere Hirngebiete. Auffallend ist die chemische Verwandtschaft mit dem Rauschgift LSD – bekannt als halluzinogene Droge: Die Betroffenen nehmen Dinge wahr, die in der Realität nicht vorhanden sind (z. B. Hören von Stimmen in einem absolut stillen Raum). Man vermutet, dass LSD serotoninabhängige Synapsen beeinflusst.

Histamin besitzt als Neurotransmitter und Gewebshormon eine Doppelfunktion. Das als Neurotransmitter wirksame Histamin wird in speziellen Nervenzellen im ZNS produziert und entfaltet seine Wirkung an histaminergen Synapsen. Histamin beeinflusst die Ausschüttung anderer Neurotransmitter sowie autoregulatorisch die eigene Freisetzung. Seine Bedeutung liegt in der Steigerung der Denkfähigkeit, Wachheit, Aufmerksamkeit und Lernleistung. In seiner Funktion als Gewebehormon wird exogenes Histamin über die Nahrung aufgenommen bzw. als endogenes Histamin von Mastzellen und basophilen Granulozyten produziert. Es besitzt eine zentrale Rolle im Rahmen allergischer Reaktionen (→ Kap. 5.6.1).

Neurotransmitter – klinisch relevant!

Neurotransmitter sind kleine Moleküle mit großer Bedeutung für die schnelle synaptische Erregungsübertragung im gesamten Nervengewebe und unabdingbar für die Steuerung von Empfinden und Verhalten. Mangel oder Gleichgewichtsverschiebungen können gravierende Auswirkungen auf das psychische und physische Wohlergehen haben und zu unterschiedlichsten Beschwerden bzw. neurologischen und psychiatrischen Krankheitsbildern führen. Die Mehrheit der **Drogen** (Heroin, LSD, selbst Koffein) wirkt über Beeinflussung der Neurotransmitter oder deren Rezeptoren; ebenso greifen viele **Psychopharmaka** als wichtige Therapieansätze psychischer Erkrankungen in den Neurotransmitterstoffwechsel ein.

(Pfeil-)Gift für die Synapsen

Curare ist das Pfeilgift der Indianer (→ Abb. 8.14). Es wird aus verschiedenen Lianenarten gewonnen und für die Jagd genutzt. Im klinischen Alltag werden seine Abkömmlinge zur Muskelrelaxation im Rahmen einer Narkose eingesetzt. Sie blockieren kompetitiv (konkurrierend)die nikotinergen ACh-Rezeptoren an der motorischen Endplatte und verhindern die Depolarisation der postsynaptischen Membran. Nach Gabe dieser Medikamente muss der Patient beatmet werden.

Man unterscheidet zwei Gruppen – **depolarisierende Muskelrelaxanzien** wie z. B. Succinylcholin (Lysthenon®) und **nichtdepolarisierende Muskelrelaxanzien** wie z. B. Rocuronium (Esmeron®). Der Unterschied liegt allein in der Art der Verdrängung von ACh vom Rezeptor an der motorischen Endplatte. Dies geschieht in der nichtdepolarisierenden Gruppe ohne Aktivierung und – entsprechend der Namensgebung – bei den depolarisierenden Muskelrelaxanzien mit Depolarisierung und Daueraktivierung der ACh-Rezeptoren (→ Kap. 6.3.5).

Die Wirkung der Curare-Abkömmlinge wird durch Gabe von **Acetylcholinesterase-Inhibitoren** (Neostigmin, Physostigmin) aufgehoben. Diese Medikamente hemmen umkehrbar **(reversibel)** den Abbau von ACh, wodurch die ACh-Konzentration an der postsynaptischen Membran stark ansteigt und zu einer Verdrängung der Muskelrelaxanzien von den Rezeptoren der motorischen Endplatte führt.

PRAXISTIPP

Narkoseeinleitung im Rettungsdienst

Die beiden Gruppen der Muskelrelaxanzien unterscheiden sich nicht nur in ihrem Wirkmechanismus, sondern insbesondere auch

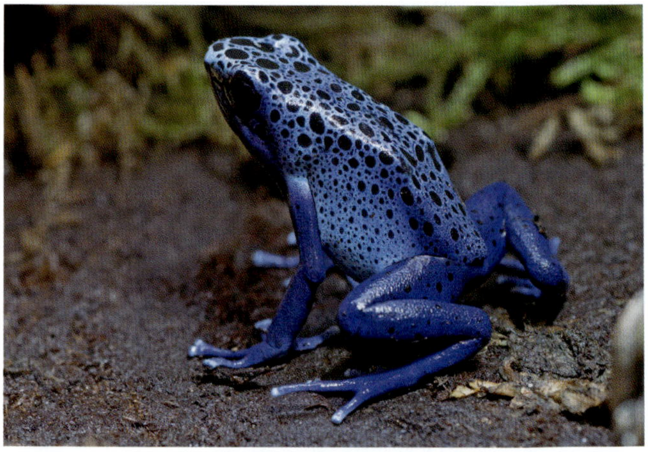

Abb. 8.14 Das Gift des Pfeilgiftfrosches wirkt ähnlich wie Curare, das zur Muskelrelaxierung bei Narkosen eingesetzt wird. [J751-145]

in Wirkdauer und Antagonisierungsmöglichkeit durch ACh-Esterase-Inhibitoren.
Succinylcholin als depolarisierendes Muskelrelaxans hat den großen Vorteil einer relativ kurzen Wirkdauer (2–3 min). Aufgrund der fehlenden Möglichkeit einer Antagonisierung sowie einem ausgeprägten Nebenwirkungsprofil (z. B. lebensbedrohliche maligne Hyperthermie) beschränkt sich der Einsatz von Succinylcholin zunehmend auf Rapid Sequence Intubationen (RSI) im Rahmen von Notfallnarkosen. Das nichtdepolarisierende **Rocuronium** mit seinem geringen Nebenwirkungsspektrum und schnellem Wirkeintritt ist antagonisierbar und findet heutzutage auch präkliniksch regelhaft Verwendung bei der Narkoseeinleitung.

Tödliche Insektizide

Das Insektengift **E 605**® (Substanzname: **Parathion**) gehört in die Gruppe der **Alkylphosphate** und hemmt unumkehrbar **(irreversibel)** die ACh-Esterase, wodurch das ACh nicht mehr abgebaut werden kann. Die stark erhöhte ACh-Konzentration an den motorischen Endplatten führt zu einer Dauererregung der Muskulatur mit Krämpfen und Bewusstseinseintrübung, teils mit letalem Ausgang innerhalb kürzester Zeit. Außerdem zeigen die Betroffenen vegetative Begleitsymptome im Rahmen der massiv gesteigerten Parasympathikusaktivität (parasympathomimetische Wirkung).

MERKE

Klassische **Symptomtrias der Alkylphosphatintoxikation:**
- Miosis
- Bradykardie
- Speichelfluss (Hypersalivation)

Als Pestizid ist Parathion mittlerweile nicht mehr zugelassen, konnte aber bis 2001 noch in Deutschland erworben werden, weshalb auch heute noch Kontaktmöglichkeiten gegeben sind. Insbesondere im Rahmen von Suiziden treten Vergiftungen mit E 605® auf.

Große mediale Aufmerksamkeit bezüglich Cholinesterase-Inhibitoren erreichte 2020 der Giftanschlag auf den russischen Politiker Alexei Nawalny, der in der Berliner Charité behandelt wurde. Speziallabore identifizierten einen Nervenkampfstoff aus der Nowitschok-Gruppe, welche alle die ACh-Esterase hemmen.

Neben der allgemeinen Sicherung der Vitalfunktionen nach dem ABCDE-Schema besteht die spezifische Notfalltherapie in der sofortigen Antidotgabe:
- **Atropin:** Als unspezifisches Antidot erfolgt die Dosierung wirkungsabhängig, wobei der Speichelfluss als zuverlässiger Parameter für die Wirksamkeit der Therapie gilt. Die parasympatholytische Wirkung beruht auf einer kompetitiven Verdrängung von ACh an den postsynaptischen Rezeptoren.
- **Toxogonin:** Dieses spezifische Antidot kann die ACh-Esterase reaktivieren und den ACh-Abbau im synaptischen Spalt ermöglichen.

! ACHTUNG!

Eigenschutz unbedingt beachten

Als Kontaktgift wird Parathion (E 605®) leicht über die Haut aufgenommen, weshalb bei der notfallmedizinischen Versorgung der Eigenschutz von größter Bedeutung ist. Bereits die alleinige Berührung führt zu schweren gesundheitlichen Schäden!
Auch im privaten Umfeld ist Vorsicht geboten. So ist z. B. Dimethoat (Compo Bi 58®) als ACh-Esterase-Inhibitor ein Bestandteil von herkömmlichen Pflanzenschutzmitteln zur Bekämpfung von Blattläusen!

Myasthenia gravis

Die **Myasthenia gravis** führt als Autoimmunerkrankung (→ Kap. 5.6.2) zu einer Dysfunktion und zum Abbau nikotinerger ACh-Rezeptoren (→ Abb. 8.15). Ursächlich sind körpereigene Autoantikörper, die gegen

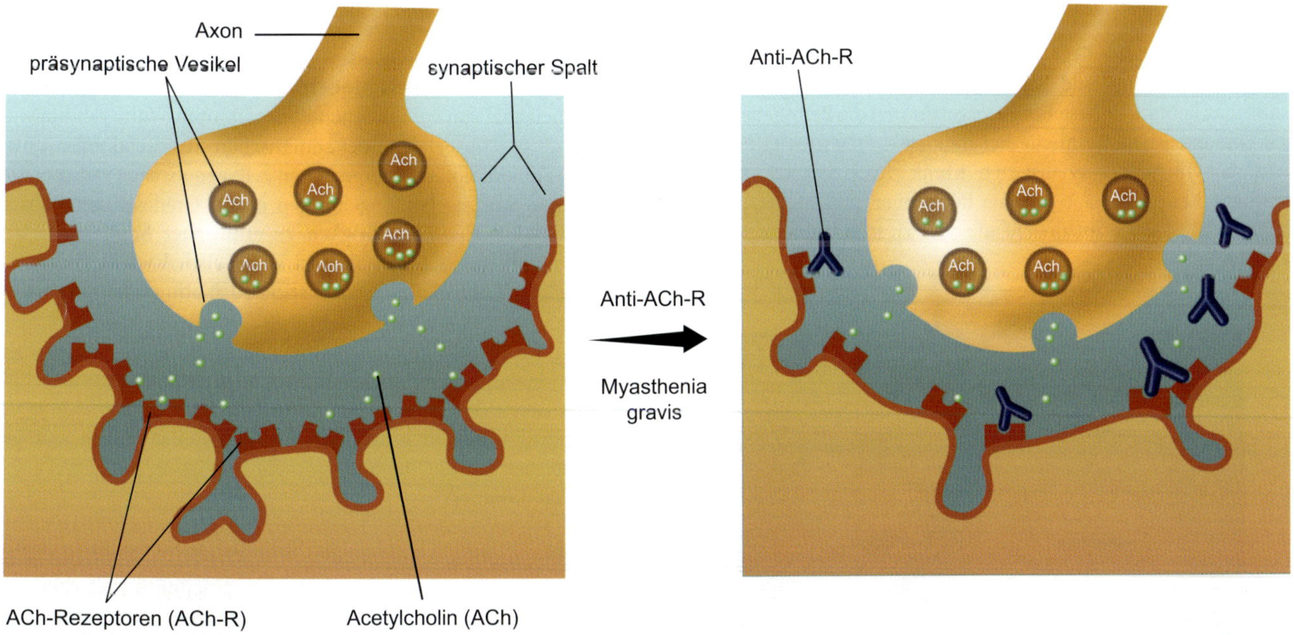

Abb. 8.15 **Links:** Unter physiologischen Bedingungen wird ACh als Reaktion auf einen präsynaptischen Nervenimpuls in den synaptischen Spalt freigesetzt und bindet an den ACh-Rezeptor (ACh-R) der postsynaptischen Membran. Dies bewirkt eine Depolarisation und verursacht eine Muskelkontraktion. **Rechts:** Bei der Myasthenia gravis vermittelt die Bindung von Antikörpern an ACh-Rezeptoren eine autoimmune Zerstörung der Rezeptoren. Dieser Prozess führt bei den Betroffenen zu einer gestörten Muskelaktivierung und resultiert in einer Schwäche, die bei Belastung auftritt bzw. über den Tag zunimmt. [G1044]

prä- und postsynaptische Strukturen an der motorischen Endplatte gerichtet sind und dadurch eine verminderte Wirksamkeit von ACh mit konsekutiver neuromuskulärer Übertragungsstörung bewirken. Laut aktueller Leitlinie liegt die Inzidenz bei 0,25–3/100 000 Personen – insgesamt steigend mit zunehmendem Alter. Die Prävalenz beträgt ca. 10–36/100 000 Einwohner. Leitsymptomatik ist eine belastungsabhängige Muskelschwäche. Müdigkeit, Anstrengung und fortschreitende Tageszeit aggravieren die Symptomatik; in der Regel treten keine Muskelschmerzen auf. Als Erstmanifestationen der Erkrankung zeigen sich meist eine **Diplopie** (Auftreten von Doppelbildern) und eine uni- oder bilaterale **Ptosis** (Herabhängen des Oberlids) (→ Abb. 8.16). Die Muskelschwäche kann im Schlaf die Atmung beeinträchtigen und zum Schlafapnoe-Syndrom führen. Da es im Herzmuskelgewebe keine motorischen Endplatten gibt, zeigt die Myasthenia gravis keine kardiale Beteiligung.

Die häufigste Ursache der Autoantikörperbildung bei Myasthenia gravis ist eine Vergrößerung des Thymus **(Thymushyperplasie)** oder ein Tumor des Thymus **(Thymom).** Des Weiteren können verschiedene Medikamente und eine Knochenmarktransplantation eine Myasthenia gravis bzw. eine spezielle Form der Myasthenie induzieren.

! ACHTUNG!

Myasthenia gravis und Medikamente

Die medikamentöse Therapie einer Myasthenia gravis beruht auf der Hemmung der Acetylcholinesterase durch sogenannte Cholinesterase-Hemmstoffe wie z. B. Neostigmin oder Pyridostigmin (Mestinon®). Der verminderte Abbau resultiert in höheren Konzentrationen von ACh im synaptischen Spalt und bewirkt für eine gewisse Zeit eine Verbesserung der Muskelleistung.
Bei der **Gabe von Benzodiazepinen** ist durch den muskelrelaxierenden Effekt bei Patientinnen und Patienten mit Myasthenia gravis **höchste Vorsicht** geboten. Es besteht die **Gefahr einer Atemdepression!**

Eine **myasthene Krise** liegt vor, wenn es durch die Erkrankung zum **Versagen von Atem- und Schluckmuskulatur** mit respiratorischer Insuffizienz kommt. Es besteht Lebensgefahr und die Betroffenen benötigen eine intensivmedizinische Behandlung – möglichst in einer auf Myasthenie-Therapie spezialisierten Klinik. Risikofaktoren für eine myasthene Krise sind laut Leitlinie Infektionen und Medikamenteneinnahmefehler sowie unzureichende oder zu früh beendete Immuntherapien.

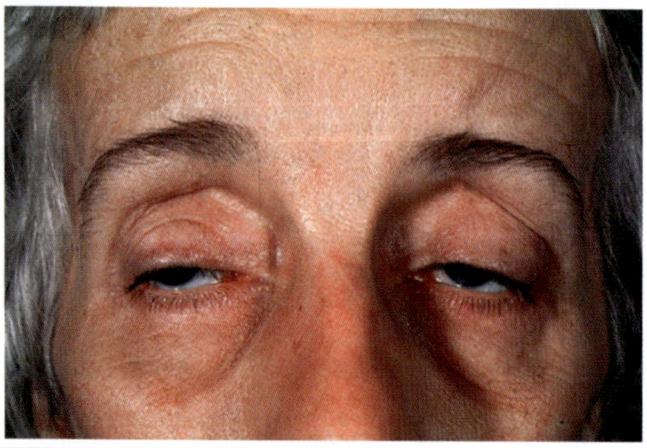

Abb. 8.16 Beidseitige Ptosis (Herabhängen des Oberlids) bei einem Patienten mit Myasthenia gravis [G955]

Diese lebensbedrohliche Komplikation tritt zwar insgesamt nur selten auf, dennoch erleiden fast 20 % aller Betroffenen eine intensivpflichtige Krise im Laufe ihrer Erkrankung.

Neurotransmitter und Depression

Depressionen gehören zur Gruppe der affektiven Störungen, die durch eine krankhafte Veränderung der Stimmung gekennzeichnet sind, häufig mit vegetativer Begleitsymptomatik. Eine Beeinträchtigung des Denkens sowie eine Antriebsstörung gehen ebenfalls oft mit einer Depression einher. Obwohl die Depression in Deutschland zu den häufigsten Erkrankungen gehört, wird sie hinsichtlich individueller und gesellschaftlicher Bedeutung oft unterschätzt. Die Inzidenz beläuft sich auf 1–2/100 Personen, die Lebenszeitprävalenz (Wahrscheinlichkeit, im Lauf des Lebens einmal an einer Depression zu erkranken) liegt weltweit bei 16–20 %. Zur Verdeutlichung: In Deutschland erkranken pro Jahr ca. 5,3 Mio Einwohner an einer (unipolaren) Depression, wobei zunehmend ein jüngeres Erkrankungsalter und eine insgesamt stärker ausgeprägte Symptomlast beobachtet werden.

! ACHTUNG!

Depressionen sind die häufigste psychische Ursache für **Suizide.**

Die nationale Versorgungsleitlinie „Unipolare Depression" beschreibt für Deutschland die jährliche Suizidrate mit insgesamt ca. 10 000 Personen, wobei anzunehmen ist, dass ca. 40–70 % davon auf depressive Erkrankungen zurückzuführen sind. Eine Depression erhöht die Suizidrate um etwa das 20-Fache, wodurch die Unabdingbarkeit einer direkten Beachtung und Erfragung von Suizidalität im Anamnesegespräch bei der Versorgung von psychisch kranken Patienten verdeutlicht wird.

Ursachen

Depressionen werden heute als multifaktoriell bedingt angesehen und es wird von einer Wechselwirkung zwischen psychosozialen und biologischen Faktoren ausgegangen. Zunehmend diskutiert wird das **Vulnerabilitäts-Stress-Modell,** da depressive Störungen erst im Zusammenspiel von vorhandenen Risikofaktoren (Vulnerabilitätsfaktoren) mit psychosozialen oder somatischen Auslösefaktoren auftreten. Als Vulnerabilitätsfaktoren gelten z. B. genetische Prädisposition (depressive Störung bei Angehörigen ersten Grades), metabolische Erkrankungen oder Zugehörigkeit zu ethnischer Minderheit. Weitere risikoerhöhende Stressfaktoren sind beispielsweise Verlust des Arbeitsplatzes, Substanzgebrauch, soziale Isolation oder chronischer Stress.

Früher wurde angenommen, dass ein Monoaminmangel – insbesondere ein Mangel an Serotonin, Noradrenalin und Dopamin – ursächlich für eine Depression ist; dies war Grundlage für die Entwicklung von Antidepressiva. Mit Blick auf das nur teilweise oder zeitlich verzögerte Ansprechen auf die Therapie wird die Hypothese mittlerweile sehr umstritten diskutiert.

Therapie

Bei der Therapie von Depressionen kommen dennoch weiterhin Antidepressiva zum Einsatz. Diese greifen an verschiedenen Stellen in das Transmittersystem ein und bewirken eine Erhöhung der Transmitterkonzentrationen im synaptischen Spalt. Zahlreiche Medikamente sind verfügbar und kommen je nach gewünschten Effekten (z. B. stimmungsaufhellend, angstlösend, antriebssteigernd) zum Einsatz.

Beispielhaft zu nennen sind Mirtazapin, Citalopram und Amitriptylin. Zudem haben psychoedukative Therapie (Patienteninformation, Selbsthilfegruppen, digitale Gesundheits-Apps) und Psychotherapie einen großen Stellenwert.

Dopamin und Parkinson-Syndrom

Das **Parkinson-Syndrom** umfasst als Oberbegriff verschiedene Erkrankungen, die dopaminerge Neurone im Mittelhirn betreffen. Leitsymptome sind Bewegungsarmut (Bradykinese), erhöhter Muskeltonus (Rigor) und Zittern (Tremor). Vor allem die Bradykinese und der Rigor bewirken eine instabile Körperhaltung (posturale Instabilität) und ein charakteristisches Gangbild (→ Abb. 8.17).

Schätzungen zufolge leben derzeit zwischen 220 000 und 420 000 Menschen mit Parkinson-Syndrom in Deutschland – Tendenz aufgrund des demografischen Wandels steigend. Weltweit sind ca. 6,3 Mio Betroffene zu verzeichnen, wobei die Inzidenz auf 5–35/100 000 Personen geschätzt wird.

MERKE

Dopamin und Parkinson-Syndrom

Das **Parkinson-Syndrom** ist nach der Alzheimer-Demenz die zweithäufigste neurodegenerative Erkrankung des älteren Menschen.

Ursachen

Ätiologisch werden vier Krankheitsentitäten des Parkinson-Syndroms unterschieden:

1. **Idiopathisches Parkinson-Syndrom (IPS,** auch Parkinson-Krankheit**):** Das IPS ist die häufigste Entität. Hierbei kommt es ohne identifizierbare Ursache zum Untergang bzw. zur Degeneration dopaminproduzierender Nervenzellen. Histologisch sind im Zytoplasma der betroffenen Neurone Lewy-Körper (runde Einschlüsse aus Proteinen, auch Einschlusskörperchen genannt) zu finden. Meist beginnt die Erkrankung schleichend, es sind mehr Männer als Frauen betroffen und die Diagnosestellung erfolgt überwiegend nach dem 60. Lebensjahr. Der fortschreitende (progressive) Verlauf führt zu einem Mangel an Dopamin und dadurch zum klassischen klinischen Bild.
2. **Hereditäre (erbliche) Parkinson-Syndrome:** Bei diesen Formen liegen seltene Genmutationen vor, wobei die Familienanamnese nicht zwingend positiv sein muss. Gründe hierfür können kleine Familien, De-Novo-Mutationen (in der Embryonalphase entstehend) und die Möglichkeit einer fehlenden Merkmalsausprägung bei Familienangehörigen sein.
3. **Nicht idiopathisches (atypisches) Parkinson-Syndrom:** Diese Entität ist charakterisiert durch das Auftreten parkinsonoider Symptome im Rahmen anderer neurodegenerativer Erkrankungen. Der Terminus dient somit als Oberbegriff und umfasst Krankheiten wie die progressive supranukleäre Blickparese (PSP), die Multisystematrophie (MSA) und die kortikobasale Degeneration (CBD).
4. **Symptomatisches (sekundäres) Parkinson-Syndrom:** Bei dieser Form kommt es durch eine definierbare, nicht genetische Ursache zu Veränderungen im Mittelhirn mit konsekutiver Gleichgewichtsverschiebung zwischen hemmenden und erregenden Neurotransmittern. Auslöser können Medikamente (z. B. Lithium, Neuroleptika, Metoclopramid), Toxine (u. a. Kohlenmonoxid, Blei), Traumata, Tumore, Entzündungen oder Stoffwechselstörungen (z. B. Kupferspeicherkrankheit Morbus Wilson) sein. .

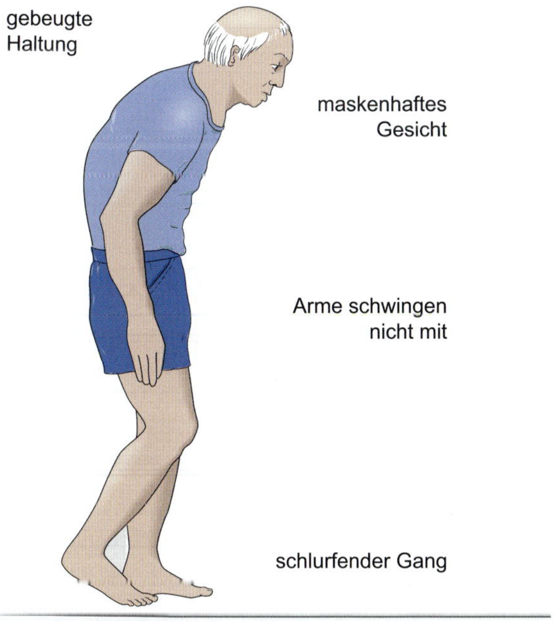

Abb. 8.17 Charakteristische Körperhaltung beim Parkinson-Syndrom [L190]

Pathophysiologie und klinisches Bild

Durch den Untergang dopaminproduzierender Neurone entsteht ein **absoluter Dopaminmangel** mit Folge einer Gleichgewichtsverschiebung zwischen erregenden und hemmenden Neurotransmittern. Dies führt zu einer fehlenden Inhibition der auf ACh reagierenden Neurone (cholinerge Neurone) und einer übermäßig starken Hemmung motorischer Thalamuskerne. Das Resultat sind die typischen Symptome:

- **Bradykinese:** Dieses obligate Diagnosekriterium beschreibt eine verminderte Bewegung von Rumpf, Extremitäten und Gesichtsmuskulatur, wobei die Bewegungen sowohl schwer zu initiieren als auch zu stoppen sind. Die Betroffenen zeigen ein kleinschrittiges Gangbild, schlurfend und ohne Mitnahme der Arme, sowie eine mimische Starre, die auch als Maskengesicht bezeichnet wird.
- **Rigor** (erhöhter Tonus der Muskulatur und typisches ruckartiges Zahnradphänomen bei passiven Bewegungen), **Ruhetremor** (unwillkürliches, rhythmisches Zittern) und **posturale Instabilität** (gestörte aufrechte Körperhaltung) sind weitere Hauptsymptome, wobei zur Diagnosestellung mindestens eines dieser drei Symptome in Kombination mit der Bradykinese vorliegen muss.
- Begleitend – bzw. als Frühzeichen – können insbesondere Störungen des Riechens (Hyposmie) und Verstopfung (Obstipation) auftreten. Zudem leiden die Erkrankten nicht selten unter dementiellen Entwicklungen, depressiven Verstimmungen, Seh- und Schlafstörungen, Inkontinenz und Rückenschmerzen. Im Rahmen des fortschreitenden Verlaufs zeigen die Betroffenen eine zunehmende Immobilität sowie Sprech- und Schluckstörungen.

MERKE

Kardinalsymptome des Parkinson-Syndroms

- Bradykinese
- Rigor
- Tremor
- Posturale Instabilität

Dopamin und Schizophrenie

Schizophrenie ist eine schwerwiegende psychische Erkrankung mit charakteristischem Störungsmuster der gesamten Persönlichkeit. Neben der chronischen Beeinträchtigung mit persistierender Positiv- und/oder Negativsymptomatik (Wahn und Halluzinationen versus Affektverflachung und Antriebsminderung) treten akute psychotische Zustände episodisch auf.

Die Lebenszeitprävalenz liegt bei 4,8–7,2/1 000 Einwohnern, wobei die Geschlechterverteilung annähernd gleich ist. Die Prävalenz beträgt 4,6/1 000 und die Inzidenz 15/1 000 Personen. Die meisten Betroffenen erkranken im Alter zwischen 15 und 35 Jahren. Im Vergleich zur Gesamtbevölkerung ist die Lebenserwartung aufgrund der häufigen Komorbidität Substanzmissbrauch sowie der erhöhten Rate an Suiziden und tödlichen Unfällen um ca. 15 Jahre verringert.

Ursache

Die Schizophrenie ist multifaktoriell bedingt, wobei das Zusammenwirken krankheitsauslösender genetischer, neurobiologischer und psychosozialer Faktoren eine bedeutsame Rolle spielt. Der Dopamin-Hypothese zufolge sind **gestörte Aktivität** – insbesondere Überaktivität – **dopaminerger Neurone** mit daraus resultierender Fehlregulierung der Signalübertragung für die Erkrankung verantwortlich.

Therapie

Eine kausale Therapie ist nicht möglich. Die multidimensionale Therapie beinhaltet Psychotherapie (insbesondere kognitive Verhaltenstherapie), Psychoedukation, begleitende somatische Behandlung, Familien- und Angehörigenarbeit sowie Psychopharmaka. Eine adäquate Therapie in der ersten Krankheitsepisode kann bei ca. 20 % der Erkrankten die seelische Gesundheit wieder herstellen. Im Rahmen der medikamentösen Behandlung kommen Antipsychotika – auch Neuroleptika genannt – zum Einsatz, z. B. Haloperidol (Haldol®), Clozapin, Pipamperon, Quetiapin oder Aripiprazol. Sie schwächen die Bindung von Dopamin an postsynaptischen Dopaminrezeptoren ab. Gewünschte Wirkeffekte sind psychomotorische Dämpfung, emotionale Distanz und sedierende Eigenschaften. Unerwünschte Arzneimittelwirkungen (UAWs) sind extrapyramidal-motorische Symptome (EPMS) und vegetative Störungen; zudem kann ein **symptomatisches (sekundäres) Parkinson-Syndrom** entstehen.

GABA und Benzodiazepine

Die Gruppe der **Benzodiazepine** greift an den GABA-Rezeptoren an und verstärkt dort die hemmende Wirkung von GABA, wirkt also agonistisch (wirkungsverstärkend). Benzodiazepine finden breite Anwendung bei Angst, Schlaflosigkeit und Epilepsie sowie zur Muskelentspannung und Narkoseeinleitung. Die bekanntesten Benzodiazepine im Rettungsdienst sind Midazolam (Dormicum®) und Diazepam (Valium®). Ihre antiepileptische **(antikonvulsive)** Wirkkomponente macht man sich im Rahmen der medikamentösen Anfallsdurchbrechung zunutze.

IM FOKUS

Zusammenarbeit von Neuronen

Die **Erregungsausbreitung** in Nervenfasern kann auf zwei Weisen erfolgen:
- **Kontinuierliche** Erregungsausbreitung (marklose Nervenfasern)
- **Saltatorische** Erregungsausbreitung (markhaltige Nervenfasern)

Eine **Synapse** besteht aus drei Anteilen:
- Präsynaptisches Neuron
- Synaptischer Spalt
- Postsynaptisches Neuron

Bei der **Erregung einer Synapse** werden **Neurotransmitter** aus Vesikeln über die präsynaptische Membran in den **synaptischen Spalt** abgegeben. Durch Bindung der Neurotransmitter an entsprechende Rezeptoren wird ein **postsynaptisches Potenzial** ausgelöst. Danach erfolgt die Inaktivierung der Neurotransmitter durch **enzymatischen Abbau** und **Rücktransport** in die präsynaptischen Endknöpfchen.

Wichtige Neurotransmitter im menschlichen Körper sind:
- Acetylcholin
- Dopamin, Noradrenalin und Adrenalin (Katecholamine)
- Serotonin
- Gamma-Aminobuttersäure
- Glycin und Glutamat
- Neuropeptide

Die Mehrheit aller **Drogen** wirkt über Beeinflussung von Neurotransmittern oder deren Rezeptoren.

Muskelrelaxantien blockieren die nikotinergen ACh-Rezeptoren an der motorischen Endplatte.

Die **Myasthenia gravis** ist eine Autoimmunerkrankung, die zu einer Dysfunktion und zum Abbau nikotinerger ACh-Rezeptoren führt.

Beim **Parkinson-Syndrom** entsteht ein **absoluter Dopaminmangel** der zu einer Bewegungsarmut **(Bradykinese),** erhöhtem Muskeltonus **(Rigor),** Zittern **(Tremor)** und instabiler Körperhaltung **(posturale Instabilität)** führt.

8.5 Neuropeptide

Neben den Neurotransmittern gibt es noch eine weitere Gruppe von Botenstoffen im Gehirn: die **Neuropeptide.** Diese bestehen aus Aminosäureketten mit etwa 5–30 Aminosäureresten. Sie dienen der Feinregulation und sind z. B. an der Steuerung von Hunger, Schlaf, Sexualtrieb und Schmerzempfindung beteiligt.

Die bekanntesten der über 100 bisher entdeckten Neuropeptide sind die körpereigenen Opioide oder **Endorphine.** Endorphine sind bei der Regulation von Emotionen und Schmerzwahrnehmung von großer Bedeutung (→ Kap. 9.3.1).

Endorphine

Endorphine (endogene Morphine) werden im Rahmen akuter Stress- und Schmerzereignisse ausgeschüttet und dienen dem Erhalt der Handlungsfähigkeit. Exemplarisch zu nennen sind der Verkehrsunfall oder ein gebrochenes Bein beim Skifahren, wobei die Schmerzen im ersten Moment nicht richtig wahrgenommen werden. Auch Kriegsverletzte berichten, dass sie im „Eifer des Gefechts" selbst größere Verletzungen zunächst nicht bemerkten. Diese „Kaltblütigkeit im überraschenden Superstress" – wie exemplarisch in den Sekunden eines Unfalls vorherrschend – und die (von den Männern immer wieder bewunderte) Härte und eiserne Kraft der Frauen beim Geburtsgeschehen beruht auf der Endorphinausschüttung. Nach der Geburt (postpartal) sinken die Spiegel stark ab, was in Verbindung mit dem extremen Abfall der Geschlechtshormone ein Grund für die häufigen, meist kurzzeitigen Wochenbettdepressionen sein mag.

Endorphine scheinen nicht nur den Schmerz zu lindern; sie heben im Schmerzzustand wohl auch noch die Stimmung. Darüber hinaus beeinflussen Endorphine unseren Antrieb und unser Verhalten und sind unter anderem an der Temperaturregulation beteiligt.

8.6 Funktionen des Nervensystems: ein Beispiel

Ein 10-jähriger Junge hat bei einem langen Nachmittagsspaziergang seine Eltern verloren. Er verspürt zunehmenden Hunger. Nach längerer Suche findet er einen Birnbaum voller Früchte; er klettert hinauf, pflückt eine Birne und isst sie auf.

An dieser einfachen Begebenheit soll die Leistungsfülle des Nervensystems veranschaulicht werden, die für die Sicherstellung der Bedürfnisse des Organismus erforderlich ist.

Auslöser der Aktivität des Jungen ist der Impuls **„Hunger"** aus dem Körperinneren. Hunger bedeutet in der Sprache des Stoffwechsels eine verringerte Verfügbarkeit von Blutzucker (Glukose). Dieser Glukosemangel wird über Rezeptoren in Magen, Dünndarm, Leber und Zwischenhirn registriert und dem ZNS übermittelt. Im Zwischen- und im Großhirn erfolgt die Verarbeitung der Information: Dem Kind wird – zunächst eher im Hintergrund und dann immer quälender – seine Hungerempfindung bewusst. Irgendwann entsteht ein dringendes Bedürfnis, diesen Hunger zu stillen. Dieser **Trieb** (von innen kommender Handlungsimpuls) bestimmt sein Handeln. Er veranlasst das Kind, Nahrung zu suchen.

Für die Suche nach einer Nahrungsquelle müssen sich die Beine des Jungen in Gang setzen, was über Nervenimpulse aus motorischen (Motorik = Bewegung) Rindenfeldern des Großhirns gesteuert wird.

Alle über die Sinnesrezeptoren der Augen, der Nase und der Ohren eingehenden sensorischen Meldungen werden nun in einer Schaltstation des Zwischenhirns sortiert und ausgewählt und in sensorischen Assoziationsgebieten des Großhirns mit bereits gespeicherten Informationen über Nahrungsquellen verglichen (Assoziation = Verbindung). Sobald der früchtebehangene Birnbaum in das Blickfeld des Kindes geraten ist, werden u. a. folgende **Eindrücke** bzw. **Gedächtnisinhalte** damit assoziiert:
- Birnen stillen den Hunger.
- Birnen sind süß.
- Birnen sind ungiftig.

Durch weitere Denkvorgänge, ebenfalls im Großhirn, werden nun die **Handlungen** entworfen, um das noch verbleibende Problem zu lösen, nämlich an die Birnen heranzukommen. Hat sich das Kind für einen Weg entschieden, den Baum zu besteigen, werden wiederum die motorischen Rindenfelder aktiviert. Über im Rückenmark verlaufende Nervenfasern und periphere Nerven wird die ausführende Muskulatur kontrahiert und der Baum kann bestiegen werden.

Für das Anbeißen der Birne sowie das Kauen und Herunterschlucken der Früchte braucht das Kind nicht viel nachzudenken: Es sind teils unbewusst reflektorische, teils bereits im Säuglingsalter erlernte, quasi **automatisch ablaufende Handlungsmuster,** die ihren Ursprung im Hirnstamm haben.

MERKE

Das menschliche Gehirn ist die komplexeste Ansammlung von Materie auf unserem Planeten. Obwohl es nur 2 % des Körpergewichts ausmacht, entfallen selbst in Ruhe etwa 20 % des gesamten Sauerstoff- und Energiebedarfs auf das Gehirn.

Besonderheit des menschlichen ZNS

Trotz der Komplexität der beschriebenen Vorgänge enthält das Beispiel praktisch keine spezifisch menschlichen Reaktionsweisen – man könnte sich den gleichen Ablauf auch bei einem Eichhörnchen vorstellen. Beim Menschen kommen jedoch noch wesentliche Funktionen hinzu, z. B.:
- Das menschliche **Bewusstsein** mit dem Bezug zu anderen (z. B. „Warum finden mich meine Eltern nicht?")
- Ethische **Wertvorstellungen** (z. B. „Fremde Birnen pflückt man nicht")
- **Seelisches Empfinden** (z. B. „Wie schön der Birnbaum aussieht")
- Die Fähigkeit zur **Sprache** und damit zur hochdifferenzierten Kommunikation
- Ein weit entwickeltes **Abstraktionsvermögen** (abstrahieren = aus dem konkreten Fall auf das Allgemeine schließen)

Das Gehirn des Menschen leistet also wesentlich mehr als das Gehirn von selbst hochentwickelten Säugetieren. Dafür hat es für seine zusätzlichen komplexen Fähigkeiten viele Instinkte verloren. Entsprechende Handlungsmuster (z. B. das Schwimmen) müssen erst mühsam erlernt werden.

8.7 Großhirn

Das Großhirn **(Telencephalon)** stülpt sich als größter Hirnabschnitt wie der Hut eines Pilzes über die gesamten weiteren Hirnstrukturen. Es bildet so die äußere Hirnoberfläche unter der knöchernen Schädelkapsel **(Kalotte).** Als entwicklungsgeschichtlich jüngster Teil des Gehirns ist es die Grundlage für die „höheren" Hirnfunktionen: Es ist der Sitz des Bewusstseins, d.h. aller bewussten Empfindungen, des (selbst-)bewussten Handelns, des Willens, der Kreativität und des Gedächtnisses.

Ein Schnitt durch das Großhirn zeigt drei unterschiedliche Strukturen:
- Die **Großhirnrinde,** eine dünne äußere Schicht aus grauer Substanz
- Im Inneren weiße Substanz, also im Wesentlichen **Leitungsbahnen**
- Die **Großhirnkerne** als Anhäufungen von grauer Substanz in der Tiefe

Beim Blick auf die Oberfläche der Großhirnrinde sind zahlreiche Auffaltungen und Furchen zu erkennen. Hintergrund ist die entwicklungsgeschichtliche Größenzunahme der Hirnrinde im begrenzten Schädelraum (→ Abb. 8.18). Die aufgefalteten, erhabenen Hirnabschnitte heißen **Hirnwindungen** (Gyri, Singular: **Gyrus**), die **Furchen** dazwischen werden Sulci (Singular: **Sulcus**) genannt.

8.7.1 Furchen und Lappen

Besonders tiefe Furchen werden **Fissuren** genannt. Die auffälligste, von vorne nach hinten verlaufende Fissur ist die Längsfurche **(Fissura longitudinalis).** Sie teilt das Großhirn in zwei Hälften: die rechte und die linke **Hemisphäre** (→ Abb. 8.18).

Die der Mittelebene zugewandte Fläche der beiden Hemisphären **(Facies medialis)** geht an der **Mantelkante** in die der Schädelkalotte zugewandte **Facies lateralis** über. Nur in der Tiefe sind die beiden Hemisphären durch ein breites, quer verlaufendes Fasersystem, den Balken **(Corpus callosum),** miteinander verbunden (→ Abb. 8.19, → Abb. 8.20). Neben der großen Längsfurche gibt es weitere Fissuren, welche die Großhirnhemisphären in jeweils vier Großhirnlappen (Lobi, Singular: **Lobus**) unterteilen (→ Abb. 8.21):

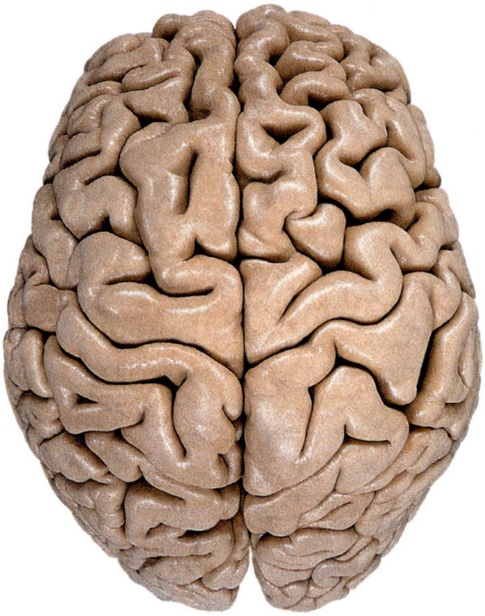

Abb. 8.18 Das menschliche Großhirn von oben. Deutlich zu sehen ist die durch Hirnwindungen und Furchen aufgefaltete Großhirnrinde. Rechte und linke Hemisphäre sind durch eine tiefe Längsfurche getrennt. [S700]

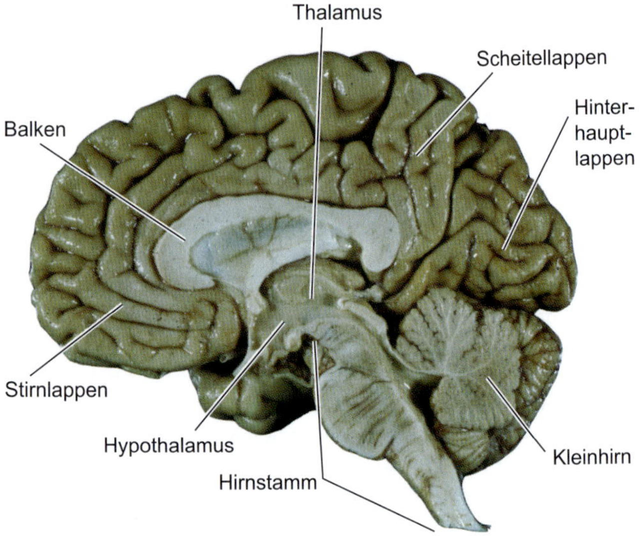

Abb. 8.19 Sagittalschnitt durch das Gehirn (anatomisches Präparat) [E332]

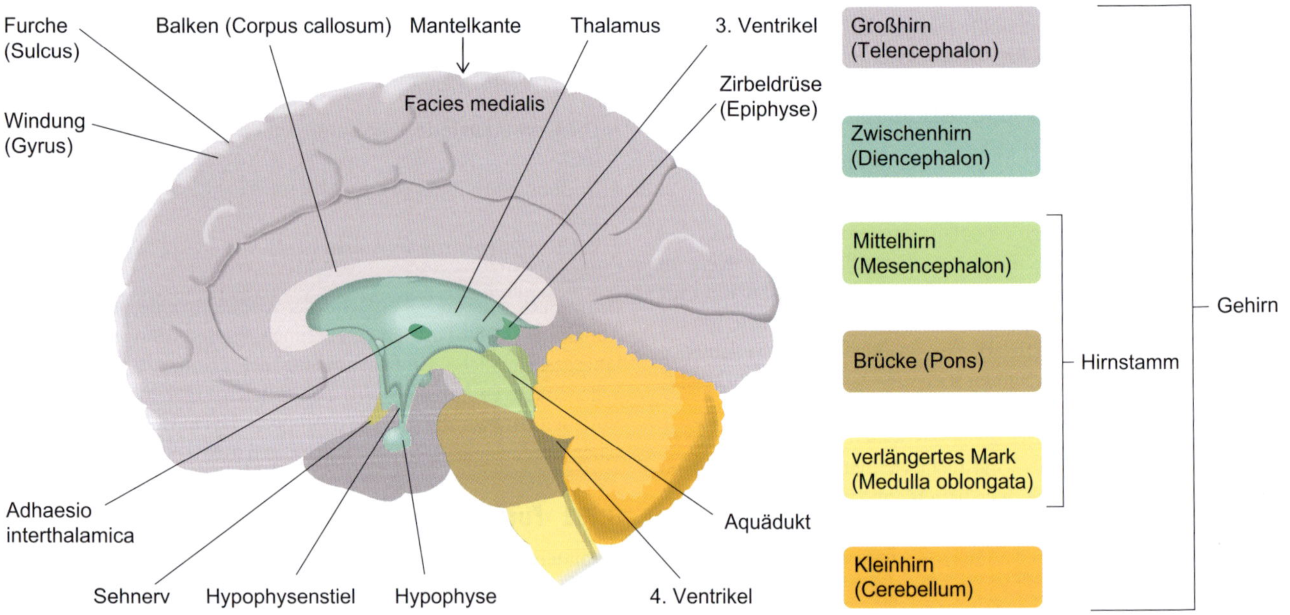

Abb. 8.20 Sagittalschnitt durch das Gehirn (schematische Zeichnung) [L190]

- Die Zentralfurche **(Sulcus centralis)** bildet eine markante Trennlinie zwischen Stirnlappen **(Lobus frontalis)** und Scheitellappen **(Lobus parietalis)**.
- Die seitliche Großhirnfurche **(Sulcus lateralis)** trennt den Schläfenlappen **(Lobus temporalis)** vom Scheitellappen ab.
- Die Scheitel-Hinterhauptsfurche **(Sulcus parieto-occipitalis)** begrenzt den Hinterhauptslappen **(Lobus occipitalis)** nach vorn.

8.7.2 Graue Substanz des Großhirns

Die Großhirnrinde bedeckt als etwa 1,5–3 mm dicke Schicht zu allen Seiten hin die gesamte Oberfläche. Trotz der geringen Dicke enthält sie 70 % aller **Neurone** des Gehirns. Durch die hohe Dichte an Neuronen erscheint die Großhirnrinde im Schnittpräparat grau und ist deshalb Teil der **grauen Substanz** (→ Kap. 8.2.5) des ZNS. Mikroskopisch

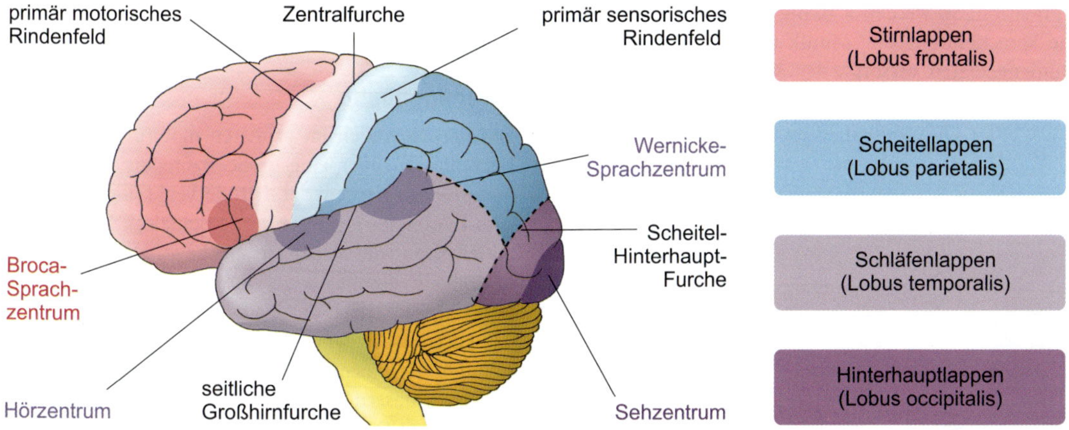

Abb. 8.21 Morphologische und funktionale Aufteilung der Hirnlappen des Großhirns (Seitenansicht) [L190]

besteht die Großhirnrinde typischerweise aus sechs übereinanderliegenden Schichten von Nervenzellen.

Dabei liegen Verbände von Nervenzellen mit ähnlichen Funktionen in **Rindenfeldern** beieinander. Diese Rindenfelder sind jedoch äußerlich nicht voneinander abgrenzbar – erst moderne Forschungsmethoden haben ein halbwegs präzises Bild von der Gliederung der Großhirnrinde geliefert. Nach der Funktion unterscheidet man motorische und sensorische Rindenfelder sowie **Assoziationsfelder:**

- In den **motorischen Rindenfeldern** liegen Neurone, die Verbindungen zu sämtlichen Skelettmuskeln des Körpers besitzen und über Efferenzen deren Kontraktionen steuern.
- Die in den **sensorischen Rindenfeldern** liegenden Neurone verarbeiten die Sinneseindrücke von allen Sinnesorganen (einschließlich Haut- und Gelenkrezeptoren), die über Afferenzen zum Gehirn geleitet werden.
- **Assoziationsfelder** führen die Erregungen der verschiedenen Rindenfelder zusammen und verarbeiten sie zu motorischen, emotionalen und intellektuellen Reaktionen (→ Kap. 8.7.6).

Die graue Substanz des Großhirns ist allerdings nicht nur auf die dünne äußere Schicht der Großhirnrinde beschränkt. Weitere, teilweise mächtige „graue" Nervenzellanhäufungen liegen in der Tiefe des Großhirns in der Nähe zum Zwischenhirn, also inmitten der weißen Substanz. Sie werden **Kerne** (Nuclei, Singular: **Nucleus**) genannt und sind paarig (in jeder Hemisphäre) angeordnet. Folgende Kerne werden dem Großhirn zugerechnet:

- Ein Teil der **Basalganglien** (→ Kap. 8.7.7).
- Ein Teil der Strukturen des **limbischen Systems** wie z. B. der **Mandelkern** (→ Kap. 8.7.8).

8.7.3 Weiße Substanz des Großhirns

Die weiße Substanz des Großhirns besteht aus Nervenfaserbündeln, die verschiedene Hirnabschnitte miteinander verbinden:

- **Kommissurenbahnen** verlaufen quer und verbinden linke und rechte Großhirnhemisphäre miteinander. Die mächtigste Kommissurenbahn ist der Balken (→ Abb. 8.19, → Abb. 8.20).
- **Assoziationsbahnen** (assoziieren = verbinden) leiten Impulse innerhalb einer Hemisphäre hin und her.
- **Projektionsbahnen** verbinden das Großhirn mit tiefer liegenden Hirnabschnitten und dem Rückenmark.

8.7.4 Funktionsfelder des Großhirns, Pyramidenbahn und extrapyramidale Bahnen

Wie bereits erwähnt, werden die Rindenfelder im Großhirn entsprechend ihren unterschiedlichen Funktionen in motorische und sensorische Rindenfelder sowie Assoziationsgebiete unterteilt (→ Abb. 8.21). Bei den motorischen und sensorischen Feldern werden jeweils primäre und sekundäre Rindenfelder unterschieden:

- **Primäre Rindenfelder** besitzen eine Art Punkt-zu-Punkt-Verbindung mit der Körperperipherie. Sie senden ihre Signale zu den einzelnen quergestreiften Muskeln und empfangen Nervenimpulse von den verschiedenen Rezeptoren.
- **Sekundäre Rindenfelder** speichern Erfahrungen, Erinnerungen und Handlungsentwürfe, die für die Ausführung von komplexen Bewegungsabläufen (z. B. Schreiben) und für die Interpretation eingehender Informationen (z. B. Wiedererkennen von Buchstaben beim Lesen) erforderlich sind. Entsprechend sind sie den primären Rindenfeldern jeweils vor- bzw. nachgeschaltet.

Über große Bahnsysteme, die **Pyramidenbahnen,** sind die Rindenfelder mit der Körperperipherie und tiefer liegenden Hirngebieten verbunden (→ Abb. 8.22).

Primäres motorisches Rindenfeld

Die **primären motorischen Rindenfelder** liegen zum größten Teil in der Hirnwindung vor der Zentralfurche (→ Abb. 8.21). Sie wird vordere Zentralwindung **(Gyrus praecentralis)** genannt. Bei bildlicher Übertragung auf die Schädeloberfläche erstreckt sich dieses Gebiet von einem Ohr über den Scheitel bis zum anderen Ohr.

Jede Körperregion hat in diesem sogenannten Motorkortex ihren eigenen Abschnitt; die für einzelne **Bewegungen bestimmter Muskeln** zuständigen Neurone liegen jeweils benachbart. Dabei sind die einzelnen Muskelgruppen unterschiedlich vertreten: Nicht die Größe des Muskels definiert die Anzahl der Neurone bzw. den Umfang des Hirnareals im Gyrus praecentralis, sondern die bei der Bewegung erforderliche Präzision. So werden z. B. die Muskeln für die Hand, die motorische Sprachbildung, die Mimik und die Augenmuskeln aus großen Rindengebieten versorgt, der Rumpf dagegen nur aus einem kleinen Gebiet. Die „Abbildung" des Körpers **(Homunkulus)** auf dem primären motorischen Rindenfeld ist also durch die unterschiedliche Gewichtung der einzelnen Körperregionen verzerrt (→ Abb. 8.23).

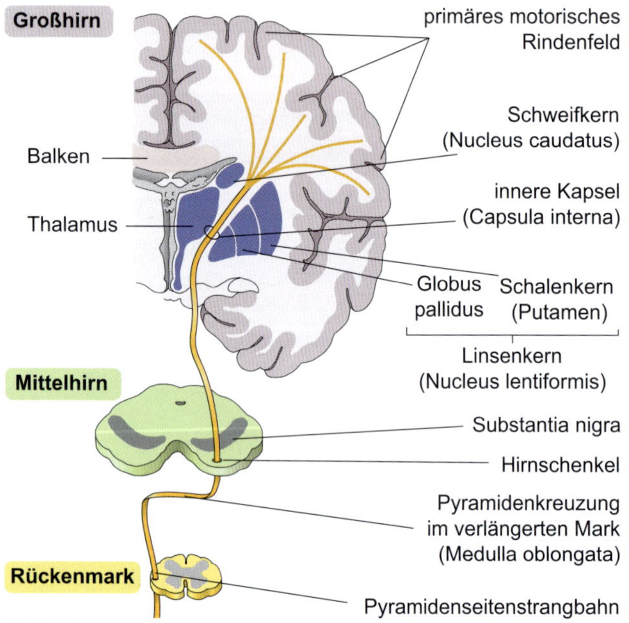

Abb. 8.22 Verlauf der Pyramidenbahn. Ausgehend vom primären motorischen Rindenfeld durchläuft die Pyramidenbahn die innere Kapsel (Capsula interna) in den Stammganglien und zieht im Hirnschenkel weiter durch den Hirnstamm. 80 % der Fasern kreuzen in der Medulla oblongata zur Gegenseite. Aus Gründen der Übersicht sind die 20 % nicht kreuzenden Fasern hier nicht dargestellt. [L190]

Pyramidenbahn

Von den Neuronen im primären motorischen Rindenfeld ziehen die Nervenfasern über eine große Bahn, die **Pyramidenbahn,** zu den motorischen Kernen der Hirnnerven (Fibrae corticonucleares) und zum Rückenmark (Fibrae corticospinales). Die Pyramidenbahn übermittelt somit die Steuerung der **bewussten Bewegungen.** Die Pyramidenbahn durchläuft auf ihrem Weg die innere Kapsel **(Capsula interna)** im Bereich der Stammganglien und des Zwischenhirns und dann die verschiedenen Abschnitte des Hirnstamms. Im unteren Hirnstammbereich, dem verlängerten Mark, kreuzen über 80 % der Pyramidenbahnfasern zur Gegenseite (kontralateral) und ziehen dann als Pyramidenseitenstrangbahn (**Tractus corticospinalis lateralis,** → Abb. 8.22) im Rückenmark zu den Motoneuronen für die Körperperipherie. Die übrigen Fasern verlaufen ohne Kreuzung (ipsilateral) in der Pyramidenvorderseitenstrangbahn (**Tractus corticospinalis anterior,** → Abb. 8.35) und kreuzen erst auf Segmentebene im Rückenmark zur Gegenseite.

Extrapyramidale Bahnen

Das pyramidale Leitungssystem zur Steuerung bewusster Bewegungen arbeitet mit einem weiteren Leitungssystem zusammen, dessen Fasern außerhalb der Pyramidenbahn ebenfalls vom Großhirn zum Rückenmark verlaufen: Das **extrapyramidale System** ist vor allem für die **unwillkürlichen Muskelbewegungen** zuständig. Es ist mit dem pyramidalen Bewegungssystem parallel geschaltet, greift aber auch in die Willkürmotorik ein: Modifikation der bewussten Motorik und Steuerung des muskulären Grundtonus erfolgen durch das extrapyramidale System.

Die Neurone des extrapyramidalen Systems liegen als Kerngebiete in den Basalganglien des Großhirns und im Hirnstammbereich. Die extrapyramidalen Kerngebiete stehen mit der Großhirnrinde, dem Kleinhirn, dem visuellen System sowie dem Gleichgewichtssinn in Verbindung. Durch diese vielfältigen Verschaltungen können Bewegungen

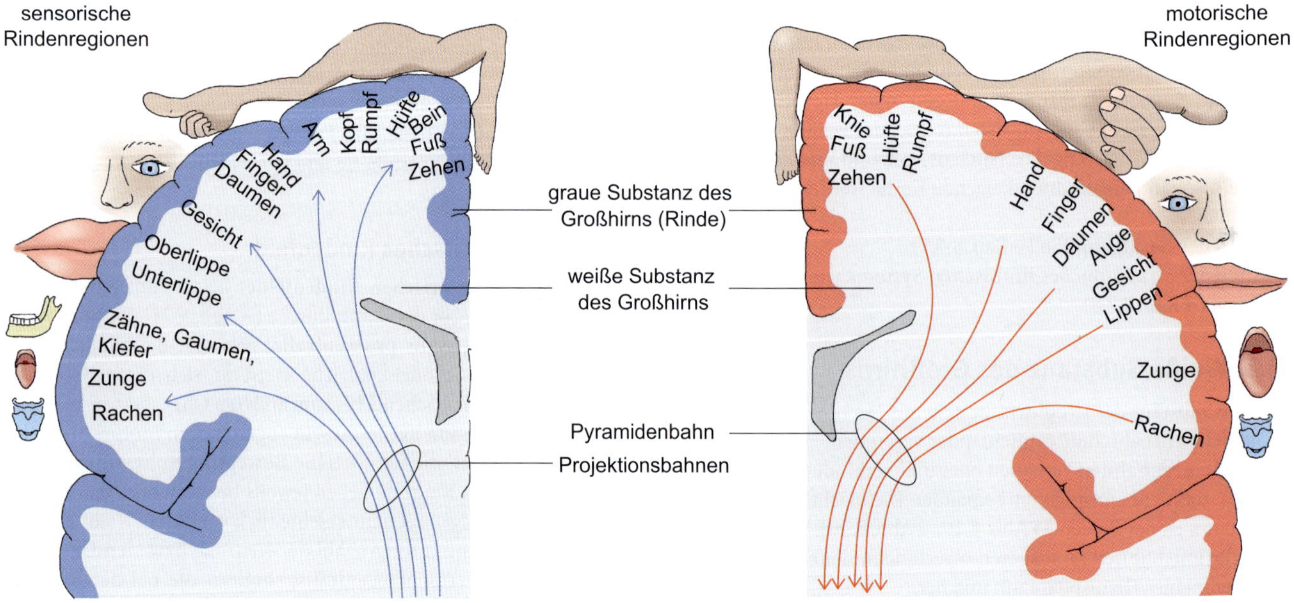

Abb. 8.23 Homunkulus im Bereich des primären motorischen und des primären sensorischen Rindenfeldes. In beiden Fällen steht das Körperschema „auf dem Kopf". [L190]

aufeinander abgestimmt und auch bei komplexen Bewegungen das Gleichgewicht erhalten werden.

Sekundäre motorische Rindenfelder

Das primäre motorische Rindenfeld steht mit den **sekundären motorischen Rindenfeldern** in Verbindung, in denen die Muster für komplexe Bewegungsabläufe gespeichert sind: Bekannt ist ein supplementär-motorisches Areal nahe der Mantelkante, das bei Ausfall des primären motorischen Rindenfeldes dessen Funktionen teilweise übernehmen kann. Zudem gibt es prämotorische Areale für die Bewegungsplanung und ein spezielles motorisches Rindenzentrum für die Sprache, das vom Feldarzt Pierre Paul Broca beschriebene und nach ihm benannte **Broca-Sprachzentrum** (→ Abb. 8.21).

Das Broca-Sprachzentrum liegt bei den meisten Menschen in der linken Hemisphäre – unabhängig davon, ob sie Rechts- oder Linkshänder sind.

KRANKHEIT/SYMPTOM

Unflüssige Aphasie

Beim Ausfall des motorischen Sprachzentrums können die Betroffenen trotz funktionell vollständig intakter Sprechmuskulatur und unbeeinträchtigtem Sprachverständnis nicht mehr flüssig reden. Ursächlich kann z. B. ein Schlaganfall sein (→ Kap. 8.18.4). Es besteht eine **unflüssige Aphasie** (Aphasie = „ohne die Sprache"), früher auch **motorische Aphasie** oder **Broca-Aphasie** genannt.

Primäres sensorisches Rindenfeld

Das **primäre sensorische Rindenfeld** für die bewussten Empfindungen liegt in der Hirnwindung hinter der Zentralfurche, der hinteren Zentralwindung **(Gyrus postcentralis).** Es erhält seine Informationen von den peripheren Rezeptoren in Haut, Muskulatur, Gelenken und inneren Organen. Diese Informationen werden über afferente Bahnen zunächst bis zum Thalamus im Zwischenhirn geleitet und dort auf weitere Neurone umgeschaltet, deren Axone durch die innere Kapsel zur hinteren Zentralwindung und ihren Nachbargebieten ziehen.

Dabei sind die einzelnen Körperregionen wiederum jeweils speziellen Abschnitten dieses Areals zugeordnet (→ Abb. 8.23). Wie bei den motorischen Rindenfeldern korreliert auch hier die Fläche der Rindenfelder nicht mit der Größe der repräsentierten Körperregion. Vielmehr ist die Größe des Rindenfelds repräsentativ für die Rezeptordichte und Empfindsamkeit der jeweiligen Körperregion. So sind beispielsweise die Lippen und die Finger in großen Rindenbezirken, die Haut von Rücken und Rumpf hingegen nur in kleinen Kortexarealen repräsentiert.

Sekundäre sensorische Rindenfelder

Das primäre sensorische Rindenfeld steht mit **sekundären sensorischen Rindenfeldern** in Verbindung. Sie dienen der Speicherung früherer Empfindungen, wodurch neu eintreffende sensorische Informationen, z. B. über Gelenkstellung, Muskellänge und Gleichgewicht, verglichen, erkannt und interpretiert werden können.

8.7.5 Rindenfelder der Sinnesorgane

Neben den motorischen und sensorischen Rindenfeldern existieren im Großhirn spezielle Rindenfelder der einzelnen Sinnesorgane.

Sehzentrum

Das **Sehzentrum** liegt im Lobus occipitalis des Großhirns (→ Abb. 8.21) und wird auch visueller Kortex genannt. Man unterscheidet eine **primäre** und eine **sekundäre Sehrinde**. In der primären Sehrinde endet die Sehbahn; hier geht also das von der Netzhaut gelieferte „Bildmaterial" ein. Die sekundäre Sehrinde dient der Bildverarbeitung. Dadurch besitzt das menschliche Gehirn die Fähigkeit, aktuelle visuelle Informationen mit früheren optischen Eindrücken zu vergleichen: das Gesehene kann nicht nur wahrgenommen („großer Mann mit Schnurrbart und weißem Kittel"), sondern auch identifiziert („Chefarzt Dr. Klein") werden.

KRANKHEIT/SYMPTOM

Rinden- und Seelenblindheit

Fällt das primäre Sehzentrum in beiden Hemisphären aus, so ist man blind – auch wenn Augen und Sehbahn intakt sind. Diese durch einen beidseitigen Rindenausfall bedingte Blindheit heißt **Rindenblindheit**. Bei Läsionen im Bereich des sekundären Sehzentrums kann man zwar sehen, das optische Erkennen ist jedoch gestört (der „Mann im weißen Kittel" kann also nicht als „Chefarzt Dr. Klein" erkannt werden). Diese Art der Blindheit wird **Seelenblindheit** genannt.

Hörzentrum

Das **Hörzentrum** (auch auditiver Kortex genannt) liegt im Lobus temporalis des Großhirns (→ Abb. 8.21). Das **primäre Hörzentrum** befindet sich direkt unterhalb des Sulcus lateralis (→ Kap. 8.7.1) in der sog. **Heschl-Querwindung** (Gyri temporales transversi). Dort endet die Hörbahn, d. h. dort gehen die akustischen Informationen aus den Hörorganen ein. Das **sekundäre Hörzentrum** ermöglicht durch Verarbeitung der auditiven Reize die Identifizierung und Einordnung der gehörten Eindrücke. Dem sekundären Hörzentrum direkt angrenzend und funktionell eng mit diesem verbunden ist das **Wernicke-Zentrum**. Es dient als sensorisches Sprachzentrum dem Sprachverständnis.

KRANKHEIT/SYMPTOM

Flüssige Aphasie

Ein Ausfall des Wernicke-Zentrums führt zu einer **flüssigen Aphasie** (früher als sensorische Aphasie oder Wernicke-Aphasie bezeichnet). Bei dieser Sprachstörung sind die Betroffenen nicht in der Lage, die Bedeutung gesprochener Worte zu verstehen und den Kontext eines Gesprächs zu erfassen – wie beim Hören einer fremden Sprache. Das Sprechen ist zwar flüssig, aber oft zusammenhangslos und nicht sinnvoll, weil viele Begriffe verwechselt oder falsch genutzt werden.

Auch die sprachnahen Fähigkeiten des Lesens und Schreibens sind beim Auftreten einer flüssigen Aphasie oft beeinträchtigt.

MERKE

Seh- und Hörzentrum sind über ein höheres Assoziationsgebiet in der Großhirnrinde (Gyrus angularis im Lobus parietalis) miteinander sowie mit höheren motorischen und sensorischen Arealen verknüpft und an komplexen Funktionen wie Lesen, Rechnen und Schreiben beteiligt.

8.7.6 Assoziationsgebiete

Die **Assoziationsgebiete** des Großhirns dienen der Integration (Zusammenführung und weiteren Verarbeitung) von Sinneseindrücken und motorischen Handlungsentwürfen. Durch Verbindung verschiedenster motorischer und sensorischer Rindenfelder bilden sie die Grundlage für viele Hirnleistungen, z. B. logisches Denken und Kreativität. Die Assoziationsgebiete machen einen großen Anteil der Hirnrinde aus und beinhalten zahlreiche Rindenfelder der vier Großhirnlappen sowie Anteile des **limbischen Systems.** Letzteres hat für unser Gefühlsleben und das Gedächtnis eine große Bedeutung (→ Kap. 8.7.8).

Links und Rechts

Die beiden Großhirnhemisphären sind nicht identisch in ihren Funktionen. Die **linke Hemisphäre** ist bei den meisten Menschen Sitz der Sprache, der Zahlenkenntnis und des abstrakten, logischen Denkens, die **rechte Hemisphäre** bildet das Grundgerüst für Kreativität, künstlerische Begabungen, Einsicht und Vorstellungskraft. Der Balken dient als große Informationsleitung, über den die beiden Hemisphären kommunizieren und zu einer Einheit werden.

8.7.7 Basalganglien

Die **Basalganglien** (Stammganglien) sind tief gelegene paarige Kerngebiete im Großhirn sowie im angrenzenden Zwischen- und Mittelhirn. Die Basalganglien bilden die obersten Befehlsstellen – gewissermaßen den „Kopfteil" – des extrapyramidalen Systems (→ Kap. 8.7.4) und sind als solche unabdingbar für die Steuerung von unwillkürlicher Muskelbewegung und Muskeltonus sowie für die Modifikation der Willkürmotorik.

Die größte Kernanhäufung der Stammganglien ist der Streifenkörper (**Corpus striatum** oder kurz **Striatum**) im Großhirn. Der Streifenkörper wird auf Höhe der Capsula interna durch dicke Faserzüge der Pyramidenbahn in seine zwei Anteile aufgeteilt und besteht somit aus Schalenkern **(Putamen)** und Schweifkern (**Nucleus caudatus,** → Abb. 8.24).

Als tiefer gelegene Anteile gehören Kerngebiete im Zwischenhirn und im Mittelhirn (→ Kap. 8.8, → Kap. 8.9.1) zu den Stammganglien. Der „blasse Kern" **(Globus pallidus)** als Teil des Zwischenhirns ist ein weiteres großes Kerngebiet und bildet gemeinsam mit dem **Putamen** den Linsenkern **(Nucleus lentiformis)** mit den dazugehörigen Fasersträngen. Der Nucleus lentiformis besteht somit aus telencephalen (Putamen im Großhirn) und diencephalen (Globus pallidum im Zwischenhirn) Strukturen. Obwohl sich die beiden Anteile entwicklungsgeschichtlich und funktionell stark voneinander unterscheiden, gehören sie dennoch topografisch (= der Lage nach) als Bestandteile der Stammganglien zusammen.

Eine weitere Kernansammlung, die dem Feinbau nach zu den Basalganglien gerechnet werden kann, ist der Mandelkern (**Corpus amygdaloideum** oder kurz **Amygdala**). Er ist Teil des **limbischen Systems** (→ Kap. 8.7.8).

Entsprechend den genannten Aufgaben des extrapyramidalen Systems führen Störungen im Bereich der Basalganglien zu abnormen Bewegungsabläufen – wie beispielsweise beim Parkinson-Syndrom (→ Kap. 8.4.3).

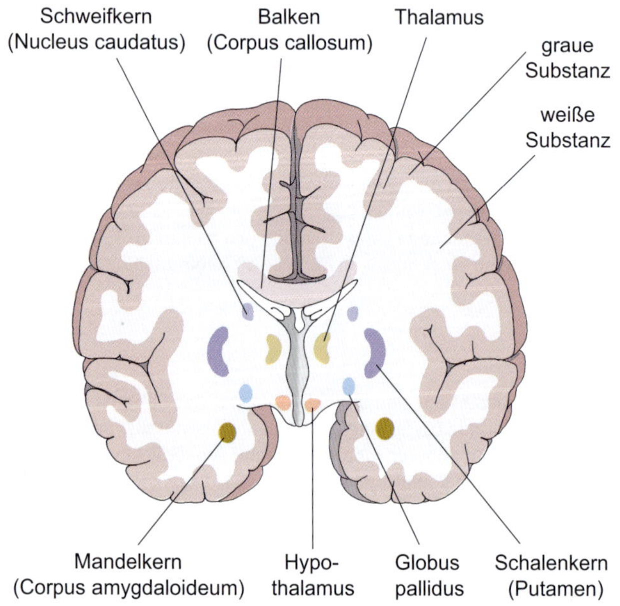

Abb. 8.24 Lage der Basalganglien im Hirnquerschnitt, stark schematisiert. Die Basalganglien Nucleus caudatus, Putamen und Globus pallidus sind die drei größten Kerngebiete des Großhirns. Sie bilden zusammen das Corpus striatum und den Nucleus lentiformis. [L190]

8.7.8 Limbisches System

Das **limbische System** ist eine funktionelle Einheit, die aus Strukturen des Großhirns, des Zwischenhirns und des Mittelhirns gebildet wird (→ Abb. 8.25). Saumartig umgibt es Kerngebiete des Hirnstamms und den Balken, der die beiden Großhirnhälften verbindet **(Limbus).** Folgende Strukturen gehören zum limbischen System:

- Mandelkern **(Corpus amygdaloideum).**
- **Hippocampus** (bzw. Hippocampusformation mit seinen drei Bereichen, z. B. Ammonshorn).
- Mamillarkörper **(Corpora mamillaria)** als Struktur des **Hypothalamus** und somit dem Diencephalon zugehörig; hier kommen Signale vom Hippocampus über die **Fornix** (gewölbeähnliche Faserbahn) an.

Entwicklungsgeschichtlich sind die Rindenanteile des limbischen Systems aus dem **Riechhirn** hervorgegangen, zu dem beim Menschen auch noch der Riechkolben und der Tractus olfactorius zählen (→ Kap. 9.4.1). Die enge Beziehung von Gerüchen und Emotionen bei Tieren kommt auch beim Menschen noch in Redewendungen wie z. B. „jemanden nicht riechen können" zum Ausdruck.

Das limbische System spielt eine führende Rolle bei der Entstehung von Emotionen (z. B. Furcht, Wut, sexuelle Wünsche), Trieb und Affekt

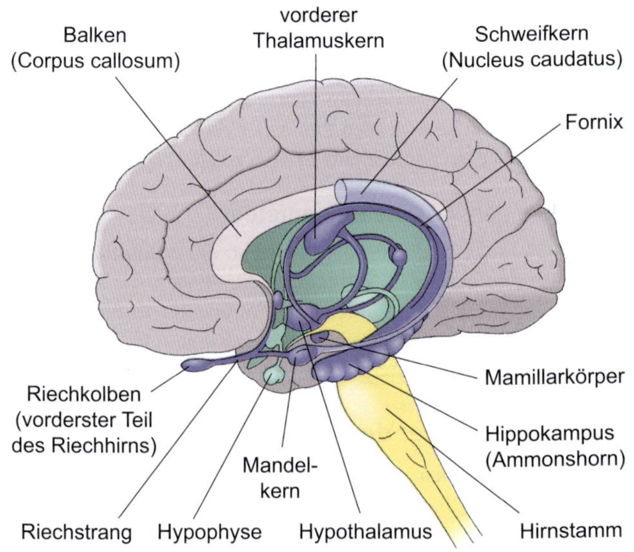

Abb. 8.25 Limbisches System (vereinfacht). Die zum limbischen System zählenden Strukturen (violett dargestellt) formieren sich wie ein Saum um Balken und Hirnstamm. [L190]

sowie den damit verbundenen vegetativen Reaktionen und Verhaltensweisen. Gemeinsam mit anderen Großhirnstrukturen ist das limbische System mit den Assoziationsgebieten verknüpft (→ Kap. 8.7.6) und für Lernen und Gedächtnis von wesentlicher Bedeutung.

Über den **Hypothalamus** nimmt das limbische System auf zahlreiche Organfunktionen Einfluss. Beispiele hierfür sind Durchfall, Blutdruckanstieg und erhöhte Herzfrequenz vor Prüfungen. Man sieht das limbische System deshalb auch als übergeordnete Zentrale der endokrinen, vegetativen und emotionalen Regulation an („Visceral Brain").

8.7.9 Einige Krankheitsbilder

Demenz

Unter **Demenz** versteht man einen progredienten Verlust von höheren kortikalen Hirnfunktionen. Diese Erkrankung organischer Genese führt zu Gedächtnisstörungen, Interessensschwund und emotionaler Verflachung mit konsekutivem Zerfall der gesamten Persönlichkeitsstruktur. Dabei bleiben begleitende negative Auswirkungen auf die körperlichen Fähigkeiten nicht aus. Im fortschreitenden Verlauf verlieren die Betroffenen ihren Tag-Nacht-Rhythmus und erkennen ihre Angehörigen nicht mehr. Da die Demenz vor allem bei älteren Menschen auftritt, ist sie in → Kap. 20.4.3 ausführlich besprochen.

Epilepsie

Epilepsie (Krampfleiden) ist eine Hirnfunktionsstörung mit konstanter Neigung zu exzessiver neuronaler Aktivität.

In Deutschland beträgt die Prävalenz medikamentös antiepileptisch behandelter Patientinnen und Patienten 5,5/1 000 Personen.

Die Ätiologie der Epilepsie ist vielfältig und umfasst genetische Disposition, metabolische, immunvermittelte und infektiöse Genese sowie strukturelle Hirnveränderungen (angeboren oder erworben im Rahmen von Traumata, entzündlichen Prozessen, Tumorerkrankungen, post-ischämisch). Zudem leiden manche der Betroffenen an einer Epilepsie unklarer Ursache.

Krampfanfall

Ein **epileptischer Anfall** oder **Krampfanfall** ist definiert als vorübergehendes Ereignis im Rahmen einer pathologischen Aktivität zerebraler Neurone. Dabei verlieren die Betroffenen vorübergehend die Kontrolle über ihre Körperfunktionen, teils mit und teils ohne Bewusstseinsstörung. Insgesamt ist das klinische Bild abhängig von Ausprägung und Lokalisation der Anfälle. Fokale Anfallsereignisse treten meist bei einer einseitigen pathologischen Nervenzellaktivität auf, generalisierte Anfälle sind Ausdruck neuronaler Fehlfunktionen in beiden Hemisphären.

Die Ursachen sind vielfältig und reichen vom Auftreten eines Krampfanfalls als klinischer Ausdruck einer vorliegenden Epilepsie bis zu Anfällen im Rahmen akuter Erkrankungen (z. B. Hypoxie, Schlafentzug, metabolische Störungen, Fieber). Pathophysiologisches Kernelement ist eine Senkung der Krampfschwelle, was auch medikamentös oder beispielsweise durch ein Alkoholentzugsdelir induziert sein kann. Umgekehrt senken Benzodiazepine, Barbiturate und Antikonvulsiva das Anfallsrisiko durch Erhöhung der Krampfschwelle.

In der aktuellen Sk2-Leitlinie wird die Inzidenz für unprovozierte (d. h. ohne erkennbare Ursache auftretende) epileptische Anfälle mit 55/100 000 Einwohner beschrieben, wobei sich zwei Häufigkeitsgipfel zeigen: in den ersten Lebensjahren und nach dem 60. Lebensjahr. Die 1-Jahres-Prävalenz wird für Industrienationen mit 7,1/1 000 Personen angegeben. Ein Geschlechterunterschied zeigt sich nicht. Das Risiko für einen einmaligen Krampfanfall im Leben (Lebenszeitprävalenz) liegt über alle Altersklassen betrachtet bei 10 %.

Das häufigste provozierte Anfallsereignis ist der **Fieberkrampf** als Reaktion des noch unreifen ZNS auf Fieber (→ Kap. 19.8.4).

Die Dauer eines Anfalls variiert zwischen wenigen Sekunden bis in der Regel höchstens zwei Minuten. Teilweise geht eine **Aura** als Vorbote eines Krampfanfalls voraus, wobei gastrointestinales Unwohlsein und eine subjektiv veränderte Wahrnehmung von Empfindungen und Sinneseindrücken typisch sind. Während der **iktalen** Phase können motorische und sensible Störungen, passagere Aussetzer (**Absence** mit Vigilanzminderung und nachfolgender Amnesie ohne Konvulsion der Extremitäten = nonkonvulsiv) sowie fokale und generalisierte Bewegungsphänomene und Bewusstseinsstörungen auftreten. Die nachfolgende Nachschlafphase ist von variabler Dauer **(postiktale Phase)** und präsentiert sich mit teilweise noch erheblichen neurologischen Defiziten. Entsprechend dem xABCDE-Schema sind angepasste Atemwegssicherung und adäquate Oxygenierung zur Vermeidung einer Hypoxie unabdingbar. Insbesondere bei älteren Patienten kann die postiktale Phase über mehrere Stunden anhalten. Möglich ist zudem das Auftreten einer epileptischen Hemiplegie **(Todd-Parese).**

Die derzeit aktuelle Anfallsklassifikation unterscheidet mit Blick auf den Beginn eines Anfallsereignisses die Anfallsarten fokal, generalisiert und unbekannt (unbeobachteter Beginn mit dadurch nicht möglicher Zuordnung). Zudem existiert eine einheitliche Definition für den Status epilepticus als lebensbedrohlicher Notfall.

Fokale Anfälle

Fokale Anfälle gehen meist von einem umschriebenen Areal im Großhirn aus und werden bzgl. Erleben, motorischen Entäußerungen und Verlauf nochmals unterteilt:

- Bewusst erlebt oder nicht bewusst erlebt
- Motorischer Beginn oder nicht motorischer Beginn
- Fokal zu bilateral tonisch-klonisch (früher: sekundär-generalisiert) – hier entwickelt sich auf Basis eines fokalen Anfallsbeginns ein generalisiertes, tonisch-klinisches Ereignis mit Bewusstseinsstörung

Generalisierte, tonisch-klonische Anfälle

Bei der häufigsten (motorischen) Anfallsform kommt es nach plötzlichem Bewusstseinsverlust und anfänglicher Streckung der Rücken- und Extremitätenmuskulatur (tonische Phase) zu Zuckungen der Extremitäten (klonische Phase). Der generalisierte Anfall kann initial fokal beginnen, breitet sich aber rasch auf den ganzen Körper aus. Die Absence ist die nicht motorische Form der generalisierten Anfallsereignisse, wobei eine Bewusstseinsstörung obligat ist und Myoklonien (z. B. Lidzuckung) auftreten können.

Patienten im generalisierten, tonisch-klonischen Krampfanfall präsentieren sich häufig mit Zyanose und Schaumbildung. Das Sputum kann bei Zungenbiss blutig gefärbt sein; auf Einnässen und Einstuhlen sollte geachtet werden.

Konvulsiver Status epilepticus

Ein **konvulsiver Status epilepticus** ist definiert als > 5 Minuten andauernder generalisierter Krampfanfall bzw. als Auftreten von ≥ 2 aufeinanderfolgenden Anfällen in einem mindestens fünfminütigen Zeitraum ohne Wiedererlangen des Bewusstseins (bzw. des präiktalen Ausgangsstatus). Der aktuellen Leitlinie zufolge liegt die Inzidenz zwischen 10–30/100 000 Personen, die Mortalität für adulte Patienten beträgt 15,9 %. Ein Status epilepticus kann lebensbedrohlich sein und stellt die Indikation zur sofortigen medikamentösen Anfallsdurchbrechung.

PRAXISTIPP

Anfallsdurchbrechung

Neben **allgemeinen Maßnahmen** (Schutz vor Selbstgefährdung, Freimachen der Atemwege und Sicherung der Vitalfunktionen, ABCDE-Vorgehensweise) ist der **prompte** Einsatz von **anfallssuppressiven Medikamenten (ASM)** bei epileptischen Anfällen – und insbesondere beim konvulsiven Status epilepticus – entscheidend. Generell gilt es, nach lokalen Protokollen zu handeln und die zur Verfügung stehenden Medikamente zu kennen.

Für die leitliniengerechte Therapie eines prolongierten epileptischen Anfalls und konvulsiven Status epilepticus kommen in der Prähospitalphase Benzodiazepine (Stufe 1) zum Einsatz, wobei in Deutschland präklinisch insbesondere **Midazolam** zur Verfügung steht.

Mögliche Applikationswege für Midazolam:

- intravenös (i.v.), intranasal (i.n.), intramuskulär (i.m.) in den lateralen Oberschenkel oder bukkal

Midazolam als ASM bei adulten Patienten:

- **Intravenöse** Dosierung: 0,2 mg/kg KG

Pragmatisches Vorgehen im Alltag initial:

- **Erwachsene** < 40 kg KG: 5 mg Midazolam i.v.
- **Erwachsene** > 40 kg KG: 10 mg Midazolam i.v.

Erneute Midazolamgabe bei anhaltendem Anfallsereignis:

- Repetition der identischen Dosis nach jeweils 5 Minuten

Midazolam als ASM bei pädiatrischen Patienten:

- **Intranasale** Dosierung 0,2 mg/kg KG (Off-Label)
  - **Kinder** < 10 kg KG: 2,5 mg Midazolam i.n.
  - **Kinder** von 10–20 kg KG: 5 mg Midazolam i.n.
  - **Kinder** > 20 kg KG: 10 mg Midazolam i.n.
- **Bukkale** Dosierung
  - **Kinder** 3–12 Monate: 2,5 mg Midazolam bukkal
  - **Kinder** von 1–5 Jahre: 5 mg Midazolam bukkal
  - **Kinder** von 5–10 Jahre: 7,5 mg Midazolam bukkal

Für die intranasale Medikamentengabe sollten spezielle Nasenzerstäuber (Mucosal Atomization Device, MAD®) verwendet und die Arzneimittelmenge auf beide Naseneingänge verteilt werden (max. 1 ml Volumen pro Nasenloch), um eine optimale Aufnahme über die Schleimhaut zu gewährleisten. Spezielle Ampullen mit höherer Wirkstoffkonzentration (Midazolam 5 mg/ml) müssen daher vorgehalten werden. Diese dürfen nicht mit den Midazolam-Ampullen mit 1 mg/ml verwechselt werden!

Bei chronisch kranken Kindern mit rezidivierend auftretenden Anfallsereignissen wird neben Buccolam® (Midazolam-Lösung zur bukkalen Anwendung, s.o.) häufig auch das Benzodiazepin Diazepam als rektale ASM in der häuslichen Medikation vorgehalten. Folgende Dosierungen gelten:

Diazepam-Rektiole:

- **Kinder** bis 3 Jahre mit 10–15 kg KG: 5 mg Diazepam rektal
- **Kinder** ab 3 Jahre und ab 15 kg KG: 10 mg Diazepam rektal
- Repetition alle 12 Stunden bis max. 4 Dosen

Die aktuelle Leitlinie der Deutschen Gesellschaft für Neurologie verweist explizit auf die Schwierigkeit einer peripher-venösen Injektion (Anlage oft schwierig und zeitintensiv) sowie auf die präklinische Problematik der Kühlpflicht mit Blick auf das innerklinisch gern verwendete Benzodiazepin Lorazepam. Der aktuellen Studienlage zufolge erweisen sich alternative Applikationsformen von Midazolam als sicherer und schneller, zudem sind die gewichtsadaptierte i.m.-Gabe von Midazolam und die i.v.-Applikation von Lorazepam gleichermaßen effektiv als ASM.

Eine mögliche **Atemdepression** muss immer im Auge behalten werden und die ständige Bereitschaft zur Durchführung entsprechender Interventionen ist obligat.

Die Therapie eines Benzodiazepin-refraktären Status epilepticus beinhaltet weitere antikonvulsive Medikamente wie z.B. Levetiracetam, Valproat und Phenytoin (Stufe 2). Präklinisch kann eine Notfallnarkose mit u.a. Ketamin oder Propofol indiziert sein.

Psychogene Krampfanfälle (auch **dissoziative Anfälle**) sind keine epileptischen Anfälle im eigentlichen Sinne und nicht auf eine neurologische Erkrankung zurückzuführen. Vielmehr sind sie Ausdruck hochgradiger, psychisch-emotionaler Belastungen. Meist sind davon junge Frauen betroffen, die sich in Psychotherapie befinden und Hinweise auf posttraumatische Belastungsstörungen oder Missbrauch zeigen. Psychogene Anfälle können sich klinisch vielfältig zeigen und beinhalten ein breites Spektrum an Symptomen, das vom Muskelzittern bis zum generalisierten Anfallsereignis reicht.

Abzugrenzen von epileptischen Anfällen sind **Myoklonien,** die auch im Rahmen von Synkopen auftreten können. Ein bedeutsames Merkmal zur Differenzierung einer sogenannten konvulsiven Synkope von einem generalisierten Krampfanfall ist die sofortige Reorientierung und das Fehlen der postiktalen Phase.

Psychosen

Psychosen sind akut auftretende, schwere und komplexe psychische Störungen mit Realitätsverlust. Das eigene Denken und die Wahrnehmung können ebenso wie motorische Abläufe beeinträchtigt sein. Häufig leiden die Erkrankten unter Verfolgungswahn und akustischen sowie visuellen Halluzinationen.

Die Inzidenz liegt geschätzt bei ca. 15/100 000 Personen und das Lebenszeitrisiko bei 0,7 %, wobei Männer und insgesamt jüngere Erwachsene etwas häufiger betroffen sind.

Psychosen können bei psychiatrischen Erkrankungen (z.B. Schizophrenie) und als Komorbidität somatischer Krankheiten (z.B. Stoffwechselstörungen, Delir, Tumor, Infektionen) auftreten. Zudem sind Psychosen auch im Rahmen medikamentöser Therapien (z.B. mit Kortison) oder Substanzmissbrauch (exzessiver Alkoholgenuss bzw. -entzug, Drogenkonsum) zu beobachten. Da abnorme Erlebnisse und psychotische Ereignisse von den Betroffenen als real erlebt werden, sind Einsicht und Absprachefähigkeit oft nur eingeschränkt oder gar nicht vorhanden. Zur Deeskalation sind Reizabschirmung und ein ruhiges Vorgehen während der notfallmedizinischen Versorgung unabdingbar. Zu klären ist, inwieweit die Einnahme unterschiedlicher Substanzen eine stationäre und monitorpflichtige Überwachung erfordert. Auch eine etwaige Eigengefährdung durch unzureichende Nahrungsaufnahme und Verkennung von gefährlichem Verhalten gehören dazu. Bei präklinischer Indikation zur Sedierung wird oft auf Benzodiazepine zurückgegriffen, wobei die nasale Applikation ein praktikabler Ansatz zur schnellen und einfachen Medikamentengabe ist.

IM FOKUS

Großhirn

Die **Fissura longitudinalis** teilt das Großhirn in zwei **Hemisphären.**

Auf der **Großhirnrinde** können verschiedene Gebiete unterschieden werden:

- motorische Rindenfelder
- sensorische Rindenfelder
- Assoziationsfelder

Die **Pyramidenbahn** verbindet die primären motorischen Rindenfelder mit den motorischen Kernen der Hirnnerven.

Das **extrapyramidale System** ist vor allem für die **unwillkürlichen Muskelbewegungen** zuständig.

Das **Broca-Sprachzentrum** liegt bei den meisten Menschen in der linken Hemisphäre.

Das **Sehzentrum** liegt im Lobus occipitalis des Großhirns und das **Hörzentrum** findet sich im Lobus temporalis.

Die **Basalganglien** sind für die Steuerung unwillkürlicher Muskelbewegungen, für den Muskeltonus sowie für die Modifikation der Willkürmotorik zuständig.
Das **limbische System** ist für die Entstehung und die Beantwortung von Emotionen, Trieb und Affekt verantwortlich.
Unter **Demenz** versteht man einen progredienten Verlust von höheren kortikalen Hirnfunktionen.
Krampfanfälle sind vorübergehende Ereignisse mit pathologischer Aktivität zerebraler Neurone. **Fokale Anfallsereignisse** treten meist bei einer einseitigen pathologischen Nervenzellaktivität auf, **generalisierte Anfälle** sind Ausdruck neuronaler Fehlfunktionen in beiden Hemisphären.
Psychosen sind akute psychische Störungen mit Realitätsverlust.

8.8 Zwischenhirn

Das **Zwischenhirn** (Diencephalon) ist die Schaltstelle zwischen Großhirn („oben") und dem Hirnstamm („unten"). Hauptbestandteile des Zwischenhirns sind der **Thalamus** und der **Hypothalamus** (→ Abb. 8.20), an dem wie ein dicker Tropfen die Hirnanhangsdrüse **(Hypophyse)** anhaftet (→ Abb. 10.2).

Gegenüber dem Hypothalamus, in unmittelbarer Nachbarschaft zum Thalamus, liegen weitere Abschnitte des Zwischenhirns: **Epithalamus, Metathalamus** und **Subthalamus.** Zum Epithalamus gehört als kleine Vorwölbung die Zirbeldrüse (**Epiphyse,** → Kap. 10.3). Der Globus pallidus ist ein großes Kerngebiet und gehört als Teil des extrapyramidalen Systems zum Zwischenhirn (→ Kap. 8.7.7).

8.8.1 Thalamus

Der **Thalamus** besteht hauptsächlich aus grauer Substanz, also Neuronen, die in knapp 200 Kerngebiete (Thalamuskerne) gruppiert sind. Einer der größten Thalamuskerne ist der **vordere Thalamuskern** (→ Abb. 8.25). Linker und rechter Thalamus umschließen den 3. Ventrikel (→ Kap. 8.17.6, → Abb. 8.52) und sind nur durch eine zentrale „Brücke", die **Adhaesio interthalamica** (→ Abb. 8.20), miteinander verbunden.

Alle Informationen aus der Umwelt (exogen) oder der Innenwelt des Körpers (endogen) gelangen über afferente Bahnsysteme zu den Thalamuskernen. Dort werden sie gesammelt, miteinander verschaltet und verarbeitet, bevor sie über **Projektionsbahnen** (→ Abb. 8.23) der Großhirnrinde zugeleitet und dort zu bewussten Empfindungen verarbeitet werden. Weitere Verbindungen bestehen zum limbischen System (→ Kap. 8.7.8). Damit die Großhirnrinde und das Bewusstsein nicht von Signalen „überflutet" werden, wirkt der Thalamus wie ein **Filter.** Dadurch können nur die für den Gesamtorganismus bedeutsamen Erregungen den Thalamus passieren. Der Thalamus wird daher auch als **Tor zum Bewusstsein** bezeichnet.

8.8.2 Hypothalamus und Hypophyse

Der **Hypothalamus** liegt als tiefster Abschnitt des Zwischenhirns unterhalb des Thalamus. Trotz seiner geringen Größe ist er ein lebensnotwendiger Teil des Gehirns, der bei der Steuerung zahlreicher körperlicher und psychischer Vorgänge eine besondere Bedeutung hat. Diese Steuerung geschieht zum Teil auf nervalem Wege über das vegetative Nervensystem (→ Kap. 8.14), zum Teil hormonell über den Blutweg. Entsprechend schüttet der Hypothalamus sowohl Neurotransmitter als auch Neuropeptide und Hormone aus und fungiert als zentrales Bindeglied zwischen dem Nerven- und dem Hormonsystem.

Der Hypothalamus beeinflusst viele Körperfunktionen:

- Messung der Körpertemperatur durch Thermorezeptoren
- Kontrolle des Wasserhaushalts durch osmotische Rezeptoren
- Überwachung von Kreislaufsituation, Blasenfunktion und Gastrointestinaltrakt über Hormon- und andere Rezeptoren
- Steuerung der Nahrungs- und Flüssigkeitsaufnahme über ein integriertes Durst-, Hunger- und Sättigungszentrum (→ Kap. 8.6)
- Entstehung von Gefühlen wie Wut und Aggression

Über eine untere Ausstülpung, den Hypophysenstiel **(Infundibulum)** steht der Hypothalamus mit der Hirnanhangsdrüse **(Hypophyse)** in Verbindung. In besonders gut durchbluteten Kerngebieten des Hypothalamus werden Hormone gebildet: Im paarigen Nucleus supraopticus hauptsächlich das **antidiuretische Hormon** (ADH, Adiuretin), in den beiden Nuclei paraventriculares vor allem das Hormon **Oxytocin** (→ Kap. 10.2.1).

Hypophysenhinterlappen (Neurohypophyse)

Die beiden im Hypothalamus gebildeten Hormone **ADH** und **Oxytocin** gelangen durch axonalen Transport über den Hypophysenstiel zum hinteren Anteil der Hypophyse, dem **Hypophysenhinterlappen** (Neurohypophyse). Dort werden sie gespeichert und bei Bedarf in das Blut abgegeben. Diese Art der Hormonabgabe von Nervenzellen über Nervenfasern nennt man **Neurosekretion.**

Hypophysenvorderlappen (Adenohypophyse)

In anderen Kerngebieten des Hypothalamus werden weitere Hormone gebildet, die jedoch nicht direkt wirken, sondern als **Releasing-Hormone** („freisetzende Hormone") die Ausschüttung von **Hypophysenvorderlappenhormonen** stimulieren. Sie erreichen über spezielle Blutgefäße (hypothalamisch-hypophysäres Portalsystem) den vorderen Anteil der Hypophyse, den **Hypophysenvorderlappen** (Adenohypophyse). Er gehört entwicklungsgeschichtlich nicht zum Nervengewebe; vielmehr stellt er die wichtigste übergeordnete Hormondrüse des Körpers dar (→ Kap. 10.2.2).

Beispiel zur Verdeutlichung: Das im Hypothalamus gebildete Thyrotropin-Releasing-Hormon (TRH) bewirkt in der Adenohypophyse die Produktion und Ausschüttung des Thyreoidea-stimulierenden Hormons (TSH), das wiederum direkt auf die Schilddrüse einwirkt und die Synthese der Schilddrüsenhormone Thyroxin (T3) und Trijodthyronin (fT4) reguliert.

IM FOKUS

Zwischenhirn
Hauptbestandteile des **Zwischenhirns** sind der **Thalamus** und der **Hypothalamus,** an dem die **Hypophyse** anhaftet.
Alle exogenen oder endogenen Reize gelangen über afferente Bahnsysteme zu den **Thalamuskernen.** Hier werden die Informationen gesammelt, miteinander verschaltet und verarbeitet, bevor sie über **Projektionsbahnen** an die Großhirnrinde geleitet werden.
Der **Hypothalamus** schüttet sowohl Neurotransmitter als auch Neuropeptide und Hormone aus.
Die Hormone **ADH** und **Oxytocin** werden im **Hypophysenhinterlappen** gespeichert und bei Bedarf in das Blut abgegeben.
Im **Hypophysenvorderlappen** werden Hormone zur Stimulation diverser Hormondrüsen (z. B. Schilddrüse) freigesetzt.

8.9 Hirnstamm und Formatio reticularis

Der **Hirnstamm** ist der unterste und älteste Gehirnabschnitt. Er wird in drei Anteile gegliedert: Mittelhirn, Brücke und verlängertes Mark,

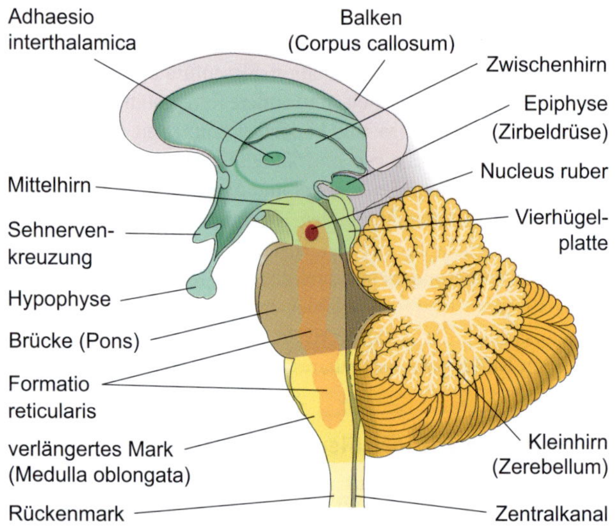

Abb. 8.26 Funktionszentren im Hirnstamm. Die Formatio reticularis erstreckt sich vom Mittelhirn über die Brücke bis in das verlängerte Mark. Der Nucleus ruber ist im Mittelhirn angedeutet. Außerdem erkennt man die Epiphyse, die Hypophyse und das Kleinhirn. Der 3. Ventrikel ist durch diese Schnittführung offengelegt. [L190]

das auf der Höhe des großen Hinterhauptlochs **(Foramen magnum)** ohne scharfe Grenze in das Rückenmark übergeht (→ Abb. 8.26). Der Hirnstamm besteht aus auf- und absteigenden Leitungsbahnen (weiße Substanz) und aus Ansammlungen von Nervenzellen (graue Substanz). Außerdem wird der gesamte Hirnstamm bis hin zum Thalamus durch ein netzartiges Gebilde **(Formatio reticularis)** aus diffusen Kerngebieten plus Fasern für vegetative Funktionen durchzogen.

8.9.1 Mittelhirn

Das ca. 1,5 cm lange Mittelhirn **(Mesencephalon)** liegt zwischen Brücke und Zwischenhirn im Hirnstamm. Im Querschnitt durch das **Mittelhirn** lassen sich zwei Zonen abgrenzen (→ Abb. 8.27):

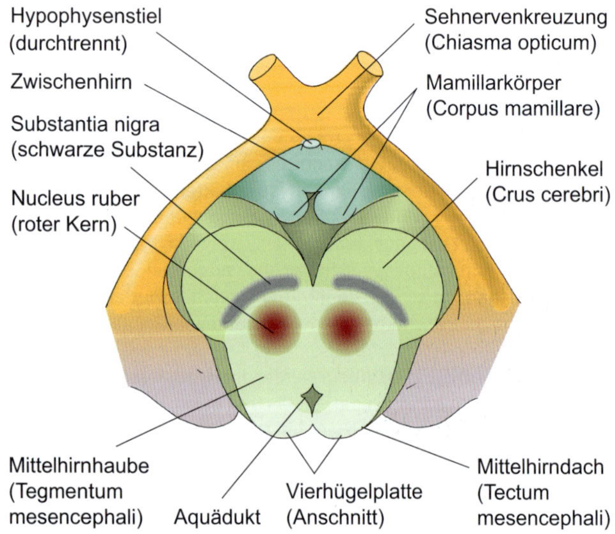

Abb. 8.27 Schnitt durch das Mittelhirn. Mit etwas Fantasie lassen sich die Strukturen als „Gesicht" deuten: Die Augen entsprechen dem Nucleus ruber, die Augenbrauen der Substantia nigra, der Mund dem Aquädukt und die (etwas zu großen) Ohren den Hirnschenkeln. [L190]

- Dorsalseitiges **Mittelhirndach** (Tectum mesencephali): Die **Vierhügelplatte**) dient mit ihren Erhebungen als akustisches und optisches Reflexzentrum.
- Ventralseitige **Hirnstiele** (Pedunculi cerebri):
  - Ventral verlaufen große Faserbahnen, die als Afferenzen und Efferenzen den Hauptverbindungsweg zwischen Groß- und Kleinhirn darstellen und die Pyramidenbahn enthalten. Sie werden als **Hirnschenkel** (Crura cerebri) bezeichnet und dienen dem Austausch von motorischen und sensiblen Informationen zwischen Rückenmark, Hirnstamm, Kleinhirn, Thalamus und Großhirn.
  - Im hinteren Anteil der Hirnstiele liegt die **Mittelhirnhaube** (Tegmentum mesencephali), welche die Ursprungszellen des III. und IV. Hirnnerven enthält (→ Kap. 8.10.4).

Außerdem finden sich im Mittelhirn Kerngebiete des extrapyramidalen Systems. Aufgrund ihres Färbungsverhaltens in mikroskopischen Hirnschnitten werden sie „schwarze Substanz" **(Substantia nigra)** und „roter Kern" **(Nucleus ruber)** genannt. Diese beiden Kerngebiete sind Schaltzentren, die reflexartig – also ohne willentliche Beeinflussung – Bewegungen der Augen, des Kopfes und des Rumpfes auf die von Augen und Ohren aufgenommenen Sinneseindrücke abstimmen. Zwischen Mittelhirndach und Mittelhirnhaube wird das Mittelhirn vom liquorführenden **Aquädukt** durchzogen, der den 3. und 4. Ventrikel verbindet.

8.9.2 Brücke

In der Brücke **(Pons)** setzen sich die längsverlaufenden Afferenzen und Efferenzen als Verbindungsbahnen zwischen Großhirn und Rückenmark fort. In quer verlaufenden Faserbündeln verbindet die Brücke außerdem das Großhirn mit dem Kleinhirn. In der Brücke liegen die Kerngebiete des V., VI., VII. und z. T. des VIII. Hirnnerven (→ Kap. 8.10).

8.9.3 Verlängertes Mark

Das verlängerte Mark **(Medulla oblongata)** bildet den untersten Anteil des Hirnstamms und damit den Übergang zum Rückenmark. Große Leitungsbahnen und lebenswichtige Regelzentren sind hier lokalisiert.

Leitungsbahnen

Die weiße Substanz besteht aus afferenten und efferenten Leitungsbahnen, wobei ein großer Teil dieser Bahnen der Willkürmotorik dient. Die Faserstränge bilden zwei Vorwölbungen, die **Pyramiden** genannt werden und als Namensgeber der Pyramidenbahn gelten (→ Kap. 8.7.4). In diesem Bereich kreuzt der Großteil der Pyramidenbahnfasern zur Gegenseite, sodass die motorischen, efferenten Nervenfasern einer Großhirnhälfte jeweils die Muskeln der kontralateralen Körperhälfte versorgen. Auch ein großer Teil der sensiblen, afferenten Bahnen kreuzt in der Medulla oblongata zur Gegenseite; ca. 80 % der Empfindungen aus einer Körperhälfte werden demnach in der entgegengesetzten Hirnhälfte aufgenommen.

Lebenswichtige Regelzentren

In der grauen Substanz enthält das verlängerte Mark Steuerungszentren für lebenswichtige Regelkreise (→ Kap. 1.5.1): Das **Herz-Kreislauf-Zentrum** beeinflusst Herzschlag und kardiale Kontraktionskraft und steuert die Weite der Blutgefäße. Das **Atemzentrum** reguliert den Grundrhythmus der Atmung. Weitere wichtige **Reflexzentren,** z. B.

Schluck-, Husten-, Nies- und Brechzentren, vermitteln lebenswichtige motorische Reflexhandlungen.

Diese Zentren erhalten die zu ihrer Aufgabenerfüllung erforderlichen Informationen über afferente Bahnen des vegetativen Nervensystems (z. B. vom IX. und X. Hirnnerven). Teilweise befinden sich die Sensoren (z. B. für pH-Wert, Sauerstoff- und Kohlendioxidpartialdruck → Kap. 14.11.2) auch direkt im verlängerten Mark.

Die in der Medulla oblongata lokalisierten Kerngebiete der Hirnnerven VIII, IX, X, XI und XII leiten über ihre vegetativen Anteile Steuersignale aus den lebenswichtigen Regelzentren zu den Empfangsorganen.

MERKE

Schädigung der Regelzentren

Durch die Konzentration lebenswichtiger Zentren in der Medulla oblongata kann bereits ein einzelner harter Schlag auf die umgebende Schädelbasis potenziell tödlich sein. Zudem kann es im Rahmen einer Hirndruckerhöhung zu einer sogenannten Einklemmung kommen, wobei insbesondere die untere Einklemmung mit einer Kompression des verlängerten Marks im Foramen magnum einhergeht und sehr rasch zum Tod führen kann (→ Abb. 8.54). Andererseits können Patienten mit einem hypoxisch bedingten Hirnschaden und Ausfall des gesamten Großhirns ohne apparative Unterstützung weiterleben, solange die im Hirnstamm lokalisierte Steuerung der Vitalfunktionen wie Atmung und Kreislauf erhalten ist. In solchen Fällen spricht man vom **apallischen Syndrom** („Apalliker") oder **Teilhirntod.**

8.9.4 Formatio reticularis

Im gesamten Hirnstamm bis hin zum Thalamus im Zwischenhirn liegen Neuronenverbände, die nicht in scharf abgegrenzten Kerngebieten konzentriert sind. Mit ihren zugehörigen Nervenfasern haben sie ein netzartiges Aussehen und werden deshalb **Formatio reticularis** („netzartiges Gebilde") genannt (→ Abb. 8.26). Die Nervenzellen der Formatio reticularis erhalten aus allen Hirngebieten Informationen, die sie verarbeiten und ihrerseits durch Fortleitung von Erregungsimpulsen zu weiteren Hirngebieten beantworten.

Die Formatio reticularis stellt ein Regulationszentrum für die Aktivität des gesamten Nervensystems dar. Sie spielt bei der Steuerung der Bewusstseinslage und des Wach-Schlaf-Rhythmus eine entscheidende Rolle. Dabei wird die Großhirnrinde durch das sog. **aufsteigende retikuläre Aktivierungssystem** der Formatio reticularis (ARAS, auch unspezifisches sensibles System genannt) aktiviert.

Bewusstseinslagen

Je nach Aktivität dieses Systems entstehen die unterschiedlichen **Bewusstseinslagen,** z. B. von „gespannter Aufmerksamkeit" über „gedankliches Abschalten" bis hin zum Schlaf. Der Bewusstseinszustand kann durch Alkohol und Drogen, durch Medikamente wie z. B. Narkosemittel, aber auch durch Meditation und Hirnschädigungen beeinflusst werden. **Quantitativ** werden folgende Bewusstseinsstörungen mit unterschiedlichem Störungsgrad der Wachheit **(Vigilanz)** unterschieden:

- **Benommenheit** (leichte Bewusstseinsstörung): gekennzeichnet durch verlangsamtes Denken und verzögerte Reaktionen.
- **Somnolenz** (krankhafte Schläfrigkeit): Die betroffene Person ist schläfrig, aber durch äußere Reize (z. B. Ansprache) prompt erweckbar und kann einfache Aufforderungen befolgen.
- **Sopor** (stärkere Bewusstseinsstörung): Der Erkrankte ist nur durch starke Reize (z. B. Schmerzreiz) erweckbar.
- **Koma** (tiefe Bewusstlosigkeit): Der Patient ist nicht erweckbar und reagiert allenfalls mit ungezielten Abwehrreaktionen auf Schmerzreize.

PRAXISTIPP

Glasgow Coma Scale (GCS)

Mit der GCS können die initiale Bewusstseinslage beurteilt und Veränderungen im Verlauf detektiert werden (→ Tab. 6.3). Sie umfasst die Kriterien „Augen öffnen", „beste verbale Reaktion" sowie „beste motorische Antwort" und basiert auf einem Punktesystem (3 bis 15 Punkte). Vor jeder Medikamentengabe sollte unbedingt eine GCS-Erhebung erfolgen – insbesondere vor Applikation sedierender Substanzen oder einer Narkoseeinleitung – da nur durch Objektivierung des initialen Patientenzustandes eine weitere Verlaufsbeurteilung möglich ist. Aufgrund ihrer Komplexität bedarf es allerdings regelmäßiger Übung.

Qualitative Bewusstseinsstörungen sind durch inhaltliche Defizite definiert: Bei der **Desorientiertheit** können z. B. Datum, Zeit, Ort oder persönliche Merkmale nicht erinnert werden.

Desorientiertheit ist auch ein Leitsymptom des **Delirs,** einer akuten qualitativen Bewusstseinsstörung, gekennzeichnet durch Verwirrtheit und Aufmerksamkeitsstörungen. Die Symptomatik kann fluktuieren, die Betroffenen zeigen sich teilweise motorisch hypo- oder hyperaktiv. Begleitend treten nicht selten **Halluzinationen** (Trugbilder, insbesondere visueller Art wie kleine Tiere auf der Bettdecke, Mäuse oder Menschen im Raum), Unruhe und vegetative Störungen (z. B. Schwitzen) auf. Das Delir ist ein schwerwiegendes Krankheitsbild mit dem Risiko bleibender kognitiver Defizite und einer Letalität von > 30 %. Häufige Auslöser sind Alkoholmissbrauch, längerfristige intensivmedizinische Behandlung sowie Schmerz und Infektionen. Insbesondere geriatrische Patienten sowie Menschen mit Demenz sind stark Delir-gefährdet.

PRAXISTIPP

4-fach-**Prüfung des qualitativen Bewusstseins:**

1. Orientierung zur Person
2. Orientierung zur Zeit
3. Orientierung zum Ort
4. Orientierung zur Situation

IM FOKUS

Hirnstamm und Formatio reticularis

Der **Hirnstamm** setzt sich aus **Mittelhirn, Brücke** und **verlängertem Mark** zusammen.

Im verlängerten Mark befinden sich das **Herz-Kreislauf-Zentrum,** das **Atemzentrum** sowie weitere wichtige **Reflexzentren.**

Das **aufsteigende retikuläre Aktivierungssystem** liegt in der Formatio reticularis.

Es können verschiedene **Störungsgrade der Wachheit (Vigilanz)** unterschieden werden:

- Benommenheit
- Somnolenz
- Sopor
- Koma

Qualitative Bewusstseinsstörungen sind durch inhaltliche Defizite definiert.

8.10 Hirnnerven

Zusammen mit den Spinalnerven (→Kap. 8.12.2) und deren Verzweigungen gehören die Hirnnerven zum peripheren Nervensystem (→Abb. 8.28 und →Abb. 8.29).

Die **Hirnnerven** sind 12 paarig angelegte Nerven und haben – anders als die Spinalnerven – ihren Ursprung direkt im Gehirn. Sie versorgen den Kopf- und Halsbereich sowie einen Großteil der inneren Organe und verbinden die Sinnesorgane mit dem Gehirn.

Die Namen der einzelnen Hirnnerven sind recht kompliziert, weswegen sie in der Reihenfolge ihres Austritts aus dem ZNS von oben nach unten mit den römischen Ziffern I bis XII nummeriert werden.

Die Hirnnerven haben ihre Kerngebiete im Hirnstamm und ziehen durch die knöcherne Schädelbasis. Ausnahmen sind der Nervus olfactorius (N. I) als erster und der Nervus opticus (N. II) als zweiter Hirnnerv: Umhüllt von Hirnhäuten verlaufen sie durch Groß- bzw. Zwischenhirn und entsprechen Ausstülpungen des ZNS.

MERKE

12 Hirnnervenpaare – eine Eselsbrücke

Onkel **O**tto **o**periert **t**ag**t**äglich, **a**ber **f**eiertags **v**ertritt **er** **g**erne **v**iele **al**te **H**ebammen (die fett markierten Buchstaben entsprechen jeweils den Anfangsbuchstaben der Hirnnerven von I – XII).

8.10.1 Funktionelle Einteilung der Hirnnerven

Nach ihrer Funktion unterscheidet man (→Abb. 8.28):

- **Sensorische Hirnnerven** (N. I, N. II, N. VIII), welche die Empfindungen von den Sinnesorganen zum Gehirn leiten
- **Überwiegend willkürmotorische Hirnnerven** (N. III, N. IV, N. VI, N. XI und N. XII)
- **Gemischte Hirnnerven** (N. V, N. VII, N. IX und N. X), die sich aus verschiedenen Fasern zusammensetzen (willkürmotorisch, sensorisch und parasympathisch)

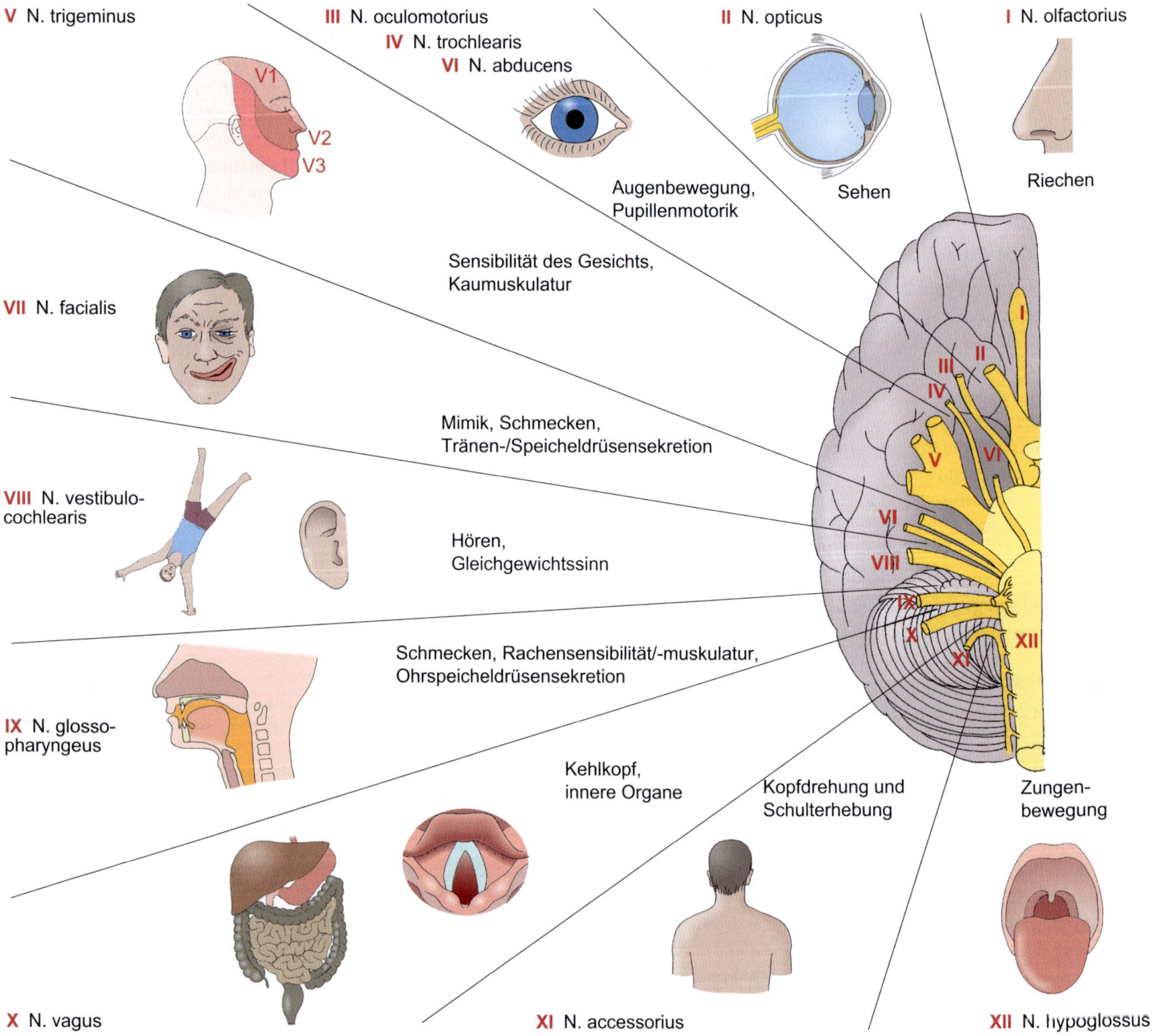

Abb. 8.28 Übersicht über die zwölf Hirnnerven und ihre Funktionen (anatomische Details →Abb. 8.29) L190]

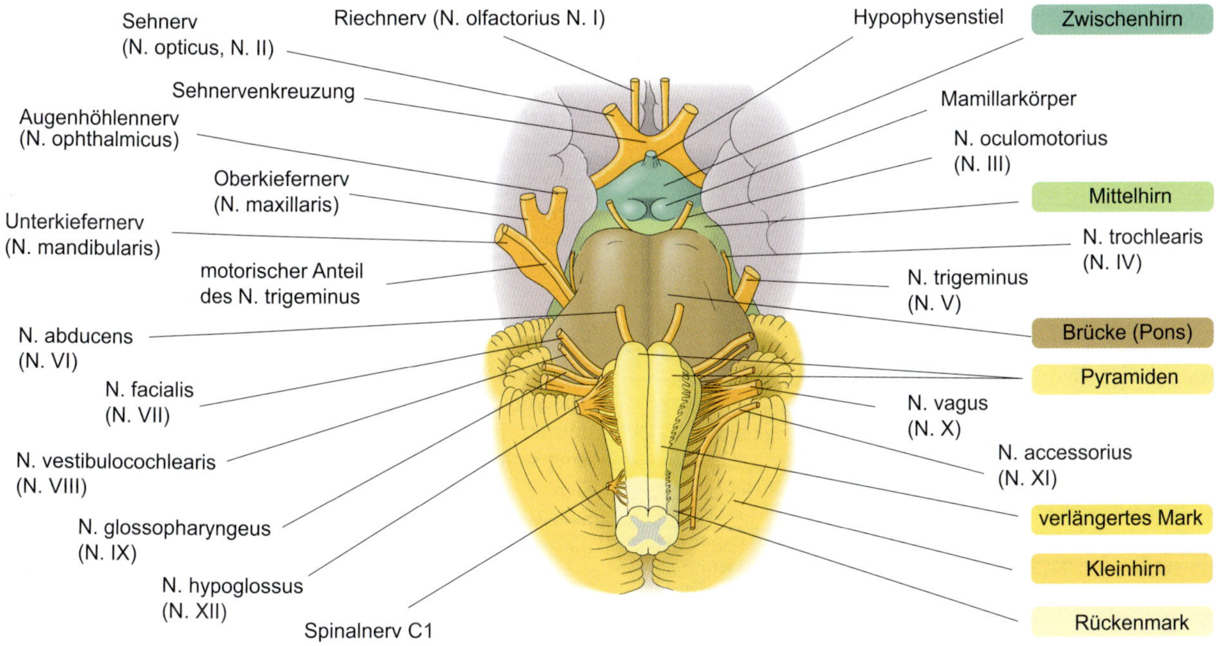

Abb. 8.29 Hirnstamm und Hirnnerven. [L190]

8.10.2 Riechnerv

Der Riechnerv (**N. olfactorius**, N. I) ist ein rein sensorischer Nerv, der die Geruchsempfindungen übermittelt. Er beginnt mit Rezeptoren in der Riechschleimhaut, deren Axone als Riechnerv zum Riechkolben **(Bulbus olfactorius)** ziehen (→ Abb. 9.5). Von dort werden die Signale vor allem an das **Riechhirn** (→ Abb. 8.25) weitergeleitet.

8.10.3 Sehnerv

Der Sehnerv (**N. opticus**, N. II) ist ebenfalls ein rein sensorischer Nerv. Er beginnt in der Netzhaut des Auges (→ Abb. 9.6) und kreuzt teilweise im **Chiasma opticum** (Kreuzungsstelle der beiden Sehbahnen). Nach der ersten Umschaltung im Thalamus laufen die Bahnen als **primäre Sehstrahlung** zur **primären Sehrinde** im Hinterhauptslappen des Großhirns.

8.10.4 Augenmuskelnerven

Als Erster von drei Augenmuskelnerven ist der **N. oculomotorius** (N. III) ein vorwiegend willkürmotorischer Nerv mit parasympathischen Anteilen (→ Kap. 8.14.3). Er versorgt den Lidhebermuskel und vier der sechs äußeren Augenmuskeln. Seine parasympathischen Fasern steuern den Ziliarmuskel bei der Anpassung der Augenlinse an unterschiedliche Entfernungen (Nah- und Fern-Akkommodation) und verengen über den Sphinktermuskel der Iris die Pupille (→ Kap. 9.5.1).

Ebenfalls ein Augenmuskelnerv ist der **N. trochlearis** (N. IV). Als einziger Hirnnerv entspringt er von der Dorsalseite des Gehirns. Er innerviert den über die Trochlea der Augenhöhle ziehenden oberen schrägen Augenmuskel. Der **N. abducens** (N. VI) ist der dritte Augenmuskelnerv. Er versorgt den seitlichen geraden Augenmuskel. Durch ihn wird der Augapfel zur Seite bewegt (lat. abducere = wegführen).

8.10.5 Gesichtsnerven

N. trigeminus

Der Drillingsnerv (**N. trigeminus,** N. V) teilt sich nach Durchtritt durch die Schädelbasis in drei große Äste auf:

- Der **N. ophthalmicus** (V_1) versorgt als Augenhöhlennerv die Augenhöhle und die Stirn rein sensibel.
- Der **N. maxillaris** (V_2) innerviert als Oberkiefernerv den Bereich unterhalb der Augenhöhle mit Gesichtshaut, Nasenschleimhaut, Oberlippe und Oberkiefer ebenfalls rein sensibel.
- Der **N. mandibularis** (V_3) ist als Unterkiefernerv ein gemischter Nerv, der sensibel den gesamten Unterkieferbereich und motorisch alle Kau- und Mundbodenmuskeln versorgt.

KRANKHEIT/SYMPTOM

Trigeminusneuralgie

Neuralgien sind Schmerzen, die auf das durch den betroffenen Nerv innervierte Ausbreitungsgebiet beschränkt sind. Die häufigste Neuralgie im Gesichtsbereich ist die **Trigeminusneuralgie,** bei der insbesondere die beiden unteren Trigeminusäste betroffen sind. Es kommt dabei zu plötzlich einschießenden, stärksten Schmerzen. Diese neuralgischen Attacken sind meist von kurzer Dauer (wenige Sekunden), können sich aber im Abstand von Minuten wiederholen und die Betroffenen dadurch zermürben. Die genaue Ursache der Erkrankung ist nur teilweise bekannt (z. B. Gefäß-Nerven-Kontakte), die Therapie ist schwierig; zum Einsatz kommen Schmerzmittel (Analgetika) und Antikonvulsiva (Carbamazepin = Tegretal®).

N. facialis

Der Gesichtsnerv (**N. facialis,** N. VII) ist ein gemischter Nerv: Seine motorischen Anteile versorgen die mimische Muskulatur des Gesichts, parasympathisch innerviert er Tränendrüse (→ Kap. 9.5.6) sowie Speicheldrüsen im Unterkiefer und unter der Zunge. Sensorische

Fasern leiten die Geschmacksempfindungen von den Rezeptoren der Zunge (vordere ⅔) zum Hirnstamm, von wo aus sie an die Großhirnrinde übermittelt werden.

KRANKHEIT/SYMPTOM

Fazialislähmung

Bei der Fazialisparese wird zwischen peripherer und zentraler Fazialislähmung unterschieden:

- Die **periphere Fazialislähmung** ist die häufigste periphere Nervenlähmung (→Abb. 8.30). Die Störung liegt hierbei im Verlauf des N. facialis als Teil des peripheren Nervensystems selbst: Die Schädigung betrifft den Kernbereich oder den peripheren Faserverlauf, nicht aber den motorischen Kortex oder die im ZNS von der Hirnrinde zu den Kernen verlaufenden Fasern. In ca. 80 % der Fälle liegt eine idiopathische Fazialisparese unbekannter Ätiologie vor. Andere Ursachen sind Neoplasien, Traumata und vor allem Infektionen, wobei neben Borreliose, Mumps, Masern und Röteln in letzter Zeit vermehrt Herpes-simplex-Viren diskutiert werden. Bei der idiopathischen Fazialisparese bildet sich meist innerhalb weniger Stunden das typische Bild einer **einseitigen Gesichtsnervenlähmung** aus: Das Auge der betroffenen Seite kann nicht mehr geschlossen und die Stirn nicht mehr gerunzelt werden, der Mundwinkel hängt herab. Die Tränen- und Speichelsekretion sowie das Geschmacksempfinden können beeinträchtigt sein. In den meisten Fällen bilden sich die Erscheinungen spontan zurück, Restsymptome sind aber möglich. Die leitliniengerechte Therapie besteht aus einer oralen Kortisongabe nach Schema.
- Bei der **zentralen Fazialislähmung** liegt die Läsion im Bereich der motorischen Rindenfelder oder im Verlauf der Axone durch die Capsula interna in den Stammganglien (→Kap. 8.7.7). Häufigste Ursache ist der Schlaganfall. Als Folge tritt eine Lähmung der kontralateralen mimischen Gesichtsmuskulatur auf, wobei die Stirnmuskulatur nicht beeinträchtigt ist. Die Betroffenen können also – im Unterschied zur peripheren Fazialislähmung – die Stirn weiterhin beidseits runzeln.

8.10.6 Hör- und Gleichgewichtsnerv

Der Hör- und Gleichgewichtsnerv (**N. vestibulocochlearis,** N. VIII) ist der dritte rein sensorische Hirnnerv. Er leitet die Erregungen aus dem Gleichgewichtsorgan (Vestibularorgan) und dem Hörorgan (Schnecke, lat.: cochlea), die beide im Innenohr liegen. Die Informationen aus dem Vestibularorgan gelangen über die vier Vestibulariskerne in der Medulla oblongata überwiegend zum Kleinhirn. Aber auch Rückenmark, Augenmuskelkerne und hintere Zentralwindung sind Ziele der Signalleitung.

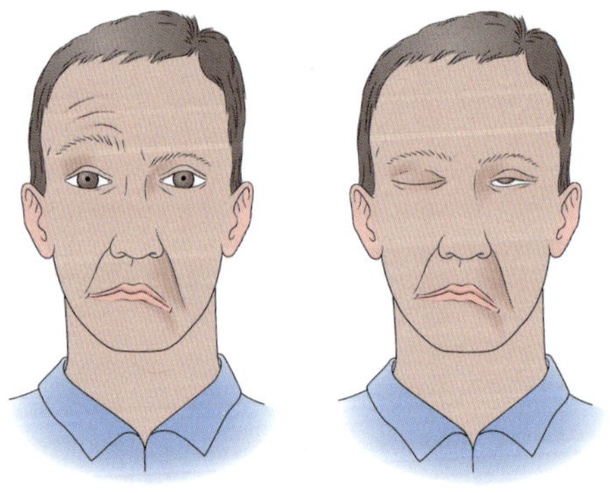

Abb. 8.30 Linksseitige periphere Fazialislähmung. Links wurde der Patient aufgefordert, die Stirn zu runzeln, rechts die Augen fest zu schließen. [L190]

Die Erregungen aus dem Hörorgan werden über zahlreiche Stationen umgeschaltet und gelangen letztlich zur Hirnrinde.

KRANKHEIT/SYMPTOM

Im Bereich des **N. vestibularis** als Teil des N. vestibulocochlearis entsteht relativ häufig ein gutartiger Tumor, das **Akustikusneurinom.** Die Patienten leiden unter Hörstörungen, Ohrensausen (Tinnitus) und Schwindel.

8.10.7 N. vagus

Der Eingeweidenerv (**N. vagus,** N. X) innerviert als Hauptnerv des parasympathischen Nervensystems (→Kap. 8.14) einen Teil der Halsorgane, die Brust- und einen Großteil der Bauchorgane. Der N. vagus leitet sowohl afferent Reize von Organen zum ZNS als auch efferent Signale zur glatten Muskulatur und zu sezernierenden inneren Organen. Zusätzlich führt er einige wenige motorische und sensible Fasern, die für den Kehlkopfbereich zuständig und somit am Sprechen und Schlucken beteiligt sind. Der sog. **Vagusreiz** führt zu einer Drosselung der Herzfrequenz, was therapeutisch bei Schmalkomplextachykardien genutzt wird (Valsalva-Manöver, Karotissinusmassage). Im Rahmen eines Bolusgeschehens können lebensbedrohliche Kreislaufdysregulationen durch die Irritation im Kehlkopfbereich entstehen, wenn durch den Fremdkörper ein Vagusreiz ausgelöst wird.

8.10.8 N. accessorius

Der **N. accessorius** (N. XI) innerviert als rein motorischer Nerv zwei Muskeln des Halses, den M. sternocleidomastoideus (Kopfwender-Muskel) und den M. trapezius (Kapuzenmuskel).

IM FOKUS

Hirnnerven

Die **Hirnnerven** sind 12 paarig angelegte Nerven mit einem Ursprung direkt im Gehirn.
Zu den **Hirnnerven** zählen:

- N. olfactorius (I)
- N. opticus (II)
- N. oculomotorius (III)
- N. trochlearis (IV)
- N. trigeminus (V)
- N. abducens (VI)
- N. facialis (VII)
- N. vestibulocochlearis (VIII)
- N. glossopharyngeus (IX)
- N. vagus (X)
- N. accessorius (XI)
- N. hypoglossus (XII)

8.11 Kleinhirn

Das Kleinhirn (**Cerebellum**) liegt in der hinteren Schädelgrube (→Abb. 6.31) unterhalb des Hinterhauptlappens des Großhirns (Lobus occipitalis, →Abb. 8.19).

Es besteht aus einem wurmförmigen Mittelteil, dem **Kleinhirnwurm,** und zwei **Kleinhirnhemisphären.** Ähnlich wie beim Großhirn ist auch die Kleinhirnoberfläche von Furchen und Windungen geprägt, die hier jedoch sehr viel feiner sind.

An der Oberfläche des Kleinhirns liegt eine nur 1 mm dicke **Kleinhirnrinde** aus grauer Substanz, die einer strengen Anordnung von Zellschichten folgt (→Abb. 8.31). Analog dem Aufbau des Großhirns liegen darunter die Nervenfasern der weißen Substanz, in die beidseits vier **Kleinhirnkerne** eingelagert sind. Afferente und efferente Bahnen verlaufen über drei paarige **Kleinhirnstiele** und verbinden das Cerebellum mit der Medulla oblongata (insbesondere afferent), dem Mittelhirn (überwiegend efferent), dem Gleichgewichtsorgan (ausschließlich afferent) und über die Brücke mit dem Großhirn. Diese Verbindungen ermöglichen die Arbeit des Kleinhirns als koordinierendes motorisches Zentrum.

Kleinhirn als Koordinationssystem

Das **Kleinhirn** reguliert zusammen mit dem Großhirn über Fasern des extrapyramidalen Systems die Grundspannung der Muskeln und stimmt Bewegungen aufeinander ab. Mithilfe der Informationen aus dem Vestibularorgan (Gleichgewichtsorgan, →Kap. 9.6.5) ist es wesentlich an der Aufrechterhaltung des Gleichgewichts beteiligt.

Damit es diese Aufgaben erfüllen kann, erhält das Kleinhirn kontinuierlich Informationen über Muskeltonus und Gelenkstellung (Tiefensensibilität). Die Weiterleitung der Signale aus den peripher liegenden Rezeptoren erfolgt dabei über aufsteigende Kleinhirnbahnen des Rückenmarks (→Kap. 8.12). Auch mit der absteigenden Pyramidenbahn ist das Kleinhirn verbunden, wodurch die regulierende Einflussnahme auf willkürliche Bewegungen möglich ist. Das Kleinhirn koordiniert die Zielmotorik, ohne sie jedoch direkt auszulösen.

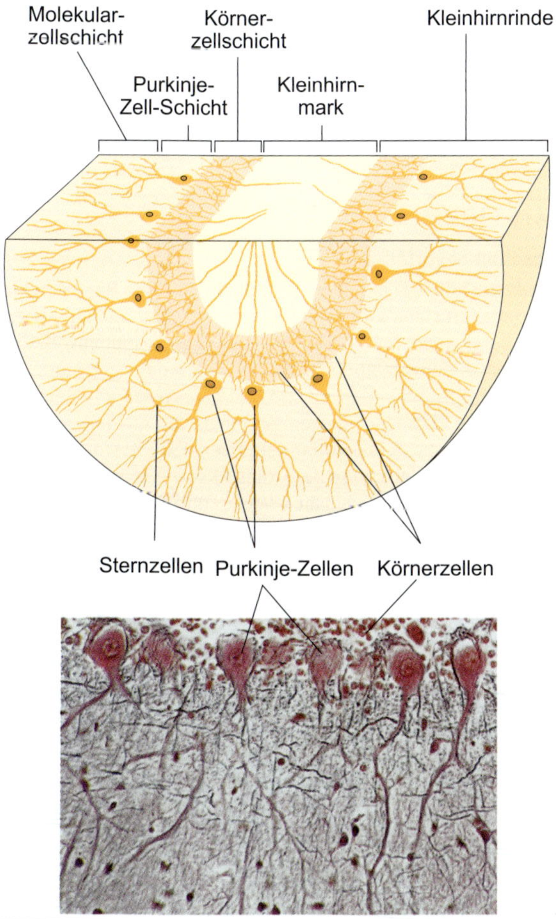

Abb. 8.31 Detailzeichnung von Kleinhirnrinde und -mark. Die Kleinhirnrinde wird in Molekular- und Körnerzellschicht eingeteilt. Im Grenzbereich stehen die Purkinje-Zellen wie Bäumchen mit stark verzweigtem Geäst, das in die Molekularschicht zieht. Ihre Axone ziehen zum größten Teil in die Kleinhirnkerne. Die Sternzellen verbinden die einzelnen Purkinje-Zellen miteinander. [Zeichnung: L190; Foto: M375]

KRANKHEIT/SYMPTOM

Kleinhirnschädigungen

Viele Erkrankungen und Vergiftungen, insbesondere auch Alkoholmissbrauch, führen zu **Kleinhirnschädigungen.** Folgen sind vor allem eine herabgesetzte Muskelspannung (Hypotonie), Muskelzittern bei zielgerichteten Bewegungen (Intentionstremor) und eine gestörte Muskelkoordination (Dyssynergie) mit Gangunsicherheit (Ataxie) sowie Bewegungen, die über das Ziel hinausschießen oder umgekehrt es nicht erreichen (Dysmetrie, →Abb. 8.32). Viele Patienten klagen auch über Schwindelanfälle.

8.12 Rückenmark

Das **Rückenmark** verläuft gut geschützt im Wirbelkanal der Wirbelsäule und leitet als große Faserbahn afferente und efferente Nervenimpulse. Dabei erfolgt die Signalleitung zwischen Gehirn und peripheren Spinalnerven in beide Richtungen und mit teilweise sehr hoher Geschwindigkeit (→Abb. 8.33). Neben der Faserbahn als weiße Substanz finden sich zahlreiche Kerngebiete als Schaltstationen im Rückenmark. Diese bilden die graue Substanz.

8.12.1 Leitungsstrang und Schaltzentrum

Das Rückenmark ist sowohl der mächtigste Nervenleitungsstrang als auch ein enorm bedeutsames Schaltzentrum. Die Schaltstellen

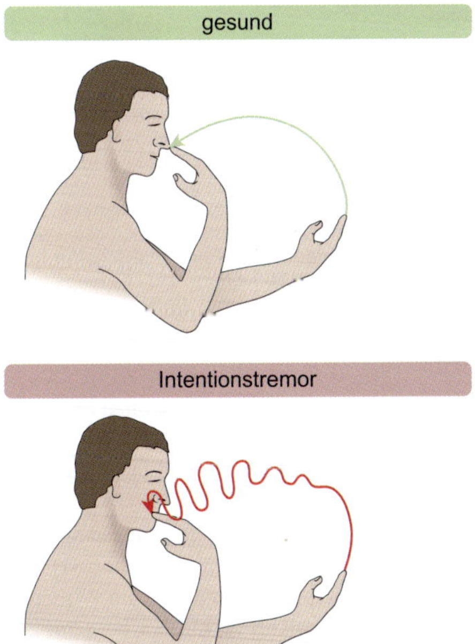

Abb. 8.32 Schädigungen des Kleinhirns lassen sich durch einfache Tests objektivieren: Den Betroffenen ist es nicht mehr möglich, bei geschlossenen Augen mit dem Zeigefinger in einer ausholenden Bewegung die eigene Nasenspitze zu berühren (Finger-Nase-Versuch). Zusätzlich zeigt sich häufig ein Intentionstremor. [L190]

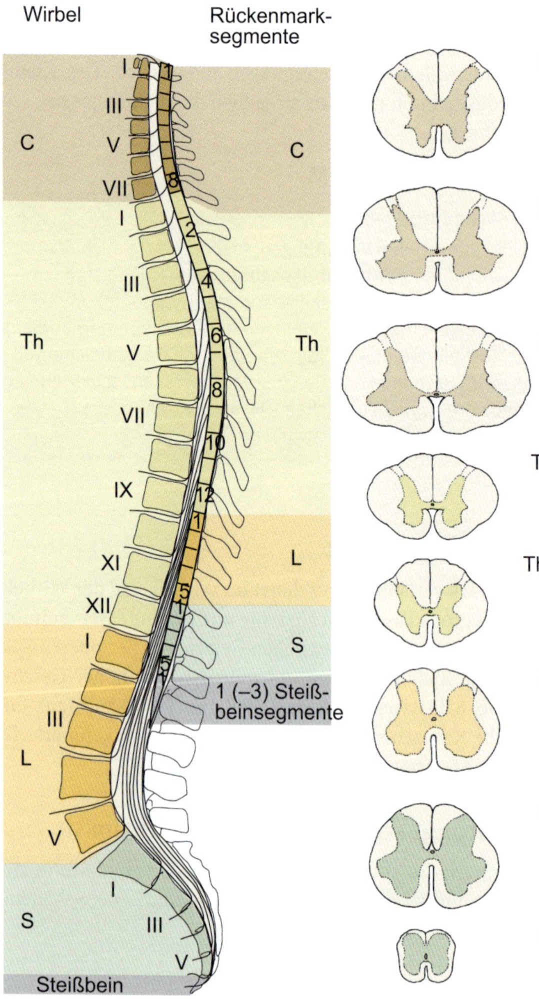

Abb. 8.33 Rückenmark und Spinalnerven in der Seitansicht. Das Rückenmark erstreckt sich im Wirbelkanal vom 1. Halswirbel bis zur Höhe des 2. Lendenwirbels. Darunter findet sich die Cauda equina – ein Bündel von Spinalnerven, die zu ihrem jeweiligen Zwischenwirbelloch ziehen. Durch die wachstumsbedingte Endung des Rückenmarks auf Höhe des 2. Lendenwirbels sind alle Rückenmarkssegmente gegenüber den zugehörigen Wirbelkörpern nach oben versetzt. **Beispiel:** Bei einer Verletzung des 9. Brustwirbels ist nicht das 9. Brustwirbelsegment, sondern das auf dieser Höhe liegende 1. Lendenwirbelsegment gefährdet. Rechts sind Querschnitte von einzelnen Rückenmarksabschnitten dargestellt. Im Hals- und Lendenbereich ist die graue Substanz stärker ausgeprägt, weil dort die Schaltstationen für die Arme und Beine liegen. [L190]

steigern die Effizienz der Rückenmarksfunktionen durch – wenn notwendig – **Rückenmarksreflexe** als besonders schnelle motorische Reaktionen. Das Rückenmark fungiert also auch als Reflexzentrum (→ Kap. 8.13).

Das adulte Rückenmark erstreckt sich über eine Länge von ca. 45 cm. Es geht auf Höhe des Foramen magnum (→ Abb. 6.31) aus dem verlängerten Mark hervor (→ Kap. 8.9.3) und zieht im Wirbelkanal bis zur Höhe des zweiten Lendenwirbelkörpers hinab. Über seine gesamte Länge entspringen in regelmäßigen Abständen jeweils beidseits insgesamt 31 Paare von **Nervenwurzeln,** die sich jeweils zu den **Spinalnerven** vereinigen. Durch die Nervenwurzelabgänge wird das Rückenmark in 31 Rückenmarkssegmente unterteilt. Jedes **Rückenmarkssegment** enthält dabei eigene Reflex- und Verschaltungszentren. Es werden folgende Segmente unterschieden (→ Abb. 8.33):

- Acht **Halssegmente** (Cervicalsegmente) C1 bis C8 zur Innervation der Atemmuskulatur und der oberen Extremitäten
- Zwölf **Brustsegmente** (Thorakalsegmente) Th1 bis Th12 versorgen den Großteil der Rumpfwand
- Fünf **Lendensegmente** (Lumbalsegmente) L1 bis L5 und
- Fünf **Kreuzbeinsegmente** (Sakralsegmente) S1 bis S5, die gemeinsam die unteren Extremitäten, das äußere Genitale und den Anus innervieren
- Ein bis drei **Steißbeinsegmente** zur Versorgung der Hautareale über dem Steißbein

Das Rückenmark ist in seinem Durchmesser nicht überall gleich kräftig. Der zu Beginn zentimeterdicke Strang verbreitert sich im Hals- und im Lendenbereich keulenförmig, da hier eine größere Masse von Neuronen und Nervenfasern zur Innervation der oberen und unteren Extremitäten vorhanden ist.

8.12.2 Spinalnerven

Aus jedem Rückenmarkssegment gehen beidseits je eine vordere und eine hintere Nervenwurzel hervor, die sich nach wenigen Millimetern zu einem **Spinalnerven** zusammenschließen. Die Spinalnerven sind Teil des peripheren Nervensystems und verlassen den Wirbelkanal seitlich durch die **Zwischenwirbellöcher,** die als knöchern begrenzte Öffnungen zwischen jeweils zwei benachbarten Wirbeln liegen (→ Abb. 6.40, → Abb. 6.42). Die Nervenwurzeln aus den unteren Abschnitten des Rückenmarks ziehen im Wirbelkanal schräg nach unten, um zu ihren Zwischenwirbellöchern zu gelangen. Auf diese Weise entsteht ein Nervenfaserbündel, das in seinem Aussehen an ein Haarbüschel erinnert. Es wird deshalb „Pferdeschweif" – lateinisch **Cauda equina** – genannt.

PRAXISTIPP

Bandscheibenvorfall

Rückenmark oder Spinalnerven können durch einen **Bandscheibenvorfall** (auch **Nucleus-pulposus-Prolaps,** NPP) komprimiert werden (→ Abb. 8.34, → Kap. 6.6.4). Häufig tritt ein Bandscheibenvorfall im Hals- oder Lendenwirbelbereich auf. Leitsymptome sind starke, meist einseitige und in Nacken und Arm bzw. Gesäß und Bein ausstrahlende Rückenschmerzen. Abhängig von Ausmaß und Lokalisation des Bandscheibenvorfalls sind Sensibilitätsstörungen (z. B. Taubheitsgefühl oder Kribbelparästhesie) sowie motorische Defizite bis hin zu Lähmungen und Blasen-Mastdarm-Störungen möglich.

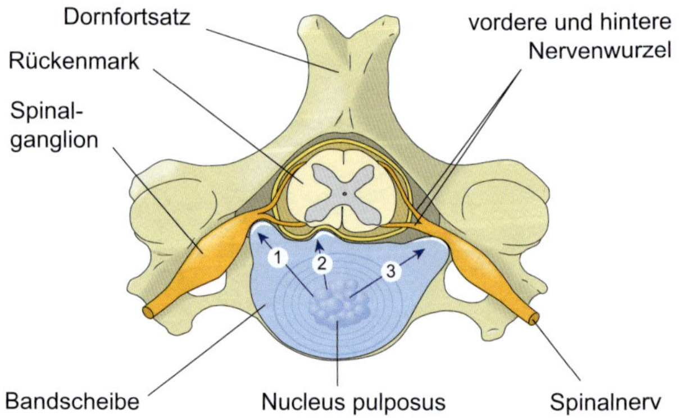

Abb. 8.34 Bandscheibenvorfall. Abhängig von der Richtung des Bandscheibenvorfalls (1 = medio-lateral, 2 = medial, 3 = lateral) werden unterschiedliche Strukturen komprimiert und in ihrer Funktion beeinträchtigt. Dargestellt ist ein Bandscheibenvorfall im Halswirbelsäulenbereich. Die häufigeren Vorfälle im Lendenwirbelbereich gefährden meist nicht mehr das Rückenmark, sondern die Cauda equina. [L190]

ACHTUNG!

Neurologischer Notfall

Alarmsymptome beim Bandscheibenvorfall sind vor allem rasch zunehmende Lähmungen sowie Blasen- und Mastdarmstörungen. Die Betroffenen müssen unverzüglich in eine neurochirurgische Klinik transportiert werden.

8.12.3 Innere Struktur des Rückenmarks

Graue und weiße Substanz des Rückenmarks

Betrachtet man das Rückenmark im Querschnitt, so erkennt man im Zentrum die schmetterlingsförmige **graue Substanz** mit den Kernansammlungen. Ringsherum ist die **weiße Substanz** mit den afferenten und efferenten Fasersystemen gruppiert (→ Abb. 8.35, → Abb. 8.36).

Die äußeren Anteile der grauen Substanz heißen „Hörner" bzw. nach ihrer Lage **Vorderhorn, Seitenhorn** und **Hinterhorn.**

- Im Vorderhorn liegen motorische Nervenzellen **(Motoneurone).** Die efferenten Axone dieser **Vorderhornzellen** bilden die **Vorderwurzel** eines Rückenmarksnervs und ziehen im segmental zugehörigen Spinalnerven bzw. seinen Ästen zur quergestreiften Muskulatur. Die größeren α-Motoneurone innervieren die Skelettmuskelfasern, die kleineren γ-Motoneurone die Muskelspindelfasern (→ Abb. 8.37).
- Zum Hinterhorn ziehen **sensible** Nervenfasern. Sie leiten afferente Nervenimpulse aus der Peripherie über Spinalnerv und **Hinterwurzel** zum Rückenmark. Ihre Zellkörper liegen im **Spinalganglion** (Ganglion = Ansammlungen von Nervenzellkörpern außerhalb des ZNS).
- Im Seitenhorn liegen efferente und afferente Nervenzellen des **vegetativen** Nervensystems (→ Kap. 8.14). Die Axone der efferenten Zellen verlassen das Rückenmark wie die motorischen Nervenfasern über die Vorderwurzel, trennen sich aber kurz nach dem Austritt aus dem Wirbelkanal vom Spinalnerven und ziehen zu den Grenzstrangganglien (→ Abb. 8.41).

Eine vordere und eine hintere Spalte unterteilen die **weiße Substanz** in zwei Hälften. Durch den Austritt der vorderen und hinteren Nervenwurzeln wird jede Hälfte wiederum in drei Stränge **(Funiculi)** unterteilt. Sie werden nach ihrer Lage **Vorderstrang, Seitenstrang** und **Hinterstrang**

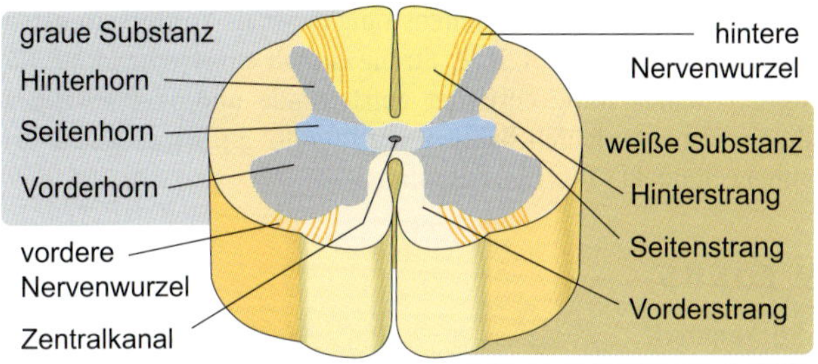

Abb. 8.36 Das Rückenmark im Querschnitt (ohne Vorder- und Hinterwurzel). In der Mitte erkennt man ein kleines Loch, den Zentralkanal. Er durchzieht das gesamte Rückenmark und ist mit den Liquorräumen des Gehirns verbunden (→ Abb. 8.51). [L190]

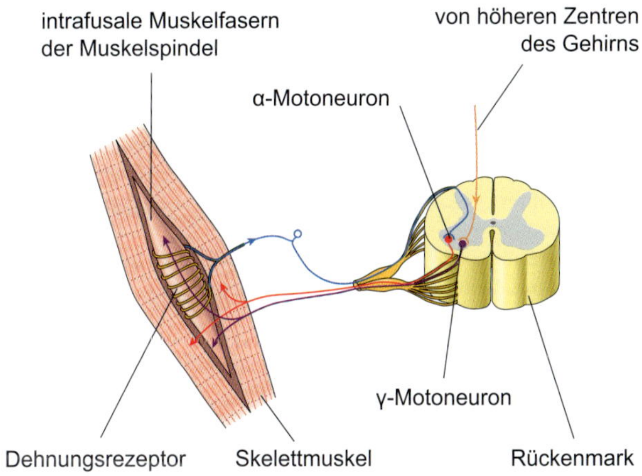

Abb. 8.37 Beim Eigenreflex registrieren Muskelspindeln die Muskellänge. Bei Dehnung senden sie Erregungsimpulse über die Hinterwurzel zur grauen Substanz (blau). Im Vorderhorn findet die Umschaltung auf ein α-Motoneuron (rot) statt. Der Erregungsimpuls verlässt das Rückenmark über die Vorderwurzel, läuft dann im Spinalnerv zum Muskel zurück und bewirkt dort die Reflexantwort (Kontraktion). Über die γ-Motoneurone wird die Empfindlichkeit der Muskelspindeln reguliert. [L190]

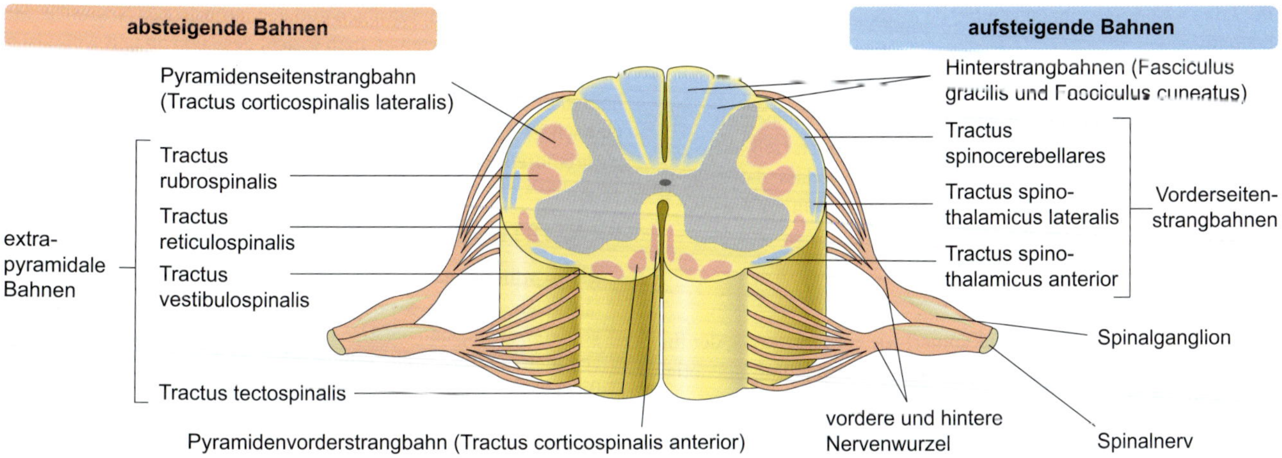

Abb. 8.35 Funktionsfelder des Rückenmarks (Querschnitt). In der weißen Substanz unterscheidet man aufsteigende (afferente, sensible) und absteigende (efferente, motorische) Bahnen. Die efferenten Bahnen (rot) unterteilen sich in Pyramidenseitenstrangbahn (Tractus corticospinalis lateralis), Pyramidenvorderstrangbahn (Tractus corticospinalis anterior) und extrapyramidale Bahnen. Zu den afferenten Bahnen (blau) gehören die Hinterstrang- und die Vorderseitenstrangbahnen. [L190]

genannt, wobei Vorder- und Seitenstrang meist als **Vorderseitenstrang** zusammengefasst werden. Jeder Strang enthält entsprechend der Richtung der Signalleitung entweder aufsteigende und/oder absteigende Bahnen. Dabei verlaufen Bahnen, die Impulse zu den gleichen Orten leiten, in Bündeln **(Tractus)** zusammen.

IM FOKUS

Rückenmark

Das **Rückenmark** verläuft gut geschützt im Wirbelkanal der Wirbelsäule und leitet afferente (aufsteigende) und efferente (absteigende) Nervenimpulse.
Am Rückenmark können folgende Segmente unterschieden werden:

- Acht **Halssegmente** (C1-C8)
- Zwölf **Brustsegmente** (Th1- Th12)
- Fünf **Lendensegmente** (L1-L5)
- Fünf **Kreuzbeinsegmente** (S1-S5)
- Ein bis drei **Steißbeinsegmente**

Aus jedem Rückenmarkssegment geht ein **Spinalnervenpaar** hervor.
Im Querschnitt kann die innenliegende **graue Substanz** von der außenliegenden **weißen Substanz** unterschieden werden.
Die äußeren Anteile der grauen Substanz werden „Hörner" genannt und nach ihrer Lage in **Vorderhorn, Seitenhorn** und **Hinterhorn** unterteilt.
Die **weiße Substanz** wird in drei Stränge **(Funiculi)** unterteilt: **Vorderstrang, Seitenstrang** und **Hinterstrang.**

8.13 Reflexe

Neben der Signalverarbeitung und -weiterleitung ist die zweite Grundfunktion des Rückenmarks die Vermittlung von Reflexen.

MERKE

Reflexe

Reflexe sind **vom Willen unabhängige, stereotyp (immer gleich) ablaufende Reaktionen auf Reize.** Sie erfolgen blitzschnell in Situationen, in denen bewusste Überlegungen zu viel Zeit in Anspruch nehmen würden. Beispiele sind das reflexartige Zurückziehen der Hand bei Berührung einer heißen Herdplatte oder das Ausstrecken der Arme nach vorne, um den Körper beim Stolpern abstützen zu können.

Reflexe laufen nicht nur in den oben genannten Situationen ab. Vielmehr wird die Regelung bestimmter Körperfunktionen (z. B. die Muskelspannung) ebenfalls über Reflexe vermittelt, sodass dafür keine bewusste Kontrolle erforderlich ist. Unser Bewusstsein wird dadurch entlastet und ist frei für komplexere Aufgaben.

8.13.1 Reflexbogen

Die Vermittlung eines Reflexes funktioniert wie ein **Regelkreis,** der für das Konstanthalten einer Regelgröße (z. B. Muskelspannung) benötigt wird (→ Kap. 1.5.1):

- Ein **Rezeptor** nimmt einen Reiz auf und übersetzt ihn in neuronale Erregungen.
- Sensible Nervenfasern leiten den Impuls vom Rezeptor zu einem **Reflexzentrum** im ZNS, z. B. zum Rückenmark, das die Reflexantwort bildet.
- Motorische Nervenfasern übermitteln die Reflexantwort zum **Effektor** (ausführendes Organ, z. B. Muskel oder Drüse).

8.13.2 Eigenreflexe

Im einfachsten Fall trifft ein im ZNS ankommender Erregungsimpuls direkt auf ein motorisches Neuron, das die Reflexantwort übermittelt. Es ist also nur eine Synapse zwischengeschaltet, man spricht deshalb von einem monosynaptischen Reflex. Monosynaptische Reflexe sind nur dann möglich, wenn Reizaufnahme und Reizantwort an demselben Muskel erfolgen; sie heißen daher auch **Muskeleigenreflexe.**

Ein Beispiel für einen Eigenreflex ist der bei neurologischen Untersuchungen häufig geprüfte **Patellarsehnenreflex** (PSR): Ein kurzer Schlag mit einem Reflexhammer auf die Sehne des M. quadriceps femoris unterhalb der Kniescheibe bewirkt eine Verkürzung dieses Muskels. Das vorher im Kniegelenk gebeugte Bein wird schlagartig gestreckt. Dieser Reflex regelt die Spannung des M. quadriceps femoris (→ Abb. 6.26).

Solche Eigenreflexe gibt es in allen Muskeln, die Muskelspindeln besitzen. Muskelspindeln arbeiten als **Dehnungsrezeptoren** in den Muskeln, d. h. sie werden durch Dehnung gereizt, wobei ihre Empfindlichkeit in den γ-Motoneurone des Vorderhorns justiert wird. Ein adäquater Reiz ist beispielsweise die Dehnung der Muskelspindel im M. quadriceps femoris durch das Klopfen des Reflexhammers auf die Patellarsehne. Die Erregung wird über afferente Nervenfasern und die Hinterwurzel an das Rückenmark übermittelt und dort unmittelbar auf die Vorderhornzellen umgeschaltet, die denselben Muskel innervieren. Über deren efferente Nervenfasern kommt es als Folge zu einer Kontraktion des gedehnten Muskels (→ Abb. 8.37, → Abb. 8.38).

Eine Aktivierung der Muskelspindeln wird nicht nur durch plötzliche kurze Dehnungsreize bewirkt, sondern läuft in geringerem Ausmaß ständig ab. Das ZNS wird zu jeder Zeit über den jeweiligen Spannungszustand aller Muskeln informiert; über die Eigenreflexe werden die Muskeln in einem bestimmten Spannungszustand (Tonus) gehalten. Auf diese Weise wird über Reflexabläufe die Körperhaltung gesteuert. Damit dabei keine überschießenden Reaktionen auftreten können, wird das Ausmaß der Reflexe durch höhergelegene Hirnzentren begrenzt und beeinflusst.

8.13.3 Fremdreflexe

Bei komplizierteren Reflexbögen liegen im ZNS mehrere Verbindungsneurone zwischen den sensiblen und den motorischen Neuronen. Mehrere Synapsen sind beteiligt, man spricht deshalb von polysynaptischen Reflexen. Der Rezeptor liegt an einem anderen Ort als der Effektor, weshalb diese Reflexe **Fremdreflexe** genannt werden (→ Abb. 8.38). Exemplarisch ist der Stolperreflex (Abstützreaktion der Hände beim Fallen) als Fremdreflex zu nennen.

PRAXISTIPP

Reflexprüfungen

Muskeleigenreflexe, die bei der neurologischen Untersuchung geprüft werden, sind am Bein neben dem dargestellten Patellarsehnenreflex der **Achillessehnenreflex** (ASR) sowie am Arm der **Bizepssehnenreflex** (BSR) und der **Trizepssehnenreflex** (TSR). Ein häufig geprüfter Fremdreflex ist der **Bauchhautreflex:** Reizung der Bauchhaut durch leichtes Bestreichen löst eine Anspannung der Bauchmuskeln aus.
Krankhaft sind insbesondere ein völliges Fehlen physiologischer Reflexe, Seitenunterschiede in der Reflexantwort und – bei Muskeleigenreflexen – überschießende Reaktionen.

Außerdem wird überprüft, ob **pathologische Reflexe** vorhanden sind. Dies sind beim Gesunden nicht auslösbare Fremdreflexe, die in der Regel im Zusammenhang mit Schädigungen der Pyramidenbahn auftreten und daher **Pyramidenbahnzeichen** heißen.
Klinisch bedeutsamstes Pyramidenbahnzeichen beim Erwachsenen ist der **Babinski-Reflex:** Bestreichen des lateralen Fußrandes führt zur Überstreckung der Großzehe sowie zur Beugung und Spreizung der übrigen Zehen. Bei Säuglingen ist der Babinski-Reflex bis zum Ende des ersten Lebensjahres physiologisch.

8.13.4 Vegetative Reflexe

Auch die inneren Organe werden über Reflexe mit gesteuert. Sie werden über das vegetative Nervensystem (→ Kap. 8.14) vermittelt und daher **vegetative Reflexe** genannt. Ein vegetativer Reflex ist z. B. der **Speichelsekretionsreflex,** der beim Anblick oder Geruch von Speisen „das Wasser im Munde zusammenlaufen lässt".

Bei näherer Betrachtung der Reflexe im vegetativen Nervensystem sind unterschiedliche Reflexabläufe zu erkennen:

- Ein **viszeroviszeraler Reflex** entsteht, wenn nur das vegetative Nervensystem am Zustandekommen des Reflexes beteiligt ist. Ein Beispiel hierfür ist der **Blasenreflex:** Bei zunehmender Harnblasenfüllung werden Dehnungsrezeptoren in der Blasenwand gereizt, die über einen Reflexbogen den Parasympathikus (→ Kap. 8.14.1) aktivieren. Die Blasenmuskulatur spannt sich konsekutiv an, die Schließmuskeln erschlaffen und es kommt zur reflektorischen Blasenentleerung (→ Kap. 16.7.5).
- Von einem **viszerosomatischen Muskelreflex** spricht man, wenn sensible afferente Erregungen eines inneren Organs reflektorische Wirkungen auf Skelettmuskeln haben. Ein Beispiel hierfür ist die reflektorische Anspannung der Bauchmuskulatur im Rahmen einer Appendizitis.
- Der **viszerokutane Reflex** ist ein Beispiel für eine der zahlreichen Verknüpfungen zwischen Haut und inneren Organen (→ Kap. 8.13.5).

8.13.5 Ganzheitsmedizin: Organlandkarte auf der Haut

Auch Haut und innere Organe beeinflussen sich gegenseitig. Erkrankungen der inneren Organe können zu Schmerzen in bestimmten Hautgebieten führen. Typisches Beispiel ist der Schmerz im linken Arm bei akutem Koronarsyndrom. Dies liegt darin begründet, dass afferente Nervenbahnen aus einzelnen Hautarealen gemeinsam mit den Afferenzen aus den vom gleichen Rückenmarkssegment versorgten inneren Organen im Tractus spinothalamicus verlaufen und neuronal identisch verschaltet werden. Dadurch kann das Gehirn den Schmerz nicht exakt lokalisieren (Haut oder Organ?). Dieses Phänomen wird „übertragener Schmerz" genannt. Die den inneren Organen zugeordneten Hautgebiete heißen **Head-Zonen** (→ Abb. 8.39). Über vegetative Reflexbögen kann es zusätzlich zu Hautrötungen kommen **(viszerokutaner Reflex).** Die Verbindung zwischen inneren Organen und Haut kann nicht nur diagnostisch, sondern auch therapeutisch genutzt werden: Ein altes Hausmittel bei Erkältungen sind z. B. warme Brustwickel. Sie wirken nicht nur durch die Inhalation von dabei entstehenden Dämpfen, sondern führen über vegetative Reflexbögen auch zu einer verbesserten Durchblutung der Bronchien **(kutiviszeraler Reflex).**

IM FOKUS

Reflexe

Reflexe sind **vom Willen unabhängige Reaktionen auf Reize.**
Wenn Reizaufnahme und Reizantwort im gleichen Organ liegen, wird von einem **Eigenreflex** gesprochen (z. B. **Patellarsehnenreflex**).
Als **Fremdreflex** werden Reflexantworten bezeichnet, wenn Reizaufnahme und Reizantwort an unterschiedlichen Orten stattfinden (z. B. **Stolperreflex**).
Die Reflexe innerer Organe werden über das vegetative Nervensystem vermittelt und deshalb als **vegetative Reflexe** bezeichnet (z. B. **Speichelsekretionsreflex**).

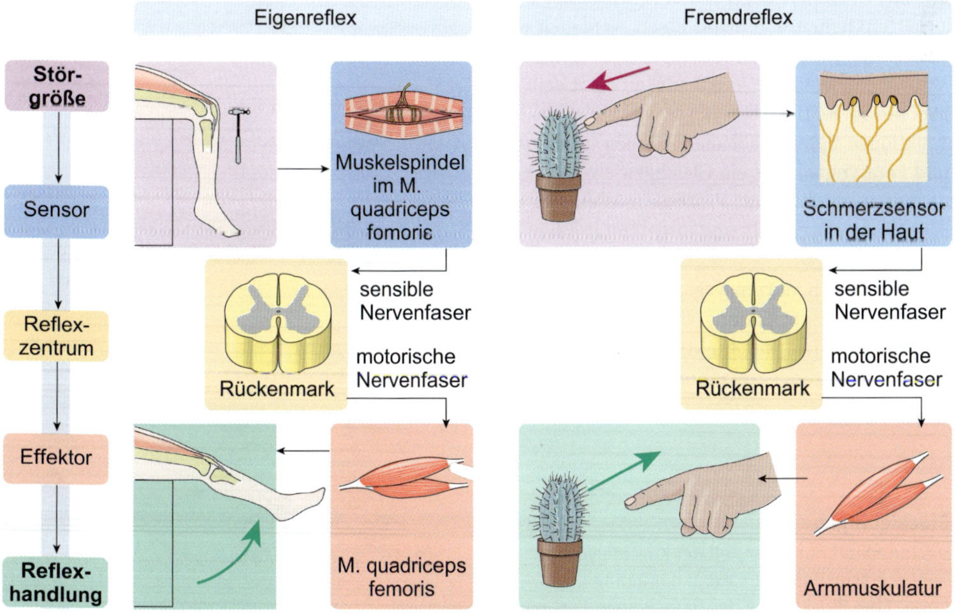

Abb. 8.38 Schema eines Reflexbogens. **Links** der **Eigenreflex** erläutert am Beispiel des Patellarsehnenreflexes. Rezeptor und Effektor sind im M. quadriceps femoris lokalisiert.
Rechts der **Fremdreflex** dargestellt am Beispiel einer Zurückziehreaktion nach Schmerzreiz. Bei dieser Art Fluchtreaktion liegen Rezeptor und Effektor an verschiedenen Orten. [L190]

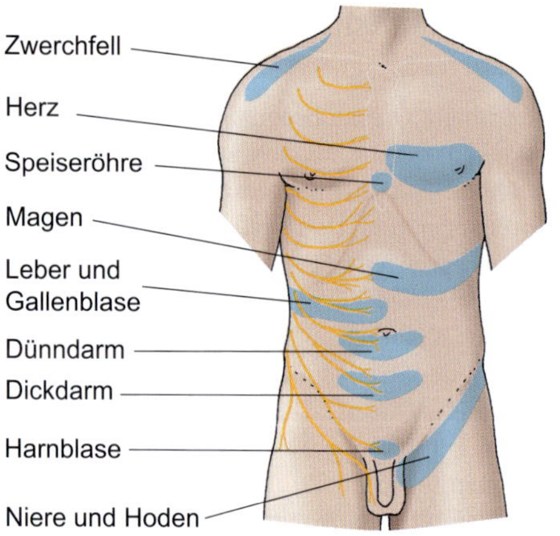

Abb. 8.39 Head-Zonen. Schmerzen in korrespondierenden Hautarealen können wichtige diagnostische Hinweise auf erkrankte innere Organe geben. So können z. B. Schmerzen über der Schulter auf eine Erkrankung des Zwerchfells hindeuten. [L190]

8.14 Vegetatives Nervensystem

Das **vegetative Nervensystem** besteht aus den beiden Gegenspielern Sympathikus und Parasympathikus (→ Abb. 8.40). Ihre Aufgabe ist die „automatische" Steuerung lebenswichtiger Organfunktionen. Dies geschieht im Gegensatz zum willkürlichen Nervensystem (→ Kap. 8.1.2) ohne willentliche oder bewusste Beeinflussung. Das vegetative Nervensystem steuert in Form von Regelkreisen (→ Kap. 1.5.1) lebenswichtige Funktionen (z. B. Kreislauf, Atmung, Stoffwechsel, Verdauung, Wasserhaushalt sowie teilweise die Sexualfunktionen).

8.14.1 Sympathikus und Parasympathikus

Der **Sympathikus** wird vor allem bei nach **außen** gerichteten Aktivitäten des Körpers erregt, z. B. bei körperlicher Arbeit oder Stressreaktionen. Der **Parasympathikus** dominiert dagegen bei Aktivität der nach **innen** gerichteten Körperfunktionen, z. B. beim Essen, Verdauen und Ausscheiden. Durch das Zusammenspiel von Sympathikus und Parasympathikus erfolgt ständig eine optimale Anpassung an die jeweiligen Bedürfnisse des Körpers (→ Tab. 8.1).

Damit die Organfunktionen optimal ablaufen können, muss zwischen Sympathikus und Parasympathikus ein Gleichgewicht bestehen. Energieverbrauchende und energieliefernde Prozesse müssen sich wie Anspannung und Entspannung abwechseln und insgesamt gesehen die Waage halten.

Im peripheren Nervensystem benutzen vegetatives und willkürliches Nervensystem meist getrennte Leitungswege; im Hirnstamm und im Großhirn sind sie aber nicht nur funktionell, sondern auch anatomisch aufs Engste miteinander verzahnt (→ Abb. 8.41 und → Abb. 8.42).

MERKE

Therapie von AV-Blockierungen

Der Parasympathikus innerviert nur einen Teil der Kardiomyozyten. Daher ist die parasympathische Wirkung kardial nur gering negativ inotrop und chronotrop. Eine Blockierung des Parasympathikus hat somit nur leichte Auswirkungen auf das Herz, weshalb die Gabe von Atropin (Parasympatholytikum) im Rahmen einer AV-Block-Therapie selten erfolgreich ist. Insbesondere bei höhergradigen AV-Blockierungen (→ Kap. 12.5.4) gilt daher bei ausbleibendem Therapieerfolg trotz repetitiver Atropin-Gabe die Empfehlung für intravenöses Adrenalin und eine transkutane Schrittmacherintervention als überbrückende Akutmaßnahme.

Zentrale Anteile

Die zentralen Anteile des vegetativen Nervensystems koordinieren die Aktivität der durch das periphere vegetative System innervierten Organe. Dabei erfolgt die Regelung auf unterschiedlichen Ebenen (→ Abb. 8.41 und → Abb. 8.42):

- Darm-, Harnblasen- und Sexualfunktionen werden z. T. schon auf Rückenmarksebene reguliert, aber durch höhere Hirngebiete kontrolliert.
- Die Regulationszentren für Atmung, Herz und Kreislauf liegen im Hirnstammbereich (→ Kap. 8.9.3).
- Komplexere vegetative Funktionen (z. B. Körpertemperatur) werden vom Zwischenhirn (Hypothalamus) und teilweise von der Großhirnrinde gesteuert.

Periphere Anteile

Besonderheit des efferenten Leitungsweges

Im Gegensatz zum willkürlichen Nervensystem ist der **efferente Leitungsweg** beim vegetativen Nervensystem aus zwei Neuronen

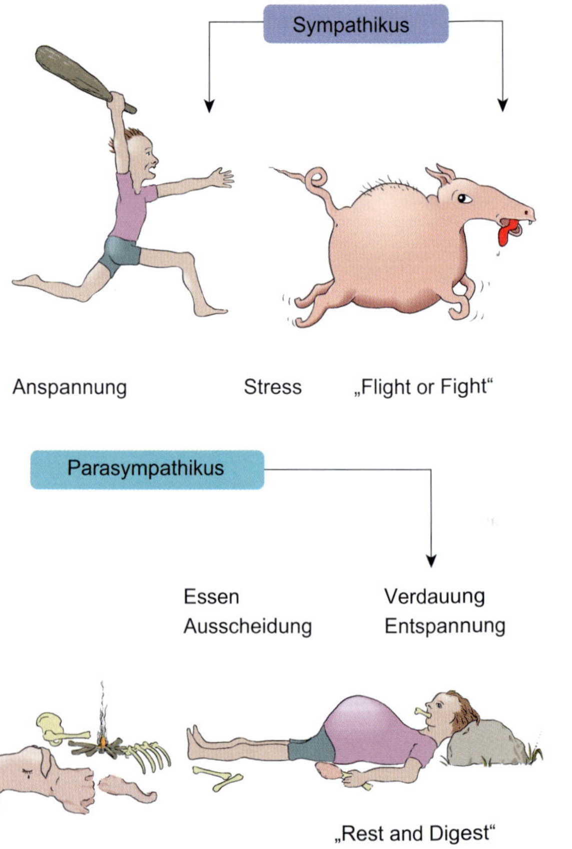

Abb. 8.40 Die gegensätzlichen Funktionen von Sympathikus und Parasympathikus kann man sich gut am Beispiel dieser Bildergeschichte klarmachen: Ein Mensch jagt und erlegt ein Tier (Sympathikusphase), um es dann zu verzehren und zu verdauen (Parasympathikusphase). [L190]

Organ		Sympathikuswirkung	Parasympathikuswirkung
Tränendrüsen	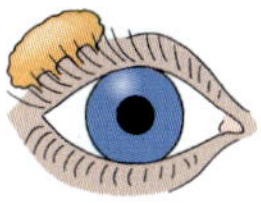	Keine Wirkung bekannt	Steigerung der Sekretion
Pupille		Mydriasis (Pupillenerweiterung)	Miosis (Pupillenverengung)
Herzmuskel	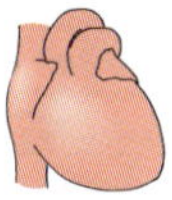	Zunahme von Frequenz (positiv chronotrop) und Kontraktionskraft (positiv inotrop)	Nur in geringem Maße negativ chronotrop und negativ inotrop
Hirngefäße	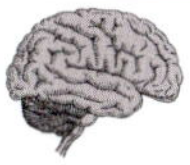	Leichte Konstriktion (Verengung)	Keine Wirkung bekannt
Muskelgefäße	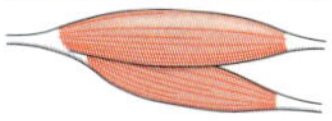	Dilatation (Erweiterung)/Konstriktion (Verengung) je nach Beanspruchung	Keine Wirkung bekannt
Haut- und Schleimhautgefäße, Eingeweidegefäße	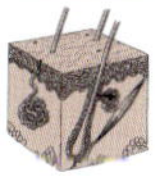	Konstriktion (Verengung)	Keine Wirkung bekannt
Bronchien	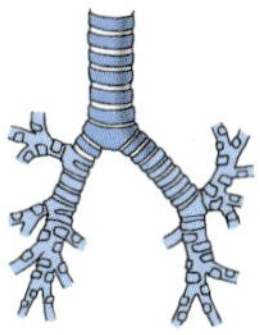	Dilatation (Erweiterung)	Konstriktion (Verengung)
Speicheldrüsen	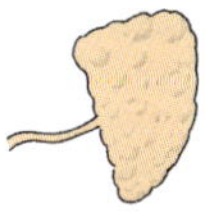	Verminderung der Sekretion	Steigerung der Sekretion
Magen-Darm-Trakt	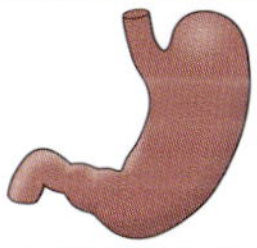	Verminderung von Tonus und Motilität; Sphinkteren kontrahiert	Steigerung von Tonus und Motilität; Sphinkteren entspannt
Verdauungsdrüsen	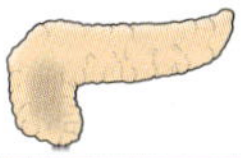	Verminderung der Sekretion	Steigerung der Sekretion
Sexualorgane beim Mann	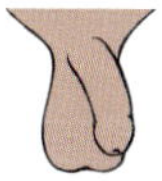	Auslösung der Ejakulation	Auslösung der Erektion

Tab. 8.1 Wichtige Funktionen von Sympathikus und Parasympathikus. Fast alle Organe werden von beiden Teilsystemen innerviert. Dabei kann in Abhängigkeit der jeweiligen Organleistung entweder der Sympathikus oder der Parasympathikus die aktivierende oder bremsende Komponente sein. [L190]

aufgebaut, die in einem Ganglion – also einer Ansammlung von Nervenzellen außerhalb des ZNS – über Synapsen miteinander verschaltet werden (→ Abb. 8.43). Das erste **(präganglionäre) Neuron** zieht dabei vom Seitenhorn des Rückenmarks oder aus Hirnstammkernen zu einem vegetativen Ganglion. Dort ist es über Synapsen mit dem **postganglionären Neuron** verbunden, das über marklose Fasern zum jeweiligen Erfolgsorgan zieht.

Als Neurotransmitter wirkt in den präganglionären Synapsen immer **ACh.** In den postganglionären Synapsen werden zwei unterschiedliche Neurotransmitter freigesetzt: vom Parasympathikus ACh und vom Sympathikus in der Regel Noradrenalin (→ Kap. 8.4.3).

Afferente Leitungswege

Zum vegetativen Nervensystem rechnet man auch sensible Fasern, welche die inneren Organe versorgen **(viszerosensible Fasern).** Informationen aus den inneren Organen – z. B. renale Kapselspannung oder intestinaler Muskeltonus – werden von Rezeptoren aufgenommen, in Nervensignale umgesetzt und dann über viszerosensible Bahnen zum ZNS geleitet. Diese afferenten vegetativen Bahnen treten wie die sensiblen Bahnen des willkürlichen Nervensystems (z. B. von Tastrezeptoren der Hautoberfläche) durch die Hinterwurzeln in das Rückenmark ein. Im Kopfbereich schließen sich diese Fasern dem Verlauf des N. vagus an.

8.14.2 Peripherer Sympathikus

Der periphere Sympathikus hat seinen Ursprung in den Seitenhörnern des unteren **Halsmarks,** des gesamten **Brustmarks** und des oberen **Lendenmarks** (C8 bis L2, → Abb. 8.41).

Die markhaltigen Axone der präganglionären sympathischen Neurone verlassen das Rückenmark über die Vorderwurzel (→ Abb. 8.35,

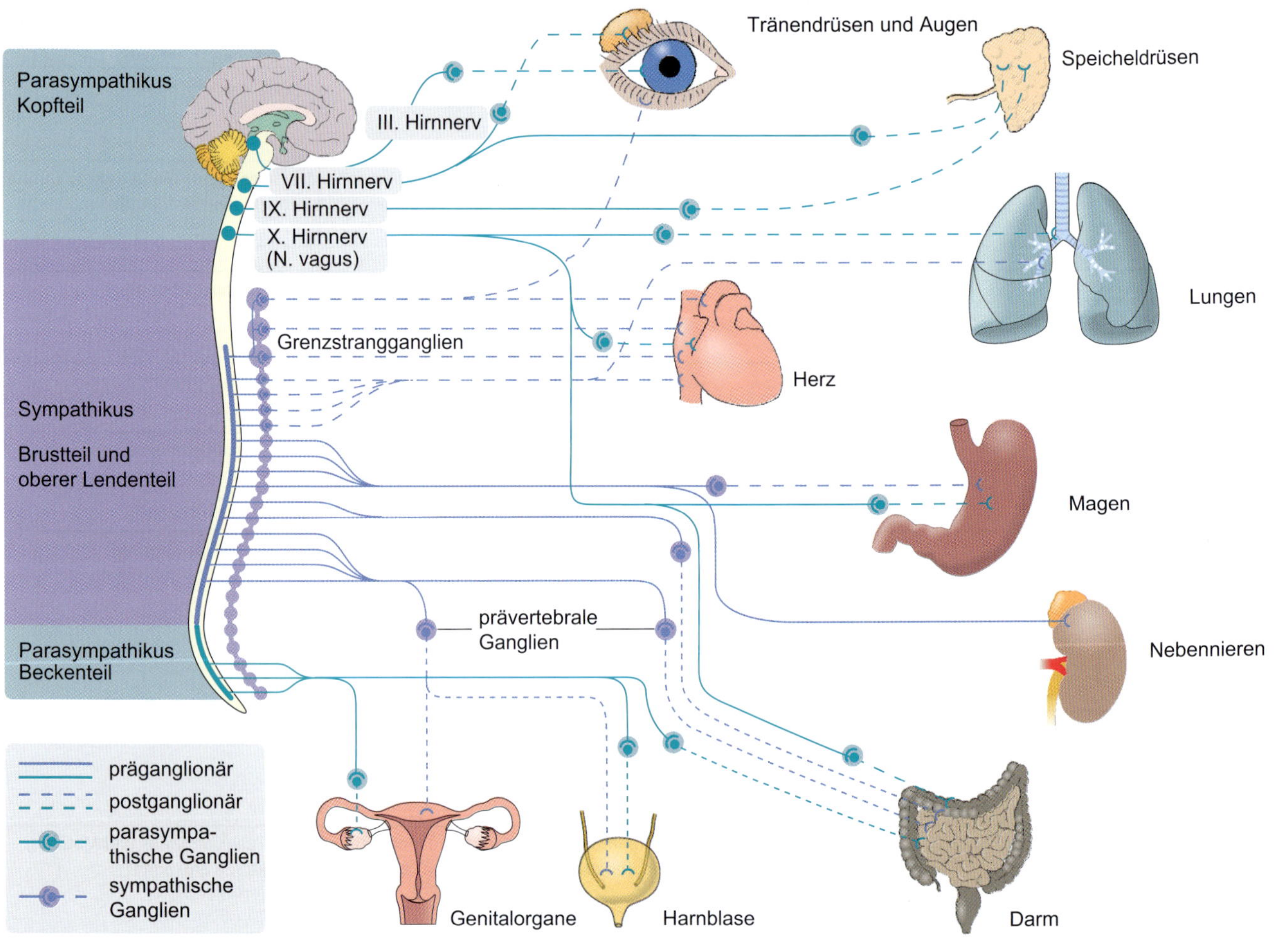

Abb. 8.41 Funktionelle Verschaltung des vegetativen Nervensystems als Übersicht. Die Fasern des Parasympathikus ziehen über die Hirnnerven III, VII, IX und X sowie über Spinalnerven aus dem Sakralmark zu den Organen. Die Fasern des Sympathikus entstammen dagegen dem unteren Halsmark, dem Brust- und oberen Lendenmark und werden in den Grenzstrang- bzw. in den prävertebralen Ganglien umgeschaltet. [L190]

→ Abb. 8.36). Nach einem kurzstreckigen Verlauf mit dem jeweiligen Spinalnerven des willkürlichen Nervensystems ziehen die sympathischen Fasern über einen weißen Verbindungsast **(Ramus communicans albus)** zu den nur wenige Zentimeter vom Wirbelkörper entfernten **Grenzstrangganglien.** Diese Ganglien sind zwar ebenfalls segmentartig angeordnet, verfügen aber im Gegensatz zu den Spinalnerven über eine perlschnurartige Verknüpfung untereinander. Die so beidseits neben der Wirbelsäule gebildeten Leitungsstränge nennt man linken und rechten **Grenzstrang** (→ Abb. 8.42). Der weitere Verlauf differiert:

- Die präganglionären Axone zur Versorgung der Kopf-, Hals- und Brustregion werden auf postganglionäre Neurone umgeschaltet. Die marklosen Axone dieser postganglionären Nerven ziehen jeweils als grauer Verbindungsast **(Ramus communicans griseus)** wieder zum Spinalnerv zurück und gemeinsam weiter zu den einzelnen Wirkorten.
- Die präganglionären Axone zur Versorgung des Bauch- und Beckenbereichs ziehen ohne Umschaltung durch die Grenzstrangganglien hindurch weiter zu Ganglien, die in enger Nachbarschaft zu den großen Arterien des Bauch- und Beckenbereichs liegen. Diese werden **prävertebrale Ganglien** genannt.

  Die aus diesen Ganglien hervorgehenden postganglionären Fasern bilden miteinander Nervengeflechte **(Plexus)** und verlaufen mit den Blutgefäßen zusammen zu den Zielorganen. In diesen vegetativen Nervengeflechten verbinden sich die sympathischen Nervenfasern auch mit Fasern und Ganglien des Parasympathikus und bilden z. B. den **Plexus coeliacus** und den **Plexus aorticus abdominalis** im Bauchraum.

Wichtiger Bestandteil und Besonderheit des peripheren Sympathikus ist das **Nebennierenmark.** Die postganglionären Neurone haben sich hier zu den **chromaffinen Zellen** des Nebennierenmarks umgewandelt und geben bei Sympathikusreizung Hormone – beispielsweise Adrenalin und Noradrenalin – in den Blutstrom ab (→ Kap. 10.5.4).

8.14.3 Peripherer Parasympathikus

Beim Parasympathikus liegen die Nervenzellen der präganglionären Neurone im **Hirnstamm** und in den Seitenhörnern des **Sakralmarks** (S2–S4). Zwischen diesen beiden weit voneinander entfernten Zentren verläuft der sympathische Grenzstrang (→ Kap. 8.14.2).

Im Kopf-Hals-Bereich erfolgt die parasympathische Innervation über die Hirnnerven III, VII und IX (Pupillomotorik, Akkommodation,

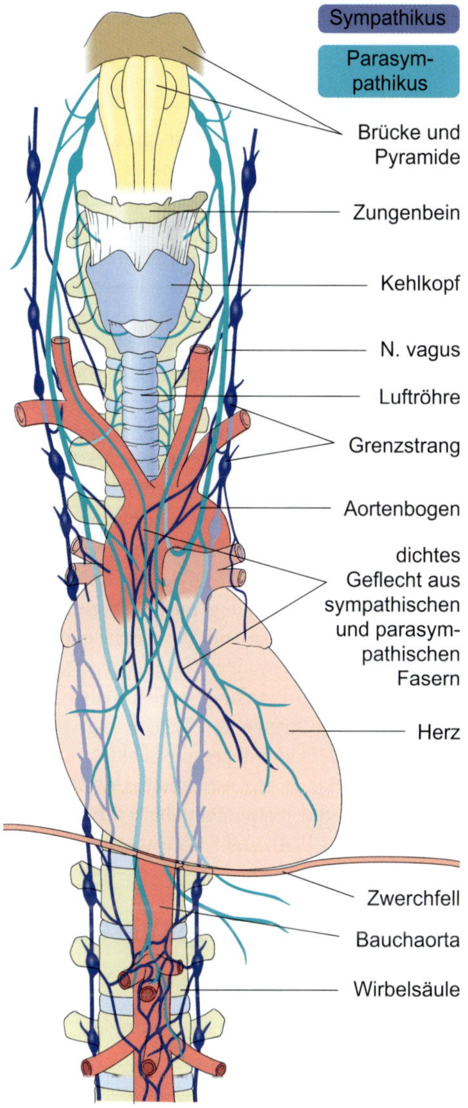

Abb. 8.42 Verlauf von Sympathikus (vor allem Grenzstrang) und Parasympathikus (N. vagus) im Bereich von Hals und Brust; Ansicht von vorne [L190]

Sekretion). Der Brustraum und große Teile des Abdomens werden über den N. vagus (Hirnnerv X) versorgt. Parasympathische Fasern aus dem Sakralmark innervieren unteren Bauchraum und Beckenbereich.

IM FOKUS

Vegetatives Nervensystem

Das **vegetative Nervensystem** besteht aus den beiden Gegenspielern Sympathikus und Parasympathikus.
Der **Sympathikus** wird bei Aktivitäten des Körpers erregt, die nach **außen** gerichtet sind (z. B. bei körperlicher Arbeit).
Der **Parasympathikus** dominiert bei Aktivität der nach **innen** gerichteten Körperfunktionen (z. B. Verdauung).
Sympathische Fasern verlassen das Rückenmark über die Vorderwurzeln hin zum **Grenzstrang** und verlaufen dann mit den Blutgefäßen zusammen zu den Zielorganen.
Die **parasympathische Innervation** erfolgt über die Hirnnerven III, VII, IX und X sowie über Fasern des Sakralmarks.

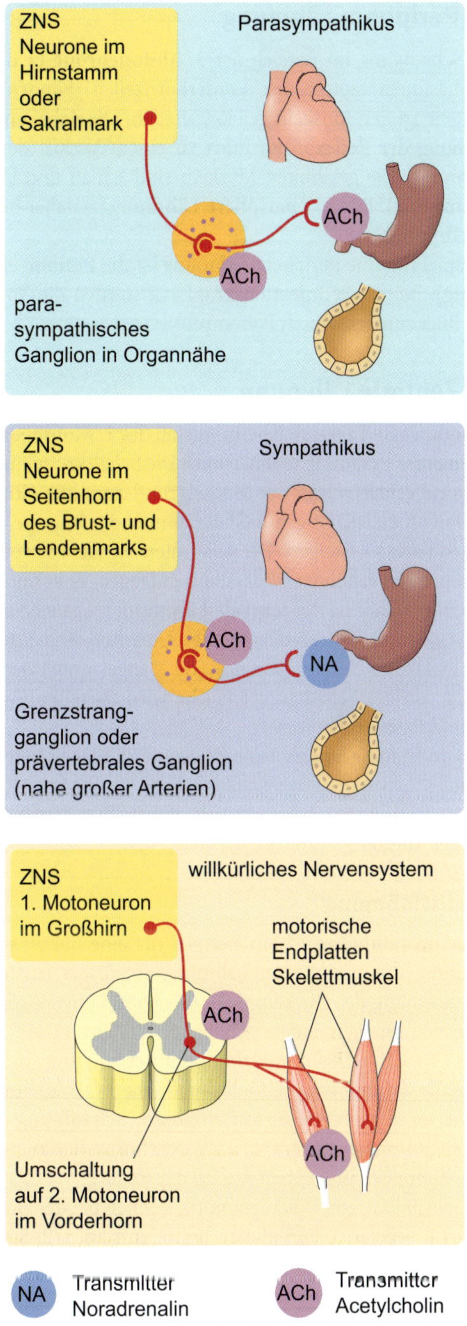

Abb. 8.43 Efferente Leitungswege im vegetativen und willkürlichen Nervensystem. Bei den vegetativen Leitungsbahnen von Parasympathikus und Sympathikus (oben und Mitte) erfolgt im PNS eine Umschaltung in Ganglien. Im Gegenzug dazu erreichen die Axone im willkürlichen Nervensystem (unten) ihr Erfolgsorgan (Skelettmuskel) ohne weitere Verschaltungen außerhalb des ZNS. [L190]

8.15 Lähmungen

Alle Impulse des zentralen motorischen Systems – d. h. die Impulse der Pyramidenbahn, der extrapyramidalen Bahnen und der Schaltkreise der Muskelreflexe – enden an den motorischen Vorderhornzellen des Rückenmarks. Diese stellen die peripheren motorischen Neurone (**2. Motoneuron**) dar, wohingegen die zentralen Neurone (**1. Motoneuron**) für die Willkürmotorik im primären motorischen Rindenfeld liegen.

8.15.1 Periphere Lähmung

Bei einer Schädigung im Bereich der **2. Motoneurone** (z. B. im Rahmen von Läsionen motorischer Vorderhornzellen) können keinerlei Impulse mehr zu den Muskeln geleitet werden. Die dabei entstehende Unterbrechung der Reflexbögen führt zu einem Verlust der Muskelgrundspannung. Die gelähmten Muskeln sind schlaff und bilden sich zurück **(Atrophie).** Die rein **periphere Lähmung** ist daher immer eine **schlaffe Lähmung.**

Ein Beispiel für eine periphere Lähmung ist die **Poliomyelitis** (Kinderlähmung). Bei dieser Infektionskrankheit werden die Vorderhornzellen des Rückenmarks durch Poliomyelitisviren zerstört.

8.15.2 Zentrale Lähmung

Ein ganz anderes Bild zeigt sich beim Ausfall des **1. Motoneurons** (z. B. im Rahmen einer Pyramidenbahnläsion). Die Schaltkreise für die Muskelreflexe sind erhalten und die Muskelgrundspannung **(Ruhetonus)** ist durch den oft gleichzeitigen Ausfall hemmender Impulse aus extrapyramidalen Fasern gesteigert. Die gelähmten Muskeln setzen passiven Bewegungen einen erhöhten Widerstand entgegen, es kommt nicht zu einer Atrophie. Daher ist die **zentrale Lähmung** meist eine **spastische Lähmung** (spasmos = Krampf). Häufige Ursachen sind Schlaganfälle (→ Kap. 8.18.4) und Zerebralparesen (O_2-Mangel unter der Geburt). Unabhängig von der Schädigungsursache wird zwischen Plegie (oder Paralyse) und Parese differenziert:

- **Plegie** = vollständig aufgehobene Bewegungsfähigkeit betroffener Muskeln
- **Parese** = verminderte, aber nicht aufgehobene Bewegungsfähigkeit betroffener Muskeln

Querschnittlähmung

Die **Querschnittlähmung** ist ein Beispiel für eine überwiegend zentrale Lähmung mit peripherem Lähmungsanteil. Sie entsteht durch eine Unterbrechung des Rückenmarks mit konsekutivem Ausfall aller sensiblen Empfindungen und aufgehobener Willkürmotorik unterhalb der Läsion. Die Lähmungen **unterhalb der Schädigung** sind zentrale, also spastische Lähmungen, bedingt durch eine Pyramidenbahnläsion mit gesteigerten Eigenreflexen. **Auf Höhe der Schädigung** kommt es durch die Zerstörung der motorischen Vorderhornzellen zu peripheren, schlaffen Lähmungen und einem Ausfall der Reflexe.

Neben Sensibilität und Willkürmotorik können bei der Querschnittlähmung auch vegetative Funktionen betroffen sein, z. B. Störung von Blasen- und Darmfunktion, Sexualfunktionen, Hautdurchblutung, Blutdruck- und Temperaturregulation.

Insgesamt ist das Ausmaß der Ausfallerscheinungen von der Höhe der Rückenmarkläsion abhängig. Eine Schädigung oberhalb von C6 kann in Lähmungen aller vier Extremitäten **(Tetraplegie)** resultieren und birgt die Gefahr einer Ateminsuffizienz, da der das Zwerchfell innervierende N. phrenicus das Rückenmark auf Höhe C3 bis C6 verlässt. Bei einer Unterbrechung unterhalb von Th1 ist der Plexus brachialis (→ Kap. 8.16.2) nicht betroffen, die Lähmung betrifft beide Beine und wird **Paraplegie** genannt.

Ursächlich für Querschnittlähmungen sind in den meisten Fällen Traumata, insbesondere durch Stürze und Verkehrsunfälle. Für traumatische Querschnittlähmungen wird in der aktuellen S3-Leitlinie für Deutschland eine Inzidenz von 16/1 Mio. Personen angegeben. Die Datenlage zur Inzidenz nichttraumatischer Querschnittlähmungen variiert stark, wobei eine Zunahme mit Blick auf den demografischen Wandel anzunehmen ist, da insbesondere Degeneration und Tumorerkrankungen für den atraumatischen Querschnitt ursächlich sind.

Amyotrophe Lateralsklerose

Die **amyotrophe Lateralsklerose (ALS)** ist eine fortschreitende neurodegenerative Erkrankung der Motoneurone in Gehirn und Rückenmark, die zur Atrophie der Skelettmuskulatur führt. Extramotorische Symptome sind allerdings möglich und inkludieren insbesondere Störungen der Gedächtnisfunktion – ca. 5 % der Betroffenen entwickeln zusätzlich eine frontotemporale Demenz. Die durchschnittliche Lebenserwartung nach Diagnosestellung beträgt 2–4 Jahre. Die Inzidenz liegt bei 3/100 000 Personen, die Lebenszeitprävalenz bei ca. 1:400 Personen. Der Erkrankungsgipfel liegt zwischen dem 50. und 70. Lebensjahr. Intensive Forschungen konnten weiterhin nur wenige ursächliche Faktoren definieren; die mittlerweile entdeckte Genmutation ist jedoch für ungefähr 25 % der familiären Form und für bis zu 10 % der sporadischen Form verantwortlich.

Die Symptome sind abhängig davon, welches Motoneuron stärker geschädigt ist: Unwillkürliche Muskelzuckungen (Faszikulationen) und Muskelkrämpfe treten auf, wenn überwiegend das erste Motoneuron betroffen ist. Betrifft die Schädigung mehr das zweite Motoneuron, dann zeigen sich Muskelschwäche und Muskelschwund. Zu Beginn der Erkrankung sind meist die Extremitäten betroffen, insbesondere die Hände. Mit Voranschreiten der Erkrankung werden weitere Muskelgruppen einbezogen, vorwiegend an Armen und Beinen sowie am Schulter- und Beckengürtel. Erfassen die Lähmungen die Schluck- und Atemmuskulatur, drohen Komplikationen wie Aspiration oder Lungenentzündung (Pneumonie). Vielfach sind dann Atemhilfen, z. B. eine nichtinvasive Beatmung (NIV, → Kap. 14.10.4), und Ernährungssonden notwendig.

8.16 Peripheres Nervensystem

Zum PNS zählen die zwölf Hirnnerven sowie die Spinalnerven mit ihren vielen Verzweigungen (→ Abb. 8.44).

8.16.1 Äste der Spinalnerven

Direkt nach Austritt aus dem jeweiligen Zwischenwirbelloch teilen sich alle Spinalnerven auf:

- Die **hinteren Äste** innervieren und tiefe Muskulatur im Bereich zwischen Hals und Kreuzbeinregion.
- Die **vorderen Äste** haben unterschiedliche Funktionen und Verläufe:
  - Die Zwischenrippennerven (Nn. intercostales) entspringen den Brustsegmenten Th2–Th11 und versorgen Haut und Muskeln von Thorax und Abdomen.
  - Die vorderen Äste der übrigen Spinalnerven bilden zunächst Nervengeflechte **(Plexus).** Nach erneuter Aufteilung in **periphere Nerven** sind sie für die Innervation der Extremitäten zuständig.

KRANKHEIT/SYMPTOM

Guillain-Barré-Syndrom

Beim **Guillain-Barré-Syndrom (GBS)** handelt es sich um eine akut oder subakut auftretende multifokale Entzündung der Nerven **(Polyradikulitis)** mit Demyelinisierung der Markscheiden und eventueller Schädigung der Axone. Die Inzidenz liegt bei 0,5–2/100 000 Personen.

Das GBS tritt häufig postinfektiös auf. Die genauen Ursachen sind nicht geklärt, autoimmunologische Prozesse werden diskutiert.

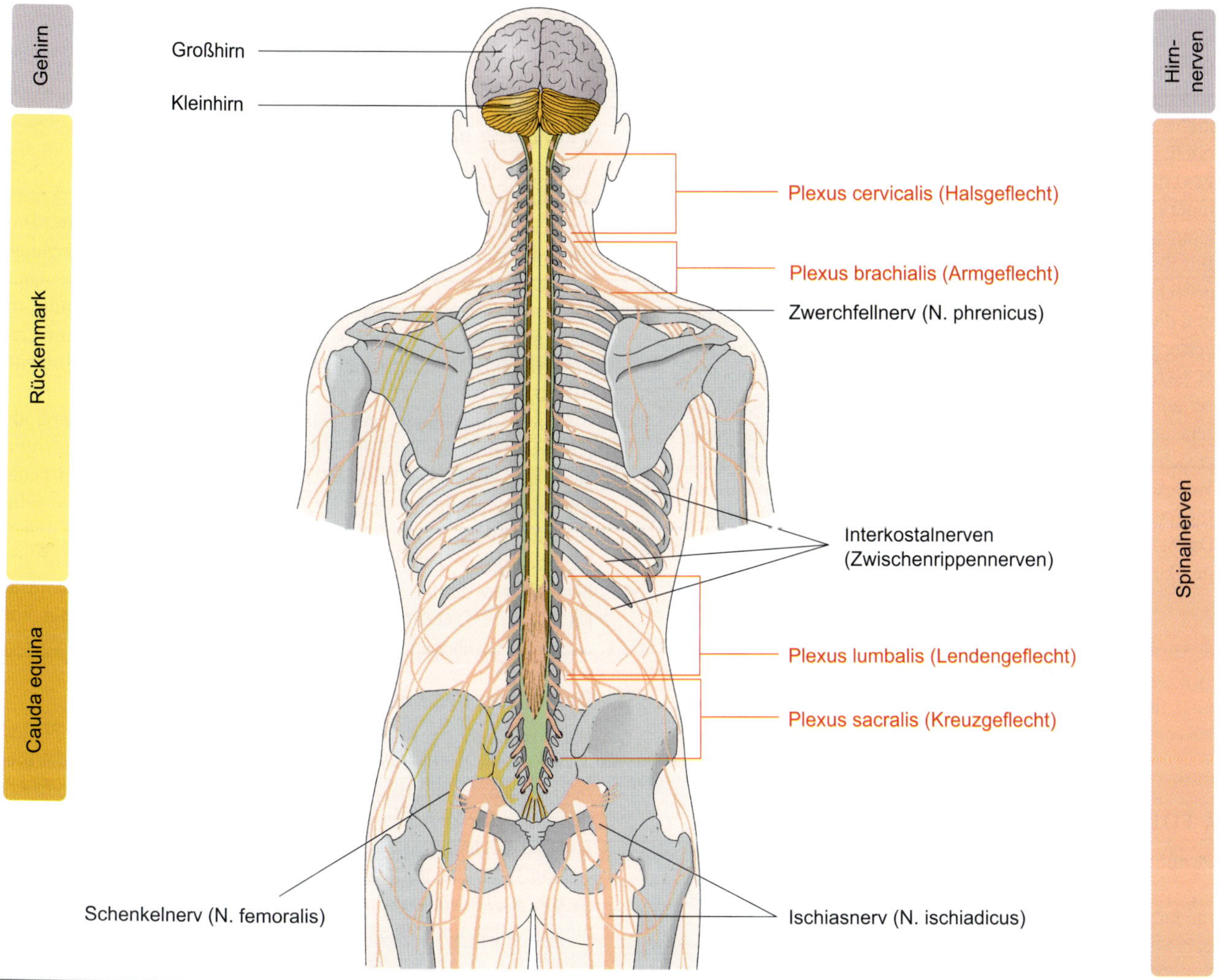

Abb. 8.44 Periphere Nerven. Zum PNS gehören die zwölf Hirnnerven und die Spinalnerven mit ihren Verzweigungen. Während die Hirnnerven hauptsächlich die Kopf-Hals-Region motorisch und sensibel versorgen, verteilen sich die anderen peripheren Nerven über den restlichen Körper. Im Brustmarkbereich bleiben die Spinalnerven streng segmental, d. h. sie verzweigen sich nicht nennenswert und versorgen motorisch und sensibel ihre jeweilige Segmenthöhe. Die Spinalnerven des Hals-, Lenden- und Kreuzbeinmarks verzweigen sich dagegen und bilden komplexe Geflechte (Plexus). Die Abbildung zeigt den Plexus cervicalis, den Plexus brachialis, den Plexus lumbalis und den Plexus sacralis. Als dickster Nerv aus dem Plexus sacralis zieht der N. ischiadicus am Bein abwärts. [L190]

Die Erkrankten erleiden häufig zwei bis vier Wochen nach einem Infekt unspezifische Rückenschmerzen, Missempfindungen und Taubheitsgefühle sowie Muskelschmerzen **(Myalgie)** bis hin zu starken neuralgischen Schmerzen. Beginnende Koordinationsstörungen und aufsteigende Lähmungen **(aszendierende Paresen)** können bis zu einer hohen Querschnittlähmung fortschreiten. In 20 % der Fälle treten im Verlauf Atemlähmung und vegetative Symptome auf.
Der Erkrankungshöhepunkt gipfelt bei 90 % der Betroffenen nach ca. 3–4 Wochen mit nachfolgender Plateauphase, wobei die Symptomrückbildung stark differiert. Kinder haben meist eine günstige Prognose; bei adulten Patienten kommt es dagegen teilweise nur zu inkompletter Rückbildung der neurologischen Defizite.

8.16.2 Spinalnervenplexus und einige wichtige periphere Nerven

Die **Plexus der Spinalnerven** sind nach dem Abschnitt, aus dem sie entspringen, benannt:

- Das Halsgeflecht **(Plexus cervicalis)** aus den Segmenten C1–C4 versorgt Haut und Muskeln in der Hals- und Schulterregion. Am bedeutsamsten ist der hieraus entspringende N. phrenicus, der das Zwerchfell innerviert und daher eine wichtige Rolle für die Atmung spielt (→ Kap. 14.9.1).

KRANKHEIT/SYMPTOM

Verletzung des Plexus cervicalis

Patienten mit hohem Querschnitt zeigen bei funktionsfähigem Plexus cervicalis eine Spontanatmung, auch wenn ein Ausfall der Zwischenrippenmuskeln besteht. Erst bei einer Rückenmarksläsion oberhalb von C4 tritt durch Mitbeteiligung des N. phrenicus ein vollständiger Atemstillstand ein. Es besteht die Notwendigkeit einer invasiven Beatmung.

- Aus dem Armgeflecht (**Plexus brachialis**, C5–Th1) entspringen neben kleineren Ästen zum Nacken und zur Schulter auch die drei großen Nerven zur Innervation der oberen Extremität: **N. radialis, N. ulnaris** und **N. medianus.**

- Die Nerven aus dem Lendengeflecht (**Plexus lumbalis,** L1–L4) versorgen die untere Bauchwand, die äußeren Geschlechtsorgane inklusive der dortigen Haut sowie die Extensoren der unteren Extremität. Der wichtigste Nerv aus diesem Geflecht ist der **N. femoralis.** Er verläuft durch die Leistenbeuge zur Oberschenkelvorderseite und innerviert dort Haut und Extensorengruppe (z. B. M. quadriceps femoris).
- Das Kreuzgeflecht (**Plexus sacralis,** L4–S3) ist das größte Nervengeflecht des Menschen. Von ihm werden Gesäß, ein Teil des Damms und die unteren Gliedmaßen durch entsprechende Nervenäste versorgt. Auch der längste und dickste Nerv des Menschen, der **N. ischiadicus,**entspringt aus diesem Geflecht (→ Abb. 8.44). Er verläuft im Gesäßbereich schräg abwärts an die Oberschenkelrückseite und innerviert dort die Flexoren. Oberhalb der Kniekehle teilt er sich in zwei Äste auf: den **N. tibialis** und den seitlich Richtung Wade abzweigenden **N. peroneus**. Diese beiden Nerven dienen der Innervation von Haut und Muskeln an Unterschenkel und Fuß.
- Das Schamgeflecht (**Plexus pudendus,** S3–S5) versorgt Beckenorgane, Damm und äußere Genitalien.

MERKE

„Ich schwöre beim Heiligen Medianus (Schwurhand – N. medianus), dass ich mir die Ulna kralle (Krallenhand – N. ulnaris), wenn ich vom Rad falle (Fallhand – N. radialis)."

IM FOKUS

Peripheres Nervensystem

Zum **peripheren Nervensystem** zählen die **zwölf Hirnnerven** sowie die **Spinalnerven.**

Die meisten Spinalnerven bilden im Verlauf Nervengeflechte **(Plexus):**

- Halsgeflecht **(Plexus cervicalis)**
- Armgeflecht **(Plexus brachialis)**
- Lendengeflecht **(Plexus lumbalis)**
- Kreuzgeflecht **(Plexus sacralis)**
- Schamgeflecht **(Plexus pudendus)**

Nach erneuter Aufteilung in die **peripheren Nerven** sind sie für die Innervation der Extremitäten zuständig.

8.17 Versorgungs- und Schutzeinrichtungen des zentralen Nervensystems

Die empfindlichen ZNS-Strukturen liegen gut geschützt im knöchernen Schädelraum bzw. in knöchernen und bindegewebigen Strukturen des Wirbelkanals. Zusätzlichen Schutz gewähren die drei bindegewebige Hirnhäute **(Meningen),** die Gehirn und Rückenmark bedecken. Sie heißen von außen nach innen **Dura mater, Arachnoidea** und **Pia mater.** Letztere liegt dem Gehirn bzw. dem Rückenmark als innerste Hülle direkt auf.

Zwischen Arachnoidea und Pia mater befindet sich ein mit Nervenwasser **(Liquor cerebrospinalis)** gefüllter Spalt, der **Subarachnoidalraum.** Spinnennetzartige Fasern der Arachnoidea spannen sich durch diesen Raum und ermöglichen gemeinsam mit dem Liquor eine stoßsichere Aufhängung des Gehirns in der Schädelhöhle.

8.17.1 Dura mater

Die aus straffem Bindegewebe (→ Kap. 4.3.1) gebildete harte Hirnhaut oder **Dura mater** bildet die äußere Hülle des ZNS.

Dura mater in der Schädelhöhle

Intrakraniell sind die beiden Durablätter mit dem Periost der Schädelkalotte verbunden und auch untereinander größtenteils fest miteinander verwachsen. Der formal zwischen Schädelknochen und Dura liegende Epiduralraum ist daher unter physiologischen Bedingungen sehr schmal (→ Abb. 8.45). Im Bereich einiger Stellen sind die Durablätter voneinander getrennt und bilden Kanalsysteme **(Sinus)** mit starren Wänden, die venöses Blut und Nervenwasser **(Liquor cerebrospinalis)** aus dem gesamten Schädelraum aufnehmen und ableiten (→ Abb. 8.45).

Durch Ausbildung von festen, bindegewebigen Trennwänden **(Durasepten)** kann das Gehirn bei Kopfbewegungen in seiner Position gehalten werden. Die senkrechte Trennschicht zwischen den beiden Großhirnhemisphären wird durch die Großhirnsichel **(Falx cerebri)** aus Dura mater geformt. Sie geht in der hinteren Schädelgrube in die Kleinhirnsichel **(Falx cerebelli)** über, welche die beiden Kleinhirnhemisphären trennt. Zwischen Groß- und Kleinhirn überspannt das Kleinhirnzelt **(Tentorium cerebelli)** als stabile Duraduplikatur horizontal das Cerebellum (→ Abb. 8.46) horizontal.

Dura mater des Rückenmarks

Die Dura mater des Rückenmarks besteht aus zwei einzelnen Blättern: das äußere Blatt liegt dem knöchernen Wirbelkanal direkt an, das innere Blatt grenzt als derber Bindegewebsschlauch an die Arachnoidea des Rückenmarks. Zwischen den beiden Blättern der Dura liegt der mit Fett und Bindegewebe ausgefüllte **Epiduralraum** (auch Periduralraum genannt), der das Rückenmark bei Wirbelsäulenbewegungen polstert (→ Abb. 8.47). Die Dura mater reicht im Wirbelkanal tief hinab und umgibt selbst noch einen Teil der Cauda equina sackförmig (→ Kap. 8.12.2).

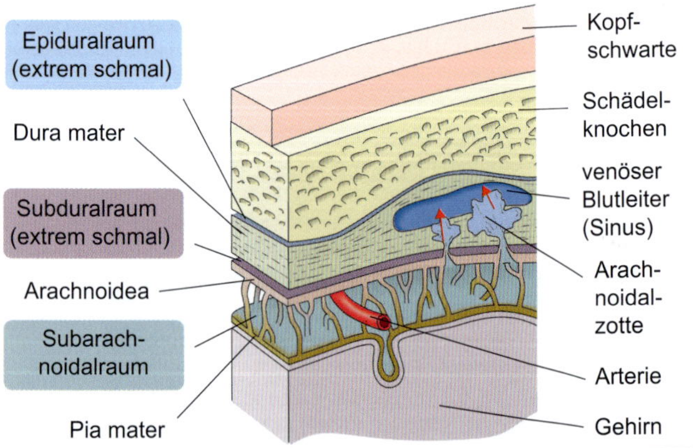

Abb. 8.45 Schädelknochen und Hirnhäute. Um das Gehirn ist die zweiblättrige Dura mater in sich und mit dem Schädelknochen fest verwachsen. Deshalb ist der Epiduralraum hier extrem schmal. Ebenso eng ist der zwischen Dura mater und Arachnoidea liegende Subduralraum. Nur bei erhöhter Flüssigkeitsansammlung – z. B. bei Hirnblutungen (→ Kap. 8.17.5) – können Epi- und Subduralraum erweitert sein. Zwischen Arachnoidea und Pia mater befindet sich physiologisch der liquorgefüllte Subarachnoidalraum. Die roten Pfeile zeigen den Abfluss des Nervenwassers aus dem Subarachnoidalraum über die Arachnoidalzotten in die venösen Blutleiter (→ Kap. 8.17.6). [L190]

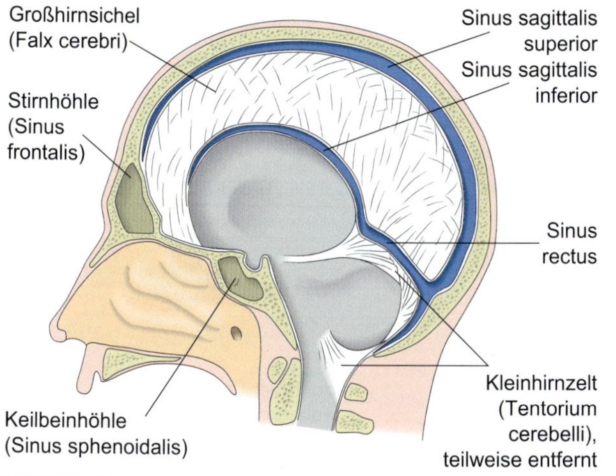

Abb. 8.46 Sagittalschnitt durch den Schädel (Gehirn entfernt). Zu erkennen sind die Auskleidung der Schädelhöhle mit der harten Hirnhaut (Dura mater) und der Verlauf einiger Sinus als große Venenkanäle, die das Blut aus dem Gehirn sammeln und der V. jugularis interna zuführen (→Abb. 8.56). Gut sichtbar sind auch zwei der Nasennebenhöhlen (→Abb. 6.33). [L190]

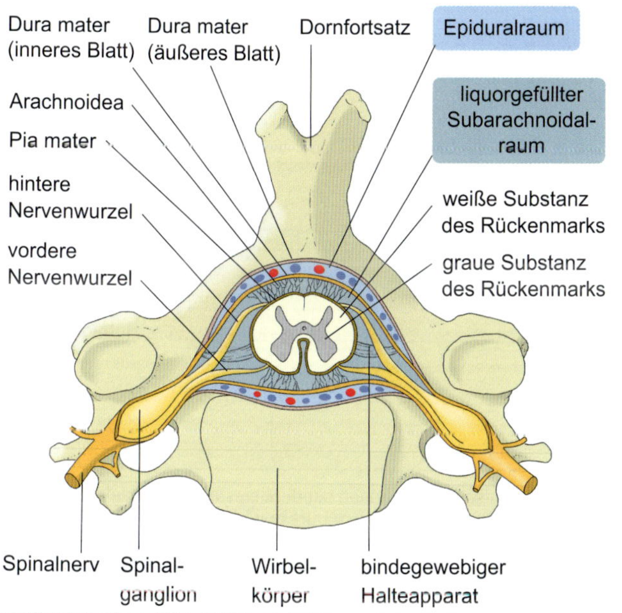

Abb. 8.47 Rückenmarkshäute. Im Gegensatz zum Gehirn sind die beiden Blätter der Dura mater getrennt, sodass ein (größerer) Epiduralraum entsteht. Dieser lässt sich im Rahmen operativer Eingriffe der unteren Extremitäten und in der Geburtshilfe auch therapeutisch nutzen: Bei der Epiduralanästhesie (Syn.: Periduralanästhesie, PDA) wird durch Punktion und Injektion eines Lokalanästhetikums eine Nervenblockade erzeugt. [L190]

8.17.2 Arachnoidea

Die mittlere Hirnhaut wird wegen ihres spinnennetzartigen Aussehens als Spinngewebshaut **(Arachnoidea)** bezeichnet. Sie ist weitestgehend gefäßlos und schließt innenseitig an die harte Hirnhaut an. Dazwischen befindet sich der **Subduralraum.** Dieser physiologisch kapilläre Spaltraum wird nur im Rahmen von Pathologien (z. B. subdurale Einblutungen) deutlich erkennbar (→Kap. 8.17.5). Im Bereich der Sinus (→Kap. 8.17.1) stülpen sich sog. **Arachnoidalzotten** als knopfförmige Wucherungen in den venösen Raum vor. Sie dienen der Ableitung von Liquor in das Venensystem (→Abb. 8.45).

Im Bereich des Schädels überbrücken Arachnoidea und Dura mater gemeinsam die Sulci und Gyri der Hirnoberfläche, während die Pia mater dem Gehirn unmittelbar anliegt. Dadurch entstehen größere liquorgefüllte Hohlräume, die **Zisternen.**

8.17.3 Pia mater

Die zarte innere Hirnhaut – **Pia mater** („fromme Mutter") – ist stark vaskularisiert und bedeckt unmittelbar die Oberfläche von Gehirn und Rückenmark. Im Bereich des Schädels reicht die Pia mater bis in alle Vertiefungen hinein, im Wirbelkanal endet sie zusammen mit dem Rückenmark auf Höhe des zweiten Lendenwirbelkörpers.

Arachnoidea und Pia mater werden zusammen auch als **weiche Hirnhäute** bezeichnet. Der dazwischenliegende **Subarachnoidalraum** führt zusammen mit den Zisternen (→Kap. 8.17.2) Liquor und ist physiologisch permanent existent.

8.17.4 Meningitis und Enzephalitis

Bakterien oder Viren, selten auch Mykosen (Pilze) oder Protozoen (z. B. Toxoplasmose), können in das ZNS gelangen und dort eine **Meningitis** (Hirnhautentzündung) oder **Enzephalitis** (Gehirnentzündung) hervorrufen, die häufig auch kombiniert als **Meningoenzephalitis** auftreten.

Meningitiden zeigen sich durch (hohes) **Fieber,** Kopfschmerz **(Cephalgie), Meningismus** und **Vigilanzminderung.** Weiter sind Übelkeit, Erbrechen und Lichtempfindlichkeit (Photophobie) möglich. In der klinischen Untersuchung können Meningitiszeichen positiv sein (→Abb. 8.48).

KRANKHEIT/SYMPTOM

Meningismus

Der Meningismus ist eine funktionelle **Nackensteifigkeit,** die prinzipiell mehrere Ursachen haben kann. Als Folge von Reizungen (z. B. durch zu starke Sonneneinstrahlung bei einem Sonnenstich, →Kap. 1.6.2) oder Erkrankungen der Meningen kommt es zu einer reflektorischen, schmerzhaften Nackenverspannung. Bei Kopfschmerzen mit Meningismus muss differenzialdiagnostisch stets an eine Subarachnoidalblutung (→Kap. 8.17.5) gedacht werden.

Bakterielle Meningitiden sind häufiger als virale und verlaufen in der Regel fulminanter (schwerer). Die Inzidenz akuter bakterieller Meningitiden liegt bei ca. 1,6/100 000 Personen. Sie müssen möglichst rasch antibiotisch behandelt werden, da Tod oder bleibende neurokognitive Schäden drohen. Typische Erreger sind *Haemophilus influenzae Typ B* und **Meningokokken** *(Neisseria meningitidis).* Besonders gefährdet sind Kinder in den ersten beiden Lebensjahren und Teenager. Meningokokken-Infektionen zeigen sich bei > 60 % der Betroffenen durch eine Meningitis. In knapp einem Drittel sind sie mit einer Sepsis vergesellschaftet. Eine besonders schwere Form des septischen Schocks ist das **Waterhouse-Friderichsen-Syndrom.** Dabei kommt es infolge der Sepsis zu hämorrhagischen Nekrosen beider Nebennieren. Diese lebensbedrohliche Erkrankung bedarf einer umgehenden intensivmedizinischen Therapie und zeigt trotz adäquater Behandlung eine hohe Letalität.

Im Rahmen einer Meningokokken-Sepsis ist das Auftreten punktförmiger Hautblutungen **(Petechien)** charakteristisch, die infolge einer Gerinnungsstörung entstehen (→Abb. 8.49). Ebenso möglich sind aber auch großflächigere Einblutungen und Hautausschlag **(Exanthem).** Die Entstehung von Nekrosen im Bereich der Extremitäten gilt als

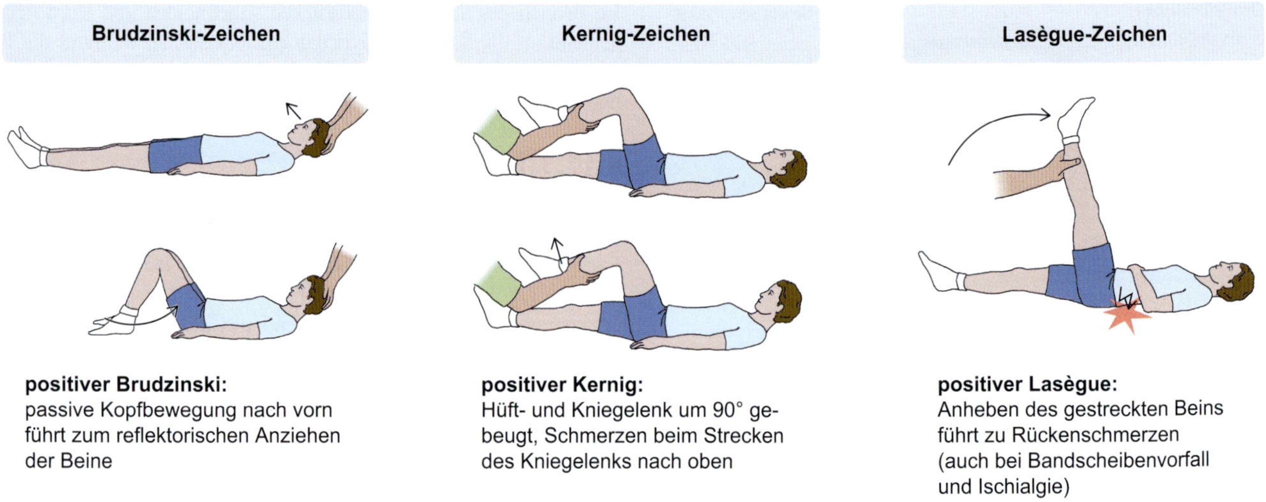

Abb. 8.48 Bei einer entzündlichen Reizung der Hirnhäute können charakteristische Untersuchungsphänomene auftreten, die klinischen Meningitiszeichen. [L190]

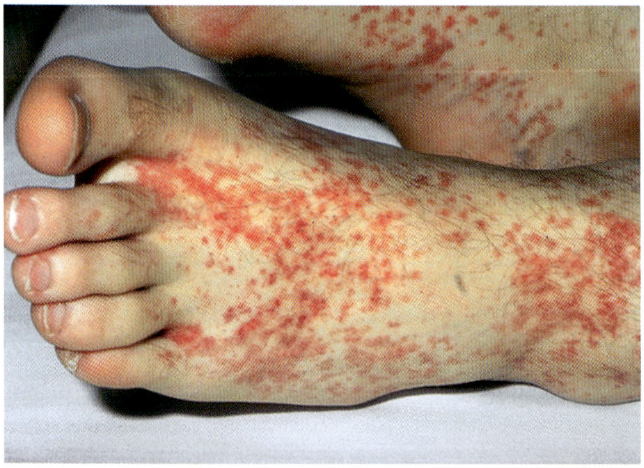

Abb. 8.49 Petechien [T127]

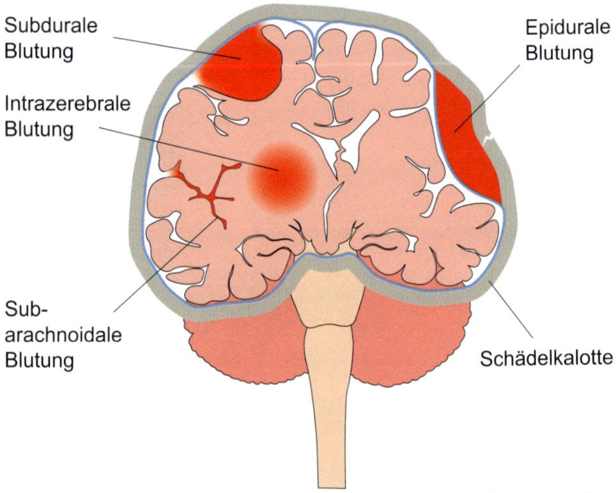

Abb. 8.50 Lokalisation epiduraler, subduraler, subarachnoidaler und intrazerebraler Blutungen (blaue Linie = Dura mater) [L308]

gefürchtete Komplikation und kann eine bleibende Behinderung bis hin zur Notwendigkeit einer Extremitätenamputation zur Folge haben. Besonders Kleinkinder leiden unter plötzlich beginnender Erkrankung mit dramatischem Verlauf.

Enzephalitiden sind häufiger viral bedingt und nehmen einen überwiegend gutartigen Verlauf. Schwerste Krankheitsbilder und -verläufe treten allerdings bei der **Herpes-simplex-Virusenzephalitis** auf, weshalb hier bereits bei Verdacht ein Virostatikum (z. B. Zovirax®) gegeben werden muss. Unbehandelt führt diese Erkrankung in 70 von 100 Fällen zum Tod. Selbst unter adäquater virustatischer Therapie versterben 20–30 % der Patienten. Zentrale Diagnostik dieser Erkrankungen ist die Liquorpunktion (→ Kap. 8.17.6).

8.17.5 Hirnblutungen

Die verschiedenen Formen einer Hirnblutung werden unter dem Überbegriff **intrakranielle Blutung** zusammengefasst. Gemeinsames Charakteristikum ist die Tatsache, dass jede akute Blutung in den Schädelinnenraum als lebensbedrohliches Krankheitsbild anzusehen ist. Durch die volumenlimitierende knöcherne Schädelkalotte üben stärkere Blutungen schnell Druck auf das sensible Gehirn aus – oft in Kombination mit einer weiteren Hirndruckerhöhung durch Entstehung eines konsekutiven Hirnödems (→ Kap. 6.5.4).

Anhand der Blutungslokalisation werden die verschiedenen intrakraniellen Blutungen unterschieden: Epiduralblutung, Subduralblutung, Subarachnoidalblutung und intrazerebrale Blutung (→ Abb. 8.50).

Subarachnoidalblutung (SAB)

Eine **Subarachnoidalblutung** (SAB) ist eine meist massive Einblutung in den liquorgefüllten Subarachnoidalraum. Hauptursachen sind traumatische Ereignisse (→ Kap. 6.5.4) und die spontane Ruptur eines **Aneurysmas** (sackförmige Ausbuchtung der Hirnarterien, → Kap. 13.1.4). Ungefähr jeder fünfzigste Erwachsene weist insbesondere in basalen Hirnbereichen aneurysmatische Veränderungen auf; als Risikofaktoren gelten arterielle Hypertonie sowie Alkohol- und Nikotinkonsum. Eine SAB geschieht häufig vor dem Hintergrund starker körperlicher oder psychischer Belastungen. Kardinalsymptome der SAB sind der plötzlich einsetzende Vernichtungskopfschmerz im Bereich des Hinterkopfs,

Meningismus und kurze oder anhaltende Bewusstlosigkeit. Häufig leiden die Betroffenen zusätzlich an Übelkeit und Erbrechen als Ausdruck der Hirndrucksteigerung. Neurologische Ausfälle und Krampfanfälle können begleitend auftreten.

Standardbildgebung für die rasche innerklinische Diagnosesicherung ist die Computertomografie.

Primärtherapeutisch haben sich als mikrochirurgisches Verfahren das Clipping und als interventionell-radiologische Technik das Coiling bewährt. Beim Clipping wird das Aneurysma mit einer Klemme verschlossen; beim Coiling wird eine Metallspirale über einen intravasalen Katheter eingebracht und das Aneurysma verschlossen.

Epidural- und Subduralblutung

Im Gegensatz zur SAB beginnen **Subduralblutungen,** d.h. Blutungen in den Subduralraum zwischen Dura mater und Arachnoidea, meist schleichend. Betroffen sind meist ältere Menschen. Ursächlich sind häufig Sickerblutungen aus den Brückenvenen, die bereits durch Bagatellverletzungen, z.B. Anstoßen des Kopfes, abreißen können. Dem Trauma kann ein wochen- bis monatelanges symptomfreies Intervall folgen, bevor sich Persönlichkeitsveränderungen, Bewusstseinstrübungen oder eine Halbseitenlähmung zeigen. Die Therapie besteht in einer neurochirurgischen Hämatomausräumung.

Epiduralblutungen entstehen meist durch das Zerreißen einer Arterie zwischen Dura mater und Schädelkalotte im Rahmen eines Unfallgeschehens mit oder ohne Schädelfraktur. Meist ist die A. meningea media betroffen. Typischerweise trüben die Betroffenen nach einigen Stunden ein und entwickeln Lähmungserscheinungen. Das Hämatom muss rasch neurochirurgisch ausgeräumt werden, um eine irreversible Schädigung des Gehirns zu verhindern.

8.17.6 Liquor

Der **Liquor cerebrospinalis** füllt als klare, farblose Flüssigkeit die Hohlräume im Gehirn und den Subarachnoidalraum aus. Das zirkulierende Liquorvolumen beträgt etwa 150 ml und enthält außer Ionen geringe Mengen an Eiweiß (12–50 mg/dl), Glukose (40–80 mg/dl), Harnstoff und weiße Blutkörperchen (bis zu 4/µl).

Der Liquor wird in zottenartigen Kapillargeflechten, den **Plexus choroidei,** im Bereich der **Ventrikel** (= Hohlraum des Gehirns) aus Blutplasma gebildet. Er durchströmt die Ventrikel und gelangt schließlich im Bereich der Hirnkonvexität in den Subarachnoidalraum, wo er von den Arachnoidalzotten in das Venensystem abgeleitet wird. Ein Teil des Liquors gelangt über die Spinalnervenscheiden in das Blutsystem zurück (→ Abb. 8.51).

Der Liquor stützt das Nervengewebe und schützt es wie ein Wasserkissen vor der Schwerkraft, schädigender Stoßeinwirkung, Reibung und Druck. Daneben ist der Liquor im Sinne einer interstitiellen Flüssigkeit am Stoffaustausch zwischen Blut und Nervengewebe beteiligt: Er erhält aus dem Blut Nährstoffe für das Gehirn und transportiert Stoffwechselprodukte aus dem Nervengewebe ab.

KRANKHEIT/SYMPTOM

Hydrozephalus

Im Normalfall stehen Liquorbildung und -resorption im Gleichgewicht: Täglich werden etwa 500–700 ml sowohl produziert als auch resorbiert. Folgende Pathologien führen zu einer Störung des Gleichgewichts:

- Liquor-Abflusshindernis: Die häufigste Ursache ist das Resultat tumoröser Raumforderungen, entzündlicher Veränderungen oder angeborener Verschlüsse.
- Verminderte Resorption: z.B. nach einer Meningitis.
- Erhöhte Liquorproduktion.

Es kommt zum **Hydrozephalus** mit erhöhter Liquormenge und Anstieg des Drucks in den Ventrikeln (Hydrocephalus internus) bzw. im Subarachnoidalraum (Hydrocephalus externus). Bei Kleinkindern mit noch offenen Schädelnähten und Fontanellen gibt der knöcherne Schädel dem erhöhten Druck nach, es kommt zur konsekutiven Schädelvergrößerung (umgangssprachlich Wasserkopf). Unbehandelt entstehen schwere Entwicklungsstörungen. Bei Erwachsenen können die Schädelknochen dem Druck nicht weichen – das Hirngewebe wird komprimiert und geschädigt, häufig mit nachfolgender demenzieller Entwicklung (→ Kap. 8.7.9).

Liquorräume

Anatomisch werden zwei Liquorräume im ZNS unterschieden:

- Der Subarachnoidalraum (→ Kap. 8.17.3) und die **Zisternen** (Erweiterungen des Subarachnoidalraums, z.B. Kleinhirnzisterne → Abb. 8.51) umschließen als **äußere Liquorräume** das Gehirn und das Rückenmark.
- Zu den **inneren Liquorräumen** gehören das Ventrikelsystem des Gehirns (→ Abb. 8.52) und der Zentralkanal im Rückenmark (→ Abb. 8.51).

Die beiden **Seitenventrikel** (**1.** und **2. Ventrikel**) sind lang gestreckte, bogenförmige Hohlräume in den Großhirnhemisphären. Sie stehen über die beiden Zwischenkammerlöcher **(Foramina interventricularia)** mit dem **3. Ventrikel** in Verbindung. Dieser liegt spaltförmig im Zwischenhirn und geht über den **Aquädukt** als schmalen Verbindungskanal im Mittelhirn in den **4. Ventrikel** über. Der 4. Ventrikel setzt sich in den (bei Erwachsenen stellenweise verschlossenen) **Zentralkanal** des Rückenmarks fort, hat aber noch zwei kleine seitliche Öffnungen **(Foramina Luschkae)** und eine mittlere Öffnung **(Foramen Magendii)**

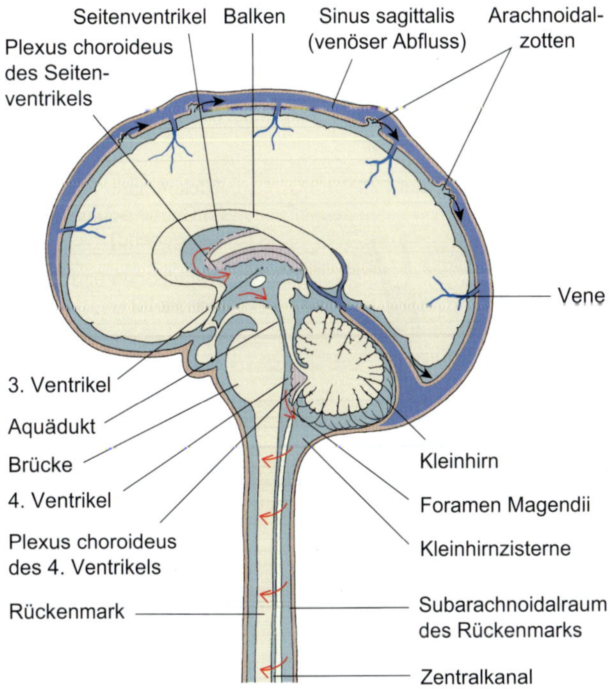

Abb. 8.51 Sagittalschnitt durch das Gehirn und das Rückenmark mit Blick in die Liquorräume. Der Liquor wird in den Plexus choroidei der Ventrikel gebildet. Er umspült das gesamte Gehirn und das Rückenmark. Die Pfeile geben die Flussrichtung an. Über die Arachnoidalzotten (hier stark vergrößert) tritt der Liquor in das venöse System über. [L190]

zum Subarachnoidalraum. Durch sie stehen die inneren Liquorräume mit den äußeren in Verbindung.

Liquorentnahme mittels Lumbalpunktion

Viele Erkrankungen des ZNS bzw. der Meningen führen zu Veränderungen der Liquorzusammensetzung, sodass die laborchemische und mikroskopische Untersuchung von Liquor wichtige diagnostische Hinweise geben kann.

Die Liquorgewinnung erfolgt in der Regel durch Punktion des Subarachnoidalraums zwischen zwei Lendenwirbelkörpern (L4/L5) (→ Abb. 8.53). Das Rückenmark selbst kann in diesem Bereich nicht mehr verletzt werden, da sich auf dieser Höhe aufgrund des unterschiedlichen Längenwachstums von Wirbelsäule und Rückenmark nur noch die Cauda equina befindet, deren Faserstränge der Nadel leicht ausweichen (→ Kap. 8.12.2).

Eine diagnostische Liquorpunktion wird bei Verdacht auf Multiple Sklerose, Meningitis, bei einigen Tumoren sowie zur Liquordruckmessung durchgeführt. Bei dementiellen Entwicklungen kann eine Liquoruntersuchung der Klassifizierung dienen.

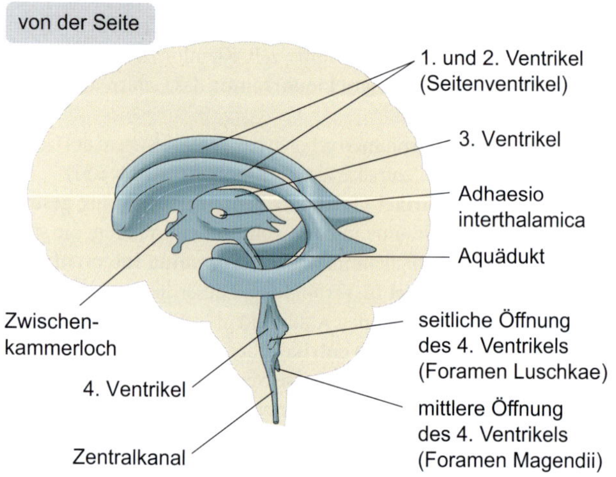

Abb. 8.52 Das Ventrikelsystem des Gehirns. Die beiden Seitenventrikel sind über die Zwischenkammerlöcher mit dem 3. Ventrikel verbunden. Der dünne Aquädukt verbindet den 3. mit dem 4. Ventrikel. Von dort aus bestehen zwei seitliche und eine mittlere Öffnung zum Subarachnoidalraum (paarige Foramina Luschkae und das Foramen Magendii). [L190]

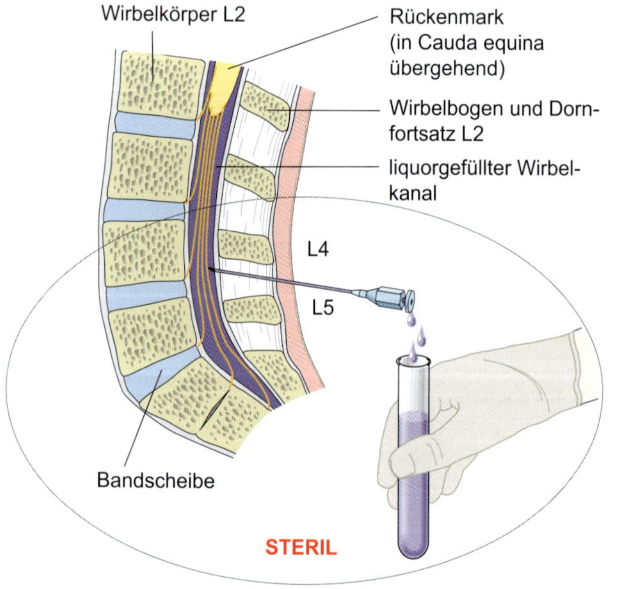

Abb. 8.53 Lumbalpunktion. Der Einstich auf Höhe L4/L5 ist relativ ungefährlich, weil das Rückenmark bereits auf Höhe von L2 endet. [L190, L143]

Blut-Liquor-Schranke

Die Pia mater stülpt sich in zottenartigen Kapillargeflechten in die Ventrikel vor. Diese Kapillargeflechte heißen **Plexus choroidei.** In ihnen wird durch Filtrations- und Sekretionsvorgänge aus Blutplasma der Liquor gebildet. Damit dabei keine schädlichen Stoffe aus dem Blut zum Nervengewebe gelangen, besteht dort eine der Blut-Hirn-Schranke (→ Kap. 8.2.2) entsprechende Barriere, die **Blut-Liquor-Schranke.** Diese Grenzmembran im Bereich der Kapillaren wird von Gliazellen und Anteilen der Pia mater gebildet.

Nur wenige Medikamente sind liquorgängig, d.h. sie können die Blut-Liquor-Schranke passieren.

Verschiedene Erkrankungen, z.B. eine Meningitis, Hirntumore oder -blutungen, können die Funktion der Blut-Liquor-Schranke beeinträchtigen und dazu führen, dass sie „durchlässiger" wird.

PRAXISTIPP

Intrakranielle Druckerhöhung

Die Schädelhöhle kann sich aufgrund der umgebenden knöchernen Strukturen nicht ausdehnen; folglich führt jegliche intrakranielle Volumenzunahme zu einer Erhöhung des Drucks im Schädelraum und damit zu Kompression und Durchblutungsstörung des empfindlichen Nervengewebes.

- Steigt der Hirndruck **langsam** an, etwa bei Patienten mit einem Hirntumor, zeigen sich zunächst unspezifische Symptome wie Kopfschmerzen, Sehstörung, Antriebslosigkeit, Gedächtnisstörungen sowie Übelkeit und schwallartiges Nüchternerbrechen am Morgen. Später kommt es zu Bewusstseinstrübung und Koma. Eine Augenhintergrunduntersuchung zeigt dabei eine Stauungspapille (typische druckbedingte Veränderung der Sehnervenpapille). Bei progredienter Steigerung des Hirndrucks wird das Hirngewebe immer weiter in Richtung Foramen magnum am Hinterhaupt gedrängt und es entsteht eine lebensgefährliche Situation: Der Hirnstamm mit den lebenswichtigen Zentren kann eingeklemmt werden (**Hirnstammeinklemmung,** → Abb. 8.54).
- Eine **schnelle (akute)** Hirndrucksteigerung, etwa durch intrakranielle Blutungen oder Entwicklung eines größeren Hirnödems, verlaufen viel drastischer: Innerhalb kürzester Zeit können Atem- und Kreislaufstörungen, Bewusstlosigkeit und Lähmungen auftreten. Trotz maximaler Therapie versterben viele der Betroffenen.

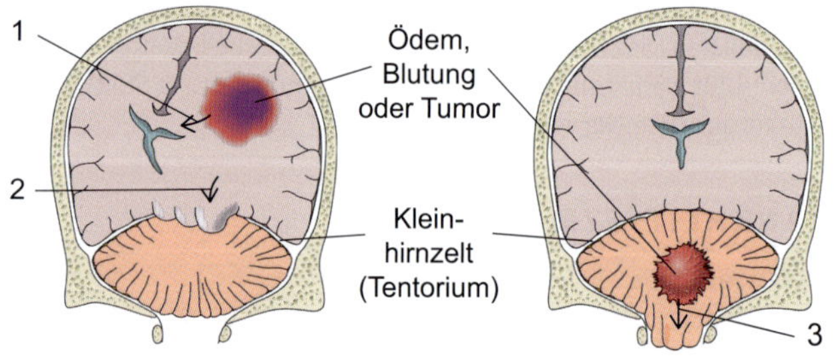

Abb. 8.54 Formen der Einklemmung bei intrakranieller Druckerhöhung. Im linken Bildteil ist eine obere Einklemmung (1, 2) bei einer Raumforderung in der Hemisphäre dargestellt, im rechten Bildteil eine untere Einklemmung, wie sie z.B. bei einer Raumforderung in der hinteren Schädelgrube entstehen kann (3). [L190]

IM FOKUS

Versorgungs- und Schutzeinrichtungen des zentralen Nervensystems

Gehirn und Rückenmark werden durch drei bindegewebige Hirnhäute **(Meningen)** bedeckt und geschützt: **Dura mater, Arachnoidea** und **Pia mater.**

Eine Entzündung der Hirnhäute wird als **Meningitis** und eine Entzündung des Gehirns als **Enzephalitis** bezeichnet.

Intrakranielle Blutungen werden nach dem Ort der Blutung klassifiziert: **Epidural-, Subdural-, Subarachnoidal-** oder **intrazerebrale Blutung.**

Der **Liquor** ist eine klare, farblose Flüssigkeit und befindet sich im Subarachnoidalraum und Ventrikelsystem des Gehirns.

8.18 Blutversorgung des zentralen Nervensystems

Aufgrund des hohen Sauerstoffbedarfs des ZNS verursachen bereits kurze Unterbrechungen der Sauerstoffzufuhr irreparable Zellschäden. Die Folgen reichen von einzelnen neurologischen Ausfällen bis zum Hirntod.

8.18.1 Arterien des Rückenmarks

Das Rückenmark wird über kleinere Arterien versorgt, die aus der paarigen A. vertebralis, den Zwischenrippenarterien und direkt aus der Aorta entspringen. Sie gelangen durch die Zwischenwirbellöcher in den Wirbelkanal und bilden entlang des Rückenmarks ein vorderes und hinteres Arteriengeflecht (**Truncus arteriosus spinalis anterior** und **posterior).** Diese Geflechte bilden feine Verzweigungen innerhalb der Pia mater und ziehen von dort auch in das Innere des Rückenmarks.

8.18.2 Arterien des Gehirns

Autoregulation der Gehirndurchblutung → Kap. 6.5.5

Die lebensnotwendige kontinuierliche Sauerstoff- und Nährstoffzufuhr des Gehirns wird über ein Arteriensystem an der Unterseite des Gehirns **(Hirnbasis)** gewährleistet. Es wird aus der paarigen inneren Halsschlagader (**A. carotis interna dextra** und **sinistra**) sowie – in geringerem Umfang – aus den Wirbelarterien **(Aa. vertebrales)** gespeist.

Die A. carotis interna gibt Äste zur Hypophyse und zu den Augen ab, bevor sie sich in die beiden Endäste vordere und mittlere Großhirnarterie (**A. cerebri anterior** und **media**) zur Versorgung von vorderen und mittleren Hirngebieten aufteilt (→ Abb. 8.55).

Die Aa. vertebrales versorgen die hinteren Hirnareale und die Hirnbasis. Nach Abgabe von Ästen zum Rückenmark treten sie durch das große Hinterhauptloch in den Schädelraum ein und vereinigen sich an der Hirnbasis zur Schädelbasisarterie **(A. basilaris)**. Diese gibt mehrere Äste zum Kleinhirn ab, bevor sie sich in die beiden hinteren Großhirnschlagadern **(Aa. cerebri posteriores)** aufteilt (→ Abb. 8.55).

Damit eine Unterbrechung der Blutzufuhr in einem dieser Gefäße nicht umgehend zum Untergang von Hirngewebe führt, sind die paarigen Arterien über Verbindungsäste zu einem Gefäßring (**Circulus arteriosus Willisii** = Circulus arteriosus cerebri) verbunden (→ Abb. 8.55):

Die **A. communicans posterior** verbindet die A. cerebri media als Hauptast der A. carotis mit der A. cerebri posterior als stärkstes Gefäß aus dem Vertebralisstromgebiet. Die beiden Aa. cerebri anteriores sind ebenfalls durch ein Gefäß, die **A. communicans anterior,** verbunden und bilden somit den Ringschluss.

Bei vielen Menschen ist dieser Circulus arteriosus jedoch nicht vollständig ausgebildet oder nicht ausreichend leistungsfähig, sodass auch einseitige Gefäßverschlüsse bereits zu schweren Durchblutungsstörungen führen können.

Intrakranielles Aneurysma

Intrakranielle Aneurysmen sind sackförmige Erweiterungen zerebraler Arterien, die häufig an den Teilungsstellen (Bifurkationen) liegen.

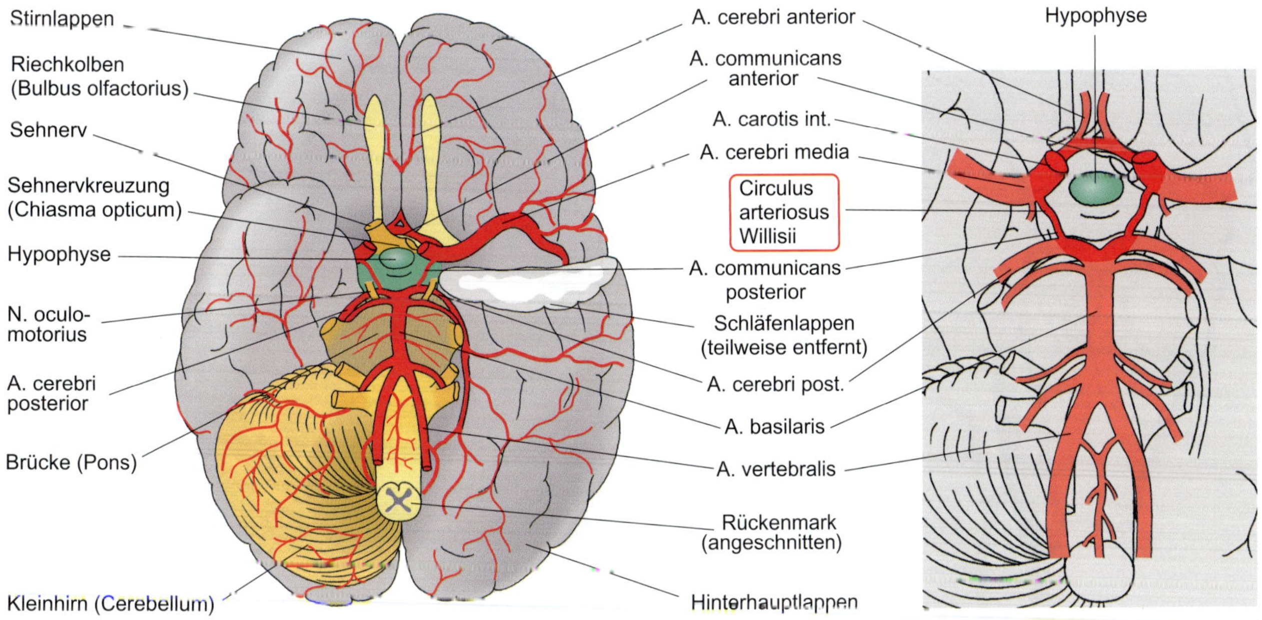

Abb. 8.55 Hirnarterien im Bereich der Hirnbasis. Die Äste der wichtigsten Hirnarterien sind durch mehrere kleine Verbindungsarterien zu einem Kreis geschlossen – dem Circulus arteriosus Willisii. Links die Hirnarterien in der Ansicht von unten (vordere Anteile des Schläfenlappens teilweise entfernt, um Verlauf der A. cerebri media darstellen zu können), rechts der Circulus arteriosus Willisii im Detail. [L190]

Häufigste Ursache ist eine angeborene Bindegewebsschwäche der Arterien. Weiter können Nierenerkrankungen, Gefäßdeformationen, Hypertonie und Rauchen ursächlich sein. Solange Aneurysmen klein und intakt sind, verursachen sie in der Regel keine oder nur uncharakteristische Symptome wie Kopfschmerzen, Schwindel oder Übelkeit und werden meist nur zufällig entdeckt. Größere Aneurysmen können durch die lokale Raumforderung im Gehirn zu folgenden klinisch relevanten Symptomen führen: fokale Anfallsereignisse, generalisierte epileptische Anfälle, Hirndruckzeichen.

! ACHTUNG!

Symptome **großer, nicht rupturierter intrakranieller Aneurysmen** sind:

- Bewusstseinsstörung bis zur Bewusstlosigkeit
- Nackensteifigkeit (Meningismus)
- Evtl. Bradykardie, Druckpuls, Hypertonie (Cushing-Reflex)
- Pathologische Atemmuster (Cheyne-Stokes-Atmung, Biot-Atmung)
- Fokale oder generalisierte epileptische Anfälle

Bei **Ruptur** des intrakraniellen Aneurysmas zeigen sich **Symptome einer Subarachnoidalblutung** (SAB, → Kap. 8.17.5).

8.18.3 Venen des Gehirns

Der venöse Abfluss aus dem Schädelraum verläuft in erster Linie durch dünnwandige, klappenlose Venen, die meist unabhängig von den Arterien verlaufen. Dabei sammeln die **inneren Hirnvenen** das Blut aus den zentralen Teilen des Gehirns, während die **äußeren Hirnvenen** das Blut von der Oberfläche des Gehirns ableiten. Das Blut sammelt sich dann in den muskelfreien Venenkanälen, den **Sinus** (→ Kap. 8.17.1 und → Abb. 8.56). Durch das Foramen jugulare, eine Durchtrittsstelle seitlich der großen Hinterhauptsöffnung, gelangt das venöse Blut zur rechten und linken V. jugularis interna.

Der **Sinus sagittalis superior** verläuft am oberen Ansatz der Hirnsichel (Falx cerebri, → Kap. 8.17.1) in Richtung Hinterkopf. Den unteren freien Rand der Hirnsichel bildet der **Sinus sagittalis inferior,** der in den gerade verlaufenden **Sinus rectus** übergeht. Von hier fließt das venöse Blut gemeinsam mit dem Blut aus dem Sinus sagittalis superior in die beiden **Sinus transversus.** Diese ziehen quer über das Hinterhauptsbein und münden in die S-förmig geschwungenen **Sinus sigmoidei.**

IM FOKUS

Blutversorgung des zentralen Nervensystems

Das **Rückenmark** wird über Arterien versorgt, die aus den **Aa. vertebrales,** den **Zwischenrippenarterien** oder direkt aus der **Aorta** entspringen.

Das **Gehirn** wird über die **Aa. carotis interna** sowie die **Aa. vertebrales** versorgt.

Die Arterien bilden im Verlauf einen Gefäßring **(Circulus arteriosus Willisii).**

Das venöse Blut wird über die **inneren** und **äußeren Hirnvenen** in die Venenkanäle **(Sinus)** geleitet.

8.18.4 Schlaganfall

Der **Schlaganfall** (**Stroke,** → Abb. 8.57) gehört zu den häufigsten und folgenschwersten Krankheitsbildern in Deutschland. Dabei kommt es zum Untergang von Gehirngewebe.

Mit 85 % ist eine verminderte arterielle Blutversorgung des Gehirns (**Hirninfarkt** bzw. **ischämischer Schlaganfall**) häufigste Stroke-Ursache, wobei Einengung oder Verschluss einer Arterie durch ein Blutge-

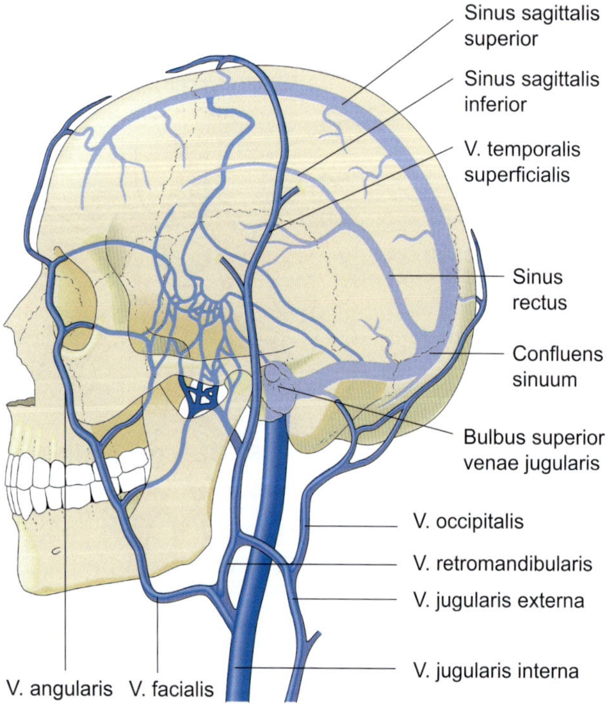

Abb. 8.56 Venen des Gehirns und ihre Sammelgefäße (Sinus). Einbettung der Sinus in die Dura mater → Abb. 8.45. [L190]

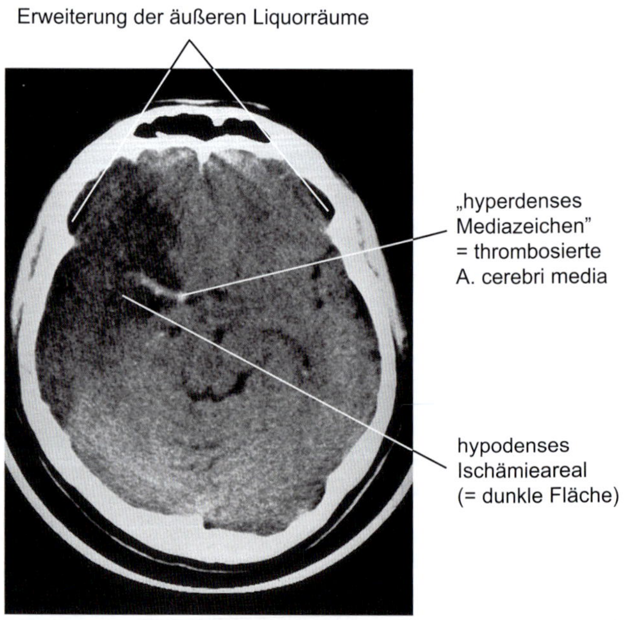

Abb. 8.57 Ausgedehnter Schlaganfall in der kranialen Computertomografie (cCT). Die rechtshemisphärische dunkle „Höhle" (im Bild links) entspricht abgestorbenem Hirngewebe nach einem Schlaganfall. Der Defekt liegt im Versorgungsbereich der A. cerebri media. Als weiteren Befund erkennt man eine Erweiterung der äußeren Liquorräume infolge einer Atrophie der Großhirnrinde. [M139]

rinnsel verursacht wird, das entweder aus dem Herzen kommt oder sich im Gehirn selbst auf dem Boden arteriosklerotisch veränderter Gefäßwände bilden kann. Nur in etwa 15 % ist der Schlaganfall Folge einer (arteriellen) Blutung in das Gehirn **(hämorrhagischer Schlaganfall).**

Von den großen Hirnarterien ist die A. cerebri media am häufigsten von Durchblutungsstörungen betroffen. Entsprechend ihrem Versorgungsgebiet (→ Abb. 8.55) und bedingt durch den gekreuzten Faserverlauf von Pyramidenbahn und aufsteigenden sensiblen Bahnen kommt es zum Ausfall der Willkürmotorik (Hemiparese, d. h. Halbseitenlähmung) und/oder der Sensibilität auf der gegenüberliegenden **(kontralateralen)** Körperseite. Ein Verschluss der rechten A. cerebri media führt beispielsweise zu Sensibilitätsstörungen und Lähmungen der linken Körperseite (→ Abb. 8.58). Je nach Lokalisation und Ausdehnung des Schlaganfalls können weitere neurologische Ausfälle bestehen, z. B. Sprach- oder Sehstörungen:

Bei einem Schlaganfall im Bereich des Broca-Areals kann die Sprachproduktion betroffen sein; es kommt zu einer **unflüssigen** (motorischen) **Aphasie.** Aus Perfusionsstörungen im Wernicke-Sprachzentrum resultiert eine **flüssige** (sensorische) **Aphasie** (→ Kap. 8.7.4, → Kap. 8.7.5).

Permanente Sehstörungen in einer Gesichtsfeldhälfte (homonyme Hemianopsie) sind meist durch einen Verschluss der A. cerebri posterior bedingt, welche die Sehrinde im Hinterhauptslappen versorgt (→ Abb. 8.55).

Eine vorwiegend beinbetonte Hemiparese ist oft durch einen Verschluss der A. cerebri anterior bedingt. Diese versorgt die Mantelkante der Hemisphärenoberfläche, wo in der vorderen Zentralwindung die Beinmuskeln repräsentiert sind (→ Abb. 8.23).

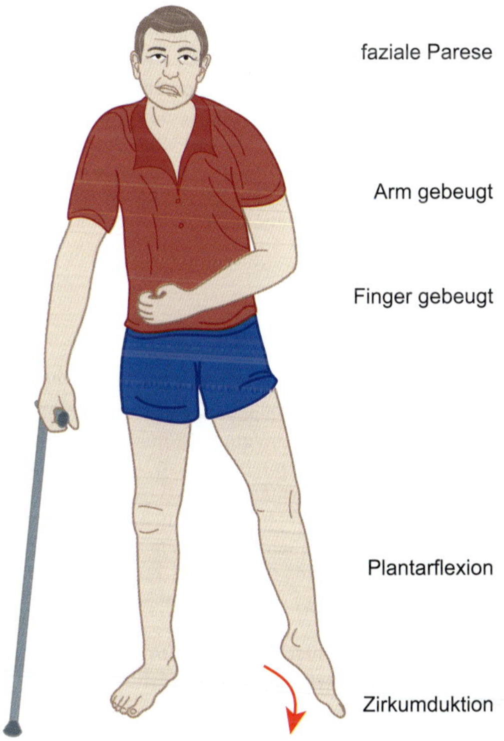

Abb. 8.58 Symptomatik eines Patienten mit linksseitiger Hemiparese nach einem Schlaganfall. Typischerweise geht die initial schlaffe Lähmung nach einiger Zeit in eine spastische Lähmung über: Der Arm verharrt in Beuge-, das Bein mehr in Streckstellung. Durch die Beinstreckung mit Spitzfußstellung berührt das betroffene Bein beim Gehen ständig den Boden, zum Ausgleich erfolgt eine kreisförmige Vorwärtsbewegung des behinderten Beins (Zirkumduktion). [L190]

! ACHTUNG!

Schlaganfall: Alarmzeichen

Alle oben beschriebenen Störungen können auch nur kurzzeitig auftreten und nach Minuten bis Stunden wieder verschwinden. Besonders häufig sind rasch vorübergehende **Sehstörungen** auf einem Auge (Amaurosis fugax), Sprach- oder Sprechstörungen, **Sensibilitätsstörungen** und **Lähmungen.** Solche passageren Ausfälle – auch **transitorische ischämische Attacken (TIA)** genannt - sind Alarmzeichen und müssen diagnostisch abgeklärt werden, bevor es zur Katastrophe – dem Schlaganfall – kommt.

Präklinisch ist die Unterscheidung zwischen einer TIA (Dauer der Ausfälle < 1 Stunde als Richtwert) und einem Schlaganfall nicht möglich; eine verdächtige klinische Symptomatik ist als Schlaganfall anzusehen und bedarf eines adäquaten präklinischen Managements, entsprechender innerklinischer Diagnostik und Therapie sowie Sekundärprophylaxe (gerinnungshemmende Medikation plus Statin). Bei innerklinisch bildgebend dargestellter Nekrose wird auch die Begrifflichkeit **Hirninfarkt** bzw. **zerebrale Ischämie** angewandt, der Terminus Apoplex ist veraltet.

PRAXISTIPP

Schlaganfall erkennen

Grundsätzlich gilt beim Schlaganfall der Leitspruch **„time is brain“**, d. h. je rascher der Beginn einer spezifischen Therapie, desto besser ist die Prognose. Gleichzeitig sind die Symptome des Schlaganfalls vielfältig und können falsch interpretiert werden. Um Schlaganfallpatienten im Rettungsdienst möglichst einfach und zügig erkennen zu können, wurde eine Reihe von **Scores** entwickelt. Zwischenzeitlich haben sich der **FAST-Test** bzw. der **BE-FAST-Test** (**B**alance-**E**yes-**F**ace-**A**rm-**S**peech-**T**ime) mit dem englischen Synonym für „sei schnell“ durchgesetzt und werden auch in der Leitlinie empfohlen. Dabei prüfen die Mitarbeitenden des Rettungsdienstes folgende **Kriterien:**

- **B** (Balance): Liegen Stand- und Gangunsicherheit bzw. Gleichgewichtsstörungen vor? Hat der Patient Kopfschmerzen und/oder Schwindel?
- **E** (Eyes): Bestehen neu aufgetretene Sehstörungen oder Sehverlust? Auch auf Lähmungen der Augenmuskeln und Nystagmen („Augenzittern“) achten.
- **F** (Face): Den Betroffen zum Lächeln, Pfeifen, Augen schließen oder Stirnrunzeln auffordern. Hängt ein Mundwinkel herab? Kann die Stirn auf einer Seite nicht gerunzelt oder ein Auge nicht geschlossen werden?
- **A** (Arms): Die betroffene Person bitten, beide Arme parallel mit nach oben zeigenden Handinnenflächen **(Supination)** nach vorne zu strecken (Elevation im Liegen ca. 45°, im Sitzen oder Stehen ca. 90°) und diese Position mit geschlossenen Augen für ca. 10 Sekunden zu halten. Sinkt ein Arm im Vergleich zum anderen mit nach innen gedrehter Handinnenfläche **(Pronation)** ab?
  Der Test lässt sich auch mit den Beinen (über fünf Sekunden als Beinhalteversuch) durchführen.
- **S** (Speech): Den Betroffenen anleiten, einen einfachen Satz nachzusprechen. Ist dies nicht umsetzbar oder ist die Sprache verwaschen? Wenn möglich Angehörige in die Beurteilung einbeziehen, um eine vorbestehende Sprach-/Sprechstörung auszuschließen.
- **T** (Time): Der BE-FAST gilt als positiv, sobald **ein** Kriterium als pathologisch erkannt wird (72 % Wahrscheinlichkeit für einen Schlaganfall, bei zwei positiven Kriterien bereits 85%-iges

Risiko). In diesem Fall ist die adäquate Versorgung unverzüglich einzuleiten und der rasche Transport in eine **neurologische Klinik mit Stroke Unit** unter entsprechender Voranmeldung zu initiieren.
Während der FAST-Test noch 14 % der Schlaganfall-Patienten nicht erfasst hatte, waren es mit dem BE-FAST-Test nur noch 4 %.
Weiterhin müssen im Rahmen der Anamnese und körperlichen Untersuchung mögliche Symptome wie Schwindel, Sehstörungen inkl. Doppelbilder, Vigilanzminderung, vegetative Symptome (Übelkeit und Erbrechen) sowie akut einsetzende starke Kopfschmerzen eruiert werden. Bei Schwindel als Leitsymptomatik dient das **HINTS-Protokoll** als Hilfe, um klinisch Hinweise auf die Schwindelursache (peripherer Schwindel versus zentrale Schwindelgenese) zu erlangen. Diese Untersuchung bedarf einiger Übung, um **H**ead-**I**mpulse-**T**est (kann der Betroffene die Nase der untersuchenden Person konstant fixieren, während sein Kopf in Horizontalebene bewegt wird?), **N**ystagmus und **T**est of **S**kew (horizontale Achsabweichung nach wechselseitigem Abdecken eines Auges?) richtig durchführen und die Befunde korrekt interpretieren zu können.

Neben den in Deutschland flächendeckend etablierten FAST- und BE-FAST-Tests sowie dem zunehmend verbreiteten HINTS-Protokoll existieren zahlreiche **weitere Scores** (z. B. die Rapid Arterial Occlusion Evaluation Scale (RACE) mit Berücksichtigung von Gesichtslähmung, Arm- und Beinmotorik, Aphasie, Agnosie (Störung der Verarbeitung von Sinneseindrücken) und Abweichungen der Kopf- und Augenbewegungen). Als **innerklinischer Standard** gilt die National Institute of Health Stroke Scale (NIH-SS, 0–42 Punkte) mit Untersuchung von Vigilanz, Orientierung, Reaktion auf Aufforderung, Augenbewegung, Gesichtsfeld, Fazialisparese, Arm- und Beinhalteversuch, Extremitätenataxie, Sensibilität, Sprach- und Sprechstörungen sowie Neglect (Nicht-Wahrnehmen einer Körperseite).

PRAXISTIPP

Die **Säulen der präklinischen Versorgung bei V. a. Schlaganfall** sind – neben dem raschen Erkennen der typischen Symptome (u. a. durch den BE-FAST-Test) - die Sicherung der Vitalfunktionen und der schnelle Transport in eine neurologische Klinik, um die Betroffenen der weiteren Diagnostik und spezifischen Therapie zuzuführen.
Die innerklinische Diagnostik dient der schnellen Entscheidung bzgl. weiterer therapeutischer Vorgehensweise. Dabei steht neben Erhebung des NIH-SS (Score zur Früherkennung und Verlaufsbeobachtung eines Schlaganfalls) die radiologische Bildgebung mittels CT (ggf. mit Kontrastmittel) oder MRT im Mittelpunkt.

Nach der Bildgebung wird die Entscheidung bezüglich **Lysetherapie** (medikamentöse Auflösung möglicher Gerinnsel) und **endovaskulärer Rekanalisation** (mechanische Thrombektomie) gefällt. Ziel ist jeweils die Begrenzung des Infarktareals (→ Abb. 8.59). Für die systemische Thrombolyse liegt das Zeitfenster aktuell bei bis zu 4,5 Stunden. Eine Lysetherapie unter oralen Antikoagulanzien (Marcumar, Dabigatran, Rivaroxaban, Apixaban, Edoxaban) ist unter bestimmten Voraussetzungen und nach speziellen Labortests (z. B. INR, Thrombinzeit, Anti-FXa-Aktivität) möglich. Zudem kann bei ischämischem Schlaganfall auch jenseits des 4,5-Stunden-Zeitfensters eine systemische Lysetherapie erwogen werden, sofern zwischen CT und MRT ein sogenanntes Mismatch bzgl. Infarktkern und Penumbra besteht. Die definitive Therapie kann somit nur innerklinisch nach erfolgter Bildgebung festgelegt werden, weshalb Zeitansatz und Zielkrankenhaus

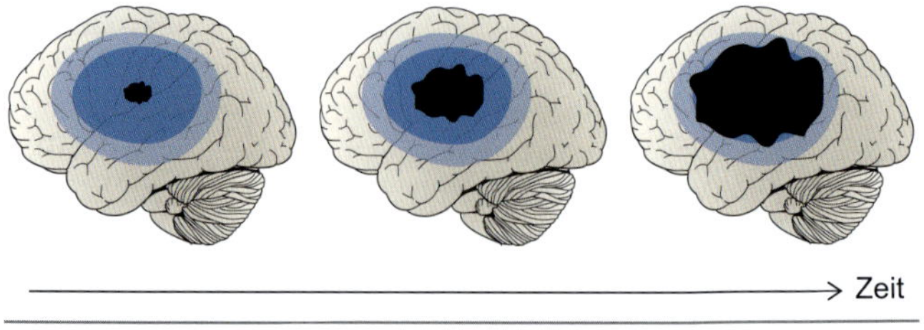

Abb. 8.59 Penumbra-Konzept beim ischämischen Schlaganfall. Um die Kernzone des Schlaganfalls (schwarz) liegt die minderdurchblutete Penumbra-Zone (blau), die funktionell gestört, organisch aber intakt ist. Die außen gelegene Zone (hellblau) ist ebenfalls minderperfundiert, die Durchblutung liegt dort jedoch noch oberhalb des funktionell kritischen Schwellenwerts. Diese in der Frühphase noch reversible Schädigung in der Penumbra kann nur durch rasche Reperfusionsmaßnahmen (Thrombolysetherapie i. v., endovaskuläre Rekanalisation) gerettet werden. [L141]

bei der präklinischen Versorgung und Anmeldung der Betroffenen auch bei Patienten mit Symptomdauer über 4,5 Stunden von großer Bedeutung sind.

Während die Lysetherapie durch jede Stroke Unit gewährleistet wird, sind mechanische Thrombektomien meist nur in überregionalen Stroke Units möglich. Bei einer Thrombektomie wird ein Katheter in das betroffene Gefäß eingebracht und der Thrombus mechanisch entfernt. Die Intervention erfolgt in Vollnarkose.

MERKE

Transport von Patienten mit V. a. Schlaganfall
Aktuell gilt die Empfehlung, **Schlaganfall-Patienten primär in die nächstgelegene Stroke Unit** zu bringen. Dort erfolgt bei klinisch und bildgebend bestehender Indikation (und gleichzeitiger Abwesenheit absoluter Kontraindikationen) der Beginn einer systemischen Lysetherapie. Bei zusätzlicher Thrombektomieindikation kann dann unter laufender Lysetherapie eine Weiterverlegung zur mechanischen Rekanalistaion („Drip-and-ship-Konzept") erfolgen. Teilweise kommt auch ein Neuroradiologe für die Intervention in das jeweilige Krankenhaus, so dass der Patient bereits vollständig vorbereitet ist, bis der interventionelle Radiologe eintrifft („Trip-and-treat-Konzept").

IM FOKUS

Schlaganfall
Ein **Schlaganfall** führt zu akuten neurologischen Defiziten im Rahmen einer zerebralen Durchblutungsstörung **(ischämischer Schlaganfall)** oder einer intrazerebralen bzw. intrakraniellen Blutung **(hämorrhagischer Schlaganfall).**
Art und Umfang der auftretenden Symptome hängen vom genauen Ort sowie der Größe der Minderdurchblutung ab.
Im Rettungsdienst wird häufig der **BE-FAST-Test** (**B**alance-**E**yes-**F**ace-**A**rm-**S**peech-**T**ime) zur Beurteilung von Schlaganfall-Symptomen verwendet.
Eine **transitorische ischämische Attacke (TIA)** liegt bei einem nur kurzzeitig auftretenden neurologischen Defizit vor.
Um die **Kernzone** des Schlaganfalls liegt die minderdurchblutete **Penumbra-Zone.**
Zur Behandlung des ischämischen Schlaganfalls können die **Lysetherapie** und/oder die **mechanische Thrombektomie** angewendet werden.
Die Behandlung von Schlaganfall-Patienten erfolgt auf einer **Stroke Unit.**

WIEDERHOLUNGSFRAGEN

1. Nennen Sie drei Ursachen der Polyneuropathie und beschreiben Sie Pathophysiologie und klinisches Bild dieser neuronalen Strukturerkrankung. (→Kap. 8.2.6)
2. Wie verändert sich die Leitfähigkeit der Nervenzellmembran für Na^+- und K^+-Ionen im zeitlichen Ablauf eines Aktionspotenzials? (→Kap. 8.3.4)
3. Welche Eigenschaften besitzen ACh, Dopamin, Serotonin und GABA und wie wirken Benzodiazepine? (→Kap. 8.4.3)
4. Was sind die Aufgaben der sensorischen und motorischen Rindenfelder des Großhirns sowie des pyramidalen und extrapyramidalen Systems? (→Kap. 8.7.4)
5. Erklären Sie das Zusammenspiel und die einzelnen Funktionen von Hypothalamus, Neurohypophyse und Adenohypophyse. (→Kap. 8.8.2)
6. Nennen Sie die drei Abschnitte des Hirnstamms und erläutern Sie den Terminus Formatio reticularis. (→Kap. 8.9)
7. Welche Untersuchung ist obligat, um im Rahmen der Hirnnervenbeurteilung zwischen peripherer und zentraler Fazialisparese unterscheiden zu können? (→Kap. 8.10.5)
8. Welche neurologischen Auffälligkeiten zeigen Patienten mit einer Schädigung im Bereich des Kleinhirns? (→Kap. 8.11)
9. Woraus resultiert die charakteristische Schmetterlingsform des Rückenmarks (bei Betrachtung im Querschnitt)? (→Kap. 8.12.3)
10. Erklären Sie die Begrifflichkeiten Muskeleigenreflex, Fremdreflex und pathologischer Reflex und nennen Sie jeweils ein Beispiel. (→Kap. 8.13.2 und →Kap. 8.13.3)
11. Wie heißen die beiden Teilsysteme des vegetativen Nervensystems und welcher Neurotransmitter wirkt jeweils im peripheren Anteil mit? (→Kap. 8.14.1)
12. Beschreiben Sie das jeweilige Lähmungsbild bei Schädigung des 1. und 2. Motoneurons und erklären Sie die Begriffe Parese und Plegie. (→Kap. 8.15)
13. Erklären Sie die Bedeutung und Funktion des Terminus Plexus und nennen Sie Beispiele. (→Kap. 8.16.2)
14. Was ist die häufigste nichttraumatische Ursache einer Subarachnoidalblutung und wie lauten die Kardinalsymptome? (→Kap. 8.17.5)
15. Welche Untersuchungskriterien sind im FAST-Schema eingeschlossen und bedingen bei bereits einer positiven Komponente welches präklinische Management? Kennen sie eine Erweiterung der FAST-Untersuchung? (→Kap. 8.18.4)

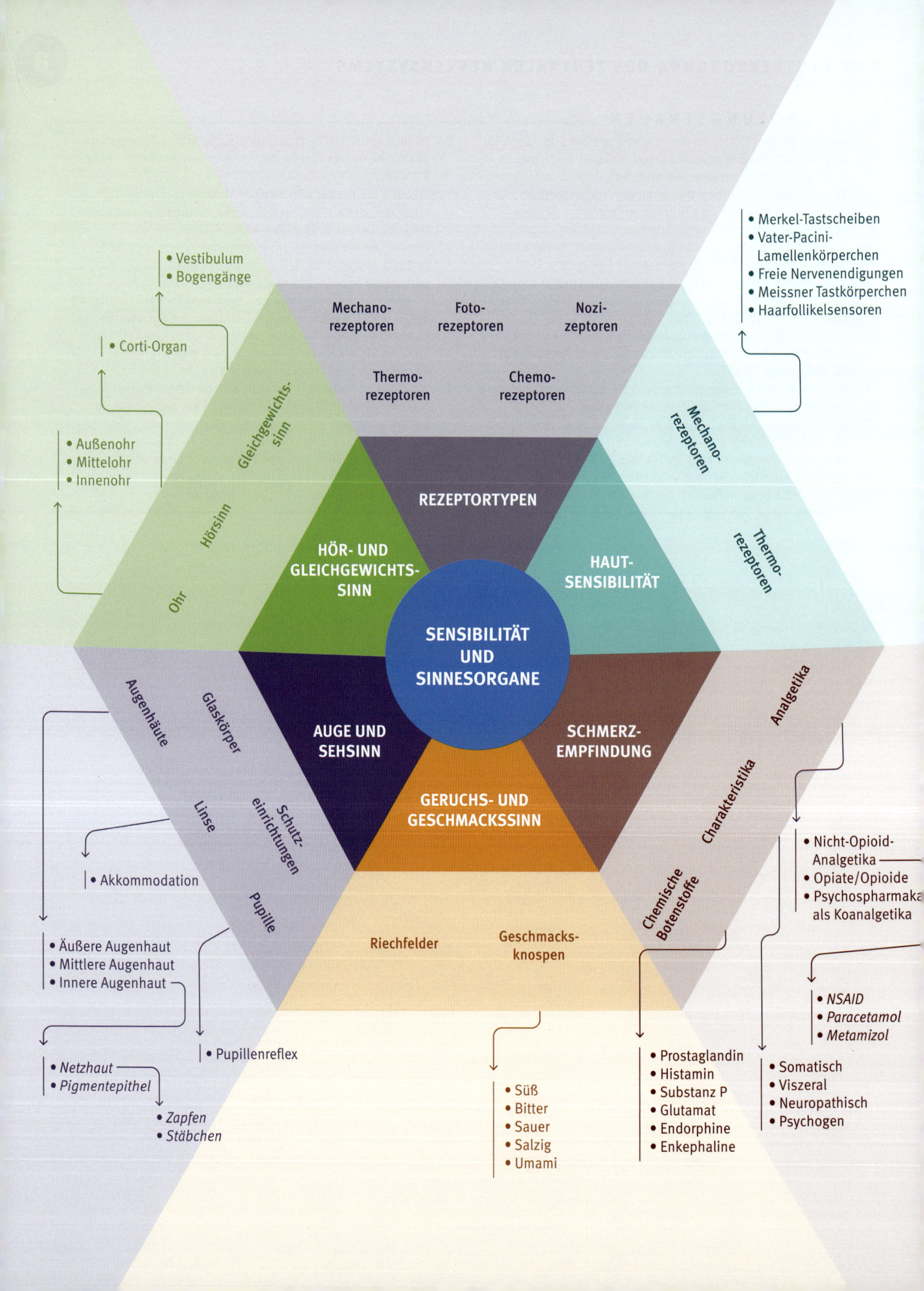
SENSIBILITÄT UND SINNESORGANE
REZEPTORTYPEN
Mechano-rezeptoren
Foto-rezeptoren
Nozi-zeptoren
Thermo-rezeptoren
Chemo-rezeptoren
HÖR- UND GLEICHGEWICHTS-SINN
Gleichgewichts-sinn
• Vestibulum
• Bogengänge
Hörsinn
• Corti-Organ
Ohr
• Außenohr
• Mittelohr
• Innenohr
HAUT-SENSIBILITÄT
Mechano-rezeptoren
• Merkel-Tastscheiben
• Vater-Pacini-Lamellenkörperchen
• Freie Nervenendigungen
• Meissner Tastkörperchen
• Haarfollikelsensoren
Thermo-rezeptoren
AUGE UND SEHSINN
Augenhäute
• Äußere Augenhaut
• Mittlere Augenhaut
• Innere Augenhaut
• Netzhaut
• Pigmentepithel
• Zapfen
• Stäbchen
Glaskörper
Linse
• Akkommodation
Schutz-einrichtungen
Pupille
• Pupillenreflex
SCHMERZ-EMPFINDUNG
Analgetika
• Nicht-Opioid-Analgetika
• Opiate/Opioide
• Psychopharmaka als Koanalgetika
• NSAID
• Paracetamol
• Metamizol
Charakteristika
• Somatisch
• Viszeral
• Neuropathisch
• Psychogen
Chemische Botenstoffe
• Prostaglandin
• Histamin
• Substanz P
• Glutamat
• Endorphine
• Enkephaline
GERUCHS- UND GESCHMACKSSINN
Riechfelder
Geschmacks-knospen
• Süß
• Bitter
• Sauer
• Salzig
• Umami

9

SENSIBILITÄT UND SINNESORGANE

Sarah Goller

INHALTSÜBERSICHT

Einführung
- Über komplexe biochemische Vorgänge werden Aktionspotenziale an der sensiblen Nervenzelle generiert, die mit dem Sinnesrezeptor verknüpft ist.
- Verschiedene Rezeptorarten registrieren jeweils spezifische Reize, z. B. reagieren Fotorezeptoren am besten auf Licht. Dies wird als adäquater Reiz beschrieben.
- Reflexe entstehen auf Rückenmark- und Hirnstammebene.
- Das Zusammenspiel von Rezeptoren der Sinnesorgane, ZNS, Thalamus und Großhirnrinde ermöglichen die bewusste Wahrnehmung von Sinneseindrücken.

Hautsensibilität: Berührungs- und Temperaturempfinden
- Sinnesrezeptoren in der Haut ermöglichen die Wahrnehmung der Umgebung und Empfindungen bezüglich der eigenen Körperoberfläche.
- Hautrezeptoren sind Dendriten sensibler Neurone und gliedern sich in die beiden Hauptgruppen Mechano- und Thermorezeptoren.
- Mechanorezeptoren reagieren auf Verformung, Berührung, Druck, Zug, Dehnung und Vibration.
- Thermorezeptoren detektieren Temperaturschwankungen im Bereich von 10–45 °C.

Schmerzempfindung
- Schmerz dient dem Körper als Alarmsignal und Schutzmechanismus bei Gewebeschädigung und Gewebestoffwechselstörung.
- Verschiedene Stoffgruppen (Aminosäuren, Neuropeptide, Transmitter) sind bei der Schmerzentstehung bedeutsam.
- Ausgehend von den Schmerzrezeptoren wird das Schmerzsignal über Nervenfasern zum Rückenmark geleitet und gelangt von dort über die Vorderseitenstrangbahnen zu Thalamus und Großhirnrinde im Zentralnervensystem.
- Absteigende Hemmsysteme reduzieren die Schmerzwahrnehmung durch ein Zusammenspiel von Serotonin (Gewebshormon und Neurotransmitter) und Endorphinen (Opioidpeptide), woraus eine Wirkeffektminderung der Neuropeptide resultiert.
- Es werden somatischer Schmerz (Haut, Bindegewebe, Bewegungsapparat) und viszeraler Schmerz (innere Organe) unterschieden. Weiterhin zu bedenken sind der neurogene Schmerz bei Nervenläsionen und der psychogene Schmerz im Rahmen psychiatrischer Erkrankungen.
- Für eine adäquate Schmerztherapie sind zahlreiche Substanzgruppen (z. B. nichtsteroidale Antiphlogistika, Opioide, Metamizol) einsetzbar – immer unter Beachtung von Wirkungsweise, unerwünschten Arzneimittelwirkungen und Kontraindikationen.

Geruchs- und Geschmackssinn
- Die Riechzellen der Riechschleimhaut liegen unterhalb der Siebbeinplatte. Ihre Riechhärchen nehmen einströmende Geruchsstoffe auf, die Axone ziehen gebündelt als Fila olfactoria (N. olfactorius, Hirnnerv I) durch die Siebbeinplatte zum Riechkolben (Bulbus olfactorius) und von dort nach zentral.
- Erkrankungen (z. B. Morbus Parkinson, Virusinfektionen) sowie Schädel-Hirn-Traumata können zu Hyposmie (Verminderung des Geruchssinns) bzw. Anosmie (Verlust des Geruchssinns) führen.
- Die Geschmacksknospen in der Zunge bündeln sekundäre Sinneszellen, die über Poren Geschmackstoffe unterschiedlicher Qualität aufnehmen, verarbeiten und über die Hirnnerven VII, IX und X in das ZNS leiten.

Auge und Sehsinn
- Sehen als bedeutsamste Sinnesmodalität beinhaltet das Erkennen von Farben und Helligkeitsunterschieden sowie die Wahrnehmung räumlicher Bilder.
- Die grobe Unterteilung des Auges erfolgt in Augapfel (mit den drei Augenhäuten), Linse und Glaskörper.
- Durch Beurteilung der Pupillen im Seitenvergleich und Pupillenreflexprüfung (Pupillenweite, -form und -reaktion) können einige Pathologien detektiert werden.
- Pathologien umfassen beispielsweise den akuten Glaukomanfall, die Netzhautablösung und plötzliche Visusveränderung (z. B. im Rahmen von Traumata, intraokulären Schlaganfällen, Schwindelepisoden und hypertensiven Notfällen).

Hör- und Gleichgewichtsorgan
- Im Schläfenbein liegt das Hör- und Gleichgewichtsorgan. Der N. vestibulocochlearis (Hirnnerv VIII) leitet die Informationen an das Zentralnervensystem.
- Anatomisch kann das Ohr in äußeres Ohr, Mittel- und Innenohr gegliedert werden. Letzteres enthält die Sinnesrezeptoren für Gehör und Gleichgewicht.
- Pathologien des Hörorgans umfassen akustische Traumata, Schwerhörigkeit und Hörsturz.
- Morbus Menière, Neuritis vestibularis und benigner paroxysmaler Lagerungsschwindel gehören zu den Erkrankungen des Gleichgewichtsorgans. Klassische Symptome können Nystagmus, vegetative Symptomatik (Erbrechen, Übelkeit) und Schwindel sein.

9.1 Einführung

Sensibilität ist die Fähigkeit, Veränderungen in der Umwelt oder im Körperinneren über einzelne Sinneszellen bzw. ganze Sinnesorgane wahrzunehmen. **Sinnesorgane** unterrichten den Menschen über sich selbst und seine Umwelt. Die Bewusstwerdung von Sinneseindrücken ist komplex. Orientierend dargestellt verläuft dieser Prozess in folgenden **Phasen:**
- Ein Reiz wirkt auf einen Sinnesrezeptor und erregt diesen.
- Hierdurch werden Nervenimpulse ausgelöst, die in der Regel zu Rückenmark und/oder Gehirn fortgeleitet werden.
- Jede Sekunde treffen im Zentralnervensystem (ZNS) ca. 1 Million Rezeptorsignale ein. Diese Fülle an Informationen wird im Thalamus (→ Kap. 8.8.1) reduziert (gefiltert).
- Nur die für das Individuum bedeutsamen Signale werden schließlich in der Großhirnrinde bewusst.

9.1.1 Rezeptortypen

Rezeptoren sind spezialisierte Zellen, die von bestimmten inneren oder äußeren Reizen angeregt werden und diese dann in Form von elektrischen Impulsen oder chemischen Reaktionen weiterleiten (**Transduktion** = Umwandlung des wahrgenommenen Reizes in ein Rezeptorpotenzial). Das Eintreffen eines ausreichend starken Reizes auf einen, für diese Reizart empfänglichen, Rezeptor führt zu einer Veränderung des Membranpotenzials (Generatorpotenzial; → Kap. 8.3.3). Wenn das Generatorpotenzial hoch genug ist, um den Schwellenwert benachbarter Natrium- und Kaliumkanäle zu überschreiten (überschwellig), dann löst es an der mit dem Rezeptor verknüpften sensiblen Nervenzelle Aktionspotenziale aus (**Transformation** = Umwandlung des Rezeptorpotenzials in Aktionspotenziale). Diese Aktionspotenziale werden axonal (über das Axon der Nervenzelle) in das ZNS fortgeleitet. Die **Aktionspotenzialfrequenz,** d. h. die Schnelligkeit aufeinanderfolgender Aktionspotenziale, spiegelt in Abhängigkeit des Rezeptortyps unterschiedliche Merkmale wider:

- P- oder Proportional-Rezeptoren: Einwirkende Reizintensität und Aktionspotenzialfrequenz des Rezeptors verhalten sich proportional (z. B. Merkel-Tastscheiben; → Kap. 9.2).
- D- oder Differenzial-Rezeptoren: Messung von Reizintensitätsänderungen mit konsekutivem Anstieg der Aktionspotenzialfrequenz (z. B. Meissner-Tastkörperchen; → Kap. 9.2).
- PD-Rezeptoren: Kombination aus P- und D-Rezeptoren.

Rezeptoren sind sehr unterschiedlich aufgebaut: Im einfachsten Fall liegen sie als freie Nervenendigungen im Gewebe, in anderen Fällen bilden sie zusammen mit spezialisierten Zellen anderer Gewebe komplexe Sinnesorgane (z. B. Augen).

Es wird zwischen **primären und sekundären Sinneszellen** unterschieden. Primäre Sinneszellen (z. B. Riechzellen; → Kap. 9.4.1) besitzen als Rezeptoren eigene afferente Fasern ohne Zwischenschaltung einer Synapse. Um sekundäre Sinneszellen handelt es sich, wenn zwischen Rezeptor und afferenter Faser eine synaptische Verschaltung liegt (z. B. Haarzellen im Innenohr; → Kap. 9.6.4).

9.1.2 Worauf Rezeptoren reagieren

Die Rezeptoren reagieren jeweils spezifisch auf bestimmte Reize: **Mechanorezeptoren** (z. B. Berührungsrezeptoren) registrieren mechanische Deformierungen (Druck- und Zugkräfte) der Rezeptorzellen selbst oder der sie umgebenden Zellen. Ein Sonderfall der Mechanorezeptoren sind die **Dehnungsrezeptoren** in den Muskelspindeln (→ Kap. 8.13.2). **Thermorezeptoren** reagieren auf Temperaturveränderungen, **Fotorezeptoren** auf Licht. Geschmacks- bzw. Geruchsstoffe in Mund und Nase reizen **Chemorezeptoren.** Spezielle Chemorezeptoren registrieren die Konzentrationen einzelner Stoffe in den verschiedenen Körperflüssigkeiten, wie z. B. von Sauerstoff und Kohlendioxid (→ Kap. 14.11.2) oder Glukose. **Nozizeptoren** reagieren auf Gewebsschädigungen in Form von Schmerzreizen (lat. nocere = schaden).

Diejenigen Reize, auf die ein Rezeptor am besten reagiert (z. B. Lichtreize beim Sehsinn), werden **adäquate Reize** genannt. Jedoch können auch für den Rezeptor untypische Reize eine Antwort auslösen: Beispielsweise verursacht ein Schlag auf das Auge auch visuelle Empfindungen. Man spricht dann von einem **inadäquaten Reiz.**

Alle Sinneseindrücke, die durch ein bestimmtes Rezeptorsystem vermittelt werden, bezeichnet man als **Sinnesmodalität.** Dazu gehören die typischen „fünf Sinne" Sehen, Hören, Schmecken, Riechen und Tasten sowie weiterführend Gleichgewichtssinn, Temperatur- und Schmerzempfinden. Innerhalb jeder Modalität werden verschiedene **Sinnesqualitäten** differenziert, wie etwa die unterschiedlichen Farben beim Sehsinn. Des Weiteren beschreibt der Begriff der **Quantität** die Stärke der Sinnesempfindung.

9.1.3 Reizleitung und Reizverarbeitung

Die von den Rezeptoren aufgenommenen und in Nervenimpulse übersetzten Informationen bewirken auf den verschiedenen Ebenen des ZNS unterschiedliche Reaktionen:

- Auf Rückenmarksebene und im Hirnstammbereich erfolgen die Antworten unbewusst in Form von Reflexen (→ Kap. 8.13).
- Impulse, die den Thalamus erreichen, werden nach ihrer Entstehungsart und ihrem Entstehungsort gefiltert (→ Kap. 8.8.1). Nur diejenigen Impulse, die von dort aus an die Großhirnrinde übermittelt werden, bewirken eine bewusste Empfindung.

IM FOKUS

Rezeptortypen

Sinnesrezeptoren reagieren auf spezifische Reize:

- Druck oder Zugkräfte **(Mechanorezeptoren)**
- Temperaturveränderungen **(Thermorezeptoren)**
- Licht **(Fotorezeptoren)**
- Geschmacks- bzw. Geruchsstoffe **(Chemorezeptoren)**
- Gewebsschädigungen **(Nozizeptoren)**

Sinnesreize lösen auf **verschiedenen Ebenen des ZNS** unterschiedliche Reaktionen aus:

- **unbewusste** Verarbeitung auf **Rückenmarksebene** (Reflexantwort)
- **bewusste** Verarbeitung der Empfindung in der **Großhirnrinde**

9.2 Hautsensibilität: Berührungs- und Temperaturempfinden

In der Haut – als Grenze zur Außenwelt – liegen zahlreiche Sinnesrezeptoren. Sie ermöglichen die Wahrnehmung unserer Umgebung und über die „Umweltkontakte" (etwa einen harten Stuhl) auch die Erfahrung der eigenen Körperoberfläche.

Hautrezeptoren bestehen aus Dendriten von sensiblen Neuronen, die frei in der Haut enden oder in Epithelien bzw. bindegewebigen Strukturen eingebettet sind. Die Erregungen aus den Hautrezeptoren werden nach mehrfacher Umschaltung an die sensorischen Rindenfelder (→ Kap. 8.7.2) in der hinteren Zentralwindung der Großhirnrinde übermittelt.

Es gibt unterschiedliche Hautrezeptoren, die auf bestimmte Reizarten spezialisiert sind.

Mechanorezeptoren

Merkel-Tastscheiben liegen epidermal vor allem in Fingerbeeren sowie Lippen und stehen als spezialisierte Hautzellen mit Dendriten sensibler Nervenzellen in Kontakt. Sie dienen als langsam adaptierende Proportionalrezeptoren (P-Rezeptoren) der konstanten Erkennung von Form- bzw. Texturänderungen und auf die Haut einwirkender Druckverhältnisse (→ Abb. 9.1).

Meissner-Tastkörperchen kommen analog den Merkel-Tastscheiben insbesondere an Fingerkuppen und Lippen sowie an Handinnenflächen, Fußsohlen, Augenlidern und äußeren Genitalien vor (→ Abb. 9.1). Als eiförmige Strukturen, die viele Dendriten enthalten, befinden sie sich allerdings in der Dermis der unbehaarten Haut und entsprechen hochauflösenden und schnell adaptierenden Differenzialrezeptoren (D-Rezeptoren). Sobald Reizintensitätsänderungen im Rahmen von Vibration, leichter Berührung oder taktilem Gleiten detektiert werden, kommt es zur Aussendung einer entsprechenden Aktionspotenzialfrequenz.

Als Berührungsrezeptoren der behaarten Haut dienen **Nervengeflechte** aus Dendriten (**Haarfollikelsensoren;** → Abb. 9.1), welche die Haarwurzeln umgeben.

Vater-Pacini-Lamellenkörperchen bestehen aus zwiebelschalenartig angeordneten Bindegewebsschichten, zwischen die Dendriten eingelagert sind (→ Abb. 9.1). Sie kommen nicht nur in Unterhautschichten, sondern auch in inneren Organen, Muskeln und Gelenken vor. Diese Mechanorezeptoren reagieren besonders auf Druck- und Vibrationsreize. Sie adaptieren sehr schnell an den Reiz, d. h. sie werden bei fortbestehender Reizung schnell unempfindlich.

Freie Nervenendigungen sind Dendriten (→ Abb. 8.4) ohne bindegewebige Hülle. Sie fungieren nicht nur als Mechanorezeptoren, sondern detektieren auch Temperatur-, Schmerz- und Juckreiz.

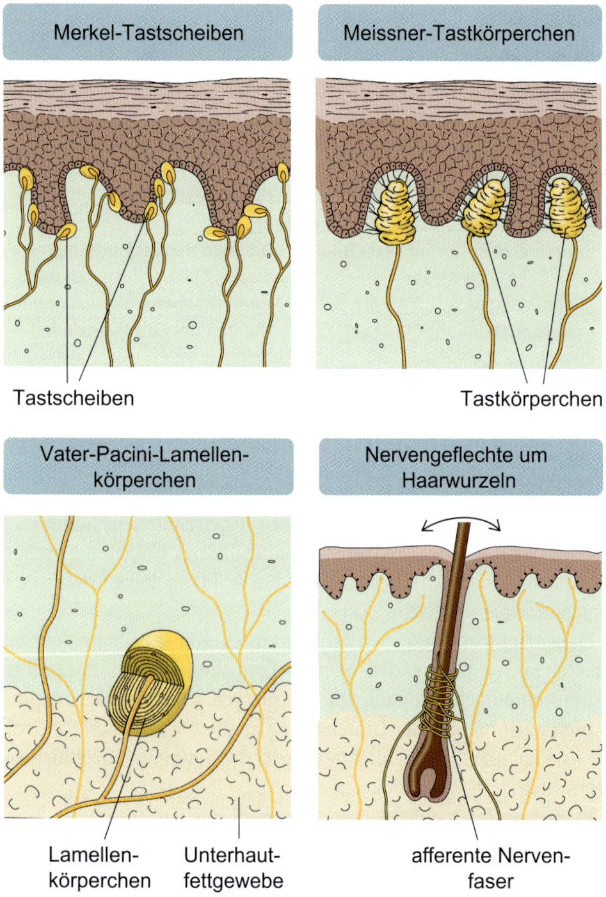

Abb. 9.1 Vier unterschiedliche Mechanorezeptoren [L190]

Eine schwache Reizung der genannten Hautrezeptoren ruft Berührungsempfindungen hervor. Stärkere Stimulierung führt zu Druckempfindungen.

Thermorezeptoren

Thermorezeptoren informieren das ZNS ständig über die vorliegenden Temperaturverhältnisse an der Körperoberfläche und im Körperinneren. Diese Rezeptoren sind wahrscheinlich freie Nervenendigungen, die überall in der Haut, teilweise in den Körperhöhlen und insbesondere auch im ZNS selbst (z. B. Hypothalamus) vorkommen.

Die einzelnen Temperaturrezeptoren sind auf Kälte- oder auf Wärmereize spezialisiert. Durch das Zusammenspiel von **Warm-** und **Kaltrezeptoren** können Temperaturen von 10–45 °C registriert werden. Außerhalb dieses Bereichs werden vorwiegend die Schmerzrezeptoren stimuliert.

IM FOKUS

Hautsensibilität

Die **Sinnesrezeptoren der Haut** bestehen aus Dendriten von sensiblen Neuronen, die frei in der Haut enden oder in Epithelien bzw. bindegewebigen Strukturen eingebettet sind:

- **Merkel-Tastscheiben** (Druck und mechanische Verformung der Haut)
- **Meissner-Tastkörperchen** (Vibration, leichte Berührung, taktiles Gleiten im Bereich unbehaarter Haut)
- **Haarfollikelsensoren** (Berührungsrezeptoren der behaarten Haut)
- **Vater-Pacini-Lamellenkörperchen** (Druck und Vibration – auch in inneren Organen)
- **Freie Nervenendigungen** (Berührung, Temperatur-, Schmerz- und Juckreiz)
- **Thermorezeptoren** (Temperaturen von 10 °C bis 45 °C)

9.3 Schmerzempfindung

Die für die Schmerzempfindung **(Nozizeption)** verantwortlichen **Schmerzrezeptoren** (Nozizeptoren) kommen überall in der Haut und in vielen Regionen des Körperinneren vor. Die durch die **Nozizeptoren** ausgelösten Schmerzempfindungen sollen schwere oder evtl. tödliche Schädigungen durch sofortige Reaktion – exemplarisch durch ein Zurückziehen der Hand aus einem Feuer – verhindern.

KRANKHEIT/SYMPTOM

Schmerzbeurteilung

Schmerzwahrnehmung und -interpretation sind immer subjektiv und hängen auch von Ethnie und kultureller Prägung der Patienten ab. Dies führt nicht selten dazu, dass medizinisches Fachpersonal und Betroffene Schmerzen unterschiedlich beurteilen. Die **Indikation zur medikamentösen Schmerztherapie** basiert auf Angaben in der Schmerzanamnese, zugrunde liegender Erkrankung/Verletzung, Vitalparametern und medizinischer Beurteilung. Eine partizipative Entscheidungsfindung bedarf der engen Absprache zwischen Behandlern und Patienten, was aus verschiedenen Gründen (z. B. Sprachbarriere, Kinder) nicht immer einfach bzw. möglich ist. Eine Hilfestellung kann die **Nutzung von Skalen** sein:

- In der Notfallmedizin ist zur Schmerzeinordnung insbesondere die **Numerische Rating-Skala** (NRS) gebräuchlich. Sie umfasst elf Punkte, wobei „0“ kein Schmerz und „10“ den maximal vorstellbaren Schmerz bedeutet. Die Grenzen (0 und 10) werden von Seiten des Teams erklärt, die Betroffenen formulieren nachfolgend ihre Einschätzung als Zahlenwert. Ziel einer Schmerztherapie ist ein Wert ≤ 4 Punkte auf der NRS.
- Eine weitere Schmerzskala ist die **Visuelle Analogskala** (VAS). Hierbei wird anhand von 10 Smileys das Empfinden graduiert, zudem gibt es extra Skalen für Kinder.
- Zur Einordnung der Schmerzintensität bei Demenzkranken kommt die **BESD-Skala** (**Be**urteilung von **S**chmerzen bei **D**emenz) zum Einsatz. Diese beinhaltet die Beurteilung von Atmung, negativen Lautäußerungen, Körperhaltung, Mimik und Reaktion des Patienten auf Trost.

9.3.1 Wie der Schmerz entsteht

Schmerzempfindungen werden ähnlich den Temperaturreizen vorwiegend über freie Nervenendigungen vermittelt, wobei diese Rezeptorart auch Juck- und Kitzelreize wahrnimmt. Schmerzrezeptoren reagieren auf die bei Gewebsschädigungen oder Störungen im Gewebsstoffwechsel (z. B. bei Entzündung; → Kap. 1.11.3) freigesetzten chemischen Stoffe wie **Prostaglandin** und **Histamin.**

Werden Schmerzrezeptoren gereizt, gelangt das Schmerzsignal über gemischte periphere Nerven (bzw. aus den Organen über Fasern des vegetativen Nervensystems) zunächst zum Rückenmark, wo innerhalb von Sekunden das Neuropeptid **Substanz P** und die Aminosäure

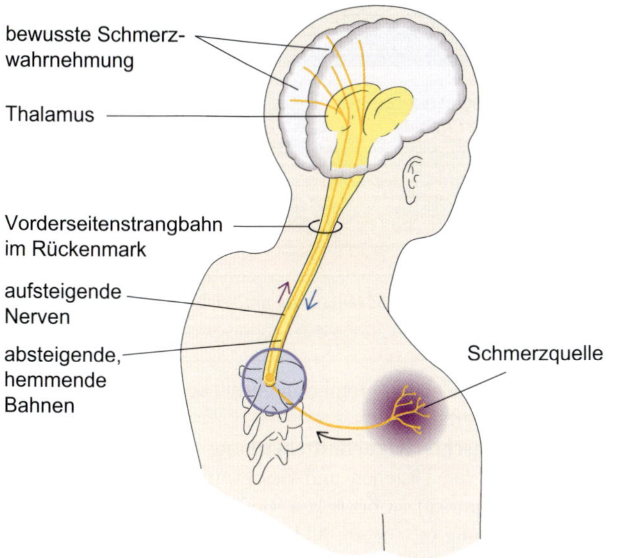

Abb. 9.2 Vom Schmerzreiz bis zur Schmerzwahrnehmung. Die Schmerzsignale werden über die Vorderseitenstrangbahn durch Rückenmark und Thalamus zur Großhirnrinde geleitet. Absteigende, hemmende Bahnen (Transmitter Serotonin) und endorphinproduzierende Zellen im Rückenmark variieren die Weiterleitung der Schmerzimpulse. [L190]

Glutamat ausgeschüttet werden (→ Kap. 8.4.3; → Abb. 9.2). Diese beiden Substanzen fördern die Schmerzempfindung. Die Erregung wird dann über die Vorderseitenstrangbahn (→ Abb. 8.35) des Rückenmarks zum Thalamus und weiter zu den sensorischen Rindenfeldern der Großhirnrinde geleitet. Hier kann die Schmerzempfindung durch andere, z. T. vom Gehirn ausgeschüttete Neuropeptide beeinflusst (moduliert) werden.

Ein **absteigendes Hemmsystem** kann die Schmerzen auf Rückenmarksebene unterdrücken. Durch eine **Serotonin**-vermittelte Aktivierung spezieller Neurone erfolgt die Ausschüttung von **Endorphinen** (→ Kap. 8.5), die durch Unterdrückung der Wirkung von Substanz P die schmerzleitenden Synapsen hemmen. Auf dem gleichen Wirkmechanismus beruht auch die Schmerzhemmung der Neuropeptidgruppe **Enkephaline.** Das Resultat ist die insbesondere initial geringere Schmerzwahrnehmung, damit lebensnotwendige Handlungsabläufe (z. B. Fluchtreaktionen) durch den Schmerzreiz nicht gestört werden. Umgekehrt bedeutet dies jedoch auch die deutlich stärkere Wahrnehmung des Schmerzes in Ruhe (z. B. nachts im Bett) im Vergleich zu der geringeren Schmerzempfindung während einer aktiven Phase.

Im Großhirn wird der Schmerz wahrgenommen, wobei die begleitende Gefühlsqualität (Angst, Ekel, unter Umständen auch Freude) von anderen Kerngebieten (z. B. limbisches System) beigesteuert wird.

9.3.2 Charakteristika des Schmerzes

Somatischer Schmerz

Bei Schmerzempfindungen der Haut, des Bewegungsapparats oder des Bindegewebes spricht man vom **somatischen Schmerz.** Dabei werden zwei Formen unterschieden:

- **Oberflächenschmerz:** Reizlokalisierung in der Haut
- **Tiefenschmerz:** Muskeln, Gelenke, Knochen und Bindegewebe als Ausgangsort des Schmerzreizes

Viszeraler Schmerz

Das Gegenstück zum somatischen Schmerz ist der **viszerale Schmerz** (Eingeweideschmerz), der durch seinen dumpfen Charakter und die begleitenden vegetativen Reaktionen dem Tiefenschmerz ähnelt. Er tritt z. B. bei Dehnung („Blähungen") oder Spasmen der glatten Muskulatur (z. B. Menstruationsschmerz) sowie bei Mangeldurchblutung und Entzündungen auf. Auch als Dauerschmerz (z. B. Magenschmerzen) oder als periodisch wiederkehrender Schmerz (z. B. Koliken; → Kap. 4.7.1) kann sich der viszerale Schmerz äußern.

Neuropathischer Schmerz

Der **neuropathische (neurogene) Schmerz** entsteht im Rahmen von Erkrankungen oder Läsionen des Nervensystems. Durch die daraus resultierenden neurophysiologischen Veränderungen beklagen die Betroffenen klassischerweise anfallsartig auftretende Schmerzattacken, brennende Schmerzcharakteristika und Berührungsempfindlichkeit von jeweils qualvollem Charakter. Häufig zeigt sich eine chronische Manifestation (Prävalenz 7–10 %). Beispiele sind die Trigeminusneuralgie (→ Kap. 8.10.5), die diabetische Polyneuropathie und der Phantomschmerz nach Amputationen.

Psychogener Schmerz

Nicht jeder Schmerz hat eine Ursache in gereizten Schmerzrezeptoren. Vielmehr kann auch eine Erkrankung aus dem psychosomatischen oder psychiatrischen Formenkreis vorliegen, bei der die inneren Konflikte nur über Schmerzäußerungen verarbeitet werden können. Die psychische Störung findet also in der somatischen Erscheinung „Schmerz" ihren Ausdruck.

Akuter und chronischer Schmerz

Neben der Unterscheidung bezüglich der Lokalisation einer Schmerzentstehung ist die Differenzierung bezüglich der Schmerzdauer sinnvoll:

- **Akuter Schmerz** hat eine begrenzte Dauer, dient dem Organismus als Schutzfunktion, klingt rasch ab und ist - trotz kurzzeitig hoher Intensität (z. B. Zahnarztbehandlung) – aushaltbar.
- **Chronischer Schmerz** tritt als Dauerschmerz oder häufig wiederkehrender Schmerz über einen längeren Zeitraum auf und ist nur schwer zu ertragen. Beispiele: Rückenschmerzen (häufigste Form), Tumorschmerz, Migräne.

Einstellung zum Schmerz

Jede Schmerzempfindung wird stark von der subjektiven Einstellung beeinflusst. Angst etwa kann das Schmerzerlebnis wesentlich steigern, Ablenkung und vermehrte menschliche Zuwendung können es lindern.

Andererseits zeigen Schmerzrezeptoren in der Regel keine Adaptation, d. h. ihre Empfindsamkeit für einwirkende Reize ist gleichbleibend stark. Dies ist für chronisch kranke Patienten besonders quälend, da für sie die Funktion des Schmerzes als „Alarmgeber" keinen Sinn mehr hat. Die **Schmerztherapie** versucht, hier Linderung zu verschaffen.

9.3.3 Schmerztherapie

„Geben Sie mir etwas gegen die Schmerzen!" – so bitten viele Patienten die Rettungsdienstmitarbeiter um ein **Analgetikum,** ein schmerzdämpfendes Medikament (→ Abb. 9.3). Akute Schmerzzustände oder Schmerzkrisen gehören zu den häufigsten Indikationen, warum der Rettungsdienst gerufen oder die Notaufnahme aufgesucht wird.

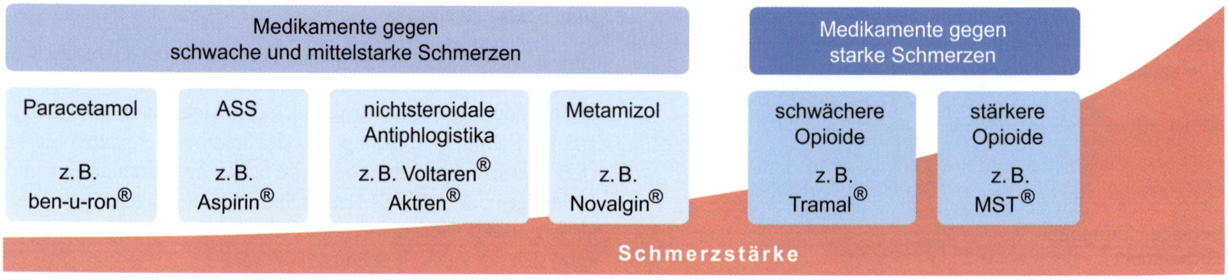

Abb. 9.3 Übersicht über die wichtigsten Analgetika. Unter den mittelstark wirksamen Schmerzmitteln nimmt das Metamizol mit seiner zuverlässigen Wirkung gegen viszerale Schmerzen eine Sonderstellung ein. [L190]

MERKE

Recht auf angemessene Schmerzlinderung

Schmerztherapie ist als fundamentales Menschenrecht anzusehen, auf das jeder Mensch in gleichem Maße einen Anspruch hat. Dabei soll die Schmerztherapie umfassend, individuell und unabhängig von Gesundheitszustand und Lebenserwartung erfolgen, um eine angemessene Schmerzlinderung zu erzielen. Diese Betrachtung formulierte die Deutsche Schmerzgesellschaft (DGSS) bereits 2007 in ihrer Ethik-Charta, die als Leitfaden für eine patientenorientierte und medizinisch-ethisch korrekte Schmerztherapie dient.

Sowohl bei den Arzneimittelverordnungen als auch im Rahmen einer notfallmäßigen Medikamentengabe sind Analgetika die am häufigsten verwendete Medikamentengruppe. Dennoch ist die Einnahme keinesfalls risikofrei – auch nicht bei den frei verkäuflichen Präparaten: Unerwünschte Arzneimittelwirkungen und das potenzielle Risiko einer Abhängigkeitsentwicklung gilt es zu bedenken, wobei Mischpräparate (z. B. mit Koffein oder Beruhigungsmittel) das Suchtpotenzial zusätzlich verstärken können.

Nicht-Opioid-Analgetika

Nicht-Opioid-Analgetika wirken in erster Linie peripher (am Ort der Schmerzentstehung) und hauptsächlich über eine Hemmung des Enzyms **Zyklooxygenase** (Cyclooxygenase, COX), von dem es die Unterformen COX-1 und COX-2 gibt. Dadurch sinkt die Bildung der schmerzvermittelnden Prostaglandine (→ Kap. 1.11.3).

In die Medikamentengruppe der Nicht-Opioid-Analgetika gehören die **nichtsteroidalen Antiphlogistika** sowie **Paracetamol** und **Metamizol.**

Eine Sonderstellung nimmt **Ketamin** ein, das in der Notfallmedizin niedrig dosiert zur Analgesie und höher dosiert zur Narkoseeinleitung verwendet wird (Analgetika in der Notfallmedizin siehe unten).

Nichtsteroidale Antiphlogistika

Nichtsteroidale Antiphlogistika (Non-Steroidal Anti-Inflammatory Drugs, NSAID, auch als **nichtsteroidale Antirheumatika,** kurz NSAR bezeichnet) sind eine heterogene Substanzgruppe, die vor allem bei entzündlichen Schmerzen (rheumatische und degenerativ-entzündliche Erkrankungen des Bewegungsapparats, Abszesse) sowie bei beginnendem Tumorschmerz und Koliken indiziert sind. Zentraler Wirkmechanismus ist die Hemmung der Enzyme **Cyclooxygenase** 1 und 2 (COX-1 und -2) im Syntheseweg des Gewebehormons Prostaglandin, das für Inflammation und Schmerzentstehung mitverantwortlich ist. Resultat ist die entzündungshemmende **(antiphlogistische),** schmerzhemmende **(analgetische)** und fiebersenkende **(antipyretische)** Wirkung. Zusätzlich bewirkt die irreversible COX-1-Hemmung eine reduzierte Synthese des Biomoleküls Thromboxan A_2 mit konsekutiv verminderter Thrombozytenaggregation.

Als **unerwünschte Arzneimittelwirkung (UAW)** ist das Risiko der Entstehung von Läsionen und Geschwüren **(Ulzera)** im Bereich der Magenschleimhaut zu bedenken. Ursächlich hierfür ist die durch die COX-Hemmung verringerte Bildung der Prostaglandine PGE_2 und PGI_2, welche für die Sekretion von Bikarbonat (HCO_3^- = Salz der Kohlensäure) und Muzin verantwortlich sind. HCO_3^- und Mukusschicht werden benötigt, um die Magenschleimhaut vor dem salzsäurehaltigen Magensaft (pH 1 bis 2) zu schützen. Zusätzlich fehlt durch die reduzierte PGE_2-Synthese die Hemmung der Magensaft-Produktion in den Becherzellen, wodurch ein weiterer Risikofaktor für gastrointestinale Ulkusentstehung und Blutungsereignisse besteht. Außerdem ist bei renalen (Vor-) Erkrankungen Vorsicht geboten, da die Gefahr einer Analgetika-Nephropathie besteht: Die NSAID-vermittelte COX-Hemmung mit reduzierter PGE_2-Konzentration führt durch unerwünschte Beeinflussung des RAAS-Systems (→ Kap. 16.4.2) und geringere Vasodilatation zu einer verminderten renalen Perfusion.

Asthma bronchiale stellt eine weitere **Kontraindikation** dar, da NSAIDs die Synthese bronchodilatierender Prostaglandine, nicht aber die Freisetzung bronchokonstriktiver Leukotriene aus Mast- und weiteren Immunzellen hemmen. Aufgrund der daraus resultierenden Gleichgewichtsverschiebung der Biomoleküle (Leukotrienübergewicht) kann durch Bronchokonstriktion ein Analgetika-vermittelter Asthmaanfall ausgelöst werden.

Wichtigster und ältester Vertreter der NSAIDs ist die **Acetylsalicylsäure** (ASS, z. B. Aspirin®). Die Einnahme von Acetylsalicylsäure ist geeignet bei Kopf- und Zahnschmerzen, leichtem Fieber, rheumatoider Arthritis und beginnendem Tumorschmerz. Zudem wird ASS in niedriger Dosierung (100 mg pro Tag) im Rahmen der dauerhaften Thrombozytenaggregationstherapie eingesetzt.

MERKE

Acetylsalicylsäure (ASS) beim ACS

Das initiale medikamentöse Management des akuten Koronarsyndroms (→ Kap. 12.7.4) beinhaltet unter anderem die Thrombozytenaggregationshemmung durch Gabe von ASS. In Studien konnte der Nachweis einer dadurch reduzierten Sterblichkeit erbracht werden. Laut der ESC-Leitlinie 2023 werden zur Akuttherapie 150 bis 300 mg ASS oral bzw. 75 bis 250 mg i. v. empfohlen.

Ebenfalls in geringer Dosierung nicht rezeptpflichtig und gut wirksam gegen leichte bis mäßige Schmerzen (Zahn-, Kopf-, Regelschmerzen) ist **Ibuprofen** (z. B. Ibuflam®). Dieser ebenfalls bekannte NSAID-Vertreter wird zudem zur Therapie rheumatischer oder degenerativ-entzündlicher Erkrankungen des Bewegungsapparats sowie bei Fieber und beginnendem Tumorschmerz eingesetzt. Weitere NSAID-Beispiele mit ähnlichem Wirkspektrum sind Diclofenac (z. B. Voltaren®), **Flurbiprofen** (Dobendan®), **Naproxen** (Dolormin®) und **Indometazin** (z. B. Amuno®)

Eine Untergruppe der NSAID sind die **Coxibe,** etwa Celecoxib (z. B. Celebrex®), die überwiegend die COX-2 hemmen. Sie greifen deshalb die Magenschleimhaut weniger an und haben auch keine Wirkung auf die Blutplättchen. Coxibe erhöhen aber wie die meisten anderen NSAID-Substanzen das kardiovaskuläre Risiko.

Paracetamol

Als Prostaglandinsynthesehemmer wirkt **Paracetamol** (z. B. ben-u-ron®) im Gegensatz zu den NSAID „nur" schmerzlindernd und fiebersenkend – eine antiinflammatorische Wirkung besitzt das am häufigsten verwendete Analgetikum nicht. Es gilt als „magenfreundlich" und ist in der Pädiatrie das Mittel der Wahl bei Fieber und Schmerzen. Eine rektale Applikation sowie die Gabe während der Schwangerschaft sind unproblematisch.

MERKE

Paracetamolintoxikation

Die Literatur beschreibt eine relevante toxische Wirkung bei Einnahme von ≥ 150 mg/kg KG innerhalb von 24 Stunden (entsprechend ca. 7,5 g bei Erwachsenen), andere Angaben berichten über letale Ausgänge bereits ab einer Einnahme von 7 g Paracetamol. Die beim Abbau entstehenden reaktiven Zwischenprodukte werden durch das zellschützende Glutathion inaktiviert, bei Erschöpfen der Glutathionreserven kumulieren die insbesondere hepatotoxisch wirkenden Metaboliten. Die Intoxikation verläuft in vier Phasen, beginnend mit gastrointestinalen Beschwerden, nach ca. 5 Tagen droht das Multiorganversagen. Therapeutisch sollte frühzeitig das Antidot N-Acetylcystein (Fluimucil®) appliziert werden.

Metamizol

Das analgetisch potentere und insbesondere gut gegen viszerale Schmerzen wirksame **Metamizol** (z. B. Novalgin®, Novaminsulfon) kann sich in äußerst seltenen Fällen negativ auf die Blutbildung auswirken. Dabei stellt die Entstehung einer Agranulozytose (ausgeprägter bis vollständiger Mangel an Granulozyten als Untergruppe der Leukozyten) eine lebensbedrohliche Immunschwäche dar, weshalb im aktuellen Rote-Hand-Brief Warnung und Monitoring bezüglich dieser schwerwiegenden Komplikation erläutert werden.

Opioid-Analgetika

Die Begriffe **Opiate** und **Opioide** werden im klinischen Alltag größtenteils synonym verwendet und beschreiben eine Gruppe von natürlichen, körpereigenen, synthetischen und halbsynthetischen Substanzen. Der älteste und bekannteste Vertreter ist das **Morphin,** das als Verbindung aus dem getrockneten Milchsaft des Schlafmohns (= Opium) gewonnen wird. Bei genauer Betrachtung der Nomenklatur umfasst der Terminus **Opiat** natürlich vorkommende Stoffe **(Morphin, Codein)**. Der Begriff **Opioid** inkludiert hingegen alle Präparate mit morphinartigen Eigenschaften und Wirkung an den **Opioidrezeptoren** (μ-, κ- und δ-Opioidrezeptoren). An diesen binden normalerweise die körpereigenen Endorphine (→ Kap. 8.5).

Kernelement für den therapeutischen Einsatz von Opioiden ist die Unterbrechung der Schmerzentstehung und Schmerzweiterleitung auf zentraler Ebene. Häufige Anwendung finden Opioide daher bei starken Schmerzzuständen und Tumorschmerz. Die analgetische Wirkung wird durch Bindung an den μ-Rezeptoren vermittelt, begleitend werden euphorische und atemdepressive Effekte ausgelöst. Damit sind die μ-Rezeptoren die relevanteste Opiatrezeptor-Gruppe. κ-Rezeptoren verursachen Stimmungsänderungen (Dysphorie), über δ-Rezeptoren werden überwiegend Atemdepression und gastrointestinale Motilitätshemmung bewirkt. Sedierend wirken wiederum die κ- und μ-Rezeptoren – eine insgesamt verminderte Aufmerksamkeit und die daraus resultierende Risikoerhöhung (z. B. bei aktiver Teilnahme im Straßenverkehr) sind im Rahmen einer Opiattherapie unbedingt zu beachten. Weitere unerwünschte Arzneimittelwirkungen von Opioiden sind Emesis, Miosis, Hypotonie und Bradykardie.

MERKE

Unerwünschte Arzneimittelwirkungen

Vor der Applikation starker Analgetika – wie generell vor jeder Medikamentengabe – ist es obligat, das Vorliegen von Kontraindikationen zu prüfen und **unerwünschte Arzneimittelwirkungen** der einzelnen Substanzen zu kennen. Es bedarf einer adäquaten Ausbildung, um mit entsprechenden Komplikationen im Rahmen einer Analgesie umgehen zu können. Bei der Gabe von **Opioiden** sind Atemdepression, Blutdruckabfall und Emesis relevante unerwünschte Arzneimittelwirkungen, die ein professionelles Management benötigen. Eine Analgosedierung mit Midazolam und Ketamin kann eine Atemdepression verursachen. Vor einer Medikamentenapplikation müssen alle Vorbereitungen getroffen sein, um jegliche Eventualität beherrschen zu können.

! ACHTUNG!

Opiatintoxikation

Eine Miosis gilt bei Intoxikationen als ein wesentlicher Hinweis auf die Beteiligung von Opiaten bzw. Opioiden. Die **Antagonisierung** erfolgt mit **Naloxon** (z. B. Narcanti®) als Antidot, wobei das Medikament in repetitiven (wiederholten) Gaben mit einer Dosierung von jeweils 0,4 mg appliziert wird. Zu beachten sind die unterschiedlichen Halbwertszeiten von Naloxon und opioiden Substanzen. Durch die meist kürzere Wirkdauer des Antidots im Vergleich zu den Opioiden kann es zu einem **Rebound-Phänomen** kommen, so dass die Wirkung der Opioide letztlich wieder überwiegt.

MERKE

Analgetische Potenz

Um die Wirksamkeit der Opioide einzustufen, wird Morphin als Referenzsubstanz herangezogen. Der Terminus **analgetische oder therapeutische Potenz** beschreibt das Maß der analgetischen Wirkung eines Opioids im Vergleich zu Morphin, wobei dessen Potenz mit 1 definiert ist. Tramadol hat eine analgetische Potenz von 0,1 – das bedeutet, dass man die zehnfache Menge benötigt, um den gleichen schmerzlindernden Effekt wie Morphin zu erhalten. Fentanyl besitzt dagegen eine analgetische Potenz von 100 – das heißt, es wirkt hundertfach stärker als Morphin.

Nachfolgend eine Übersicht der gängigen Opioide in aufsteigender analgetischer Potenz, jeweils mit Beispiel für einen Handelsnamen und Applikationsmöglichkeiten in Klammern:

- **Niedrigpotente (schwach wirksame) Opioide:**

- Dihydrocodein (Paracodin® p. o.)
- Tilidin, meist in Kombination mit Naloxon (Valoron®, p. o.)
- Tramadol (Tramal®, p. o., i. v., s. c., i. m. oder als Suppositorium rektal)
- Pethidin (Dolantin®, i. v., s. c., i. m. oder als Suppositorium rektal)
- Tapentadol (Palexia®, p. o.)

- **Hochpotente (stark wirksame) Opioide:**
  - Morphin (MST®, p. o., i. v., s. c., i. m., epidural, intrathekal)
  - Oxycodon (Oxygesic®, p. o., i. v.)
  - Piritramid (Dipidolor®, i. v., s. c., i. m.)
  - Hydromorphon (Palladon®, p. o., i. v.)
  - Buprenorphin (Temgesic®, transdermal als Pflaster)
  - Fentanyl (Durogesic®, i. v., transdermal als Pflaster)

Aufgrund der Gefahr der Abhängigkeitsentwicklung und unerwünschter Arzneimittelwirkungen (Atemdepression, Obstipation, Harnverhalt) sind Opioide nur bei schweren und schwersten Schmerzzuständen indiziert (z. B. postoperativ, Tumorschmerz). Um einem Missbrauch vorzubeugen, unterstehen fast alle Opioide (Ausnahmen sind z. B. Codein oder Tilidin/Naloxon als Tabletten) der **Betäubungsmittel-Verschreibungsverordnung** (BtMVV). Diese Arzneimittel dürfen nur unter strenger Kontrolle – und einzeln dokumentiert – abgegeben werden.

MERKE

Das Abhängigkeitspotenzial und die besondere Verschreibungsform dürfen kein Grund sein, Betroffenen mit (chronischen) Schmerzen Opioid-Analgetika vorzuenthalten. Im Gegenteil – gerade die beispielsweise onkologisch erkrankten und schmerzgeplagten Patienten können die ihnen verbleibende Lebenszeit oft nur unter angemessener Schmerztherapie qualitativ und selbstbestimmt gestalten. Für die symptomatische Behandlung von Schmerzzuständen ist das (ursprünglich für den Tumorschmerz entwickelte) **WHO-Stufenschema zur Schmerztherapie** Standard:

1. Nicht-Opioid-Analgetika
2. Schwache Opioid-Analgetika
3. Starke Opioid-Analgetika

Auf jeder Stufe ist die Kombination mit weiteren Medikamenten und nicht-medikamentösen schmerzlindernden Maßnahmen möglich.

Psychopharmaka

Der analgetische Effekt der bereits beschriebenen Schmerzmittel lässt sich durch Kombination mit bestimmten **Psychopharmaka** teilweise erheblich steigern. Die Psychopharmaka wirken dann als sogenannte **Koanalgetika**. Das WHO-Stufenschema empfiehlt generell den Einsatz von Koanalgetika zu erwägen, wobei insbesondere Antidepressiva (z. B. Amitryptilin) und Antikonvulsiva (z. B. Gabapentin, Pregabalin) zur Anwendung kommen.

PRAXISTIPP

Arzneimittelsicherheit in der Schwangerschaft

Bezüglich einer Medikamentengabe in der Schwangerschaft herrscht oftmals Unsicherheit. Auf der Internetseite des Pharmakovigilanz- und Beratungszentrums für Embryonaltoxikologie können Informationen zu Verträglichkeit von Arzneimitteln in Schwangerschaft und Stillzeit nachgeschlagen werden: www.embryotox.de.

Analgetika in der Notfallmedizin

PRAXISTIPP

Schmerzen im Rettungsdienst

Schmerzen wirken als wichtige Alarmgeber und können häufig als diagnostische Richtungsweiser fungieren – insbesondere dann, wenn die Betroffenen Angaben zu Beginn (**O**nset), **P**rovokation, **Q**ualität, genauer Lokalisation bzw. Ausstrahlung (**R**adiation), **S**tärke und zeitlichem Verlauf (**T**ime) machen können. Trotzdem sollte heutzutage niemand schmerzgeplagt in die Klinik transportiert werden müssen. Eine gute Analgesie – auch durch Rettungsfachpersonal – ist als Standard in der modernen Notfallmedizin anzusehen.

Ein ideales Schmerzmittel sollte möglichst alle Schmerzen lindern, keine unerwünschten Arzneimittelnebenwirkungen haben und damit ein hohes Sicherheitsprofil besitzen. Des Weiteren wären Abwesenheit von Kontraindikationen, einfache Dosierung und Anwendbarkeit für alle Schmerzarten wünschenswert – Eigenschaften, die nicht zu vereinen sind. Situativ und individuell muss aus den in der präklinischen Notfallmedizin verfügbaren Analgetika ausgewählt werden, wobei in Deutschland weiterhin keine bundesweit einheitliche Medikamentenvorhaltung geregelt ist:

- **Paracetamol** (Perfalgan®, ben-u-ron®) wird bei leichten Schmerzen und zur Fiebersenkung eingesetzt. Einen hohen Stellenwert besitzt es vor allem bei pädiatrischen Patienten als Suppositorium (Zäpfchen). Um den Wirkstoff zu reduzieren, lässt sich das Suppositorium auch mit einem Skalpell teilen, wobei zur gleichmäßigen Verteilung des Wirkstoffes in Längsrichtung geschnitten wird. Präklinisch wird Paracetamol bei leichten Schmerzen nur selten als Kurzinfusion i. v. (Perfalgan®) appliziert.
- **Metamizol** (Novalgin®, Novaminsulfon®) ist ein starkes nicht-opioides Analgetikum mit spasmolytischer Komponente. Trotz des insgesamt langsamen Wirkeintritts sind Blutdruckabfälle bei rascher Injektion möglich. Als weitere akut auftretende Komplikation sind anaphylaktoide Reaktionen beschrieben. Eine langsame intravenöse Applikation (bzw. Gabe als Kurzinfusion) wird daher empfohlen. Selten – aber zu Recht sehr gefürchtet – ist die Agranulozytose als schwere Beeinträchtigung der Immunabwehr mit konsekutiv erhöhtem Risiko für schwere bis tödlich verlaufende Infektionen. In einigen deutschen Rettungsdienstbereichen wird Metamizol daher nicht mehr auf den Fahrzeugen vorgehalten.
- **Butylscopolamin** (Buscopan®)ist ein **Spasmolytikum,** das durch die krampflösende Wirkung auf die glatte Muskulatur Schmerzen bei Koliken lindern kann. Bei rascher Applikation sind Blutdruckabfälle möglich. Butylscopolamin wird gerne zusammen mit Metamizol bei abdominellen Schmerzen eingesetzt.
- **Piritramid** (Dipidolor®) ist chemisch mit Methadon verwandt und wird überwiegend zur postoperativen Analgesie eingesetzt. Es hat eine analgetische Potenz von 0,7 gegenüber Morphin.
- **Tramadol** (Tramal®) ist ein schwaches Analgetikum mit einer analgetischen Potenz von 0,1. Um seine Wirkung zu entfalten, benötigt es fast 15 Minuten.
- **Morphin** ist eines der wichtigsten Analgetika im Rettungsdienst. Haupteinsatzgebiet sind atraumatische Schmerzen (z. B. bei kardialen Erkrankungen oder Tumorleiden), es wird jedoch auch bei traumatologischen Schmerzen und bei Luftnot eingesetzt. Die

Wirkung von Morphin setzt nach ca. 5–15 Minuten ein, daher Vorsicht bei repetitiven Gaben.
- **Fentanyl** ist 100-fach potenter als Morphin. Verwendung findet es in der Anästhesie, Intensiv- und Notfallmedizin. Von Vorteil ist der sehr rasche Wirkungseintritt, von großem Nachteil jedoch die ausgeprägt atemdepressive Wirkung.
- **Ketamin (R-Ketamin) bzw. Esketamin (S-Ketamin)** (Ketanest® bzw. Ketanest®-S) ist ein zentral wirksames Hypnoanalgetikum und nimmt damit eine Sonderstellung ein. In niedrigeren Dosierungen wird es in der Notfallmedizin zur Analgesie eingesetzt, höhere Dosierungen erlauben die Narkoseeinleitung. Ketamin bzw. Esketamin kommt in zwei Varianten vor, wobei bei der Dosisbestimmung zwingend die doppelte Potenz von S-Ketamin im Vergleich zu R-Ketamin beachtet werden muss. Es wirkt zentral über glutamerge NMDA-Rezeptoren und beeinflusst das cholinerge System sowie in geringem Ausmaß die Opioidrezeptoren. Ketamin bewirkt eine sogenannte dissoziative Anästhesie mit Analgesie, Amnesie und Bewusstlosigkeit bei geöffneten Augen – in aller Regel bleiben Spontanatmung und Schutzreflexe erhalten. Nebenwirkungen sind Anstieg von Herzfrequenz und Blutdruck sowie erhöhter myokardialer Sauerstoffverbrauch. Ein vermehrter Speichelfluss **(Hypersalivation)** ist möglich. Psychomotorische Erregungszustände und beschriebene Alpträume können mit Benzodiazepinen abgefangen werden. Zudem schützen Reizabschirmung und Vermeidung lauter Geräusche. Die Applikation kann intravenös, nasal oder intramuskulär erfolgen.

MERKE

Analgesie in der Notfallmedizin

Alle potenten Analgetika haben dosisabhängig relevante **Nebenwirkungen** wie Atemdepressionen, Kreislaufdysregulation (meist Blutdruckabfälle) und Bewusstseinsstörungen. Ferner sind allergische Reaktionen, Laryngospasmen, Übelkeit und Unruhe möglich. Deshalb müssen Patienten, die Analgetika bekommen, sorgfältig überwacht werden: Ein ständiges Monitoring von Atmung und Kreislauf (ggf. mittels apparativer Messung von Sauerstoffsättigung [SpO_2], Blutdruck und EKG) sowie die engmaschige Kontrolle der Bewusstseinslage sind obligat. Mittels Kapnografie können auch im Rahmen einer Analgosedierung frühzeitig Hinweise auf Veränderungen der Atmung detektiert werden.
Bei der Anwendung potenter Analgetika wird eine **Sauerstoffinsufflation** empfohlen, um einer Hypoxämie vorzubeugen. Der Esmarch-Handgriff (bzw. bei Traumapatienten der modifizierte Esmarch-Handgriff zum Schutz der Halswirbelsäule) ist die wichtigste manuelle Technik zum Freimachen der Atemwege. Absaug- und Beatmungsbereitschaft sind kontinuierlich vorzuhalten.

IM FOKUS

Schmerzempfindung

Schmerzrezeptoren reagieren auf chemische Stoffe wie **Prostaglandin** und **Histamin.**
Im Rückenmark fördern **Substanz P** und **Glutamat** die Schmerzempfindung.
Durch das **absteigende Hemmsystem** oder die Freisetzung von **Endorphinen** bzw. **Enkephalinen** können Schmerzen auf Rückenmarksebene unterdrückt werden.
Es können verschiedene Schmerzcharakteristika unterschieden werden:
- **Somatischer Schmerz** (Haut, Bewegungsapparat oder Bindegewebe)
- **Viszeraler Schmerz** (Eingeweideschmerz)
- **Neuropathischer (neurogener) Schmerz** (Läsionen des Nervensystems)
- **Psychogener Schmerz** (bei psychosomatischer/psychiatrischer Erkrankung)

Eine schmerzlindernde Therapie wird als **Analgesie** bezeichnet. Als **Analgetika** werden dann z. B. **Nichtsteroidale Antiphlogistika (NSAID), Opiate** bzw. **Opioide** oder auch **Psychopharmaka** eingesetzt.

9.4 Geruchs- und Geschmackssinn

9.4.1 Geruchssinn und Riechfelder

Der **Geruchssinn** wirkt als „Kontrollstation" für die Luft am Anfang der Atemwege. Ein unangenehmer Geruch kann z. B. vor dem Verzehr eines verdorbenen Nahrungsmittels oder dem Betreten gesundheitsschädlicher Umgebungen warnen.

Die Rezeptoren für den Geruchssinn sind primäre Sinneszellen in Form von Chemorezeptoren, die in den **Riechfeldern** der Riechschleimhaut **(Regio olfactoria)** liegen. Diese befindet sich in den beiden Nasengängen am Unterrand der Siebbeinplatte (→ Abb. 14.2).

Die neuroepithelialen Riechfelder (→ Abb. 9.4, → Abb. 9.5) bestehen mikroskopisch aus drei verschiedenen Zellarten:
- **Stützzellen** machen als säulenförmige Epithelzellen den Hauptanteil aus.
- **Basalzellen** als Stammzellen für die nur ca. einen Monat lebenden Riechzellen erreichen nicht die Oberfläche.
- Die länglichen bipolaren **Riechzellen** bilden das erste Neuron der Riechbahn. Zur Luftseite hin haben sie kolbenförmige Auftreibungen mit zahlreichen Zilien **(Riechhärchen),** die mit den Geruchsstoffen in der vorbeiströmenden Einatmungsluft reagieren. Am anderen Ende ziehen gebündelte Axone als **Fila olfactoria** durch die Siebbeinplatte zum Riechkolben **(Bulbus olfactorius).** Die Gesamtheit aller Fasern der Fila olfactoria wird als **N. olfactorius** (N. I; → Kap. 8.10.2) bezeichnet.

Die Riechschleimhaut ist von zahlreichen kleinen Drüsen durchsetzt. Diese **Bowman-Drüsen** sondern ein dünnflüssiges (seröses) Sekret ab, das wahrscheinlich als Lösungsmittel für die Riechstoffe dient.

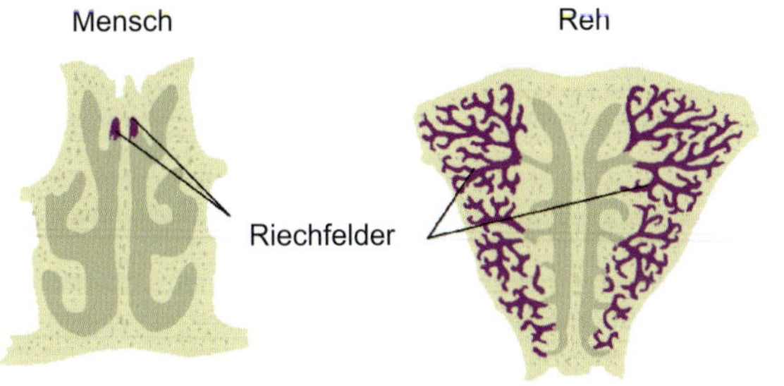

Abb. 9.4 Lage der Riechfelder (Schnitt durch die Nasengänge). Die Sinnesepitheloberfläche beim Menschen nimmt im Vergleich zu vielen Säugetieren (z. B. dem Reh, rechtes Bild) nur noch einen Bruchteil der Nasenschleimhaut ein. [L190]

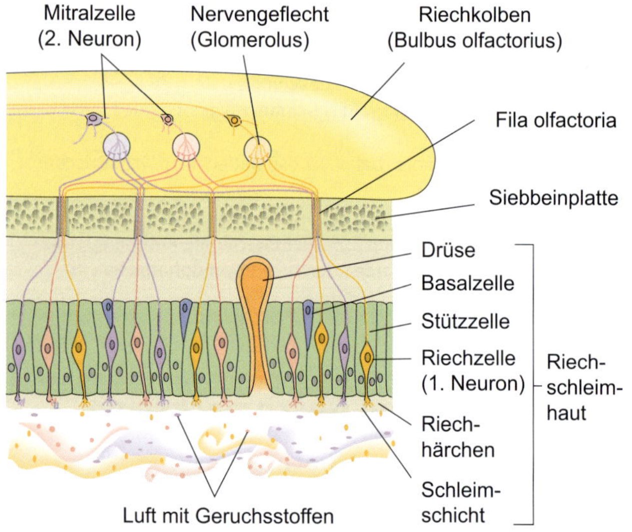

Abb. 9.5 Die Riechbahn – vom Riechfeld bis zum Riechkolben. Die Riechfelder der Riechschleimhaut liegen dem Unterrand der Siebbeinplatte an (→ Abb. 14.2). Zwischen Stütz-, Basal- und Riechzellen liegen schleimproduzierende Drüsen, in deren Sekret die Riechhärchen der Riechzellen eingebettet sind. Geruchsstoffe lösen sich in dieser Schleimschicht, binden an Rezeptoren und führen zur Auslösung von Aktionspotenzialen in den Riechzellen. Als gebündelte Fasern (Fila olfactoria) ziehen die marklosen Axone der Riechzellen durch die Siebbeinplatte zu den Nervengeflechten (Glomeruli) im Riechkolben (Bulbus olfactorius), wobei Axone vom gleichen Riechzelltyp in bestimmten Arealen zusammenlaufen. Nach synaptischer Verschaltung auf das zweite Neuron (Mitralzelle) gelangen die Informationen weiter über die Riechbahn zum Gehirn. [L190]

PRAXISTIPP

Einsatz des Geruchssinns bei der rettungsdienstlichen Tätigkeit

Die Wahrnehmung übler Gerüche (Foetor) kann hilfreiche Hinweise zu Erkrankungen liefern:

- Foetor uraemicus: nach Urin riechende Ausatemluft und Schweißsekretion im Rahmen von Nierenerkrankungen mit Kumulation harnpflichtiger Substanzen
- Foetor hepaticus: süßlicher, acetonähnlicher Geruch im Rahmen von Leberversagen und anderen schweren Lebererkrankungen
- Foetor alcoholicus: bei Alkoholkonsum, -intoxikation
- Foetor acetonicum: Acetongeruch bei Patienten mit Ketoazidose

KRANKHEIT/SYMPTOM

Hyposmie und Anosmie

Im Rahmen von Schädel-Hirn-Traumata kann die Siebbeinplatte verletzt und die Fila olfactoria abgerissen werden. Das Resultat ist eine möglicherweise starke Verminderung **(Hyposmie)** bzw. ein vollständiger Verlust des Geruchssinns **(Anosmie).** Diese sensorischen Störungen haben jedoch bei kritischen Traumapatienten keinerlei Priorität und dürfen die strukturierte Patientenbeurteilung mit Sicherung der Vitalfunktionen und Therapie lebensbedrohlicher Störungen (ABCDE-Schema) zu keiner Zeit behindern. Weitere Ursachen von Hyp- und Anosmie sind Virusinfektionen, Tumore und (neuro-)degenerative Erkrankungen, wobei sich eine Parkinson-Erkrankung zu Beginn mit einer Hyposmie als Erstsymptom manifestieren kann.

9.4.2 Geschmackssinn

Die Rezeptoren des Geschmackssinns sind sekundäre Sinneszellen und in den **Geschmacksknospen** der Mundschleimhaut gruppiert. Insbesondere in dorsalen und lateralen Zungenarealen befinden sich die Geschmacksknospen, über deren Geschmacksporen **(Porus gustatorius)** die gelösten Geschmacksstoffe mit den verschiedenen Qualitäten (süß, bitter, salzig, sauer, umami) in die Sinneszellen aufgenommen werden. Die Reizweiterleitung erfolgt über die drei Hirnnerven (→ Kap. 8.10) **N. facialis** (N. VII), **N. glossopharyngeus** (N. IX) und **N. vagus** (N. X) in das ZNS (z. B. limbisches System, → Kap. 8.7.8 und Hypothalamus, → Kap. 8.8.2). Neben der Kontrollfunktion im Rahmen der Nahrungsaufnahme (verdorbene oder giftige Nahrungsmittel schmecken oft schlecht oder bitter) stimuliert der Geschmackssinn die Synthese von Speichel und Magensaft.

IM FOKUS

Geruchs- und Geschmackssinn

Die Rezeptoren für den Geruchssinn sind Chemorezeptoren und liegen in den **Riechfeldern** der Riechschleimhaut **(Regio olfactoria).** Die Riechfelder bestehen aus **Stützzellen, Basalzellen** und **Riechzellen.** Rezeptoren des **Geschmackssinns** sind in den **Geschmacksknospen** der Mundschleimhaut lokalisiert und können die Qualitäten **süß, bitter, salzig, sauer** und **umami** wahrnehmen.

9.5 Auge und Sehsinn

Beim Sehen werden nicht nur Helligkeitsunterschiede und Farben erfasst, vielmehr entsteht über die Wahrnehmung unterschiedlicher Entfernungen und Lagebeziehungen von Objekten durch beide Augen auch ein räumliches Bild der Außenwelt. Gleichzeitig ist das Auge zeitlich hochauflösend: Bis zu 15 verschiedene Bilder pro Sekunde kann es differenzieren.

MERKE

Wichtigster Sinn

Von allen Sinnesmodalitäten nimmt das **Sehen** für den Menschen eine Vorrangstellung ein – neben historischer und kultureller Gründe vor allem aufgrund der Tatsache, dass ca. 80 % aller Informationen aus der Umwelt über das visuelle System in das ZNS gelangen. Bei Betrachtung der Großhirnrinde spiegelt sich zudem die Komplexität des Sehsinns wider: Bei visuellen Reizen sind – je nach Literaturangabe – bis zu 60 % der kortikalen Areale an Wahrnehmung, Verarbeitung und Schlussfolgerung beteiligt. Ebenso komplex und quantitativ sind die zugehörigen Leitungsbahnen.

Das Auge ist als paariges Organ sowohl in Aufbau als auch Funktion komplex. Es liegt in der trichterförmigen Augenhöhle **(Orbita).** Diese Aushöhlung im Gesichtsschädel ist mit Fettgewebe ausgekleidet und schützt die intraorbitalen Strukturen wie Auge, Nerven und Gefäße. Sechs äußere Augenmuskeln bewegen den Augapfel in der Augenhöhle, der maßgeblich für die Einstellung der Linse, Regulation des Lichteinfalls und Produktion von Kammerwasser zuständig ist.

9.5.1 Augapfel

Der kugelförmige Augapfel **(Bulbus oculi)** ist aus drei Häuten aufgebaut (äußere, mittlere und innere Augenhaut) und enthält Linse, Glaskörper und Augenkammern (→ Abb. 9.6).

Äußere Augenhaut

Die äußere Augenhaut setzt sich aus der Lederhaut **(Sklera)** und der Hornhaut **(Kornea)** zusammen, wobei die Lederhaut dem „Weiß" des Auges entspricht und als straffe Bindegewebshülle dem Augapfel Festigkeit und Form gibt.

Die Lederhaut umschließt den Augapfel (bis auf das vordere Viertel) als formende und schützende Hülle. An der Rückseite geht sie im Bereich der Austrittstelle des N. opticus in eine Duraschicht (harte Hirnhaut; → Kap. 8.17.1) über, die den Sehnerv umgibt. Vorne findet im Bereich der Regenbogenhaut (**Iris** als Teil der mittleren Augenhaut) ein fließender Übergang der Lederhaut in die gefäßlose, transparente Hornhaut statt. Der vordere, sichtbare Abschnitt der Lederhaut wird bis etwas über den Hornhautrand von der Bindehaut **(Konjunktiva)** bedeckt. Diese Epithelschicht kleidet auch die Innenseiten der Augenlider aus, wodurch Schutz und Verbindung der Lider mit dem Augapfel sichergestellt sind. Die **Bindehaut** ist reichlich mit sensiblen Nervenendigungen durchsetzt und daher sehr schmerzempfindlich.

KRANKHEIT/SYMPTOM

Konjunktivitis

Die Konjunktivitis ist eine akute oder chronische **Entzündung der Bindehaut.** Ursächlich unterscheidet man zwischen infektiös bedingter (durch Bakterien, Viren, Pilze) und nichtinfektiöser Konjunktivis, z. B. durch Fremdkörper (Kontaktlinsen), Tabakrauch, Staub oder Allergien. Die Bindehaut ist durch Gefäßerweiterung gerötet und evtl. geschwollen, die Betroffenen spüren häufig Juckreiz, Brennen, Schmerzen oder Fremdkörpergefühl („Sandkörner in den Augen"). Die Behandlung erfolgt je nach Ursache, wobei antibiotikahaltige Augentropfen oder -salben, gefäßverengende Augentropfen oder solche mit antiallergischen Wirkstoffen (Antihistaminika, Glukokortikoide, Cromoglycinsäure) zum Einsatz kommen.

Mittlere Augenhaut

Die **mittlere Augenhaut** (Uvea) besteht aus Aderhaut **(Choroidea), Ziliarkörper** und **Iris.**

Die Aderhaut ist eine schwarzbraun pigmentierte Haut und liegt der Lederhaut innen an. Sie enthält zahlreiche Blutgefäße, welche die Netzhaut (**Retina** als Teil der inneren Augenhaut) versorgen. Durch die eingelagerten schwarzen Pigmente wirkt die Aderhaut wie die Wand einer Dunkelkammer und verhindert, dass Lichtstrahlen außerhalb der Pupillenöffnung in den Augapfel einfallen können. Die Lichtstrahlen werden, nachdem sie die Rezeptoren der Netzhaut erreicht haben, von der Aderhaut absorbiert. So werden Lichtreflexionen innerhalb des Augapfels verhindert.

Im vorderen Augenbereich geht die Aderhaut in den **Ziliarkörper** über (→ Abb. 9.7). Er besteht aus Bindegewebsfortsätzen, deren Fasern die **Linse** an ihrem Platz im Zentrum des Strahlengangs aufhängen, sowie dem ringförmigen **Ziliarmuskel.** Durch dessen Anspannung werden die Aufhängefasern der Linse **(Zonulafasern)** entspannt und die Linse kann ihrer eigenen Elastizität folgen: Sie nimmt eine kugelähnliche, d. h. stärker gekrümmte Form an. Auf diese Weise stellt sich der optische Apparat des Auges vom Sehen in die Ferne auf die Nähe um (→ Kap. 9.5.4).

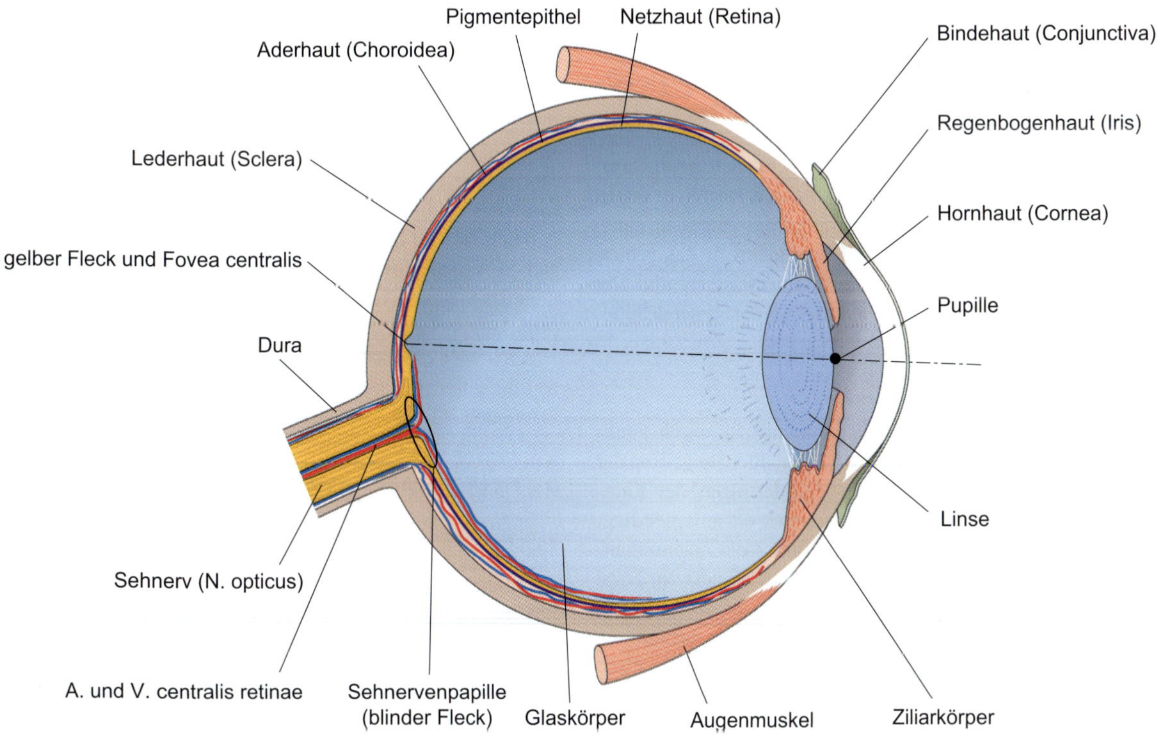

Abb. 9.6 Struktur des Augapfels mit Hornhaut und Sehnerv. Das Licht fällt durch die transparente Hornhaut in den Augapfel ein. Es muss vordere Augenkammer, Linse und Glaskörper durchdringen, bevor es auf die Netzhaut trifft. Dort wandeln Fotorezeptoren die eintreffenden Lichtimpulse in elektrochemische Signale um. Diese werden durch den **N. opticus** (Sehnerv), der am rückwärtigen Ende des Bulbus oculi austritt, weitergeleitet und gelangen über den Thalamus im Zwischenhirn zur Sehrinde im Hinterhauptslappen des Großhirns. [L190]

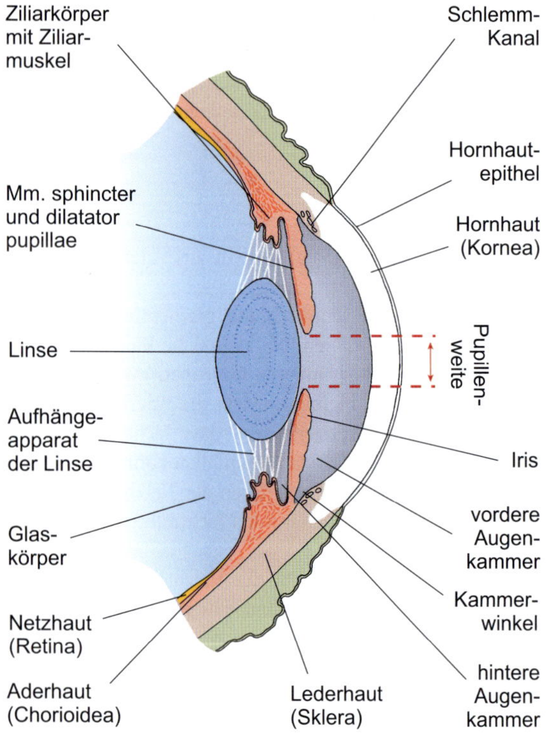

Abb. 9.7 Ziliarkörper, Linse und Aufhängeapparat [L190]

Kammerwasser

Die Bindegewebsfortsätze des Ziliarkörpers sind sehr reich an Blutgefäßen. In ihnen wird das Kammerwasser gebildet. Diese klare Flüssigkeit entspricht in der Zusammensetzung weitgehend dem Liquor (→ Kap. 8.17.6). Das Kammerwasser füllt den vor der Linse liegenden Teil des Augapfels, der durch die Iris in eine große **vordere** und eine kleinere **hintere Augenkammer** unterteilt wird. Das Kammerwasser ernährt Hornhaut und Linse, die selbst gefäßlos sind.

Der Winkel, den die Iris und die Hornhaut einschließen, heißt **Kammerwinkel.** In diesem Bereich zwischen Leder- und Hornhaut liegen kleine Spalträume, über die das Kammerwasser des Auges in einen ringförmigen Kanal, den **Schlemm-Kanal,** und dann in das venöse Blut abfließt. Normalerweise befinden sich Kammerwasserproduktion und -abfluss im Gleichgewicht, sodass der vom Kammerwasser gebildete **Augeninnendruck** konstant bei ca. 15 mmHg liegt.

Glaukom

Beim Glaukom **(grüner Star)** ist der Augeninnendruck durch Funktionsstörungen des Kammerwasser-Abflusssystems oder Steigerung der Kammerwasserproduktion erhöht. Abflussbehinderungen des Kammerwassers im Bereich des Kammerwinkels treten oft anlagebedingt „spontan" im höheren Lebensalter auf. Eine Erhöhung des Augeninnendrucks hat irreversible Schädigung von Netzhaut und Sehnerv zur Folge und führt unbehandelt zum Sehverlust.

Das Glaukom gehört zu den häufigsten Ursachen von Erblindung überhaupt, wobei die Erkrankung oft sehr lange Zeit asymptomatisch verlaufen kann. Daher empfehlen die deutschen augenärztlichen Berufsverbände bereits ab einem Alter von 40 Jahren Vorsorgeuntersuchungen – vor allem bei Vorliegen von Risikofaktoren, wie z. B. einer positiven Familienanamnese.

! ACHTUNG!

Akuter Glaukomanfall

Der **akute Glaukomanfall** ist die bedrohliche Verlaufsform des Glaukoms. Dabei kommt es innerhalb kurzer Zeit zu einem drastischen Anstieg des Augeninnendrucks, der eine Stauung der Venen im Auge verursacht. Diese sogenannte Gefäßinjektion ist makroskopisch erkennbar. Innerhalb kürzester Zeit entstehen **kompressionsbedingte Läsionen des N. opticus.** Bei der körperlichen Untersuchung ist auf Veränderungen der Pupille mit Trübung, Lichtstarre und leichter Entrundung zu achten. Bei der Palpation des Bulbus oculi tastet sich dieser steinhart.
Vermindertes Sehvermögen mit Nebel- und Regenbogenfarbensehen sind klassische Symptome, häufig begleitet von Kopfschmerzen, Übelkeit und Erbrechen.
Betroffene benötigen eine rasche augenärztliche Diagnosesicherung, damit schnellstmöglich eine medikamentöse Therapie mit Parasympathomimetika (Miosis führt zu Abflusssteigerung durch Erweiterung der Kammerwinkel) und Diuretika (Carboanhydrasehemmer zur Verminderung der Kammerwasserproduktion sowie Mannitol zum Wasserentzug) erfolgen kann!
Auslöser für einen solchen akuten Glaukomanfall können anticholinerge Medikamente sein. Daher sind Atropin und Metoclopramid (MCP) bei Patienten mit bekanntem Glaukom kontraindiziert.

Iris und Pupille

Die zur mittleren Augenhaut zugehörige Regenbogenhaut **(Iris)** ist der sichtbare farbige Anteil des Augapfels. Die individuelle Augenfarbe entsteht durch Pigmenteinlagerungen in ihrem bindegewebigen Anteil. Blaue Augen sind wenig, braune am stärksten pigmentiert. Die Pigmentierung bildet sich erst im Verlauf des ersten Lebensjahres aus.

Die Iris enthält ringförmig und strahlenförmig angeordnete glatte Muskelfasern und hat in der Mitte ein Loch, die **Pupille.** Die Iris wirkt wie die Blende eines Fotoapparats: Sie passt die Pupillenweite an die unterschiedlichen Lichtverhältnisse an. Bei zunehmender Helligkeit, im Rahmen der Naheinstellung (→ Kap. 9.5.4) sowie bei starker Müdigkeit bewirkt der Parasympathikus reflektorisch eine Kontraktion der ringförmigen, in die Iris eingebetteten Fasern des **M. sphincter pupillae.** Die Pupille wird dadurch verengt und der Lichteinfall reduziert **(Miosis).** Bei umgekehrten Reizen (→ Abb. 9.8) kontrahieren unter dem Einfluss des Sympathikus die radiären Muskelfasern der Iris **(M. dilatator pupillae)** und die Pupille erweitert sich **(Mydriasis).**

Auch viele Medikamente wirken auf die Pupille. Atropin z. B. erweitert die Pupillen, Opiate führen dagegen zu einer deutlichen Pupillenverengung.

PRAXISTIPP

Pupillenreflexprüfung

Der Pupillenreflex wird mit einer Pupillenleuchte (Stablampe) geprüft, wobei nach vorgegebenem Schema abwechselnd in beide Augen der zu untersuchenden Person geleuchtet wird (→ Abb. 9.9). Die **Pupille des gesunden Auges verengt sich bei Lichteinfall prompt** (innerhalb einer Sekunde). Ein gestörter Pupillenreflex ist ein Zeichen für eine Sehstörung oder eine neurologische Erkrankung. Deshalb müssen z. B. nach Schädel-Hirn-Traumata Pupillenweite, -form und -reaktion regelmäßig geprüft und dokumentiert werden. Ein erloschener Pupillenreflex gilt (bei Nichtblinden) als unsicheres Todeszeichen.

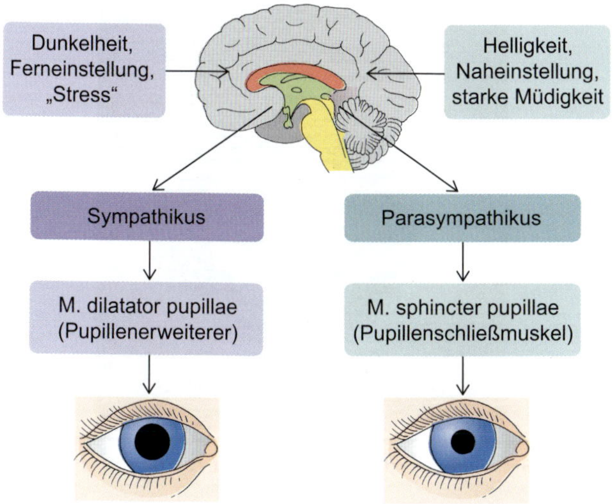

Abb. 9.8 Regulation der Pupillenweite durch Sympathikus und Parasympathikus [L190]

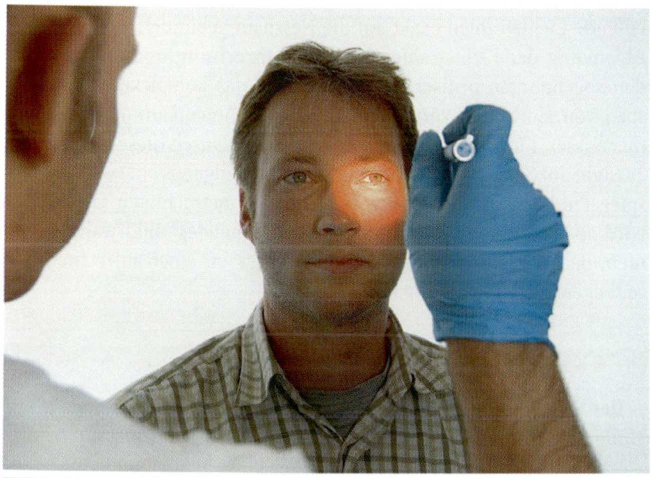

Abb. 9.9 Pupillenreaktion: direkter Lichtreflex [J747]

Pupillendifferenz

Die Pupillen sind normalerweise rund und in ihrer Größe und Weite symmetrisch. Auf die Pupillenweite und -form im Seitenvergleich ist zu achten (→ Abb. 9.10). Liegt eine seitendifferente Weite der Pupillen vor, so spricht man von einer **Anisokorie.**

Ursächlich für eine Anisokorie ist in einigen Fällen eine angeborene Anomalie, viel häufiger tritt eine Anisokorie aber akut bei **Schädel-Hirn-Trauma, Gehirntumor** oder **Schlaganfall** auf. Hierbei gilt eine einseitig erweiterte Pupille mit entsprechender Begleitsymptomatik als Zeichen einer Erhöhung des Hirndrucks mit Einklemmungssymptomatik!

Beim **Horner-Syndrom** kommt es durch Läsionen in sympathischen Nervenbahnen zu einer typischen Symptomtrias aus **Miosis** durch Lähmung des M. dilatator pupillae, herabhängendem Oberlid **(Ptosis)** durch Lähmung des Lidhebermuskels und einem scheinbaren **Enophthalmus** (Zurücksinken des Augapfels in der Orbita) durch Hebung des Unterlids.

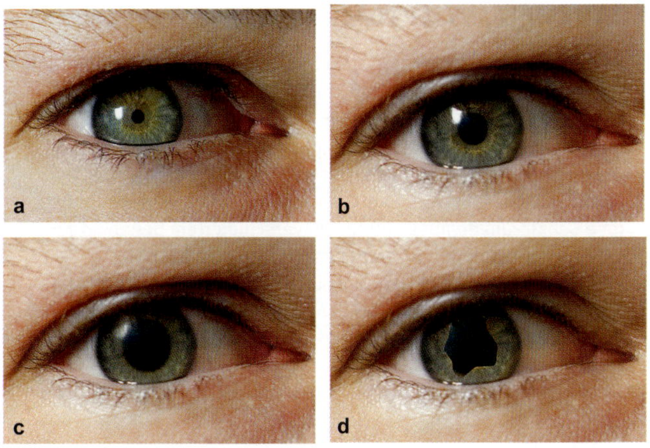

Abb. 9.10 Verschiedene Pupillenbefunde: Miosis (**a**), Normalbefund (**b**), Mydriasis (**c**), entrundete Pupille (**d**) [J747]

! ACHTUNG!

Anisokorie in der Notfallmedizin

Bei Vorliegen einer Anisokorie sind eine vorausgegangene Augenoperation sowie eine angeborene Anomalie immer zu anamnestizieren.

Anisokorie in Verbindung mit Übelkeit und Erbrechen sowie Kopfschmerzen und Vigilanzminderung ist ein ernst zu nehmender Symptomkomplex und als **Hirndruckzeichen** zu werten! Der zügige Transport in eine Klinik mit CT-Vorhaltung und neurochirurgischer Abteilung ist – neben der Stabilisierung der Vitalparameter – von höchster Bedeutung!

Innere Augenhaut

Zur **inneren Augenhaut** gehören die Netzhaut **(Retina)** mit den bildaufnehmenden Sinnesrezeptoren (Stäbchen und Zapfen, die als Fotorezeptoren dienen) sowie das **Pigmentepithel,** das die Netzhaut umkleidet.

Die retinalen **Zapfen** sind – grob gesagt – für das farbige Sehen am Tag verantwortlich, die **Stäbchen** für das Dämmerungssehen. Ein kleines Areal im Zentrum der Netzhaut enthält nur Zapfen und wird gelber Fleck (lat. Macula lutea) genannt. Eine dort angesiedelte Vertiefung, die Fovea centralis (→ Abb. 9.6), entspricht dem Ort des schärfsten Sehens. Der abgekürzte Terminus **Makula** findet häufig Gebrauch als Namensgeber für Augenerkrankungen, bei denen Sehstörungen durch degenerative Prozesse im gelben Fleck entstehen.

Das **Pigmentepithel** verfügt über einen hohen Melaningehalt (→ Kap. 7.2.3), wodurch die Absorption von durch die Netzhaut tretenden Lichtstrahlen ermöglicht und – analog der Aderhaut – Lichtreflexionen im Augapfel verhindert werden. Darüber hinaus phagozytieren die Pigmentzellen die sich ständig nachbildenden äußeren Abschnitte der Fotorezeptoren. Bei Störungen dieser Phagozytosetätigkeit kommt es zu Beeinträchtigungen des Sehvermögens.

Die Pigmentepithelschicht ist mit der Aderhaut gut verwachsen, wohingegen sie mit der Netzhaut nur im Bereich des Sehnervenaustritts **(Papille)** und am Ziliarkörper fest verbunden ist. An den übrigen Stellen wird der für Lichtabsorption sowie Ernährungs- und Phagozytosefunktion obligat notwendige Kontakt zwischen Pigmentepithel und Netzhaut durch den Augeninnendruck gewährleistet.

KRANKHEIT/SYMPTOM

Netzhautablösung

Durch Verletzungen oder degenerative Prozesse kann sich die Netzhaut von der sie ernährenden Pigmentepithelschicht ablösen. Infolge einer solchen Netzhautablösung **(Ablatio retinae)** wird die Netzhaut nicht mehr versorgt und Flüssigkeit dringt zwischen Pigmentepithel und Netzhaut ein. Der Patient empfindet schmerzlose Sehstörungen mit Lichtblitzen, verschleiertem Sehen und Gesichtsfeldausfällen. Therapeutisch muss schnellstmöglich das weitere Voranschreiten der Netzhautablösung verhindert werden, indem die beiden Schichten via Lasertherapie wieder miteinander „verklebt" werden.

9.5.2 Linse

Die Linse ist ein gefäßloser, transparenter Körper aus sehr langen, dünnen Zellen (Linsenfasern), der von einer Bindegewebskapsel umgeben ist. Die Linsenoberfläche ist beidseits konvex gewölbt. Der Aufhängeapparat des Ziliarkörpers hält die Linse in ihrer Position hinter der Pupille. Die Linse kann durch ihren Brechwert einfallendes Licht bündeln. Das **Akkomodationsvermögen** ist die Fähigkeit des Auges, den Brechwert der Linse blitzschnell und akribisch an die Entfernung des jeweilig fixierten Objekts anzupassen. Auf diese Weise wird gewährleistet, dass die Lichtreize auf der Netzhaut im gelben Fleck zu einem scharfen Bild vereinigt werden können.

Altersweitsichtigkeit

Die Elastizität der Linse nimmt bereits ab dem 40. Lebensjahr ab. Die sich verschlechternde Akkomodationsfähigkeit beeinträchtigt die Brechkraft– der Brechwert verändert sich (und entsprechend die Dioptrie-Angaben als zugehörige Maßeinheit). Dies führt zur zunehmend erschwerten „Scharfstellung" naheliegender Objekte und macht sich insbesondere beim Lesen bemerkbar (Altersweitsichtigkeit oder **Presbyopie**). Eine kausale Therapie ist nicht verfügbar, ein Ausgleich der abnehmenden Sehkraft geschieht durch Nutzung von angepassten Lesebrillen, Gleitsichtbrillen oder speziellen Kontaktlinsen.

KRANKHEIT/SYMPTOM

Katarakt

Eine Trübung der Linse wird als grauer Star oder **Katarakt** bezeichnet (→ Abb. 9.11). Am häufigsten ist die als „Altersstar" bezeichnete Form, welche sich meist um das 60. Lebensjahr bemerkbar macht. Die Linsentrübung verursacht häufig ein Blendungsgefühl und beeinträchtigt zunehmend das Sehvermögen. Final können nur noch Helligkeitsunterschiede wahrgenommen werden. Therapeutisch entfernt der Augenarzt in einer Staroperation die getrübte Linse und implantiert eine Kunstlinse. Postoperativ benötigen die Betroffenen eine Lesebrille, da die Akkomodation bei Kunstlinse nicht möglich ist.

9.5.3 Glaskörper

Der Innenraum des Augapfels hinter der Linse wird vom Glaskörper **(Corpus vitreum)** ausgefüllt. Er besteht aus einer durchsichtigen, gallertigen Masse, welche die Form des Augapfels erhält. Der Quellungsdruck der Gallerte des Glaskörpers in Kombination mit dem Druck des Kammerwassers bewirken den notwendigen engen Kontakt zwischen Netzhaut und Pigmentepithel.

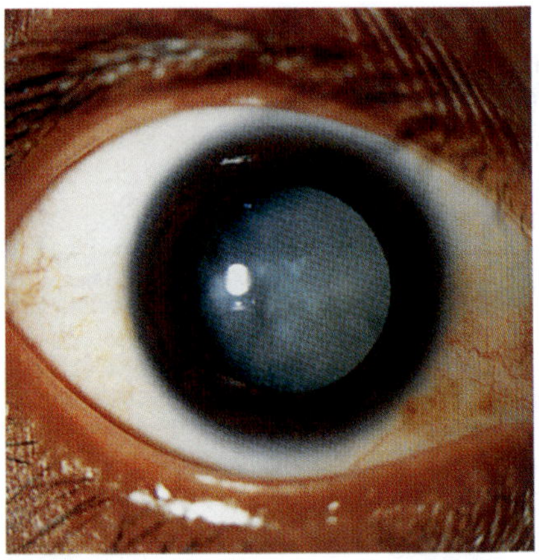

Abb. 9.11 Bei einer Katarakt ist die Linse getrübt. [E326]

9.5.4 Sehfunktion

Lichtbrechung

Damit ein Bild scharf gesehen (abgebildet) werden kann, müssen einfallende Lichtstrahlen exakt auf die Netzhaut gebündelt werden. Diese Ablenkung der Lichtstrahlen heißt **Lichtbrechung** und erfolgt durch den sogenannten **optischen Apparat,** der das komplexe Zusammenspiel von Hornhaut, vorderer und hinterer Augenkammer mit Kammerwasser, Linse und Glaskörper beschreibt. Durch diese vier Medien entsteht auf der Netzhaut aufgrund des Strahlengangs ein verkleinertes, spiegelbildliches und umgekehrtes Bild der betrachteten Objekte. Es wird aber dennoch kein „auf dem Kopf stehendes" Bild wahrgenommen, da das Gehirn den visuellen Eindruck zu einer aufrechten und seitengerechten Abbildung korrigiert.

MERKE

Der Visus und seine Bedeutung in der Notfallrettung

Die **Sehschärfe** (**Visus** oder **Auflösungsvermögen des Auges**) beschreibt die Fähigkeit, zwei Punkte in einer bestimmten Entfernung noch getrennt wahrzunehmen. Im klinischen Alltag erfolgt die Visusprüfung mittels spezieller Visustafeln (Buchstaben oder Landolt-Ringe), um eine **Sehhilfe** optimal anzupassen.
Im Rettungsdienst sind vor allem **plötzliche Visusveränderungen** bedeutsam, z. B. im Rahmen traumatischer Augenverletzungen, verschwommenem Sehen beim akuten Glaukomanfall oder Sehstörungen bei Schwindel und hypertensivem Notfall. Häufig beschreiben die Betroffenen die Veränderungen selbstständig und subjektiv; andernfalls ist in der Anamnese explizit nach akut aufgetretenen Visusveränderungen zu fragen.

Pupillenreflex

Nicht nur bei vermehrtem Lichteinfall in das Auge, sondern auch bei jeder Nahakkommodation verengt sich die Pupille. Dadurch fällt nicht nur weniger Licht in das Auge, vielmehr wird auch der Rand der Linse abgeblendet. Letzteres ist für die Nahsicht von besonderer Bedeutung, da einfallende Lichtstrahlen sonst nur in einem sehr kleinen Bereich scharf auf der Netzhaut abgebildet werden könnten und räumlich gestaffelte Strukturen verschwommen zur Darstellung kommen würden. Umgekehrt weiten sich im Rahmen einer Fernakkommodation die Pupillen mit konsekutiv mehr Lichteinstrahlung (→ Abb. 9.8).

Konvergenzreaktion

Beim Blick in die Ferne verlaufen die Sehachsen beider Augen parallel zueinander. Entfernte Gegenstände werden daher auf exakt einander entsprechenden Netzhautorten abgebildet. Zum Fixieren von näher liegenden Objekten bedarf es einer Bewegung der Augäpfel in Richtung zur Nase bzw. Nasenspitze hin, damit eine Abbildung auf den einander entsprechenden Netzhautstellen erfolgen kann. Eine solche **Konvergenzreaktion** der Augen erfolgt reflektorisch durch die äußeren Augenmuskeln in Kombination mit der Nahakkommodation und der Pupillenreaktion (Miosis).

9.5.5 Schutzeinrichtungen des Auges

Zu den Schutzeinrichtungen des Auges zählen Augenbrauen, Augenlider, Wimpern, Bindehaut (→ Kap. 9.5.1) und Tränendrüsen (→ Abb. 9.12).

Die **Augenbrauen** bilden oberhalb der Augen einen Schutzwall vor intensiver Sonnenstrahlung, Fremdkörpern und dem salzigen Stirnschweiß.

Schutzfunktionen erfüllen auch die Augenlider **(Palpebrae),** die als Ober- und Unterlid die Lidspalte begrenzen. Auf den Lidrändern sitzen die **Augenwimpern,** in deren Haarbälge verschiedene Drüsen (Meibom-, Zoll-, Zeis-Drüse) münden. Das Drüsensekret bildet einen dünnen Film über die Tränenflüssigkeit und schützt dadurch vor Verdunstung. Bei Entzündungen dieser Drüsen kann ein sehr schmerzhaftes Gerstenkorn **(Hordeolum)** oder, vor allem im Rahmen eines Sekretstaus in den Meibom-Talgdrüsen, ein schmerzloses Hagelkorn **(Chalazion)** entstehen.

Die Augenlider enthalten den Ringmuskel des Auges (**M. orbicularis oculi;** → Abb. 6.36), durch den die Lidspalte geschlossen wird. Dadurch können die Lider die Augen im Schlaf bedecken. Seine Gegenspieler, die Lidöffner, sind der sympathisch innervierte Tarsusmuskel (**M. tarsalis,** Müller-Lidheber) und der Oberlidheber **(M. levator palpebrae),** der als quergestreifter Muskel willentlich gesteuert werden kann. Bei einer Lähmung dieser Muskeln hängt das Oberlid herab **(Ptosis).** Durch den Lidschlag befeuchten die Lider gleichmäßig die der Luft ausgesetzten Augenabschnitte. Dies ist unbedingt erforderlich, da die Ernährung der Hornhaut nur bei einer ausreichenden Befeuchtung gewährleistet ist.

MERKE

Befeuchtung der Augen und Narkose

Perioperativ werden die Augenlider narkotisierter Patienten zugeklebt, um einer Austrocknung der Augen vorzubeugen. Auch im präklinischen Setting kann diese Maßnahme präventiv bei Narkose und längerer Transportzeit (z. B. im Rahmen von Verlegungen) in Erwägung gezogen werden.

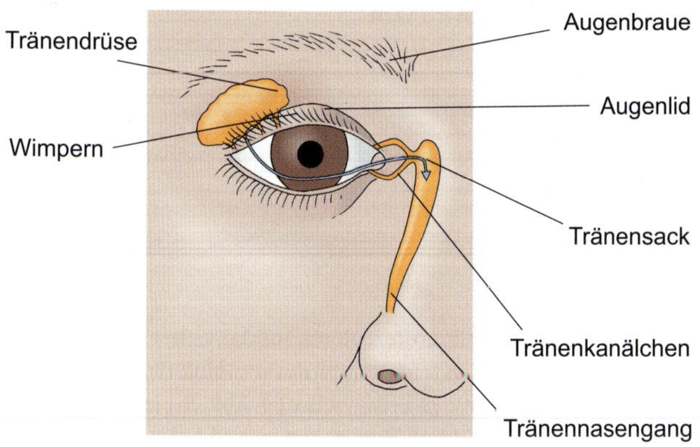

Abb. 9.12 Schutzeinrichtungen des Auges [L190]

Weinen

Reizungen von Horn- oder Bindehaut – durch z. B. einen Fremdkörper – bewirken eine starke Sekretion der parasympathisch innervierten Tränendrüsen, um den Fremdkörper fortzuspülen oder zu verdünnen. Ebenso bewirkt starke emotionale Erregung eine vermehrte Drüsentätigkeit. Durch die starke Tränensekretion reicht der normale Abflussweg nicht mehr aus und die Tränen fließen über den Lidrand **(Weinen).**

IM FOKUS

Auge und Sehsinn

Die Augäpfel sind in der **Orbita** lokalisiert und aus **drei Häuten** aufgebaut:

- äußere Augenhaut (**Lederhaut** und **Hornhaut**)
- mittlere Augenhaut (**Choroidea, Ziliarkörper** und **Iris**)
- innere Augenhaut (**Retina** und **Pigmentepithel**)

Die **Linse** kann einfallendes Licht durch ihren Brechwert bündeln, so dass auf der Netzhaut ein scharfes Bild entsteht **(Akkommodation).**

Der **Glaskörper (Corpus vitreum)** befindet sich hinter der Linse und besteht aus einer durchsichtigen, gallertigen Masse, welche die Form des Augapfels erhält.

Auf der **Netzhaut (Retina)** entsteht ein verkleinertes, spiegelbildliches und umgekehrtes Bild, das im Gehirn zum visuellen Eindruck einer aufrechten und seitengerechten Abbildung korrigiert wird.

Bei vermehrtem Lichteinfall und bei Nahakkommodation **verengen** sich die Pupillen. Bei reduziertem Lichteinfall oder Fernakkommodation **weiten** sie sich.

Zu den **Schutzeinrichtungen des Auges** zählen Augenbrauen, Augenlider, Wimpern, Bindehaut und Tränendrüsen.

9.6 Hör- und Gleichgewichtsorgan

9.6.1 Einbettung in die Schädelbasis

Das **Hörorgan** gehört zu den feinsten und verletzlichsten Strukturen im Körper des Menschen. Deshalb liegt das Innenohr zusammen mit dem ebenfalls sehr empfindlichen Gleichgewichtsorgan gut geschützt in der **Felsenbeinpyramide** des Schläfenbeins, einem von der Schädelmitte nach außen ziehenden Knochen der Schädelbasis (→ Abb. 6.31). Beide Organe haben unterschiedliche Funktionen:

- **Gehör:** Aufnahme von Schallreizen
- **Gleichgewichtsorgan:** Registrierung von Körperlage und bewegung im Raum

Der **N. vestibulocochlearis** (N. VIII, → Kap. 8.10.6) übermittelt die Informationen aus beiden Ohren an das ZNS und verläuft zusammen mit den Gefäßen für die Blutversorgung des Innenohres durch den inneren Gehörgang in das Schädelinnere.

9.6.2 Äußeres Ohr

Zum äußeren Ohr gehören **Ohrmuschel** und äußerer Gehörgang (**Meatus acusticus externus;** → Abb. 9.13). Die knorpelige Ohrmuschel wirkt als schallaufnehmender Trichter und leitet die Schallwellen in den äußeren Gehörgang, der leicht abgewinkelt von der Ohrmuschel zum Trommelfell **(Membrana tympani)** zieht. Er enthält Drüsen, die Ohrenschmalz **(Cerumen)** bilden, und einzelne Haare zum Schutz vor eindringenden Fremdkörpern.

Das **Trommelfell** bildet die Grenze zwischen äußerem Ohr und Mittelohr. Es ist eine dünne Membran aus fibrösem Bindegewebe. Bei

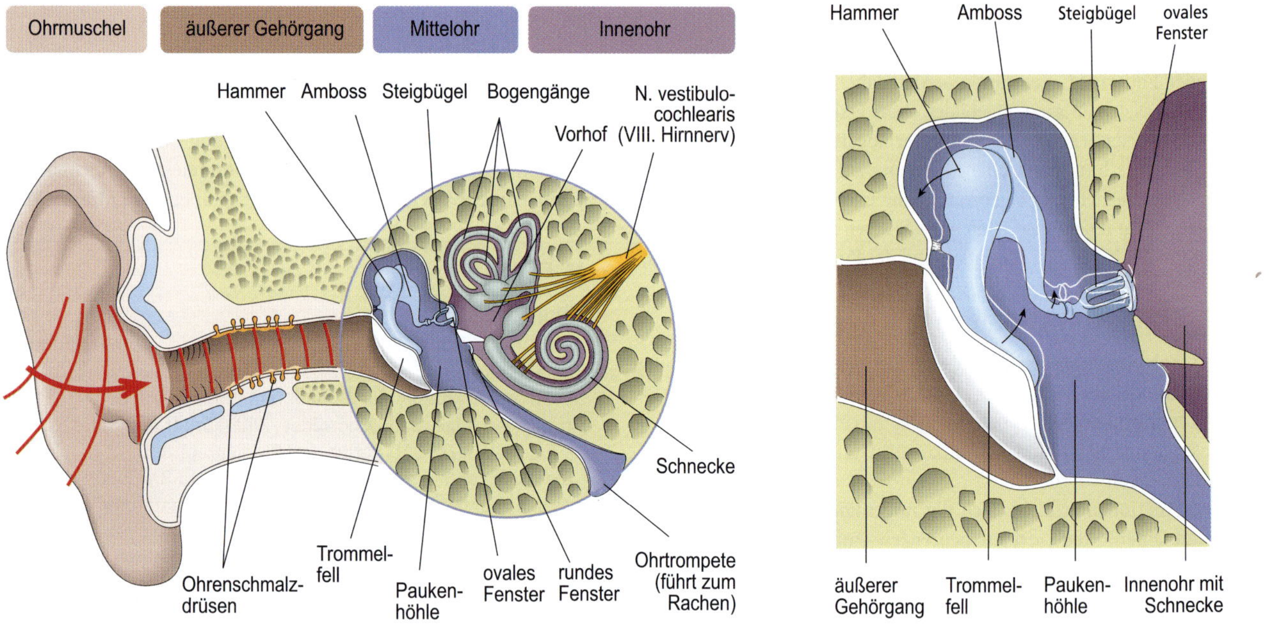

Abb. 9.13 Übersicht über das äußere Ohr, Mittelohr und Innenohr (Innenohr vergrößert dargestellt). Die vergrößerte Darstellung des Mittelohrs (rechts) zeigt die Übertragung der Schallwellen vom Trommelfell auf das ovale Fenster. [L190]

der Ohrenspiegelung **(Otoskopie)** kann es direkt eingesehen und nach bestimmten Kriterien (z. B. Lichtreflex) beurteilt werden.

9.6.3 Mittelohr

Das **Mittelohr** liegt in einer kleinen, luftgefüllten Knochenhöhle im Felsenbein, deren Hauptteil auch als Paukenhöhle **(Cavum tympani)** bezeichnet wird (→ Abb. 9.13). Sie ist mit Epithel ausgekleidet und erstreckt sich vom Trommelfell bis zu einer knöchernen Wand des Innenohrs. In dieser Wand befinden sich zwei membranverschlossene Knochenfenster: das **ovale** und das **runde Fenster.** Hinter diesen Fenstern schließt sich das Innenohr an. Nach hinten geht die **Paukenhöhle** in die Hohlräume des **Warzenfortsatzes** (Mastoidzellen) über.

Ohrtrompete

Über die Ohrtrompete (**Tuba auditiva Eustachii** oder **Eustachi-Röhre**) besteht eine Verbindung zwischen Mittelohr und oberem Rachenraum. Die Ohrtrompete ist mit Schleimhaut ausgekleidet und ermöglicht einen Druck- und Luftausgleich zwischen Außenluft und Paukenhöhle. Dadurch wird eine normale Trommelfellbeweglichkeit für die Schallleitung gewährleistet und eine Verletzung des Trommelfells durch abrupte Druckschwankungen verhindert. Die Ohrtrompete öffnet sich beim Schlucken und Gähnen. Auf diese Weise kann z. B. im Flugzeug ein Druckausgleich aktiv erzielt werden. Eine unzureichende Belüftung der Ohrtrompete mit konsekutiver Entstehung ungleicher Druckverhältnisse kann auch im Rahmen von Schnupfen oder Nasennebenhöhlenentzündungen entstehen. Klassische Symptome sind unangenehmer Druck, Rauschen oder evtl. pulssynchrones Klopfen auf dem betroffenen Ohr.

Drei winzige Knochen

Quer durch die Paukenhöhle verläuft die Kette der drei **Gehörknöchelchen** Hammer **(Malleus),** Amboss **(Incus)** und Steigbügel **(Stapes).** Der Griff des **Hammers** ist mit dem Trommelfell fest verbunden. Sein Köpfchen liegt der Mittelohrwand an, der kürzere Fortsatz ist gelenkig mit dem **Amboss** und dieser wiederum über ein Gelenk mit dem **Steigbügel** verknüpft. Der Steigbügel fügt sich mit seiner „Fußplatte" genau in das ovale Fenster zum Innenohr ein. Die Gehörknöchelchen übertragen die auf das Trommelfell treffenden Schallwellen verlustarm auf das **ovale Fenster.** Diese Schallwellenübertragung erfolgt vom Medium Luft (niedriger Wellenwiderstand = **niedrige Impedanz**) im äußeren Gehörgang zum Medium Flüssigkeit (hoher Wellenwiderstand = **hohe Impedanz**) im Innenohr. Die für die verlustarme Übertragung notwendige **Impedanzanpassung** wird durch eine Druckverstärkung (ca. 22-fach) ermöglicht, die durch die Hebelwirkung der Gehörknöchelchenkette sowie durch das Flächenverhältnis von Trommelfell und ovalem Fenster (17:1) entsteht. Die Gehörknöchelchenkette dämpft überdies starke Trommelfellschwingungen und schützt somit das Innenohr vor Schädigung durch extreme Vibrationen oder Lärm. Zwei kleinste quergestreifte Muskeln halten die Knöchelchenkette in Spannung und können die Übertragung von Schallwellen mit niedriger Frequenz abschwächen: der **M. tensor tympani** und der **M. stapedius.**

KRANKHEIT/SYMPTOM

Schallleitungsschwerhörigkeit

Durch Destruktionen im Bereich von Hammer, Amboss und Steigbügel kommt es zu einer insuffizienten Impedanzanpassung bei der Schallwellenübertragung mit konsekutivem Hörverlust von rund 20 dB.

9.6.4 Innenohr

Das **Innenohr** mit den Sinnesrezeptoren für das Gehör und den Gleichgewichtssinn liegt in einem komplizierten Hohlraumsystem, dem **knöchernen Labyrinth** des Felsenbeins (→ Abb. 9.13). Es besteht aus den drei Abschnitten Vorhof, Bogengängen und **Schnecke (Cochlea).** Im Vorhof und in den Bogengängen liegen die Sinnesrezeptoren des

Gleichgewichtsorgans. Die Schnecke enthält im **Corti-Organ** die Sinnesrezeptoren für das Gehör.

Die **Schnecke** ist ein spiralig gewundener Knochenraum **(knöcherne Schnecke),** der mit liquorähnlicher **Perilymphe** gefüllt ist (→ Abb. 9.14). Er schlingt sich in 2½ Windungen um eine Achse und bildet so den **Schneckengang.**

Eine Zwischenwand teilt den Schneckengang in zwei Etagen: Die obere Vorhoftreppe **(Scala vestibuli)** beginnt am ovalen Fenster und verläuft von außen nach innen bis zur Schneckenspitze, wo sie in die unten gelegene Paukentreppe **(Scala tympani)** übergeht. Diese verläuft die Schneckenspirale abwärts bis zum **runden Fenster.**

Zwischen Scala vestibuli und Scala tympani verläuft ein schlauchförmiger Hohlraum, die häutige Schnecke **(Ductus cochlearis).** Dieser membranöse Schlauch ist im Querschnitt dreieckig und mit **Endolymphe** gefüllt. Die Endolymphe entspricht in der Zusammensetzung etwa der Intrazellulärflüssigkeit. Die **häutige Schnecke** wird nach oben zur Scala vestibuli hin von der **Reissner-Membran** begrenzt. Die **Basilarmembran** bildet nach unten in Richtung Scala tympani die Grenze und verbreitert sich in ihrem Verlauf vom ovalen Fenster bis zur Schneckenspitze.

Auf der Basilarmembran im häutigen Schneckengang liegt das **Corti-Organ.** Es ist aus Stützzellen und Sinneszellen aufgebaut. Die Sinneszellen für das Gehör werden **Haarzellen** genannt, da sie an ihrem freien Ende feine härchenartige Zilien tragen, die in die Endolymphe des häutigen Schneckengangs ragen. Die Härchen stehen mit einer das Corti-Organ bedeckenden gallertigen Membran (Membrana tectoria) in Verbindung und werden an ihrer Basis von Fasern des N. vestibulocochlearis umfasst. Es handelt sich also um **sekundäre Sinneszellen** (→ Abb. 9.14).

Akustisches Trauma

Ein **akustisches Trauma** wird auch als **Schalltrauma** bezeichnet. Hierbei kommt es zu Schädigungen der Sinneszellen (Haarzellen) im Innenohr. Ursächlich sind zum einen Schalldruckwellen, die im Rahmen von Knall- oder Explosionstraumata entstehen, zum anderen führen laute Geräusche zu Lärmtraumata mit Innenohrschädigung. Ein Lärmtrauma kann akut durch plötzliche, laute Geräusche oder chronisch bei längerer Belastung mit Geräuschen über 90 dB – insbesondere im Rahmen der Lärmschwerhörigkeit als Berufskrankheit – auftreten. Die Patienten beklagen ein Ohrgeräusch **(Tinnitus)** und ein vermindertes Hörvermögen, wobei insbesondere die hohen Tonfrequenzen betroffen sind.

Tinnitus

Der Terminus **Tinnitus** beschreibt Geräuscheindrücke, die ohne Schallereignis auf (meist) einem Ohr auftreten und für die Betroffenen teilweise sehr störend sein können. Zur Einschätzung eines akuten Tinnitus müssen Begleitsymptomatik (Hörminderung?), Ursache (psychische Störung? Erkrankung des Vestibularapparats? Barotrauma?), Vitalparameter (Hypertension?) und die Abgrenzung von akustischen Halluzinationen beachtet werden.

Altersschwerhörigkeit

Auch die Altersschwerhörigkeit **(Presbyakusis)** betrifft zunächst nur die hohen Töne. Dadurch ist vor allem das Hörvermögen für die Sprache gestört. Ihr liegt ein altersbedingter neuraler und zentraler Abbau zugrunde, der durch Herz-, Kreislauf- und Stoffwechselerkrankungen sowie durch Umwelteinflüsse verursacht bzw. beeinflusst wird.

Hörsturz

Im Gegensatz zur allmählichen Entwicklung der Altersschwerhörigkeit ist der **Hörsturz** ein akutes Ereignis mit einer plötzlich auftretenden, meist einseitigen **Schallempfindungsschwerhörigkeit** bis hin zur Taubheit, oft zusammen mit Tinnitus und Schwindel. Zugrunde liegen Durchblutungsstörungen im Bereich des Innenohrs, deren Ursache nicht genau bekannt ist.

! ACHTUNG!

Ein Hörsturz ist ein **HNO-ärztlicher Notfall,** der sofortiger (stationärer) Behandlung bedarf.

Die Diagnose wird durch Hörtests gestellt, ggf. erfolgt ergänzend eine magnetresonanztomographische Bildgebung. Therapeutisch kommen Durchblutungs- und Gewebestoffwechsel-fördernde Substanzen wie z. B. das vasodilatatorisch wirksame und die Flusseigenschaften des Blutes verbessernde Pentoxifyllin (oder Dextran 40) als Infusion zum Einsatz. Das Therapieziel ist die Normalisierung der Innenohrdurchblutung. Oftmals kann eine Erholung der Hörfunktion erreicht werden.

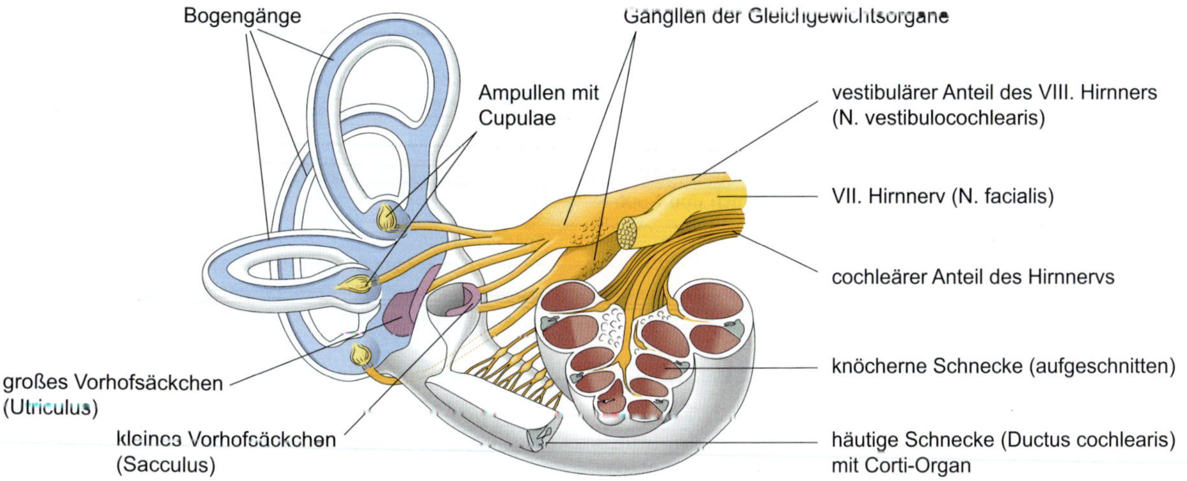

Abb. 9.14 Detailzeichnung von Bogengängen, Schnecke sowie VII. und VIII. Hirnnerven [L190]

9.6.5 Gleichgewichtsorgan

Der **Gleichgewichtssinn,** auch Lage- und Drehsinn genannt, dient zusammen mit anderen Sinnesorganen (Augen, Tiefensensibilität) der Orientierung im Raum sowie der Aufrechterhaltung von Kopf- und Körperhaltung in Ruhe und bei Bewegung. Zum Gleichgewichtsorgan **(Vestibularapparat)** gehören der Vorhof **(Vestibulum)** und die drei **Bogengänge.** Sie liegen zusammen mit dem Hörorgan im **knöchernen Labyrinth** des Felsenbeins (→ Abb. 9.14).

Der **Vorhof** hat als zentraler Teil des Labyrinths nach vorne Verbindung zur Schnecke des Hörorgans, nach hinten führt er zu den drei Bogengängen. Wie das gesamte knöcherne Labyrinth ist auch er mit **Perilymphe** gefüllt, in der die mit Endolymphe gefüllten membranösen Strukturen liegen.

Gleichgewichtsprüfung

Zur Abklärung von Gleichgewichtsstörungen gehören eine ausführliche Schwindel-Anamnese und verschiedene neurologische Untersuchungen, wie beispielsweise **Stand- und Gangproben.** Aus den dabei auftretenden Abweichungen können Rückschlüsse auf den Ursprung der Störung gezogen werden. Des weiteren werden **Gangabweichungen** beurteilt, Zeigeversuche **(Finger-Nase-Versuch)** und Rotationstests (z. B. Lagerungsmanöver) durchgeführt oder im Rahmen der erweiterten Diagnostik die Erregbarkeit des Gleichgewichtorgans durch Spülung des Gehörgangs mit kaltem und warmem Wasser (**thermische Prüfung** oder **Kalorik** genannt) untersucht. Durch Einsatz einer Frenzel-Brille wird die Beurteilbarkeit der Augenposition und -bewegung durch die vergrößerte Darstellung der Augen für die untersuchende Person erleichtert. Zudem kann durch Fixationssuppression (Ausschaltung der Fixationsfähigkeit bei der zu untersuchenden Person) ein Augenzittern **(Nystagmus)** demaskiert werden.

Nystagmus

Durch die enge Verschaltung der Augenmuskelkerne mit dem Vestibularorgan können Störungen im Vestibularbereich bestimmte Augenbewegungen zur Folge haben. Solche unwillkürlichen rhythmischen Augenbewegungen werden **Nystagmus** genannt. Ein Nystagmus kann physiologisch auftreten, z. B. bei oder nach Drehbeschleunigungen. Ein spontaner, d. h. ohne äußere Reize auftretender Nystagmus ist in der Regel pathologisch. Beim Leitsymptom „Schwindel mit Nystagmus" können spezielle klinische Untersuchungstechniken die Eingruppierung in eine eher zentrale (zerebrale) oder periphere (vestibuläre) Genese ermöglichen.

Reisekrankheit (Kinetose)

Das Gleichgewichtsorgan ist zusätzlich mit vegetativen Zentren verknüpft. Dadurch kommt es bei wiederholten starken Bewegungen und konsekutiver Reizung des Gleichgewichtsorgans zu vegetativen Reaktionen wie Übelkeit, Erbrechen, Schwindel, Schweißausbruch und Kopfschmerzen. Diese treten am häufigsten bei Flug-, Schiffs-, Bahn- oder Autoreisen auf, weshalb diese Pathologie den Namen Reisekrankheit **(Kinetose)** trägt.

Menière-Krankheit

Die Menière-Krankheit, auch **Morbus Menière** genannt, ist durch drei Symptome gekennzeichnet: Drehschwindel mit Übelkeit und Erbrechen, Tinnitus und Schwerhörigkeit. Die plötzlich einsetzenden Drehschwindelattacken, die Minuten bis Stunden anhalten, können die Patienten, z. B. durch schwere Stürze, gefährden. Wegen der engen Verknüpfung des Vestibularorgans mit vegetativen Zentren kommt es zu vegetativen Symptomen wie Übelkeit und Erbrechen. Die Ursache ist nicht genau bekannt, jedoch wird ein Überdruck in der Gehörschnecke vermutet. Die Therapie besteht in der Gabe von Antiemetika (z. B. Vomex A®), teilweise erfolgt zusätzlich wie beim Hörsturz eine Infusionsbehandlung mit durchblutungsfördernden Medikamenten.

Akute Vestibulopathie

Die **akute Vestibulopathie** (oder **Neuritis vestibularis**) ist eine meist einseitig auftretende Störung des Gleichgewichtsorgans im Innenohr. Möglicherweise sind Störungen der Mikrozirkulation oder entzündliche Schädigungen dafür ursächlich. Auch hier werden die Patienten von plötzlichem und heftigem Schwindel beeinträchtigt. Im Gegensatz zur Menière-Krankheit haben diese Patienten keine Beeinträchtigung der Hörleistung, dafür anhaltend Übelkeit und Erbrechen. Leitliniengerecht wird eine Kortisongabe etabliert.

Benigner paroxysmaler Lagerungsschwindel

Der benigne paroxysmale Lagerungsschwindel tritt anfallsartig (paroxysmal) auf und gehört zu den häufigsten gutartigen (benignen) Erkrankungen des vestibulären Systems. Die Pathogenese erklärt sich durch die Ablösung von Kalziumkristallen (**Otolithen**), die sich physiologisch im Vestibulum befinden. Ursächlich sind beispielsweise Alterungsprozesse, in deren Rahmen sich die feinkristalligen Strukturen lösen und in die Bogengänge wandern. Lagewechsel des Körpers und Kopfbewegungen verändern die Position der Otolithen, wodurch jeweils eine neue inadäquate Reizbildung mit akut einsetzendem Drehschwindel entsteht – daher spricht man vom **Lagerungsschwindel.** Häufig gehen Übelkeit und Erbrechen mit dem Drehschwindel einher. Das Auftreten eines Nystagmus im Rahmen eines Provokationstests (Lagerungsproben) führt zur Diagnosestellung. Durch Anleitung zu speziellen Lagerungsübungen („Befreiungsmanöver") kann eine deutliche Linderung der Symptomatik erzielt werden.

IM FOKUS

Gehör- und Gleichgewichtssinn

Das **Ohr** ist in das **äußere Ohr,** das **Mittelohr** und das **Innenohr** unterteilt.
Zum äußeren Ohr gehören die **Ohrmuschel** und der äußere Gehörgang (Meatus acusticus externus) bis zum **Trommelfell** (Membrana tympani).
In der **Paukenhöhle** (Mittelohr) befinden sich die drei **Gehörknöchelchen Hammer** (Malleus), **Amboss** (Incus) und **Steigbügel** (Stapes).
Über die Ohrtrompete **(Tuba auditiva Eustachii)** besteht eine Verbindung zwischen dem Mittelohr und dem oberem Rachenraum.
Im **knöchernen Labyrinth** des Felsenbeins liegt das **Innenohr** mit dem **Gehör- und Gleichgewichtssinn,** bestehend aus **Vorhof, Bogengängen** und **Schnecke** (Cochlea).
Der **N. vestibulocochlearis (N. VIII)** übermittelt die Informationen an das ZNS.
Die Sinneszellen des Hörsinns sind im **Corti-Organ** lokalisiert.
Das **Gleichgewichtsorgan (Vestibularapparat)** besteht aus dem Vorhof **(Vestibulum)** und drei **Bogengängen** und dient der Wahrnehmung von Lage bzw. Bewegung des Körpers.

WIEDERHOLUNGSFRAGEN

1. Welche Struktur im Gehirn übernimmt eine Filterfunktion und sorgt so für eine Informationsreduktion? (→ Kap. 9.1)
2. In welchem Temperaturbereich sind die Thermorezeptoren sensibel? (→ Kap. 9.2)
3. Wie heißt der Transmitter des absteigenden Hemmsystems, der für eine Einschränkung der Schmerzweiterleitung verantwortlich ist? (→ Kap. 9.3.1)
4. Über welche drei Rezeptoren wirkt die Substanzgruppe der Opioide? (→ Kap. 9.3.3)
5. Welches Antidot ist bei einem vigilanzgeminderten Patienten mit Bradypnoe, Bradykardie, Hypotonie und ausgeprägter Miosis indiziert? (→ Kap. 9.3.3)
6. Nennen Sie die beiden akuten Komplikationen, die im Rahmen einer Analgesie mit Metamizol beachtet werden müssen. (→ Kap. 9.3.3)
7. Bei welchem Krankheitsbild können wir durch Einsatz unseres Riechsinns evtl. einen Foetor acetonicum wahrnehmen? (→ Kap. 9.4.1)
8. Durch welche Substanzgruppe kann ein akuter Glaukomanfall provoziert werden? (→ Kap. 9.5.1)
9. Welche drei Komponenten gilt es im Rahmen des Pupillenreflexes zu überprüfen? (→ Kap. 9.5.1)
10. An welche Pathologie muss bei dem Symptomkomplex aus Anisokorie, Übelkeit, Erbrechen und Kopfschmerzen unbedingt gedacht werden? (→ Kap. 9.5.1)
11. Nennen Sie drei Krankheitsbilder, die mit Schwindel einhergehen und der Kategorie der vestibulären Erkrankungen zugehören. (→ Kap. 9.6.5)

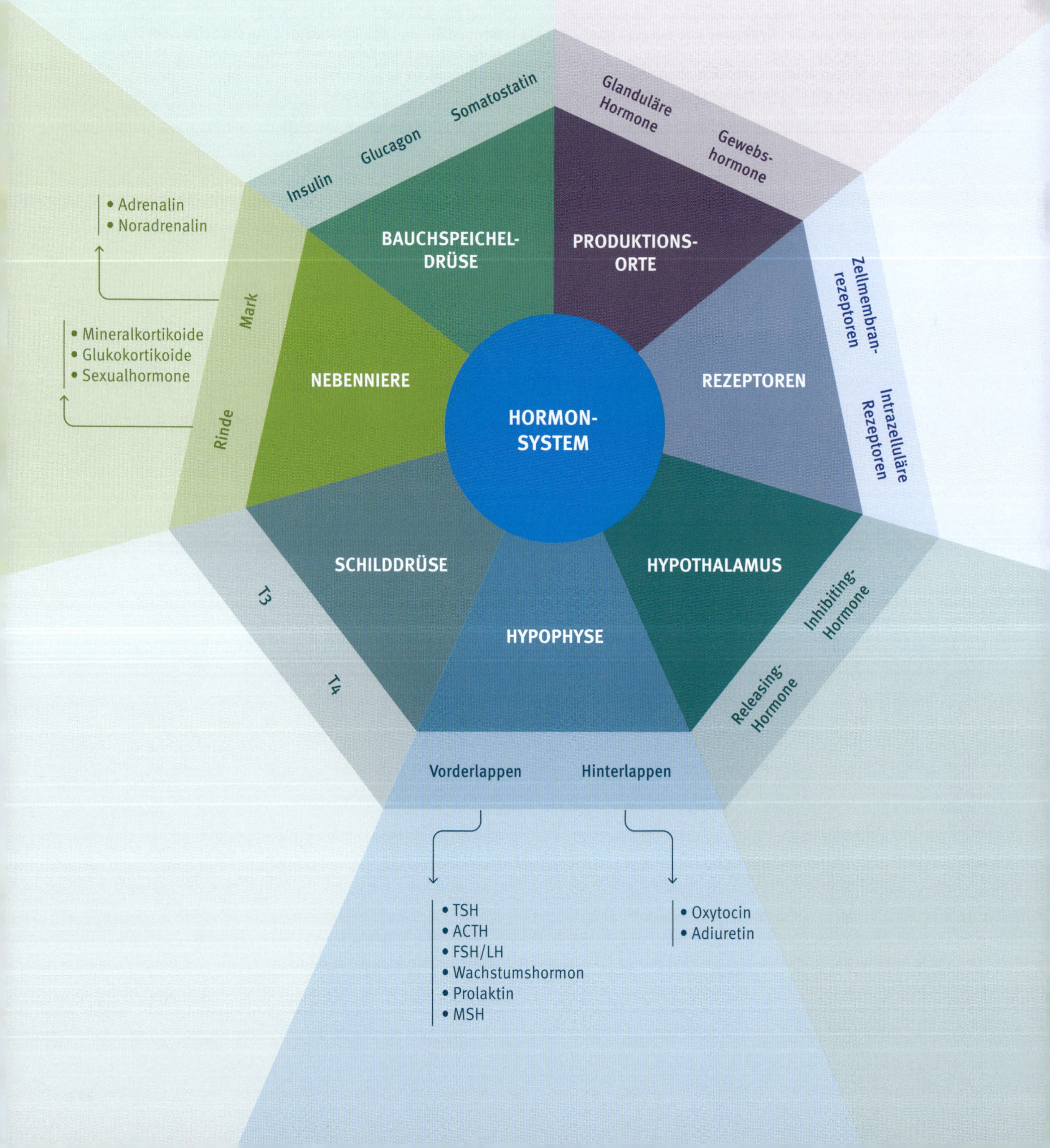
HORMON-SYSTEM
BAUCHSPEICHELDRÜSE
Insulin
Glucagon
Somatostatin
PRODUKTIONS-ORTE
Glanduläre Hormone
Gewebshormone
REZEPTOREN
Zellmembranrezeptoren
Intrazelluläre Rezeptoren
HYPOTHALAMUS
Inhibiting-Hormone
Releasing-Hormone
HYPOPHYSE
Vorderlappen
Hinterlappen
• TSH
• ACTH
• FSH/LH
• Wachstumshormon
• Prolaktin
• MSH
• Oxytocin
• Adiuretin
SCHILDDRÜSE
T3
T4
NEBENNIERE
Mark
• Adrenalin
• Noradrenalin
Rinde
• Mineralkortikoide
• Glukokortikoide
• Sexualhormone

10

HORMONSYSTEM

Frank Flake

INHALTSÜBERSICHT

Funktion und Arbeitsweise der Hormone
- Hormone sind Botenstoffe, welche die biologischen Abläufe im Körper, das Verhalten und die Empfindungen eines Menschen entscheidend beeinflussen.
- Das Teilgebiet der Inneren Medizin, das sich mit den Strukturen und Funktionen der Hormone sowie der Diagnose und Behandlung von Störungen des Hormonsystems beschäftigt, ist die Endokrinologie.
- Die meisten Hormone werden von speziellen endokrinen Drüsen gebildet und dementsprechend als Drüsenhormone oder glanduläre Hormone bezeichnet.
- Die meisten Aminosäureabkömmlinge und Peptidhormone können wegen ihrer guten Wasserlöslichkeit (Hydrophilie), aber schlechten Fettlöslichkeit nicht durch die lipophile Zellmembran hindurchtreten.
- Alle fettlöslichen und viele wasserlösliche Hormone müssen im Blut an Albumin oder spezielle Transportproteine gebunden werden, damit sie im Blut transportiert werden und zu den Zielzellen gelangen können.
- Zentrales Organ für den Hormonabbau ist die Leber.

Hypothalamus und Hypophyse
- Der Hypothalamus ist das wichtigste Hirngebiet für die Regelung des inneren Milieus und höchstes Zentrum des Hormonsystems.
- Oxytocin bewirkt die Wehenauslösung an der geburtsbereiten Gebärmutter und führt während der Stillperiode zum Milcheinschuss.
- Adiuretin, auch ADH = antidiuretisches Hormon oder Vasopressin genannt, ist entscheidend an der Regulierung des osmotischen Drucks und des Flüssigkeitsvolumens im Körper beteiligt.

Epiphyse
- Hauptsekretionsprodukt der Epiphyse ist das Hormon Melatonin.

Schilddrüse und ihre Hormone
- Die Schilddrüse (Glandula thyreoidea) ist ein ungefähr 25 g schweres, hufeisenförmiges Organ, das in der Halsregion vor der Luftröhre dicht unterhalb des Schildknorpels liegt.
- Eine Vergrößerung der Schilddrüse wird Struma (Kropf) genannt.
- Bei einer Hyperthyreose liegt eine Überproduktion von Schilddrüsenhormonen vor.
- Bei einer Hypothyreose liegt eine Unterproduktion von Schilddrüsenhormonen vor.

Hormone der Nebennieren
- Das wirksamste Glukokortikoid ist Kortisol. Die Nebennierenrinde stellt aber auch noch andere Glukokortikoide wie Kortison und Kortikosteron her.
- Bei länger dauernder Erhöhung des Glukokortikoidspiegels entwickelt sich ein Cushing-Syndrom.
- Aufgrund ihrer Wirkung auf das Immunsystem eignen sich Glukokortikoide zur Therapie von Allergien, chronischen Entzündungen (z. B. chronische Polyarthritis) und Autoimmunerkrankungen – überall dort also, wo eine Entzündungshemmung und/oder Immunsuppression erwünscht ist.
- Adrenalin und Noradrenalin gehören (zusammen mit Dopamin und Serotonin) zu den Katecholaminen und sind Neurotransmitter des Nervensystems.

Weitere endokrin aktive Organe
- In der Bauchspeicheldrüse liegen verstreut kleine Inseln, Langerhans-Inseln genannt, die verschiedene Hormone bilden.

10.1 Funktion und Arbeitsweise der Hormone

Hormone sind Botenstoffe, welche die biologischen Abläufe im Körper, das Verhalten und die Empfindungen eines Menschen entscheidend beeinflussen. Dies gilt nicht nur z. B. für die Stressreaktion, sondern auch für Entwicklungsprozesse wie Wachstum und Pubertät, für das Ess-, Trink- und Schlafverhalten, die Sexualität, die Psyche und für Reaktionen auf Krankheiten.

Hormone erfüllen zahlreiche Aufgaben. Sie
- wirken auf die chemische Zusammensetzung des inneren Milieus ein.
- regulieren den Organstoffwechsel und die Energiebalance.
- helfen dem Körper, mit Belastungssituationen wie z. B. Infektionen, Verletzungen, emotionalem Stress, Durst, Hunger, Blutungen und Temperaturextremen fertigzuwerden.
- fördern Wachstum und Entwicklung.
- steuern die Reproduktionsvorgänge, etwa Eizell- und Spermienbildung, Befruchtung, Versorgung des Kindes im Mutterleib, Geburt sowie Ernährung des Neugeborenen.

MERKE

Endokrinologie

Das Teilgebiet der Inneren Medizin, das sich mit den Strukturen und Funktionen der Hormone sowie der Diagnose und Behandlung von Störungen des Hormonsystems beschäftigt, ist die **Endokrinologie.** Aber auch in anderen medizinischen Disziplinen gibt es Fachleute für hormonelle Störungen, z. B. die gynäkologischen Endokrinologen, die auf weibliche Sexualhormonstörungen und die Behandlung der dadurch oft verursachten Unfruchtbarkeit bei Frauen spezialisiert sind.

10.1.1 Einteilung der Hormone

Die Hormone können auf verschiedene Art und Weise eingeteilt werden. Am gebräuchlichsten sind:
- Einteilung nach dem Bildungsort
- Einteilung nach dem chemischen Aufbau
- Einteilung nach dem Wirkprinzip

10.1.2 Bildungsorte von Hormonen

Glanduläre Hormone und Gewebshormone

Die meisten Hormone werden von speziellen **endokrinen Drüsen** gebildet und dementsprechend als Drüsenhormone oder **glanduläre Hormone** bezeichnet (→ Abb. 10.1). Im Gegensatz zu den exokrinen Drüsen, die ihre Sekrete (z. T. über Ausführungsgänge) an die Oberfläche von Haut oder Schleimhäuten absondern, geben die endokrinen Drüsen ihre Produkte (also die Hormone) in den sie umgebenden interstitiellen Raum ab. Dieser Raum ist meist von einem dichten Kapillargeflecht durchzogen. Die Hormone diffundieren rasch vom Interstitium in die Kapillaren und werden mit dem Blutstrom schnell über den gesamten Körper verteilt. So erreichen die Hormone ihre jeweiligen Zielzellen, das sind alle Zellen, die über geeignete Rezeptoren die „Botschaft des Hormons“ verstehen können (→ Kap. 10.1.3).

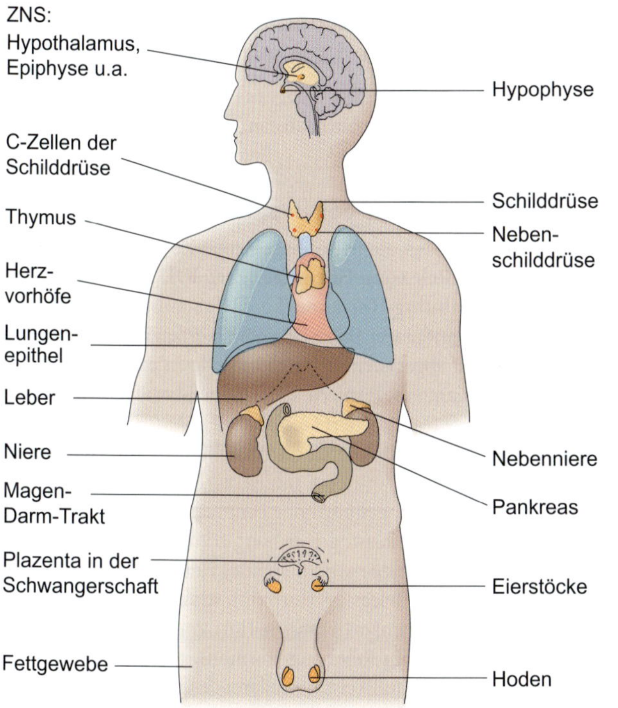

Abb. 10.1 Orte der Hormonproduktion im menschlichen Körper [L190]

Hormone werden aber nicht nur in endokrinen Drüsen, sondern auch von spezialisierten Zellen anderer Körpergewebe gebildet (weshalb zusammenfassend von **endokrinem Gewebe** gesprochen wird).

Hormone wirken auch ganz nah

Früher bestand die Lehrmeinung, dass Hormone grundsätzlich nur weit entfernt vom Ort ihrer Ausschüttung wirken. Dieser klassische Hormonbegriff, nach dem Hormone stets über die Blutbahn zu ihren Zielzellen gelangen, ist heute überholt: Viele Gewebshormone, aber auch einige glanduläre Hormone erreichen ihre Zielzellen durch Diffusion und beeinflussen Zellen in ihrer unmittelbaren Nachbarschaft **(parakrine Wirkung)** oder wirken sogar auf die hormonproduzierende Zelle selbst **(autokrine Wirkung).**

Hormon- und Nervensignale im Vergleich

Während das Nervensystem seine Informationen nur zu ausgewählten Zellen, z. B. Muskel-, Drüsen- oder anderen Nervenzellen, weiterleitet, werden die Hormone über den Blutweg im Prinzip an alle Zellen verteilt. Im Gegensatz zum Nervensignal arbeiten Hormone dabei relativ langsam: Es kann Minuten, Stunden oder auch Monate dauern, bis die Körperantwort erkennbar wird (→ Tab. 10.1).

Fließende Übergänge

Diese Erweiterung des Hormonbegriffs führte zu fließenden Übergängen v. a. zu den Botenstoffen des Nervensystems. So klar, wie im vorangegangenen Absatz dargestellt, sind die Grenzen zwischen Hormon- und Nervensystem nicht (mehr):

- Nicht alle Hormone haben nur „endokrine" Wirkungen. So ist bekannt, dass das Wehenhormon Oxytocin und das den Wasserhaushalt regulierende Hormon Adiuretin außerdem noch im Zwischenhirn als Neuropeptide Einfluss auf z. B. Lernen und Gedächtnis haben.

	Nervensystem	Hormonsystem
Signalübermittlung	Elektrisch (Neuron, Axon) und chemisch (Synapse)	Chemisch (Hormone)
Zielzellen	Muskelzellen, Drüsenzellen, andere Nervenzellen	Alle Körperzellen mit passendem (spezifischem) Hormonrezeptor
Wirkungseintritt	Millisekunden bis Sekunden	Sekunden bis Monate
Folgereaktion	Muskelkontraktion, Drüsensekretion oder Aktivierung anderer Nervenzellen	Vor allem Änderung der Stoffwechselaktivität (z. B. Wachstum)

Tab. 10.1 Vergleich zwischen Nerven- und Hormonsignalen

- Andererseits können auch Nervenzellen Hormone produzieren (**Neurohormone,** z. B. Adiuretin).

Es gibt also **fließende Übergänge** zwischen Hormonen, Neurotransmittern und Neuropeptiden. Wahrscheinlich würde es eher den Tatsachen entsprechen, allgemein von **Botenstoffen** zu sprechen, die je nach dem Ort ihrer Bereitstellung und ihrer Funktion als (Gewebs-)Hormon, Neurotransmitter oder Neuropeptid wirken.

Auch zum Immunsystem bestehen komplexe Verbindungen, denn viele weiße Blutzellen produzieren Hormone mit parakriner Wirkung.

10.1.3 Wirkprinzip und Hormonrezeptoren

Damit eine Zielzelle ein Hormonsignal empfangen kann, muss sie **spezifische Hormonrezeptoren** besitzen, an die sich das Hormon anlagern kann. Hormon und Hormonrezeptor müssen wie Schlüssel und Schloss zusammenpassen. Wenn das Hormon an oder in der Zelle gebunden worden ist, werden komplizierte Stoffwechselvorgänge ausgelöst, die zu der gewünschten Hormonwirkung führen.

In der Regel besitzen Zellen verschiedenster Gewebe Rezeptoren für das gleiche Hormon, wobei ein und dasselbe Hormon je nach der gewebespezifischen Antwort der Zelle mehrere, teils ganz unterschiedliche Wirkungen haben kann.

Andererseits ist jede Zelle Zielzelle für unterschiedliche Hormone und besitzt dementsprechend verschiedene Hormonrezeptoren. Jede einzelne Körperzelle kann so über Hormone zu unterschiedlichen, sogar gegensätzlichen Reaktionen veranlasst werden.

Hormonrezeptoren in der Zellmembran

Die meisten Aminosäureabkömmlinge und Peptidhormone können wegen ihrer guten Wasserlöslichkeit (Hydrophilie), aber schlechten Fettlöslichkeit nicht durch die lipophile Zellmembran hindurchtreten. Diese Hormone binden von außen an einen in der Membran sitzenden **Zellmembranrezeptor.** Der Rezeptor ändert dadurch seine räumliche Struktur (er wird „aktiviert") und setzt eine Reaktionskette in Gang, an deren Ende die „gewünschte" Zellantwort steht.

Intrazelluläre Hormonrezeptoren

Alle Steroidhormone und die Schilddrüsenhormone können die Plasmamembran durchdringen und direkt an **intrazelluläre Hormonrezeptoren** binden. Dabei befinden sich z. B. die Rezeptoren für Schilddrüsenhormone im Zellkern, die Steroidhormonrezeptoren hingegen im Zytoplasma. Auch im Zytoplasma gebildete Hormonrezeptor-Komplexe gelangen jedoch letztlich in den Zellkern. Die Hormone wirken dort direkt auf die DNA ein und beeinflussen die Proteinbiosynthese und damit die Zellfunktion.

10.1.4 Transportproteine für Hormone

Alle fettlöslichen und viele wasserlösliche Hormone müssen im Blut an Albumin oder spezielle **Transportproteine** gebunden werden, damit sie im Blut transportiert werden und zu den Zielzellen gelangen können. So binden z. B. die Schilddrüsenhormone an das thyroxinbindende Globulin (TBG). Biologisch wirksam ist jedoch nur das freie, nicht das proteingebundene Hormon.

10.1.5 Abbau der Hormone

Zentrales Organ für den **Hormonabbau** ist die Leber. Der Großteil der Hormone wird dort durch verschiedene Reaktionen verändert (z. B. aufgespalten) und dadurch unwirksam. Die Abbauprodukte werden meist über Leber und/oder Nieren ausgeschieden.

Mithilfe der Konzentrationsbestimmung von Hormon-Abbauprodukten im Urin lassen sich indirekt die Hormonspiegel im Blut abschätzen. So wird z. B. die Konzentration der Vanillin-Mandelsäure im 24-Stunden-Sammelurin bestimmt, wenn der Verdacht auf eine Katecholaminüberproduktion im Nebennierenmark besteht (etwa bei der Abklärung eines Bluthochdrucks). Die Vanillin-Mandelsäure ist ein Abbauprodukt der Katecholamine Adrenalin und Noradrenalin.

IM FOKUS

Funktion und Arbeitsweise von Hormonen

Hormone sind Botenstoffe, die biologische Abläufe, das Verhalten und die Empfindungen des Menschen beeinflussen.
Sie werden von **endokrinen Drüsen (glanduläre Hormone)** oder **spezialisierten Zellen einiger Körpergewebe (Gewebshormone)** gebildet.
Hormone entfalten ihre Wirkung durch Bindung an **Hormonrezeptoren:**

- **Zellmembranrezeptoren** (Aminosäureabkömmlinge und Peptidhormone)
- **Intrazelluläre Hormonrezeptoren** (Steroidhormone und die Schilddrüsenhormone)

Fettlösliche und viele wasserlösliche Hormone werden im Blut an Albumin oder spezielle **Transportproteine** gebunden.
Die meisten Hormone werden in der **Leber abgebaut.**

10.2 Hypothalamus und Hypophyse

Hypothalamus und Hypophyse liegen in den unteren Abschnitten des Zwischenhirns.

Der **Hypothalamus** ist das wichtigste Hirngebiet für die Regelung des inneren Milieus und höchstes Zentrum des Hormonsystems. Er ist außerdem eine wichtige Verbindungsstelle zwischen Nerven- und Hormonsystem: Über den Hypothalamus beeinflusst z. B. Stress unseren Hormonhaushalt.

Die **Hypophyse** besteht aus dem **Hypophysenvorderlappen** (HVL, Adenohypophyse), der 75 % des Gesamtgewichts ausmacht und aus drüsigem Gewebe gebildet wird, und dem kleineren **Hypophysenhinterlappen** (HHL, Neurohypophyse), der hauptsächlich aus einem Geflecht von Axonen aufgebaut ist. Die Zellkörper dieser Axone liegen im Hypothalamus, sodass der Hypophysenhinterlappen funktionell und anatomisch als Anhängsel des Hypothalamus zu sehen ist. Daher wird er zusammen mit diesem in → Kap. 10.2.1 abgehandelt.

10.2.1 Hormone des Hypothalamus und des Hypophysenhinterlappens

Innerhalb des Hypothalamus gibt es verschiedene Kerngebiete (Ansammlungen von grauer Hirnsubstanz), die für den Hormonhaushalt von Bedeutung sind.

Hypophyseotrope Zone des Hypothalamus

An der Vorderseite liegt die **hypophyseotrope Zone.** Dort werden die schon erwähnten **Releasing-Hormone** (kurz **RH,** Releasing Factors, Liberine) und **Inhibiting-Hormone** (kurz **IH,** Statine) gebildet, welche die Hypophyse beeinflussen. Diese Hormone werden in den hypophysären Portalkreislauf abgegeben, ein dichtes Geflecht aus Kapillaren, das die vom Hypothalamus sezernierten Hormone über den Hypophysenstiel zur Hypophyse transportiert (→ Abb. 10.2).

Releasing-Hormone stimulieren die Ausschüttung von Hypophysenvorderlappenhormonen, während Inhibiting-Hormone die Sekretion der Hypophysenvorderlappenhormone hemmen. Die wichtigsten sind:

- **TRH** (Thyreotropin-Releasing-Hormon), stimuliert die Ausschüttung von TSH (Thyreoidea-stimulierendes Hormon).
- **CRH** (Corticotropin-Releasing-Hormon), stimuliert die Ausschüttung von ACTH (adrenokortikotropes Hormon, → Kap. 10.5.2).
- **Gn-RH**- (Gonadotropin-Releasing-Hormon), stimmuliert die Aussüttung von FSH (follikelstimmulierendes Hormon) und LH (luteinisierendes Hormon); → Kap. 17.3.5

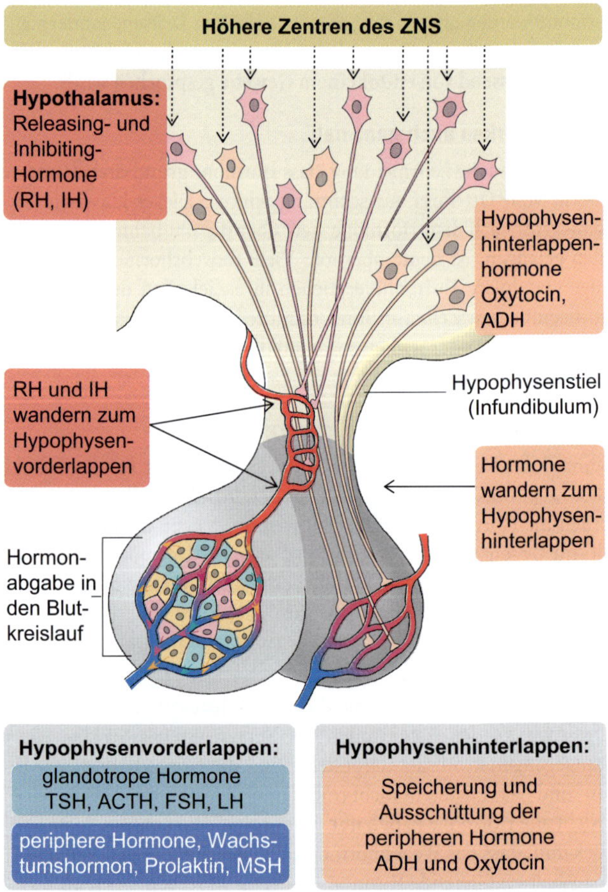

Abb. 10.2 Rolle der Hypophyse bei der hormonellen Sekretion und Regulation [L190]

- **GH-RH** (Growth-Hormone-Releasing-Hormon), stimuliert die Wachstumshormonausschüttung.
- **GH-IH** (Growth-Hormone-Inhibiting-Hormon, Somatostatin), hemmt die Wachstumshormonausschüttung.
- **PRL-RH** (Prolaktin-Releasing-Hormon), stimuliert die Prolaktinausschüttung.
- **PRL-IH** (Prolaktin-Inhibiting-Hormon), hemmt die Ausschüttung von Prolaktin. Es ist identisch mit Dopamin.

Kerngebiete zum Hypophysenhinterlappen

Weitere wichtige Kerngebiete des Hypothalamus sind die Nuclei supraoptici und die Nuclei paraventriculares. Dort werden die Hypothalamushormone **Oxytocin** und **Adiuretin** gebildet, die dann in den Axonen der Nervenzellen zum Hypophysenhinterlappen transportiert werden, wo sie gespeichert und bei Bedarf in das Blut abgegeben werden. Aufgrund ihres Sekretionsorts werden die beiden Hormone auch als **Hypophysenhinterlappenhormone** bezeichnet.

Oxytocin

Oxytocin bewirkt die Wehenauslösung an der geburtsbereiten Gebärmutter und führt während der Stillperiode zum Milcheinschuss.

MERKE

Oxytocin als Medikament

Oxytocin wird noch vereinzelt als Notfall-Medikament im Rettungsdienst vorgehalten. Es hat eine uteruskontrahierende Wirkung (wehenfördernd) und kann aus diesem Grund vaginale Blutungen verhindern. Es gilt aber nur noch als Mittel der 2. Wahl und hat aufgrund des heutigen seltenen Einsatzes kaum noch Berechtigung. Mittel der 1. Wahl wären Nifedipin und Atosiban. Sie weisen die geringsten Nebenwirkungen auf, vor allem für das ungeborene Kind.

Adiuretin

Adiuretin, auch ADH = **anti**d**iuretisches** (gegen den Harndurchfluss gerichtetes) **H**ormon oder Vasopressin genannt, ist ein Peptidhormon. Es ist entscheidend an der Regulierung des osmotischen Drucks (→ Kap. 3.5.5) und des Flüssigkeitsvolumens im Körper beteiligt. Es fördert die osmotisch bedingte Wasserrückresorption aus den Harnkanälchen der Niere in das Blut, indem es die Wasserdurchlässigkeit der Zellmembran der distalen Tubuluszellen und der Sammelrohre erhöht. Dadurch wird weniger Urin ausgeschieden.

Die Ausschüttung von Adiuretin wird durch Rezeptoren im Hypothalamus gesteuert, die den osmotischen Druck messen können (Osmorezeptoren). Steigt z. B. durch längeres Dursten der osmotische Druck im Blut an, so wird vermehrt Adiuretin in das Blut abgegeben. Dadurch wird mehr Flüssigkeit in der Niere zurückgehalten und der osmotische Druck sinkt wieder. Die Adiuretinausschüttung wird außerdem über Volumenrezeptoren in den Herzvorhöfen sowie durch Rezeptoren in der Aorta und der A. carotis beeinflusst.

Bei Adiuretinmangel im Hypothalamus kommt es zum **Diabetes insipidus** mit überschießender Urinproduktion (**Polyurie** = viel Urin) und als Folge des Flüssigkeitsverlusts zu starkem Durst (**Polydipsie** = viel trinken).

PRAXISTIPP

Trinken auf der Rettungswache

Koffein und Alkohol vermindern die Wirkung von Adiuretin und führen evtl. zu vermehrter Harnausscheidung und gesteigertem Durstgefühl. Dies ist einer der Gründe, weshalb diese Getränke eher als Genussmittel denn als Durstlöscher zu betrachten sind, wobei Alkohol auf keiner Rettungswache etwas zu suchen hat. Für den Rettungsdienstalltag geeignete Getränke sind Mineralwasser, zahlreiche Kräuter- oder Früchtetees sowie verdünnte Säfte.

10.2.2 Hypophysenvorderlappen

Der **Hypophysenvorderlappen** (HVL, Adenohypophyse) bildet unter Kontrolle des Hypothalamus eine große Anzahl verschiedener Peptidhormone. Zum einen sind dies Hormone, die untergeordnete Hormondrüsen steuern (glandotrope Hormone), zum anderen solche, die direkt auf die Zielzellen wirken.

Zu den wichtigsten glandotropen Hormonen des Hypophysenvorderlappens gehören:

- **TSH** (Thyreoidea-stimulierendes Hormon), fördert die Schilddrüsentätigkeit
- **ACTH** (adrenokortikotropes Hormon), stimuliert die Glukokortikoidausschüttung in der Nebenniere (→ Kap. 10.5.2)
- **FSH** (follikelstimulierendes Hormon) und **LH** (luteinisierendes Hormon), fördern die Keimdrüsentätigkeit und steuern die Geschlechtshormonproduktion bei Mann und Frau

Direkt auf Zielzellen wirken:

- Das **Wachstumshormon,** welches das Körperwachstum kontrolliert.
- Das **Prolaktin,** das unter anderem die Milchproduktion in der Brustdrüse in Gang setzt.
- Das **MSH** (melanozytenstimulierendes Hormon). Es wird stets zusammen mit ACTH ausgeschüttet und beeinflusst unter anderem über Einflüsse auf die pigmentbildenden Melanozyten die Hautpigmentierung.

IM FOKUS

Hypothalamus und Hypophyse

Im **Hypothalamus** werden **Releasing-Hormone** und **Inhibiting-Hormone** gebildet, welche die Hypophyse beeinflussen.
Die **Hypophyse** besteht aus dem **Hypophysenvorderlappen** und dem kleineren **Hypophysenhinterlappen.**
Im **Hypophysenhinterlappen** werden **Oxytocin** und **Adiuretin** gebildet.
Zu den wichtigen Hormonen des **Hypophysenvorderlappens** gehören:

- **TSH** (Thyreoidea-stimulierendes Hormon)
- **ACTH** (adrenokortikotropes Hormon)
- **FSH** (follikelstimulierendes Hormon) und **LH** (luteinisierendes Hormon)
- **Wachstumshormon**
- **Prolaktin**
- **MSH** (melanozytenstimulierendes Hormon)

10.3 Epiphyse

Noch ein weiterer Teil des ZNS übernimmt Aufgaben für das Hormonsystem: die **Epiphyse** (Zirbeldrüse, Corpus pineale), eine ca. erbsengroße Drüse oberhalb des Mittelhirns. Hauptsekretionsprodukt der

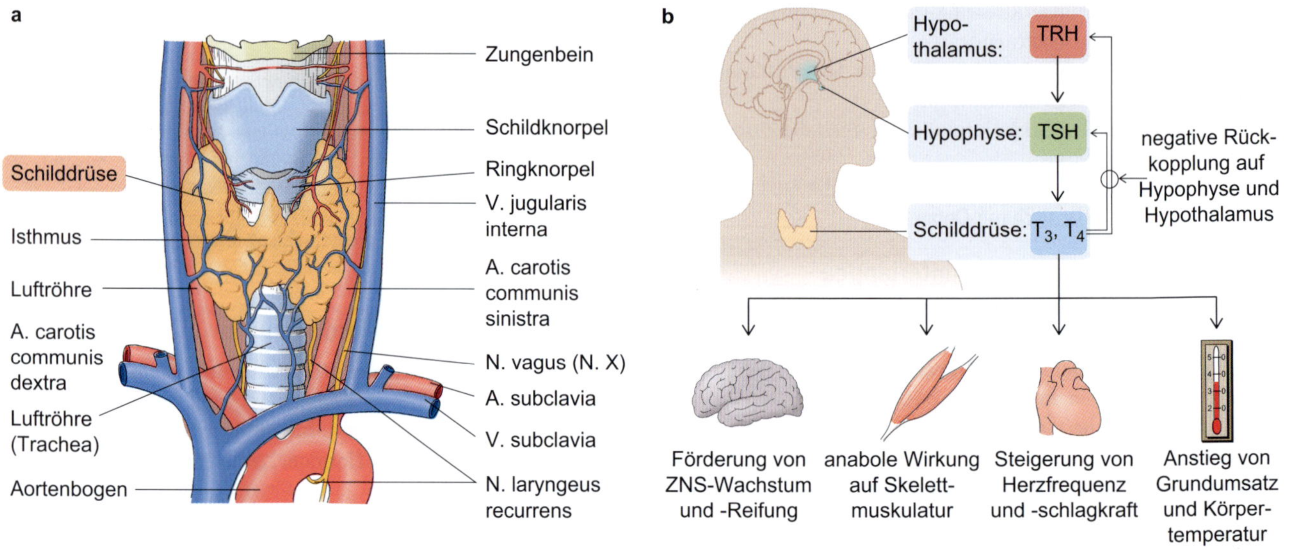

Abb. 10.3 Anatomie der Schilddrüse **(links)** sowie Regelkreis und Funktion der Schilddrüsenhormone **(rechts)** [L190]

Epiphyse ist das Hormon **Melatonin,** dessen Ausschüttung durch Dunkelheit gefördert und durch Licht gehemmt wird.

10.4 Schilddrüse und ihre Hormone

Die **Schilddrüse** (Glandula thyreoidea) ist ein ungefähr 25 g schweres, hufeisenförmiges Organ, das in der Halsregion vor der Luftröhre dicht unterhalb des Schildknorpels liegt. Es besteht aus zwei Seitenlappen, die durch eine Gewebebrücke, den Isthmus, verbunden sind (→ Abb. 10.3). Mikroskopisch betrachtet wird die Schilddrüse durch Bindegewebsstraßen in einzelne Läppchen geteilt. Jedes dieser Läppchen besteht aus vielen kleinen Bläschen, den **Follikeln.** Ihre Wand wird aus einem einschichtigen Follikelepithel gebildet.

Schilddrüsenerkrankungen

Bei den sehr häufigen Schilddrüsenerkrankungen müssen differenziert werden:

- Gestörte Schilddrüsenfunktion: Unterschieden wird die Normalfunktion der Schilddrüse **(Euthyreose)** von der Überfunktion **(Hyperthyreose)** und der Unterfunktion **(Hypothyreose).**
- Pathologisch veränderte Schilddrüsengröße: Unterschieden werden die normalgroße Schilddrüse und die vergrößerte Schilddrüse **(Struma).**

Schilddrüsenfunktionsstörungen und -vergrößerungen können gemeinsam, aber auch getrennt voneinander auftreten.

Struma

Eine Vergrößerung der Schilddrüse wird **Struma** (Kropf) genannt; sie kann gleichmäßig (Struma diffusa) oder knotig (Struma nodosa) sein (→ Abb. 10.4). Jeder sechste Erwachsene hat eine Struma, meist mit normaler Schilddrüsenfunktion.

Häufigste Ursache einer Struma ist ein Jodmangel im Trinkwasser, wie er in vielen Gebieten Deutschlands vorkommt. Durch das eingeschränkte Jodangebot ist die Hormonbildung in der Schilddrüse erschwert. Sehr viele Menschen reagieren hierauf mit einer Volumenzunahme des Organs – der Strumabildung. Um einer Strumaentwicklung vorzubeugen, ist es deshalb für Kinder und Erwachsene sinnvoll, jodiertes Speisesalz zu verwenden.

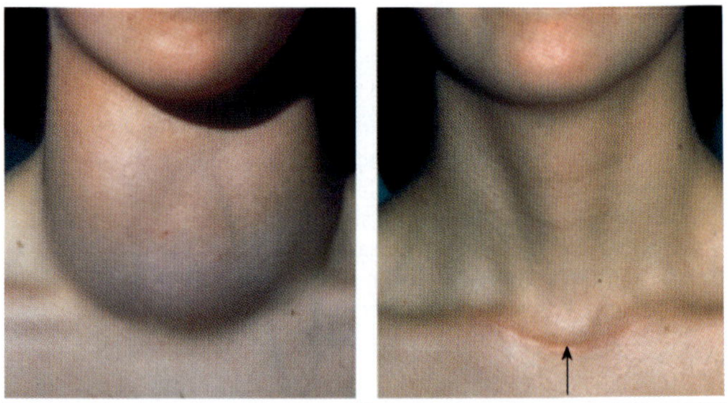

Abb. 10.4 20-jährige Patientin mit Struma nodosa, links vor, rechts nach der Operation (der Pfeil zeigt auf die kaum sichtbare Operationsnarbe) [T127]

Oft kann eine Struma medikamentös behandelt werden. Führt die Struma jedoch durch Druck auf Luft- oder Speiseröhre zu erheblichen Beschwerden wie etwa Luftnot oder Schluckstörungen oder besteht der Verdacht auf eine maligne Entartung eines Schilddrüsenknotens (Schilddrüsenkarzinom), muss sie operativ entfernt werden.

KRANKHEIT/SYMPTOM

Hyperthyreose

Bei einer **Hyperthyreose** liegt eine Überproduktion von Schilddrüsenhormonen vor. Sie äußert sich in Gewichtsabnahme durch krankhaft erhöhten Grundumsatz (= Energieumsatz in Ruhe), Erhöhung der Körpertemperatur, Steigerung der Herzarbeit durch beschleunigte Herzfrequenz und erhöhte Schlagkraft, Schlaflosigkeit und innerer Unruhe, feinschlägigem Händezittern und gelegentlich Durchfall. Häufigste Ursache der Überfunktion ist ein autonomes (= selbstständiges) Adenom des Schilddrüsengewebes. Hierunter wird ein gutartiger Schilddrüsentumor verstanden, dessen Zellen nicht mehr unter Kontrolle der Hypophyse arbeiten, sondern ungehemmt Thyroxin und Trijodthyronin produzieren.

Eine Hyperthyreose ist auch im Rettungsdienst nicht so selten. Sie zeigt sich dort als Erstmanifestation mit Tachykardie und Unwohlsein, Unruhe und anderen der o. g. Symptome.
Eine weitere Ursache für eine Überfunktion ist der Morbus Basedow. Es handelt sich um eine Autoimmunerkrankung, bei der Autoantikörper gegen die TSH-Rezeptoren des Schilddrüsengewebes eine Dauerstimulation der Hormonbildung und -ausschüttung bewirken.
Die Schilddrüse ist beim Morbus Basedow diffus vergrößert und produziert überschießend Hormone. Typischerweise haben Basedow-Patientinnen und Patienten neben den oben beschriebenen Symptomen ein- oder beidseitig hervortretende Augen (Exophthalmus), eine ebenfalls durch Autoimmunprozesse verursachte Erscheinung (→ Abb. 10.5).

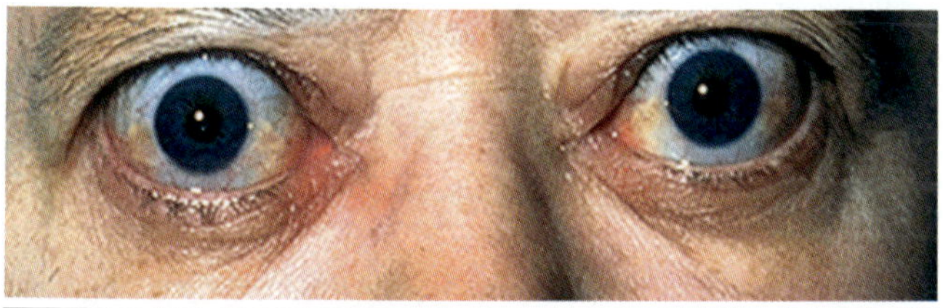

Abb. 10.5 53-jährige Patientin mit Morbus Basedow. Auffallend sind die hervortretenden Augen mit zurückgezogenen Oberlidern und der starre Blick. [T127]

KRANKHEIT/SYMPTOM

Hypothyreose

Eine **Hypothyreose,** d. h. eine Unterproduktion von Schilddrüsenhormonen, führt zu entgegengesetzten Krankheitssymptomen: erniedrigter Grundumsatz, Gewichtszunahme, Verstopfung und Kälteempfindlichkeit. Außerdem werden teigige Verdickungen und Schwellungen der Haut (Myxödem genannt), eine tiefe, heisere Stimme, geistige Verlangsamung und Müdigkeit, struppige, trockene Haare sowie Libido- und Potenzverlust beobachtet.

IM FOKUS

Schilddrüse

Die **Schilddrüse** (Glandula thyreoidea) liegt in der Halsregion vor der Luftröhre dicht unterhalb des Schildknorpels.
Bei einer **Hyperthyreose** kommt es zu **Gewichtsabnahme, Erhöhung der Körpertemperatur, Steigerung der Herzarbeit, Schlaflosigkeit, innerer Unruhe, feinschlägigem Händezittern und gelegentlich zu Durchfall.**
Eine **Hypothyreose** führt zu **erniedrigtem Grundumsatz, Gewichtszunahme, Verstopfung und Kälteempfindlichkeit.**

10.5 Hormone der Nebennieren

Die **Nebennieren** (Glandulae suprarenales) sind paarig angelegte, zwergenhutförmige, jeweils ungefähr 5 g schwere Organe. Sie sitzen beidseits den oberen Nierenpolen auf. Es werden Nebennierenrinde und -mark unterschieden (→ Abb. 10.6).

10.5.1 Nebennierenrinde

Volumenmäßig macht die **Nebennierenrinde** mehr als ¾ der gesamten Nebenniere aus. Es können histologisch drei Schichten unterschieden werden, in denen jeweils verschiedene Hormone (hauptsächlich) produziert werden:

- Mineralokortikoide (z. B. Aldosteron) in der äußeren Zona glomerulosa
- Glukokortikoide (z. B. Kortisol) in der mittleren Zona fasciculata
- Eine geringe Menge Sexualhormone, vorwiegend Androgene (männliche Sexualhormone), in der inneren Zona reticularis

Alle Nebennierenrindenhormone sind Steroidhormone. Sie werden aus der Grundsubstanz Cholesterin synthetisiert.

10.5.2 ACTH und Glukokortikoide

Die Ausschüttung der **Glukokortikoide** wird durch das **CRH** (Corticotropin-Releasing-Hormon) aus dem Hypothalamus und das **ACTH** aus der Hypophyse gesteuert. Dabei fördert CRH die ACTH-Sekretion und ACTH stimuliert wiederum die Glukokortikoidausschüttung (→ Abb. 10.7). Die Glukokortikoidausschüttung unterliegt einer ausgeprägten Tagesperiodik mit einem morgendlichen Maximum.

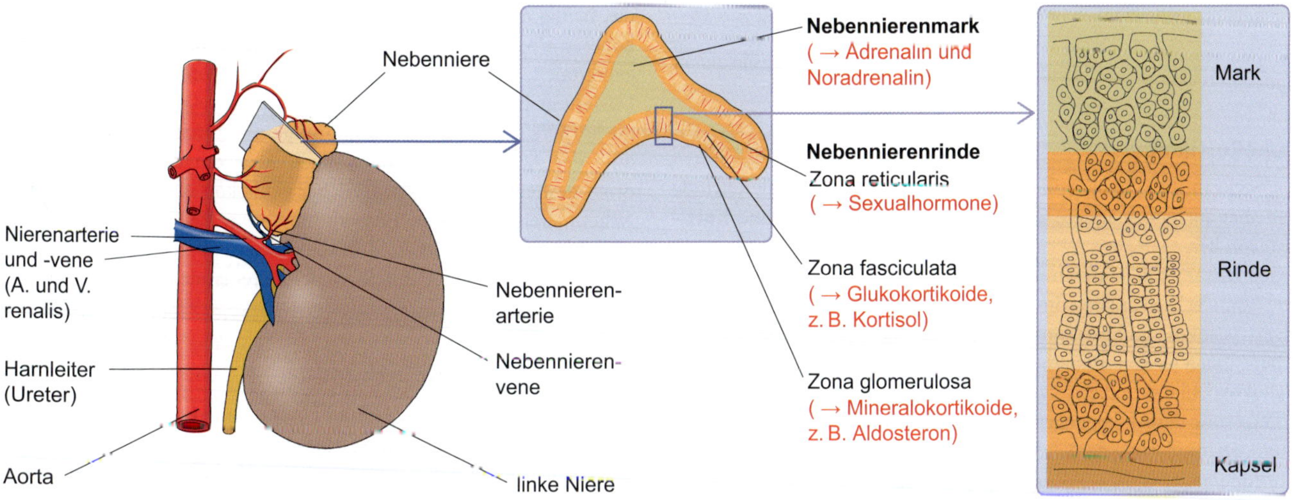

Abb. 10.6 Anatomie der Nebenniere. Die Schnittebene links oben ist rechts als „Glasscheibe" markiert. [L190]

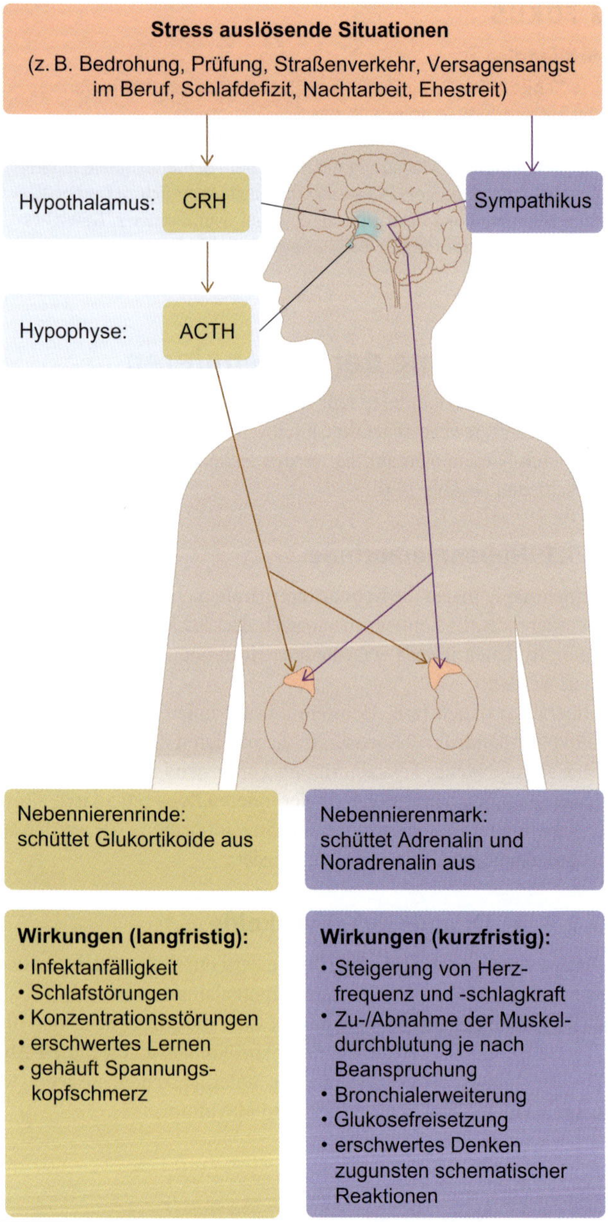

Abb. 10.7 Die zwei parallel verlaufenden Reaktionsketten der Stressreaktion [L190]

Glukokortikoide

Das wirksamste Glukokortikoid ist **Kortisol.** Die Nebennierenrinde stellt aber auch noch andere Glukokortikoide wie **Kortison** und **Kortikosteron** her.

Gemeinsam mit anderen Hormonen steuern die Glukokortikoide viele Stoffwechselvorgänge im Sinne einer Bereitstellung von Energieträgern (Glukose und Fettsäuren). Sie helfen dadurch, Stresssituationen zu bewältigen (→ Kap. 10.5.5).

Glukokortikoide haben folgende **Wirkungen:**

- Steigerung der Glukoneogenese aus Aminosäuren in der Leber und Verminderung der Glukoseverwertung in den Zellen, dadurch Erhöhung der Glukosekonzentration im Blut
- Fettabbau (Lipolyse) in der Peripherie und damit Freisetzung von Fettsäuren in das Blut
- Eiweißabbau in Muskulatur, Haut- und Fettgewebe (kataboler Effekt)
- Ausdünnung der Knochen (osteoporotischer Effekt)
- Nach Verletzungen Hemmung der Entzündung des Wundgebiets, der Wundheilung und Narbenbildung (antientzündlicher Effekt)
- Hemmung der Abwehrzellen, insbesondere der Lymphozyten, und der Phagozytose (immunsuppressiver Effekt)
- Hemmung der Entzündungsreaktionen im Gefolge (überschießender) Antigen-Antikörper-Reaktionen (antiallergischer Effekt)

PRAXISTIPP

Kortison und Pseudokrupp

Warum finden Pseudokrupp-Anfälle eigentlich immer nachts statt? Die Erklärung ist simpel. Nachts senkt der Körper seinen Kortisolspiegel, da er eigentlich während der Zeit des Schlafens weniger Kortisol benötigt.

Der Kortisolspiegel, der tagsüber einen Pseudokrupp-Anfall unterdrückt, ist dazu dann nachts nicht mehr in der Lage. Entsprechend kommt es nachts zur Häufung von Anfällen.

Cushing-Syndrom

Bei länger dauernder Erhöhung des Glukokortikoidspiegels entwickelt sich ein **Cushing-Syndrom** mit Müdigkeit, Leistungsabfall, Vollmondgesicht, Stammfettsucht, Bluthochdruck, Kopfschmerzen, Ödemen, Osteoporose, Hautveränderungen, Regelblutungsstörungen bzw. Impotenz, psychischer Labilität und erhöhten Blutzuckerspiegeln (Steroiddiabetes). Im Krankenhaus ist das Cushing-Syndrom am häufigsten als Nebenwirkung einer Glukokortikoidtherapie zu beobachten. Weitere Ursachen sind eine Überproduktion von CRH und/oder ACTH oder ein Glukokortikoid-produzierender Tumor in der Nebennierenrinde selbst (→ Abb. 10.8).

Glukokortikoidtherapie

Aufgrund ihrer Wirkung auf das Immunsystem eignen sich Glukokortikoide zur Therapie von Allergien, chronischen Entzündungen (z. B. chronische Polyarthritis) und Autoimmunerkrankungen – überall dort also, wo eine Entzündungshemmung und/oder Immunsuppression erwünscht ist.

Die **Glukokortikoidtherapie** hat allerdings ihren Preis: Wird etwa das häufig eingesetzte Prednisolon (Decortin®, Ultracorten®) in einer höheren Dosierung als 7,5 mg täglich über mehr als 2–3 Wochen eingenommen, so bildet sich ein Cushing-Syndrom aus. Diese kritische Dosierung heißt deshalb auch Cushing-Schwelle. Zusätzlich versiegt die körpereigene Glukokortikoidproduktion durch negative Rückkopplung der ACTH-Ausschüttung. Nach Absetzen der Kortisontherapie droht deshalb ein lebensgefährlicher Glukokortikoidmangel, die akute Nebenniereninsuffizienz. Deshalb muss man die Glukokortikoidtherapie langsam ausschleichen, d. h. schrittweise über Wochen bis Monate die Dosis reduzieren, damit die Nebennierenrinde die Eigenproduktion wieder aufbauen kann.

10.5.3 Mineralokortikoide

Das wichtigste Mineralokortikoid ist das **Aldosteron.** Seine Ausschüttung wird über den Renin-Angiotensin-Aldosteron-Mechanismus, durch einen niedrigen Serumnatrium- oder hohen Serumkaliumspiegel, ein geringes Blutvolumen sowie einen niedrigen Blutdruck ausgelöst.

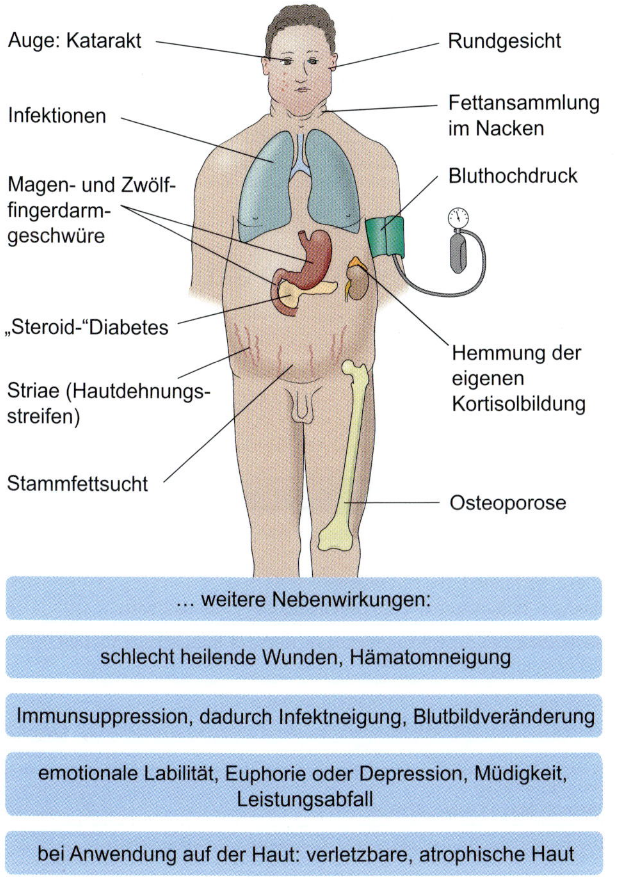

Abb. 10.8 Cushing-Syndrom, das als mögliche Nebenwirkung einer länger dauernden Behandlung mit Glukokortikoiden auftreten kann, aber auch bei Erkrankungen, die mit einem erhöhten Glukokortikoidspiegel einhergehen. [L190]

Aldosteron wirkt vor allem auf die Niere und nimmt so an der Regulation des Elektrolyt- und Wasserhaushalts, des Blutvolumens und des Blutdrucks teil. Aldosteron fördert die Natrium- und Wasserrückresorption in der Niere und steigert die Kaliumausscheidung über den Urin. Es erhöht so den Serumnatriumspiegel und senkt den Serumkaliumspiegel.

KRANKHEIT/SYMPTOM

Morbus Addison

Der **Morbus Addison** ist eine seltene Krankheit, die durch einen Mangel an Nebennierenrindenhormonen verursacht wird. Ursache ist meist ein Autoimmunprozess, der die Nebennierenrindenzellen zerstört. Typische klinische Zeichen sind allgemeine Abgeschlagenheit, niedriger Blutdruck, Übelkeit, Erbrechen, Gewichtsverlust, charakteristische Braunpigmentierung von Haut und Schleimhäuten, Muskelschwäche, Herzrhythmusstörungen und – im schwersten Fall – Kreislaufversagen. Wenn die Krankheit rechtzeitig erkannt wird, kann sie gut durch Hormonsubstitution behandelt werden.

10.5.4 Nebennierenmark

Das **Nebennierenmark** ist keine Hormondrüse im engeren Sinne. Vielmehr kann es als verlängerter Arm des vegetativen Nervensystems aufgefasst werden, da es entwicklungsgeschichtlich einem umgewandelten sympathischen Ganglion entspricht. Deshalb finden sich dort hochspezialisierte Neurone des Sympathikus. Diese Zellen schütten – nach Stimulation durch vegetative Neurone des ZNS – **Adrenalin** und **Noradrenalin** in das Blut aus.

Adrenalin und Noradrenalin gehören (zusammen mit Dopamin und Serotonin) zu den **Katecholaminen** und sind Neurotransmitter des Nervensystems. Sie steigern als Hauptwirkung rasch die Energiebereitstellung. Vom Nebennierenmark werden sie zwar kontinuierlich in einer niedrigen Rate sezerniert, charakteristisch sind aber die hochkonzentrierten Ausschüttungen in Stresssituationen.

PRAXISTIPP

Adrenalin und Noradrenalin in der Notfallmedizin

Bei beiden Hormonen handelt es sich um Katecholamine, die auch als Medikamente für die Notfallmedizin zur Verfügung stehen und dort standardisiert eingesetzt werden: **Adrenalin** im Rahmen der Reanimation oder des anaphylaktischen Schocks (→ Kap. 13.5.4) und **Noradrenalin** im septischen oder kardiogenen Schock (→ Kap. 12.6.5 und → Kap. 13.5.5).

10.5.5 Stressreaktion

Stressauslösende Ereignisse – dabei kann es sich um physische Stresssituationen wie Infektionen, Operationen, Verletzungen und Verbrennungen, aber auch um psychische Belastungen wie Angst, Ärger, Leistungsdruck und Freude handeln – setzen im ZNS zwei parallel verlaufende Reaktionsketten in Gang, die zusammen als **Stressreaktion** bezeichnet werden (→ Abb. 10.7):

- In der ersten Reaktionskette wird der Hypothalamus aktiviert, der beginnt, **CRH** auszuschütten. Dies führt in der Hypophyse zur Freisetzung von **ACTH,** welches in der Nebennierenrinde die Ausschüttung von Glukokortikoiden stimuliert.
- In der zweiten Reaktionskette wird über den Sympathikus das Nebennierenrindenmark aktiviert, was in Sekundenschnelle zur Ausschüttung eines Katecholamingemisches von 80 % **Adrenalin** und 20 % **Noradrenalin** führt.

Kurzfristig dominiert die Wirkung der Katecholamine, d. h. alle Organfunktionen, die zum Überleben notwendig sind, werden aktiviert: Herzfrequenz und Kontraktionskraft nehmen zu, die Durchblutung von Haut und inneren Organen ist reduziert. Die Durchblutung aller Organe, die kurzfristig zur Bewältigung der Stresssituation benötigt werden, ist hierdurch gesteigert. Dies sind Skelettmuskeln, Herzmuskeln und Lunge. Auch die Bronchien weiten sich, damit für die Muskelarbeit mehr Sauerstoff bereitgestellt werden kann. Über die Leber wird vermehrt Glukose in das Blut freigesetzt. Denkvorgänge dagegen werden zugunsten vorprogrammierter Reflexhandlungen blockiert.

In unserer heutigen, „zivilisierten" Gesellschaft allerdings laufen die oben dargestellten Stressreaktionen oft „ins Leere": Wir müssen nur noch selten vor Feinden Reißaus nehmen oder gegen gefährliche Gegner kämpfen. Gelegentlich ist die Stressreaktion sogar ungünstig: Sie führt z. B. zum Phänomen des „Prüfungsblocks". Die Stressreaktion erscheint also wie ein Relikt aus vergangenen Zeiten, in denen kurzzeitige körperliche Höchstleistungen zum Überleben notwendig waren.

Langfristig dominieren (vor allem bei „Dauerstress") die Effekte der Glukokortikoide – weshalb sie auch als die eigentlichen **Stresshormone** gelten:

- Infektionen treten durch die Schwächung des Immunsystems häufiger auf und werden nur langsam überwunden.
- Der Betroffene schläft schlecht.
- Die Lern- und Konzentrationsfähigkeit nimmt ab.
- Spannungskopfschmerzen treten gehäuft auf.

Was löst die Stressreaktion aus?

Als wesentlicher Auslöser negativer Emotionen, von Angst und psychischen Erkrankungen gilt **unguter Stress,** auch **Disstress** genannt. Andererseits führt erfolgreich bewältigter Stress **(Eustress)** zu positiven Emotionen, zum Gefühl, dem Leben gewachsen zu sein, und stärkt sogar das Immunsystem. Die Wirkung der Stressreize hängt also von der Art und Intensität der Reize ab, von ihrer Dauer und Häufigkeit und den Vermeidungs- und Bewältigungsmöglichkeiten gegenüber der Stressursache.

IM FOKUS

Hormone der Nebenniere

Die **Nebennieren** (Glandulae suprarenales) sind paarig angelegte Organe, die beidseits den oberen **Nierenpolen aufsitzen.**
Es werden **Nebennierenrinde** und **Nebennierenmark** unterschieden.

Die **Nebennierenrinde** produziert folgende Hormone:
- **Mineralkortikoide** (z. B. Aldosteron)
- **Glukokortikoide** (z. B. Kortisol)
- **Sexualhormone** (Androgene)

Im **Nebennierenmark** werden die **Katecholamine** Adrenalin und Noradrenalin freigesetzt.

10.6 Weitere endokrin aktive Organe

Die „klassischen" Hormondrüsen Hypothalamus, Hypophyse, Epiphyse, Schilddrüse, Nebenschilddrüsen und Nebennieren sowie Eierstöcke und Hoden (→ Kap. 17) sind zwar die bekanntesten, nicht aber die einzigen Hormonproduzenten im menschlichen Körper. Hormone werden noch in einer Reihe anderer Zellen gebildet (→ Tab. 10.2). Vielfach ist die

Hormon (Details)	Bildungsort	Wirkung
Insulin (→ Kap. 15.2.1)	B-Zellen der Bauchspeicheldrüse	• Steigert die Glykogensynthese, hemmt die Glukoneogenese, fördert die Glukoseaufnahme in die Zellen; dadurch Blutzuckersenkung • Erhöht die Fettsynthese, verhindert den Fettabbau • Fördert die Aufnahme von Aminosäuren in die Zellen und den Proteinaufbau
Glukagon (→ Kap. 15.17.3)	A-Zellen der Bauchspeicheldrüse	• Steigert den Glykogenabbau und die Glukoneogenese; dadurch Blutzuckererhöhung • Fördert den Fett- und Proteinabbau
Gastrin (→ Kap. 15.12.4)	C-Zellen der Magenschleimhaut	• Steigert Salzsäurebildung im Magen, fördert Magenbeweglichkeit • Steigert Gallen- und Bauchspeicheldrüsensekretion
Cholezystokinin-Pankreozymin	Dünndarmschleimhaut	• Steigert Bauchspeicheldrüsensekretion • Bewirkt Gallenblasenkontraktion • Fördert Darm- und hemmt Magenbeweglichkeit
Sekretin	Dünndarmschleimhaut	• Fördert Bikarbonatbildung in der Bauchspeicheldrüse (Sekret wird alkalischer) • Steigert Gallenfluss • Hemmt Magenbeweglichkeit und -sekretion
Vasoaktives intestinales Peptid (VIP)	Neurone in der Darmwand	• Hemmt Magensaftsekretion, hemmt Magen-Darm-Beweglichkeit • Steigert Gallen- und Bauchspeicheldrüsensekretion
Somatostatin	D-Zellen (gesamter Verdauungstrakt, Bauchspeicheldrüse); Inhibiting-Hormon des Hypothalamus	• Hemmt Magensaftsekretion, hemmt Magen-Darm-Beweglichkeit • Hemmt Bauchspeicheldrüsensekretion
Renin (→ Kap. 16.4.1)	Vor allem juxtaglomerulärer Apparat der Niere	Aktivierung des Renin-Angiotensin-Aldosteron-Systems (Details → Kap. 16.4.2), dadurch Blutdruckanstieg
Erythropoetin (EPO) (→ Kap. 16.4.3)	Vorwiegend Niere	Steigerung der Erythropoese (Neubildung von roten Blutkörperchen)
Atrionatriuretisches Hormon (ANF, natriuretisches Atriumpeptid)	Myoendokrine Zellen v. a. der Herzvorhöfe	Blutdrucksenkung über mehrere Mechanismen: • Steigert die glomeruläre Filtrationsrate • Fördert die Natrium- und Wasserausscheidung durch die Niere • Hemmt die Freisetzung von Renin, Aldosteron und Adiuretin • Erweitert die Arteriolen (kleinere Arterien)
Thymosin, Thymopoetin und andere **Thymusfaktoren**	Thymus	Stimulieren wahrscheinlich die Ausreifung von T-Lymphozyten und das Immunsystem; Einzelheiten sind noch nicht geklärt
Histamin (→ Kap. 1.11.3)	V. a. Mastzellen, ferner Neurotransmitter in Teilen des Hypothalamus, wirken über Histamin-1- (H_1-) und Histamin-2- (H_2-)Rezeptoren	• Bewirkt über H_1-Rezeptoren Kontraktion der glatten Muskulatur von größeren Blutgefäßen, Bronchien, Darm, Uterus; Erweiterung von kleineren Blutgefäßen (Haut!) und Herzkranzarterien; Steigerung der Kapillarpermeabilität, Stimulation der Adrenalinausschüttung, Schmerz und Juckreiz hervorrufend • Steigert über H_2-Rezeptoren vor allem Herzfrequenz und Schlagkraft des Herzens und stimuliert die Magensaftsekretion
Serotonin (→ Kap. 8.4.3)	Darmschleimhaut, Thrombozyten, basophile Granulozyten, ferner Neurotransmitter des ZNS	• Verengt die Blutgefäße in Lunge und Niere, erweitert die Blutgefäße in der Skelettmuskulatur • Steigert Herzfrequenz und Schlagkraft des Herzens • Beeinflusst den Tonus der glatten Muskulatur in Magen-Darm-Trakt und Bronchien
Prostaglandine (→ Kap. 1.11.3)	Praktisch im ganzen Körper, viele Subtypen (z. B. E_1, E_2, I_2)	• Spielen eine wichtige Rolle bei der Entstehung von Entzündungen, Schmerzen und Fieber • Entfalten vielfältige, teils gegensätzliche Wirkungen in praktisch allen Geweben und Organen

Tab. 10.2 Außer den in diesem Kapitel besprochenen Hormonen und den in → Kap. 17 beschriebenen Sexualhormonen regeln viele weitere Hormone die Stoffwechselaktivitäten unseres Organismus. Die Tabelle nennt die wichtigsten davon.

genaue Funktion dieser Zellen und der von ihnen gebildeten (Gewebs-) Hormone noch nicht in allen Einzelheiten geklärt.

10.6.1 Bauchspeicheldrüse als endokrines Organ

In der Bauchspeicheldrüse liegen verstreut kleine Inseln, **Langerhans-Inseln** genannt, die verschiedene Hormone bilden:

- B-Zellen, die mit 60–80 % am häufigsten sind, bilden **Insulin.**
- A-Zellen (15–20 %) bilden **Glukagon.**
- D-Zellen (5–15 %) bilden **Somatostatin.**

Insulin und **Glukagon** sind wichtige Hormone für die Regelung des Blutzuckerspiegels (→ Abb. 10.9). Dabei ist Insulin das einzige Hormon, das den Blutzuckerspiegel senken kann (Details → Kap. 15.2.1). Glukagon ist ein Gegenspieler des Insulins, aber auch andere Hormone wie Adrenalin und die Glukokortikoide erhöhen den Blutzuckerspiegel.

Ist die Insulinbildung gestört, kommt es zu einem Anstieg des Blutzuckerspiegels und dem Krankheitsbild des Diabetes mellitus (→ Kap. 15.2.2).

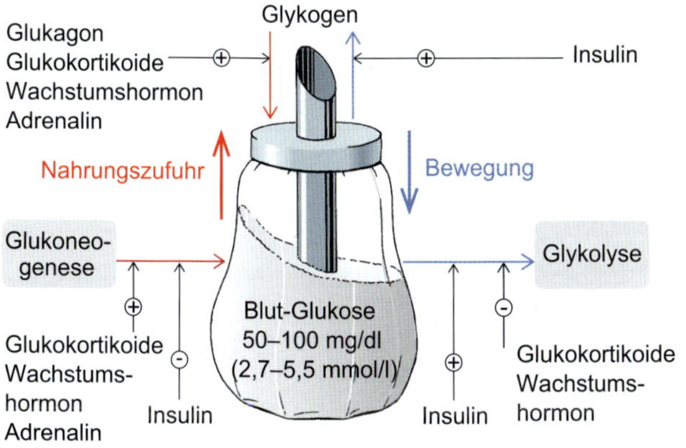

Abb. 10.9 Regulation des Blutzuckerspiegels [L190]

10.6.2 Hormone des Verdauungstrakts

Eine Vielzahl von Hormonen ist am Verdauungsprozess beteiligt. Sie stimmen die einzelnen Verdauungsschritte in Magen und Darm aufeinander ab. Die diesbezüglichen Details werden in → Kap. 15 besprochen.

IM FOKUS

Weitere endokrin aktive Organe

Die **Bauchspeicheldrüse** verfügt über die **Langerhans-Inseln,** die wichtige Hormone bilden:

- B-Zellen, die mit 60–80 % am häufigsten sind, bilden **Insulin**
- A-Zellen (15–20 %) bilden **Glukagon**
- D-Zellen (5–15 %) bilden **Somatostatin**

Weitere Bildungsorte für Hormone sind u. a.:

- **Magenschleimhaut**
- **Darmschleimhaut**
- **Thymus**
- **Herzvorhöfe**
- **Nieren**

WIEDERHOLUNGSFRAGEN

1. Nennen Sie mindestens 3 Aufgaben von Hormonen. (→ Kap. 10.1)
2. Wonach werden Hormone eingeteilt? (→ Kap. 10.1.1)
3. In welchem Organ findet in der Regel der Abbau von Hormonen statt? (→ Kap. 10.1.5)
4. Was bewirkt das Medikament und Hormon Oxytocin? (→ Kap. 10.2.1)
5. Nennen Sie Erkrankungen der Schilddrüse. (→ Kap. 10.4)
6. Was ist eine Hyperthyreose? (→ Kap. 10.4)
7. Was verbirgt sich hinter dem Begriff Struma? (→ Kap. 10.4)
8. Wo werden Glukokortikoide gebildet? (→ Kap. 10.5.1)
9. Was hat das Kortison mit einem Pseudokrupp-Anfall zu tun? (→ Kap. 10.5.2)
10. Nennen Sie einige spezifische Auswirkungen eines Cushing-Syndroms. (→ Kap. 10.5.2)
11. Beschreiben Sie die Erkrankung Morbus Addison. (→ Kap. 10.5.3)
12. Wo werden Katecholamine gebildet? (→ Kap. 10.5.4)
13. Nennen Sie zwei in der Notfallmedizin als Medikament eingesetzte Katecholamine. (→ Kap. 10.5.4)
14. Welche Hormone werden in den Langerhans-Inseln gebildet? (→ Kap. 10.6.1)

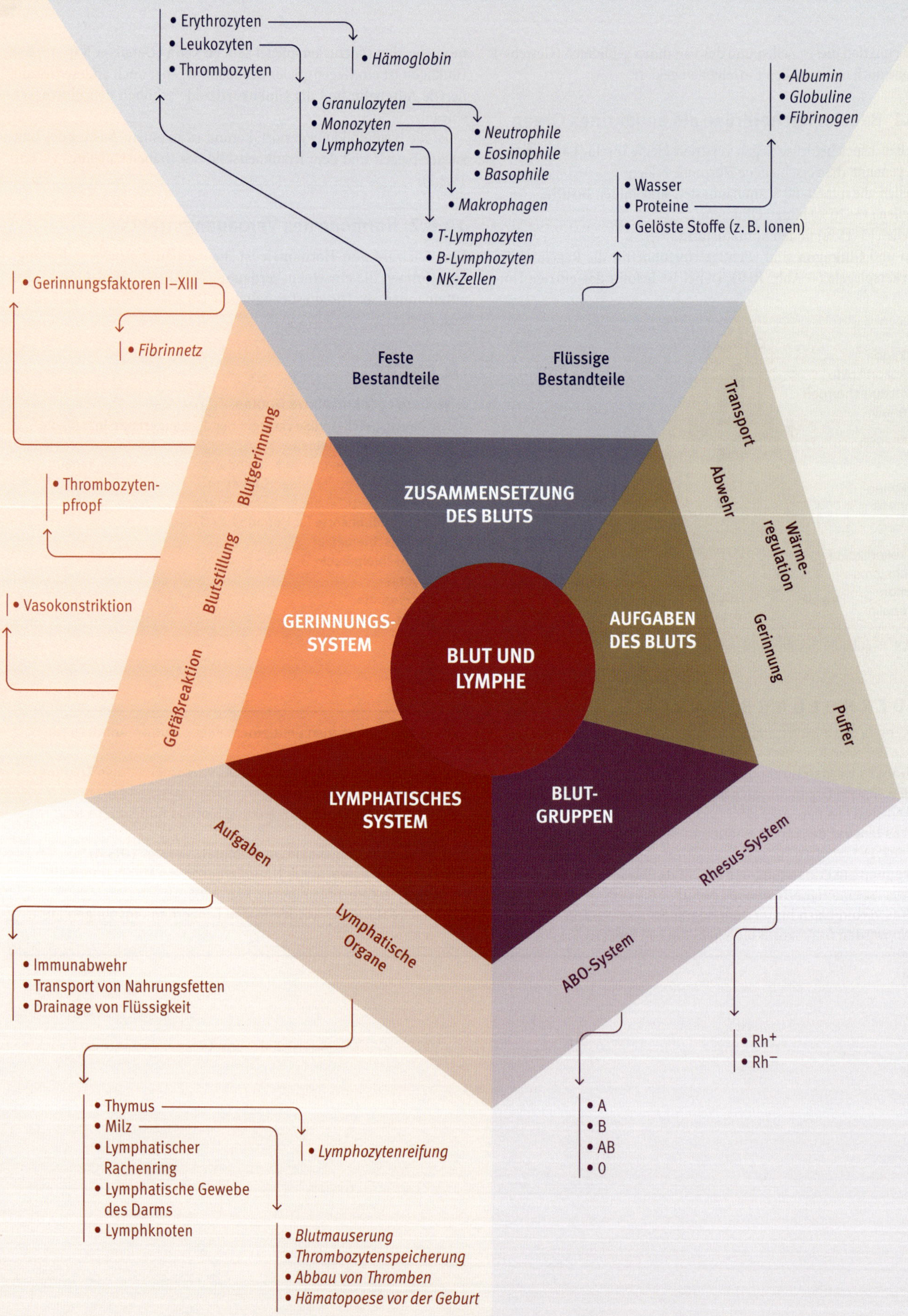

Erythrozyten
Leukozyten
Thrombozyten
Hämoglobin
Granulozyten
Monozyten
Lymphozyten
Neutrophile
Eosinophile
Basophile
Makrophagen
T-Lymphozyten
B-Lymphozyten
NK-Zellen
Albumin
Globuline
Fibrinogen
Wasser
Proteine
Gelöste Stoffe (z. B. Ionen)
Gerinnungsfaktoren I–XIII
Fibrinnetz
Feste Bestandteile
Flüssige Bestandteile
Transport
Abwehr
Wärmeregulation
Gerinnung
Puffer
Blutgerinnung
Blutstillung
Gefäßreaktion
Thrombozytenpfropf
Vasokonstriktion
ZUSAMMENSETZUNG DES BLUTS
GERINNUNGSSYSTEM
BLUT UND LYMPHE
AUFGABEN DES BLUTS
LYMPHATISCHES SYSTEM
BLUTGRUPPEN
Aufgaben
Lymphatische Organe
Rhesus-System
ABO-System
Immunabwehr
Transport von Nahrungsfetten
Drainage von Flüssigkeit
Rh+
Rh−
A
B
AB
0
Thymus
Milz
Lymphatischer Rachenring
Lymphatische Gewebe des Darms
Lymphknoten
Lymphozytenreifung
Blutmauserung
Thrombozytenspeicherung
Abbau von Thromben
Hämatopoese vor der Geburt

11

BLUT UND LYMPHE

Ann-Kristin Helmers

INHALTSÜBERSICHT

Blut: Zusammensetzung und Aufgaben

- Blut setzt sich aus festen und flüssigen Bestandteilen zusammen.
- Zu den Aufgaben zählen neben Transport, Abwehr und Wärmeregulation auch Puffer und Abdichtung.
- An der Bildung von Blutzellen (Hämatopoese) sind verschieden Wachstumsfaktoren beteiligt.

Erythrozyten

- Die kernlosen Erythrozyten sind ca. 7,5 µm groß.
- Die Hauptmasse der Erythrozyten stellt Hämoglobin dar; es ist u. a. am Sauerstoff- und Kohlendioxidtransport beteiligt.
- Erythropoetin (EPO) fördert die Bildung von Erythrozyten.
- Das Kohlendioxid-Bikarbonat-Puffersystem sorgt für einen stabilen pH im Bereich zwischen 7,35 und 7,45.
- Die Ursachen für Anämien sind vielfältig und können z. B. durch Störungen im Bereich der Erythropoese oder Blutungen bedingt sein.

Blutgruppen

- Antigenmuster auf den Erythrozyten legen die verschiedenen Blutgruppen A, B, AB oder 0 fest.
- Im Blut liegen je nach Blutgruppe verschiedene Antikörper vor.
- Bei der Blutgruppe AB liegen nur Antigene, keine Antikörper vor.

Leukozyten

- Zu den Leukozyten zählen Granulozyten, Monozyten und Lymphozyten.
- Die weißen Blutkörperchen spielen bei der Immunabwehr eine wesentliche Rolle.
- Die Bildung von Leukozyten wird als Leukopoese bezeichnet.
- Je nach Ort ihrer Prägung werden sie als T- oder als B-Lymphozyten klassifiziert.
- Eine unkontrollierte Vermehrung von Leukozyten kann zu einer Leukämie führen.

Lymphatisches System

- Zum lymphatischen System gehören Milz, Thymus, Rachenring, Lymphknoten und das lymphatische System des Darms.
- Die wesentlichen Aufgaben sind Transport und Drainage.
- Die Lymphgefäße durchziehen den gesamten Körper. Eine Transportstörung kann zu einer Ansammlung der Lymphe im Körper führen.
- Die Milz ist beteiligt am Abbau von alten Blutzellen, an der Thrombozytenspeicherung und am Abbau von kleinen Blutgerinnseln.

Gerinnungssystem

- Gefäßreaktion, Blutstillung und Gerinnungssystem sorgen für das Stoppen einer Blutung. Thrombozyten spielen hierbei eine wichtige Rolle.
- Thrombozyten reagieren mit den verletzten Gefäßwänden und verklumpen.
- 13 Gerinnungsfaktoren greifen in einer Kaskade ineinander.
- Diese Faktoren werden in der Leber gebildet.
- Kommt das System aus dem Gleichgewicht, kann es zu einer Thrombose oder einer verstärkten Blutungsneigung kommen.

11.1 Blut: Zusammensetzung und Aufgaben

Dass Blut „ein besonderer Saft" sei, meinte schon Goethe, und obwohl es mit bloßem Auge betrachtet wie eine homogene Flüssigkeit aussieht, ist es in Wirklichkeit ein kompliziertes Gemisch verschiedener Bestandteile (→ Abb. 11.1).

Bei vielen Krankheiten ändert sich die Zusammensetzung des Blutes, da es mit praktisch allen Organen in Berührung kommt und Blutbestandteile (z. B. die Abwehrzellen des Blutes) nicht selten sogar an der Überwindung von Krankheiten mitbeteiligt sind. Deshalb spielen in der modernen Medizin Blutuntersuchungen eine entscheidende Rolle, etwa bei der Diagnostik unklarer Krankheitsbilder (z. B. unklarem Fieber oder Leistungsabfall) oder zur Therapieüberwachung (Monitoring) bei vielen Behandlungsverfahren.

Wird Blut zentrifugiert (also mit hoher Geschwindigkeit geschleudert), so trennt es sich in zwei Phasen auf:

- Feste Bestandteile, **Blutkörperchen,** die ungefähr 42 % des Gesamtblutvolumens ausmachen.

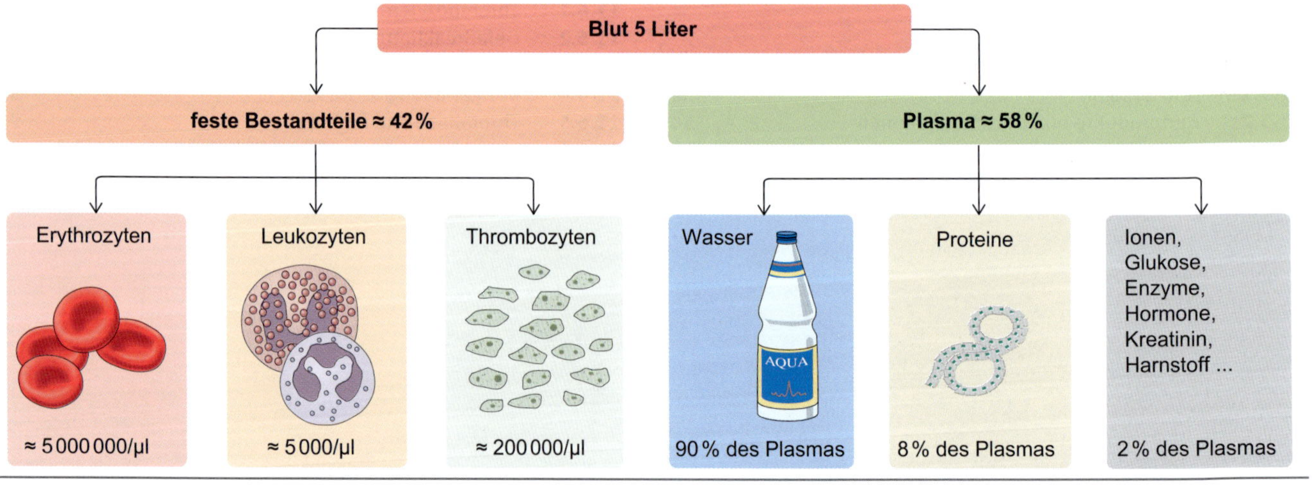

Abb. 11.1 Übersicht über die Bestandteile des Blutes [L190]

- Die flüssige Fraktion, **Blutplasma** („Blutwasser", → Kap. 3.4) genannt, mit ca. 58 % des Blutvolumens. Wird das Fibrinogen (ein Gerinnungsfaktor, → Kap. 11.6.4) aus dem Blutplasma entfernt, erhält man das **(Blut-)Serum** (Merkhilfe: **Plasma** = Serum **plus** Fibrinogen). Das Serum entsteht auch als flüssiger Überstand, wenn Blut in einem Röhrchen gerinnt.

Beim Menschen beträgt die in Herz und Gefäßen zirkulierende Blutmenge etwa 8 % des Körpergewichts. Das sind bei einem 70 kg schweren Erwachsenen also etwa 5–6 Liter.

Das Teilgebiet der Inneren Medizin, das sich mit der Diagnose und Behandlung von Bluterkrankungen befasst, wird **Hämatologie** genannt. Für die Versorgung der Patienten mit Blutprodukten sind **Transfusionsmediziner** zuständig.

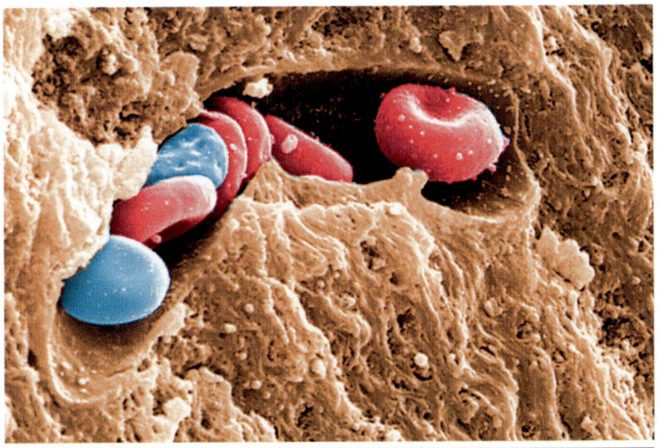

Abb. 11.2 Erythrozyten und Leukozyten (rot bzw. blau eingefärbt) in den Einbuchtungen des Knochenmarks [X243]

ACHTUNG!

Vorsicht Infektion!

Der Umgang mit Blut birgt grundsätzlich die **Gefahr der Infektionsübertragung.** Da Blut Bakterien und Viren enthalten kann, gelten besondere Vorsichtsmaßnahmen bei der Entnahme von Blutproben, beim Kontakt mit (blutigen) Wunden sowie bei Transport und Untersuchung von bluthaltigen Materialien.

11.1.1 Aufgaben des Blutes

Durch das weit verzweigte Netz der Blutgefäße erreicht das Blut jeden Winkel des Körpers. Es hat folgende Aufgaben:

- **Transportfunktionen:** Das Blut befördert Sauerstoff und Nährstoffe, aber z. B. auch Hormone zu den Zellen und führt gleichzeitig Kohlendioxid und Stoffwechselabfallprodukte wieder ab.
- **Abwehrfunktionen:** Ein Teil der Blutkörperchen sind Abwehrzellen (→ Kap. 11.4 und → Kap. 5.2.2).
- **Wärmeregulationsfunktion:** Durch die ständige Blutzirkulation hält der Körper eine gleichbleibende Temperatur von etwa 36,5 °C aufrecht.
- **Abdichtung** von Gefäßwanddefekten durch die Fähigkeit der Gerinnung.
- **Pufferfunktion:** Die im Blut enthaltenen Puffersysteme (→ Kap. 2.5.4) gleichen Schwankungen des pH-Werts aus.

11.1.2 Feste Blutbestandteile

Die sog. festen Bestandteile, die **Blutkörperchen,** werden unterteilt in:

- **Erythrozyten** (rote Blutkörperchen), die Sauerstoff und Kohlendioxid transportieren und mit 99 % den größten Volumenanteil der Blutkörperchen stellen
- **Leukozyten** (weiße Blutkörperchen), die der Abwehr von Krankheitserregern und sonstigen körperfremden Stoffen dienen und aus drei Zellarten (**Granulozyten, Lymphozyten** und **Monozyten**) bestehen
- **Thrombozyten** (Blutplättchen), die an der Blutgerinnung beteiligt sind

11.1.3 Überblick über die Hämatopoese

Der Verbrauch an Blutzellen ist immens: Jede Sekunde gehen über zwei Millionen Blutkörperchen zugrunde und müssen deshalb in den Hohlräumen der blutbildenden Knochen im Prozess der **Hämatopoese** (Blutbildung, → Abb. 11.2 und → Abb. 11.3; Details → Kap. 11.2.3, → Kap. 11.4.4 und → Kap. 11.6.1) neu gebildet werden. Alle Blutkörperchen lassen sich auf gemeinsame pluripotente (= viel könnende, hier: mit vielen Entwicklungsmöglichkeiten) Stammzellen zurückführen. Diese bilden zum einen identische Tochterzellen, zum anderen bereits spezialisierte Vorläuferzellen mit nur noch eingeschränkten Entwicklungsmöglichkeiten. Die Vorläuferzellen sind mikroskopisch nicht zu differenzieren; sie sind aber dadurch nachweisbar, dass aus ihnen unter Laborbedingungen reife Blutzellen hervorgehen, weshalb sie auch Colony Forming Cells **(CFCs)** heißen. Durch weitere Zellteilungen entstehen letztlich die „Endstufen" Erythrozyten, Granulozyten, Lymphozyten, Monozyten und Thrombozyten.

In den letzten Jahren wurden immer mehr (Peptid-)**Wachstumsfaktoren** entdeckt, welche die Teilung und Differenzierung der Stamm- und Vorläuferzellen steuern. Zu ihnen zählen die Interleukine und die verschiedenen **Hämopoetine,** z. B. **Erythropoetin** (vielen aus dem Sport als Präparat zur Leistungssteigerung bekannt), **Thrombopoetin** oder die koloniestimulierenden Faktoren, kurz **CSF** genannt. Ein Teil dieser Wachstumsfaktoren wird heute bereits therapeutisch eingesetzt, etwa das Erythropoetin zur Bekämpfung der Blutarmut bei Niereninsuffizienz oder Granulozyten-CSF gegen einen zytostatikabedingten schweren Mangel an Granulozyten.

Vor der Geburt werden die Stammzellen in der Leber, der Milz und in den Markhöhlen der Knochen gebildet. Nach der Geburt entwickeln sich die Blutzellen nur noch im roten Knochenmark der kurzen und platten Knochen des Schädels, der Rippen, des Brustbeins, der Wirbelkörper, des Beckens und in den proximalen Abschnitten der Oberarm- und Oberschenkelknochen (→ Kap. 6.1.2). Lediglich die Lymphozyten, eine Teilgruppe der weißen Blutkörperchen, vermehren sich nicht nur im Knochenmark, sondern auch in den lymphatischen Organen wie Milz, Lymphknoten und Thymus.

11.1.4 Plasma

Das **Blutplasma** ist eine klare, gelbliche Flüssigkeit. Es besteht aus ungefähr:

- 90 % Wasser
- 8 % Proteinen
- 2 % weiteren Substanzen, z. B. Ionen, Glukose, Vitaminen, Hormonen, Harnstoff, Harnsäure, Kreatinin und anderen Stoffwechselprodukten.

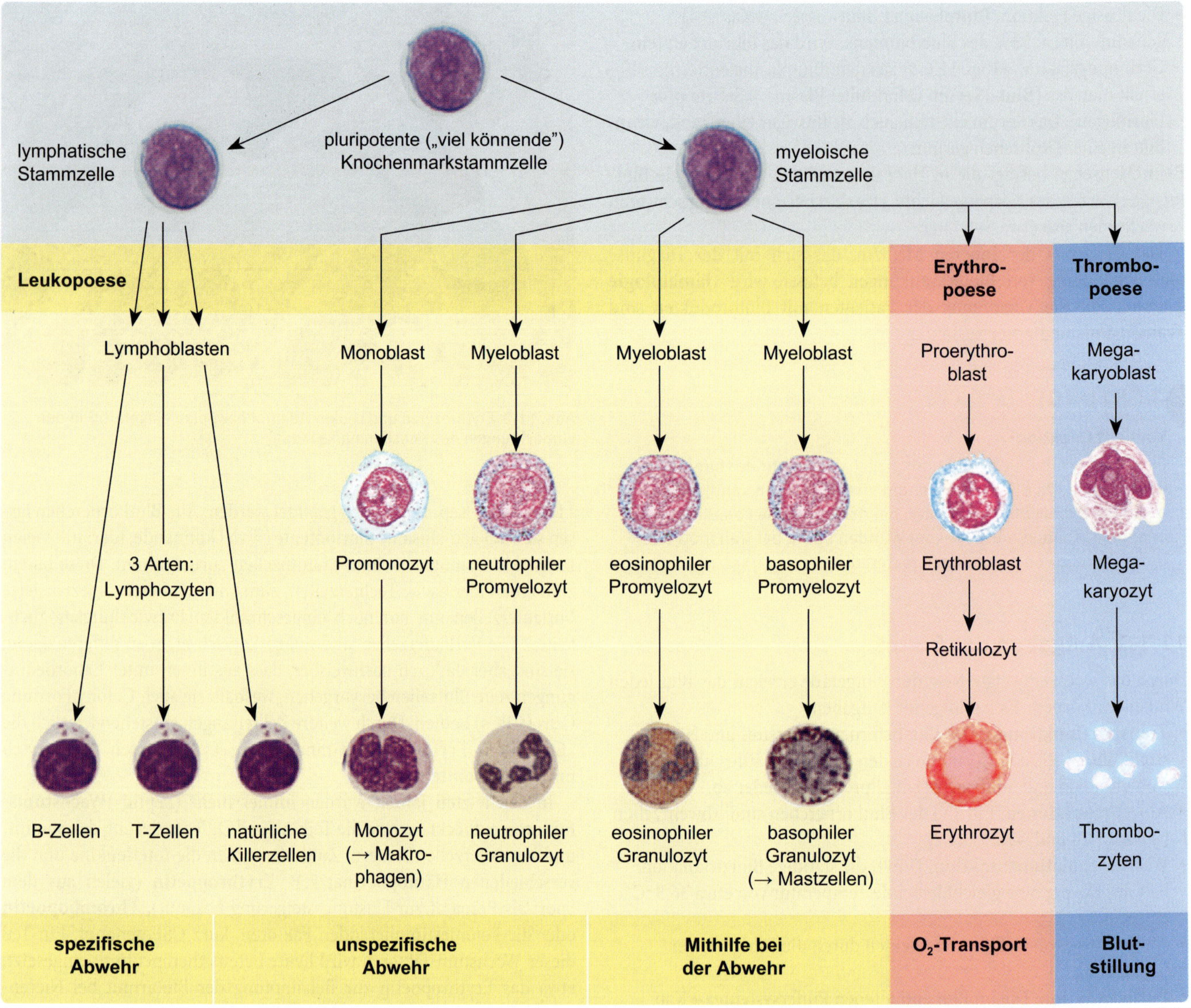

Abb. 11.3 Hämatopoese, vereinfachtes Schema. Von einer gemeinsamen Stammzelle ausgehend, entwickeln sich die Blutkörperchen zu Monozyten, Granulozyten, Lymphozyten, Erythrozyten und Thrombozyten. Nicht dargestellt ist das Stadium der Vorläuferzellen. [L190]

Plasmaproteine

Die **Plasmaproteine** sind ein Gemisch aus ungefähr 100 verschiedenen im Plasma gelösten Proteinen. Durch die **Eiweißelektrophorese** ist es möglich, die einzelnen Eiweißbestandteile in fünf Gruppen aufzuschlüsseln (→ Abb. 11.4). Dabei werden die unterschiedlichen Wanderungsgeschwindigkeiten der Eiweiße in einem elektrischen Gleichstromfeld zu ihrer Auftrennung ausgenützt. Dadurch lassen sich folgende Eiweißfraktionen mengenmäßig bestimmen: **Albumin** (mengenmäßig mit 40 g pro Liter am bedeutendsten), **α_1-Globulin, α_2-Globulin, β-Globulin** und **γ-Globulin**.

Die verschiedenen Plasmaproteine erfüllen folgende Funktionen:

- **Aufrechterhaltung des kolloidosmotischen Drucks** – hierfür ist vor allem das Albumin verantwortlich. Der kolloidosmotische Druck (→ Kap. 3.5.6) hat großen Einfluss auf Stoffaustausch und Wasserverteilung zwischen Plasma und Interstitium (Details → Kap. 13.1.7). Verringert sich z. B. der Albumingehalt des Plasmas, etwa durch Unterernährung oder Eiweißverlust, so sinkt der kolloidosmotische Druck ab; infolgedessen wird nicht mehr so viel Wasser aus dem Interstitium in die Kapillaren zurückgezogen und es lagert sich vermehrt Flüssigkeit im Gewebe ab: Ödeme entstehen (→ Kap. 13.1.6).
- **Transportvehikel:** Viele kleinmolekulare Stoffe, z. B. Hormone und Bilirubin, aber auch zahlreiche Medikamente, müssen im Blut an Transport- oder Plasmaproteine gebunden werden (→ Kap. 10.1.4).
- **Pufferfunktion:** Eiweiße können H^+- und OH^--Ionen binden und damit zur Konstanthaltung des pH-Werts beitragen (→ Kap. 16.10).
- **Blutgerinnung:** Zu den Plasmaeiweißen gehören auch die Gerinnungsfaktoren (→ Kap. 11.6.4).
- **Abwehrfunktion:** In der γ-Globulinfraktion finden sich die Antikörper (→ Kap. 5.3.2).
- **Proteinreservoir:** Im Plasmaraum eines Erwachsenen sind ungefähr 200 g Eiweiße gelöst, die eine schnell verfügbare Reserve darstellen.

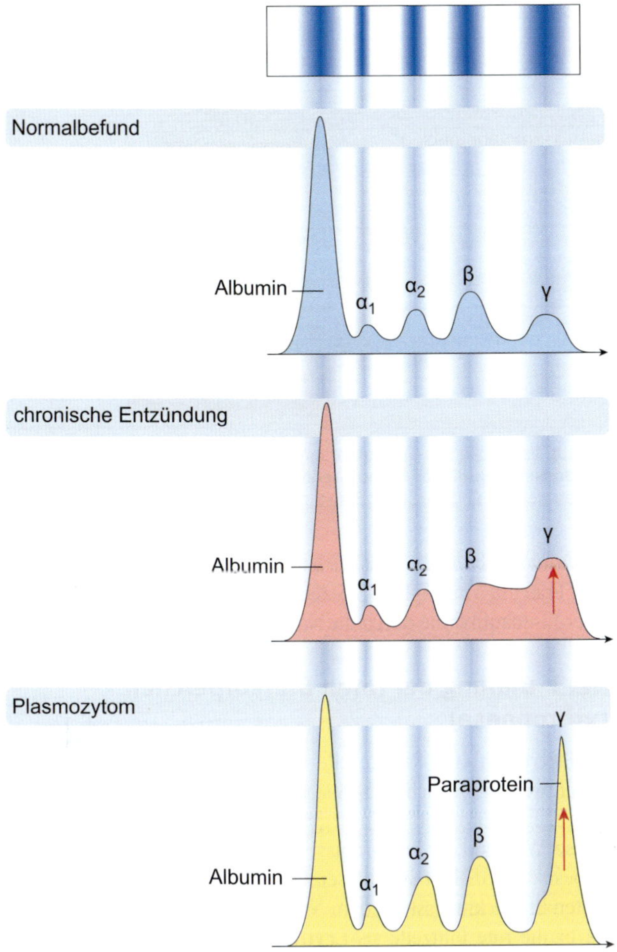

Abb. 11.4 Eiweißelektrophorese: Normalbefund und Befund bei verschiedenen Krankheitsbildern. Bei der chronischen Entzündung fällt die erhöhte γ-Globulinfraktion auf, die durch eine Vermehrung der Antikörper entstanden ist. Die hemmungslose Antikörperbildung des Plasmozytoms (→Kap. 11.5.4) zeigt sich durch eine Proteinzacke im Bereich der γ-Globuline (Paraprotein). [L190]

IM FOKUS

Aufgaben und Bestandteile

Im Blut können **feste** und **flüssige Bestandteile** unterschieden werden:

- **Blutkörperchen (Erythrozyten, Leukozyten und Thrombozyten)**
- **Blutplasma (z. B. Wasser, Proteine und gelöste Teilchen wie z. B. Ionen)**

Das Blut hat folgende **Aufgaben:**

- **Transportfunktionen**
- **Abwehrfunktionen**
- **Wärmeregulationsfunktion**
- **Gerinnungsfunktion**
- **Pufferfunktion**

Die **Plasmaproteine** im Blut erfüllen folgende **Funktionen:**

- **Pufferfunktion**
- **Aufrechterhaltung des kolloidosmotischen Drucks**
- **Transportvehikel**
- **Pufferfunktion**
- **Blutgerinnung**
- **Abwehrfunktion**
- **Proteinreservoir**

11.2 Erythrozyten

11.2.1 Form der Erythrozyten

Die **Erythrozyten** (rote Blutkörperchen) sind in der Mitte eingedellte Scheiben mit einem Durchmesser von 7,5 µm, einer Randdicke von 2 µm und einer Zentraldicke von 1 µm (→Abb. 11.5 und →Abb. 11.6). Die Zellmembran der Erythrozyten ist semipermeabel, d. h. sie ist für einige Stoffe wie z. B. Wasser gut durchlässig, für andere, z. B. Kationen (positiv geladene Ionen, →Kap. 2.5) und große Moleküle, schwer durchgängig. Bemerkenswert ist die starke Verformbarkeit des gesunden Erythrozyten: Erythrozyten können Kapillaren passieren, die mit einem Durchmesser von 3–5 µm nur halb so groß sind wie sie selbst.

11.2.2 Hämoglobin

Bedeutsamster Funktionsbestandteil der Erythrozyten ist der rote Blutfarbstoff, das Eiweißmolekül Hämoglobin **(Hb).** Hämoglobin macht ungefähr ein Drittel der Gesamtmasse der roten Blutkörperchen aus. Es ist sowohl am Sauerstoff- und Kohlendioxidtransport (→Kap. 14.10.3 und →Kap. 14.10.4) als auch an der Pufferwirkung (→Kap. 2.5.4, →Kap. 16.10) des Blutes maßgeblich beteiligt und verleiht den Erythrozyten außerdem ihre typische rote Farbe.

Hämoglobin ist aus vier Polypeptidketten **(Globin)** zusammengesetzt, die jeweils eine eisenhaltige Farbstoffkomponente besitzen, das **Häm.** Es ist das Eisen dieser Hämgruppe, das in der Lunge den Sauerstoff locker anlagern und im Gewebe leicht wieder abgeben kann.

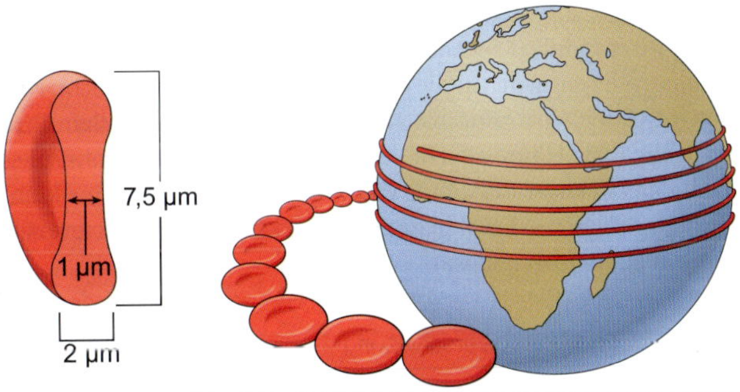

Abb. 11.5 Würde man die 25–30 Billionen Erythrozyten eines Menschen hintereinander zu einem Band anordnen, würde dieses fünfmal um den Äquator der Erde reichen. [L190]

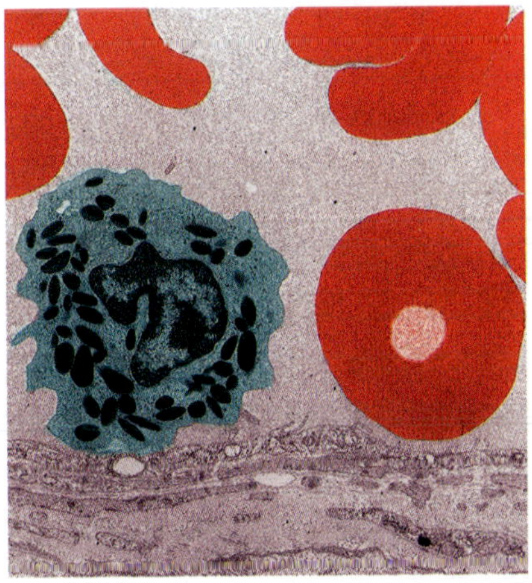

Abb. 11.6 Erythrozyten und ein Leukozyt [X243]

Sauerstoffbindungskurve

Hauptaufgabe des Hämoglobins ist der Transport des im Plasma nur schlecht löslichen Sauerstoffs von den Lungen zu den Organen. Hierzu ist es nicht nur notwendig, dass sich Sauerstoff in den Lungen gut an das Hämoglobin anlagern kann, sondern auch, dass es sich im Gewebe wieder löst. Wie gut das Hämoglobin unter den verschiedensten Bedingungen diese Aufgabe erfüllt, zeigt ein Blick auf die **Sauerstoffbindungskurve** (→ Abb. 11.7).

Sie wird erstellt, indem die **Sauerstoffsättigung,** d. h. der prozentuale Anteil des oxygenierten (= mit Sauerstoff beladenen) Hämoglobins am Gesamthämoglobin, in Abhängigkeit vom Sauerstoffpartialdruck (pO_2) aufgetragen wird.

In der Lunge beträgt der pO_2 beim Gesunden ca. 95 mmHg, die Sauerstoffsättigung liegt bei über 95 %. Da die Kurve in diesem Bereich sehr flach verläuft, führt ein Abfall des pO_2 nur zu relativ geringen Änderungen der Sauerstoffsättigung – ein „Sicherheitszuschlag", der gewährleistet, dass das Blut auch unter weniger günstigen Bedingungen in der Lunge ausreichend mit Sauerstoff angereichert wird.

Im Gewebe hingegen bewegt sich der pO_2 um 40 mmHg und damit im steilen Teil der Kurve. Bereits ein geringer Abfall des pO_2 führt zu einer deutlichen Reduktion der Sauerstoffsättigung, also zu einer erheblichen (zusätzlichen) Sauerstoffabgabe an das Gewebe.

Notwendig: Eisen

Notwendiger Bestandteil des Hämoglobins und eines der klinisch bedeutsamsten Spurenelemente (→ Kap. 15.5.2) ist das **Eisen.**

Das mit der Nahrung aufgenommene Eisen (täglich ca. 10–30 mg) wird im Duodenum je nach Bedarf zu 10–40 % resorbiert und im Plasma an das Eisentransportprotein **Transferrin** gebunden zu den Geweben transportiert (→ Abb. 11.8). Der Großteil des an Transferrin gebundenen Eisens wird für die Hämoglobinsynthese verbraucht. Nicht benötigtes Eisen wird zunächst als **Ferritin,** dann – bei vollem Ferritinspeicher – als **Hämosiderin** gespeichert. Die Plasmaferritinspiegel stehen dabei in enger Beziehung zum Gesamtkörpereisen. Eine krankhafte Einlagerung von Eisen in den Organen kann diese teils irreversibel schädigen (Hämochromatose).

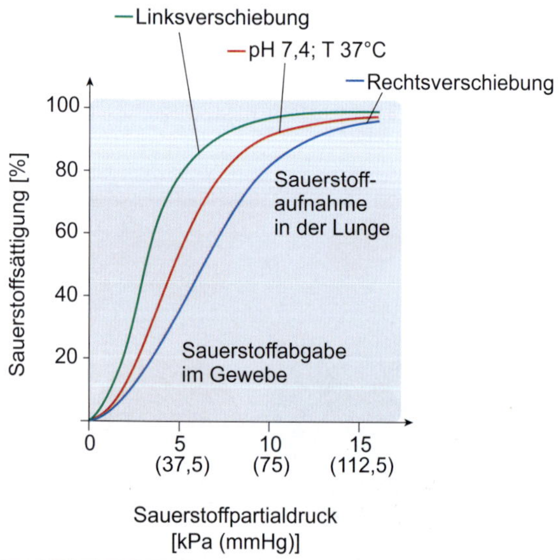

Abb. 11.7 Sauerstoffbindungskurve des Hämoglobins. Zu einer Rechtsverschiebung (blaue Kurve) kommt es z. B. bei pH-Abfall oder erhöhtem pCO_2. Dies begünstigt die Sauerstoffabgabe im Gewebe. Eine Linksverschiebung (grüne Kurve) unter entgegengesetzten Umständen fördert die Sauerstoffaufnahme (z. B. in der Lunge). Diese Abhängigkeit wird auch als Bohr-Effekt bezeichnet. [L190]

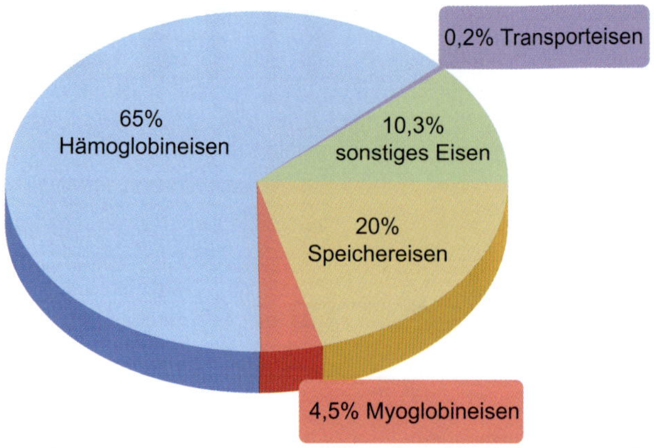

Abb. 11.8 Verteilung des Gesamtkörpereisens (ca. 4 g) auf Hämoglobineisen, Speichereisen (Ferritin und Hämosiderin), Myoglobineisen, Transporteisen (Transferrineisen) und sonstiges Eisen, z. B. in eisenhaltigen Enzymen. [L190]

Die physiologischen Eisenverluste betragen beim Mann ca. 1 mg täglich, bei der Frau um 3 mg täglich. Sie stehen damit in etwa im Gleichgewicht mit der Eisenaufnahme durch die Nahrung.

11.2.3 Bildung der roten Blutkörperchen (Erythropoese)

Spezialisiert sich eine Stammzelle in Richtung der roten Blutkörperchen, entwickelt sie sich zunächst zu einem **Proerythroblasten.** Die etwas reiferen Erythroblasten beginnen bereits mit der Hämoglobinsynthese. Während der Erythroblast noch einen normal geformten Zellkern besitzt, verdichtet sich dieser zunehmend und schrumpft bei der nächsten Entwicklungsstufe, dem **Normoblasten.**

Bevor die rote Blutzelle als **Erythrozyt** das Knochenmark verlässt und in das Gefäßsystem eintritt, verliert sie ihren Kern völlig – damit erlischt ihre Fähigkeit zur Zellteilung. Im jungen Erythrozyten sind noch netzartige Strukturen erkennbar, die Resten ribosomaler RNS (→ Kap. 3.3.2) entsprechen. Wegen dieser netzartigen Struktur (Rete = Netz) werden die neu gebildeten Erythrozyten **Retikulozyten** genannt. Nach einigen Tagen verliert sich die Netzstruktur; damit liegt der etwa 7,5 µm große, „fertige" (reife) Erythrozyt vor.

11.2.4 Regulation der Erythropoese

Damit ausreichend Erythrozyten im Blutkreislauf zirkulieren, muss die Erythropoese ständig in angemessenem Umfang stimuliert werden. Ansonsten kommt es zu einem Mangel an roten Blutkörperchen – zur **Anämie** (Blutarmut). Sauerstoffmangel im Gewebe ist ein starker Reiz für die Erythropoese. Ein solcher Sauerstoffmangel wird mit der Ausschüttung des in den Nieren gebildeten Hormons **Erythropoetin** beantwortet, das direkt das Knochenmark stimuliert (→ Kap. 16.4.3).

MERKE

Sauerstoffmangel

Sauerstoffmangel im Gewebe kann auf einem Erythrozytenmangel beruhen. Aber auch Atemwegserkrankungen sowie ein Aufenthalt in großen Höhen beeinträchtigen die Sauerstoffversorgung, worauf der Körper den Sauerstoffmangel durch ein Mehr an Sauerstoffträgern zu kompensieren versucht. Dies ist auch der Grund für das bei Sportlern beliebte Höhentraining.

11.2.5 Erythrozytenabbau

Die vom Knochenmark freigesetzten, ausgereiften Erythrozyten zirkulieren etwa 120 Tage im Blut. Dabei werden sie regelmäßig in der Milz einer reinigenden **„Blutmauserung"** unterzogen: Alte und funktionsuntüchtige Erythrozyten werden aus dem Blut entfernt.

Die Erythrozyten verlassen in der Milz das Kapillarnetz und gelangen in das maschenartige Parenchym der roten Pulpa (→ Abb. 11.9). Dort erkennen Makrophagen und Retikulumzellen überalterte Erythrozyten und bauen sie ab. Außerdem sind alte Erythrozyten starrer, sodass sie beim Wiedereintritt in das Gefäßsystem zerreißen und danach abgebaut werden. Intakte, gut verformbare Erythrozyten hingegen können sich durch kleine Poren der venösen Sinus zwängen (Sinus = besonders dünnwandige, weite Gefäße) und gelangen wieder in den Kreislauf zurück.

Das beim Erythrozytenabbau freiwerdende Hämoglobin wird in Häm und Globin aufgespalten. Anschließend wird das Eisen aus dem Hämmolekül freigesetzt und sofort wieder von einem Transportprotein aufgenommen. Dies schützt das für den Körper wichtige kleine Eisen-Ion vor der Ausscheidung durch die Niere. Der eisenfreie Molekülrest des Häms wird über mehrere Zwischenschritte zu Bilirubin (→ Kap. 15.18.3) abgebaut und über Leber und Gallenwege ausgeschieden. Zum anderen Teil erfolgt der Abbau weiter zum wasserlöslichen **Urobilinogen,** das mit dem Urin ausgeschieden wird. Ist die Bilirubinausscheidung gestört, etwa weil die Leber erkrankt ist oder ein Überschuss an Bilirubin anfällt, kommt es zur Gelbsucht (**Ikterus,** → Kap. 15.18.3).

Sichelzellkrise

Hierbei handelt es sich um eine Komplikation bei an **Sichelzellanämie** erkrankten Patienten. Diese Krankheit zeichnet sich durch eine erblich bedingte Störung der Hämoglobinsynthese aus. Durch eine Veränderung der für die Synthese der β-Kette verantwortlichen Erbinformation auf Chromosom 11 kommt es zu einem Austausch einer einzelnen Aminosäure, wobei nur ein Gen oder beide Gene betroffen sein können. Dieses veränderte Hämoglobin wird als HbS bezeichnet und verliert im Sauerstoff-unbeladenen (desoxygenierten) Zustand seine Form und seine Flexibilität. Miteinander verklumpte sichelförmige Zellen verstopfen kleinste Gefäße und behindern dadurch die Mikrozirkulation. Diese Gefäßverschlüsse können alle Organe betreffen und zum Organinfarkt führen. Die resultierende Minderdurchblutung (Ischämie) führt zu stärksten Schmerzen.

PRAXISTIPP

Auf die Schmerzlokalisation achten

Im Rahmen einer Sichelzellkrise kann es bei Organinfarkten in Milz oder Nieren zu stärksten (Ober-)Bauchschmerzen kommen, die ein akutes Abdomen vortäuschen können.

Symptomatisch werden diese Krisen durch Flüssigkeitsersatz, Gabe von Schmerzmitteln und Sauerstoffapplikation behandelt. Die einzige kausale Therapiemöglichkeit besteht in einer Knochenmarktransplantation.

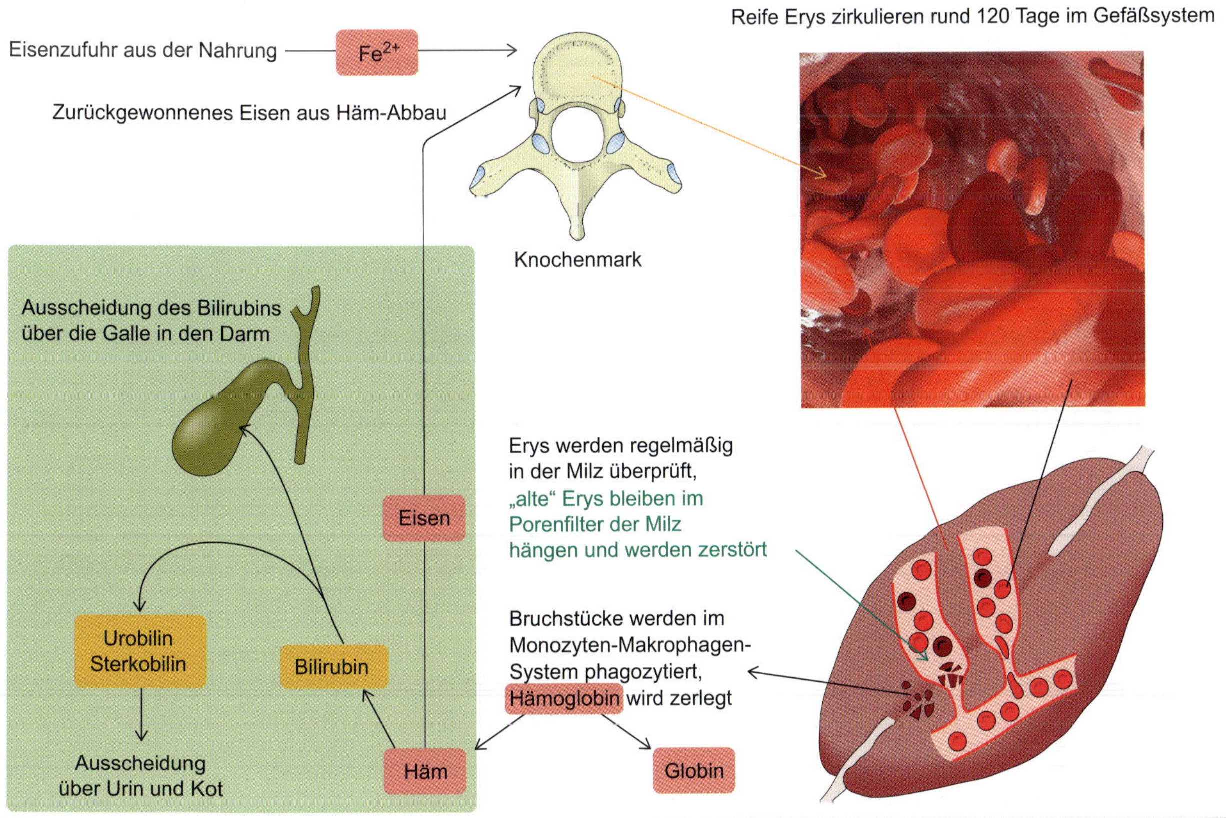

Abb. 11.9 Lebenszyklus der roten Blutkörperchen. Der Körper versucht, möglichst viel des wertvollen Eisens aus den Erythrozyten wieder zurückzugewinnen. [Zeichnung: L190; Foto: J787-267]

Ein Grund, warum die Sichelzellanämie besonders in Afrika verbreitet ist, ist die gleichzeitige **Resistenz gegen Malaria.** Träger der Sichelzellmutation, bei denen nur ein Chromosom betroffen ist, sind deutlich weniger anfällig für diese in tropischen Gebieten durch Mücken übertragene Krankheit und leiden oft nur geringfügig unter ihrer Erkrankung. In Deutschland findet sich diese Erkrankung hauptsächlich bei Migranten aus Afrika, Amerika, Asien, dem mittleren Osten und dem Mittelmeerraum.

11.2.6 Störungen des Säure-Basen-Haushalts

Der physiologische pH-Wert im menschlichen Blut liegt zwischen 7,35 und 7,45 (pH-Wert →Kap. 2.5.3). Eine wesentliche Rolle spielen hier Säuren, die im Stoffwechsel entstehen und über die Lunge, die Leber oder die Nieren ausgeschieden werden müssen. Hier ist besonders CO_2 von Bedeutung: Wird es in Wasser gelöst, entsteht Kohlensäure, die allerdings bei pH-Werten zwischen 7 und 8 in Wasserstoffionen (H^+) und Bikarbonat (HCO_3^-) zerfällt. Auf diese Weise werden ca. 70 % des CO_2 als Bikarbonat im Blut transportiert (Puffer, →Kap. 2.5.4). →Abb. 11.10 verdeutlicht das Zusammenspiel zwischen der „Stoffwechselseite" (rechts) und der „Atmungsseite" (links) im **Bikarbonat-Kohlendioxid-Puffersystem.** Dieses ist nach beiden Seiten hin „offen", d. h. je nach Bedarf des Organismus kann normalerweise über die Beeinflussung der „Stellräder" Bikarbonat bzw. Hydrogenbikarbonat (Stoffwechsel) bzw. Kohlendioxid (Atmung) der pH-Wert beeinflusst werden.

Eine Bestimmung des pH-Werts und eine Eingrenzung der möglichen Ursachen sind nur durch die **Blutgasanalyse (BGA)** verlässlich möglich. Dieses Verfahren ist präklinisch noch nicht etabliert. Insbesondere auf Intensivtransportwagen (ITW) sind BGA-Geräte aber oft zu finden. Nicht zuletzt aufgrund der klinischen Relevanz sollen die Grundzüge der Beurteilung daher dennoch hier beschrieben werden.

Bestimmung des pH-Werts

Ein pH-Wert über 7,45 zeichnet sich durch einen Überschuss an Basen oder, anders ausgedrückt, durch einen Mangel an Säuren aus und wird als **Alkalose** bezeichnet (→Abb. 2.4). Fällt der pH-Wert hingegen unter 7,35, handelt es sich um einen Säureüberschuss oder einen Mangel an Basen, auch **Azidose** genannt. Korrekter wären die Begriffe Azidämie und Alkaliämie; diese konnten sich allerdings im täglichen Gebrauch nicht durchsetzen. Beide Verschiebungen können ihre Ursachen entweder im Bereich der Atmung (respiratorische Azidose bzw. Alkalose) oder im Stoffwechsel (metabolische Azidose bzw. Alkalose) haben oder auch in Kombination vorliegen. Hierbei spielt vor allem die vermehrte oder verminderte Abatmung von Kohlendioxid (respiratorische Alkalose bzw. Azidose) und die vermehrte oder verminderte Ausscheidung von Bikarbonat (metabolische Azidose bzw. Alkalose) eine Rolle.

MERKE

Azidose und Alkalose

Ein Abfall des pH-Werts unter 7,35 wird als **Azidose** bezeichnet, ein Anstieg des pH-Werts über 7,45 als **Alkalose.** Wird diese Entgleisung durch eine Störung der Atmung verursacht (verstärkte oder verminderte Abatmung von CO_2), ist von einer **respiratorischen** Azidose oder Alkalose die Rede. Bei Ursachen, die nicht die Atmung betreffen, sondern den Stoffwechsel, wird von **metabolischer** bzw. nichtrespiratorischer Azidose oder Alkalose gesprochen. Hier ist insbesondere der vermehrte oder verminderte Bikarbonat-Verlust z. B. über die Nieren von Bedeutung. Es können auch kombinierte Störungen (respiratorisch **und** metabolisch) auftreten.

Ursachen

Durch einen Verlust oder einen Überschuss an Säuren oder Basen kommt es zu Entgleisungen des pH-Werts (→Abb. 11.11).

Als Ursache für den Verlust von Säuren kommt die verstärkte Abatmung von CO_2 im Rahmen einer Hyperventilation **(respiratorische Alkalose)** oder z. B. das Erbrechen von Magensaft **(metabolische Alkalose)** infrage. Eine weitere Möglichkeit besteht in der vermehrten Rückresorption von Bikarbonat, was zu einem Überschuss an Basen und so zu einer metabolischen Alkalose führen kann.

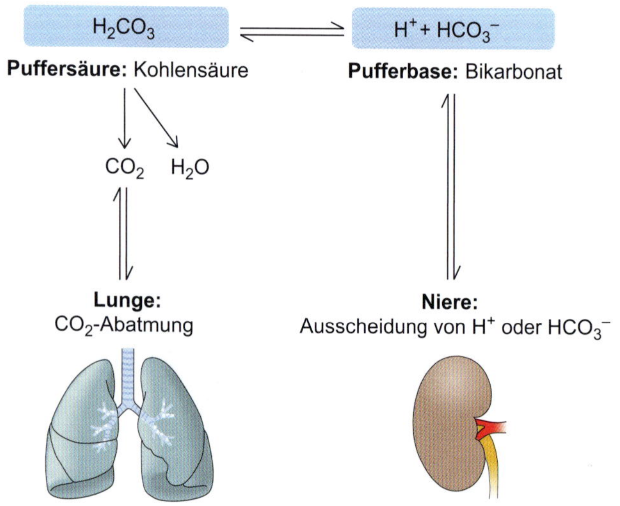

Abb. 11.10 Das Kohlensäure-Bikarbonat-System als lebenswichtiges Puffersystem [L190]

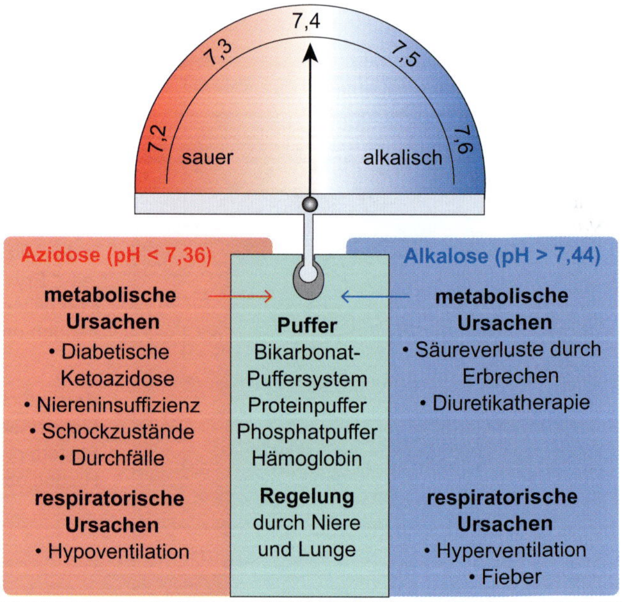

Abb. 11.11 Häufige Ursachen von pH-Wert-Verschiebungen im Körper [L190]

Die **Azidose** kann durch ein Übermaß an Säuren entstehen, so z. B. bei einer stark verlangsamten Atmung, verursacht z. B. durch eine Überdosierung mit Opiaten **(respiratorische Azidose),** oder durch eine verminderte Säureausscheidung bei Funktionsstörungen der Nieren **(metabolische Azidose).** Außerdem kann ein Mangel an Bikarbonat im Rahmen einer Durchfall-Erkrankung oder einer verminderten Rückresorption von Bikarbonat durch die Nieren eine metabolische Azidose verursachen. Eine weitere Ursache ist der erhöhte Gehalt von Säuren z. B. bei der Ketoazidose (→Kap. 15.2.3) oder der Laktatazidose (→Kap. 2.6.1). Laktat (genauer: Milchsäure) entsteht bei Glukoseverstoffwechselung ohne Sauerstoff (anaerober Stoffwechsel) im Gewebe (→Kap. 3.6.3) z. B. im Rahmen einer Ischämie oder systemischen Hypoperfusion (Schock).

PRAXISTIPP

Mögliche notfallmedizinisch relevante Ursachen für eine pH-Wert-Verschiebung

- Ursachen für eine **Alkalose:**
  - Respiratorisch: Hyperventilation
  - Metabolisch: Erbrechen, verstärkte Bikarbonat-Rückresorption in der Niere
- Ursachen für eine **Azidose:**
  - Respiratorisch: Hypoventilation, Atemstillstand
  - Metabolisch: verminderte Bikarbonat-Rückresorption bzw. verminderte Säuresekretion in der Niere, Durchfall, Ketoazidose, Laktatazidose

Folgen

Veränderungen des pH-Werts können zu **Strukturveränderungen von Proteinen** führen, wodurch die Funktion von z. B. ZNS und Herz-Kreislauf-System gestört werden und es so zu lebensbedrohlichen Zuständen kommen kann. Eine weitere Komplikation stellt die Entgleisung des Kalium-Werts dar: Bei einer Azidose verdrängen die H^+-Ionen das Kalium aus den Zellen, es kommt zu einem Kaliumüberschuss im Blut (Hyperkaliämie, →Kap. 16.9.2). Bei einer Alkalose geschieht das Gegenteil und es entsteht ein Kaliummangel im Blut (Hypokaliämie, →Kap. 16.9.2). Um diese Komplikationen zu verhindern, versucht der menschliche Körper gegenzuregulieren.

Kompensationsmechanismen

Allgemein gilt für die **Kompensationsmechanismen,** dass respiratorische Ursachen metabolisch und metabolische Ursachen respiratorisch ausgeglichen werden. Gelingt es dem Körper, den pH-Wert wieder in den Normalbereich zu befördern, wird dies als vollständige Kompensation bezeichnet. Gelingt es nicht, spricht man von einer Teilkompensation.

Um eine **respiratorische Azidose** auszugleichen, wird z. B. vermehrt Bikarbonat in der Niere rückresorbiert. **Respiratorische Alkalosen** werden hingegen durch eine verstärkte Ausscheidung von Bikarbonat über die Nieren kompensiert. Umgekehrt ist dies auch bei der metabolischen Azidose und Alkalose möglich: Bei Ersterer wird vermehrt Säure abgeatmet, die Betroffenen hyperventilieren. Bei der **metabolischen Alkalose** wird die Atemfrequenz gedrosselt, sodass es zu einem Anstieg des Kohlendioxidgehalts im Blut kommt. Diese Kompensation begrenzt sich selbst, da der menschliche Körper Sauerstoff benötigt und die Atemfrequenz somit nicht unbegrenzt herabgesetzt werden kann.

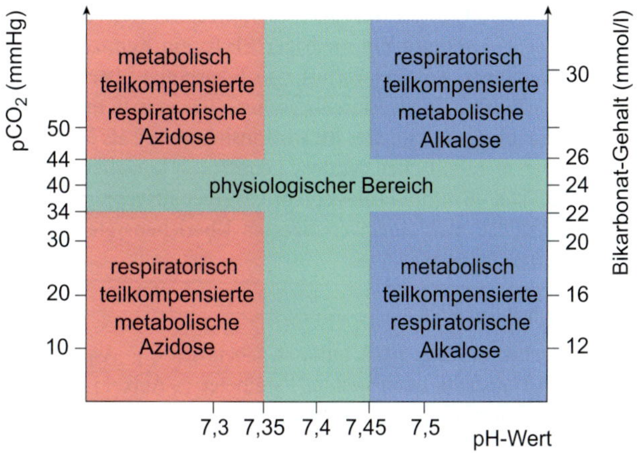

Abb. 11.12 Vereinfachte Darstellung der Veränderung von pCO_2 und Bikarbonat-Gehalt im Rahmen von pH-Wert-Veränderungen [M843]

Zur Beurteilung der Ursache einer pH-Wert-Verschiebung in der arteriellen Blutgasanalyse (BGA) muss zum einen die **respiratorische Komponente,** zum anderen die **metabolische** beurteilt werden (→Abb. 11.12). Der CO_2-Partialdruck im arteriellen Blut ($paCO_2$) liegt physiologisch zwischen 35 und 45 mmHg. Ein Partialdruck unter 35 mmHg ist entweder durch eine respiratorische Alkalose (verstärkte CO_2-Abatmung durch Hyperventilation) oder durch eine respiratorisch kompensierte metabolische Azidose (Hyperventilation zum Ausgleich der Azidose) verursacht. Steigt der Partialdruck über 45 mmHg, kann dies an einer respiratorischen Azidose (Hypoventilation, wodurch zu wenig CO_2 abgeatmet wird) oder an einer respiratorischen Kompensation einer metabolischen Alkalose (Hypoventilation zum Ausgleich der Alkalose) liegen.

Zur weiteren Eingrenzung eignet sich die Bestimmung der Bikarbonat-Konzentration. Diese liegt physiologisch zwischen 22 und 26 mmol/l. Ein Abfall unter 22 mmol/l kann durch eine metabolische Azidose (z. B. Laktatazidose) oder eine metabolisch kompensierte respiratorische Alkalose (verstärkte Bikarbonat-Ausscheidung zum Ausgleich der Alkalose) bedingt sein. Eine Zunahme des Bikarbonat-Gehalts über 26 mmol/l kann ihre Ursache in einer metabolischen Alkalose (z. B. Erbrechen von saurem Magensaft) oder einer metabolisch kompensierten respiratorischen Azidose (verminderte Bikarbonat-Ausscheidung zum Ausgleich der Azidose) haben.

PRAXISTIPP

Welche Messwerte führen zu welcher Interpretation?

pH ↑ pCO_2 ↑ Bikarbonat ↑ = respiratorisch teilkompensierte metabolische Alkalose
pH ↑ pCO_2 ↓ Bikarbonat ↓ = metabolisch teilkompensierte respiratorische Alkalose
pH ↓ pCO_2 ↑ Bikarbonat ↑ = metabolisch teilkompensierte respiratorische Azidose
pH ↓ pCO_2 ↓ Bikarbonat ↓ = respiratorisch teilkompensierte metabolische Azidose

Ein weiterer Parameter zur Unterscheidung zwischen metabolischer und respiratorischer Ursache für eine pH-Wert-Verschiebung ist der Base Excess (BE), auch **Basenabweichung** genannt. Dieser gibt an, wie viel Säure dem Blut bei einem pCO_2 von 40 mmHg hinzugefügt werden muss, damit ein pH von 7,4 erreicht wird. Der Referenzbereich liegt hier bei ± 2 mmol/l. Ein niedriger BE ist ein Kennzeichen für einen Basenmangel, z. B. bei Verlust von Bikarbonat über die Niere oder den Darm oder durch Säureüberschuss, wie er z. B. im Rahmen einer Laktatazidose auftritt. Der BE wird insbesondere als Marker für den Grad der metabolischen Azidose genutzt. So korreliert z. B. ein niedriger BE von –6 mmol/l (dies entspricht einer ausgeprägten metabolischen Azidose) mit einer verringerten Überlebensrate bei polytraumatisierten Patienten.

Interpretation der BGA

Die **Interpretation einer BGA** umfasst neben den o. g. Aspekten des Säure-Basen-Haushalts noch weitere Parameter (→ Abb. 11.13, → Tab. 11.1). So wird normalerweise als Erstes danach geschaut, ob die Oxygenierung der Betroffenen ausreichend ist; hierfür achtet man auf den arteriellen Sauerstoffpartialdruck (paO_2). Weiterhin werden z. B. auch der Hämoglobin-Gehalt oder die Elektrolyte Natrium, Kalium und Kalzium beurteilt. Manchmal ist eine spezielle Fragestellung von Interesse, etwa der Gehalt an CO-Hb (Carboxy-Hämoglobin) bei Patienten mit V. a. ein Inhalationstrauma (→ Kap. 7.6.6). Allerdings messen nicht alle BGA-Geräte diesen Wert.

Parameter		Normwert
pH-Wert	–lg c (H^+) = negativer dekadischer Logarithmus der Wasserstoffionenkonzentration	7,35–7,45
paO_2	Sauerstoffpartialdruck	75–100 mmHg
$paCO_2$	Kohlendioxidpartialdruck	35–45 mmHg
HCO_3^-	Bikarbonat	22–26 mmol/l
BE	Basenabweichung (Base Excess)	–2 bis +2 mmol/l

Tab. 11.1 Normwerte einer arteriellen Blutgasanalyse (BGA). Es handelt sich um Durchschnittswerte bei Erwachsenen ohne Berücksichtigung geschlechtsspezifischer leichter Unterschiede; die Angaben differieren in der Literatur etwas.

11.2.7 Rotes Blutbild

Zwei wesentliche Laborparameter des roten Blutbildes sind:

- **Hämoglobinkonzentration im Blut** (Hb): Menge des roten Blutfarbstoffes in g pro Liter Blut. Normalwert beim Mann 140–180 g/l (= 14–18 g/dl), bei der Frau 120–160 g/l (= 12–16 g/dl). Ein erniedrigter Hb-Wert tritt bei fast allen Anämieformen auf (→ Kap. 11.2.8).

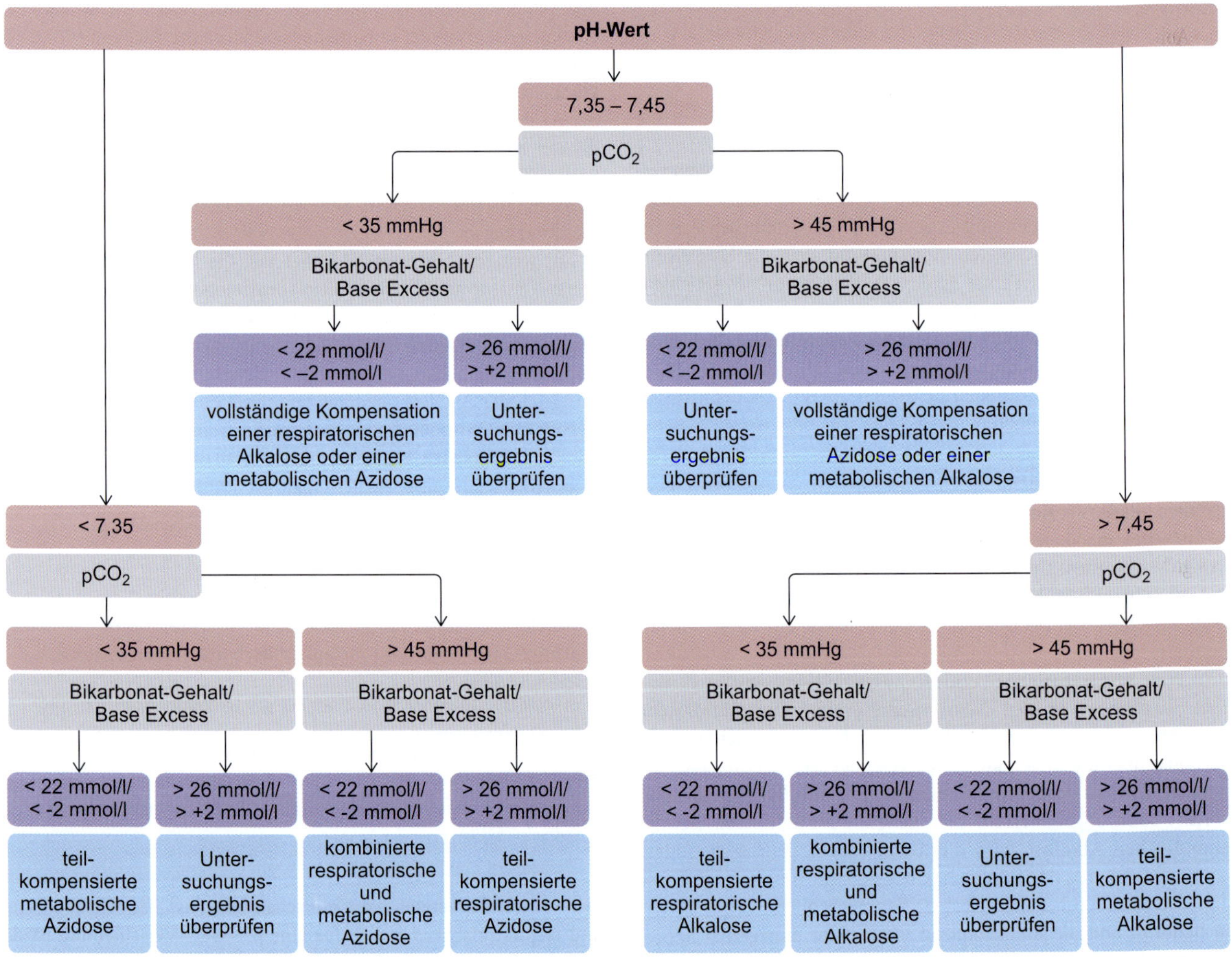

Abb. 11.13 Vereinfachtes Flussdiagramm zur BGA-Analyse [M843]

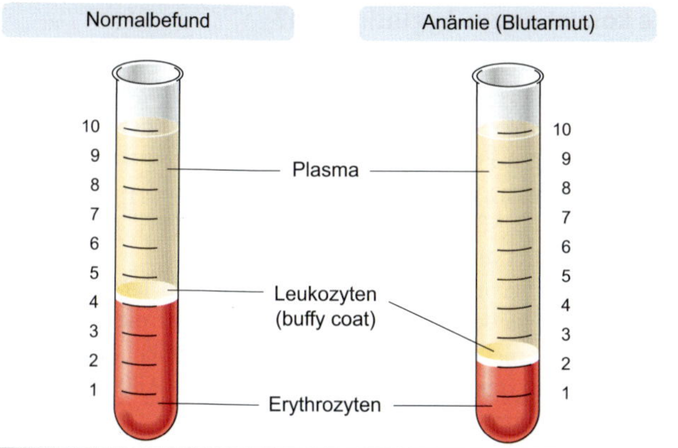

Abb. 11.14 Hämatokrit: Normalbefund und Befund bei Anämie. Durch Zentrifugieren haben sich die festen Bestandteile am Boden des Gläschens abgesetzt. Ihr Volumenanteil (= Hkt) beträgt etwa 45 %. Zwischen Plasma und Erythrozyten liegen in einer schmalen Schicht die Leukozyten (Buffy Coat). [L190]

- **Hämatokrit** (Hk, Hkt): Der Volumenanteil der Blutkörperchen am Gesamtblutvolumen wird als Hämatokrit bezeichnet. Er beträgt im Mittel beim Mann 47 % und bei der Frau 42 %. Der Hämatokrit ist erhöht bei Polyglobulien sowie Exsikkose („Austrocknung") und erniedrigt bei Anämien und Überwässerung (→ Abb. 11.14).

11.2.8 Anämien

Von einer **Anämie** (Blutarmut) spricht man, wenn Erythrozytenzahl, Hämoglobin und/oder Hämatokrit vermindert sind. Die Betroffenen wirken blass und sind müde. Ist die Anämie stärker ausgeprägt, leiden sie schon bei geringer körperlicher Belastung unter Atemnot. Ihr Herz schlägt schneller, um den Mangel an Sauerstoffträgern durch häufigeren Transport der Erythrozyten pro Zeiteinheit durch den Kreislauf zumindest teilweise auszugleichen.

Ursachen von Anämien

Anämien entstehen durch drei Gruppen von Grunderkrankungen (→ Abb. 11.15):

Am häufigsten liegt eine **Erythropoesestörung** zugrunde; es werden also nicht mehr genügend funktionsfähige Erythrozyten gebildet. Seltener sind Anämien durch übermäßigen Erythrozytenabbau; man spricht von **hämolytischen Anämien.** Schließlich ist eine Anämie auch Folge jedes größeren Blutverlusts **(Blutungsanämie).**

Anämien durch Erythropoesestörung

Mangel an Bausteinen Zu solchen Störungen kann es z. B. bei Eisen-, Folsäure- oder Vitamin-B_{12}-Mangel kommen. Eisenmangel führt zu kleinen (mikrozytären) Zellen mit weniger Hämoglobingehalt (hypochrom). Im Gegensatz dazu führen Folsäure- und Vitamin-B_{12}-Mangel zu großen Zellen (makrozytär) mit erhöhtem Hämoglobingehalt (hyperchrom). Die hypochromen, mikrozytären Anämien werden durch Störungen in der Zytoplasmasynthese verursacht, während hyperchrome, makrozytäre Anämien durch Störungen der DNS-Synthese verursacht werden. Solche Mangelzustände können bei mangelnder oder einseitiger Ernährung, Störungen in der Aufnahme der einzelnen Substanzen (Resorptionsstörungen) oder der Verwertung, z. B. Eisenverwertungsstörungen im Rahmen eines Tumorleidens oder Infekts **(Infekt-** bzw. **Tumoranämie),** auftreten. Eine weitere Ursache sind chronische Blutverluste, wie sie z. B. bei verstärkter Menstruationsblutung oder Blutungen aus dem Magen-Darm-Trakt vorkommen können.

Anämie durch Niereninsuffizienz Patienten mit chronischer Niereninsuffizienz (→ Kap. 16.5.1) leiden fast immer an einer Anämie, weil ihre Nieren kaum noch Erythropoetin bilden. Es ist allerdings möglich, diese renalen Anämien durch gentechnisch hergestelltes Erythropoetin erfolgreich zu behandeln.

Aplastische Anämie Bei einer aplastischen Anämie ist die Teilung der Stammzellen im Knochenmark gestört. Mögliche Ursachen sind z. B. allergische Reaktionen auf Medikamente oder eine direkte Schädigung durch Toxine oder Medikamente.

Hämolytische Anämien

Eine Anämie kann auch entstehen, wenn Erythrozyten massenweise vorzeitig zugrunde gehen. Trotz gesteigerter Erythrozytenbildung im Knochenmark mangelt es immer mehr an funktionsfähigen Erythrozyten – eine **hämolytische Anämie** entsteht. Schwere hämolytische Anämien führen oft zur Gelbsucht (→ Kap. 15.18.3), weil die Leber die vermehrt anfallenden Abbauprodukte des Hämoglobins nicht mehr ausscheiden kann. Mögliche Ursachen einer hämolytischen Anämie sind neben Erbkrankheiten z. B. Infektionen (etwa Malaria), Autoimmunerkrankungen und allergische Reaktionen auf Medikamente.

Blutungsanämien

Die **Blutungsanämien** spielen im Rettungsdienst die größte Rolle. Schließlich führt jeder 1–2 Liter übersteigende Blutverlust zu einer Anämie. Besonders betroffen sind dabei sicherlich Traumapatienten, häufig wird diese Anämie aber auch bei Blutungen im Verdauungstrakt

Blutverlust	Verminderte Erythropoese		Gesteigerte Hämolyse
• OP • Unfall • Magengeschwür • Blasenkarzinome • Karzinome des Magen-Darm-Trakts • Geburt	Eisenmangel • Zu häufige oder zu starke Menstruation • Schwangerschaft • Gestörte Resorption im Darm • Einseitige Ernährung	Eisenverwertungsstörung • Tumor • Chronische Entzündung	• Erbkrankheiten (z. B. Kugelzellenanämie) • Infektionen • Künstliche Herzklappen • Vergiftungen • Allergische Reaktionen (z. B. auf Medikamente) • Autoimmunerkrankungen
		Erythropoetinmangel bei Niereninsuffizienz	
	Vit.-B_{12}- oder Folsäuremangel	Gestörte Zellbildung im Knochenmark	

Abb. 11.15 Übersicht über die häufigsten Ursachen einer Anämie [L190]

(gastrointestinalen Blutungen), z. B. bei blutenden Magengeschwüren, beobachtet.

IM FOKUS

Erythrozyten

Erythrozyten sind in der Mitte eingedellte Scheiben mit einem Durchmesser von 7,5 µm.
Der **rote Blutfarbstoff Hämoglobin** dient sowohl dem Sauerstoff- und Kohlendioxidtransport als auch der Pufferwirkung des Blutes.
Erythrozyten entwickeln sich aus **Stammzellen** des **Knochenmarks.**
Das Nierenhormon **Erythropoetin** stimuliert die Bildung neuer Erythrozyten.
Die **durchschnittliche Lebensdauer** von ausgereiften Erythrozyten beträgt etwa **120 Tage.**
Gealterte Erythrozyten werden in der Milz durch die **„Blutmauserung“** aus dem Blut entfernt.
Der **Hb-Wert** bezeichnet die **Hämoglobinkonzentration im Blut** (z. B. 140–180 g/l).
Als **Hämatokrit** wird der Anteil der Blutkörperchen am Gesamtblutvolumen bezeichnet.
Eine **Anämie** liegt vor, wenn **Erythrozytenzahl, Hämoglobin** und/oder **Hämatokrit** vermindert sind. Es können unterschiedliche **Formen** unterschieden werden:
- **Erythropoesestörungen**
- **Hämolytische Anämien**
- **Blutungsanämien**

11.3 Blutgruppen

Wird Blut von verschiedenen Blutspendern gemischt, so kommt es oft zu einer **Agglutination** (Verklumpung). Offensichtlich gibt es verschiedene „Blutsorten“, die sich teilweise nicht miteinander vertragen.

11.3.1 AB0-System

Schon 1901 entdeckte Karl Landsteiner die Ursache für dieses Phänomen: Jeder Mensch besitzt eine der **vier Blutgruppen A, B, AB** und **0** (Null). Diese Blutgruppennamen bezeichnen jeweils bestimmte Antigenmuster (→ Kap. 5.6.1) auf der Oberfläche der Erythrozyten, die für das gesamte Leben bestehen bleiben und nach festen Regeln vererbt werden (→ Abb. 11.16).

Wie kommt es zur Agglutination?

Im Blutplasma des Menschen mit den Blutgruppen A, B und 0 befinden sich Antikörper gegen die Antigene auf den Erythrozytenoberflächen der jeweils anderen Blutgruppen. So enthält Plasma der Blutgruppe A Antikörper gegen Erythrozyten der Blutgruppe B (kurz: **Anti-B**) und umgekehrt. Plasma der Blutgruppe 0 enthält Antikörper gegen Blutgruppe A, B und AB (also **Anti-A** und **Anti-B**). Nur Plasma der Blutgruppe AB ist frei von solchen Antikörpern.

Die Antikörper im AB0-System gehören zu den IgM-Antikörpern (→ Kap. 5.3.2). Sie können aufgrund ihrer Struktur die Erythrozyten miteinander vernetzen, sodass sich diese zusammenballen und das Blut verklumpt. Daher werden die Antikörper des AB0-Systems auch **(Häm-)Agglutinine** genannt.

Mischt man also z. B. Erythrozyten der Blutgruppe A mit Anti-A-haltigem Plasma, so kommt es zu einer Agglutination. Diese Agglutinationsreaktion wird laborchemisch genutzt: Werden Erythrozyten mit Anti-A- und Anti-B-Prüfserum vermischt, lässt sich so die AB0-Blutgruppe genau bestimmen (→ Abb. 11.17).

Rhesus-System

Neben den AB0-Eigenschaften der Erythrozyten gibt es noch über 300 andere **Blutgruppensysteme,** also Antigenmuster auf Blutkörperchen, von denen vor allem das **Rhesus-System** klinisch bedeutsam ist. Es gilt nach dem AB0-System als das **zweitwichtigste** Blutgruppensystem und umfasst mehrere Blutgruppenantigene, von denen das **Antigen D** das Wichtigste ist. 86 % der Bevölkerung haben das D-Antigen – sie sind

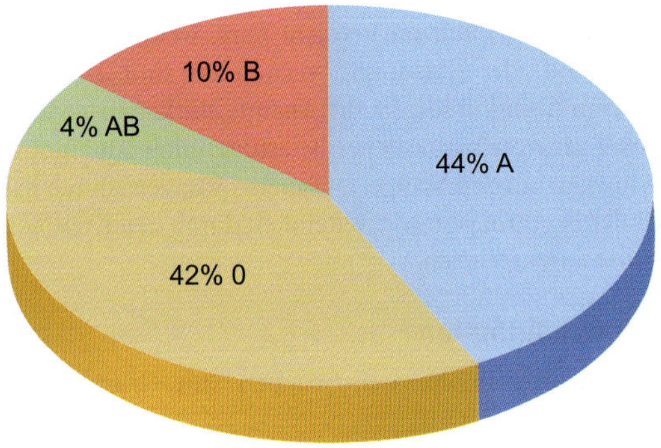

Abb. 11.16 Häufigkeitsverteilung der vier Blutgruppen in der deutschen Bevölkerung [L190]

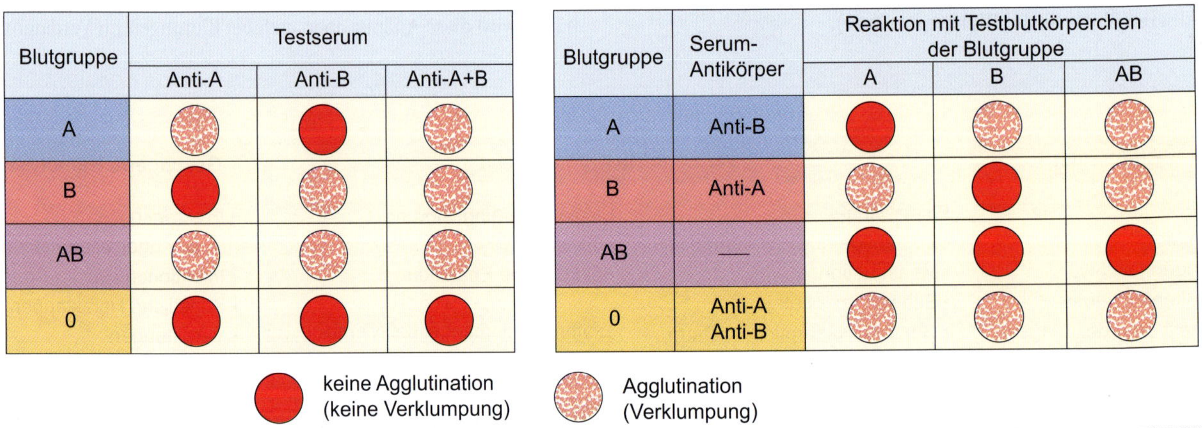

Abb. 11.17 Blutgruppenbestimmung im ABo-System. Links Reaktion der Erythrozyten mit den Testseren. Zur Sicherheit wird zusätzlich das Serum des Probanden mit Testerythrozyten vermischt (rechts). Die Ergebnisse müssen zueinander „passen“. [L190]

damit Rhesus-positiv. 14 % besitzen dagegen kein D-Antigen – sie sind Rhesus-negativ. Rhesus-positive Blutkonserven erhalten die Markierung „D+", Rhesus-negative „d−".

Insbesondere folgende drei Unterschiede zwischen AB0- und Rhesus-System sind von klinischer Bedeutung:

- Im Gegensatz zu den Agglutininen des AB0-Systems, die ohne Vorkontakt mit den jeweiligen Erythrozyten schon im ersten Lebensjahr gebildet werden, werden die Antikörper des Rhesus-Systems erst **nach** Kontakt mit den Antigenen gebildet.
- Die Antikörper des Rhesus-Systems gehören zur Klasse der IgG (→ Kap. 5.3.2); sie können keine Zellen agglutinieren, diese aber über die Aktivierung des Komplementsystems lysieren.
- Als Drittes sind die Rhesus-Antikörper im Gegensatz zu denen des AB0-Systems plazentagängig.

MERKE

Rhesusunverträglichkeit

Erhalten Rhesus-negative Patienten eine Bluttransfusion mit Rhesus-positivem Blut, so bilden sie Anti-D-Antikörper. Wird ihnen später im Leben erneut Rhesus-positives Blut transfundiert, kann es durch Antigen-Antikörperreaktionen zu Krankheitserscheinungen kommen, die denen bei AB0-Unverträglichkeit entsprechen können (→ Kap. 11.3.2), meist aber nicht so stark ausgeprägt sind. Hingegen ist bei der Transfusion AB0-fremden Blutes bereits die Ersttransfusion gefährlich.

Morbus haemolyticus neonatorum

Bei jeder Geburt gelangen kleine Mengen kindlichen Blutes in den mütterlichen Kreislauf. Ist nun die Mutter Rhesus-negativ, das Kind jedoch Rhesus-positiv, lösen die kindlichen Erythrozyten bei der Mutter eine Anti-D-Antikörperbildung aus. Wird die Mutter erneut mit einem Rhesus-positiven Kind schwanger, so greifen die plazentagängigen Rhesus-Antikörper der Mutter die kindlichen Erythrozyten im Mutterleib an. Zahlreiche Erythrozyten hämolysieren, es kommt zu Anämie, Gelbsucht (durch die Blutabbauprodukte, → Kap. 15.18.3) und schweren Ödemen (→ Kap. 13.1.6) beim Kind schon vor der Geburt. Dieser Symptomkomplex wird als **Morbus haemolyticus neonatorum** bezeichnet und führt häufig zum Tod des Kindes.

Die Bildung von Anti-D-Antikörpern bei der Mutter kann durch eine Injektion von Anti-D-Immunglobulin **(Anti-D-Prophylaxe)** etwa in der 28. Schwangerschaftswoche und sofort nach der Entbindung des ersten Rhesus-positiven Kindes verhindert werden. Die übergetretenen Antigene werden sogleich durch die zugeführten Antikörper abgefangen und so die mütterliche Antikörperbildung im Keim erstickt.

11.3.2 Blutprodukte und Bluttransfusionen

Viele, gerade auch lebensbedrohliche Krankheitszustände gehen mit einem Mangel an Blutbestandteilen einher. Der Ersatz (Substitution) von **Blutprodukten** (labormedizinisch aufbereitete Blutbestandteile) ist deshalb häufig lebensrettend.

MERKE

Blutprodukte

Blutprodukte sind aus Blutspenden gewonnene und für die Übertragung aufbereitete **Blutbestandteile.** Sie können Blutzellen enthalten (Erythrozyten-, Thrombozyten- und Leukozytenkonzentrate) und/oder aus Blutplasma gewonnen werden. Die wichtigsten sind:

- **Erythrozytenkonzentrate** (EKs): Aus einer Vollblutspende (mit nachfolgender Auftrennung in Einzelbestandteile) oder mittels Apherese (Verfahren zur gezielten Entnahme einzelner Blutbestandteile) gewonnenes Konzentrat, das überwiegend aus roten Blutkörperchen besteht. EKs sind in 250-ml-Beuteln erhältlich und bei 4 °C 5–7 Wochen lagerungsfähig. Indikationen: Routinetransfusion bei akutem Blutverlust, z. B. während oder nach größeren Operationen. Gefilterte EKs und gewaschene EKs sind durch spezielle Verfahren weiter „gereinigt" und geringer immunogen. Indikationen: z. B. frühere Unverträglichkeitsreaktionen.
- **Thrombozytenkonzentrate** (TKs): Aus einer Vollblutspende isolierte Thrombozyten eines einzelnen oder mehrerer Spender. Indikation: schwerer Thrombozytenmangel.
- **Fresh Frozen Plasma** (FFP, gefrorenes Frischplasma): Schockgefrorenes, zellarmes Plasma, bei −30 °C ein Jahr haltbar. Indikationen: bei Gerinnungsstörungen v. a. infolge eines komplexen Mangels an Gerinnungsfaktoren (z. B. bei Lebererkrankungen).

Jede Übertragung von Blutprodukten birgt vor allem zwei **Risiken:**

- Das Risiko der **Unverträglichkeitsreaktion** – jede Bluttransfusion entspricht immunologisch gesehen einer Organtransplantation.
- Das Risiko der **Übertragung von Krankheitserregern,** insbesondere von Viren (z. B. HIV, Hepatitis B, Hepatitis C).

Unter der Voraussetzung einer sachgerechten Aufarbeitung, Austestung und Konservierung ist das Infektionsrisiko durch Blutkonserven in Deutschland heute fast vernachlässigbar.

Um Agglutinationsreaktionen und andere Unverträglichkeiten auszuschließen, sind **Kreuzproben** gesetzlich vorgeschrieben, die in der **Blutbank** – dem zentralen Krankenhausdepot für Blutprodukte – durchgeführt werden. Unterschieden werden der Majortest, bei dem die Verträglichkeit der Spendererythrozyten mit dem Empfängerserum überprüft wird, und der Minortest, der die Verträglichkeit der Empfängererythrozyten mit dem Spenderserum beurteilt.

Zur Vermeidung von Verwechslungen führt der Arzt noch unmittelbar vor der Transfusion, am besten direkt am Krankenhausbett, zusätzlich den Bedside-Test (Bedside = engl. Bettrand) durch. Dazu werden handliche Prüfkärtchen verwendet (→ Abb. 11.18).

Für Transfusionen sind spezielle **Transfusionssysteme** vorgeschrieben. Sie enthalten Filter mit einer Porengröße zwischen 170 und 230 µm (zum Vergleich: Standardinfusionssysteme haben Filter mit einer Porengröße von 15 µm, Damit sollen kleine Gummiteilchen abgefangen werden.). Dies soll verhindern, dass verklumpte Erythrozyten in die Blutbahn des Patienten gelangen können.

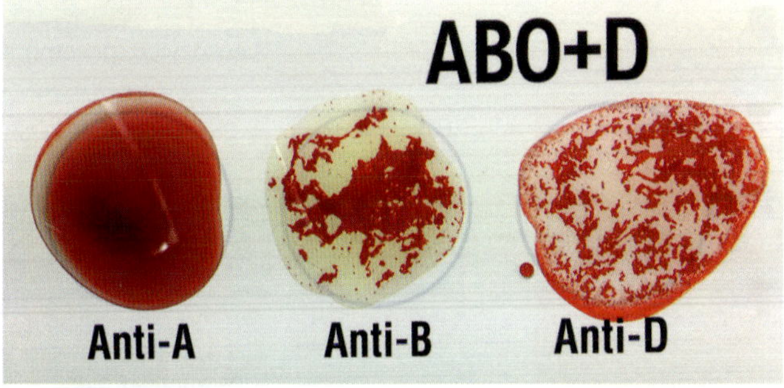

Abb. 11.18 Bedside-Test. Die vorbehandelten Prüfkärtchen enthalten in den einzelnen Feldern Anti-A, Anti-B und Anti-D. Nach dem Auftragen jeweils eines Tropfens Blutes in die einzelnen Felder ist es in diesem Fall zu einer Agglutination bei Anti-B und Anti-D, nicht aber bei Anti-A gekommen; die Patientin hat also die Blutgruppe B und ist Rhesus-positiv. [M840]

Leichte **Transfusionsreaktionen** können sich durch Unruhe, Kopfschmerzen, Schwindel, Übelkeit, Erbrechen, Fieber, Schüttelfrost und Juckreiz manifestieren. Schwere Unverträglichkeiten, meist aufgrund einer Verwechslung der AB0-Gruppe, äußern sich zunächst durch Kreuzschmerzen und Hitzewallungen, Fieber, Schüttelfrost, Schock und Zeichen einer akuten Hämolyse mit nachfolgenden Herzrhythmusstörungen und Nierenversagen. Um frühzeitig auf eine Unverträglichkeit mit sofortigem Stoppen der Transfusion reagieren zu können, verabreicht der Arzt im Normalfall zunächst eine kleine Menge der Transfusion und vergewissert sich danach, dass keine Hinweise auf eine Unverträglichkeit vorliegen. Anschließend verabreicht er dann die restliche Transfusion.

IM FOKUS

Blutgruppen

Jeder Mensch besitzt eine der **vier Blutgruppen A, B, AB** und **0.**
Im Blutplasma von Menschen mit den Blutgruppen A, B und 0 befinden sich **Antikörper gegen die Antigene auf den Erythrozyten der jeweils anderen Blutgruppen.**
Das **zweitwichtigste Blutgruppensystem** ist das **Rhesus-System (Antigen D).**
Zu einem **Morbus haemolyticus neonatorum** kommt es unter der Geburt bei Durchmischung von Rhesus-positivem Blut des Kindes mit Rhesus-negativem Blut der Mutter.
Bei der Verwendung von Blutprodukten gibt es zwei relevante **Risiken:**

- **Unverträglichkeitsreaktion**
- **Übertragung von Krankheitserregern**

Um Agglutinationsreaktionen und andere Unverträglichkeiten auszuschließen, sind **Kreuzproben** gesetzlich vorgeschrieben.

11.4 Leukozyten

Die weißen Blutkörperchen oder **Leukozyten** verdanken ihren Namen der weißlichen Farbe, die sie im ungefärbten Blutausstrich besitzen. Wie bereits erwähnt, stellen die Leukozyten keine einheitliche Zellgruppe dar (→ Kap. 11.1.2). Gemeinsam ist ihnen allerdings, dass sie kernhaltig und beweglich sind sowie allesamt an der Abwehr von Fremdstoffen und Krankheitserregern und am Entzündungsprozess (→ Kap. 1.11) beteiligt sind.

Die Gesamt-Leukozytenzahl im Blut beträgt normalerweise zwischen 4–10 pro Nanoliter (nl) bzw. 4 000 und 10 000 pro Mikroliter (μl). Allerdings steckt noch die vielfache Menge außerhalb des Blutgefäßsystems im Knochenmark und in den Geweben: Nur knapp 10 % der im Körper vorhandenen Leukozyten zirkulieren im Blut. Das Blutgefäßsystem stellt für die Leukozyten nur einen Transportweg dar, um von den Bildungsstätten an ihren Einsatzort in den Geweben zu kommen, wo sie ihre Aufgaben im Rahmen der Immunabwehr erfüllen.

Von den drei Hauptgruppen der Leukozyten, den

- Granulozyten,
- Monozyten und
- Lymphozyten,

sind die Granulozyten im Blut zahlenmäßig mit etwa 60 % am stärksten vertreten.

11.4.1 Granulozyten

Die **Granulozyten,** so genannt wegen der Granula (Körnchen), die sie im Mikroskop nach dem Anfärben in ihrem Zytoplasma zeigen, sind mit einem Zelldurchmesser von 10–17 μm deutlich größer als die Erythrozyten (→ Abb. 11.19). Je nach Anfärbbarkeit der Granula werden Untergruppen differenziert (→ Abb. 11.20).

Neutrophile Granulozyten

Die **neutrophilen Granulozyten,** die mit ca. 95 % den überwiegenden Teil der Granulozyten ausmachen, haben ganz feine, nur schwach anfärbbare Granula. Sie halten sich nach ihrer Reifung im Knochenmark nur 6–8 Stunden im Blut auf, bevor sie zu ihren Einsatzorten, den Geweben und hier insbesondere den Schleimhäuten, auswandern. Dort können sie Bakterien im Rahmen der unspezifischen Abwehr phagozytieren („auffressen"). Haben die Granulozyten Bakterien und evtl. auch abgestorbene körpereigene Zellen phagozytiert, sterben sie selbst ab und es entsteht ein Gemisch aus Granulozytenresten und anderen

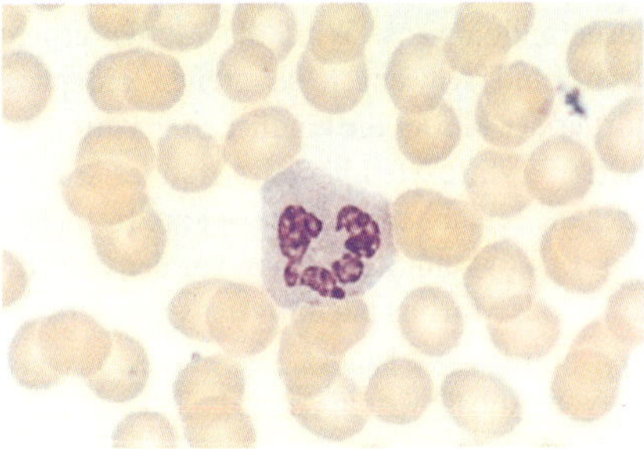

Abb. 11.19 Übersegmentierter Granulozyt im Blutbild, umgeben von Erythrozyten [E340]

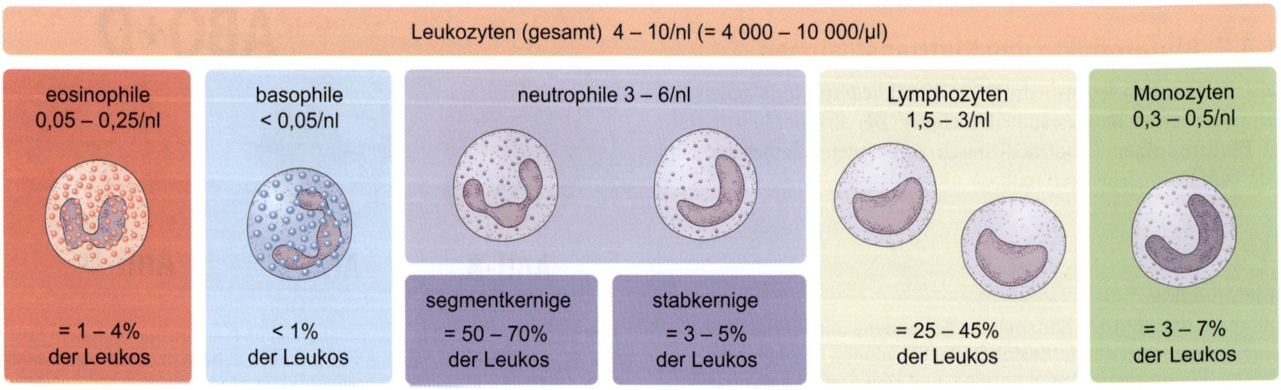

Abb. 11.20 Unterteilung (Differenzierung) der Leukozyten in die unterschiedlichen Zellarten mit Angaben der Werte beim Gesunden [L190]

Gewebstrümmern, der **Eiter** (Pus). Eiter findet sich gehäuft bei bakteriellen Entzündungen (→ Kap. 1.11.6).

Eosinophile Granulozyten

Rund 3 % aller Granulozyten weisen eosinophile, d. h. durch den roten Farbstoff Eosin anfärbbare Granula im Zytoplasma auf. Eine Zunahme dieser **eosinophilen Granulozyten** findet sich bei allergischen Reaktionen, bei Wurminfektionen und Autoimmunerkrankungen. Man spricht dann von einer Eosinophilie.

Basophile Granulozyten

Nur maximal 2 % der Granulozyten zeigen im Zytoplasma **basophile,** d. h. blau anfärbbare Granula, die u. a. Heparin- (→ Kap. 11.6.6) und Histaminverbindungen (→ Kap. 1.11.3) enthalten. Sie vermitteln zusammen mit den eosinophilen Granulozyten Reaktionen vom Soforttyp, so auch den lebensgefährlichen anaphylaktischen Schock (→ Kap. 5.6.1), wobei die in den Granula enthaltenen Stoffe freigesetzt werden.

Die **Gewebs-Mastzellen** sind den basophilen Granulozyten sehr ähnlich und enthalten ebenfalls basophile Granula. Ob die Gewebs-Mastzellen aber aus den basophilen Granulozyten hervorgehen oder – wahrscheinlicher – eine eigenständige Zellart darstellen, ist bis heute ungeklärt. Dessen ungeachtet können die basophilen Granulozyten aber die Blutbahn verlassen.

11.4.2 Monozyten

Monozyten sind mit einem Durchmesser von 12 bis 20 μm die größten Zellen im Blut. Sie besitzen einen großen, meist hufeisenförmig gebuchteten oder gelappten Kern, der sich in einem bläulichen Zytoplasma befindet. Monozyten verweilen nur 1–2 Tage im Blutgefäßsystem und wandern danach in verschiedene Organe, wo sie sich in ortsständige **Makrophagen** umwandeln. Die Aufgabe der Makrophagen besteht, wie der Name schon sagt, in der Phagozytose von Mikroorganismen; außerdem gehören sie zu den antigenpräsentierenden Zellen.

11.4.3 Lymphozyten

Die **Lymphozyten,** die rund ein Drittel der Blutleukozyten ausmachen, sind kleine Zellen mit einem Durchmesser von 7–12 μm. Sie besitzen einen bläulich anfärbbaren, runden Kern. Lymphozyten werden in Knochenmark, Lymphknoten, Thymus und Milz gebildet. Nur etwa 4 % der Lymphozyten befinden sich im Blut; dagegen finden sich 70 % in den Organen des lymphatischen Systems (→ Kap. 11.5), 10 % im Knochenmark und den Rest in anderen Organen. Ihre Lebensdauer ist sehr unterschiedlich. Neben kurzlebigen Formen, die nach ca. 8 Tagen absterben, gibt es auch solche, die mehrere 100 Tage alt werden können. Entsprechend dem Ort ihrer Prägung werden **T-Lymphozyten** (Prägung im Thymus) und **B-Lymphozyten,** die bei Vögeln in der Bursa Fabricii, beim Menschen im Knochenmark (Merkhilfe: Bone Marrow) geprägt werden, unterschieden. B- und T-Lymphozyten haben Schlüsselfunktionen bei der spezifischen Abwehr; die Produktion spezifischer Antikörper erfolgt dabei in den **Plasmazellen** (→ Kap. 5.3), die aus B-Lymphozyten hervorgehen.

Die T-Lymphozyten werden in drei Untergruppen aufgeteilt:

- **T-Helferzellen** (T4- oder CD4-Zellen): Bei einer HIV-Infektion werden sie vom HI-Virus bevorzugt befallen und sinken dann bei fehlender Behandlung zahlenmäßig stark ab: von normalerweise 1 000/μl bis unter 400/μl.
- **T-Suppressorzellen,** die überschießende Immunantworten verhindern und ebenso wie die zytotoxischen T-Zellen den Oberflächenmarker T_8 (CD_8) tragen.
- **Zytotoxische T-Zellen** (T-Killerzellen) dienen v. a. der Zerstörung virusbefallener Zellen und Tumorzellen.

Außerdem gibt es langlebige **T-Gedächtniszellen,** die ein Antigen noch sehr lange nach früher erfolgter Exposition wiedererkennen, sodass die Abwehrreaktion bei erneutem Antigenkontakt wesentlich schneller abläuft.

11.4.4 Bildung der weißen Blutkörperchen (Leukopoese)

Sollen aus einer Stammzelle Leukozyten entstehen, so differenziert sich diese zunächst zum Monoblasten, Lymphoblasten oder Myeloblasten, aus denen die Hauptzelllinien der weißen Blutkörperchen hervorgehen (→ Abb. 11.3):

- Aus den **Monoblasten** entstehen über mehrere Zellteilungsschritte die Promonozyten, die sich dann zu den **Monozyten** entwickeln.
- Die **Lymphoblasten** durchlaufen zunächst das Prolymphozytenstadium, bevor sie sich zu den verschiedenen **Lymphozyten** differenzieren. Dabei müssen sie noch ein Prägungsstadium im Knochenmark oder Thymus durchlaufen (→ Kap. 11.4.3).
- Aus den **Myeloblasten** entstehen die **Granulozyten.** Die Myeloblasten besitzen einen großen, runden Zellkern, der mehrere Nukleolen enthält. Zunächst entstehen aus ihnen die **Promyelozyten** mit typischen eosinophilen Granula. Auf dieser Stufe hat sich der Stammbaum bereits in drei Linien aufgeteilt (eosinophile, basophile und neutrophile, → Abb. 11.20), die aber lichtmikroskopisch noch nicht voneinander unterschieden werden können. Erst bei der nächsten Entwicklungsstufe – den **Myelozyten** – treten die namengebenden eosinophilen, basophilen oder neutrophilen Granula auf. Im Laufe der Entwicklung vom Myelozyten zum **Metamyelozyten** werden Zellkern und Zellkörper kleiner und dichter. Die Metamyelozyten sind nicht mehr zur Zellteilung befähigt. Während sich die Granulozytenreihe bis dorthin durch Zellteilung weiterentwickelt hat, spricht man nun von der abschließenden Zellreifung. Aus den Metamyelozyten reifen die **stabkernigen Granulozyten,** die aktiv in das Blut einwandern. Als letzter Reifungsschritt schnürt sich der Zellkern an mehreren Stellen ein, wodurch die **segmentkernigen Granulozyten** entstehen.

11.4.5 Weißes Blutbild

Die Konzentrationsbestimmung der einzelnen weißen Blutzellarten gibt oft entscheidende Hinweise auf Erkrankungen. Hierbei spielt besonders die Gesamtzahl der Leukozyten als Marker für Entzündungen im Körper eine Rolle. Weiterhin können das in der Leber produzierte C-reaktive Protein (CRP) sowie die Blutkörperchensenkungsgeschwindigkeit (BSG) einen Hinweis auf eine Entzündung geben. Beide Werte sind dann meist erhöht, wobei das CRP meist als erster Wert auffällig wird.

Die **Leukozytenzahl („Leukos")** ist die Gesamtzahl aller weißen Blutkörperchen; Normwert 4–10/nl = 4 000–10 000/μl. Insbesondere bei zu niedriger (Leukopenie) oder zu hoher (Leukozytose) Gesamtleukozytenzahl liefert das **Differenzialblutbild** detaillierte Informationen über das zahlenmäßige Verhältnis der einzelnen weißen Blutzellarten:

- **Lymphozyten:** Normwert 1,5–4/nl = 20–45 % der Leukozyten; erhöhte Zahl (Lymphozytose) z. B. bei Keuchhusten, Tuberkulose, Röteln und vielen anderen Virusinfektionen, einigen Tumoren; erniedrigte Zahl (Lymphopenie) z. B. bei malignen Lymphomen (→ Kap. 11.5.4), HIV-Infektion (insbesondere T_4 erniedrigt, → Kap. 11.4.3) und immunsuppressiver Therapie

- **Neutrophile Granulozyten:** Normwert 2–7/nl; erhöhte Zahl bei allen bakteriellen Infektionen sowie vielen nichtinfektiösen Entzündungen (z. B. rheumatoide Arthritis)
- **Eosinophile Granulozyten:** Normwert 0,2–0,4/nl = 2–4 % der Leukozyten; erhöhte Zahl (Eosinophilie) bei allergischen und parasitären Erkrankungen
- **Basophile Granulozyten:** Normwert 0,2/nl = 2 % der Leukozyten; erhöhte Zahl bei vielen chronischen Erkrankungen
- **Monozyten:** Normwert 0,2–1/nl = 2–10 % der Leukozyten; erhöhte Zahl unter anderem bei vielen chronischen Infektionen und Entzündungen sowie bei akuten Infektionen in der Heilungsphase und bei Tumoren

11.4.6 Leukämien

Leukämien entstehen durch unkontrollierte, krebsartige Vermehrung von unreifen Stammzellen der Leukopoese.

Je nachdem, ob es sich um eine Entartung der Granulozytenreihe oder der Lymphozytenreihe handelt, spricht man von einer myeloischen bzw. einer lymphatischen Leukämie. Von beiden Leukämien gibt es jeweils eine akut und eine chronisch auftretende Form. Es werden demnach die akute myeloische Leukämie **(AML),** die akute lymphatische Leukämie **(ALL),** die chronische myeloische Leukämie **(CML)** und die chronische lymphatische Leukämie **(CLL)** unterschieden. Die CML zählt zur Gruppe der chronischen myeloproliferativen Erkrankungen, die CLL zu den niedrig malignen Non-Hodgkin-Lymphomen (→ Kap. 11.5.4).

Der Name Leukämie = weißes Blut lässt sich durch den **hohen Gehalt an Leukozyten,** welche die anderen Zellreihen verdrängen können, erklären. Die Patienten leiden deshalb zum einen oft unter einer Anämie oder einer Blutungsneigung aufgrund eines Thrombozytenmangels, zum anderen wegen der defekten weißen Blutkörperchen (mit Ausnahme der CML) unter Abwehrschwäche und Infektionsanfälligkeit. Häufig beginnen die akuten Leukämien rasch, während die chronischen Leukämien eher schleichend verlaufen. Bei Patienten mit lymphatischen Leukämien sind meist (schmerzlose) Lymphknotenvergrößerungen feststellbar. Diagnostisch entscheidend sind Blutbild und Knochenmarkausstrich.

Unbehandelt führt eine Leukämie bei akuten Formen innerhalb von wenigen Wochen bis Monaten, bei den chronischen Formen nach wenigen Jahren zum Tod.

Heute werden die akuten Leukämien mit **Chemotherapie** behandelt, anfänglich sehr intensiv, später schonender. Hierunter ist die Heilungschance bei der akuten lymphatischen Leukämie, die hauptsächlich bei Kindern auftritt, deutlich gestiegen (Heilungsrate um 70 %). Die akute myeloische Leukämie hingegen rezidiviert häufig, weshalb oft eine Knochenmarktransplantation durchgeführt wird. Die Prognose der CML hat sich durch die Einführung des Tyrosinkinasehemmers Imatinib® wesentlich verbessert. Dieses Chemotherapeutikum greift an dem für die unkontrollierte Vermehrung der Knochenmarkstammzelle verantwortlichen Enzym an und blockiert so gezielt das Voranschreiten der Erkrankung. Die chronisch lymphatische Leukämie verläuft meist so langsam, dass die Patienten lange beschwerdearm bleiben.

Bei allen Vorteilen der Chemotherapie darf die schwächende Wirkung auf das Immunsystem des Patienten nicht außer Acht gelassen werden. Eine strikte Hygiene ist daher obligat; teilweise kann sogar eine sog. Umkehrisolation (Patient trägt z. B. Mundschutz und Handschuhe in einem Einzelzimmer) nötig sein.

IM FOKUS

Leukozyten

Die weißen Blutkörperchen werden als **Leukozyten** bezeichnet. Es können **drei Hauptgruppen** unterschieden werden:
- **Granulozyten**
- **Monozyten**
- **Lymphozyten**

Es können **drei Gruppen** von **Granulozyten** abgegrenzt werden:
- **Neutrophile Granulozyten**
- **Eosinophile Granulozyten**
- **Basophile Granulozyten**

Monozyten verwandeln sich in **Makrophagen** und machen Mikroorganismen unschädlich.
Lymphozyten werden nach dem Ort ihrer Prägung benannt: **T-Lymphozyten** (Thymus) und **B-Lymphozyten** (Knochenmark; Bone Marrow).
Das **weiße Blutbild** liefert die **Leukozytenzahl** und im **Differenzialblutbild** detaillierte Informationen über das zahlenmäßige Verhältnis der einzelnen weißen Blutzellarten.
Leukämien entstehen durch unkontrollierte, krebsartige Vermehrung von unreifen Stammzellen der Leukopoese.

11.5 Lymphatisches System

Als **lymphatisches System** bezeichnet man die Gesamtheit aller Lymphbahnen sowie die **lymphatischen Organe** Milz, Thymus, der lymphatische Rachenring mit Rachen-, Zungen- und Gaumenmandeln, Lymphknoten und das lymphatische Gewebe des Darms (z. B. die Peyer-Plaques des Dünndarms, → Kap. 15.13.2, → Abb. 11.21). Alle lymphatischen Organe sind aus retikulärem Bindegewebe (→ Kap. 4.3.1) aufgebaut, in das zahlreiche Lymphozyten (→ Kap. 11.4.3) eingestreut sind.

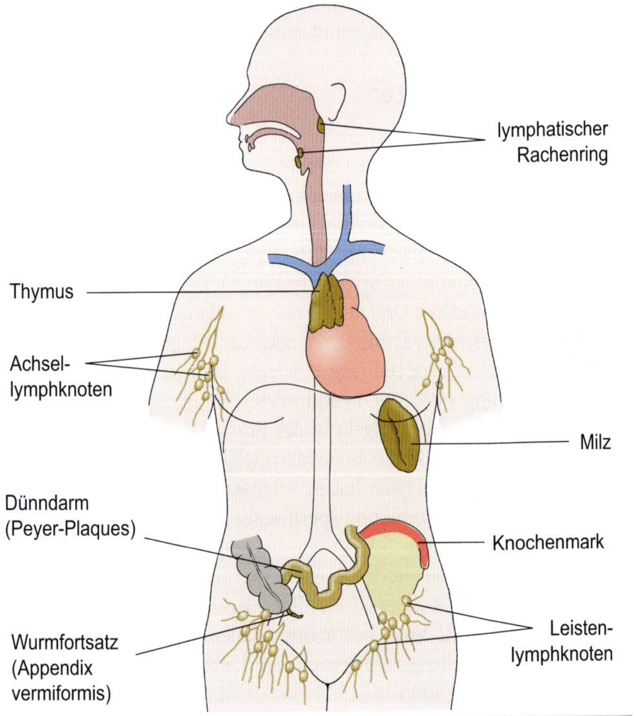

Abb. 11.21 Die lymphatischen Organe. Nach ihrer Bildung und Prägung wandern die Lymphozyten in die lymphatischen Organe aus, die über den ganzen Körper verstreut sind. [L190]

Anatomisch gesehen ist das lymphatische System weitgehend identisch mit den Organen des Immunsystems (→ Kap. 5.1.2); es erfüllt aber außer der Mitarbeit bei der Immunabwehr noch zwei weitere wichtige Aufgaben:

- **Transport** von Nahrungsfetten aus dem Darm (→ Kap. 15.15.3).
- **Drainage** von interstitieller Flüssigkeit in das venöse System. Diese Flüssigkeit wird **Lymphe** genannt (→ Kap. 11.5.1).

11.5.1 Lymphe und Lymphbahnen

Im arteriellen Schenkel der Kapillaren werden täglich etwa 20 l Flüssigkeit in das Interstitium filtriert, jedoch nur ca. 18 l davon im venösen Schenkel wieder reabsorbiert (Details → Abb. 11.22, → Abb. 11.23 und → Kap. 13.1.6). Die restlichen 2 l, ca. 10 % der filtrierten Flüssigkeit, bilden die **Lymphe**. Ihre Zusammensetzung entspricht der des Blutplasmas mit dem Unterschied eines um zwei Drittel niedrigeren Eiweißgehalts. Er beträgt durchschnittlich 20 g/l gegenüber 70–80 g/l im Blutplasma.

Die Lymphe wird von den **Lymphkapillaren** aufgenommen, die überall in den Geweben des Körpers blind beginnen. Sie verlaufen etwa parallel zu den venösen Gefäßen und vereinigen sich zu zunehmend größeren Lymphbahnen. Die Lymphbahnen stellen neben dem venösen System ein zweites Abflusssystem dar, durch das interstitielle Flüssigkeit wieder in den Blutstrom zurückgeleitet wird. In die Lymphbahnen eingeschaltet sind **Lymphknoten** (→ Abb. 11.24). Dort werden in der Lymphe enthaltene Stoffwechselprodukte, Zelltrümmer, Lymphozyten und Fremdkörper entfernt. Nachdem die Lymphe die Lymphknoten passiert hat, sammelt sie sich in den großen Lymphbahnen.

Dabei vereinigen sich die großen Lymphbahnen der unteren Körperabschnitte in der Cisterna chyli und laufen als **Ductus thoracicus** (Milchbrustgang) durch das Zwerchfell in das hintere Mediastinum (→ Abb. 11.22). Nach dem Zufluss der Hauptlymphbahnen des linken Armes und der linken Kopfhälfte mündet der Ductus thoracicus über den linken **Venenwinkel,** den Zusammenfluss von linker Kopf- und Armvene, in das Blut. Die Lymphe der rechten oberen Körperseite mündet dagegen als rechter **Hauptlymphgang** (Ductus lymphaticus dexter) direkt in den rechten Venenwinkel.

Die **Lymphkapillaren** besitzen wie die Blutkapillaren eine mit Endothelzellen ausgekleidete Wand. Sie haben aber meist einen etwas größeren Durchmesser. Große Lymphgefäße besitzen eine Intima, eine Media mit glatter Muskulatur und eine bindegewebige Adventitia. Wie die Venen sind sie ebenfalls mit Klappen ausgestattet. Der Flüssigkeitstransport kann durch rhythmische Kontraktionen der Gefäßmuskulatur erfolgen, wobei Lymphklappen einen Rückstrom verhindern. In den Lymphkapillaren und in den Lymphbahnen der Skelettmuskulatur wird der Strom außerdem durch die sog. Lymphpumpe aufrechterhalten. Sie funktioniert vom Prinzip her wie die Muskelvenenpumpe. Der Flüssigkeitsstrom kann durch Muskelarbeit auf das 10–15-Fache ansteigen.

Lymphödem

Ein **Lymphödem** ist eine teigige Schwellung im Unterhautfettgewebe, die durch die Ansammlung von Lymphflüssigkeit infolge einer mangelnden Transportkapazität der Lymphgefäße zustande kommt. Es wird

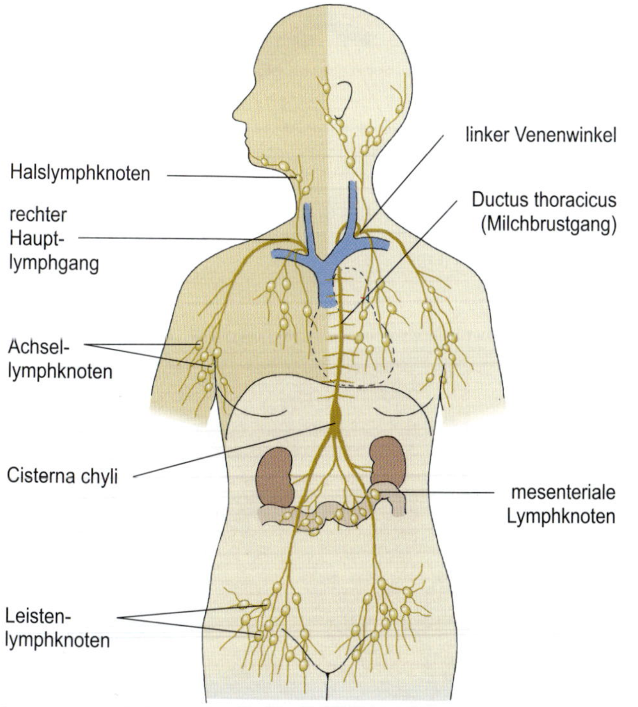

Abb. 11.22 Wichtige Lymphbahnen und Lymphknotenstationen. Der Ductus thoracicus übernimmt den größten Anteil des Lymphabflusses. Die Lymphe der rechten oberen Körperhälfte sammelt sich dagegen von der restlichen Lymphe getrennt im rechten Hauptlymphgang. [L190]

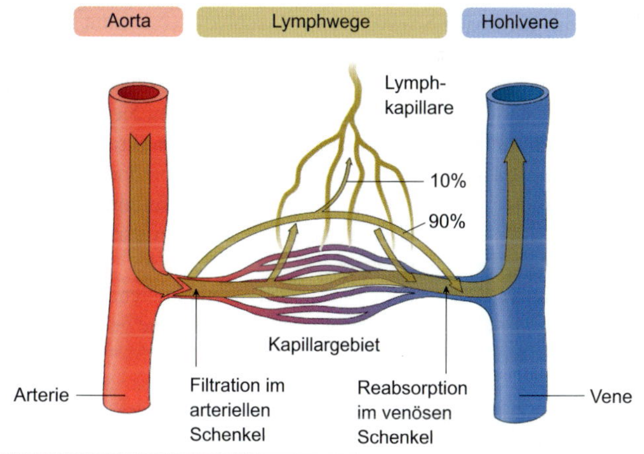

Abb. 11.23 Bildung der Lymphe im Kapillargebiet [L190]

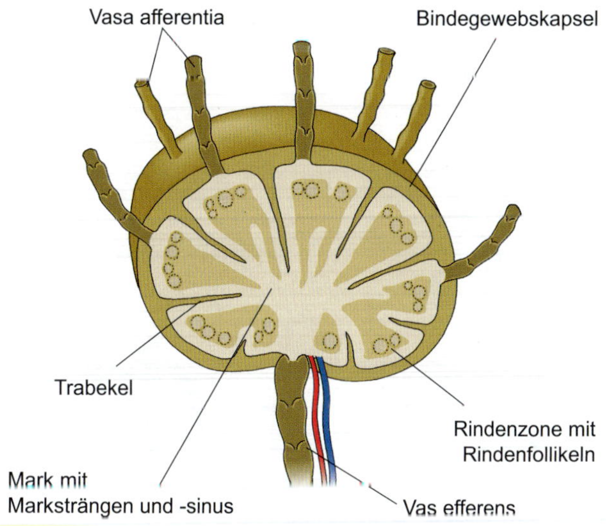

Abb. 11.24 Lymphknoten [L190]

zwischen **primärem und sekundärem Lymphödem** unterschieden. Das deutlich seltenere primäre Lymphödem ist angeboren und meist durch zu wenig oder zu kleine Lymphgefäße verursacht. Zu den Ursachen für ein sekundäres Lymphödem gehört eine Unterbrechung des Lymphabflusses, z. B. durch Vernarbung nach einer Operation oder durch entzündliche oder tumoröse Veränderungen der Lymphknoten. Häufig entsteht ein Lymphödem im Schulter-Arm-Bereich nach Entfernung der weiblichen Brust mit Ausräumung der Achselhöhle wegen einer Brustkrebserkrankung (Mammakarzinom).

ACHTUNG!

Bei Patienten mit Lymphstau verbieten sich ebenso wie bei Menschen, die mit einem Kurzschluss zwischen einer Vene und einer Arterie (Shunt) versorgt sind, das Blutdruckmessen und die Anlage von peripheren Venenzugängen an der betroffenen Extremität.

Lymphknotenschwellungen (Lymphome)

Eine Größenzunahme eines oder mehrerer Lymphknoten wird definitionsgemäß unabhängig von der Gut- oder Bösartigkeit als **Lymphom** bezeichnet. Meist wird eine gutartige Vergrößerung im Alltag jedoch einfach als Schwellung deklariert.

Zu einer gutartigen Schwellung der Lymphknoten kommt es, wenn diese im Rahmen der adaptiven Immunantwort bei einer Infektion besonders gefordert sind. So schwellen z. B. bei einer eitrigen Mandelentzündung (Tonsillitis) die Halslymphknoten an. Sie sind druckschmerzhaft und gut verschieblich. Auch eine Krebserkrankung, etwa ein Mammakarzinom, kann sich durch Vergrößerung und Verhärtung der regionären Lymphknoten äußern. Diese mit Tumorzellen infiltrierten Lymphknoten sind dabei typischerweise unverschieblich, mit dem umgebenden Gewebe verbacken und schmerzlos. Weitere bösartige Erkrankungen, bei denen es meist zu Lymphknotenschwellungen kommt, sind Hodgkin- und Non-Hodgkin-Lymphome (→ Kap. 11.5.4) oder Leukämien (→ Kap. 11.4.6).

11.5.2 Milz

Die **Milz** (Lien, Splen) ist ein etwa 150 g schweres Organ im linken Oberbauch unter dem Zwerchfell (→ Abb. 15.46). Am Milzhilus tritt die Milzarterie (A. lienalis) in die Milz ein, während die Milzvene (V. lienalis) sie hier verlässt (→ Abb. 11.25).

Die Milz ist von einer mäßig derben Bindegewebskapsel umgeben, von der zahlreiche Gewebsbalken, die Trabekel, in das Organinnere einstrahlen (→ Abb. 11.26). Das so entstandene dreidimensionale Balkenwerk umschließt Bereiche, die das eigentliche Milzgewebe enthalten. Es wird **Pulpa** genannt. Die Schnittfläche einer frischen Milz zeigt bei genauer Betrachtung ein ausgedehntes, dunkelrotes Gewebe, die **rote Pulpa,** in das viele stecknadelkopfgroße weiße Stippchen eingestreut sind. Diese werden als **weiße Pulpa** bezeichnet. Rote und weiße Pulpa stehen in einem Volumenverhältnis von ungefähr 3 : 1. Bei zahlreichen Erkrankungen ist das Mengenverhältnis verändert.

Die weiße Pulpa setzt sich aus lymphatischem Gewebe zusammen, das sich entlang der arteriellen Gefäße ausbreitet. Zusätzlich finden sich kugelförmige Lymphfollikel. Die rote Pulpa besteht dagegen aus großen Bluträumen, den **Sinus,** und einem feinen bindegewebigen Maschenwerk, in das viele rote und weiße Blutkörperchen eingelagert sind.

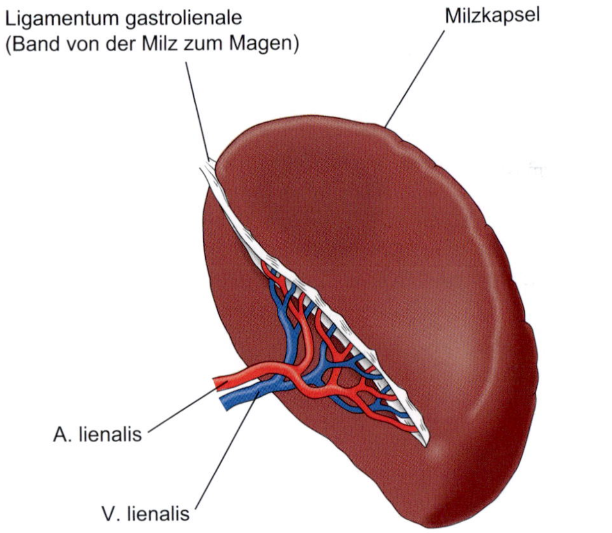

Abb. 11.25 Anatomie der Milz. Das Organ ist ca. 7 cm breit und ca. 12 cm lang. Von der Milzkapsel geht ein Halteband (Ligamentum gastrolienale) aus, das zum Magen zieht. [L190]

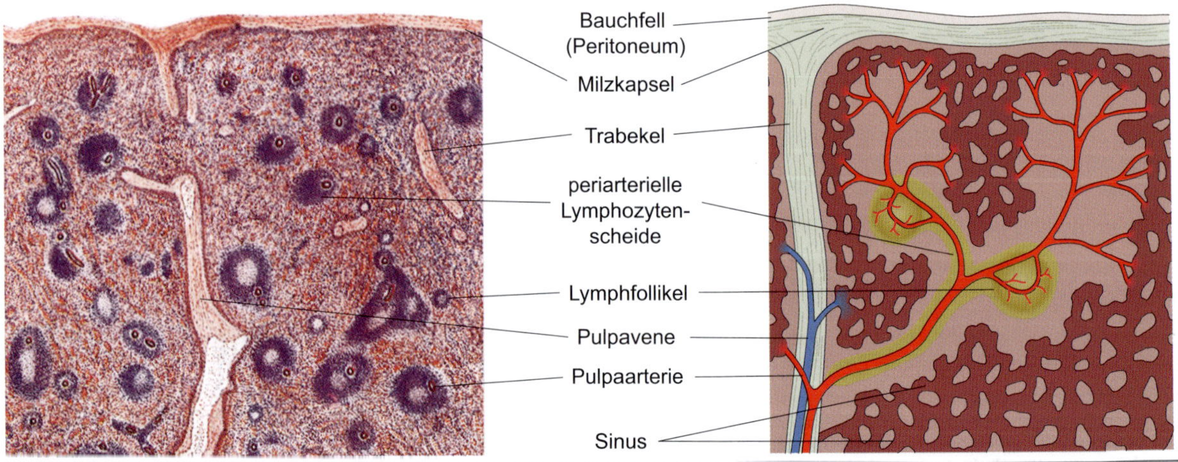

Abb. 11.26 Histologischer Feinbau der Milz, links im mikroskopischen Bild, rechts Schemazeichnung [Foto: M375; Zeichnung: L190]

Was leistet die Milz?

Gesicherte **Funktionen der Milz** sind:
- Identifizierung und Abbau von überalterten Blutzellen („Blutmauserung", → Kap. 11.2.5)
- Thrombozytenspeicherung: Ausschüttung bei erhöhtem Verbrauch, z. B. bei Blutungen
- Abfangen und Abbau von Gerinnungsprodukten (kleinen Thromben)
- Sitz der Hämatopoese (Blutbildung) vor der Geburt

Für den Erwachsenen gehört die Milz nicht zu den lebenswichtigen Organen. Ihre Funktionen können offenbar von der Leber, vom Knochenmark und von anderen lymphatischen Organen übernommen werden. Dennoch werden vor allem in der ersten Zeit nach einer operativen Entfernung der Milz (Splenektomie), die z. B. bei einem Milzriss (Milzruptur) infolge einer Bauchverletzung nötig werden kann, häufig Komplikationen wie erhöhte Gerinnungsneigung, allgemeine Abgeschlagenheit und Neigung zu bakteriellen Infektionen (→ Kap. 5.8) mit erhöhter Sepsisgefahr beobachtet.

11.5.3 Thymus

Der **Thymus** (Bries) liegt im vorderen Mediastinum über dem Herzbeutel. Bei Kindern und Jugendlichen ist das Organ voll ausgebildet und erreicht ein Gewicht von maximal 40 g. Ab der Pubertät bildet er sich zurück (Altersinvolution), sodass sich bei Erwachsenen nur noch narbige Thymusreste, eingebettet in den Thymusfettkörper, finden.

Der kindliche Thymus ist von einer zarten Bindegewebskapsel eingehüllt. Das Organ ist in glatte Läppchen mit einem Durchmesser von ca. 0,5–2 mm aufgegliedert (→ Abb. 11.27). Es werden zentrale, lymphozytenarme Mark- und periphere, lymphozytenreiche Rindenanteile unterschieden. Das Gewebsgerüst des Thymus besteht aus einem Netz von verzweigten Retikulumzellen, die in der Markzone kugelige, zwiebelschalenartig geschichtete Zellhaufen, die sog. **Hassall-Körperchen,** bilden. Insbesondere die Thymusrinde wird im Erwachsenenalter durch Fettgewebe ersetzt.

Bedeutung des Thymus

Im Thymus findet die Prägung der T-Lymphozyten statt (→ Kap. 11.4.3). Daneben sezerniert der Thymus verschiedene Hormone, die wahrscheinlich im Sinne von Wachstumsfaktoren des Immunsystems wirken (auch → Tab. 10.2).

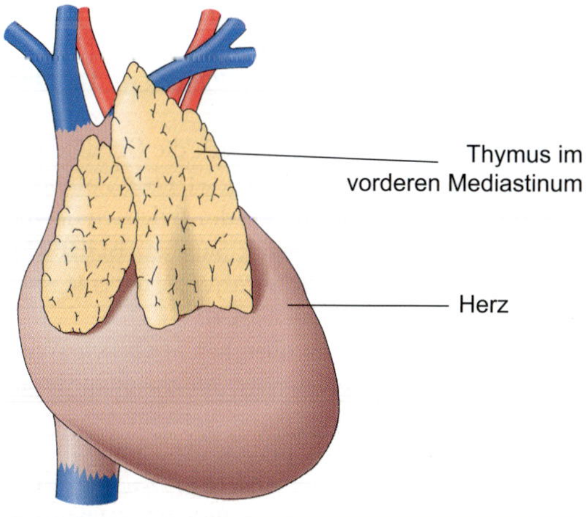

Abb. 11.27 Thymus eines Jugendlichen. Beim Kind ist der Thymus im Verhältnis zum Herz noch größer, beim Erwachsenen wird er zunehmend durch Fettgewebe ersetzt. [L190]

11.5.4 Erkrankungen des lymphatischen Systems

Maligne Lymphome sind bösartige Erkrankungen, die von Lymphknoten oder anderen lymphatischen Geweben ausgehen und in den **Morbus Hodgkin** (Lymphogranulomatose) und die **Non-Hodgkin-Lymphome** unterteilt werden (→ Abb. 11.28).

Typischerweise kommen die Patienten wegen schmerzloser Lymphknotenvergrößerungen, Leistungsknick, Müdigkeit, Gewichtsverlust, Nachtschweiß oder unklarem Fieber zum Arzt (Begleit- = B-Symptomatik). Zur genauen Diagnosestellung müssen verdächtige Lymphknoten entfernt und feingeweblich untersucht werden.

Unter optimaler Behandlung (Bestrahlung und/oder Chemotherapie) hat das **Hodgkin-Lymphom,** insbesondere das lymphozytenprädominante Hodgkin-Lymphom, mit über 60 % Heilungsquote eine recht gute Prognose. Die **Non-Hodgkin-Lymphome** lassen sich gemäß ihres Ursprungs in T- und B-Zell-Lymphome unterteilen. In der Klinik gebräuchlicher ist jedoch die Unterteilung in aggressive und indolente (schmerzlos, sprich, der Patient ist von seiner Erkrankung nur geringfügig beeinträchtigt) Non-Hodgkin-Lymphome. Zur Prognose lässt sich sagen, dass die aggressiven Formen durch Bestrahlung und/oder Chemotherapie geheilt werden können, während die indolenten Formen fast ausschließlich palliativ therapiert werden können. Das Ziel ist somit nicht die Heilung, sondern der Erhalt der Lebensqualität. Dies kann jedoch wie bei der chronisch lymphatischen Leukämie, die zu den indolenten Non-Hodgkin-Lymphomen zählt, bei einem älteren Patienten zu einer fast uneingeschränkten Lebenserwartung führen, da eine Überlebenszeit von über 10 Jahre keine Seltenheit ist.

Zu den Non-Hodgkin-Lymphomen zählt auch das **Plasmozytom** (bei mehreren Manifestationen auch multiples Myelom genannt). Hier entartet eine Plasmazelle (→ Kap. 5.3) zu einer „hemmungslosen Antikörperfabrik" und produziert in den meisten Fällen Unmengen eines einzigen (aber funktionsuntüchtigen) Antikörpers. Die Patienten klagen über Abgeschlagenheit und Gewichtsverlust und zeigen oft Zeichen einer Niereninsuffizienz und pathologische Frakturen (→ Kap. 6.1.5), weil die tumorösen Plasmazellen den Knochenabbau fördern. Große Mengen der massenhaft produzierten Antikörpermoleküle werden durch die Niere ausgeschieden und schädigen diese. Sie lassen sich bei 60 % der Plasmozytome im Urin als sog. Bence-Jones-Proteine nachweisen. Die Betroffenen werden mit Chemotherapie und Bestrahlungen behandelt, die Lebenserwartung ist jedoch reduziert.

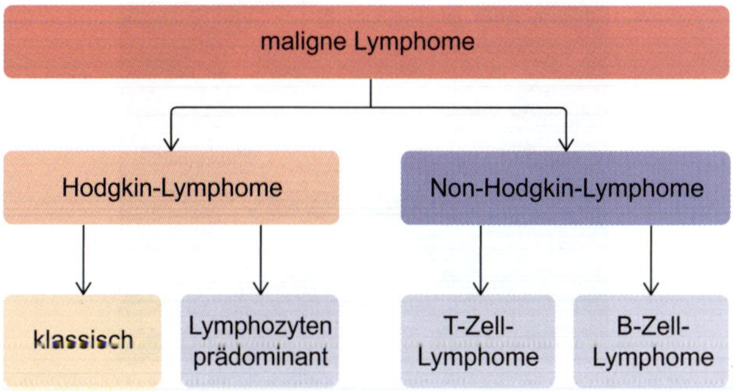

Abb. 11.28 Unterteilung der malignen Lymphome [M843]

IM FOKUS

Lymphatisches System

Als **lymphatisches System** werden die **Lymphbahnen** sowie die **lymphatischen Organe** bezeichnet:

- **Milz**
- **Thymus**
- **Rachen-, Zungen- und Gaumenmandeln**
- **Lymphknoten**
- **lymphatisches Gewebe des Darms**

Neben der **Immunabwehr** hat das **lymphatische System** folgende **Aufgaben:**

- **Transport** von Nahrungsfetten aus dem Darm
- **Drainage** von interstitieller Flüssigkeit in das venöse System

Die Lymphe wird in der Peripherie von den **Lymphkapillaren** aufgenommen und über die **Venenwinkel** wieder an den Blutkreislauf abgegeben.

Die **Milz** hat folgende **Funktionen:**

- **Identifizierung** und **Abbau** von **überalterten Blutzellen**
- **Thrombozytenspeicherung**
- **Abfangen** und **Abbau** von **Gerinnungsprodukten**
- **Hämatopoese vor der Geburt**

Im **Thymus** findet die **Prägung** der **T-Lymphozyten** statt. Ab der Pubertät bildet er sich zurück, sodass sich bei Erwachsenen nur noch narbige Thymusreste finden.

11.6 Gerinnungssystem

Nicht nur bei äußerlich sichtbaren Verletzungen ist die Intaktheit des Gefäßsystems gefährdet – ständig werden im Körper kleinste Gefäße undicht, so etwa bei Wachstumsprozessen, bei Entzündungen oder beim Stoß eines Körperteils gegen einen harten Gegenstand. Da das arterielle Gefäßsystem unter Druck steht, kann der Körper auch bei kleineren Gefäßverletzungen verbluten. Um dies, wo immer möglich, zu verhindern, werden undichte Gefäße durch das **Gerinnungssystem** von innen heraus abgedichtet. Dabei greifen drei Reaktionsabläufe ineinander:

- Gefäßreaktion
- Blutstillung
- Blutgerinnung

11.6.1 Thrombozyten

Eine entscheidende Rolle bei der Gerinnung spielen die **Thrombozyten** (Blutplättchen), kernlose Scheibchen, die im Knochenmark gebildet und ein bis zwei Wochen später vor allem in Milz und Leber wieder abgebaut werden (→ Abb. 11.29). Sie sind nur ca. 1–4 µm groß und 0,5 µm dick. Beim Gesunden findet man 150–400 Thrombozyten pro Nanoliter Blut.

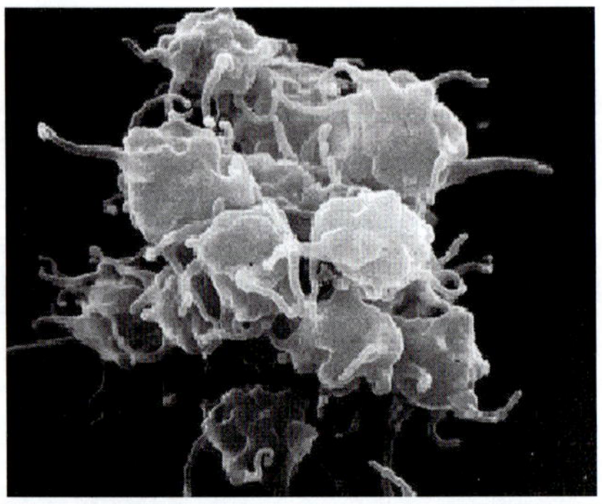

Abb. 11.29 Elektronenmikroskopische Aufnahme von aktivierten Thrombozyten (Blutplättchen) [E340]

Im Inneren der Thrombozyten sind mit dem Elektronenmikroskop zahlreiche kleine Granula erkennbar. Sie enthalten eine Vielzahl von verschiedenen Enzymen und Gerinnungsfaktoren.

Eine erhöhte Thrombozytenzahl **(Thrombozytose)** tritt z. B. bei Infektionskrankheiten und Tumoren auf. Es kommt dadurch gehäuft zur Thrombenbildung (→ Kap. 11.6.5), die zum Tode führen kann. Bei einem Mangel an Thrombozyten **(Thrombozytopenie)** hingegen versagt der Mechanismus der Blutstillung (Details → Kap. 11.6.7).

Bildung der Thrombozyten (Thrombozytopoese)

Manche Stammzellen differenzieren sich zu Megakaryoblasten. Diese sind mit 25 µm Durchmesser sehr groß, besitzen einen runden Zellkern ohne Nukleolen und ein bläulich anfärbbares Zytoplasma. Hieraus entwickeln sich über den Zwischenschritt des Promegakaryozyten die Megakaryozyten, auch Knochenmarkriesenzellen genannt (→ Abb. 11.3). Sie sind mit einem Durchmesser zwischen 30 und 100 µm die größten Knochenmarkzellen. Durch Abschnürungen vom Zytoplasma des Megakaryozyten entstehen etwa 4 000–5 000 **Thrombozyten.** Die Außenmembran der Thrombozyten leitet sich vom endoplasmatischen Retikulum der Megakaryozyten ab.

11.6.2 Gefäßreaktion

Unmittelbar nach einer Verletzung, etwa einem Stich mit einer Kanüle, kommt es zur Verengung des verletzten Blutgefäßes **(Vasokonstriktion).** Dadurch fließt weniger Blut durch das betroffene Gebiet und der Blutverlust wird eingeschränkt. Außerdem rollt sich das verletzte Gefäßendothel zusammen und verklebt.

11.6.3 Blutstillung

Wird ein Gefäß verletzt, lagern sich die Thrombozyten an die Bindegewebsfasern der Wundränder an (Thrombozytenadhäsion). Für diese Adhäsion ist der von-Willebrand-Faktor von zentraler Bedeutung. Das Fehlen bzw. die verminderte Funktion dieses Faktors kann zu einer verzögerten Blutstillung, unter Umständen mit drastischen Konsequenzen für die Betroffenen, führen **(von-Willebrand-Syndrom).**

Unter physiologischen Bedingungen kommt es nach der Adhäsion der Thrombozyten zu einer Verformung der Thrombozyten. Diese ballen sich zusammen (Thrombozytenaggregation) und es entsteht ein **Thrombozytenpfropf** (Thrombozytenthrombus), der die Wunde – wenn sie nicht allzu groß ist – in normalerweise 1–3 Minuten verschließt. Diese Zeit von der Verletzung bis zum Stillstand der Blutung wird als **Blutungszeit** bezeichnet.

Während der Aggregation entleeren sich die Granula der Granulozyten. Ein wichtiger Stoff, der dabei freigesetzt wird, ist das **Thromboxan A2.** Es fördert die Vasokonstriktion des verletzten Gefäßes und die Thrombozytenaggregation. Eine weitere Substanz ist der **Thrombozytenfaktor 3** (kurz TF 3, auch *Plättchenfaktor 3*), der eine wichtige Rolle bei der Blutgerinnung spielt (→ Kap. 11.6.4).

Ein Thrombus, der sich in der oben beschriebenen Weise langsam an den Wundrändern abscheidet, wird Abscheidungsthrombus oder **weißer Thrombus** (wegen seiner Farbe) genannt. Im Gegensatz dazu bezeichnet man einen Thrombus, in dem sich zusätzlich Erythrozyten einlagern, als **roten Thrombus.** Er entsteht nicht als Folge einer Gefäßwandverletzung, sondern wenn der Blutfluss in einem Gefäß plötzlich z. B. durch ein Blutgerinnsel unterbrochen wird und die Blutsäule „erstarrt" (→ Kap. 11.6.5, → Abb. 11.30).

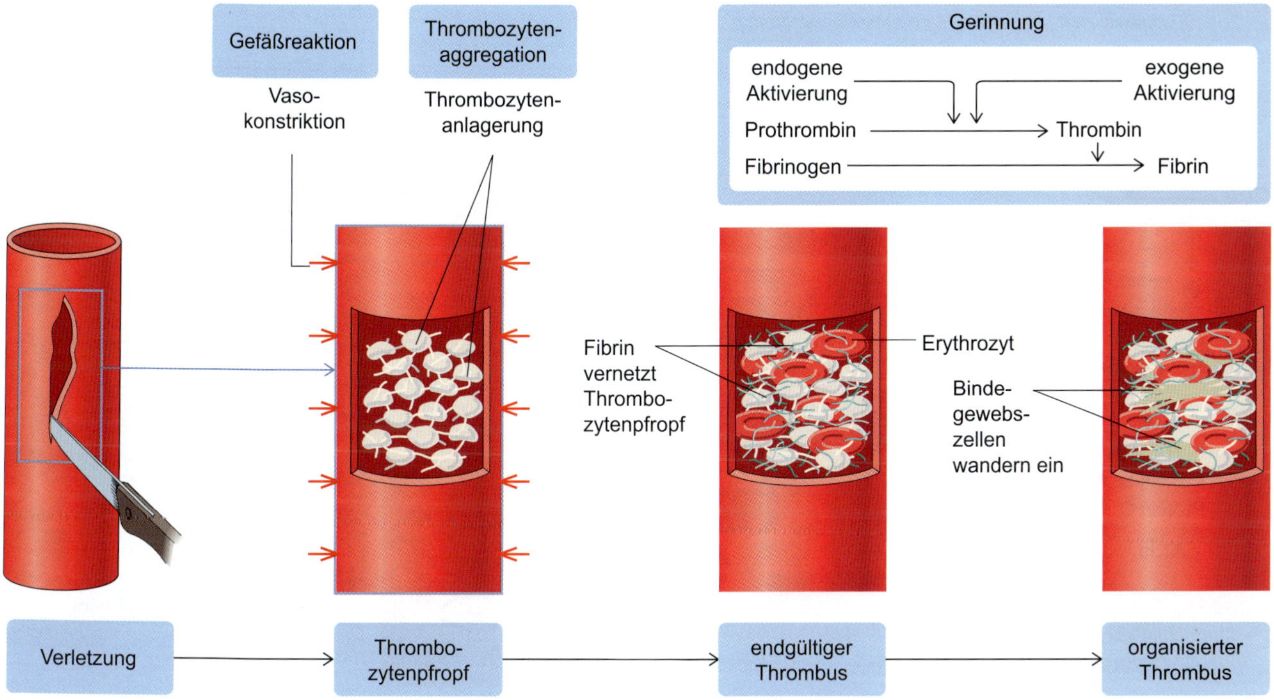

Abb. 11.30 Übersicht über die Blutstillung (Hämostase) [L190]

11.6.4 Blutgerinnung

Gefäßreaktion und Thrombozytenaggregation bringen eine (kleinere) Blutung zwar innerhalb weniger Minuten (vorläufig) zum Stillstand, doch reichen sie alleine nicht für einen dauerhaften Blutungsstillstand aus: Bereits nach wenigen Minuten nämlich beginnen sich die verengten Gefäße wieder zu erweitern und ohne weitere Mechanismen könnte der Thrombozytenpfropf aufgelöst oder fortgespült werden – die Blutung begänne von Neuem.

Praktisch gleichzeitig mit der Thrombozytenaggregation beginnt die **Blutgerinnung** durch Bildung eines faserigen Netzes aus **Fibrin** um den Thrombozytenpfropf herum; der **endgültige Thrombus** entsteht. Damit es zur Fibrinbildung im Blut kommen kann, müssen sich zuvor viele Gerinnungsfaktoren einer nach dem anderen – im Sinne einer Kettenreaktion – aktivieren. Man bezeichnet diese Hintereinanderschaltung von Reaktionsschritten als **Gerinnungskaskade** (→ Abb. 11.31).

Gerinnungsfaktoren

Die **Gerinnungsfaktoren** sind Eiweißkörper im Blut, die, wenn sie aktiviert sind, wie Enzyme wirken, also bestimmte chemische Reaktionen beschleunigen. Traditionell werden sie mit römischen Ziffern von I bis XIII bezeichnet. Folgende Faktoren sind bekannt:

- **Faktor I = Fibrinogen**
- **Faktor II = Prothrombin**
- **Faktor III = Gewebsthrombokinase** (Gewebsfaktor, Tissue Factor [TF]), Startpunkt des exogenen Gerinnungssystems
- **Faktor IV = Kalzium**
- **Faktor V** = Proaccelerin
- Faktor VI entspricht aktiviertem Faktor V
- **Faktor VII** = Proconvertin
- **Faktor VIII** = Hämophilie-A-Faktor (antihämophiles Globulin A)
- **Faktor IX** = Hämophilie-B-Faktor (Christmas-Faktor)
- **Faktor X** = Stuart-Prower-Faktor
- **Faktor XI** = Rosenthal-Faktor (Plasma-Thromboplastin-Vorläufer)
- **Faktor XII** = Hageman-Faktor, Startpunkt des endogenen Gerinnungssystems
- **Faktor XIII** = Fibrin-stabilisierender Faktor

Gerinnungskaskade im Detail

Das Gerinnungssystem wird über zwei verschiedene Wege aktiviert:

- Das **exogene System** (Extrinsic System, extravaskulärer Weg) wird bei größeren äußeren Gewebsverletzungen aktiviert, bei denen es zur Einblutung in das umliegende Gewebe kommt. Sobald Blut infolge einer Gefäßzerreißung in das Gewebe übertritt, wird der Gerinnungsfaktor III (Gewebsthrombokinase) freigesetzt. Gewebsthrombokinase aktiviert Faktor VII und setzt damit die Gerinnungskaskade sekundenschnell in Gang. Der aktive Faktor VII wandelt mithilfe von Kalzium Faktor X in seine aktive Form um (→ Abb. 11.31).
- Ist der Gefäßschaden auf die Gefäßinnenhaut (Endothel) beschränkt, wird das exogene System nicht aktiviert. Hier startet die Gerinnung über das **endogene System** (Intrinsic System, intravaskulärer Weg). Die Gerinnung beginnt damit, dass sich Faktor XII durch das infolge der Verletzung rau gewordene Endothel in seine aktive Form umwandelt, die dann Faktor XI und dieser wiederum Faktor IX aktiviert. Faktor IX wandelt zusammen mit Faktor VIII den Faktor X in seine aktive Form um, wozu zusätzlich Kalzium-Ionen und der schon erwähnte Thrombozytenfaktor 3 (TF 3) aus den am verletzten Gefäß haftenden Thrombozyten gebraucht werden. Die Gerinnungskaskade verläuft hier über mehr Schritte als beim exogenen Gerinnungssystem und benötigt deshalb mehr Zeit (ca. 1–6 min; → Abb. 11.31).

Endogenes und exogenes Gerinnungssystem münden auf der Stufe der Faktor-X-Aktivierung zusammen. Die nun folgenden Schritte laufen immer gleich ab **(gemeinsame Endstrecke der Gerinnung):** Faktor X

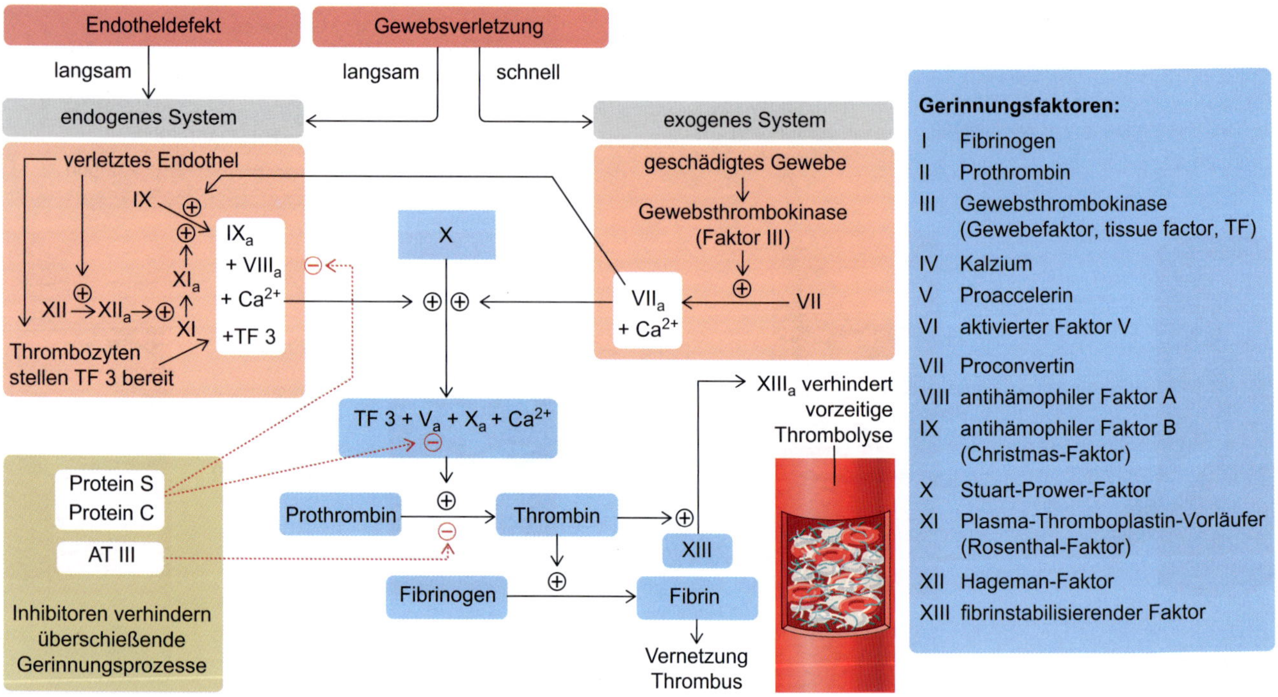

Abb. 11.31 Die Gerinnungskaskade [L190]

führt zusammen mit Faktor V und Kalzium Prothrombin in aktives Thrombin über, welches dann Fibrinogen in Fibrin überführt. Der fibrinstabilisierende **Faktor XIII** schützt den endgültigen Thrombozytenpfropf vor vorzeitiger Auflösung.

So vollständig getrennt, wie hier der besseren Anschaulichkeit halber dargestellt, sind exogenes und endogenes System allerdings nicht. Beispielsweise kann Faktor IX des endogenen Systems auch durch das exogene System aktiviert werden.

Schlüsselrolle des Kalziums

Kalzium nimmt nicht nur für die Thrombinbildung, sondern auch für mehrere andere Reaktionsschritte eine Schlüsselstellung ein.

Blut kann daher ungerinnbar gemacht werden, indem durch Zusatz von Natriumcitrat oder EDTA die Kalzium-Ionen gebunden werden. Dies ist wichtig für die Herstellung von Blutkonserven oder für die Konservierung von Proben vor Blutgerinnungstests, da ansonsten die Gerinnungsfaktoren durch die Spontangerinnung „im Röhrchen" vorzeitig unkontrolliert verbraucht würden.

Synthese der Gerinnungsfaktoren

Fibrinogen, Prothrombin und die übrigen Gerinnungsfaktoren werden in der **Leber** synthetisiert. Deshalb können Lebererkrankungen (insbesondere eine Leberzirrhose) zu einem Gerinnungsfaktormangel und folglich zu Gerinnungsstörungen führen. Für die Bildung von Prothrombin (Faktor II) und der Gerinnungsfaktoren VII, IX und X benötigt die Leber **Vitamin K.** Da Vitamin K zu den fettlöslichen Vitaminen zählt, kann es von der Darmwand nur in Gegenwart von Fetten und Gallenflüssigkeit resorbiert werden. Bei Störungen der Fettresorption kann es so zu einem gefährlichen Mangel an Gerinnungsfaktoren kommen. Häufiger ist aber Mangelernährung (z. B. bei Alkoholikern) Ursache eines Vitamin-K-Mangels. Auch eine Antibiotikatherapie kann zu einem Vitamin-K-Mangel führen, wenn sie zur Abtötung der normalen Darmflora führt, die im Regelfall einen Großteil des Vitamin K beisteuert.

Gerinnselretraktion und -organisation

Anschließend zieht sich das Fibrinnetz zusammen **(Retraktion)** und nähert dadurch die Wundränder einander an – die Wunde verkleinert sich. In das stabile, netzförmige Fibrin können nun Fibroblasten (Bindegewebsgrundzellen, → Kap. 1.10.5) einwachsen, den Thrombus bindegewebig umbauen (organisieren) und die Wunde endgültig verschließen. Eine **Narbe** entsteht.

Hemmstoffe der Gerinnungsfaktoren

So sinnvoll und notwendig die Gerinnung ist – überschießend oder am falschen Ort würde sie zu Gefäßverschlüssen mit nachfolgenden, lebensbedrohlichen Durchblutungsstörungen führen.

Im Blut zirkulieren ständig Hemmstoffe der Gerinnungsfaktoren. Diese **Inhibitoren** sorgen z. B. dafür, dass die Blutgerinnung nur an der Verletzungsstelle erfolgt. Die wichtigsten Inhibitoren sind das Antithrombin III **(AT III)** sowie **Protein C** und **Protein S** (Details → Abb. 11.31). Ein Mangel an AT III, Protein C oder Protein S kann Thrombosen verursachen.

Abschluss der Wundheilung und Fibrinolyse

Es wäre nicht sinnvoll, wenn das verletzte Gefäß dauerhaft verschlossen bliebe. Tage bis Wochen nach erfolgter Wundheilung werden die Fibrinpfropfe durch mehrere Reaktionsschritte deshalb oftmals wieder abgebaut und damit die verschlossenen Blutgefäße erneut geöffnet (rekanalisiert). Außerdem werden auch beim Gesunden geringe Mengen Fibrin gebildet, die wieder aufgelöst werden müssen. Diese Reaktionskette, die zur Auflösung von Fibrin und damit von Thromben führt, heißt **Fibrinolyse** (Lyse = Auflösung).

Die Fibrinolyse wird durch das Enzym **Plasmin** in Gang gesetzt. Plasmin selbst kommt im Blut nur in einer inaktiven Vorstufe vor, dem **Plasminogen.** Bei Bedarf wird Plasminogen über Aktivatoren in das aktive Plasmin überführt. Zu den physiologischen Aktivatoren zählen

z. B. die **Urokinase** und der Gewebsplasminaktivator (abgekürzt **tPA** = Tissue Plasminogen Activator).

Im Gegensatz zur Fibrinbildung verläuft die Fibrinolyse zunächst sehr langsam, da sich der Körper nach einer Verletzung vor einer vorzeitigen Gerinnselauflösung schützen muss und deshalb **Antiplasmine,** d. h. Hemmstoffe der Fibrinolyse, bildet.

11.6.5 Thrombose und Embolie

Wenn sich innerhalb eines Gefäßes ein Blutgerinnsel bildet und das Gefäß verschließt, spricht man von einer **Thrombose**. Drei Faktoren begünstigen die Entstehung einer Thrombose (sog. **Virchow-Trias**):

- Blutströmungsverlangsamung **(Stase)**, z. B. bei Ruhigstellung (etwa durch Gips, OP, Bettlägerigkeit oder auf langen Flügen)
- Erhöhte Gerinnungsbereitschaft, z. B. durch Protein-S-, Protein-C- oder Antithrombin-III-Mangel **(Hyperkoagulabilität)**
- **Gefäßwandschäden** (z. B. arteriosklerotische Intimaschäden, → Abb. 13.5), welche die Thrombozytenaggregation begünstigen

Eine Thrombose kann in Arterien auftreten, viel häufiger sind jedoch die Venen betroffen, v. a. die tiefen Bein- und Beckenvenen.

Venöse Thrombosen

Eine **tiefe (Bein-)Venenthrombose** (Phlebothrombose) betrifft in 60 % der Fälle das linke Bein; seltener sind beide Beine oder die Beckenvenen betroffen. Der Patient bemerkt oft nur ein einseitiges Schwere- und Spannungsgefühl. Vielfach bestehen ein Unterschenkel- und/oder Oberschenkelödem, eine lokale Überwärmung und Schmerzen. In seltenen Fällen kommt es zu einer deutlichen Umfangsvermehrung.

Löst sich der Thrombus oder ein Teil davon, so wandert er (dann als **Embolus** bezeichnet) mit dem Blutstrom und verursacht eine **Embolie,** sobald er in einen engen Gefäßabschnitt gelangt, dort stecken bleibt und dieses Gefäß verstopft. Losgelöste Thromben aus den Becken- oder tiefen Beinvenen durchwandern häufig das rechte Herz und verlegen dann Abschnitte des Lungenkreislaufs. Sie sind die häufigste Ursache einer **Lungenembolie,** einer gefährlichen Komplikation nach Operationen und Entbindungen (→ Kap. 14.7.2).

Wegen der Lungenemboliegefahr muss jede tiefe Beinvenenthrombose konsequent behandelt werden:

- Bettruhe, solange die Antikoagulation noch nicht wirksam ist
- Wenn möglich, Versuch der therapeutischen Fibrinolyse (Thrombolyse), d. h. der gezielten Thrombusauflösung, z. B. mit Urokinase, oder mechanische Entfernung, entweder chirurgisch oder mit einem speziellen Katheter
- Vollheparinisierung bzw. Gabe von oralen Antikoagulanzien
- Langfristig Kompressionsstrümpfe zur Entlastung des durch die Thrombose meist teilweise zerstörten Venensystems

Nur wenn die Beinvenenthrombose sicher auf den Unterschenkel begrenzt ist, kann auf einen Teil dieser Maßnahmen verzichtet werden.

Arterielle Thrombosen und Embolien

Gelegentlich entwickeln sich im arteriellen Gefäßsystem Thromben, die sich meist durch die starke Strömung in den arteriellen Gefäßen von der Gefäßwand lösen und als Embolus engere Gefäßabschnitte verschließen können. So kann z. B. ein Thrombus aus dem linken Vorhof des Herzens zu einer akuten Durchblutungsstörung einer Beinarterie führen. Diese Thromben im Vorhof bilden sich meist bei Vorhofflimmern (→ Kap. 12.5.6), da es bei diesen unkontrollierten Vorhofzuckungen in einigen Bereichen zur Blutstase kommt.

Typische Krankheitssymptome **peripherer arterieller Verschlüsse** sind eine weißliche Verfärbung der Haut, starke Schmerzen und Bewegungsunfähigkeit. Im Fall der Beinarterie sind die Fußpulse nicht mehr zu tasten. Im späteren Stadium kommt es zur bläulichen Verfärbung des absterbenden Gewebes distal des Verschlusses.

Die Behandlung erfolgt durch Schmerzbekämpfung und – je nach Einzelfall – durch rasche chirurgische Entfernung des Embolus (Embolektomie), Fibrinolyse oder Heparinisierung.

Natürlich muss ein Embolus nicht den Weg in eine Beinarterie nehmen, er kann auch in andere Regionen, z. B. das Gehirn (→ Kap. 8.18), wandern.

Sinusthrombose

Es handelt sich hier um einen (Teil-)Verschluss eines Sinus durch einen Thrombus. Der weit verbreitete Begriff Sinusvenenthrombose ist nicht korrekt, da es sich bei einem Sinus um eine Duplikatur der harten Hirnhaut (Dura mater), in der venöses Blut fließt, handelt. Der strukturelle Aufbau unterscheidet sich somit von dem einer Vene.

Sinusthrombosen entstehen oft im Rahmen eines fortgeleiteten Infekts z. B. aus den Nasennebenhöhlen (septische Thrombose). Eine andere Ursache ist eine angeborene Thromboseneigung, unter Umständen auch in Kombination mit Medikamenten. Des Weiteren kann das Risiko für eine Sinusthrombose nach einer COVID-19-Infektion deutlich erhöht sein. Es kommt durch den mangelnden Abfluss zu einer Hirndrucksteigerung, die zu Einblutungen in das Parenchym oder in das Ventrikelsystem führen kann. Die Symptome können vielfältig sein: Kopfschmerzen, Sehstörungen, Wesensveränderung, Gefühlstörungen und motorische Ausfälle können auftreten.

Therapeutisch ist neben der Entfernung des Gerinnsels, die meist durch Heparinisierung gelingt, die Kontrolle des Hirndrucks nötig. Dies kann die Entfernung der Kalotte (Kraniektomie) nötig machen.

11.6.6 Antikoagulation und Thrombolyse

Um eine Thrombose und eine Embolie zu behandeln oder beim Risikopatienten zu verhindern, muss die Gerinnungsfähigkeit des Blutes medikamentös herabgesetzt werden. Diese Therapie wird als **Antikoagulation** bezeichnet. Wird auch die Fibrinolyse aktiviert, wird wie erwähnt von **Thrombolyse** (oder kurz Lyse) gesprochen. Die beiden wichtigsten Medikamente zur Antikoagulation sind **Heparin** und **Cumarinderivate** (→ Abb. 11.32).

Heparin

Heparin (z. B. Liquemin®, auch als unfraktioniertes Heparin bezeichnet, mit Molekülgrößen zwischen 3 000 und 30 000 Dalton) verhindert die Bildung von Fibrin, hauptsächlich indem es mit Antithrombin III einen Komplex bildet und dadurch die Faktoren II und X hemmt.

Zur Verhütung von Thrombosen (Thromboseprophylaxe) wird die **Low-Dose-Heparinisierung,** z. B. mit 1 × 5 000 I. E. (internationale Einheiten, körpergewichtadaptiert), subcutan gespritzt, eingesetzt. Das hierfür zumeist verwendete Heparin wird häufig als fraktioniertes, niedermolekulares Heparin (Molekülgrößen zwischen 4 000 und 6 000 Dalton) bezeichnet.

Da ohne (medikamentöse) Thromboseprophylaxe immer wieder Patienten an den Folgen einer (oft nicht rechtzeitig diagnostizierten) Thrombose versterben, wird die wenig belastende Low-Dose-Heparinisierung bei allen bettlägerigen Patienten durchgeführt. Es muss allerdings erwähnt werden, dass es im Rahmen einer Heparin-Gabe durch eine fehlgeleitete Immunreaktion zu einem teils lebensgefährlichen Abfall der Thrombozyten kommen kann **(heparininduzierte Thrombozytopenie Typ 2,** HIT 2).

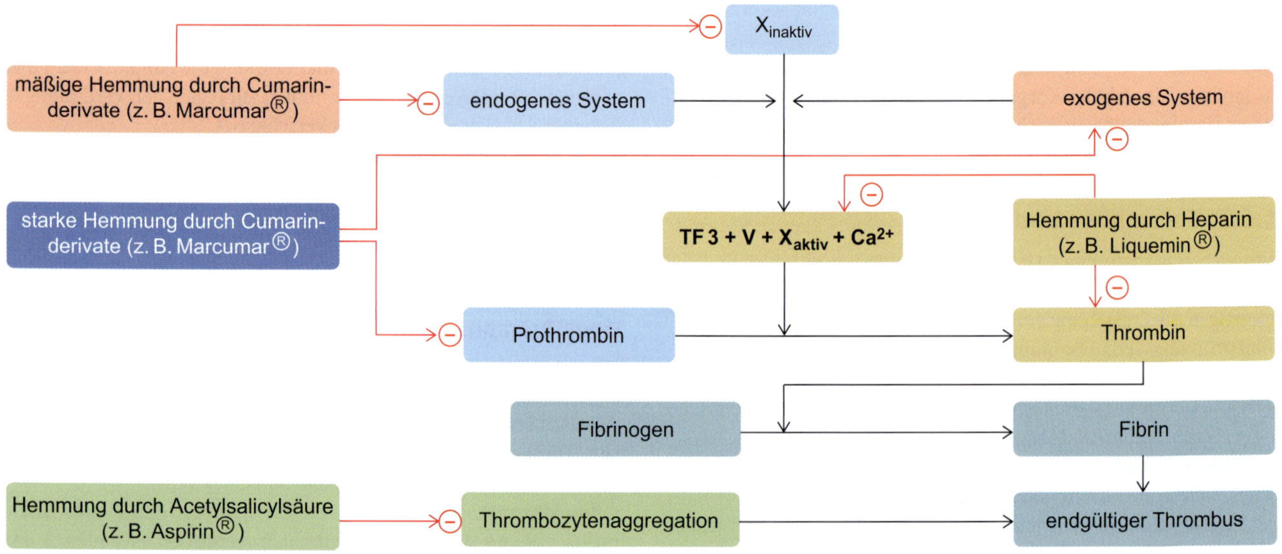

Abb. 11.32 Heparin, Cumarinderivate und Acetylsalicylsäure greifen an verschiedenen Stellen der Gerinnungskaskade hemmend ein (vereinfachtes Schema). [L190]

Die Vollheparinisierung (**High-Dose**- oder therapeutische **Heparinisierung)** mit ca. 30 000 I.E. in 24 Stunden (= 1.250 I.E. pro Stunde) intravenös über Spritzenpumpen (Perfusoren®) dient der Behandlung bereits entstandener Venenthrombosen oder Lungenembolien. Ferner wird sie bei arteriellen Gefäßverschlüssen und in selteneren Fällen bei Herzinfarkt eingesetzt.

Die Vollheparinisierung ist sofort wirksam und hinsichtlich der Dosierung gut steuerbar. Außerdem steht mit Protamin® ein Medikament zur Aufhebung der Heparinwirkung (Antagonisierung) zur Verfügung. Nachteilig ist die Notwendigkeit der intravenösen Gabe. Allerdings werden mittlerweile auch niedermolekulare Heparine unter bestimmten Bedingungen (z. B. Schwierigkeiten bei der korrekten Gerinnungseinstellung) genutzt. Diese werden dann subkutan in entsprechend höheren Dosen appliziert.

Zur Langzeittherapie eigneten sich allerdings lange Zeit nur Cumarine, die in Tablettenform einnehmbar sind.

Cumarinderivate

Cumarinderivate, z. B. Phenprocoumon = Marcumar®, greifen in die Bildung der Gerinnungsfaktoren in der Leber ein. Die Faktoren II, VII, IX und X werden nur unter dem Einfluss von Vitamin K gebildet. Cumarinderivate sind Gegenspieler (Antagonisten) des Vitamin K und hemmen somit die Bildung dieser Gerinnungsfaktoren in der Leber. Marcumar® wirkt sehr lange und ist deshalb schlecht steuerbar. Um eine zu starke Gerinnungshemmung mit unvertretbar hoher Blutungsgefahr zu vermeiden, muss die Dosierung regelmäßig über eine Kontrolle des INR-Werts (früher Quick-Test) kontrolliert werden. Marcumar® wird vor allem bei Patienten mit Vorhofflimmern, künstlichen Herzklappen und nach Lungenembolien eingesetzt. Sollte eine Aufhebung der blutverdünnenden Wirkung nötig sein (z. B. bei unstillbaren Blutungen), kann die Gabe von Vitamin K erfolgen.

Selektive Faktoreninhibitoren

Seit einigen Jahren gibt es eine Alternative zur Marcumarisierung: verschiedene Substanzen, die entweder den Faktor IIa oder den Faktor Xa hemmen (z. B. Rivaroxaban = Xarelto®). Diese werden als Tablette eingenommen (daher auch die Bezeichnung **direkte orale Antikoagulanzien,** kurz **DOAK**) und müssen nicht durch ständige Blutentnahmen überwacht werden. Dieser Vorteil ist allerdings gleichzeitig auch ein Nachteil: Die Wirkung lässt sich schlechter überprüfen. Bei Medikamenten, die den Xa hemmen, erfolgt mittlerweile innerklinisch oft ein Monitoring, in vielen Praxen ist dies aber nicht gängig. Außerdem ist im Falle einer dringenden Operation das Aufheben der Wirkung meist nur durch Gabe von Gerinnungsfaktoren möglich. Für die Faktor-Xa-Hemmer Apixaban und Rivaroxaban steht mit Andexanet alfa (Ondexxya®) mittlerweile ein Antidot zur Verfügung. Es wird vor allem bei lebensbedrohlichen Blutungen, die unter Einnahme der genannten Medikamente auftreten, eingesetzt (z. B. bei Hirnblutungen).

Acetylsalicylsäure

Weniger zur Auflösung von Thromben als zur Rezidivprophylaxe von arteriellen Thromboembolien, die Ursache für Herzinfarkt (→ Kap. 12.7.4) und Schlaganfall (→ Kap. 8.18.4) sind, hat sich **Acetylsalicylsäure** (kurz ASS, z. B. Aspirin®) als recht effektives und risikoarmes Medikament bewährt. Acetylsalicylsäure wirkt als Zyklooxygenase-(COX-)-Hemmer, wodurch die Bildung von Thromboxan A und Prostaglandinen gehemmt wird. Dies verhindert u. a. die Thrombozytenaggregation.

ADP-Rezeptor-Blocker

Ähnlich dem ASS gibt es weitere Substanzen, welche die **Thrombozytenaggregation hemmen,** z. B. Clopidogrel (Plavix®), Prasugrel (Efient®) und Ticagrelor (Brilique®). Unterschiedlich sind allerdings die exakten Wirkmechanismen. Clopidogrel wirkt, indem es an den ADP-Rezeptor der Thrombozyten bindet. Es hat den Nachteil, dass es erst in der Leber aktiviert werden muss. Dies führt je nach individueller Enzymausstattung und Komedikation zu unterschiedlichen Blutspiegeln, was die Wirksamkeit herabsetzen kann. Mittlerweile hat sich die Gabe von Ticagrelor oder Prasugrel, die zur gleichen Klasse gehören, durchgesetzt.

Therapeutische Thrombolyse

Mithilfe von fibrinolytischen Substanzen kann versucht werden, thrombotische oder embolische Gefäßverschlüsse aufzulösen. Verwendet wird als fibrinolytisches Medikament neben der aus Bakterien (→ Kap. 5.8) gewonnenen **Streptokinase** der gentechnisch hergestellte **r-tPA** (Recombinant Tissue Plasminogen Activator = rekombinanter Gewebs-Plasminogenaktivator). Die Rekanalisation gelingt in vielen Fällen, Spontanblutungen und erneute Verschlüsse (Rethrombosen) nach Beendigung der Therapie sind jedoch häufig. Die früher oft verwendete, aus menschlichem Urin gewonnene **Urokinase** wird heute nur noch in Ausnahmefällen eingesetzt.

11.6.7 Erhöhte Blutungsneigung (hämorrhagische Diathese)

Eine erhöhte Blutungsneigung wird als **hämorrhagische Diathese** bezeichnet. In leichten Fällen klagen die Patienten nur über vermehrtes Nasenbluten oder gehäufte blaue Flecke, in schwersten Fällen kann es ohne sichtbaren Auslöser zu tödlichen Blutungen kommen.

Entsprechend den Komponenten des Gerinnungssystems lassen sich unterscheiden:

Thrombozytenstörungen

Eine verminderte Thrombozytenzahl wird als **Thrombozytopenie** bezeichnet, eine Thrombozytenfunktionsstörung als **Thrombozytopathie.** Im Rahmen einer Thrombozytopenie tritt eine merklich erhöhte Blutungsneigung aber meist erst auf, wenn die Thrombozyten auf weniger als 30/nl (= 30 000/ml) erniedrigt sind. Typisch für thrombozytenbedingte Blutungen sind stecknadelkopfgroße Blutungen (Petechien, → Abb. 11.33) oder kleinflächige Blutungen (Purpura).

Koagulopathien

Koagulopathien sind **Blutgerinnungsstörungen,** die durch Mangel oder Funktionsstörungen der Gerinnungsfaktoren gekennzeichnet sind. Häufiger kommen als Ursache hierfür eine Hämophilie oder eine Verbrauchskoagulopathie infrage.

Hämophilie

Die Hämophilie zeichnet sich durch **angeborene Störungen in der Blutgerinnungskaskade** aus, wodurch es zu verlängerten Blutungszeiten kommen kann. Klassischerweise werden hierzu zwei Unterformen gezählt: Bei der **Hämophilie A** ist der Faktor VIII nicht ausreichend vorhanden oder inaktiv, bei der **Hämophilie B** der Faktor IX.

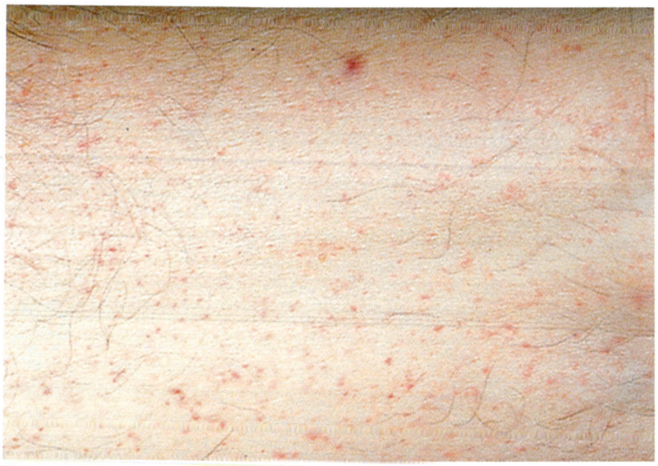

Abb. 11.33 Patient mit stecknadelkopfgroßen Blutungen (Petechien) infolge einer Thrombozytopenie [E341]

Die Ursachen für diese Erkrankungen liegen auf dem X-Chromosom. Während Frauen über ein zweites X-Chromosom verfügen und die Funktion des erkrankten so ersetzen können, haben Männer diese Möglichkeit nicht und erkranken zwangsläufig. Frauen sind meist nur Überträgerinnen der Krankheiten; sollten jedoch beide X-Chromosomen betroffen sein, erkranken auch sie.

Die Gefahr für Hämophilieerkrankte besteht nicht unbedingt in den kleinen Bagatellverletzungen der Extremitäten; diese werden durch die intakten Thrombozyten schnell verschlossen, es kann höchstens zu verstärkten Nachblutungen kommen. Allerdings können Stürze und kleine Unachtsamkeit schwere Folge haben: Es kommt oft zu großen Gelenkeinblutungen, die nicht nur schmerzhaft sind, sondern auch mit einem größeren Blutverlust einhergehen können.

Als Therapie kommt die Substitution der betroffenen Gerinnungsfaktoren infrage; diese kann jedoch zur Bildung von Antikörpern führen, die eine weitere Substitution erschweren. Weiterhin wichtig ist die Prophylaxe. So sollten intramuskuläre Injektionen und die Einnahme gerinnungshemmender Medikamente vermieden werden.

Vorsichtig ist insbesondere geboten, wenn bei ungeborenen Kindern der Verdacht auf eine Hämophilie besteht. Diese sollten nur in spezialisierten Zentren entbunden werden.

Verbrauchskoagulopathie

Ursache für eine **Verbrauchskoagulopathie** ist der Verbrauch von Thrombozyten, Gerinnungsfaktoren und Substanzen, welche die Blutgerinnung hemmen. Diese auch als **disseminierte intravasale Koagulopathie** (DIC) bezeichnete Störung der Blutgerinnung tritt z. B. bei einer Sepsis oder im Zuge eines Schockgeschehens mit Aktivierung der Gerinnungskaskade durch Freisetzung von Histamin, Noradrenalin, Serotonin oder Bestandteilen von Bakterien auf. Sie führt zur Bildung von Thromben im Blutgefäßsystem, wodurch multiple Organinfarkte entstehen können. Bei dem Versuch, die Thromben wieder aufzulösen, kommt es zu einem erhöhten Verbrauch der an Blutgerinnung und Thrombenauflösung beteiligten Faktoren; die Gerinnung ist stark eingeschränkt.

Vasopathien

Vasopathien, also **Gefäßerkrankungen** wie z. B. Gefäßentzündungen oder -fehlbildungen, können ebenfalls zu einer erhöhten Blutungsneigung führen. Das Beschwerdebild ist hier oft uncharakteristisch.

IM FOKUS

Gerinnungssystem

Die Gerinnungsreaktion umfasst **drei Reaktionsabläufe:**
- **Gefäßreaktion**
- **Blutstillung**
- **Blutgerinnung**

Unmittelbar nach einer Verletzung kommt es zur Verengung des verletzten Blutgefäßes **(Vasokonstriktion).**

Folgend lagern sich Thrombozyten an die Bindegewebsfasern der Wundränder an und es entsteht ein **Thrombozytenpfropf.**

Die **Gerinnungskaskade** führt zur Bildung eines faserigen Netzes aus **Fibrin** um den Thrombozytenpfropf herum, sodass der **endgültige Thrombus** entsteht.

Das **Gerinnungssystem** wird über zwei verschiedene Wege aktiviert:
- **Exogenes System**
- **Endogenes System**

Beide Aktivierungswege münden in eine **gemeinsame Endstrecke der Gerinnung.**

Kalzium nimmt für die **Thrombinbildung** eine Schlüsselstellung ein. Wenn sich innerhalb eines Gefäßes ein Blutgerinnsel bildet und dieses das Gefäß verschließt, spricht man von einer **Thrombose**.

Die **medikamentöse Herabsetzung** der **Gerinnungsfähigkeit** des Blutes wird als **Antikoagulation** bezeichnet. Wird auch die Fibrinolyse aktiviert, spricht man von einer **Thrombolyse.**

WIEDERHOLUNGSFRAGEN

1. Was ist der Unterschied zwischen Blutplasma und Blutserum? (→Kap. 11.1.4)
2. Was sind die Charakteristika eines Erythrozyten? (→Kap. 11.2.1)
3. Was unterscheidet den Retikulozyten vom reifen Erythrozyten? (→Kap. 11.2.3)
4. Wie wird eine Azidose definiert? (→Kap. 11.2.6)
5. Was bewirkt eine vermehrte Ausscheidung von Bikarbonat über die Niere in Bezug auf den Säure-Basen-Haushalt? (→Kap. 11.2.6)
6. Welche Ursachen kann eine Anämie haben? (→Kap. 11.2.8)
7. Welche Blutgruppen sind miteinander kompatibel? (→Kap. 11.3.1)
8. Welche Lymphozyten werden unterschieden? (→Kap. 11.4.3)
9. Beschreiben Sie den Weg der Lymphe. (→Kap. 11.5.1)
10. Was geschieht im Thymus? (→Kap. 11.5)
11. Was sind Vor- und Nachteile einer Heparinisierung mittels Dauerinfusion? (→Kap. 11.6.6)
12. Was ist die Ursache für eine Hämophilie A? (→Kap. 11.6.7)

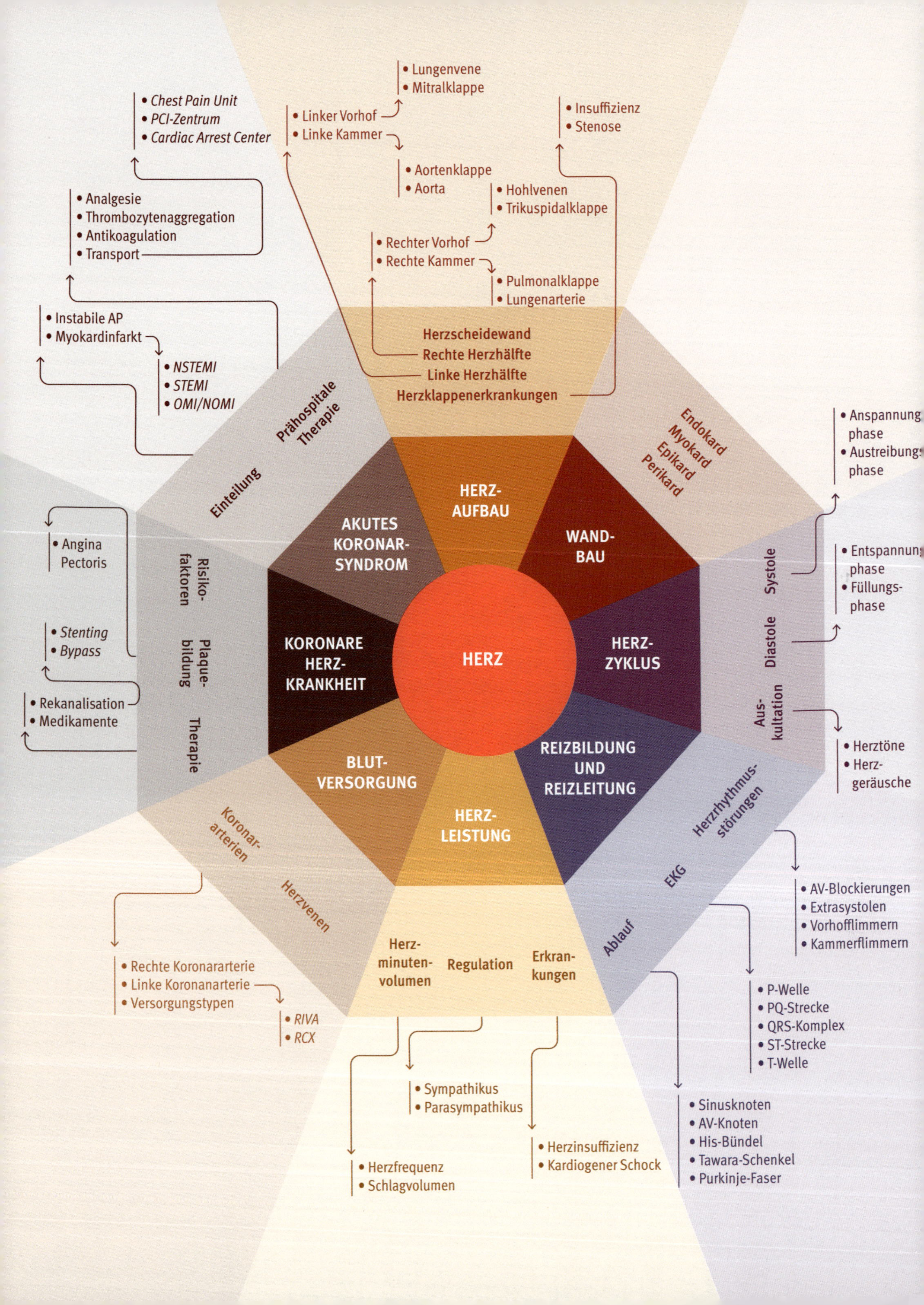
HERZ
HERZ-AUFBAU
Herzscheidewand
Rechte Herzhälfte
Linke Herzhälfte
Herzklappenerkrankungen
• Rechter Vorhof
• Rechte Kammer
• Hohlvenen
• Trikuspidalklappe
• Pulmonalklappe
• Lungenarterie
• Linker Vorhof
• Linke Kammer
• Lungenvene
• Mitralklappe
• Aortenklappe
• Aorta
• Insuffizienz
• Stenose
WAND-BAU
Endokard
Myokard
Epikard
Perikard
HERZ-ZYKLUS
Systole
Diastole
Aus-kultation
• Anspannung phase
• Austreibungs phase
• Entspannung phase
• Füllungs-phase
• Herztöne
• Herz-geräusche
REIZBILDUNG UND REIZLEITUNG
Herzrhythmus-störungen
EKG
Ablauf
• AV-Blockierungen
• Extrasystolen
• Vorhofflimmern
• Kammerflimmern
• P-Welle
• PQ-Strecke
• QRS-Komplex
• ST-Strecke
• T-Welle
• Sinusknoten
• AV-Knoten
• His-Bündel
• Tawara-Schenkel
• Purkinje-Faser
HERZ-LEISTUNG
Herz-minuten-volumen
Regulation
Erkran-kungen
• Herzfrequenz
• Schlagvolumen
• Sympathikus
• Parasympathikus
• Herzinsuffizienz
• Kardiogener Schock
BLUT-VERSORGUNG
Koronar-arterien
Herzvenen
• Rechte Koronararterie
• Linke Koronararterie
• Versorgungstypen
• RIVA
• RCX
KORONARE HERZ-KRANKHEIT
Risiko-faktoren
Plaque-bildung
Therapie
• Angina Pectoris
• Stenting
• Bypass
• Rekanalisation
• Medikamente
AKUTES KORONAR-SYNDROM
Einteilung
Prähospitale Therapie
• Instabile AP
• Myokardinfarkt
• NSTEMI
• STEMI
• OMI/NOMI
• Analgesie
• Thrombozytenaggregation
• Antikoagulation
• Transport
• Chest Pain Unit
• PCI-Zentrum
• Cardiac Arrest Center

12

HERZ

Stephan Dönitz

INHALTSÜBERSICHT

Einführung

- Das Herz ist die zentrale Pumpe des Kreislaufs. Dieser Hohlmuskel treibt als Druck- und Saugpumpe die Transportvorgänge in allen Blutgefäßen an.
- Die Herzscheidewand teilt das Herz in funktionell in zwei hintereinander geschaltete Teile – beide arbeiten im gleichen Takt (synchron).
- Die rechte Herzhälfte hat die Aufgabe, das sauerstoffarme venöse Blut aufzunehmen und in die Lunge zu pumpen, wo es mit Sauerstoff angereichert wird. Die linke Herzhälfte nimmt das sauerstoffreiche Blut auf und pumpt es in den arteriellen Körperkreislauf.
- Das Herz sitzt zwischen den beiden Lungen im Mediastinum (Mittelfellraum) des Thorax.

Vorhöfe, Kammern und Klappensystem

- Beide Herzhälften haben jeweils einen Vorhof (Atrium) und eine Kammer (Ventrikel).
- Funktionierende Herzklappen sorgen dafür, dass das Blut immer nur in Richtung des physiologisch vorgesehenen Blutflusses gepumpt wird.
- Die Klappen zwischen Vorhöfen und Kammern heißen Segelklappen.
- Die Klappen zwischen den Kammern und den großen Schlagadern werden Taschenklappen genannt.
- Eine Verengung einer Herzklappe wird als Stenose und eine „Schlussundichtigkeit" als Insuffizienz bezeichnet.
- Die häufigsten klinisch relevanten Klappenerkrankungen betreffen die Mitral- und die Aortenklappe. Am rechten Herzen sind klinisch relevante, erworbene Klappenfehler relativ selten.

Aufbau der Herzwand

- Die Herzwand lässt sich von innen nach außen in drei Schichten unterteilen: Endokard, Myokard und Epikard.

Hämodynamik des gesunden Herzens

- In der Systole kommt es zur Kontraktion der Herzkammern.
- In der Diastole erschlafft die Herzmuskulatur.
- Die Kammersystole hat zwei Phasen: Anspannungsphase und Austreibungsphase (Auswurfphase).
- Die Kammerdiastole setzt sich ebenfalls aus zwei Phasen zusammen: Entspannungsphase (Erschlaffungsphase) und Füllungsphase.
- Herztöne entstehen durch Ventrikelanspannung und Klappenschluss.
- Herzgeräusche entstehen durch Turbulenzen im Blutstrom.

Erregungsbildung und Erregungsleitung

- Durch die unterschiedlichen Elektrolytkonzentrationen in und um den Herzmuskel kommt es durch einen Ionenfluss zu Potenzialdifferenzen an der Zellmembran.
- Die autonome Erregungsbildung des Herzens ist durch das vegetative Nervensystem und Elektrolytveränderungen beinflussbar.
- Vom Sinusknoten gehen normalerweise alle Erregungen für die rhythmischen Kontraktionen des Herzens aus.
- Die Sinusknotenerregung gelangt über die Vorhofmuskulatur zum AV-Knoten.
- Er nimmt die Erregungen von der Vorhofmuskulatur auf und leitet sie zum His-Bündel.
- Das sehr kurze His-Bündel verläuft am Boden des rechten Vorhofs in Richtung Kammerscheidewand. Dort teilt es sich in den rechten und linken Kammerschenkel (Tawara-Schenkel).
- Die Tawara-Schenkel zweigen sich weiter auf. Der linke Schenkel unterteilt sich in einen links-anterioren und einen links-posterioren Faszikel.
- Die Endabzweigungen der Kammerschenkel werden Purkinje-Fasern genannt.

Herzleistung und ihre Regulation

- Das Herzzeitvolumen ist die pro Zeiteinheit in die Aorta ausgeworfene Blutmenge. Wird das Herzzeitvolumen auf Minutenbasis bezogen, wird es auch als Herzminutenvolumen bezeichnet.
- Das Herz kann seine Leistung über drei verschiedene Mechanismen steigern:
  - Herzfrequenzsteigerung
  - Erhöhte systolische Entleerung bei Erhöhung der Kontraktilität
  - Einsatz des Frank-Starling-Mechanismus mit erhöhtem Füllungsdruck und vergrößertem Kammer- und Schlagvolumen
- Das vegetative Nervensystem wirkt mit seinen Anteilen Sympathikus und Parasympathikus ständig auf das Herz ein.
- Kann das Herz die zur Versorgung des Körpers erforderliche Pumpleistung nicht mehr erbringen, spricht man von einer Herzinsuffizienz.
- Die Stützen der pharmakologischen Herzinsuffizienztherapie sind:
  - Reduktion der Vorlast
  - Erhöhung des Schlagvolumens
  - Frequenzsenkung
  - Steigerung der Flüssigkeitsausscheidung
  - Steigerung der Kontraktilität
- Ein akutes Kreislaufversagen aufgrund einer kardialen Ursache, das mit einer Verminderung des Herzzeitvolumens und einer Reduktion des systolischen Blutdrucks einhergeht, wird als kardialer Schock bezeichnet.

Blutversorgung des Herzens

- Der Sauerstoffbedarf des Herzens wird über eigene Gefäße gedeckt, die ausschließlich die Herzmuskulatur versorgen – die Herzkranzgefäße.
- Die rechte Koronararterie versorgt bei den meisten Menschen den rechten Vorhof, die rechte Kammer, die Herzhinterwand und einen kleinen Teil der Kammerscheidewand mit Blut. Die linke Koronararterie teilt sich nach dem gemeinsamen Hauptstamm in zwei starke Äste, den Ramus circumflexus und den Ramus interventricularis anterior, und versorgt den linken Vorhof, die linke Kammer und einen Großteil der Kammerscheidewand.
- Bei einigen Menschen weicht die Anatomie der Herzkranzgefäße davon ab. Es gibt zwei Varianten, den koronaren Linksversorgungstyp und den koronaren Rechtsversorgungstyp.

Koronare Herzkrankheit

- Verengungen der Koronararterien (Koronarstenosen) entstehen durch fortschreitende Ablagerungen in den Innenwänden der Herzkranzgefäße.
- Wichtigste Risikofaktoren für eine koronare Herzkrankheit sind Rauchen, Bluthochdruck, Diabetes mellitus, Blutfettstoffwechselstörungen und eine familiäre/genetische Disposition.
- Die koronare Herzkrankheit wird grundsätzlich unterschieden in
  - chronisches Koronarsyndrom
  - akutes Koronarsyndrom
- Schmerzen, Druckgefühl oder Enge im Brustkorb werden als Angina pectoris bezeichnet.
- Unter dem Begriff akutes Koronarsyndrom werden die instabile Angina pectoris, der Myokardinfarkt ohne ST-Strecken-Hebung und der ST-Strecken-Hebungsinfarkt zusammengefasst.
- Das Konzept des Occlusion Myocardial Infarction berücksichtigt, dass akute Koronararterienverschlüsse vorliegen können, obwohl keine ST-Strecken-Hebung im 12-Kanal-EKG vorhanden ist.

12.1 Einführung

Das **Herz** (Cor, früher Cardia) ist die zentrale Pumpe des Kreislaufs. Dieser Hohlmuskel treibt als **Druck- und Saugpumpe** die Transportvorgänge in allen Blutgefäßen an. Herz und Blutgefäße bilden zusammen das Herz-Kreislauf-System oder das **kardiovaskuläre System,** das den ganzen Körper mit Sauerstoff und Nährstoffen versorgt und Stoffwechselendprodukte und Kohlendioxid wieder abtransportiert. Da das Blut auch Hormone und Gerinnungsfaktoren transportiert, kommen dem Blutkreislauf auch Aufgaben bei der hormonellen Steuerung unterschiedlicher Körperfunktionen zu, bei der Blutstillung und der Thermoregulation.

Daneben produziert auch das Herzgewebe selbst Hormone, die an der Volumen- und Druckregulation des Kreislaufs beteiligt sind.

MERKE

Herz-Kreislauf-System

Anatomisch gesehen besteht das Herz-Kreislauf-System aus zwei Teilen:
- **Herz** (Pumpfunktion)
- **Blutgefäße** (Transportfunktion). Die Gefäße werden abhängig von der **Fließrichtung** (aufs Herz bezogen) und unabhängig vom Sauerstoffgehalt des Blutes unterschieden in
  - **Arterien** (vom Herzen wegführende Gefäße)
  - **Venen** (zum Herzen hinführende Gefäße)

12.1.1 Zwei Herzhälften für zwei Kreisläufe

Die **Herzscheidewand** (Septum cardiale) teilt das Herz funktionell in zwei hintereinander geschaltete Teile – beide arbeiten im gleichen Takt (synchron).

Die **rechte Herzhälfte** nimmt das sauerstoffarme Blut aus den Körpervenen auf und pumpt es in den **Lungenkreislauf** (kleinen Kreislauf, **pulmonalen Kreislauf,** → Abb. 12.1), wo es mit Sauerstoff angereichert wird. In diesem Bereich strömt das Blut mit einem relativ geringen mittleren Druck von etwa 15 mmHg durch die Lunge.

Die **linke Herzhälfte** bezieht das Blut aus den Lungen und presst es in die **Aorta** (Haupt-, große Körperschlagader) und so zurück in den **Körperkreislauf** (großen Kreislauf, → Abb. 12.1). In diesen großen oder **systemischen** Kreislauf wird das Blut mit einem deutlich höheren mittleren Druck von etwa 85 mmHg hineingepumpt.

Das rechte und linke Herz bilden demnach unterschiedliche Teilstrecken desselben Kreislaufs.

12.1.2 Lage, Größe und Gewicht des Herzens

Das Herz sitzt im **Thorax** (Brustkorb) in dem als **Mediastinum** (Mittelfellraum) bezeichneten Raum zwischen den beiden Lungen (→ Abb. 12.2). Zwei Drittel des Herzens befinden sich in der linken, ein Drittel in der rechten Brustkorbhälfte. Hinten grenzt das Herz an Speiseröhre und Aorta, vorn reicht es bis an die Hinterfläche des Brustbeins **(Sternum)** und unten sitzt es dem Zwerchfell (Diaphragma) auf. Dieser dem Zwerchfell aufliegende (diaphragmale) Abschnitt des Herzen, gebildet vor allem vom linken und nur zu einem kleinen Teil vom rechten Ventrikel, wird im klinischen Sprachgebrauch auch Hinterwand genannt (Hinterwandinfarkt → 12.7.4), was gelegentlich Verwirrung auslöst.

Die **Herzachse** verläuft diagonal: von rechts oben hinten nach links unten vorne. Sie nimmt zu allen Körperachsen einen Winkel von circa 45° ein. Das gesunde Herz ist am Ende der Füllungsphase etwa doppelt faustgroß und wiegt im Durchschnitt ca. 310 g beim Mann und ca. 225 g bei der Frau. Seine Form ähnelt einem schräg gestellten, abgestumpften Kegel. Die Länge beträgt 12–14 cm und die Breite ca. 8–9 cm. Herzgröße und -gewicht hängen aber sehr stark von der körperlichen Belastung und Erkrankungen ab, z. B. Herzmuskelerkrankungen wie der dilatativen Herzmuskelerkrankung (Kardiomyopathie), die zu einer derart ausgeprägten Vergrößerung des Herzmuskels führt, dass früher vom „Cor bovinum“ (Ochsenherz) gesprochen wurde.

MERKE

Das Herz ist um seine **Längsachse gedreht.** Dadurch ist die rechte Herzhälfte mehr der vorderen Brustwand zugewandt und die linke Herzhälfte ist mehr zur linken Körperseite und nach hinten gerichtet.

12.1.3 Herzspitze und Herzspitzenstoß

Die Herzspitze **(Apex, Apex cordis)** liegt sehr nahe an der linken Brustwand. Sie wird hauptsächlich vom linken Ventrikel gebildet und weist nach unten, vorne und links. Jeder Herzschlag überträgt sich als Stoß auf die Brustwand. Dieser **Herzspitzenstoß** lässt sich in der Medioklavikularlinie zwischen der 5. und 6. Rippe (5. Interkostalraum, kurz ICR) von außen tasten (→ Abb. 12.2). Dies ist aber meist nur bei sehr schlanken Patienten möglich.

IM FOKUS

Einführung

Das **Herz** ist ein Hohlmuskel und sorgt als **Druck- und Saugpumpe** für die Versorgung des ganzen Körpers mit Sauerstoff und Nährstoffen.
Die **Herzscheidewand** trennt die **rechte Herzhälfte** von der **linken Herzhälfte.**
Die Blutgefäße, die vom rechten Herzen durch die Lunge zum linken Herzen ziehen, bilden den **Lungenkreislauf.** Die Blutgefäße, die vom linken Herzen ausgehend durch den gesamten Körper bis zum rechten Herzen ziehen, bilden den **Körperkreislauf.**
Das Herz liegt **retrosternal** im **Mediastinum** des Brustkorbes. Hinten grenzt das Herz an Speiseröhre und Aorta. **Zwei Drittel** des Herzens befinden sich in der **linken, ein Drittel** in der **rechten Brustkorbhälfte.**
Die **Herzspitze** wird hauptsächlich vom linken Ventrikel gebildet und liegt sehr nahe an der linken Brustwand.

12.2 Vorhöfe, Kammern und Klappensystem

12.2.1 Vier Innenräume

Das Herz ist ein Hohlmuskel mit vier verschiedenen Innenräumen. Beide Herzhälften haben jeweils (→ Abb. 12.3):
- Einen kleinen, muskelschwachen **Vorhof** (Atrium), der das Blut aus dem Körper- oder Lungenkreislauf „einsammelt“
- Eine **Kammer** (Ventrikel), die das Blut aus dem Vorhof erhält und in den Körper- bzw. Lungenkreislauf pumpt.

Auch die **Herzscheidewand** (Septum cardiale) hat zwei Abschnitte: das **Vorhofseptum** (Septum interatriale) zwischen dem linken und rechten

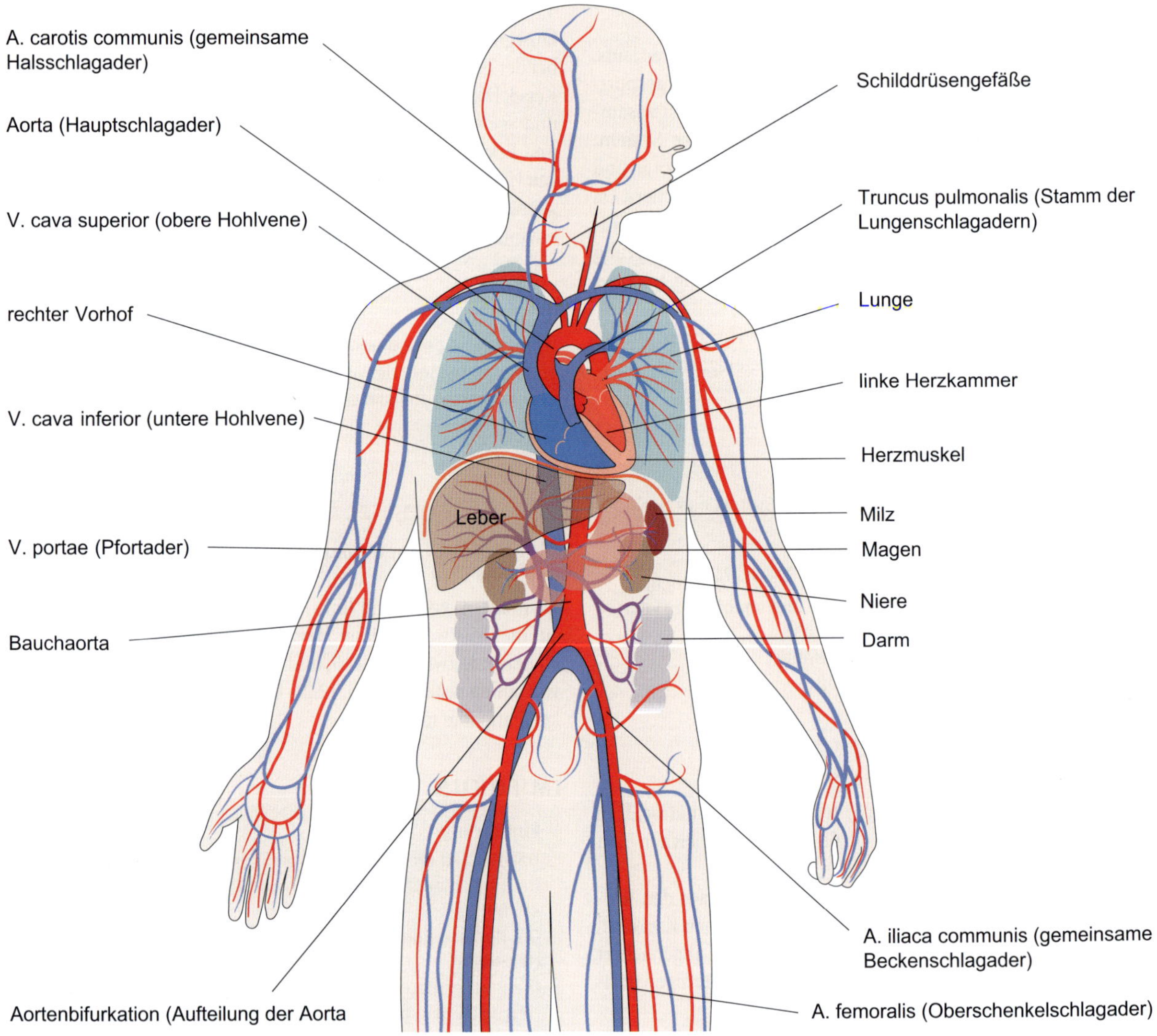

Abb. 12.1 Lungen- und Körperkreislauf (vereinfachte, nicht maßstabsgetreue Übersicht). Die rote Farbe symbolisiert das sauerstoffreiche Blut, das aus den Lungen zum linken Herzen und von dort weiter in die Schlagadern (Arterien) des Körperkreislaufs fließt. Blau dargestellt ist das sauerstoffarme Blut, das über die Venen des Körperkreislaufs und das rechte Herz wieder die Lungen erreicht. Violett gezeichnet ist das Pfortadersystem (Details → Kap. 13.2.2).
Merke: Arterien sind vom Herzen wegführende Gefäße, Venen zum Herzen hinführende Gefäße. [L190]

Vorhof und das **Kammerseptum** (Septum interventriculare), dass die linke von der rechten Kammer trennt. Diese komplette Trennung der Herzhälften ist beim Fetus noch nicht vorhanden. Vor der Geburt besteht eine ovale Öffnung in der Vorhofscheidewand (Foramen ovale). Bei ca. 20 % aller Menschen ist noch ein „kleines Loch" in der Fossa ovalis vorhanden, sodass von einem persistierenden Foramen ovale (PFO) gesprochen wird.

Vorhof- und Ventrikelseptumdefekt

Bleibt das Foramen ovale nach der Geburt offen oder besteht an anderer Stelle ein Loch im Vorhofseptum, lässt der nach der Geburt höhere Druck im linken Vorhof einen Teil des Blutes durch diesen **Vorhofseptumdefekt** wieder zurück in den rechten Vorhof strömen. Ein solcher Kurzschluss heißt auch **Shunt,** in diesem Fall Links-Rechts-Shunt. Auch die Scheidewand zwischen den beiden Herzkammern kann defekt sein **(Ventrikelseptumdefekt).** Die Folge ist auch hier ein Links-Rechts-Shunt. Vorhof- und Ventrikelseptumdefekte sind häufige angeborene Herzfehler und durch Operation oder Kathetereingriff (Occluder-Verschluss) relativ einfach zu korrigieren (→ Abb. 12.4, → Abb. 12.5).

Die Mehrarbeit, die das Herz durch den Kurzschluss leisten muss, führt oft zur vorzeitigen **Herzinsuffizienz** (Herzschwäche). Die Sauerstoffversorgung des Körpers ist erst gefährdet, wenn es infolge von Veränderungen der Lungengefäße zu einer Druckerhöhung im rechten Herzen und damit zur Shunt-Umkehr, d. h. einem Rechts-Links-Shunt, kommt.

12.2.2 Herzklappen

Die Herzkammern haben je einen Ein- und Ausgang. Die Eingänge führen von den Vorhöfen in die Kammern, die Ausgänge leiten das Blut in die größten Schlagadern des Körpers, die **Aorta** (große Körperschlagader, Hauptschlagader) und den **Truncus pulmonalis** (Stamm der

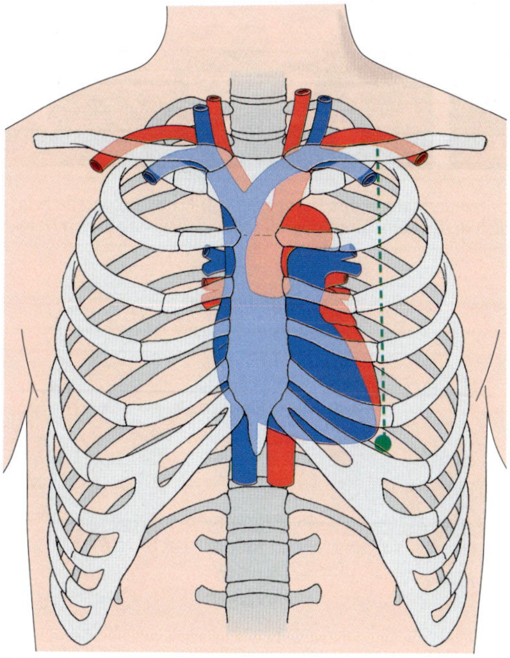

Abb. 12.2 Lage des Herzens im Mediastinum. In der linken Medioklavikularlinie (gestrichelte Linie) lässt sich zwischen 5. und 6. Rippe (5. ICR, grüner Punkt) der Herzspitzenstoß tasten – meist ist dies aber nur bei sehr schlanken Patienten möglich (ICR = Intercostalraum, d. h. Zwischenrippenraum). [L190]

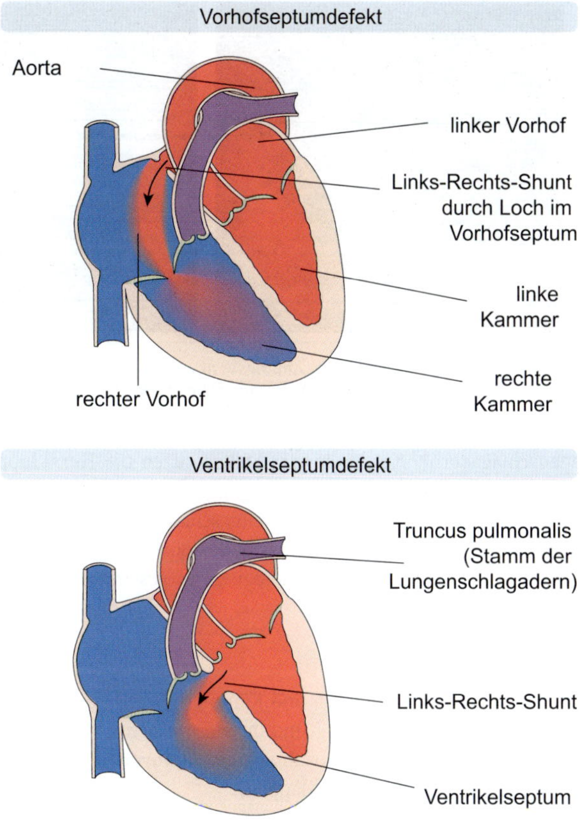

Abb. 12.4 Vorhof- und Ventrikelseptumdefekt. Bei beiden Defekten fließt bereits mit Sauerstoff angereichertes („rotes") Blut zurück ins rechte Herz. [L190]

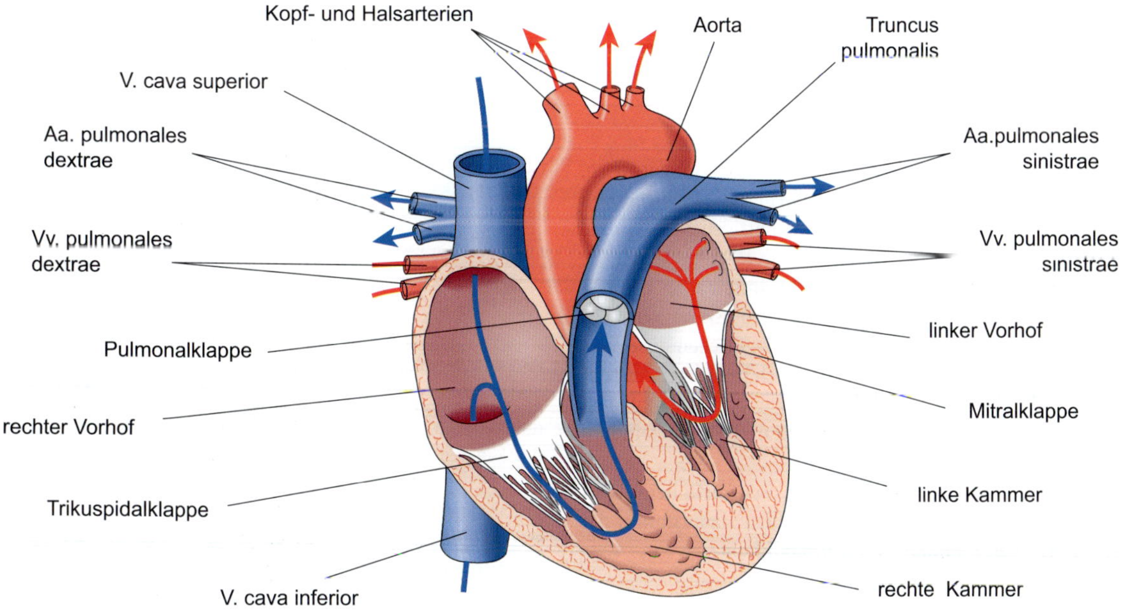

Abb. 12.3 Herz im Längsschnitt. Sauerstoffarmes Blut (blaue Pfeile) gelangt über die Hohlvenen, den rechten Vorhof und die rechte Kammer in die Lungenarterien. Sauerstoffreiches Blut (rote Pfeile) fließt aus den Lungenvenen und dem linken Vorhof in die linke Kammer. Vor dort wird es in die Aorta gedrückt. [L190]

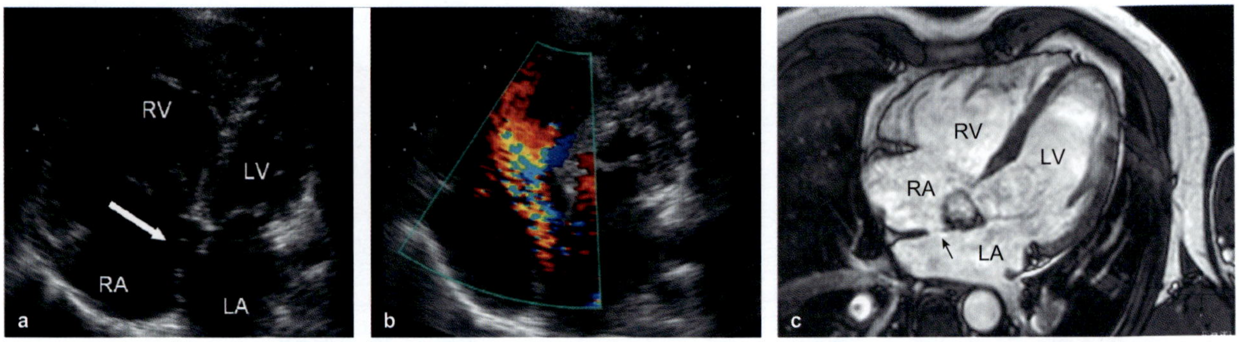

Abb. 12.5 Vorhofseptumdefekt. Der Anfangsverdacht ergab sich aufgrund einer Routine-Röntgenaufnahme des Thorax. Die 2-D-Echokardiografie zeigt den Defekt (a, Pfeil), die Farb-Doppler-Echokardiografie (b) den Shunt. Die Diagnose bestätigt sich in der Kernspintomografie (der Pfeil weist auf den Defekt). [G255]

Lungenschlagadern). An diesen vier Stellen sitzen die **Herzklappen.** Jede Klappe lässt sich vom Blutstrom nur in eine Richtung aufdrücken. Kommt der Druck von der anderen Seite, schlägt sie zu und versperrt den Weg. Eine funktionierende Herzklappe sorgt dafür, dass das Blut immer nur in Richtung des physiologisch vorgesehenen Blutflusses gepumpt wird.

Mitral- und Trikuspidalklappe

Die Klappen zwischen Vorhöfen und Kammern bestehen aus dünnem Bindegewebe. Deshalb und aufgrund ihrer Form nennt man sie **Segelklappen** oder – wegen ihrer Lokalisation – **Atrioventrikularklappen** (Vorhof-Kammer-Klappen; AV-Klappen).

- Die linke Segelklappe hat zwei Segel (Cuspes) und wird als **Bikuspidalklappe** (lat. bi = zwei, cuspes = Spitze) bzw. Valva bicuspidalis bezeichnet. Mit etwas Phantasie sieht die Klappe aus wie eine Bischofsmütze (Mitra), weshalb auch die Bezeichnung **Mitralklappe** (Valva mitralis) gängig ist.
- Die rechte Segelklappe heißt **Trikuspidalklappe** (Valva tricuspidalis), weil sie drei Segel (lat. tri = drei) besitzt.

Feine Sehnenfäden verbinden die Segelzipfel mit den **Papillarmuskeln,** dickeren Muskelzapfen in den Herzkammern. Die Verankerung der Segel an den Papillarmuskeln verhindert, dass die Segel bei der Kammerkontraktion (Systole) in die Vorhöfe zurückschlagen.

Aorten- und Pulmonalklappe

Die Klappen zwischen den Kammern und den großen Schlagadern, **Taschenklappen** genannt, sind – wie die Segelklappen – Duplikaturen des Endokards und bestehen aus je drei taschenartigen Mulden. Sie liegen wie Schwalbennester an der Innenwand der Schlagadern. Die Taschenklappen sind so angelegt, dass sie nicht umschlagen können. Daher fehlen hier die Sehnenfäden und die Papillarmuskeln. Wird das Blut aus der Kammer ausgetrieben, so weichen die Taschen auseinander. Auf diese Weise wird die Klappe geöffnet. Nach beendeter Austreibung füllen sich die Taschen mit zurückströmendem Blut und schließen so dicht aneinanderliegend die Klappe (→ Abb. 12.6). Es kann kein Blut in die Kammer zurückfließen.

Die Taschenklappe zwischen linker Kammer und Aorta heißt **Aortenklappe,** die zwischen rechter Kammer und dem Hauptstamm der Pulmonalarterie (Truncus pulmonalis) **Pulmonalklappe.**

12.2.3 Klappenebene

Alle vier Klappen sind an einem Bindegewebsgerüst aufgehängt, dem **Herzskelett** (Anulus fibrosus), das die Vorhöfe von den Kammern

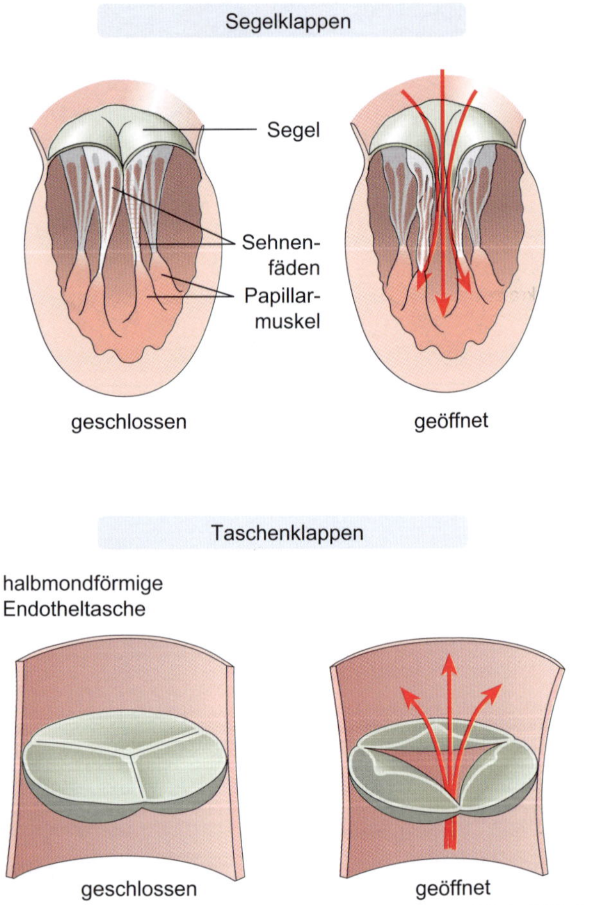

Abb. 12.6 Segel- und Taschenklappen im Vergleich. Die Segelklappen schließen sich durch den Kammerdruck. Die Sehnenfäden, die an den Papillarmuskeln der Kammer ansetzen, verhindern ein Zurückschlagen der Segel in die Vorhöfe. Die Taschenklappen besitzen eine Napfform mit knopfförmigen Bindegewebsverdickungen in der Mitte. Sie schließen sich, wenn der Blutdruck in den Arterien den Kammerdruck übersteigt. [L190]

trennt. Die Klappen bilden dort eine Ebene, die **Klappenebene** oder **Ventilebene** (→ Abb. 12.7). Die Trennung zwischen Vorhof und Kammer ist auch elektrisch vollzogen. Aufgrund des Anulus fibrosus gibt es zwischen Vorhof und Kammer nur die elektrische Verbindung über das spezifische Erregungsleitungssystem (AV-Knoten, His-Bündel).

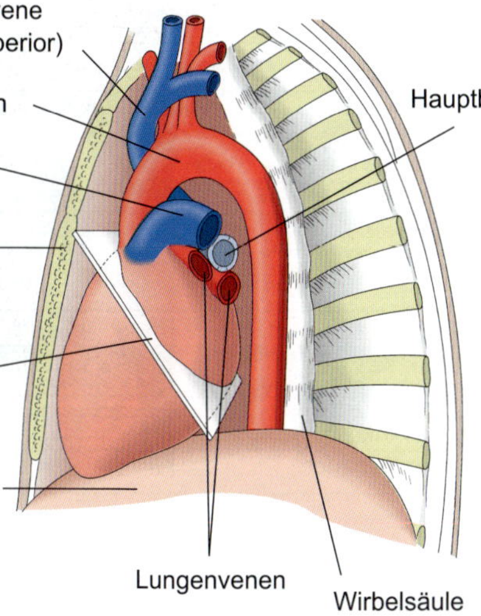

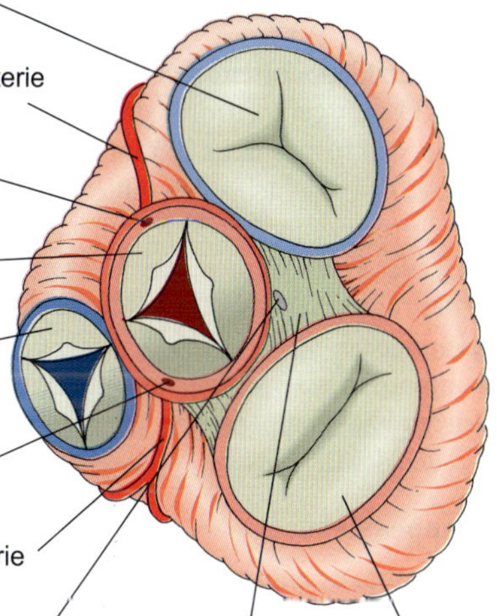

Abb. 12.7 Klappenebene des Herzens. **Oben:** Lage der Klappenebene innerhalb des Herzens. **Unten:** Blick von oben auf die Klappenebene nach Abtrennung der Vorhöfe. Alle vier Klappen werden von einem Bindegewebsgerüst zusammengehalten, dem Herzskelett. Man erkennt den Abgang der Herzkranzarterien oberhalb der Aortenklappe aus der Aorta sowie das His-Bündel, das an dieser Stelle die Klappenebene durchstößt. [L190]

KRANKHEIT/SYMPTOM

Wolff-Parkinson-White-(WPW-)Syndrom

Bei ca. einem von 1 000 Neugeborenen kommt es im Rahmen der embryonalen Entwicklung zu einem „Auswachsen" einer zusätzlichen (akzessorischen) Leitungsbahn vom Vorhof in die Kammer, d. h. einer weiteren elektrischen Verbindung außerhalb des AV-Knotens. Prinzipiell können diese Leitungsbahnen überall vom Vorhof in die Kammer ziehen, jedoch finden sie sich in ca. 40 % der Fälle im Bereich der freien Wand der linken Herzkammer.

Leitet die Bahn vom Vorhof auf die Kammer über (antegrad leitende akzessorische Bahn), so zeigt sich im EKG eine charakteristische Delta-Welle. Normalerweise kann im QRS-Komplex nicht zwischen der Erregung der rechten und der linken Herzkammer unterschieden werden. Bei einer akzessorischen Leitungsbahn wird ein Teil der Kammer über den AV-Knoten (mit Verzögerung) und ein Teil über die Leitungsbahn (ohne Verzögerung) erregt; dadurch werden praktisch die QRS-Komplexe von rechter und linker Kammer „verschoben". Hierdurch entstehen die typischen EKG-Veränderungen (→ Abb. 12.8):

- Kurze PQ-Zeit (≤ 120 ms)
- Breiter QRS-Komplex: meist > 120 ms
- Delta-Welle: Deformation und eine kleine Kerbe im aufsteigenden Teil des QRS-Komplexes

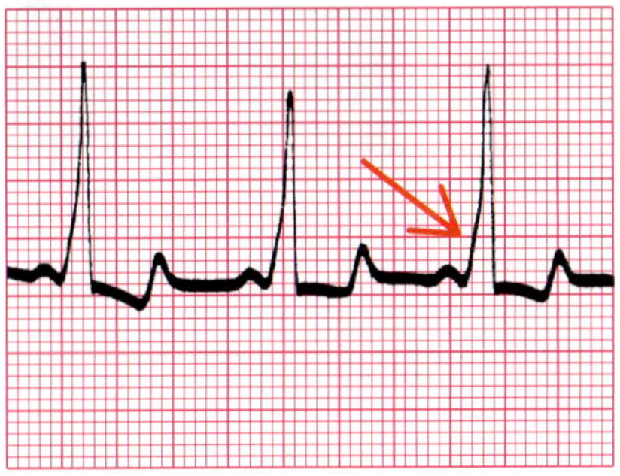

Abb. 12.8 Wolff-Parkinson-White-(WPW-)Muster in Ableitung V_3. Das EKG zeigt eine kurze PQ- bzw. PR-Zeit, einen breiten Kammerkomplex und die sog. Delta-Welle (Pfeil) sowie sekundäre ST- und T-Wellen-Veränderungen. [E292]

Falls ein Patient zusätzlich zu einer antegrad leitenden Bahn (Präexzitation) mit typischer Delta-Welle im EKG über tachykarde Herzrhythmusstörungen berichtet, so spricht man von einem **Wolff-Parkinson-White-(WPW-)Syndrom;** ohne Tachykardien wird es als **Präexzitationssyndrom** bezeichnet. In 20–30 % der Fälle kann die Bahn auch nur retrograd, d. h. von der Kammer in den Vorhof, leiten. Diese Leitungsbahn ist im Oberflächen-EKG nicht erkennbar. Therapie der Wahl ist die Katheterablation mit einem Verödungskatheter.

12.2.4 Rechter Vorhof

Zwei große Venen führen sauerstoffarmes Blut zum **rechten Vorhof** (Atrium dextrum, → Abb. 12.9). Beide münden dort ohne Klappen:

- Die **obere Hohlvene** (V. cava superior) sammelt Blut aus der oberen Körperhälfte, also von Kopf, Hals, Armen und Brustwand.
- Die **untere Hohlvene** (V. cava inferior) transportiert das aus Beinen, Rumpf und Bauchorganen kommende Blut.

Auch das Blut, welches das Herz selbst verbraucht, fließt in den rechten Vorhof: Das venöse Blut der Herzkranzgefäße sammelt sich in einem größeren Gefäß, dem Koronarvenensinus **(Sinus coronarius),** an der Rückseite des Herzens und strömt von dort direkt in den rechten Vorhof.

Beide Vorhöfe besitzen von außen sichtbare Ausbuchtungen, die **Herzohren** (Auriculae cordis). Sie entsprechen dem embryonalen Vorhof und füllen die Nischen zwischen dem Herzen und den großen Gefäßstämmen. In diesen Aussackungen können sich Blutgerinnsel **(Thromben)** bilden, die nach Ausschleusung aus dem Herzen zu folgenschweren Gefäßverstopfungen **(Embolien)** führen können, etwa der Hirnarterien mit der Folge eines Schlaganfalls. Bei Herzoperationen mit vorübergehendem Stillstand des Herzens werden die Herzohren deshalb oft chirurgisch verschlossen oder abgetrennt. Die Herzohren bilden das atriale natriuretische Peptid (ANP) zur Blutdruckregulation (→ Tab. 10.2).

12.2.5 Rechte Kammer

Die **rechte Kammer** (rechter Ventrikel, Ventriculus dexter) hat in etwa die Form eines Halbmonds. In ihrem Innenraum fallen viele

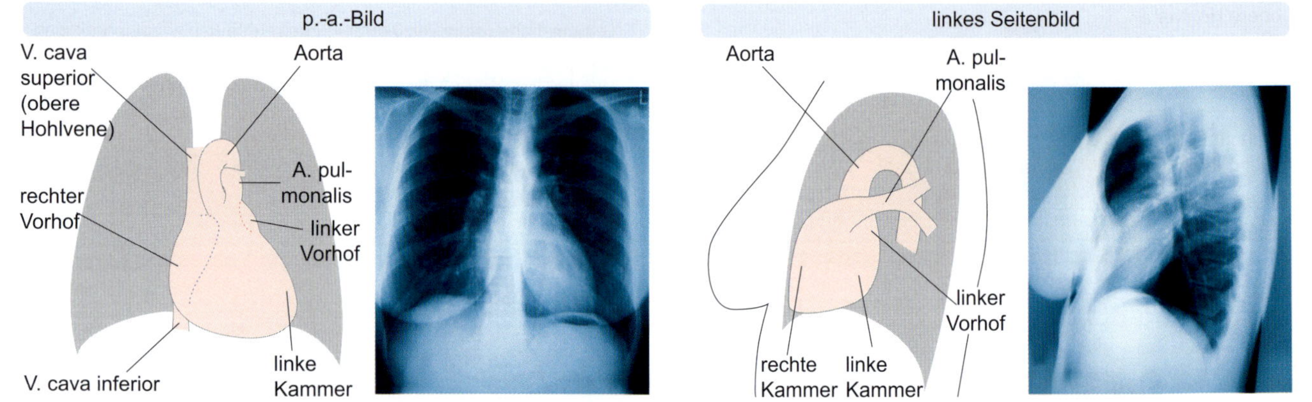

Abb. 12.9 Röntgenbild des Brustkorbs von vorn und von der Seite [Fotos: R514; Zeichnungen: L190]

vorspringende, dünne Muskelleisten **(Trabekel)** und drei dickere Muskelzapfen auf, die **Papillarmuskeln.** An diesen ist die Trikuspidalklappe über Sehnenfäden aufgehängt.

„Ausgang" der rechten Kammer ist der Stamm der **Lungenschlagadern** (Truncus pulmonalis). Das Blut fließt dann in die **rechte** und **linke Lungenarterie** (A. pulmonalis dextra bzw. sinistra) und von dort in die beiden Lungen (→ Abb. 12.3). Dort, wo sich die rechte Kammer in den Truncus pulmonalis öffnet, befindet sich die **Pulmonalklappe.**

12.2.6 Linker Vorhof

Das sauerstoffreiche Blut aus den Lungen fließt über vier quer verlaufende **Lungenvenen** (Vv. pulmonales) in den **linken Vorhof** (Atrium sinistrum). Im Bereich des linken Vorhofs befindet sich das linke Vorhofohr. Die „Tür" zwischen linkem Vorhof und linker Kammer bildet die **Mitralklappe.**

12.2.7 Linke Kammer

Die Muskulatur der **linken Kammer** (linker Ventrikel; Ventriculus sinister) ist die dickste und stärkste des gesamten Herzens – sie ist etwa dreimal so dick wie die Muskulatur der rechten Kammer. An der Innenfläche der linken Kammer sind wiederum Trabekel und (zwei) Papillarmuskeln zu erkennen, die über die Sehnenfäden mit dem vorderen (anterioren) und hinteren (posterioren) Segel der Mitralklappe verbunden sind.

Von der linken Kammer aus wird das Blut in die **Aorta** (Hauptschlagader, große Körperschlagader) gepumpt. Die **Aortenklappe** trennt die linke Kammer von der Aorta. Sie ist ähnlich aufgebaut wie die Pulmonalklappe und lässt das Blut nur von der Kammer in die Aorta, nicht aber zurück fließen.

12.2.8 Herzklappenerkrankungen

Herzklappen kommt eine **Ventilfunktion** zu. Sie sollen sich zum einen öffnen, um einen uneingeschränkten Blutfluss zu gewährleisten, zum anderen soll bei der geschlossenen Herzklappe ein unökonomisches Zurückfließen des Blutes in die falsche Richtung vermieden werden (Reflux mit Pendelblut). Jede dieser Funktionen kann gestört sein. Unterschieden wird zwischen:

- **Angeborenem** (kongenitalem) oder **erworbenem Herzklappenfehler** (Vitium) (meist durch Entzündung des Myokards)
- **Stenose** (Verengung) oder **Insuffizienz** (unzureichende Schließung) der erkrankten Herzklappe

Die häufigsten klinisch relevanten Klappenerkrankungen betreffen die Mitral- und die Aortenklappe. Am rechten Herzen sind klinisch relevante, erworbene Klappenfehler relativ selten.

Herzklappenstenose

Bei einer **Herzklappenstenose** öffnen sich die Klappensegel bzw. -taschen nicht weit genug. Durch die im Verhältnis zum Blutfluss zu geringe Klappenöffnungsfläche kommt es zu turbulentem, beschleunigtem Blutfluss, der von Fachleuten mittels Stethoskop als Herzgeräusch auskultiert werden kann. Stenosen führen zu einer Druckbelastung des Herzens. In der Folge verdickt das Myokard **(konzentrische Hypertrophie)** der vorgeschalteten Herzhöhle bei gleichbleibendem Volumen der Herzkammer.

Die konzentrische Hypertrophie kann die Situation eine Zeit lang normalisieren bzw. kompensieren. Sie erhöht jedoch auch den Sauerstoffverbrauch des Herzens.

Aortenklappenstenose

Die **Aortenklappenstenose,** auch **Aortenstenose** genannt, ist die häufigste Herzklappenstenose im höheren Alter (→ Abb. 12.10). Sie liegt bei mehr als 4 % der über 75 Jahre alten Patienten vor. Ursache ist sehr häufig eine Arteriosklerose (Gefäßverkalkung; 80 % der Fälle). Lipidablagerungen, Entzündungsvorgänge und eine zunehmende „Verkalkung" vermindern die Beweglichkeit der Klappe.

Hat in der Patientenvorgeschichte z. B. ein rheumatisches Fieber vorgelegen, spricht man von einer **postrheumatischen** Aortenklappenstenose. Im Anschluss an die Entzündung **(postinflammatorisch)** kommt es zu **fibrotischen** Klappenveränderungen, d. h. es kommt zur vermehrten Bindegewebsbildung. Zudem verschmelzen und verkalken bestimmte Klappenanteile.

Zu den angeborenen (kongenitalen) **Fehlbildungen,** die etwa 1–2 % der Fälle ausmachen, zählen z. B. die bikuspide Aortenklappe mit zwei anstatt drei Klappensegeln. Bikuspide Klappen degenerieren schneller.

Die normale **Aortenklappenöffnungsfläche** von ca. 3,0–4,0 cm^2 ist bei der Aortenklappenstenose – je nach Schweregrad – vermindert. Von einer hochgradigen, operationswürdigen Aortenklappenstenose spricht man ab einer Öffnungsfläche $< 1{,}0\ cm^2$. Hierdurch kommt es zu einer Druckbelastung des linken Ventrikels mit einer nachfolgenden konzentrischen Hypertrophie. Durch die Hypertrophie kann sich über Jahre eine Herzinsuffizienz entwickeln.

Patienten mit einer Aortenklappenstenose klagen häufig über Belastungsdyspnoe, Angina pectoris und Synkopen (kurzzeitiger Bewusstseinsverlust). Die Dopplerechokardiographie gilt als diagnostisches

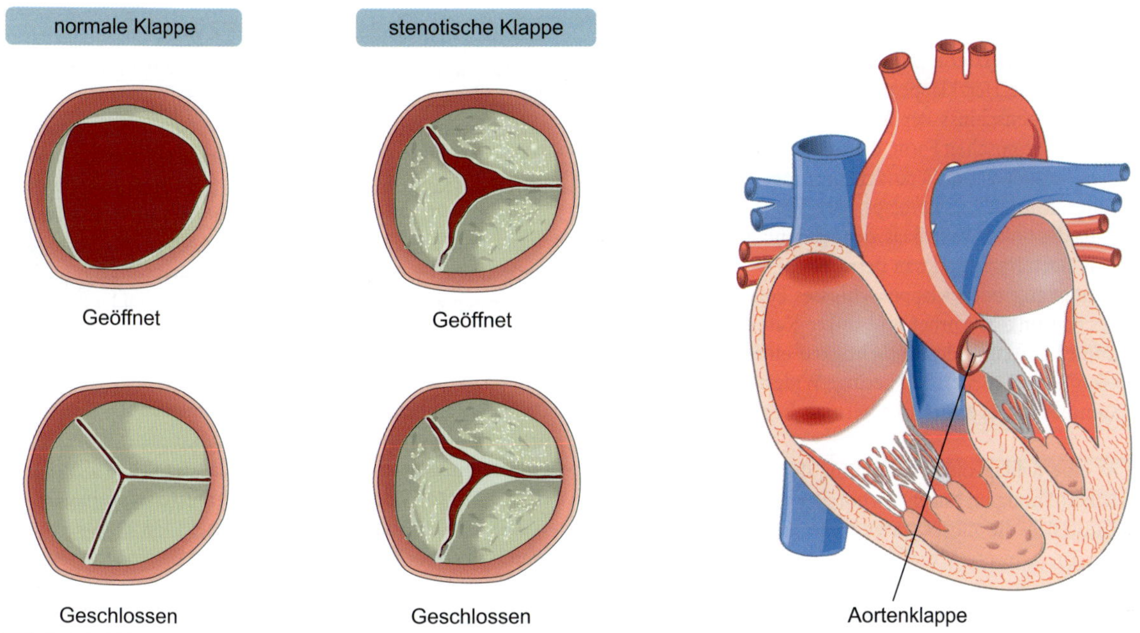

Abb. 12.10 Normale Aortenklappe (links) und Aortenklappenstenose (rechts), jeweils in geschlossenem und geöffnetem Zustand [L138]

Hilfsmittel der Wahl. Bei symptomatischer hochgradiger Aortenklappenstenose besteht die Indikation zum Klappenersatz. Neben der Operation am offenen Herzen kommt zunehmend und insbesondere bei Patienten mit hohem OP-Risiko der Klappenersatz mittels Herzkatheter infrage. Hierzu wird eine zusammengefaltete **Aortenklappenprothese** (TAVI = Transaortic Valve Implantation [transaortale Klappenimplantation]), z. B. aus Rinder- oder Schweineperikardgewebe, über die Leistenarterie (A. femoralis) bis an die Aortenklappenposition vorgeschoben und dann entfaltet (Einzelheiten → Kap. 13.1.5).

Mitralklappenstenose

Die **Mitralklappenstenose,** auch als Mitralstenose bezeichnet, ist definiert als eine verminderte Öffnung der Mitralklappe. Die normale Klappenöffnungsfläche beträgt 4–6 cm². Signifikant sind Stenosen ab einer Klappenöffnung < 1,5 cm².

Früher war die Mitralklappenstenose eine der häufigsten Klappenerkrankungen. Da die postrheumatische Form die häufigste Ursache darstellte, hat die Mitralklappenstenose in ihrer klinischen Bedeutung deutlich abgenommen, weil das rheumatische Fieber gut behandelt werden kann. Weiter kommen angeborene Ursachen in Betracht, die meist schon Symptome in der Kindheit hervorrufen. Daneben gibt es noch andere seltene Ursachen, etwa den systemischen Lupus erythematodes (SLE), eine Autoimmunerkrankung.

Folge einer Mitralklappenstenose ist ein Blutrückstau in die Lunge. Dies kann den Druck in den Lungenvenen erhöhen und zur Rechtsherzinsuffizienz führen. Außerdem wird der Ventrikel während der Diastole weniger gefüllt, was zur Reduktion des Herzzeitvolumens (HZV) führt.

Die Symptome der Mitralklappenstenose entwickeln sich schleichend im Verlauf von Jahren. Ihr Auftreten basiert in erster Linie auf dem Schweregrad der Stenose. Leitsymptome sind Dyspnoe bis zum Lungenödem und Rhythmusstörungen, insbesondere **Vorhofflimmern.** Schwere Fälle treten als Vollbild der schweren Herzinsuffizienz in Erscheinung. Auch bei dieser Erkrankung ist die Echokardiografie das diagnostische Mittel der Wahl. Bei Betroffenen, bei denen begleitend ein Vorhofflimmern vorliegt, ist eine Thrombenbildung im linken Vorhof gefürchtet, weil diese zu Embolien ins Gehirn mit der Folge eines Schlaganfalls führen kann. Bei diesen Patienten besteht die Indikation zur oralen Antikoagulation.

Die Behandlung kann entweder mechanisch durch eine Ballondilatation der Klappe erfolgen oder durch einen chirurgischen Klappenersatz.

Herzklappeninsuffizienz

Bei **Klappeninsuffizienz** schließt die Klappe nicht mehr dicht. Ihre Ventilfunktion geht verloren und bei jeder Herzaktion strömt trotz „geschlossener" Klappe ein Teil des Blutes entgegen der physiologischen Blutflussrichtung durch die Klappe zurück. Da sich das zurücklaufende Blutvolumen (Regurgitationsvolumen, Pendelvolumen) zum effektiven Schlagvolumen addiert, kommt es zu einer Schlagvolumenbelastung. Es entwickelt sich eine krankhafte Erweiterung **(Dilatation)** der Herzkammer bei gleichbleibender Dicke des Myokards **(exzentrische Hypertrophie).** Folge dieser **Klappeninsuffizienzen** ist eine Herzinsuffizienz: Resultat ist eine schließlich kaum mehr zu leistende Mehrarbeit.

Aortenklappeninsuffizienz

Die **Aortenklappeninsuffizienz,** auch als **Aorteninsuffizienz** bezeichnet, ist definiert als ein ungenügender Schluss der Aortenklappe. Sie kann isoliert auftreten oder als Begleiter der Aortenstenose. Im Vergleich mit der Aortenstenose ist sie deutlich seltener.

Die häufigste Ursache der Aorteninsuffizienz sind degenerative Veränderungen der Klappentaschen sowie Erweiterungen der Aorta, die Folge eines langjährigen, schlecht eingestellten Bluthochdrucks sein können. Seltenere Ursachen sind die Endokarditis, postrheumatische Veränderungen, angeborene Defekte u. a.

Die Aortenklappeninsuffizienz verläuft oftmals über viele Jahre hinweg symptomfrei und verschlechtert sich dann relativ plötzlich. Das Leitsymptom ist die Dyspnoe bei Anstrengung. Fachleute können mit dem Stethoskop typische Herzgeräusche auskultieren.

Mitralklappeninsuffizienz

Die **Mitralklappeninsuffizienz** (MI) ist nach der Aortenklappenstenose der zweithäufigste Herzklappenfehler. Es handelt sich um einen ungenügenden Klappenschluss der Mitralklappe. Man unterscheidet eine akute von der chronischen Form, die weit häufiger auftritt.

Als Ursachen kommen u. a. Veränderungen der Klappensegel, z. B. degenerativ oder Mitralklappenprolaps, des Klappenrings (Anulus), z. B. Erweiterung des linken Ventrikels, der Sehnenfäden oder der Papillarmuskeln, z. B. nach Herzinfarkt, in Betracht.

Infolge des ungenügenden Klappenschlusses kommt es zu **Pendelvolumen** zwischen linkem Vorhof und linker Kammer. Dabei pumpt die linke Kammer aufgrund der Undichtigkeit einen Teil des Schlagvolumens in den Vorhof zurück. Der geringe Widerstand, den der linke Vorhof der Kammer entgegenzusetzen vermag, begünstigt dies zusätzlich.

Resultat ist eine Schlagvolumenbelastung der linken Herzkammer und eine Druckerhöhung im linken Vorhof. Bei langsamer Krankheitsentstehung kann sich die muskelstarke linke Kammer an die Belastung anpassen. Die schwere Mitralklappeninsuffizienz führt zu einer Erweiterung (Dilatation) des linken Ventrikels und Entwicklung einer **Herzinsuffizienz.** Oftmals entsteht auch sekundär ein Vorhofflimmern, gerade bei starker Dilatation des linken Vorhofs.

Bei der akuten Form setzt sich der Rückstau in die Lungenstrombahn fort und führt dort zu einem kardialen Lungenödem.

Die Patienten klagen häufig über **Belastungsdyspnoe,** später auch bereits in Ruhe. Fachleute können auskultatorisch ein systolisches Strömungsgeräusch wahrnehmen.

Heutzutage kann die Mitralklappeninsuffizienz auch mittels eines Katheterverfahrens (MitraClip®) behandelt werden. Hierbei werden Anteile des vorderen und des hinteren Klappensegels mit einer Klammer verbunden. Hierdurch kommt es zu einer Abnahme des Rückflusses oder zu einer funktionell unauffälligen Herzklappe.

IM FOKUS

Vorhöfe, Kammern und Klappensystem

Beide Herzhälften verfügen jeweils über einen **Vorhof** und eine **Kammer.**

Ein **Loch in der Herzscheidewand** wird als **Septumdefekt** bezeichnet und führt zu einem Kurzschluss des Blutes beider Herzhälften **(Shunt).**

Zwischen den Vorhöfen und den Kammern liegen die **Segelklappen:**

- **Bikuspidalklappe** (meist **Mitralklappe** genannt, linke Herzhälfte)
- **Trikuspidalklappe** (rechte Herzhälfte)

Zwischen den Kammern und den großen Schlagadern liegen die **Taschenklappen:**

- **Aortenklappe** (linke Herzhälfte)
- **Pulmonalklappe** (rechte Herzhälfte)

Die **Klappenebene** sorgt auch für eine **elektrische Trennung** zwischen Vorhof und Kammer.

Der **rechte Vorhof** erhält das Blut aus der **oberen** und der **unteren Hohlvene.**

Die **rechte Kammer** pumpt das Blut in die **Pulmonalarterie.**

Der **linke Vorhof** erhält das Blut aus den **vier Pulmonalvenen.**

Die **linke Kammer** pumpt das Blut in die **Aorta.**

Beide Vorhöfe besitzen von außen sichtbare Ausbuchtungen **(Herzohren).** Hier können sich Blutgerinnsel **(Thromben)** bilden.

Herzklappenerkrankungen können **angeboren** oder **erworben** sein. Es werden **Stenosen** (verengte Öffnung) und **Insuffizienzen** (unvollständiger Schluss) unterschieden.

12.3 Aufbau der Herzwand

Die Herzwand lässt sich von innen nach außen in drei Schichten gliedern, die unterschiedlich aufgebaut sind:

- Das **Endokard,** die innere Herzhaut (weniger als 1 mm dick)
- Das **Myokard,** die eigentliche Herzmuskulatur (im linken Ventrikel und der Kammerscheidewand ca. 8–11 mm, im rechten Ventrikel ungefähr 2–4 mm und in den Vorhöfen rund 1 mm dick)
- Das **Epikard,** die äußere Herzhaut (weniger als 1 mm dick)

Umschlossen wird das Herz vom **Perikard** (ungefähr 1 mm dick), das zusammen mit dem Epikard den Herzbeutel bildet (→ Abb. 12.11).

12.3.1 Echokardiografie

Die **Echokardiografie** (Ultraschalluntersuchung des Herzens) gehört heute zur Routinediagnostik bei Herz-Kreislauf-Erkrankungen. Je nach Fragestellung wird der Schallkopf dabei auf den Brustkorb aufgesetzt (transthorakal) oder in die Speiseröhre (transösophageal) eingeführt.

Mit der **Echokardiografie** können Herzgröße, Strukturen und Wandstärke der Kammern und Vorhöfe sowie die Klappen einschließlich ihrer Bewegungsabläufe beurteilt werden. Bei der Doppler-Echokardiografie werden durch Kombination mit der **Doppler-Sonografie** Strömungsrichtung, -geschwindigkeit (→ Abb. 12.12), das Strömungsvolumen im Herzen und in abgehenden Gefäßen sowie die Widerstände in den Gefäßen dargestellt. Durch eine Farbcodierung (blau, wenn sich der Blutfluss vom Schallkopf wegbewegt, rot, wenn der Blutfluss auf den Schallkopf gerichtet ist, sog. **Farbdoppler)** ist die Strömungsrichtung gut zu beurteilen. Die Farbintensität informiert über die Flussgeschwindigkeit.

Mit dem **FEEL-Protokoll** (FEEL = Focused Echo Entry Level [fokussierte Echokardiografie und Sonografie zentraler Gefäße in der Intensiv- und Notfallmedizin]) kann während der kardiopulmonalen Reanimation (CPR) nach ALS-Leitlinien zur Diagnostik reversibler Ursachen des Herz-Kreislauf-Stillstands, z. B. Perikardtamponade, eine Echokardiografie mit einem (tragbaren) Gerät durchgeführt werden. Der Schallkopf wird nach kurzer Unterbrechung der CPR von **subxiphoidal** (unterhalb des Schwertfortsatzes) aufgesetzt. Falls nach

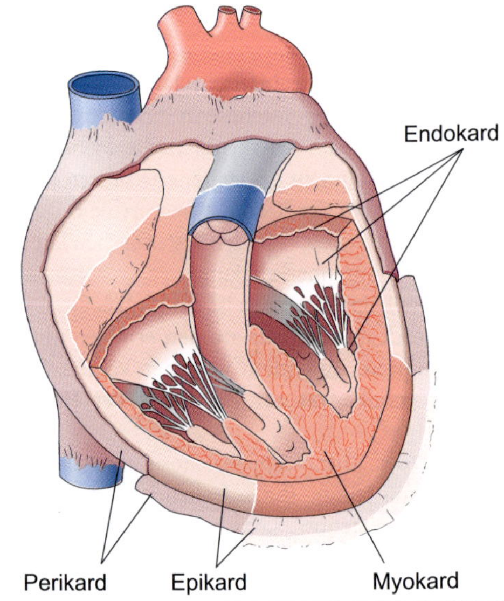

Abb. 12.11 Aufbau der Herzwand. Man erkennt den dreischichtigen Aufbau der Herzwand und das Perikard. [L190]

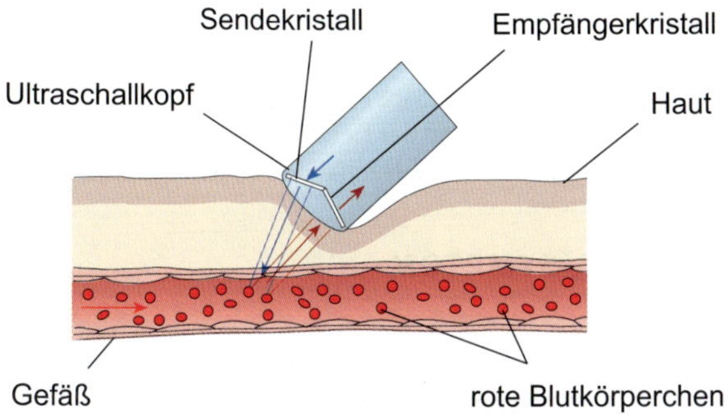

Abb. 12.12 Prinzip der Blutflussgeschwindigkeitsmessung durch den sog. Dopplereffekt. Trifft eine Schallwelle einer bestimmten Frequenz auf ein sich bewegendes rotes Blutkörperchen, wird die reflektierte Schallwelle abhängig von der Flussgeschwindigkeit im Gefäß in ihrer Frequenz verändert (Dopplereffekt). Da die Frequenzverschiebung im hörbaren Bereich liegt, kann man mit einem Mikrofon das Strömungsgeräusch hören bzw. die Frequenzen aufzeichnen. [L190]

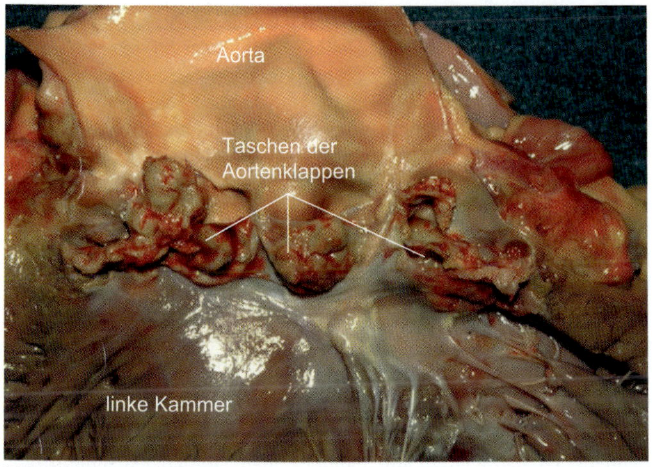

Abb. 12.13 Endokarditis der Aortenklappe [T173]

3 Sekunden keine ausreichende Einstellung des Herzens erfolgt, wird die Reanimation für fünf Zyklen fortgesetzt, um dann erneut an einem anderen Anlotungsort ein besseres Schallfenster zu finden. Die Kompression sollte nicht für mehr als 5 Sekunden unterbrochen werden.

12.3.2 Endokard

Das **Endokard** ist eine sehr dünne und glatte Epithelschicht, die wie eine Tapete die Innenfläche des Herzens (Vorhöfe, Kammern und Herzklappen) auskleidet und zur Minimierung des Reibungswiderstandes beiträgt. Am Übergang zu den Gefäßen, z. B. Einmündung der V. cava inferior in den rechten Vorhof, geht das Endothel nahtlos in die **Intima** (Tunica intima) über.

Infektiöse Endokarditis

Hierbei handelt es sich um eine mikrobielle, in der Regel bakterielle **Entzündung des Endokards** im Bereich vorgeschädigter Herzklappen oder Herzklappenprothesen (→ Abb. 12.13). Eine wesentliche Voraussetzung zur Entstehung der Endokarditis ist die Schädigung des Endokards, da an intaktem Endokard Krankheitserreger keinen „Halt" finden. Bei Patienten mit vorgeschädigten Herzklappen – dies trifft insbesondere auf die Aorten- und Mitralklappe zu – kann es zu einer Ansiedlung von Keimen kommen. Eine **Trikuspidalklappenendokarditis** tritt praktisch nur bei venös injizierten Krankheitserregern auf, z. B. bei intravenösem Drogenabusus. Die Patienten berichten über Fieber und erhöhte Entzündungswerte. Teilweise können an der Haut kleine, 2–5 mm große Hautknötchen festgestellt werden, die kleinen Abszessen entsprechen (Janeway-Läsion). Charakteristisch ist ein neu aufgetretenes Herzgeräusch. Der Nachweis wird mittels transthorakaler oder transösophagealer Echokardiografie geführt. Die Therapie besteht aus einer keimgerechten Antibiotika-Gabe über mehrere Wochen. Bei starken Klappenzerstörungen oder großen, flottierenden Auflagerungen auf der Herzklappe muss eine herzchirurgische Sanierung vorgenommen werden.

12.3.3 Myokard

Zwischen Endokard und Epikard liegt die Muskelschicht des Herzens, das **Myokard.** Es ist die arbeitende Schicht des Herzens. Die Muskulatur der linken Kammer muss die größte Kraft aufbringen – von hier aus wird das Blut in den Körperkreislauf gepumpt, der dem Herzen einen höheren Austreibungswiderstand entgegensetzt als der Lungenkreislauf. Deshalb ist in der linken Kammer das Myokard am dicksten. Die Vorhöfe haben nur eine dünne Muskelschicht: Sie unterstützen lediglich den Blutfluss vom Vorhof in die Kammer.

Mikroskopisch besteht die Herzmuskulatur aus einem Netz quergestreifter, sich verzweigender Muskelfasern, die die Herzhöhle spiralförmig umwickeln. Funktionell nehmen die Herzmuskelfasern eine Zwischenstellung zwischen glatter und quergestreifter Muskulatur ein, weil sie

- zur Kontraktion keine Nervenimpulse von außen benötigen und damit der glatten Muskulatur ähneln,
- wie die glatte Muskulatur nicht der willkürlichen Beeinflussung unterliegen,
- sich aber trotzdem so schnell wie die Skelettmuskulatur kontrahieren können.

KRANKHEIT/SYMPTOM

Myokarditis

Eine Myokarditis ist eine meist durch virale Infektionskrankheiten hervorgerufene **Entzündungsreaktion der Herzmuskelzellen.** Patienten mit einer Myokarditis können asymptomatisch sein oder unterschiedlich stark ausgeprägte Beschwerden wie Thoraxschmerzen, akute Herzinsuffizienz (Belastungsdyspnoe, Ödeme) und Herzrhythmusstörungen bis hin zu malignen ventrikulären Tachyarrhythmien aufweisen.
Im EKG zeigen sich häufig Veränderungen der ST-Strecke oder T-Negativierungen. Oft findet sich in der Anamnese des Patienten ein wenige Tage bis Wochen zurückliegender respiratorischer Infekt. Die Diagnose wird laborchemisch (erhöhtes Troponin T/I oder Kreatininkinase [CK]) oder durch eine Bildgebung gestellt. In aller Regel stellt sich in der Koronarangiografie ein unauffälliger Befund dar. In der Kernspintomografie (Magnetresonanztomografie, MRT) sind Kontrastmittelanreicherungen erkennbar. In der Echokardiografie können eine Einschränkung der Pumpfunktion der linken Herzkammer, Wandbewegungsstörungen oder ein begleitender Perikarderguss auffallen. Bei der körperlichen Untersuchung kann bei begleitender Herzbeutelentzündung (Perikarditis, → Kap. 12.3.4) ein Perikardreiben vorliegen.
Eine kausale Therapie gibt es nur bei wenigen Ursachen. In der Mehrheit der Fälle kommt es zu einer vollständigen Ausheilung. Jedoch kann eine postmyokarditische Herzinsuffizienz zurückbleiben.

Herzmuskelhypertrophie

Der Herzmuskel kann sich an lang andauernde Belastungen anpassen, in dem die einzelnen Muskelfasern länger und dicker werden **(hypertrophieren).**

Physiologisch ist eine (mäßige) **Herzmuskelhypertrophie** bei trainierten (Ausdauer-)Sportlern, sie ermöglicht eine größere Leistung. Pathologisch ist sie z. B. bei Bluthochdruck oder Klappenstenosen. Hier muss das Herz dauernd gegen einen erhöhten Widerstand pumpen. Später erweitern sich durch den größeren Herzinnendruck meist auch die Kammerhohlräume **(Dilatation).** Der vergrößerte Herzmuskel muss weiter über die Herzkranzgefäße und die angeschlossenen Kapillaren mit Sauerstoff versorgt werden. Da aber die Zahl der Kapillaren nicht steigt, reicht die Blutversorgung ab einer bestimmten Dicke der Muskelfasern nicht mehr aus (→ Abb. 12.14).

Da sich Herzmuskelzellen bereits kurz nach der Geburt endgültig differenziert haben, kann die Zunahme der Muskelmasse nicht über eine Zunahme der Herzmuskelzellen im Sinne einer Hyperplasie erfolgen. Die physiologische Hypertrophie („Sportlerherz") ist oftmals von der krankhaften Hypertrophie schwer zu unterscheiden. Selbst eine ausgeprägte Herzmuskelhypertrophie kann über Jahre hinweg asymptomatisch verlaufen. Aus der Herzmuskelhypertrophie kann sich eine Herzinsuffizienz entwickeln. Die Therapie richtet sich nach der ursächlichen Erkrankung, z. B. Optimierung der Blutdruckeinstellung, Herzklappenersatz.

12.3.4 Herzbeutel

Das Herz wird vom ca. 1 mm dicken **Herzbeutel** mantelförmig umschlossen. Der Herzbeutel bildet die bindegewebige Hülle des Herzens:

- Das **Epikard** bildet das innere Blatt des Herzbeutels.
- Das **Perikard,** das zum Herzinneren hin aus einer serösen Schicht und nach außen hin aus einer derben Bindegewebsschicht besteht, stellt das äußere Blatt des Herzbeutels dar. Außen ist das Perikard nach unten mit dem Zwerchfell und seitlich mit der Pleura verwachsen. Es fixiert dadurch das Herz im Mediastinum. Im Bereich der Pforten für die großen Gefäße des Herzens geht das innere in das äußere Blatt (also Epi- in Perikard) über.

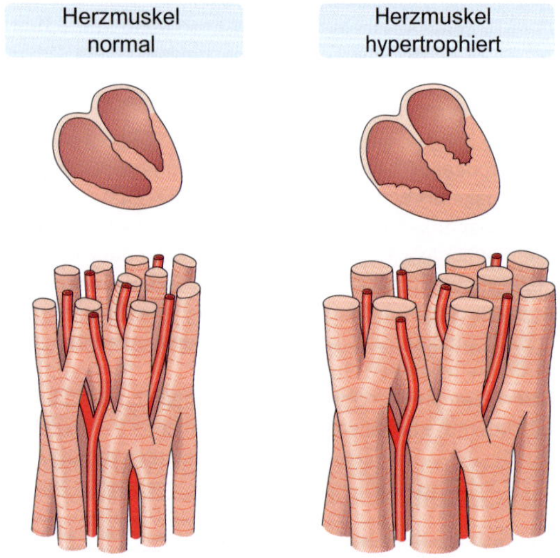

Abb. 12.14 Links die Ernährungssituation für ein normales, 300 g schweres Herz, rechts bei Herzmuskelhypertrophie [L190]

Zwischen Epikard und Perikard befindet sich ein schmaler Spalt, die **Herzbeutel- oder Perikardhöhle** (Cavitas pericardialis). In diesem Spalt befinden sich 10–15 ml klare Flüssigkeit: die **Perikardflüssigkeit.** Sie dient als Gleitfilm während der Herzaktion und reduziert so die Reibung zwischen den Blättern des Herzbeutels auf ein Minimum.

KRANKHEIT/SYMPTOM

Perikarditis

Am häufigsten wird eine **Perikarditis** (Entzündung des Herzbeutels) durch Infektionen (viral, bakteriell, tuberkulös) hervorgerufen.
Es können aber auch eine Urämie (Anstieg der Nierenretentionssubstanzen wie z. B. Harnstoff bei Niereninsuffizienz), rheumatologische Erkrankungen oder bösartige Tumore/Krebserkrankungen ursächlich sein.
Das klinische Bild ist durch retrosternale und linksthorakale Schmerzen geprägt, die insbesondere durch Husten oder bei tiefer Einatmung zunehmen. Häufig findet sich ein geringer Temperaturanstieg. Fieber mit Temperaturen > 38 °C kann Hinweis auf eine eitrige (purulente) Perikarditis sein.
In der körperlichen Untersuchung ist das herzschlagsynchrone Reibegeräusch („Perikardreiben") hinweisend. Im EKG können ST-Strecken-Senkungen oder T-Negativierungen auffallen. In der Echokardiografie kann ein Begleiterguss sichtbar sein, der jedoch bei der trockenen Perikarditis (Pericarditis sicca) meist fehlt.
Die Behandlung besteht aus einer antientzündlichen (antiphlogistischen) Therapie, z. B. Gabe von Ibuprofen oder Acetylsalicylsäure (ASS), und Allgemeinmaßnahmen wie Bettruhe und das Vermeiden körperlicher Anstrengung. Bei einer infektiösen Perikarditis muss eine antibiotische Therapie erfolgen. Eine zusätzliche Herzmuskelentzündung (Perimyokarditis) muss ausgeschlossen werden (→ Kap. 12.3.3).

Perikarderguss/-tamponade

Bei Entzündungen des Herzbeutels **(Perikarditis)** können die Herzbeutelblätter schmerzhaft aufeinander reiben. Oft bildet sich dann zwischen beiden Blättern ein Erguss (krankhafte Flüssigkeitsansammlung), **Perikarderguss** genannt (→ Abb. 12.15). Da das Perikard kaum dehnbar ist, übt vor allem ein schnell entstehender Perikarderguss Druck auf das Herz aus. Auch bösartige Erkrankungen (maligner Perikarderguss), rheumatische Ursachen, ein Z. n. Herzinfarkt, Z. n. Herzoperation, Z. n. nach Bestrahlung und traumatische Ereignisse können einen Perikarderguss hervorrufen.

Bei entsprechender Zunahme des Perikardergusses kann es zu einer hämodynamischen Beeinträchtigung mit Blutdruckabfall und Herzfrequenzanstieg als Ausdruck eines obstruktiven Schocks kommen

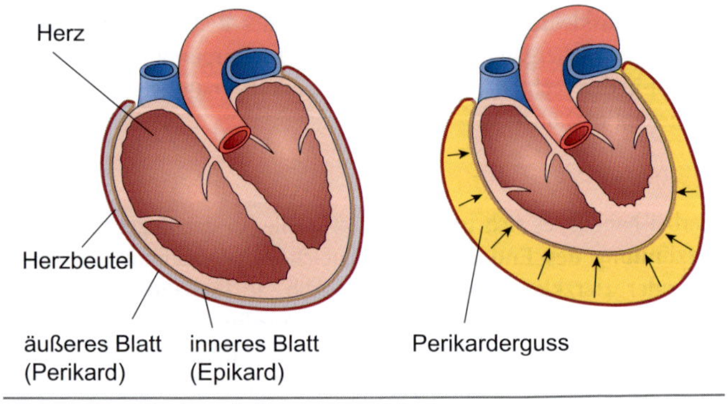

Abb. 12.15 Perikarderguss (Schemazeichnung) [L190]

(Perikardtamponade). Weitere mögliche Symptome sind Dyspnoe, gestaute Halsvenen, Thoraxschmerz und eventuell eine Niedervoltage im EKG (→ Abb. 12.16).

Bei einer Perikardtamponade wird die Flüssigkeit mittels Punktion unterhalb des Schwertfortsatzes des Brustbeins (Processus xiphoideus) mit einer langen Punktionsnadel in Richtung des linken Schulterblatts punktiert (→ Abb. 12.17). Unter klinischen Bedingungen erfolgt dies orientierend mithilfe der Echokardiografie, oft auch im Herzkatheterlabor unter Durchleuchtung. Im Rettungsdienst kann der Notarzt zumindest die Sonografie einsetzen, sofern er die Technik beherrscht und das Verfahren verfügbar ist. Meist wird über die traumatische Nadel sofort ein Draht mit einer J-förmigen Spitze platziert, über den wiederum ein gebogener Absaugkatheter (Pigtail-Katheter) geführt wird (Seldinger-Technik).

IM FOKUS

Aufbau der Herzwand

Die **Herzwand** lässt sich von innen nach außen in drei Schichten gliedern:

- Endokard
- Myokard
- Epikard

Umschlossen wird das Herz vom **Perikard,** das zusammen mit dem Epikard den Herzbeutel bildet.
Das **Endokard** ist eine sehr **dünne** und **glatte Epithelschicht,** die zur Minimierung des Reibungswiderstandes beiträgt.
Eine **Entzündung des Endokards** wird als **Endokarditis** bezeichnet.
Das **Myokard** ist die arbeitende Schicht des Herzens und besteht aus **Herzmuskelgewebe.**
Bei **lang andauernden Belastungen** kommt es zur **Hypertrophie** oder zur **Dilatation** des Herzmuskels.
Der **Herzbeutel** wird gebildet von **Epikard** und **Perikard.**
In der **Perikardhöhle** befindet sich die **Perikardflüssigkeit (10–15 ml).**

12.4 Herzzyklus

Beim gesunden Erwachsenen schlägt das Herz in körperlicher Ruhe etwa 60–80-mal pro Minute. Mit jedem Herzschlag **(Kontraktion)** wird Blut aus den beiden Herzkammern in den Lungen- und in den Körperkreislauf gepumpt. In der **Systole** kommt es zur Kontraktion der Herzkammern. Durch den Druckanstieg in den Kammern (→ Abb. 12.18) öffnen sich die Herzklappen, sodass das Blut herausgepumpt wird. Anschließend erschlafft die Muskulatur **(Diastole)** – die Höhlen erweitern sich wieder und füllen sich durch das dabei entstehende Druckgefälle erneut mit Blut aus den Vorhöfen. Das Schlagvolumen beträgt beim Erwachsenen ca. 70–100 ml.

12.4.1 Vorhofzyklus

Auch die Vorhöfe unterliegen einem ständigen Wechsel von Kontraktion und Erschlaffung.

Die Phasen des Kontraktionszyklus von Vorhöfen und Kammern sind dabei exakt aufeinander abgestimmt, um dem Herzen eine optimale Auswurfleistung zu ermöglichen: Die Vorhofmuskulatur kontrahiert ca. 0,12–0,20 s vor der Kammermuskulatur, sodass am Ende der Diastole möglichst viel Blut in die Kammern gepresst und die Vorfüllung (**Vorlast,** Preload) erhöht wird.

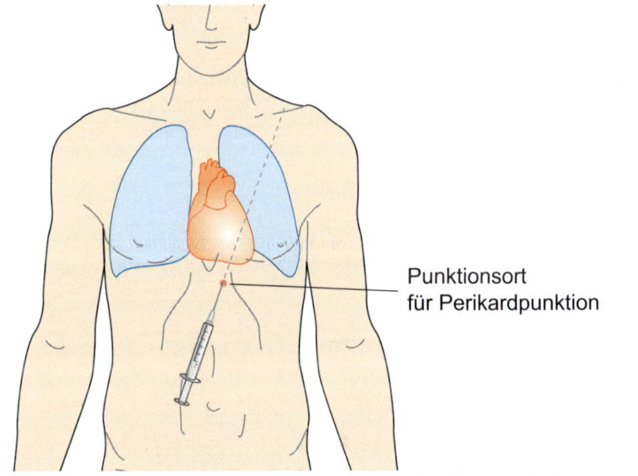

Abb. 12.17 Perikardpunktion. Bei der traumatisch bedingten „blutigen" Perikardtamponade gilt allerdings, dass die Punktion des Perikards mit einer Kanüle, um das Blut aus dem Herzbeutel zu aspirieren, als wenig erfolgversprechend gilt, weil das Blut meist schon geronnen ist. In dieser Situation stellt die Notfallthorakotomie das Verfahren der Wahl dar. [L235]

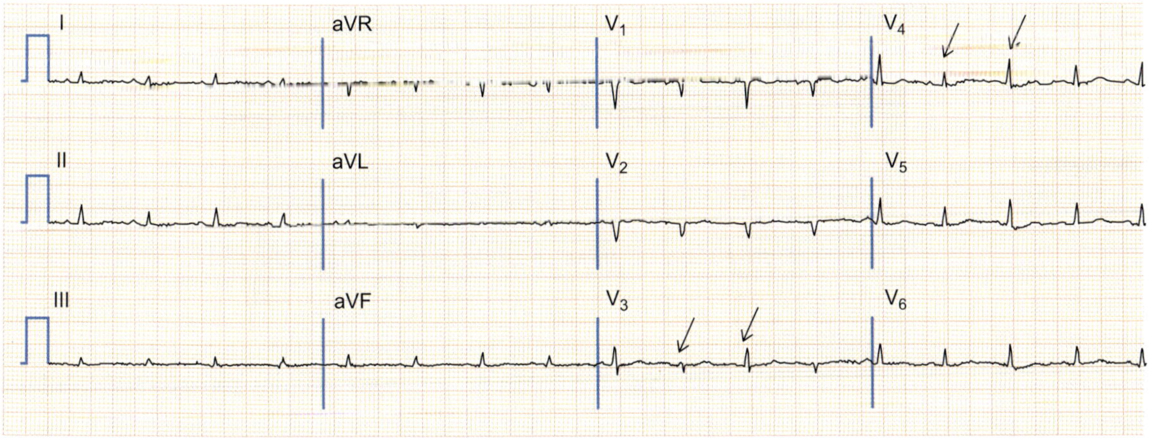

Abb. 12.16 Klassische Befundtrias bei Perikarderguss mit Perikardtamponade: (1) Sinustachykardie, (2) QRS-Niedervoltage und (3) elektrischer Alternans (in diesem Beispiel am besten zu erkennen in den Ableitungen V_3 und V_4: Pfeile). Diese Trias spricht hoch spezifisch für einen Perikarderguss mit damit meist einhergehender Tamponade (mod. nach Suttorp et al. 2020) [L143]

12.4.2 Kammerzyklus

Der **Kammerzyklus** wird in vier Phasen eingeteilt (→ Abb. 12.18).

Die **Kammersystole** hat zwei Phasen:

- **Anspannungsphase:** Zu Beginn der Systole sind die Kammern mit Blut gefüllt, die Segel- und Taschenklappen sind geschlossen. Durch Anspannung des Myokards steigt der intraventrikuläre Druck; er ist jedoch noch nicht hoch genug, um die Taschenklappen zu öffnen.
- **Austreibungsphase** (Auswurfphase): Bei zunehmender Muskelkontraktion übersteigt der Druck in den Kammern schließlich den Druck im Pulmonalarterienhauptstamm (Truncus pulmonalis) bzw.

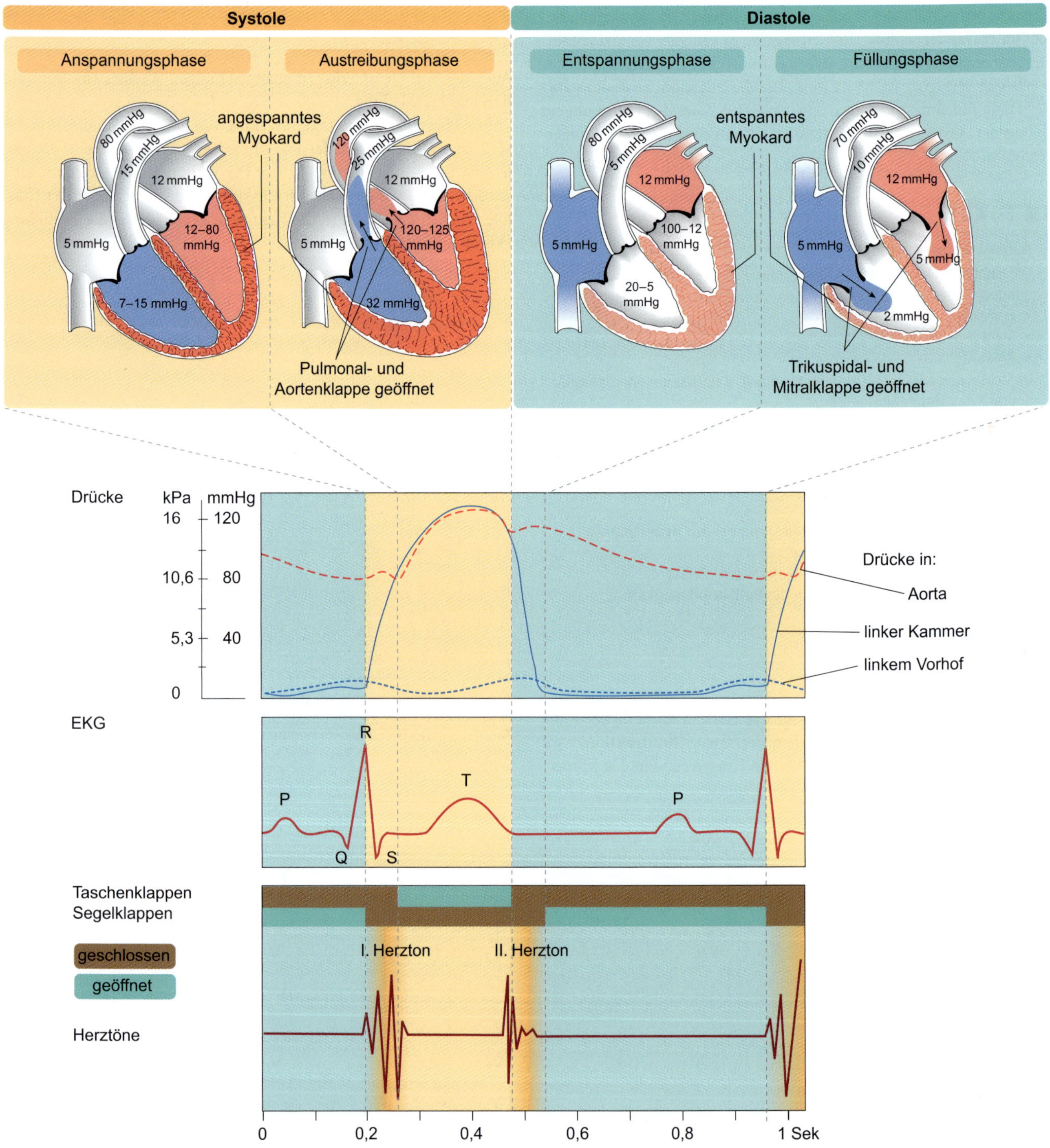

Abb. 12.18 Darstellung des Herzzyklus und der Druckverhältnisse in den verschiedenen Herzräumen sowie Druckverläufe in Aorta, linker Kammer und linkem Vorhof (hier bei ca. 80 Schlägen/min), EKG, Herztöne und Klappenöffnung/-schluss. Im rechten Herzen betragen die Drücke nur ca. ⅕–¼ von denen des linken Herzens, da der Gefäßwiderstand im Lungenkreislauf viel niedriger ist als im Körperkreislauf [L190]

Aorta: Die Taschenklappen werden aufgestoßen und das Blut in die großen Arterien getrieben. Die Kammervolumina verkleinern sich auf etwa die Hälfte. Gegen Ende der Austreibungsphase schließen sich die Taschenklappen, weil der Druck in den Arterien wieder höher als in den Kammern ist. Die Systole ist beendet, die Diastole beginnt.

Auch die **Kammerdiastole** setzt sich aus zwei Phasen zusammen:

- **Entspannungsphase** (Erschlaffungsphase): Das Kammermyokard erschlafft, die Kammerdrücke sinken ab, alle Klappen sind abermals geschlossen.
- **Füllungsphase:** Sinkt der Kammerdruck unter den Vorhofdruck, öffnen sich die Segelklappen, sodass Blut aus den Vorhöfen in die Kammern strömt. Dies geschieht überwiegend passiv. Die aktive Vorhofkontraktion trägt bei normaler Herzfrequenz nur zu etwa 10–15 % zur Kammerfüllung bei. Die Füllungsphase endet mit dem Schließen der Segelklappen – die neue Systole beginnt.

MERKE

Schlagvolumen

Aus jedem der beiden Ventrikel werden pro Herzschlag beim gesunden (untrainierten) Erwachsenen in Ruhe etwa 70 ml Blut ausgetrieben. Dies entspricht etwa der halben Kammerfüllung.

12.4.3 Ventilebenenmechanismus

Während der Austreibungsphase wird nicht nur Blut in die großen Arterien **gepresst.** Vielmehr verlagert sich die **Klappenebene** (Ventilebene) des Herzens (→ Abb. 12.7) bei der systolischen Kammerverkleinerung in Richtung Herzspitze, sodass die (mittlerweile erschlafften) Vorhöfe gedehnt werden. Die Vorhofdrücke sinken und aufgrund des dabei entstehenden Druckgefälles strömt Blut passiv aus den großen Venen in die Vorhöfe.

Mit der Kammererschlaffung in der Diastole bewegt sich die Klappenebene wieder zurück, die Kammern erweitern sich rasch. Nun entsteht ein Druckgefälle zwischen Kammern und Vorhöfen, welches das Blut überwiegend passiv in die Kammern gelangen lässt. Anschaulich spricht man deshalb vom „Ansaugen" des Blutes in die Vorhöfe bzw. Kammern oder vom Herzen als „Saug-Druck-Pumpe".

12.4.4 Druckverhältnisse während des Herzzyklus

Während jedes Herzzyklus ändern sich die Blutdrücke in den vier Innenräumen des Herzens beim Gesunden in typischer und immer gleicher Weise (→ Abb. 12.18).

12.4.5 Herztöne und Herzgeräusche

Das Herz arbeitet nicht lautlos. Die durch Muskelanspannung und Bewegung der Klappen oder Strömungsgeräusche entstehenden Schwingungen werden auf den Brustkorb übertragen, wo sie durch **Auskultation** („Abhorchen") oder Aufzeichnung mit einem Mikrofon (Phonokardiografie) registriert werden können.

Das Bruststück eines Stethoskops besteht meistens aus einer Membranseite für hochfrequente Schwingungen, z. B. Stenosegeräusche, und einer Trichterseite für tieffrequente Geräusche, z. B. zur Gefäßauskultation. Es werden **Herztöne** (physiologisch) von **Herzgeräuschen** (meist pathologisch) abgegrenzt. Herztöne und -geräusche „projizieren" sich in Abhängigkeit von ihrer „Ursprungsklappe" auf ein Auskultationsareal auf der Brustkorbvorderseite (→ Abb. 12.19):

- **Erb-Punkt:** 3. Interkostalraum (ICR) links parasternal. Dieser Punkt erlaubt einen guten Überblick über alle Auskultationspunkte.
- **Aortenklappenpunkt:** 2. ICR rechts parasternal.
- **Pulmonalklappenpunkt:** 2. ICR links parasternal.
- **Trikuspidalklappenpunkt:** 4. ICR rechts parasternal.
- **Mitralklappenpunkt:** 5. ICR links in Medioklavikularlinie.

PRAXISTIPP

Merkhilfe

Um sich die Auskultationspunkte besser merken zu können, hat sich folgende Merkhilfe bewährt: **A**nton **P**ulmonalis **T**rinkt **M**ilch um **22:45.** Dabei stehen die Anfangsbuchstaben für die Auskultationspunkte und die Uhrzeit für die dazugehörigen Interkostalräume (siehe oben).

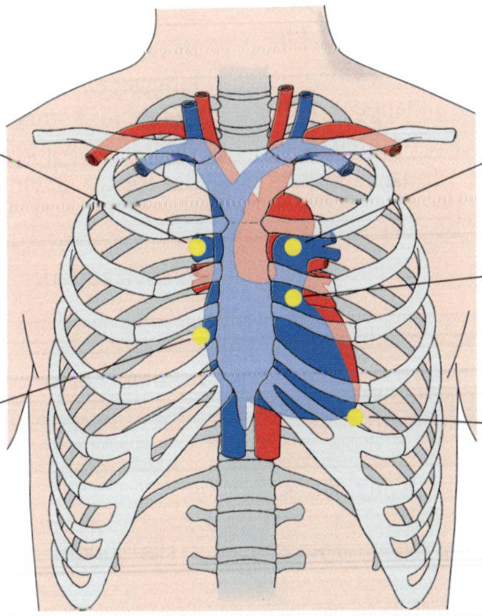

Abb. 12.19 Die Auskultation des Herzens erfolgt an fünf definierten Punkten auf dem vorderen Brustkorb. Da sich Herztöne und -geräusche akustisch ausbreiten, liegen die Orte, an denen sie am besten auf der Brustwand auskultierbar sind, nicht direkt über der jeweiligen Klappe, sondern mehr oder weniger weit von dieser entfernt (Klappenebene des Herzens → Abb. 12.7). Am Erb-Punkt hört man den ersten und zweiten Herzton meist gleich gut und kann sich so einen Überblick über die Herzaktionen verschaffen. [L138]

Herztöne

Als **Herztöne** werden in der Regel kurze Schallereignisse bezeichnet. Am gesunden Herzen lassen sich **zwei Herztöne** auskultieren (→ Abb. 12.18):

- Den **1. Herzton** hört man in der Anspannungsphase der Systole (isovolumetrische Ventrikelkontraktion), also zu Beginn der Systole. Das Kammermyokard zieht sich ruckartig zusammen, die Kammern geraten in Schwingungen. Der 1. Herzton heißt daher auch **Anspannungston.**
- Der **2. Herzton** kommt durch das „Zuschlagen" der Aorten- und der Pulmonalklappe zustande. Er markiert das Ende der Systole und wird als **Klappenton** bezeichnet. Der 2. Herzton ist physiologischerweise häufig gespalten.

Der 1. kann vom 2. Herzton durch die zeitliche Abfolge unterschieden werden. Bei normaler Herzfrequenz ist der zeitliche Abstand vom 1. zum 2. Herzton (Systole) kürzer als der Abstand vom 2. zum nächsten 1. Herzton (Diastole).

Ein **3. Herzton,** der dem 2. Herzton in engem zeitlichem Abstand folgt, kann bei Jugendlichen ohne Krankheitswert auftreten. Bei Erwachsenen liegt häufig eine Herzinsuffizienz oder Mitralklappeninsuffizienz als Ursache vor. Ein **4. Herzton,** der sehr kurz vor dem nachfolgenden 1. Herzton auftritt, ist immer pathologisch. Es wird angenommen, dass eine verminderte Dehnbarkeit der Ventrikel vorliegt, wie sie z. B. bei Hypertrophie gefunden wird. Die Geräuschintensität der Herztöne kann durch unterschiedliche Veränderungen, z. B. Übergewicht (Adipositas), Lungenemphysem oder einen Herzbeutelerguss (Perikarderguss), vermindert sein.

Herzgeräusche

Herzgeräusche sind in der Regel durch Turbulenzen im Blutstrom bedingt. Sie dauern länger an als die Herztöne und können eine gleichbleibende (bandförmig) oder an- und abschwellende (spindelförmig, „crescendo-decrescendo") Lautstärkeintensität aufweisen. Herzgeräusche zwischen dem 1. und 2. Herzton werden als systolisch **(Systolikum)** und zwischen dem 2. und nachfolgendem 1. Herzton als diastolisch **(Diastolikum)** klassifiziert. Diastolische Geräusche sind immer pathologisch; systolische Geräusche hingegen können bereits bei einem erhöhten Schlagvolumen (Bluthochdruck, Schilddrüsenüberfunktion [Hyperthyreose]) auftreten, ohne dass eine Veränderung der Herzklappen vorliegt. Ein systolisches Herzgeräusch kann aber auf eine Verengung der Aortenklappe (Aortenklappenstenose → Kap. 12.2.8) hinweisen. Bei einem diastolischen Herzgeräusch liegt häufig eine Mitralklappeninsuffizienz (Schlussundichtigkeit der Mitralklappe → Kap. 12.2.8) vor. Aufgrund der eingeschränkten Beurteilbarkeit mittels Auskultation wird bei krankhaften Herzgeräuschen eine Ultraschalluntersuchung des Herzens (Echokardiografie) durchgeführt.

IM FOKUS

Herzzyklus

Ein **Herzzyklus** setzt sich aus **Systole** und **Diastole** zusammen.
Die **Kammersystole** beinhaltet die **Anspannungsphase** und die **Austreibungsphase.**
Die **Kammerdiastole** besteht aus der **Entspannungsphase** und der **Füllungsphase.**
Auskultatorisch können **Herztöne** von **Herzgeräuschen** abgegrenzt werden.
Den **1. Herzton** hört man als **Anspannungston** in der Anspannungsphase der Systole.
Der **2. Herzton** markiert das „Zuschlagen" der Aorten- und der Pulmonalklappe.
Manchmal können auch ein **3. Herzton** bzw. ein **4. Herzton** vernommen werden.
Herzgeräusche sind in der Regel durch Turbulenzen im Blutstrom bedingt.

12.5 Erregungsbildung und Erregungsleitung

Autonomie des Herzens

Jeder Muskel benötigt einen elektrischen Impuls zur Kontraktion. Doch während der Skelettmuskel durch einen Nerv zur Kontraktion angeregt wird, **erregt sich das Herz selbst** – erkennbar daran, dass es in geeigneter Nährlösung auch außerhalb des Körpers weiterschlägt. Der Antrieb für die Herztätigkeit liegt also im Herzen selbst, es arbeitet **autonom** (unabhängig) oder autorhythmisch (→ Kap. 12.5.2). Diese Autonomie verdankt das Herz spezialisierten Herzmuskelzellen, die in der Lage sind, elektrische Erregungen zu bilden und diese schnell weiterzuleiten. Dieses System nennt man daher das **Erregungsbildungs- und Erregungsleitungssystem** (→ Abb. 12.20).

Einen starken Einfluss auf das Herz hat zudem das vegetative Nervensystem (→ Kap. 12.6.3).

MERKE

Die Pumpwirkung des Herzens beruht auf einem koordinierten Wechsel von Kontraktion und Erschlaffung der Herzmuskelzellen. Grundlage für die Kontraktion einer Herzmuskelzelle ist ein elektrischer Impuls. Im Normalfall geben Sinusknoten und das Erregungsleitungssystem dabei die „Richtung vor".

ACHTUNG!

Elektrolytveränderungen

Mögliche EKG-Veränderungen sind abgeflachte P-Wellen, hohe, spitzgipfelige T-Wellen, ein verlängertes PR-Intervall und verbreiterte QRS-Komplexe bis zur Asystolie. Eine **Kaliumerhöhung** im EZR erniedrigt Erregbarkeit, Leitungsgeschwindigkeit und Dauer des Aktionspotenzials, dadurch nimmt die QT-Dauer ab und die Breite des QRS-Komplexes zu. Durch die kürzere Refraktärperiode und langsamere Leitungsgeschwindigkeit bei Hyperkaliämie nimmt die **Gefahr für Kammerrhythmusstörungen** wie z. B. Kammerflimmern zu. Daneben gibt es weitere Elektrolytstörungen mit Einfluss auf das Herz, z. B. eine Hypokaliämie oder eine Hypokalzämie.

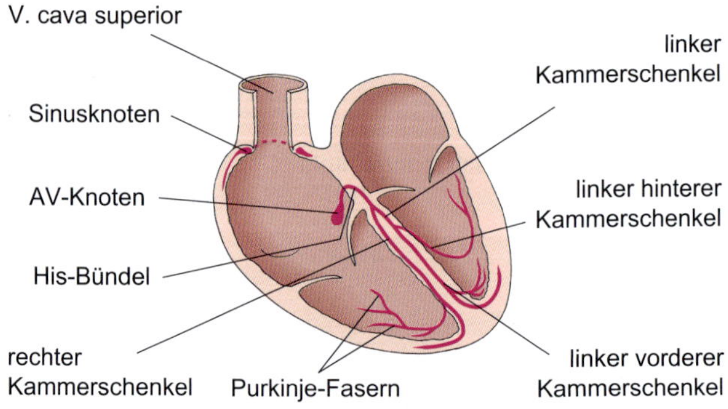

Abb. 12.20 Erregungsbildungs- und -leitungssystem am Herzen. [L190]

12.5.1 Ruhe- und Aktionspotenzial am Herzen

Wie bei der Skelettmuskel- und der Nervenzelle, kann man auch bei der Herzmuskelzelle ein **Ruhepotenzial** (Ruhezustand, „Aus") von einem **Aktionspotenzial** (Aktionszustand, „Ein") unterscheiden.

- Bei der **Arbeitsmuskulatur** (Arbeitsmyokard) des Herzens ist – wie bei der Skelettmuskulatur – das Ruhepotenzial physiologischerweise stabil. Ein Aktionspotenzial wird nur ausgelöst, wenn ein von **außen** kommender Impuls die Zellmembran zuvor bis zum Schwellenpotenzial depolarisiert hat.
- Bei den Zellen des **Erregungsbildungs- und -leitungssystems** hingegen ist das Ruhepotenzial nicht stabil. Vielmehr steigt das Ruhepotenzial nach einem Aktionspotenzial von seinem negativsten Wert **(maximales diastolisches Potenzial)** kontinuierlich an, bis das Schwellenpotenzial erreicht ist, und ein neues Aktionspotenzial ausgelöst wird. Diese **diastolische Selbstdepolarisation** (spontane diastolische Depolarisation) ist die Grundlage der Erregungsbildung im Herzen (→ Abb. 12.22).

Ruhepotenzial am Herzen

Betrachtet man Zellinneres und Zelläußeres, dann findet man im „Ruhezustand" der Zelle eine **Spannungsdifferenz.** Man misst Spannungsdifferenzen in Volt (V), jedoch wird am Herzen aufgrund der geringen Werte die Einheit Millivolt (mV) verwendet. Die Spannungsdifferenz entsteht durch die unterschiedliche Verteilung elektrisch geladener Ionen bzw. Elektrolyte (Na^+, K^+, Ca^{++}, Cl^-). Dieser Zustand ist das **Ruhepotenzial** (Membranpotenzial in Ruhe).

MERKE

Das Zellinnere weist (in Ruhe) im Vergleich mit dem Zelläußeren eine relativ negative Ladung mit dem Wert von etwa –90 mV auf. Die Zelle ist **polarisiert.** Dies ist das Ruhepotenzial.

Während es leicht nachvollziehbar ist, dass man ein Minus auf dem Girokonto haben kann, ist es nicht so leicht ersichtlich, inwiefern im Intrazellulärraum eine negative Ladung vorhanden sein kann. Dies kommt dadurch zustande, dass der **Extrazellulärraum als Bezugspunkt** verwendet und daher **gleich „Null" gesetzt** wird. Per Definition hat das Zelläußere im Ruhezustand demnach eine elektrische Ladung von 0 mV.

Ein Vergleich verdeutlicht dies: Person A hat 6 Früchte und Person B hat 10 Früchte. Person A hat also 4 Früchte weniger als B. Würde man nun festlegen, dass die Früchte von Person B gleich „Null" gesetzt werden, könnte man auch sagen, Person A hat –4 Früchte. Aufs Herz bezogen: In Ruhe weist der IZR gegenüber dem EZR eine negative Potenzialdifferenz auf (negatives **Ruhepotenzial**).

Alles-oder-Nichts-Prinzip

Die Kontraktion eines **Skelettmuskels** ist umso stärker, je mehr Nervenfasern erregt werden, die zu diesem Muskel ziehen. Diese abgestufte Kontraktionsstärke beruht auf der Rekrutierung (Heranziehung) einer unterschiedlichen Zahl motorischer Einheiten, die getrennt voneinander nerval erregt werden können. Außerdem ist die Kraft jeder motorischen Einheit von der Frequenz der einlaufenden Aktionspotenziale abhängig.

Beim **Herzmuskel** ist es anders: Die einzelnen Herzmuskelzellen sind elektrisch nicht gegeneinander isoliert, sondern die Erregungen gehen durch **Gap Junctions** (spezielle Zellkontakte, → Kap. 4.2.1) von einer Myokardzelle auf die nächste über. Somit gibt es für überschwellige Reize keine „Grenzen", und eine Erregung erfasst immer alle Herzmuskelzellen. Entweder erzeugt der Reiz also eine Kontraktion des gesamten Herzmuskels oder (bei unterschwelligem Reiz) gar keine **(Alles-oder-Nichts-Prinzip).** Auch die beim Skelettmuskel mögliche Kraftabstufung durch Superposition und Tetanus gibt es beim Herzmuskel nicht.

MERKE

Es gibt am Herzmuskel einige **Besonderheiten gegenüber der Skelettmuskulatur:**
- Schrittmacherzellen (das Herz erregt sich selbst)
- Weiterleitung der Erregung von Zelle zu Zelle
- Kontinuierliche Arbeit (Herz darf niemals ruhen)

Aktionspotenzial am Herzen

Wie erwähnt, findet während der Diastole eine kontinuierliche Depolarisation vom negativsten Potenzial bis hin zu einem Schwellenpotenzial (–35 mV) statt (→ Kap.12.5.2). Wird das Schwellenpotenzial erreicht, öffnen sich langsame Kalzium-Kanäle und leiten das **Aktionspotenzial** ein.

Die Herzmuskelzellen werden über ein aus dem Erregungsleitsystem kommendes Aktionspotenzial depolarisiert. Es öffnen sich Natrium-Kanäle. Durch das einströmende Natrium kehrt sich die Membranpolarisierung um **(Phase 0).** Durch die Spannungsänderung inaktiviert sich der Natriumeinstrom im Verlauf selbst **(Phase 1).** Durch langsamen Kalziumeinstrom entsteht eine Plateauphase **(Phase 2).** Der Kalziumeinstrom dauert viel länger als der Natriumeinstrom und führt zu einer Repolarisationsverzögerung, die für die elektromechanische Koppelung verantwortlich ist. In der Repolarisationsphase **(Phase 3)** überwiegt der Kaliumauswärtsstrom. Die **Phase 4** wird auch **diastolische Depolarisation** genannt. Während der Repolarisationsphase kann eine frühzeitig einfallende Erregung keine Depolarisation auslösen **(absolute Refraktärphase).** Die lange Refraktärphase (ca. 300 ms) der Herzmuskelzelle reduziert die Gefahr einer Dauererregung **(Nichttetanisierbarkeit des Herzmuskels).**

12.5.2 Physiologischer Erregungsablauf

Die Beschreibung des physiologischen Erregungsablaufs (→ Abb. 12.21) nimmt jeweils Bezug auf das, was im EKG zu sehen ist (→ Abb. 12.22, Einzelheiten zum EKG → Kap. 12.5.3).

Sinusknoten

Die wichtigste Struktur für die Erregungsbildung ist der **Sinusknoten** (Nodus sinuatrialis → Abb. 12.20, → Abb. 12.21) in der Wand des rechten Vorhofes unmittelbar an der Einmündungsstelle der oberen Hohlvene **(V. cava superior).** Der Sinusknoten ist etwa 2–4 mm breit und 20–30 mm lang.

Bei den meisten Menschen (70 %) wird der Sinusknoten aus der rechten Koronararterie über eine eigene Sinusknotenarterie mit Blut versorgt. Bei den verbleibenden 30 % entspringt die Sinusknotenarterie dem Ramus circumflexus der linken Koronararterie (→ Abb. 12.36).

Vom Sinusknoten gehen normalerweise alle Erregungen für die rhythmischen Kontraktionen des Herzens aus; er bestimmt die Häufigkeit des Herzschlags, die Herzfrequenz. Deshalb wird er auch als **physiologischer Schrittmacher** oder **primäres Erregungsbildungszentrum** bezeichnet. Bis heute ist nicht vollständig geklärt, woher er die Fähigkeit nimmt, sich selbst zu erregen.

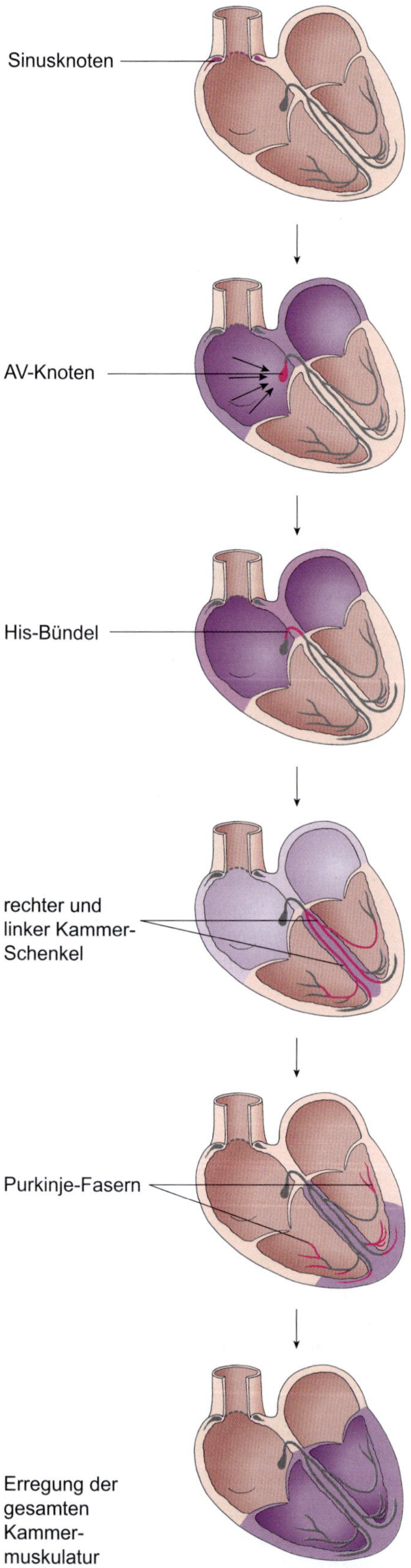

Abb. 12.21 Erregungsausbreitung. Die violetten Flächen kennzeichnen die erregten Myokardanteile. Zunächst kontrahiert sich die Vorhofmuskulatur. Danach greift die Erregung auf die Kammern über, wobei sich zuerst das Septum kontrahiert. [L190]

Der Sinusknoten erzeugt beim Erwachsenen normalerweise 60–100 Impulse/min, allerdings sind dies nur Anhaltswerte, da die Herzfrequenz großen Schwankungen unterliegt.

Die Erregungsbildung des Sinusknoten breitet sich über die Vorhöfe aus (sinuatriale Überleitung). Neben einer Ausbreitung von Zelle zu Zelle erfolgt die Weiterleitung eines Impulses über spezielle sog. **internodale Leitungsbahnen.** Zur Existenz dieser Leitungsbahnen gibt es unterschiedliche Ansichten. Traditionell wird von drei Leitungsbahnen zwischen Sinusknoten und AV-Knoten ausgegangen sowie einer vierten Bahn, die vom Sinusknoten zum linken Vorhof zieht (Bachmann-Bündel).

Im EKG

Im **EKG** ist die sich ausbreitende Vorhoferregung als **P-Welle** zu sehen. Die Erregung breitet sich zunächst im rechten Vorhof aus, danach folgt der linke Vorhof. Der AV-Knoten wird bereits etwa zum Zeitpunkt des Scheitelpunkts der P-Welle erreicht. Nach der P-Welle ist im EKG eine Pause zu sehen. Daher ist die PQ-Strecke eine isoelektrische Linie. Es ist wichtig zu verstehen, dass im EKG nur Differenzen zwischen unterschiedlich aktivierten Bereichen dargestellt werden (Potenzialdifferenzen). Da die Vorhöfe voll erregt sind, sind alle Zellen gleichzeitig depolarisiert und somit bestehen keine Potenzialdifferenzen.

AV-Knoten

Vom Sinusknoten gelangt die Erregung über die Vorhofmuskulatur zum **AV-Knoten** (→ Abb. 12.20, → Abb. 12.21). Nach seinen Entdeckern findet sich in der Literatur auch die Bezeichnung **Aschoff-Tawara-Knoten.** Diese Bezeichnung ist jedoch nicht sehr verbreitet.

Der AV-Knoten liegt am Boden des rechten Vorhofs (subendokardial) in der Vorhofscheidewand nahe der Grenze zwischen Vorhof und Kammer (daher AV-Knoten = Atrioventrikular-Knoten). Er ist etwa 5 × 3 × 1 mm groß und fungiert gewissermaßen als **Sammelstelle der Vorhoferregung.** Er nimmt die Erregungen von der Vorhofmuskulatur auf und leitet sie zum **His-Bündel.**

Fällt der Sinusknoten aus, kann der AV-Knoten als **sekundäres Erregungsbildungszentrum** oder sekundärer Schrittmacher einspringen. Manche Autoren gehen davon aus, dass nicht der AV-Knoten selbst zur Impulsgebung befähigt ist, sondern die Region um den AV-Knoten herum, der sog. **AV-junktionale Bereich.** Der AV-junktionale Bereich umfasst das Vorhofgewebe, welches direkt vor dem AV-Knoten liegt, und das His-Bündel, das sich dem AV-Knoten anschließt. Diese Region erzeugt normalerweise 40–60 Erregungen/min.

Zugleich verhindert der AV-Knoten eine zu schnelle Überleitung von den Vorhöfen auf die Kammern, die beispielsweise im Falle eines Vorhofflimmerns tödlich wäre, wenn die Überleitung 1 : 1 betragen würde. Wird im Beispiel eines Vorhofflatterns mit 300/min jeder zweite Impuls weitergeleitet, beträgt die Frequenz 150/min. Das ist immer noch schnell, aber nicht tödlich.

MERKE

Der AV-Knoten kann nicht nur bremsen

Der AV-Knoten teilt sich in mehrere Bereiche. Diese leiten unterschiedlich schnell, was Ursache für kreisende Erregungen sein kann (Re-Entry-Tachykardie). Ein Klassiker ist diesbezüglich die AVNRT (AV-Knoten Reentry-Tachykardie).

Im EKG

Eine wichtige Aufgabe des AV-Knotens ist die **zeitliche Verzögerung** bei der Überleitung der Vorhoferregung in die Kammern. Sie ist im **EKG** daran erkennbar, dass zwischen der P-Welle und dem Kammerkomplex

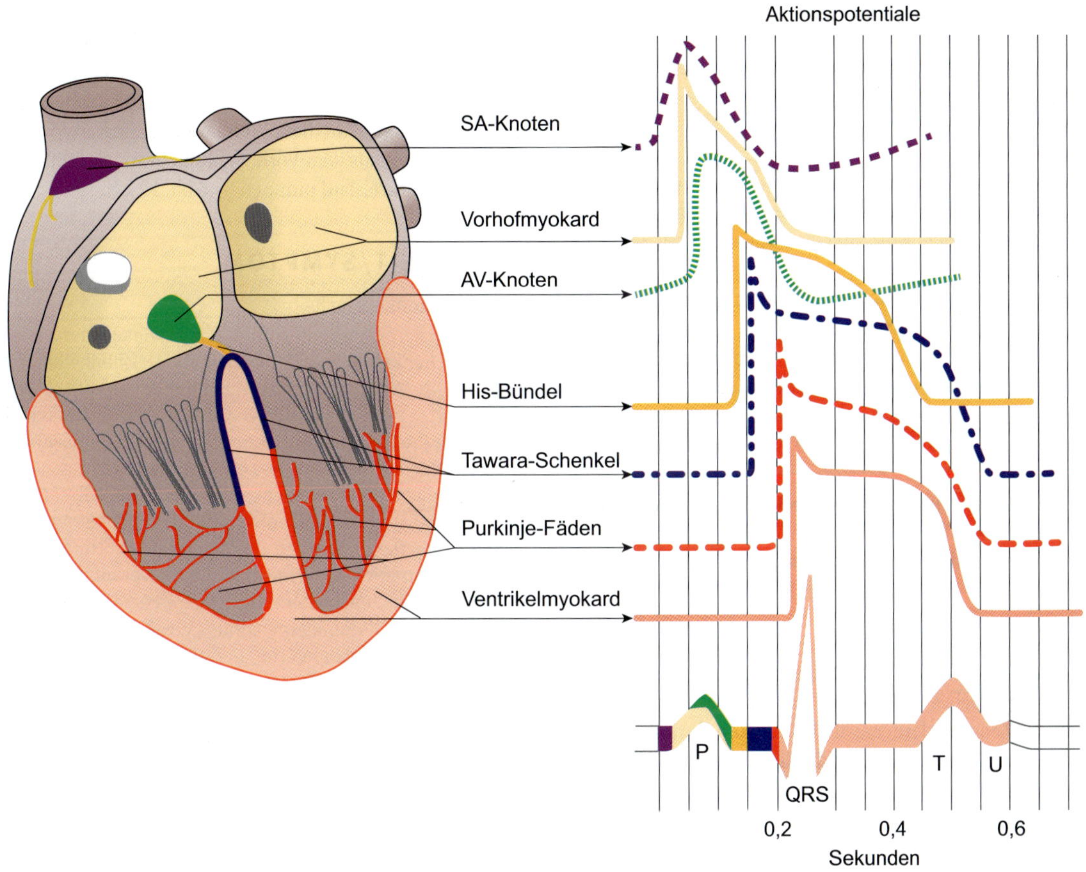

Abb. 12.22 Die unterschiedlichen Zellen des Herzens generieren unterschiedliche Formen von Aktionspotenzialen. Diese sind hier im Zusammenhang mit der EKG-Kurve dargestellt. [L143]

eine kurze Pause zu sehen ist. Sie dient unter anderem der Koordinierung von Vorhöfen und Kammern. Würden die Vorhöfe und Kammern zeitgleich erregt, würden sich die AV-Klappen schließen und gleichzeitig die Vorhöfe gegen die geschlossenen Klappen kontrahieren. Zudem wird das Vorhofvolumen benötigt: Es macht beim Herzgesunden etwa 20–25 % des ventrikulären Füllvolumens aus, beim Herzkranken kann der Anteil der Vorhofkontraktion an der Ventrikelfüllung auf bis zu 50 % ansteigen.

His-Bündel und Tawara-Schenkel

Das mit 10–20 mm sehr kurze **His-Bündel** verläuft am Boden des rechten Vorhofs in Richtung Kammerscheidewand (→ Abb. 12.20, → Abb. 12.21). Es ist normalerweise die **einzige** elektrische Verbindung zwischen Vorhof- und Kammerebene. Daher können AV-Blöcke auch hier oder weiter distal lokalisiert sein.

Nach Erreichen des Kammerseptums teilt sich das His-Bündel in den rechten und linken Kammerschenkel **(Tawara-Schenkel)**. Die Tawara-Schenkel sorgen für eine rasche und gleichmäßige Erregungsausbreitung über beide Ventrikel. Sie stellen quasi den Hochgeschwindigkeitsabschnitt am Herzen dar.

- Der **rechte Tawara-Schenkel** verläuft dicht unter dem Endokard entlang der rechten Seite der Kammerscheidewand, ohne sich stark zu verzweigen. Er ist wesentlich zarter als der linke Schenkel aufgebaut.
- Der **linke Tawara-Schenkel** durchstößt früh das Septum in Richtung Ventrikel. Er unterteilt sich recht bald in einen längeren, dünneren links-anterioren und in einen kürzeren, kräftigeren links-posterioren Faszikel.

Im EKG

Im **EKG** tritt das His-Bündel nicht in Erscheinung. Gleichwohl beginnt in diesem Bereich die Erregung der Herzkammerzellen (intraventrikuläres Leitungssystem). Da sich die Erregung im Kammerseptum von links nach rechts (vom Patienten aus gesehen!) bzw. Richtung Herzbasis ausbreitet, erscheint in einigen Ableitungen eine kleine **Q-Zacke** (→ Abb. 12.22). Die Q-Zacke ist die erste negative Zacke des Kammerkomplexes. Im normalen EKG ist sie nach der P-Welle und vor der R-Zacke zu sehen. Sie spiegelt den Beginn der Kammererregung wider. Oftmals ist sie im EKG aber gar nicht zu sehen. Normal ist es, wenn sie in den **linksgerichteten** Ableitungen I, aVL, V_5 und V_6 auftaucht. Wenn ihre Breite 0,04 Sekunden (40 ms) überschreitet oder ihre Tiefe größer ist als ein Viertel der höchsten R-Zacke, wird dies als pathologisches Q bezeichnet. Ein Q in den Brustwandableitungen V_1 bis V_4 ist stets pathologisch.

Ein **verbreiteter Irrtum** besteht darin, dass die R-Zacke der schnellen Erregungsausbreitung in den Tawara-Schenkeln zugeschrieben wird. Die Tawara-Schenkel sind jedoch elektrisch isoliert und lassen keine Potenzialdifferenzen entstehen, zum anderen würde die kleine Muskelmasse des erregten Bereiches die Entstehung der großen R-Zacke nicht hergeben.

Purkinje-Fasern

Die Endabzweigungen der Kammerschenkel werden **Purkinje-Fasern** genannt. Sie sind relativ gleichmäßig über die Ventrikel verteilt, wobei sie in der rechten oberen Kammerwand etwas geringer vertreten sind.

Die Erregungen gehen von den Purkinje-Fasern direkt auf die Kammermuskulatur über (→ Abb. 12.20, → Abb. 12.21). Die Purkinje-Fasern stellen das **tertiäre Erregungsbildungszentrum** dar. Sie können etwa 20–40 Erregungen/min erzeugen.

Im EKG

Der Beginn der **R-Zacke** und ihr Anstieg beruhen darauf, dass die Ventrikel sich synchron **von innen nach außen** erregen. Man sagt auch, der **subendokardiale Bereich** wird zuerst erregt. Dadurch weist der Summenvektor Richtung Herzspitze.

Im Verlauf breitet sich die Erregungsfront von der apikalen Herzspitze in Richtung Herzbasis aus. Zuletzt befindet sich oben an der Herzbasis noch ein kleiner Anteil Gewebe, welches nicht erregt ist. Da der Vektor stets von erregtem nach unerregtem Gewebe zeigt, entsteht hierdurch die kleine **negative S-Zacke.** Sie repräsentiert die Depolarisation der basalen Kammerabschnitte und hat eine der R-Zacke entgegengesetzte Polarität.

Im Anschluss hieran erscheint die **ST-Strecke.** Sie ist **isoelektrisch,** weil zu diesem Zeitpunkt alle Zellen im Bereich der Ventrikel gleichzeitig depolarisiert sind und somit keine Potenzialdifferenzen bestehen. Sie sollte nur im 12-Kanal-EKG beurteilt werden.

Phänomen T-Welle

Die **T-Welle** repräsentiert die **Erregungsrückbildung.** Es handelt sich um ein rein elektrisches Phänomen, bei dem der ursprüngliche Ladungszustand der Zelle wiederhergestellt wird **(Repolarisation).**

Obwohl es sich um eine Erregungs**rückbildung** handelt, verläuft die T-Welle positiv. Dies liegt daran, dass die Aktionspotenziale in den inneren Schichten **(subendokardial)** deutlich länger dauern als außen **(subepikardial).** Die längste Aktionspotenzial-Dauer haben die Zellen der Purkinje-Fasern. Da die Repolarisation sich der Depolarisation direkt anschließt, sind die außen gelegenen Zellschichten bereits repolarisiert, während die inneren Abschnitte noch erregt sind. Es liegen also Zellen in unterschiedlichem Erregungszustand vor (elektrische Potenzialdifferenz). Somit sind die äußeren Zellen (subepikardial) der Herzwand als erstes wieder repolarisiert (Merkspruch: „Die letzten werden die ersten sein"). Da die Erregungsrückbildung in umgekehrter Reihenfolge zur Erregungsausbreitung stattfindet, folgt die Polarität der T-Welle der des Kammerkomplexes.

Sinn dieser Abläufe ist, dass die Papillarmuskeln vom Beginn bis zum Ende der Kammererregung erregt sind und dadurch die Sehnenfäden der Segelklappen gut unter Spannung gehalten werden.

MERKE

Erregungsbildung und -leitung

- **Sinusknoten:** primäres Erregungsbildungszentrum = physiologischer Schrittmacher. Ausbreitung über mehrere Leitungsbahnen = atriales Leitungssystem.
- **AV-Knoten** bzw. AV-junktionale Region: sekundäres Erregungsbildungszentrum, verzögert die eintreffenden Impulse und hat eine „Filterfunktion". Atrioventrikuläres Leitungssystem.
- **His-Bündel, Tawara-Schenkel, Purkinjefasern:** bilden das intraventrikuläre Leitungssystem. Die Purkinje-Fasern stellen das tertiäre Erregungsbildungszentrum dar.

Synchronisierung der Herzaktion

Die Strukturen des Erregungsleitungssystems verteilen die Erregung mit hoher Geschwindigkeit über den ganzen Herzmuskel. Die Muskelzellen in den verschiedenen Herzregionen, z. B. linker und rechter Vorhof, werden so jeweils fast gleichzeitig erregt **(Synchronisierung der Herzaktion),** was eine effektive Kontraktion des Herzens gewährleistet. Lediglich im AV-Knoten erfährt die Erregungsleitung eine leichte Verzögerung, sodass sich erst die Vorhöfe und dann die Kammern zusammenziehen. Auf diese Weise werden die Kammern zunächst noch stärker mit Blut aus dem Vorhof gefüllt, bevor sie kontrahieren und Blut in den Körperkreislauf pumpen (→ Abb. 12.22).

KRANKHEIT/SYMPTOM

Linksschenkelblock

Häufig liegt bei Patienten mit einer Herzinsuffizienz ein kompletter **Linksschenkelblock** vor. Bei einem Linksschenkelblock wird zuerst der rechte Ventrikel und erst dann der linke Ventrikel von der Herzspitze zur Basis erregt (→ Abb. 12.23). Hieraus resultiert eine asynchrone Kammerkontraktion, wodurch die Auswurfleistung der linken Herzkammer um 10–15 % reduziert wird.

Als mögliche therapeutische Option wird bei Patienten mit einer Herzinsuffizienz und komplettem Linksschenkelblock ein spezieller **Schrittmacher** implantiert (Dreikammer-Schrittmacher). Neben einer Stimulationselektrode im rechten Vorhof und der rechten Kammer wird eine weitere Schrittmachersonde über den rechten Vorhof in den Koronarvenensinus gelegt. Der Koronarvenensinus liegt zwischen linkem Vorhof und Herzkammer. Durch den Schrittmacher wird nun eine Erregung im rechten Vorhof erkannt oder ausgelöst und sofort eine Erregung auf die linke Herzkammer geleitet. Hierdurch wird die asynchrone Kammerbewegung resynchronisiert (**kardiale Resynchronisationstherapie,** CRT) und die linksventrikuläre Auswurfsleistung nimmt zu.

12.5.3 Elektrokardiogramm (EKG)

Bei der Ausbreitung der elektrischen Erregung über das Herz kommt es zu einem (wenn auch geringen) Stromfluss, der nicht an den äußeren Grenzen des Herzens Halt macht, sondern sich bis auf die Körperoberfläche ausbreitet. Daher lassen sich an der Brustwand oder an Armen und Beinen elektrische Potenzialdifferenzen messen. Diese vom Herzen erzeugten Spannungsschwankungen werden als **Elektrokardiogramm** oder kurz **EKG** erfasst. Meist wird ein Ruhe-EKG abgeleitet, bei dem der Patient ruhig liegt. Um standardisierte und damit auswertbare Ergebnisse zu erhalten, sind die Punkte zur Ableitung der Spannungen genau definiert (→ Abb. 12.24).

Die vier Elektroden für die **Extremitätenableitungen** inkl. der Erdung werden an den Hand- und Fußgelenken befestigt (→ Abb. 12.24). Die sechs Elektroden für die **Brustwandableitungen** werden an genau

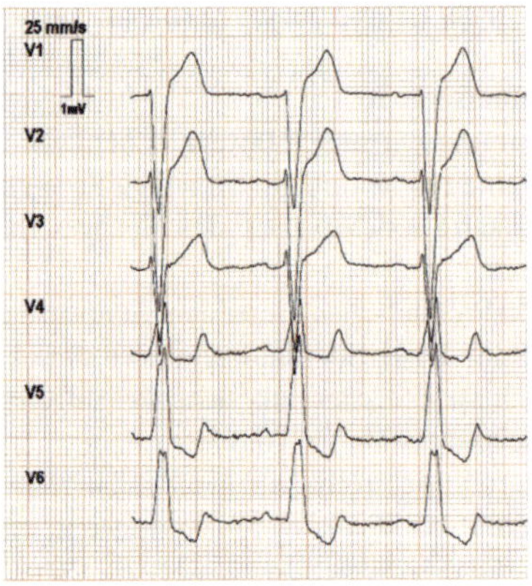

Abb. 12.23 Kompletter Linksschenkelblock (LSB). Die QRS-Dauer beträgt ≥ 0,12 s. In den Brustwandableitungen V_1 und V_2 sind ausgeprägte tiefe S-Zacken zu erkennen, gefolgt von ungewöhnlich hohen positiven T-Wellen. In V_5 und V_6 finden sich breite, klumpige R-Wellen. [O1090]

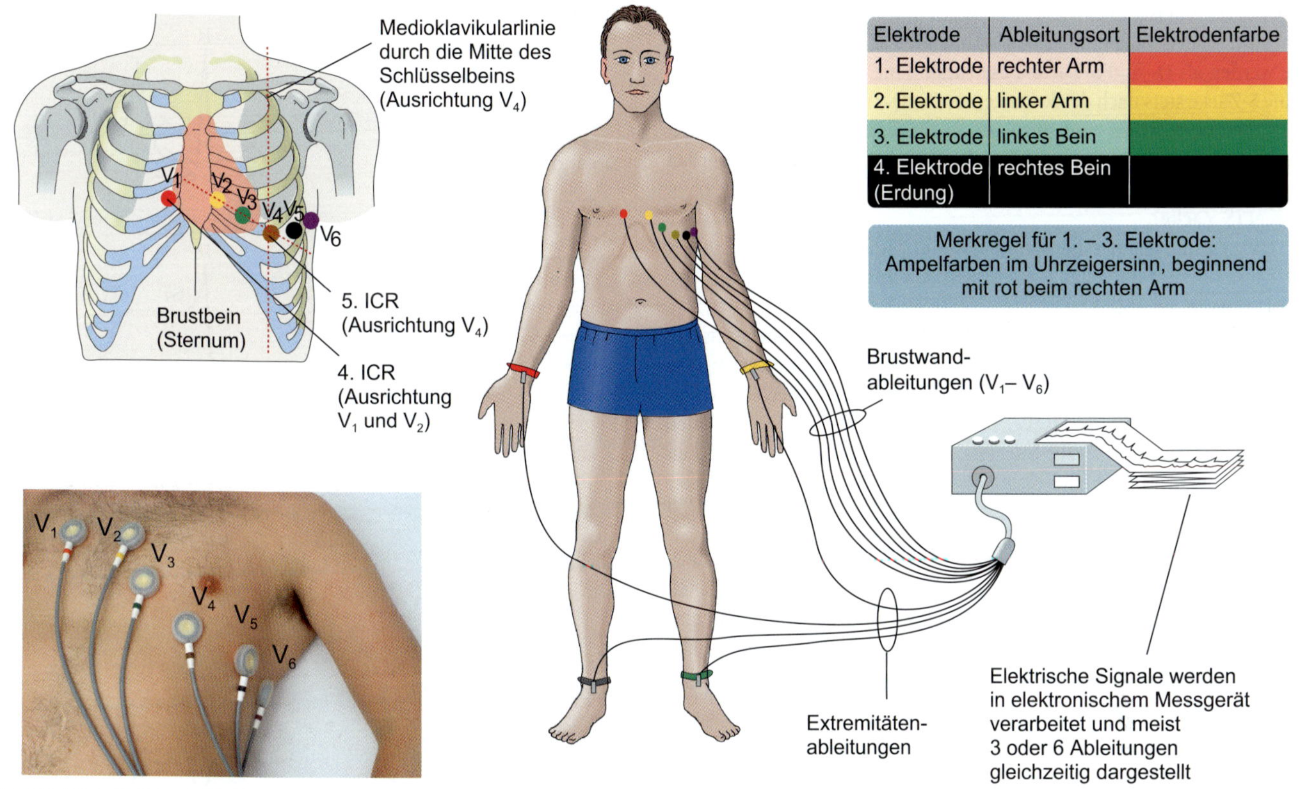

Abb. 12.24 Platzierung der EKG-Elektroden auf der Brustwand und an den Extremitäten [Foto: K115; Zeichnungen: L190]

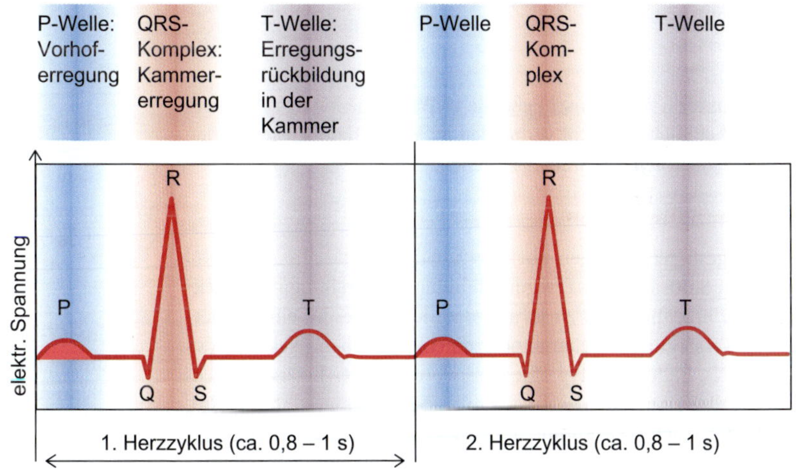

Abb. 12.25 Standard-EKG von zwei Herzzyklen eines Gesunden [L190]

definierten Punkten am Brustkorb angebracht: V_1 über dem 4. ICR (Interkostalraum) rechts parasternal (neben dem Brustbein), V_2 über dem 4. ICR links parasternal, V_4 im 5. ICR in der Medioklavikularlinie (MCL), V_3 auf der Mitte der Verbindungslinie zwischen V_2 und V_4, V_5 und V_6 auf gleicher Höhe wie V_4, jedoch einmal am Vorderrand der Achselhöhle (vordere Axillarlinie) und einmal in der mittleren Axillarlinie.

Das **Belastungs-EKG,** z. B. durch Fahrradergometer oder Laufband, ist für die Diagnose und Verlaufskontrolle von Durchblutungsstörungen des Herzens, die unter körperlicher Belastung auftreten, heute deutlich nach hinten gerückt. Für einige Fragestellungen hat es aber nach wie vor Relevanz. Mithilfe eines **Langzeit-EKG** (meist 24 Stunden bis maximal 7 Tage) können neben brady- und tachykarden Herzrhythmusstörungen auch Veränderungen der ST-Strecke, wie sie z. B. bei einer Sauerstoffunterversorgung auftreten, erkannt werden.

Beim Gesunden zeigt das EKG eine typische **Abfolge** regelmäßig wiederkehrender Zacken, Wellen, Strecken und Komplexe (→ Abb. 12.25): Die **P-Welle,** mit der der elektrische Herzzyklus beginnt, entspricht der Erregungsausbreitung über dem Vorhof. Die initiale Erregung, die vom Sinusknoten ausgeht, kann jedoch nicht im EKG erkannt werden. Das **PQ-Intervall** (PQ-Dauer, PQ-Zeit), das mit der P-Welle beginnt und mit Beginn des QRS-Komplexes aufhört, gibt die atrioventrikuläre Überleitungszeit an (Norm: < 200 ms). Der **QRS-Komplex** entspricht der Kammererregung, die **T-Welle** der Erregungsrückbildung in der Kammer. Die Erregungsrückbildung in den Vorhöfen wird vom QRS-Komplex überlagert und ist daher nicht sichtbar. Definitionsgemäß heißt der erste positive Ausschlag des QRS-Komplexes **R-Zacke.** Negative Ausschläge werden als **Q-** und **S-Zacke** bezeichnet. Eine Q-Zacke tritt stets vor, eine S-Zacke stets nach der R-Zacke auf. Die Q-Zacke zeigt die Erregung des Kammerseptums und die R-Zacke die Erregung des linken und rechten Ventrikels an. Zum Schluss der Kammerdepolarisation werden die Bereiche des posterobasalen linken Ventrikels von unten nach oben erregt **(S-Zacke).**

Die gesamte elektrische Kammeraktion, gemessen vom Beginn der Q-Zacke bis zum Ende der T-Welle, wird **QT-Intervall** (QT-Dauer, QT-Zeit) genannt (→ Abb. 12.25).

Die QT-Zeit ist abhängig von der Herzfrequenz: Bei hoher Herzfrequenz ist sie verkürzt, bei langsamer verlängert. Um eine verlängerte QT-Zeit zuverlässig erkennen zu können, berechnen Experten die **frequenzkorrigierte QT-Zeit** (QT_C), beispielsweise mit der Bazett-Formel. Diese berücksichtigt das RR-Intervall, d. h. den Abstand der R-Zacken von zwei benachbarten QRS-Komplexen (in Sekunden).

$$QT_C = QT\text{ - }Zeit\ /\ \sqrt{RR\text{ - }Intervall}$$

Eine QT_c-Zeit bis 470 ms (Männer) und 480 ms (Frauen) ist normal; darüber hinausgehend wird sie als **verlängerte QT-Zeit** bezeichnet und kann bei Hypothermie, Hypokaliämie, schwerer Hypokalzämie, Gabe von Antiarrhythmika z. B. der Klasse I und III sowie dem Long-QT-Syndrom (angeborene Ionenkanalerkrankung) auftreten.

PRAXISTIPP

Im Rettungsdienst ist die Berechnung der QT_C in aller Regel nicht praktikabel. Hilfreich sind hier App-basierte QT_C-Rechner oder die **Faustregel:** Die QT-Zeit ist zu lang, wenn sie 50 % des RR-Intervalls übersteigt.

Eine sich an die T-Welle anschließende **U-Welle,** die häufig sehr klein, teilweise aber auch gar nicht vorhanden ist, ist am deutlichsten in den Brustwandableitungen V_2 und V_3 zu sehen.

Aussagemöglichkeiten des EKG

Das EKG gestattet Aussagen über Herzrhythmus und -frequenz und ermöglicht, Störungen der Erregungsbildung, -ausbreitung und -rückbildung zu erkennen und zu lokalisieren. Kommt es zu einer Sauerstoffunterversorgung (Ischämie) oder einem Absterben (Nekrose) des Herzmuskels, finden sich typische Veränderungen der Erregungsrückbildung, z. B. ST-Strecken-Hebungen oder -Senkungen (→ Abb. 12.26). Von den normalen QRS-Komplexen können Extraschläge (Extrasystolen) aus dem Vorhof (supraventrikuläre Extrasystole) und der Kammer (ventrikuläre Extrasystole) abgegrenzt werden.

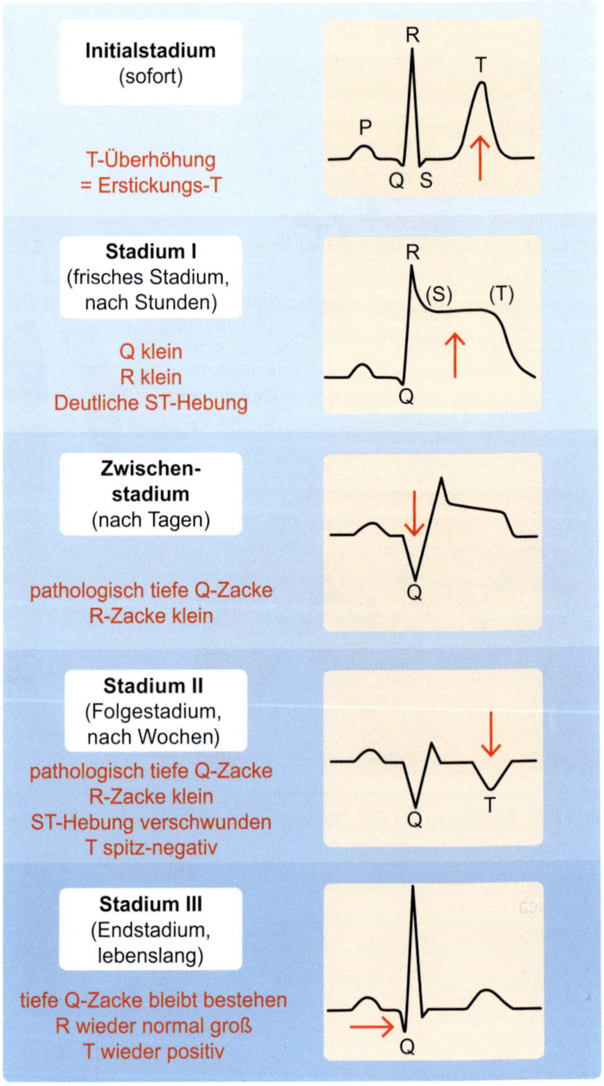

Abb. 12.26 Zeitlicher Verlauf typischer EKG-Veränderungen beim ST-Strecken-Hebungsinfarkt (STEMI) [L190]

12.5.4 AV-Blockierungen

Bei verschiedenen Herzerkrankungen, z. B. koronare Herzkrankheit, akuter Myokardinfarkt, Herzmuskelentzündung (Myokarditis), aber auch bei Medikamentenüberdosierung oder -intoxikationen (Herzglykoside [Digitalis], Kalziumantagonisten [Verapamil] oder β-Blocker [Metoprolol]) kann die Erregungsüberleitung vom Vorhof zur Kammer krankhaft verzögert oder unterbrochen sein. Dies wird als **AV-**(Atrioventrikular)-**Block** bezeichnet (→ Abb. 12.27)

- Beim **AV-Block I. Grades** ist die Überleitung verzögert, eine Behandlung ist meist nicht nötig. Im EKG ist die PQ-Zeit auf über 200 ms verlängert.
- Beim **AV-Block II. Grades** wird nicht jede Vorhofaktion auf die Kammer übergeleitet.
  - Beim AV-Block II. Grades Typ I **(Wenckebach)** verlängert sich die Überleitung immer mehr, bis schließlich eine Überleitung ausfällt.
  - Beim AV-Block II. Grades Typ II **(Mobitz)** werden die Vorhoferregungen nur in einem bestimmten Verhältnis auf die Kammer übergeleitet, bei einer 2:1-Überleitung z. B. nur jede zweite. Häufig ist die Überleitung wechselnd, z. B. 2:1- und 3:1-Überleitung.
- Beim **AV-Block III. Grades** (totaler AV-Block) ist die Überleitung der Vorhoferregung auf die Kammern vollständig unterbrochen. Vorhöfe und Kammern schlagen unabhängig voneinander **(AV-Dissoziation).** Die Herzkammer schlägt meist mit einer deutlich geringeren Frequenz, meistens < 50/min. Die QRS-Komplexe sind bei einem Ersatzschrittmacherzentrum kurz unterhalb des AV-Knotens noch schmal und werden bei einem Ursprung aus der Kammer immer breiter und schenkelblockartig deformiert. Bei einer Pause > 3 Sekunden bis zum Einspringen des Ersatzschrittmacherzentrums kann eine kurzzeitige Bewusstlosigkeit **(Synkope)** auftreten. Falls die Gabe von Atropin oder Adrenalin/Epinephrin (Suprarenin®)

AV-Block I. Grades: Überleitung verzögert, Behandlung meist unnötig

AV-Block II. Grades: Ein Teil der Vorhofaktionen wird gar nicht auf die Kammern übergleitet

Typ Wenckebach: Überleitung verzögert sich immer mehr, dann fällt eine Überleitung aus

Typ Mobitz: Vorhoferregungen werden in einem bestimmten Rhythmus übergeleitet, z. B. bei der 2 : 1-Überleitung nur jede zweite

AV-Block III. Grades: Überleitung von Vorhöfen auf Kammern aufgehoben, Vorhöfe und Kammern schlagen unabhängig voneinander (AV-Dissoziation). Durch niedrige Kammerfrequenz (ca. 40 bpm) droht Kreislaufkollaps mit Durchblutungsminderung des Gehirns und kurzzeitigem Bewusstseinsverlust. I.d.R. Behandlung mit permanentem künstlichem Herzschrittmacher

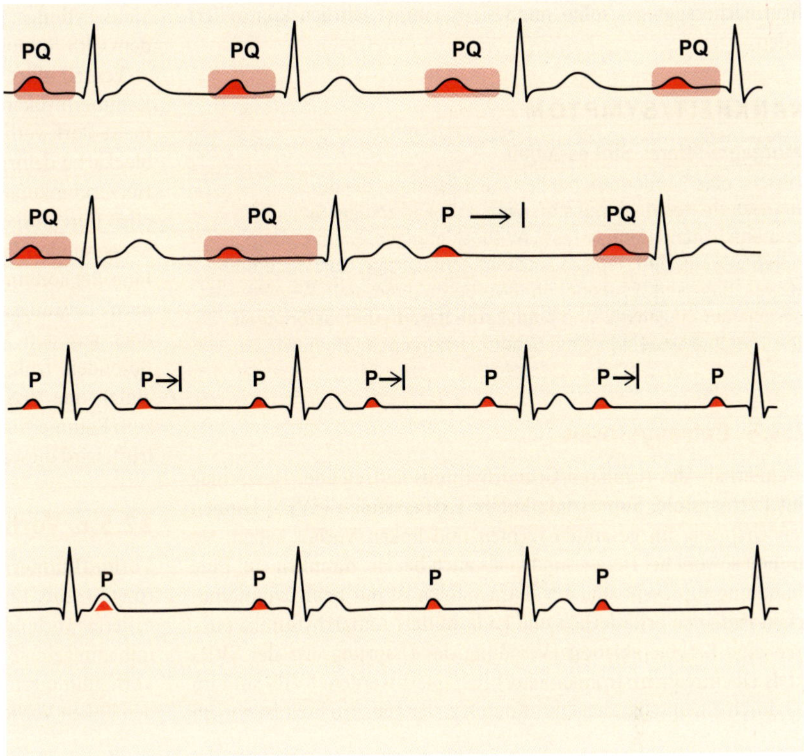

Abb. 12.27 EKG bei verschiedenen AV-Blöcken [L190]

beim symptomatischen Patienten (kardiogener Schock, dekompensierte Herzinsuffizienz, Synkope oder Angina pectoris) nicht ausreichend wirksam ist, muss auch an eine vorübergehende externe Schrittmachertherapie gedacht werden. Im Rettungsdienst hat sich die transkutane, nichtinvasive Schrittmachertherapie über großflächige Klebeelektroden etabliert.

Schrittmachertherapie

Bei symptomatischen Patienten mit bradykarden Herzrhythmusstörungen, z. B. AV-Blockierungen, fehlendem Herzfrequenzanstieg unter Belastung (chronotrope Inkompetenz), intermittierenden oder permanenten Bradykardien, erfolgt die chirurgische Implantation eines **Herzschrittmachers.** Der Herzschrittmacher wird beim Rechtshänder unterhalb des linken Schlüsselbeins in Lokalanästhesie implantiert. Die Schrittmacherelektroden werden über die V. subclavia oder V. cephalica in den rechten Vorhof und die rechte Herzkammer vorgeschoben und im Kammermyokard mittels Schrauben- oder Ankerfixierung (Einhaken kleiner Widerhäkchen in die Trabekel der rechten Herzkammer) dauerhaft befestigt.

Bei Patienten mit lang-anhaltend-persistierendem Vorhofflimmern wird in den meisten Fällen ein **Einkammer-Schrittmacheraggregat** mit einer Elektrode in der rechten Herzkammer implantiert. Bei Patienten im Sinusrhythmus wird ein **Zweikammer-Schrittmacheraggregat** mit einer Vorhofsonde (rechtes Atrium) und einer Kammerelektrode (rechter Ventrikel) eingesetzt. Die Schrittmacherfunktionen (Schrittmachermodus, z. B. VVI, DDD, Frequenzadaptation = „R-Modus" unter Belastung, Modeswitch = automatische Änderung von DDD[R] auf DDI/VVI[R] bei Auftreten von Vorhofrhythmusstörungen wie z. B. Vorhofflimmern, um eine schnelle Stimulation im Ventrikel zu verhindern) werden mit einem Programmiergerät eingestellt. Die Batterielebensdauer liegt je nach Stimulationshäufigkeit und -modus zwischen 4 und

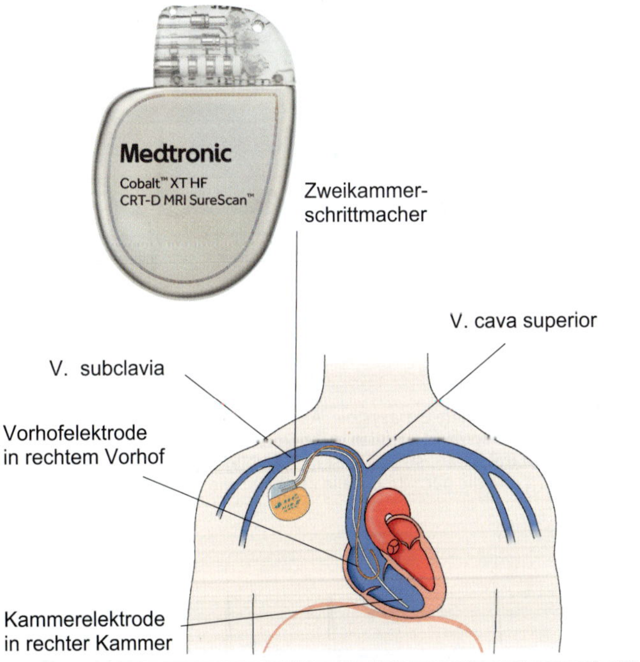

Abb. 12.28 Moderner sensorgesteuerter Zweikammer-Schrittmacher © 2025 Medtronic. All rights reserved. Used with the permission of Medtronic. [Foto: V170-3; Zeichnung: L190]

8 Jahren (→ Abb. 12.28). Jeder Schrittmacherpatient sollte einen Schrittmacherausweis bei sich tragen. Darin sind Hersteller- und Typenbezeichnungen des Aggregats und der Elektroden sowie die relevantesten Messergebnisse der letzten Schrittmacherabfragen vermerkt. Ein

Schrittmacheraggregat sollte mindestens einmal jährlich kontrolliert werden.

KRANKHEIT/SYMPTOM

Morgagni-Adams-Stokes-Anfall

Dies ist eine Sonderform der kardialen Synkope, die durch bradykarde Herzrhythmusstörungen, z. B. kurzzeitiger Sinusknotenstillstand (Sinusarrest), AV-Blockierungen, Bradykardien, hervorgerufen wird. Typisch sind eine schlagartige, kurz dauernde Bewusstlosigkeit (Synkope) ohne Vorboten (Prodromi). Wegweisend in der Diagnostik sind **bradykarde Herzrhythmusstörungen.** Die Therapie besteht in einer Schrittmacherimplantation.

12.5.5 Extrasystolen

Ein außerhalb des regulären Grundrhythmus auftretender Herzschlag heißt **Extrasystole. Supraventrikuläre Extrasystolen** (SVES) können ihren Ursprung im gesamten rechten und linken Vorhof haben. Sie kommen sowohl bei Herzgesunden als auch bei Herzkranken vor. Eine Behandlung supraventrikulärer Extrasystolen ist nur beim symptomatischen Patienten erforderlich und kann mittels Antiarrhythmika oder durch eine Katheterablation (Verödung des Ursprungsorts der SVES mittels Hochfrequenzstromkatheter) therapiert werden. SVES sind im EKG durch einen schmalen QRS-Komplex, der genauso breit ist wie im Sinusrhythmus, gekennzeichnet. Ein weiteres Charakteristikum ist die dem QRS-Komplex der SVES vorangestellte P-Welle.

Ventrikuläre Extrasystolen (VES) können allen Bereichen des Kammermyokards entspringen (→ Abb. 12.29). Der QRS-Komplex ist meist stark verbreitert (> 120 ms). Die QRS-Komplexe sind schenkelblockartig deformiert. VES können bei Patienten mit einer koronaren Herzerkrankung (KHK), akutem Myokardinfarkt, Kardiomyopathien oder Herzmuskelentzündung (Myokarditis) auftreten. Bei strukturell herzgesunden Patienten werden sie als idiopathische VES bezeichnet. Eine Behandlung ist nur bei symptomatischen Patienten („Herzstolpern", Leistungsminderung, Abnahme der Pumpfunktion des Herzens) oder aus den VES entstehenden Rhythmusstörungen erforderlich. Besonders früh, in die vulnerable Phase (erstes Drittel der T-Welle) einfallende VES können zu bösartigen Kammertachykardien bis hin zum Kammerflimmern führen. Da die R-Zacke der VES auf die T-Welle trifft, wird dieses Ereignis auch als **„R-auf-T-Phänomen"** bezeichnet.

12.5.6 Vorhofflimmern

Vorhofflimmern ist die häufigste supraventrikuläre Herzrhythmusstörung (→ Abb. 12.30). Vorhofflimmern ist charakterisiert durch unorganisierte Vorhofdepolarisationen ohne effektive Vorhofkontraktionen mit unregelmäßiger AV-Überleitung. Fast immer ist die Ursache für Vorhofflimmern im Bereich der Einmündung der Pulmonalvenen in den linken Vorhof zu finden.

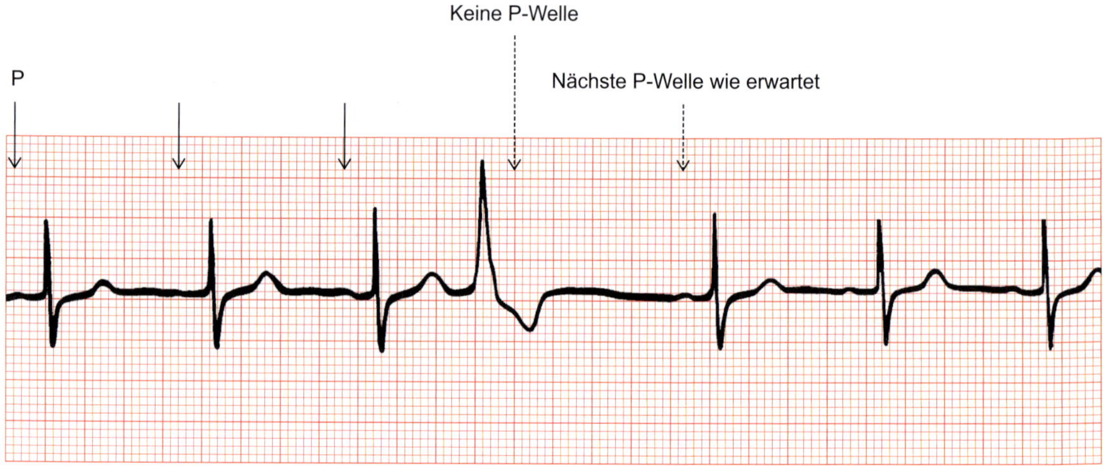

Abb. 12.29 Ventrikuläre Extrasystole. Auf drei normale Aktionen aus dem Sinusknoten folgt eine ventrikuläre Extrasystole (VES). Der VES geht keine P-Welle voran und der Komplex ist deutlich verbreitert. Die unmittelbar nach der VES ausgelöste Aktion des Sinusknotens trifft auf Herzmuskelgewebe, welches noch nicht erregbar (refraktär) ist. Daher ist im Anschluss an die VES eine Pause (sog. kompensatorische Pause) zu sehen. Der Sinusknoten setzt seine Tätigkeit ungestört fort und die nächste P-Welle erscheint wie erwartet („im Takt"). [E292-009]

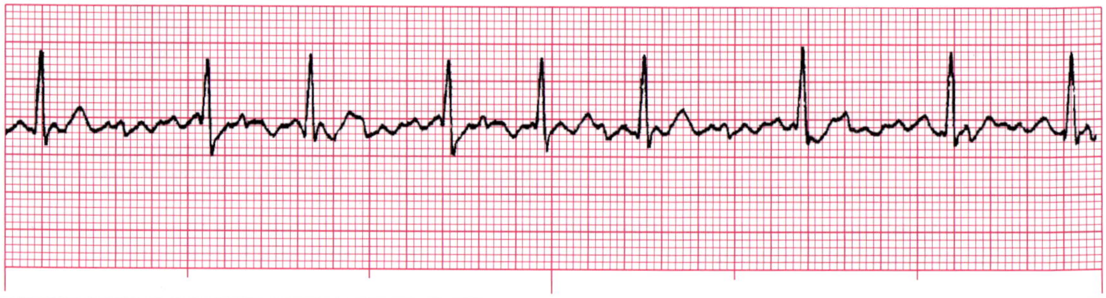

Abb. 12.30 Vorhofflimmern mit absoluter Arrhythmie (unregelmäßige Kammerantwort mit etwa 70–120 Schlägen/min)und schlanken Kammerkomplexen [E292]

Auffallend ist eine altersabhängige Häufigkeitsverteilung. So leiden ca. 10 % der über 75 Jahre alten Patienten an Vorhofflimmern. Aufgrund hochfrequenter (300–600 Erregungen/min) Vorhoferregungen kommt es zum Fehlen der Vorhofsystole und damit zu einer Reduktion des Herzminutenvolumens um ca. 20 %. 30–40 % der Patienten sind asymptomatisch. Häufig wird die Diagnose Vorhofflimmern daher erstmalig bei Routineuntersuchungen oder vor Operationen gestellt.

Die Beschwerden reichen von Herzstolpern/Herzrasen (Palpitationen), Luftnot (Dyspnoe) und verminderter körperlicher Belastbarkeit bis hin zu stärksten Angina-Pectoris-Anfällen. Als Ursache des Vorhofflimmerns kommen Bluthochdruck, Schilddrüsenüberfunktion (Hyperthyreose), Alkohol, Kardiomyopathien, KHK oder Herzklappenfehler infrage. Jedoch werden z. B. bei 30–40 % der Patienten mit paroxysmalem (anfallsartigem) Vorhofflimmern mit einem spontanen Wechsel zwischen Sinusrhythmus und Vorhofflimmern keinerlei Ursachen gefunden **(idiopathisches Vorhofflimmern).** Terminiert das Vorhofflimmern nicht mehr innerhalb von weniger als 7 Tagen spontan in den Sinusrhythmus, so spricht man von **persistierendem Vorhofflimmern.**

Bei entsprechend symptomatischen Patienten wird eine elektrische (R-Zacken-getriggerte Defibrillation) oder pharmakologische **Kardioversion,** z. B. mit Amiodaron (Cordarex®), durchgeführt. Aufgrund der durch das Vorhofflimmern reduzierten Entleerung des Vorhofohrs kann es dort zu einer Gerinnselbildung **(Thrombus)** kommen. Spontan oder nach Wiedererreichen eines Sinusrhythmus kann der Thrombus aus dem linken Vorhofohr über den linken Vorhof, die Mitralklappe in die linke Kammer und von dort aus über die Aortenklappe in den Körperkreislauf wandern und dort zu **embolischen Verschlüssen** führen. In 80 % der Fälle kommt es zu einem Schlaganfall (zerebrale Ischämie, → Kap. 8.18.4), seltener zu embolischen Verschlüssen peripherer Arterien z. B. der unteren Extremität oder der Darmgefäße (Mesenterialinfarkt, → Kap. 15.10.1).

MERKE

Elektrische Kardioversion bei hämodynamisch instabilen Patienten mit Vorhofflimmern

Bei der Durchführung einer elektrischen Kardioversion empfehlen die ERC-Leitlinien 2025 eine schrittweise Steigerung der Schockenergie, wenn das Energieniveau der ersten Schockabgabe nicht ausgereicht hat. Davon abweichend empfehlen die Leitlinien bei Vorhofflimmern einen **initialen** synchronisierten **Schock mit maximaler Energie** anstelle einer schrittweisen Steigerung. Außerdem soll die **anterior-posteriore Position** der selbstklebenden Elektroden genutzt werden, sofern dies praktikabel ist.

Trotz dieser augenscheinlichen Gefährdung wird das Risiko für solche Komplikationen anhand von **Risikofaktoren,** z. B. Alter, Bluthochdruck, Schlaganfall in der Vorgeschichte etc., entschieden. Daher muss nicht jeder Patient mit Vorhofflimmern gerinnungshemmende Substanzen (Antikoagulanzien) erhalten. Patienten mit einem erhöhten Risiko werden mit Phenprocoumon (Marcumar®) oder neueren Antikoagulanzien, wie z. B. Dabigatran (Pradaxa®), Rivaroxaban (Xarelto®), Apixaban (Eliquis®) oder Edoxaban (Lixiana®), behandelt.

MERKE

Antidote bei schweren Blutungen unter oralen Antikoagulanzien (OAK):

- OAK mit Rivaroxaban oder Apixaban: Andexanet (Ondexxya®)
- OAK mit Dabigatran: Idarucizumab (Praxbind®)
- OAK mit Vitamin-K-Antagonisten: Prothrombin-Komplex (Beriplex®)

Eine Sonderform ist die **Bradyarrhythmie bei Vorhofflimmern,** auch als absolute Bradyarrhythmie bezeichnet. Es handelt sich hierbei um ein permanentes Vorhofflimmern mit Kammerfrequenzen < 60/Minute. Oft bleibt die Herzfrequenz bei diesen Patienten auch bei maximaler Belastung < 90/Minute.

12.5.7 Kammertachykardie und -flimmern

Eine **ventrikuläre Tachykardie** (VT) liegt vor, wenn drei oder mehr aufeinanderfolgende schnelle Kammeraktionen vorliegen. Im EKG sind breite (> 0,12 Sekunden, meist > 0,14 Sekunden) Kammerkomplexe zu sehen. Die Frequenz kann zwischen 100–250/min liegen, beträgt jedoch häufig 150–240/min. Ventrikuläre Tachykardien können bei unterschiedlichen kardialen Grunderkrankungen auftreten, wobei ihr Spektrum von einzelnen Extrasystolen bis hin zu lebensbedrohlichen VT reicht, die in Kammerflimmern übergehen können. Der häufigste Auslöser einer VT ist ein Re-Entry-Mechanismus.

Weitere klinisch wichtige Kriterien sind ihre Dauer und Morphologie:

- Eine **nicht anhaltende** (non sustained) VT dauert < 30 Sekunden. Dauer sie länger an, wird sie als **anhaltende** (sustained) VT bezeichnet.
- VT lassen sich außerdem in **monomorphe** und **polymorphe** Erscheinungsformen unterteilen. Monomorph bedeutet, dass die Kammeraktionen alle gleich aussehen (→ Abb. 12.31 oben). Bei der polymorphen VT sind die Kammerkomplexe unterschiedlich geformt und die RR-Intervalle variabel (→ Abb. 12.31 Mitte).

Kurz anhaltende VT können hämodynamisch gut toleriert werden. Die Beeinträchtigung des Patienten hängt von der Herzfrequenz der VT und der linksventrikulären Pumpfunktion ab. Durch die stark reduzierte diastolische Füllungszeit des Herzens kommt es zu einer starken Verringerung des Herzminutenvolumens und damit rasch zu Hypotonie und kardiogenem Schock. Ein Patient mit VT kann (muss aber nicht) pulslos sein. In dem Fall wird die VT wie ein Kammerflimmern behandelt.

Bei völlig unkontrollierten, meist niederamplitudigen Erregungen des Kammermyokards mit Frequenzen > 300/min spricht man von **Kammerflimmern** (→ Abb. 12.31 unten). Das Kammerflimmern kommt einem funktionellen Kreislaufstillstand gleich, da durch die völlig unkoordinierte Erregung des Kammermyokards keine Systole mehr vorhanden ist.

! ACHTUNG

Breitkomplextachykardien

Die ERC-Leitlinien verwenden in den Algorithmen zur Behandlung von tachykarden Herzrhythmusstörungen mit Kammerkomplexen > 0,12 Sekunden die beschreibenden Begriffe **regelmäßige/unregelmäßige Breitkomplextachykardie.** Die Behandlungsempfehlungen wurden so entwickelt, dass eine effektive und sichere Behandlung auch durch Anwender möglich ist, die keine Experten (z. B. Kardiologen) sind. Für die Diagnose von Rhythmusstörungen ist ein 12-Kanal-EKG notwendig, welches auf entsprechende diagnostische Kriterien untersucht wird. So kann eine regelmäßige Breitkomplextachykardie zwar durch eine VT hervorgerufen werden, es kann sich jedoch beispielsweise auch um eine supraventrikuläre Tachykardie mit Schenkelblock handeln. Aus diesem Grund kann der beschreibende Ansatz einfacher sein. Die Dringlichkeit und Wahl der Behandlung wird durch das Vorhandensein oder Fehlen von bedrohlichen Symptomen **(Instabilitätszeichen)** bestimmt.

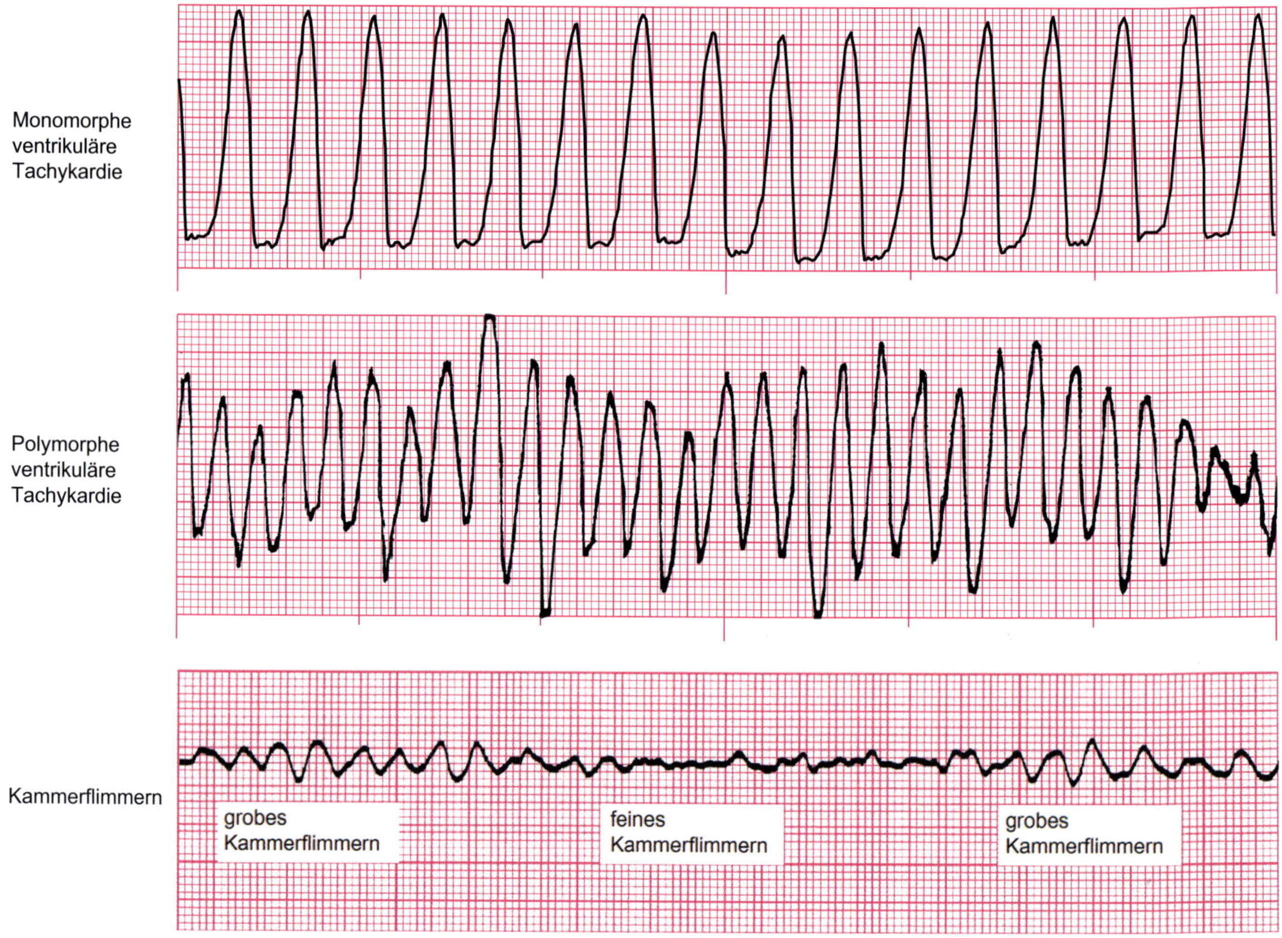

Abb. 12.31 Monomorphe ventrikuläre Tachykardie (VT, hier mit einer Frequenz von ca. 160/min) und Kammerflimmern im EKG (oben). Bei der **monomorphen VT** sind die Kammerkomplexe haarnadelförmig deformiert.
Polymorphe VT (Mitte). Die Kammerkomplexe und RR-Intervalle zeigen deutliche Unterschiede. Das EKG stammt von einem 77-jährigen Mann, der drei Tage zuvor einen Myokardinfarkt erlitten hatte.
Beim **Kammerflimmern** (unten) können die einzelnen Kammerkomplexe nicht mehr voneinander unterschieden werden. Kammerflimmern kann sowohl mit groben als auch mit feinen Wellen in Erscheinung treten. Bei dem hier gezeigten EKG-Streifen liegen beide Formen vor. [E292]

IM FOKUS

Erregungsbildung und Erregungsleitung

Der **Antrieb für die Herztätigkeit** liegt im Herzen selbst, es arbeitet **autonom.**

Die Zellen der **Arbeitsmuskulatur** des Herzens verfügen über ein stabiles Ruhepotenzial und benötigen einen von **außen** kommenden Impuls zur Aktivierung.

Die Zellen des **Erregungsbildungs und -leitungssystems** haben hingegen ein instabiles Ruhepotenzial, sodass es zu einer **diastolischen Selbstdepolarisation** kommt.

Das **Erregungsbildungs und -leitungssystem** setzt sich zusammen aus:

- Sinusknoten
- AV-Knoten
- His-Bündel
- Tawara-Schenkel
- Purkinje-Faesern

Der **Sinusknoten** liegt in der Wand des rechten Vorhofes unmittelbar an der Einmündungsstelle der oberen Hohlvene und ist mit einer **Frequenz von 60–100 Impulsen/min** der **physiologische Schrittmacher** des Herzens.

Der **AV-Knoten** liegt am Boden des rechten Vorhofs in der Vorhofscheidewand und dient als **Sammelstelle der Vorhoferregung.** Mit einer **Frequenz von 40–60 Erregungen/min** kann er auch als **sekundäres Erregungsbildungszentrum** einspringen.

Das **His-Bündel** verläuft am Boden des rechten Vorhofs und ist normalerweise die **einzige elektrische Verbindung zwischen Vorhof-** und **Kammerebene.**

Die **beiden Tawara-Schenkel** sorgen für eine **rasche** und **gleichmäßige Erregungsausbreitung über beide Ventrikel.** Sie stellen mit etwa **20–40 Erregungen/min** zudem das **tertiäre Erregungsbildungszentrum** dar.

An den **Purkinje-Fasern** gehen die **Erregungen** direkt **auf die Kammermuskulatur über.**

Beim Gesunden zeigt das EKG eine typische **Abfolge:**

- P-Welle (Ausbreitung der Vorhoferregung)
- PQ-Strecke (AV-Überleitung)
- QRS-Komplex (Kammererregung)
- ST-Strecke (Auswurfphase)
- T-Welle (Erregungsrückbildung der Kammer)

Störungen der **Erregungsüberleitung** vom **Vorhof zur Kammer** werden als **AV-Blöcke** bezeichnet und in den Schweregraden I, II oder III Grades klassifiziert.

Ein außerhalb des regulären Grundrhythmus auftretender Herzschlag heißt **Extrasystole.** Nach ihren Ursprung können **supraventrikuläre Extrasystolen** (SVES) und **ventrikuläre Extrasystolen** (VES) unterschieden werden.
Vorhofflimmern ist charakterisiert durch **unorganisierte Vorhoferregungen** mit **unregelmäßiger AV-Überleitung.** Bei Vorhofflimmern kann es in den Vorhofohren zu einer Gerinnselbildung **(Thrombus)** kommen.
Bei völlig unkontrollierten Erregungen des Kammermyokards mit Frequenzen > 300/min spricht man von **Kammerflimmern.**

12.6 Herzleistung und ihre Regulation

Nicht nur im umgangssprachlichen, sondern auch im physikalischen Sinne arbeitet unser Herz unermüdlich. Bei jedem Herzschlag wird eine gewisse Menge Blut gegen einen bestimmten Austreibungswiderstand ausgeworfen, wofür der Aufbau von Druck erforderlich ist. Da dieses Produkt aus Druck und Volumen einer Arbeit entspricht, wird auch von **Druck-Volumen-Arbeit** gesprochen. Bei jeder Systole wird der Blutstrom in der Aorta von 0 auf 500 ml/s erhöht, so dass zur Druck-Volumen-Arbeit noch die sog. **Beschleunigungsarbeit** addiert werden muss. Bezogen auf die Zeit wird diese Herzarbeit als **Herzleistung** bezeichnet.

12.6.1 Herzzeitvolumen

In körperlicher Ruhe beträgt die (Herz-)**Schlagfrequenz** des erwachsenen Menschen etwa 70 Schläge pro Minute. Sowohl der rechte als auch der linke Ventrikel werfen bei jeder Aktion des erwachsenen Herzens ca. 70 ml Blut aus – das **Schlagvolumen.** Das **Herzzeitvolumen** (HZV) ist die pro Zeiteinheit in die Aorta ausgeworfene Blutmenge. Bezogen auf Minutenbasis, heißt das Herzzeitvolumen auch **Herzminutenvolumen:**

$$\text{Herzminutenvolumen} = \text{Schlagvolumen} \times \text{Herzfrequenz}$$

Unter Ruhebedingungen pumpt das Herz etwa 5 l Blut pro Minute in den Lungen- bzw. Körperkreislauf (70 ml × 70/min = 4 900 ml/min).

Bei körperlicher Arbeit und Sport kann das Herzzeitvolumen um ein Vielfaches gesteigert werden. Dies geschieht im Wesentlichen über eine Zunahme der Herzfrequenz. Unter Belastung nimmt jedoch auch das Schlagvolumen um ca. 15 % zu. Bei Herzfrequenzsteigerung erhöht sich ebenfalls die Kontraktilität des Herzmuskels (Bowditch-Effekt; Kraft-Frequenz-Beziehung).

Herzindex

Da das Herzzeitvolumen insbesondere von der Körperoberfläche abhängt, kann es auf die **Körperoberfläche** in m^2 normiert werden. Dadurch wird die Förderleistung des Herzens trotz aller individuellen Unterschiede besser vergleichbar. Es errechnet sich folgendermaßen:

$$\text{Herzindex} = \text{Herzminutenvolumen} : \text{Körperoberfläche}$$

Der daraus resultierende **Herzindex** beträgt im Mittel 3,4 $l/min/m^2$.

12.6.2 Einflussfaktoren auf die Herzleistung

Insbesondere drei Einflussfaktoren auf die Herzleistung sollen hier betrachtet werden, da sie für das Verständnis von Herzerkrankungen und Herzmedikamenten unabdingbar sind:

Vorlast

Vorlast (engl. **Preload**) bedeutet „Vorbelastung, Vordehnung". Bezogen auf die Herzmuskelkontraktion steht der Begriff für die Beziehung zwischen der Länge der Herzmuskelfaser vor der Kontraktion und ihrer Fähigkeit, aktiv Spannung zu entwickeln. Eine **Zunahme der Vordehnung** der Herzmuskelfaser führt in einem bestimmten Bereich zu einer **Steigerung der Muskelspannung.**

Dies funktioniert allerdings nicht unbegrenzt, denn die Kraft der Herzmuskelfaser lässt wieder nach, wenn die Dehnung zu stark ist. Klinisch wird zur Beschreibung der kardialen Vorlast jedoch nicht die Länge der einzelnen Herzmuskelfaser, sondern die enddiastolische Füllung (bzw. der enddiastolische Füllungsdruck) des linken Ventrikels herangezogen (**LVEDP,** linksventrikulärer enddiastolischer Druck, Normalwert ca. 7 mmHg). Mit zunehmender Anfangsfüllung steigt die Fähigkeit des Herzens, Spannung zu entwickeln, also zunächst an. Wird ein Optimum überschritten, fällt sie wieder ab.

Das Ausmaß der Faserdehnung der Herzkammern wird durch unterschiedliche Faktoren beeinflusst:
- Gesamtblutvolumen
- Intrathorakaler Druck
- Venentonus
- Vorhofkontraktion

Nachlast

Als **Nachlast** oder **Afterload** wird der Widerstand bezeichnet, den die Herzmuskulatur bei der Entleerung der Kammer überwinden muss, um das Blut in die Aorta zu pressen **(Auswurfwiderstand).**

Erhöht sich der **diastolische** Aortendruck beispielsweise von 80 auf 100 mmHg, muss auch dieser erhöhte Druck aufgebracht werden, damit die Aortenklappen sich öffnen. Zunächst kommt es dadurch zu einer Abnahme des Schlagvolumens, so dass am Ende der Systole mehr Volumen im Ventrikel verbleibt. Vergleichbar mit den zuvor beschriebenen Gegebenheiten (Vorlast) kommt es dadurch zu einer gesteigerten Vordehnung der Herzmuskelfasern, so dass trotz des erhöhten Aortendrucks ein annähernd gleiches Schlagvolumen ausgeworfen werden kann.

Trotz des angestiegenen Drucks in der Aorta kann das Herzzeitvolumen somit konstant gehalten werden. Übersteigt der arterielle Mitteldruck jedoch 170 mmHg, kommt es zum Abfall des Herzzeitvolumens. In Bezug auf den Energiebedarf ist diese Druckarbeit aufwändiger als eine Volumenarbeit, da der Sauerstoffverbrauch des Herzens vergleichsweise höher ist.

Kontraktilität

Die Kontraktionskraft des Herzens ist aber nicht nur abhängig von Vor- und Nachlast. Beispielsweise kann das Herz unter Sympathikuseinfluss bei gleichem enddiastolischem Volumen der linken Kammer mehr Kraft entwickeln und so entweder ein höheres Schlagvolumen auswerfen oder gegen einen höheren Austreibungswiderstand anpumpen. Diese **Kontraktilitätssteigerung** wird auch als **positive Inotropie** bezeichnet.

12.6.3 Regulation der Herzleistung

Beim Gesunden wird die Herztätigkeit rasch und innerhalb weiter Grenzen an die Bedürfnisse des Organismus angepasst – man denke nur an eine plötzliche Aufregung mit Blutdruckanstieg, einen Sprint zur Bushaltestelle oder das Aufstehen aus dem Liegen.

Herznerven

Das **vegetative Nervensystem** wirkt ständig auf das Herz ein. Während der **Sympathikus** alle Bereiche des Herzens innerviert und die Herzleistung steigert, übt dagegen der zum **Parasympathikus** gehörende N. vagus einen weniger ausgeprägten hemmenden Einfluss aus, da er hauptsächlich mit dem rechten Vorhof verbunden ist (→ Abb. 12.32). Überwiegt der Parasympathikus, so schlägt das Herz langsamer (negativ chronotrope Wirkung), überwiegt der Sympathikus, so schlägt es schneller (positiv chronotrope Wirkung; → Abb. 12.33). Auch die Kontraktionskraft des Myokards wird durch die Herznerven beeinflusst. Der Sympathikus steigert die Kraft des Herzmuskels (positiv inotrope Wirkung), der N. vagus verringert sie (negativ inotrope Wirkung, jedoch nur in den Vorhöfen).

Durch die Herznerven wird auch die Geschwindigkeit der **Erregungsleitung** verändert: Durch den Sympathikus wird die Erregungsleitung beschleunigt (positiv dromotrope Wirkung), durch den N. vagus verlangsamt (negativ dromotrope Wirkung). Unter Belastung führt der Sympathikus also zu einer Zunahme von Herzfrequenz und Schlagvolumen. Das Herzzeitvolumen steigt dadurch erheblich. Im Extremfall kann das Herz bis etwa 20 l Blut pro Minute beim Untrainierten und über 30 l pro Minute beim Leistungssportler fördern.

MERKE

Frank-Starling-Mechanismus

Das Herz kann das Schlagvolumen in gewissen Grenzen **unabhängig** von der Nervenversorgung selbstständig regulieren. Besteht z. B. in der Aorta ein erhöhter Druck, bleibt eine größere Menge Restblut in der linken Kammer zurück. Dadurch vergrößert sich die Vorlast (→ Kap. 12.6.2), die Kammermuskulatur wird stärker vorgedehnt. Da das Herz normalerweise etwas unterhalb des „Vordehnungsoptimums" arbeitet, wirkt sich die erhöhte Vorlast günstig aus: Die Muskelfasern können sich nun stärker zusammenziehen und das Blut mit höherer Kraft auswerfen; das Schlagvolumen erhöht sich und das Restblut in der Kammer vermindert sich (evtl. über mehrere Stufen) wieder auf das normale Volumen.
Dieses Prinzip wird als **Frank-Starling-Mechanismus** bezeichnet. Hierdurch kann die Pumpfunktion der Kammer sofort der Vor- und Nachlast angepasst werden. Die Abhängigkeit des Schlagvolumens von der Nachlast (→ Kap. 12.6.2) ist hingegen bei Patienten mit einer Herzinsuffizienz wesentlich ausgeprägter als beim Gesunden. Beim herzinsuffizienten Patienten ist das Schlagvolumen bei gleichem Gefäßwiderstand (Nachlast) deutlich geringer. Somit kann es sinnvoll sein, den peripheren Gefäßwiderstand mit arteriellen Vasodilatatoren, z. B. AT_1-Blocker und ACE-Hemmer, zu senken.
Einer der Namensgeber des Frank-Starling-Mechanismus war der deutsche Physiologe Otto Frank (1865–1944). Daher ist es nicht korrekt, den ersten Namen englisch („Fränk") auszusprechen. Ernest Starling konnte einige Jahre später zeigen, dass die von Frank am Froschherzen beobachteten Gesetzmäßigkeiten auch beim Warmblüterherz gelten. Deshalb spricht man vom Frank-Starling-Mechanismus.

Weitere Regulationsmechanismen

Unspezifisch können Faktoren wie **Schmerz, Emotionen** und **Fieber** die Herzfrequenz beeinflussen. Weitere enge Beziehungen bestehen zwischen der Herztätigkeit und der Kreislaufregulation sowie dem **Hormonhaushalt.** Beispielsweise befinden sich in Vorhöfen und Kammern Dehnungsrezeptoren, die auf eine Blutdrucksteigerung mit einer Hemmung des Sympathikus und einer Stimulierung des Parasympathikus

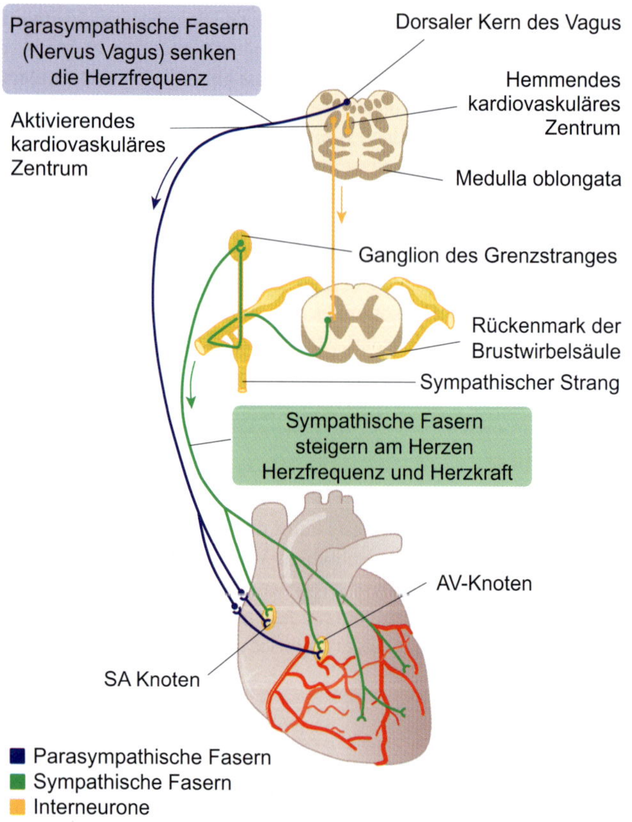

Abb. 12.32 Sympathische und parasympathische Fasern, die zum Herzen ziehen [L143]

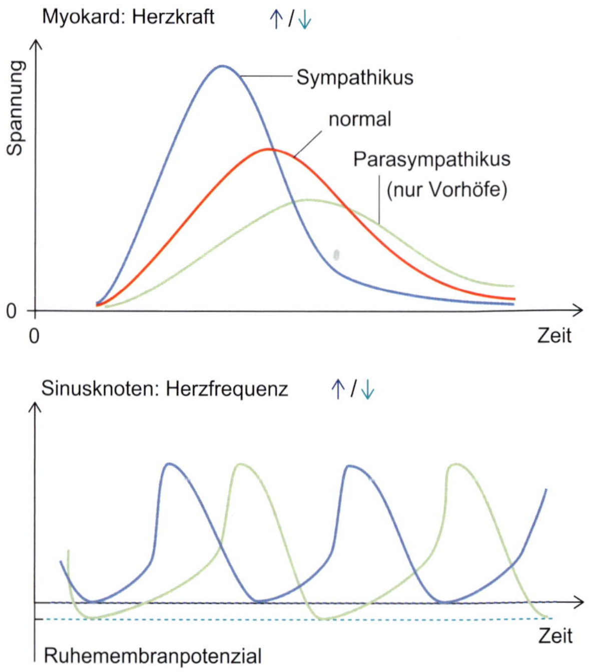

Abb. 12.33 Einfluss von Sympathikus und Parasympathikus auf das Herz. Der Sympathikus (blau) führt unter anderem zu Kontraktilitäts- und Frequenzsteigerung, der Parasympathikus (grün) hat umgekehrte Effekte [L190]

reagieren und so zu einer Blutdrucksenkung führen. Eine Volumenbelastung des Herzens führt zur Dehnung der Herzinnenräume und zur Freisetzung der natriuretischen Peptide: **ANP** (atriales natriuretischen Peptid) wird vor allem von den Herzmuskelzellen der Vorhöfe, **BNP** (Brain Natriuretic Peptide) von denen der Kammern freigesetzt. Sie fördern Harnbildung und Natriumausscheidung, sodass das „Zuviel" an Volumen wieder ausgeschieden wird. Gleichzeitig wird die Adiuretinausschüttung (antidiuretisches Hormon, ADH) im Hypophysenhinterlappen gehemmt, was über eine Senkung der Wasserrückresorption in der Niere ebenfalls eine Steigerung der Harnausscheidung zur Folge hat.

12.6.4 Herzinsuffizienz

Eine Funktionsstörung des Herzens, durch die das Herzzeitvolumen so stark herabgesetzt ist, dass eine Durchblutung aller Organe sowohl in Ruhe als auch unter Belastung nicht mehr gewährleistet ist (sodass auch der Stoffwechselbedarf der Organe nicht mehr gedeckt wird), ist eine **Herzinsuffizienz** (Insuffizienz = Unzulänglichkeit).

Ein **Unterscheidungsmerkmal** ist die überwiegend betroffene Herzkammer (Linksherzinsuffizienz, Rechtsherzinsuffizienz oder – wenn beide Kammern betroffen sind – Globalinsuffizienz).

MERKE

Die Herzinsuffizienz ist keine Erkrankung, sondern ein **Symptom verschiedener Grunderkrankungen.** Klinisch liegt sie dann vor, wenn infolge einer kardialen Funktionsstörung typische Symptome wie Atemnot, Müdigkeit, Leistungsschwäche oder Flüssigkeitsretention auftreten. Daher muss immer nach der Grunderkrankung gesucht werden. Hierzu gehört unter anderem die Ableitung eines 12-Kanal-EKG.

Die **Ursachen** für eine Herzinsuffizienz sind vielfältig (→ Abb. 12.34). In Deutschland steht heute die koronare Herzkrankheit an erster Stelle, gefolgt vom arteriellen Bluthochdruck. Weitere Ursachen sind Krankheiten, die den Herzmuskel oder die Herzklappen direkt angreifen, etwa Entzündungen. In Europa ist die Herzinsuffizienz eine der häufigsten internistischen Erkrankungen, etwa 10 Millionen Menschen sind symptomatisch und etwa die gleiche Anzahl asymptomatisch erkrankt. Mit zunehmendem Alter nimmt die Häufigkeit der Erkrankung zu: Von den 45–55-jährigen sind weniger als 1 % betroffen, bei den 80-jährigen schon 10 %. Männer sind 1,5-fach häufiger betroffen als Frauen. Insgesamt ist die Prognose ungünstig. Die mittlere Überlebenszeit liegt trotz Behandlung bei nur fünf Jahren, im Falle einer schweren Herzinsuffizienz beträgt sie 1 Jahr.

Ejektionsfraktion

Die **Ejektionsfraktion (EF)** ist der prozentuale Anteil des während einer Herzaktion ausgeworfenen Blutes bezogen auf das Gesamtvolumen der jeweiligen Herzkammer. Da der Begriff sowohl auf den linken als auch den rechten Ventrikel bezogen werden kann, spricht man auch von **linksventrikulärer Ejektionsfraktion (LVEF)** und **rechtsventrikulärer Ejektionsfraktion (RVEF).** Da die Kontraktion der Ventrikel nie zur vollständigen Entleerung führt, liegt die normale EF bei 60–70 %.

Früher nahm man an, dass eine Herzinsuffizienz in erster Linie mit einer verminderten linksventrikulären Ejektionsfraktion in Zusammenhang zu bringen ist.

Abhängig von der Einschränkung der Ejektionsfraktion werden von der Europäischen Gesellschaft für Kardiologie drei **Formen der Herzinsuffizienz** unterscheiden:

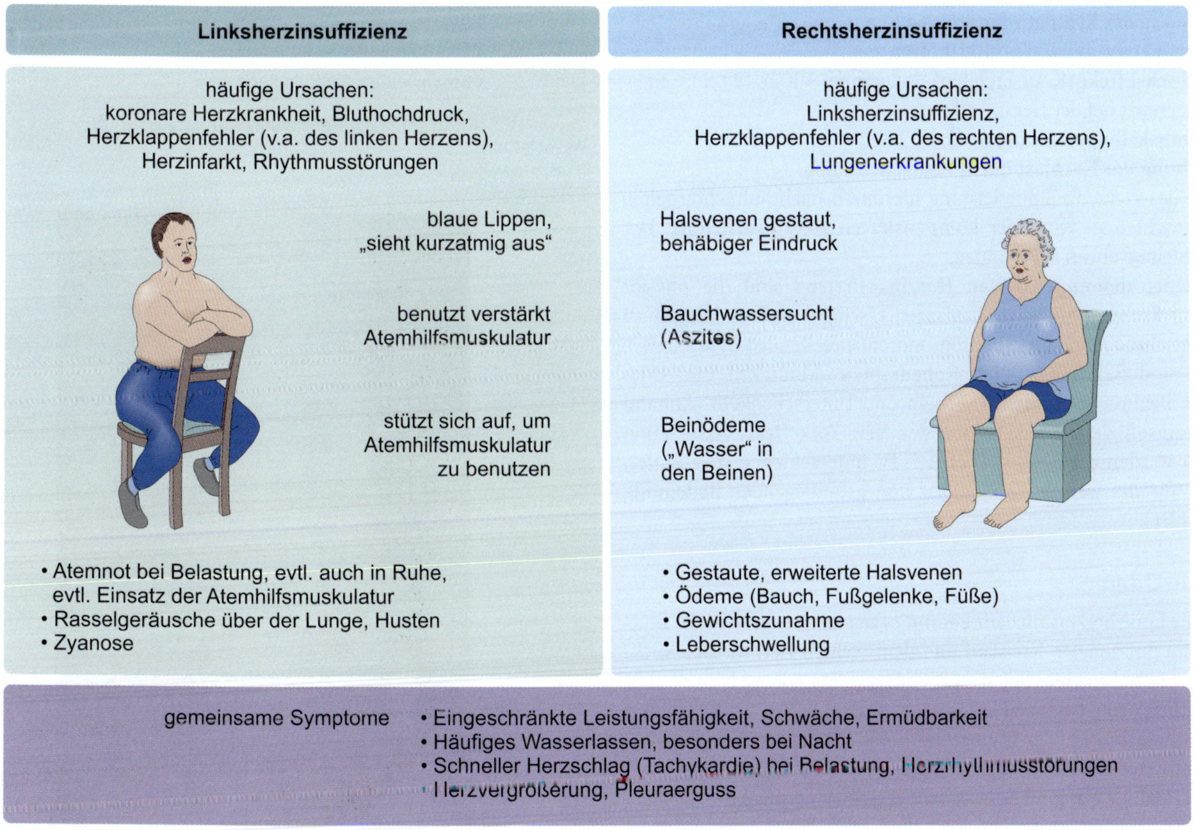

Abb. 12.34 Häufige Ursachen und Leitsymptome der Links- und Rechtsherzinsuffizienz im Vergleich [L190]

- Herzinsuffizienz mit erhaltener Ejektionsfraktion (EF ≥ 50 %, auch Heart Failure with preserved Ejection Fraction, **HFpEF;** [diastolic HF])
- Herzinsuffizienz mit mittelgradig eingeschränkter Ejektionsfraktion (EF 41–49 %, auch Heart Failure with mildly reduced Ejection Fraction, **HFmrEF**)
- Herzinsuffizienz mit reduzierter Ejektionsfraktion (EF EF ≤ 40 %, auch Heart Failure with reduced Ejection Fraction, **HFrEF;** [systolic HF])

Studien zeigen, dass ca. 50 % der Patienten mit sich entwickelnder Herzinsuffizienz noch eine normale oder zumindest eine gut erhaltene Ejektionsfraktion (> 50 %) aufweisen. Daher betrachten manche Experten die früher verwendeten Bezeichnungen **systolische Herzinsuffizienz** (Reduzierung von Schlagvolumen und/oder Kontraktilität) und **diastolische Herzinsuffizienz** (verminderte Füllung nach gestörter Entspannung des Ventrikels) als veraltet und unterscheiden nur noch Patienten mit **reduzierter Ejektionsfraktion** (ehemals systolische Herzinsuffizienz) und Patienten mit **erhaltener Ejektionsfraktion** (ehemals diastolische Herzinsuffizienz). Allerdings werden die Begriffe systolische und diastolische Herzinsuffizienz in der Literatur nach wie vor häufig verwendet.

Kompensierte und dekompensierte Herzinsuffizienz

Bei einer Herzinsuffizienz versucht der Körper auf unterschiedlichen Wegen die Leistungsschwäche des Herzens zu kompensieren:

- **Erhöhung der Vorlast (Preload):** Infolge einer Aktivierung des Renin-Angiotensin-Aldosteron-Systems (RAAS; → Kap. 16.4.2) kommt es zu einer Natrium- und Wasserretention (Zurückhaltung), wodurch das Blutvolumen und damit die Vorlast erhöht wird. Durch den Frank-Starling-Mechanismus resultiert hieraus ein größeres Schlagvolumen.
- **Erhöhung des Sympathikotonus** (→ Kap. 12.6.3): Der erhöhte Sympathikotonus wirkt positiv inotrop.
- **Bowditch-Effekt** (Kraft-Frequenz-Steigerung, → Kap. 12.6.1): Gilt nur begrenzt bei der Herzinsuffizienz.
- **Herzmuskelhypertrophie** (→ Kap. 12.3.3).
- **Erhöhung der Nachlast** durch Vasokonstriktion.

Solange das Herz die Pumpleistung hierdurch noch aufrechterhalten kann, spricht man von einer **kompensierten Herzinsuffizienz.** Der Patient bleibt frei von Symptomen.

Bei einer **dekompensierten Herzinsuffizienz** sind die physiologischen Kompensationsmechanismen erschöpft und es kommt zu einer Abnahme der Pumpfunktion und entsprechenden Symptomen. Typisch sind Belastungs- oder Ruhedyspnoe, Müdigkeit und Ödeme, z. B. beginnend an den Knöcheln und Unterschenkeln. Anhand der Herzinsuffizienz-Klassifikation der New York Heart Association (NYHA) werden die Stadien NYHA I–IV unterschieden. Die Einteilung ist für die weitere Behandlung von grundlegender Bedeutung (→ Tab. 12.1).

Kardiale Ödeme

Durch die Linksherzinsuffizienz kommt es zu einer Steigerung der Blutdrücke im pulmonalen Kreislauf und dem rechten Herzen. Der Rückstau führt initial zu einer Flüssigkeitseinlagerung im Zwischenzellraum (Interstitium) mit begleitender Bronchoobstruktion. Da ähnlich wie beim Asthma bronchiales Giemen und eine verlängerte Exspirationsphase auftreten können, wird das **interstitielle Lungenödem** auch **Asthma cardiale** genannt. Eine weitere Verschlechterung bewirkt einen Flüssigkeitsübertritt in den Alveolarraum **(alveoläres Lungenödem)** mit dem typischen Lungenauskultationsbefund grobblasiger Rasselgeräusche. Eine chronische Rechtsherzinsuffizienz führt zu einem Rückstau in die venöse Strombahn mit Erhöhung des Venendrucks auf oder über den Filtrationsdruck der kapillaren Strombahn. Die Folge sind **periphere Ödeme** (→ Abb. 12.35) bis hin zum Ganzkörperödem (Anasarka).

Durch die Stauungsleber (intrahepatische Stauung) kann es zur Ausbildung von Aszites (Flüssigkeitsansammlung in der freien Bauchhöhle, „Bauchwassersucht") und im Thoraxraum zu einem (meist rechtsseitigen) Pleuraerguss kommen.

Diagnostik und Therapieprinzipien

Entscheidend für die Diagnose der Herzinsuffizienz sind das klinische Bild nach dem NYHA-Stadium, die körperliche Untersuchung (Hinweis auf periphere Ödeme, Lungen- und Herzauskultation) und die Echokardiografie. Als aussagefähigster Laborparameter hat sich das **NT-proBNP** (N-terminales Pro Brain Natriuretic Peptide) etabliert, das bei Herzinsuffizienz stark erhöht ist. Röntgen und Ruhe-EKG sind oft wenig aufschlussreich, gehören jedoch zur Standarduntersuchung dazu. Zur weiteren Abklärung wird häufig eine **Herzkatheteruntersuchung** zum Ausschluss einer stenosierenden koronaren Herzkrankheit durchgeführt. Bei unklarer Ursache (Ätiologie) erfolgt teilweise eine Herzmuskelbiopsie mit histologisch-pathologischer Untersuchung.

NYHA-Stadium	Klinische Symptomatik
I	Keine Beschwerden und keine Einschränkung der körperlichen Aktivität
II	Beschwerden bei stärkerer körperlicher Belastung und geringe Einschränkung der körperlichen Aktivität
III	Beschwerden bei leichter körperlicher Belastung und starke Einschränkung der körperlichen Aktivität
IV	Beschwerden schon in Ruhe

Tab. 12.1 Schweregrade der Herzinsuffizienz nach NYHA (New York Heart Association)

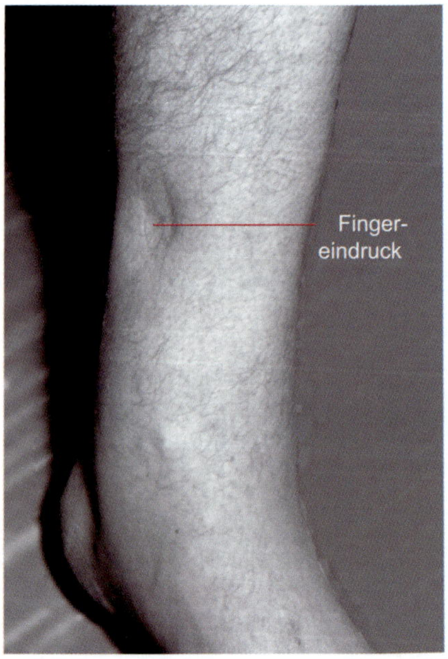

Abb. 12.35 Knöchelödem bei Herzinsuffizienz [T127]

Die **Behandlung** der Herzinsuffizienz ist mehrschichtig und umfasst die Beschwerdebesserung, Reduktion der Hospitalisierung und Senkung der Sterblichkeit (Mortalitätsreduktion). Neben pharmakologischen Therapieoptionen gibt es eine Reihe nicht pharmakologischer Optionen, z. B. Gewichtsreduktion, Flüssigkeitskontrolle (je nach Schwere sollte die maximale Flüssigkeitszufuhr bei schwerer Herzinsuffizienz max. 1,0–1,5 l/Tag, bei leichteren Formen bis 2 l/Tag nicht überschreiten), Nikotinkarenz, körperliche Bewegung (3–5-mal pro Woche à 20–30 Minuten).

Kardiale Resynchronisationstherapie

Als „elektrische Kreislaufunterstützung" kann bei schwerer Herzinsuffizienz und Linksschenkelblock die **kardiale Resynchronisationstherapie** (CRT) eine Option sein. Da Patienten mit einer linksventrikulären Ejektionsfraktion (LVEF) von ≤ 30–35 % (je nach Ursache) ein erhöhtes Risiko für den plötzlichen Herztod aufgrund bösartiger ventrikulärer Arrhythmien, z. B. Kammertachykardien oder Kammerflimmern, aufweisen, wird häufig prophylaktisch ein **Defibrillator** (automatischer implantierbarer Cardioverter/Defibrillator, AICD), teilweise zusammen mit einer CRT in einem Gerät (CRT-D = CRT und AICD in einem Gerät), implantiert. Zu den neueren Therapieverfahren gehört die kardiale Kontraktilitätsmodulation (CCM), bei der durch dauerhafte Impulsabgaben eines speziellen Schrittmachersystems das Aktionspotenzial verlängert und dadurch der Kalziumeinstrom in die Herzmuskelzelle erhöht wird. Aufgrund zunehmender Miniaturisierung wird der Rettungsdienst auch mit Patienten mit mechanischen Kreislaufunterstützungssystemen (Left Ventricular Assist Device, LVAD) konfrontiert. Bei Patienten mit schwerer, therapierefraktärer Herzinsuffizienz kommt eine Herztransplantation infrage.

Medikamente zur Behandlung der Herzinsuffizienz

Die Stützen der pharmakologischen Herzinsuffizienztherapie sind:

- **Reduktion der Vorlast:** ACE-Hemmer, z. B. Ramipril (Delix®), oder AT1-Blocker, z. B. Valsartan (Diovan®) oder Candesartan (Atacand®)
- **Erhöhung des Schlagvolumens** über eine Nachlastabsenkung: Nitrate, z. B. Glyzeroltrinitrat (Nitrolingual®) oder Molsidomin (Corvaton®)
- **Frequenzsenkung** (optimale Herzfrequenz ≤ 70/min): Betablocker, z. B. Bisoprolol (Concor®), Metoprololsuccinat (Beloc Zok®), Carvedilol (Dilatrend®)
- **Steigerung der Flüssigkeitsausscheidung:** Diuretika, z. B. Furosemid (Lasix®)
- **Steigerung der Kontraktilität:** Digitalisglykoside, z. B. Digitoxin (Digimerck®), Katecholamine, z. B. Dobutamin (Dobutrex®), oder Phosphodiesterase-III-Hemmer (PDE-III-Hemmer), z. B. Milrinon (Corotrop®)

Hemmstoffe des Renin-Angiotensin-Aldosteron-Systems

Hemmstoffe des Renin-Angiotensin-Aldosteron-Systems (RAAS) greifen direkt in das RAAS ein und bessern bei Herzinsuffizienz nachweislich die Prognose. **ACE-Hemmer** hemmen das Angiotensin-Converting Enzyme (ACE), sodass aus dem Angiotensin I nicht das blutdrucksteigernde Angiotensin II gebildet werden kann (→ Kap. 16.4.2). Dadurch wird unter anderem der periphere Widerstand gesenkt, was über eine Reduzierung der Nachlast das Herz entlastet. Häufig verwendete Substanzen sind Ramipril (z. B. Delix®) oder Enalapril (z. B. Xanef®). ACE-Hemmer sind heute Mittel erster Wahl bei Herzinsuffizienz in allen NYHA-Stadien. Serumkalium und -kreatinin sollten regelmäßig kontrolliert werden. Eine Alternative bei Unverträglichkeit von ACE-Hemmern (Reizhusten in ca. 5–10 % aller Fälle) sind Angiotensin-II-(AT_1)-Rezeptoren-Blocker, auch **AT_1-Blocker** oder **Sartane** genannt. Beispiele sind Losartan (z. B. Lorzaar®), Candesartan (z. B. Atacand®) oder Valsartan (z. B. Diovan®). Sie blockieren die Angiotensin-II-Wirkung an seinem AT_1-Rezeptor und wirken dadurch ganz ähnlich wie die ACE-Hemmer.

Angiotensin-Rezeptor-Neprilysin-Inhibitor

Neu in der Behandlung der Herzinsuffizienz ist die **Angiotensin-Rezeptor-Neprilysin-Inhibiton** (ARNI) mit Entresto®. Dabei handelt es sich um ein Kombinationsarzneimittel aus Sacubitril und Valsartan. Über die Hemmung des Enzyms Neprilysin (Sacubitril-Anteil) wird der Abbau der vasoaktiven natriuretischen Peptide (NP) verhindert. Dadurch wird die Wasser- und Natriumausscheidung erhöht und das Herz entlastet. Die Angiotensin-II-Rezeptor-Subtyp-1-(AT1)-Blockade (Valsartan-Anteil) blockiert den vasokonstriktiven Einfluss des Renin-Angiotensin-Aldosteron-Systems (RAAS). Entresto® ist ein oral anzuwendendes Arzneimittel.

Beta-Rezeptoren-Blocker

Da bei chronischer Herzinsuffizienz ein gesteigerter Sympathikotonus besteht, der auch für die Zunahme der Herzfrequenz verantwortlich ist, haben sich (selektive) **Beta-Rezeptoren-Blocker** (Beta-Blocker, β-Blocker) zur Hemmung des Sympathikus bewährt, die vor allem die β_1-Rezeptoren des Herzens hemmen. Beta-Rezeptoren-Blocker verbessern ebenfalls die Überlebensrate herzinsuffizienter Patienten. Gute Erfahrungen liegen besonders bei Carvedilol (Dilatrend®), Bisoprolol (Concor®) und Metoprololsuccinat (z. B. Beloc Zok®) vor. Beta-Blocker werden im NYHA-Stadium II–IV gegeben. Bei NYHA I werden sie verabreicht, wenn z. B. ein Herzinfarkt oder ein arterieller Hypertonus in der Vorgeschichte vorliegt.

Diuretika

Diuretika sind Pharmaka, welche die Transportprozesse im Tubulussystem der Niere hemmen (→ Kap. 16.3.4). Sie schwemmen Ödeme aus und entlasten das Herz durch Minderung der Vor- und Nachlast. Sie kommen bei allen NYHA-Stadien zum Einsatz, wenn eine Flüssigkeitsretention vorliegt. Bei NYHA III–IV sind Diuretika generell indiziert.

- **Thiazide** fördern den Harnfluss mäßig bis mittelstark durch eine Hemmung des Na^+-Cl^--Carriers im proximalen Teil des distalen Tubulus: Xipamid (z. B. Aquaphor®) und Hydrochlorothiazid (z. B. Esidrix®). Der ausschwemmende Effekt ist bei herzinsuffizienten Patienten oft begrenzt.
- Ebenfalls eher schwach diuretisch wirksam sind **Aldosteronantagonisten** wie Spironolacton (z. B. Aldactone®) oder Eplerenon (Inspra®). Aldosteron ist bei Herzinsuffizienzpatienten stark (bis zu 20-fach) erhöht und hat negative Wirkungen, z. B. Herzmuskelfibrose, Hemmung der Noradrenalinaufnahme, Sympathikusaktivierung.
- **Schleifendiuretika** wirken schneller und stärker als Thiaziddiuretika über eine Hemmung des Na^+-Cl^--K^+-Carriers im aufsteigenden Ast der Henle-Schleife. Beispiele sind Furosemid (z. B. Lasix®) und Torasemid (z. B. Torem®).

Unter Diuretikabehandlung sind regelmäßige Kontrollen von Serumkalium und -kreatinin erforderlich.

Herzglykoside

Herzglykoside oder Digitalis-Glykoside sind Wirkstoffe aus Fingerhutarten. Sie steigern die Kontraktionskraft der Herzmuskulatur, verlangsamen die Herzfrequenz und verzögern die Erregungsleitung im AV-Knoten über eine Hemmung der Na^+-K^+-ATPase der Herzmuskelzelle. Beispiele sind Acetyldigoxin (z. B. Novodigal®), Methyldigoxin (z. B. Lanitop®) und Digitoxin (z. B. Digimerck®). Herzglykoside werden heute nur noch bei Herzinsuffizienz mit Tachykardie oder höhergradiger Herzinsuffizienz (NYHA III–IV) gegeben.

Nitrate

Nitrate weiten die glatte Gefäßmuskulatur durch Freisetzung von Stickstoffmonoxid (NO), und zwar die venöse stärker als die arterielle. Durch Absenken der Vor- und – weniger ausgeprägt – Nachlast wird das Herz entlastet. Nitrate werden v. a. eingesetzt bei:

- Akuter Herzinsuffizienz und Angina-pectoris-Anfällen in sublingualer Sprayform oder als Zerbeißkapsel, um die Beschwerden rasch zu lindern
- Gleichzeitig bestehender koronarer Herzkrankheit (→ Kap. 12.7.2)

Aufgrund der Einschränkung der linksventrikulären Funktion kommt es zu typischen Symptomen einer Herzinsuffizienz. Die Behandlung erfolgt überwiegend symptomatisch mit einer pharmakologischen Herzinsuffizienztherapie. Jedoch kommen seit einiger Zeit auch transportable Unterstützungssysteme, z. B. das Left Ventricular Assist Device (LVAD, „Kunstherz") oder die kardiale Resynchronisationstherapie (CRT) mittels Dreikammer-Schrittmacher, infrage (→ Kap. 12.5.4).

Herztransplantation

Bei schweren Symptomen der Herzinsuffizienz, einem Alter < 70 Jahren und fehlenden Versagensgründen, z. B. unkontrollierte Infektion, schlechte Patientenmitarbeit (Compliance), fortgesetzter Drogen- oder Alkoholabusus, kommt nach Versagen der Herzinsuffizienztherapie eine **Herztransplantation (HTX)** infrage (→ Kap. 4.1.3). Im Jahr 2023 wurden in Deutschland 330 Herztransplantationen durchgeführt. Jedes Jahr werden ca. 600–700 Patienten neu für eine HTX angemeldet. Die mittlere Überlebenszeit nach HTX beträgt 10 Jahre. Nach 5 Jahren funktionieren ca. 65 % aller Herztransplantate noch einwandfrei.

Nach einer HTX muss der Patient lebenslang immunsuppressiv wirkende Medikamente, z. B. Prednison (Decortin®), Ciclosporin (Sandimmun®) oder Tacrolimus (Prograf®), einnehmen, um eine Abstoßungsreaktion zu verhindern. Durch diese Immunsuppressiva kann es häufiger zu Infekten kommen, die für eine Todesfallrate von 20 % im ersten Jahr nach der HTX verantwortlich sind.

Bei einer Bradykardie oder bei AV-Blockierungen ist Atropin bei einem Patienten mit einem Transplantatherz aufgrund der Denervierung ohne Effekt. Hier müssen Katecholamine, z. B. Adrenalin, oder ein transkutanes nichtinvasives Schrittmachersystem verwendet werden.

12.6.5 Kardiogener Schock

Ein akutes Kreislaufversagen aufgrund einer kardialen Ursache (Abnahme der Pumpfunktion [kardiale Kontraktilität]), das mit einer Verminderung des Herzzeitvolumens (HZV) und einer Reduktion des systolischen Blutdrucks (RR_{syst} < 90 mmHg) einhergeht, wird als **kardialer Schock** bezeichnet (→ Kap. 13.5.1). In der Folge kommt es durch die Störung der Makrozirkulation zu einer Minderdurchblutung anderer Organe und zu Hypoxie.

Der kardiogene Schock ist in ca. 80 % der Fälle durch ein Pumpversagen der linken Herzkammer auf dem Boden eines Herzinfarkts, einer vorbestehenden dekompensierten Herzinsuffizienz oder einer akuten Entzündung des Herzmuskels (Myokarditis, → Kap. 12.3.3) oder der rechten Herzkammer, z. B. bei akuter Lungenembolie, bedingt. Durch Herzrhythmusstörungen aus der Herzkammer (ventrikuläre Arrhythmien) oder seltener aus dem Vorhof (supraventrikuläre Arrhythmien) kann es durch Verkürzung der Diastolendauer zu einer Abnahme der Koronarperfusion sowie des Auswurfs kommen. Bradykarde Herzrhythmusstörungen, z. B. AV-Blockierung oder Medikamentenüberdosierung (β-Blocker, Kalzium-Antagonisten), können zu einem kardiogenen Schock führen. Akute Klappenerkrankungen, z. B. akute Mitralklappeninsuffizienz durch Abriss des Papillarmuskels, akute Aortenklappeninsuffizienz durch Aortendissektion oder Klappenentzündung (Endokarditis), oder eine Füllungsbehinderung bei einer Herzbeuteltamponade können in seltenen Fällen einen kardiogenen Schock verursachen.

MERKE

Infarktbedingter kardiogener Schock

Ab einem Verlust von mehr als 35–40 % der Herzmuskelfunktion, insbesondere beim Linksherzinfarkt, kommt es zu einer kritischen Verminderung der Pumpleistung und einer Reduktion des Herzzeitvolumens. Bei Frauen tritt im Rahmen eines akuten Koronarsyndroms (ACS) häufiger ein kardiogener Schock auf.

Neben den allgemeinen Maßnahmen ist eine **schnellstmögliche Herzkatheteruntersuchung** für die Prognose entscheidend: Etwa 45 % der Patienten im kardiogenen Schock versterben trotz Wiedereröffnung der betroffenen Herzkranzarterie (Revaskularisation). Ohne Revaskularisation versterben mehr als 70 % der Patienten im kardiogenen Schock.

Therapieziel in der Behandlung des kardiogenen Schocks ist die Optimierung der kardialen Funktion (Katecholamine, Diuretika, Nitrate) und der Oxygenierung sowie die frühe Wiedereröffnung evtl. verschlossener Koronargefäße. Bei anderen Ursachen ist meist eine operative Versorgung, z. B. Herzklappenoperation bei akuter Klappeninsuffizienz oder die Entlastung einer Herzbeuteltamponade (Perikardiozentese), notwendig.

Ist eine Pharmakotherapie ineffektiv, können mittlerweile unterschiedliche **Unterstützungssysteme** verwendet werden. Dazu gehören die intraaortale Ballongegenpulsation (IABP; in der Aorta platzierter Ballon, der synchronisiert aufgepumpt und entlastet wird und so zu einer Steigerung der diastolischen Koronarperfusion führt), die Impella®-Pumpe (Miniatur-Hochleistungsturbine, die am Übergang der linken Herzkammer in der Aorta platziert wird und eine Zirkulation mit einem HZV von bis zu 5 l/min aufrechterhält) und ein operativ implantiertes linksventrikuläres Unterstützungssystem (Left Ventricular Assist Device, LVAD).

IM FOKUS

Herzleistung und ihre Regulation

Das **Herzminutenvolumen** ist das Produkt von **Herzfrequenz** und **Schlagvolumen.**

Als **Vorlast** wird die Dehnung des Herzmuskels vor der Kontraktion bezeichnet.

Die **Nachlast** ist der Widerstand, den die Herzmuskulatur bei der Entleerung der Kammer überwinden muss.

Die **Ejektionsfraktion (EF)** ist der prozentuale Anteil des Blutvolumens einer Herzkammer, das während einer Herzaktion ausgeworfen wird.

Überwiegt der Einfluss des **Sympathikus,** schlägt das Herz **schneller** und **kräftiger.**

Unter Einfluss des **Parasympathikus** schlägt das Herz **langsamer** und **weniger kräftig.**

Eine **Herzinsuffizienz** ist eine Funktionsstörung des Herzens, durch die das Herzzeitvolumen so stark herabgesetzt ist, dass der Körper nicht mehr ausreichend versorgt werden kann.

Ein akutes Kreislaufversagen aufgrund einer kardialen Ursache wird als **kardiogener Schock** bezeichnet.

12.7 Blutversorgung des Herzens

Wie jedes Organ muss auch das Herz selbst mit Blut versorgt werden. Es macht zwar nur knapp 0,5 % des gesamten Körpergewichts aus, verbraucht jedoch bereits in **Ruhe** 5 % des gesamten gepumpten Blutes (250–300 ml/min), d. h. es wird überdurchschnittlich durchblutet. Der gesamte menschliche Organismus verbraucht pro Minute rund 300 ml Sauerstoff. Etwa 10 % davon verbraucht das Herz. Beide Werte können unter körperlicher Belastung bis auf das 5-Fache ansteigen.

12.7.1 Herzkranzgefäße

Das Herz arbeitet pausenlos und hat demzufolge einen hohen Sauerstoffbedarf. Dieser wird über herzeigene Gefäße gedeckt, die ausschließlich die Herzmuskulatur versorgen. Da sie sich im oberen Abschnitt des Herzens wie ein Kranz um den Herzmuskel herumlegen, werden sie als **Herzkranzgefäße** oder Koronargefäße (lat. corona = Kranz) bezeichnet. Dazu gehören:

- **Koronararterien** oder **Herzkranzarterien** (Aa. coronariae)
- **Herzvenen** (Vv. cordis). Sie verlaufen parallel zu den epikardialen Koronararterien, vereinigen sich zu immer größeren Gefäßen und münden als **Sinus coronarius** (Koronarsinus) in den rechten Vorhof. Außerdem entleert sich ein kleiner Teil des venösen Blutes über die Thebesius-Venen direkt in die Ventrikel.

Da Erkrankungen des Herzens (wie beispielsweise der Herzinfarkt) ihren Ursprung in den Herzkranz**arterien** haben, stehen diese im Vordergrund.

Herzkranzarterien

Zwei Herzkranz- oder Koronararterien, nämlich die **rechte Koronararterie** (A. coronaria dextra, auch Right Coronary Artery [RCA]) und die **linke Koronararterie** (A. coronaria sinistra, auch Left Coronary Artery [LCA], → Abb. 12.36) entspringen dem Anfangsteil der Aorta unmittelbar oberhalb der Aortenklappe. Somit entspricht der treibende Druck, mit dem die Herzkranzgefäße durchblutet werden, dem Druck in der Aortenwurzel. Eine Besonderheit des koronaren Gefäßsystems besteht darin, dass zwei Einstromwege vorhanden sind, die unterschiedliche Versorgungsgebiete und mehrere Ausstromwege aufweisen.

Die **rechte Koronararterie** versorgt bei den meisten Menschen den rechten Vorhof, die rechte Kammer, die Herzhinterwand und einen kleinen Teil der Kammerscheidewand mit Blut. Sie verläuft nach rechts um das Herz herum und bildet im Verlauf den **Ramus interventricularis posterior,** abgekürzt **RIP** oder auch **RIVP,** der bis zur Zwerchfellfläche des Herzens herabzieht.

Die **linke Koronararterie** teilt sich nach dem 1–4 cm langen gemeinsamen Hauptstamm in zwei starke Äste, den **Ramus circumflexus (RCX)** und den **Ramus interventricularis anterior (RIVA),** die im Normalfall für die Durchblutung des linken Vorhofs, der linken Kammer und eines Großteils der Kammerscheidewand sorgen.

Die Namensgebung des Ramus interventricularis anterior beruht darauf, dass er zwischen den beiden Ventrikeln (daher **interventricularis**) entlangzieht und an der Vorderseite des Herzens (also **anterior**) zur Herzspitze (Apex cordis) verläuft. Die englische Bezeichnung lautet **LAD** (Left Anterior Descending).

Der Ramus circumflexus verläuft über den linken Herzrand hinweg im **Sulcus coronarius,** einer Furche, die die Grenze zwischen Vorhof und Kammer darstellt. Der RCX zieht dann auf die Rückseite des linken Herzens (Herzhinterwand).

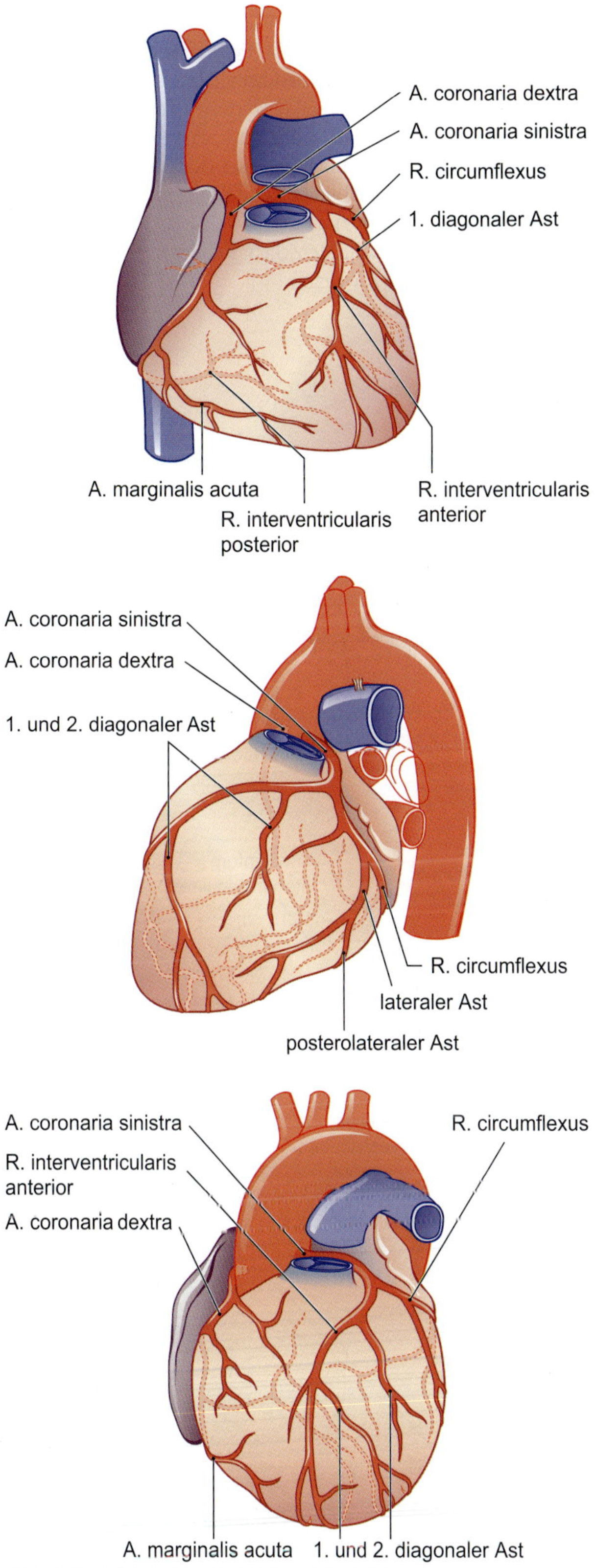

Abb. 12.36 Verlauf der Koronararterien. **Oben:** Verlauf der linken Koronararterie bei 10°-rechtsanteriorer Schräganssicht. **Mitte.** Verlauf des R. interventricularis und des R. circumflexus der linken Koronararterie bei 75°-linksanteriorer Schrägansicht. **Unten:** Verlauf der Koronararterien bei 30°-linksanteriorer Schrägansicht [L126]

Koronare Versorgungstypen

Die mit etwa 75 % häufigste Variante der Koronararterienanatomie wird als **ausgeglichener koronarer Versorgungstyp** bezeichnet (→ Abb. 12.37 oben). Hier sind beide Herzkranzarterien (A. coronaria sinistra und A. coronaria dextra) etwa gleich stark ausgebildet. Die A. coronaria dextra versorgt den rechten Ventrikel (Ramus interventricularis posterior), jedoch nicht die Hinterwand des linken Ventrikels (Ramus posterior ventricularis sinister).

Es gibt jedoch eine Anzahl Menschen, bei denen die Anatomie der Herzkranzgefäße hiervon abweicht.

Beim **koronaren Linksversorgungstyp** ist die linke Kranzarterie (A. coronaria sinistra) deutlich stärker als die rechte Kranzarterie ausgebildet (→ Abb. 12.37 Mitte). Sie versorgt den linken Ventrikel und das Septum vollständig. Beim Linksversorgungstyp bildet die linke Kranzarterie den Ramus interventricularis posterior, weshalb sie neben dem hinteren Septumanteil ggf. noch Abschnitte der rechten Ventrikelhinterwand versorgt. Diese Variante liegt in ungefähr 11 % vor. Ein Verschluss der rechten Kranzarterie (A. coronaria dextra bzw. RCA) ruft bei diesen Menschen keinen bedeutsamen Infarkt hervor.

Beim **koronaren Rechtsversorgungstyp** ist die rechte Kranzarterie (A. coronaria dextra bzw. RCA) viel kräftiger ausgebildet als die linke

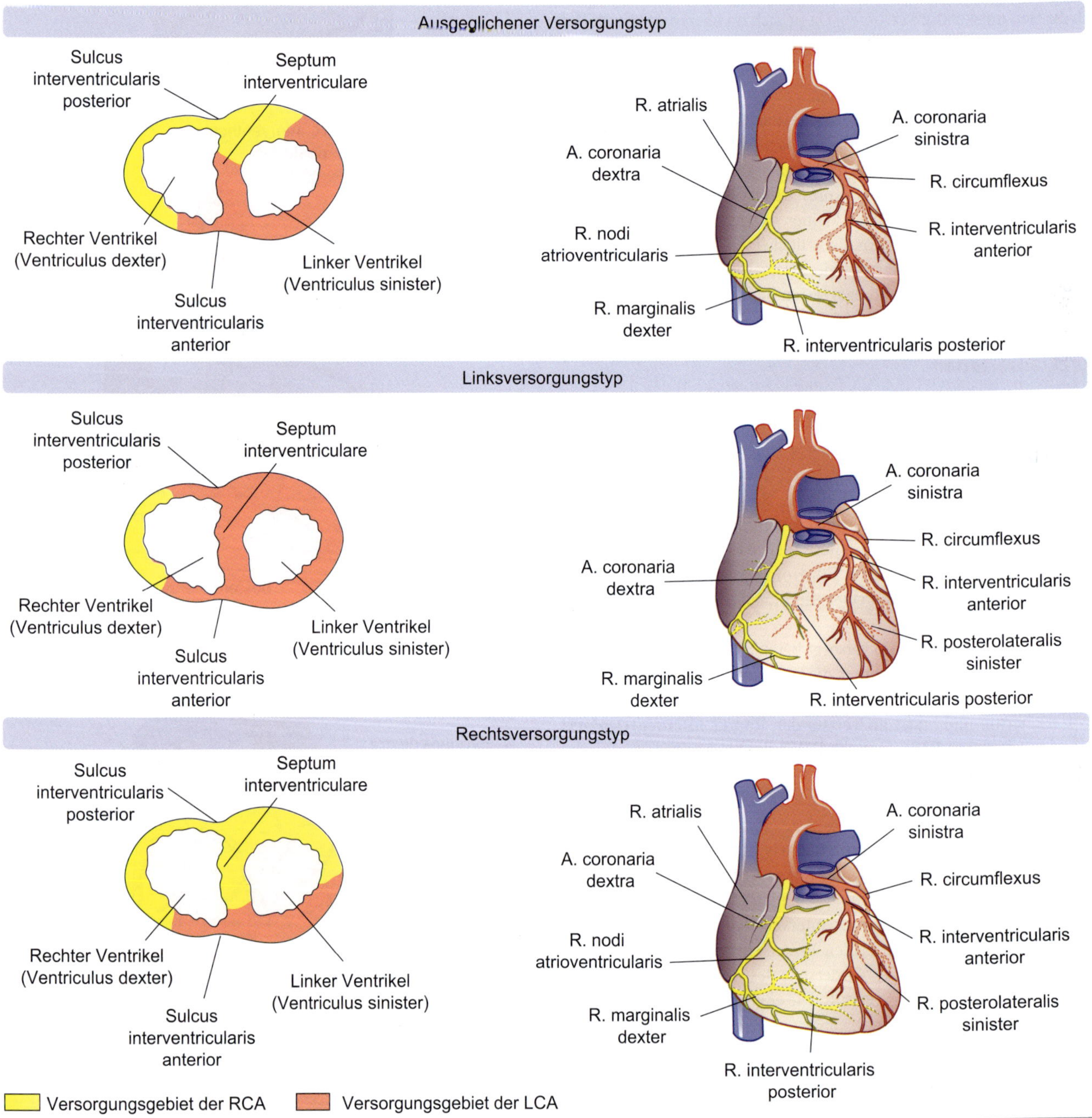

Abb. 12.37 Versorgungstypen des Herzens. Dargestellt ist jeweils die Ansicht des Herzens von ventral (rechts) sowie ein Querschnitt durch die Ventrikel aus der Sicht von kaudal (links). [L138]

(→ Abb. 12.37 unten). Sie hat einen sehr ausgeprägten Ramus interventricularis posterior, weshalb die rechte Kranzarterie auch große Teile des linken Herzens mitversorgt. Diese Variante liegt in etwa 14 % vor. Kommt es bei solchen Menschen zu einer hochgradigen Verengung der RCA, ist das sehr bedeutsam, während eine Verengung des Ramus circumflexus (RCX) bei diesem Versorgungstyp nicht so schwerwiegend ist.

MERKE

Als Faustformel gilt, dass sich beim koronaren Links- bzw. Rechtsversorgungstyp die RCA und RCX hinsichtlich Größe und Länge meist umgekehrt proportional zueinander verhalten. Prinzipiell trifft das auch für den RIVA (LAD) und den RIP/RIVP zu.

Myokardialer Sauerstoffverbrauch

Die **hohe Sauerstoffextraktionsrate** stellt eine Besonderheit des Koronarsystems dar. Der Sauerstoffgehalt im **arteriellen Blut** beträgt 200 ml/L. In den Koronar**venen** beträgt der Sauerstoffgehalt nur noch 60 ml/L Blut. Die **arteriovenöse Sauerstoffdifferenz** ($AVDO_2$), die sich aus der Differenz zwischen dem Sauerstoffgehalt des arteriellen Bluts und dem koronarvenösen Sauerstoffgehalt errechnet, beträgt also **140 ml/L Blut.** Das bedeutet, dass das Herz bereits in Ruhe den **größten Teil** Sauerstoff aus dem arteriellen Blut verbraucht hat (hohe Extraktionsrate von mindestens ⅔). Steigt die vom Herzen geleistete Arbeit unter körperlicher Belastung an, erhöht sich der Sauerstoffverbrauch auf das **4- bis 5-fache** des Ruhewerts.

Prinzipiell gibt es zwei Möglichkeiten für ein blutdurchströmtes Organ, einen erhöhten Sauerstoffverbrauch zu decken: entweder durch eine **gesteigerte Sauerstoffextraktion** und/oder durch eine **Steigerung des Blutflusses.** Jedoch ist am Herzen die Sauerstoffextraktionsrate ohnehin schon sehr hoch, weshalb ein erhöhter Sauerstoffverbrauch am Herzen fast ausschließlich über eine Steigerung der koronaren Durchblutung gedeckt wird.

MERKE

Koronar(fluss)reserve

Muss das Herz im Rahmen einer körperlichen Belastung deutlich mehr Arbeit erbringen, erhöht sich nicht nur der Sauerstoffverbrauch auf das 4- bis 5-fache des Ruhewerts. Auch die Durchblutung des Herzens (Koronarfluss) muss um das 4- bis 5-fache des Ruhewerts gesteigert werden. Der maximal mögliche Zuwachs des Sauerstoffangebots in den Koronararterien gegenüber dem Ruhewert wird als **Koronarflussreserve** (CFR) oder **Koronarreserve** bezeichnet.
Am gesunden Herzen besteht ein Gleichgewicht zwischen dem Sauerstoffangebot über die Herzkranzgefäße und dem Sauerstoffverbrauch der Herzmuskelzellen. Dieser Zusammenhang ist für das Verständnis des Krankheitsbildes „Koronare Herzkrankheit" wichtig (→ Kap. 12.7.2). Dabei wird die Durchblutung der Koronararterien eingeschränkt, so dass vor allem bei Belastungen die erforderliche Steigerung des koronaren Blutflusses ausbleibt und ein Sauerstoffmangel auftritt.

IM FOKUS

Blutversorgung des Herzens

Die **arterielle Blutversorgung** des Herzens erfolgt über die **Koronararterien.**
Die **rechte Koronararterie** versorgt meist den rechten Vorhof, die rechte Kammer, die Herzhinterwand und einen kleinen Teil der Kammerscheidewand.
Die **linke Koronararterie** sorgt für die Durchblutung des linken Vorhofs, der linken Kammer und eines Großteils der Kammerscheidewand.
Die venöse **Blutversorgung** des Herzens erfolgt über die **Herzvenen.**
Die **Versorgungsgebiete** der rechten und linken Koronararterien sind variabel (ausgeglichener sowie Links- und Rechts**versorgungstyp**).
Durch die **Koronarflussreserve** kann die Sauerstoffversorgung des Herzens bei Belastung stark gesteigert werden.

12.7.2 Koronare Herzkrankheit

KRANKHEIT/SYMPTOM

Koronare Herzkrankheit (KHK)

Bei der KHK kommt es zu Ablagerungen **(Plaques)** in den Innenwänden der Herzkranzgefäße. Die Erkrankung verläuft in der Regel fortschreitend **(progredient).** Die betroffenen Koronararterien **stenosieren** (verengen) durch die Plaques zunehmend. Oft kommt es dadurch im Herzmuskel zu einem Missverhältnis zwischen Sauerstoffbedarf und Sauerstoffangebot, insbesondere bei körperlicher Belastung. Typischerweise resultieren daraus **Angina pectoris-Beschwerden** (thorakales Engegefühl oder Schmerz). Je nach Häufigkeit und Intensität ist bei AP-Beschwerden oder der ebenfalls auftretenden Belastungsdyspnoe die Lebensqualität oft vermindert. Jedoch kann eine KHK auch ausschließlich als **Herzinsuffizienz und/oder durch Herzrhythmusstörungen** in Erscheinung treten (Nationale Versorgungsleitlinie Chronische KHK 2024).
Heutzutage wird die KHK grundsätzlich unterschieden in:

- **Chronic Coronary Syndromes,** CCS (chronisches Koronarsyndrom)
- **Acute Coronary Syndromes,** ACS (akutes Koronarsyndrom → 12.7.4)

Die KHK ist eine Volkskrankheit: Jeder zehnte in der Altersgruppe der 40- bis 79-jährigen ist in Deutschland betroffen.

Verengungen der Koronararterien (Koronarstenosen) sind überwiegend durch Ablagerungen an den Gefäßwänden im Rahmen einer **Atherosklerose** bedingt. Im Volksmund wird auch oft von Arteriosklerose gesprochen. Das klingt fast gleich, und die Begriffe werden oft synonym verwendet, aber sie bedeuten nicht unbedingt das gleiche (→ Kap. 13.1.3): Eine Arteriosklerose ist eine Verhärtung der Arterienwand, ganz gleich, welcher Ursache. Eine Atherosklerose hingegen ist eine **multifaktoriell** bedingte **Erkrankung der Intima** mit Bildung von **lipidhaltigen Plaques.** Sie stellt die häufigste Unterform der Arteriosklerose dar. Der Begriff Atherosklerose setzt sich aus den Begriffen Atherom (Plaque) und Sklerose (Bindegewebsvermehrung) zusammen.

Risikofaktoren

Bei der KHK unterscheidet man **Hauptrisikofaktoren** (Risikofaktoren 1. Ordnung) von **anderen Risikofaktoren** (Risikofaktoren 2. Ordnung).

- **Risikofaktoren 1. Ordnung:** Rauchen (auch Passivrauchen), arterieller Hypertonus, Diabetes mellitus, Fettstoffwechselerkrankungen sowie eine familiäre/genetische Disposition (Herzinfarkte bei Verwandten 1. Grades)
- **Risikofaktoren 2. Ordnung:** (u. a.) Adipositas, Bewegungsmangel, psychische Störungen/emotionaler Stress.

Viele Risikofaktoren können die Betroffenen durch eine gesunde Lebensweise selbst beeinflussen. In vielen Studien zeigte sich, dass der Krankheitsverlauf durch Sport und Bewegung verbessert werden kann. Selbst eine leichte regelmäßige Aktivität, beispielsweise 30 Minuten spazieren gehen täglich, kann das Herzinfarkt-Risiko senken. Eine geeignete Ernährung umfasst viel Obst und Gemüse und ballaststoffreiche Lebensmittel, etwa Vollkorngetreideprodukte und Hülsenfrüchte. Fettreiche Speisen sollten dagegen selten und in kleinen Mengen verzehrt werden. Alkohol sollte möglichst wenig konsumiert werden. Auf Tabak soll komplett verzichtet und auch Passivrauchen vermieden werden. Ein weiterer wichtiger Aspekt ist der Abbau von Stress. Da viele Menschen ungerne über ihr seelisches Empfinden und soziale Probleme sprechen, soll der Arzt gezielt danach fragen.

MERKE

Psychische und psychosoziale Belastungen als KHK-Risikofaktoren

Auch **psychosoziale Belastungen,** beispielsweise soziale Isolation/mangelnde soziale Unterstützung, beruflicher/familiärer Stress, niedriger sozioökonomischer Status, und **psychische Störungen** wie Depression, Panikstörung, generalisierte Angststörung oder posttraumatische Belastungsstörung, gelten als Risikofaktoren für eine KHK. Auch **ungünstige Persönlichkeitszüge,** etwa sich über Kleinigkeiten oder das Verhalten anderer übermäßig ärgern oder das Typ-D-Persönlichkeitsmuster (sich allgemein häufig ängstlich, irritierbar und depressiv fühlen und Schwierigkeiten haben, Gedanken und Gefühle mit Fremden zu teilen), begünstigen eine KHK.

12.7.3 Chronisches Koronarsyndrom

Der Begriff „stabile koronare Herzkrankheit" wurde 2019 von der Europäischen Gesellschaft für Kardiologie (ESC) durch den Begriff **chronisches Koronarsyndrom** ersetzt (CCS, Chronic Coronary Syndromes, auch **chronische KHK**). Die ESC will damit betonen, dass viele KHK-Patienten trotz angemessener medikamentöser Behandlung ein hohes Risiko für kardiovaskuläre Ereignisse wie Schlaganfall und Herzinfarkt haben. Zwar kann das chronische Koronarsyndrom lange unauffällige Perioden aufweisen, es kann aber auch jederzeit instabil werden. Dadurch, dass die KHK üblicherweise voranschreitet, ist sie auch in scheinbar stabilen Zeiten eine ernste Erkrankung für die Betroffenen. Die KHK ist ein **dynamischer Prozess** und kein statischer bzw. stabiler Zustand.

Tatsächlich ist das klinische Bild der chronischen KHK sehr variabel. Wenngleich die belastungsabhängige Angina pectoris als typisch angesehen wird und auch die Belastungsdyspnoe nicht ungewöhnlich ist, können Betroffene **asymptomatisch** sein, selbst wenn Myokardischämien auftreten (Silent Myocardial Ischemia, stumme Myokardischämien). Diese stummen Ischämien finden sich besonders häufig bei Patienten mit Diabetes mellitus.

Stabile Angina pectoris

Eine **Angina pectoris** (AP, auch „Brustenge" oder Stenokardie) ist ein Schmerz oder ein sehr unangenehmes Engegefühl in der Brust, das typischerweise in den linken Arm ausstrahlt. Der Schmerz entsteht durch Sauerstoffmangel am Herzmuskel und die daraus resultierende Übersäuerung **(Gewebeazidose),** die ein Resultat des anaeroben Stoffwechsels ist. Aber auch Schmerzen im Unterkiefer, Ausstrahlungen in den Rücken oder Bauch, Übelkeit und Erbrechen können (oft fehlinterpretierte) Leitsymptome sein (→ Abb. 12.38). AP kann sowohl beim chronischen (stabile AP) als auch beim akuten Koronarsyndrom (instabile AP, → Kap. 12.7.4) auftreten.

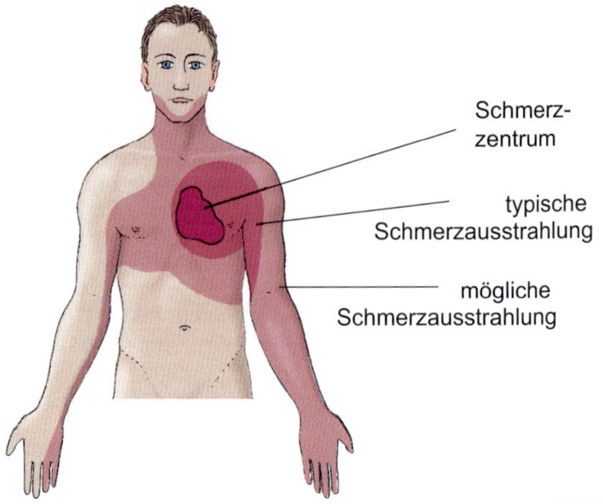

Abb. 12.38 Charakteristische Ausbreitung des Angina-pectoris-Schmerzes [L190]

KRANKHEIT/SYMPTOM

Laut einer Leitlinie liegt eine **typische stabile Angina pectoris** im Sinne einer **chronischen** KHK vor, wenn folgende drei Charakteristika erfüllt sind:

- Druck oder Enge hinter dem Brustbein von kurzer Dauer
- Auslösung durch körperliche oder psychische Belastung
- Rückgang in Ruhe und/oder innerhalb von wenigen Minuten nach Nitrat-Verabreichung (z. B. Nitrospray).

Schwergrade der stabilen Angina pectoris

Die Canadian Cardiovascular Society unterscheidet vier Schweregrade der stabilen AP:

- CCS 1: **Keine Angina pectoris bei Alltagsbelastung** (Laufen, Treppensteigen), jedoch bei plötzlicher oder längerer physischer Belastung.
- CCS 2: **Angina pectoris bei stärkerer Anstrengung** (schnelles Laufen, Bergaufgehen, Treppensteigen nach dem Essen, bei Kälte, Wind oder psychischer Belastung).
- CCS 3: **Angina pectoris bei leichter körperlicher Belastung** (normales Gehen, Ankleiden).
- CCS 4: **Ruhebeschwerden oder Beschwerden bei geringster körperlicher Belastung.**

Bildgebende Diagnostik

Bei der **bildgebenden Diagnostik** lassen sich invasive und nicht invasive Verfahren unterscheiden:

Nicht invasive Verfahren

Zu den nuklearmedizinischen bildgebenden Verfahren gehört die **Myokardszintigrafie,** auch **SPECT** (Single Photon Emission Computed Tomography) genannt. Eine rotierende Mehrkopf-Kamera erstellt dabei einen dreidimensionalen Bilddatensatz. Für die Untersuchung werden geringe Mengen einer schwach radioaktiven Substanz gespritzt, die sich abhängig von der Durchblutung im Herzmuskel anreichern und so lokale Durchblutungsstörungen darstellen. Außerdem lassen sich einige für die Herzfunktion wichtige Größen errechnen.

Bei der **koronaren Computertomografie/Angiografie** (CTA), auch **CT-Koronarangiografie** genannt, werden Schnittbilder des Herzens angefertigt und Kontrastmittel verabreicht, welches für die meisten Fragestellungen im Zusammenhang mit Herz-Kreislauf-Erkrankungen notwendig ist. Das Verfahren gewinnt zunehmend an Bedeutung und gilt bei ausgewählten Patienten als Alternative zur konventionellen Koronarangiografie (s. u.).

Bei der **kardialen Magnetresonanztomografie** basiert die Bildgebung auf Erzeugung eines Magnetfeldes mit einer bestimmten Frequenz. Die Verwendung unterschiedlicher Techniken im Rahmen der

Untersuchung erlaubt die Beantwortung bestimmter Fragestellungen (z. B. kardiale Anatomie, Blutfluss im Herzen, Beurteilung von Aorta und peripheren Arterien).

Invasive Verfahren

Bei der **Koronarangiografie** (→ Abb. 12.39) wird über einen **Linksherzkatheter** unter Röntgendurchleuchtung Kontrastmittel in die Koronararterien gespritzt. Die kontrastmittelgefüllten Gefäße stellen sich im Bild dar; eventuell vorhandene Engstellen oder Verschlüsse zeigen sich als Kontrastmittelaussparungen. Häufig kann im Rahmen der Untersuchung die Engstelle in einem Herzkranzgefäß beseitigt werden (perkutane koronare Intervention [PCI], siehe unten).

Im Rahmen der Herzkatheteruntersuchung kann die **fraktionelle Flussreserve** (FFR) ermittelt werden, sofern verengte Koronararterien vorliegen. Die FFR beschreibt den Druckunterschied vor und hinter einer Engstelle in einem Herzkranzgefäß. So lässt sich ermitteln, ob die Durchblutung hinter der Engstelle noch ausreichend ist (Medikamente reichen als Behandlung aus) oder ob es zu einem Sauerstoffmangel kommt (ein Stent oder eine Bypass-Operation ist empfehlenswert).

Rekanalisierende Maßnahmen

Bei relevanten Koronarstenosen wird versucht, die Gefäßlichtung wieder zu erweitern.

Bei der **perkutanen transluminalen koronaren Angioplastie** (kurz PTCA, auch als koronare Ballondilatation bezeichnet oder **PCI** [Percutaneous Coronary Intervention]) wird unter Röntgendurchleuchtung ein dünner Ballonkatheter von der A. femoralis oder A. radialis aus in das erkrankte Koronargefäß vorgeschoben, der Ballon in der Engstelle aufgeblasen und dadurch die Stenose mit ca. 8–12 bar aufgedehnt. Die Ballondilatation wird heutzutage praktisch immer mit der Einlage eines oder mehrerer Stents ergänzt. Ein **Stent** ist eine Art Drahtgeflecht, das in das geweitete Gefäß eingelegt wird und es von innen für den Durchfluss offenhalten soll. Zusätzlich ist in der Regel die vorübergehende Einnahme von zwei Thrombozytenaggregationshemmern, z. B. ASS und ein $P2Y_{12}$-Inhibitor, notwendig. Als $P2Y_{12}$-Inhibitor werden von der Europäischen Gesellschaft für Kardiologie bevorzugt Prasugrel oder Ticagrelor empfohlen.

Sind mehrere Koronararterien stark verengt, ist meist die operative Anlage eines **Bypasses** notwendig:

- Beim **aortokoronaren Venen-Bypass**, kurz **ACVB,** werden dem Patienten ein oder mehrere Venenstücke (meist aus der V. saphena magna) entnommen und zwischen dem aufsteigenden Teil der Aorta (Aorta ascendens) und den Koronararterien distal der Engstelle oder des Verschlusses eingesetzt (→ Abb. 12.40).
- In ca. 75 % der Fälle wird heute ein **arterieller Bypass** angelegt. Die hinter dem Brustbein verlaufende A. thoracica interna (entspringt aus der A. subclavia) wird distal abgetrennt und hinter der Engstelle der Koronararterie neu eingepflanzt (Mammaria-Bypass, IMA-Bypass). Auch die Verpflanzung der Armarterie (A. radialis) ist möglich.

Teilweise besteht die Möglichkeit, einen Bypass am schlagenden Herzen ohne Herz-Lungen-Maschine anzulegen (**MIDCAB-Operation,** Minimally Invasive Direct Coronary Artery Bypass). Die linke A. thoracica interna wird über einen wenige Zentimeter langen Brustkorbschnitt unter der Brustwarze mit einer Koronararterie verbunden.

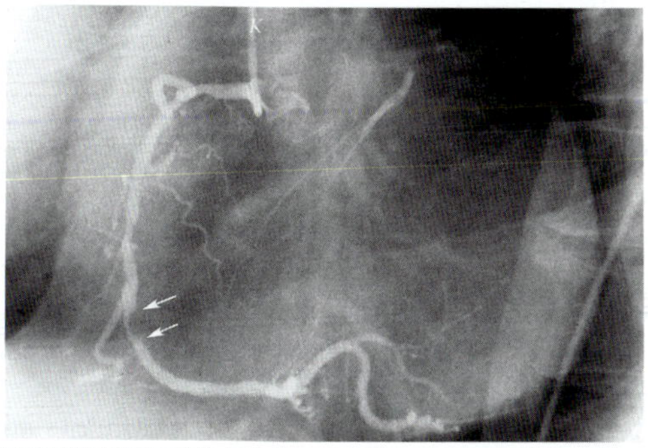

Abb. 12.39 Koronarangiografie bei koronarer Herzerkrankung. Die Engstelle (Pfeile) kann im gleichen Fingriff aufgeweitet werden. Aus der diagnostischen Koronarangiografie wird dadurch eine PCI. [T451]

IM FOKUS

Koronare Herzkrankheit (KHK)

Bei der **Koronaren Herzkrankheit** kommt es zu **Ablagerungen in den Innenwänden der Herzkranzgefäße.** Es wird unterschieden in:
- **Chronisches Koronarsyndrom** (Chronic Coronary Syndromes, CCS)
- **Akutes Koronarsyndrom** (Acute Coronary Syndromes, ACS)

Hauptrisikofaktoren (Risikofaktoren 1. Ordnung) sind Rauchen (auch Passivrauchen), arterieller Hypertonus, Diabetes mellitus, Fettstoffwechselerkrankungen sowie eine familiäre/genetische Disposition (Herzinfarkte bei Verwandten 1. Grades).

Die **Angina pectoris** ist ein Schmerz oder ein unangenehmes Engegefühl in der Brust, ausgelöst durch **Sauerstoffmangel am Herzmuskel.**

Zur **Rekanalisation** des betroffenen Gefäßes können eine **perkutane transluminale koronare Angioplastie** mit **Stenteinlage** oder eine **Bypass-Operation** erforderlich sein.

12.7.4 Akutes Koronarsyndrom

Das **akute Koronarsyndrom** (Acute Coronary Syndromes, **ACS**) umfasst die **lebensbedrohlichen** Erscheinungsformen der koronaren Herzkrankheit. Die Diagnose beruht vor allem auf

- der klinischen Präsentation (Symptome und Befunde, v. a. **akuter Brustschmerz** als **Leitsymptom**),
- dem **12-Kanal-EKG** (mit oder ohne entsprechende Veränderungen) und
- dem Anstieg bzw. fehlenden Anstieg von **hochsensitivem kardialem Troponin** (hs-cTn).

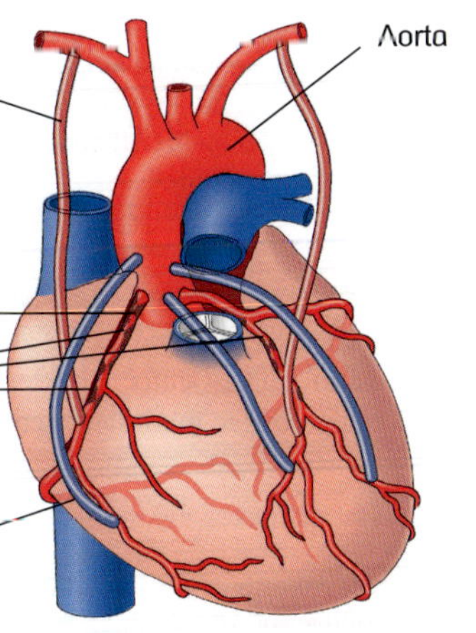

Abb. 12.40 Umgehung hochgradig verengter Koronararterien durch aortokoronare Venen-Bypässe (ACVB) und Mammaria-Bypässe (Neueinpflanzung der A. thoracica interna). [L190]

MERKE

Unter dem Begriff **ACS** werden verschiedene **akute Formen der koronaren Herzkrankheit** zusammengefasst:
- Die instabile Angina pectoris (IAP)
- Der Myokardinfarkt ohne ST-Strecken-Hebung (NSTEMI = Non ST-Elevation Myocardial Infarction)
- Der ST-Strecken-Hebungsmyokardinfarkt (STEMI = ST-Elevation Myocardial Infarction)

Die instabile Angina pectoris und der NSTEMI werden auch unter dem Begriff **Nicht-ST-Strecken-Hebungs-ACS,** abgekürzt **NSTE-ACS** (Non-ST-Elevation Acute Coronary Syndromes) zusammengefasst.

In den letzten Jahren nimmt der STEMI an Häufigkeit zunehmend ab, der NSTEMI hingegen zu. In Europa und Amerika liegt die Häufigkeit des STEMI bei etwa 50–70 Fällen pro 100 000 Einwohner, der NSTEMI liegt bei etwa 130 Fällen pro 100 000 Einwohner. Etwa 35–40 % der Patienten mit einem akuten Myokardinfarkt versterben in den Industrieländern innerhalb des ersten Jahres nach Herzinfarkt, wovon der Großteil, ca. 25 %, bereits in der Prähospitalphase verstirbt. Die Krankenhaussterblichkeit ist beim STEMI höher als beim NSTEMI (7 % vs. 5 %). Etwa 20 % treten als „stumme" Herzinfarkte auf.

! ACHTUNG!

Alle Patienten mit **Angina pectoris in Ruhe** oder bei geringster körperlicher Belastung (retrosternales Druckgefühl/Schmerzen, teilweise mit Ausstrahlung in den Unterkiefer, Rücken, Oberbauch oder linken Arm) werden als **akutes Koronarsyndrom** (ACS) klassifiziert und unter Notarztbegleitung in die Klinik transportiert. **Weitere Symptome** können sein: Übelkeit, Erbrechen, Kaltschweißigkeit, Kollaps, Synkope, Dyspnoe.

PRAXISTIPP

12-Kanal-EKG

Laut den Leitlinien der Europäischen Gesellschaft für Kardiologie ist das 12-Kanal-EKG bei Patienten mit V. a. ACS ein „First Line" Diagnosehilfsmittel. Es muss **spätestens 10 Minuten** nach dem ersten medizinischen Kontakt geschrieben und ausgewertet sein, aber: Je früher, desto besser.

Der **erste medizinische Kontakt** ist der Zeitpunkt, zu dem der Patient erstmals von einer qualifizierten Person (meist Arzt, Rettungsfach- oder Pflegekraft) gesehen wird, die ein EKG ableiten, interpretieren und initiale Maßnahmen, z. B. eine Defibrillation, vornehmen kann. Der erste medizinische Kontakt kann präklinisch, aber auch bei der (selbstständigen) Ankunft des Patienten im Krankenhaus stattfinden.

Ein prähospital angefertigtes 12-Kanal-EKG ermöglicht frühzeitig die Diagnose eines STEMI, sodass das geeignete Krankenhaus angefahren werden kann (pPCI-Center, direkte Anfahrt ins Herzkatheterlabor), damit Verzögerungen minimiert werden.

! ACHTUNG!

Durch die Anfertigung eines 12-Kanal-EKGs wird die Letalität bei STEMI und NSTE-ACS gesenkt. Heutzutage ist die digitale Übermittlung des EKGs in ein kardiologisches Zentrum als **Standard der prähospitalen Notfallversorgung** anzusehen.

Instabile Angina pectoris

Als **instabile Angina pectoris** gelten:
- Jede erstmalig auftretende Angina pectoris (De-novo-AP)
- Angina pectoris-Anfälle, die länger anhalten, häufiger oder bei geringerer Belastung auftreten (Crescendo-AP)
- Angina pectoris in Ruhe oder bei nur geringster Belastung (Ruhe-AP)

Im Gegensatz zum NSTEMI sind die **Herzenzyme** bei der instabilen AP nicht erhöht.

Manche Fachleute vertreten die Auffassung, dass der Begriff instabile AP im Rahmen des ACS nur für Konstellationen verwendet werden sollte, bei denen eine infarkttypische Symptomatik für **mindestens 20 Minuten** besteht (aber Veränderungen im EKG fehlen).

NSTEMI

Beim **NSTEMI** kommt es zu einer Ruptur einer atheromatösen Plaque („Kalkscholle") der Koronararterie mit nachfolgender Aktivierung des Gerinnungssystems. Während früher davon ausgegangen wurde, dass der sich bildende Thrombus das Gefäß nicht vollständig verschließt, hat sich inzwischen gezeigt, dass auch beim NSTEMI-EKG in etwa ⅓ der Fälle ein Koronarverschluss vorliegt.

Das klinische Erscheinungsbild des NSTEMI ist identisch mit der instabilen Angina pectoris. Im Krankenhaus wird dann aber im Gegensatz zur instabilen Angina pectoris eine **charakteristische Veränderung der Herzenzyme** gefunden.

MERKE

Im 12-Kanal-EKG können sich Senkungen der ST-Strecke zeigen, es können T-Negativierungen (→ Abb. 12.41) vorliegen, aber das EKG kann auch völlig normal sein. Bei einem Drittel der NSTEMI-Patienten liegen keine EKG-Veränderungen vor.

Infolge der Sauerstoffunterversorgung kommt es neben typischen Angina-pectoris-Beschwerden zu einem Zerfall von Herzmuskelgewebe, der laborchemisch (Krankenhauslabor) nachgewiesen werden kann. Hierzu bietet sich in erster Linie das hochsensitive kardiale Troponin (hscTN) T/I an, das rasch ansteigt. Da die hochsensitiven Troponine bei Patienten mit akutem Herzinfarkt normalerweise schon innerhalb von einer Stunde nach Auftreten der Symptome rasch ansteigen, sollen sie heutzutage gemäß ESC-Leitlinie bevorzugt verwendet werden (s. u.).

Bei typischen Beschwerden werden jedoch noch weitere Untersuchungen wie ein Belastungs-EKG, eine transthorakale Echokardiografie oder evtl. auch eine invasive Diagnostik mittels Linksherzkatheter durchgeführt.

Koronarangiografie beim NSTEMI

Bei Patienten mit ACS **ohne** ST-Strecken-Hebungs-Myokardinfarkt (NSTE-ACS) mit **sehr hohem Risiko** ist eine sofortige Angiografie, ggf. mit PCI erforderlich (< 120 min), wenn:
- der Patient hämodynamisch instabil oder im kardiogenen Schock ist.
- trotz medikamentöser Therapie wiederkehrende oder anhaltende Brustschmerzen bestehen.
- eine akute Herzinsuffizienz besteht, die vermutlich Folge einer anhaltenden Myokardischämie ist.
- lebensbedrohliche Herzrhythmusstörungen vorhanden sind oder nach Patientenkontakt ein Kreislaufstillstand aufgetreten ist.
- mechanische Infarktkomplikationen auftreten.

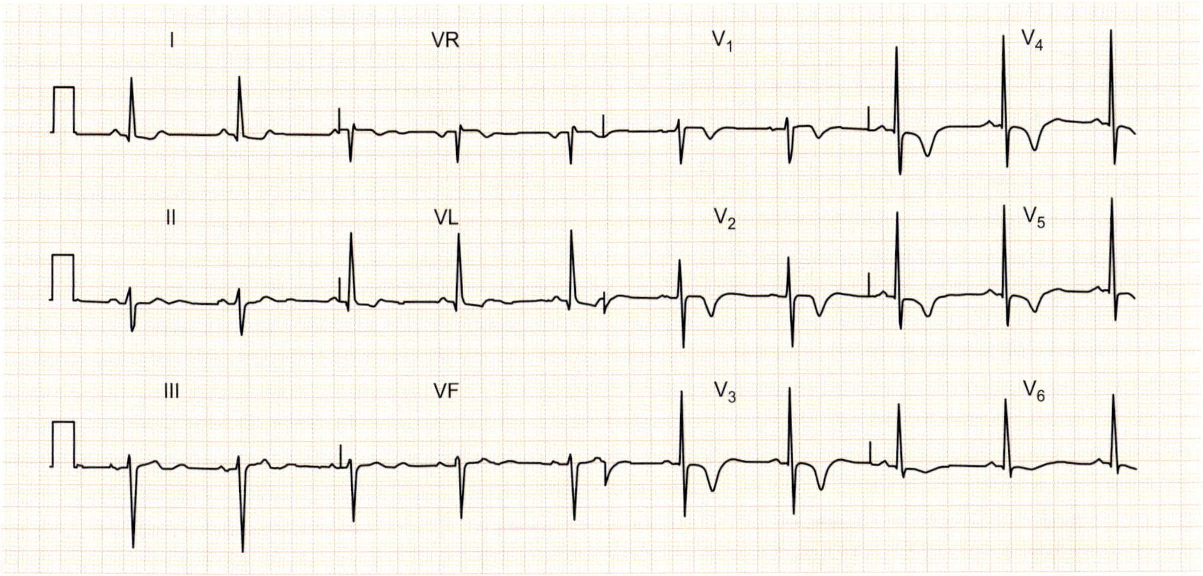

Abb. 12.41 NSTEMI mit Sinusrhythmus, normalen QRS-Komplexen und T-Wellen Negativierungen in allen Brustwandableitungen (V_1-V_6) [G1048, L143]

- wiederkehrende dynamische EKG-Veränderungen auftreten, die auf eine Ischämie hindeuten.

Die bei sehr hohem Risiko angestrebte Therapiestrategie wird als „sofort invasiv" bezeichnet. Hier soll die PCI analog zum STEMI/OMI Hochrisiko-EKG binnen 2 Stunden erfolgen, weil anderenfalls eine schlechte Kurz- und Langzeitprognose besteht.

MERKE

NSTE-ACS versus IAP/NSTEMI

Die Unterscheidung zwischen IAP und NSTEMI ist erst innerklinisch durch die Troponin-Messung möglich. Da dies für die prähospitale Patientenversorgung keine Rolle spielt, können die beiden Entitäten als Nicht-ST-Hebungs-ACS (NSTE-ACS) zusammengefasst werden.

STEMI

Der **STEMI** ist meist hervorgerufen durch den vollständigen Verschluss einer Koronararterie. Er gilt traditionell als die akut lebensbedrohlichste Erscheinungsform der drei zum ACS gehörenden Krankheitsbilder und erfordert eine unverzügliche Behandlung.

MERKE

Diagnostik STEMI

Für die Diagnostik eines STEMI muss ein **12-Kanal-EKG** angefertigt werden. Die Europäische Gesellschaft für Kardiologie (ESC) berücksichtigt hierbei alters- und geschlechtsabhängige Unterschiede. Im entsprechenden klinischen Kontext wird eine **ST-Strecken-Hebung** (gemessen am J-Punkt, d. h. am Übergang vom QRS-Komplex in die ST-Strecke) in den folgenden Fällen als Hinweis auf einen akuten Koronararterienverschluss angesehen:

- Neue ST-Strecken-Hebungen müssen in ≥ 2 **benachbarten Ableitungen** vorhanden sein.
- In den **Ableitungen V_2-V_3** gilt:
  - ≥ 0,25 mV (= 2,5 mm) für Männer < 40 Jahre
  - ≥ 0,2 mV (= 2 mm) für Männer ≥ 40 Jahre bzw.
  - ≥ 0,15 mV (= 1,5 mm) für Frauen jeden Alters
- In den **Extremitätenableitungen, V_1 und V_4-V_6** ≥ 1 mm (bei Fehlen einer linksventrikulären [LV] Hypertrophie oder eines Linksschenkelblocks [LSB]). Jedoch können bei einem kompletten Linksschenkelblock die sogenannten **modifizierten Sgarbossa-Kriterien** nach Smith (→ Abb. 12.42) angewendet werden.
- In den **posterioren Ableitungen V_7-V_9** ≥ 0,5 mm (→ Abb. 12.42).
- In den **rechtsventrikulären Ableitungen V_3R-V_4R** ≥ 0,5 mm .

Für diese Definitionen wird vorausgesetzt, dass das **EKG-Gerät korrekt kalibriert** ist, so dass 1 cm EKG-Papier (10 mm) auf der vertikalen Achse einem Millivolt (mV) entspricht.

Die PCI wird der Fibrinolyse vorgezogen, wenn der Patient binnen 120 Minuten nach STEMI-Diagnose einer PCI unterzogen werden kann. Idealerweise wird dabei ein Ziel von 90 Minuten angestrebt, 120 Minuten gelten noch als akzeptable Obergrenze. Ist dies nicht zu erreichen, soll der Patient fibrinolysiert werden, sofern keine Kontraindikationen vorliegen, z. B. mit Alteplase (Actilyse®) oder Tenecteplase (Metalyse®). Tenecteplase wird dabei gewichtsadaptiert dosiert, Patienten ab 75 Jahren sollen die halbe gewichtsadaptierte Dosis erhalten. Steht die Entscheidung für eine Fibrinolyse, soll diese innerhalb maximal 10 Minuten nach der STEMI-Diagnose beginnen (Bolusgabe und/oder Infusionsbeginn). Auch Patienten, die primär mittels Fibrinolyse behandelt werden, sollen so rasch wie möglich in ein PCI-Zentrum gebracht werden. Aufgrund der Dichte an geeigneten Krankenhäusern ist eine Fibrinolyse im deutschen Rettungsdienst heutzutage eine Rarität. Dennoch kann im Einzelfall nicht ausgeschlossen werden, dass sie erforderlich ist.

PRAXISTIPP

Transport von STEMI-Patienten

Rettungsdienste sollen STEMI-Patienten direkt – unter Umgehung von Nicht-PCI-Kliniken – in ein **PCI-Zentrum** transportieren. In Gebieten, in denen die erwartete Transportzeit zum primären PCI-Zentrum die in den Empfehlungen angegebenen maximal zulässigen Verzögerungen übersteigt, sollte eine zügige Fibrinolyse am Ort der STEMI-Diagnose mit anschließendem sofortigem Transport zum PCI-Zentrum gewährleistet sein.

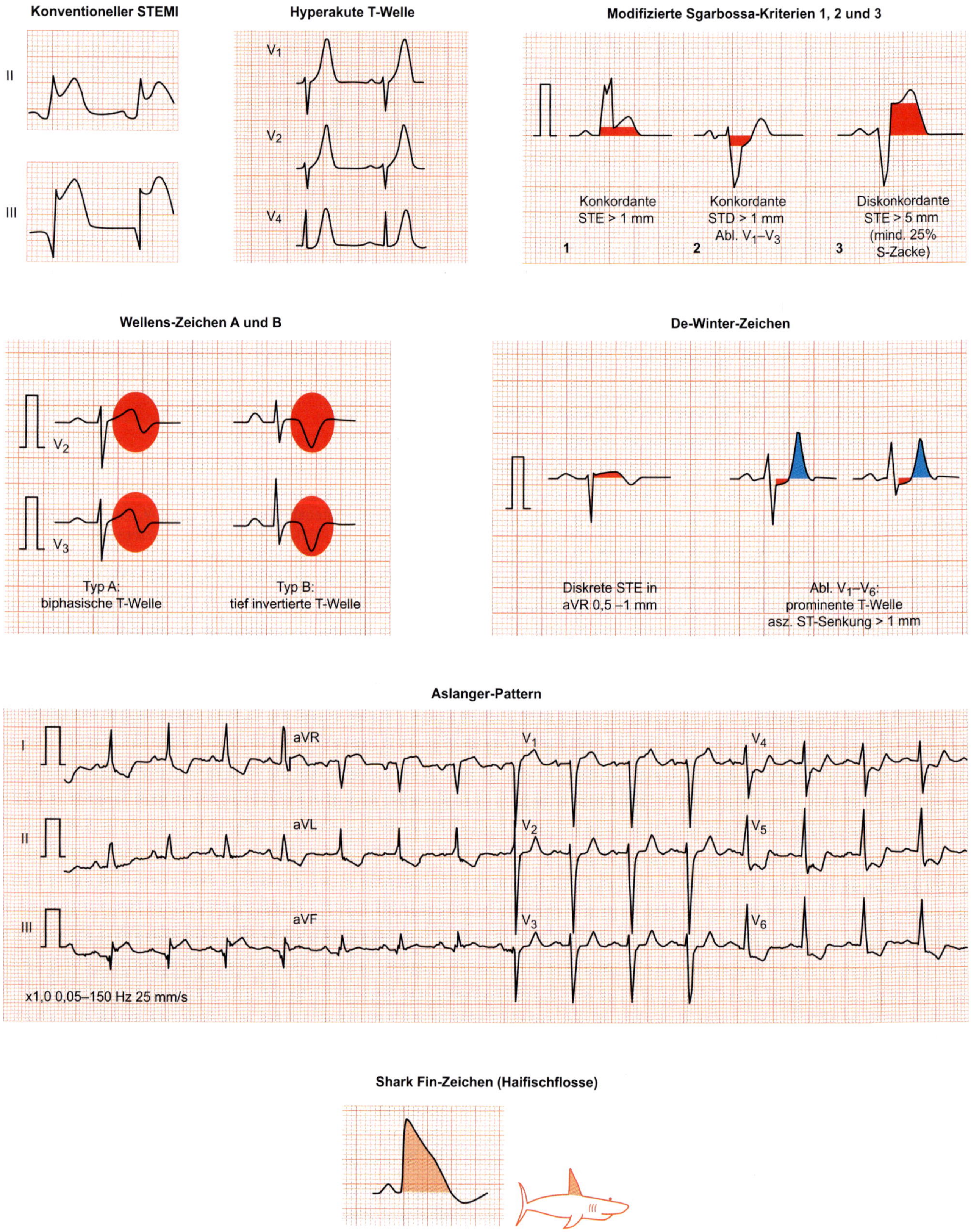

Abb. 12.42 STEMI-Äquivalente und Hochrisiko-EKGs bei akutem Thoraxschmerz [P426/L143, W1265, W1265]

Hauptstammstenose

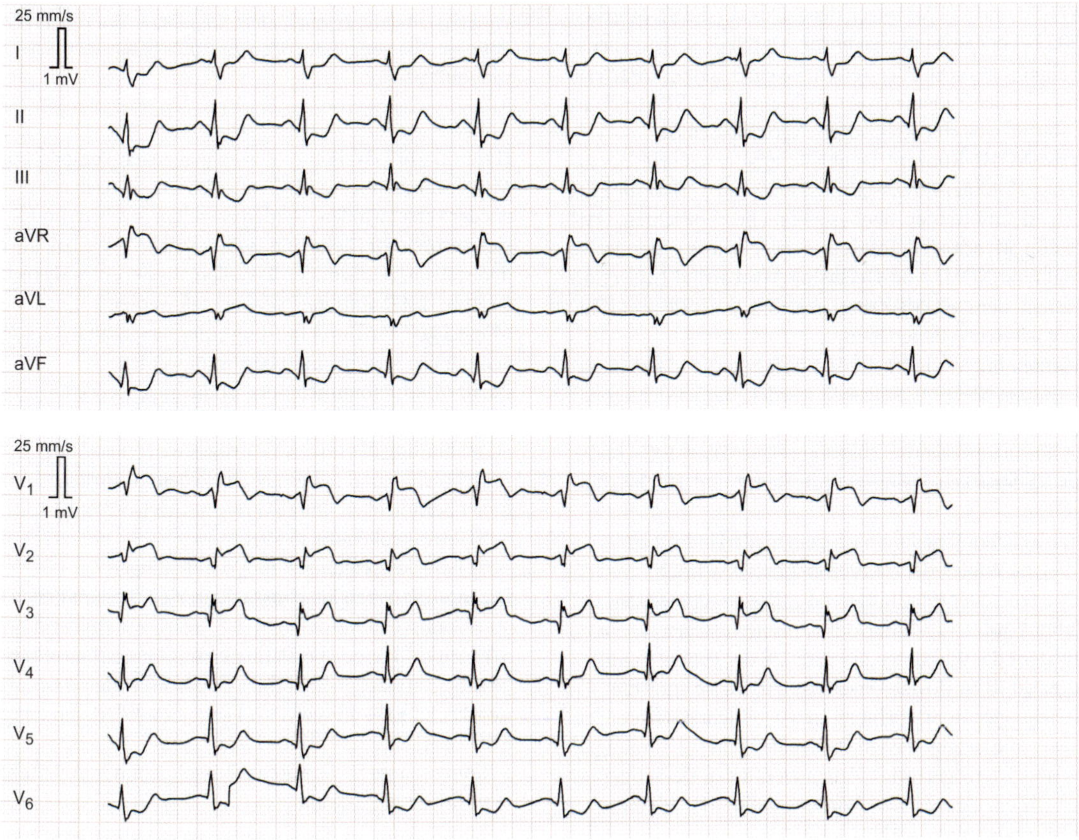

Posteriorer STEMI

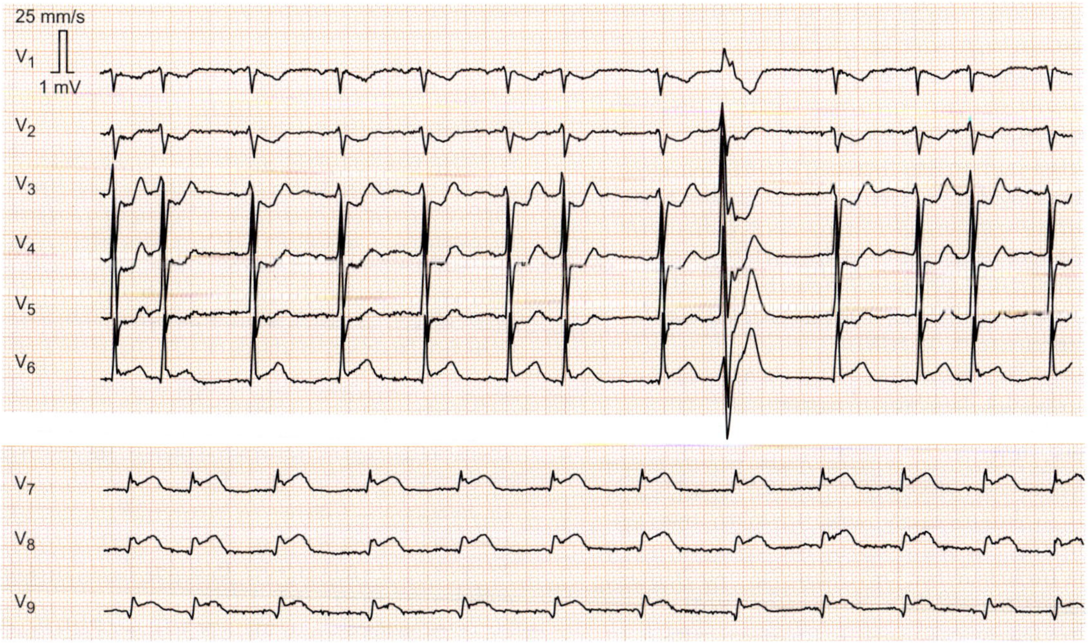

Bei ST-Senkungen ≥ 0,5 mm in V_1 bis V_3 werden zusätzlich noch die Ableitungen V_7 bis V_9 geschrieben. Zeigen sich dort ST-Hebungen ≥ 0,5 mm, ist der posteriore STEMI bestätigt.

Abb. 12.42 STEMI-Äquivalente und Hochrisiko-EKGs bei akutem Thoraxschmerz. *(Forts.)* [P426/L143, W1265, W1265]

OMI/NOMI-Konzept

Die Begriffe NSTEMI und **STEMI** zeigen den Fokus auf die **ST**-Strecken im 12-Kanal-EKG bei der Ischämiediagnostik. Durch diese Vorgehensweise zeigt sich allerdings nicht jeder Verschluss einer Herzkranzarterie im EKG: Bei etwa ⅓ der Patienten zeigt sich ein Nicht-ST-Strecken-Hebungs-ACS, obwohl eine Herzkranzarterie verschlossen ist.

Das **OMI- bzw. NOMI-Konzept** beinhaltet eine erweiterte Herangehensweise an das 12-Kanal-EKG. Natürlich muss ein STEMI im EKG gesucht und auch erkannt werden, aber es gibt mehr zu beachten. OMI steht für **Occlusion Myocardial Infarction** (Verschluss einer Herzkranzarterie), während NOMI **Non-Occlusion Myocardial Infarction** bedeutet. Ein Patient, der die OMI-Kriterien erfüllt, muss diesem Konzept zufolge zügig ins Herzkatheterlabor.

Während Patienten mit Verdacht auf ACS bislang anhand des initialen EKG in STEMI bzw. NSTE-ACS eigeteilt wurden, berücksichtigt das OMI-Konzept auch andere EKG-Befunde, die einen bereits bestehenden oder drohenden Koronararterienverschluss anzeigen. Diese EKG-Bilder werden auch als **ST-Strecken-Hebungsäquivalente** und **Hochrisiko-EKGs** bezeichnet:

- Die **De-Winter-Zeichen** (benannt nach dem niederländischen Kardiologen R. J. de Winter, der sie 2008 erstmals beschrieb) können persistierend oder intermittierend auftreten und weisen auf einen **akuten Vorderwandinfarkt** hin. Insofern stellen sie ein **STEMI-Äquivalent** dar und treten bei etwa 2 % der Patienten mit akutem proximalen RIVA (LAD)-Verschluss auf. Da sie ohne die typischen ST-Hebungen in Erscheinung treten, besteht bei fehlenden EKG-Kenntnissen die Gefahr, dass die adäquate Weiterversorgung (Herzkatheterlabor) verzögert wird. Patienten mit den De-Winter-Zeichen sollen wie ein „klassischer" Vorderwandinfarkt behandelt werden. Im EKG finden sich (→ Abb. 12.42):
  - Hohe, symmetrische T-Wellen in den Brustwandableitungen V_1–V_6.
  - Aszendierende ST-Senkungen ≥ 1 mm.
  - In aVR findet sich eine diskrete ST-Streckenhebung von 0,5–1 mm.
- Zeigen sich ST-Senkungen ≥ 0,5 mm in V_1–V_3, werden zusätzlich noch die Ableitungen V_7–V_9 geschrieben. Zeigen sich dort ST-Hebungen ≥ 0,5 mm, ist ein **posteriorer STEMI** bestätigt (→ Abb. 12.42, Details Hinterwandinfarkt).
- **Wellens-Zeichen** (auch Wellens-Syndrom) A und B (vom niederländischen Kardiologen H. J. J. Wellens 1982 erstmals beschrieben) treten bei hochgradiger proximaler Stenose des RIVA (LAD) auf. Man unterscheidet zwei Subtypen (→ Abb. 12.42):
  - Bei **Typ A** zeigen sich biphasische T-Wellen in V_2–V_3, d. h. die T-Wellen sind anfänglich positiv und zum Ende (terminal) negativ ausgelenkt (25 % der Fälle).
  - Bei **Typ B** sind die T-Wellen in V_2–V_3 tief symmetrisch invertiert (75 % der Fälle), d. h. die T-Welle ist negativ.

  Der QRS-Komplex ist jeweils unverändert. Die charakteristischen T-Wellen sind bei Patienten mit instabiler Angina pectoris in einer beschwerdefreien Phase zu beobachten. Die Gefahr besteht darin, die Situation als unbedrohlich einzustufen: Die Kombination aus Beschwerdefreiheit, fehlender ST-Hebung und typischerweise unauffälligem Troponinwert im Krankenhaus führt zur Einstufung als nicht-dringend. Das Wellens-Zeichen ist jedoch Vorläufer eines großen Vorderwandinfarkts und stellt in dem Sinne ein **Hochrisiko-EKG** dar. Wichtig ist es außerdem zu wissen, dass sich Typ A im Verlauf zu Typ B entwickelt, bevor sich das EKG sich wieder normalisiert, d. h. Typ A und Typ B sind **keine unterschiedlichen Entitäten,** sondern stehen für unterschiedliche Abschnitte im zeitlichen Verlauf.

ACHTUNG!

Wird das Wellens-Zeichen nicht erkannt, entwickelt der Großteil der Patienten im Verlauf der nächsten 30 Tage einen massiven Vorderwandinfarkt.

- **Hyperakute T-Wellen** zählen zu den ersten Veränderungen, die bei Myokardischämie im EKG auftreten. Da sie nach einigen Minuten wieder verschwinden, werden sie selten gesehen. Im EKG zeigen sich verbreiterte, hohe und symmetrische T-Wellen, die leicht mit den spitzen, zeltförmigen T-Wellen, die bei einer Hyperkaliämie (→ Abb. 12.44) auftreten, verwechselt werden können. Besteht die Möglichkeit zur Durchführung einer Blutgasanalyse, sollte deshalb zeitnah das Serumkalium bestimmt werden.
- Bei der **Hauptstammstenose** ist die linke Herzkranzarterie vor der Aufzweigung in RIVA (LAD) und RCX verengt. Dadurch ist die Durchblutung des linken Ventrikels weitgehend oder vollständig unterbrochen und es besteht eine lebensgefährliche Situation mit hoher Sterblichkeit. Im EKG zeigen sich (→ Abb. 12.42):
  - ST-Streckenhebung in aVR
  - ST-Streckensenkungen in ≥ 6 Ableitungen
- Die **modifizierten Sgarbossa-Kriterien** (benannt nach der US-amerikanischen Kardiologin E. B. Sgarbossa, später modifiziert von S. W. Smith) können bei Patienten mit Linksschenkelblock (LSB) oder Schrittmacher-EKG (hier ist das Erkennen eines Myokardinfarkts im EKG oft schwierig) genutzt werden, um einen STEMI im EKG zu erkennen (→ Abb. 12.42):
  - Konkordante ST-Streckenhebung ≥ 1 mm in Ableitungen mit positivem QRS-Komplex
  - Konkordante ST-Streckensenkung ≥ 1 mm in V_1–V_3
  - Diskordante ST-Streckenhebung ≥ 25 % von der Größe der S-Zacke davor (ausgehend von der Grundlinie) in Ableitungen mit einem negativen QRS-Komplex

MERKE

Konkordanz und Diskordanz

Normalerweise läuft die ST-Strecke isoelektrisch. Daran ist erkennbar, dass die Repolarisation (Erregungsrückbildung) des Herzmuskels ungestört verläuft. Ist hingegen eine Störung der Erregungsrückbildung vorhanden, verläuft die ST-Strecke nicht mehr auf der isoelektrischen Linie, sondern ist nach oben oder unten ausgelenkt. Um diesen pathologischen Befund zu beschreiben, werden die Begriffe **konkordant** (in die gleiche Richtung wie der QRS-Komplex) und **diskordant** (in die Gegenrichtung des QRS-Komplexes) verwendet.

Eine weitere Möglichkeit zur Infarktdiagnostik bei einem Linksschenkelblock sind die Barcelona-Kriterien. Sie weisen den Score mit der höchsten Sensitivität auf und wenden ähnliche Grundsätze wie die Sgarbossa-Kriterien an. Im Gegensatz zu den Sgarbossa-Kriterien zählt bei den Barcelona-Kriterien eine konkordante ST-Streckensenkung ≥ 1 mm in **jeder Ableitung** als positives Kriterium, zudem existieren weitere Kriterien.

- Die Bezeichnung des EKG-Musters **Aslanger-Pattern** geht auf den türkischen Kardiologen E. Aslanger zurück, der bei 6,3 % Patienten, die fälschlich als NSTEMI klassifiziert wurden, einen (meist) RCX-Verschluss in Kombination mit einer Mehrgefäß-Erkrankung mit kritischer Stenose fand (→ Abb. 12.42):
  - Isolierte inferiore ST-Streckenhebung in III (ohne ST-Hebungen in II und aVF)

- ST-Streckensenkungen in mindestens einer der Ableitungen V_4–V_6 (mit positiver/terminal positiver T-Welle)
- ST-Streckenhebung, die in V_1 größer ist als in V_2
- Das **Shark-Fin-Zeichen (Haifischflosse)** deutet auf eine sehr ausgeprägte Ischämie hin. Häufig sind die Patienten in einem sehr kritischen Zustand mit hohem Sterberisiko aufgrund von Herzstillstand oder kardiogenem Schock. Das EKG-Bild tritt meist in einer Post-/Peri-Arrest-Situation auf und zeigt mehrere zusammenhängende Ableitungen mit „Verschmelzung" von QRS und T-Welle aufgrund einer massiven ST-Streckenhebung (→ Abb. 12.42).
  Durch die Verschmelzung der QRS-Komplexe mit der T-Welle sind diese nicht mehr voneinander zu unterscheiden. Dies kann bei zu flüchtiger Betrachtung des EKGs dazu führen, dass diese besondere Veränderung übersehen und angenommen wird, es handele sich „lediglich" um breite QRS-Komplexe.

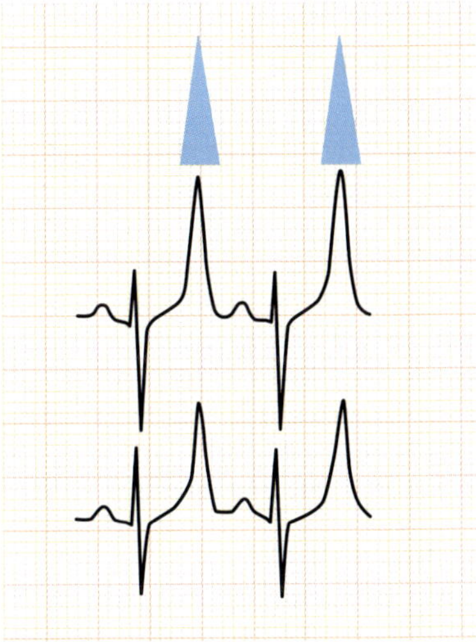

Abb. 12.44 Hyperkaliämie mit spitzen, zeltförmigen T-Wellen. Es kann eine gewisse Verwechslungsgefahr mit den hyperakuten T-Wellen bestehen, die sich durch verbreiterte, hohe und symmetrische T-Wellen auszeichnen (→ Abb. 12.42). [F740-010, L143]

STEMI-Mimics

Andererseits bedeutet nicht jede ST-Strecken-Hebung, dass der Patient einen Herzinfarkt hat. Es existieren verschiedene Erkrankungen, die mit ST-Strecken-Hebungen einhergehen können, sie werden als **STEMI-Mimics** bezeichnet. Dazu gehören unter anderem (die ersten vier haben die höchste Dringlichkeitsstufe):

- Intrakranielle Blutung (→ Abb. 12.43)
- Aortendissektion
- Hyperkaliämie (→ Abb. 12.44)
- Lungenarterienembolie
- Hyperkalzämie
- Brugada-Syndrom (→ Abb. 12.45)
- Perimyokarditis (→ Abb. 12.46)
- Tako-Tsubo-Kardiomyopathie

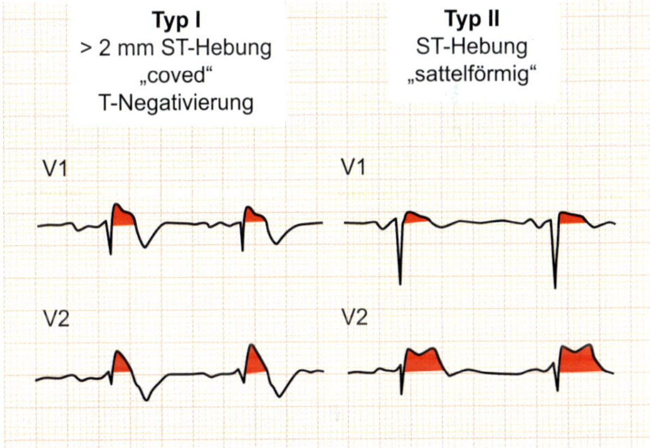

Abb. 12.45 Brugada-Typ I und II mit rot markierten ST-Hebungen; Brugada-Typ I zeigt eine gewölbte ST-Hebung > 2 mm und T-Negativierungen in mind. 2 Ableitungen von V1 bis V3 (sog. „Coved-EKG"; coved = gewölbt); Brugada-Typ II zeigt typischerweise eine „sattelförmige" ST-Hebung > 2 mm und eine positive oder biphasische T-Welle [F740-012, L143]

! ACHTUNG!

OMI-EKGs und STEMI-Mimics

Die EKG-Interpretation kann bei Patienten mit Verdacht auf ACS **sehr anspruchsvoll** sein. Einerseits geht es um elektrokardiografische Anomalien bei Patienten mit akutem Koronarsyndrom ohne ST-Strecken-Hebungen, andererseits können einige Krankheitsbilder ST-Strecken-Hebungen im EKG hervorrufen, obwohl kein Herzinfarkt vorliegt (STEMI-Mimics).

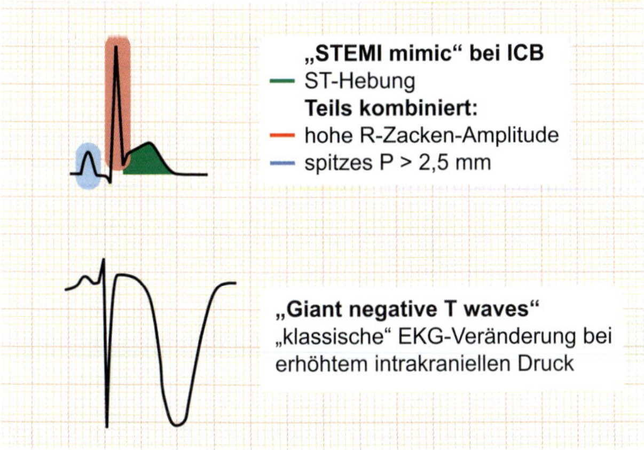

Abb. 12.43 Mögliche EKG-Veränderungen bei ICB bzw. akut erhöhtem intrakraniellem Druck; oben ST-Hebungen mit häufig kombiniert erhöhter R-Zacke und P-Welle, unten die meist deutlichen T-Negativierungen [F740-012, L143]

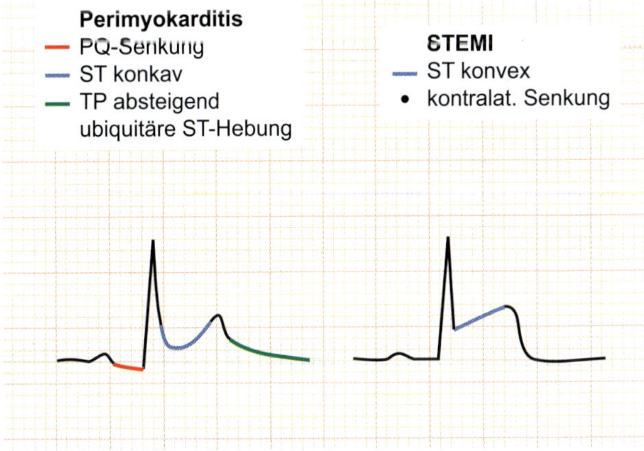

Abb. 12.46 Perimyokarditis und klassischer STEMI mit jeweils typischer Morphologie zur Abgrenzung [F740-012, L143]

Infarktlokalisationen

Vorderwandinfarkt

Vereinfacht gesagt, findet sich ein Myokardinfarkt im Bereich der **Vorderwand** in den Brustwandableitungen V_2 bis V_6 (→ Abb. 12.47). Die genaue Lokalisation und das Ausmaß des Infarktgebietes bestimmen, in wie vielen Ableitungen eine ST-Streckenhebung erkennbar ist, aber V_2 bis V_4 sind meist betroffen.

Ist zusätzlich die **Seitenwand** betroffen, wird außerdem in den Ableitungen, die das Herz von der Seite betrachten, eine Veränderung erkennbar sein. Dies sind vor allem die Ableitungen I und aVL. Bei dieser Konstellation spricht man vom **anterolateralen Infarkt,** also einem Vorder-Seitenwand-Infarkt. Liegt ein isolierter Seitenwandinfarkt vor, wird dieser als **lateraler Infarkt** bezeichnet (→ Abb. 12.48).

Hinterwandinfarkt

Der Begriff **Hinterwandinfarkt** ist in der Praxis etwas verwirrend, weil die Hinterwand des Herzens teils dem Zwerchfell aufliegt (diaphragmale Wand) und teils dem Rücken zugewandt ist (posteriore Wand). Entsprechend werden zwei Formen des Hinterwandinfarkts unterschieden:

- Inferiorer Hinterwandinfarkt
- Posteriorer Hinterwandinfarkt

Der **inferiore Herzinfarkt,** erkennbar an einer ST-Strecken-Hebung in II, aVF und III, kann infolge eines Verschlusses des Ramus circumflexus der linken Koronararterie auftreten oder durch einen Verschluss der rechten Koronararterie (RCA, → Abb. 12.49). Um zu erkennen, ob eine rechtsventrikuläre Beteiligung vorliegt, werden die rechtspräkordialen Ableitungen V_3R und V_4R aufgezeichnet und nach einer ST-Strecken-Hebung gesucht.

! ACHTUNG!

Gefahr der AV-Blockierung

Die RCA versorgt bei ca. 90 % aller Menschen den AV-Knoten. Daher muss bei RCA-Verschlüssen immer mit hochgradigen AV-Blockierungen (→ Kap. 12.5.4) gerechnet werden.

MERKE

Die Europäische Gesellschaft für Kardiologie empfiehlt:
Die zusätzliche Verwendung der rechtspräkordialen Ableitungen V_3R und V_4R sollte bei allen Patienten mit inferiorem Myokardinfarkt erwogen werden, um eine rechtsventrikuläre Beteiligung zu erkennen.

PRAXISTIPP

Beim inferioren STEMI kann eine **Beteiligung des rechten Herzens** vorliegen. Durch Glyceroltrinitrat („Nitro-Spray") kann in diesen Fällen eine schwere Hypotonie bis hin zum Kreislaufstillstand herbeigeführt werden.

Bei echten **posterioren Infarkten** ist die hintere (der Wirbelsäule zugewandte) Wand des linken Ventrikels betroffen (→ Abb. 12.50). Er zeigt sich daher im Standard-12-Kanal EKG nur indirekt. Die „üblichen" Brustwandableitungen V_1 bis V_6 betrachten das Herz nämlich hauptsächlich von vorne und von links. Die ST-Strecken-Hebung der Hinterwand zeigt sich daher mit einer ST-Strecken-Senkung in den Brustwandableitungen V_1 bis V_3. Um die ST-Strecken-Hebung sichtbar zu machen, werden die posterioren Ableitungen V_7–V_9 abgeleitet.

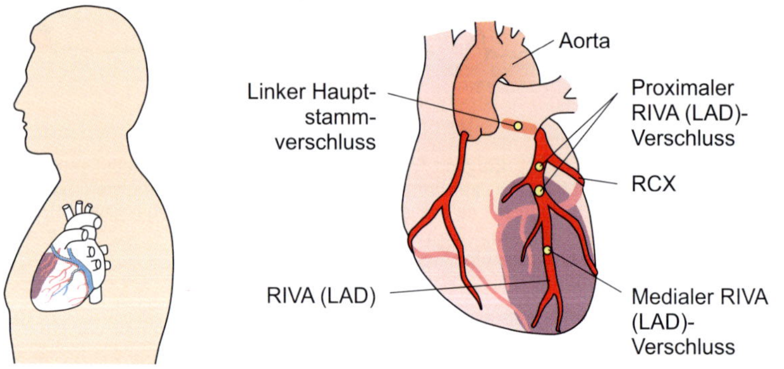

I Lateral	aVR	V_1 Septum	V_4 Anterior
II Inferior	aVL Lateral	V_2 Septum	V_5 Lateral
III Inferior	aVF Inferior	V_3 Anterior	V_6 Lateral

Abb. 12.47 Anteriorer Infarkt [L143]

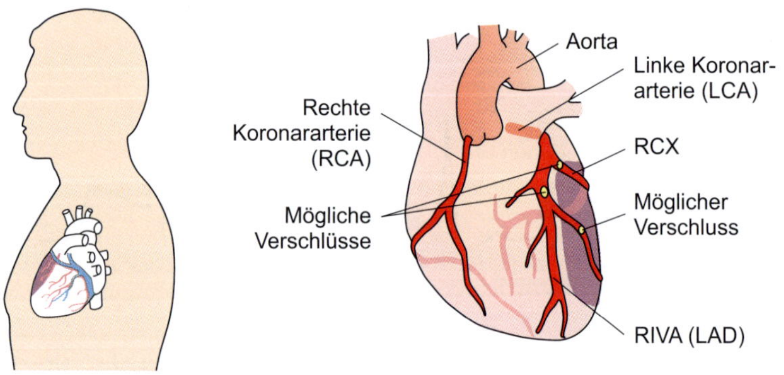

I Lateral	aVR	V_1 Septum	V_4 Anterior
II Inferior	aVL Lateral	V_2 Septum	V_5 Lateral
III Inferior	aVF Inferior	V_3 Anterior	V_6 Lateral

Abb. 12.48 Lateraler Infarkt [L143]

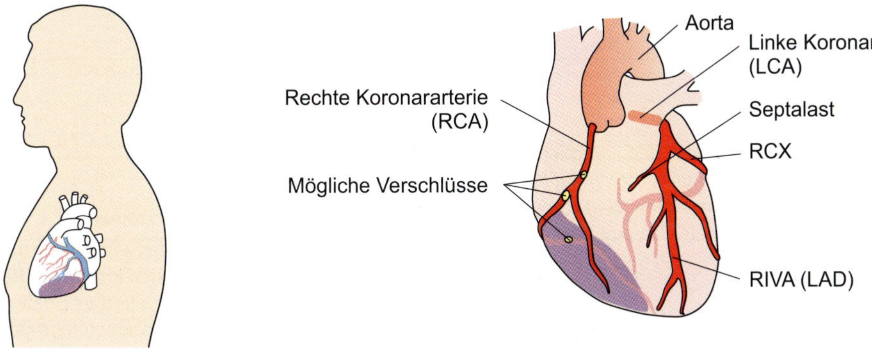

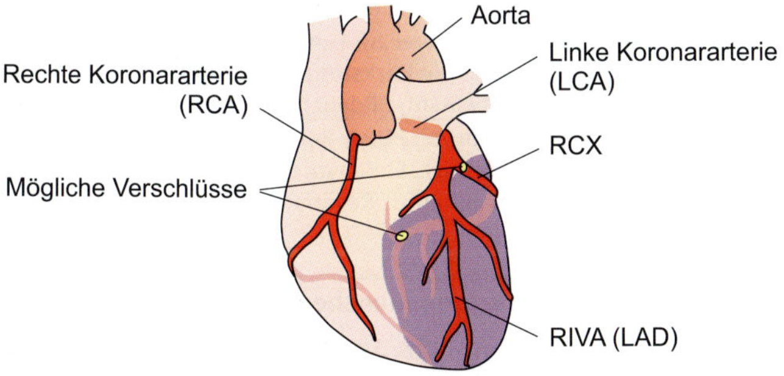

I Lateral	aVR	V_1 Septum	V_4 Anterior
II Inferior	aVL Lateral	V_2 Septum	V_5 Lateral
III Inferior	aVF Inferior	V_3 Anterior	V_6 Lateral

Abb. 12.49 Inferiorer Infarkt, einmal durch Verschluss der rechten Koronararterie (rechts oben), einmal durch Verschluss des Ramus circumflexus (RCX, links unten) [L143]

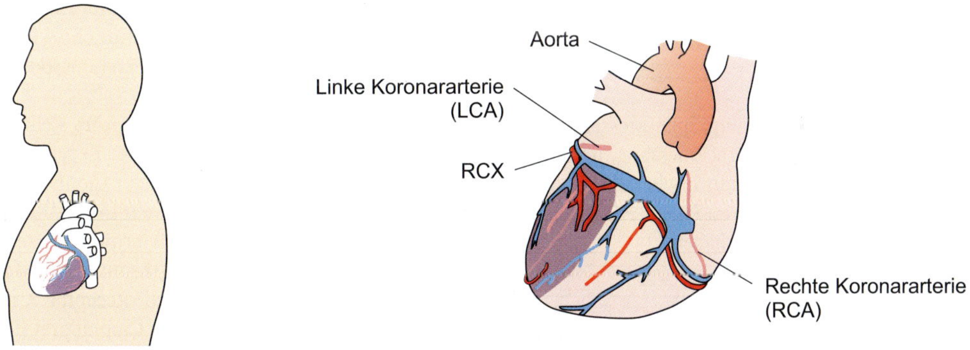

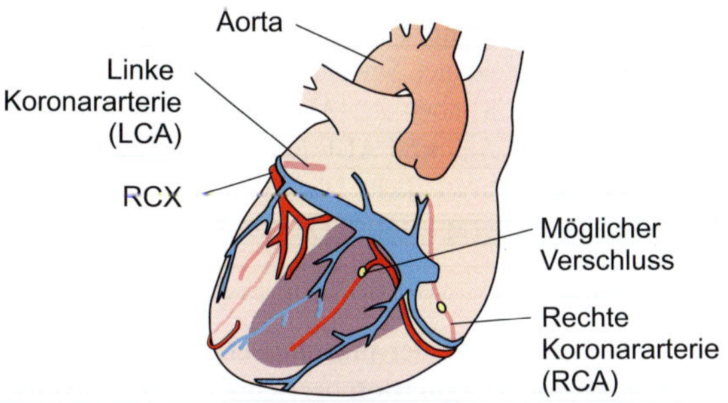

I Lateral	aVR	V_1 Septum	V_4 Anterior	V_7 Posterior
II Inferior	aVL Lateral	V_2 Septum	V_5 Lateral	V_8 Posterior
III Inferior	aVF Inferior	V_3 Anterior	V_6 Lateral	V_9 Posterior

Abb. 12.50 **Posteriorer Infarkt.** Oben links schematische Darstellung des Infarktareals, das der Wirbelsäule zugewandt ist, rechts wurde das Herz so „gedreht", dass der Betrachter auf den posterioren Bereich blickt. Dadurch ist die rechte Koronararterie rechts im Bild, die linke Koronararterie links (was bei anatomischen Zeichnungen sonst nicht der Fall ist). Die Grafik zeigt einen posterioren Infarkt, hervorgerufen durch Verschluss des Ramus circumflexus (RCX). Unten links: Infarkt durch Verschluss der rechten Koronararterie (RCA). Auch dieses Herz ist so gedreht, dass man die Rückseite sieht. [L143]

Beim posterioren Infarkt reicht bereits eine ST-Streckenhebung von $\geq 0{,}05$ mV ($\geq 0{,}5$ mm) in $V_7 - V_9$.

MERKE

Die Europäische Gesellschaft für Kardiologie (ESC) empfiehlt: Die zusätzliche Verwendung der posterioren Brustwandableitungen $V_7 - V_9$ sollte bei allen Patienten mit dringendem Verdacht auf posterioren Myokardinfarkt erwogen werden. ST-Streckensenkungen in den Brustwandableitungen V_1 bis V_3 weisen in diese Richtung.

PRAXISTIPP

V_7–V_9 werden grundsätzlich auf gleicher Höhe wie V_4–V_6 geklebt. V_7 wird auf der hinteren Axillarlinie positioniert, V_8 in der Skapularlinie (unterhalb des Schulterblatts) und V_9 auf der Paravertebrallinie (neben der Wirbelsäule).

MERKE

Echokardiografie

Eine Echokardiografie kann rasch bettseitig durchgeführt werden und bietet daher **bei instabilen Patienten im kardiogenen Schock** Vorteile. Bei nicht aussagekräftigem EKG und infarkttypischer Symptomatik kann sie differenzialdiagnostisch eingesetzt werden (Aortendissektion, Lungenembolie u. a.). Beim frischen Herzinfarkt treten frühzeitig, noch vor Enzym- und EKG-Veränderungen, regionale Wandbewegungsstörungen auf, die echokardiografisch erkannt werden können. Fehlen diese, ist ein Herzinfarkt so gut wie ausgeschlossen.

Therapie des ACS

Neben den **Basismaßnahmen** wie Lagerung, SpO_2-Messung sowie Sauerstoffgabe bei einer $SpO_2 < 90\,\%$, Blutdruckmessung, peripher-venösem Zugang und lückenlosem EKG-Monitoring besteht die **mögliche medikamentöse Behandlung** aus mehreren Säulen. Nicht jeder Patient soll aber eine Therapie „von der Stange" erhalten.

Analgesie

Die Behandlung von Schmerzen zielt bei weitem nicht nur auf den Patientenkomfort. Schmerzen aktivieren den Sympathikus, was wiederum eine Vasokonstriktion bewirkt, und die Arbeitsbelastung des Herzens erhöht. Beim akuten Koronarsyndrom sind intravenöse Opioide, z. B. Morphin (Morphin Merck®), Fentanyl (Fentanyl Janssen®) oder Sufentanil (Sufenta®) die am meisten genutzten Analgetika.

Nitrate

Medikamente zur Behandlung von Angina pectoris Anfällen werden auch als **Antianginosa** bezeichnet. Im Rahmen der ACS-Behandlung kommen dafür am ehesten Nitrate (Glyceroltrinitrat, Nitrolingual®) infrage. Manche Experten zweifeln den Nutzen von Nitraten zur antianginösen Therapie beim ACS allerdings an. Eine Besserung von Brustschmerzen nach Nitroglycerin-Gabe kann in die Irre führen. Als diagnostisches Hilfsmittel wird die Glyceroltrinitrat-Gabe von der Europäischen Gesellschaft für Kardiologie eindeutig **nicht empfohlen.**

Als **Kontraindikationen** gelten:

- Hypotonie (systolischer RR < 100–120 mmHg, unterschiedliche Protokolle)
- ausgeprägte Bradykardie oder Tachykardie
- rechtsventrikulärer Herzinfarkt
- schwere Aortenstenose
- Einnahme eines Phosphodiesterase-5-Hemmers innerhalb der vorherigen 24–48 Stunden

ACHTUNG!

Phosphodiesterase-5-Hemmer

PDE-5-Hemmer werden zur Behandlung der **erektilen Dysfunktion** und bei der **pulmonalen arteriellen Hypertonie** eingesetzt. Sie hemmen das **cGMP** (zyklisches Guanosinmonophosphat) abbauende Enzym Phosphodiesterase 5 und erhöhen dadurch die Konzentration von intrazellulärem cGMP. Das resultiert unter anderem in einer Erweiterung von Blutgefäßen **(Vasodilatation).** Wird binnen 24–48 Stunden nach Einnahme eines PDE-5-Hemmers Glyceroltrinitrat verabreicht, kann es zu gefährlichen Blutdruckabfällen kommen. Die **Wirkstoffe** sollten bekannt sein, sie **enden alle auf ...-afil: Avanafil, Sildenafil, Tadalafil, Vardenafil.** Beispiele für Handelsnamen von PDE-5-Hemmern: Viagra®, Cialis®, Levitra®, Sildeagil®, Silnerton®, Sildenafil Hennig®, Sildenafil medac®, Sildenafil-neuraxpharm®, Revatio®, Adcirca®.

Thrombozytenaggregationshemmer (TAH)

- Acetylsalicylsäure (ASS, Aspirin®) ist ein **irreversibler Cyclooxygenase (COX)-1-Hemmer.** COX-Hemmer reduzieren oder hemmen die Prostaglandin-Synthese. Prostaglandine lösen Fieber aus, induzieren Schmerzen und Entzündung. Dies erklärt beispielsweise die Wirkung von ASS gegen Kopfschmerzen. Jedoch wird durch die COX-Hemmung auch kein Thromboxan-A_2 (TX-A_2) mehr gebildet. Thromboxan entsteht in den Thrombozyten und ist maßgeblich für deren Aggregation zuständig. Somit wirkt ASS als Thrombozytenaggregationshemmer (TAH).
- Die **Blockade des $P2Y_{12}$-Rezeptors** stellt eine weitere Möglichkeit der Plättchenhemmung dar. Der Rezeptor befindet sich auf der Oberfläche der Thrombozyten (Agonist ist das ADP = Adenosindiphosphat). Normalerweise führt die Bindung von ADP an den $P2Y_{12}$-Rezeptoren zur Aktivierung intrazellulärer Abläufe, die dann zur Aggregation der Thrombozyten führen. Ein älterer auf dem Markt befindlicher ADP-Rezeptor-Antagonist (= **$P2Y_{12}$-Rezeptor-Inhibitor**) ist das Clopidogrel (Plavix®), im Vordergrund stehen heutzutage jedoch Ticagrelor (Brilique®) und Prasugrel (Efient®).

Der Einsatz vorgenannter Medikamente wird auch als **antithrombotische Therapie** bezeichnet. Sowohl in der Akut-, Erhaltungs- und Langzeittherapie des ACS haben die TAH eine große Bedeutung. Gemeinsam verabreicht haben ASS und ADP-Rezeptor-Antagonisten ($P2Y_{12}$-Inhibitoren) einen additiven Effekt. Diese Kombination wird als **duale antithrombozytäre Therapie (DAPT)** bezeichnet.

Antikoagulanzien

Dies sind **Hemmstoffe der plasmatischen Blutgerinnung.** Ihr Einsatz wird als **Antikoagulation** bezeichnet. Von Bedeutung sind beim ACS:

- Unfraktioniertes (= hochmolekulares) Heparin (UFH)
- Enoxaparin (Clexane®), ein fraktioniertes (= niedermolekulares) Heparin (NMH, auch LMWH [Low-Molecular-Weight-Heparin] genannt)
- Bivalirudin (Angiox®), ein vom in Blutegeln enthalten Wirkstoff Hirudin abgeleitetes Medikament

- Fondaparinux (Arixtra®), vollsynthetisch hergestellt und zudem der erste Vertreter einer eigenen Substanzklasse (Faktor-Xa-Inhibitoren). Es ist kein Heparin, sondern ein Heparinoid, d. h., dass es dem Heparin strukturell ähnelt. Beim **STEMI soll es nicht verabreicht** werden.

MERKE

Verdacht auf ACS

- Präsentiert sich ein Patient mit Thoraxschmerz, wird ein 12-Kanal-EKG geschrieben.
- Ist im 12-Kanal-EKG eine definierte ST-Strecken-Hebung vorhanden, handelt es sich um einen STEMI.
- Ist eine ST-Strecken-Hebung nicht vorhanden, so entscheidet die im Krankenhaus üblicherweise seriell durchgeführte Bestimmung des **Troponins** über die weitere Zuordnung:
  - Ist dieses positiv, handelt es sich um einen NSTEMI
  - Ist es negativ, liegt eine instabile Angina pectoris vor
  - Beide können als **NSTE-ACS** zusammengefasst werden.
- Aktuelle Konzepte berücksichtigen bestimmte Hochrisiko-EKGs im Sinne eines OMI **(Occlusion Myocardial Infarction),** die genauso zu behandeln sind, wie Patienten mit einem STEMI.

Logistik beim ACS

Von der korrekten Einschätzung der Rettungskräfte hängt es ab, dass die Patienten im Sinne einer Triage in ein geeignetes Krankenhaus gebracht werden. Es hängt vom klinischen Kontext ab, welche spezialisierte Einrichtung dafür in Deutschland angefahren werden soll:

- **Primäres PCI-Zentrum,** hierher müssen Patienten mit ST-Strecken-Hebungen direkt transportiert werden, damit eine rasche Wiedereröffnung des Infarktgefäßes unter Berücksichtigung strikter Zeitvorgaben ermöglicht wird.
- **Chest Pain Unit (CPU),** hierher sollten idealerweise Patienten mit Verdacht auf ACS ohne ST-Strecken-Hebungen im EKG gebracht werden. Diese sind in Deutschland flächendeckend etabliert. Durch die Einführung von CPU in der Notaufnahme ist es möglich geworden, potenzielle ACS-Patienten schneller und genauer zu diagnostizieren. Klinische Pfade reduzieren diagnostische Fehler. Es wurde gezeigt, dass trotz der aufwändigen Bemühungen, ACS-Patienten als solche zu erkennen, durchschnittlich 2–10 % der Patienten, die tatsächlich einen akuten Myokardinfarkt erlitten haben, unbeabsichtigt aus der Notaufnahme entlassen wurden.
- **Cardiac Arrest Center (CAC),** diese Krankenhäuser ermöglichen eine spezialisierte interdisziplinäre Versorgung. Sie werden in den aktuellen internationalen Leitlinien seit Jahren empfohlen. Untersuchungen zeigten, dass Patienten mit außerklinischem Kreislaufstillstand (OHCA, Out-of-Hospital Cardiac Arrest) internistischer Ursache signifikant häufiger bis zur Krankenhausentlassung überleben, wenn sie nach ROSC direkt und frühzeitig in ein CAC aufgenommen wurden.

MERKE

Ziele der Chest Pain Units:

- Rasche Diagnostik und Therapie von Patienten mit Angina, ACS, akutem Koronarsyndrom ohne ST-Strecken-Hebung (NSTE-ACS) und ST-Strecken-Hebungs-Infarkt (STEMI)
- Differenzialdiagnostik und Therapie von Patienten mit Vorhofflimmern, akut dekompensierter Herzinsuffizienz, Aortendissektion, Lungenembolie
- Reduktion von prähospitaler und intrahospitaler Verzögerung
- Verminderung nicht gerechtfertigter Entlassungen von ACS-Patienten und Abbau von stationären Aufnahmen von Niedrigrisiko-ACS-Patienten
- Reduktion von unnötigen Kosten bei der ACS-Versorgung

(Buerke et al., 2023)

Kardiale Troponine

Troponine kommen auch am Skelettmuskel vor, jedoch interessiert im Rahmen der Herzinfarktdiagnostik lediglich ein spezielles Troponin, das **nur am Herzen** vorkommt und daher **kardiales Troponin** heißt. Genau genommen besteht kardiales Troponin aus mehreren Untereinheiten, wobei im Rahmen der Infarktdiagnostik lediglich die kardialen **Troponine I und T** relevant sind. Sie haben beide klinisch die gleiche Aussagekraft und sind heutzutage der Goldstandard bei der laborchemischen Herzinfarktdiagnostik.

Kardiale Troponine treten im Blut auf, wenn Herzmuskelzellen absterben und zerfallen. Internationale Fachgesellschaften haben sie bereits seit dem Jahr 2000 als zentrales Kriterium in Herzinfarktleitlinien verankert. Ein Meilenstein war die Einführung des **hochsensitiven Troponins** (hs-cTN, High Sensitivity Cardiac Troponin) im Jahr 2010. Da die hochsensitiven Troponine bei Patienten mit akutem Herzinfarkt normalerweise schon innerhalb von 1 Stunde nach Auftreten der Symptome rasch ansteigen, sollen sie heutzutage gemäß ESC-Leitlinie verwendet werden.

Die hochsensitiven Troponin-Messverfahren sind so empfindlich, dass auch Troponinkonzentrationen bei gesunden Menschen gemessen werden. Per Definition müssen die hochsensitiven Troponine bei über 50 % der Normalbevölkerung Konzentrationen erfassen. Daher wurden Referenzwerte definiert. Dabei gilt, dass der Troponinwert bei einem Herzinfarkt **höher sein muss als die 99 % Perzentilkonzentration** einer kardial gesunden Referenzgruppe.

MERKE

99. Perzentile

Unter der 99. Perzentile versteht man einen Wert, über dem nur 1 % aller Werte liegt. Misst man beispielsweise bei 1000 Gesunden das Troponin, so liegen 10 Patienten über der 99. Perzentile. Die Höhe der 99. Perzentile hängt vom verwendeten Test ab, idealerweise sollte jedes Labor diesen Wert bestimmen.

Eine ESC-Leitlinie favorisiert den sog. **0-Stunden/1-Stunden-Rule-out-and-Rule-in-Algorithmus:** Die Begriffe Rule-out bzw. Rule-in bedeuten, dass der Herzinfarkt ausgeschlossen oder bestätigt wird. Die sehr hohe Sicherheit und Wirksamkeit der Anwendung des ESC 0 h/1 h-Algorithmus wurde in mehreren Studien bestätigt.

- Die erste hochsensitive kardiale Troponinbestimmung (hs-cTN) wird unmittelbar bei Vorstellung des Patienten (0 h), die Verlaufskontrolle nach einer Stunde (1 h) durchgeführt.
- Danach kann früh und zuverlässig die Diagnose eines NSTEMI gestellt (Rule-in) oder ausgeschlossen werden (Rule-out).
- Patienten, die weder die Kriterien für Rule-out noch für Rule-in erfüllen, werden weiter überwacht und es erfolgen weitere Messungen bzw. Untersuchungen.

MERKE

Prähospitale Biomarker-Bestimmung

Aus zwei Gründen werden Biomarker wie Troponin im Rettungsdienst üblicherweise nicht bestimmt:

- Kardiale Troponinspiegel im Blut können auch durch **andere Ursachen erhöht** sein, z. B. Herzmuskelerkrankungen, dekompensierte Herzklappenfehler, Sepsis oder Schock. Sogar bei Hochleistungssportlern nach einem Wettkampf finden sich erhöhte Werte. Auch bei der Niereninsuffizienz sind Troponinwerte oft stabil erhöht, weil die renale Ausscheidung der Troponin-Abbauprodukte verzögert ist.
- Daher ist bei der Interpretation der Werte auch die **Kinetik** wichtig, d. h. der **Anstieg und Abfall** der gemessenen Troponinkonzentration im Verlauf. Eine Definition regelt, wie groß die Änderung im zeitlichen Verlauf sein muss, damit die Troponin-Kinetik als relevant gilt. Im Umkehrschluss heißt das: Gibt es keine Kinetik im zeitlichen Verlauf, spricht das gegen einen Herzinfarkt.

Dies könnte sich in der Zukunft jedoch ändern. **Copeptin** steigt bei einem akuten Myokardinfarkt früh an und könnte sich möglicherweise zum sofortigen Ausschluss eines Herzinfarkts eignen, sofern der **initiale hs-cTN-Wert im Krankenhaus normal** ist. Bislang existiert jedoch keine randomisierte Studie, in der ein derartiges Konzept einer prähospitalen Messung kardialer Biomarker prospektiv untersucht wurde. Inwieweit die Verfügbarkeit von **Point-of-Care-testing** (POCT = Durchführung diagnostischer Untersuchungen in unmittelbarer Nähe zum Ort der Patientenversorgung) zu einer verbesserten prähospitalen diagnostischen Sicherheit führen kann und welchen Nutzen Patienten davon hätten, ist zum gegenwärtigen Zeitpunkt nicht klar.

IM FOKUS

Akutes Koronarsyndrom

Als Akutes Koronarsyndrom werden **verschiedene akute Formen** der koronaren Herzkrankheit zusammengefasst:

- Die **instabile Angina pectoris** (IAP)
- Der **Myokardinfarkt ohne ST-Strecken-Hebung** (NSTEMI)
- Der **ST-Strecken-Hebungsmyokardinfarkt** (STEMI)

Als **STEMI-Mimics** werden andere Erkrankungen bezeichnet, die mit ST-Strecken-Hebungen einhergehen können.

Der **laborchemische Nachweis** der **kardialen Troponine I und T im Blut** ist ein wichtiger Hinweis für den Untergang von Herzmuskelgewebe.

Je nach **Lokalisation** können ein **Hinterwandinfarkt,** ein **Vorderwandinfarkt,** ein **Seitenwandinfarkt** oder ein **„echter" posteriorer Infarkt** unterschieden werden.

Zur **präklinischen Behandlung** eines ACS werden folgende **Medikamente** eingesetzt:

- Analgetika (z. B. Morphin)
- Nitrate (z. B. Nitrospray)
- Thrombozytenaggregationshemmer (z. B. Acetylsalicylsäure)
- Antikoagulanzien (z. B. Heparin)

Chest Pain Units (CPU) sind spezialisierte Abteilungen in Krankenhäusern für die schnelle Diagnostik und Einschätzung von Patienten mit akuten Brustschmerzen.

Bei **Patienten mit ST-Strecken-Hebungen** oder **OMI-Hochrisiko-EKG** ist eine **rasche Wiedereröffnung** des Infarktgefäßes durch ein **primäres PCI-Zentrum** erforderlich.

Patienten mit **außerklinischem Kreislaufstillstand internistischer Ursache** profitieren vom direkten Transport in ein **Cardiac Arrest Center.**

WIEDERHOLUNGSFRAGEN

1. Mit welchen mittleren Blutdrücken strömt das Blut durch den Lungenkreislauf und den Körperkreislauf? (→ Kap. 12.1.1)
2. In welchem Bereich des Brustkorbs liegt das Herz? (→ Kap. 12.1.2)
3. Welche Aufgabe haben die Herzklappen? (→ Kap. 12.2.2)
4. Was ist ein Wolff-Parkinson-White-(WPW)-Syndrom? (→ Kap. 12.2.3)
5. Was versteht man unter einer Herzklappenstenose? (→ Kap. 12.2.8)
6. Welches ist die häufigste Herzklappenstenose? (→ Kap. 12.2.8)
7. Was versteht man unter einer Herzklappeninsuffizienz? (→ Kap. 12.2.8)
8. Welches ist der zweithäufigste Herzklappenfehler? (→ Kap. 12.2.8)
9. Was ist eine Endokarditis? (→ Kap. 12.3.2)
10. Was ist eine Myokarditis? (→ Kap. 12.3.3)
11. Durch welche Veränderungen der Vitalparameter ist eine Perikardtamponade gekennzeichnet? (→ Kap. 12.3.4)
12. Welche zwei Phasen kennzeichnen die Kammersystole? (→ Kap. 12.4.2)
13. Welche zwei Phasen kennzeichnen die Kammerdiastole? (→ Kap. 12.4.2)
14. Wie entstehen Herztöne und Herzgeräusche? (→ Kap. 12.4.5)
15. Welche zwei Besonderheiten gibt es am Herzmuskel gegenüber der Skelettmuskulatur? (→ Kap. 12.5.1)
16. Was bedeutet am Herzmuskel der Begriff „Alles-oder-Nichts-Prinzip? (→ Kap. 12.5.1)
17. Welcher Teil des Reizleitungssystems wird als sekundäres Erregungsbildungszentrum bezeichnet? (→ Kap. 12.5.2)
18. Welcher Teil des Reizleitungssystems ist die einzige elektrische Verbindung zwischen Vorhof- und Kammerebene? (→ Kap. 12.5.2)
19. Warum weist die T-Welle in die gleiche Richtung wie die R-Zacke, obwohl sie die Erregungsrückbildung repräsentiert? (→ Kap. 12.5.2)
20. Was wird durch den Frank-Starling-Mechanismus ausgesagt? (→ Kap. 12.6.3)
21. Was ist eine Herzinsuffizienz? (→ Kap. 12.6.4)
22. Welche koronaren Versorgungstypen gibt es? (→ Kap. 12.7.1)
23. Warum wurde der Begriff chronisches Koronarsyndrom anstelle von stabile KHK eingeführt? (→ Kap. 12.7.3)
24. Welche drei Erscheinungsformen werden unter dem Begriff akutes Koronarsyndrom zusammengefasst? (→ Kap. 12.7.4)
25. Was bedeutet das OMI-Konzept in Bezug auf die EKG-Interpretation und therapeutische Konsequenzen? (→ Kap. 12.7.4)
26. Was sind STEMI-Mimics? (→ Kap. 12.7.4)
27. In welchen Ableitungen des 12-Kanal-EKG erwarten Sie Veränderungen beim Vorderwandinfarkt, Seitenwandinfarkt, inferioren Infarkt und posterioren Infarkt? (→ Kap. 12.7.4)
28. Welche zusätzlichen Ableitungen sollten bei Patienten mit inferiorem Herzinfarkt erwogen werden? (→ Kap. 12.7.4)
29. Welche zusätzlichen Ableitungen sollten bei Patienten mit posteriorem Herzinfarkt erwogen werden? (→ Kap. 12.7.4)

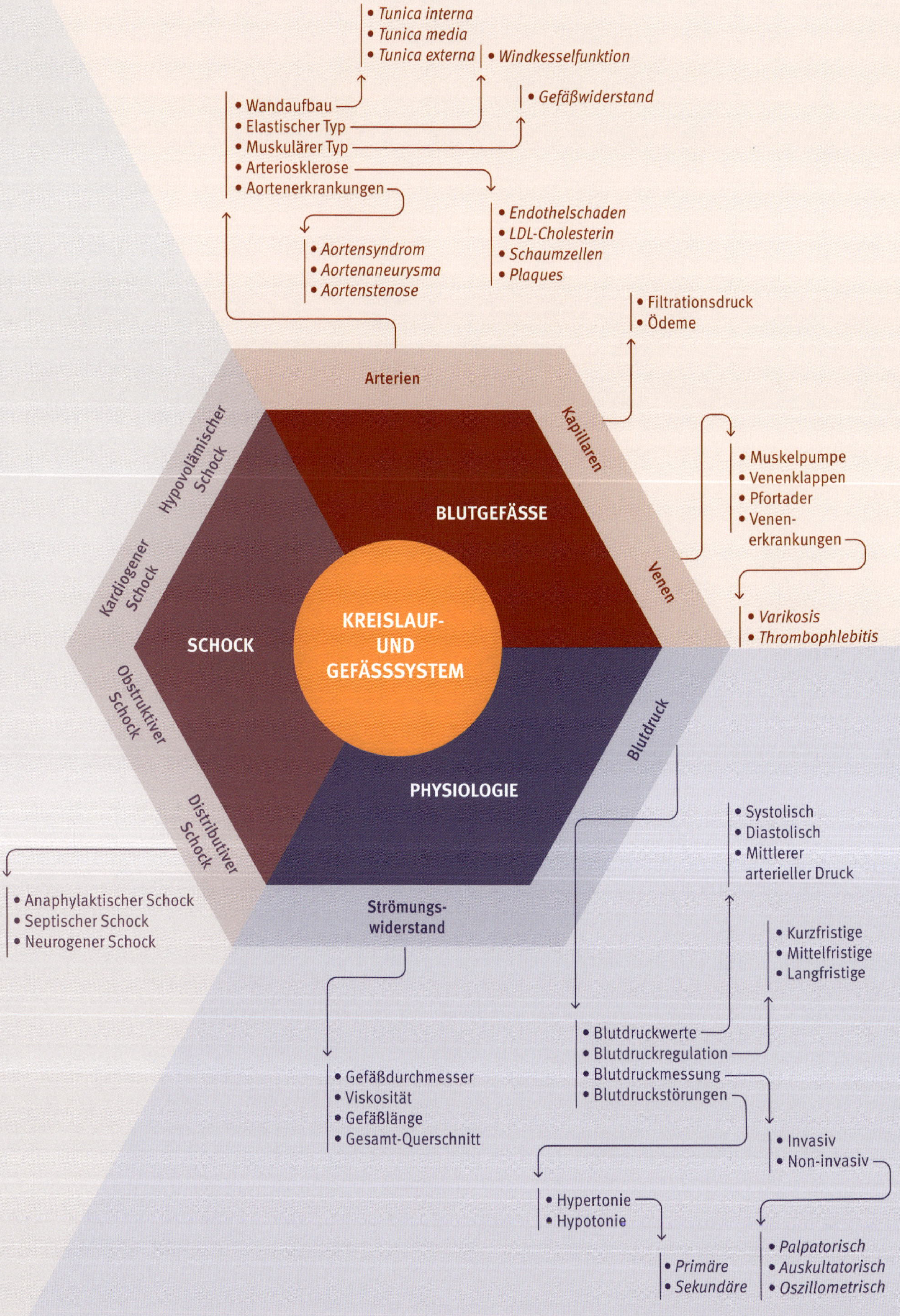
KREISLAUF- UND GEFÄSSSYSTEM
BLUTGEFÄSSE
SCHOCK
PHYSIOLOGIE
Arterien
Wandaufbau
Elastischer Typ
Muskulärer Typ
Arteriosklerose
Aortenerkrankungen
Tunica interna
Tunica media
Tunica externa
Windkesselfunktion
Gefäßwiderstand
Endothelschaden
LDL-Cholesterin
Schaumzellen
Plaques
Aortensyndrom
Aortenaneurysma
Aortenstenose
Kapillaren
Filtrationsdruck
Ödeme
Venen
Muskelpumpe
Venenklappen
Pfortader
Venen-erkrankungen
Varikosis
Thrombophlebitis
Hypovolämischer Schock
Kardiogener Schock
Obstruktiver Schock
Distributiver Schock
Anaphylaktischer Schock
Septischer Schock
Neurogener Schock
Blutdruck
Blutdruckwerte
Blutdruckregulation
Blutdruckmessung
Blutdruckstörungen
Systolisch
Diastolisch
Mittlerer arterieller Druck
Kurzfristige
Mittelfristige
Langfristige
Invasiv
Non-invasiv
Palpatorisch
Auskultatorisch
Oszillometrisch
Hypertonie
Hypotonie
Primäre
Sekundäre
Strömungs-widerstand
Gefäßdurchmesser
Viskosität
Gefäßlänge
Gesamt-Querschnitt

13

KREISLAUF UND GEFÄSSSYSTEM

Matthias Klausmeier

INHALTSÜBERSICHT

Aufbau des Gefäßsystems

- Arterien unterscheiden sich in ihrer Anatomie durch eine ausgeprägtere Mediaschicht und werden deshalb als Widerstandsgefäße bezeichnet.
- Die Windkesselfunktion in der Aorta und den herznahen großen Arterien stellt die Grundlage für den diastolischen Blutdruck im Kreislauf dar.
- Kapillaren bilden im Kreislauf die Verbindung zwischen Arteriolen und Venolen und stellen durch ihre semipermeable Membran den Stoff- und Gasaustausch sicher.
- Die Arteriosklerose ist in 95 % der Fälle die Ursache für eine chronische periphere arterielle Verschlusskrankheit (pAVK).
- Aortenaneurysmen stellen die häufigste Form der krankhaften Arterienerweiterung dar und finden sich zu 85 % im Bauch und zu 15 % im Thorax.
- Albumin ist ein relevantes Bluteiweiß und mit 70–80 % hauptverantwortlich für den kolloidosmotischen Druck in den Kapillaren.

Abschnitte des Kreislaufs

- Der Kreislauf im Körper unterteilt sich in den Körperkreislauf und den Lungenkreislauf.
- Der Koronarkreislauf stellt den kleinsten abgeschlossenen Abschnitt im Körperkreislauf dar.
- Das venöse und nährstoffreiche Blut aus den Bauchorganen fließt über die Venen des Pfortadersystems zur Pfortader und von dort über die Leber weiter in das venöse System.
- Die Leberzirrhose ist in 90 % der Fälle die Ursache für Ösophagusvarizen.
- Synkopen beschreiben einen pathophysiologischen Zustand, hinter dem sich einige Differenzialdiagnosen verbergen können. Sie sind über die systematische Patientenbeurteilung abzuklären.

Physiologische Eigenschaften des Gefäßsystems

- Der Blutdruck wird neben dem zirkulierenden Blutvolumen und der Schlagkraft des Herzens durch den Gefäßdurchmesser bestimmt.
- Durch die Autoregulation der Widerstandsgefäße kann die Durchblutung vieler Organe nach aktuellem Bedarf selbst geregelt werden.
- Die Steuerung des Blutdrucks erfolgt über die Mechanismen der kurz-, mittel- und langfristigen Kreislaufregulation.
- Zur exakten Erfassung der Blutdruckwerte ist die auskultatorische Blutdruckmessung die Methode der Wahl im Rettungsdienst.
- Die erste auskultatorische Blutdruckmessung erfolgt möglichst manuell, bevor die automatisch oszillometrische nicht invasive Blutdruckmessung (NIBP) zur kontinuierlichen Überwachung eingesetzt wird.
- Der arterielle Mitteldruck hat für die Durchblutung der Organe innerhalb einer bestimmten Zeit die größte Bedeutung.

Blutdruckregulationsstörungen

- Nach der WHO ist die Hypertonie definiert als ein Blutdruck beim Erwachsenen, der dauerhaft systolisch > 140 mmHg und diastolisch > 90 mmHg ist.
- 90 % aller Menschen mit Hypertonie leiden an einer essenziellen Hypertonie mit unbekannter Ursache.
- Bei Hypotonie reichen häufig physikalische Maßnahmen ohne medikamentöse Therapie aus, um das Problem dauerhaft zu beseitigen.

Schock

- Der hypovolämische Schock wird abhängig von den auslösenden Ursachen in 4 spezielle Formen unterteilt.
- Der hämorrhagische Schock in der Schwereklasse III ist durch einen Blutverlust von 1 500–2 000 ml bzw. 30–40 % des zirkulierenden Blutvolumens gekennzeichnet.
- Ein obstruktiver Schock entsteht entweder durch eine extrakardiale Flussbehinderung oder eine intra- bzw. extrakardiale Füllungsbehinderung.
- Adrenalin ist im anaphylaktischen Schock das lebensrettende Medikament der ersten Wahl und soll ab dem Schweregrad II intramuskulär verabreicht werden.
- Die lebensbedrohlichen Veränderungen im anaphylaktischen Schock finden sich am respiratorischen und/oder zirkulatorischen System.
- Für die Verdachtsdiagnose Sepsis und septischer Schock bei Vorliegen einer Infektion wird im Rettungsdienst der NEWS2-Score angewandt.
- Im neurogenen Schock fehlen aufgrund der Sympathikolyse die typischen Zeichen einer sympathoadrenergen Reaktion.
- Bei unkontrollierten schweren inneren Blutungen soll neben der allgemeinen Schocktherapie frühzeitig Tranexamsäure zur Verhinderung der Hyperfibrinolyse verabreicht werden.

13.1 Aufbau des Gefäßsystems

13.1.1 Kardiovaskuläres System

Die Blutgefäße gehören zu den wichtigsten Transportwegen des menschlichen Körpers. Zusammen mit dem Herzen bilden sie das Herz-Kreislauf-System oder **kardiovaskuläre System.** Dieses versorgt alle Zellen des Körpers mit Sauerstoff und Nährstoffen und transportiert gleichzeitig Stoffwechselendprodukte und Kohlendioxid wieder ab.

Der menschliche Kreislauf wird in den **Körperkreislauf** (großer Kreislauf) und den **Lungenkreislauf** (kleiner Kreislauf) gegliedert (→ Abb. 12.1).

Körperkreislauf

Die linke Herzkammer presst das sauerstoffreiche Blut in die **Aorta,** die größte Schlagader bzw. Hauptschlagader des Körpers. Diese teilt sich in andere große Schlagadern auf, die **Arterien** (→ Abb. 13.1). Sie führen das sauerstoffreiche, hellrote Blut vom linken Herzen fort in die verschiedenen Körperregionen. Dabei verzweigen sie sich in immer kleinere Äste, die **Arteriolen.**

Die Arteriolen teilen sich weiter in schließlich haardünne Gefäße, die **Kapillaren,** durch deren dünne, semipermeable (nur für bestimmte Stoffe durchlässige) Wand Sauerstoff, Nährstoffe und Stoffwechselendprodukte zwischen Gewebe und Blut ausgetauscht werden. Die Kapillaren haben eine Gesamtfläche von etwa 1 000 m^2.

Am anderen Ende der Kapillaren sammeln **Venolen** das jetzt sauerstoffarme, dunkelrote Blut und vereinigen sich zu immer größeren **Venen.** Die beiden größten Venen des Menschen, die obere und die untere Hohlvene (**V. cava superior** und **inferior,** → Abb. 13.2), führen das Blut in den rechten Herzvorhof zurück.

Lungenkreislauf

Die rechte Herzkammer pumpt das sauerstoffarme Blut in den **Lungenkreislauf.** Auch seine Arterien verästeln sich bis auf Kapillardicke. Im Kapillarnetz der Lunge reichert sich das Blut mit Sauerstoff an und gibt

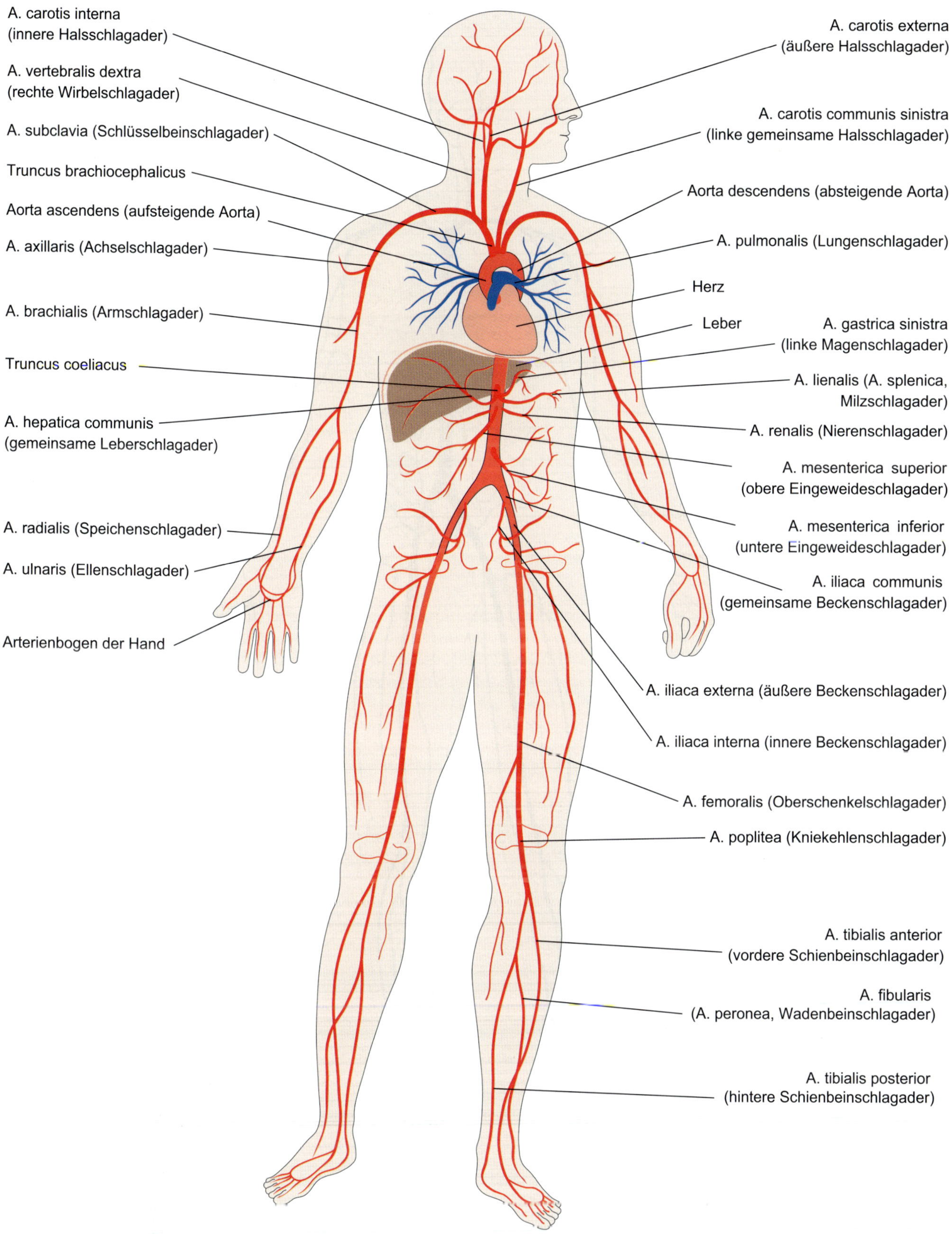

Abb. 13.1 Die wichtigen Arterien in der Übersicht [L190]

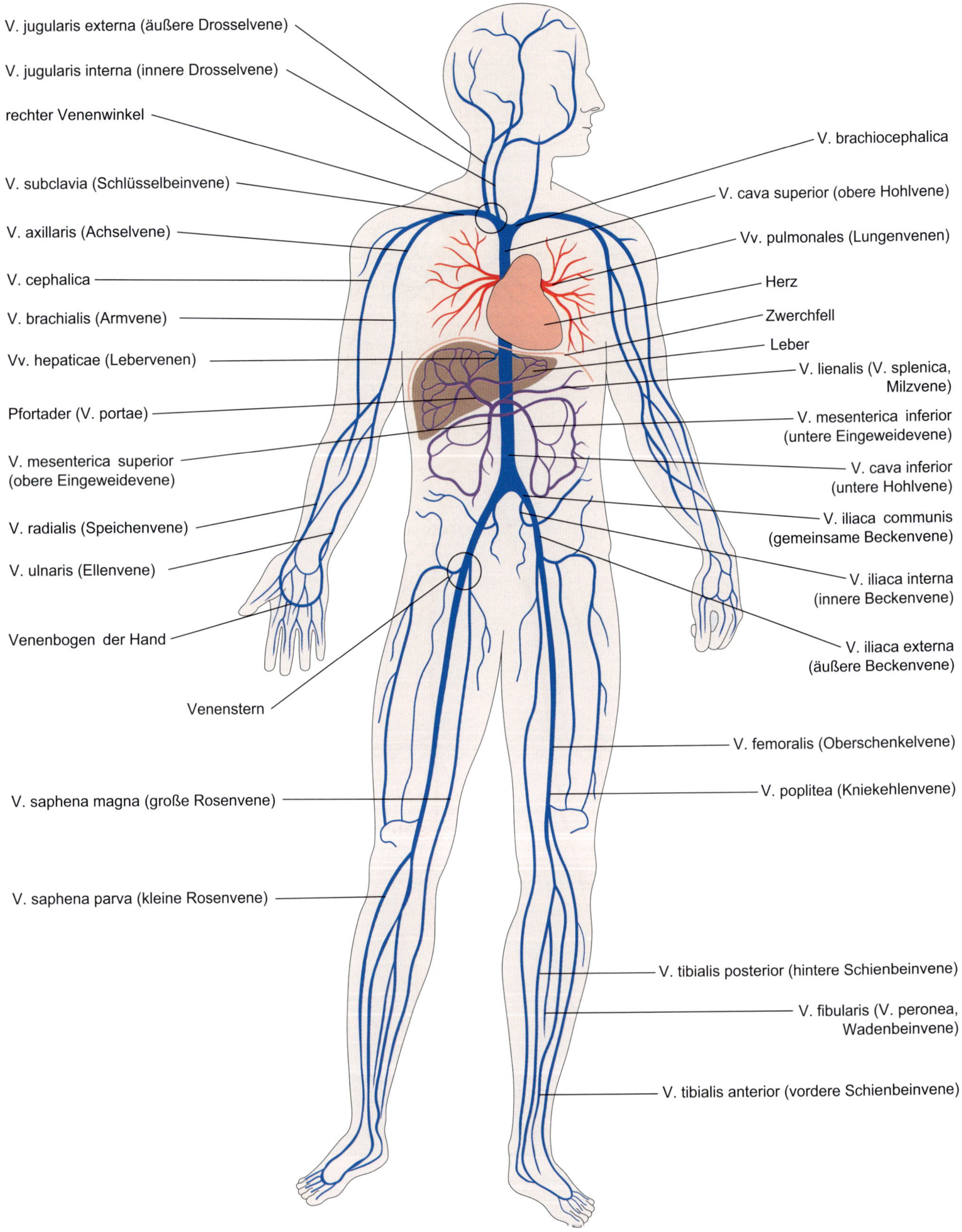

Abb. 13.2 Die wichtigen Venen in der Übersicht [L190]

gleichzeitig Kohlendioxid ab, das anschließend ausgeatmet wird. Die Lungenvenen führen das sauerstoffreiche Blut in den Vorhof des linken Herzens zurück, wo der Kreislauf von vorn beginnt.

MERKE

Arterie oder Vene?

Arterien sind Gefäße, in denen das Blut **vom Herzen weg** strömt. Im Körperkreislauf führen die Arterien hellrotes, sauerstoffreiches Blut, im Lungenkreislauf hingegen fließt in ihnen sauerstoffarmes, dunkelrotes Blut.

Venen leiten das Blut **zum Herzen zurück.** Sie enthalten im Körperkreislauf sauerstoffarmes und im Lungenkreislauf sauerstoffreiches Blut.

Die großen Arterien des Körperkreislaufs gehören zum **Hochdrucksystem,** die Venen des Körperkreislaufs und alle Gefäße des Lungenkreislaufs zum **Niederdrucksystem.**

13.1.2 Arterien

Wandaufbau

Arterien sind aus drei Wandschichten aufgebaut, die einen Hohlraum umschließen, das **Gefäßlumen** (Lumen bezeichnet die lichte Weite eines Hohlorgans; → Abb. 13.3).

- Flache Zellen (einschichtiges Plattenepithel, → Abb. 4.3) kleiden das Gefäßlumen aus und bilden das **Gefäßendothel,** das mit dem Blut direkt Kontakt hat. Darunter liegen feine Bindegewebsfasern und eine elastische Membran. Sie bilden zusammen mit dem Gefäßendothel die **Tunica interna** (kurz Interna, auch Tunica intima oder kurz Intima).
- In der mittleren, kräftigsten Schicht, der **Tunica media** (kurz Media), verlaufen glatte Muskelzellen und elastische Fasern.
- Die äußere Schicht, die **Tunica externa** (kurz Externa oder früher Adventitia), besteht aus Bindegewebe und elastischen Fasern. Bei den größeren Arterien verlaufen in ihr Gefäße, Vasa vasorum genannt, und Nerven zur Versorgung der Arterienwand.

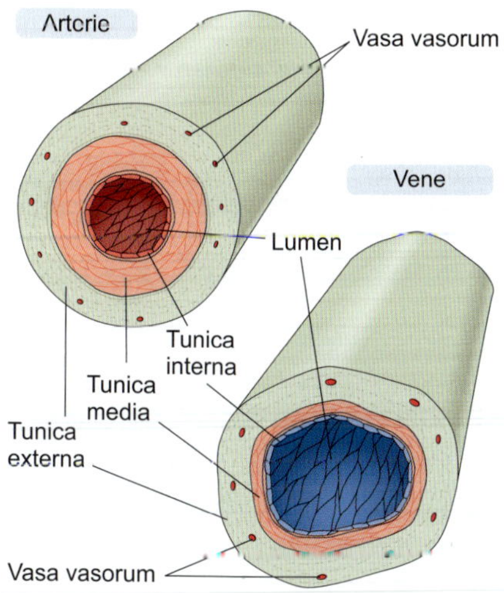

Abb. 13.3 Schichtaufbau der größeren Arterien und Venen. Venen sind viel dünnwandiger als Arterien und die einzelnen Schichten der Venen sind weniger deutlich gegeneinander abgegrenzt als die der Arterien. [L190]

Arterien vom elastischen Typ

Bei herznahen Schlagadern, etwa Aorta oder Halsschlagader, überwiegen in der Media die elastischen Fasern – dies sind **Arterien vom elastischen Typ.** Sie sind wichtig für die gleichmäßige Funktion des Kreislaufs: Das vom Herzen während der Systole ruckartig ausgeworfene Blut steigert den Druck im herznahen Gefäß und dehnt die Gefäßwand kurz auf. In der Diastole entspannt sich der Herzmuskel, die sehr elastische Gefäßwand zieht sich wieder zusammen und schiebt das im Lumen gespeicherte Blut (ca. die Hälfte des Schlagvolumens) weiter. Im nachfolgenden Gefäßabschnitt wiederholt sich das Ganze. Es entsteht zum einen eine Druckwelle, die **Pulswelle,** die in die Gefäßperipherie wandert. Zum anderen sorgen die herznahen, elastischen Gefäße so für einen gleichmäßigen Blutstrom. Wären sie starr wie Wasserrohre, stünde nach Beendigung jeder Herzaktion der Blutstrom still. In Anlehnung an Ausgleichs- und Speicherbehälter hinter Kolbenpumpen heißt dieser Mechanismus **Windkesselfunktion,** die entsprechenden Arterien nennt man Windkesselgefäße (→ Abb. 13.4). Die Dehnbarkeit der Gefäße heißt **Compliance.** Die Compliance des venösen Systems ist ca. 200-mal größer als die des arteriellen Systems. Mit zunehmendem Alter oder bei bestimmten Erkrankungen nimmt die Compliance ab.

Arterien vom muskulären Typ

Bei den Arterien in der Körperperipherie hingegen überwiegen in der Media die glatten Muskelzellen. Diese **Arterien vom muskulären Typ** können durch Kontraktion oder Entspannung die Weite ihres Lumens und damit den Strömungswiderstand (→ Kap. 13.3.2) und die Durchblutung der von ihnen versorgten Organe beeinflussen. Daher heißen diese Arterien auch Widerstandsgefäße.

13.1.3 Arteriolen

Am Übergang zwischen Arterien und Kapillaren finden sich die **Arteriolen.** Sie bilden den Hauptteil der Widerstandsgefäße und sind somit entscheidend an der Widerstandsregulation beteiligt. Die Wand der Arteriolen besteht aus Endothel, einem Gitterfasernetz und einer einschichtigen, glatten Muskelzellschicht. Das vegetative Nervensystem

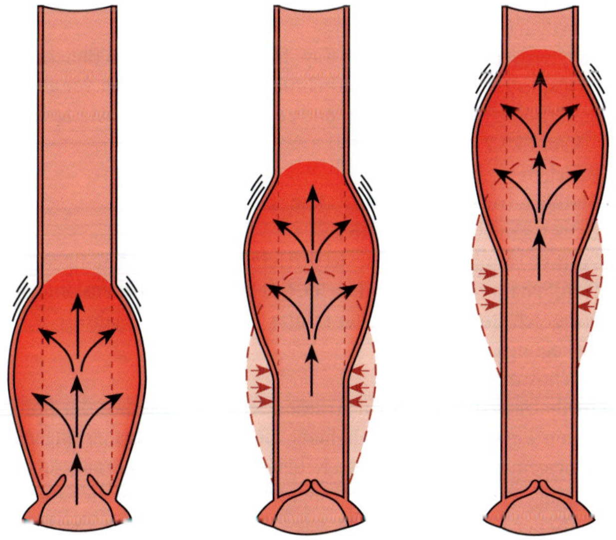

Abb. 13.4 Windkesselfunktion. Infolge der Windkesselfunktion herznaher Arterien breiten sich der Blutfluss und somit die Pulswelle kontinuierlich über die Arterien aus. Dabei ist die Geschwindigkeit der Pulswelle allerdings deutlich größer als die des Blutflusses. [L190]

(→ Kap. 8.14), lokal anfallende Stoffwechselprodukte und vom Endothel gebildete Botenstoffe steuern den Spannungszustand der glatten Muskulatur und damit die Arteriolenweite und so die Durchblutung. Ziehen sich die Muskeln zusammen, wird der Gefäßquerschnitt kleiner **(Vasokonstriktion)** und die Durchblutung im nachfolgenden Kapillargebiet sinkt. Erschlaffen sie, erweitert sich die Arteriole **(Vasodilatation),** und die Durchblutung nimmt zu.

Arteriosklerose

Bei der **Arteriosklerose** verhärtet sich die Arterienwand, meist langsam über Jahre. Streng genommen ist Arteriosklerose ein Sammelbegriff für verschiedene degenerative Gefäßerkrankungen. Da die im Folgenden dargestellte **Atherosklerose** jedoch weitaus am bedeutendsten ist, werden die beiden Begriffe meist (so auch hier) synonym gebraucht.

Die Atherosklerose ist die größte Gefahr für das Gefäßsystem in den Industriestaaten und kann bereits in jungen Jahren zu Problemen führen. Fett, Cholesterin und andere Substanzen lagern sich in die Arterienwand ein und bilden so genannte **Plaques.** Falls Plaques reißen **(rupturieren),** können sich sekundär Thromben bilden. Die Verdickung und der Elastizitätsverlust der Arterienwand verengen das Gefäßlumen. Als Folge entsteht eine Mangeldurchblutung von Geweben und Organen. Arteriosklerosebedingte Herz-Kreislauf-Erkrankungen zählen zu den häufigsten Todesursachen in den Industriestaaten.

Dieses Krankheitsbild ist in ca. 95 % der Fälle die Ursache für eine chronische periphere arterielle Verschlusskrankheit (pAVK), in über 95 % der Fälle Ursache für eine koronare Herzkrankheit (KHK, → Kap. 12.7.2) und in 70 % der Fälle Ursache für Durchblutungsstörungen der Hirnarterien (zerebrovaskuläre Insuffizienz). Diese Erkrankungen, welche die Lebensqualität der Betroffenen stark einschränken, bilden mit 50–55 % die häufigste Todesursache in den Industriestaaten. Aktuell leiden rund acht Millionen Menschen in Deutschland an diesen Krankheiten.

Risikofaktoren

Bei der Entstehung der Arteriosklerose spielen neben einer genetischen Disposition vor allem die Lebensbedingungen unserer „modernen" Zivilisation eine entscheidende Rolle. Nach heutigem Wissensstand sind vornehmlich folgende **Risikofaktoren** für die Arteriosklerose verantwortlich (→ Abb. 13.5):

- Fettstoffwechselstörungen (→ Kap. 15.3.1) mit zu hohen Blutcholesterinspiegeln (Hypercholesterinämie, bedeutsam ist hier vor allem das erhöhte LDL-Cholesterin und erniedrigtes HLD-Cholesterin, → Kap. 15.3.2)
- Rauchen
- Bluthochdruck (Hypertonie, → Kap. 13.4.1)
- Diabetes mellitus (→ Kap. 15.2.2)
- Positive Familienanamnese: KHK/Herzinfarkt bei erstgradigen Familienangehörigen vor dem 55. (♂) bzw. 65. (♀) Lebensjahr
- Fortgeschrittenes Lebensalter (Mann ≥ 45, Frau ≥ 55 Jahre)
- Bewegungsmangel
- Psychosoziale Faktoren

Aktuelle Untersuchungen zur Arteriosklerose zeigen, dass der Prävention von Entzündungen ein höherer Stellenwert als bisher angenommen beigemessen werden muss. Neben einer gesunden Ernährung und Bewegung werden deshalb die Grippeschutzimpfung und die Sanierung chronischer Entzündungsherde, wie z. B. am Zahnfleisch, der Magenschleimhaut, der Nasennebenhöhlen und der Arthrose empfohlen. Auch die Reduktion von Bauchfett scheint relevant, da es Entzündungsstoffe produziert.

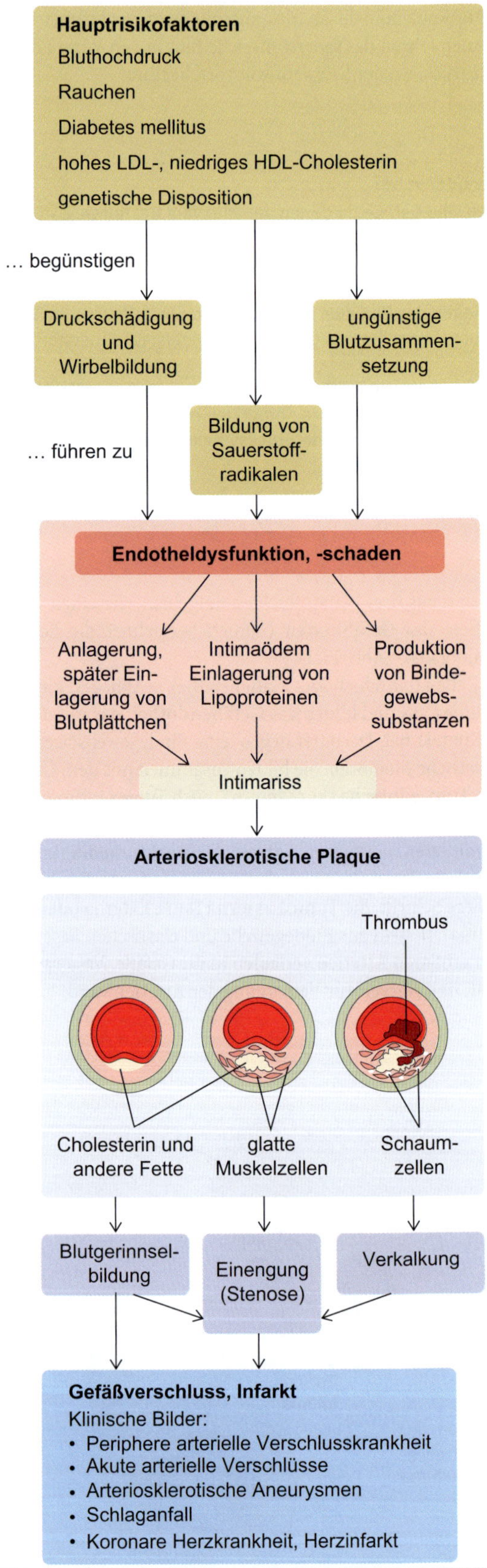

Abb. 13.5 Risikofaktoren, Pathogenese und Folgen der Arteriosklerose [L190]

Pathogenese

Schlüsselrollen für die Entstehung von Arteriosklerose spielen das LDL-Cholesterin, reaktive Sauerstoffradikale (aggressive Moleküle mit ungepaarten Elektronen), das Stickstoffmonoxid (NO, auch EDRF = Endothelium-Derived Relaxing Factor genannt), das vom Endothel der Gefäße gebildet wird, und eine Endothelverletzung.

Endotheldysfunktion und -schaden: Plaques und Thromben Normalerweise besteht ein Gleichgewicht zwischen NO und Sauerstoffradikalen. NO kommt dabei eine Schutzfunktion zu, in dem es unter anderem die Gefäße entspannt, dass Einwandern von Makrophagen in die Intima vermindert und die Thrombozytenaggregation hemmt. Häufen sich nun Sauerstoffradikale im Blut an, wird die Verfügbarkeit von NO herabgesetzt und dadurch seine Schutzfunktion vermindert **(endotheliale Dysfunktion).**

Kommt es hierdurch oder durch andere Einflüsse zur Endothelschädigung, heften sich Monozyten am Endothel an, nisten sich als ortsständige Makrophagen (Fresszellen) in der Intima ein und führen zu einer Entzündung. Bei zu hohem LDL-Cholesterin-Blutspiegel nehmen nun die Makrophagen in hohem Ausmaß LDL-Cholesterin auf. Sie werden so zu fetthaltigen **Schaumzellen,** dem Hauptbestandteil der **arteriosklerotischen Plaques.** Letztere können bindegewebig überzogen werden, aber auch reißen (rupturieren), so dass sich Thrombozyten anlagern und dort ein Blutgerinnsel **(Thrombus)** entsteht. Durch Einlagerung von Kalksalzen in die geschädigte Intima bilden sich Verkalkungen. Die Gefäße werden zunehmend enger bis zum Verschluss.

Ein wesentlicher, die Klinik bestimmender Faktor ist die Stabilität der Plaques. Instabile Plaques rupturieren (reißen) eher. Das „Aufspringen" begünstigt die Anlagerung eines Thrombus, der innerhalb von Minuten zu einem teilweisen oder kompletten Verschluss der Arterie mit den entsprechenden Folgen führt. Das frühzeitige Erkennen von instabilen Plaques ist daher ein wichtiges Thema der kardiovaskulären Forschung.

Diese **Response-to-Injury-Theory** („Antwort-auf-Verletzung-Theorie") mit der Endothelverletzung am Beginn der Schädigungskaskade ist das zur Zeit akzeptierteste Erklärungsmodell für die Entstehung der Arteriosklerose. Sicher hat auch das Gerinnungssystem Einfluss. Geschädigte Endothelzellen bilden weniger NO und Prostazyklin (ein Prostaglandin), die die Thrombozytenaggregation hemmen. Ohne sie ballen sich die Thrombozyten schneller zusammen, was die Gerinnungskaskade in Gang setzt.

Gefäßverschluss und Infarkt Der vollständige Verschluss (Obliteration) des Gefäßes hat zur Folge, dass das ursprünglich von dieser Arterie versorgte Gefäßgebiet einen akuten Sauerstoffmangel erleidet – der Mediziner spricht von **Ischämie.** Stirbt das ischämische Gewebe ab, liegt ein **Infarkt** vor.

Die deutsche Gesellschaft für Angiologie (DGA) teilt die Arteriosklerose in vier Stadien ein:

- Im **ersten Stadium** sind geringe Engstellen an den Arterien festzustellen. Die pAVK ist häufig ein Zufallsbefund.
- Das **zweite Stadium** ist durch die Schaufensterkrankheit (Claudicatio intermittens) gekennzeichnet. Waden- oder Oberschenkelschmerzen treten nach einer geringen Wegstrecke auf.
- Im **dritten Stadium** haben die Patienten eine kritische Ischämie in den betroffenen Extremitäten. Schmerzen treten im Ruhezustand, vor allem im Liegen auf.
- Im **vierten Stadium** ist das betroffene Gewebe stark geschädigt oder nekrotisiert. Es bilden sich Wunden und Geschwüre. Eine Amputation kann notwendig werden.

MERKE

Arteriosklerose

Wichtige durch die Arteriosklerose bedingte **Krankheitsbilder** sind:

- Koronare Herzkrankheit (KHK, → Kap. 12.7.2) und akutes Koronarsyndrom (ACS, → Kap. 12.7.4).
- Schlaganfall (→ Kap. 8.18.4).
- Arteriosklerotische Aneurysmen (→ Kap. 13.1.4).
- Akute und chronische periphere arterielle Verschlüsse v. a. an Arterien von Becken- und Oberschenkel (90 %), Unterschenkel (14 %, → Abb. 13.6) und Bauchaorta (1 %)

Eine pAVK an den oberen Extremitäten ist deutlich seltener.

In der Regel ist die Arteriosklerose keine lokale, sondern eine **generalisierte Gefäßerkrankung.** Patienten mit einem der oben genannten Krankheitsbilder entwickeln daher oft auch die anderen Erkrankungen.

Symptome

Je nach Lokalisation und Schweregrad der Arteriosklerose treten unterschiedlich ausgeprägte **Symptome** auf:

- Schaufensterkrankheit (Claudicatio intermittens)
- Abgeschwächte bis fehlende Pulse unterhalb der Lokalisation
- Schmerzen
- Kühle bis kalte Extremitäten
- Schlechte Darstellung der Gefäße (Vaskularisation)
- Sensomotorische Defizite: Kribbeln, Missempfindungen, Taubheitsgefühl (Parästhesien)
- Blässe der betroffenen Hautareale
- Sauerstoffmangel (Zyanose)

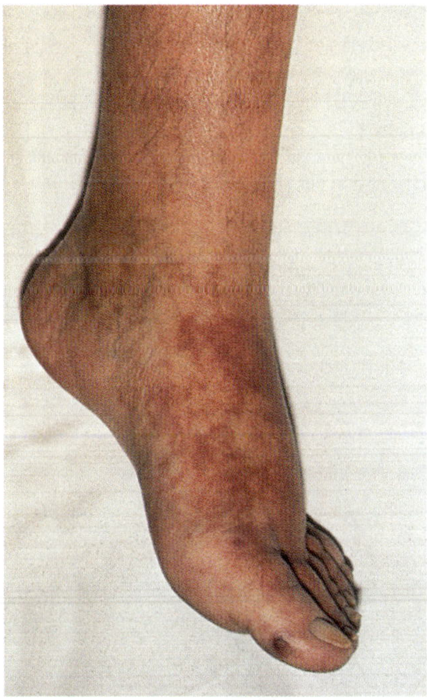

Abb. 13.6 Schwere periphere arterielle Verschlusskrankheit (pAVK): fleckig-livide Verfärbung des Fußes [M180]

13.1.4 Akutes Aortensyndrom (AAS)

Das **akute Aortensyndrom** ist ein Oberbegriff für akute Erkrankungen der Aortenwand. Im Fokus steht die Aufspaltung von Intima und Media. Je nach Kausalität werden pathophysiologisch 5 Klassen unterschieden (→ Tab. 13.1, → Abb. 13.7). Die akute Gefährdung besteht neben der Aortendissektion in einer möglichen gedeckten oder freien Aortenruptur.

Aortenaneurysma

Eine umschriebene Ausweitung eines arteriellen Gefäßes heißt **Aneurysma.** Beim echten Aneurysma (Aneurysma verum) sind alle Gefäßwandschichten betroffen, beim falschen und beim disseziierenden Aneurysma (Aneurysma spurium bzw. dissecans) kommt es zu Einblutungen in die Arterienwand (→ Abb. 13.8). Aneurysmen können angeboren sein, aber auch im Laufe des Lebens entstehen.

Aortenaneurysmen stellen die häufigste Form der krankhaften Arterienerweiterung dar. Sie können in allen Abschnitten der thorakalen Aorta vorkommen: im aufsteigenden Ast (Aorta ascendens), im Aortenbogen (Arcus aortae) und im absteigendenden Ast (Aorta descendens). Häufiger sind alle Abschnitte betroffen. Weiterhin können sie in der Bauchschlagader (Aorta abdominalis) auftreten. 85 % der Aortenaneurysmen finden sich im Bauch, 15 % im Brustabschnitt der Aorta.

Thorakales Aortenaneurysma (TAA)

Das **thorakale Aortenaneurysma** ist eine seltene, aber lebensbedrohliche Form einer krankhaften Veränderung der Hauptschlagader im Brustkorb. Es entsteht häufig auf der Grundlage von Einrissen

Klasse	Beschreibung
1	**Klassische Aortendissektion:** • Entstehung eines wahren (Aneurysma verum) und falschen (Aneurysma spurium) Lumens • Mit oder ohne Kommunikation zwischen den Lumen • Häufigste und prognostisch ungünstigste Variante
2	**Intramurales Hämatom (IMH):** • Vorstufe der klassischen Aortendissektion • Blutansammlung im Bereich der Media durch Ruptur der Vasa vasorum • Keine Verletzung der Media • Bis zu 25 % aller akuten Aortensyndrome • 30–40 % der IMH nach Stanford A entwickeln sekundär eine Dissektion
3	**Intimaverletzung ohne Hämatom:** Vorwölbung der Aortenwand
4	**Penetrierendes Aortenulkus (PAU):** Geschwürbildung (Ulzeration) durch eine Plaque mit anschließender Ruptur
5	• **Iatrogene Aortendissektion** (Verletzung durch Drähte oder Katheter im Rahmen invasiver Eingriffe) • **Traumatische Aortenverletzung:** – Entstehung durch starke Scherkräfte – Ein- oder Abriss der Aorta – Häufig in Verbindung mit einem Polytrauma

Tab. 13.1 Klassifizierung der akuten Aortensyndrome (→ Abb. 13.7)

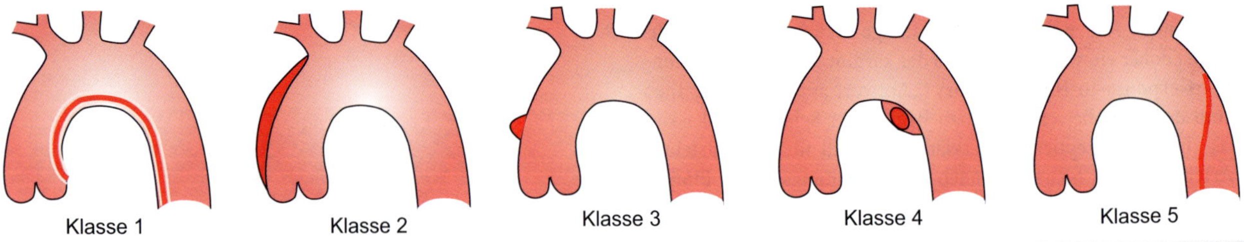

Abb. 13.7 Klassifikation der akuten Aortensyndrome (→ Tab. 13.1) [L143]

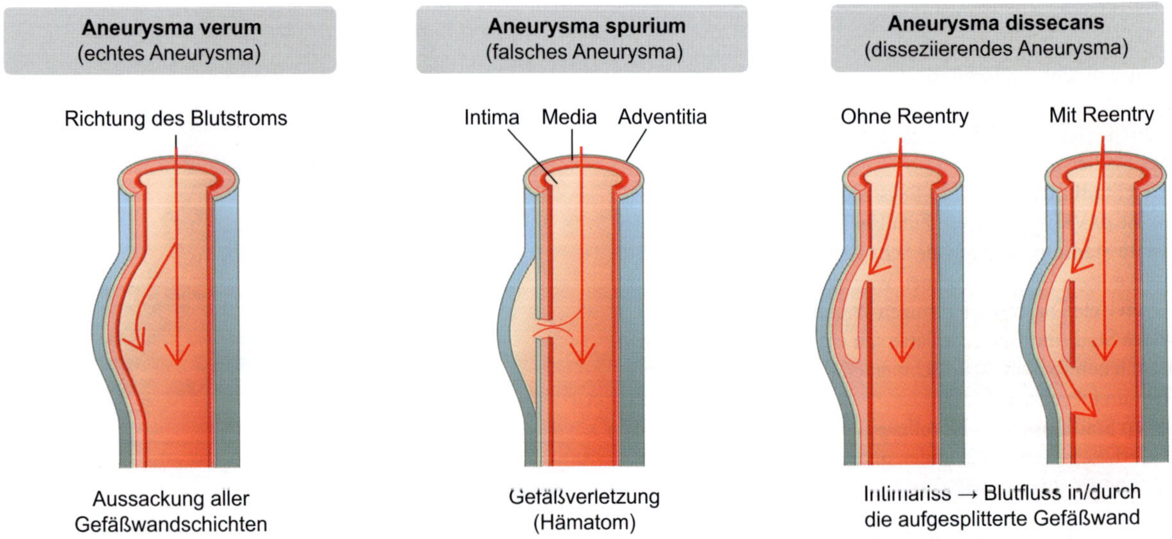

Abb. 13.8 Aneurysmaformen [L138]

(Dissektionen) in der Intima und Teilen der Media mit Ausbildung einer Wühlblutung. Man spricht dann von einer **Aortendissektion** bzw. **Aorta dissecans** (→ Abb. 13.9). In 70 % der Fälle betrifft die Dissektion die Aorta ascendens, in 30 % die Aorta descendens. Je nach Lokalisation und Schweregrad erfolgt eine Einteilung der Aortendissektion nach Stanford in Typ A und B und nach DeBakey in die Typen I, II, IIIa und IIIb (→ Abb. 13.9, → Abb. 13.10).

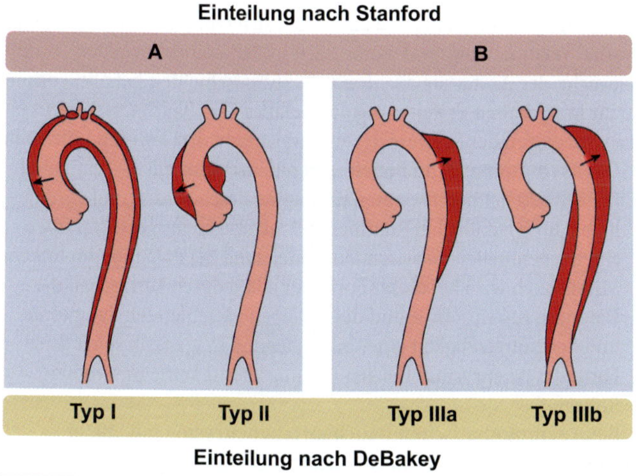

Abb. 13.9 Schematische Darstellung des thorakalen Aortenaneurysmas nach Stanford und DeBakey.
Einteilung nach Stanford:
Typ A: Aortendissektion mit Beteiligung der Aorta ascendens
Typ B: Dissektion der Aorta descendens ohne Beteiligung der Aorta ascendens
Einteilung nach DeBakey:
Typ I: Beginn in Aorta ascendens, Ausdehnung in Aortenbogen, Aorta descendens und große Äste
Typ II: nur Aorta ascendens
Typ III: Beginn in Aorta descendens nach Abgang der A. subclavia (IIIa oberhalb und IIIb unterhalb des Zwerchfells) [L157]

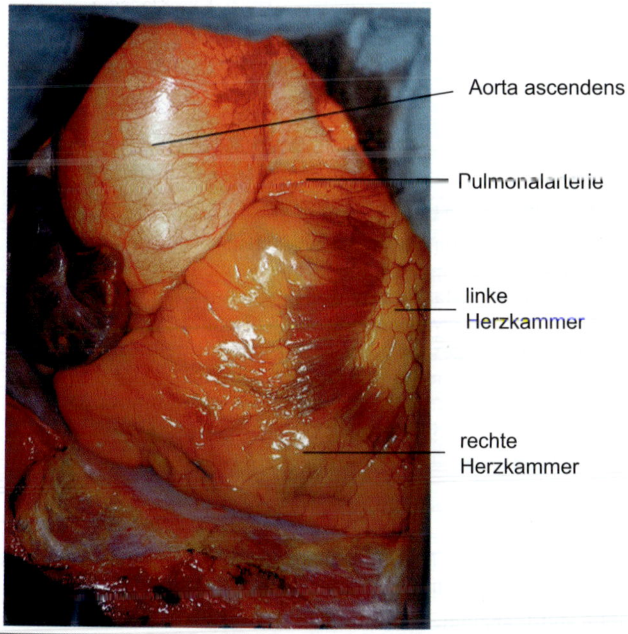

Abb. 13.10 Thorakales Aneurysma der Aorta ascendens (intraoperativer Befund) [M162]

Risikofaktoren

Häufigste **Ursachen** für ein thorakales Aortenaneurysma sind:

- Wühlblutung (Aortendissektion, Aorta dissecans)
- Hypertonie
- Angeborene Bindegewebsschwäche (Marfan-Syndrom) – selten
- Zystische Medianekrose (betrifft die Aorta ascendens)
- Arteriosklerose (betrifft die Aorta descendens; auch → Kap. 13.1.3)

Pathogenese

Kommt es aufgrund der o. g. Einrisse in der Intima und Teilen der Media zur Dissektion der Aorta, folgt das Blut nicht mehr nur dem Gefäßverlauf. Es bildet sich parallel zum Intravasalraum ein zweiter Blutraum, der als **falsches Lumen** (Aneurysma spurium → Abb. 13.8) bezeichnet wird. Das falsche Lumen stellt das eigentliche Aneurysma dar. Diese Form findet sich beim thorakalen Aortenaneurysma am häufigsten. In der Folge kommt es häufig zu einem zweiten Einriss. Findet dieser nach innen statt, fließt das Blut in das eigentliche Gefäßlumen zurück (Reentry). Kommt es jedoch zu einem Einriss der Tunica externa, resultiert daraus eine massiv lebensbedrohliche Blutung, an deren Folgen der Patient innerhalb kürzester Zeit verstirbt.

Typ-A-Dissektionen treten am häufigsten zwischen dem 50. und 60. Lebensjahr auf, wobei ca. 60 % der Betroffenen an Hypertonie leiden. Werden akute Typ-A-Dissektionen nicht operativ versorgt, versterben 50 % der Patienten innerhalb der ersten 48 Stunden. Trotz operativer Versorgung bleibt das Risiko für Tod (25 %) und neurologische Schäden (18 %) insgesamt hoch. Bei Typ-B-Dissektionen verschiebt sich der Altersgipfel um etwa 10 Jahre. Mit 70–80 % der betroffenen Patienten leiden allerdings deutlich mehr an Hypertonie. Die Prognose ist deutlich besser als bei Typ-A-Dissektionen. Solange die Organe nicht ischämisch sind, sind unkomplizierte Verläufe häufig möglich.

Klinisches Bild

Thorakale Aneurysmen verursachen eine Vielzahl von **Symptomen und Folgekomplikationen.** Deren Ausprägungen sind jedoch abhängig von der Lokalisation und Unterteilung in Typ A oder B nach Stanford (→ Tab. 13.2).

Symptomatik/Folgen	Typ A	Typ B
Thoraxschmerzen	**80 %**	**70 %**
Rückenschmerzen	40 %	**70 %**
Abruptes Einsetzen des Schmerzens	**85 %**	**85 %**
Wandern des Schmerzes	< 15 %	20 %
Aorteninsuffizienz	40–75 %	–
Pulsdefizit	30 %	15 %
Herzbeuteltamponade	< 20 %	–
Akutes Koronarsyndrom	10–15 %	10 %
Herzinsuffizienz	< 10 %	< 5 %
Pleuraerguss	15 %	20 %
Synkope	15 %	< 5 %
Schweres neurologisches Defizit (Schlaganfall/Koma)	< 10 %	< 5 %
Rückenmarkschädigung	< 1 %	–
Mesenterialischämie	< 5 %	–
Akute Nierenschädigung	< 20 %	10 %
Ischämie der unteren Extremitäten	< 10 %	< 10 %

Tab. 13.2 Symptome und Folgekomplikationen von Typ-A- und Typ B- Dissektionen der Aorta

PRAXISTIPP

Differenzialdiagnose ACS

Die Schmerzsymptomatik des Patienten muss auch an ein **akutes Koronarsyndrom** (ACS, →Kap. 12.7.4) denken lassen. Die Abgrenzung im Rettungsdienst ist dabei nicht immer einfach. Zur Differenzierung muss deshalb ein **12-Kanal-EKG** geschrieben werden. In der erweiterten Patientenbeurteilung (Secondary Survey) soll eine differenzierte Bewertung der Schmerzcharakteristik anhand des OPQRST-Schemas erfolgen.

Bauchaortenaneurysma (BAA)

Eine Erweiterung der Bauchaorta über 3 cm wird als Aneurysma klassifiziert (→Abb. 13.11, →Abb. 13.12). Ca. 3 % der Bevölkerung über 50 Jahre sind davon betroffen. In 95 % der Fälle handelt es sich um Erweiterungen, die unterhalb der Nierenarterien lokalisiert sind. Im Gegensatz zum thorakalen Aneurysma tritt das Bauchaortenaneurysma deutlich häufiger auf. Das arteriosklerotische Aneurysma **(Aneurysma verum)** steht dabei als Ursache im Vordergrund.

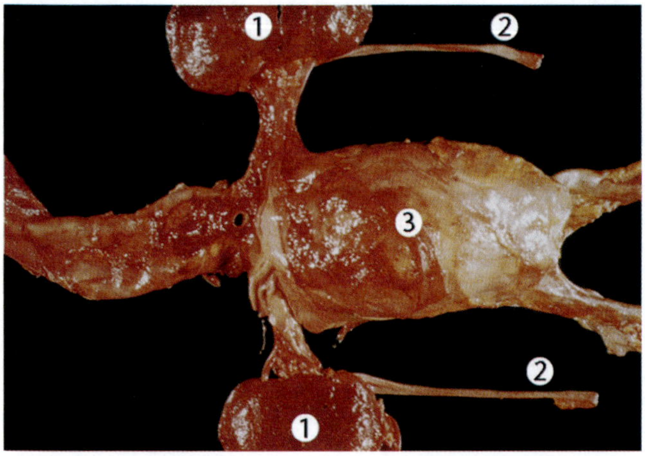

Abb. 13.11 Bauchaortenaneurysma. 1 = Nieren, 2 = Harnleiter, 3 = Bauchaortenaneurysma [K107]

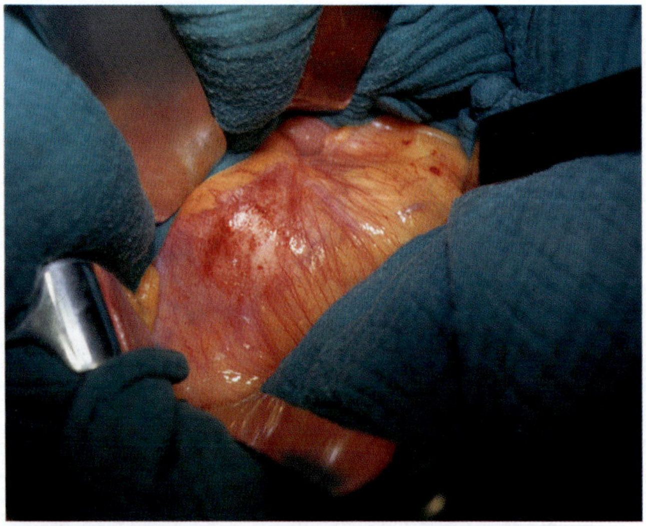

Abb. 13.12 Bauchaortenaneurysma intraoperativ [J770]

Risikofaktoren

Vom Bauchaortenaneurysma sind Männer mit einem Verhältnis von 6:1 deutlich häufiger als Frauen betroffen. Weitere **Risikofaktoren** sind Rauchen, Überschreitung des 65. Lebensjahres, familiäre Anamnese, KHK, pAVK, zu hohe Cholesterinwerte im Blut (Hypercholesterinämie), Hypertonie und krankhafte Veränderungen der Hirnarterien mit begleitender Minderdurchblutung (zerebrovaskuläre Insuffienz).

Pathogenese

Beim Bauchaortenaneurysma entwickelt sich typischerweise das **Aneurysma verum:** Aufgrund einer sack- oder spindelförmigen Wandschwäche der Aorta, die alle drei Gefäßwandschichten betrifft, kommt es zur krankhaften Erweiterung des Gefäßes. Das Bauchaortenaneurysma wird wegen der Schwere des Aneurysmas in drei Formen unterteilt:

- Das **asymptomatische Bauchaortenaneurysma** mit 3–4 cm Durchmesser bereitet den Patienten eher keine Beschwerden und wird deshalb häufig zufällig bei Routineuntersuchungen festgestellt. Neben einem eventuellen pulsierenden Widerstand bei Palpation im linken Mittelbauch wird bei dieser Form vor allem durch Ultraschall die Diagnose gestellt. Aufgrund der geringen bis fehlenden Symptome und der Notwendigkeit einer bildgebenden Diagnostik spielt diese Form des Aneurysmas für den Rettungsdienst keine wesentliche Rolle.
- Beim **symptomatischen Bauchaortenaneurysma** mit einem Durchmesser von 4–6 cm entwickeln sich bereits Symptome, die auch präklinisch feststellbar sind. Die Patienten zeigen das Bild eines unklaren Abdomens bei stabilen Kreislaufverhältnissen. Im Vordergrund für die Symptomatik stehen die Auswirkungen des Aneurysmas im Bauchraum. Die Durchblutung der nachgeschalteten Areale ist in aller Regel adäquat. Eine operative Intervention ist bei einem AAA-Durchmesser > 55 mm bzw. einem Wachstum des Aneurysmas von mehr als 10 mm/Jahr indiziert.
- Die Ruptur der Bauchaorta weist mit 85 % eine hohe Mortalitätsrate auf. Beim **gedeckt rupturierten Bauchaortenaneurysma** zeigen sich bei den Patienten deutliche Symptome, die das Bild des akuten Abdomens charakterisieren. Eher seltener entwickelt sich dabei eine akute Kreislaufinsuffizienz mit hypovolämischem Schock (→Kap. 13.5.2). Zeichen einer verminderten Durchblutung sowie sensomotorische Defizite der unteren Extremitäten stehen dagegen häufiger im Vordergrund.

! ACHTUNG!

Untersuchung und Umlagerung

Die palpatorische Untersuchung des Abdomens und die Umlagerung des Patienten müssen behutsam und mit äußerster Vorsicht erfolgen, da die **Gefahr einer freien Ruptur** des Aneurysmas mit unkontrollierbarem Verlauf besteht. Ein pulsierend tastbarer Tumor stellt ein eindeutiges Warnzeichen dar. Nicht dosierte Palpation des Abdomens und ruckartige Bewegungen bei Lagerung und Transport des Patienten sind deshalb zwingend zu vermeiden. Eine schonende Ruhigstellung des Patienten stellt eine sinnvolle Behandlungsmöglichkeit dar.

Das **frei rupturierte Bauchaortenaneurysma** ist immer eine akut lebensbedrohliche Notfallsituation, die trotz intensiver Behandlung der Patienten in vielen Fällen tödlich verlaufen kann. Durch die plötzliche Ruptur mit Einblutung in die freie Bauchhöhle entwickeln die Patienten innerhalb kürzester Zeit eine schwerste Kreislaufinsuffizienz mit hämorrhagischem Schock.

ACHTUNG!

Transportpriorität

Das frei rupturierte Bauchaortenaneurysma mit schwerem hämorrhagischem Schock stellt eine der wenigen Situationen dar, bei der durch eine nichttraumatische innere Blutung zusätzlich zur Schocktherapie auch eine **Transportpriorität** besteht. Neben der Strategie der permissiven Hypotension mit einem systolischen Blutdruck von maximal 80–90 mmHg profitiert der Patient von einem schnellen, organisierten und vorangemeldeten Transport in eine geeignete Klinik.

Aufgrund der potenziellen Gefahr einer Ruptur mit lebensbedrohlichem Verlauf empfehlen die Chirurgen bei operationsfähigen Patienten deshalb meist die vorsorgliche operative **Aneurysmaresektion.** Dabei entfernen die Ärzte die schadhafte Stelle und setzen eine Gefäßprothese (Stent) ein. Alternativ erfolgt eine Überbrückung des Aneurysmas mit einer stentgestützten Prothese in Kathetertechnik (Endovascular Aneurysm Repair, EVAR).

KRANKHEIT/SYMPTOM

Klinisches Bild des rupturierten Bauchaortenaneurysmas

Gedeckt rupturiertes Bauchaortenaneurysma:

- Diffuse unspezifische abdominale Beschwerden
- Bauchschmerzen
- Rücken- oder Flankenschmerzen
- Schmerzen im Gesäß und in den unteren Extremitäten
- Abgeschwächte Femoralispulse
- Kribbeln, Missempfinden und ggf. Taubheitsgefühl in den unteren Extremitäten (Parästhesien)
- Kühle bis kalte Beine
- Evtl. pulsierender Tumor im linken Mittelbauch
- Tachykardie
- Je nach Vorerkrankungen und Schweregrad des Aneurysmas: Normotonie, Hypotonie, Hypertonie

Frei rupturiertes Bauchaortenaneurysma:

- Plötzlicher, massiver Perforationsschmerz (Zerreißungsschmerz)
- Beidseits fehlende Femoralispulse
- Tachykardie, Hypotonie, Zentralisation
- Blasse, kalte Haut, Kaltschweißigkeit
- Bewusstseinsstörung bis zur Bewusstlosigkeit
- Verzögerte Rekapillarisierungszeit (> 2 Sekunden)
- Tachypnoe (Atemfrequenz > 20/min)

13.1.5 Aortenstenose

Bei der Aortenstenose handelt es sich um eine Einengung der Aortenklappenöffnungsfläche, weshalb synonym auch der Begriff **Aortenklappenstenose** verwendet wird. Durch die Stenose der Aortenklappe wird der Ausflusstrakt vom linken Ventrikel in die Aorta verengt und nachfolgend eine Druckbelastung verursacht. Die Aortenklappenstenose ist die häufigste aller chronischen Herzklappenfehler (Klappenvitien, auch 12.2.8) und betrifft ≥ 3 % aller Patienten über 65 Jahre. In der Folge wird die Entleerung des linken Ventrikels zunehmend behindert. Kompensatorisch wird die Kammerkontraktion verstärkt, um den erhöhten Widerstand zu überwinden. Im Gegensatz zur Mitralstenose (bzw. Mitralklappenstenose) ist bei der Aortenstenose über den beschriebenen Mechanismus eine langfristige Kompensation möglich.

Ätiologie

Als **Ursache** der Aortenklappenstenose können drei wesentliche Auslöser genannt werden:

- Durch eine Erbanlage bei der Geburt bereits vorhandene Einengung **(kongenitale Aortenstenose).** Diese Form kann in drei Untergruppen unterteilt werden:
  - Valvuläre Stenose: häufig Verbindung von Einengung und Verdickung der Aortenklappe
  - Supravalvuläre Stenose: Einengung oberhalb der intakten Aortenklappe mit Verdickung aller myokardialen Wandschichten
  - Subvalvuläre Stenose: Bildung von Ringen unterhalb der intakten Aortenklappe aufgrund krankhafter Bindegewebsvermehrung (Fibrose)
- **Erworbene Aortenklappenstenose** mit zunehmender Funktionsminderung (häufigste Form): durch Kalkablagerung (Kalzifizierung) Behinderung der Klappenöffnung (häufig nach dem 65. Lebensjahr auftretend)
- **Rheumatische Aortenklappenstenose** (seltene Form)

Pathophysiologie

Die normale Öffnungsfläche der Aortenklappe beträgt etwa 3 cm^2.

- Verringert sie sich bei einer Stenose auf weniger als die Hälfte, steigt der Widerstand für den Blutauswurf des linken Ventrikels deutlich an.
- Verringert sich die Klappenöffnungsfläche allerdings auf weniger als 1 cm^2, entstehen vor allem bei körperlicher Belastung deutliche Symptome der Aortenstenose.

Ab einer Klappenöffnungsfläche < 1 cm^2 gilt eine Aortenklappenstenose als hochgradig, bei < 0,6 cm^2 spricht man von einer kritischen Stenose.

Durch die chronische Druckbelastung verdickt sich die Muskulatur der linken Kammer und wird dabei zunehmend unelastischer (konzentrische Hypertrophie). Die abnehmende Kontraktilität ist letztlich der Auslöser für die **Entstehung einer Linksherzinsuffizienz,** die ihrerseits durch ein reduziertes Schlagvolumen (SV) und Herzminutenvolumen (HMV) eine **koronare Ischämie** verursacht. Da gerade unter Belastung die koronare Durchblutung kaum mehr steigerbar ist, entwickeln sich bei den Betroffenen Symptome der **Angina pectoris** (→ Kap. 12.7.2). Ist die zerebrale Durchblutung unter Belastung deutlich reduziert, können Schwindel bis hin zu Synkopen die Folge sein.

Klinisches Bild

- Schwindel
- Synkope
- Dyspnoe
- Tachypnoe
- Kardiales Lungenödem bei dekompensierter Linksherzinsuffizienz mit Rückwärtsversagen
- Thorakale Schmerzen, pectanginöse Beschwerden
- Tachykardie, Herzrhythmusstörungen
- Hypotonie

Häufig findet sich eine begleitende KHK in der Anamnese (→ Kap. 12.7.2).

Therapie

Besteht eine Symptomatik, die eine Intervention erforderlich macht, kann die Aortenklappenstenose prinzipiell durch **2 Verfahren** therapiert werden:

- **Kathetergestützte Implantation einer Aortenklappe (TAVI,** Transcatheter Aortic Valve Implantation). Bei diesem Verfahren

wird die neue zusammengefaltete Herzklappe meist über die Femoralarterie eingeführt und bis zum Herzen vorgeschoben. Ist dies nicht möglich, z. B. weil die Femoralarterie zu klein ist, wird die neue Klappe über den sog. transapikalen Zugangsweg implantiert (→ Abb. 13.13). Dabei wird an der linken Thoraxwand ein kleiner Hautschnitt durchgeführt und der Katheter direkt in die Herzspitze eingeführt. Letztlich wird die neue Klappe innerhalb der defekten Klappe platziert und anschließend teilweise entfaltet. Das Herz schlägt bei der TAVI spontan und eine Narkose sowie der Einsatz der Herz-Lungen-Maschine sind nicht erforderlich.
- Herzchirurgischer **Aortenklappenersatz** (AKE). Hierbei wird der Patient narkotisiert und beatmet und das Sternum vom Herzchirurgen ganz oder teilweise durchtrennt. Mitunter erfolgt eine linksseitige Thorakotomie parasternal. Im Anschluss wird eine Herz-Lungen-Maschine (HLM) eingesetzt. Dies ermöglicht das Erzeugen eines Herzstillstands, so dass die Aorta quer eröffnet und die funktionsuntüchtige Herzklappe entfernt werden kann. Im Anschluss setzt der Herzchirurg die künstliche Klappe ein.

13.1.6 Kapillaren

Die mikroskopisch feinen **Kapillaren** verbinden die Arterien mit den Venen. Sie bilden ein im gesamten Körper ausgedehntes, unterschiedlich dicht geknüpftes Netz:
- Gewebe mit hohem Sauerstoffbedarf, z. B. die Muskeln oder die Nieren, besitzen eine hohe Kapillardichte.
- Auch die Lunge hat für den Gasaustausch ein Kapillarnetz hoher Dichte.
- Sehnen und vergleichbare Gewebe mit niedriger Stoffwechselaktivität (bradytrophe Gewebe, → Kap. 4.5) hingegen haben nur wenige Kapillaren.
- Augenlinse und der Hornhaut des Auges sowie Knorpel, Herzklappen und Oberhaut (Epidermis) haben beim Gesunden keine Kapillaren. Sie werden durch Diffusion versorgt.

Die Durchblutung der kleinen Arteriolen, Blut- und Lymphkapillaren und kleinen Venolen wird auch als **Mikrozirkulation** bezeichnet.

Rechnet man die Gefäßquerschnitte aller Kapillaren zusammen, so ergibt sich ein Gesamtquerschnitt, der denjenigen in den übrigen Gefäßgebieten weit übersteigt. Der Blutstrom ist in den Kapillaren besonders langsam, was den **Stoffaustausch** durch die Kapillarwand begünstigt.

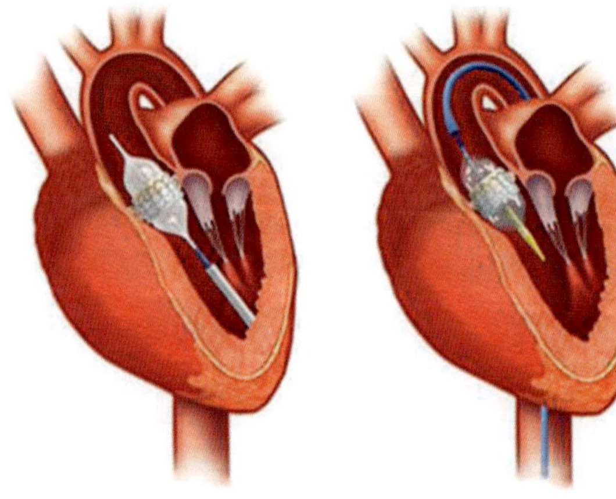

Abb. 13.13 TAVI. Links transapikaler Zugang, rechts transfemoraler Zugang. [E439-021]

Denn im Gegensatz zu den Arterien, deren Wand für das Blut undurchdringlich ist, ist die dünne Kapillarwand porös und besteht nur noch aus dem Endothel und einer dünnen Basalmembran (→ Kap. 4.2).

Durch die Poren werden Substanzen zwischen Gefäß und Gewebe ausgetauscht. Anders ausgedrückt: Die Kapillarwände bilden eine **semipermeable Membran** (→ Kap. 3.2.2), die von allen Substanzen außer Blutkörperchen und Plasmaeiweißen frei passiert werden kann.

Druckverhältnisse im Kapillargebiet

Entscheidend für den Stoffaustausch im Kapillargebiet sind die **Druckverhältnisse.** Je nach Druckgradient gelangen Flüssigkeit und Nährstoffe in das umliegende Gewebe (Auswärtsströmung, Filtration) oder es strömen Abfallprodukte mit der Flüssigkeit in das Gefäßsystem zurück (Einwärtsstrom, Reabsorption).

Im arteriellen Kapillarschenkel übt das Blut einen hydrostatischen Druck von ca. 30 mmHg aus. Dieser Druck treibt Wasser und kleine Moleküle aus dem Kapillarinneren in das Interstitium (→ Kap. 3.5.1). In die gleiche Richtung wirkt der kolloidosmotische Druck (→ Kap. 3.5.6) im Interstitium, der Wasser und kleine Moleküle in das Interstitium „zieht" und der hier vereinfachend mit 5 mmHg über die gesamte Kapillarlänge angenommen wird.

Diesen Auswärtskräften entgegengerichtet sind der hydrostatische Druck des Interstitiums, der etwa bei Null liegt, und der kolloidosmotische Druck in den Kapillaren von ca. 25 mmHg.

Insgesamt ergibt sich damit am arteriellen Kapillarschenkel ein **effektiver Filtrationsdruck** von 30 mmHg + 5 mmHg – 25 mmHg = 10 mmHg; d. h. am arteriellen Schenkel der Kapillaren werden Flüssigkeit und kleine Moleküle in das Interstitium **filtriert.**

Am venösen Schenkel der Kapillaren ist der hydrostatische Druck im Kapillarinneren auf ca. 10 mmHg abgesunken. Die nach innen gerichteten Kräfte überwiegen nun, Flüssigkeit und kleine Moleküle werden in die Kapillaren **resorbiert** (→ Abb. 13.14).

Pro Tag gelangen rund 20 Liter Flüssigkeit durch die Kapillarwände in das Interstitium. 18 Liter davon fließen im venösen Schenkel der Kapillaren wieder in das Gefäßsystem zurück. Die restlichen zwei Liter strömen indirekt durch das Lymphsystem in das Blut zurück (→ Kap. 11.5.1).

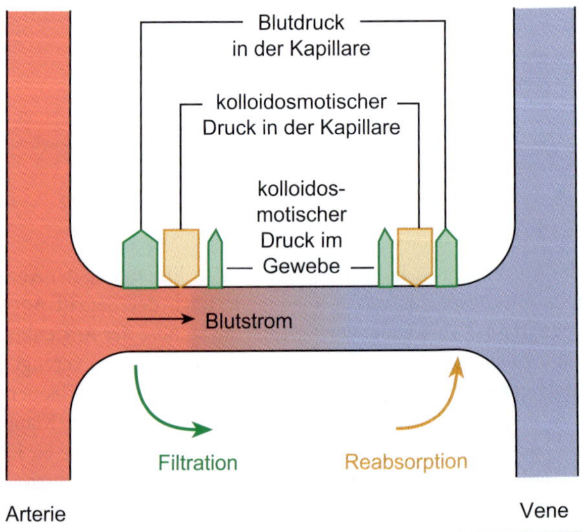

Abb. 13.14 Druckverhältnisse im Kapillargebiet. Im arteriellen Schenkel der Kapillare überwiegen die nach außen gerichteten Kräfte (dargestellt durch entsprechend breite Pfeile). Flüssigkeit wird filtriert. Im venösen Schenkel haben sich die Kräfte umgekehrt: Flüssigkeit wird reabsorbiert. Der besseren Anschaulichkeit wegen wurde der Lymphabfluss hier vernachlässigt. [L190]

Ödeme

Ödeme sind krankhafte Flüssigkeitsansammlungen in Zellen, Gewebsspalten oder Körperhöhlen. Sie entstehen, wenn das Gleichgewicht zwischen Filtration einerseits und Resorption plus Lymphabfluss andererseits verschoben ist.

Ödeme können verschiedene Ursachen haben (→ Abb. 13.15):

- **Verminderter kolloidosmotischer Druck:** Für den kolloidosmotischen Druck innerhalb der Kapillaren ist mit 70–80 % vor allem das Albumin verantwortlich. Bei einer Menge von ca. 40 g/l Blut liegt er konstant bei 25 mmHg. Sinkt nun der Albumingehalt im Blut, etwa bei schweren Lebererkrankungen oder hohen Eiweißverlusten über die Nieren, so wird weniger Wasser in den Kapillaren zurückgehalten.
- **Erhöhter hydrostatischer Druck in den Kapillaren:** Ist der hydrostatische Druck in den Kapillaren erhöht, so steigt die Filtration. Bei erschöpfter Transportkapazität der Lymphgefäße sammelt sich Flüssigkeit im Gewebe an. Zu einer Druckerhöhung im arteriellen Schenkel der Kapillare kommt es z. B. bei einer Blutdrucksteigerung, zu einer Druckerhöhung im venösen Schenkel bei einer Herzinsuffizienz (generalisiert) oder einer venösen Thrombose (lokal).
- **Störung des Lymphabflusses:** Sind die Lymphbahnen z. B. durch einen Tumor verlegt, können Ödeme im Einzugsbereich die Folge sein.
- **Erhöhte Permeabilität der Kapillarwände:** Eine erhöhte Durchlässigkeit der Kapillaren, etwa bei einer Allergie oder Entzündung, führt ebenfalls zu (lokalen) Ödemen. Weiterhin können eine Ischämie, Hypoxie und Azidose als Folge einer Mikrozirkulationsstörung im Schock Ursache einer erhöhten Kapillar- und Zellmembranpermeabilität sein (→ Kap. 13.5.2). Im Gegensatz zu den bisher genannten Formen sind die so entstandenen Ödeme aber proteinreich.
- **Lungenödem** → Kap. 14.10.3.

13.1.7 Venolen und Venen

Nachdem das Blut die Kapillaren durchflossen hat, gelangt es in kleine Venen, die **Venolen,** die das Blut sammeln und es den größeren **Venen** zuleiten, die dann zum Herz zurückführen.

In den Venen und Venolen befinden sich etwa 65 %, in den Venen des Lungenkreislaufs ca. 10 % des gesamten Blutvolumens. Deshalb nennt man sie auch **Kapazitätsgefäße.** Bei Bedarf können aus diesem Reservoir größere Blutmengen in andere Teile des Körpers verschoben werden.

In den Venen herrscht ein niedrigerer Druck als in den Arterien, weshalb ihre Wand dünner als die der Arterien ist. Bis auf folgende Unterschiede entspricht der Schichtaufbau der Venenwand in etwa dem der Arterien: Die äußere Schicht ist dicker, die Muskulatur schwächer und die innere Schicht bildet in den Venen der Rumpfwand und der Extremitäten **Taschenklappen.** Meist zwei sich gegenüberstehende Endothelausstülpungen bilden zusammen eine Art Ventil (vergleichbar den Taschenklappen des Herzens), das den Blutstrom zum Herzen hin freigibt (→ Abb. 13.16). Strömt das Blut jedoch in die andere Richtung, so entfalten sich die Taschenklappen und verhindern den Rückfluss.

Unterstützt wird dieses Klappensystem durch die Skelettmuskulatur, die eine Vene umgibt. Kontrahiert die umgebende Muskulatur, so drückt sie die Vene zusammen und presst dadurch das Blut zum Herzen. Der Rückfluss zum Herzen ist also am größten, während diese **Muskelpumpe** arbeitet.

Am Bein finden sich drei Arten von Venen, die über Klappen verfügen: **tiefe Venen,** die tief in der Muskulatur das Blut zum Herzen zurücktransportieren, **oberflächliche Venen,** die ein Netzwerk unter der Haut bilden, und schließlich die **Perforansvenen** (Perforation = Durchbruch), die oberflächliches und tiefes Venensystem verbinden. Gesunde Perforansvenen sind Einbahnstraßen – in ihnen kann das Blut nur von den oberflächlichen in die tiefen Venen strömen.

Krampfadern (Varikosis)

Das Klappensystem der Venen funktioniert nur bei einem ausreichenden **Tonus** (Spannungszustand) der Venenwand. Reicht die Wandspannung nicht aus, entfernen sich die Enden der Klappen voneinander und die Venenklappen schließen nicht mehr vollständig. Man spricht von einer **Venenklappeninsuffizienz.** Der Rückfluss dehnt die Venenwand zusätzlich auf, sodass schließlich **Krampfadern (Varizen)** entstehen. Der Patient leidet unter einer **Varikose oder Varikosis** (Krampfaderleiden; → Abb. 13.17). Hierbei handelt es sich um eine degenerative Erkrankung der Venenwand im oberflächlichen Venensystem der Beine. Belastungen wie langes und dauerhaftes Stehen (Orthostasebelastungen) können im Laufe des Lebens für die Entstehung der Krampfadern in unterschiedlicher Ausprägung und Schweregrad verantwortlich sein.

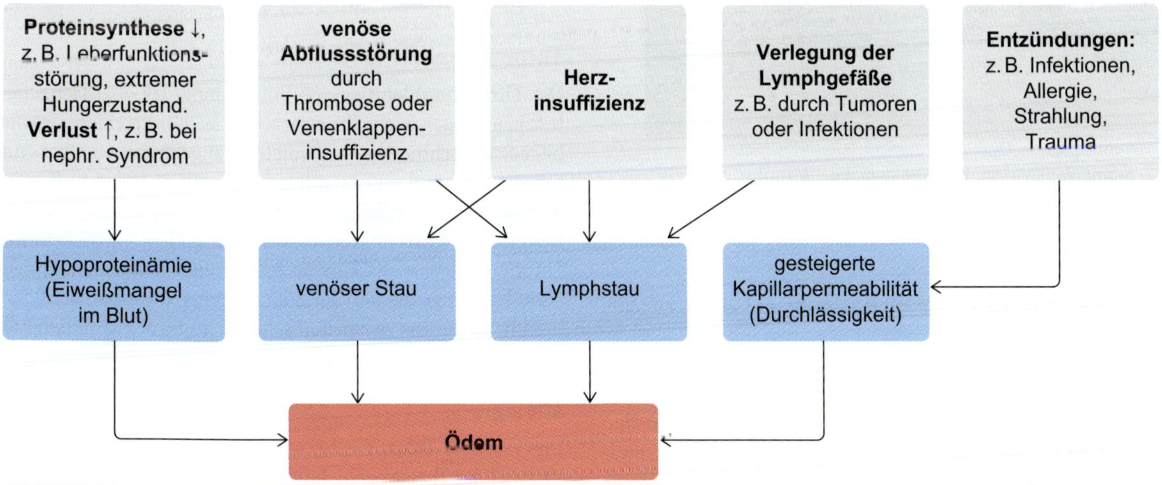

Abb. 13.15 Übersicht über die möglichen Ursachen einer Ödembildung [L190]

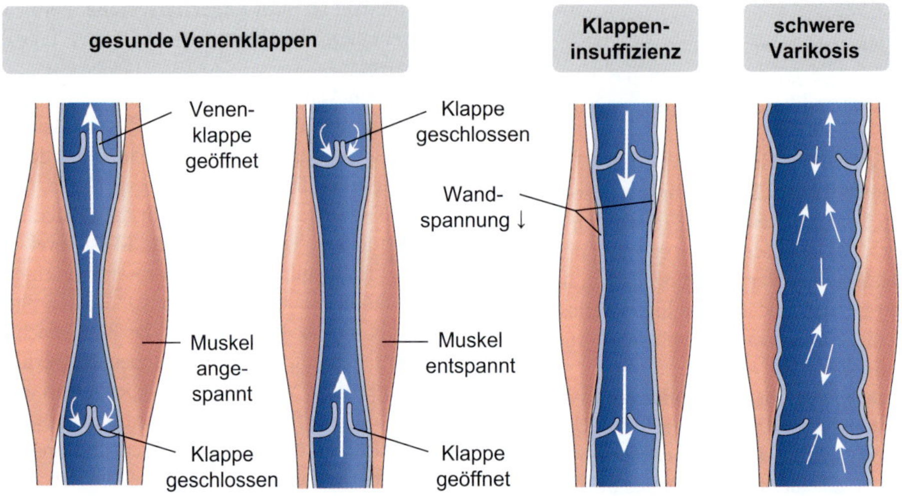

Abb. 13.16 Die Funktion der Venenklappen. In der Abbildung ganz links wird das Blut durch Kontraktion der anliegenden Muskeln durch die geöffnete Venenklappe nach oben in Herzrichtung gepresst. Gleichzeitig verhindert die untere geschlossene Klappe den Rückstrom. Bei Entspannung der Muskulatur (zweites Bild von links) kann Blut von unten durch die jetzt wieder geöffnete Klappe nachfließen. Sind die Venen erweitert (drittes Bild), schließen die Klappen nicht mehr vollständig. Folglich strömt Blut der Schwerkraft folgend zurück in die Körperperipherie. Es entsteht eine Varikose (Bild rechts). [L190]

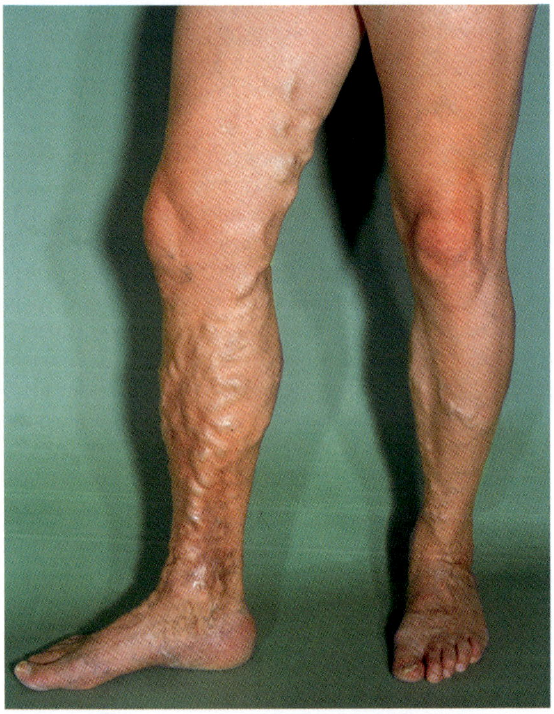

Abb. 13.17 Stammvarikose der V. saphena magna [M180]

Ätiologie und Pathogenese

Der Herkunft entsprechend werden eine primäre und eine sekundäre Varikosis unterschieden.

Bei der **primären Varikosis** wird eine erbliche Veranlagung (genetische Disposition) vermutet. Dabei kann das Krampfaderleiden in jedem Alter auftreten. Es nimmt jedoch mit steigendem Alter zu. Frauen sind insgesamt häufiger betroffen als Männer. Die Folgen der Venenschwäche bei primärer Varikosis sind sowohl eine lokal venöse Hypertonie als auch eine venöse Blutstauung. Beide verursachen langfristig strukturelle Veränderungen der Venen mit Krampfaderbildung. Verursacht wird die primäre Varikosis typischerweise durch stehende Tätigkeiten, Fettleibigkeit (Adipositas), eine Rechtsherzinsuffizienz oder eine Schwangerschaft, bei der durch das von der Plazenta gebildete Progesteron der Tonus der glatten Muskulatur und damit auch der Venentonus abnimmt.

Die **sekundäre Varikosis** tritt als Folge einer **Phlebothrombose** auf. Darunter versteht man einen Verschluss einer tiefen Vene mit erhöhtem Risiko einer Lungenarterienembolie oder einer chronischen Veneninsuffizienz, aus der eine venöse Abflussstörung mit venöser Hypertonie und nachfolgender Venenklappeninsuffizienz resultiert.

Klinisches Bild

Das klinische Bild der Varikosis ist dem einer chronisch venösen Insuffizienz (CVI) sehr ähnlich:

- Neigung zu Ödemen in den Beinen
- Spannungs- und Schweregefühl in den Beinen
- Neigung zu Wadenkrämpfen in der Nacht
- Gehäuftes Auftreten der Beschwerden am Abend, bei längerem Stehen oder bei Wärme

Thrombophlebitis

Die **Thrombophlebitis,** eine Entzündung der oberflächlichen Venen, tritt häufig nach Bagatelltraumen, z. B. auch nach einer Injektion, auf. Es bilden sich schmerzhafte, gerötete Stränge meist am Ober- und Unterschenkel, die in der Regel mit kühlenden Verbänden (z. B. mit heparinhaltigen Gels oder Salben) nach einigen Tagen wieder verschwinden. Besonders Menschen, die an Varikosis leiden, entwickeln häufig eine Thrombophlebitis. Es können jedoch auch nicht vorerkrankte Venen betroffen sein. Da die Thrombophlebitis die oberflächlichen Venen betrifft, ist sie von der tiefen Beinvenenthrombose (Phlebothrombose; → Kap. 11.6.5) abzugrenzen.

Ätiologie

Die **Virchow-Trias,** die bei der Phlebothrombose relevant ist, spielt auch bei der Thrombophlebitis eine wichtige Rolle.

MERKE

Die **Virchow-Trias** ist charakterisiert durch drei Faktoren:
- **Veränderungen der Blutströmung:** Stase (Verlangsamung des Blutflusses bis zum Blutstillstand im betroffenen Areal)
- **Veränderungen der Gefäßwand:** Endothelläsion (Verletzung der Gefäßinnenwandschicht)
- **Veränderungen der Bluteigenschaften:** Gerinnungsstörung durch Hyperkoagulabilität (gesteigerte Gerinnung des Blutes)

Risikofaktoren für die Entstehung einer Thrombophlebitis sind:
- Männliches Geschlecht
- Mittleres Lebensalter
- Längeres Liegen einer intravenösen Kanüle
- Varikosis
- Adipositas
- Nikotinabusus
- Durchgemachte Phlebothrombose

Pathophysiologie

Eine Thrombophlebitis kann durch eine Thrombenbildung im betroffenen Gefäßabschnitt ausgelöst worden sein oder aber mit einer anschließenden Bildung eines Thrombus einhergehen. Durch den entzündlichen Prozess wird das Lumen der Vene reduziert. Liegt eine vorausgegangene oder nachfolgende Thrombenbildung vor, kann das Lumen teilweise bis vollständig verlegt werden. Ein kompletter venöser Verschluss wäre die Folge. Insgesamt tritt die Thrombophlebitis in varikös veränderten Venen deutlich häufiger auf als in gesunden Venen. Unbehandelt kann sich eine Ausdehnung des Krankheitsbildes in den proximalen oder distalen Abschnitt der betroffenen Extremität entwickeln, vor allem wenn Risikofaktoren wie Alter > 60 Jahre, männliches Geschlecht und eine durchgemachte Phlebothrombose vorliegen.

Klinisches Bild

- Schwellung, Verhärtung und Schmerzen im betroffenen Venensegment
- Warme bis heiße und gerötete Haut
- Evtl. flächenhafte Rötung mit lokaler Überwärmung (Erysipel)
- Schmerzen beim Anspannen der darunter liegenden Muskulatur

! ACHTUNG!

Thrombophlebitis nach paravenöser Injektion

Werden Zytostatika oder spezielle Antibiotika zur Chemotherapie paravenös gespritzt, kann es neben einer Thrombophlebitis auch zu einer Nekrose durch Schädigung der Venenwand kommen.

IM FOKUS

Aufbau des Gefäßsystems

Der menschliche Kreislauf wird in den **Körperkreislauf** (großer Kreislauf) und den **Lungenkreislauf** (kleiner Kreislauf) gegliedert.
Arterien verzweigen sie sich in immer kleinere Äste, die **Arteriolen.**
In den **Kapillaren** findet der Austausch von Sauerstoff, Nährstoffen und Stoffwechselendprodukten **zwischen Gewebe** und **Blut** statt.
Entscheidend für den Stoffaustausch im Kapillargebiet sind die **Druckverhältnisse.**
Venolen nehmen das Blut aus den Kapillaren auf und vereinigen sich zu immer größeren **Venen.**
Arterien sind Gefäße, in denen das Blut **vom Herzen weg** strömt.
Venen leiten das Blut **zum Herzen zurück.**
Arterien und **Venen** sind aus **drei Wandschichten** aufgebaut:
- **Tunica interna**
- **Tunica media**
- **Tunica externa**

Herznahe Arterien entsprechen dem **elastischen Typ** und verfügen über die **Windkesselfunktion.** Herzferne Arterien entsprechen hingegen dem **muskulären Typ** und können die Weite ihres Lumens und damit den **Strömungswiderstand regulieren.**
Venen der Rumpfwand und der Extremitäten verfügen über **Taschenklappen.**
Bei einer **Arteriosklerose** kommt es zur **Verdickung** und zum **Elastizitätsverlust** der Arterienwand mit **Einengung des Gefäßlumens.**
Endothelschädigungen führen zu einer **Entzündungsreaktion,** bei der **LDL-Cholesterine** und **Makrophagen** zu fetthaltigen **Schaumzellen** werden und von Bindegewebe überzogen werden **(Plaquebildung).**
Durch Einlagerung von **Kalksalzen** in die geschädigte Intima bilden sich **Verkalkungen.**
Das **akute Aortensyndrom** ist ein Oberbegriff für akute Erkrankungen der Aortenwand. Hierzu zählt u. a. die **Aortendissektion.**
Ein **Aortenaneurysma** ist eine krankhafte Erweiterung der Aorta.
Bei der **Aortenstenose** handelt es sich um eine **Einengung der Öffnungsfläche** der **Aortenklappe.**
Eine **Thrombophlebitis** ist eine Entzündung der oberflächlichen Venen und tritt häufig nach Bagatelltraumen auf.

13.2 Abschnitte des Kreislaufs

13.2.1 Arterien des Körperkreislaufs

Der **Körperkreislauf** (großer Kreislauf) beginnt in der linken Herzkammer, führt über die Aorta zu den Kapillargebieten (→ Abb. 13.1) und über das venöse System zurück zur oberen und unteren Hohlvene und in den rechten Vorhof.

Die **Aorta** gibt zunächst zwei kleine Äste ab, die den Herzmuskel mit Blut versorgen: die linke und die rechte **Koronararterie** (Herzkranzarterie, Details → Kap. 12.7.1). Danach steigt sie auf (aufsteigende Aorta, **Aorta ascendens**), verläuft im Bogen oberhalb des Truncus pulmonalis und zieht dann abwärts (absteigende Aorta, **Aorta descendens;** → Abb. 13.18).

Gefäße des Brustraums

Am **Aortenbogen** (Arcus aortae) entspringen mehrere große Arterien: Zunächst geht rechts der **Truncus brachiocephalicus** (Arm-Kopf-Arterienstamm) ab. Dieser teilt sich nach wenigen Zentimetern in die **A. subclavia dextra** (rechte Schlüsselbeinschlagader) und die **A. carotis communis dextra** (rechte gemeinsame Halsschlagader). Als nächstes zweigen die **A. carotis communis sinistra** (linke gemeinsame Halsschlagader) und die **A. subclavia sinistra** (linke Schlüsselbeinschlagader) aus der Aorta ab (→ Abb. 13.18).

Die beiden Halsschlagadern (kurz Karotiden) ziehen dann kopfwärts. In der **Karotisgabelung** am oberen Kehlkopfrand teilen sie sich jeweils in die **A. carotis externa** (äußere Halsschlagader) und in die **A. carotis interna** (innere Halsschlagader). Die äußere Halsschlagader versorgt Kehlkopf, Mundhöhle, Schilddrüse, Kaumuskulatur und das Gesicht. Die innere Halsschlagader speist das Auge und den größten Teil des Gehirns.

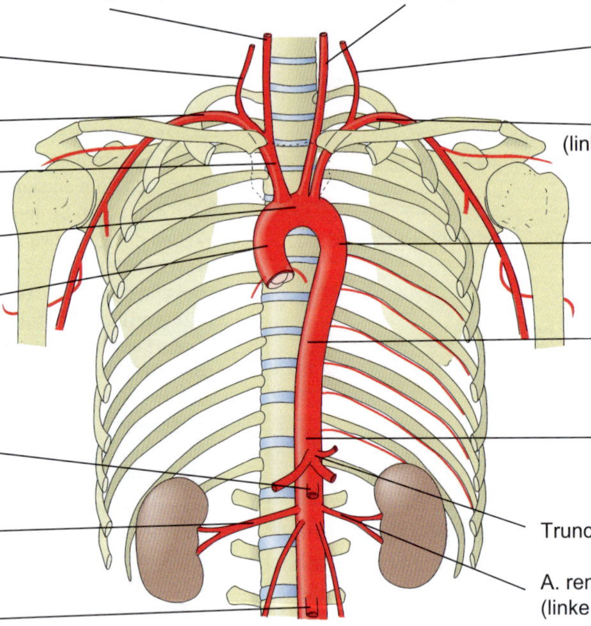

Abb. 13.18 Übersicht über die wichtigsten Gefäßabgänge der Aorta [L190]

PRAXISTIPP

Nasenbluten (Epistaxis)

Ein Ast der A. carotis externa versorgt auch die Nase. Akutes **Nasenbluten (Epistaxis)** kann oft vermindert werden, wenn ein feucht-kaltes Tuch oder Kühlpack auf die seitlichen Halspartien und den Nacken gelegt wird. Dadurch verengt sich die A. carotis externa und die Durchblutung der Nase sinkt. Außerdem sollen Betroffene vorneüber gebeugt aufrecht sitzen und auf beide Nasenflügel für 30 Minuten Druck von außen ausüben. Je nach lokalem Protokoll kann das Rettungsfachpersonal intranasal Tranexamsäure über ein Mucosal Atomization Device verabreichen, z. B. 0,5 g pro Nasenloch. Eine andere Option besteht in einer Nasentamponade mit Mullkompressen/-binden, wobei die Tamponade z. B. mit 0,5 g Tranexamsäure und 2 ml Adrenalin getränkt werden kann.

Armarterien

Die Aa. subclaviae versorgen die beiden Arme (→ Abb. 13.1). Sie ziehen zunächst zur Achsel und geben dabei mehrere Äste ab. Dazu gehören die rechte und die linke Wirbelschlagader **(A. vertebralis),** die an der Halswirbelsäule zum Gehirn verlaufen, sowie mehrere Äste für die Brustwand, Hals- und Nackenregion. In der Achsel ändert die A. subclavia ihren Namen und heißt jetzt **A. axillaris** (Achselschlagader). Diese zieht weiter zum Oberarm und wird dort zur **A. brachialis** (Armschlagader).

Diese teilt sich in der Ellenbeuge auf in die **A. radialis** (Speichenschlagader) und die **A. ulnaris,** die Ellenschlagader. Die A. radialis verläuft entlang der Speiche in Richtung Hand. An ihr wird gewöhnlich der Puls gemessen. Die A. ulnaris zieht entsprechend an der Ellenseite weiter. Beide verzweigen sich und versorgen Unterarm und Hand.

Gefäße des Bauchraums

Die Aorta descendens verläuft dicht vor der Wirbelsäule und gibt im Brustraum die **Interkostalarterien** (Zwischenrippenschlagadern) ab, die entlang der Rippen verlaufen. Danach passiert sie das Zwerchfell und tritt in das Retroperitoneum ein.

Hieß die Aorta bis zum Zwerchfell noch **Aorta thoracica** (Brustaorta), so wird sie jetzt **Aorta abdominalis** (Bauchaorta) genannt (→ Abb. 13.19). Im Bauchraum zweigt zunächst der **Truncus coeliacus** (Bauchhöhlenstamm) ab, ein kräftiger Arterienstamm, der sich nach wenigen Zentimetern in drei Äste aufteilt: die **A. gastrica sinistra** (linke Magenschlagader) für den Magen, die **A. hepatica communis** (gemeinsame Leberschlagader) vor allem für die Leber, und die **A. lienalis** (Milzschlagader) für die Milz. Weiter unten gibt die Aorta zwei große Arterien ab, die überwiegend den Darm versorgen, die **A. mesenterica superior** und **inferior** (obere und untere Eingeweideschlagader). Etwas unterhalb der A. mesenterica superior zweigen seitlich die beiden **Aa. renales** (Nierenschlagadern) ab.

Vor dem 4. Lendenwirbel gabelt sich die Aorta in die linke und rechte **A. iliaca communis** (gemeinsame Beckenschlagader), die sich wiederum in die innere und äußere Beckenschlagader **(A. iliaca interna** und **externa)** teilt. Die A. iliaca interna versorgt die Beckenorgane.

Die A. iliaca externa tritt in die **Lacuna vasorum,** eine Lücke zwischen Schambein und Leistenband. Hier verlaufen die Gefäße für das Bein. Während die Arterie abwärts zieht, wird sie zunächst am Oberschenkel zur **A. femoralis** (Oberschenkelschlagader), um dann als **A. poplitea** (Kniekehlenschlagader) durch die Kniekehle zu laufen. Unterhalb der Kniekehle teilt sie sich in drei Äste: die **A. peronea** (Wadenbeinschlagader), die **A. tibialis anterior** (vordere Schienbeinschlagader) und die **A. tibialis posterior** (hintere Schienbeinschlagader). Diese drei Arterien verzweigen sich und versorgen den Unterschenkel und den Fuß (→ Abb. 13.1).

Pulsmessung

Die einfache **Pulsmessung** gibt oft entscheidende Hinweise auf die Kreislaufsituation eines Patienten. Sie ist deshalb Bestandteil der Initialbeurteilung (Primary Survey) und wird bei der Untersuchung beim

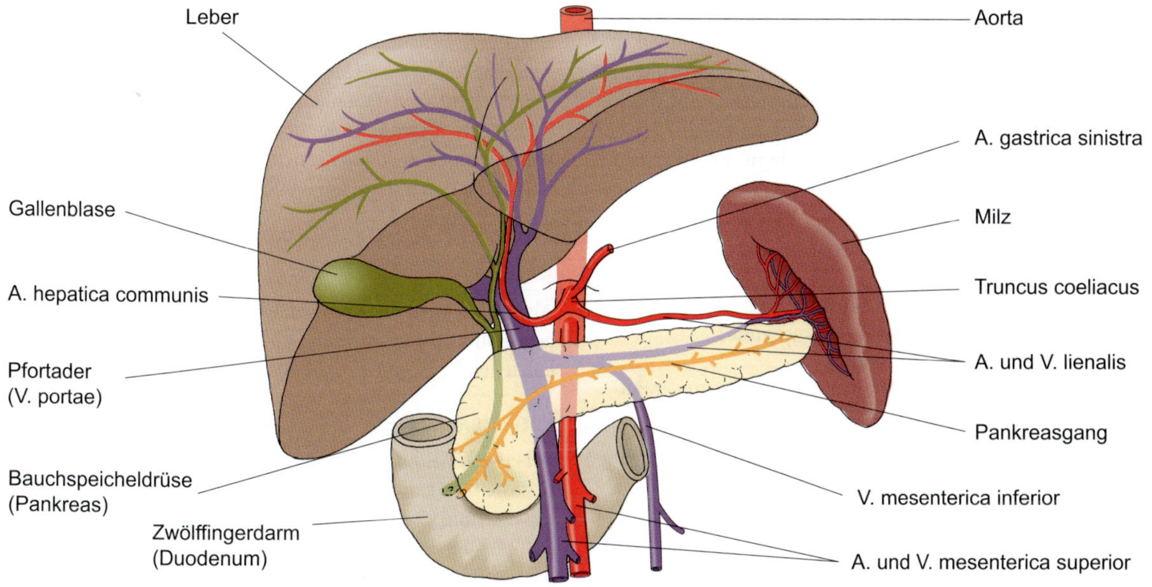

Abb. 13.19 Die Aufzweigungen der Aorta im Bauchraum und einige wichtige Gefäße des Pfortadersystems [L190]

Punkt C (Circulation, Kreislauf) angewandt. Neben der Kontrolle, ob ein Puls gut oder schlecht tastbar und regelmäßig oder unregelmäßig ist, wird auch die Frequenz bestimmt. So erfährt man z. B., ob eine **Tachykardie** (zu schneller Puls; **Frequenz > 100/min**) oder eine **Bradykardie** (zu langsamer Puls; **Frequenz < 60/min**) vorliegt. Zur Beurteilung der Patientensituation genügt im Primary Survey die Einschätzung, ob der Patient normofrequent, bradykard oder tachykard ist. Die genaue Bestimmung der Pulsfrequenz ist Bestandteil der erweiterten Beurteilung (Secondary Survey).

Abhängig von der Frage, ob der Puls des Patienten rhythmisch oder arrhythmisch ist, sind zwei Methoden in der Kontrolle zu berücksichtigen:

- Bei Feststellung eines **regelmäßigen** Pulses erfolgt das Auszählen über 15 Sekunden. Das Ergebnis wird dann mit dem Faktor 4 multipliziert, um den genauen Wert pro Minute zu erhalten.
- Ist der Puls jedoch **unregelmäßig,** muss der Puls eine Minute lang gemessen werden, um das korrekte Ergebnis zu bekommen, da Arrhythmien aufgrund ihrer spezifischen Pathogenese nicht einfach multipliziert werden können. Das Auftreten polytoper ventrikulärer Extrasystolen ist dafür ein gutes Beispiel.

Am häufigsten wird der Puls an der **A. radialis** gemessen. Hierzu werden Zeige-, Mittel- und Ringfinger parallel zueinander am handgelenksnahen Speichenende auf der Hohlhandseite aufgelegt. Der Daumen des Helfers ist zur Messung des Patientenpulses ungeeignet, da er durch seinen spürbaren Eigenpuls das Ergebnis verfälschen kann.

Andere Stellen, an denen sich auch bei schlechter Kreislaufsituation noch der Puls messen lässt (z. B. im Schock), sind die **A. carotis** am Hals und die **A. femoralis** in der Leistenbeuge. An der Halsschlagader sollte allerdings nur ein erfahrener Untersucher den Puls messen, da die Reizung der Pressorezeptoren am Karotissinus (→ Abb. 13.20), wie die Karotisgabelung auch genannt wird, zu einem Blutdruckabfall führen kann. Die Messung selbst erfolgt in der Regel einseitig oder nacheinander und soll mindestens 5, jedoch nicht länger als 10 Sekunden dauern.

In der Vergangenheit ging man davon aus, dass das Vorhandensein eines Radialispulses auf einen systolischen Blutdruck von mindestens 80 mmHg, das Vorhandensein eines Femoralispulses auf einen Blutdruck von mindestens 70 mmHg und das Vorhandensein nur eines Karotispulses auf einen Blutdruck von 60 mmHg hinweist. Es hat sich jedoch gezeigt, dass diese Theorie ungenau ist und den Blutdruck überschätzt. Während das Fehlen peripherer Pulse bei Vorhandensein zentraler Pulse wahrscheinlich eine schwere Hypotonie anzeigt, gibt das Vorhandensein peripherer Pulse keine allzu große Gewissheit über den Blutdruck des Patienten.

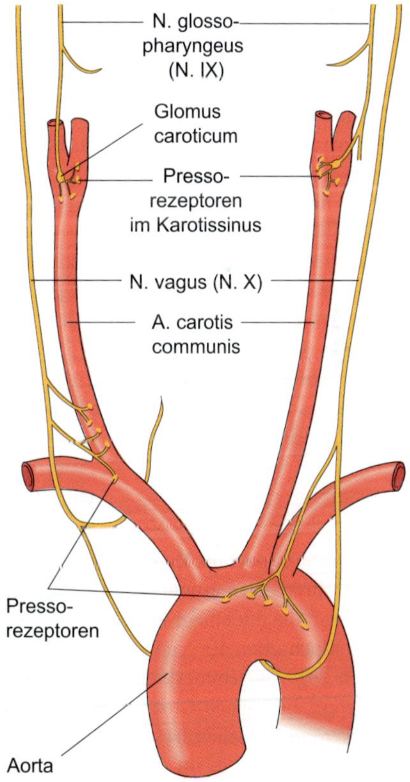

Abb. 13.20 Pressorezeptoren im Aortenbogen, entlang der A. carotis communis und insbesondere im Bereich ihrer Gabelung messen den Blutdruck. Das Glomus caroticum dient als Chemorezeptor für die Atemregulation. [L190]

Zur klinischen Untersuchung gehört bei Bedarf außerdem die Untersuchung des Pulses am Oberarm (A. brachialis, bei Säuglingen und Neugeborenen), in der Leistenbeuge (A. femoralis), in der Kniekehle (A. poplitea) sowie an Fußknöchel (A. tibialis posterior) und Fußrücken (A. dorsalis pedis). Der Untersucher erkennt so möglicherweise arterielle Gefäßverschlüsse, wie sie z. B. bei Rauchern mit einer pAVK häufig auftreten.

MERKE

Kriterien bei der Pulskontrolle

- **Frequenz** (Normofrequent, Bradykardie, Tachykardie?)
- **Rhythmus** (regelmäßig oder unregelmäßig?)
  - Regelmäßig: 15 Sekunden messen und mit dem Faktor 4 multiplizieren
  - Unregelmäßig: Eine Minute messen
- **Qualität** (kräftig, schwach oder fadenförmig tastbar, leicht unterdrückbar?)

Bestimmung der Pulsfrequenz

Im **Primary Survey** erfolgt keine exakte Auszählung der Pulsfrequenz, sondern die Einschätzung, ob eine Normofrequenz, eine Bradykardie oder eine Tachykardie vorliegt. Die Ermittlung der genauen Pulsfrequenz ist Bestandteil des **Secondary Survey.**

13.2.2 Pfortadersystem

Das venöse Blut aus den Bauchorganen fließt nicht direkt zum rechten Herzen zurück, sondern vereinigt sich zunächst in einer großen Vene, der **Pfortader** (V. portae). Die Pfortader führt das nährstoffreiche Blut aus den Verdauungsorganen zur Leber, wo es sich mit dem sauerstoffreichen Blut der **A. hepatica** (Leberarterie) vermischt (→ Abb. 15.17 und → Abb. 15.46).

In der Leber laufen zahlreiche biochemische Prozesse ab. Die Leber nimmt Nährstoffe zur weiteren Verstoffwechselung auf und entgiftet gefährliche Substanzen durch Umbau zur Ausscheidung über die Nieren oder den Darm (→ Kap. 15.18.2 und → Kap. 15.18.4). Dazu durchfließt das Blut von Pfortader und Leberarterie das Kapillarnetz der Leber. Danach gelangt es über die **Vv. hepaticae** (Lebervenen) und die V. cava inferior in den rechten Vorhof.

Druckerhöhungen im Pfortadersystem (portale Hypertension)

Beim Pfortaderhochdruck **(portale Hypertension)** ist der Blutdruck in der V. portae oder ihren Ästen erhöht. Er stellt ein Leitsymptom bei Lebererkrankungen dar, die mit einem Rückstau im Pfortaderkreislauf einhergehen. Zur Kompensation des erhöhten Blutdrucks und der Blutstauung bilden sich sog. Umgehungskreisläufe (Kollateralkreisläufe) aus, die unter anderem auch einen Großteil des Pfortaderblutes über die Venen der Speiseröhre abfließen lassen. Durch die höhere Druckbelastung in diesem Areal kann es im weiteren Krankheitsverlauf zur Bildung von sackartigen Ausweitungen in der Wand der Speiseröhrenvenen kommen **(Ösophagusvarizen).** Ebenfalls problematisch ist der dauerhafte Blutstau im Pfortadersystem selbst, durch den sich ein **Aszites** entwickeln kann.

Ösophagusvarizen

Circa 90 % der Menschen, die an einer Leberzirrhose leiden, entwickeln im Laufe ihrer Erkrankung Ösophagusvarizen. Da die Diagnose nur durch die Endoskopie gestellt werden kann, sind die Grunderkrankungen und die Patientenanamnese von großer Bedeutung. Etwa ein Drittel der Betroffenen mit Ösophagusvarizen erleidet eine Blutung. Das entspricht ca. 15 % der oberen gastrointestinalen Blutungen. Die Tatsache, dass die Sterblichkeit (Mortalität) bei diesen Blutungen ca. 30 % beträgt, unterstreicht die Dramatik dieses Notfalls (→ Kap. 15.11.3). Wurde eine Ösophagusvarizenblutung überlebt, aber nicht behandelt, liegt die Wahrscheinlichkeit einer erneuten Blutung bei 70–80 %. Diese Rezidivblutungen treten dann am häufigsten wenige Tage bis Wochen nach der ersten Blutung auf.

Aszites

Als Aszites wird die Ansammlung freier Flüssigkeit in der Bauchhöhle bezeichnet. Da er auf der Grundlage verschiedener Krankheitsbilder entstehen kann, muss er differenziert betrachtet werden.

Portaler Aszites

Bei etwa 75 % der Patienten bilden Erkrankungen der Leber die Hauptursache für die Entstehung eines Aszites. Die Leberzirrhose ist der häufigste Grund des portalen Aszites. Das Blut der Pfortadergefäße staut sich vor der insuffizient arbeitenden Leber, und in der Folge entsteht daraus eine portale Hypertonie mit Wasseraustritt aus den Kapillaren in die freie Bauchhöhle. Das Auftreten des Aszites bei Leberzirrhose (→ Abb. 13.21) ist mit einer hohen Mortalität von 15–44 % in fünf Jahren verbunden. Deshalb muss bei diesen Patienten rechtzeitig an eine Lebertransplantation gedacht werden.

Rechtsherzinsuffizienz

Durch die ungenügende Pumpleistung des rechten Ventrikels entsteht vor allem bei chronischer Rechtsherzinsuffizienz ein Rückstau des Blutes im venösen Kreislaufsystem, der auch diverse Organe betrifft. Speziell in der Leber verursacht der ungenügende Abfluss des Blutes in die untere Hohlvene eine Stauungsleber und anschließend über portale Hypertension einen Aszites.

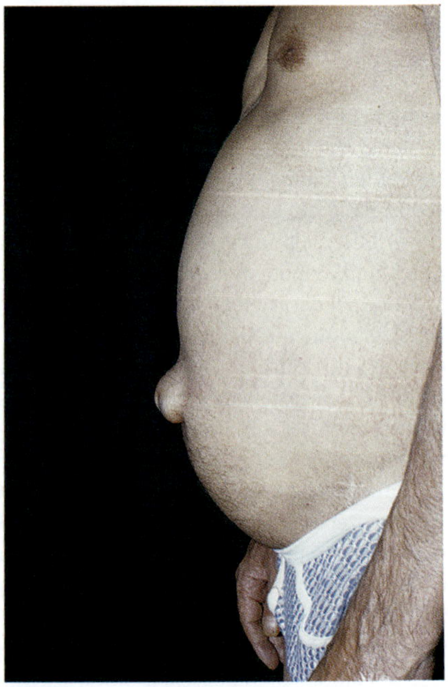

Abb. 13.21 Massiver Aszites bei alkoholischer Leberzirrhose mit Ausbildung einer Nabelhernie [R168]

Hypalbuminämie

Als Hypalbuminämie bezeichnet man die verminderte Konzentration des Plasmaproteins Albumin im Blut. Da das Albumin mit 75–80 % maßgeblich für den kolloidosmotischen Druck (KOD) verantwortlich ist, zieht eine verminderte Plasmakonzentration einen Abfall des KOD nach sich. Der Filtrationsdruck in den Kapillargefäßen ist dadurch deutlich höher als der Resorptionsdruck und es verbleibt vermehrt Flüssigkeit im interstitiellen und intrazellulären Raum. Neben der Entstehung von Ödemen an den Extremitäten und Organen spielt in diesem Fall auch die Entstehung eines Aszites eine große Rolle. Klassische Krankheitsbilder in der Notfallmedizin, die von einer Hypalbuminämie geprägt werden, sind z. B. die Präeklampsie (→ Kap. 18.4.9) und die dekompensierte Leberzirrhose bzw. das Coma hepaticum (→ Kap. 15.18.2). Bei der Präeklampsie erfolgt ein enormer Albuminverlust durch die Proteinurie der Schwangeren, der im Vollbild bis zu 5 g/24 h betragen kann. Bei der dekompensierten Leberzirrhose bzw. dem Coma hepaticum entwickelt sich die Hypalbuminämie aufgrund der unzureichenden Proteinsynthese der Leber.

Peritonitis

Die Entzündung des Bauchfells (Peritoneum) tritt als Komplikation bei einigen entzündlichen Erkrankungen der Bauchorgane auf (→ Kap. 15.9.5). Eine gefährliche Sonderform stellt die **spontan-bakterielle Peritonitis (SBP)** dar. Dabei handelt es sich um eine bakterielle Entzündung des Peritoneums ohne Nachweis einer intraabdominalen Ursache der Infektion. Die typischen Erreger sind *Escherichia coli,* Klebsiellen, Enterokokken oder Streptokokken. Die SBP ist die häufigste bakterielle Infektion bei Patienten mit Leberzirrhose und portalem Aszites. Durch die Druckerhöhung im Pfortadersystem erfolgt bei diesen Patienten eine Durchwanderung der krankhaften (pathogenen) Keime, aus der sich anschließend die bakterielle Infektion entwickelt. Risikofaktoren für das Auftreten der SBP sind eine bereits durchlaufene SBP, eine gastrointestinale Blutung und eine Hypalbuminämie. Das Krankheitsbild verläuft häufig asymptomatisch. Gelegentlich kann es zum Auftreten von Fieber, Durchfall (Diarrhö) und Bauchschmerzen kommen.

! ACHTUNG!

Rasche Behandlung der spontan-bakteriellen Peritonitis (SBP)

Obwohl die SBP häufig asymptomatisch verläuft, ist ein rasches Erkennen und Behandeln oftmals lebensrettend. Vor allem das Auftreten von Folgekomplikationen wie Niereninsuffizienz, Leberinsuffizienz und Gastrointestinalblutungen stellt ein potenziell tödliches Risiko für den Patienten dar.

13.2.3 Venen des Körperkreislaufs

Aus den Kapillaren fließt das Blut über Venolen in die Venen (→ Abb. 13.2). Der Verlauf der Venen entspricht meist dem der Arterien, es gibt jedoch insgesamt mehr Venen als Arterien. Die Venen münden letztlich in die V. cava superior oder inferior. Die **V. cava superior** (obere Hohlvene) sammelt das Blut aus den Armen, dem Kopf sowie aus Hals und Brust. Die **V. cava inferior** (untere Hohlvene) nimmt das Blut von Bauchraum, Bauchwand, Beckenorganen und Beinen auf.

Das venöse Blut aus dem Herzmuskel fließt über mehrere kleinere Venen in den **Sinus coronarius,** eine große Sammelvene, die in den rechten Herzvorhof mündet.

Am Arm leiten die Ellen- und Speichenvenen (**Vv. ulnares** und **Vv. radiales**) das Blut zunächst in die **V. brachialis,** die Oberarmvene. Diese geht über in die **V. axillaris** (Achselvene) und schließlich in die **V. subclavia,** die Schlüsselbeinvene. Diese vereinigt sich im linken bzw. rechten **Venenwinkel** mit der **V. jugularis interna** (innere Drosselvene) und dem rechten Hauptlymphgang bzw. Milchbrustgang (→ Abb. 11.22) und führt in die obere Hohlvene.

Die **V. jugularis interna** nimmt venöses Blut aus dem Gehirn und Gesicht auf. Das venöse Blut aus der Kopfschwarte, der Haut des Hinterhaupts und dem Mundboden fließt in der **V. jugularis externa** (äußere Drosselvene), die in die V. subclavia oder den Venenwinkel mündet.

Das Blut aus den Bauchorganen fließt in die **Pfortader** (V. portae), das Blut aus den Beckenorganen sammelt sich in **Venenplexus** (Venengeflechten), die in die V. cava inferior münden.

Am Bein fließt das venöse Blut zum großen Teil über das **tiefe Venensystem** und sammelt sich zunächst in der **V. poplitea** (Kniekehlenvene). In der **V. femoralis** (Oberschenkelvene) durchströmt das Blut dann den Oberschenkel, um in die **V. iliaca externa** (äußere Beckenvene) und schließlich in die **V. iliaca communis** (gemeinsame Beckenvene) zu gelangen.

Ein kleiner Anteil des venösen Blutes gelangt über das **oberflächliche Beinvenensystem** in die **V. saphena magna** (große Rosenvene), die im **Venenstern** in die aus der Tiefe des Oberschenkels kommende V. femoralis mündet (→ Abb. 13.2).

Synkopen

Der Begriff **Synkope** stammt aus dem Griechischen und bedeutet „zusammenbrechen". Die S1 Leitlinie der Deutschen Gesellschaft für Neurologie (DGN) definiert eine Synkope als kurzzeitigen Bewusstseinsverlust (international: Transient Lost Of Consciousness, **TLOC**) infolge einer Minderdurchblutung im Gehirn (zerebrale Hypoperfusion), gekennzeichnet durch rasches Einsetzen, kurze Dauer (maximal wenige Minuten) und spontane Erholung der Betroffenen.

MERKE

Klassifikation von Synkopen

Synkopen werden in drei Gruppen klassifiziert:

- Kardiale Synkopen (MAS-Anfall; → Kap. 12.5.4.)
- Vasovagale Synkopen/Reflexsynkopen
- Synkopen durch orthostatische Hypotension

Differenzialdiagnose Synkope

Obwohl die vasovagale und die orthostatische Hypotension häufige Auslöser für eine kurzzeitige Bewusstlosigkeit sind, stellen sie nicht die einzigen möglichen Diagnosen dar. Andere mögliche Ursachen müssen über eine sorgfältige Diagnostik im Secondary Survey abgeklärt werden, z. B. Herzrhythmusstörungen (kardiale Synkope), Epilepsie, Intoxikationen, Lungenarterienembolie, Schlaganfall, Hypoglykämie.

Eine wesentliche Differenzialdiagnose zur Synkope ist der **epileptische Anfall.** Wichtiges Unterscheidungsmerkmal ist die verlängerte Aufwachphase (postiktale Phase), die gegen eine Synkope spricht. Der **Morgagni-Adams-Stokes-Anfall (MAS,** → Kap. 12.5.4) kann durch einen Herzstillstand > 30 s das Bild eines epileptischen Anfalls bewirken. Im Gegensatz zum epileptischen Anfall sind diese Patienten rasch wieder orientiert.

Vasovagale Synkope/Reflexsynkope

Die **vasovagale Synkope** bzw. **Reflexsynkope Synkope** verursacht auf der Grundlage einer übermäßigen Stimulation des Parasympathikus eine zerebrale Hypoperfusion mit kurzzeitiger Bewusstlosigkeit.

Ätiologie

- Langes Stehen
- Wärme, Kälte
- Emotionaler Stress
- Übermäßige Freude
- Ausgeprägte Angstzustände
- Extreme Schreckhaftigkeit
- Plötzliche, heftige Schmerzen (z. B. Hodentritt, Zahnextraktionen)
- Reizung des Karotissinus, z. B. durch Massage

Sonstige situative Synkopen werden z. B. durch Miktion, Defäkation, Verschlucken oder Hustenattacken ausgelöst.

Pathophysiologie

Eine durch die genannten Auslöser verursachte Stimulation des Parasymphatikus führt im kardiovaskulären System initial zu einer **Vasodilatation** von Arterien, Arteriolen und Venen. Ein verminderter venöser Rückstrom (Preload) ist die Folge. Am Herzen verursacht der reduzierte Preload über den Frank-Starling-Mechanismus (→ Kap. 12.6.3) eine verminderte myokardiale Vordehnung. Das Schlag- und das Herzminutenvolumen sinken. Der daraus resultierende Blutdruckabfall wird in den Barorezeptoren des Karotissinus und des Aortenbogens registriert, worauf über afferente Bahnen eine Enthemmung des Kreislauf- und Vasomotorenzentrums im verlängerten Rückenmark (Medulla oblongata) bei gleichzeitiger Reduktion des Vagotonus erfolgt.

Es überwiegt nun die **Sympathikusaktivität,** die zu Herzfrequenzsteigerung, Erhöhung der Schlagkraft am Herzen (positive Inotropie) und Zunahme des peripheren Gefäßwiderstandes mit Vasokonstriktion führt. Die deutliche Steigerung der kardialen Schlagkraft (Hyperkontraktilität) bewirkt die Stimulation kardialer Mechanorezeptoren, die afferente Bahnen zum Vaguskern besitzen. Gegenregulatorisch nimmt deshalb die **Aktivierung des Parasympathikus** wieder zu und es kommt zum „Sympathikusentzug". Daraus resultieren Bradykardie, Vasodilatation mit deutlichem Blutdruckabfall und die zerebrale Hypoperfusion, an deren Ende der Patient eine kurzzeitige Bewusstlosigkeit erleidet.

Gefolgt vom anschließenden Umsinken bzw. Umfallen der Patienten wird durch die Horizontallage rasch eine Wiederdurchblutung (Reperfusion) des Gehirns erreicht. Die Bewusstlosigkeit als Ausdruck einer gedrosselten Großhirnrindenfunktion im Zustand der zerebralen Hypoperfusion wird beendet und die Patienten kommen schnell wieder zu Bewusstsein.

Klinisches Bild

- Schwindel, Schwächegefühl
- Flaues Gefühl im Magen, Übelkeit, evtl. Erbrechen
- Schwarzwerden vor Augen, Kurzzeitige Bewusstlosigkeit
- Kühle, blasse und trockene Haut
- Evtl. Schweißausbruch
- Verzögerte Rekapillarisierungszeit (> 2 Sekunden)
- Bradykardie (HF < 60/min)
- Hypotonie
- Bradypnoe (verlangsamte Atmung; AF < 10/min)

MERKE

Vasovagale Synkope oder nicht?

Da sich hinter der Differenzialdiagnose Synkope eine Vielzahl an Ursachen verbergen kann, ist eine mögliche korrekte Abgrenzung ein wichtiger Bestandteil der präklinischen Diagnostik. Die Beurteilung der Situation sowie eigen- und fremdanamnestische Angaben können dabei wertvolle Informationen liefern. Eine **Synkope, die sich im Liegen** ereignete, kann demnach weder eine vasovagale Synkope noch eine orthostatische Hypotension sein. Vielmehr muss von einer ernstzunehmenden Form wie der kardialen Synkope ausgegangen werden. Ein sorgfältiges Monitoring mit 12-Kanal-EKG sowie eine klinische Abklärung des Patienten sind Routinestandard bei der Versorgung dieser Patienten.

Synkope durch orthostatische Hypotension

Die **orthostatische Hypotension** beschreibt einen anhaltenden Blutdruckabfall. Sie entwickelt sich innerhalb von 3 Minuten nach dem Aufstehen als Folge definierter Auslöser:

- Systolischer Blutdruckabfall ≥ 20 mmHg
- Systolischer Blutdruckabfall ≥ 30 mmHg bei bekanntem Liegendhypertonus
- Diastolischer Blutdruckabfall ≥ 10 mmHg
- Absoluter systolischer Blutdruckfall unter 90 mmHg

Auch die Synkope durch orthostatische Hypotension ist durch einen kurzzeitigen Bewusstseinsverlust gekennzeichnet, der durch eine zerebrale Hypoperfusion verursacht wird. Der klassische Auslöser bei diesen Patienten ist ein schneller Lagewechsel von einer sitzenden, knienden oder liegenden Position in den Stand.

Ätiologie

- Schneller Lagewechsel vom Liegen zum Stehen
- Krankheitsbilder mit bestehender Schädigung des peripheren oder zentralen Nervensystems:
  - Morbus Parkinson
  - Multisystematrophie
  - Diabetes mellitus
- Medikamentennebenwirkungen von Trizyklika, Diuretika oder Antihypertensiva

Pathophysiologie

Im Gegensatz zur vasovagalen Synkope mit übermäßiger Parasympathikusstimulation liegt der Hauptpathomechanismus bei Patienten mit orthostatischer Hypotension in einer **unzureichenden Vasokonstriktion.** Vereinfacht gesagt kommt es zum Versacken des Blutes in den unteren Körperregionen und einer unzureichenden Gegenregulation. Die eigentlich notwendige kompensatorische Gegenregulation des Sympathikus zum Ausgleichen des Blutdruckabfalls, der nach einem schnellen Lagewechsel auftritt, ist bei diesen Patienten unzureichend. Die inadäquate Vasokonstriktion kann den verminderten Preload nicht kompensieren. Die direkten Folgen sind wie bei der vasovagalen Synkope ein reduziertes Schlag- und Herzminutenvolumen, ein Blutdruckabfall und eine daraus folgende zerebrale Hypoperfusion mit kurzzeitiger Bewusstlosigkeit. Bei ansonsten gesunden Patienten fehlt eine Bradykardie, die bei vasovagalen Synkopen in der Akutphase auftritt. Im Gegenzug kann eine ausgeprägte Tachykardie aufgrund der inadäquaten Gegenregulation des Sympathikus ebenso fehlen. Ist die autonome kardiale Innervation durch Begleiterkrankungen wie Morbus Parkinson oder Diabetes mellitus gestört, wird der Herzfrequenzanstieg in jedem Fall deutlich geringer als bei sonst gesunden Menschen sein.

MERKE

Synkope: 4 Säulen der Basisdiagnostik

1. Initialbeurteilung: ABCDE Schema
2. Erweiterte Beurteilung mit Eigen- und Fremdanamnese

3. 12-Kanal-EKG
4. Aktiver Stehtest: Puls- und Blutdruckmessung im Liegen und mindestens 3 Minuten im Stehen (verkürzter Schellong-Test)

Der **klassische Schellong-Test** wird zur Kreislaufkontrolle bei Patienten nach unklaren Stürzen, Synkopen oder Schwindelattacken durchgeführt. Zunächst werden am liegenden Patienten über 10 Minuten Kontrollen von Puls und Blutdruck durchgeführt. Beide regulieren sich normalerweise auf ein konstantes Niveau. Danach steht der Patient rasch auf und bleibt 10 Minuten lang stehen. Puls und Blutdruck werden nun jede Minute gemessen. Fällt der systolische Blutdruck um mehr als 20 mmHg und der diastolische Blutdruck um mehr als 10–15 mmHg ab bei gleichzeitig deutlichem Anstieg der Pulsfrequenz, spricht man von einem **positiven Schellong Test.** Dahinter verbirgt sich meist eine **orthostatische Hypotension.**

Klinisches Bild

- Schwindel, Schwächegefühl, Schwarzwerden vor Augen
- Auftreten der Synkope häufig innerhalb weniger Sekunden nach dem Lagewechsel
- Blässe, kühle und fahle Haut
- Evtl. Schweißigkeit der Haut
- Normofrequenz bis Tachykardie
- Hypotonie
- Kurzzeitige Bewusstlosigkeit

! ACHTUNG!

Synkopen und Stürze

Obwohl die meisten Stürze nach Synkopen vergleichsweise harmlos verlaufen, muss die Kinematik des Sturzes beachtet und eine sorgfältige Untersuchung der Patienten hinsichtlich eines Traumas erfolgen.

13.2.4 Lungenkreislauf

Der Lungenkreislauf beginnt in der rechten Herzkammer und endet im linken Vorhof (→ Abb. 12.1) Aus dem **Truncus pulmonalis,** der großen Lungenschlagader, gehen zwei große Arterien hervor, die **linke** und die **rechte A. pulmonalis** (linke und rechte Lungenschlagader). Diese teilen sich in immer feinere Äste bis zu den Kapillaren auf, die die **Alveolen** (Lungenbläschen) wie ein feines Netz umspannen und so das sauerstoffarme Blut zum Gasaustausch an die Alveolen heranführen. Venolen und Venen vereinigen sich endlich zu vier großen **Vv. pulmonales** (Lungenvenen), die das jetzt mit Sauerstoff angereicherte Blut zum linken Herzvorhof leiten.

IM FOKUS

Arterien, Venen und Synkope

Die **rechte** und die **linke Koronararterie** entspringen dem Anfangsteil der Aorta unmittelbar oberhalb der Aortenklappe.
Dem **Aortenbogen** entspringen der Reihe nach:

- **Truncus brachiocephalicus** (gemeinsamer Stamm der rechten Schlüsselbeinschlagader und der rechten gemeinsamen Halsschlagader
- **A. carotis communis sinistra** (linke gemeinsame Halsschlagader)
- **A. subclavia sinistra** (linke Schlüsselbeinschlagader)

Die beiden Halsschlagadern teilen sich in der **Karotisgabelung** in die **A. carotis externa** und in die **A. carotis interna** auf.
Die Arme werden von der **A. subclavia** versorgt, die im Verlauf zur **A. axillaris, A. brachialis, A. radialis** bzw. **A. ulnaris** wird.
Die rechte und die linke Wirbelschlagader **(A. vertebralis)** entspringt ebenfalls der A. subclavia.
Ab dem Zwerchfell wird die Aorta zur **Aorta abdominalis** (Bauchaorta). Der **Truncus coeliacus** teilt sich nach wenigen Zentimetern in drei Äste, die den Magen, die Leber und die Milz versorgen. Die weiteren Bauchorgane werden über die **A. mesenterica superior** und **inferior** und die beiden Nierenarterien **(Aa. renales)** versorgt.
Vor dem vierten Lendenwirbel gabelt sich die Aorta in die linke und rechte **A. iliaca communis** (gemeinsame Beckenschlagader), die sich wiederum in die innere und äußere Beckenschlagader **(A. iliaca interna** und **externa)** teilt.
Die Versorgung der Beine erfolgt über die **A. femoralis** (Oberschenkelschlagader), die sich im Verlauf zur **A. poplitea, A. peronea, A. tibialis anterior** bzw. **A. tibialis posterior** aufteilt.
Die Benennung der großen Venen folgt meist den entsprechenden Arterien.
Das venöse Blut aus den unpaarigen Bauchorganen fließt in den **Pfortaderkreislauf.**
Eine **Synkope** ist ein **kurzzeitiger Bewusstseinsverlust** infolge einer **Minderdurchblutung des Gehirns.**
Der Lungenkreislauf beginnt mit der rechten Herzkammer. Ihr entspringt der **Truncus pulmonalis** (Stamm der Lungenschlagadern), aus dem die **linke** und die **rechte A. pulmonalis** hervorgehen.
Venolen und Venen vereinigen sich zu vier **Vv. pulmonales** (Lungenvenen), die das mit Sauerstoff angereicherte Blut zum linken Herzvorhof leiten.

13.3 Physiologische Eigenschaften des Gefäßsystems

13.3.1 Blutströmung

Die **Blutströmung** entsteht durch die Druckdifferenzen im Kreislaufsystem. Aus zentralen Regionen mit hohem Druck fließt das Blut in periphere Gefäßabschnitte mit niedrigerem Druck. Die Fließgeschwindigkeit hängt dabei vor allem vom Blutdruck (→ Kap. 13.3.4) und dem Strömungswiderstand ab. Steigt z. B. der Blutdruck oder sinkt der Strömungswiderstand, so erhöht sich die Strömungsgeschwindigkeit.

13.3.2 Strömungswiderstand

Die Gefäße setzen dem Blutstrom einen Widerstand entgegen, den **Strömungswiderstand.** Die Größe dieses Widerstands wird bestimmt durch:

- Durchmesser eines Blutgefäßes (wesentlich beeinflusst vom Tonus der Gefäße)
- Viskosität des Blutes (Zähigkeit bzw. „innere Reibung" einer Flüssigkeit)
- Länge des Gefäßabschnitts (ist nicht veränderbar)
- Zahl der parallel geschalteten Blutgefäße, d. h. den Gesamt-Gefäßquerschnitt (je mehr Gefäße parallel durchströmt werden, desto kleiner ist der Widerstand)

Gefäßdurchmesser

Verengt sich ein Gefäß, so steigt der Widerstand an, und zwar verhält sich der Widerstand umgekehrt proportional zur **vierten Potenz** des Gefäßradius! Bei einer Halbierung des Radius steigt also der Widerstand um den Faktor $2^4 = 16$. Umgekehrt sinkt der Widerstand bei einer Verdoppelung des Radius auf $^1/_{16}$ des Ausgangswerts ab. Dieser Vorgang spielt eine wichtige Rolle bei der Regulation des Blutdrucks und der Durchblutungssteuerung der einzelnen Organe (→ Abb. 13.22).

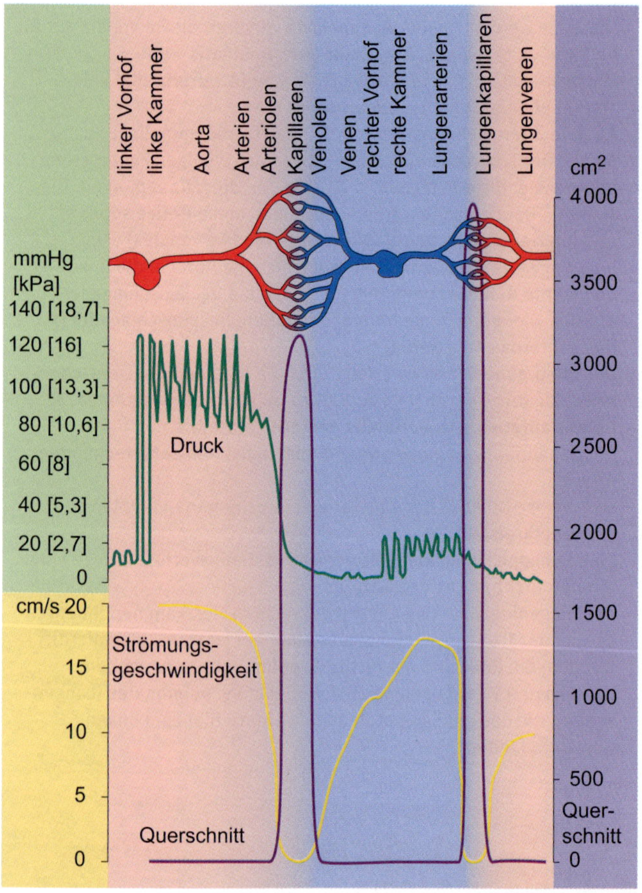

Abb. 13.22 Veränderung von Sauerstoffgehalt (rot, blau), Blutdruck, Strömungsgeschwindigkeit und Gefäßquerschnitt entlang der verschiedenen Gefäßabschnitte des Körper- und Lungenkreislaufs. In den Arteriolen fällt der Blutdruck aufgrund des hohen Widerstands rasch ab. Da die Durchschnittsgeschwindigkeit an einem bestimmten Punkt umgekehrt proportional dem Gesamt-Gefäßquerschnitt an diesem Punkt ist, fließt das Blut in der Aorta am schnellsten und in den Kapillaren durch die starke Zunahme des Gefäßquerschnitts am langsamsten (ein breiter Fluss fließt langsam ...). [L190]

Im Normalzustand sind über 80 % der Arteriolen kontrahiert, wobei sich die einzelnen Arteriolen in rhythmischem Wechsel öffnen und schließen. Sind – etwa in einem Entzündungsgebiet – mehr als 20 % der Arteriolen geöffnet, so ändert sich der Strömungswiderstand (er sinkt rasch ab) und damit die lokale Durchblutung (sie nimmt stark zu). Über diesen Mechanismus kann umgekehrt der Sympathikus die Durchblutung innerer Organe bei einer Stressreaktion schnell reduzieren.

MERKE

Unterschiedliche Anzahl offener Arteriolen

Durch die von Organ zu Organ je nach lokalem Sauerstoffbedarf unterschiedliche Zahl der offenen Arteriolen wird nicht nur die lokale Durchblutung einzelner Organe, sondern auch die Blutverteilung zwischen und innerhalb der verschiedenen Regionen des Gesamtorganismus geregelt.

Blutviskosität

Die Viskosität (Zähigkeit) hängt vor allem ab von dem Verhältnis zwischen festen und flüssigen Blutbestandteilen sowie von der Eiweißzusammensetzung des Plasmas. Dehydratation (Verlust von Körperwasser) z. B. führt durch das Überwiegen der festen Blutbestandteile zu einer erhöhten Viskosität und erhöht so den Strömungswiderstand. Gehen hingegen feste Bestandteile verloren, z. B. durch Blutverlust, kommt es kompensatorisch zu vermehrtem Flüssigkeitseinstrom in die Gefäße, die Viskosität nimmt ab, der Strömungswiderstand sinkt.

Peripherer Gesamtwiderstand

Addiert man die Strömungswiderstände der hintereinandergeschalteten Gefäßabschnitte, so ergibt sich der **totale periphere Widerstand.** Nimmt er bei konstantem Herzzeitvolumen und Blutvolumen zu, so steigt der arterielle Blutdruck.

13.3.3 Blutumverteilung und Körperdurchblutung

Die Blutströmung und damit die Durchblutung der Organe wird unter variablen Schwerkraftverhältnissen (Liegen, Stehen, Kopfstand) aufrechterhalten und an den wechselnden Sauerstoff- und Nährstoffbedarf angepasst. Physiologische Möglichkeiten zur Sicherung der Organdurchblutung sind:

- Am Herzen können Schlagvolumen und Herzfrequenz verändert werden.
- Im Gefäßsystem kann der Durchmesser der Gefäße, insbesondere der Widerstandsgefäße, verändert werden.
- Eine weitere Regulation ist über die Änderung des Blutvolumens möglich.

Lokale Durchblutung

Manche Organe, etwa Gehirn oder Nieren, müssen immer gut durchblutet sein, andere hingegen, z. B. die Skelettmuskulatur, benötigen in Ruhe wenig, unter Belastung jedoch sehr viel mehr Blut. Daher sind Mechanismen zur **lokalen Durchblutungsregulation** erforderlich.

Die lokale Durchblutung wird in erster Linie über eine Änderung der Gefäßweite im Bereich der Widerstandsgefäße gesteuert. Folgende Mechanismen sind daran beteiligt:

- **Myogene Durchblutungsregulation:** Die meisten Organgefäße mit Ausnahme der Lunge halten die Durchblutung über eine durch die Gefäßmuskulatur selbst gesteuerte Verengung bzw. Erweiterung konstant: Bei erhöhtem Blutdurchfluss verengt sich die Gefäßmuskulatur, während sie sich bei vermindertem Durchfluss erweitert (Bayliss-Effekt). Man nennt diesen Mechanismus auch Selbstregulation oder **Autoregulation** der Gefäße. Organe mit ausgeprägter Autoregulation sind Nieren und Gehirn. Sie sichert bis zu einem kritischen unteren Blutdruckwert eine konstante Durchblutung.
- **Regulation durch Stoffwechselprodukte:** Praktisch alle kleinen Arterien (Arteriolen) reagieren auf direkte Stoffwechselreize. So führen z. B. Sauerstoffmangel, Milchsäure und H^+-Ionen im Körperkreislauf zur Gefäßerweiterung und damit zur Steigerung der Gewebedurchblutung. So können z. B. bei verstärkter Organtätigkeit, bei intensiver Muskelarbeit oder nach einer vorübergehenden Unterbrechung der Durchblutung Stoffwechselprodukte besser abtransportiert werden.
- **Regulation durch Hormone und Stoffe, die vom Endothel und von den Thrombozyten produziert werden:** Wichtige Hormone mit Wirkung auf die Gefäßweite sind Histamin, Bradykinin, Serotonin und Prostaglandine, aber auch Angiotensin II, Adiuretin, Adrenalin und Noradrenalin.
- **Regulation durch Nervenimpulse:** Eine ganz entscheidende Rolle spielt hier der Sympathikus (→ Kap. 8.14.1), der die Gefäßweite der Widerstandsgefäße reguliert. Abhängig vom Gefäßruhetonus und der „Rezeptorausstattung" der verschiedenen Organe (Erregung von

α-Rezeptoren führt zur Vasokonstriktion, Erregung von β-Rezeptoren zur Vasodilatation), führt eine Sympathikusaktivierung zu unterschiedlich starker Verengung oder Erweiterung der Gefäße. So wirkt eine sympathische Aktivierung in den meisten Organgebieten gefäßverengend, in der Skelettmuskulatur jedoch zumeist gefäßerweiternd – es kommt zu einer Umverteilung des Blutes im Sinne einer muskulären Leistungssteigerung (z. B. 1 000-m-Lauf).

In vielen Geweben beeinflussen zudem sog. **Nebenschlussgefäße** (arteriovenöse Anastomosen) die lokale Durchblutung. Dies sind Kurzschlussverbindungen, die bei Öffnung einen großen Teil des Blutes direkt in das venöse System überleiten. Das Blut umgeht so das Kapillargebiet.

Ultraschall-Doppler-Untersuchungen in Kombination mit der (zweidimensionalen) Sonografie erlauben heute eine nicht-invasive Untersuchung fast aller genannten Eigenschaften des Blutkreislaufs: Bei größeren Arterien und Venen kann z. B. über Gefäßdurchmesser und Strömungsgeschwindigkeit die durchströmende Blutmenge **quantitativ** (Menge pro Zeiteinheit) erfasst werden, bei kleineren Gefäßen gestattet es das Doppler-Spektrum, **qualitativ** zu beurteilen, welche Widerstände das Gefäß der Strömung entgegensetzt.

13.3.4 Blutdruck und Blutdrucksteuerung

Blutdruck

Der **Blutdruck** ist die Kraft, die das Blut auf die Gefäßwände ausübt. Diese Kraft wirkt sowohl in den Arterien als auch in den Venen. Im klinischen Sprachgebrauch ist jedoch mit dem Begriff Blutdruck stets der **Druck in den Arterien** gemeint.

Die Höhe des Blutdrucks hängt ab vom Herzzeitvolumen (→ Kap. 12.6.1), dem Blutvolumen und dem peripheren Widerstand. Außerdem spielt die Körperposition eine Rolle: Im Stehen erhöht sich unterhalb der Herzebene der Druck in den Gefäßen durch den schwerkraftbedingten Druck der stehenden Blutsäule **(hydrostatischer Druck).** Oberhalb der Herzebene verringert sich der Druck, weil der hydrostatische Druck dort dem von Herzen erzeugten Druck entgegenwirkt.

Pumpt das Herz während der Kammerkontraktion (Systole) Blut in die Aorta, so steigt der Druck z. B. auf 120 mmHg an. Dies ist der **systolische Blutdruckwert.** Der **diastolische Blutdruckwert** von rund 80 mmHg entsteht, wenn das Herz in der Diastole erschlafft und der Druck in der Aorta dadurch abfällt.

Die Differenz zwischen systolischem und diastolischem Blutdruck ist die **Blutdruckamplitude.** Der **arterielle Mitteldruck** (**MAP,** d. h. der über die Zeit gemittelte arterielle Blutdruck) in der Aorta beträgt etwa 100 mmHg (= diastolischer Blutdruck plus ½ der Blutdruckamplitude). Diese Formel bezieht sich allerdings auf herznahe Arterien. Für herzferne Arterien kann die Formel folgendermaßen genutzt werden: MAP = diastolischer Blutdruck plus ⅓ der Blutdruckamplitude.

Blutdruck im Lungenkreislauf

Meistens denkt man beim Begriff „Blutdruck" an den Körperkreislauf, jedoch gibt es auch im Lungenkreislauf (kleiner Kreislauf) spezifische, diagnostisch wichtige Druckwerte. In der A. pulmonalis (Lungenschlagader) liegt der mittlere Druck in Ruhe unter 20 mmHg.

Steigt er über 25 mmHg, spricht man von **Lungenhochdruck** (pulmonale Hypertonie, pulmonal-arterielle Hypertonie). Dieser hat eine Mehrbelastung des rechten Herzens zur Folge, die im Extremfall zu Rechtsherzversagen führt. Bei unbekannter Ursache spricht man von primärer oder idiopathischer pulmonaler Hypertonie. Ursachen einer sekundären pulmonalen Hypertonie sind unter anderem Lungenerkrankungen, das Schlaf-Apnoe-Syndrom, bestimmte Herzerkrankungen, Medikamente (z. B. Appetitzügler) oder eine dauerhafte Einengung der Lungenstrombahn durch Lungenembolien (chronisch thromboembolische pulmonale Hypertonie).

Steuerung des Blutdrucks

Der Blutdruck in körperlicher Ruhe sollte sich innerhalb eines fest geregelten Normalbereichs bewegen. Zu hohe Werte (**Hypertonie,** → Kap. 13.4.1) können Herz, Nieren und Gehirn schädigen. Zu niedriger Blutdruck (**Hypotonie,** → Kap. 13.4.2) führt dazu, dass zu wenig Nährstoffe und Sauerstoff zu den Organen gelangen – Warnsignal ist Schwindel durch die Minderung dem Gehirndurchblutung. Im Extremfall, dem Schock (→ Kap. 13.5), kommt es zum Organversagen. Gleichzeitig muss der Blutdruck aber auch wechselnden Belastungen angepasst werden – bei einem anstrengenden Dauerlauf muss der Körper höhere Werte für ein etwa 4-mal höheres Herzminutenvolumen aufbringen als in Ruhe.

Voraussetzung jeder **Blutdruckregulation** ist, dass der Körper den Blutdruck in den Gefäßen selbst messen kann. Hauptsächlich in Aorta und Halsschlagadern messen druckempfindliche Sinneszellen, die **Pressorezeptoren,** die Dehnung der Arterienwand (→ Abb. 13.20). Dehnt ein höherer Druck die Wand, so senden die Pressorezeptoren verstärkt Impulse an das verlängerte Mark des Gehirns aus (Hemmung des Kreislauf- und Vasomotorenzentrums), bei zu niedrigen Werten nimmt die Zahl der Impulse ab (Enthemmung des Kreislauf- und Vasomotorenzentrums).

Die Blutdruckregulation kann auch als **Regelkreis mit negativer Rückkopplung** (→ Kap. 1.5.1) interpretiert werden. Regelgröße ist der mittlere arterielle Blutdruck, der von den Pressorezeptoren als Messfühlern registriert wird. Führen Störgrößen wie z. B. Hinlegen zu einer Abweichung vom Sollwert, so werden über die Stellglieder Herz und Widerstandsgefäße entsprechende Korrekturen (z. B. Erhöhung von Herzfrequenz und Schlagkraft, Engstellung der Arterien) vorgenommen. Je näher sich der Istwert dem Sollwert dadurch wieder annähert, desto mehr werden die Korrekturen wieder zurückgefahren (negative Rückkopplung).

Kurzfristige Blutdruckregulation

Die Mechanismen der **kurzfristigen Blutdruckregulation** greifen innerhalb von Sekunden, z. B. bei einem Lagewechsel (→ Abb. 13.23).

Wichtigster Mechanismus zur **kurzfristigen Blutdruckregulation** ist der **Pressorezeptorenreflex.** Ein Blutdruckabfall führt reflektorisch über die entsprechenden Kreislaufzentren im verlängerten Mark zur Reizung des sympathischen Nervensystems. Dadurch wird das vom Herzen ausgeworfene Blutvolumen gesteigert; zusätzlich kommt es evtl. zur Gefäßverengung in Haut, Niere und Magen-Darm-Trakt. Dieser Vorgang wird als sympathoadrenerge Reaktion bezeichnet. Dehnt ein erhöhter Blutdruck die Gefäßwand, so wird umgekehrt die Sympathikusaktivität gehemmt.

Bei länger anhaltenden Blutdrucksteigerungen allerdings passen sich die Pressorezeptoren an den erhöhten Wert an.

Der Reflexbogen läuft über das „Kreislaufzentrum" des verlängerten Marks. Hier gehen weitere Meldungen aus dem Körper ein (z. B. Atmung, Schmerz- und Kältereize). Dadurch wird die Beeinflussung des Blutdrucks durch Schmerz, Kälte sowie durch emotionale Reize verständlich.

In den Herzvorhöfen befinden sich **Dehnungsrezeptoren,** die in vergleichbarer Weise auf einen Blutdruckabfall mit Aktivierung und auf einen Blutdruckanstieg mit Hemmung der sympathischen und Aktivierung der parasympathischen Zentren reagieren.

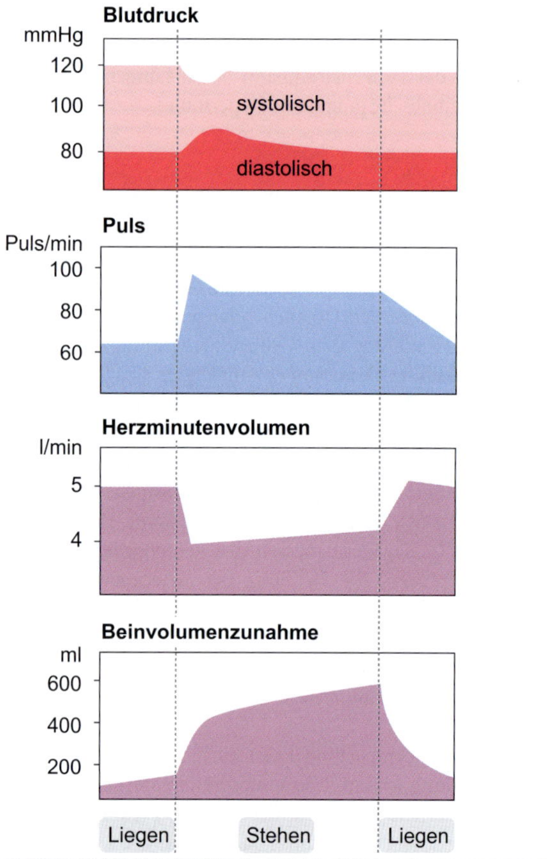

Abb. 13.23 Normale Veränderung von Blutdruck, Puls, Herzminuten- und Beinvolumen beim Aufrechtstehenden und beim Liegenden [L190]

Mittelfristige Blutdruckregulation

Bei den Mechanismen der **mittelfristigen Blutdruckregulation** ist insbesondere das Renin-Angiotensin-System zu nennen (auch → Kap. 16.4.2). Sinkt die Nierendurchblutung ab (etwa durch Blutdruckabfall, aber auch durch Nierenarterienverengung), führt dies zu erhöhter Reninfreisetzung in der Niere. Renin fördert die Umwandlung von Angiotensinogen zu Angiotensin I, aus dem dann mithilfe des Angiotensin-Converting Enzyms Angiotensin II entsteht. Durch die starke gefäßverengende Wirkung des Angiotensin II an den AT1-Rezeptoren steigt der Blutdruck wieder an.

MERKE

Angiotensin-II-Rezeptoren und Sartane

Angiotensin II stimuliert AT1-Rezeptoren, die im Gefäßsystem, Herz, Gehirn, Nieren, Nebennieren, Leber und Darm nachgewiesen werden konnten. Durch Stimulation der AT1-Rezeptoren erfolgt eine Vasokonstriktion mit Blutdruckanstieg. Hier greifen im Konzept der antihypertensiven Therapie Medikamente aus der Gruppe der **Sartane.** Sie blockieren die AT1-Rezeptoren und senken damit den Blutdruck.

Langfristige Blutdruckregulation

Die **langfristige Blutdruckregulation** läuft über die Regulation des Blutvolumens und damit über die Niere:

- **Druckdiurese:** Steigt der arterielle Mitteldruck über den Normwert von 100 mmHg, so nimmt die Flüssigkeitsausscheidung durch die Nieren deutlich zu; bei einem Absinken des Mitteldrucks vermindert sich umgekehrt die renale Flüssigkeitsausscheidung.
- **Ausschüttung von antidiuretischem Hormon (ADH oder Adiuretin):** Eine Volumenzunahme im Gefäßsystem führt zu einer verminderten ADH-Sekretion im Hypothalamus und damit zu einer Steigerung der Diurese (→ Kap. 16.8). Nimmt das in den Gefäßen zirkulierende Volumen hingegen ab, wird mehr ADH ausgeschüttet, die Diurese sinkt.
- **Ausschüttung von Aldosteron:** Durch die bereits oben erwähnte Aktivierung des Renin-Angiotensin-Aldosteron-Systems (→ Kap. 16.4.2) wird bei einem Blutdruckabfall vermehrt Aldosteron gebildet, das die Natrium- und Flüssigkeitsresorption in der Niere und damit das Blutvolumen steigert. Ein Blutdruckanstieg führt zu Hemmung des Renin-Angiotensin-Aldosteron-Systems.
- **Auf die Nieren wirkende Botenstoffe:** Durch Erhöhung des Blutvolumens werden in den Herzvorhöfen hormonähnliche Botenstoffe (z. B. atrialer natriuretischer Faktor, **ANF**) freigesetzt, die an der Niere die Diurese steigern. Dadurch wird der Volumenüberschuss wieder ausgeglichen und der Blutdruck konstant gehalten. Bei einem Blutdruckabfall laufen die umgekehrten Vorgänge ab.

Die aus diesen Mechanismen resultierende Veränderung des Plasmavolumens beeinflusst über die venöse Füllung die Auswurfleistung des Herzens und damit den Blutdruck.

Blutdruckmessung

Bei der Blutdruckmessung werden zwei Methoden unterschieden: Die direkte und die indirekte Blutdruckmessung.

Die **direkte** oder auch **invasive Blutdruckmessung** erfolgt mittels einer arteriellen Verweilkanüle, die in einem arteriellen Gefäß (z. B. A. radialis) platziert wird. Ein sog. Transducer wandelt den ermittelten Druck in ein elektrisches Signal um, sodass auf dem Monitor neben dem Blutdruckwert auch eine Blutdruckverlaufskurve sichtbar gemacht werden kann. Aufgrund der Messung im Gefäß selbst stellt dies die exakteste Form der Blutdruckmessung dar und bietet den Vorteil, dass der Blutdruck quasi in Echtzeit anstatt im Abstand mehrerer Minuten angezeigt wird. Das Platzieren des Druckfühlers und die begleitenden Vorbereitungen zur Messmethode limitieren ihren Einsatz allerdings auf klinische Patienten im Bereich Anästhesie bzw. Intensivmedizin. Der Mitarbeiter im Rettungsdienst wird mit dieser Methode bei Intensivverlegungen konfrontiert, bei denen den Patienten bereits ein arterieller Zugang zur permanenten Blutdruckmessung gelegt wurde.

Bei der am meisten verbreiteten sog. **indirekten Blutdruckmessung,** die von dem italienischen Kinderarzt Scipione Riva-Rocci Ende des 19. Jahrhunderts entwickelt wurde, erfolgt die Messung unblutig von außen (→ Abb. 13.24). Sie ist einfach und sicher anwendbar und liefert innerhalb kürzester Zeit bei korrekter Messmethode Blutdruckwerte, die gegenüber der invasiven Messung um ca. 10 % geringer liegen. Aufgrund der einfachen Handhabung und der vertretbaren Abweichung vom invasiv gemessenen Blutdruck hat sich diese Methode in der präklinischen Notfallmedizin als Standardverfahren zur Blutdruckmessung etabliert.

Zwei Methoden der indirekten Blutdruckmessung können angewandt werden:

- Bei der **palpatorischen Blutdruckmessung** wird eine passende Blutdruckmanschette, die den Oberarm zu etwa 70–80 % bedeckt, faltenfrei angelegt. Der Radialispuls des Patienten wird getastet und bedarfsweise zur Frequenzbestimmung kontrolliert. Anschließend

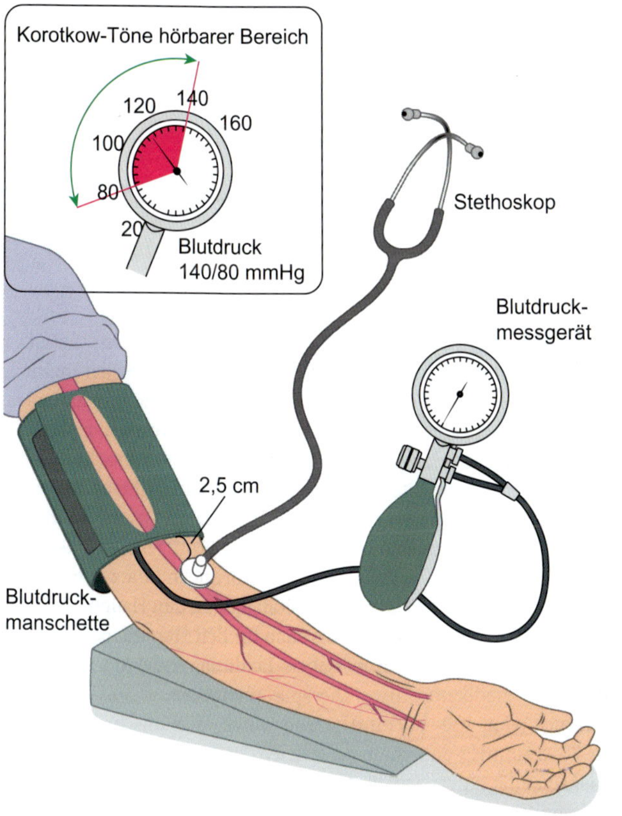

Abb. 13.24 Blutdruckmessung nach Riva Rocci. Auf eine zur **Länge des Arms** passende Manschettenbreite ist zu achten. Eine korrekt gewählte Blutdruckmanschette sollte etwa 70–80 % des unbekleideten Oberarms bedecken und etwa 3 cm von der Ellenbeuge entfernt im luftleeren Zustand faltenfrei eng (aber nicht zu stramm) angelegt werden. Ist die Manschette zu schmal, werden falsch hohe Werte gemessen und umgekehrt. Aber auch die **Länge der Manschette** spielt eine Rolle. Ist diese – etwa bei einem stark adipösen Patienten – zu kurz, kann eine Messung unmöglich werden, da sich die Manschette beim Aufpumpen löst. Hier bietet die Industrie mittlerweile geeignete Überlängen an. [L264]

erfolgt das Aufpumpen der Blutdruckmanschette unter kontinuierlicher Pulstastung so lange, bis der Radialispuls definitiv nicht mehr spürbar ist. Die für die Messung relevante A. brachialis ist zu diesem Zeitpunkt komplett verschlossen. Unter Beachtung des Blutdruckmanometers wird nun unter fortlaufender Radialistastung der Druck in der Manschette in einer Geschwindigkeit von ca. 10 mmHg pro Sekunde abgelassen. Sobald die Druckwelle des zirkulierenden Blutes an der Arterienwand als tastbare Pulswelle festgestellt wird, ist der dafür notwendige Druck am Manometer abzulesen. Dieser ermittelte Druck entspricht der systolischen Austreibungskraft des linken Ventrikels und wird als **systolischer Blutdruck** bezeichnet. Die Feststellung des diastolischen Blutdrucks ist über diese Methode nicht möglich.

- Um den **diastolischen Blutdruck** zu ermitteln, ist die **auskultatorische Blutdruckmessung** notwendig, die den Einsatz eines Stethoskops erforderlich macht. Bei dieser Methode setzt der Untersucher sein Stethoskop in die Ellenbeuge – etwa dort, wo die A. brachialis verläuft – und pumpt eine wenig darüber angebrachte Blutdruckmanschette auf, bis der Puls an der A. radialis nicht mehr zu fühlen ist. Dann wird der Druck in derselben Geschwindigkeit wie bei der palpatorischen Blutdruckmessung abgelassen. Distal der Blutdruckmanschette sind nach kurzer Zeit pulssynchrone Strömungsgeräusche zu hören, die **Korotkow-Töne.** Der erste dieser Töne zeigt den systolischen Druck an und entspricht ebenfalls der Austreibungskraft des linken Ventrikels in der systolischen Phase der Herzaktion. Bei weiter nachlassendem Druck werden die Töne auf einmal deutlich leiser, bis das Strömungsgeräusch verschwindet – diese Schwelle des letzten hörbaren Strömungsgeräusches gibt den **diastolischen Blutdruck** an.

Der Blutdruck wird in der Praxis immer noch in Millimeter Quecksilbersäule (mmHg) angegeben, die neue Maßeinheit Pascal hat sich nicht durchgesetzt.

MERKE

Korrekte Blutdruckmessung im Rettungsdienst

Die **auskultatorische Blutdruckmessung** erfasst neben dem systolischen auch den diastolischen Blutdruck, der zu 95 % die Durchblutung der Koronarien sicherstellt und damit den Referenzwert für die Durchblutung des Herzens ausweist. Darüber hinaus lässt die auskultatorische Messung eine Aussage über den **Pulsdruck** (Blutdruckamplitude) zu. Hierbei wird die Differenz zwischen systolischem und diastolischem Blutdruck erfasst. Je kleiner die Differenz, umso geringer die Füllung der Gefäße – eine Information von hohem Stellenwert bei der Beurteilung des Kreislaufs und Patienten im Schock (→ Kap. 13.5) Aus diesem Grund wird im Rettungsdienst, wann immer möglich, die auskultatorische Blutdruckmessung zur besseren Kreislauf- und Organbeurteilung bevorzugt.

PRAXISTIPP

Blutdruckmessung – wo am besten?

Um einen annähernd exakten nichtinvasiv gemessenen Blutdruck zu erhalten, sollte möglichst der herznahe linke Arm genommen werden, der zur Messung auf Herzniveau gelagert wird. Im weiteren Einsatzablauf ist ein Wechsel des Armes sinnvoll und notwendig, da an Extremitäten mit laufenden Infusionen oder Perfusoren® keine Blutdruckmessung erfolgen sollte. Der Blutdruck des rechten Armes kann gegenüber dem des linken Armes physiologisch um bis zu 10 % abweichen.

PRAXISTIPP

Automatische Blutdruckmessung – wann am besten?

Die automatische oszillometrische nichtinvasive Blutdruckmessung ist im Rettungsdienst ein weitverbreiteter Standard, um den Blutdruck des Patienten als Teil des Monitorings zeitgenau und engmaschig zu überwachen. Darüber hinaus kann über diese Methode der arterielle Mitteldruck (MAP) erfasst werden, der für die Durchblutung der Organe die höchste Aussagekraft aufweist. Generell wird jedoch empfohlen, zuerst eine manuelle auskultatorische Blutdruckmessung durchzuführen. Dadurch erhält der Untersuchende wichtige Informationen zur Beurteilung des Patienten (z. B. Qualität der Korotkow-Töne oder des Pulsdrucks) und verlässt sich nicht ausschließlich auf die apparative Diagnostik.

MERKE

Wann soll an Extremitäten keine Blutdruckmessung erfolgen?

Sind beide oberen Extremitäten voll funktionsfähig, kann die Messung an beiden Armen erfolgen. Folgende Situationen an der Extremität sind jedoch **Kontraindikationen:**

- Trauma/Fraktur
- Hemiparese

- Shunt bei Dialysepatienten
- Zustand nach Mastektomie (Brustamputation) mit Entfernen von Achsellymphknoten – Gefahr des Lymphstaus in der betroffenen Extremität

IM FOKUS

Invasive arterielle Blutdruckmessung im Rettungsdienst
Die Blutdruckmessung im Rettungsdienst erfolgt häufig oszillometrisch durch nicht-invasive Messmethoden (NIBP). Eine retrospektive Kohortenstudie konnte allerdings aufzeigen, dass diese Messungen häufig ungenau sind. Es zeigte sich, dass der systolische Blutdruck und der arterielle Mitteldruck bei niedrigen Werten überschätzt und bei hohen Werten unterschätzt wurde. Der diastolische Blutdruck hingegen wurde in allen Bereichen überschätzt. Die invasive arterielle Blutdruckmessung, die zwar teurer und aufwändiger ist und Risiken wie Blutungen oder Infektionen birgt, gilt als klinischer Goldstandard in der Blutdruckdiagnostik kritisch Kranker oder verletzter Patienten. Sie ist in einigen Rettungsdienstbereichen bereits verfügbar. Die Anlage erfolgt vornehmlich über die A. radialis und kann durch bildgebende Verfahren wie Sonografie optimiert werden. Der große Vorteil dieses Verfahrens liegt neben der Messgenauigkeit in der Messmethodik. Im Gegensatz zur nicht-invasiven Blutdruckmessung erfolgt die invasive arterielle Blutdruckmessung kontinuierlich. Davon profitieren Notfallpatienten, bei denen beispielsweise eine kontinuierliche Katecholamintherapie über Spritzenpumpen (z. B. Perfusor®) durchgeführt wird. Voraussetzung zur korrekten Dosierung und Blutdruckeinstellung sind exakte Blutdruckwerte. Ob sich diese Verfahrenstechnik im Rettungsdienst etablieren wird, erfordert weitere Untersuchungen und bleibt abzuwarten.

IM FOKUS

Physiologische Eigenschaften des Gefäßsystems
Der **Strömungswiderstand** in den Gefäßen wird bestimmt durch:
- **Durchmesser** eines Blutgefäßes
- **Viskosität** des Blutes
- **Länge** des Gefäßabschnitts
- **Gesamt-Gefäßquerschnitt**

Die **lokale Durchblutung** wird durch folgende Mechanismen reguliert:
- **Myogene Durchblutungsregulation**
- **Regulation durch Stoffwechselprodukte**
- **Regulation durch Hormone**
- **Regulation durch Nervenimpulse**

Der **Blutdruck** ist die Kraft, die das Blut auf die Gefäßwände ausübt. Der Druck in der Aorta während der Kammerkontraktion (Systole) wird als **systolischer Blutdruckwert** bezeichnet. Der **diastolische Blutdruckwert** entsteht, wenn das Herz in der Diastole erschlafft und der Druck in der Aorta dadurch abfällt.
Der **arterielle Mitteldruck (MAP)** ist der über die Zeit gemittelte arterielle Blutdruck.
Die **kurzfristige Blutdruckregulation** gelingt durch den **Pressorezeptorenreflex.**
Zur **mittelfristigen Blutdruckregulation** nutzt der Körper das **Renin-Angiotensin-System.**
Die **langfristige Blutdruckregulation** läuft über die Regulation des Blutvolumens und damit über die Niere:
- **Druckdiurese**
- **Ausschüttung von antidiuretischem Hormon (ADH oder Adiuretin**
- **Ausschüttung von Aldosteron**
- **Auf die Nieren wirkende Botenstoffe**

Zur **Blutdruckmessung** können die **direkte** (invasive) und die **indirekte** (non-invasive) Methode unterschieden werden. Die indirekte Messung kann **palpatorisch, auskultatorisch** oder **oszillometrisch** erfolgen.

13.4 Blutdruckregulationsstörungen

13.4.1 Bluthochdruck (Hypertonie)

Nach Schätzungen der Deutschen Hochdruckliga haben etwa ein Drittel der Menschen in Deutschland einen erhöhten arteriellen Blutdruck **(Hypertonie).** Bei den über 60-Jährigen ist im Durchschnitt aktuell fast jeder Zweite betroffen. Viele von ihnen wissen davon gar nichts, weil die Hypertonie über lange Zeit keine Beschwerden verursacht. Etwa ein Viertel der diagnostizierten Hypertoniker ist darüber hinaus mit seinem Blutdruck nicht gut eingestellt. Aber Bluthochdruck ist eine Zeitbombe: Er begünstigt die Entstehung einer Arteriosklerose (→ Kap. 13.1.3) und zählt zusammen mit den Fettstoffwechselstörungen (v. a. der Hypercholesterinämie, → Kap. 15.3.2) und dem Rauchen zu den Hauptrisikofaktoren sowohl für den Schlaganfall als auch für den Herzinfarkt.

Nach den aktuellen europäischen Leitlinien wird bei Hypertonikern unter medikamentöser Therapie empfohlen, einen systolischen Blutdruck von 120–129 mmHg und einen diastolischen Blutdruck von 70–89 mmHg dauerhaft zu erzielen, um eine gute Prognose und Lebensqualität zu erreichen. Zur Einstufung der Patienten haben sich die Definitionen und Klassifikationen der European Society of Cardiology (ESC) bewährt (→ Tab. 13.3).

Ursachen

Bei ca. 90 % der Patienten lässt sich keine Ursache für den Bluthochdruck feststellen. Man spricht dann von einer **primären** (essenziellen) **Hypertonie.** Risikofaktoren wie eine genetische Disposition, Adipositas, Bewegungsmangel, Stress, hoher Kochsalz- oder Alkoholkonsum begünstigen die Entstehung der primären Hypertonie.

Bei der **sekundären Hypertonie** (etwa 10 % der Fälle) ist der Bluthochdruck Folge anderer Grunderkrankungen, z. B. Nierenerkrankungen (renale Hypertonie), Schilddrüsenüberfunktion (Hyperthyreose), Hyperaldosteronismus (Morbus Conn), krankhafte Vergrößerung der Körperendglieder (Akromegalie), krankhaft erhöhter Kortisolspiegel (Cushing-Syndrom), Tumor im Nebennierenmark mit erhöhter Katecholaminproduktion (Phäochromozytom), krankhafte Verengung der

Kategorie	Systolisch (mmHg)		Diastolisch (mmHg)
Optimal	< 120	und	< 70
Erhöhter Blutdruck	120–139	und/oder	70–89
Grad 1 Hypertonie	140–159	und/oder	90–99
Grad 2 Hypertonie	160–179	und/oder	100–109
Grad 3 Hypertonie	≥ 180	und/oder	≥ 110
Isolierte systolische Hypertonie	≥ 140	und	< 90
Isolierte diastolische Hypertonie	< 140	und	≥ 90

Tab. 13.3 Definitionen und Klassifikation der Blutdruckwerte nach ESC-Leitlinie (Deutsche Gesellschaft für Kardiologie – Herz- und Kreislaufforschung e. V., European Society of Cardiology [ESC], 2025)

Aorta im Bereich des Aortenbogens (Aortenisthmusstenose), allergisch-entzündliche Erkrankungen von Arterien (Vaskulitis), Bindegewebserkrankungen (Kollagenosen), eine Verengung der Nierenarterie (Nierenarterienstenose), Tumoren (z. B. Renin produzierende Tumoren der Nieren, Hirntumoren), schwangerschaftsinduzierte Hypertonie (SIH).

Beschwerden

Die meisten Patienten mit einer Hypertonie haben überhaupt **keine Beschwerden.** Nur wenige zeigen uncharakteristische Symptome wie Kopfdruck, Kopfschmerzen, Augenflimmern, Ohrensausen, Doppelbilder oder Schwindel. Nicht selten zeigt sich die Hypertonie daher erst durch ihre Komplikationen, etwa eine Herzschwäche (Herzinsuffizienz, → Kap. 12.6.4), eine koronare Herzkrankheit (KHK; → Kap. 12.7.2) oder einen Schlaganfall (→ Kap. 8.18.4).

Diagnostisches Vorgehen

Beim **Erwachsenen** ist in Ruhe ein Blutdruck bis zu 140/90 mmHg normal (unter Belastung steigt insbesondere der systolische Wert erheblich an). Wird unter Ruhebedingungen bei mehrfachen Messungen zu unterschiedlichen Zeitpunkten ein höherer Blutdruck festgestellt, so liegt eine Hypertonie vor. Wird diese nicht oder nicht konsequent behandelt, drohen langfristig Organschäden. Ein dauerhaft systolisch erhöhter Blutdruck über 180 mmHg steigert das Herzinfarktrisiko auf über 200 %.

Bei **über 80-Jährigen** mit bekannter Hypertonie reichen systolische Blutdruckwerte unter 160 mmHg aus. Bei Patienten, die **jünger als 80 Jahre** und **älter als 65 Jahre** sind, sollte eine Behandlung erfolgen, wenn der systolische Blutdruck zwischen 140 und 159 mmHg liegt und die Behandlung gut vertragen wird. Bei Patienten mit hochnormalem Blutdruck (syst. 130–139 mmHg/diast. 85–89 mmHg) wird nach aktuellen Leitlinien eine Änderung des Lebensstils empfohlen. Die insgesamt höheren Blutdrücke in dieser Altersgruppe erklären sich durch eine Elastizitätsabnahme der großen Arterien mit Nachlassen der Windkesselfunktion (→ Abb. 13.4, → Kap. 13.1.2).

Bei einem Patienten mit Hypertonie wird zunächst mit einem Basisprogramm wenig belastender Untersuchungen nach Hinweisen auf eine sekundäre Hypertonie und/oder bereits vorhandene Organschäden durch den Bluthochdruck gesucht. Je nach Ergebnis dieser Untersuchungen erfolgen weitere, ggf. auch invasive Maßnahmen.

Lebensführung des Hypertonikers

Bei der primären Hypertonie ist eine mitunter **lebenslange medikamentöse Therapie** Grundlage zur erfolgreichen Behandlung. Bei der sekundären Hypertonie steht die Behandlung der Grunderkrankung im Vordergrund und wird bedarfsweise durch eine medikamentöse Behandlung ergänzt. Unterstützt wird die Behandlung durch eine **geeignete Lebensführung.** Übergewicht sollte der Hypertoniker abbauen. Die Kost sollte kochsalzarm sein (auch wenn nicht alle Patienten auf diese Maßnahme ansprechen), eine kaliumreiche Kost scheint sich zusätzlich günstig auf die Gefäße auszuwirken. Kaffee, Tee und Alkohol sind in kleinen Mengen gestattet.

Regelmäßiger Ausdauersport, z. B. Radfahren, trägt ebenfalls zur Blutdruckstabilisierung bei. Leistungs- oder Kraftsport hingegen sind ungünstig. In Beruf wie Privatleben sollte der Hypertoniker lernen, sich von Belastungen nicht „unter Druck setzen" zu lassen.

Da das Risiko einer Gefäßerkrankung bei Vorliegen mehrerer Risikofaktoren überproportional steigt, sollte nicht nur der Bluthochdruck, sondern auch weitere Risikofaktoren (→ Kap. 13.1.4) abgebaut werden.

13.4.2 Zu niedriger Blutdruck (Hypotonie)

Weit geringere medizinische Bedeutung hat der zu niedrige Blutdruck **(Hypotonie)** mit Blutdruckwerten unter 100/60 mmHg. Hauptbeschwerden der Patienten sind Abgeschlagenheit, Leistungs- und Konzentrationsschwäche sowie Schwindel.

Am häufigsten ist die **essenzielle Hypotonie** ohne erkennbare Ursache, die besonders häufig schlanke junge Frauen betrifft. In der Regel reichen einfache physikalische Maßnahmen (z. B. Gefäßtraining durch Wechseltraining und Bürstenmassagen) sowie regelmäßige sportliche Betätigung als Therapie aus.

IM FOKUS

Blutdruckregulationsstörungen

Ein Drittel der Menschen in Deutschland leidet unter einem **erhöhten arteriellen Blutdruck (Hypertonie).**
Lässt sich keine auslösende Ursache für sie feststellen, spricht man von einer **primären** (essenziellen) **Hypertonie.** Bei der **sekundären Hypertonie** ist der Bluthochdruck die Folge einer anderen Organerkrankung.
Bluthochdruck kann zu **Symptomen** wie Kopfdruck, Kopfschmerzen, Augenflimmern, Ohrensausen, Doppelbildern oder Schwindel führen.
Die Behandlung erfolgt durch eine **medikamentöse Therapie** sowie eine **angepasste Lebensführung.**
Ein zu niedriger arterieller Blutdruck wird als **Hypotonie** bezeichnet.

13.5 Schock

Der Schock stellt in der Notfallmedizin eine lebensbedrohliche Komplikation dar. Es handelt sich hierbei um kein eigenständiges Krankheitsbild, sondern vielmehr um das Ergebnis **pathophysiologischer Mechanismen,** die aus einer ursächlichen Erkrankung, Verletzung oder Vergiftung entstehen.

Der Begriff Schock beschreibt das Missverhältnis zwischen bestehendem Sauerstoffbedarf und dem zur Verfügung stehenden Sauerstoffangebot im Gewebe. Hiervon kann grundsätzlich jedes Gewebe in jedem Organ betroffen sein. Die aus diesem Missverhältnis entstehende Sauerstoffschuld beruht beim Schock auf einer **Minderdurchblutung (Hypoperfusion)** der Organe, die in ihrer Ursache **verschiedenen Schockformen** zugeordnet werden kann (→ Kap. 13.5.1). Das verminderte Sauerstoffangebot in den Zellen führt schließlich zur **„anaeroben Energiegewinnung"**, also zur Aufrechterhaltung lebenswichtiger Prozesse innerhalb der Zelle unter Sauerstoffmangel. Hierbei kommt es zur Produktion schädlicher Nebenprodukte wie beispielsweise Milchsäure (erkennbar am erhöhten Laktatspiegel im Blut) und zur Azidose sowie grundsätzlich zur Beeinträchtigung lebenswichtiger physiologischer Prozesse, die im Verlauf wiederum selbst eine Minderperfusion im Gewebe zur Folge haben. Damit entsteht ein Teufelskreis, der durch frühe Therapie so schnell wie möglich unterbrochen werden muss. Wird der Schock zu spät oder nicht adäquat behandelt, stellt er eine Bedrohung für alle Organe bis hin zum sog. **Multiorganversagen** dar.

13.5.1 Schockformen

Abhängig von den Auslösern des Schocks werden **vier verschiedene Schockformen** definiert:

- Hypovolämischer Schock
- Kardiogener Schock (→ Kap. 12.6.5)

- Obstruktiver Schock
- Distributiver Schock
  - Anaphylaktischer Schock
  - Septischer Schock
  - Neurogener Schock

Unterteilung der Schockformen

Grundsätzlich lassen sich als Folge der aufgeführten Auslöser **drei Ursachen** unterscheiden, die für die Entstehung der unterschiedlichen Schockformen verantwortlich sind (→ Tab. 13.4).

Auslöser	Ursache	Schockform
Hypovolämie: Verlust von Wasser, Elektrolyten, Plasma oder Blut nach innen oder außen	Hypovolämie	Hypovolämischer Schock
Myokardiales Pumpversagen durch **kardiale** Auslöser: • Akuter Myokardinfarkt • Herzrhythmusstörungen • Dekompensierte Herzinsuffizienz • Herzklappenfehler • Myokarditis • Kardiomyopathie	Herzinsuffizienz	Kardiogener Schock (→ Kap. 12.6.5)
Myokardiales Pumpversagen durch **extrakardiale** Auslöser: • Lungenarterienembolie (LAE) • Spannungspneumothorax • Herzbeuteltamponade (Perikardtamponade) • Lebensbedrohlicher Asthmaanfall (selten) • Vena-cava-Kompressionssyndrom (selten)	Herzinsuffizienz	Obstruktiver Schock
Allergische Reaktion mit Freisetzung von Mediatorsubstanzen (z. B. Histamin)	Gefäßinsuffizienz	Anaphylaktischer Schock (distributiver Schock)
Perfusionsstörung durch systemisch generalisierte Entzündungsreaktion nach Infektion durch Bakterien, Viren oder Pilze	Gefäßinsuffizienz	Septischer Schock (distributiver Schock)
Traumatische, intrazerebrale oder pharmakologische Blockade des sympathischen Nervensystems	Gefäßinsuffizienz	Neurogener Schock (distributiver Schock)

Tab. 13.4 Auslöser der verschiedenen Schockformen

13.5.2 Hypovolämischer Schock

Der **hypovolämische Schock** ist ein Zustand absoluten Volumenmangels in den Gefäßen und führt nachfolgend zu einer generellen Hypoperfusion. Dadurch entstehen ein Missverhältnis zwischen Sauerstoffangebot und -bedarf sowie eine kritische Verminderung des venösen Rückstroms zum Herzen (Vorlast).

Formen des hypovolämischen Schocks

Durch die sehr unterschiedlichen Auslöser des hypovolämischen Schocks hat sich in der Praxis eine Unterteilung in **vier Formen** etabliert (→ Tab. 13.5).

Form	Charakteristik	Ursachen
Hämorrhagischer Schock	Akuter Blutverlust nach innen oder außen ohne wesentliche traumatische Gewebeschädigung	• Aneurysmaruptur • Tubarruptur • Gastrointestinale Blutung • Ösophagusvarizenblutung
Hypovolämischer Schock	Flüssigkeitsverlust nach innen oder außen ohne traumatische Gewebeschädigung	• Hitzeerschöpfung • Coma diabeticum • Paralytischer Ileus • Diarrhö • Diabetes insipidus
Traumatisch-hämorrhagischer Schock	Akuter Blutverlust nach innen oder außen mit traumatischer Gewebeschädigung	• Multisystemtrauma • Thoraxtrauma • Abdominaltrauma • Beckentrauma
Traumatisch-hypovolämischer Schock	Kritische Abnahme des zirkulierenden Plasmavolumens ohne akute Blutung und Freisetzung von Mediatoren	• Brandverletzung

Tab. 13.5 Formen des hypovolämischen Schocks

Pathophysiologie

Die Pathophysiologie des hypovolämischen Schocks lässt sich wegen des dynamischen Verlaufs und der körpereigenen Kompensationsmechanismen in **drei Stadien** unterteilen. Die gesamten pathophysiologischen Veränderungen zeigen die Komplexität dieser Schockform (→ Abb. 13.25).

Stadium I – Stadium der Kompensation

Die Auslösung der initialen Schockreaktionen erfolgt im ersten Stadium bereits ab einem Volumenverlust von 500–750 ml. Erste und direkte Folge im Kreislauf ist eine Verminderung des venösen Rückstroms zum Herzen (Vorlast). Durch die Reduktion der Vorlast sinken am Herzen sowohl das enddiastolische Füllungsvolumen als auch der enddiastolische Füllungsdruck, was eine **Abnahme des Schlagvolumens** (Blutauswurf aus linker Herzkammer pro Herzschlag in ml) zur Folge hat. Dies bewirkt eine Verminderung des Herzminutenvolumens (Herzzeitvolumen [HZV], Produkt aus Schlagvolumen und Herzfrequenz).

Bereits jetzt werden wesentliche kompensatorische Mechanismen in Gang gesetzt. Barorezeptoren im Karotissinus und Aortenbogen registrieren unmittelbar den durch das verminderte Herzminutenvolumen verursachten Blutdruckabfall. Sie enthemmen über afferente Bahnen des peripheren Nervensystems das Kreislauf- und Vasomotorenzentrum in der Medulla oblongata. Das sympathische Bündel in Höhe des 5. bis 7. Brustwirbelkörpers wird über die sympathischen Grenzstrangganglien verstärkt innerviert und stimuliert in der Folge über präganglionäre Fasern das Nebennierenmark zur endogenen Ausschüttung der Katecholamine Adrenalin, Noradrenalin und Dopamin: Dies wird **sympathoadrenerge Reaktion** genannt; sie stellt einen Kompensationsmechanismus dar.

Die Katecholamine gelangen über das Kreislaufsystem an ihre Zielrezeptoren, um dort die entsprechenden Wirkmechanismen in Gang zu setzen. **Adrenalin** verursacht in den hohen im Schock freigesetzten Konzentrationsmengen an den α-Rezeptoren der Arterien und Arteriolen der Haut, der Skelettmuskulatur, des Gastrointestinaltrakts, der Nieren und der Leber eine Vasokonstriktion. Am Herzen wird durch Stimulation der β_1-Rezeptoren eine Steigerung der Herzkraft (Inotropie), eine Steigerung der Herzfrequenz (Chronotropie), eine Zunahme der Reizbildung (Bathmotropie) und eine Verbesserung der Erregungsleitung (Dromotropie) ausgelöst. **Dopamin** ist in seiner Wirkweise dem Adrenalin ähnlich. **Noradrenalin** allerdings hat eine starke Wirkung an den α-Rezeptoren und im Vergleich zu Adrenalin und Dopamin deutlich geringere Wirkung an den β_1-Rezeptoren.

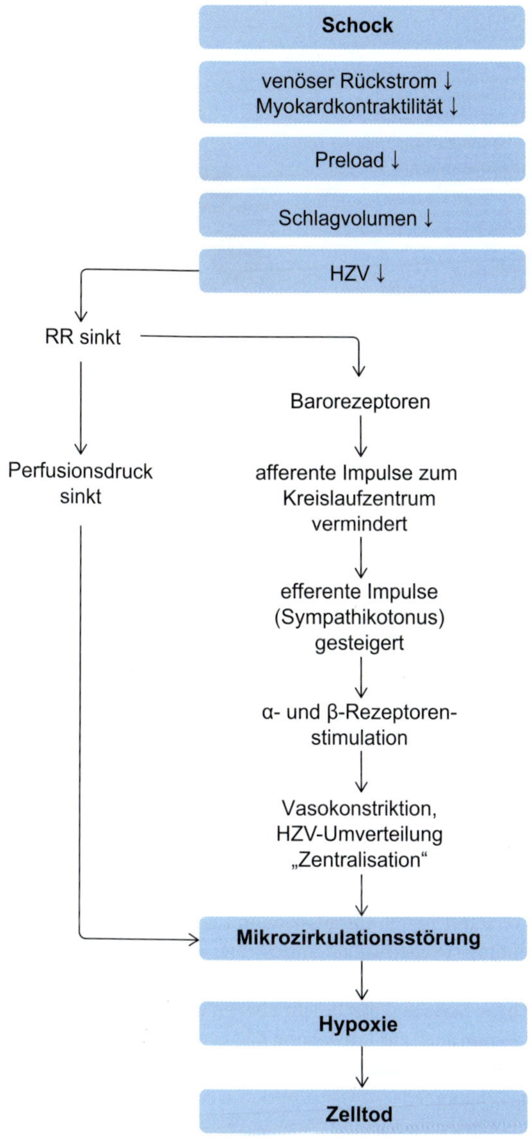

Abb. 13.25 Pathophysiologie des hypovolämischen Schocks [L157]

Die Stimulation der β_2-Rezeptoren der Leber steigert die Glykogenolyse und die Glukoneogenese, was zu einem passageren Anstieg des Blutzuckerspiegels führen kann. Das Auftreten einer kompensatorischen Tachykardie erfolgt sehr rasch, da gemäß der Formel HZV = Schlagvolumen (SV) × Herzfrequenz (HF) ein verringertes SV nur so ausgeglichen werden kann. Die Tachykardie ist ein frühes Warnzeichen des Schocks, wenngleich auch beispielsweise Schmerzen oder Angst eine Tachykardie herbeiführen. Zu diesem Zeitpunkt ist ein Blutdruckabfall aufgrund der Gegenregulationsmechanismen noch nicht feststellbar, obwohl die Hypovolämie in der Mikrozirkulation bereits erste Auswirkungen zeigt. Gerade deshalb gelten Blutdruckwerte als unsicheres Schockzeichen und haben hier zumindest gemäß PHTLS®-Konzept bei der Untersuchung der Patienten im Primary Survey keinen Stellenwert.

Ziel der kompensatorischen Gegenregulation ist das frühzeitige Aufrechterhalten einer ausreichenden Durchblutung der **vitalen Vorzugsorgane Gehirn, Herz und Lunge.** Wie schon erwähnt, finden bereits jetzt Veränderungen in der Mikrozirkulation statt. Diese tragen wesentlich zum gesamten Kompensationsprozess bei. Da bei Zunahme des Gefäßradius in den Kapillaren der Blutdruck dort frühzeitig abfällt, verändert sich zwangsläufig der Druckgradient zwischen dem arteriellen und dem venösen Anteil des Kapillargebiets. In den terminalen Arteriolen am Eingang der Kapillare fällt der Blutdruck ab. Durch die Blutspeicherkapazität der Venolen bleibt am Ausgang der Kapillare der Druck zu diesem Zeitpunkt fast unverändert. Die Filtration in den Extravasalraum nimmt ab, die Resorption in den Intravasalraum bleibt nahezu konstant. Über diesen Mechanismus kommt es zum Einstrom proteinarmer Flüssigkeit aus dem Interstitium in den Intravasalraum. Alleine dadurch ist es theoretisch möglich, einen Volumenverlust von bis zu 20 % in der initialen Phase körpereigen zu kompensieren.

Da das Stadium I durch die Zeichen der sympathoadrenergen Reaktion gekennzeichnet ist, wird es als **Stadium der Kompensation** bezeichnet.

> **! ACHTUNG!**
>
> **Jeder Erythrozyt zählt!**
>
> Die im Stadium I beschriebenen Mechanismen sind in den ersten Minuten entscheidend an der Kompensation und dem weiteren Verlauf beteiligt. Durch den Einstrom proteinarmer Flüssigkeit in den Intravasalraum können Volumenverluste anfangs gemildert werden. Was dieser Flüssigkeit allerdings fehlt, sind lebenswichtige Bestandteile – wie die Erythrozyten. Aus diesem Grund hat das **Verhindern eines weiteren Blutverlustes** bei Blutungsnotfällen absolute Priorität und steht damit im Fokus der Therapie. Findet also eine Blutung nach innen oder außen statt, muss der Patient zeitnah unter supportiver Therapie zu dem jeweiligen Spezialisten in die Klinik transportiert werden, um die Blutung endgültig zu stoppen.

Stadium II – Stadium der Dekompensation

Wenn der Blut- oder Flüssigkeitsverlust trotz der beschriebenen Kompensationsmechanismen weiter anhält oder sehr schwerwiegend ist, reichen die oben beschriebenen Mechanismen nicht mehr aus. Es kommt zum **Stadium der Dekompensation** und die Allgemeinsituation des Patienten ändert sich dramatisch. Durch den kontinuierlich anhalten Volumenverlust werden immer mehr Katecholamine ausgeschüttet. Im zweiten Stadium können Katecholaminkonzentrationen nachgewiesen werden, die um das 30- bis 50-Fache gegenüber den Normwerten erhöht sind.

Die sympathoadrenerge Reaktion geht in das Vollbild der **Zentralisation** über. Dadurch kann die Durchblutung der betroffenen Organsysteme komplett unterbunden werden (→ Abb. 13.26). In Regionen wie dem Magen-Darm-Trakt finden sich an den terminalen Arteriolen präkapillare ringförmige Muskeln (Sphinkter), deren Funktion mit der des Analsphinkters identisch ist. Sobald an diesen terminalen Arteriolen der kritische Verschlussdruck von systolisch 20 mmHg unterschritten wird, kollabieren die Sphinkter und trennen das betroffene Kapillargebiet vollständig von der weiteren Durchblutung ab. An den terminalen Arteriolen der Skelettmuskulatur konnten allerdings keine Sphinkter nachgewiesen werden. Bei Unterschreitung des kritischen Verschlussdrucks wird aus dem Endothel dieser Arteriolen das Hormon Endothelin produziert, das den stärksten bekannten vasokonstriktorischen Effekt besitzt. Durch diese Vasokonstriktion wird die Durchblutung der betroffenen Kapillargebiete unterbunden. In den Kapillargebieten resultieren dadurch schwere **Mikrozirkulationsstörungen.**

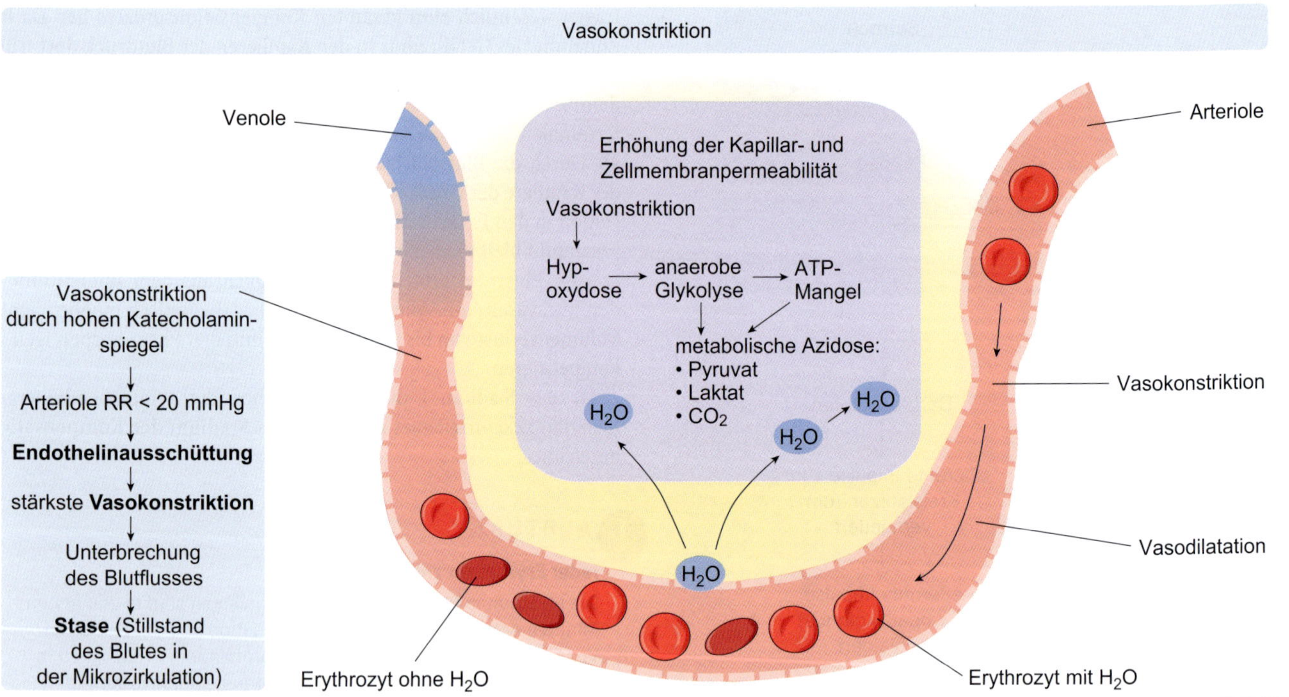

Abb. 13.26 Mikrozirkulationsstörungen im Schock: Zentralisation und Stase [L190, L143]

Durch die zunehmende Hypoperfusion der betroffenen Kapillargebiete entsteht eine regelrechte **Kaskade:**
- Hypoperfusion der Organe
- Ischämie (Blut- und Sauerstoffmangel) in der Mikrozirkulation der Organe
- Blutstillstand (Stase) in den Kapillaren
- Sauerstoffmangel im Blut (Hypoxämie)
- Sauerstoffmangel in Geweben und Zellen (Hypoxie)
- Sauerstoffmangel im mitochondrialen Zellstoffwechsel (Hypoxydose)
- Umstellung von der aeroben zur anaeroben Glykolyse
- Erhöhter Kohlendioxidgehalt im Blut (Hyperkapnie)
- Ausbildung einer metabolischen Azidose mit vermehrter Bildung von Pyruvat und Milchsäure (im Labor erkennbar am erhöhten Laktatspiegel)

Die Stase bei Zentralisation der Patienten verändert die Stoffwechselsituation in der Mikrozirkulation drastisch. Durch den fehlenden Antransport von Blut fehlen einerseits Sauerstoff und Nährstoffe zur Versorgung der Zellen. Andererseits sind zu wenig Erythrozyten am Ort des Geschehens, um das produzierte Kohlendioxid über das Hydrogenkarbonat-Puffersystem umzubauen und abzutransportieren. Hypoxämie, Hypoxie, Hypoxydose, Hyperkapnie und die anaerobe Glykolyse sind für die Entstehung einer **metabolischen Azidose** verantwortlich. Das Leben der Zellen und ihrer elementar wichtigen Zellmembranen sind zu diesem Zeitpunkt akut gefährdet.

Durch die metabolische Azidose und den ATP-Mangel entsteht eine **erhöhte Kapillar- und Zellmembranpermeabilität.** Wesentlicher Pathomechanismus dafür ist die Zerstörung der **endothelialen Glykokalyx** (→ Kap. 3.2.1), die neben der Hypoxie und metabolischen Azidose auch durch eine unkontrollierte Volumentherapie ausgelöst werden kann. Die Ionenkanäle können nicht mehr reguliert werden. Die Elektrolyte diffundieren ungehindert bis zum Konzentrationsausgleich in die entsprechenden Räume. Natrium strömt verstärkt in den Extravasalraum und erhöht dort den osmotischen Druck. Ein weiterer Flüssigkeitsabstrom aus dem Intravasalraum mit Verstärkung des bereits bestehenden intravasalen Volumenmangels ist die Folge. Kalium strömt verstärkt in den Intravasalraum und kann bei späterer Wiederdurchblutung (Reperfusion) durch die entstandene Hyperkaliämie lebensbedrohliche Herzrhythmusstörungen verursachen (→ Abb. 13.27).

Durch die Stase und den beschriebenen intravasalen Volumenverlust kommt es nun auch zur Entstehung massiver pathophysiologischer Veränderungen im Blut selbst:
- Sludge-Phänomen
- Thrombozytenaggregation
- Relevanter Abfall der Thrombozytenzahl (Thrombozytopenie; → Kap. 11.6.1)
- Verbrauchsgerinnungsstörung (Verbrauchskoagulopathie, DIC)

Da durch den erhöhten Natriumeinstrom in die Zellen der osmotische Druck ansteigt, wird dem Intravasalraum zusätzlich Wasser entzogen. Davon sind auch die Erythrozyten betroffen, die durch den Wasserentzug miteinander verklumpen und dabei zugrunde gehen. Dieser als **Sludge-Phänomen** bezeichnete Zustand hat zur Konsequenz, dass der Mangel an Erythrozyten und damit Hämoglobin nicht nur durch die Blutung selbst bestimmt wird, sondern auch durch die Folgen des Sludge-Phänomens (→ Abb. 13.28). Für die Patienten bedeutet dies eine schwerwiegende Anämie mit dramatischer Zunahme der Hypoxie, Hyperkapnie und metabolischen Azidose.

Weiterhin wird durch die Stase des Blutes unmittelbar die Gerinnungskaskade in den betroffenen Kapillargebieten aktiviert. Die Thrombozyten verlieren ihre ursprüngliche Form und verklumpen ebenfalls miteinander (**Thrombozytenaggregation;** → Abb. 13.29). Daraus folgt eine deutliche Verringerung der gesamten Thrombozyten (**Thrombozytenabfall; Thrombozytopenie).** Die Auslösung der Gerinnungskaskade führt zu einem Verbrauch einzelner Gerinnungsfaktoren, ohne dass eine tatsächliche Gerinnung stattfindet. Da die Gerinnung

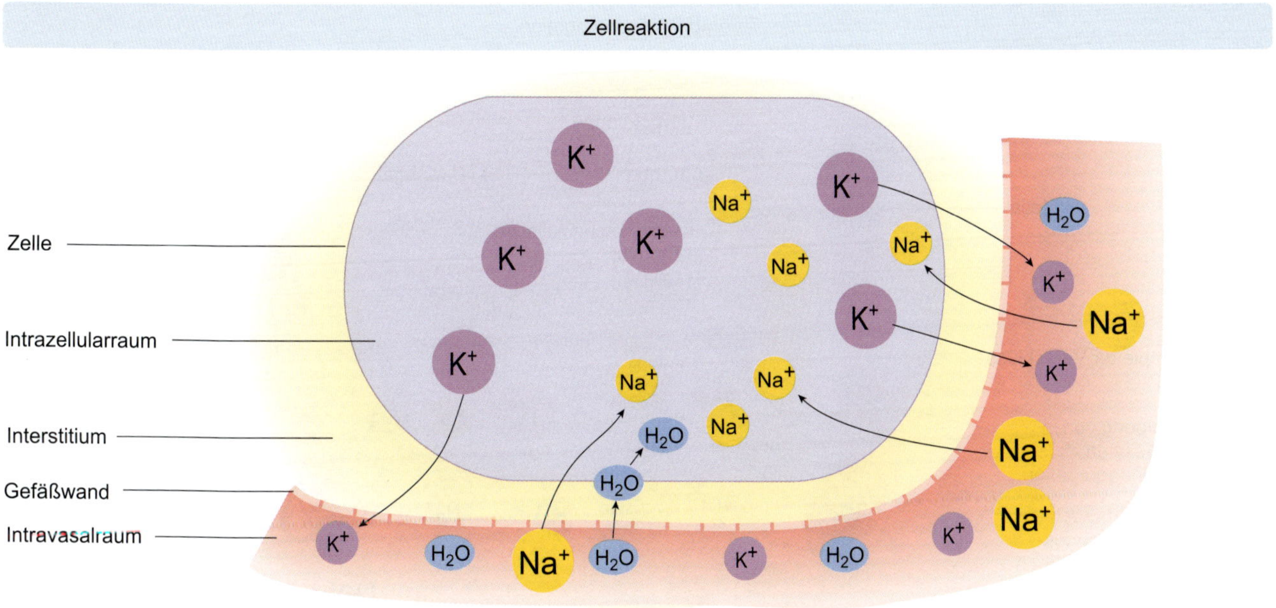

Abb. 13.27 Mikrozirkulationsstörungen im Schock: Metabolische Azidose und erhöhte Kapillar- und Zellmembranpermeabilität [L190]

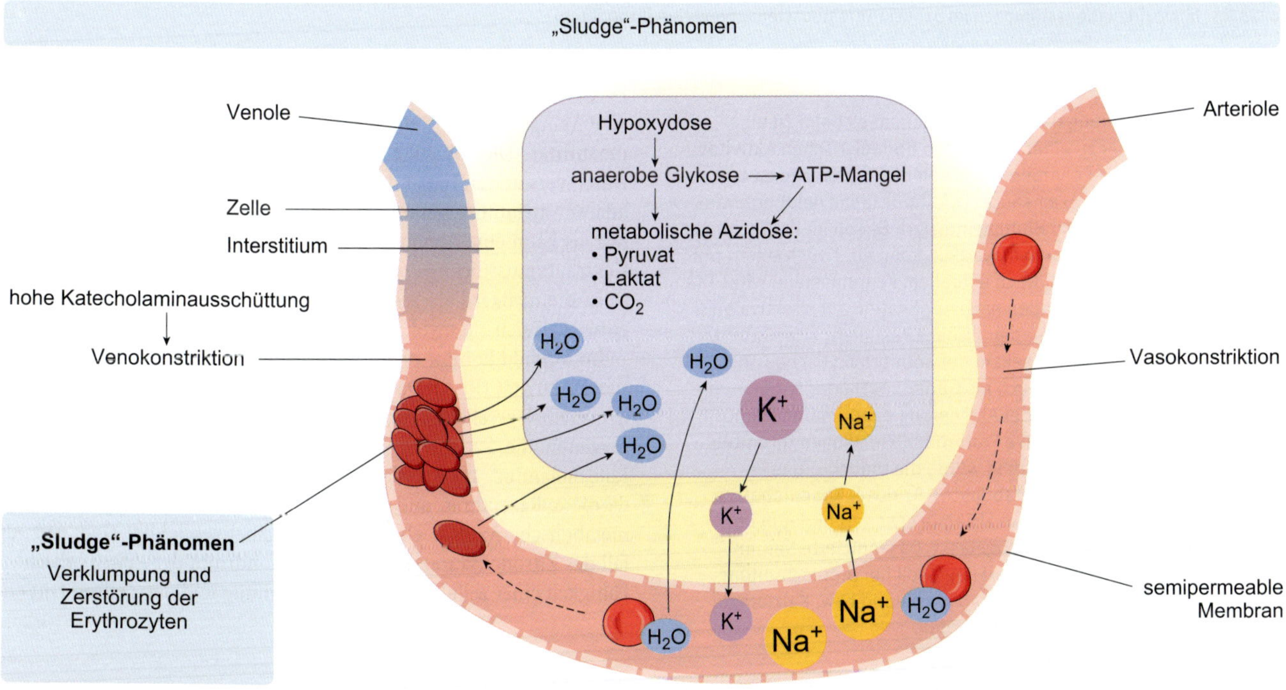

Abb. 13.28 Mikrozirkulationsstörungen im Schock: Sludge-Phänomen [L190, L143]

in diesen Kapillaren unnötig ist und andererseits bei blutenden Patienten jetzt wichtige Faktoren zur notwendigen Blutgerinnung an anderer Stelle fehlen, spricht man von einem sinnlosen Verbrauch einzelner Gerinnungsfaktoren ohne tatsächliche Blutgerinnung **(Verbrauchskoagulopathie; disseminierte intravasale Koagulation, DIC).** Metabolische Azidose, Sludge-Phänomen und Verbrauchskoagulopathie stellen für den Patienten eine sehr ernste Prognose dar. Können sie nicht gestoppt bzw. erfolgreich behandelt werden, gehen die Patienten in das dritte Stadium über.

MERKE

DIC, Tranexamsäure und Kalzium

Die DIC führt als primärer Prozess zunächst zu Organschäden durch „Verstopfen" der Endgefäße. Sekundär kommt es durch die Hyperfibrinolyse zu (nicht selten auch letalen) Blutungen. Nach heutigem Kenntnisstand ist der hämorrhagische Schock mit hohem Blutverlust innerhalb kurzer Zeit ein bedeutender Auslöser der Hyperfibrinolyse. Schwerverletzte haben häufig schon bei der Krankenhausaufnahme Gerinnungsstörungen, sog. **Koagulopathien.**

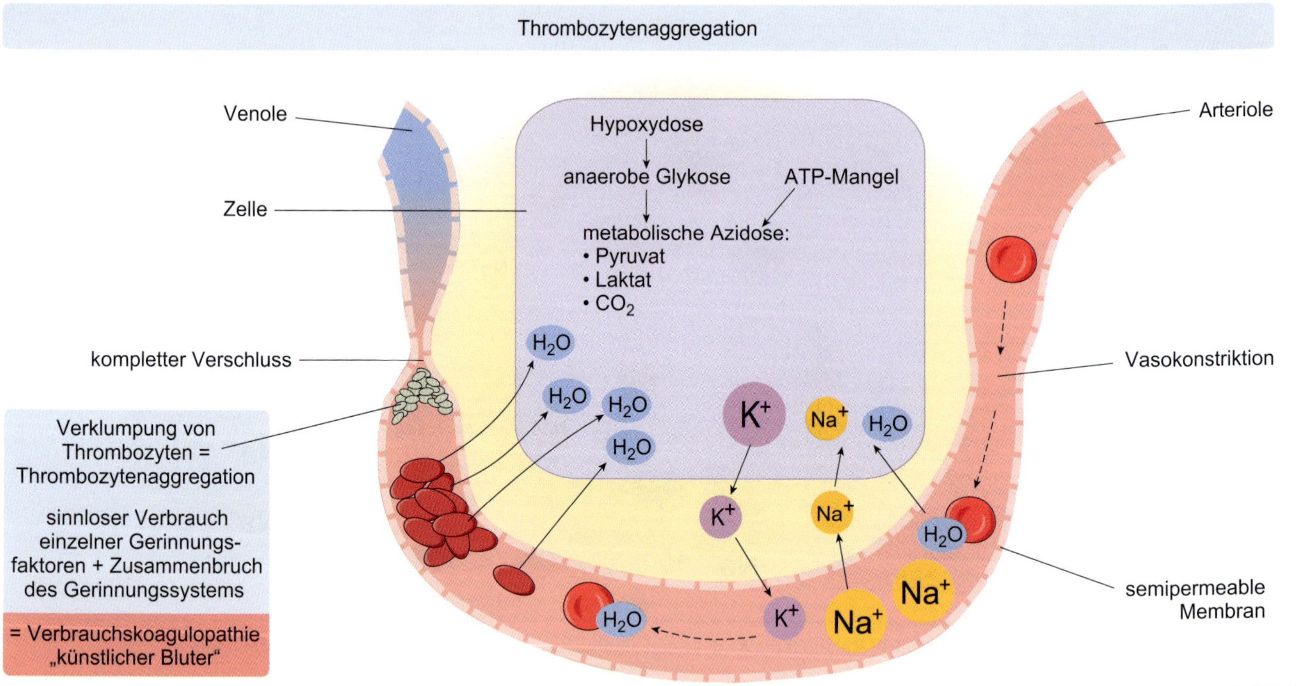

Abb. 13.29 Mikrozirkulationsstörungen im Schock: Thrombozytenaggregation [L190, L143]

Neben einer Aktivierung der Gerinnung kommt es beim Trauma nämlich auch immer zu einer verstärkten fibrinolytischen Aktivität. Nach der S3-Leitlinie Polytrauma und gemäß Studienlage ist das Antifibrinolytikum Tranexamsäure (TXA, Tranexamic Acid) bei Traumapatienten mit schwerer Blutung indiziert. Es soll im Krankenhaus möglichst frühzeitig verabreicht werden, kann aber auch schon prähospital appliziert werden. Nach aktuellem Kenntnisstand wirkt TXA innerhalb der ersten 2 Stunden nach Applikation am effektivsten. Nach 3 Stunden ist kein therapeutischer Effekt mehr zu erwarten. Einen weiteren wichtigen Aspekt in der antifibrinolytischen Therapie nimmt Kalzium ein. Der auch als Gerinnungsfaktor IV bekannte Elektrolyt ist maßgeblich an der Aktivierung der primären Hämostase beteiligt, um das inaktive Prothrombin in aktives Thrombin umzuwandeln. Aus diesem Grund wurde die tödliche Trias im hämorrhagischen Schock (metabolische Azidose, Koagulopathie und Hypothermie) um die Hypokalziämie erweitert und nun im tödlichen Diamanten zusammengefasst. Das ionisierte Serumkalzium, das bei 1,15–1,34 mmol/l liegt, soll bei Unterschreitung < 1,0 mmol/l durch die Gabe von Kalziumchlorid bzw. Kalziumglukonat in der Akuttherapie ergänzt werden.

Stadium III – Irreversibles Stadium

Charakteristisch für das dritte Stadium ist die Tatsache, dass eine erfolgreiche Therapie der Patienten trotz intensivster präklinischer und klinischer Bemühungen nicht mehr möglich ist. Drei Kriterien sind für den tödlichen (letalen) Verlauf von besonderer Bedeutung:

- **Schwere metabolische Azidose**
- **Ausfall des Zitronensäurezyklus in der Zelle**
- **Extrazellulärer Natriummangel**

Die Organe, die durch die Zentralisation bevorzugt durchblutet werden sollen, sind in diesem Stadium vollständig von den Auswirkungen der Mikrozirkulationsstörungen betroffen. Am Herz verursachen die metabolische Azidose und der durch anaerobe Glykolyse entstandene ATP-Mangel ebenfalls eine **erhöhte Kapillar- und Zellmembranpermeabilität.** Die Ionenkanäle sind auch hier nicht mehr regulierbar. Durch verstärkten Natriumeinstrom in die Zellen entsteht ein extrazellulärer Natriummangel mit geringerer Bildung von Aktionspotenzialen. Daraus kann eine Abnahme der Herzfrequenz bis hin zu bradykarden Herzrhythmusstörungen resultieren. Durch die Hypoxie und die Azidose ist die myokardiale Schlagkraft (Kontraktilität) herabgesetzt und es entwickelt sich ein myokardiales Pumpversagen.

Im Vollbild kommt es zum Kreislaufstillstand mit pulsloser elektrischer Aktivität (PEA). Da zu diesem Zeitpunkt auch die β_1-Rezeptoren irreversibel geschädigt sind und ein extrem saures Milieu herrscht, reagieren die Patienten weder auf körpereigene noch auf injizierte Katecholamine. Im Kreislauf zeigt sich eine generelle Vasodilatation, da die α-Rezeptoren und die Gefäßzellen durch die Hypoxie und die metabolische Azidose ebenfalls irreversibel geschädigt sind. Mit Ausfall des Zitronensäurezyklus im Mitochondrium der Zellen erlischt die Fähigkeit einer zellulären Energiegewinnung und der **Zelltod** tritt ein.

MERKE

Hämorrhagischer Schock und Sauerstoff

Ausgerechnet die Patienten, bei denen ein akuter Sauerstoffmangel von Anfang an ein zentrales Problem darstellt, zeigen keine Zyanose. Solange mehr als 10 g Hämoglobin/dl Blut mit Sauerstoff beladen sind, ist die Haut rosig. Erst wenn weniger als 10 g Hämoglobin/dl Blut mit Sauerstoff beladen sind, entwickelt sich eine Zyanose. Da bei blutenden Patienten die Gesamtmenge kontinuierlich abnimmt, kann sich auch dann keine Zyanose entwickeln, wenn das wenige Hämoglobin nicht mit Sauerstoff beladen ist. Deshalb ist die **großzügige Sauerstoffgabe bei Schockpatienten** obligater Standard und eine der zentralen Säulen einer qualifizierten Schocktherapie.

Klinisches Bild des hypovolämischen Schocks

Entsprechend den einzelnen Stadien des Schocks zeigen die Patienten unterschiedlich ausgeprägte Symptome:

- **Stadium I**
  - Unruhe, Angst
  - Patienten sind teils wach, evtl. Bewusstseinsstörung wie schläfrige Teilnahmslosigkeit, sensomotorische Verlangsamung und/oder herabgesetzte Konzentrationsfähigkeit
  - Blässe
  - Kühle bis kaltschweißige Haut
  - Zyanose der Akren **(nicht im hämorrhagischen Schock)**
  - Dyspnoe, Tachypnoe
  - Verzögerte Rekapillarisierungszeit (> 2 Sekunden)
  - Blutdruck normal
  - Durst
  - Passagerer Anstieg des Blutzuckerspiegels (bis > 220 mg/dl)
- **Stadium II**
  - Unruhe, Angst
  - Verwirrtheit, Desorientiertheit, Bewusstseinsstörung bis zur Bewusstlosigkeit
  - Dyspnoe, Tachypnoe, Hypopnoe
  - Blässe
  - Kühle bis kalte Extremitäten
  - Kaltschweißigkeit
  - Zyanose der Akren **(nicht im hämorrhagischen Schock)**
  - Blutdruck normal bis zur Hypotonie
  - Tachykardie
  - Erniedrigter Pulsdruck (Blutdruckamplitude)
  - Verzögerte Rekapillarisierungszeit (> 2 Sekunden)
  - Fadenförmiger, leicht unterdrückbarer Puls
  - Fehlender peripherer Puls (Zentralisation)
  - Oligurie (verminderte Urinausscheidung < 500 ml/d)
- **Stadium III**
  - Bewusstlosigkeit
  - Bradypnoe, Hypopnoe, Hypoventilation bis zum Atemstillstand
  - Bradykardie, Bradyarrhythmie
  - Hypotonie, Blutdruck evtl. nicht mehr messbar
  - Erniedrigter Pulsdruck
  - Zentralisation
  - Kühle bis eiskalte Haut
  - Kaltschweißigkeit
  - Kreislaufstillstand (pulslose elektrische Aktivität, PEA)
  - Vollständiger Zusammenbruch des Stoffwechsels (Hypoglykämie)
  - Anurie (verminderte Urinausscheidung < 100 ml/d)

Eine Klassifizierung des hämorrhagischen Schocks nach den Kriterien des American College of Surgeons Committee on Trauma zeigt → Tab. 13.6.

	Klasse I	Klasse II	Klasse III	Klasse IV
Menge des Blutverlustes (% des totalen Blutvolumens)	< 750 ml (< 15 %)	750–1 500 ml (15–30 %)	1 500–2 000 ml (bis 40 %)	2 000 ml (> 40 %)
Herzfrequenz (Schläge/min)	< 100	100–120	120–140	140
Blutdruck	Normal	Normal	Erniedrigt	Erniedrigt
Pulsdruck	Normal oder erhöht	Erniedrigt	Erniedrigt	Erniedrigt
Atemfrequenz	14–20	20–30	30–40	35
Urinausscheidung (ml/h)	30	20–30	5–15	Minimal
Mentaler Status	Etwas ängstlich	Ängstlich	Ängstlich, verwirrt	Verwirrt, teilnahmslos
Infusionstherapie	Kristalloid	Kristalloid	Kristalloid und Blutkomponenten*	Kristalloid und Blutkomponenten*

* HES-haltige Arzneimittel zur Infusion können zur Behandlung einer Hypovolämie aufgrund eines akuten Blutverlusts verabreicht werden, wenn kristalloide Lösungen allein als nicht ausreichend erachtet werden

Tab. 13.6 Klassifizierung des hämorrhagischen Schocks (modifiziert nach: American College of Surgeons [ACS] Committee on Trauma, 2008)

13.5.3 Obstruktiver Schock

Der **obstruktive Schock** führt durch eine kardiale Leistungsbehinderung zu einer akuten Kreislaufinsuffizienz. Dem obstruktiven Schock liegt entweder eine **extrakardiale Flussbehinderung** oder eine **intra- bzw. extrakardiale Füllungsbehinderung** zugrunde, die durch unterschiedliche Auslöser entstehen (→ Tab. 13.7). Beide ziehen aufgrund einer Leistungsbehinderung am Herzen eine schwere akute Herzinsuffizienz nach sich.

Auslöser	Folge
Lungenarterienembolie	Extrakardiale Flussbehinderung
Spannungspneumothorax Perikardtamponade Lebensbedrohlicher Asthmaanfall Vena-cava-Kompressionssyndrom	Intra- bzw. extrakardiale Füllungsbehinderung

Tab. 13.7 Auslöser und Folgen des obstruktiven Schocks

Pathophysiologie

Bei der **Lungenarterienembolie** (LAE, → Kap. 14.7.2) befindet sich ein Embolus im Bereich der Pulmonalarterien, also den Gefäßen, die vom rechten Ventrikel zu den Lungen führen. Durch diesen Embolus entsteht ein deutlich erhöhter Widerstand, den der rechte Ventrikel überwinden muss. Dadurch ist er nicht mehr in der Lage, das zirkulierende Volumen adäquat über den Pulmonalkreislauf zum linken Herzen zu transportieren. Es kommt zur **extrakardialen Flussbehinderung.** In der Folge staut sich das Blut über den rechten Ventrikel zurück in die Vv. cava superior und inferior. Klinisch zeigt sich dies durch eine obere Einflussstauung. Da nun durch die verminderte Leistung des rechten Ventrikels an der linken Herzkammer zu wenig Blut ankommt, sinken das Schlag- und das Herzminutenvolumen ab. Hypotonie und akute Kreislaufinsuffizienz sind die Folge.

Beim **Spannungspneumothorax** (→ Kap. 14.8.2) und beim **lebensbedrohlichen Asthmaanfall** (→ Kap. 14.6.3) wird die kardiale Leistungsbehinderung durch eine **extrakardiale Füllungsbehinderung** ausgelöst. Der beim Spannungspneumothorax erhöhte intrathorakale Druck sowie der beim lebensbedrohlichen Asthmaanfall erhöhte intrapulmonale Druck konkurrieren direkt mit dem venösen Blutdruck, der in den beiden Hohlvenen besteht. Übersteigt der intrathorakale oder der intrapulmonale Druck den bestehenden zentralvenösen Blutdruck, wird der venöse Rückstrom zum Herzen reduziert und das Blutvolumen staut sich in den venösen Gefäßen. Charakteristisch für diese Situation ist ebenfalls die obere Einflussstauung, die beim Patienten durch gestaute Halsvenen zum Ausdruck kommt. Die verminderte Füllung des rechten Ventrikels verursacht über ein reduziertes Schlag- und Herzminutenvolumen eine insuffiziente Füllung des linken Ventrikels, an deren Ende sich ebenfalls eine **Hypotonie mit akuter Kreislaufinsuffizienz** entwickelt.

Bei der **Perikardtamponade** (→ Kap. 12.3.4) wird der obstruktive Schock durch eine **intrakardiale Füllungsbehinderung** ausgelöst. Die Flüssigkeit im Herzbeutel vermindert zunehmend die myokardiale Vordehnung und damit die Möglichkeit, während der Diastole Volumen aus den zuführenden Gefäßen in die Herzkammern aufzunehmen. Dies wird durch eine Tachykardie und erhöhte Kontraktilität zu kompensieren versucht. Sehr rasch sind jedoch die kardialen Kontraktilitätsreserven erschöpft und es entwickelt sich eine schwere globale Herzinsuffizienz, die sich fortschreitend durch eine Hypotonie mit akuter Kreislaufinsuffizienz darstellt.

Beim **Vena-cava-Kompressionssyndrom** entwickelt sich der obstruktive Schock aufgrund einer Leistungsbehinderung des rechten Herzens infolge drastisch reduziertem venösem Rückstrom (Preload). Durch Verminderung des rechtsventrikulären enddiastolischen Füllungsvolumens fällt der rechtsventrikuläre enddiastolische Füllungsdruck ab. Dadurch reduziert sich die Vordehnung der Myozyten und das Schlagvolumen nimmt ab. Durch das verminderte Angebot am linken Herzen reduziert sich das Herzminutenvolumen im Körperkreislauf. Die relative Hypovolämie verursacht eine Hypoperfusion der Organe und Gewebe. Kompensatorisch entwickelt sich als Folge der sympathoadrenergen Reaktion rasch eine Sinustachykardie. Da die Patienten durch adäquate Linksseitenlagerung rasch rekompensieren, ist diese Form des obstruktiven Schocks selten und verläuft meist subakut.

13.5.4 Anaphylaktischer Schock

Für die Anaphylaxie (→ Kap. 5.6.1) gibt es laut ERC-Leitlinie 2025 keine allgemein anerkannte Definition. Es handelt sich um eine akute systemische Überempfindlichkeitsreaktion, die in der Regel schnell einsetzt und ohne adäquate Behandlung tödlich verlaufen kann. Die Diagnose der Anaphylaxie erfolgt anhand der klinischen Symptome und Befunde. Geht dies mit einer Kreislaufinsuffizienz einher, hervorgerufen durch eine Verteilungsstörung des zirkulierenden Blutvolumens **(distributiver Schock),** handelt es sich um einen anaphylaktischen Schock. Auslöser ist eine IgE-abhängige oder auch IgE-unabhängige Überempfindlichkeitsreaktion. Beide Formen lassen sich präklinisch nicht unterscheiden und münden im anaphylaktischen Schock in eine gemeinsame pathophysiologische Endstrecke.

IgE-vermittelte Anaphylaxie

Die IgE-vermittelte Anaphylaxie ist eine immunologische Sofortreaktion vom Typ I. Bei dieser Form findet ein Erstkontakt mit dem allergieauslösenden Stoff **(Antigen)** statt, auf den in der Folge durch die B-Lymphozyten (→ Kap. 11.4.3) spezielle Immunglobuline als **Antikörper** gebildet werden. Der betroffene Organismus wird dadurch **sensibilisiert.** Die Bildung dieser speziellen Immunglobuline der Gruppe E (IgE) dauert in den meisten Fällen mindestens einige Wochen. In dieser Bildungsphase wird ein erneuter Kontakt mit dem speziellen Antigen keine allergische Reaktion nach sich ziehen.

MERKE

Antigene

Der Begriff **Antigen** hat nichts mit Genen zu tun. Er ist die Abkürzung von „**Anti**körper **Gen**erator" oder „Antikörper-generierend", das bedeutet sinngemäß **Antikörpererzeuger.** Ein Antigen ist demnach eine Substanz, die im Organismus eine Antikörperbildung auslöst. Antikörper sind Eiweißverbindungen, die das Antigen neutralisieren. Dabei können auch ungiftige Stoffe (z. B. Nahrungsmittel, Arzneimittel) recht starke Antigene sein.

Sind die Antikörper ausgebildet, binden sie über einen speziellen Rezeptor an die basophilen Granulozyten (→ Kap. 11.4.1) im Intravasalraum und den Mastzellen im Interstitium an, die sich überall im Organismus befinden. Bei einem erneuten Kontakt mit dem Antigen bindet dieses überbrückend an zwei Antikörper, woraufhin aus den Basophilen und den Mastzellen spezielle Mediatorsubstanzen und Botenstoffe ausgeschüttet werden. **Histamin, Bradykinin, Prostaglandine, Serotonin** und **Leukotriene** als Botenstoffe zur Anlockung anderer Hormone des immunologischen Systems sind dann im Wesentlichen für die Symptome der allergischen Reaktion verantwortlich. Eosinophile Granulozyten setzten Substanzen frei, die Histamin und Leukotriene inaktivieren und damit die allergische Reaktion beenden. Neutrophile Granulozyten und Thrombozyten sind durch Freisetzung spezieller Stoffe vermutlich für Spätreaktionen verantwortlich, die erst 6–12 Stunden nach dem eigentlichen Kontakt auftreten können.

Komplementvermittelte Reaktion

Die komplementvermittelte Reaktion der Anaphylaxie kann durch menschliche Proteine ausgelöst werden, die beispielsweise in Blutkomponenten vorkommen. Im Vordergrund steht dabei das **Komplementsystem** als Teil der angeborenen Immunabwehr (→ Kap. 5.3.1). Die vermutete Vernetzung der Antigene durch IgG-Antikörper führt zu Bildung von Antigen-Antikörper-Komplexen, welche die Komplementkaskade aktivieren. Dabei kommt es über Komplementfaktoren (C3a und C5a) zur Freisetzung von Mediatoren.

Nichtimmunologische Reaktion

Bei der nichtimmunologischen Reaktion erfolgt die Ausschüttung der Mediatorsubstanzen aus den Basophilen und den Mastzellen sofort bei Erstkontakt mit einem Antigen, ohne dass zuvor eine Sensibilisierung mit Bildung von Antikörpern stattfand. Typische Auslöser für diese IgE-unabhängigen Reaktionen sind:

- **Physikalische** Stimuli (z. B. Hitze- oder Kältereiz)
- **Osmotische** Stimuli (hypertone Lösungen, z. B. Kontrastmittel, Mannitol, Dextran)
- **Chemische** Stimuli (z. B. Medikamente wie Opiate/Opioide, Antibiotika, Lokalanästhetika)

Sowohl die IgE-vermittelte Reaktion als auch die komplementvermittelte und die nichtimmunologische Reaktion lösen bei den betroffenen Patienten die gleichen klinischen Symptome aus. Eine klare Unterscheidung ist deshalb nicht möglich und wenig zielführend, da ein einheitlich pathophysiologischer Verlauf eine standardisierte Behandlung im Rettungsdienst ermöglicht. Weitaus wichtiger ist demnach die Einschätzung der Patienten nach dem **Schweregrad der anaphylaktischen Reaktion,** an dem sich die präklinische Akutbehandlung orientiert. Zu bedenken ist, dass die unmittelbare Einschätzung der Patienten im Primary und Secondary Survey immer nur eine aktuelle Momentaufnahme darstellt. Der Zustand der Patienten kann sich jederzeit ohne Vorwarnung in ein akuteres Stadium verschlimmern. Deshalb erfolgt die Schweregradeinteilung immer anhand des schwersten aufgetretenen Symptoms.

Jede Schweregradeinteilung beinhaltet Vor- und Nachteile. Die Ersteller der S2-Leitlinie zu Akuttherapie und Management der Anaphylaxie der Deutschen Gesellschaft für Allergologie und klinische Immunologie (DGAKI) haben sich mehrheitlich für eine Modifikation der in Deutschland am häufigsten eingesetzten Schweregradeinteilung entschieden (→ Tab. 13.8).

Grad	Haut- und subjektive Allgemeinsymptome	Abdomen	Respirationstrakt	Herz-Kreislauf-System
I	• Juckreiz • Flush • Urtikaria • Angioödem	–	–	–
II	• Juckreiz • Flush • Urtikaria • Angioödem	• Nausea • Krämpfe • Erbrechen	• Rhinorrhö • Heiserkeit • Dyspnoe	• Tachykardie (Anstieg > 20/min) • Hypotension (Abfall > 20 mmHg systolisch) • Arrhythmie
III	• Juckreiz • Flush • Urtikaria • Angioödem	• Erbrechen • Defäkation	• Larynxödem • Bronchospasmus • Zyanose	Schock
IV	• Juckreiz • Flush • Urtikaria • Angioödem	• Erbrechen • Defäkation	Atemstillstand	Kreislaufstillstand

* Die Klassifizierung erfolgt nach den schwersten aufgetretenen Symptomen (kein Symptom ist obligatorisch).

Tab. 13.8 Schweregradskala zur Klassifizierung anaphylaktischer Reaktionen*

Pathophysiologie

Je nach Stadium der anaphylaktischen Reaktion lassen sich **Veränderungen** an folgenden Organsystemen feststellen:
- Haut
- Gastrointestinaltrakt
- Respiratorisches System
- Kardiozirkulatorisches System

Für die Pathophysiologie des anaphylaktischen Schocks sind das **respiratorische** und das **kardiozirkulatorische System** von besonderer Bedeutung. Veränderungen an einem oder an beiden Systemen können innerhalb kürzester Zeit derart dramatisch verlaufen, dass sie für die Patienten tödlich enden. Für die Definition des anaphylaktischen Schocks ist eine **akute Kreislaufinsuffizienz immer vorhanden.** Erschwerend kann jedoch bei einigen Patienten zusätzlich das respiratorische System betroffen sein.

Respiratorisches System

Bei Mitbeteiligung des respiratorischen Systems stehen Zeichen der akuten Dyspnoe bis hin zur **akuten respiratorischen Insuffizienz** im Vordergrund. Die pathophysiologischen Veränderungen sind auf die Wirkungen der Mediatorsubstanzen zurückzuführen. **Histamin** ist dabei von besonderer Relevanz. An den Schleimhäuten der oberen Atemwege von Larynx, Pharynx und Epiglottis verursacht Histamin eine erhöhte Kapillar- und Zellmembranpermeabilität, was innerhalb kürzester Zeit zu einem bedrohlichen Anschwellen der Schleimhäute führen kann. Dyspnoe, inspiratorischer Stridor und eine sich rasch entwickelnde schwere Hypoxie sind Ausdruck der akuten respiratorischen Insuffizienz. Bei dramatischen Verläufen droht den Patienten der unmittelbare Erstickungstod **(Asphyxie)**. Sind die **unteren Atemwege** betroffen, entwickelt sich, ebenfalls durch das Histamin induziert, die pathophysiologische Trias eines **akuten Asthmaanfalls:**
- Bronchospasmus
- Schleimhautödem
- Vermehrte Produktion eines zähen Schleims (Hypersekretion mit Dyskrinie)

Charakteristisch zeigt sich in dieser Situation bei den Patienten ein exspiratorisches Giemen oder Brummen (exspiratorischer Stridor) bei deutlich erschwerter Ausatmung. Hypoxie, Hyperkapnie und eine respiratorische Azidose sind die Folge dieser akuten Atemstörung. Bei dramatischen Verlaufsformen entwickelt sich bei den Patienten ein Air-Trapping mit Überblähung der Alveolen und respiratorischer Erschöpfung (Silent Lung).

MERKE

Todesursache: anaphylaktischer Schock

Bei Patienten, die an den Folgen eines anaphylaktischen Schocks verstorben sind, wurden folgende pathophysiologische Veränderungen festgestellt:
- Pulmonale Überblähung
- Intraalveoläres Lungenödem
- Ödem der oberen Atemwege: Pharynx, Larynx, Epiglottis
- Hautödem
- Ödem viszeraler Organe

Kardiozirkulatorisches System

Eine **akute Kreislaufinsuffizienz** ist **immer** Bestandteil eines anaphylaktischen Schocks. Sie kann, muss aber nicht von einer respiratorischen Beteiligung begleitet sein. Durch die im anaphylaktischen Schock pathologisch überschießende Sofortreaktion erfolgt eine massive Mediatorfreisetzung, die für die schwere Kreislaufinsuffizienz verantwortlich ist. Auch bei der Kreislaufreaktion spielt Histamin neben anderen Mediatorsubstanzen eine wesentliche Rolle. Es verursacht eine **erhöhte Kapillar- und Zellmembranpermeabilität,** woraus ein rascher Flüssigkeitsübertritt in den Extravasalraum mit globaler Ödembildung resultiert. Die dabei entstehende intravasale Hypovolämie wird durch einen weiteren Pathomechanismus erschwert. Eine **generelle Vasodilatation von Arterien, Arteriolen und Venolen** führt gemeinsam mit der Hypovolämie zu einer ausgeprägten Verminderung des venösen Rückstroms. Die verminderte myokardiale Vordehnung reduziert das Schlag- und somit das Herzminutenvolumen der Patienten. Ein massiver Blutdruckabfall bis hin zur nicht mehr vorhandenen Messbarkeit ist Ausdruck des **relativen Volumenmangelschocks.**

PRAXISTIPP

Lebensretter Adrenalin

Durch seine komplexe Wirkweise ist intramuskulär verabreichtes Adrenalin im anaphylaktischen Schock ein lebensrettendes Medikament. Es erweitert im respiratorischen System die Bronchiolen, bewirkt im Kreislauf eine arterielle Vasokonstriktion, verbessert die Herzarbeit durch Erhöhung der myokardialen Kontraktilität und hemmt direkt die weitere Histaminausschüttung. Gerade aufgrund dieser universalen Wirkweise wird es von führenden Fachgesellschaften wie der American Heart Association (AHA) und dem European Resuscitation Council (ERC) als lebensrettendes Medikament der ersten Wahl zur Behandlung dieser Akutpatienten propagiert.

Klinisches Bild

Je nachdem, ob nur das kardiozirkulatorische oder auch die Systeme Atmung, Haut und Gastrointestinaltrakt betroffen sind, zeigen die Patienten unterschiedliche **Symptome** in Art und Ausprägung:
- Unruhe, Angst

- Dyspnoe, Tachypnoe
- Orthopnoe
- Inspiratorischer Stridor
- Exspiratorisches Giemen und/oder Brummen
- Angioödeme (Larynx, Pharynx, Schleimhäute im Mund-Rachen-Raum)
- Bradypnoe und Hypoventilation bei respiratorischer Erschöpfung
- Atemstillstand
- Juckreiz, Hautrötungen, Hautausschläge, Quaddelbildung
- Bewusstseinsstörung bis zur Bewusstlosigkeit
- Krampfanfall (durch Hypoxie verursachte Krämpfe)
- Abdominelle Schmerzen
- Übelkeit, Erbrechen
- Stuhl- und Harnabgang
- Blässe
- Kühle bis kalte Haut
- Kaltschweißigkeit
- Tachykardie
- Verzögerte Rekapillarisierungszeit (> 2 Sekunden)
- Hypotonie
- Blutdruck nicht mehr messbar
- Kreislaufstillstand

PRAXISTIPP

Adrenalin: intramuskulär oder intravenös?

Der anaphylaktische Schock kann rasant verlaufen und das Leben der Patienten akut bedrohen. Nicht wenige bekannte Allergiker haben deshalb dieses lebensrettende Medikament in Form eines Autoinjektors zur intramuskulären Injektion fertig vorbereitet ständig bei sich. Doch selbst das rettet nicht allen das Leben – manche schaffen es nicht mehr, sich die lebensrettende Injektion rechtzeitig zu verabreichen. Auch der professionelle Retter braucht eine bestimmte Zeit, um einen intravenösen oder intraossären Zugangsweg zu schaffen. Deshalb stellt die **intramuskuläre Applikation** die schnellste und sicherste Möglichkeit der Verabreichung dar. Hierfür wird die anterolaterale Applikation in den medialen Oberschenkel (M. vastus lateralis) empfohlen, die von den Patienten selbst bei Eigenbehandlung gewählt wird.

13.5.5 Septischer Schock

Ausgangspunkt einer Sepsis ist eine zunächst örtlich begrenzte Infektion, der sog. **Herd** (die häufigsten: Pneumonie, Haut- und Weichteil-, Urogenital-, gastrointestinale/intraabdominelle Infekte). Die Infektion kann jedoch durch die Immunantwort des Körpers nicht ausreichend eingegrenzt werden. Bleibt es bei keiner unkomplizierten Infektion, sondern tritt ein **Organversagen (Organdysfunktion)** auf, handelt es sich um eine **Sepsis.**

Eine **Sepsis** ist eine lebensbedrohliche Erkrankung, bei der die Reaktion des Körpers auf eine Infektion zu einer Schädigung der eigenen Gewebe und Organe führt.

Beim septischen Schock führen Erreger im Blut (Blutvergiftung, auch → Kap. 5.7.2) zu einer Verteilungsstörung des zirkulierenden Blutvolumens **(distributiver Schock),** die eine akute Kreislaufinsuffizienz verursacht.

Der **septische Schock** als schwerste Komplikation einer Sepsis ist definiert als persistierende arterielle Hypotension, die trotz adäquater Verabreichung von kristalloiden Infusionslösungen (d.h. mindestens 30 ml/kg/KG) den Einsatz von Vasopressoren erfordert, um einen mittleren arteriellen Blutdruck (MAP) von ≥ 65 mmHg zu erreichen. Diese Empfehlung bezieht sich auf die ersten 3 Stunden der Behandlung und es ist das Standardkörpergewicht gemeint.

Vasopressor der Wahl ist hierfür Noradrenalin (Arterenol®) zur Vasokonstriktion **(Gefäßverengung),** um den Kreislauf zu stabilisieren. Falls sich durch Noradrenalin in niedriger bis mittlerer Dosierung kein adäquater MAP erzielen lässt, kann der zusätzliche Einsatz von Vasopressin erwogen werden, dies dürfte allerdings dem Krankenhaus vorbehalten sein. Bleibt der Kreislauf trotz adäquatem Volumenstatus und Einsatz von Noradrenalin instabil, kann bei Herzinsuffizienz der Einsatz von Dobutamin erwogen werden.

Die Basis der Infusionstherapie bleiben nach wie vor kristalloide Infusionslösungen. Gelatinelösungen sollten nach S3-Leitlinie „Sepsis – Prävention, Diagnose, Therapie und Nachsorge" (mit schwacher Empfehlung) nicht gegeben werden, HES ist kontraindiziert.

Innerklinisch wird der Laktatwert im Serum zur Erfüllung der Definition herangezogen. Während in der vorherigen Sepsis-3-Definition des septischen Schocks ein Serumlaktat ≥ 2 mmol/l gefordert wurde, führt die Surviving Sepsis Campaign (SSC) keinen Grenzwert mehr an. Zusammenfassend lässt sich sagen, dass das Vorhandensein eines erhöhten oder normalen Laktatspiegels die Wahrscheinlichkeit einer endgültigen Sepsisdiagnose bei Patienten mit Sepsisverdacht signifikant erhöht bzw. senkt. Laktat allein ist jedoch weder sensitiv noch spezifisch genug, um die Diagnose zu bestätigen oder auszuschließen.

Beispiele für Bakterien und potenzielle Auslöser des septischen Schocks

- **Gramnegative Bakterien, z. B.:** *Escherichia coli,* Salmonellen, *Proteus,* Meningokokken
- **Grampositive Bakterien, z. B.:** Staphylokokken, Streptokokken, Clostridien
- **Potenzielle Auslöser:**
  - Harnwegsinfekte (v. a. bei Patienten mit Dauerblasenkatheter)
  - Unsteriles Legen von Venenverweilkanülen
  - Salmonellose
  - Bakterielle Meningitis
  - Pneumonie
  - Schmierinfektionen
  - Tracheostoma

MERKE

Screening-Tools bei Verdacht auf Sepsis: aktuelle Empfehlung

Für Patienten mit Verdacht auf Sepsis wurde vor einigen Jahren der **qSOFA-Score** entwickelt, um eine Organfunktionseinschränkung zu erkennen. Die Abkürzung steht für **q**uick **S**equential (Sepsis-related) **O**rgan **F**ailure **A**ssessment. Der qSOFA Score gilt bereits als positiv, wenn 2 der 3 Kriterien erfüllt sind. Er sichert nicht die Diagnose einer Sepsis oder einer Infektion. Er hilft jedoch, schnell Patienten zu identifizieren, die ein erhöhtes Sterblichkeitsrisiko im Rahmen einer Sepsis aufweisen. Dabei gilt: Je mehr qSOFA Punkte vergeben werden, desto höher ist die Sterblichkeit.

Gemäß Sepsis-Leitlinie der Surviving Sepsis Campaign 2021 (SSC) werden vier Screeninginstrumente genannt: SIRS-Kriterien, MEWS, NEWS2 und qSOFA. Von der alleinigen Anwendung des qSOFA-Scores wird aufgrund geringer Sensitivität abgeraten. Aktuellen Studien zufolge weist der **NEWS2-Score** (→ Abb. 5.10) die höchste Sensitivität auf. Er eignet sich sehr gut, da die Beurteilungskriterien durch die Initialbeurteilung des ABCDE-Schemas erfasst werden. Der NEWS-Score (National Early Warning Score; → Tab. 13.9) wurde 2012 vom Royal College of Physicians entwickelt und 2017 im NEWS2-Score aktualisiert. Die Reihenfolge der Beurteilungskriterien im NEWS2-Score entspricht der ABCDE-Vorgehensweise und beinhaltet zusätzlich die Sättigung für Patienten mit chronisch obstruktiven Atemwegserkrankungen (COPD). Sie bietet eine verbesserte Sepsiserkennung bei Patienten mit bekannten oder vermuteten Infektionen. Zur Beurteilung der Vigilanz wurden die bisherigen AVPU-Kriterien in **ACVPU** geändert. Das **C** steht für **„new confusion“.** Die neu aufgetretene Verwirrung, die sich als Delirium, Desorientierung oder Vigilanzminderung zeigen kann, verbessert die Erkennung neurologischer Verschlechterungen. Die Risikobewertung erfolgt anhand der vergebenen Punkte (→Tab. 13.10).

NEWS2-Score: Punkte	Klinisches Risiko	Reaktion
0–4	niedrig	Beobachtung
3 in einem der Parameter	niedrig – mittel	Engmaschige Beobachtung; differenzierte Beurteilung
5–6	mittel	Schwelle: Notfallteam erwägen
≥7	hoch	Notfallteam

Tab. 13.10 NEWS2-Score: Bewertung

Parameter	3	2	1	0	1	2	3
Atemfrequenz pro Minute	≤8		9–11	12–20		21–24	≥25
SpO_2 (%)	≤91	92–93	94–95	≥96			
SpO_2 (%) (COPD)	≤83	84–85	86–87	88–92 ≥93 ohne Sauerstoff	93–94 unter Sauerstoff	95–96 unter Sauerstoff	≥97 unter Sauerstoff
Raumluft? Sauerstoff?		Sauerstoff		Raumluft			
RR systolisch (mmHg)	≤90	91–100	101–110	111–129			≥220
Pulsfrequenz pro Minute	≤40		41–50	51–90	91–110	111–130	≥131
Bewusstsein (ACVPU)				A			CVPU
Temperatur (°C)	≤35		35,1–36,0	36,1–38,0	38,1–39,0	≥39,1	

Tab. 13.9 National Early Warning Score 2 (NEWS 2; Reproduced from: Royal College of Physicians. National Early Warning Score (NEWS) 2: Standardising the assessment of acute-illness severity in the NHS. Updated report of a working party. London: RCP, 2017)

Pathophysiologie

Durch das Eindringen infektiöser Erreger in die Blutbahn kommt es zur Stimulation des Immunsystems im Verlauf und damit zur Aktivierung und Ausschüttung zahlreicher Mediatoren. Diese sind, abgesehen von nachteiligen Effekten der Erreger selbst, für die pathologischen Veränderungen während des septischen Schocks, insbesondere hinsichtlich des Herz-Kreislauf-Systems, verantwortlich. An den Gefäßen verursachen sie durch Zerstörung der endothelialen Glykokalyx neben einer erhöhten Kapillar- und Zellmembranpermeabilität das sog. **Kapillarleck** (Capillary Leak) sowie eine **Vasodilatation von Arterien, Arteriolen und Venen.** Dadurch resultieren eine Hypoperfusion in der Mikrozirkulation und ein erhöhter Ausstrom von Flüssigkeit aus dem Intra- in den Extravasalraum. Die Folge ist eine relative Hypovolämie als Ausdruck des distributiven Schocks. Allerdings zeigen die Patienten in der initialen Phase ein normales bis gesteigertes Schlag- und Herzminutenvolumen, weshalb der Blutdruck durchaus noch im Normbereich liegen kann. Aus diesem Grund wird dieses Stadium auch als kompensiertes oder **hyperdynames Stadium des septischen Schocks** bezeichnet.

Mit weiterem Fortschreiten allerdings zeigen sich deutliche Symptome eines dekompensierten Schocks. Durch die schwere Hypoperfusion in der Mikrozirkulation entwickeln sich eine schwere Hypoxie, Hyperkapnie und metabolische Azidose. Diese Veränderungen verursachen die Bildung zahlreicher Umgehungskreisläufe vom arteriellen auf das venöse Gefäßsystem, sog. **arteriovenöse Shunts.** Hierdurch erreicht ein großer Teil des mit Sauerstoff beladenen Blutes gar nicht erst seinen Zielort im sauerstoffbedürftigen Gewebe, sondern wird zuvor über die genannten Shunts zurück zum Herzen transportiert. Das hat einerseits einen sehr hohen Sauerstoffanteil im venösen Blut zur Folge, andererseits aber auch eine massive Zunahme von Hypoxie und metabolischer Azidose in den betroffenen Arealen der Mikrozirkulation. Zusätzlich kann es zu einer kardiotoxischen Wirkung ausgeschütteter Toxine kommen, die eine Abnahme der myokardialen Kontraktilität verursacht (septische akute Myokarditis).

In dieser Situation, die auch als **hypodynames** bzw. **dekompensiertes Stadium des septischen Schocks** bezeichnet wird, zeigt sich die **schwere akute Kreislaufinsuffizienz** als Folge des dekompensierten Schocks. In den Organen manifestieren sich die Folgen der schweren Mikrozirkulationsstörungen wie Hypoxie, Hyperkapnie, metabolische Azidose und Sludge-Phänomen. Auch im Gerinnungssystem zeigen sich relevante Störungen. Durch Ausschüttung von Zytokinen, die an der Steuerung der Immunantwort beteiligt sind, resultiert zeitgleich die Freisetzung von Gewebethromboplastin (Faktor III). Dies aktiviert gemeinsam mit Faktor VIIa die Faktoren X und Xa und damit alle nachfolgenden Stufen der Gerinnung innerhalb der Gerinnungskaskade. Zusätzlich kommt es zu einer gesteigerten Bildung von Thrombozyten und damit einer Hemmung der körpereigenen Thrombolyse. Eine überschießende Bildung von Mikrothromben löst einen Gefäßverschluss in den betroffenen Gefäßen aus und verstärkt die Mikrozirkulationsstörungen. Im weiteren Verlauf verursachen die gegenregulatorisch einsetzende Hyperfibrinolyse und der massive Verbrauch von Gerinnungsfaktoren eine Thrombozytopenie und eine Verbrauchskoagulopathie. Letztere wird auch als disseminierte intravasale Koagulopathie (DIC) bezeichnet. Die Manifestation der akuten Kreislaufinsuffizienz führt erst in diesem Stadium zu eindeutigen Symptomen wie Blässe, Kaltschweißigkeit, Zentralisation, massive Tachykardie und Hypotonie.

MERKE

Prognoseentscheidend: Therapiebeginn

Beginnt die adäquate Therapie in der hyperdynamen Phase des Schocks, ist die Prognose der Patienten deutlich besser. In der hypodynamen Phase des Schocks zeigen die Patienten eindeutige Symptome einer schweren Kreislaufinsuffizienz und ihre Prognose ist zu diesem Zeitpunkt bereits zunehmend schlecht. Das Einbeziehen der möglichen Diagnose „Sepsis oder septischer Schock“ sowie der rasche Transport in ein dafür geeignetes Zentrum unter Einleitung der allgemeinen Initialtherapie stellen für die betroffenen Patienten die entscheidenden Weichen.

PRAXISTIPP

Antimikrobielle Therapie und der Faktor Zeit

Die antimikrobielle (antibiotische) Behandlung von Patienten mit Verdacht auf Sepsis und septischen Schock beginnt aufgrund des geringen Zeitfensters und der ernsten Prognose heute bereits in der Phase der Erstversorgung im Schockraum. So schnell wie möglich nach Erkennen und **innerhalb der ersten Stunde** von Sepsis und septischem Schock soll die antimikrobielle Therapie beginnen. Die frühzeitige Unterstützung bzw. Stabilisierung des Atem- und Herz-Kreislauf-Systems sind weitere Eckpfeiler in der initialen Behandlungsphase. Gerade für die antimikrobielle Therapie gilt der Grundsatz: **Mit jeder Stunde Verzögerung sinkt die Überlebenschance des Patienten um 7,6 %!**

Klinisches Bild

- **Hyperdynames Stadium:**
  - Unruhe, Verwirrtheit, Desorientiertheit, Wahnzustände, Bewusstseinstrübung
  - Schüttelfrost, Fieber, selten Hypothermie
  - Heiße, gerötete, trockene Haut
  - Evtl. Zyanose der Akren (Ausschöpfungszyanose)
  - Tachykardie
  - Blutdruck normal bzw. schwankend
  - Tachypnoe, Hyperventilation
  - Hypokapnie ($etCO_2 < 35$ mmHg)
- **Hypodynames Stadium:**
  - Bewusstseinstrübung bis zur Bewusstlosigkeit
  - Tachypnoe
  - Tachykardie
  - Zentralisation
  - Hypotonie
  - Erhöhter Pulsdruck, vor allem durch deutlichen Abfall des diastolischen Blutdrucks
  - Blässe
  - Marmorierte Haut
  - Zyanose
  - Verzögerte Rekapillarisierungszeit (> 2 Sekunden)
  - Abfall der Körpertemperatur

13.5.6 Neurogener Schock

Der **neurogene Schock** ist eine Verteilungsstörung des zirkulierenden Blutvolumens (distributiver Schock), die durch ein **Ungleichgewicht zwischen der sympathischen und der parasympathischen Regulation** der glatten Gefäßmuskulatur ausgelöst wird und eine generelle Vasodilatation und relative Hypovolämie zur Folge hat.

MERKE

Spinaler Schock ist keine Schockform

Lange Jahre wurde der Begriff des spinalen Schocks synonym mit dem des neurogenen Schocks verwendet. Das ist heute nicht mehr zutreffend, da der spinale Schock nichts mit den Schockformen des kardiozirkulatorischen Systems zu tun hat. Er beschreibt den posttraumatischen Funktionszustand des Rückenmarks nach Wirbelsäulentraumata, der durch Areflexie, schlaffe Paresen und Sensibilitätsverlust gekennzeichnet ist. Aus diesem Grund wird der spinale Schock in Zusammenhang mit den Schockformen nicht mehr genannt.

Der neurogene Schock wird bei Patienten im Rettungsdienst in überwiegendem Maße durch eine traumatische, seltener eine pharmakologische Blockade des sympathischen Nervensystems verursacht. Andere Ursachen können aber durchaus ebenfalls ein solches Schocksyndrom auslösen.

MERKE

Neurogener Schock: Ursachen

- Wirbelsäulentrauma (HWS, obere BWS bis TH6, seltener LWS; → Kap 6.6.5)
- Subarachnoidalblutung mit Hirnstammischämie (→ Kap. 8.17.5)
- Entzündliche Hirnstammprozesse
- Dekompensierter Hirntumor mit Hirnödem und Hirndruck
- SHT mit Hirnödem und Hirndruck (→ Kap. 6.5.4)
- Intoxikation mit Sympathikolytika (z. B. Betablocker)
- Starke Schmerzsituationen
- Epilepsie

Pathophysiologie

Durch eine Blockade oder einen Ausfall des Sympathikotonus werden aus dem Nebennierenmark keine Katecholamine mehr zur Konstanthaltung des Gefäßtonus und der Herzarbeit ausgeschüttet. Folge ist eine **generelle Vasodilatation der Arterien, Arteriolen und Venolen** im Kreislaufsystem. Das zirkulierende Blutvolumen versackt und wird in den venösen Kapazitätsgefäßen gespeichert (venöses Pooling). Durch den verminderten venösen Rückstrom sinkt die myokardiale Vordehnung und damit das Schlag- und Herzminutenvolumen. Durch die verminderte Kontraktilität des Herzens und die Vasodilatation kommt es zur Hypotonie mit akuter Kreislaufinsuffizienz als Ausdruck eines **relativen Volumenmangelschocks.** Typisch für diese Schockform ist das Fehlen der kompensatorischen Gegenregulationsmechanismen. Die Patienten zeigen eine kühle und blasse, aber trockene Haut. Ebenso unterbleibt das Auftreten einer kompensatorischen Tachykardie als Frühzeichen einer Kreislaufinsuffizienz. Auch eine Pupillenerweiterung (Mydriasis) und eine Tachypnoe fehlen.

! ACHTUNG!

Neurogener Schock und Trauma

Verkehrsunfälle (Hochrasanztraumen, Herausschleudern von Insassen aus Fahrzeugen) und Stürze aus großer Höhe sind häufig die Ursachen für schwere Traumata der (Hals-)Wirbelsäule. Die Kinematik dieser Situationen alleine führt dazu, die Patienten im Ersteindruck (First Look) als potenziell kritisch einzuschätzen. Fehlen im Primary Survey die typischen Zeichen eines traumatisch-hämorrhagischen Schocks wie Tachykardie, Tachypnoe und Kaltschweißigkeit, darf eine Blutung keinesfalls ausgeschlossen werden. Vielmehr gilt sie vor allem bei schwerer Kreislaufinsuffizienz bis zum Beweis des Gegenteils durch die bildgebende Diagnostik in der Klinik. Eine sorgfältige Untersuchung und Beurteilung der großen Blutungsräume Thorax, Abdomen, Becken und Oberschenkel stellt zusammen mit der Kinematik die entscheidenden Weichen in der korrekten Einschätzung dieser Patienten.

Klinisches Bild

- Traumakinematik (z. B. Sturz aus großer Höhe, Hochrasanztrauma)
- Bewusstseinsstörung bis zur Bewusstlosigkeit (zerebrale Hypoxie, SHT)
- Normofrequenter Puls oder Bradykardie
- Eupnoe oder Bradypnoe
- Kühle, blasse und trockene Haut, fehlende Schweißbildung
- Pupillenverengung (Myosis)
- Hypotonie, fehlende Zentralisation trotz schwerer Hypotonie
- Sensomotorische Defizite:
  - Missempfindungen, Kribbeln und/oder Taubheitsgefühl in den Extremitäten (Parästhesien)
  - Verminderte Schmerzwahrnehmung (Hypästhesie)
  - Lähmungen der unteren Extremitäten (Paraplegie) oder aller Extremitäten (Tetraplegie)
- Begleitende Traumazeichen im Primary Survey
- Hinweis auf Intoxikation (leere Tablettenschachteln)
- Hypoglykämie (z. B. bei Betablocker-Intoxikation)

IM FOKUS

Schock

Ein **Schock** beschreibt das **Missverhältnis** zwischen bestehendem **Sauerstoffbedarf** und dem zur Verfügung stehenden **Sauerstoffangebot** im Gewebe infolge einer **Minderdurchblutung (Hypoperfusion).**

Es werden **vier verschiedene Schockformen** unterschieden:

- **Hypovolämischer Schock**
- **Kardiogener Schock**
- **Obstruktiver Schock**
- **Distributiver Schock**

Der **hypovolämische Schock** ist ein Zustand absoluten Volumenmangels in den Gefäßen und führt nachfolgend zu einer generellen Hypoperfusion.

Die Pathophysiologie des hypovolämischen Schocks lässt sich in **drei Stadien** unterteilen:

- **Kompensierter Schock**
- **Dekompensierter Schock**
- **Irreversibler Schock**

Zu einem **kardiogenen Schock** kommt es infolge eines akuten Verlustes an Pumpkraft des Herzens (z. B. Myokardinfarkt).

Der **obstruktive Schock** führt durch eine kardiale Leistungsbehinderung (z. B. Lungenarterienembolie) zu einer akuten Kreislaufinsuffizienz.

Der **distributive Schock** lässt sich unterteilen in:

- Anaphylaktischer Schock
- Septischer Schock
- Neurogener Schock

Ein **anaphylaktischer Schock** ist eine schwere, lebensbedrohliche, generalisierte oder systemische Hypersensitivitätsreaktion auf ein Allergen, die potenziell lebensbedrohlich ist und alle Organsysteme betreffen kann.

Beim **septischen Schock** führen Erreger im Blut zu einer Verteilungsstörung des zirkulierenden Blutvolumens.

Der **neurogene Schock** entsteht durch ein **Ungleichgewicht zwischen der sympathischen und der parasympathischen Regulation** mit Vasodilatation.

WIEDERHOLUNGSFRAGEN

1. Benennen Sie die 3 Wandschichten von innen nach außen, die Arterien auskleiden. (→ Kap. 13.1.2)
2. Nennen Sie die 4 Stadien der Arteriosklerose nach DGA. (→ Kap. 13.1.3)
3. Wie wird das thorakale Aortenaneurysma nach Stanford und DeBakey unterteilt? (→ Kap. 13.1.4)
4. Wie hoch ist der effektive Filtrationsdruck am arteriellen Kapillarschenkel? (→ Kap. 13.1.6)
5. Wie viel Prozent des gesamten Blutvolumens befindet sich in Venen und Venolen? (→ Kap. 13.1.7)
6. Bei welchem Krankheitsbild spielt die Virchow-Trias eine wichtige Rolle? (→ Kap. 13.1.7)
7. Welche Kriterien werden bei der Pulskontrolle bestimmt? (→ Kap. 13.2.1)
8. Welcher Rückschluss auf den systolischen Blutdruck lässt sich bei einem tastbaren Radialispuls ziehen? (→ Kap. 13.2.1)
9. Welche typischen Symptome lassen sich bei der ABCDE-Vorgehensweise bei Patienten mit vasovagaler Synkope feststellen? (→ Kap. 13.2.3)
10. Nennen Sie mögliche Differenzialdiagnosen, die sich hinter einer Synkope verbergen können. (→ Kap. 13.2.3)
11. Beschreiben Sie die Abläufe der mittelfristigen Kreislaufregulation. (→ Kap. 13.3.4)
12. Erklären Sie die Vorteile der direkten gegenüber der indirekten Blutdruckmessung. (→ Kap. 13.3.4)
13. Ab welchen Blutdruckwerten wird nach WHO von einer Grad-3-Hypertonie gesprochen? (→ Kap. 13.4.1)
14. Nennen Sie 4 auslösende Ursachen eines obstruktiven Schocks. (→ Kap. 13.5.1)
15. Nennen Sie die 3 Kriterien, die für den letalen Verlauf im Stadium III des hypovolämischen Schocks von besonderer Bedeutung sind. (→ Kap. 13.5.2)
16. Erklären Sie den Ablauf einer IgE-vermittelten Reaktion bei Anaphylaxie. (→ Kap. 13.5.4)
17. Welchen Applikationsort empfehlen nationale und internationale Leitlinien für die intramuskuläre Gabe von Adrenalin? (→ Kap. 13.5.4)
18. Erklären Sie, welche pathophysiologischen Veränderungen im septischen Schock zur Bildung von arteriovenösen Shunts führen. (→ Kap. 13.5.5)
19. Welche Vitalparameter werden bei Verdacht auf Sepsis oder septischen Schock durch den NEWS2-Score beurteilt? (→ Kap. 13.5.5)
20. Erklären Sie die pathophysiologischen Veränderungen, die durch die Sympathikolyse im neurogenen Schock entstehen. (→ Kap. 13.5.6)

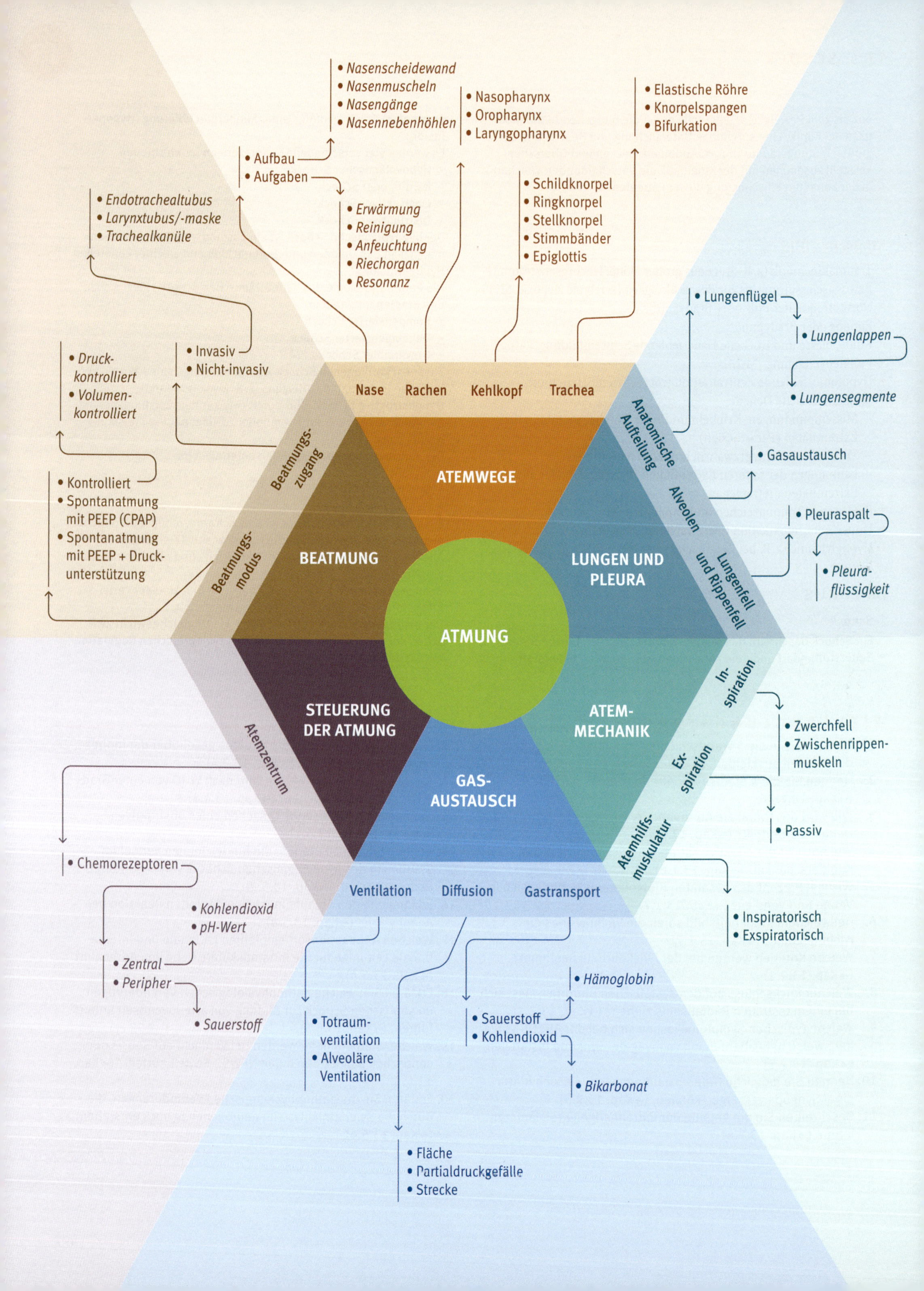

ATMUNG
ATEMWEGE
Nase
Rachen
Kehlkopf
Trachea
Aufbau
Aufgaben
Nasenscheidewand
Nasenmuscheln
Nasengänge
Nasennebenhöhlen
Erwärmung
Reinigung
Anfeuchtung
Riechorgan
Resonanz
Nasopharynx
Oropharynx
Laryngopharynx
Schildknorpel
Ringknorpel
Stellknorpel
Stimmbänder
Epiglottis
Elastische Röhre
Knorpelspangen
Bifurkation
LUNGEN UND PLEURA
Anatomische Aufteilung
Lungenflügel
Lungenlappen
Lungensegmente
Alveolen
Gasaustausch
Lungenfell und Rippenfell
Pleuraspalt
Pleuraflüssigkeit
ATEMMECHANIK
Inspiration
Zwerchfell
Zwischenrippenmuskeln
Exspiration
Passiv
Atemhilfsmuskulatur
Inspiratorisch
Exspiratorisch
GASAUSTAUSCH
Ventilation
Diffusion
Gastransport
Totraumventilation
Alveoläre Ventilation
Fläche
Partialdruckgefälle
Strecke
Sauerstoff
Kohlendioxid
Hämoglobin
Bikarbonat
STEUERUNG DER ATMUNG
Atemzentrum
Chemorezeptoren
Zentral
Peripher
Kohlendioxid
pH-Wert
Sauerstoff
BEATMUNG
Beatmungszugang
Invasiv
Nicht-invasiv
Endotrachealtubus
Larynxtubus/-maske
Trachealkanüle
Beatmungsmodus
Kontrolliert
Spontanatmung mit PEEP (CPAP)
Spontanatmung mit PEEP + Druckunterstützung
Druckkontrolliert
Volumenkontrolliert

14

ATMUNGSSYSTEM

Thomas Semmel

INHALTSÜBERSICHT

Das luftleitende System – obere und untere Atemwege
- Zu den oberen Atemwegen gehören Nase, Nasennebenhöhlen sowie der Mund-Rachenraum. Kehlkopf, Luftröhre, Bronchien und Bronchiolen zählen zu den unteren Atemwegen.
- Zum luftleitenden System gehören neben dem Nasen- und Mund-Rachen-Raum die Trachea, die Bronchien und Bronchiolen. Es endet mit den Bronchioli respiratorii.

Das gasaustauschende System
- Die Alveolen gehören dem gasaustauschenden System an.
- Das Surfactant verhindert ein Zusammenfallen oder Platzen der Alveolen.
- Unter dem Begriff einer chronisch-obstruktiven Lungenerkrankung werden drei Krankheitsbilder zusammengefasst. Dies sind die chronische Bronchitis, das Lungenemphysem und die Obstruktion der kleinen Atemwege.

Lungen
- Die Lunge besteht aus zwei Lungenflügeln. Der rechte Lungenflügel besteht aus drei, der linke aus zwei Lungenlappen.
- Während die Gefäße des Lungenkreislaufs dem Gasaustausch dienen, wird das Lungengewebe selbst aus Ästen des Körperkreislaufs versorgt.
- Den teilweisen oder vollständigen Verschluss der arteriellen Lungenstrombahn bezeichnet man als Lungenembolie.

Pleura
- Die Pleura visceralis grenzt, nur durch einen flüssigkeitsgefüllten Spalt getrennt, an die Pleura parietalis, welche die Brustwand, das Zwerchfell und das Mediastinum auskleidet.
- Als Pneumothorax bezeichnet man eine Luftansammlung zwischen Pleura parietalis und Pleura visceralis.

Atemmechanik
- Damit die Lungenbläschen ständig mit frischer, sauerstoffreicher Atemluft belüftet werden, muss sich der Brustkorb bei Erwachsenen im Durchschnitt ca. 15-mal pro Minute ausdehnen.
- Die Lunge ist elastisch und selbst nicht aktiv beweglich; sie folgt bei den Atembewegungen der Erweiterung und Verengung des Brustkorbs. Das Zwerchfell ist hierbei der zentrale Atemmuskel.
- Während die Inspiration ein aktiver Vorgang ist, erfolgt die Exspiration überwiegend passiv.

Gasaustausch
- Der Gasaustausch findet in den Alveolen statt. Unter Oxygenierung wird die Aufnahme von Sauerstoff in das Blut verstanden.
- Der Gasaustausch findet mittels Ventilation, Diffusion und Perfusion statt.
- Bei einer Hypoxie werden die Zellen aufgrund eines zu niedrigen Sauerstoffgehalts im Blut mit zu wenig Sauerstoff versorgt.

Steuerung der Atmung
- Die mechanisch-reflektorische Atemkontrolle erfolgt durch mehrere mechanische Einflüsse.
- Der wichtigste Parameter bei der chemischen Atemkontrolle ist der Kohlendioxidpartialdruck.

Invasive und nichtinvasive Beatmung
- Die Beatmung eines Patienten kann generell in eine invasive und eine nichtinvasive Beatmung unterschieden werden.
- Ziel einer Beatmung ist es, einen adäquaten pulmonalen Gasaustausch aufrechtzuerhalten oder wiederherzustellen.

Mithilfe des respiratorischen Systems (**Atmungssystem,** → Abb. 14.1) ist der Körper in der Lage zu atmen, das heißt Gase mit der Umgebung auszutauschen. Dieser Gasaustausch zwischen Blut und Umgebung wird auch **äußere Atmung** genannt. Der Lunge als Organ der äußeren Atmung kommt dabei die Funktion zu, den für alle Lebensvorgänge unabdingbaren Sauerstoff aus der Atemluft aufzunehmen und Kohlendioxid als wichtiges Endprodukt des Körperstoffwechsels abzutransportieren. Durch die Abatmung des Kohlendioxids nimmt die Lunge auch an der Aufrechterhaltung des Säure-Basen-Haushalts teil.

Im Gegensatz hierzu wird als **innere Atmung** die in der Zelle ablaufende Herstellung von ATP durch die „Verbrennung“ von Nährstoffen (→ Kap. 2.6.2) bezeichnet, wozu der mit der äußeren Atmung bereitgestellte Sauerstoff benutzt wird.

Das Atmungssystem wird in die **oberen und unteren Atemwege** unterteilt. Die Lungen sind Teil der unteren Atemwege, denen die Organe der oberen Atemwege vorgeschaltet sind:
- Zu den **oberen Atemwegen** gehören Nase, Nasennebenhöhlen sowie der Mund-Rachenraum.
- Zu den **unteren Atemwegen** zählen Kehlkopf, Luftröhre, Bronchien sowie die Lunge selbst.

14.1 Nase

14.1.1 Aufbau der Nase

Zu den sichtbaren äußeren Teilen der Nase gehören die **Nasenlöcher,** die **Nasenflügel,** die **Nasenspitze,** der **Nasenrücken** und die **Nasenwurzel.** Die äußere Form der Nase wird dabei vor allem von mehreren kleinen Nasenknorpeln geprägt. Die dadurch gebildete Nasenform ist ein charakteristisches Merkmal eines jeden Menschen.

Neben diesem äußerlich sichtbaren, gibt es noch den wesentlich größeren inneren Anteil der Nase, die **Nasenhöhle** (→ Abb. 14.2). Sie liegt als horizontal gestellter Kanal über dem harten Gaumen. Ihre vom Oberkieferknochen gebildeten Seitenwände neigen sich zur Mitte und vereinigen sich unter der Schädelbasis mit der Siebbeinplatte zum Nasenhöhlendach. So wird die Nasenhöhle zu einem annähernd dreieckigen Hohlraum, der durch die **Nasenscheidewand** in eine rechte und linke Hälfte aufgeteilt wird. Der hintere Ausgang der Nasenhöhle wird von den **Choanen** gebildet – dies sind die in den Rachenraum führenden hinteren Nasenöffnungen. Am vorderen Naseneingang verhindern mehr oder weniger lange, starre Haare das Eindringen größerer Fremdkörper.

Die Oberfläche der Seitenwände der Nasenhöhle wird durch die **untere, mittlere** und **obere Nasenmuschel** (Conchae nasales) vergrößert. Durch diese drei in die Nasenhöhle reichenden „Stege“ entstehen links und rechts je ein **unterer, mittlerer** und **oberer Nasengang** (→ Abb. 14.2).

14.1.2 Funktionen der Nase

MERKE

Funktionen der Nasenhöhle

Die Nasenhöhle hat im Wesentlichen drei Funktionen:
- Erwärmung, Vorreinigung und Anfeuchtung der Atemluft
- Beherbergung des Riechorgans (→ Kap. 9.4)
- Resonanzraum für die Stimme

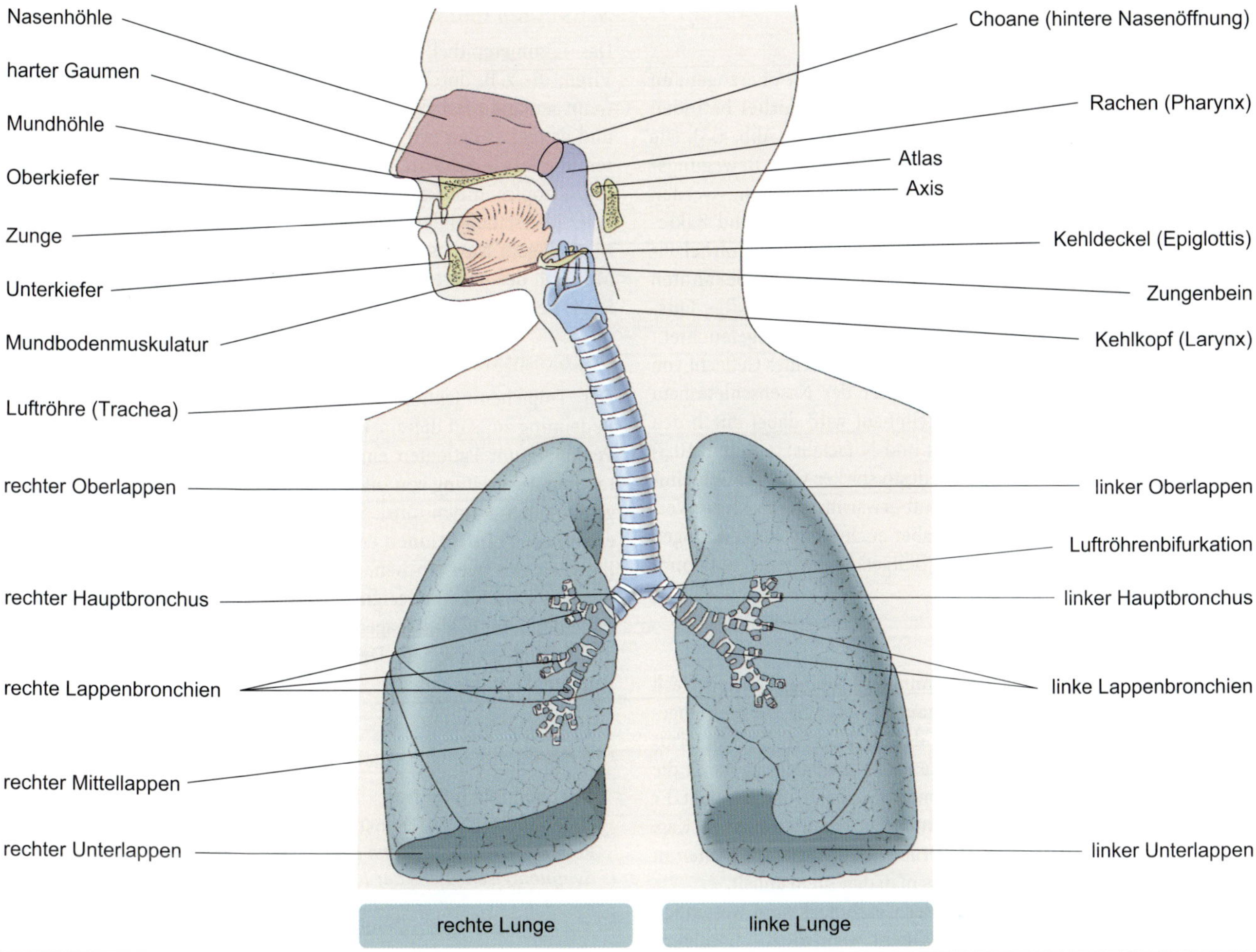

Abb. 14.1 Das Atmungssystem in der Übersicht [L190]

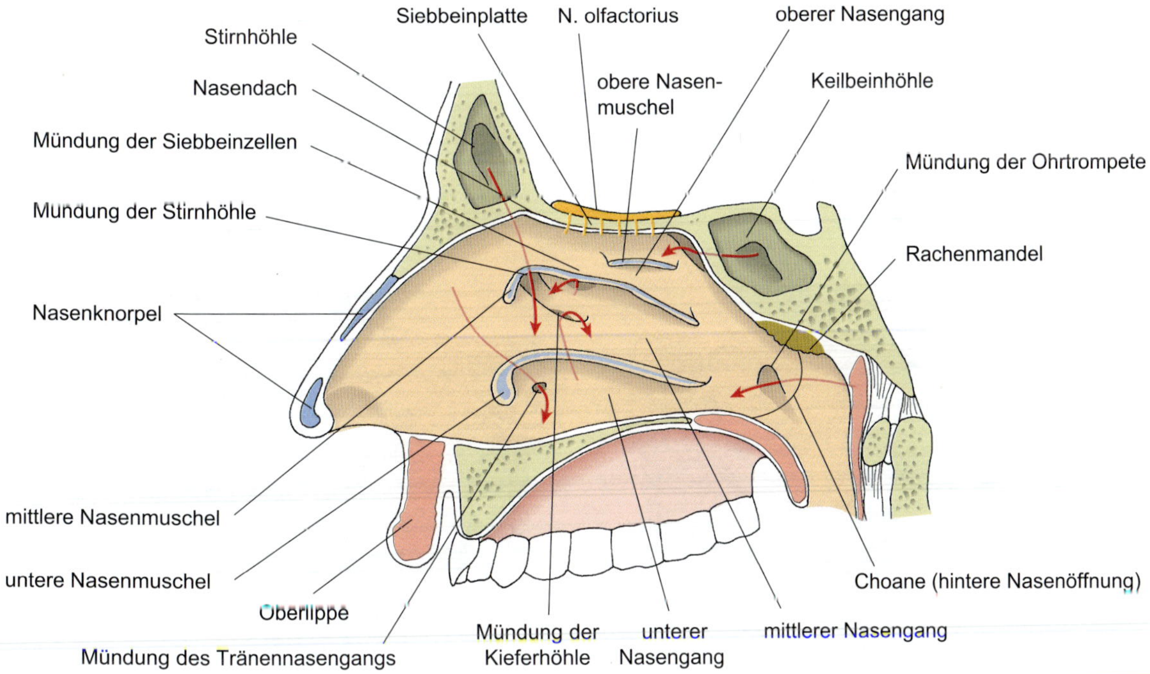

Abb. 14.2 Schnitt durch die Nasenhöhle. Die Nasenhöhle ist über Gangsysteme mit verschiedenen Knochenhohlräumen verbunden. Regionen der Nasenhöhle → Abb. 14.4 [L190]

Erwärmung, Vorreinigung und Anfeuchtung der Atemluft

Die Wand der Nasenhöhle ist von einer Schleimhaut überzogen, an deren Oberfläche sich ein mehrreihiges **Flimmerepithel** befindet; auf diesem Flimmerepithel sitzen Flimmerhärchen (→ Abb. 4.3). Die Flimmerhärchen bewegen sich rhythmisch, wobei ihre Bewegungsrichtung zum Rachen hinführt. Im Rachen angekommen, werden die auf den Schleimhäuten abgefangenen Staubteilchen und Bakterien verschluckt. Becherzellen, die zwischen den Flimmerepithelzellen eingelagert sind (→ Abb. 4.4), produzieren den jedem bekannten Schleim. Durch die Arbeit der Flimmerhärchen und ständige Flüssigkeitsausscheidung wird die Atemluft gereinigt und angefeuchtet.

Die Vorwärmung der Atemluft erfolgt durch ein dichtes Geflecht von mikroskopisch feinen Blutgefäßen, das unter der Nasenschleimhaut liegt. Die Durchblutung der Nasenschleimhaut wird dabei durch den V. und VII. Hirnnerven (N. trigeminus und N. facialis, → Kap. 8.10.5) gesteuert: Je kälter die Einatemluft ist, desto stärker wird die Schleimhaut durchblutet und damit die Atemluft erwärmt. Durch kleine Verletzungen (etwa durch Nasenbohren), aber auch durch Entzündungen und Infektionen, können einige dieser Blutgefäße platzen – es kommt zum **Nasenbluten.**

Riechfunktion

Unter dem von der Siebbeinplatte (Lamina cribrosa) gebildeten Dach der Nasenhöhle liegt die **Riechschleimhaut** (→ Abb. 9.5). Die dort eingestreuten Riechzellen sind die Zellkörper des Riechnerven (N. olfactorius = I. Hirnnerv), der mit vielen feinen Fasern (Fila olfactoria) durch die Lamina cribrosa des Siebbeins in die vordere Schädelgrube aufsteigt. Er meldet Geruchsänderungen der Einatemluft an das Riechhirn (→ Kap. 8.10.2). Auf diese Weise kann übler Geruch vor schädlichen Stoffen in der Atemluft warnen und bewirken, dass man den Atem anhält.

Durch den Geruchssinn wird auch der Geschmackssinn wesentlich beeinflusst. So schmeckt man fast nichts mehr, wenn die Riechschleimhaut durch einen Schnupfen verlegt ist. Auch wird durch den Duft von leckeren Speisen die Speichel- und Magensaftsekretion in Gang gesetzt – oder durch schlechten Geruch vor dem Genuss verdorbener Speisen gewarnt (→ Kap. 9.4.1).

Schnupfen und Grippe

Das Flimmerepithel kommt laufend in Kontakt mit Bakterien und Viren, die z. B. durch die Streuwirkung in die Einatemluft gelangen, wenn jemand niest. Werden solche infektiösen Tröpfchen eingeatmet und gelingt es den evtl. darin enthaltenen Schnupfen- oder Grippeviren, die lokale Schleimhautabwehr zu durchbrechen, so entsteht eine sog. „Tröpfcheninfektion". Im Rahmen dieser Infektion kommt es zu einer überschießenden Produktion von zunächst wässrigem und dann zähflüssigem Nasenschleim. Dies macht sich als **Schnupfen** oder, bei Mitbefall des unteren Respirationstrakts als sog. **Virusgrippe** (→ Kap. 5.9.4) bemerkbar.

Nosokomiale Infektion

Der Tröpfcheninfektion kommt auch im Krankenhaus eine große Bedeutung zu: Auf diesem Weg kann von Patient zu Patient oder vom Personal zum Patienten eine Infektionskette entstehen, die zu einer raschen Ausbreitung von Infektionen der oberen und unteren Atemwege auf den Stationen führt. Solche **nosokomialen** (= im Krankenhaus erworbenen) **Infektionen** erzwingen im Durchschnitt eine zusätzliche Liegezeit von zwei Wochen, da sie meist geschwächte Patienten treffen (auch → Kap. 5.7.3). Geeignete Vorbeugemaßnahme zum Schutz der Patienten ist z. B. das Tragen eines Mund-Nasen-Schutzes bei Husten und Schnupfen sowie die Desinfektion der Hände vor und nach jedem Patientenkontakt.

MERKE

Nosokomiale Infektion

Nach dem Robert Koch-Institut (RKI) wird eine Infektion als **nosokomial** bezeichnet, *„wenn der Infektionstag (= Tag mit dem ersten Symptom) frühestens der Tag 3 des Krankenhausaufenthaltes ist. Dabei gilt der Aufnahmetag in das Krankenhaus als Tag 1 und der Tag mit dem ersten (spezifischen oder unspezifischen) Infektionszeichen als Infektionstag. Infektionen, bei denen die ersten Infektionszeichen bereits vor Aufnahme in das Krankenhaus oder an Tag 1 oder Tag 2 des Krankenhausaufenthaltes vorhanden sind, werden nicht als nosokomiale, sondern als mitgebrachte Infek-*

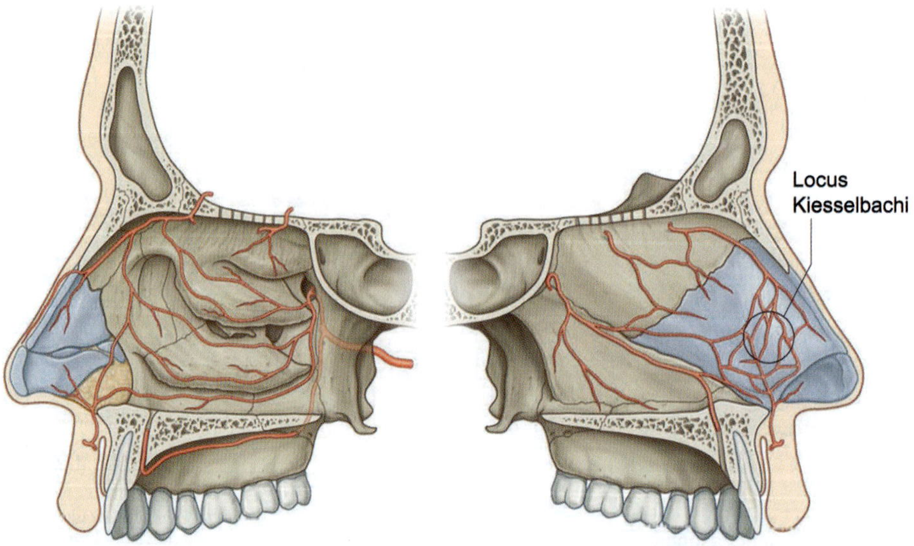

Abb. 14.3 Lage des Locus Kiesselbachi [R309]

tionen klassifiziert." Detaillierte Informationen hierzu finden sich unter http://www.rki.de/kiss-definitionen.

Epistaxis – Nasenbluten

Nasenbluten kommt laut der vorhandenen Literatur häufig vor; ungefähr 60 % der Gesamtbevölkerung haben mindestens einmal im Leben an Epistaxis gelitten. Das Nasenbluten tritt bei Kindern häufiger auf als bei Erwachsenen. Generell werden die **anteriore** und die **posteriore Epistaxis** unterschieden. Bei Blutungen in den vorderen Abschnitten sind diese meistens am Locus Kiesselbachi (→ Abb. 14.3) lokalisiert. Die Blutungsquelle bei posteriorer Epistaxis liegt entweder an der hinteren, seitlichen Nasenwand oder im Siebbeinbereich. Posteriore Blutungen werden häufig als diffus beschrieben, die Blutungsquelle ist oft nicht klar zu erkennen. Die **Ursachen** für ein Nasenbluten sind vielfältig. Sowohl die trockene Raumluft in der Heizperiode, ein banaler Schnupfen als auch eine Verkrümmung oder Perforation der Nasenscheidewand und vieles mehr können zu einer Epistaxis führen. Die Ursachen lassen sich in lokal und systemisch unterscheiden (→ Tab. 14.1).

Lokale Ursache	Systemische Ursache
Anatomische Besonderheiten	Koagulopathien
Entzündungen	
Pseudoepistaxis	Gefäß- und Kreislauferkrankungen
Pulmonale Hämoptysen	
Ösophagusvarizenblutung	
Trauma	Neoplasien
Tumorblutungen	

Tab. 14.1 Lokale und systemische Ursachen der Epistaxis

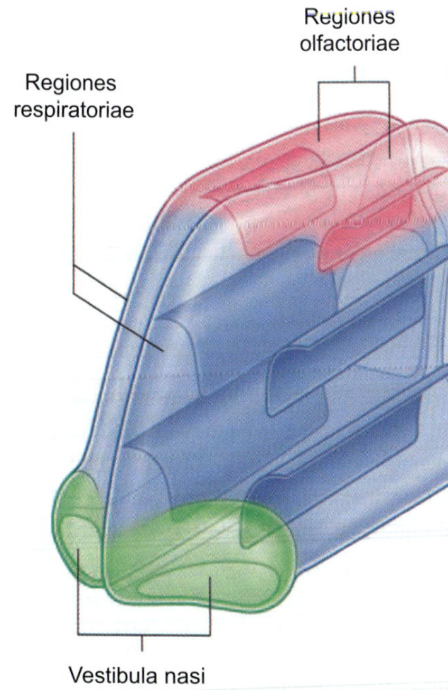

Abb. 14.4 Regionen der Nasenhöhlen [R309]

PRAXISTIPP

Tranexamsäure (TXA) intranasal bei Epistaxis

Neben den Standardmaßnahmen wie der Lagerung mit vornübergebeugtem Kopf, der Kompression der Nasenflügel sowie der Platzierung einer Eiskrawatte oder eines Kühlpacks im Nacken des Patienten, ist bei persistierendem oder starkem Nasenbluten die intranasale Applikation von 0,5 g Tranexamsäure (TXA) pro Nasenloch eine weitere, sehr effektive Option zur Kontrolle der Epistaxis.

PRAXISTIPP

Intranasale Applikation

Seit vielen Jahren werden Medikamente im Rettungsdiensteinsatz intranasal appliziert, z. B. zur Durchbrechung eines epileptischen Anfalls oder zur Analgesie. Um zu verstehen, wie intranasal verabreichte Medikamente schnell wirksam werden können, ist ein genauer Blick auf die Nasenhöhle und ihre Schleimhaut notwendig.

Die Schleimhaut in der Nasenhöhle lässt sich in drei Bereiche (→ Abb. 14.4) unterteilen. Der untere Bereich, die **Regio cutanea,** umfasst im Wesentlichen den Nasenvorhof (Vestibulum nasi). Der mittlere Bereich wird als **Regio respiratoria** bezeichnet und stellt den größten Teil der Nasenhöhle dar. In diesem Bereich finden Befeuchtung, Erwärmung und Filterung der Atemluft statt. Der obere und für die intranasale Applikation wichtige Bereich wird als **Regio olfactoria** bezeichnet. Hier ist der Geruchssinn hauptsächlich lokalisiert.

Um Medikamente wirksam intranasal zu applizieren, müssen die Medikamente in den Bereich der Regio olfactoria eingebracht werden. Medikamente, die in den unteren und mittleren Bereich der Nasenschleimhaut eingebracht werden, werden aufgrund der hohen Kapillardichte in diesem Bereich schnell in die systemische Zirkulation aufgenommen. Da anfallssuppressiv und auch analgetisch wirkende Substanzen an entsprechenden zerebralen Rezeptoren eine Wirkung verursachen, ist es aber notwendig, dass sie ohne Umweg dorthin gelangen. Dies gelingt, wenn sie in die Regio olfactoria appliziert werden. Dort existiert ein direkter Übergang in die zerebrospinale Flüssigkeit und das Gehirn.

Für die Verabreichung ist eine durchschnittliche Teilchengröße der Medikamente von ungefähr 50 µm erforderlich. Spezielle Hilfsmittel zur feinen **Zerstäubung** von Medikamenten erzeugen diese kleinen Teilchen. Größere Teilchen werden häufig nur in den unteren und mittleren Bereich der Nasenschleimhaut aufgebracht und der systemischen Zirkulation zugeführt. Zu kleine Teilchen werden mit dem Luftstrom in die tieferen Atemwege bis zur Lunge transportiert. Dies kann zu einem verzögerten Wirkungseintritt der Medikamente führen.

Vor der intranasalen Applikation von Medikamenten muss die Nasenschleimhaut inspiziert werden. Eine starke Verschleimung, Blut, die Einnahme vasokonstriktorisch wirksamer Nasensprays, Drogenmissbrauch und Verletzungen der Nase können die intranasale Applikation unmöglich machen. Aufgrund der relativ kleinen Oberfläche der Schleimhaut im Bereich der Regio olfactoria (ca. 10 cm²) ist es sinnvoll, nie mehr als 1 ml Flüssigkeit pro Nasenloch zu verabreichen. Es ist daher wichtig, die höchstmögliche Wirkstoffkonzentration pro Milliliter zu verwenden.

14.1.3 Nasennebenhöhlen

In die Nasenhöhle münden die klinisch bedeutsamen paarig angeordneten Nasennebenhöhlen (→ Abb. 6.33); im Einzelnen sind dies:

- **Stirnhöhlen** (Sinus frontales)
- **Kieferhöhlen** (Sinus maxillares)
- **Siebbeinzellen** (Cellulae ethmoidales)
- **Keilbeinhöhlen** (Sinus sphenoidales)

Die Nasennebenhöhlen dienen der Gewichtsverminderung des knöchernen Schädels, ferner stellen sie einen Resonanzraum für die Stimme dar.

„Sekretfalle" – Sinusitis

Leider können die Nasennebenhöhlen bei Fortleitung eines Infekts aus der Nasenhöhle selbst in Mitleidenschaft gezogen und zur „Sekretfalle" werden: Die entzündete Schleimhaut schwillt an und das eitrige Sekret kann dadurch nicht mehr abfließen (Nasennebenhöhlenentzündung, **Sinusitis**). So kann sich z. B. Eiter wochen- und monatelang in den Nasennebenhöhlen sammeln und zu hartnäckigen Kopf- und Kieferschmerzen sowie zu Mattigkeit und Leistungsverlust führen. Mit breit wirksamen Antibiotika, abschwellenden Nasentropfen und Rotlicht wird versucht, die versteckte Entzündung zur Abheilung zu bringen; bisweilen wird allerdings eine operative Öffnung der Nasennebenhöhlen notwendig.

14.1.4 Tränennasengang

In den unteren Nasengang mündet der **Tränennasengang,** ein von Schleimhaut ausgekleidetes enges Röhrchen, über das die Tränenflüssigkeit aus dem inneren Augenwinkel in die Nasenhöhle abgeleitet wird (→ Abb. 14.2). Deshalb muss man sich beim Weinen, d. h. bei übermäßiger Sekretion von Tränenflüssigkeit, die Nase putzen.

IM FOKUS

Nase

Zum **äußeren Aufbau** der Nase gehören: **Nasenlöcher, Nasenflügel, Nasenspitze, Nasenrücken** und **Nasenwurzel.**

Die **Nasenhöhle** wird durch die **Nasenscheidewand** in eine rechte und linke Hälfte aufgeteilt.

Durch die drei paarig angelegten **Nasenmuscheln** entstehen links und rechts je ein **unterer, mittlerer** und **oberer Nasengang.**

Die Nase hat im Wesentlichen **drei Funktionen:**

- **Erwärmung, Vorreinigung** und **Anfeuchtung** der Atemluft
- Beherbergung des **Riechorgans**
- **Resonanzraum** für die Stimme

Es können folgende **Nasennebenhöhlen** unterschieden werden:

- **Stirnhöhlen** (Sinus frontales)
- **Kieferhöhlen** (Sinus maxillares)
- **Siebbeinzellen** (Cellulae ethmoidales)
- **Keilbeinhöhlen** (Sinus sphenoidales)

Tränenflüssigkeit wird über den **Tränennasengang** aus dem inneren Augenwinkel in die Nasenhöhle abgeleitet.

14.2 Rachen

Der **Rachen** (**Pharynx,** Schlund) ist ein 12–15 cm langer Muskelschlauch, der sich von der Schädelbasis bis zur Speiseröhre erstreckt (→ Abb. 14.5). Er liegt vor der Halswirbelsäule und hinter der Nasen- und Mundhöhle. Im Rachen kreuzen sich die (mit Nase und Mund beginnenden) Luft- und Speisewege und teilen sich am unteren Ende des Rachens wieder auf in

- die vorne gelegenen, weiterführenden Atemwege (Kehlkopf und Luftröhre) und
- die hinten gelegene, vor der Halswirbelsäule verlaufende Speiseröhre (Ösophagus).

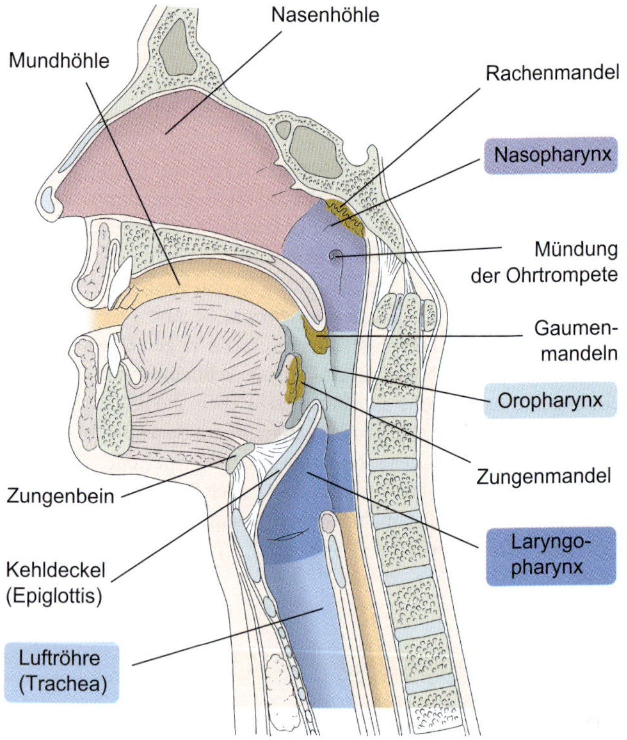

Abb. 14.5 Schnitt durch den Rachen. Man erkennt die drei Abschnitte: Nasopharynx, Oropharynx und Laryngopharynx. [L190]

Als Schaltstelle dieser „Kreuzung" zwischen Luft- und Speiseweg dient der **Kehldeckel** (**Epiglottis,** Kehlkopfdeckel). Er steht wie ein umgedrehter Schuhlöffel am Eingang des Kehlkopfs. Beim Einatmen und Ausatmen steht er gestreckt nach oben – die Atemluft kann von oben aus den hinteren Nasenöffnungen (Choanen) nach vorne unten in den Kehlkopf gelangen. Beim Schlucken aber muss sich der Kehlkopf verschließen: Der Kehldeckel legt sich mit dem Muskelspiel des Schluckakts (→ Kap. 15.11.3) wie ein schützendes Dach über den Kehlkopfeingang. Dadurch gelangt der Speisebrei, der von vorne (vom Mundraum her) in den Rachen eintritt, nach hinten und verlässt den Rachenraum durch die dorsal gelegene Speiseröhre. Beim **Verschlucken** gelangt durch einen gestörten Schluckvorgang Speise in den Kehlkopf und evtl. weiter in die Luftröhre.

14.2.1 Nasopharynx

Das obere Drittel des Rachenraums wird **Nasopharynx** (Nasenrachen) genannt. In ihn münden die Choanen und die sog. **Ohrtrompeten** (Eustachische-Röhre oder Tuba auditiva), zwei feine Verbindungskanäle zu den Paukenhöhlen des Mittelohrs. Durch diese Kanäle werden die Mittelohrräume belüftet und Druckunterschiede zwischen Mittelohrraum und Außenluft ausgeglichen (→ Kap. 9.6.3).

Im Nasopharynx liegt auch die **Rachenmandel** (Tonsilla pharyngea), die der Infektabwehr im Nasen-Rachen-Raum dient. Im Kindesalter kann die Rachenmandel bisweilen so stark wuchern (**adenoide Vegetationen** oder „Polypen"), dass sie die Nasenatmung behindert und zu chronischem Schnupfen,

Pharyngitis, Bronchitis und Verlegung der Tubenöffnungen mit chronischen Mittelohrentzündungen führt. Sie muss dann operativ in Allgemeinanästhesie entfernt werden.

14.2.2 Oropharynx

Der **Oropharynx** (Mundrachen) ist der mittlere Abschnitt des Rachenraums und hat eine weite Öffnung zum Mundraum. Er dient als gemeinsamer Passageabschnitt für Luft sowie für flüssige und feste Nahrung. In ihm liegen seitlich die beiden **Gaumenmandeln** (Tonsillae palatinae) oder Gaumentonsillen.

Diese „Mandeln" dienen als Teil des lymphatischen Systems – zu dem auch die Rachenmandel und die am Zungengrund gelegenen sog. Zungenbälge gehören – der Immunabwehr. Sie entzünden sich häufig, z. B. durch Racheninfektionen mit Streptokokken (→ Kap. 5.8.3). Vor allem Kinder leiden oft unter einer solchen **Angina,** wie dieser Infekt genannt wird. Die Entfernung der Gaumenmandeln bei chronisch wiederkehrender Angina war zumindest noch in den 1980er-Jahren der häufigste chirurgische Eingriff überhaupt; inzwischen wird die Indikation zur Tonsillektomie zurückhaltender gestellt.

MERKE

Pharynx und Immunabwehr

Der Pharynx spielt auch bei der Immunabwehr eine wichtige Rolle. Im gesamten Pharynx findet sich lymphathisches Gewebe, das so genannte MALT (Mucosa Associated Lympathic Tissue). Zusammen mit den in der Nachbarschaft befindlichen Tonsillen spricht man auch vom „Waldeyer-Rachenring".

14.2.3 Laryngopharynx

Der untere Abschnitt des Rachenraums heißt **Laryngopharynx** und reicht vom Zungenbein bis zur Speiseröhre bzw. zum Kehlkopf. Hier findet der eigentliche Schluckakt statt. Dieser Bereich wird auch als Hypopharynx oder Pars laryngea bezeichnet.

IM FOKUS

Rachen (Pharynx)

Der Pharynx wird in **drei Abschnitte** unterteilt:

- Nasopharynx
- Oropharynx
- Laryngopharynx

Im **Nasopharynx** finden sich die **Ohrtrompeten** und die **Rachenmandel.**

Der **Oropharynx** dient als **gemeinsamer Passageabschnitt** für Luft sowie für flüssige und feste Nahrung. Hier liegen auch die **Gaumenmandeln.**

Der **Laryngopharynx** reicht vom Zungenbein bis zur Speiseröhre bzw. zum Kehlkopf.

14.3 Kehlkopf

MERKE

Funktionen des Kehlkopfs

Der Kehlkopf (Larynx) hat **zwei Funktionen:**

- Zum einen verschließt er die unteren Atemwege und regelt so ihre Belüftung.
- Zum anderen ist er das Hauptorgan der Stimmbildung.

14.3.1 Aufbau des Kehlkopfs

Der Kehlkopf ist ein röhrenförmiges Knorpelgerüst, das sich insbesondere beim Mann durch den sog. **Adamsapfel** an der Vorderseite des Halses leicht tasten lässt. Der Kehlkopf erstreckt sich vom Zungengrund bis hin zur Luftröhre (→ Abb. 14.6). Obwohl dieser Abschnitt der Atemwege relativ kurz ist, ist er doch äußerst kompliziert gebaut; als wichtigste Struktur enthält er die **Stimmbänder** (→ Kap. 14.3.2). Seine Festigkeit erhält er durch neun Knorpelstücke, die durch Bänder sowie durch an Außen- und Innenseite verlaufende Muskeln verbunden sind.

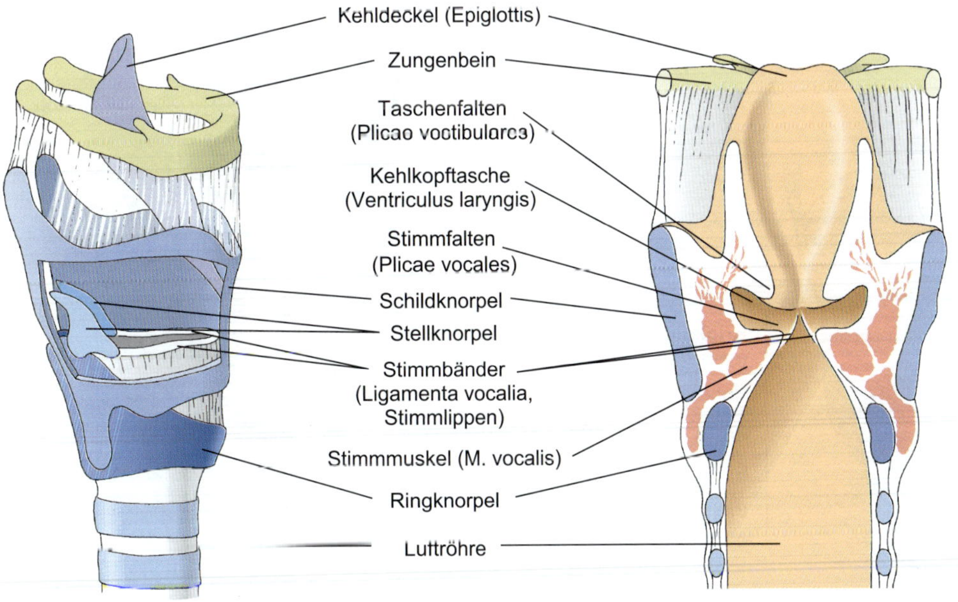

Abb. 14.6 Längsschnitt durch den Kehlkopf (Larynx). Links Ansicht von der Seite, rechts Ansicht von hinten. [L190]

Der größte Knorpel ist der **Schildknorpel** (Cartilago thyreoidea), dessen scharfkantiger Vorsprung den Adamsapfel markiert und dem Larynx seine dreieckige Form gibt.

Auf dem Oberrand des Schildknorpels sitzt der **Kehldeckel** (Epiglottis), der wie erwähnt beim Schluckakt eine große Rolle spielt. Auch der Kehldeckel ist ein Knorpel und stellt zusammen mit Schild- und Ringknorpel die größten Knorpel des Kehlkopfs dar.

Unter dem Schildknorpel folgt als Zwischenstück zur Luftröhre der siegelringförmige **Ringknorpel** (Cartilago cricoidea), dessen Verdickung (das „Siegel") nach hinten gerichtet ist. Schild- und Ringknorpel sind durch Gelenke miteinander verbunden. Das Siegel des Ringknorpels bildet außerdem die Basis für die kleinen **Stellknorpel** (Cartilagines arytaenoideae), die für die Stellung und Spannung der Stimmbänder verantwortlich sind.

Zwischen Schild- und Ringknorpel befindet sich die aus elastischem Bindegewebe gebildete **Krikoidmembran** (Lig. Cricothyroideum, klinisch auch als Lig. conicum bezeichnet).

! ACHTUNG!

Krikoidmembran und Atemwegssicherung

Die Krikoidmembran spielt bei der Sicherung eines schwierigen Atemwegs eine besondere Rolle, insbesondere bei der letzten Eskalationstufe der Atemwegssicherung, der Koniotomie.
In dieser Situation wird die Krikoidmembran entsprechend der angewendeten Koniotomietechnik eröffnet und ein spezieller Koniotomietubus (alternativ ein normaler, aber kleinerer Endotrachealtubus) eingeführt. Nicht immer ist es allerdings einfach, die Krikoidmembran zu lokalisieren und ihre geringen Abmessungen erschweren das Vorgehen zusätzlich. Beim Erwachsenen ist die Krikoidmembran im Mittel 10 mm hoch und knapp 10 mm breit (→ Abb. 14.7). Zum Vergleich: Bei einem Neugeborenen misst die Krikoidmembran gerade einmal ungefähr 3 x 3 mm.

Der gesamte Kehlkopf, mit Ausnahme des Kehldeckels und der Stimmbänder, ist von einer Schleimhaut ähnlich der Nasenschleimhaut bedeckt; diese trägt auch hier ein Flimmerepithel mit schleimbildenden Becherzellen. Kehldeckel und Stimmlippen sind zwar ebenfalls mit einer Schleimhaut bedeckt, diese unterscheidet sich allerdings von der Schleimhaut, die den restlichen Kehlkopf auskleidet (→ Kap. 14.3.2).

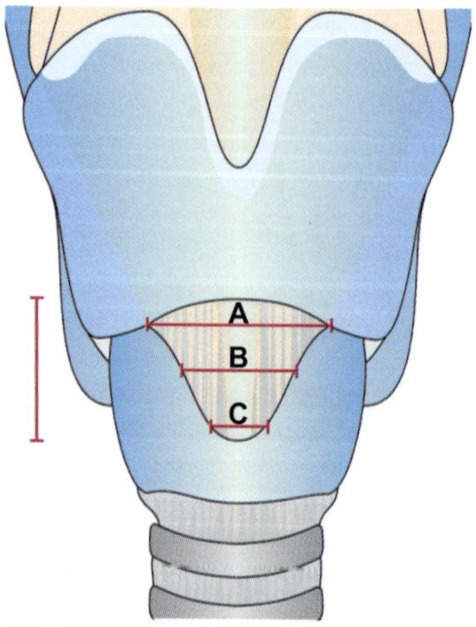

Kriokoid-membran	Durchschnitt (Frau + Mann)
Höhe	10,4 mm
Breite A	10,9 mm
Breite B	8,2 mm
Breite C	4,2 mm

Abb. 14.7 Abmessungen der Krikoidmembran [M844, L143]

Unter dem Epithel liegt zudem ein ausgedehntes Blutgefäßnetz. Dadurch wird die Atemluft im Kehlkopfbereich weiter befeuchtet, von feinsten Staubteilchen befreit und angewärmt.

Der Kehlkopf lässt sich in **drei Etagen** (→ Abb. 14.8) unterteilen: Der supraglottische Raum stellt die obere Ebene, der transglottische Raum die mittlere und der subglottische Raum die untere Ebene dar.

Larynxödem

Ein **Larynxödem** entsteht durch Flüssigkeitseinlagerung in die Schleimhaut des Kehlkopfs. Als Ursachen für die Entstehung eines Larynxödems gelten z. B. allergische Reaktionen, entzündliche Prozesse oder Traumata. Das angioneurotische **Quincke-Ödem** stellt eine Sonderform dar. Es tritt anfallsartig nach einer leichten Reizung der Schleimhaut durch Freisetzung von Histamin bei C_1-Esterasemangel des Komplementsystems auf. Auch bei einem **Pseudokrupp-Anfall** kommt es zu einem Anschwellen der Schleimhaut, häufig im Bereich der Subglottis. Das Larynxödem führt zu einer Verengung des Atemwegs mit Behinderung des Gastransports. Durch diese Verengung entsteht ein pfeifendes Geräusch bei der Einatmung, der sog. inspiratorische Stridor.

Neben einer adäquaten Beurteilung und Behandlung des Patienten gemäß dem ABCDE-Schema kann bei allergischen Reaktionen oder entzündlichen Prozessen die inhalative Gabe von vasokonstriktorischen Substanzen, z. B. Adrenalin, ein weiteres Anschwellen und somit eine lebensbedrohliche Atemwegsverlegung verhindern helfen. Kann ein weiteres Anschwellen der Schleimhaut nicht verhindert werden, so muss der Atemweg durch die endotracheale Intubation definitiv gesichert werden. Supraglottische Atemwegshilfen können in Situationen, in denen eine definitive Sicherung des Atemwegs nicht möglich ist, normalerweise gut zur Überbrückung eingesetzt werden. Speziell in Situationen, bei denen die Atemwegsobstruktion subglottisch gelegen ist, stoßen die supraglottischen Atemweghilfsmittel jedoch an ihre Grenzen. Als letzter Ausweg bleibt die Notkoniotomie.

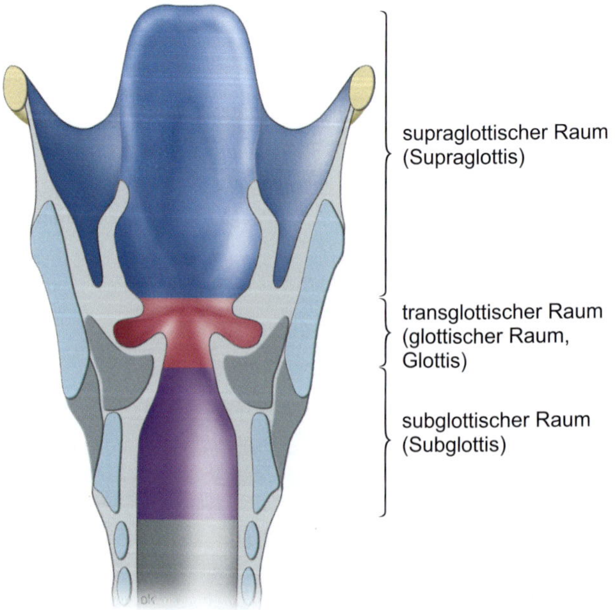

Abb. 14.8 Etagen des Kehlkopfs [S700-L238]

Laryngospasmus

Als **Laryngospasmus** (auch Stimmritzenkrampf) bezeichnet man einen inkompletten oder auch kompletten Verschluss der Stimmritze. Es handelt sich hierbei um einen vagal vermittelten Schutzreflex, der das Eindringen von Fremdkörpern in die Trachea vermeiden soll. Ausgelöst werden kann ein Laryngospasmus aber auch durch Schmerzen, Reizungen der Stimmbänder durch Sekrete oder durch Manipulationen beim Atemwegsmanagement. Dies kann z. B. vorkommen beim Versuch einen Oropharyngealtubus (z. B. Guedel-Tubus) einzulegen, insbesondere bei unzureichender Reflexlosigkeit des Patienten. Ein Laryngospasmus kommt bei Kindern und Jugendlichen häufiger vor.

Epiglottitis und Laryngotracheobronchitis

Sowohl die **Epiglottitis** (Entzündung des Kehldeckels) als auch die **Laryngotracheobronchitis** (**Pseudokrupp,** Entzündung von Kehlkopf, Luftröhre und Bronchien) sind Infektionskrankheiten, die vorwiegend im Kindesalter vorkommen (→ Kap. 19.8.1).

14.3.2 Stimmbänder und Stimme

Die Schleimhaut des Larynx bildet zwei waagerecht gelegene Faltenpaare: Dies sind zum einen die **Stimmfalten** (Plicae vocales) und zum anderen die darüber gelegenen **Taschenfalten** (Plicae vestibulares, → Abb. 14.6). Die Letzteren werden auch als falsche Stimmbänder bezeichnet, da sie an der Stimmbildung nicht beteiligt sind. Die zwischen Taschenfalten und Stimmfalten gelegene Aussackung der Schleimhaut wird Ventriculus laryngis genannt.

Die beiden echten **Stimmbänder** (Ligamenta vocalia, Stimmlippen) liegen in der Mitte des Kehlkopfinneren (→ Abb. 14.6). Sie verlaufen als oberer freier Rand der Stimmfalten von der Innenfläche des Schildknorpels nach hinten zu den beiden Stellknorpeln. An den Stellknorpeln setzen mehrere kleine Muskeln an, welche die Stimmbänder indirekt über eine Drehung der Stellknorpel bewegen können. Die beiden Stimmbänder bilden zwischen sich die **Stimmritze,** die, abhängig von der Einstellung der Kehlkopfmuskeln, mehr oder weniger weit geöffnet ist (→ Abb. 14.9). Die Stimmbänder sind von einem widerstandsfähigen, unverhornten Plattenepithel überzogen, das bei der laryngoskopischen Betrachtung wegen der durchscheinenden Blutgefäße hellrosa und glänzend erscheint. Die meisten Kehlkopfmuskeln, welche die Stimmbänder bewegen, werden vom **N. laryngeus recurrens** innerviert, einem Ast des N. vagus. Zu hohe Cuffdrücke von Larynxmasken können zu Schädigungen des N. laryngeus recurrens führen. Diese reichen von einer postoperativen Heiserkeit bis hin zu Stimmbandlähmungen, die im schlimmsten Fall, nämlich einem kompletten Verschluss des Atemwegs, eine Tracheotomie notwendig machen können (→ Kap 14.12.2 Praxistipp „Cuffdruckmanagement“).

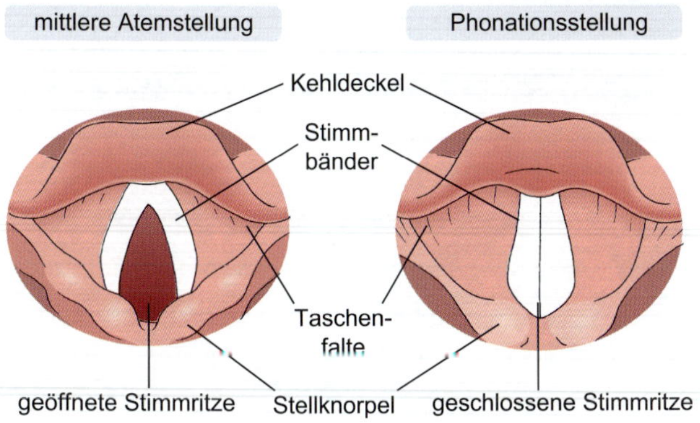

Abb. 14.9 Die Stimmritzen in mittlerer Atemstellung und Phonationsstellung. Letztere wird vor dem Sprechen eines Vokals eingenommen. [L190]

14.3.3 Hustenreflex

Gelangt ein Fremdkörper in den Kehlkopf oder in die tieferen Atemwege, so legen sich die Stimmbänder sofort unter starker Muskelanspannung aneinander. Anschließend kommt es zu einem reflektorisch ausgelösten **Hustenreiz,** wodurch der Fremdkörper mit einem kräftigen Ausatmungsstoß, der die Stimmritze aufsprengt, in den Mund zurückgeschleudert wird. Auch das Aushusten von Luftröhrensekret und das Räuspern beruhen auf diesem Reflexmechanismus.

MERKE

Aspirationsgefahr

Der Kehlkopf mit Kehldeckel sowie der Hustenreflex übernehmen beim Essen und Schlucken eine lebenswichtige Funktion: Sie schützen die Lunge vor dem Eindringen größerer Partikel. Bei folgenden Patienten sind diese Funktionen oft gestört, und sie sind durch **Aspiration** („Einatmen“ von Fremdkörpern in die Lunge) gefährdet:

- Frisch operierte Patienten, die Narkosemittel erhalten haben oder intubiert waren
- Patienten, die lange beatmet waren
- Patienten nach einem Schlaganfall
- Patienten mit schweren neurologischen Erkrankungen

Husten und Auswurf

Der **Hustenreflex** dient der Reinigung des Bronchialbaums. Wird durch Husten Sekret in die oberen Atemwege befördert, so spricht man von **produktivem Husten,** das Sekret wird oft als Auswurf (**Sputum,** nicht zu verwechseln mit Speichel!) ausgespuckt oder verschluckt.

Andererseits kann ein Husten den Menschen auch ohne nennenswerten Sekrettransport plagen; man spricht dann von einem **Reizhusten.** Ein solcher Husten tritt z. B. beim Bronchialkarzinom, in der Anfangsphase einer Bronchitis oder beim **Keuchhusten** (Pertussis), einer bakteriellen Infektion mit nächtlichen, quälenden Reizhustenanfällen, auf. Säuglinge sind vom Keuchhusten besonders betroffen, allerdings betreffen aktuell 60 % der Erkrankungsfälle Menschen ab einem Lebensalter von 18 Jahren. Als Grund hierfür werden unzureichende Auffrischungsimpfungen bei Jugendlichen und Erwachsenen genannt.

Bluthusten

Bei blutenden Lungentumoren oder bei einem Lungeninfarkt, aber auch bei entzündlichen Lungenerkrankungen – etwa bei der Tuberkulose – kann es zum Abhusten von Blut kommen (**Bluthusten** oder Hämoptyse). Das Blut stammt hierbei aus dem Rachen, den Bronchien oder den Lungen und darf nicht mit dem **Bluterbrechen** (Hämatemesis, → Kap. 15.12.7) verwechselt werden, bei dem das Blut aus dem Verdauungstrakt stammt.

IM FOKUS

Kehlkopf

Der Kehlkopf setzt sich u. a. aus **Schildknorpel, Ringknorpel** und **Stellknorpel** zusammen.
Durch den **Kehldeckel** werden die Atemwege beim Schluckakt abgedichtet.

Die beiden **Stimmbänder** liegen in der Mitte des Kehlkopfinneren und bilden zwischen sich die **Stimmritze.**
Der reflektorisch ausgelöste **Hustenreiz** führt zu einem kräftigen Ausatmungsstoß, der Fremdkörper und Sekrete aus den Luftwegen auswirft.

14.4 Trachea

Unterhalb des Ringknorpels beginnt die **Trachea** (→ Abb. 14.10). Bei einem Erwachsenen ist die Trachea ein durchschnittlich 10–12 cm langer, muskulöser Schlauch mit 16–20 C-förmigen (auch als hufeisenförmig bezeichneten) Knorpelspangen, deren Öffnung dorsal liegt. Eine flache Bindegewebsplatte verbindet die beiden Enden der Knorpelspangen. In das Bindegewebe ist ein Muskel eingelagert, der bei Bedarf die Weite der Trachea reguliert. Gleichzeitig stellt die bindegewebige Membran (Paries membranaceus) die Kontaktstelle zum Ösophagus dar. Bei Erwachsenen hat jede der Knorpelspangen eine Höhe von ca. 4 mm. Der Durchmesser der Trachea beträgt bei einem Erwachsenen ca. 15–20 mm.

Die 16–20 **Knorpelspangen** haben die Aufgabe, die Trachea auch bei einem Unterdruck, wie er durch den Einatmungsvorgang entsteht, offenzuhalten.

Zwischen den einzelnen Knorpelspangen liegt elastisches Bindegewebe, das der Trachea neben ihrer Querelastizität auch eine **Längselastizität** verleiht. Diese Beweglichkeit wird z. B. beim Schluckakt ausgenützt, bei dem die Trachea problemlos mit dem nach oben steigenden Kehlkopf in der Länge gedehnt werden kann. Die **Querelastizität** ist vor allen Dingen beim Hustenstoß wichtig, wo es zu einer ausgeprägten Längs- und Querverschiebung der Trachealwand kommt, sodass ein etwaiger Fremdkörper oder Trachealschleim mit dem durch den Hustenstoß beschleunigten Luftstrom fortgerissen werden kann.

Wie der übrige Atemtrakt ist auch die Trachea von einer Schleimhaut mit Flimmerepithel (sog. Kinozilien) und schleimbildenden Becherzellen überzogen (→ Abb. 14.11). Unter dem Epithel liegen im Bindegewebe eingebettet die schleimbildenden Trachealdrüsen, die ebenfalls zur Befeuchtung der Schleimhaut beitragen. Durch den Flimmerschlag werden kleine Teilchen (z. B. Staub) zurück nach oben in Rachen und Mund befördert.

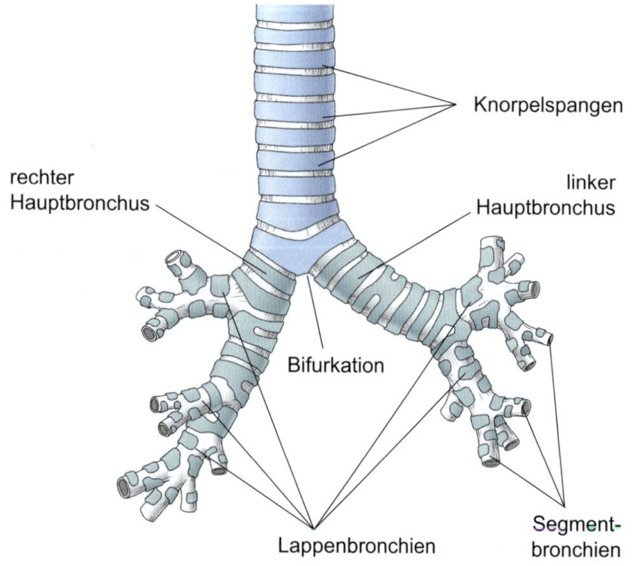

Abb. 14.10 Luftröhre und große Bronchien in der Übersicht [L190]

14.5 Bronchien

An ihrem unteren Ende, etwa in Höhe des 5. Brustwirbels, teilt sich die Luftröhre in die beiden **Hauptbronchien**. Diese Stelle ist bronchoskopisch (Bronchoskopie = endoskopische Untersuchung der Bronchien) besonders gut an der sog. **Carina** zu erkennen, einem keilartig hervorragenden Knorpelstück, das die Aufteilung der Luftröhre in die Hauptbronchien deutlich markiert. Diese Gabelung wird auch **Luftröhrenbifurkation** (Bifurcatio tracheae) genannt (→ Abb. 14.10).

Die Bronchienwand der Hauptbronchien ist ähnlich aufgebaut wie die Wand der Trachea – auch sie besteht aus Knorpelspangen und Schleimhaut mit Flimmerepithel.

Wie → Abb. 14.10 zeigt, ist der rechte Hauptbronchus meist etwas weiter und verläuft steiler abwärts als der linke Hauptbronchus, der sich in seiner Form an das darunter liegende Herz anpassen muss. Deshalb rutscht ein aspirierter Fremdkörper, aber auch ein zu tief eingeführter Endotrachealtubus, in aller Regel in den rechten Hauptbronchus. Von hier muss der aspirierte Fremdkörper bronchoskopisch (d. h. mithilfe eines speziellen Endoskops) wieder entfernt werden.

Nach wenigen Zentimetern teilt sich jeder der Hauptbronchien in kleinere Bronchien oder **Bronchien zweiter Generation** auf:

- Der rechte Hauptbronchus teilt sich in drei Hauptäste für die drei Lappen der rechten Lunge.
- Der linke Hauptbronchus teilt sich in zwei Hauptäste für die zwei Lappen der linken Lunge.

Diese fünf Hauptäste, die **Lappenbronchien,** teilen sich dann wie das Geäst eines Baumes weiter in **Segmentbronchien** auf, die sich wiederum in immer kleinere Äste verzweigen. Durch mehr als zwanzig Teilungsschritte entsteht so das weit verzweigte System des **Bronchialbaums** (→ Abb. 14.12).

Die Verzweigungen des Bronchialsystems werden auch als Teilungsgenerationen bezeichnet. Insgesamt existieren 23 dieser Generationen. Ab der 9. Generation spricht man von den „kleinen Atemwegen".

Je kleiner die Bronchien werden, desto einfacher und dünnwandiger wird ihr innerer Aufbau. Schon auf der Ebene der Lappenbronchien

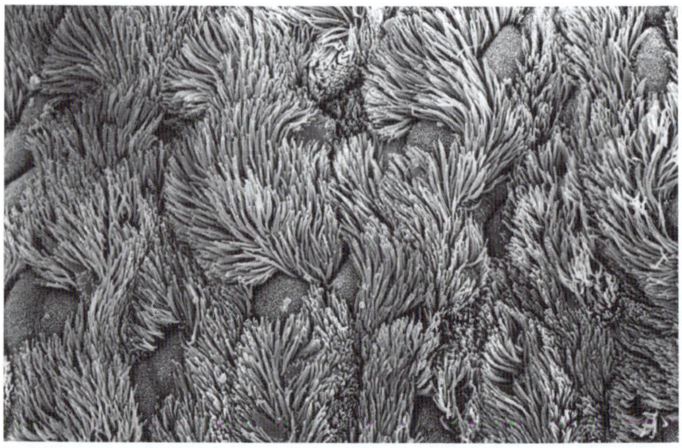

Abb. 14.11 Flimmerepithel der Luftröhre (Trachea) im Elektronenmikroskop [M375]

werden die großen Knorpelspangen durch kleine unregelmäßige Knorpelplättchen ersetzt. In den kleinsten Verzweigungen der Bronchien, den **Bronchiolen** mit einem Innendurchmesser von weniger als 1 mm, fehlen die Knorpeleinlagerungen völlig. Dafür sind die Bronchiolen reichlich mit **glatten Muskelfaserzügen** (→ Kap. 4.7.1) versehen, die den Zu- und Abstrom der Atemluft aktiv regulieren.

14.6 Alveolen

Die Bronchiolen verzweigen sich noch einmal in mikroskopisch feine Ästchen **(Bronchioli respiratorii);** diese gehen unmittelbar in das eigentlich atmende Lungengewebe, die Alveolargänge mit den Lungenbläschen **(Alveolen),** über. Mit den Bronchioli respiratorii beginnt also die Gasaustauschzone. Die Lungenbläschen liegen dabei traubenförmig und dicht gepackt um die **Alveolargänge** und Bronchioli respiratorii (→ Abb. 14.13).

In den Alveolen der Lunge sind Blut und Luft nur durch die sog. Blut-Luft-Schranke voneinander getrennt (→ Kap. 14.10): Durch eine dünne Schicht aus Alveolarepithel und Kapillarendothel (alveolokapilläre Membran) kann der Sauerstoff aus der Alveolarluft rasch in das Kapillarblut übertreten, während das Kohlendioxid den umgekehrten Weg nimmt.

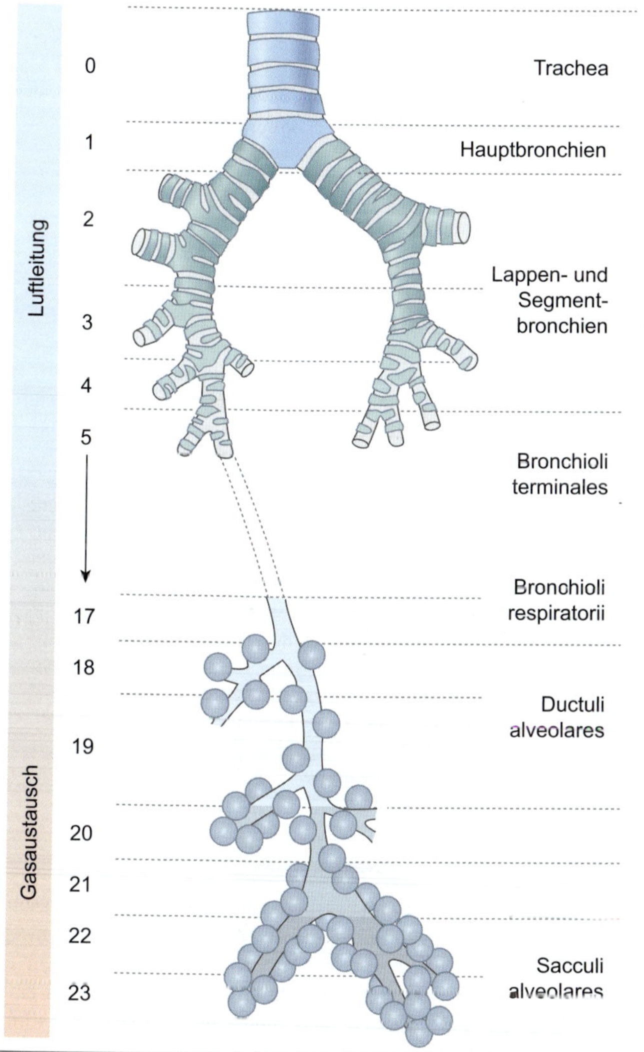

Abb. 14.12 Teilungsgenerationen des Bronchialbaums [L138]

MERKE

Doch so viele … ein paar beachtliche Fakten zu den Alveolen

Die gesunde Lunge beherbergt ca. 300 Millionen Alveolen. Abhängig von der Körpergröße beträgt die Gasaustauschfläche (das ist die gesamte innere Oberfläche der Alveolen) ca. 80–120 m². Die alveolokapilläre Membran hat im Mittel eine Dicke von 1 µm.

14.6.1 Reservealveolen

Bei körperlicher Ruhe ist ein erheblicher Teil der Lungenbläschen nicht belüftet. Durch einen Reflexmechanismus **(Euler-Liljestrand-Reflex)** werden diese in Reserve stehenden Alveolargruppen auch weniger durchblutet. Erst bei körperlicher Belastung oder bei hohem Fieber öffnen sich die Zugänge zu den Reservealveolen und die Gasaustauschkapazität der Lunge wird größer.

14.6.2 Chronisch-obstruktive Lungenerkrankung (COPD)

Unter dem Begriff der chronisch-obstruktiven Lungenerkrankung werden die drei Krankheitsbilder **chronische Bronchitis, Lungenemphysem** und **Obstruktion der kleinen Atemwege** (Small Airway Disease) zusammengefasst. Ursächlich für eine COPD (Chronic Obstructive Pulmonary Disease) ist die Einwirkung von verschiedenen Umweltfaktoren wie schädliche Gase oder Partikel. Das Tabakrauchen stellt hierbei den größten Risikofaktor dar.

Pathophysiologisch kommt es aufgrund einer Tonuserhöhung der Bronchialmuskulatur, einer Hypertrophie und -plasie der Schleimhaut, einem Schleimhautödem und einer Dyskrinie zu einer Zunahme des Atemwegswiderstandes (→ Abb. 14.14). Die kleinen Atemwege werden

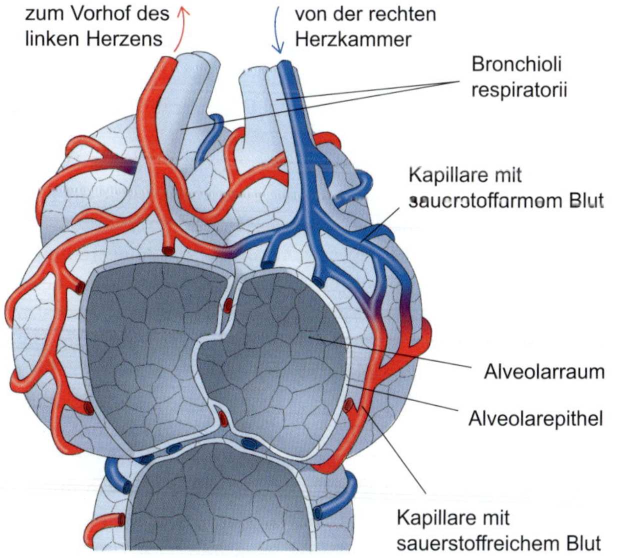

Abb. 14.13 Bau der Lungenbläschen (Alveolen). In der Abbildung sind die Kapillaren zur Veranschaulichung recht weit auseinanderliegend dargestellt. Tatsächlich sind die Kapillaren jedoch breiter und bilden ein so dichtes Netz, dass die Alveolen wie von „einer dünnen Blutschicht" umhüllt sind. Dies ist der Ort des Gasaustausches. [L190]

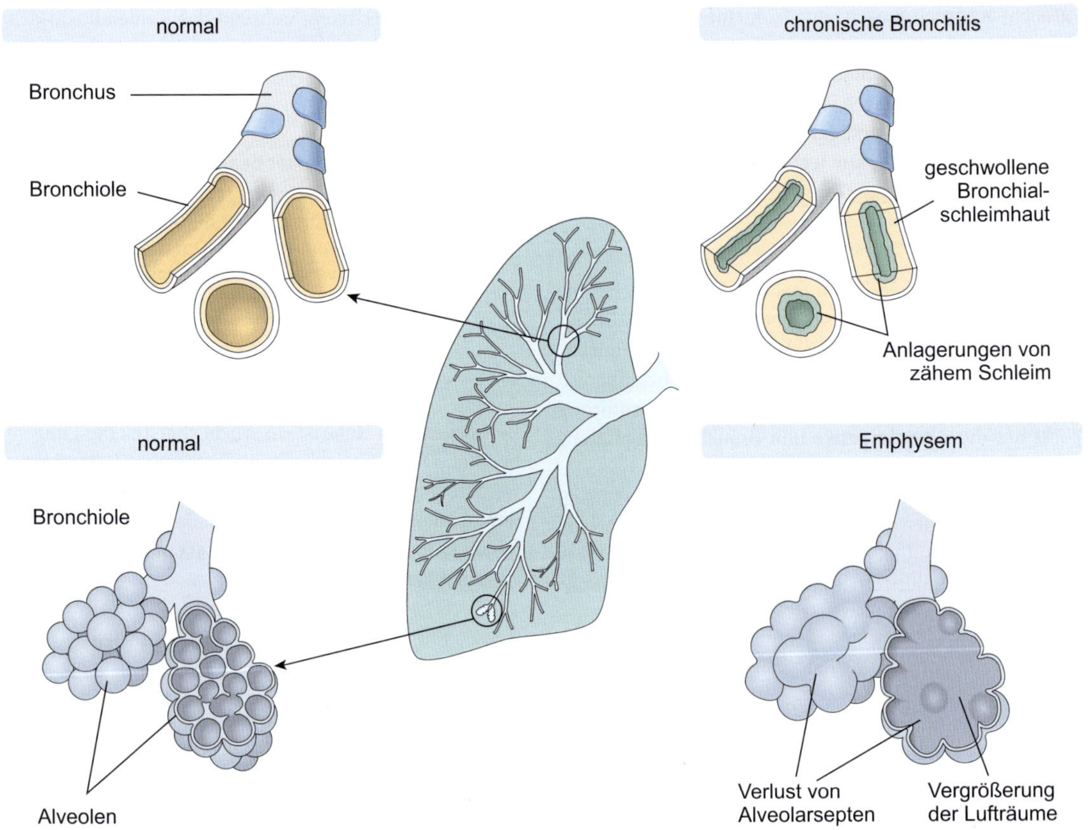

Abb. 14.14 Schematische Darstellung der Lungenveränderungen bei COPD [L190]

komprimiert bis hin zu einem endexspiratorischen Kollaps. Zusätzlich bildet sich ein sog. „intrinsischer PEEP" aus (→ Kap. 14.10.4). Die Folgen davon sind die Zunahme der funktionellen Residualkapazität, eine Kompression der Kapillaren, eine erhöhte Totraumventilation und eine Verminderung der pulmonalen Kapillaren.

Anhand des forcierten exspiratorischen Volumens (FEV_1, mittels Spirometrie ermittelt) wird die COPD in **vier Schweregrade** eingeteilt (GOLD-Stadien I–IV). Die Häufigkeit der Exazerbationen gilt als weiteres Maß für den Schweregrad einer COPD. Hier erfolgt eine Einteilung in vier Gruppen (A–D).

Nicht selten unterscheidet man die an einer COPD leidenden Patienten anhand des klinischen Bildes in sog. **Bronchitiker** und die **Emphysematiker**. Die Unterscheidungen werden anhand Konstitution, Psyche, Hautkolorit, Dyspnoe, Husten und Auswurf, der Atemgeräusche und einiger weiterer Kriterien getroffen. Durch die Veränderung des Lungengewebes weitet sich der Brustkorb auf und kann in der Ausatmung nicht mehr auf das Normalmaß zusammensinken. Durch den Umbau des Lungengewebes mit Untergang der Alveolen steigt der Totraum (→ Kap. 14.9.5) in der Lunge an, sodass die Lunge in schweren Fällen nicht mehr ausreichend belüftet (ventiliert) wird – es kommt zur chronischen Ateminsuffizienz mit Anstieg der CO_2-Konzentration im Blut.

Dieser Zustand hat ernste Folgen für das Herz: Da sich durch den Lungenumbau auch die Zahl der kleinen Lungengefäße reduziert und damit der Strömungswiderstand im Lungenkreislauf zunimmt, muss das rechte Herz gegen einen erhöhten Druck anpumpen. Dies führt zu einer Vergrößerung des rechten Ventrikels und durch Hypertrophie und Dilatation langfristig zu einer Insuffizienz (→ Kap. 14.7.2) des rechten Herzens, dem **Cor pulmonale**.

KRANKHEIT/SYMPTOM

Lungenemphysem

Unter einem Lungenemphysem versteht man eine unumkehrbare Erweiterung der unterhalb der Bronchioli terminalis liegenden Atemwege und Alveolarstrukturen mit einer Zerstörung der Alveolarscheidewände (Alveolarsepten). Es kommt zu einer Vergrößerung der Lufträume unterhalb der Bronchioli terminalis, bedingt durch die zerstörten Alveolarsepten, und einer Überblähung der Alveolen. Ursache hierfür sind hauptsächlich durch das Rauchen hervorgerufene **chronisch-entzündliche Prozesse.** Neben dem Rauchen sind Umweltgifte und Arbeitsstoffe, die zu unterschiedlichen Reizungen führen können, für die Entstehung verantwortlich. Daneben kann, allerdings viel seltener, ein Alpha-1-Antitrypsinmangel Ursache für die Entstehung eines Lungenemphysems sein. Dabei handelt es sich um eine Erbkrankheit. Das Alpha-1-Antitrypsin fungiert als Proteaseinhibitor im Blutplasma und spielt eine wichtige Rolle bei der Hemmung unterschiedlicher Enzyme, die im Rahmen von Entzündungsprozessen freigesetzt werden. Hauptsymptom des Lungenemphysems ist die Dyspnoe.

14.6.3 Asthma bronchiale

Asthma bronchiale ist als eine variable und reversible Atemwegsobstruktion infolge von Entzündung und Hyperreaktivität der Atemwege definiert. Weltweit sterben am Asthma bronchiale jährlich mehr als 400 000 Menschen. Viele dieser Todesfälle ereignen sich außerhalb einer Klinik. Mehr als 300 Millionen Menschen sind weltweit an Asthma erkrankt. In Deutschland wird die Prävalenz bei Kindern mit 10–15 % und bei Erwachsenen mit 5–7 % angegeben.

Generell wird das Asthma bronchiale in zwei Formen unterteilt:
- **Allergisches** oder **extrinsisches Asthma**
- **Nichtallergisches** oder **intrinsisches Asthma**

Die **Ursachen** für das extrinsische Asthma sind typische allergene Substanzen wie z. B. Gräser, Blüten, Pollen, Hausstaub, Tierhaare etc. Nichtallergisches (intrinsisches) Asthma wird z. B. durch Infektionen, chemische oder physikalische Irritationen (z. B. Kältereize), durch Medikamente (z. B. Analgetika mit hemmender Wirkung auf die Prostaglandinsynthese wie die Acetylsalicylsäure), aber auch durch Anstrengung verursacht. Für ungefähr 90 % aller Asthmaerkrankungen ist das extrinsische Asthma verantwortlich.

Dem Asthma bronchiale liegt ein chronisches Entzündungsgeschehen zugrunde. Bei einer akuten Exazerbation steht pathophysiologisch vor allem die erhebliche Zunahme des bronchopulmonalen Strömungswiderstandes (Resistance) im Vordergrund (→ Abb. 14.15). Diese ist bedingt durch Querschnittsminderung in den Bronchien und Bronchiolen. Daraus resultiert eine erschwerte und verlängerte Exspiration. Hinzu kommt der endexspiratorische Kollaps der kleinen Atemwege. Die dem Kollaps nachgeschalteten Lungenbezirke werden nicht mehr vollständig entleert und es kommt zu einer Überblähung der Alveolarräume. Die Folge hiervon ist eine Zunahme des Lungenvolumens und der funktionellen Residualkapazität. Überblähte und schlecht perfundierte Lungenareale können weiterhin belüftet werden, schlecht belüftete Lungenareale werden weiterhin durchblutet. Hierdurch entsteht im Gesamtbild eine erhebliche Verteilungsstörung der Atemgase mit einer Zunahme der Totraumventilation und einer intrapulmonalen Kurzschlussdurchblutung. Das Resultat ist eine **Hypoxämie.**

Asthma bronchiale ist im Wesentlichen durch eine **Symptomentrias** gekennzeichnet:
- Spasmus der kleinen Bronchien und Bronchiolen
- Dyskrinie mit vermehrter Produktion von sehr viskösem Bronchialsekret
- Ödem der stark durchbluteten Bronchialschleimhaut

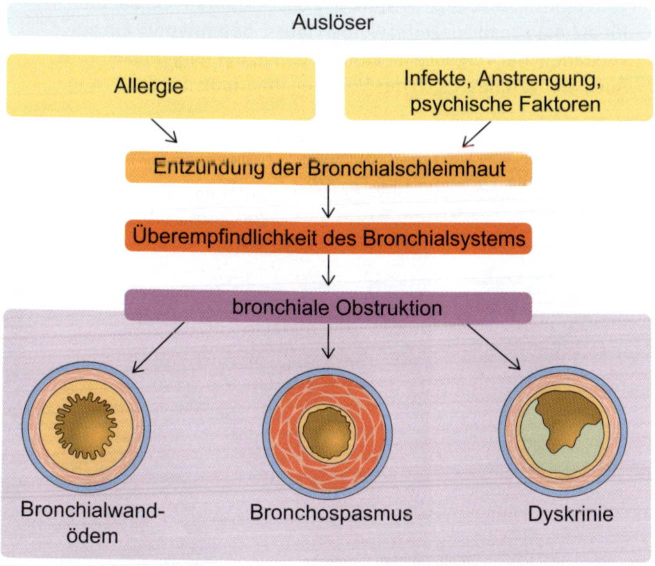

Abb. 14.15 Pathogenese des Asthma bronchiale. Zum Atemnotanfall führen: Ödem der Bronchialschleimhaut (Bronchialwandödem), Spasmus der Bronchialmuskulatur (Bronchospasmus) sowie übermäßige und zähe Schleimbildung (Hyper- und Dyskrinie). [L190]

ACHTUNG!

Im **akuten schweren Asthmaanfall** zeigt der Patient häufig folgende Symptome:
- Schwere Dyspnoe, verlängertes Exspirium
- Ein- oder Zweiwortdyspnoe
- Giemen, Brummen und Pfeifen
- Angst, Unruhe
- Blasse oder zyanotische Haut
- Tachypnoe > 25/min
- Tachykardie > 110/min

Handelt es sich um einen lebensbedrohlichen Asthmaanfall, kommen Symptome wie ein veränderter Bewusstseinsgrad, Erschöpfung, Arrhythmien, Hypotension und die sog. „stille Lunge" hinzu.

Gemäß aktueller Empfehlungen sollten Patienten im akuten schweren Asthmaanfall hoch dosiert Sauerstoff erhalten. Ziel hierbei ist es, eine SpO_2 zwischen 94 und 98 % zu erreichen. Neben einer für den Patienten komfortablen Lagerung und der kontinuierlichen Betreuung des Patienten kann die sog. Lippenbremse die Exspiration erleichtern helfen.

Die wichtigste medikamentöse Therapie ist die Inhalation (idealerweise über einen Feuchtvernebler) von Salbutamol; zusätzlich können Anticholinergika wie z. B. Ipratropiumbromid vernebelt werden.

14.6.4 ARDS (Acute Respiratory Distress Syndrome)

Unter ARDS (**A**cute **R**espiratory **D**istress **S**yndrome) versteht man ein **akutes Lungenversagen;** dies stellt die schwerste Form einer akuten respiratorischen Insuffizienz dar. Gemäß der sog. „Berlin Definition" liegt ein ARDS vor, wenn bestimmte Kriterien im Hinblick auf Beginn, Röntgendiagnostik und Oxygenierung erfüllt sind. Die Sterblichkeit liegt bei 30 bis 40 %.

Pathogenetisch wird grundsätzlich zwischen pulmonaler und extrapulmonaler Lungenschädigung unterschieden. Ursächlich für eine **pulmonale Lungenschädigung** sind u. a. Infektionen, Aspiration, Pneumonie oder ein Inhalationstrauma. Eine schwere Sepsis, Pankreatitis, Verbrennungen, Schock oder Massivtransfusionen sind u. a. der Auslöser für eine **extrapulmonale Lungenschädigung.** Als häufigste Auslöser eines ARDS werden Sepsis und schwere Pneumonie beschrieben.

Das klinische **Leitsymptom** eines ARDS ist die plötzlich aufgetretene, schwere Hypoxämie (→ Kap. 14.10.3). Wichtigster Bestandteil der Therapie von Patienten mit einem ARDS ist die maschinelle Beatmung. Heutzutage werden diese Patienten lungenprotektiv beatmet, d. h. mit einem niedrigen Tidalvolumen von 6 ml/kg KG (Idealgewicht), einem PEEP-Niveau gemäß dem ARDS-Netzwerk, einem Beatmungsspitzendruck von < 30 cmH_2O, einem möglichst niedrigen FiO_2 und einer permissiven Hyperkapnie.

Neben der Beatmung ist ein an den Patienten angepasstes Flüssigkeitsmanagement notwendig. Unterstützend können verschiedene Pharmaka eingesetzt werden. Das Überleben von Patienten mit einem ARDS kann durch den Einsatz der **extrakorporalen Membranoxygenierung** (ECMO) deutlich gesteigert werden. Dieses Verfahren wird in spezialisierten Zentren eingesetzt. Man unterscheidet die venös-venöse (VV-ECMO) von der venös-arteriellen (VA-ECMO) Variante. Zur Durchführung der extrakorporalen Membranoxygenierung werden dem Patienten großlumige Venen (z. B. V. femoralis) punktiert. Das aus der Vene entnommene Blut wird durch einen Membranoxygenator gepumpt und dort oxygeniert. Anschließend wird das oxygenierte Blut z. B. über die V. jugularis oder eine Arterie in den rechten Vorhof geleitet. Durch dieses Verfahren wird die kranke Lunge ersetzt und kann unter Beatmung ausheilen.

Ein weiteres Verfahren, das zur Therapie des ARDS eingesetzt werden kann, ist die **extrakorporale Lungenunterstützung** (iLA = Interventional Lung Assist) oder auch ECLA (Extra Corporeal Lung Assist). Bei diesem Verfahren wird das Kohlendioxid mithilfe einer Diffusionsmembran aus dem Blut entfernt.

14.6.5 Pneumonie

Im deutschen Sprachgebrauch wird der Begriff **Pneumonie** für jegliche Entzündung der Lunge gebraucht. Dagegen versteht man im englischen Sprachgebrauch unter einer Pneumonie eine mikrobiell verursachte Entzündung der Lunge. Pneumonien zählen weltweit zu den häufigsten Krankheits- und Todesursachen.

Die Pneumonie ist definiert als eine **akute oder chronische Entzündung des Lungengewebes** (→ Abb. 14.16). Sie umfasst das Interstitium und/oder den Alveolarraum. Bezogen auf die Ursache kann sie in eine **infektiöse** Form und in eine **nichtinfektiöse** Form unterteilt werden. Das Bakterium *Streptococcus pneumoniae* nimmt im Erregerspektrum infektiöser Pneumonien eine führende Rolle ein. Ungefähr 40 % aller infektiösen Pneumonien werden durch dieses Bakterium verursacht. Die nichtinfektiöse Pneumonie wird durch chemische, physikalische oder immunologische Faktoren verursacht. Es lassen sich **alveoläre** und **interstitielle** Pneumonien unterscheiden.

Zu den typischen **Symptomen** einer Pneumonie gehören Husten, eitriger Auswurf, Fieber mit einer Temperatur > 39 °C, Dyspnoe und ein allgemeines Krankheitsgefühl mit grippeähnlichen Symptomen. In schweren Fällen ist eine stationäre Behandlung erforderlich. Neben der Flüssigkeitszufuhr gehört die Gabe eines Antibiotikums im Falle einer infektiösen Form zur Therapie der Pneumonie.

Eine **ventilatorassoziierte Pneumonie** (VAP) stellt die häufigste Ursache für nosokomiale Infektionen von invasiv beatmeten Patienten auf der Intensivstation dar. Man geht davon aus, dass in Deutschland jährlich mehr als 140 000 Patienten eine VAP erleiden. Die Sterblichkeit dieser Patienten liegt bei ca. 13 %. Speziell entwickelte „Maßnahmen-Bündel" sollen das Auftreten einer VAP reduzieren, idealerweise verhindern. Zu den Maßnahmen gehört auch die Verwendung spezieller Endotrachealtuben mit subglottischer Absaugung sowie das kontinuierliche Monitoring des Cuffdrucks.

14.6.6 Surfactant

Die Alveolen haben bei der Ausatmung einen Durchmesser von ca. 0,2 mm, der bei der Einatmung auf 0,4 mm ausgedehnt wird. Da ihre Wand nur etwa 1 µm (0,001 mm) dick und nur aus einer einzigen plattenförmigen Deckzellenschicht aufgebaut ist, besteht die Gefahr, dass die Lungenbläschen wie Seifenblasen entweder in sich zusammenfallen oder platzen. Dies wird durch ein Gemisch an **Phospholipiden,** die in den Alveolarepithelzellen produziert werden – das sog. **Surfactant** (Oberflächenfaktor) – verhindert. Der Begriff Surfactant stammt aus dem Englischen und ist ein aus den drei Begriffen „**Surf**ace **Act**ive Age**nt**" zusammengesetztes Kunstwort.

Durch das Surfactant wird die Innenfläche der Alveolen ausgekleidet; dadurch sinkt die Oberflächenspannung an der Luft-Wasser-Grenze der Alveoleninnenfläche und ein Zusammenfallen der Alveolen bei der Ausatmung wird verhindert.

Lungendehnbarkeit

Das Surfactant sorgt also dafür, dass die Alveolen trotz der zwangsläufig auftretenden Druckschwankungen nicht kollabieren, sondern sich mit der Luftströmung gleichförmig erweitern und verengen. Das Surfactant und die Zahl der elastischen Fasern im Lungengewebe, die wie ein Netz die Lungenbläschen umgeben, sind auch die wichtigsten Einflussgrößen für die Lungendehnbarkeit oder Volumendehnbarkeit, die sog. **Compliance.** Sie ist ein wichtiger Faktor bei der Beurteilung der Lungenfunktion. Bei vielen Patienten sinkt die Dehnbarkeit der Lunge infolge von Alterungsvorgängen, die häufig durch Zigarettenrauchen kräftig beschleunigt werden, so stark ab, dass z. B. die Narkosefähigkeit bei anstehenden operativen Eingriffen stark beeinträchtigt ist.

MERKE

Mit dem Begriff **Volumendehnbarkeit** wird die Veränderung des Volumens in der Lunge in Abhängigkeit zu dem Druck, der hierfür auf die Lunge ausgeübt werden muss, beschrieben. Ein gut verständlicher Vergleich ist ein Luftballon, der aufgeblasen wird. Auch hier verändert sich das Volumen innerhalb des Ballons in

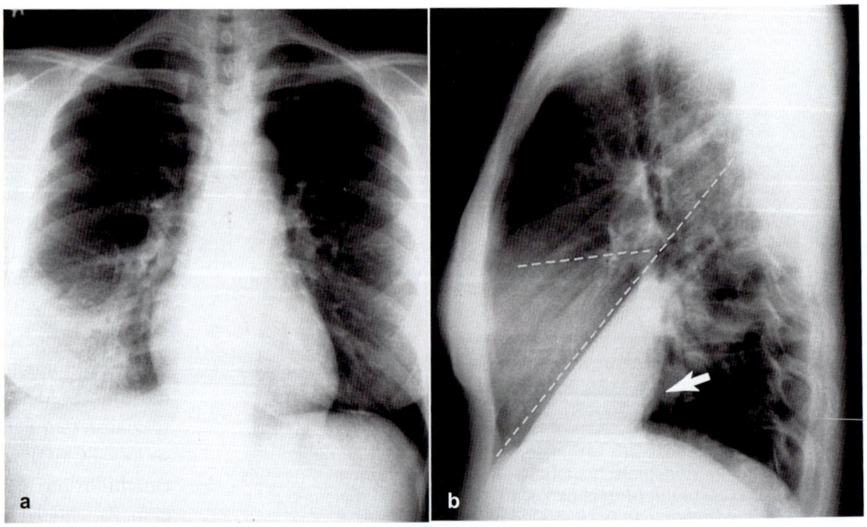

Abb. 14.16 Pneumonie. **a** Pneumonie auf der rechten Seite, entweder rechter mittlerer oder rechter unterer Lappen. **b** Laterale Röntgenaufnahmen zeigen, dass sich die Pneumonie im oberen Abschnitt des rechten Unterlappens befindet (siehe Pfeil). Beachten Sie die gestrichelten Linien, welche die verschiedenen Lappen der rechten Lunge trennen. [E283]

Abhängigkeit zu dem Druck, der durch das Aufblasen erzeugt wird. Wichtig ist hierbei, dass zu Beginn etwas mehr Druck aufgebracht werden muss, um das gleiche Volumen pro Atemzug in den Ballon zu pusten, als später, wenn bereits eine gewisse Füllung (Vordehnung) im Luftballon erreicht wurde. Mit zunehmender Füllung (der Ballon ist aufgeblasen) spürt man wiederum, dass abermals mehr Druck aufgebracht werden muss, um den Ballon mit weiterem Volumen zu füllen.

Idiopathisches Atemnotsyndrom

Bei Frühgeborenen besteht das Problem, dass das Surfactant, das sich vor allem im letzten Drittel der Schwangerschaft bildet, noch nicht ausreichend vorhanden ist und das Kind deshalb von einem **Atemnotsyndrom** (auch Respiratory Distress Syndrome, RDS, oder hyaline Membrankrankheit genannt) bedroht ist.

Besteht vor der Entbindung noch etwas Zeit, wird durch Gabe von Glukokortikoiden (→ Kap. 10.5.2) über den Blutkreislauf der Mutter versucht, die Lungenreifung und damit die Fähigkeit zur Surfactant-Bildung zu fördern. Nach der Geburt kann heute künstlich hergestelltes Surfactant über einen Tubus in die Lunge des Frühgeborenen eingebracht werden, um seine Überlebenschancen zu verbessern.

IM FOKUS

Untere Atemwege

Die **Trachea** ist ein 10–12 cm langer, muskulöser Schlauch mit 16–20 Knorpelspangen.
Der Atemtrakt ist von einer **Schleimhaut mit Flimmerepithel** und **schleimbildenden Becherzellen** ausgekleidet.
In Höhe des 5. Brustwirbels teilt sich die Luftröhre in die beiden **Hauptbronchien.**
Im Verlauf untergliedern sich die **Hauptbronchien** weiter in **Lappenbronchien** bzw. **Segmentbronchien.**
In den **Alveolen** findet der **Gasaustausch** zwischen Luft und Blut statt.
Das Phospholipidgemisch **Surfactant** wird durch die **Alveolarepithelzellen** produziert. Es **senkt die Oberflächenspannung** der Alveoleninnenfläche und **verhindert** so ein **Zusammenfallen der Alveolen** bei der Ausatmung.
Die **Dehnbarkeit der Lunge** wird als **Compliance** bezeichnet.

14.7 Lungen

Die beiden **Lungenflügel** liegen in der Brusthöhle und umgeben jeweils seitlich das Mediastinum (→ Abb. 1.5). Sie liegen mit ihrer Außenseite den Rippen an. Nach unten werden die Lungen vom Zwerchfell begrenzt; nach oben hin ragen sie mit ihren Spitzen geringfügig über das Schlüsselbein hinaus. Zwischen dem linken und dem rechten Lungenflügel liegt das Herz. Durch die nach links verschobene Position des Herzens ist der linke Lungenflügel kleiner als der rechte.

Der Teil der Lunge, der dem Zwerchfell aufliegt, wird als **Lungenbasis** bezeichnet, der obere Teil als **Lungenspitze** (Apex). Die Lungenbasis tritt bei der Einatmung durch die Kontraktion des Zwerchfells um ca. 3–4 cm tiefer, um bei der Ausatmung wieder nach oben zu steigen. Die Hauptbronchien und die Lungengefäße treten über den an der medialen Seite eines jeden Lungenflügels gelegenen **Lungenhilus** (Lungenwurzel) in die Lungen ein.

Die linke Lunge wird durch eine gut erkennbare, schräg verlaufende Spalte in einen oberen und einen unteren **Lungenlappen** geteilt, während die rechte Lunge durch zwei Spalten in drei Lappen aufgeteilt ist: den Ober-, Mittel- und Unterlappen. Entsprechend ist der Bronchialbaum auf der rechten Seite in drei, auf der linken Seite dagegen in zwei **Lappenbronchien** aufgeteilt (→ Abb. 14.17). Die Unterlappen liegen vorwiegend der hinteren Brustwand an, die Oberlappen und der rechte Mittellappen liegen dagegen vorwiegend vorne.

Um pathologische Befunde, z. B. einen Lungentumor, in ihrer Lage räumlich präzise beschreiben zu können, werden die Lungenflügel weiter in rechts zehn und links neun **Lungensegmente** unterteilt (bei der Durchnummerierung der Lungensegmente wird links das siebte Segment übersprungen). Diese Segmente werden jeweils von einem Segmentbronchus mit Atemluft versorgt. Die Segmentgrenzen sind äußerlich im Gegensatz zu den Lappengrenzen nicht mehr sichtbar. Sie haben jedoch jeweils ihre eigene Blutversorgung, d. h. jedes Segment wird jeweils von einem Segmentast der Lungenarterie versorgt (sog. broncho-arterielle Einheit). Lungensegmente lassen sich einzeln schonend herausoperieren, weshalb die Segmenteinteilung vor allen Dingen für die Thoraxchirurgie, etwa bei der Entfernung von Lungentumoren, von Bedeutung ist.

14.7.1 Lungenhilus

An der zum Mediastinum gerichteten Seite der Lunge treten Bronchien, Arterien, Venen, Nerven und Lymphgefäße ein bzw. aus. Diesen Bereich bezeichnet man als **Lungenhilus,** synonym wird hierfür auch der Begriff Lungenpforte verwendet. Die Lungen werden von Lymphgefäßen durchzogen. In den Lymphgefäßen wandern weiße Blutkörperchen und ein spezieller Typ von Alveolarzellen, die phagozytierenden Alveolarepithelzellen (auch → Kap. 14.8), zu den Lymphknoten im Lungenhilusbereich. Die phagozytierenden Alveolarzellen transportieren Fremdkörper oder Gifte. Bei vielen Erkrankungen der Bronchien oder des Lungengewebes werden die Lymphknoten im Lungenhilus stark beansprucht und vergrößern sich; sie können dann im Röntgenbild typische Schatten geben. Dadurch kann bei entsprechender klinischer Symptomatik z. B. die Verdachtsdiagnose einer Tuberkulose gestellt werden. Aber auch Lymphknotenmetastasen eines bösartigen Tumors können zu einer solchen Hilusverbreiterung führen.

14.7.2 Blutversorgung der Lungen

Die Lungen werden von den Blutgefäßen des **Lungenkreislaufs** (→ Kap. 13.2.4) durchzogen (dieser von der rechten Herzkammer angetriebene Kreislauf wird wegen seiner im Vergleich zum Körperkreislauf eher bescheidenen Größe auch als „kleiner Kreislauf" bezeichnet). In den Lungenarterien gelangt sauerstoffarmes Blut zu den Alveolen, um dort Kohlendioxid abzugeben und Sauerstoff aufzunehmen. Das dadurch „erneuerte" Blut fließt in den Lungenvenen zum linken Vorhof zurück und wird daraufhin über die linke Herzkammer in den Körperkreislauf eingespeist (Details → Kap. 13.1.1).

Eigenversorgung der Lunge mit Blut

Die Gefäße des Lungenkreislaufs dienen dem Gasaustausch. Das Lungengewebe selbst wird nicht über den Lungenkreislauf, sondern aus Ästen des Körperkreislaufs versorgt, und zwar über die aus der Aorta entspringenden Bronchialarterien.

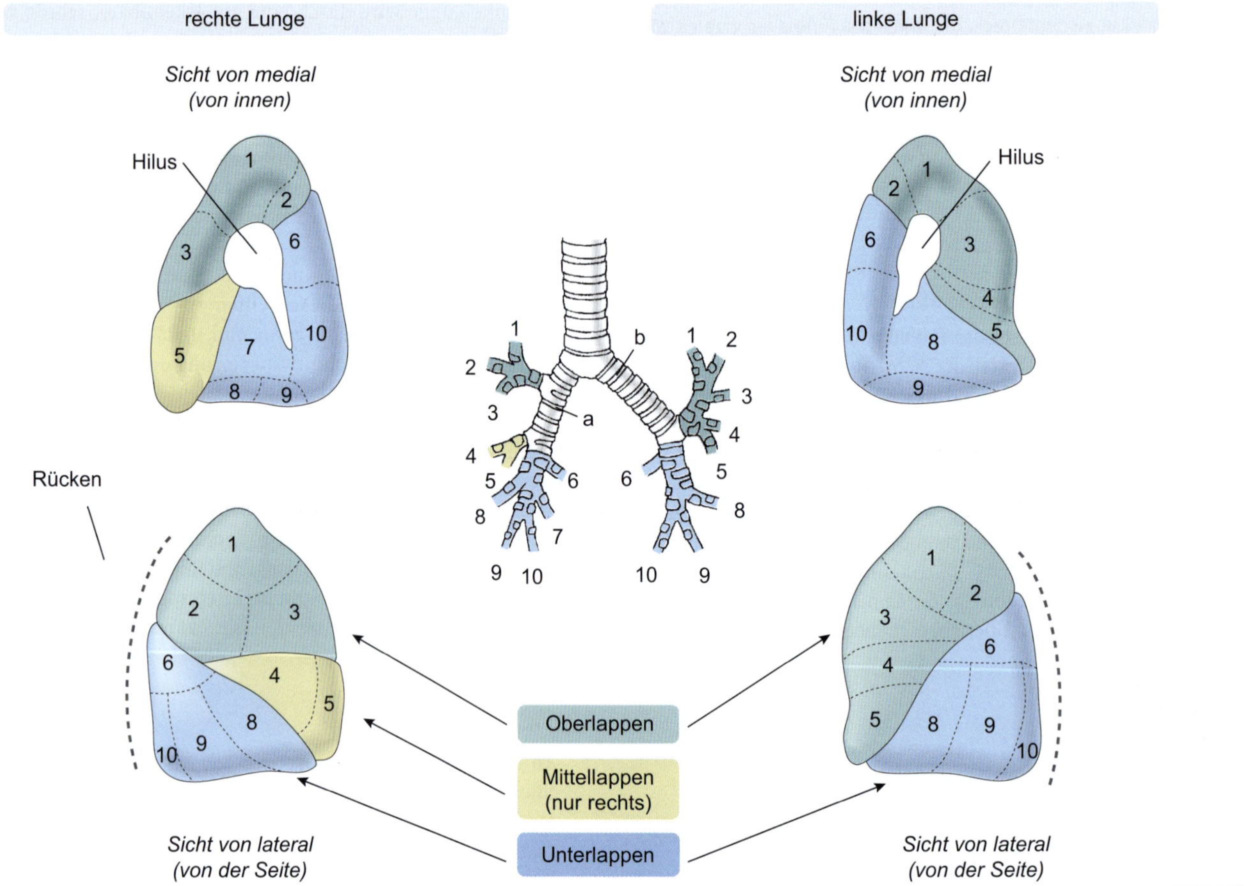

Abb. 14.17 Aufteilung der Lunge in Lappen und Segmente. Die oberen beiden Abbildungen zeigen die Ansicht von medial, die unteren Abbildungen von lateral. Beim rechten Lungenflügel wird der Oberlappen in drei (Ziffern 1–3), der Mittellappen in zwei (4, 5) und der Unterlappen in fünf (6–10) Segmente unterteilt. Der linke Lungenflügel besteht aus einem Oberlappen mit fünf (1–5) und einem Unterlappen mit vier (6–9) Segmenten. a = rechter Hauptbronchus, b = linker Hauptbronchus [L190]

PRAXISTIPP

Untersuchung der Lunge

Die Begutachtung der Lunge im Rahmen der körperlichen Untersuchung beruht darauf, dass Krankheiten der Lunge die Weiterleitung von Geräuschen (d. h. die Schallleitung) verändern. Die beiden wichtigsten Untersuchungstechniken in diesem Zusammenhang sind:

- **Auskultation** (Abhören): Durch das Abhören der Atemgeräusche mithilfe des Stethoskops kann man eine Lungenentzündung erkennen; hierbei verstärkt die entzündungsbedingte Verdichtung des Lungengewebes lokal die Schallleitung, sodass das Atemgeräusch über dem betroffenen Lungenabschnitt „schärfer" bzw. lauter erscheint. Bei einer Flüssigkeitsansammlung im Pleuraspalt (Pleuraerguss) dagegen wird die Fortleitung der Atemgeräusche auf den Brustkorb behindert, sodass die Atemgeräusche abgeschwächt erscheinen. Dasselbe Phänomen tritt auf, wenn Luft in den Pleuraspalt eindringt (Pneumothorax) oder wenn ein Lungensegment kollabiert ist (Atelektase). Auch die Atemwege lassen sich bei der Auskultation beurteilen: So weist etwa ein pfeifendes Atemgeräusch bei der Ausatmung (sog. **Giemen**) auf eine Verengung der Bronchien hin, wie sie z. B. beim Asthma auftritt. Ein **Brummen** deutet ebenfalls auf eine Verengung der Bronchien oder auf darin schwingende Sekrete hin, wie sie z. B. für die Bronchitis typisch sind. Schwerer zu hören sind feinblasige Rasselgeräusche, die auf Flüssigkeitsansammlungen im Lungengewebe hinweisen; diese können z. B. bei Entzündungen (z. B. im Rahmen einer Pneumonie) oder beim Lungenödem auftreten.
- **Perkussion** (Abklopfen): Auch das Beklopfen des Brustkorbs nutzt das Phänomen unterschiedlicher Schallleitung in gesunden und kranken Lungenanteilen aus: Ist die „beklopfte" Lunge z. B. vermehrt luftgefüllt (wie etwa beim Emphysem), so klingt die durch Klopfen erzeugte Resonanz laut und übermäßig hohl (etwa wie beim Klopfen auf eine Schuhschachtel). Man spricht von einem hypersonoren Klopfschall. Ist der „beklopfte" Raum dagegen entweder flüssigkeitsgefüllt oder anderweitig verdichtet (etwa durch eine Lungenentzündung oder durch das Kollabieren eines Lungensegments), so ist die erzeugte Resonanz gedämpft. Die Resonanz des gesunden Lungengewebes liegt dazwischen. Durch Perkussion lässt sich auch die Verschieblichkeit der Lungenuntergrenzen bei der Ein- und Ausatmung prüfen.

Oft wird die körperliche Untersuchung der Lunge durch bildgebende Verfahren ergänzt, z. B. Röntgenaufnahmen, CT oder MRT.

Lungenembolie

Wenn die arterielle Lungenstrombahn teilweise (partiell) oder vollständig verschlossen wird, spricht man von einer **Lungenembolie** (LE). Mitunter wird auch die Abkürzung LAE = Lungenarterienembolie verwendet. Meistens wird die LE durch Einschwemmung eines Blutgerinnsels (Embolus) hervorgerufen. Diese Gerinnsel stammen von Thromben aus Unterschenkel-, Oberschenkel- oder Beckenvenen. Aber auch Luft, Fett oder Knochenmark können eine Lungenembolie hervorrufen. Vorbestehende Erkrankungen mit Störungen des Gerinnungssystems spielen ebenfalls eine gewisse Rolle. Beispielhaft genannt seien hier die Faktor-V-Leiden-Mutation (APC-Resistenz), Prothrombin-20210-A-Mutation, Hyperhomocysteinämie, Antithrombinmangel, Protein-C- und Protein-S-Mangel. Diese werden als **primäre Risikofaktoren** bezeichnet, während z. B. eine Immobilisation oder ein Langstreckenflug als **sekundäre Risikofaktoren** beschrieben werden.

Aktuell sterben jährlich etwa 80 000 Menschen an einer Lungenembolie. Die Sterblichkeitsrate steigt allerdings stark an, wenn die Lungenembolie zu einer Schocksymptomatik führt oder die Patienten aufgrund der Lungenembolie reanimationspflichtig werden. Insgesamt scheint die Sterblichkeit zu sinken, obwohl die Inzidenz für eine Lungenembolie steigt. Die Sterblichkeit ist bei Frauen zwischen dem 15. und 55. Lebensjahr höher als bei Männern des gleichen Alters.

Da die Symptome einer Lungenembolie recht unspezifisch sind, besteht die Herausforderung darin, diese überhaupt zu erkennen. Lungenembolien, die im Rahmen einer Autopsie gesichert worden sind, wurden nur in etwa 30 % der Fälle zu Lebzeiten festgestellt.

Die häufigsten **Symptome** einer Lungenembolie sind:

- Dyspnoe
- Tachypnoe mit plötzlichem Auftreten
- Tachykardie
- Brustschmerz
- Synkopen
- Hämoptysen (Aushusten von bluthaltigem Sekret)

Es gibt verschiedene **Klassifizierungen,** um die Lungenembolie in Schweregrade einzuteilen (→ Tab. 14.2). Eine Möglichkeit besteht darin, den Patienten dahingehend einzuteilen, ob die Kreislaufsituation stabil oder instabil ist:

- Risikogruppe I: hämodynamisch stabil ohne rechtsventrikuläre Dysfunktion
- Risikogruppe II: hämodynamisch stabil mit rechtsventrikulärer Dysfunktion
- Risikogruppe III: Schock (RR systolisch < 100 mmHg, Puls > 100/min)
- Risikogruppe IV: Reanimationspflicht

Die **Behandlung** von Patienten mit Verdacht auf Lungenembolie besteht unter anderem in hoch dosierter Sauerstoffgabe, komplettem Monitoring inkl. 12-Kanal EKG und – bei Ausschluss von Kontraindikationen – der Gabe von 5 000–10 000 I. E. unfraktioniertem Heparin bei Erwachsenen. Eine Unterstützung der Kreislaufsituation mit Katecholaminen, am ehesten Noradrenalin und/oder Dobutamin, ist bei Kreislaufinstabilität ebenfalls angezeigt. Patienten der Risikogruppe III (außer bei massiven Kontraindikationen) und IV erhalten ggf. eine systemische Lysetherapie.

Im Krankenhaus wird die Diagnose Lungenembolie untermauert oder entkräftet durch das Standard-Notfalllabor, Röntgenthorax, EKG, arterielle Blutgasanalyse (BGA) sowie spezielle Untersuchungen: D-Dimer-Tests, Ventilations-Perfusions-Szintigrafie, Spiral-Computertomografie (Spiral-CT), Pulmonalisangiografie, Duplex-Sonografie der Beinvenen und Phlebografie. Das diagnostische Vorgehen im Einzelnen wird im Krankenhaus auch dadurch bestimmt, ob der Patient stabil oder instabil ist.

Pathophysiologie

Durch die mehr oder weniger ausgeprägte Verlegung der Lungenstrombahn kommt es für die rechte Herzkammer zu einer Erhöhung des Widerstands, gegen den diese arbeiten muss. Man bezeichnet dies auch als **Anstieg der rechtsventrikulären Nachlast.** Dies führt u. a. zu einer Erhöhung des Sauerstoffverbrauchs am rechten Herzen und zu einer Zunahme der Wandspannung. Zugleich nimmt die Füllung der rechten Kammer zu, wodurch das Septum (Herzscheidewand) nach links verlagert wird, was wiederum bewirkt, dass die Ausflussbahn des linken Ventrikels beengt wird. Einerseits durch die Verlagerung des Septums und anderseits dadurch, dass weniger Blut durch die Lunge zum linken Herzen strömt (Abfall der linksventrikulären Vorlast), nimmt das Schlagvolumen des linken Ventrikels ab. In der Folge kommt es dadurch zu einem Blutdruckabfall bzw. zu einem Schock.

Hypotension bzw. Schock führen dazu, dass das Herz selber weniger durchblutet wird, d. h. die Koronarperfusion insbesondere des rechten Ventrikels nimmt ab. Dadurch entsteht ein Teufelskreis: Die verminderte rechtsventrikuläre Koronarperfusion führt über einen Sauerstoffmangel zur stetig nachlassenden Kontraktilität („Muskelkraft") des rechten Herzens; dies wiederum bewirkt einen Abfall des linksventrikulären Vorlast, wodurch der Blutdruckabfall zunimmt. Letztlich kommt es zur **Dekompensation** (Versagen) der Funktion des rechten Ventrikels.

Ein weiteres Problem ist die Freisetzung von Mediatoren, die auf das Gefäßsystem wirken, sog. vasoaktive Mediatoren. Dort, wo sich ein Thromboembolus befindet, lagern sich Thrombozyten daran an. Aus den Thrombozyten werden Serotonin und Thromboxan A freigesetzt, die eine vasokonstriktorische (gefäßverengende) Wirkung besitzen. Auch die Vasokonstriktion trägt dazu bei, dass die **rechtsventrikuläre Nachlast zunimmt.**

KRANKHEIT/SYMPTOM

Economy-Class-Syndrom

Das Economy-Class-Syndrom steht für einen pathophysiologischen Mechanismus, wie er bei langen Reisen in beengten Räumen auftreten kann, z. B. bei langen Flugreisen in der Economy Class. Man geht davon aus, dass sich dieses Syndrom auf der sog. **Virchow-Trias** (→ Kap. 11.6.5) ausbildet. Die Virchow-Trias beschreibt die

	Grad I	Grad II Submassive LE	Grad III Massive LE	Grad IV Fulminante LE
Okklusion	25 %	25–50 %	50–70 %	70 %
Lokalisation	Disseminiert	Intermediär	Zentral	Zentral
Klinik	• Passagere, oft unbemerkte Symptomatik • Leichte Dyspnoe • Hyperventilation • Husten • Pleuritischer Schmerz	• Persistierende, leichte Symptomatik • Wie Grad I plus: – Tachykardie – Tachypnoe	• Persistierende Symptomatik • Ausgeprägte Tachypnoe • Dyspnoe • Zyanose	• Ausgeprägter Schockzustand • Wie Grad III plus: – Schwerste Hypoxämie – Zentralisation – Oligurie, Anurie

Tab. 14.2 Schweregradeinteilung der akuten LE (modifiziert nach Oldenburg S et al. Lungenembolie. Intensivmed. up2date 2005; 1(3): 189–203) [F984-001]

Ursachen, die für die Entstehung einer Thrombose verantwortlich sind. Hierzu gehören die **Reduktion des Blutflusses** in den betroffenen Gefäßen, **Endothelveränderungen** dieser Gefäße und die verstärkte systemische bzw. lokale **Koagulation** im Gefäß. Diese Mechanismen werden durch das lange Sitzen in beengten Räumen begünstigt. Auslöser für die Beschreibung des Economy-Class-Syndroms war der Tod einer jungen Frau nach einem 20-stündigen Flug von Australien nach England infolge einer Lungenembolie.

Cor pulmonale

Das **Cor pulmonale** ist eine häufige Herzerkrankung, die pathophysiologisch eng mit einer COPD verknüpft ist (→ Kap. 14.6.2). Bei ungefähr 40–50 % der Patienten mit einer COPD findet man auch ein Cor pulmonale. Die Prognose eines Cor pulmonale ist schlecht. Je höher der Pulmonalarteriendruck ist, desto schlechter ist die Prognose. Kommt es zu einer Dekompensation des rechten Herzens, so liegt die Sterblichkeit dieser Patienten innerhalb von 5 Jahren bei 70 %.

Pathophysiologisch spricht man von einem Cor pulmonale, wenn das rechte Herz aufgrund einer pulmonalen Hypertonie gegen einen erhöhten Widerstand arbeiten muss. Hieraus resultiert eine Hyperthrophie der rechten Herzkammer, es entsteht eine **Rechtsherzinsuffizienz.** Die **Symptome** der Rechtsherzinsuffizienz bei Cor pulmonale sind:

- Rasche Erschöpfung
- Abnehmende Leistungsfähigkeit
- Belastungsdyspnoe
- Tachykardie
- Ödeme
- Schmerzen im Epigastrium
- Gestaute Halsvenen

Die Therapie des chronischen Cor pulmonale besteht in erster Linie in der Behandlung der zugrunde liegenden pulmonalen Erkrankung.

Lungenfibrose

Die Lungenfibrose gehört zu den interstitiellen Lungenerkrankungen. Bei diesen handelt es sich um Erkrankungen, die zu einer Schädigung des Lungeninterstitiums führen.

Bei der Lungenfibrose kommt es zu einem nicht umkehrbaren (irreversiblen) Umbau des Lungengewebes. Dieser Umbau wird als bindegewebig-narbig beschrieben. Zusätzlich kommt es zu einer Kollagenvermehrung in den Alveolarsepten. Hierdurch versteift sich die Lunge und somit sinkt deren Dehnbarkeit (Compliance). Auslöser der Lungenfibrose ist eine chronische Entzündung, diese kann durch systemische Erkrankungen, aber auch durch Allergene, sonstige Noxen (z. B. Rauchen) und Medikamente (z. B. Amiodaron) verursacht werden. In ungefähr der Hälfte der Fälle ist die Ursache unbekannt, hier spricht man von einer idiopathischen Lungenfibrose.

Symptome der Lungenfibrose sind ein trockener Reizhusten, eine erschwerte Einatmung sowie eine Dyspnoe. Die Belastbarkeit der Patienten ist zunehmend eingeschränkt und sie sind tachypnoeisch. Zu einem späteren Zeitpunkt treten typische Zyanosezeichen in Form von Trommelschlägelfingern und Uhrglasnägeln auf. Daneben verlieren die Patienten auch an Körpergewicht.

Barotrauma

Unter einem **Barotrauma** versteht man eine Gewebeveränderung durch die Druckveränderung eines eingeschlossenen Gases. Barotraumata der Lunge können sowohl beim Tauchen als auch bei der Überdruckbeatmung eines Patienten entstehen. Von einem Barotrauma der Lunge wird gesprochen, wenn radiologisch extraalveoläre Luft nachweisbar ist. Durch die **Überdruckbeatmung** kommt es zu einer Ruptur der Alveolen und die Luft gelangt in das bronchovaskuläre Gewebe. Weiterhin gelangt die Luft unter Überdruckbeatmung in das Mediastinum und möglicherweise in den Pleuraspalt, was zu einem Pneumothorax führen kann. Bei der Beatmung von Patienten mit einem ARDS wird das Entstehen eines Barotraumas der Lunge mit einer Wahrscheinlichkeit von 0–76 % angegeben. Beim **Tauchen** entsteht das Barotrauma der Lunge durch die Ausdehnung des Atemgases bei nachlassendem Umgebungsdruck in der Dekompressionsphase. Das Barotrauma kann aber nicht nur die Lunge betreffen. Alle luftgefüllten Organe, wie die Nasennebenhöhlen, das Ohr und der Gastrointestinaltrakt, können von einem Barotrauma betroffen sein.

IM FOKUS

Lungen

An den beiden **Lungenflügeln** können eine **Lungenbasis,** eine **Lungenspitze** ein **Lungenhilus** unterschieden werden.
Die linke Lunge ist in einen oberen und einen unteren **Lungenlappen** geteilt, während die rechte Lunge in drei Lappen aufgeteilt ist.
Am **Lungenhilus** treten Bronchien, Arterien, Venen, Nerven und Lymphgefäße ein bzw. aus. Das Lungengewebe selbst wird nicht über den Lungenkreislauf, sondern aus **Ästen des Körperkreislaufs** mit Sauerstoff versorgt.
Wenn die arterielle Lungenstrombahn teilweise oder vollständig verschlossen wird, spricht man von einer **Lungenembolie.**

14.8 Pleura

Beide Lungenflügel sind von einer hauchdünnen, mit Gefäßen versorgten Hülle, dem **Lungenfell** (Pleura visceralis), überzogen. Das Lungenfell grenzt, nur durch einen flüssigkeitsgefüllten Spalt getrennt, an das **Rippenfell** (Pleura parietalis), das die Brustwand, das Zwerchfell und das Mediastinum auskleidet. Beide Pleurablätter werden zusammen als **Pleura** oder Brustfell bezeichnet. Das Rippenfell ist mit sensiblen, schmerzleitenden Nerven versorgt, deshalb ist eine Entzündung, Pleuritis genannt, sehr schmerzhaft. Dagegen ist das Lungengewebe mit dem Lungenfell schmerzunempfindlich. Am Lungenhilus (→ Kap. 14.7.1), an dem die Hauptbronchien und Lungengefäße ein- bzw. austreten, gehen die beiden Pleurablätter ineinander über und bilden so einen geschlossenen Spaltraum, den Interpleuralraum oder **Pleuraspalt.**

14.8.1 Unterdruck zwischen den Pleurablättern

Zwischen beiden Pleurablättern, d. h. im Pleuraspalt, herrscht ein Unterdruck. Am Ende der Einatmung liegt der Druck im Pleuraspalt (intrapleuraler Druck) 5 mmHg unter dem äußeren Luftdruck (man schreibt daher −5 mmHg), am Ende der Exspiration liegt der intrapleurale Druck etwa bei −3 mmHg. Dieser leichte **Unterdruck** („Sog") im Pleuraspalt sorgt dafür, dass alle Bewegungen der Brustkorbwand direkt auf die Lungen übertragen werden. So führt die Erweiterung des Brustkorbs durch die Einatembewegung zu einer Ausdehnung des Lungengewebes.

Damit die Lungenflügel bei der Ein- und Ausatmung reibungsfrei im Thorakalraum gleiten können – vergleichbar zweier Plastiktüten, die durch einen Wasserspalt „geölt" werden –, muss die Oberfläche der Pleurablätter spiegelglatt sein und ihr Zwischenraum, der Pleuraspalt, mit einer serösen Flüssigkeit „geschmiert" werden. In der Tat werden beide Pleurablätter durch eine Schicht flacher Deckzellen geglättet, wobei die Deckzellen des Rippenfells wässrige Pleuraflüssigkeit als Gleitmittel produzieren.

14.8.2 Erkrankungen im Pleurabereich

Pneumothorax

Als **Pneumothorax** wird die Luftansammlung zwischen der Pleura parietalis und der Pleura visceralis bezeichnet. Hierbei kann es zu einem inkompletten oder auch kompletten Kollaps der Lunge kommen.

Es werden verschiedene Formen des Pneumothorax unterschieden (→ Abb. 14.18). Der **primäre Spontanpneumothorax,** auch als juveniler oder idiopathischer Spontanpneumothorax bezeichnet, tritt ohne erkennbare Erkrankung der Lunge auf. Bei lungengesunden Männern liegt die Inzidenz bei 18–28/100 000, bei Frauen beträgt sie 1,2–6/100 000. Das Rauchen erhöht das Risiko für einen Pneumothorax um das 20-Fache bei Männern und um das 9-Fache bei Frauen.

Der **sekundäre Spontanpneumothorax** tritt vor allem bei älteren Menschen mit vorbestehenden Lungenerkrankungen auf. Hier sind der Überdruck und entzündliche Veränderungen die Ursache für eine Ruptur im Bereich der pathologischen Veränderung des Lungengewebes. Der Altersgipfel für das Auftreten eines sekundären Spontanpneumothorax liegt bei 65 Lebensjahren.

Eine weitere Form stellt der **iatrogene oder traumatische Pneumothorax** dar. Der iatrogene Pneumothorax kann z. B. durch eine Punktion der V. subclavia oder durch paravertebrale Nervenblockaden mit versehentlicher Verletzung der nahegelegenen Lunge verursacht werden.

Der **traumatische Pneumothorax** entsteht durch stumpfe oder penetrierende Verletzungen. Durch eine stumpfe Verletzung werden Lungenwebe und Pleura visceralis verletzt und Luft kann in den Pleuraspalt einströmen. Penetrierende Verletzungen führen die Luft von außen in den Pleuraspalt. Tritt neben Luft auch Blut in den Pleuraspalt, so spricht man von einem Hämatopneumothorax oder auch **Hämatothorax.** Blutungsquellen können das verletzte Lungengewebe, die verletzte Muskulatur oder verletzte intrathorakale Gefäße sein. Der Pleuraspalt kann bis zu 3 000 ml Blut aufnehmen, sodass ein Hämatothorax zu einem dramatischen Blutverlust führen kann. Hier ist die entstehende Hypovolämie für den Patienten gefährlicher als der Kollaps der Lunge.

Von einem **offenen Pneumothorax** spricht man, wenn durch eine offene Wunde Luft in und aus dem Thorax strömt. Bei einer sehr großen Wunde kann die Luft unabhängig von der Atmung ein- und ausströmen. Ist das Einströmen der Luft atemabhängig, so entsteht ein saugendes Geräusch bei Ein- und Ausatmung. Man spricht dann auch von einer „Sucking Chest Wound". Die initiale Behandlung der Thoraxwunde besteht im Abdecken der Wunde und der hoch dosierten Gabe von Sauerstoff. Sehr wichtig ist die kontinuierliche Beurteilung des Patienten, um das Entstehen eines Spannungspneumothorax rechtzeitig zu erkennen.

! ACHTUNG!

Eine absolut lebensbedrohliche Form eines Pneumothorax stellt der o. g. **Spannungspneumothorax** (Ventilpneumothorax) dar. Durch einen entstandenen Ventilmechanismus dringt Luft bei der Einatmung entweder von außen (z. B. durch die penetrierende Verletzung) oder von innen (z. B. aus dem verletzten Lungengewebe) in den Pleuraspalt ein. Je mehr Luft in den Pleuraspalt eindringt, umso höher steigt der intrathorakale Druck. Das Mediastinum wird zur gesunden Seite hin gedrängt. Hierdurch werden die Hohlvenen und die gesunde Lunge komprimiert. Durch die Kompression der Hohlvenen wird der venöse Rückfluss zum Herzen dramatisch reduziert. Die Folge ist eine bedrohliche Abnahme des Schlagvolumens.

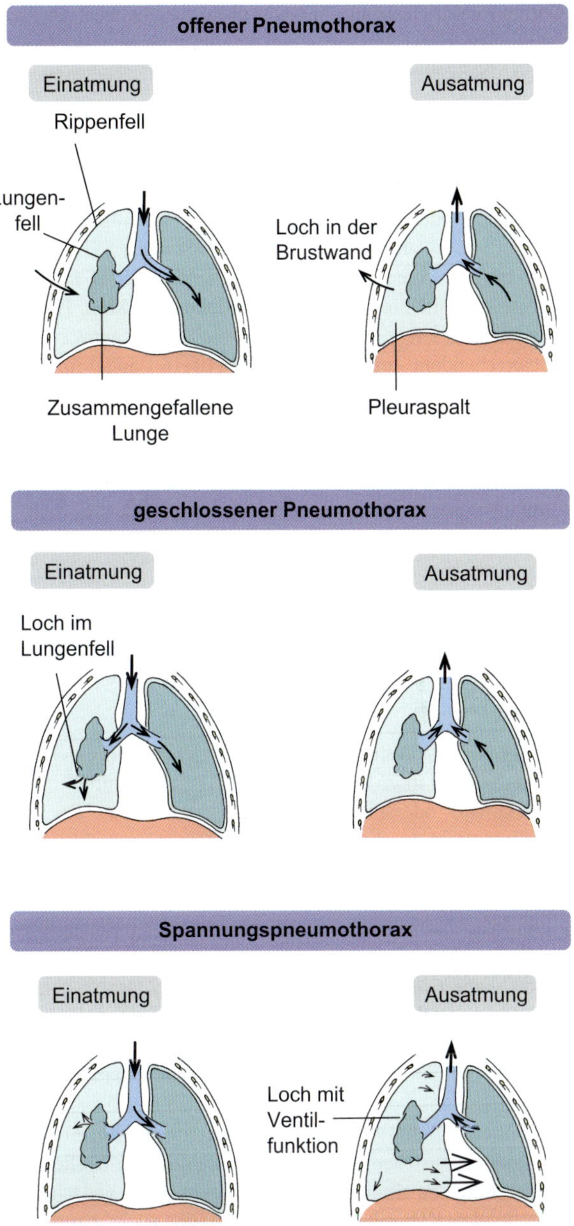

Abb. 14.18 Formen des Pneumothorax. Beim **offenen Pneumothorax** tritt Luft durch den Brustwanddefekt in den Pleuraspalt ein. Atmet der Patient aus, so wird die Luft wieder nach außen gepresst. Beim **geschlossenen Pneumothorax** liegt ein Loch im Lungenfell vor, die Brustwand hingegen ist intakt. Es entsteht aber kein Überdruck in der betroffenen Seite. Im Gegensatz dazu kann beim **Spannungspneumothorax** (auch **Ventilpneumothorax**) die bei jeder Atembewegung eindringende Luft nicht mehr entweichen, weil ein Gewebelappen an der Wunde als Ventil wirkt. So entsteht ein Überdruck im Pleuraraum der kranken Seite, was zur Verdrängung des Herzens und zu einer Kompression der gesunden Lunge führt. Lebensrettend ist die rasche Dekompression der Thoraxseite, in der der Überdruck besteht. [L190]

Generell kann sich ein Pneumothorax völlig ohne **Symptome** darstellen. Bei einem Spontanpneumothorax klagt der Patient möglicherweise über Atemnot und stechende Schmerzen auf der betroffenen Seite, die unter Umständen in die gegenüberliegende Schulter oder das Abdomen ausstrahlen. Hinzu kommt anfänglich ein trockener, rauer Husten. Sobald der Luftaustritt in den Pleuraraum sistiert und sich der Pneumothorax stabilisiert, schwächen sich auch die Symptome ab.

Bei Vorliegen eines Spannungspneumothorax findet man die gleichen Symptome wie bei einem einfachen Pneumothorax. Hinzu kommen allerdings Tachypnoe, Zyanose, Tachykardie, Halsvenenstauung und Hypotonie.

Bei der Beurteilung des Patienten mit einem Spannungspneumothorax finden sich ein hypersonorer Klopfschall (dieser ist aber insbesondere im präklinischen Umfeld schwer festzustellen) und ein abgeschwächtes oder gar komplett aufgehobenes Atemgeräusch auf der betroffenen Seite sowie einseitige Thoraxbewegungen.

Die betroffene Thoraxseite muss umgehend entlastet werden. Eine schnelle Maßnahme hierzu ist die **Nadeldekompression.** Hierzu wird eine ausreichend lange (min. 8 cm) Kanüle oder Venenverweilkanüle mit entsprechendem Außendurchmesser (10–16 Gauge) im 4. oder 5. ICR in der vorderen Axillarlinie (VAL) senkrecht eingestochen. Aufgrund des hohen Drucks im Thorax entweicht die Luft nach außen. Die weitere Versorgung besteht in der Eröffnung des Pleuraraums mittels Skalpell **(Thorakostomie)** mit oder ohne Einlage einer Thoraxdrainage. Häufig wird hierfür der laterale Zugang gewählt. Das heißt, im 5. Interkostalraum (ICR) wird in der mittleren Axillarlinie eine ca. 3–4 cm lange Hautinzision durchgeführt und hierüber die Thoraxdrainage eingeführt. Diese Technik der offenen Thoraxdrainage wird von vielen Intensivmedizinern favorisiert, da hier das Risiko von Verletzungen unterschiedlicher Organe vermieden werden kann.

Lungenkontusion

Eine Lungenkontusion stellt die häufigste Verletzung bei einem Thoraxtrauma dar. Sie ist in 75 % der Fälle mit Rippenfrakturen, instabilem Thorax, Hämato- oder Pneumothorax vergesellschaftet. Die **Lungenkontusion** entsteht durch direkte oder indirekte Gewalteinwirkung auf die Lunge. Bei einer Lungenkontusion kommt es pathophysiologisch zu einer Verletzung des Lungengewebes. Diese Verletzung kann zu Einblutungen und Plasmaverschiebungen in die nicht verletzten Alveolen führen. Hierdurch kommt es zu einem eingeschränkten Gasaustausch. Blut und Ödeme zwischen den nicht betroffenen Alveolen können den Gastaustauch zusätzlich beeinträchtigen.

Die Diagnose der Lungenkontusion ist schwierig. Häufig ist sie nur durch eine Computertomografie sicher nachweisbar. Letztendlich ist die Symptomatik von der Größe des betroffenen Areals abhängig. Auch wenn bei einer ersten Beurteilung noch keine Beeinträchtigung der Atmung festzustellen ist, muss insbesondere bei Vorliegen eines instabilen Thorax an eine mögliche Lungenkontusion gedacht werden. Eine regelmäßige Kontrolle der Atemfrequenz ist wichtig, um eine Verschlechterung der Atemfunktion frühzeitig zu erkennen. Unterstützend können die Kapnografie und die Pulsoxymetrie wertvolle Hinweise liefern.

Pleuraerguss

Unterschiedliche Krankheitsprozesse können zu einer Ansammlung von Flüssigkeit im Pleuraspalt führen **(Pleuraerguss).** Pleuraergüsse entstehen z. B. durch lokale Entzündungen (etwa der unten beschriebenen Pleuritis) oder durch eine Mitreaktion der Pleura bei Lungen- oder Pleuratumoren. Auch ein erhöhter Druck in der Lungenstrombahn, wie er etwa bei der Linksherzinsuffizienz entsteht, kann für einen Pleuraerguss verantwortlich sein. Die häufigste Ursache für einen Pleuraerguss ist mit ca. 30–40 % die kardiale Stauung. Im Rahmen von Pneumonien liegt die Häufigkeit für einen Pleuraerguss bei rund 30 %.

Entzündungs- oder tumorbedingte Ergüsse beruhen auf Veränderungen in der Durchlässigkeit der Kapillaren; der auf diese Weise gebildete Pleuraerguss ist eiweißreich und wird als **Exsudat** („Ausschwitzung") bezeichnet. Der bei der Herzinsuffizienz auftretende Pleuraerguss dagegen ist durch einen erhöhten Gefäßdruck bedingt. Er besteht aus eiweißarmer, aus dem Plasmaraum abgepresster Flüssigkeit, einem sog. **Transsudat.**

Durch einen mehrere Liter umfassenden Erguss kann der Pleuraspalt dabei so weit aufgedehnt werden, dass eine ausreichende Entfaltung der Lunge nicht mehr möglich ist und Atemnot auftritt.

Ist ein Pleuraerguss so stark ausgeprägt, dass eine Einschränkung der Lungenfunktion vorliegt, oder sind Hinweise auf die Ursache des Pleuraergusses notwendig, so wird eine **Pleurapunktion** durchgeführt. Hierzu wird eine Punktionsnadel in den Pleuraspalt eingeführt und das Sekret abgesaugt. Dieses Sekret kann anschließend im Labor untersucht werden. Durch vorherige Perkussion oder durch eine Ultraschalluntersuchung soll verhindert werden, dass in das Lungengewebe eingestochen und damit ein Pneumothorax **(iatrogener Pneumothorax)** verursacht wird.

Pleuritis

Im Fall einer Entzündung der Pleurablätter **(Pleuritis)** lagert sich den sonst glatten Oberflächen oft Fibrin an; dann reiben die Pleurablätter aneinander und die Atmung kann durch den regelmäßigen Schmerzreiz zur Qual werden. Unterschieden werden die **Pleuritis sicca** und die **Pleuritis exsudativa.** Eine Pleuritis entsteht häufig durch eine Erkrankung von Nachbarorganen mit einer Beteiligung der Pleura, z. B. durch eine Pneumonie oder Tuberkulose. Aber auch Tumoren oder rheumatische Erkrankungen können eine Pleuritis verursachen. Sie wird oft von Fieber und Atemnot begleitet. Behandelt wird die Pleuritis mit Analgetika und Sauerstoff. Hat sich ein starker Erguss ausgebildet, so kann eine Punktion der Pleura notwendig werden. Die weitere Therapie richtet sich dann nach der Ursache der Pleuritis, z. B. die Therapie der ursächlichen Tuberkulose.

IM FOKUS

Pleura

Beide Lungenflügel sind vom **Lungenfell** überzogen. Die Brustwand, das Zwerchfell und das Mediastinum sind hingegen vom **Rippenfell** ausgekleidet. Beide zusammen werden als **Brustfell** (Pleura) bezeichnet.

Zwischen beiden **Pleurablättern** liegt der **Pleuraspalt,** in dem ein Unterdruck herrscht.

Die wässrige **Pleuraflüssigkeit** dient als Gleitmittel für die beiden Pleurablätter.

Eine **Luftansammlung zwischen** der **Pleura parietalis** und der **Pleura visceralis** mit inkomplettem oder auch komplettem **Kollaps der Lunge** wird als **Pneumothorax** bezeichnet.

Die **Ansammlung von Flüssigkeit** im Pleuraspalt ist ein **Pleuraerguss.**

Eine **Entzündung** der Pleurablätter wird als **Pleuritis** bezeichnet.

14.9 Atemmechanik

Damit die Lungenbläschen ständig mit frischer, sauerstoffreicher Atemluft belüftet werden, muss sich der Brustkorb im Durchschnitt bei Erwachsenen ca. 15-mal, bei Kindern ca. 25-mal pro Minute ausdehnen (Einatmung bzw. **Inspiration**) und wieder zusammenziehen (Ausatmung bzw. **Exspiration**). Die Ausatmung dauert 1,5- bis 2,5-mal so lange wie die Einatmung (immer bezogen auf eine Ruheatmung). Mit der Einatmung gelangt sauerstoffreiche Luft in die Alveolarräume, durch die Ausatmung dagegen wird kohlendioxidreiche, sauerstoffarme Luft wieder nach außen abgegeben.

Da die Lunge elastisch und selbst nicht aktiv beweglich ist, folgt sie bei den Atembewegungen der Erweiterung und Verengung des Brustkorbs. Die Weite des Brustraums wird durch die Rippenstellung und durch den Zwerchfellstand bestimmt (→ Abb. 14.19).

14.9.1 Zwerchfell

Das **Zwerchfell** (Diaphragma)ist eine breite, gewölbte Muskelplatte, die kuppelartig gegen die Brusthöhle gerichtet ist und Brust- und Bauchhöhle voneinander trennt (→ Abb. 6.49). Es stellt den wichtigsten Muskel für die Inspiration dar. Zu beiden Seiten des Herzens, das über den Herzbeutel fest mit dem Zwerchfell verbunden ist, liegen die Lungenflügel mit ihrer Basis dem Zwerchfell auf. In der Mitte hat das Zwerchfell eine sehnige Platte (Centrum tendineum), die den Zwerchfellmuskeln als Ansatz dient. Diese Zwerchfellmuskeln entspringen hinten an der Lendenwirbelsäule und vorne am Schwertfortsatz des Brustbeins und den sechs unteren Rippen.

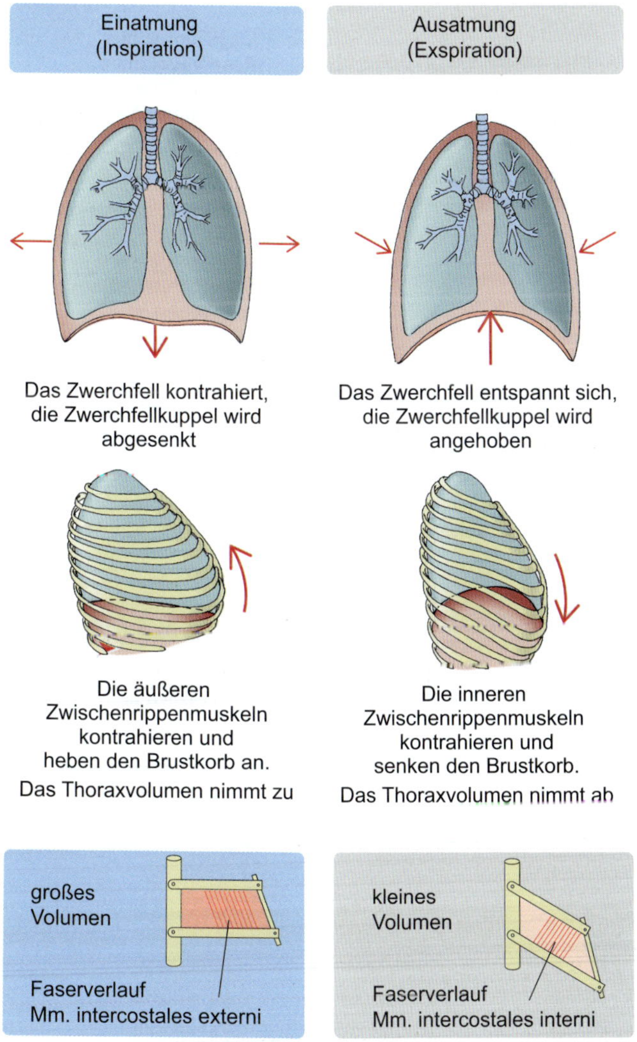

Abb. 14.19 Mechanik der In- und Exspiration. Durch Kontraktion des Zwerchfells und gleichzeitiges Anheben des Brustkorbes vergrößert sich das Thoraxvolumen. Die Lunge wird gedehnt. Durch den entstehenden Sog gelangt frische, sauerstoffreiche Luft in die Lunge (Inspiration). [L190]

14.9.2 Inspiration

Spannt sich das Zwerchfell an, so senkt sich die Zwerchfellkuppel und dehnt die Lungenflügel auf, indem sie sie nach unten zieht. Unterstützend kontrahieren bei der Inspiration auch die zwischen den Rippen verspannten äußeren Zwischenrippenmuskeln **(Mm. intercostales externi)** und erweitern das Thoraxskelett nach vorne und in geringerem Umfang auch zur Seite (→ Abb. 14.19).

MERKE

Brust- oder Bauchatmung

Je nachdem, ob die Inspiration überwiegend durch Senkung des Zwerchfells mit Vorwölbung des Bauches oder durch Hebung der Rippen zustande kommt, spricht man vom **Bauchatmungstyp** oder **Brustatmungstyp.** So sind z. B. Säuglinge ausgesprochene Bauchatmer: Durch die Senkung des Zwerchfells wird der Bauchinhalt mit jeder Inspiration von oben zusammengedrückt – das „Bäuchlein" wölbt sich nach außen vor. Im Übrigen wird die Bauchatmung auch beim Gesang als Atemtechnik eingesetzt.

Atemhilfsmuskulatur

Bei vertiefter Atmung, z. B. bei Atemnot, werden die oben geschilderten zwei Inspirationsmechanismen durch die sog. **Atemhilfsmuskulatur** ergänzt. Diese normalerweise anderen Funktionen dienenden Muskeln liefern im Bedarfsfall zusätzliche Muskelkraft zur Ausweitung des Brustkorbs. Als „Hilfsatmer" dienen dabei:

- Großer und kleiner Brustmuskel (**Mm. pectorales major** und **minor,** → Abb. 6.50)
- **Mm. serrati posterior superior** und **inferior** (hinterer oberer bzw. unterer Sägezahnmuskel, → Kap. 6.6.7)
- Treppenmuskeln an der Brustwand **(Mm. scaleni)**
- **M. sternocleidomastoideus** (Kopfwender, → Abb. 6.26)

Damit diese Atemhilfsmuskeln optimal wirken können, muss eine besondere Körperstellung eingenommen werden, die typischerweise bei Patienten mit schwerer Atemnot, z. B. bei Herzinsuffizienz oder im Asthmaanfall, zu beobachten ist oder den Patienten ggf. gezeigt werden sollte: Die Patienten stützen sich dabei mit den Armen auf einer Unterlage (z. B. den Oberschenkeln) ab und beugen sich weit nach vorne („Kutschersitz").

14.9.3 Exspiration

Während die Inspiration aktiv erfolgt, geschieht die **Exspiration** überwiegend passiv. Die Exspiration beginnt mit der Erschlaffung der Mm. intercostales externi und des Zwerchfells. Dabei verengt sich der Brustkorb schon infolge der Eigenelastizität von Lungengewebe und Brustkorb. Unterstützend können bei der Ausatmung die inneren Zwischenrippenmuskeln **(Mm. intercostales interni)** kontrahieren. Durch ihren Faserverlauf wird bei der Kontraktion die jeweils obere Rippe der darunterliegenden angenähert und damit der Brustkorb abgesenkt.

Als Hilfsausatmungsmuskulatur können bei angestrengter Atmung, aber auch beim Husten und Niesen, die Bauchmuskeln eingesetzt werden, welche die Rippen herabziehen und als Bauchpresse die Eingeweide mit dem Zwerchfell nach oben drängen.

14.9.4 Bauchpresse

Wird die Atembewegung des Brustkorbs nach Abschluss der Inspirationsbewegung angehalten, werden die Stimmbänder verschlossen und wird die Bauchmuskulatur willkürlich kontrahiert, steigt der Druck im

Bauchraum stark an. Dies ist bei der Stuhlentleerung wichtig, bei der in der Regel die **Bauchpresse** eingesetzt wird, bis der Stuhlabgang erfolgt ist. Auch bei den Presswehen unterstützt die Bauchpresse den Weg des jungen Menschen auf die Welt.

14.9.5 Lungen- und Atemvolumina

Bei jedem Atemzug treten in Abhängigkeit von Körpergröße und Körperbau etwa 500 ml Luft in den Respirationstrakt ein (→ Tab. 14.3). Davon gelangen jedoch nur ⅔ in die Lungenalveolen. Der Rest verbleibt in den größeren, dickwandigen Atemwegen wie Kehlkopf, Trachea und Bronchien. Die Luft in diesem sog. **anatomischen Totraum** kann somit nicht am Gasaustausch teilnehmen.

Dieser anatomische Totraum kann bei manchen Krankheiten dramatisch zunehmen – etwa bei der Zerstörung der Lungenbläschen im Rahmen eines Emphysems (→ Kap. 14.6.2). In diesem Fall verbleibt ein großer Teil der eingeatmeten Luft in Lungenbereichen, die nicht am Gasaustausch teilnehmen; dieser Teil des Atemvolumens wird sozusagen „verschwendet". Der Patient kann dies dadurch ausgleichen, dass er öfter und tiefer Luft holt (das Keuchen des Emphysempatienten). Kann er die damit verbundene Mehrarbeit der Atemmuskulatur nicht mehr aufbringen, so leidet er an chronischer Ateminsuffizienz (→ Kap. 14.6.2)

Neben dem anatomischen Totraum gibt es auch einen sog. **alveolaren Totraum.** Letzterer wird auch als **physiologischer Totraum** bezeichnet. Dieser entsteht dann, wenn die betroffenen Alveolen zwar belüftet, jedoch nicht durchblutet sind. Die Atemluft gelangt in diesem Fall also in die Alveolen und damit zur Gasaustauschfläche, der Sauerstoff wird dort jedoch mangels Blutversorgung „nicht abgeholt". Das Resultat für den Körper ist dasselbe: Ein Teil des Atemvolumens wird verschwendet. Ein alveolarer Totraum entsteht z. B. bei der Lungenembolie (→ Kap. 14.5.2), in deren Rahmen die Blutversorgung bestimmter Lungensegmente zum Stillstand kommt. Die Summe aus anatomischem und physiologischem Totraum bezeichnet man als **funktionellen Totraum**.

Ein gesunder, erwachsener Mann atmet pro Minute etwa 7,5 l Luft ein und wieder aus (= **Atemminutenvolumen** oder Atemzeitvolumen). Bei einer durchschnittlichen Atemfrequenz von 14–16 Atemzügen ergibt das ein **Atemzugvolumen** von ca. 500 ml (→ Abb. 14.20).

Durch verstärkte Inspiration können zusätzlich noch weitere 2 bis maximal 3 l Luft eingeatmet werden; man nennt dieses Volumen, das nach normaler Inspiration zusätzlich eingeatmet werden kann, **inspiratorisches Reservevolumen.**

Durch verstärkte Ausatmung (*nach* der normalen Ausatmung) kann eine zusätzliche Luftmenge von ca. 1 l ausgeatmet werden. Sie wird **exspiratorisches Reservevolumen** genannt. Addiert man zu ihr das Atemzugvolumen und das inspiratorische Reservevolumen, so erhält man die **Vitalkapazität.** Dieser Wert gibt damit das maximal ein- und ausatembare Luftvolumen wieder.

Aber auch nach der stärksten Ausatmung bleibt noch Luft in den Lungen zurück. Diese Restluft wird **Residualvolumen** genannt.

Die Summe aus Vitalkapazität und Residualvolumen ergibt die **Totalkapazität.** Sie ist das maximal mögliche Luftvolumen, das die Lunge aufnehmen kann.

Die Summe aus exspiratorischem Reservevolumen und Residualvolumen, die sog. **funktionelle Residualkapazität** (FRC), ist besonders wichtig. Die funktionelle Residualkapazität ist das Luftvolumen, das nach *normaler* Ausatmung (endexspiratorisch) in der Lunge verbleibt. Da in Ruhe nur ein kleiner Teil der FRC mit jedem Atemzug erneuert wird, ändert sich die Zusammensetzung der Atemgase in den peripheren Lungenabschnitten nur wenig. Insofern dient die FRC als „Sauerstoffspeicher" (→ Tab. 14.4) während der Ausatmung, d. h. sie garantiert, dass auch während der Ausatmung Sauerstoff in den Körper gelangt. Sie ist der wichtigste Gradmesser für die Leistungsreserve der Lunge, die z. B. während der Narkose überlebenswichtig sein kann. Die FRC dient außerdem der **Verhinderung eines Kollapses** der mittleren und terminalen Luftwege während der Exspirationsphase. Manche Autoren bezeichnen die funktionelle Residualkapazität auch als **endexspiratorisches Lungenvolumen (EELV),** wobei FRC deutlich gebräuchlicher ist.

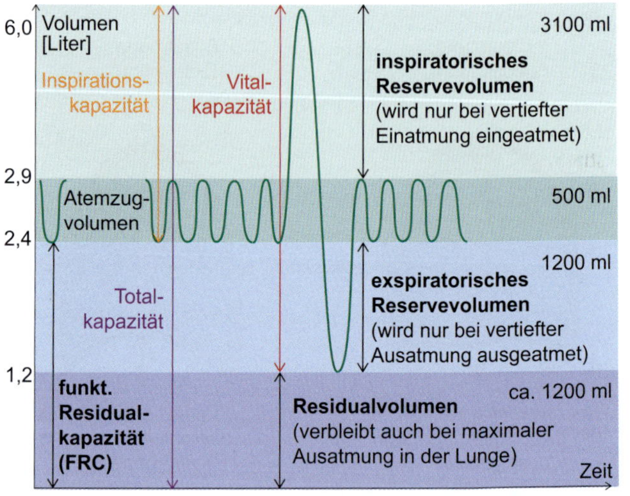

Abb. 14.20 Atemvolumina bei Ruheatmung und bei vertiefter Ein- und Ausatmung. Wenn Volumina addiert werden, wird auch der Begriff **Kapazität** benutzt. [L190]

Sauerstoffspeicher	FiO_2 = 0,21	FiO_2 = 1,0
Lunge (FRC)	ca. 600 ml	ca. 3 000 ml
Blut	ca. 850 ml	ca. 950 ml
Gewebsflüssigkeit	ca. 50 ml	ca. 100 ml
Myoglobin	ca. 200 ml	ca. 200 ml
Gesamt	ca. 1 700 ml	ca. 4 250 ml

Tab. 14.4 Sauerstoffspeicher des Körpers

	Atemfrequenz	Atemzugvolumen	Sauerstoffverbrauch	FRC	Totraumvolumen
Neugeborenes	40–60/min	6–8 ml/kg KG	6–8 ml/kg KG/min	30 ml/kg KG	2 ml/kg KG
Säugling	30–40/min	6–8 ml/kg KG	6–8 ml/kg KG/min	30 ml/kg KG	2 ml/kg KG
Schulkind	15–30/min	6–8 ml/kg KG	3–4 ml/kg KG/min	35 ml/kg KG	2 ml/kg KG
Jugendlicher	12–20/min	6–8 ml/kg KG	3–4 ml/kg KG/min	35 ml/kg KG	2 ml/kg KG
Erwachsener	12–20/min	6–8 ml/kg KG	3–4 ml/kg KG/min	35 ml/kg KG	2 ml/kg KG

Tab. 14.3 Wichtige Werte der Atemfunktion (altersentsprechend)

Überprüfung der Lungenfunktion (Spirometrie)

Bei vielen Erkrankungen von Herz und Lungen ist die genaue Kenntnis der ein- und ausatembaren Volumina und ihr Fluss wichtig (→ Abb. 14.21). Auch vor Narkosen wird häufig die sog. **Lungenfunktion** geprüft. Hierzu bläst der Patient über einen Schlauch in ein **Spirometer.** Dieses Gerät zeichnet die Atmungskurve des Patienten auf.

Zur Messung der **Vitalkapazität** wird der Patient aufgefordert, nach maximaler Inspiration möglichst viel Luft auszuatmen.

Zur Messung der **Einsekundenkapazität** (Tiffeneau-Test; normal 75–85 % der Vitalkapazität) muss der Patient nach vorheriger maximaler Einatmung so kraftvoll wie möglich ausatmen. An der Atmungskurve kann dann das innerhalb einer Sekunde ausgeatmete Volumen abgelesen werden. Die Einsekundenkapazität ist vor allem bei Asthma stark erniedrigt.

Mit weiteren Untersuchungen können Totraum, Residualvolumen sowie inspiratorisches und exspiratorisches Reservevolumen erfasst werden.

14.9.6 Ventilation

Die ein- und ausgeatmeten Lungenvolumina bestimmen, in welchem Maß die Lunge belüftet oder **ventiliert** wird. Ein gutes Maß für die **Ventilation** ist z. B. das oben beschriebene Atemminutenvolumen, d. h. das Luftvolumen, das pro Minute ein- bzw. ausgeatmet wird. Es wird von der Atemfrequenz und von der Atemtiefe (d. h. dem Atemzugvolumen) bestimmt. Die ausreichende Ventilation der Lunge ist eine entscheidende Voraussetzung für den Gasaustausch in den Alveolen – wenn die Alveolen nicht belüftet werden, kann auch kein Sauerstoff in die Blutbahn aufgenommen oder Kohlendioxid in die Atemluft abgegeben werden.

Betrachtet man nun die obigen Ausführungen zum Totraum, so wird allerdings verständlich, dass das ein- oder ausgeatmete Volumen selbst noch keine Garantie für einen ausreichenden Gasaustausch ist – denn nur der Teil der Ventilation, der tatsächlich die Gasaustauschfläche erreicht, steht dem Körper zur Verfügung. Die **effektive alveolare Ventilation** muss also von der **Totraumventilation** abgegrenzt werden.

Eine ausreichende Ventilation ist vor allem für den Abtransport von Kohlendioxid von Bedeutung (die Sauerstoffversorgung ist zwar auch von einer ausreichenden Belüftung der Lungen abhängig, könnte theoretisch jedoch auch bei weitaus geringerer Belüftung aufrechterhalten werden). Sinkt die Ventilation unter einen kritischen Schwellenwert, so kommt es also zunächst zur Anreicherung von Kohlendioxid im Blut.

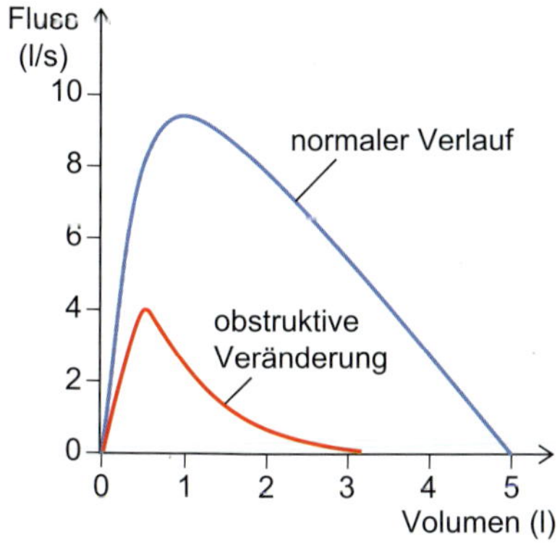

Abb. 14.21 Fluss-Volumen-Kurve, ermittelt durch Spirometrie. Die blaue Linie stellt den normalen Befund dar, die rote Linie eine obstruktive Lungenfunktionsstörung. Durch die Atemwegsverengung kommt es zum erheblich geminderten Luftfluss. [L190]

Erhöhte Kohlendioxidkonzentrationen im Blut wiederum stimulieren das Atemzentrum, sodass der Körper automatisch die Ventilation „hochschraubt" (→ Kap. 14.11.2) – sofern er über die entsprechenden Kraftreserven verfügt.

Der Begriff der Ventilation spielt bei der künstlichen Beatmung (→ Kap. 14.12) eine entscheidende Rolle. Die Ventilation (d. h. das pro Minute verabreichte Beatmungsvolumen) muss hier exakt an die Bedürfnisse des Körpers angepasst werden, da es andernfalls zu unphysiologischen Abweichungen des Kohlendioxidspiegels im Blut kommt; häufige Blutgasanalysen sind deshalb unerlässlich.

IM FOKUS

Atemmechanik

Zur **Inspiration senkt sich das Zwerchfell ab** und die **äußeren Zwischenrippenmuskeln erweitern das Thoraxskelett.**
Die **Exspiration** verläuft überwiegend passiv durch Erschlaffung der **äußeren Zwischenrippenmuskeln** und des **Zwerchfells.** Die **Bauchpresse** kann die Exspiration unterstützen.
Bei vertiefter Atmung unterstützt zudem die **Atemhilfsmuskulatur:**
- Großer und kleiner Brustmuskel
- Mm. serrati posterior superior und inferior
- Mm. scaleni
- M. sternocleidomastoideus

Das Volumen des luftleitenden Systems, welches am Gasaustausch nicht teilnimmt, wird als **anatomischer Totraum** bezeichnet. Der **physiologische (alveolare) Totraum** ist der Anteil der eingeatmeten Luft, die nicht am Gasaustausch teilnimmt, weil Alveolen zwar belüftet, aber nicht durchblutet sind. Anatomischer und physiologischer Totraum ergeben zusammen den **funktionellen Totraum.**
Das **Atemminutenvolumen** ist das Produkt aus **Atemzugvolumen** und **Atemfrequenz.**
Nach normaler Einatmung kann der Atemzug nochmals um das **inspiratorisches Reservevolumen** vertieft werden.
Nach normaler Ausatmung kann der Atemzug nochmals um das **exspiratorische Reservevolumen** verlängert werden.
Die **funktionelle Residualkapazität** ist eine wichtige Lungengröße:
- Sie gewährleistet den Gasaustausch auch während der Exspiration.
- Sie dient der Verhinderung eines Kollapses der mittleren und terminalen Luftwege während der Exspirationsphase.

Die **Vitalkapazität** gibt das maximal ein- und ausatembare Luftvolumen wieder.

14.10 Gasaustausch

MERKE

Gasaustausch

In den Alveolen (Lungenbläschen) findet der **Gasaustausch** statt, also die Diffusion von Kohlendioxid in die Alveolen und die Diffusion von Sauerstoff in das Blut. Damit ist die Lunge nicht nur ein zentrales Organ für die Sauerstoffaufnahme, sondern über die Abatmung der flüchtigen Säure Kohlendioxid auch ein lebenswichtiges Organ für die Aufrechterhaltung des Säure-Basen-Haushalts.

Wird lediglich die Aufnahme von Sauerstoff in das Blutsystem betrachtet, so wird auch von **Oxygenierung** gesprochen.

Durch den bläschenartigen Aufbau des Lungengewebes erhält die innere Oberfläche der Lunge eine gewaltige Ausdehnung: Ihre

Gesamtoberfläche beträgt beim Erwachsenen immerhin ca. 100 m^2: Diese Fläche wird auch als **Gasaustauschfläche** bezeichnet. Außerdem sind die Alveolen durch einen besonderen Typ von Alveolarepithelzellen in der Lage, Fremdkörper wie z. B. kleine Rußteilchen zu phagozytieren (in sich aufzunehmen). Die Lunge eines starken Rauchers sieht deshalb im anatomischen Präparat schwarz aus, da die Rußteilchen in den Alveolarepithelzellen liegen bleiben.

Die Alveolen werden außen von netzförmig angeordneten kleinsten Blutgefäßen umsponnen, den Kapillaren des Lungenkreislaufs (→ Abb. 14.13). Der zuführende Schenkel dieser Kapillaren enthält kohlendioxidreiches, sauerstoffarmes („blaues") Blut, das über die rechte Herzkammer in den Lungenkreislauf gepumpt wird (→ Kap. 13.1.1, → Abb. 14.22). Während seiner Passage durch die Lungenkapillaren muss sich dieses Blut in einer sehr kurzen Kontaktzeit von nur 0,3 Sekunden mit den im Alveolarraum liegenden Sauerstoffmolekülen beladen und das überschüssige Kohlendioxid in den Alveolarraum abgeben. Sauerstoff und Kohlendioxid diffundieren dazu durch:

- Das Alveolarendothel
- Die Basalmembran
- Das Kapillarendothel

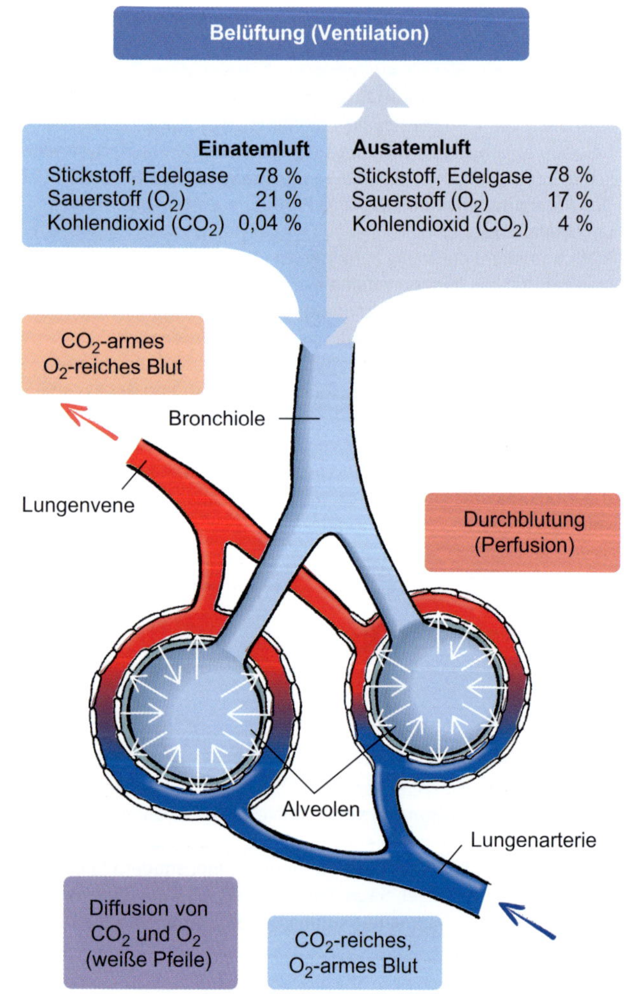

Abb. 14.22 Gasaustausch in den Alveolen. Kohlendioxidreiches, sauerstoffarmes Kapillarblut erreicht die Alveolen und umströmt sie. Nach dem Gasaustausch enthält der ableitende Kapillarschenkel sauerstoffreiches, kohlendioxidarmes Blut. [L190]

Sie alle bilden zusammen die **Blut-Luft-Schranke**, die beim Gesunden nicht dicker als 1 µm ($^1/_{1000}$ mm) ist.

Der ableitende Schenkel der Lungenkapillaren enthält also sauerstoffreiches, kohlendioxidarmes („rotes") Blut. Dieses Blut mündet nach seinem Transport durch die Lunge in den linken Vorhof des Herzens.

Vergleicht man **Einatemluft und Ausatemluft** miteinander, so stellt man fest, dass durch den Gasaustausch in den Alveolen der Sauerstoffgehalt gegenüber der eingeatmeten Luft um ca. 4 % geringer und der Kohlendioxidgehalt um ca. 4 % größer geworden ist (→ Tab. 14.5). Rechnet man diese Zahlen auf das eingeatmete Volumen um, so erkennt man, dass die Gasmenge, die tatsächlich ausgetauscht worden ist, recht gering ist – 90 % der Luft wurden praktisch nur hin- und her bewegt und nur ein Viertel des eingeatmeten Sauerstoffs wurde verbraucht.

Die neben Sauerstoff und Kohlendioxid in der Atemluft enthaltenen Gase werden z. T. auch in die Blutbahn aufgenommen bzw. wieder „abgeatmet"; da für diese Gase jedoch keine spezialisierten Trägersysteme entwickelt wurden (wie etwa das Hämoglobin für den Sauerstoff), ist ihr Anteil am Gasaustausch gering. Sie nehmen zudem praktisch nicht an physiologischen Reaktionen innerhalb des Körpers teil.

14.10.1 Komponenten des Gasaustauschs

Verfolgt man den Weg der Atemluft von der „Außenwelt" in das Blut, so werden die verschiedenen Schritte bzw. Komponenten des Gasaustausches deutlich:

- Zunächst muss die Außenluft die Gasaustauschfläche erst einmal erreichen; die oben beschriebene **Ventilation** ist also die entscheidende Voraussetzung für den Gasaustausch.
- Die Luftgase müssen sodann vom Alveolarraum in das Blut gelangen (oder umgekehrt); die **Diffusion** über die Blut-Luft-Schranke ist also der nächste Schritt.
- Sodann werden die Luftgase im Blut an bestimmte spezialisierte Trägersysteme gebunden und transportiert – der **Gastransport** schließt sich nahtlos an.
- Eine wichtige Komponente des Gasaustauschs ist aber auch die Lungendurchblutung **(Perfusion).** Kommt der eingeatmete und zum Kapillarbett diffundierte Sauerstoff nämlich gar nicht in Kontakt mit dem Blut, so kann kein Gasaustausch stattfinden.

Besonders wichtig ist in diesem Zusammenhang die **Abstimmung der Durchblutung auf die Ventilation** – idealerweise sollte nämlich bei einer lokalen Zu- oder Abnahme der Belüftung auch die Durchblutung zu- bzw. abnehmen, da sonst entweder ein Teil der Belüftung oder aber ein Teil der Durchblutung „vergeudet" wird. Sowohl die Belüftung der Lunge als auch die Durchblutung der Lunge ändern sich nämlich je nach Körperposition, Aktivitätszustand und auch bei verschiedenen Krankheiten. Der Körper verfügt deshalb über ausgeklügelte Systeme, um die Durchblutung an die Belüftung anzupassen. So

Gas	Einatemluft	Ausatemluft
Stickstoff	78 %	78 %
Sauerstoff (O_2)	21 %	17 %
Kohlendioxid (CO_2)	0,04 %	4 %
Edelgase	1 %	1 %

Tab. 14.5 Ein- und Ausatemluft im Vergleich. Der Sauerstoffgehalt der Ausatemluft ist um 4 % gegenüber der Einatemluft verringert worden. Der Kohlendioxidgehalt hat dagegen um etwa 4 % zugenommen.

führt ein Sauerstoffmangel in einem bestimmten Lungenanteil z. B. zu einer Verengung der dazugehörigen Kapillaren – die eingeschränkte Belüftung eines Lungenabschnitts sorgt auf diese Weise dafür, dass das Blut in die gesunden Lungenanteile „umgelenkt“ und damit nicht vergeudet wird.

14.10.2 Partialdrücke

Der Übertritt von Sauerstoff aus dem Alveolarraum in die Kapillare geschieht passiv durch Diffusion (d. h. ohne Energieverbrauch, → Kap. 3.5.4). Ähnlich wie ein Ball nur den Berg hinunter, aber nicht hinauf rollt, geschehen Diffusionsbewegungen nur von Orten höherer zu Orten niedriger Gaskonzentration. Bei Gasgemischen – und die Atemluft ist ja ein Gasgemisch aus Stickstoff, Sauerstoff und Kohlendioxid – hängt das Ausmaß des Gaswechsels von den Teilkonzentrationen oder Teildrücken (**Partialdrücken,** partial = Teil) der einzelnen Gase ab, die in dem Gasgemisch enthalten sind. Beträgt der Gesamtluftdruck auf Meereshöhe 760 mm Quecksilbersäule (kurz 760 mmHg) und hat der Sauerstoff einen prozentualen Anteil von 21 %, so beträgt der **Sauerstoffpartialdruck** (pO_2) 21 % von 760 mmHg = 159 mmHg.

Diese Rechnung stimmt allerdings so nicht ganz, da die eingeatmete Luft ja auch noch Wasserdampf enthält – nach Passage der oberen Atemwege ist sie in der Regel zu 100 % wasserdampfgesättigt; der Wasserdampfdruck von 47 mmHg muss deshalb vom Luftdruck abgezogen werden, sodass auch die einzelnen Teildrücke geringer ausfallen – der pO_2 z. B. beträgt nach Abzug des Wasserdampfdrucks nur noch 112 mmHg. Ein weiterer Partialdruckverlust tritt in den Lungenbläschen durch die Vermischung der „frischen“ Inspirationsluft mit der stark kohlendioxidhaltigen alveolaren Restluft auf. Somit liegt in den Alveolen normalerweise bei jungen, lungengesunden Menschen ein Sauerstoffpartialdruck von ca. 100 mmHg vor. Mit zunehmendem Alter nimmt dieser Wert ab.

Für die **Effektivität des Gasaustausches** ist entscheidend, welcher Anteil des Sauerstoffs in den großen Arterien des Körperkreislaufs wieder erscheint oder – mit anderen Worten – wie viel Sauerstoffdruck in das Blut übertragen wird. Wie bei jedem komplexen Transportmechanismus sind dabei Verluste einzukalkulieren:

- Je länger der Austauschweg zwischen Lungenbläschen und Kapillarinnenraum ist, d. h. je dicker die Blut-Luft-Schranke ist, desto „mühsamer“ ist es für die Sauerstoffmoleküle, entlang dem Partialdruckgefälle zu diffundieren. So kann sich z. B. bei vermehrter Bindegewebsbildung zwischen den Lungenbläschen (etwa bei einer Lungenfibrose) der Diffusionsweg verlängern und dadurch beim Patienten zu Atemnot führen. Beim gesunden Menschen dagegen werden die Gasdrücke zu fast 100 % über die Blut-Luft-Schranke übertragen.
- Zu einem weiteren Abfall des Sauerstoffpartialdrucks kommt es, wenn sich das von den verschiedensten Lungenbläschen kommende Kapillarblut in den abführenden Lungengefäßen mischt. Es gibt nämlich immer einzelne Kapillaren, die weniger Sauerstoff aufgenommen haben als andere. Dies ist z. B. dann der Fall, wenn bestimmte Lungenbereiche nicht richtig belüftet, jedoch gut durchblutet sind und damit nur wenig Sauerstoff „abholen“ konnten. Dies kommt trotz der oben beschriebenen Abstimmung von Ventilation und Perfusion auch beim gesunden Menschen zu einem gewissen Grad vor. Bei vielen Lungenkrankheiten nimmt das Missverhältnis zwischen Ventilation und Perfusion dramatisch zu und führt zu einer eingeschränkten Sauerstoffversorgung des Körpers.

KRANKHEIT/SYMPTOM

Bei einer **Pneumonie** (Lungenentzündung, → Kap. 14.6.5) beispielsweise kann sich ein ganzer Lungenabschnitt durch die entzündlichen Sekrete so weit verdichten, dass er kaum mehr belüftet ist; dieser Lungenabschnitt wird jedoch weiterhin zumindest teilweise durchblutet. Nun wird das durch den kranken Lungenabschnitt fließende Blut in diesem Fall allerdings kaum noch mit Sauerstoff beladen. Wenn sich nun dieses Blut mit dem aus den gesunden Lungenbereichen kommenden Blut mischt, resultiert insgesamt ein Abfall des Sauerstoffgehalts im Blut.

Auch der **Abtransport des Kohlendioxids** beruht auf einem Gefälle von höheren zu niedrigeren Partialdrücken. Da im Körperstoffwechsel große Mengen an Kohlendioxid produziert werden und die Konzentration von Kohlendioxid in der Luft gering ist, verläuft das Diffusionsgefälle allerdings in umgekehrter Richtung als beim Sauerstoff.

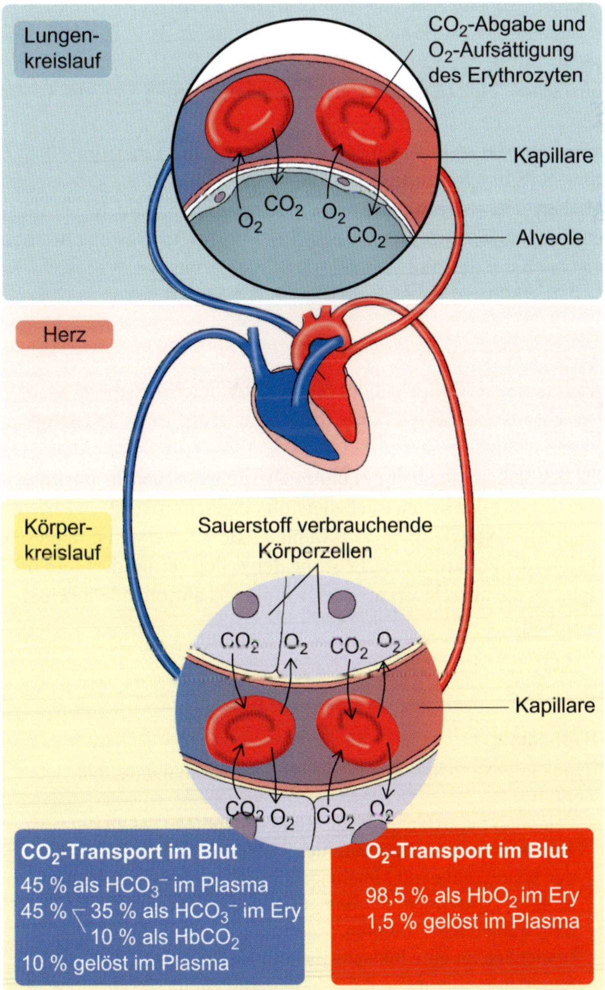

Abb. 14.23 Sauerstoff- und Kohlendioxidtransport im Blut. 98,5 % des Sauerstoffs werden in der Lunge an Hämoglobin gebunden und so zu den Zellen transportiert. Die restlichen 1,5 % sind im Blutplasma gelöst. Das Kohlendioxid wird zu 45 % im Erythrozyten als Bikarbonat (HCO_3^-) bzw. als an Hämoglobin gebundenes CO_2 ($HbCO_2$), zu 45 % im Plasma als Bikarbonat und zu 10 % als physikalisch gelöstes CO_2 zur Lunge zurücktransportiert. [L190]

14.10.3 Sauerstofftransport im Blut

Der über die Lunge in das Blut aufgenommene Sauerstoff diffundiert sofort in die roten Blutkörperchen. Hier lagert er sich zum größten Teil an das Eisen des Hämoglobins an (roter Blutfarbstoff, → Kap. 11.2.2). Ein kleiner Teil, etwa 1,5 %, wird gelöst im Blutplasma transportiert (→ Abb. 14.23). Steht nur wenig Hämoglobin zur Verfügung, etwa bei der Blutarmut (Anämie), kann auch nur wenig Sauerstoff transportiert werden: Es treten Leistungsschwäche, Müdigkeit und Kurzatmigkeit auf.

Die **O_2-Kapazität,** d. h. die Menge an Sauerstoff, die im Blut transportiert werden kann, hängt nicht nur von der Hämoglobinkonzentration im Blut ab, sondern auch davon, wie viel von dem Hämoglobin mit Sauerstoff gesättigt ist. Normalerweise sind im arteriellen Blut etwa 97 % des zur Verfügung stehenden Hämoglobins mit Sauerstoff gesättigt.

Wie viel Sauerstoff insgesamt an das Gewebe abgegeben werden kann, hängt direkt von der Sauerstoffmenge im Blut (O_2-Kapazität) ab. Darüber hinaus wird die O_2-Abgabe an das Gewebe auch von der Herzleistung, also dem Herzminutenvolumen, beeinflusst.

Bei der Abgabe des Sauerstoffs an das Körpergewebe trennt sich der Sauerstoff vom Hämoglobin und diffundiert dann in das Gewebe. Hierfür sorgt der Konzentrationsunterschied zwischen dem sauerstoffreichen Blut und dem relativ sauerstoffarmen Gewebe (→ Kap. 13.1.6).

Nach der Sauerstoffabgabe ist das Blut erheblich sauerstoffärmer. Die **Sauerstoffausschöpfung** beträgt dabei im Schnitt 25 %, schwankt aber zwischen 7 % (Nieren) und 60 % (Herzmuskel). Beim Skelettmuskel steigt sie von 28 % in Ruhe auf 80 % bei höchster Belastung an. Ebenso ist sie bei Blutarmut (Anämie) und bei peripherer Zyanose (→ Kap. 14.10.5) erhöht.

Hypoxie und Hypoxämie

- Fällt der Sauerstoffgehalt des Blutes unter den Normalwert ab, so spricht man von **Hypoxämie** (hyp- = zu wenig, ox- = Sauerstoff; -ämie = Blut).
- Ist der Sauerstoffgehalt des Blutes allerdings so niedrig, dass die Versorgung der Zellen mit Sauerstoff eingeschränkt ist, so spricht man von **Hypoxie** (hyp- = zu wenig, -oxie = Sauerstoff). In diesem Fall ist die Funktion bzw. Leistung der Zellen vermindert (ein Beispiel ist die bei schwerem Sauerstoffmangel auftretende Bewusstlosigkeit).

MERKE

Hypoxämie

Hypoxämie kann in drei unterschiedliche Formen unterteilt werden:

- Von einer **hypoxischen Hypoxämie** spricht man, wenn der arterielle Sauerstoffpartialdruck, die Sauerstoffsättigung und der Sauerstoffgehalt abnehmen. Ursachen hierfür sind Lungenfunktionsstörungen, Störungen der äußeren Atmung oder der Beatmung eines Patienten.
- Ursächlich für eine **toxische Hypoxämie** ist die Abnahme der Sauerstoffsättigung und des Sauerstoffgehalts bei noch normalem arteriellem Sauerstoffpartialdruck. Die Ursache hierfür ist z. B. eine Kohlenmonoxidvergiftung.
- Eine Verminderung des Hb- und des Sauerstoffgehalts bei normaler Sauerstoffsättigung und normalem arteriellem Sauerstoffpartialdruck führt zu einer **anämischen Hypoxämie.** Dies kann z. B. durch einen großen Blutverlust verursacht sein.

Lungenödem

Ein **Lungenödem** entsteht durch alveoläre und interstitielle Flüssigkeitsansammlungen. Um beides zu unterscheiden, werden verschiedene Begriffe verwendet. Sehr gebräuchlich ist die Unterscheidung in kardiales und nichtkardiales Lungenödem. Die aktuelle Literatur zur Pathophysiologie unterteilt in ein hämodynamisches Lungenödem und ein Permeabilitätsödem. Diese Begriffe beschreiben den pathophysiologischen Mechanismus besser.

Bei einem **hämodynamischen (kardialen) Lungenödem** kommt es zu einem Blutstau in den Lungen. Grund hierfür ist ein unzureichender Abfluss des Blutes aus der Lunge über die Lungenvenen in den linken Vorhof. Ursächlich für den Rückstau ist ein mangelhafter Vorwärtstransport des Blutes durch den linken Ventrikel, eine Herzinsuffizienz. Die häufigsten Ursachen für eine akute Herzinsuffizienz sind Myokardinfarkt und Myokarditis (→ Kap. 12.3.3 und → Kap. 12.7.4).

Das **Permeabilitätsödem** ist durch die Durchlässigkeit der Schranke zwischen Alveolen und Kapillaren gekennzeichnet. Ursächlich hierfür sind z. B. Pneumonie, ARDS, die Aspiration von Magensaft oder die Inhalation toxischer Gase. Auch bei einem Höhenlungenödem kommt es zu Permeabilitätsstörungen.

14.10.4 Kohlendioxidtransport im Blut

Öffnet man eine Mineralwasserflasche, so perlen einem sofort Kohlendioxidgasblasen entgegen. Dieses Kohlendioxid (CO_2) ist im Mineralwasser physikalisch gelöst gewesen und kann nun nach Beseitigung des Überdrucks in der Flasche daraus entweichen.

Auch im Blut sind immerhin 10 % des abzutransportierenden CO_2 physikalisch gelöst. 80 % des Kohlendioxids werden jedoch nach einer chemischen Umwandlungsreaktion in Form von **Bikarbonat** (HCO_3^-) transportiert (→ Abb. 14.23).

Die Umsetzung von Kohlendioxid in Bikarbonat und Wasserstoffionen erfolgt direkt nach der Aufnahme des CO_2 ins Blut im venösen Schenkel der Kapillare nach folgender Formel:

$$CO_2 + H_2O \rightleftharpoons H_2CO_3 \rightleftharpoons HCO_3^- + H^+$$

Im Plasma der Kapillare verläuft diese Reaktion nur sehr langsam; in den Erythrozyten dagegen wird sie durch das darin enthaltene Enzym **Carboanhydrase** 10 000-fach beschleunigt. Durch diese Reaktion werden 80 % des aus dem Zellstoffwechsel gebildeten Kohlendioxids in den Erythrozyten in Bikarbonat (HCO_3^-) umgewandelt. 45 % des Bikarbonats diffundieren in das Blutplasma zurück, und 35 % verbleiben in den Erythrozyten. Weitere 10 % des Kohlendioxids werden direkt an das Hämoglobinmolekül angelagert ($HbCO_2$) und in dieser Form von den Erythrozyten zur Lunge transportiert.

Alle beschriebenen Reaktionen der Kohlendioxidbindung im Blut, also

- physikalische Lösung im Plasma,
- Anlagerung an das Hämoglobin,
- Bindung als Bikarbonat im Erythrozyten und
- Bindung als Bikarbonat im Plasma,

verlaufen bei der Kohlendioxidabgabe in der Lunge wieder in umgekehrter Form ab.

Bei der Lungenpassage werden jedoch lange nicht alle Kohlendioxid- bzw. Bikarbonatmoleküle aus dem Blut abgegeben. Dies wäre auch nicht sinnvoll, weil ein gewisser Kohlendioxidgehalt im Blut z. B. zur Aufrechterhaltung des physiologischen Blut-pH-Werts (→ Kap. 16.10) und für die Steuerung der Atmung (→ Kap. 14.11) erforderlich ist.

14.10.5 Zyanose

Als Zyanose wird eine **Blauverfärbung von Haut oder Schleimhaut** aufgrund eines verminderten O_2-Gehalts des Blutes bezeichnet.

Zu einer Zyanose kann es kommen, wenn das Hämoglobin nicht vollständig mit Sauerstoff besetzt ist. Etwas genauer gesagt tritt eine Zyanose immer dann auf, wenn mehr als 5 g/dl des Hämoglobins nicht mit Sauerstoff beladen sind – legt man einen normalen Hämoglobinwert von 15 g/dl zugrunde, dann ist das beim gesunden Menschen etwa ein Drittel des Hämoglobins.

Es wird zwischen einer zentralen und einer peripheren Zyanose unterschieden:

- Bei der **zentralen Zyanose** ist das gesamte zirkulierende Blut „untersättigt", d. h. mehr als 5 g/dl des Hämoglobins sind nicht mit Sauerstoff beladen. Eine zentrale Zyanose tritt bei Lungenerkrankungen (eingeschränkte Sauerstoffaufnahme) oder bei bestimmten Herzfehlern auf. Bei diesen sog. zyanotischen Herzfehlern liegt ein **Shunt** vor, d. h. eine Kurzschlussverbindung zwischen arteriellem und venösem Blutgefäßsystem und damit eine Vermischung von sauerstoffreichem mit sauerstoffarmem Blut innerhalb oder außerhalb des Herzens. Da bei der zentralen Zyanose das ganze Blut „untersättigt" und damit bläulich verfärbt ist, erkennt man die zentrale Zyanose am besten dort, wo die Haut über ein sehr dichtes Kapillarbett verfügt (also z. B. an den Lippen, die sich blau verfärben).
- Eine **periphere Zyanose** zeigt sich dagegen dort, wo der Blutfluss naturgemäß verlangsamt ist, also an den Finger- und Zehen(nägeln) – daher der Name „periphere" Zyanose. Sie hat ihre Ursache in einer erhöhten Sauerstoffausschöpfung im Gewebe. Sie tritt bei Herzerkrankungen, die mit einer zusätzlichen Verlangsamung des Blutflusses einhergehen (z. B. bei einer Herzinsuffizienz oder beim Schock), auf. Eine periphere Zyanose kann aber auch häufig bei Kälte beobachtet werden.

Eine Zyanose tritt erst auf, wenn die Sauerstoffsättigung unter 80 % gefallen ist; dies entspricht einem arteriellen **Sauerstoffpartialdruck** von 50 mmHg.

MERKE

Erkennen einer Zyanose

Eine Zyanose mit bloßem Auge zu erkennen ist nicht einfach. Eine Untersuchung aus dem Jahr 1988 hat dies eindrucksvoll bewiesen. Unabhängig von Ausbildung und Berufserfahrung wurde trotz einer Sauerstoffsättigung von weniger als 72 % und somit einem arteriellen Sauerstoffpartialdruck von ungefähr 40 mmHg bei etwas mehr als einem Drittel der Patienten die Zyanose nicht erkannt.

Rauchgasinhalation

Brandrauch enthält viele Gase, die für den Organismus schädlich sein können. Die Zusammensetzung dieser Brandgase ist komplex und in der Praxis nur schwierig vorherzusagen. In Deutschland erleiden ungefähr 20 000 Menschen pro Jahr eine thermische Verletzung. Etwa 4 000 Patienten werden wegen einer Brandverletzung stationär behandelt, 1 200 Patienten davon intensivmedizinisch. Zur Inzidenz von Rauchintoxikationen gibt es in Deutschland keine verlässlichen Zahlen. **Inhalationstraumata** (IHT, → Kap. 7.6.6.) stellen den größten Faktor für die Mortalität bei Verletzungen durch Hitzeeinwirkung dar. In den meisten Gebäuden sind unzählige Kunststoffe verarbeitet; diese sind teilweise leicht entflammbar und brennen deutlich schneller und heißer. Die Ursache für Inhalationstraumata sind Dämpfe, Dünste oder Reizgase wie z. B. Salzsäure, Nitrosegase oder Phosgen. Insbesondere Kohlenmonoxid und Blausäure stellen hierbei ein großes Problem dar.

MERKE

Außerhalb geschlossener Räume ist das Inhalationstrauma eine Rarität!

Kohlenmonoxidintoxikation

Kohlenmonoxid (CO) entsteht durch Sauerstoffmangel bei der Verbrennung organischer Materialien. Es handelt sich um ein farb- und geruchloses Gas. Die häufigsten Ursachen für **Intoxikationen mit Kohlenmonoxid** sind Brände. Kohlenmonoxid kann sich aber in lebensbedrohlichen Konzentrationen auch durch andere Ursachen wie z. B. schlecht abziehende Öfen, Propan- oder Butangasheizungen im Campingbereich oder Warmwasserboiler in Badezimmern bilden. In letzter Zeit kam es auch vermehrt zu Suiziden mithilfe von Kohlenmonoxid, z. B. durch Benutzen von Holzkohlengrills in geschlossenen Räumen. Anscheinend stammt diese Methode des Suizids aus Fernost. 1998 wurde von einem Fall aus Hongkong berichtet, bei dem sich eine Frau durch Verbrennen von Holzkohle in einem kleinen, geschlossenen Raum umbrachte. Im Jahr 2001 löste diese Methode den Suizid durch Erhängen als zweithäufigste Selbsttötungsmethode in Hongkong ab. Das Institut für Rechtsmedizin am Universitätsklinikum Hamburg-Eppendorf berichtete von neun Kohlenmonoxidintoxikationen durch diese Methode innerhalb eines Jahres.

Kohlenmonoxid hat eine wesentlich stärker ausgeprägte Bindungsfähigkeit an das Hämoglobin als der Sauerstoff. Die Bindungsfähigkeit ist ungefähr 218-fach stärker. Mit Kohlenmonoxid besetztes Hämoglobin ist nicht in der Lage, Sauerstoff zu transportieren. Die Halbwertszeit des Kohlenmonoxids liegt unter Raumluft bei ungefähr 250 Minuten. Die Symptome, die bei einer Kohlenmonoxidvergiftung entstehen, sind abhängig von der CO-Konzentration. Physiologisch liegt bei Nichtrauchern ein Kohlenmonoxidgehalt < 1 % vor, bei starken Rauchern kann sich dieser Gehalt auf ungefähr 10 % erhöhen. Die wichtigste Therapie eines Patienten mit einer Kohlenmonoxidvergiftung ist die Gabe von hoch dosiertem Sauerstoff. Hierunter verkürzt sich die Halbwertszeit des Kohlenmonoxids auf ungefähr 47 Minuten. Unter Therapie in einer Druckkammer **(hyperbare Sauerstofftherapie)** lässt sich die CO-Halbwertszeit auf rund 22 Minuten verkürzen.

PRAXISTIPP

Nichtinvasive CO-Messung

Seit fast 20 Jahren sind Puls-CO/MetHb-Oxymeter auf dem Markt, die eine schnelle und vor allen Dingen **nichtinvasive Messung der COHb- und der MetHb-Konzentration** möglich machen. Nicht selten sind die Einheiten bereits in die Defibrillatoren vieler Hersteller integriert, sodass es nicht immer notwendig ist, ein zusätzliches Gerät für diese Messungen mitzuführen.
Möglich ist diese Messung unter anderem durch spezielle Mess-Sensoren. Diese ähneln vom äußeren Aufbau einem normalen Pulsoxymetersensor (→ Kap. 14.11.2). Im Gegensatz zu diesem arbeiten die Puls-CO/MetHb-Sensoren mit sieben unterschiedlichen Lichtwellenlängen (herkömmliche Pulsoxymetersensoren verwenden

zwei unterschiedliche Lichtwellenlängen). Sie sind in der Lage, mit Kohlenmonoxid beladenes Hämoglobin oder Methämoglobin vom Oxyhämoglobin (mit Sauerstoff beladenes Hämoglobin) zu unterscheiden.
Diese neue Generation von Puls-CO-Oxymetern macht es möglich, direkt an der Einsatzstelle rasch eine **nichtinvasive Messung** durchzuführen. So können z. B. Kräfte der Feuerwehr an der Einsatzstelle in kürzester Zeit auf ihren aktuellen COHb-Gehalt hin überprüft werden. Gerade bei Kohlenmonoxidvergiftungen können schnell mehrere Personen betroffen sein. Insbesondere bei noch geringen COHb-Konzentrationen ähneln die Symptome einer Kohlenmonoxidvergiftung denen einer Lebensmittelvergiftung (Übelkeit, Erbrechen, Schwäche). Wird die Gasquelle im Falle einer Kohlenmonoxidvergiftung nicht identifiziert und die Betroffenen werden unter dem Verdacht einer Lebensmittelintoxikation zur Behandlung in eine Klinik transportiert, kann das Gas weiterhin ungehindert ausströmen. Nach Rückkehr der Betroffenen haben sich dann möglicherweise Kohlenmonoxidkonzentrationen gebildet, die zu schweren, unter Umständen irreversiblen Schädigungen oder gar zum Tod der Betroffenen führen können.

Zyanidintoxikation

Blausäure kommt in natürlichem Bittermandelöl, im Kaliumzyanid (Zyankali), in Galvanisierungsbädern und auch in Brandgasen vor. Die Blausäure kann sowohl über die Lunge als auch über den Verdauungstrakt in den Körper aufgenommen werden.

Die Zyanidionen haben eine hohe Bindungsfähigkeit an das dreiwertige Eisen der Cytochromoxidase. Hierdurch wird die Atmungskette in den Mitochondrien blockiert. So kann der Sauerstoff nicht für die zelluläre Atmung aktiviert werden. Zusätzlich verhindern die Zyanidionen die Entstehung von Gamma-Aminobuttersäure. Hierdurch wird die Krampfbereitschaft der Patienten gefördert. Leichte Vergiftungen führen zu Konzentrationsstörungen, Angst, vertiefter Atmung, retrosternalen Schmerzen, Herzklopfen, Übelkeit und Erbrechen. In schweren Fällen kommt es zur Bewusstlosigkeit, Mydriasis, Krampfanfällen sowie Atem- und Herz-Kreislauf-Stillstand. Die Haut der Patienten ist rosig. Die wichtigste Maßnahme ist die Inhalation von hoch dosiertem Sauerstoff. Zur weiteren Therapie stehen unterschiedliche Antidote zur Verfügung.

IM FOKUS

Gasaustausch

Sauerstoff und Kohlendioxid diffundieren durch die **Blut-Luft-Schranke:**

- Alveolarendothel
- Basalmembran
- Kapillarendothel

Der Gasaustausch folgt einem **Partialdruckgefälle.**
Sauerstoff lagert sich an das **Eisen des Hämoglobins** an. Ein kleiner Teil, etwa 1,5 %, wird **gelöst im Blutplasma** transportiert.
Im Blut werden 10 % des abzutransportierenden **CO_2 physikalisch gelöst.** 80 % des Kohlendioxids werden in Form von **Bikarbonat** transportiert.
Als Zyanose wird eine **Blauverfärbung von Haut oder Schleimhaut** aufgrund eines verminderten O_2-Gehalts des Blutes bezeichnet.
Kohlenmonoxid hat eine wesentlich stärker ausgeprägte Bindungsfähigkeit an das Hämoglobin als der Sauerstoff.
Bei einer **Blausäurevergiftung** wird die Atmungskette in den Mitochondrien blockiert.

14.11 Steuerung der Atmung

Während das Herz weitgehend autonom arbeitet und Impulse aus dem ZNS lediglich regulierend eingreifen (→ Kap. 12.5), ist die ebenfalls rhythmisch verlaufende Atemtätigkeit nur durch Taktgeber im ZNS möglich. Das Steuersystem für die Atmung liegt in der Medulla oblongata, also unmittelbar oberhalb des Halsrückenmarks. Es wird **Atemzentrum** genannt (→ Kap. 8.9.3).

Das Atemzentrum steuert die gesamte Atemmuskulatur. Es besteht aus getrennt liegenden **Inspirations-** und **Exspirationskernen.** Der rhythmische Wechsel zwischen In- und Exspiration erfolgt durch rhythmisch wechselnde Impulsaussendungen aus den jeweils zuständigen Kerngebieten, die über Halsmark und periphere Nerven die Atemmuskeln und -hilfsmuskeln zur Kontraktion veranlassen.

! ACHTUNG!

Kommt es beispielsweise durch Blutung, Tumor oder Gewebeschwellung (Ödem) zur Volumenzunahme in der Schädelhöhle, kann der Druck innerhalb des Schädels so stark ansteigen, dass die Medulla oblongata und mit ihr das Atemzentrum zusammengedrückt (gequetscht) werden. Diese sogenannte **Einklemmung** kann tödlich sein (→ Kap. 8.17.5).

14.11.1 Mechanisch-reflektorische Atemkontrolle

Der Atemrhythmus wird durch mehrere mechanische Einflüsse gesteuert:

- Schon während der Inspiration senden Dehnungsrezeptoren in den Lungenbläschen Nervenimpulse aus, die über den sensiblen Anteil des N. vagus zu den Exspirationskernen gelangen und diese aktivieren. Dadurch wird die entsprechende Gegenbewegung, nämlich die Exspiration, ausgelöst. Die Bedeutung dieses auch **Hering-Breuer-Reflex** genannten Kontrollreflexes besteht darin, dass durch ihn die Tiefe der Inspiration begrenzt wird.
- Umgekehrt führt eine starke Verkleinerung der Lungenflügel reflektorisch zu einer verstärkten Inspirationsbewegung.
- Schließlich wirken auch noch Rezeptoren, die den Dehnungszustand in den Zwischenrippenmuskeln messen, bei der Feineinstellung der Atembewegung mit.

14.11.2 Atmungskontrolle über die Blutgase

Erhöht sich der Sauerstoffbedarf des Körpers, z. B. bei körperlicher Arbeit, so sinkt der Sauerstoffpartialdruck im Blut ab; gleichzeitig steigt der Kohlendioxidgehalt durch die vermehrt aus dem Zellstoffwechsel abgegebenen Kohlendioxidmoleküle an. Durch den gesteigerten CO_2-Anfall vermehren sich über die Carboanhydrasereaktion (→ Kap. 14.10.4) auch die Bikarbonat- (HCO_3^-) und die Wasserstoffionenmenge (H^+) im Blut, was zu einem Absinken des pH-Werts (Azidose, → Kap. 16.10) führt: Das Blut wird „sauer".

Alle drei Mechanismen werden vom Körper zur **chemischen Atmungskontrolle** benutzt; eine zusätzliche Atemtätigkeit wird somit ausgelöst durch:

- Einen erhöhten CO_2-Partialdruck (CO_2-Antwort)
- Einen absinkenden pH-Wert (pH-Antwort)
- Einen absinkenden O_2-Partialdruck (O_2-Antwort)

Wie → Abb. 14.24 zeigt, führt vor allem der Anstieg des CO_2-Partialdrucks zu einer ausgeprägten Steigerung des Atemminutenvolumens. Aber auch ein Absinken des O_2-Partialdrucks oder des pH-Werts führt (wenn auch nicht so ausgeprägt) zu einer Verstärkung der Atemtätigkeit.

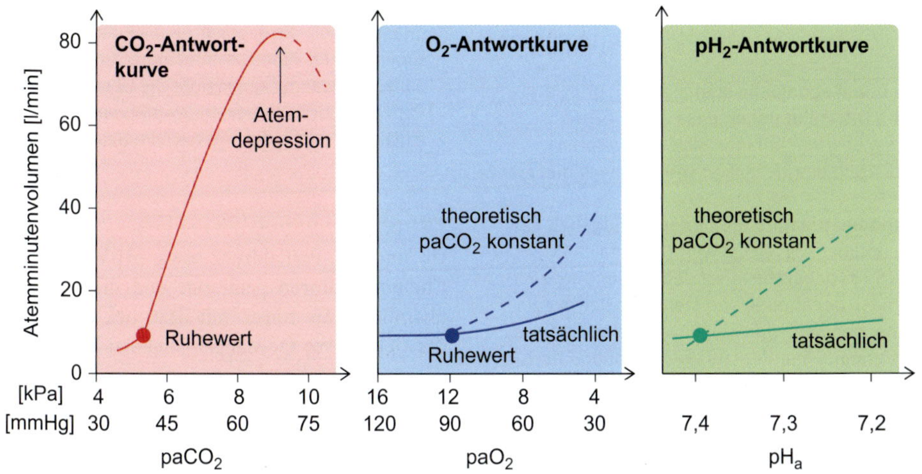

Abb. 14.24 Atemminutenvolumen (als Maß für den Atemantrieb) in Abhängigkeit vom CO_2-Partialdruck (links), O_2-Partialdruck (Mitte) und pH-Wert (rechts) im arteriellen Blut. Gestrichelte Kurve: Verhalten des Atemminutenvolumens bei Konstanthalten des CO_2-Partialdrucks um 40 mmHg. Durchgezogene Kurve: realitätsnahes Verhalten des Atemminutenvolumens. [L190]

PRAXISTIPP

Pulsoxymetrie

Die Pulsoxymetrie ist ein nichtinvasives Verfahren zur Ermittlung der peripheren kapillären Sauerstoffsättigung. Die mittels Pulsoxymetrie ermittelte Sauerstoffsättigung wird mit SpO_2 bezeichnet. **Pulsoxymeter benötigen für eine korrekte Funktion pulsierenden Blutfluss und Lichtdurchlässigkeit des Gewebes.**

Ein Pulsoxymeter besteht aus einer Mess- und Monitoreinheit und einem Sensor. Der Sensor kann z. B. ein Fingerclip sein. Die Sensoren des Pulsoxymeters verfügen über eine duale Lichtquelle und einen Photodetektor. Die Lichtquelle sendet Infrarotlicht und Rotlicht mit unterschiedlichen Wellenlängen durch das Gewebe (→ Abb. 14.25). Zur Messung der arteriellen Sauerstoffsättigung muss der Sensor an einer Körperstelle angebracht werden, an der arterielle Blutgefäße durchstrahlt werden können. Der Photodetektor des Sensors misst das nicht absorbierte Licht. Mit Sauerstoff beladenes Hämoglobin (**Oxyhämoglobin,** O_2Hb) absorbiert das Infrarotlicht stärker als unbeladenes Hämoglobin **(Desoxyhämoglobin).** Das ausgestrahlte Rotlicht wird vom Desoxyhämoglobin stärker absorbiert. Mögliche Messorte für die Pulsoxymetrie sind Finger (→ Abb. 14.26), Zehen, Ohr und Nase.

Aus dem oben beschriebenen Messverfahren ergeben sich auch die möglichen **Fehlerquellen und Gefahren der Pulsoxymetrie:** Eine Messung kann durch periphere Durchblutungsstörungen, Hypothermie, Hypovolämie, Schock, Vasokonstriktion, Bewegungsartefakte und Nagellack unmöglich werden. Es ist aber auch möglich, dass falsch hohe Werte gemessen werden. Besonders bei einer Vergiftung mit Kohlenmonoxid und einer Methämoglobinämie besteht diese Gefahr. Herkömmliche Pulsoxymeter sind leider nur in der Lage, zwischen Oxyhämoglobin und Desoxyhämoglobin zu unterscheiden.

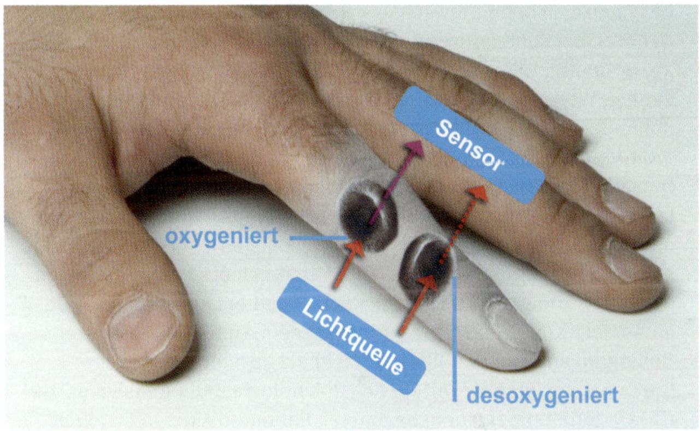

Abb. 14.25 Messprinzip eines Pulsoxymeters [J747]

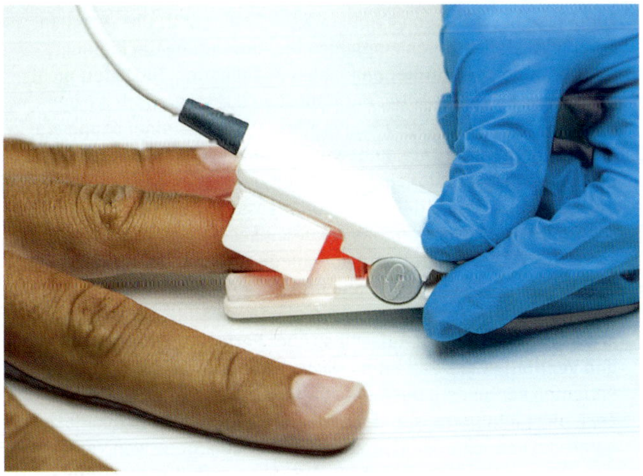

Abb. 14.26 Pulsoxymetrische Messung über Fingerclip [J747]

CO_2-Narkose

Übersteigt der CO_2-Partialdruck einen Wert von 60–70 mmHg, so kommt es durch Lähmung des Atemzentrums zu einer Abnahme des Atemminutenvolumens – die sog. **CO_2-Narkose** beginnt. Sie ist häufig Ursache für Arbeitsunfälle, z. B. in Futtersilos oder Bergwerken. Da CO_2 schwerer ist als Luft, reichert es sich am Boden von Gruben oder Bodensenken an. Gelangt ein Mensch in eine solche Zone mit sehr hohem CO_2-Gehalt, tritt nach kurzer Zeit Bewusstlosigkeit auf, und ohne rasches Eingreifen kommt es zum Tod durch Ersticken. Als Arbeitsschutzmaßnahme tragen zumindest Bergarbeiter CO_2-Messgeräte am Körper, die sie frühzeitig vor einer Erstickungsgefahr warnen.

PRAXISTIPP

Kapnometrie/-grafie

Die Worte Kapnometrie bzw. Kapnografie stammen vom griechischen „Kapnos“ (Rauch). Dies rührt daher, dass die Griechen glaubten, im Körper des Menschen befände sich eine Verbrennungsmaschine und der Atem des Menschen sei der Rauch dieser Verbrennungsmaschine.

Bei Verwendung der **Kapnometrie** wird der **Kohlendioxidgehalt der Ausatemluft** gemessen und der sog. $etCO_2$-Wert (endtidales CO_2) numerisch dargestellt. Die **Kapnografie** misst den Kohlendioxidgehalt während jeder Phase der Atmung und stellt, zusätzlich zur numerischen Darstellung, den Kohlendioxidgehalt grafisch in Form einer Kurve, dem **Kapnogramm,** dar. Heutzutage kommt praktisch ausschließlich die Kapnografie zur Anwendung.

Kohlendioxid entsteht im Körper bei der Energiegewinnung. Unter physiologischen Bedingungen produziert der Erwachsene ca. 250 ml Kohlendioxid pro Minute, das entspricht einer Menge von ca. 3 ml/kg KG. Die Höhe des Kohlendioxidpartialdrucks hängt von verschiedenen Faktoren ab: der Kohlendioxidproduktion (Stoffwechsel) und -elimination. Diese ist wiederum abhängig von der Ventilation und der Herz-Kreislauf-Funktion (Perfusion). Der **endtidale Kohlendioxidpartialdruck (etCO2)** kann als Gradmesser des menschlichen Stoffwechsels angesehen werden.

Der normale Kohlendioxidpartialdruck im Blut liegt bei 35–45 mmHg. Werte unter 35 mmHg bezeichnet man als **Hypokapnie,** Werte über 45 mmHg als **Hyperkapnie.** Der endtidale Kohlendioxidpartialdruck ist bei einem Lungengesunden um bis zu 5 mmHg geringer, liegt also zwischen 30 und 40 mmHg.

Diese Differenz wird als **arterio-endexspiratorische CO2-Differenz ($aE\text{-}DCO_2$)** oder auch als **arteriell-endtidaler CO2-Gradient** bezeichnet. Dies liegt am physiologischen Ungleichgewicht zwischen Perfusion und Ventilation. Der Gradient kann durch die Minderperfusion der Lunge infolge eines Blutdruckabfalls, einer Lungenembolie oder eines Herz-Kreislauf-Stillstands erhöht sein. Unter ungünstigsten Bedingungen kann die Differenz mehr als 30 mmHg betragen.

Die Deutsche Gesellschaft für Anästhesiologie und Intensivmedizin (DGAI) definiert bei einem beatmeten Patienten einen $etCO_2$-Wert von 35–40 mmHg als Normoventilation.

Die Kapnografie oder -metrie ist ein wichtiges Monitoring zur Überprüfung der Tubuslage und der Beatmung. Die **Tubuslagekontrolle** mittels der Kapnografie wird als sichere Methode zur Kontrolle der Tubuslage beschrieben (→ Abb. 14.27, → Abb. 14.28). Die aktuellen Reanimationsrichtlinien empfehlen die Anwendung der Kapnografie im Rahmen der kardiopulmonalen Reanimation. Sie liefert nicht nur wichtige Hinweise über die Tubuslage (kapnografisch nachgewiesene, anhaltende $etCO_2$-Kurve zum Ausschluss einer ösophagealen Fehlintubation), vielmehr gibt sie Hinweise über die Qualität der **Thoraxkompressionen.** Die ERC-Leitlinien 2025 empfehlen, bei der Durchführung der Thoraxkompressionen ein $etCO_2$ > 20 mmHg anzustreben. Das Wiedereinsetzen eines Spontankreislaufs (ROSC = Return of Spontaneous Circulation) kann durch die Verwendung der Kapnografie frühzeitig erkannt werden.

Die Kapnografie bzw. -metrie liefert aber noch andere wichtige Informationen. Sie gibt **Aufschluss über Perfusion, Stoffwechsel und Ventilation** des Patienten. Nicht nur intubierte und beatmete Patienten können mit der Kapnografie überwacht werden, sondern auch nicht intubierte, spontanatmende Patienten. Auch bei diesen liefert die Kapnografie Informationen über den Status von Ventilation, Perfusion und Stoffwechsel. Aus den so erhaltenen Informationen lassen sich therapeutische Maßnahmen ableiten.

Indiziert ist die kapnografische Überwachung von nicht intubierten Patienten unter anderem bei Asthma oder COPD, Hypo- oder Hyperventilation und Patienten im Schock. Bei der kapnografischen Überwachung von spontanatmenden Patienten erhalten die Patienten eine Art „Nasenbrille“, die häufig noch mit einem Mundstück versehen ist. Hierüber wird das Atemgas entnommen und der Messeinheit zugeführt. Lange Zeit war die kapnografische Überwachung spontanatmender Patienten nur im Nebenstromverfahren möglich. Seit einigen Jahren existieren Geräte, die dies auch im Hauptstromverfahren erlauben.

Periphere Chemorezeptoren

O_2- und CO_2-Partialdruck sowie pH-Wert werden teilweise über sog. **Chemorezeptoren** gemessen und die Werte an das Atemzentrum übermittelt. Sie tragen mit dazu bei, dass der Körper, insbesondere das Gehirn, vor O_2-Mangel geschützt wird. Diese chemischen Fühler

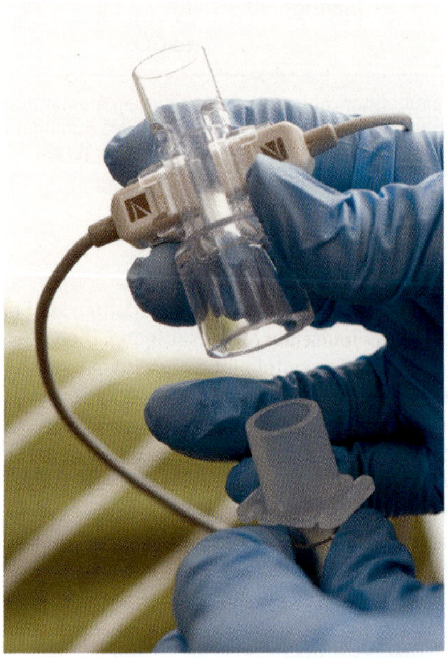

Abb. 14.27 Anschließen des Mess-Sensors für die Kapnografie [J747]

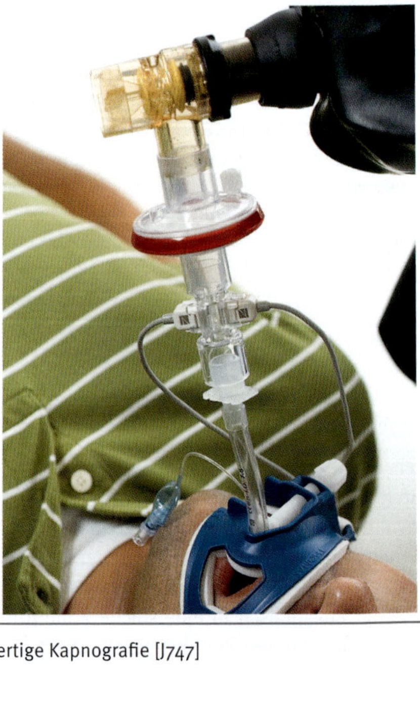

Abb. 14.28 Fertige Kapnografie [J747]

befinden sich in kleinen Geflechten der peripheren Nervennetze des Parasympathikus, die aus dem IX. und X. Hirnnerven hervorgehen. Sie liegen z. B. an der Teilungsstelle der A. carotis communis und werden daher auch **Glomus caroticum** oder Paraganglion caroticum genannt (Darstellung in → Abb. 13.20). Weitere parasympathische Rezeptorenfelder liegen zwischen Lungenarterie und Aortenbogen.

Durch Experimente konnte gezeigt werden, dass der Parasympathikus mit dem Glomus caroticum vor allem für die „O_2-Antwort", das heißt also den Anstieg des Atemvolumens bei absinkendem O_2-Partialdruck, verantwortlich ist.

Zentrale Chemorezeptoren

Ein anderer Typ von **Chemorezeptoren** befindet sich im verlängerten Mark des Gehirns (→ Kap. 8.9.3). Er reagiert auf eine Steigerung des pCO_2 und auf einen Abfall des pH-Werts und bedingt damit die pH- und die pCO_2-Antwort: Bei Absinken des pH-Werts bzw. Ansteigen des CO_2-Partialdrucks wird das Atemvolumen gesteigert. Durch das gesteigerte Atemvolumen wird CO_2 durch die Lungen abgegeben; dadurch steigt der pH-Wert wieder an. Der Mechanismus trägt somit zur Konstanthaltung des inneren Milieus bei.

! ACHTUNG!

Möglicher Atemstillstand bei O_2-Gabe

Bei Patienten mit chronischen Atemwegserkrankungen finden sich ständig erhöhte CO_2-Konzentrationen im Blut. Dadurch gewöhnen sich die Chemorezeptoren an diesen Zustand und reagieren nicht mehr auf eine Steigerung des pCO_2: Der Atemantrieb erfolgt hauptsächlich über eine O_2-Antwort. Wird solchen Patienten konzentrierter Sauerstoff z. B. über eine Sauerstoffmaske gegeben, so fällt auch noch der letzte Atemantrieb (der niedrige pO_2) weg: Es kann zum **Atemstillstand** (Asphyxie) kommen, was allerdings **bei kritisch kranken oder verletzten Patienten sehr selten** der Fall ist. Durch den extrem hohen Sauerstoffverbrauch in dieser für den Patienten außerordentlich stressbelasteten Situation ist zu Beginn der Behandlung auch hier eine hoch dosierte Sauerstoffgabe angezeigt.

Blutgasanalyse

Aus dem oben Beschriebenen wird klar, welchen zentralen Stellenwert die Größen pO_2, pCO_2 und pH-Wert in der Intensivpflege und Anästhesie haben. Diese Werte können durch viele Erkrankungen, z. B. durch Schock oder großflächige Verletzungen, aber auch durch therapeutische Maßnahmen wie intravenöse Nährlösungen oder Medikamente verändert werden. Auf vielen Intensivstationen oder im OP, Kreißsaal oder Schockraum stehen deshalb kompakte Messgeräte zur Verfügung, sog. **Blutgasanalysegeräte,** mit denen u. a. die Werte pCO_2, pO_2 und pH schnell und zuverlässig bestimmt werden können. → Tab. 14.6 zeigt die Normwerte einer arteriellen Blutgasanalyse.

Die **Blutgasanalyse** (BGA) kann aus arterialisiertem Kapillarblut (aus Kapillaren) oder aus arteriellem Blut (arterielle Kanüle) bestimmt werden. Für Ersteres wird zunächst eine gefäßerweiternde (hyperämisierende) Salbe aufgetragen, die zu einer sehr starken arteriellen Durchblutung und damit zu einer Arterialisierung des kapillären Blutes führt. Dieses wird gewonnen, indem man z. B. ein spitzes Lanzettchen in die Fingerbeere oder das Ohrläppchen sticht und das austretende (nicht herausge„quetschte"!) Blut in ein Glasröhrchen aufsteigen lässt.

Im Rahmen der intensivmedizinischen Versorgung, im Schockraum und im Operationssaal (bei größeren Operationen bzw. bei riskantem Vorerkrankungsprofil) bekommen die Patienten oftmals eine **arterielle** **Kanüle** gelegt. Typische Punktionsstellen hierfür sind die A. radialis oder die A. femoralis. Dieser „arterielle Zugang" hat neben einer Blutdruckmessung „in Echtzeit" (Anzeige von Herzschlag zu Herzschlag ohne Unterbrechungen, sog. invasive Blutdruckmessung, IBP) insbesondere den Vorteil, dass sich hierüber leicht Proben für eine Blutgasanalyse oder Laboruntersuchungen entnehmen lassen.

Parameter	Normwert	
	Arterielle BGA	Venöse BGA
pO_2	75–100 mmHg	36–44 mmHg
pCO_2	35–45 mmHg	37–50 mmHg
pH	7,36–7,44	
HCO_3^- (Aktuelles Bikarbonat)	22–26 mmol/	
BE (Base Excess, Basenabweichung)	–2 bis + 2 mmol/l	
SO_2 (Sauerstoffsättigung)	95–99 %	70–80 %
cHb (Hämoglobin)	13–17 g/dl	
Na^+ (Natrium)	135–145 mmol/l	
K^+ (Kalium)	3,6–4,8 mmol/l	
Ca^{2+} (Kalzium)	Gesamt-Kalzium 2,3–2,6 mmol/l	
	Ionisiertes Kalzium 1,15–1,29 mmol/l	
Cl^- (Chlorid)	97–108 mmol/l	
Blutzucker	3,9–5,3 mmol/l (70–95 mg/dl)	
Laktat	0,5–1,6 mmol/l	

Tab. 14.6 Normwerte der Blutgasanalyse und einiger Elektrolyte und Metaboliten, die routinemäßig i. d. R. mitbestimmt werden

14.11.3 Atmungsantrieb und körperliche Arbeit

Während körperlicher Arbeit wird die Zunahme des Atemminutenvolumens nicht nur durch eine Erregung der zentralen und peripheren Chemorezeptoren erzeugt. Vielmehr wird das Atemzentrum unmittelbar bei Aufnahme der körperlichen Belastung auch durch die motorischen Rindenfelder (→ Kap. 8.7.2) miterregt.

Schmerz- und Temperaturreize beeinflussen ebenfalls die Atemtätigkeit. So reduzieren starke Kältereize den Atemanreiz. Deshalb sollen Freibadbesucher nie aus der Sommerhitze heraus in das kalte Badewasser springen: Im ungünstigsten Fall kann dadurch die Atmung angehalten und ein Herz-Kreislauf-Stillstand provoziert werden.

14.11.4 Pathologische Atemmuster

Bei vielen Lungen- und Kreislauferkrankungen kommt es zu einem ungenügenden Abtransport von Kohlendioxid und damit zu einem Anstieg des CO_2-Partialdrucks im Blut. Dieser Zustand der CO_2-Überladung wird als **Hyperkapnie** bezeichnet. Bei einer Hyperkapnie – die durch die Carboanhydrasereaktion auch mit einem Absinken des pH-Werts einhergeht (→ Kap. 14.10.4) – treten **krankhafte Atemmuster** auf, die von den Rettungskräften erkannt werden können und damit ein wichtiges Warnsignal in der Krankenbeobachtung darstellen. → Abb. 14.29 zeigt einige pathologische Atemmuster.

- Die **Kußmaul-Atmung** mit gleichmäßigen, tiefen Atemzügen ohne Atempausen tritt bei einer stoffwechselbedingten Übersäuerung des Blutes (metabolische Azidose) auf, etwa im Rahmen einer diabetischen Ketoazidose, einer Niereninsuffizienz oder einer metabolischen Azidose anderer Ursache. Durch die vermehrte Abatmung von Kohlendioxid versucht der Körper, die auf einer Stoffwechselstörung beruhende Übersäuerung etwas zu kompensieren.

Bezeichnung	Atemmuster	Vorkommen bei …
normale Ruheatmung	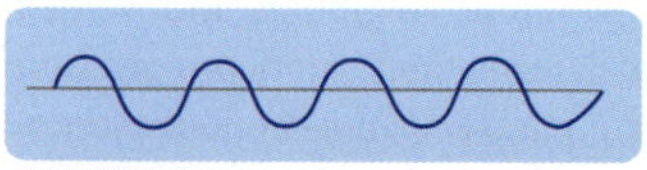	Gesunden
Kußmaul-Atmung	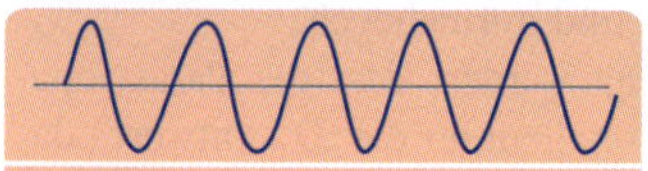	metabol. Azidose (z. B. diabetisches Koma)
Cheyne-Stokes-Atmung	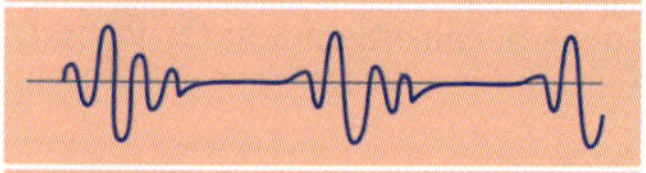	schwerer Herzinsuffizienz oder Enzephalitis, gelegentlich auch im Schlaf
Biot-Atmung	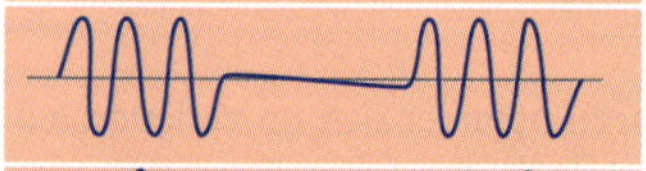	Hirnverletzung, Hirndrucksteigerung
Schnapp-Atmung	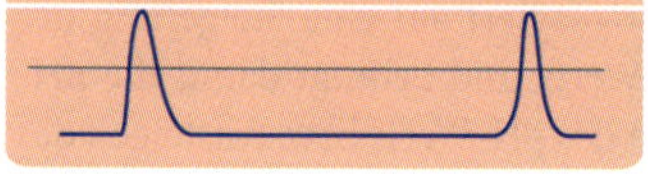	Frühgeborenen, kurz vor Todeseintritt

Abb. 14.29 Normales Atemmuster (oben) und verschiedene pathologische Atemmuster. Die gerade horizontale Linie stellt die Atemruhelage dar. [L190]

- Bei chronischer Hyperkapnie kommt es häufig zur sog. **Cheyne-Stokes-Atmung** („periodische Atmung"), bei der sich Phasen zu- und abnehmender Frequenz und Tiefe mit Atempausen abwechseln. Die Cheyne-Stokes-Atmung kann bei erhöhtem intrakraniellem Druck, dekompensierter Herzinsuffizenz, Einwirkung von Toxinen und einer Azidose auftreten.
- Die **Biot-Atmung** ist durch ein sich wiederholendes Muster gekennzeichnet. Rasche Atemzüge werden von Atempausen unterbrochen. Schwerwiegende Störungen des zentralen Nervensystems (ZNS) sind die Ursache, z. B. erhöhter Hirndruck oder Hirnschädigung.
- Eine **Schnappatmung** ist meistens ein Zeichen des nahenden Todes. So ist nach Eintreten eines Herz-Kreislauf-Stillstands bei vielen Betroffenen eine Schnappatmung zu beobachten. Die Schnappatmung wird auch als **agonale Atmung** bezeichnet.
- Die **inverse Atmung** tritt bei einer kompletten Verlegung des Atemwegs, beispielsweise im Rahmen eines Bolusgeschehens, auf. Sie ist durch das Einziehen des Burstkorbs und das Vorwölben des Abdomens beim Versuch der Einatmung und umgekehrt bei Versuch der Ausatmung charakterisiert. Man bezeichnet die inverse Atmung auch als Schaukelatmung.
- Eine **paradoxe Atmung** kommt bei einer Rippenserienstückfraktur vor, wenn mehrere, direkt benachbarte Rippen an mindestens zwei Stellen frakturiert sind. Im Englischen wird diese Fraktur auch als „flail chest" bezeichnet. Das Frakturfragment sinkt bei der Einatmung ein (bewegt sich also entgegengesetzt der Bewegung des restlichen Thorax) und bei der Ausatmung tritt es über die Thoraxwand hinaus (→ Abb. 6.52).

Hyperventilation

Die zu schnelle und zu tiefe Atmung kann zu anderen körperlichen Auffälligkeiten führen: Ursache einer sog. **Hyperventilationstetanie** ist eine psychisch verursachte, übertriebene Atemtätigkeit. Dadurch wird vermehrt CO_2 „abgeraucht", wodurch eine Alkalose (→ Kap. 11.2.6) im Blut entsteht. Eine solche **psychogene Hyperventilation** kann durch Prüfungsstress, Panik oder Beziehungskonflikte ausgelöst werden. Zunächst verspürt der Betroffene ein Kribbeln in den Händen und um den Mund herum; dann verkrampfen sich die Hände zu einer sog. Pfötchenstellung. Diese Missempfindungen und Muskelkrämpfe werden durch die Alkalose ausgelöst, welche die Konzentration des frei im Blut gelösten Kalziums absinken lässt. Schwindel, Benommenheit und Angst treten hinzu, bis auf einmal bestimmte Muskelgruppen zu krampfen anfangen und der Betroffene schließlich in Ohnmacht fällt.

Die Therapie besteht vor allem in der Beruhigung des Patienten. Dies ist oft genauso wirksam wie jede medikamentöse Therapie. Günstig ist, den Patienten in einen Plastikbeutel atmen zu lassen: CO_2-reiche Luft wird beim Ausatmen im Beutel angereichert, erneut eingeatmet und der durch den übertriebenen Atemantrieb abgesunkene CO_2-Partialdruck wieder normalisiert. Allerdings kann diese Methode auch die Angst verstärken. In schweren Fällen ist eine Sedierung nötig.

MERKE

Hyperventilation oder Tachypnoe?

Von einer **Hyperventilation** kann erst gesprochen werden, wenn ein erniedrigter $etCO_2$-Wert gemessen wurde. Eine schnelle Atmung ohne den Nachweis eines erniedrigten $etCO_2$-Wertes bezeichnet man als **Tachypnoe.**

IM FOKUS

Steuerung der Atmung

Das Atemzentrum liegt in der **Medulla oblongata.**

Eine **Zunahme der Atemtätigkeit** wird ausgelöst durch:

- Einen **erhöhten CO_2-Partialdruck** (CO_2-Antwort)
- Einen **absinkenden pH-Wert** (pH-Antwort)
- Einen **absinkenden O_2-Partialdruck** (O_2-Antwort)

Die **peripheren Chemorezeptoren** befinden sich im **Glomus caroticum** und reagieren auf einen Abfall des pO_2-Werts.

Zentrale Chemorezeptoren befindet sich im verlängerten Mark des Gehirns und reagieren auf eine Steigerung des pCO_2 und auf einen Abfall des pH-Werts.

Rettungskräfte können auf unterschiedliche **krankhafte Atemmuster** treffen:

- Kußmaul-Atmung
- Cheyne-Stokes-Atmung
- Biot-Atmung
- Schnappatmung
- Inverse Atmung
- Paradoxe Atmung

Eine zu schnelle und zu tiefe Atmung kann zur **Hyperventilationstetanie** führen.

14.12 Invasive und nichtinvasive Beatmung

14.12.1 Einleitung

Moderne Beatmungsgeräte ermöglichen einen „fließenden" Übergang von **kontrollierter** Beatmung (der Patient hat **keinen** eigenen Atemantrieb) bis hin zur **Spontanatmung** (der Patient hat **einen eigenen** Atemantrieb). Daraus können sich verschiedenste (Be-)Atmungsformen ableiten. Viele davon spielen im Rettungsdienst eine untergeordnete oder gar keine Rolle.

Einige Beatmungsformen, die Rettungsdienstmitarbeiter kennen sollten, sind (vereinfacht dargestellt):

- Kontrollierte oder mandatorische Beatmung
- Spontanatmung mit kontinuierlich erhöhtem Atemwegsdruck
- Spontanatmung mit Druckunterstützung
- Kombinationen der beiden vorgenannten

Zu unterscheiden ist dabei zwischen den „eingeschränkten" Möglichkeiten der Notfallbeatmungsgeräte, die im Rettungsdienst zur Verfügung stehen, und den weitaus differenzierteren Möglichkeiten der Intensivrespiratoren, die im Krankenhaus verwendet werden. Selbst Narkosebeatmungsgeräte verfügen heutzutage über zahlreiche Beatmungsformen. Moderne Notfallbeatmungsgeräte, die im Rettungsdienst Verwendung finden, ermöglichen aber immerhin eine Vielzahl von Beatmungsformen, die vor 20 Jahren im präklinischen Umfeld noch undenkbar gewesen wären. Mit Hinblick darauf, dass der Rettungsdienst auch Intensivverlegungen durchführt, sollte sich das Rettungsdienstpersonal mit den Möglichkeiten beschäftigen, welche die auf dem jeweiligen Fahrzeug bzw. Hubschrauber vorgehaltenen Geräte bereitstellen. Im Idealfall sollte bei einer Intensivverlegung eine Beatmungsform gewählt werden, die (weitestgehend) derjenigen entspricht, mit welcher der Patient zuvor auf der Intensivstation beatmet wurde.

Für die **Beatmung eines Notfallpatienten** direkt an der Einsatzstelle wird hingegen normalerweise ein eher „einfaches" Beatmungsmuster gewählt, schon wegen des Zeitdrucks. Dies hängt auch damit zusammen, dass eine kontrollierte Beatmung im Notfalleinsatz entweder im Zusammenhang mit einer Notfallnarkose oder im Rahmen einer Reanimation eingesetzt wird. Die Überlegungen, die z. B. in der Intensivmedizin bei einem Patienten von Bedeutung sind, der von der Beatmung entwöhnt werden soll, spielen im Notfalleinsatz eine untergeordnete Rolle. Anders kann es aussehen, wenn eine Intubation im Rettungsdienst vermieden werden soll und man z. B. einen Patienten mit einer nichtinvasiven Beatmung (NIV) behandeln möchte. Dies erfordert Zeit und Geduld.

Ziele einer Beatmung

Das Ziel einer Beatmung ist es, einen **adäquaten pulmonalen Gasaustausch** aufrechtzuerhalten oder wiederherzustellen, also die Aufnahme von Sauerstoff und Abgabe von Kohlendioxid (→ Abb. 14.22). Weitere Ziele sind die Beseitigung einer Atemnot, die Verbesserung der Druck-Volumen-Beziehung in der Lunge (Vorbeugung und Wiedereröffnung von Atelektasen, Verbesserung der Compliance und die Verhinderung weiterer Lungenschäden), Förderung der Atemwegs- und Lungenheilung sowie die Vermeidung von Komplikationen. Die Ursachen für eine Indikation zur Beatmung lassen sich z. B. in extrapulmonale und pulmonale Ursachen unterteilen. Zu den **extrapulmonalen Ursachen** zählen z. B. eine zentrale Atemlähmung, verursacht durch ein Schädel-Hirn-Trauma oder durch Opioide, sowie eine periphere Atemlähmung oder Atembehinderung, verursacht durch neurologische Erkrankungen oder einen instabilen Thorax. Eine **pulmonale Ursache** ist z. B. ein Lungenödem.

14.12.2 Zugangswege für die (maschinelle) Beatmung

Um das Beatmungsgas – entweder ein Sauerstoff/Luft-Gemisch oder im Notfalleinsatz meist reiner Sauerstoff – in die Lunge transportieren zu können, stehen verschiedene Zugangswege zur Verfügung:

- Beatmung mittels eines über Mund oder Nase in die Trachea eingeführten Endotrachealtubus (**endotracheale Intubation**): Wird der Endotrachealtubus durch den Mund vorgeschoben, so spricht man von **orotrachealer** Intubation, erfolgt der Zugang über die Nase, von **nasotrachealer** Intubation. Die Intubation erfolgt meistens am liegenden, narkotisierten Patienten unter laryngoskopischer Sicht; andere Positionen seitens des Patienten können z. B. durch Einklemmung im verunfallten Pkw o. Ä. gegeben sein. Der einzige Grund für den Verzicht auf eine Narkose (Anästhesie) ist die endotracheale Intubation im Rahmen einer Wiederbelebung. Der klinisch tote Patient benötigt für die Intubation keine Narkose. Der eingeführte Tubus muss anschließend gut fixiert werden, um eine Dislokation zu verhindern. Besondere Hilfsmittel, die in den letzten Jahren zunehmend auch im Rettungsdienst Verbreitung finden, sind verschiedene Varianten von Video-Laryngoskopen (→ Abb. 14.30).

PRAXISTIPP

Cuffdruckmanagement

Ein **zu hoher Cuffdruck** der Cuffs von supraglottischen Atemwegshilfen, Endotrachealtuben oder auch Trachealkanülen kann sowohl zu pharyngolaryngealen als auch zu trachealen **Kompikationen** führen. Hierzu gehören Heiserkeit, Halsschmerzen, Stimmstörungen, Schluckbeschwerden, Nervenschädigungen sowie Schädigungen trachealer Strukturen.

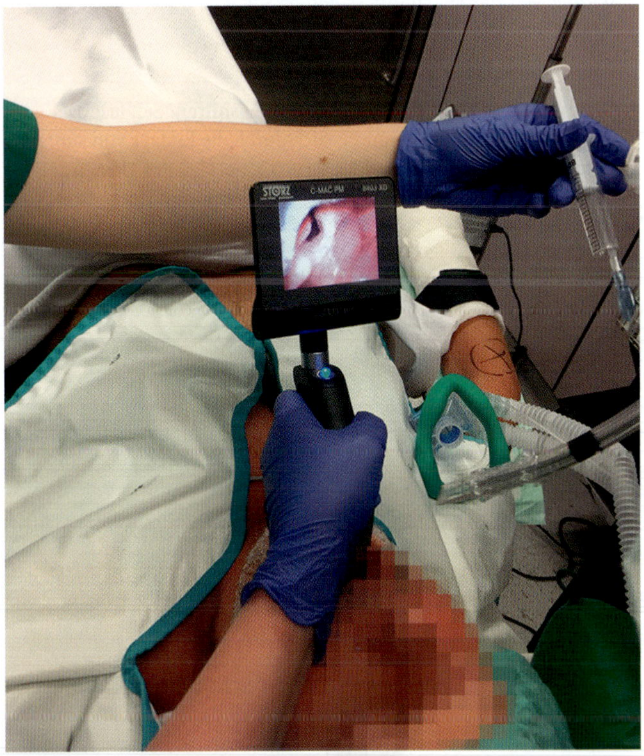

Abb. 14.30 Anwendung eines Video-Laryngoskops im Rahmen der Ausbildung im klinischen Bereich (Anästhesie) [M840]

Die Applikation von 4–7 ml Luft in den Cuff eines **Endotrachealtubus** der Größe 7,0–8,5 mmID führt zu einem Cuffdruck von 20–30 cmH_2O. Ab einem Cuffdruck > 30 cmH_2O kommt es zu einer verminderten Perfusion der Trachealschleimhaut, bei einem Cuffdruck > 50 cmH_2O kommt die Perfusion zum Erliegen, d. h. die Trachealschleimhaut wird nicht mehr mit sauerstoffreichem Blut versorgt. Nach ca. 15–30 Minuten kommt es so zu Nekrosen der Trachealschleimhaut.
Maximaler Cuffdruck verschiedener Atemwegshilfen → Tab. 14.7

	Erwachsene	Kinder
Endotrachealtubus	< 30 cmH_2O	< 20 cmH_2O
Larynx-Tubus	< 60 cmH_2O	< 60 cmH_2O
Larynxmaske	< 60 cmH_2O	< 60 cmH_2O

Tab. 14.7 Maximaler Cuffdruck häufig eingesetzter Atemwegshilfen

Bei der Verwendung von supraglottischen Atemwegshilfen (SGA) kann es durch einen zu hohen Cuffdruck zu einer Schwellung und lividen Verfärbung der Zunge kommen, dies gilt sowohl für den Larynx-Tubus als auch für Larynxmasken. Ursache hierfür scheint der behinderte venöse Rückfluss des Blutes aus der Zunge zu sein, dies ist aber bis heute noch nicht endgültig geklärt.
Ein zu hoher Cuffdruck ist auch einer der Faktoren, der bei beatmeten Patienten auf der Intensivstation zu einer ventilatorassoziierten Pneumonie (VAP) führen kann.
Cuffdruckkontrolle in der Präklinik: Sobald der Atemweg mit der entsprechenden Atemwegshilfe gesichert wurde und die Beatmung den Erfordernissen entsprechend funktioniert, muss der Cuffdruck kontrolliert und ggf. angepasst werden (Cuffdruckmessgerät → Abb. 14.31). Eine weitere Kontrolle und Anpassung des Cuffdrucks ist nach größeren Manipulationen am Patienten erforderlich, beispielsweise dem Transport des Patienten zum Rettungswagen. Die Cuffdruckkontrolle sollte im Notfallprotokoll entsprechend dokumentiert werden.

- Beatmung über **supraglottische Atemwegshilfen:** Seit fast drei Jahrzehnten kann der Atemweg auch durch die Einlage von supraglottischen Atemweghilfen gesichert werden. Der Begriff supraglottisch (oberhalb der Stimmbandebene) beschreibt Hilfsmittel zur Beatmung, die – anders als ein Endotrachealtubus – nicht die Stimmbänder passieren. Hierzu gehören der Larynx-Tubus (→ Abb. 14.32, → Abb. 14.33), die Larynxmaske (LMA) und die i-gel®Maske. Die ERC-Leitlinie 2025 favorisiert bei der Verwendung eines supraglottischen Atemwegs die i-gel® Larynxmaske gegenüber dem Larynx-Tubus. Insbesondere die aktuellen Reanimationsleitlinien stellen die Wichtigkeit der Verwendung dieser Hilfsmittel im Rahmen der kardiopulmonalen Reanimation dar. So kann die erste Beatmung durch einen im Umgang mit den supraglottischen Atemwegshilfen trainierten Anwender die initiale Beatmung mit Beutel und Maske ersetzen. Aber auch für den nicht in der endotrachealen Intubation trainierten Anwender stellen diese Hilfsmittel eine wichtige Alternative zur Sicherung des Atemwegs dar.
- Beatmung über **Trachealkanülen:** Hierbei handelt es sich um Kunststoff- oder Metallkanülen, die durch ein operativ angelegtes Stoma („Loch") direkt durch die Halswand in die Trachea eingelegt werden. Diese werden z. B. bei langzeitbeatmeten Patienten zur Schonung

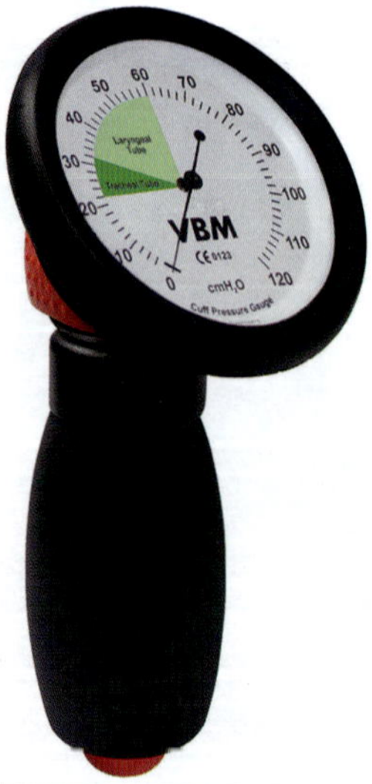

Abb. 14.31 Cuffdruckmessgerät [V348]

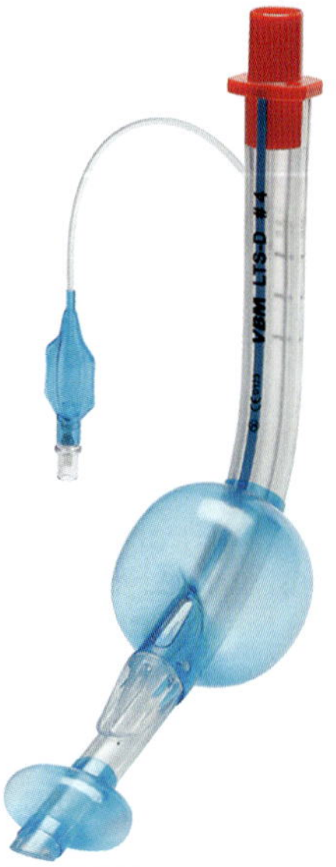

Abb. 14.32 Larynx-Tubus LTS-D als Beispiel für einen supraglottischen Atemweg, hier als Einmalartikel (D = disposable) [V348]

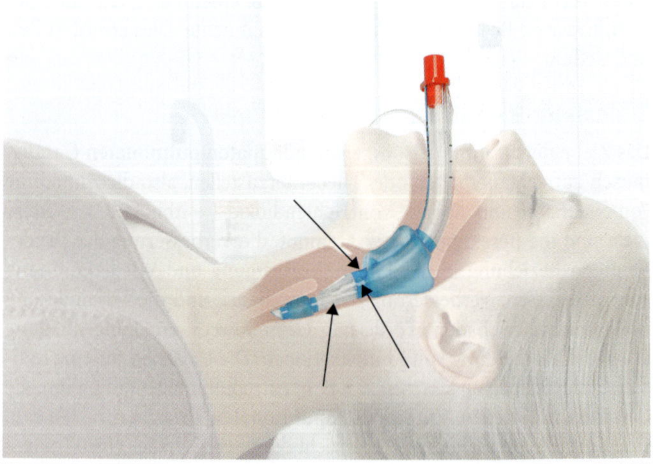

Abb. 14.33 Schematische Darstellung eines eingeführten Larynx-Tubus, der bereits geblockt wurde. Die Pfeile deuten an, an welcher Stelle die Beatmungsluft aus den ventral gelegenen Löchern entweicht. [V348]

des Kehlkopfs mit seinen empfindlichen Stimmbändern bevorzugt. Sonderformen sind Trachealkanülen, die nicht „operativ“, sondern z. B. als sog. dilatative Punktionstracheotomie eingeführt werden.

- Die **nichtinvasive Beatmung** (NIV) wird über dicht sitzende Gesichtsmasken verabreicht, d. h. sie kommt ohne Tubus oder Trachealkanüle aus (→ Kap. 14.12.4).

ACHTUNG!

Endotracheale Intubation – nicht so einfach!

Aufgrund der mit der endotrachealen Intubation (ETI) verbundenen Vorteile wird diese auch als **„Goldstandard“ der Atemwegssicherung** bezeichnet. In den letzten Jahren gab es aber zunehmend Erkenntnisse, dass die Intubation unter den Bedingungen des Notfalleinsatzes im Rettungsdienst mit vielen Komplikationen verbunden ist. Besonders aufsehenerregend war eine Studie von Timmermann, in der gezeigt wurde, dass im deutschen Notarztdienst ein nicht unerheblicher Anteil der Patienten fehlintubiert wird. In dieser Studie wurde ein Teil der Patienten unbemerkt ösophageal intubiert (rund 7 %), was bei den betroffenen Patienten schwere neurologische Schäden oder den Tod zur Folge hatte. 11 % der Patienten in der Studie waren endobronchial intubiert (einseitig). Eine andere Untersuchung zeigte, dass selbst in der Intubation erfahrene Notärzte (die schon öfter als 300-mal unter klinischen Bedingungen intubiert haben) im Rettungsdienst in 15 % der Fälle Probleme bei der Durchführung dieser Maßnahme haben. Eine Studie aus dem klinischen Bereich ergab, dass bei Berufsanfängern in der Anästhesie eine Anzahl von mindestens 150 endotrachealen Intubationen erforderlich ist, um weitere Intubationen mit einer Erfolgsrate von 85 % durchführen zu können.
Diese Erkenntnisse haben zu einem Umdenken bezüglich der Vorgehensweise im Rettungsdienst geführt. Insbesondere bei unzureichendem Training sollten Anwender die Verwendung von **supraglottischen Atemwegen anstelle der endotrachealen Intubation** in Betracht ziehen.
Ganz entscheidend ist ein Merksatz, den jeder unbedingt verinnerlichen sollte: **Der Patient stirbt nicht am fehlenden Tubus, sondern am fehlenden Sauerstoff!**

14.12.3 Beatmungsformen (Beatmungsmodi) und ihre Bezeichnungen

Bisher existiert noch keine einheitliche und vor allen Dingen allgemeingültige Terminologie rund um die Beatmung eines Patienten, obwohl es Bemühungen für eine Vereinheitlichung gibt. Sowohl der Begriff der künstlichen Beatmung (engl.: Artificial Respiration) als auch der Begriff der maschinellen Beatmung (engl.: Mechanical Ventilation) werden verwendet. Es ist nützlich zu wissen, dass der englische Begriff „Ventilation“ für **Beatmung** steht, während Ventilation im Deutschen eher als **Oberbegriff** für die Belüftung der Lungen, also Spontanatmung **und** Beatmung, gemeinsam genutzt wird.

MERKE

Maschinelle Beatmung

Für das Verständnis der maschinellen Beatmung ist es hilfreich, sich den Unterschied zu einem spontanatmenden Menschen bewusst zu machen. Entscheidend für den Einstrom von Luft in die Lunge ist eine **Druckdifferenz,** die unter spontaner Einatmung durch eine Vergrößerung des Brustraums erzeugt wird, weil dadurch ein Sog (negativer Druck) entsteht. Dazu benötigt der Patient einen Atemantrieb und ausreichend Kraft. Fehlt dem Patienten jedoch, z. B. während einer Narkose, die Möglichkeit, diesen negativen Druck (Sog) selbst zu erzeugen, kann nur ein Überdruck diese Druckdifferenz herstellen. Die maschinelle Beatmung ist daher eine **Überdruckbeatmung** (→ Abb. 14.34).

Leider gibt es bei den Beatmungsformen einerseits verschiedene Begriffe, die z. T. das Gleiche bedeuten, während andererseits ein und derselbe Begriff bei verschiedenen Herstellern für verschiedene Beatmungsmodi stehen kann. Im deutschen Sprachraum hat es sich eingebürgert, die Abkürzungen der englischen Bezeichnungen für Beatmungsmodi zu verwenden. Bei der kontrollierten Beatmung, auch als **mandatorische** Beatmung bezeichnet, übernimmt das Beatmungsgerät die Atemarbeit des Patienten vollständig.

Zu unterscheiden ist weiterhin, was den **Steuerungsmechanismus** darstellt, der bewirkt, dass das Beatmungsgerät von der Beatmung (Inspiration) auf die Ausatmung (Exspiration) umschaltet. Dies kann z. B. der Fall sein,

- wenn ein bestimmter **Druck** in den Atemwegen aufgebaut und während der gesamten **Inspirationsdauer** aufrechterhalten wurde (→ Abb. 14.35) oder
- wenn ein bestimmtes **Volumen** (auch Tidalvolumen oder Atemhubvolumen genannt) in einem bestimmten **zeitlichen Ablauf** verabreicht wurde (→ Abb. 14.36).

Dementsprechend spricht man von der **druckkontrollierten** oder **volumenkontrollierten** Beatmung.

Folgende Begriffe stehen u. a. für eine **druckkontrollierte** Beatmung (→ Abb. 14.35):

- PC-CMV = Pressure-Controlled Continuous Mandatory Ventilation
- PCV = Pressure-Controlled Ventilation
- BIPAP = Biphasic Positive Airway Pressure

Folgende Begriffe stehen u. a. für eine **volumenkontrollierte** Beatmung (→ Abb. 14.36):

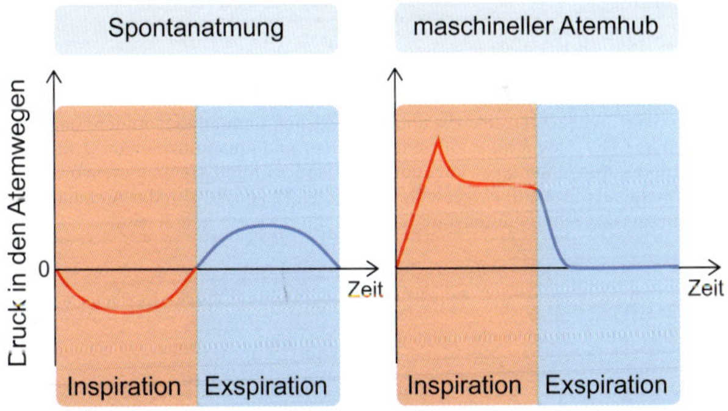

Abb. 14.34 Spontanatmung und maschinelle Beatmung. Im zeitlichen Verlauf sind die Druckverhältnisse in den Atemwegen dargestellt, links unter Spontanatmung, rechts unter maschineller Beatmung. [L190]

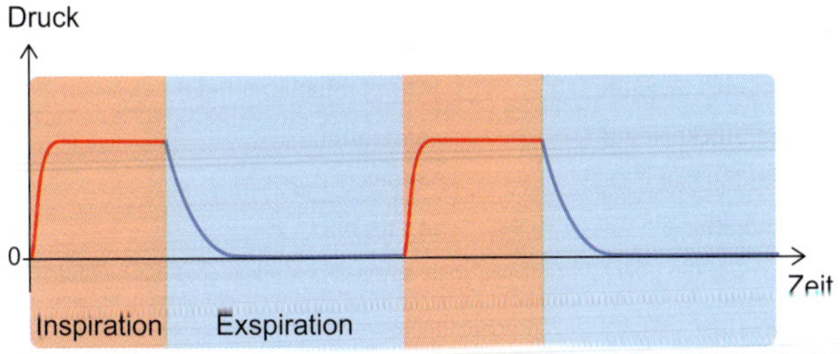

Abb. 14.35 Druckverhältnisse in den Atemwegen bei **druckkontrollierter** Beatmung [L190]

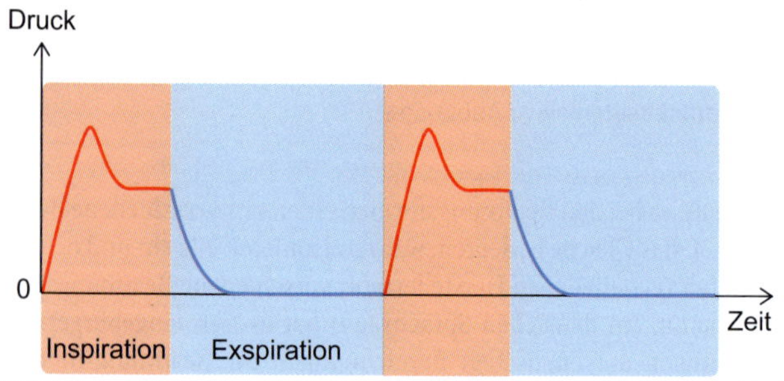

Abb. 14.36 Druckverhältnisse in den Atemwegen bei **volumenkontrollierter** Beatmung [L190]

- CMV = Continuous Mandatory Ventilation
- VC-CMV = Volume-Controlled Continuous Mandatory Ventilation
- IPPV = Intermittent Positive Pressure Ventilation
- CPPV = Continuous Positive Pressure Ventilation (= IPPV + PEEP)

Es spielen aber noch andere Faktoren eine Rolle, z. B. die eingestellte **Beatmungsfrequenz** oder das sog. **Atemzeitverhältnis.** Zu diesen beiden Begriffen finden Sie unten weitere Ausführungen.

Basiseinstellung für volumenkontrollierte Beatmung (CPPV, CMV)

Angenommen wird ein Patient mit einem Idealkörpergewicht von 80 kg. Die vorgeschlagenen Einstellungen sollen eine Grundeinstellung darstellen, die etwaige Anforderungen des Einzelfalls nicht berücksichtigen kann.

Frequenz pro Minute:	10–12
Atemhubvolumen*:	6 ml/kg KG = ca. 500 ml
Atemminutenvolumen*:	5–6 l
I:E-Verhältnis:	1 : 1,5 bis 1 : 2
Sauerstoffgehalt (F_iO_2):	100 % (F_iO_2 = 1,0)
PEEP:	5–8 mbar

* Anmerkung: Zu beachten sind die unterschiedlichen Gerätephilosophien. Dabei werden im CPPV/CMV-Modus entweder Frequenz und Atemhubvolumen (z. B. Oxylog® 2000 + 3000, Medumat Transport) oder Frequenz und Atemminutenvolumen (z. B. Medumat Standard) eingestellt. Im letzteren Fall ergibt sich das Atemhubvolumen, indem das Atemminutenvolumen durch die Frequenz geteilt wird.

Basiseinstellung für druckkontrollierte Beatmung (BIPAP)

Angenommen wird ein Patient mit einem Idealkörpergewicht von 80 kg. Die vorgeschlagenen Einstellungen sollen eine Grundeinstellung darstellen, die etwaige Anforderungen des Einzelfalls nicht berücksichtigen kann. Exemplarisch wurde hier BIPAP ausgewählt.

Frequenz pro Minute:	10–12
Oberes Druckniveau*:	10–15 mbar über PEEP
Unteres Druckniveau:	5–8 mbar
Sauerstoffgehalt (F_iO_2):	100 % (F_iO_2 = 1,0)
I:E-Verhältnis:	1 : 1,5 bis 1 : 2

* Anmerkung: Das obere Druckniveau sollte so gewählt werden, dass das hierdurch verabreichte Atemhubvolumen etwa 6 ml/kg Idealkörpergewicht entspricht, also wie bei CPPV bzw. CMV. Bei einer druckkontrollierten Beatmung sollte genau beobachtet werden, wie sich das Atemhubvolumen verhält. Erhöht sich nämlich der Druck in den Atemwegen, z. B. durch Sekrete, kann dies bewirken, dass immer weniger Volumen mit dem eingestellten Druck erreicht wird.

MERKE

Basiseinstellungen der Beatmung

Die hier angebotenen Basiseinstellungen für volumen- und druckkontrollierte Beatmung verstehen sich als Orientierung. Sie bieten eine Ausgangsbasis, mit der zunächst gearbeitet werden kann.
Im Idealfall sollten die Einstellungen eines Beatmungsgeräts und etwaige Anpassungen dieser Einstellungen im zeitlichen Verlauf jedoch immer auf den jeweiligen Patienten abgestimmt sein. Die Einstellung des Atemhubvolumens orientiert sich auch bei übergewichtigen Patienten stets am **Idealkörpergewicht.** Der Grund ist, dass die Lungen sich bei diesen Patienten nicht vergrößern.
Eine grobe Orientierung zur Bestimmung des Idealkörpergewichts ergibt sich folgendermaßen:
(Körpergröße minus 100) minus 10 %

- Beispiel: 160 cm minus 100 = 60; 60 minus 10 % = 54 kg Idealkörpergewicht
- Beispiel: 180 cm minus 100 = 80; 80 minus 10 % = 72 kg Idealkörpergewicht

MERKE

Atemzyklus

Der Begriff **Atemzyklus** oder **Ventilationszyklus** beschreibt die Zeitspanne vom Beginn der Einatmung (Inspiration) bis zum Ende der Ausatmung (Exspiration). Inspiration und Exspiration werden dabei unterschieden, wobei die Inspirationsphase im Zusammenhang mit der maschinellen Beatmung noch weiter unterteilt werden kann, z. B. in eine sog. Plateauphase.

Beatmungsfrequenz und Atemzeitverhältnis

Auch die **Frequenz** (f), mit der der Patient pro Minute beatmet wird, und das sog. **Atemzeitverhältnis** (I : E-Verhältnis) spielen eine Rolle. Physiologisch ist ein Atemzeitverhältnis im Bereich von 1 : 1,5 bis 1 : 2.

Drei Beispiele sollen die Bedeutung von Frequenz und Atemzeitverhältnis verdeutlichen:

- Falls man einen Patienten mit einer Frequenz von f = 10/min beatmet, hat man pro Atemzyklus 6 Sekunden Zeit (60 Sekunden geteilt durch 10 = 6). Bei einem I : E-Verhältnis von 1 : 2 bedeutet das, dass das Beatmungsgerät von diesen 6 Sekunden 2 für die Beatmung und 4 für die Ausatmung zur Verfügung hat.
- Falls man den Patienten mit einer Frequenz von f = 12/min beatmet, stehen pro Atemzyklus nur noch 5 Sekunden zur Verfügung (60 Sekunden geteilt durch 12 = 5). Bei einem I:E-Verhältnis von 1 : 2 bleiben dann „nur" noch 1,66 Sekunden Zeit für die Beatmung anstatt 2 Sekunden wie oben.
- Im dritten Beispiel wird eine Frequenz von f = 15/min gewählt. Pro Atemzyklus stehen also 4 Sekunden zur Verfügung (60 Sekunden geteilt durch 15). Bei einem I:E-Verhältnis = 1 : 2 stehen für die Inspiration 1,33 Sekunden zur Verfügung. Würde man das Atemzeitverhältnis auf 1 : 1,5 ändern, hätte das Beatmungsgerät 1,6 Sekunden für die Inspiration.

Das bedeutet, dass bei der maschinellen Beatmung auch der zeitliche Ablauf eine Rolle spielt.

14.12.4 CPAP und PEEP-Anwendung

PEEP (Positive Endexpiratory Pressure, d. h. positiver endexspiratorischer Druck) bedeutet, dass der Patient am **Ende** der Ausatmung – verglichen mit dem atmosphärischen Druck – einen vom Anwender festgelegten positiven Druck in den Atemwegen hat (→ Abb. 14.37). Der Effekt besteht in der **Vergrößerung der funktionellen Residualkapazität** (FRC), und einer **Abnahme des intrapulmonalen Rechts-Links-Shunts,** also der Alveolen, die zwar durchblutet, aber nicht belüftet werden. PEEP wirkt einer Kollapsneigung von instabilen Alveolen entgegen und kann die Bildung von Atelektasen vermeiden oder im Idealfall auch bereits entstandene Atelektasen wieder eröffnen. Durch den Einsatz eines PEEP wird die Oxygenierung des Patienten verbessert. Oft wird im Rettungsdienst ein PEEP in der Größenordnung 5–10 mbar gewählt. In der intensivmedizinischen Behandlung und somit auch bei Intensivverlegungen sind – je nach Krankheitsbild – auch deutlich höhere Werte möglich.

MERKE

Unterschied PEEP und CPAP

Die Anwendung eines **PEEP unter Spontanatmung ohne Druckunterstützung** wird **CPAP** genannt. Aber worin besteht der Unterschied, den → Abb. 14.38 verdeutlicht? Entscheidend für die unterschiedlichen Bezeichnungen ist, dass bei einer Beatmung **mit Applikation eines bestimmten Volumens** der PEEP-Wert lediglich am Ende der Exspiration anliegt. Die Anwendung von CPAP (ohne Druckunterstützung) hingegen bedeutet, dass der Patient die ganze Zeit (mehr oder weniger) auf dem eingestellten positiven Atemwegsdruck-Niveau spontan atmet.

Im Rettungsdiensteinsatz wird die CPAP-Therapie hauptsächlich beim nichtintubierten Patienten zur Behandlung des kardialen Lungenödems oder zur Behandlung einer Exazerbation einer COPD eingesetzt.

Bei folgenden Krankheitsbildern sollte ein **PEEP nur mit Vorsicht** eingesetzt werden:

- Hypovolämie
- Schädel-Hirn-Trauma
- Lungenembolie
- Obstruktive Ventilationsstörungen

PRAXISTIPP

PEEP-Beatmung

Nicht selten wird der Rettungsdienst eingesetzt, um Intensivverlegungen durchzuführen. Beim Wechsel vom Beatmungsgerät der Intensivstation auf das Beatmungsgerät des Rettungsdienstes kommt es durch die Diskonnektion zu einem Abfall des PEEP, insbesondere dann, wenn der Patient mit einem hohen PEEP (> 10 mbar) beatmet wird, kann dies zu einem bedrohlichen Abfall der Sauerstoffsättigung führen. Um dem vorzubeugen, kann der Endotrachealtubus vor der Diskonnektion des Beatmungsgeräts mit einer armierten Klemme abgeklemmt werden.

Für den (Not-)Fall, dass mit dem Beatmungsgerät Probleme auftreten, empfiehlt es sich bei solchen Patienten auch, ein spezielles **PEEP-Ventil am Handbeatmungsbeutel** zu verwenden, das Werte bis 20 mbar zulässt.

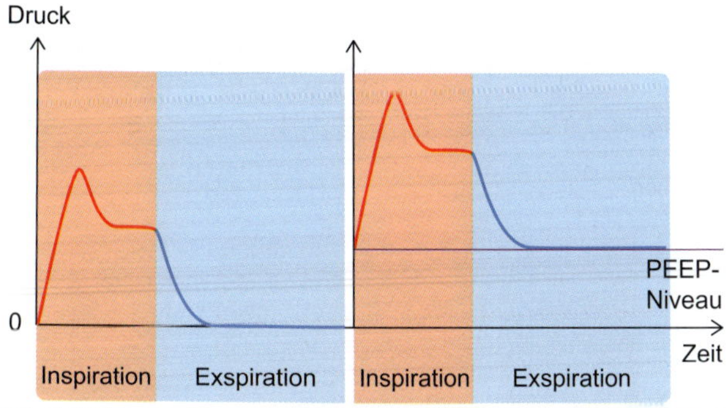

Abb. 14.37 Beatmung ohne PEEP (links) und mit PEEP (rechts) im Vergleich (schematische Darstellung, aus der die Höhe des eingestellten PEEP nicht hervorgeht) [L190]

Nichtinvasive Beatmung (NIV)

Die nichtinvasive Beatmung (NIV, noninvasive Ventilation) ist eine Unterstützung der Atmung bzw. eine Beatmung des Patienten, **ohne** dass dieser **intubiert oder tracheotomiert** ist (daher der Begriff „nichtinvasiv“). Ursprünglich stammt das Verfahren aus dem Bereich der Schlafmedizin bzw. Heimbeatmung. Die Beatmung erfolgt bei NIV über eine dicht sitzende Maske (→ Abb. 14.39).

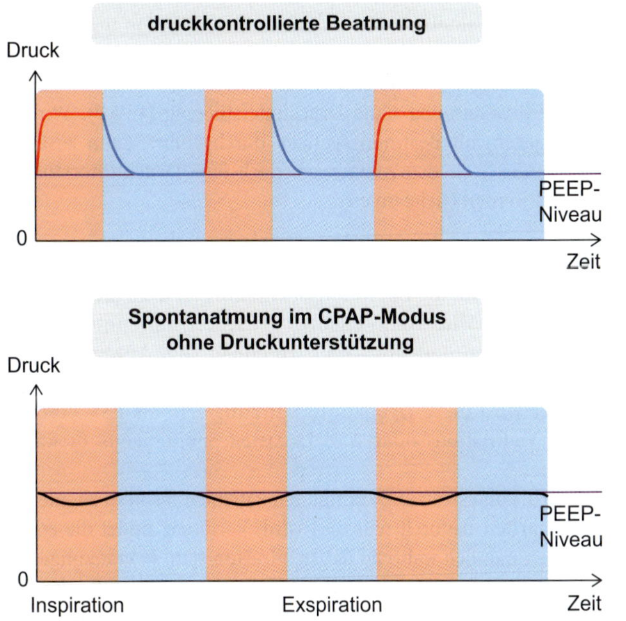

Abb. 14.38 Vergleich von druckkontrollierter Beatmung mit einer Spontanatmung im CPAP-Modus (Letztere ohne Druckunterstützung) [L190]

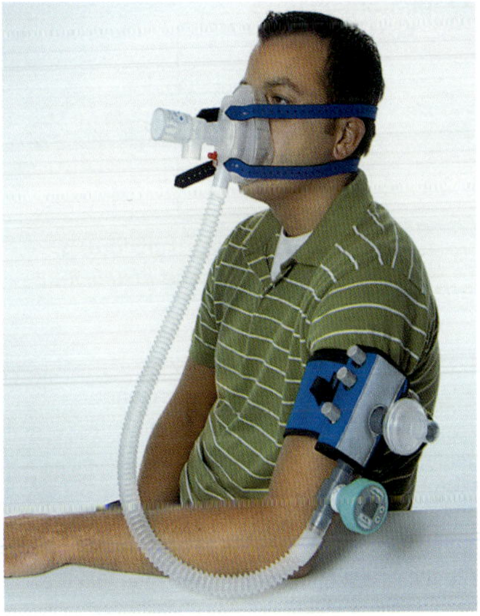

Abb. 14.39 CPAP-Therapie im Rettungsdienst [J747]

MERKE

Überdruckanwendung bei NIV

Ein Grund für die Effektivität der NIV besteht darin, dass in den Atemwegen ein **stetiger Überdruck** erzeugt wird. Die Vorteile dieses Überdrucks in den Atemwegen sind in → Kap. 14.12.4 beschrieben worden, z. B. Erhöhung der FRC, verminderte Kollapsneigung der Alveolen usw.

Insbesondere bei der **hypoxämischen** (Hypoxämie = zu wenig Sauerstoff im Blut) **akuten respiratorischen Insuffizienz**, bei der das Lungenparenchym erkrankt ist und es somit zu einer Störung des Gasaustauschs an der alveolokapillären Membran kommt, ist die Anwendung einer NIV vorteilhaft. Eine hypoxämische ARI (→ Abb. 14.40) besteht u. a. dann, wenn die Atemfrequenz > 25 Atemzüge/min und die SpO_2 trotz Sauerstoffgabe < 95 % beträgt. Falls keine Kontraindikationen gegen NIV bestehen, sollte diese angewendet werden. Bei vorliegenden Kontraindikationen ist jedoch die Intubation und (invasive) Beatmung angezeigt.

Einfache triggerfreie Systeme wie in → Abb. 14.39 erlauben lediglich eine Überdruckatmung ohne Druckunterstützung (CPAP). Wird die NIV hingegen mit Beatmungsgeräten durchgeführt, kann zusätzlich zum Überdruck in den Atemwegen noch eine **Druckunterstützung** eingesetzt werden (siehe unten).

Druckunterstützung bei NIV

Das Gerät erkennt die Einatmungsbemühungen des Patienten (man sagt, das Gerät wird vom Patienten getriggert) und unterstützt die Inspiration dann, indem es – bis zu einem vom Anwender eingestellten Wert – einen Druck in den Atemwegen aufbaut. Je nach Hersteller wird diese **Druckunterstützung** z. B. als PSV (Pressure Support Ventilation) oder ASB (Assisted Spontaneous Breathing) bezeichnet.

Die Druckunterstützung kommt den Patienten insofern zugute, dass die **Atemarbeit** dadurch reduziert wird. Vorrangig findet die erhöhte Atemarbeit nämlich während der **Inspiration** statt. Erkrankungen, die mit einer Erschöpfung der Atempumpe einhergehen (z. B. akut exazerbierte COPD), machen sich u. a. dadurch bemerkbar, dass das CO_2 ansteigt. Man spricht daher auch von einer **hyperkapnischen** (Hyperkapnie = erhöhter CO_2-Wert) **akuten respiratorischen Insuffizienz** (ARI; → Abb. 14.40).

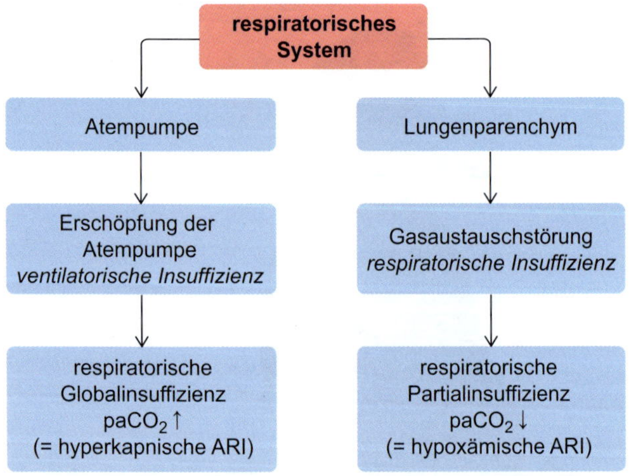

Abb. 14.40 Pathophysiologie der akuten respiratorischen Insuffizienz (ARI). Beispiel für eine hypoxämische ARI ist das Lungenödem, Beispiel für eine hyperkapnische ARI die akut exazerbierte COPD. [G235]

MERKE

Druckunterstützung mit PEEP

Der eingestellte Wert der Druckunterstützung versteht sich als Wert oberhalb des PEEP-Niveaus. Das bedeutet, dass z. B. bei einem PEEP von 5 mbar und einer Druckunterstützung von 10 mbar, ein Spitzendruck von 15 mbar in den Atemwegen resultiert:
PEEP + Druckunterstützung (PSV/ASB) = Atemwegsdruck.

MERKE

Mischform BIPAP

Bei der **BIPAP-(Be)Atmung** wird auf Druckniveaus geatmet bzw. beatmet, deren Höhe und Dauer variabel einstellbar sind (→ Abb. 14.41). Dadurch, dass sowohl Inspirations- als auch Exspirationsventil während des gesamten Atemzyklus virtuell geöffnet bleiben, kann der Patient jederzeit auf beiden Druckniveaus atmen. Der Respirator erkennt spontane Atembemühungen und regelt den Gasfluss entsprechend, sodass der obere und der untere Atemwegsdruck erhalten bleiben. BIPAP kombiniert quasi zwei unterschiedliche CPAP-Niveaus miteinander. Es gilt jedoch: Sofern der Patient keine Spontanatmung hat, ist BIPAP – im Gegensatz zu CPAP – eine druckkontrollierte Beatmungsform.

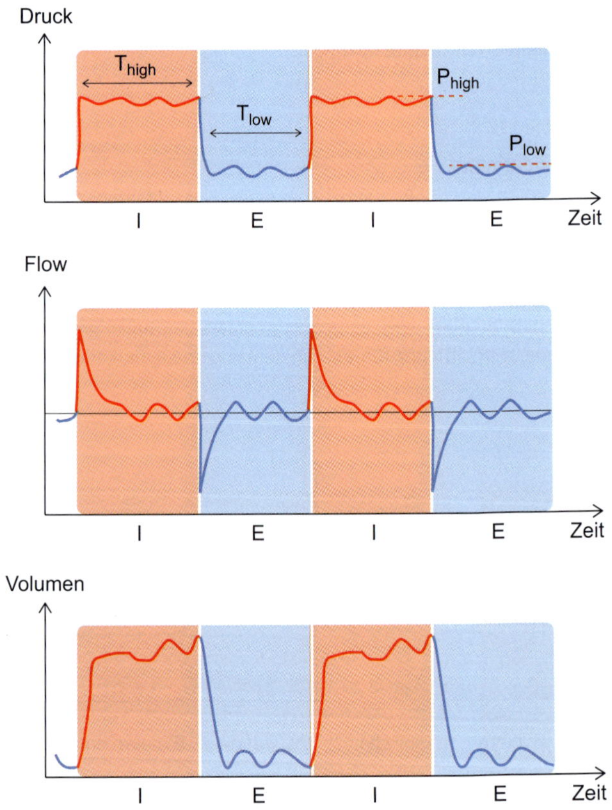

Abb. 14.41 Druck-, Flow- und Volumenkurve von BIPAP [L143]

14.12 INVASIVE UND NICHTINVASIVE BEATMUNG

IM FOKUS

Invasive und nichtinvasive Beatmung

Die **Beatmungsformen im Rettungsdienst** können wie folgt unterteilt werden:

- Kontrollierte oder mandatorische Beatmung
- Spontanatmung mit kontinuierlich erhöhtem Atemwegsdruck
- Spontanatmung mit Druckunterstützung
- Kombinationen der vorgenannten

Es können die **druckkontrollierte** und die **volumenkontrollierte** Beatmung unterschieden werden.

PEEP beschreibt einen positiven Atemwegsdruck am **Ende** der Ausatmung.

Die nichtinvasive Beatmung ist eine Unterstützung der Atmung bzw. eine Beatmung des Patienten, **ohne** dass dieser **intubiert oder tracheotomiert** ist.

Eine **Druckunterstützung** der Einatmungsbemühungen des Patienten wird als PSV oder ASB bezeichnet.

WIEDERHOLUNGSFRAGEN

1. Welche anatomischen Strukturen zählt man zu den unteren Atemwegen? (→ Kap. 14)
2. Welche anatomischen Strukturen gehören zum luftleitenden System? (→ Kap. 14.4)
3. Wie wird das Asthma bronchiale definiert? (→ Kap. 14.6.3)
4. Aus wie vielen Lungenflügeln besteht die Lunge? (→ Kap. 14.7)
5. Über welche Gefäße wird das Lungengewebe selbst mit Blut versorgt? (→ Kap. 14.7.2)
6. Welche anatomischen Strukturen kleidet die Pleura parietalis aus? (→ Kap. 14.8)
7. Wozu dient die Atemhilfsmuskulatur? (→ Kap. 14.9.2)
8. Wie viel ml/kg KG beträgt das Atemzugvolumen eines Erwachsenen? (→ Kap. 14.9.5)
9. Wie wird die Aufnahme von Sauerstoff in das Blutsystem bezeichnet? (→ Kap. 14.10)
10. Wie wird der Sauerstoff zum größten Teil zu den Körperzellen transportiert? (→ Kap. 14.10.3)
11. Welcher Gaspartialdruck spielt bei der Atemkontrolle über die Blutgase eine bedeutende Rolle? (→ Kap. 14.11.2)
12. Welche pathologischen Atemmuster kennen Sie? (→ Kap. 14.11.4)
13. Was sind die Ziele einer Beatmung? (→ Kap. 14.12.1)
14. Was versteht man unter einer nichtinvasiven Beatmung? (→ Kap. 14.12.4)

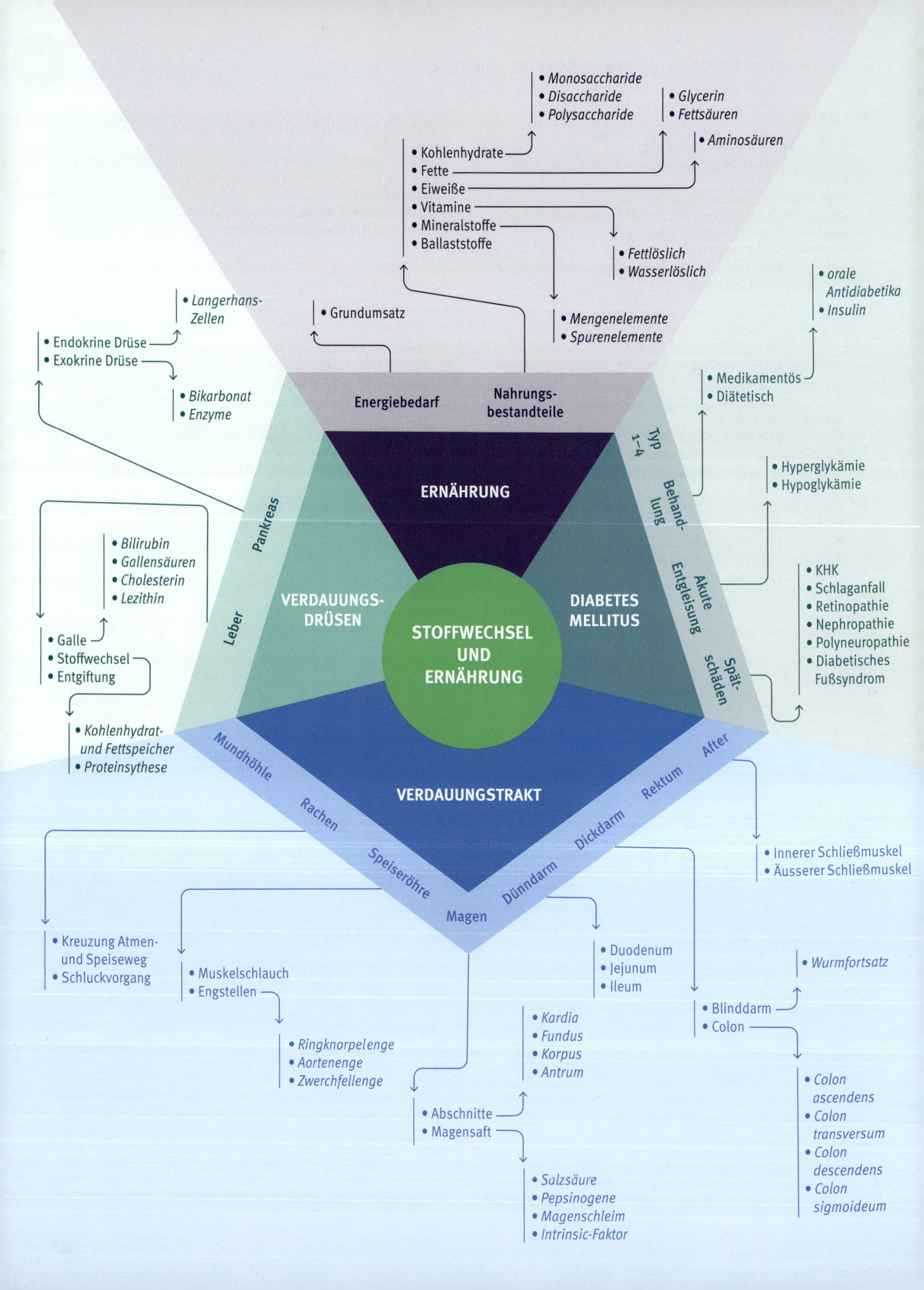
STOFFWECHSEL UND ERNÄHRUNG
ERNÄHRUNG
Energiebedarf
• Grundumsatz
Nahrungsbestandteile
• Kohlenhydrate
• Fette
• Eiweiße
• Vitamine
• Mineralstoffe
• Ballaststoffe
• Monosaccharide
• Disaccharide
• Polysaccharide
• Glycerin
• Fettsäuren
• Aminosäuren
• Fettlöslich
• Wasserlöslich
• Mengenelemente
• Spurenelemente
VERDAUUNGSDRÜSEN
Pankreas
• Endokrine Drüse
• Exokrine Drüse
• Langerhans-Zellen
• Bikarbonat
• Enzyme
Leber
• Galle
• Stoffwechsel
• Entgiftung
• Bilirubin
• Gallensäuren
• Cholesterin
• Lezithin
• Kohlenhydrat- und Fettspeicher
• Proteinsythese
DIABETES MELLITUS
Typ 1–4
Behandlung
• Medikamentös
• Diätetisch
• orale Antidiabetika
• Insulin
Akute Entgleisung
• Hyperglykämie
• Hypoglykämie
Spätschäden
• KHK
• Schlaganfall
• Retinopathie
• Nephropathie
• Polyneuropathie
• Diabetisches Fußsyndrom
VERDAUUNGSTRAKT
Mundhöhle
Rachen
• Kreuzung Atmen- und Speiseweg
• Schluckvorgang
Speiseröhre
• Muskelschlauch
• Engstellen
• Ringknorpelenge
• Aortenenge
• Zwerchfellenge
Magen
• Abschnitte
• Magensaft
• Kardia
• Fundus
• Korpus
• Antrum
• Salzsäure
• Pepsinogene
• Magenschleim
• Intrinsic-Faktor
Dünndarm
• Duodenum
• Jejunum
• Ileum
Dickdarm
• Blinddarm
• Colon
• Wurmfortsatz
• Colon ascendens
• Colon transversum
• Colon descendens
• Colon sigmoideum
Rektum
After
• Innerer Schließmuskel
• Äusserer Schließmuskel

15

STOFFWECHSEL UND ERNÄHRUNG

Torsten Moeser

INHALTSÜBERSICHT

Wie viel Energie braucht der Mensch?
- Mit Hilfe des Stoffwechsels wird Energie gewonnen und Körperfunktionen aufrechterhalten.
- Der Energiebedarf hängt von der körperlichen Belastung ab.

Stoffwechsel der Kohlenhydrate
- Insulin bringt Glukose in die Zellen.
- In Industrieländern nimmt die Anzahl an Diabeteserkrankungen stark zu. Diabetes führt zu Folgeerkrankungen.

Fettstoffwechsel
- Fette werden vom Körper benötigt, können aber auch problematisch sein.
- Viele Vitamine können nur mit Fetten aufgenommen werden.

Körpergewicht und Essverhalten
- Der Body-Mass-Index hilft dabei, Über- und Untergewicht zu errechnen.
- Über- und Untergewicht können Folgeerkrankungen auslösen.

Mineralstoffe
- Mengenelemente und Spurenelemente sind für verschiedene Körperfunktionen unverzichtbar.

Ballaststoffe
- Ballaststoffe sind wichtiger Nahrungsbestandteil und senken das Krankheitsrisiko.

Verdauungssystem in der Übersicht
- Durch mechanische und chemische Verdauung wird die Nahrung im Magen-Darm-Trakt in resorptionsfähige Bestandteile zerlegt.
- Wichtig für die Beurteilung von Krankheitsbildern und Symptomen ist die Kenntnis der Lage der Bauchorgane und ihres Verhältnisses zum Bauchfell.
- Bei Schmerzen im Bauch ist neben der Lokalisation und der Rasanz des Krankheitsverlaufs wichtig, ob der Bauch eine Abwehrspannung aufweist oder nicht.

Gefäßversorgung des Bauchraums
- Drei große Arterienstämme und ein großes gemeinsames venöses Gefäß übernehmen die Blutversorgung.

Magen
- Die Magenschleimhaut schützt den Magen vor Selbstverdauung.
- Entzündliche Prozesse führen zu Beschwerden bis hin zum Ulkus und können langfristig karzinogen sein. Ulzera können auch im Magen bluten.

Dünndarm
- Der Dünndarm folgt dem Magen, in ihm wird der Nahrungsbrei neutralisiert.
- Entzündliche Prozesse oder chronische Erkrankungen können zu Problemen und massiven Blutungen führen.

Pankreassaft und Galle, Gallenwege und Gallenblase
- Pankreassekrete spalten Eiweiße, Kohlenhydrate und Fette.
- Gallensäure sorgt für Fettverdauung und -resorption und wird aus zwei Gallengängen in den Zwölffingerdarm abgegeben.
- Gallensteine sind ein häufig anzutreffendes Problem und verursachen entzündliche und äußerst schmerzhafte Prozesse.

Resorption
- Mit der Nahrung aufgenommene Eiweiße, Kohlenhydrate, Fette, Elektrolyte, Vitamine und Nukleinsäuren müssen resorbiert werden, um dem Körper zur Verfügung zu stehen.

Dickdarm und Rektum
- Diese beiden letzten Abschnitte des Verdauungstraks bilden Schleim, um den durch Wasserentzug immer fester werdenden Stuhl weitertransportieren zu können.
- Durchblutungsstörungen der Abdominalgefäße können einen Mesenterialinfarkt verursachen, der ein akutes Abdomen zur Folge haben kann.
- Die Lokalisation von Schmerzpunkten trägt beim unklaren Abdomen zur Diagnosestellung bei.

Pankreas
- Das Pankreas ist das einzige Organ des menschlichen Körpers, das sowohl endo- als auch exokrine Sekretion übernimmt.
- Eine Störung der Insulinproduktion führt zum Diabetes mellitus.
- Entzündliche Prozesse am Pankreas verursachen eine Selbstverdauung.

Leber
- Die Leber ist das wichtigste Entgiftungsorgan des Menschen.
- Chronische oder akute Lebererkrankungen gehen oft, aber nicht zwingend, mit Gelbsucht einher.
- Auf dem Boden chronischer Lebererkrankungen entsteht oftmals ein primäres Leberzellkarzinom.

15.1 Wie viel Energie braucht der Mensch?

Energieliefernde Stoffwechselprozesse (Katabolismus) sind für den Organismus lebenswichtig. Nur mit ihrer Hilfe kann er in ausreichendem Umfang die Struktur seiner Zellen aufbauen und aufrechterhalten (Anabolismus). Auch für körperliche Arbeit und zur Konstanthaltung des inneren Milieus wird Energie benötigt.

Diese Energie führt sich der Mensch in Form der **Nahrungsmittel** zu, deren Energiegehalt in den chemischen Bindungen der drei Hauptnährstoffe **Fett, Eiweiß** und **Kohlenhydrate** gespeichert ist. Beim Abbau der Nährstoffe wird Wärmeenergie freigesetzt. Diese wird zur Aufrechterhaltung der Körpertemperatur benötigt (→ Abb. 15.1).

Der Energiegehalt von Nahrungsmitteln wird in der Einheit (Kilo-) **Joule** oder (Kilo-)**Kalorie** ausgedrückt. Eine Kilokalorie (kcal = 1 000 Kalorien) entspricht der Energie, die benötigt wird, um einen Liter Wasser von 14 auf 15 °C zu erwärmen.

Dabei gilt: 1 kJ = 0,24 kcal bzw. 1 kcal = 4,2 kJ

Der Energieumsatz wird in Watt (W) angegeben. Handelt es sich jedoch um tagesbezogene Durchschnittswerte, so werden diese in kJ/Tag oder in kcal/Tag angegeben.

15.1.1 Energiebedarf und -umsatz

Als Faustregel gilt, dass für den nicht schwer körperlich arbeitenden Menschen eine Zufuhr von **10 000 Joule** bzw. **2 400 kcal pro Tag** ausreichend ist, um das Energiegleichgewicht zu erhalten. Bei ganztägiger Schwerstarbeit oder Leistungssport kann aber weit mehr pro Tag benötigt werden.

Der gesamte tägliche **Energieumsatz** oder **Energiebedarf** ist abhängig von vielen Faktoren und berechnet sich aus dem

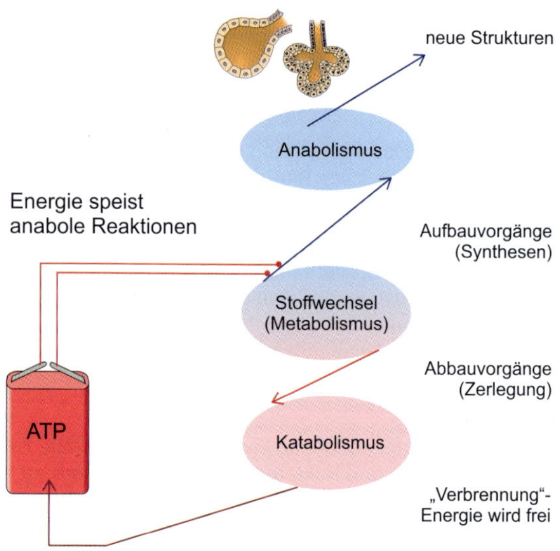

Abb. 15.1 Stoffwechsel (Metabolismus): Schaffung neuer Organstrukturen heißt Anabolismus, Zerlegung und Verbrennung von Nahrungsbestandteilen oder Körperreserven Katabolismus. [L190]

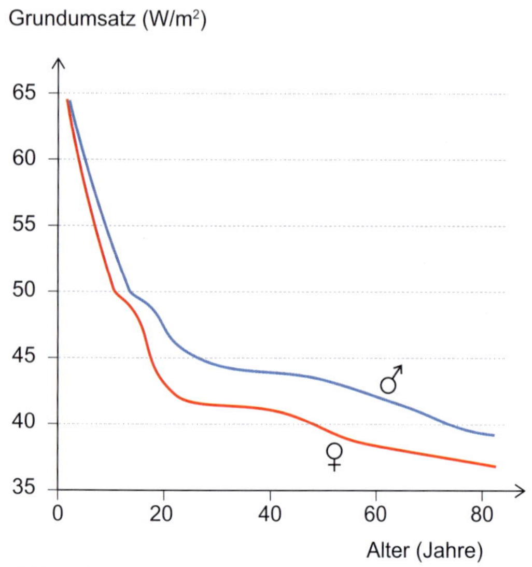

Abb. 15.2 Grundumsatz in Abhängigkeit vom Lebensalter. Säuglinge und Kleinkinder haben eine im Verhältnis zum Körpergewicht große Körperoberfläche und zusätzlichen Energiebedarf zum Aufbau von Körperstrukturen. Nach einem Plateau sinkt der Grundumsatz ab ca. dem 40. Lebensjahr nochmals ab. [L190]

Arbeits- und Ruheumsatz. Aber auch der Ruheumsatz ist nicht bei jedem Menschen gleich, so dass der **Grundumsatz** definiert wurde, der unter festgelegten Bedingungen bestimmt wird (morgens, in nüchternem Zustand, liegend und in behaglicher Raumtemperatur). Der Grundumsatz wird meist in Quadratmeter Körperoberfläche angegeben (→ Abb. 15.2). Dies liegt daran, dass die umgesetzte Energie in Form von Wärme über die Hautoberfläche abgegeben wird. Je größer die Körperoberfläche ist, desto höher auch der Wärmeverlust und somit der Energieumsatz.

Richtwerte für den Energiebedarf werden in entsprechenden Tabellen angegeben (→ Tab. 15.1). Diese sollten neben dem Körpergewicht das Lebensalter, Geschlecht und besondere Lebensumstände wie

Tätigkeit	Mann (BMI 22) kcal/Tag [kJ/Tag]	Frau (BMI 22) kcal/Tag [kJ/Tag]
Leichte Tätigkeiten (Büro)	2500 [10400]	2100 [8800]
Mittelschwere Tätigkeiten (Rettungsdienst)	3000 [12500]	2600 [10800]
Schwerarbeit (Bauarbeiter)	3600 [15000]	3500 [15000]
Schwerstarbeit (Ausdauer-Leistungssport)	Bis weit über 4000 [17000]	Bis weit über 4000 [17000]
Letztes Drittel der Schwangerschaft (bei leichter Tätigkeit)	–	2500 [10400]
Stillen (bei leichter Tätigkeit)	–	2800 [11700]

Tab. 15.1 Energiebedarf und -umsatz unter verschiedenen Bedingungen. Beim genauen Energiebedarf spielen noch weitere Faktoren eine Rolle (z. B. Freizeitaktivitäten, psychische Unruhe, Stoffwechselbesonderheiten). Alte Menschen haben einen geringeren Energiebedarf. Kurzfristig kann der Energieumsatz deutlich höher liegen als im Tagesmittel. Flottes Treppensteigen erfordert ca. 1000 W, beim 100-m-Lauf können über 2000 W geleistet werden (100 W = 8640 kJ/Tag).

Schwangerschaft, Stillperiode und den Grad der körperlichen Arbeit berücksichtigen.

15.1.2 Energiegehalt der Nährstoffe

Aus Fett, Eiweiß und Kohlenhydraten werden im Stoffwechsel unterschiedliche Mengen an Energie gewonnen: Pro aufgenommenem Gramm Kohlenhydrate und Eiweiß sind dies 17 kJ (4 kcal), pro Gramm Fett 38 kJ (9 kcal).

Diese Zahlen bezeichnen den vom Menschen verwertbaren (biologischen) **Energiegehalt;** der tatsächliche (physikalische) Energiegehalt ist höher, weil wir vor allem die Eiweiße nicht vollständig verwerten können.

Bei einer kalorisch ausreichenden Ernährung sollte ein Gleichgewicht zwischen Kalorienzufuhr und -verbrauch bestehen. Aber auch das Verhältnis der Nährstoffe zueinander ist von großer Bedeutung für die Gesundheit; ideal ist ein ausgewogenes Verhältnis von Fetten, Eiweiß und Kohlenhydraten.

Umgerechnet auf Absolutzahlen in Gramm ergibt sich damit für einen „Durchschnittsmann" mit 75 kg Körpergewicht ein täglicher Bedarf an Kohlenhydraten von ca. 360 g, an Eiweiß und Fett von jeweils knapp 75 g. Frauen benötigen weniger. Tatsächlich aber wird sehr oft vor allem zu viel Fett aufgenommen, Männer konsumieren im Schnitt über 100 g täglich.

Nun isst der Mensch die Nährstoffe nicht in Form von reinen Fetten, Eiweißen oder Kohlenhydraten, sondern er nimmt sie in den verschiedenen Nahrungsmitteln wie Fleisch, Milch, Eiern, Kartoffeln, Obst oder Gemüse gemischt zu sich. Tabellen geben Auskunft über den Energiegehalt der Nahrungsmittel. Kohlenhydrate sind in vielen Lebensmitteln enthalten, teils auch „versteckt", weswegen viele Verbraucher zu viel Zucker zu sich nehmen.

15.1.3 Energetische Bedeutung des Alkohols

Viele Diätanläufe scheitern, weil alkoholische Getränke in den aufgestellten Kostplänen nicht ausreichend berücksichtigt werden. Ein Gramm Alkohol liefert 30 kJ = 7 kcal Energie und liegt damit energetisch fast so hoch wie 1 g Fett.

MERKE

Oft unterschätzt: Alkohol als Energieträger

Der Energiegehalt des Alkohols wird meist unterschätzt: Trinkt man z. B. zu einer ansonsten ausgewogenen Ernährung jeden Abend zusätzlich eine Flasche Bier (0,5 l, Alkoholgehalt 5 %), so ergibt sich am Jahresende eine Erhöhung des Körpergewichts von rund 9 kg. Der Ausdruck „Bierbauch" für das typisch männliche Fettpolster (→ Kap. 4.4) trifft also meist den Kern des Problems. Außerdem werden hormonelle Einflüsse diskutiert, wonach durch Hopfen und Hefe Hormone zugeführt werden, die eine Östrogenwirkung haben und die Entstehung von Bierbauch und Männerbrüsten begünstigen.

IM FOKUS

Wie viel Energie braucht der Mensch?

Energieliefernde Stoffwechselprozesse werden als **Katabolismus** bezeichnet. Prozesse zum Aufbau bzw. zur Aufrechterhaltung der Zellstruktur als **Anabolismus.**

Beim Abbau von **Fetten, Eiweißen** und **Kohlenhydraten** wird Energie freigesetzt.

Der **Grundumsatz** beschreibt den Energieverbrauch eines Menschen morgens, in nüchternem Zustand, liegend und in behaglicher Raumtemperatur. Er wird pro Quadratmeter Körperoberfläche angegeben.

Bei leichter körperlicher Arbeit beträgt der Energiebedarf ca. **2 400 kcal pro Tag.**

15.2 Stoffwechsel der Kohlenhydrate – Insulin und Insulinmangel

MERKE

Wichtigster Energielieferant

Die aufgenommenen Kohlenhydrate werden im Verdauungstrakt zu Zweifach- und Einfachzuckern gespalten (→ Kap. 15.15.2). Hierbei fällt hauptsächlich **Glukose** = Traubenzucker an. Die übrigen Einfachzucker, z. B. Fruktose und Galaktose, werden ebenfalls überwiegend zu Glukose umgewandelt.

Die Glukose ist also das zentrale Molekül des Kohlenhydratstoffwechsels und auch das wichtigste energieliefernde Molekül des Menschen (→ Kap. 2.6.1).

15.2.1 Aufbau und biologische Bedeutung des Insulins

Das von den B-Zellen des Pankreas (Bauchspeicheldrüse) gebildete **Insulin** ist ein Peptidhormon aus zwei miteinander verbundenen Aminosäureketten.

Insulin hat vielfältige biologische Wirkungen. Die wichtigsten **Insulinwirkungen** sind:

- Steigerung der Durchlässigkeit der Zellmembranen (v. a. Muskelzellen) für Glukose, wodurch Glukosemoleküle verstärkt vom Plasma- bzw. Interzellulärraum in den Intrazellulärraum wandern.
- Steigerung der enzymatischen Verwertung der Glukose in der Zelle (Verbrennung zur Energieerzeugung sowie Überführung in die Speicherform Glykogen in Leber- und Muskelzellen).
- Steigerung der Durchlässigkeit von Zellmembranen für freie Fettsäuren. In den Zellen (Leber- und Fettgewebe) werden die Fettsäuren dann vermehrt in Depotfett (Triglyzeride) überführt und gespeichert.
- Da neben der vermehrten Glykogen- und Triglyzeridbildung durch die Wirkung des Insulins vermehrt Eiweiße gebildet werden, kann man das Insulin auch als klassisches **anaboles** (aufbauendes) **Hormon** bezeichnen.

MERKE

Medizinische Bedeutung des Insulins

Glukose kann nur von Zellen im Gehirn, in der arbeitenden Muskulatur und in der Leber direkt aufgenommen werden. Alle anderen Zellen benötigen **Membrantransporter,** die mit Hilfe von **Insulin** arbeiten. Insulin ist das einzige Hormon, das den Blutzuckerspiegel senken kann, indem es die Aufnahme der Glukose aus dem Blut und dem Interstitium in das Innere der Zellen fördert; weiterhin sorgt Insulin für den Aufbau von Fett und Glykogen aus Glukose. Erst durch Insulin wird Glukose für die Energieerzeugung in der Zelle verfügbar. Fehlt Insulin, kommt es zum **Diabetes mellitus** mit Energiemangel in den Zellen und gleichzeitig zu hohem Glukosespiegel im Blut.

15.2.2 Häufigstes Stoffwechselleiden: Diabetes mellitus

Weltweit ist die **Prävalenz** (Häufigkeit einer Erkrankung in der Bevölkerung zu einem bestimmten Zeitpunkt) dramatisch angestiegen: 1985 waren weltweit noch ca. 30 Millionen Menschen an **Diabetes mellitus** (kurz **Diabetes**) erkrankt. Inzwischen leben weltweit etwa 463 Millionen Menschen damit. Der Diabetes-Atlas der internationalen Diabetes Föderation rechnet für 2045 mit 700 Millionen Diabetespatienten weltweit.

In Deutschland sind mehr als 7 Millionen Menschen von der im Volksmund „Zuckerkrankheit" genannten Erkrankung betroffen. Außerdem wird von einer Dunkelziffer von bis zu 2 Millionen Menschen ausgegangen. Menschen aller Altersgruppen sind von der Stoffwechselerkrankung betroffen.

Diabetes mellitus bedeutet wörtlich übersetzt „honigsüßer Durchfluss". Der Begriff stammt aus der Zeit, als man zur Erkennung von Krankheiten den Urin des Patienten schmeckte, und charakterisiert gleichzeitig den mit der Krankheit verbundenen stark erhöhten Urinfluss.

Definition und Einteilung

Nach der **WHO-Definition** ist der Diabetes mellitus (DM) als eine Stoffwechselerkrankung definiert, die charakterisiert ist durch

- eine chronische Hyperglykämie als Folge einer fehlenden Insulinsekretion,
- eine gestörte Insulinwirkung oder
- eine Kombination aus fehlender Insulinsekretion und gestörter Insulinwirkung.

Die Weltgesundheitsorganisation (WHO) und die American Diabetes Association (ADA) definieren das Vorliegen einer Diabeteserkrankung als Nüchternblutzuckerwert > 126 mg/dl (7 mmol/l) oder bei mehrfachen Messungen Gelegenheitsblutzuckerwert > 200 mg/dl.

In Anlehnung an die **American Diabetes Association** (ADA) lässt sich der Diabetes mellitus folgendermaßen einteilen:

- **Typ-1-Diabetes** infolge Zerstörung der β-Zellen, die zu einem **absoluten Insulinmangel** führt
  - **A:** immunologisch bedingt, selten spät manifestiert als **LADA** (Late Autoimmune Diabetes in the Adult)
  - **B:** idiopathisch bedingt
- **Typ-2-Diabetes** mit vorwiegender Insulinresistenz und **relativem Insulinmangel** bis hin zu einem vorwiegend sekretorischen Defekt mit Insulinresistenz
- **Typ-3-Diabetes** (sekundäre Diabetesformen infolge anderer Systemerkrankungen) mit 8 verschiedenen Untergruppierungen (A–H)
- **Typ-4-Diabetes** (Gestationsdiabetes, → Kap. 18.4.10). In der Schwangerschaft erstmals aufgetretener Diabetes mellitus mit erhöhter Gefahr für Schwangerschaftskomplikationen

Bedeutsam sind vor allem der Typ-1- und der Typ-2-Diabetes, die es zu kennen und voneinander abzugrenzen gilt (→ Abb. 15.3). Die Bereitschaft zur Entwicklung eines Diabetes kann bei beiden Typen vererbt sein, wobei jedoch kein einfacher Erbgang vorliegt, sondern mehrere Gene und Umwelteinflüsse an der Ausprägung der Erkrankung beteiligt sind. Bei einer familiären Belastung ist daher die Wahrscheinlichkeit, an einem Diabetes zu erkranken, um ein Vielfaches größer als normal.

Diabetes mellitus Typ 1

Der **Diabetes mellitus Typ 1** (auch **T1DM**) macht sich, obwohl in jedem Alter möglich, meist bis zum 40. Lebensjahr bemerkbar.

Es handelt es sich dabei um eine **Autoimmunerkrankung** (Autoimmuninsulitis), d. h. das Immunsystem des Organismus greift den eigenen Körper an. Beim T1DM werden die insulinproduzierenden β-Zellen (Betazellen) der Langerhans-Inseln der Bauchspeicheldrüse von T-Zellen der Körperabwehr angriffen. Dies ruft eine chronische Entzündung hervor. Dadurch werden die insulinproduzierenden Zellen großteils oder vollständig zerstört. Die Insulinproduktion nimmt stark ab oder bleibt aus. In der Regel resultiert ein **absoluter Insulinmangel.**

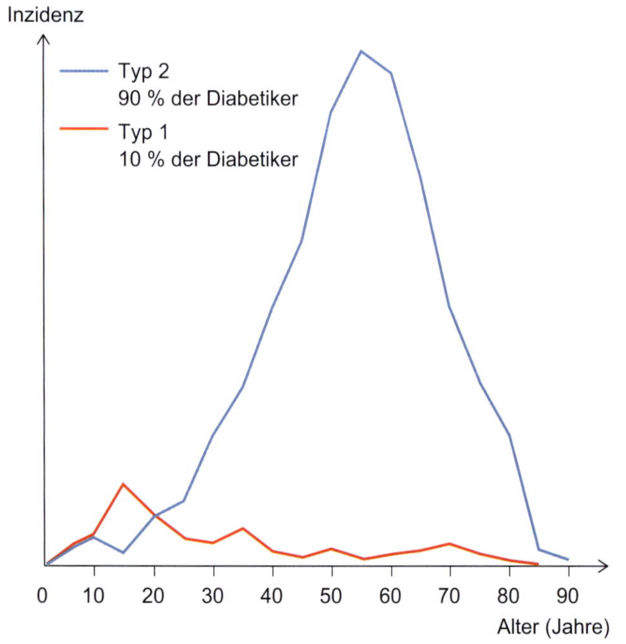

Abb. 15.3 Häufigkeitsverteilung von Typ-1- und Typ-2-Diabetes in Abhängigkeit vom Lebensalter, in dem der Diabetes auftritt [L157]

Ein großer Einfluss wird **genetischen Faktoren** zugeschrieben. Inzwischen sind mehr als 20 krankheitsrelevante Gene bekannt. Vieles bei der Entstehung des Diabetes mellitus Typ 1 ist jedoch noch unklar. Wahrscheinlich kommt zur genetischen Prädisposition ein exogener Faktor hinzu, der den Autoimmunprozess in Gang setzt. Diskutiert werden Virusinfekte, Toxine, Chemikalien und Vitamin-D-Mangel. Heilbar ist die Erkrankung nicht. Etwa 5–10 % aller Diabetes-mellitus-Fälle entfallen auf den Typ 1.

MERKE

Der Typ-1-Diabetes manifestiert sich erst dann, wenn 80–90 % der Betazellen des Pankreas zerstört sind.

Diabetes mellitus Typ 2

Der **Diabetes mellitus Typ 2** (auch **T2DM**) ist eine Stoffwechselerkrankung auf dem Boden von Bewegungsmangel, falscher Ernährung und Adipositas. Meist sind die Patienten älter als 40 Jahre und fast immer übergewichtig. Häufig ist die Diagnose ein Zufallsbefund im Rahmen einer routinemäßigen Blutzuckermessung. Früh fallen die Betroffenen durch nüchtern gemessene Blutzuckerwerte auf, die aber noch nicht so hoch sind, dass man vom Typ-2-Diabetes sprechen kann. Vielmehr handelt es sich um eine prädiabetische Stoffwechsellage, die auch durch die genannten Risikofaktoren begünstigt wird und sich über Jahre symptomlos entwickelt. Laut dem Diabetesinformationsportal leidet jeder 5. Erwachsene unter Prädiabetes.

Im Verlauf der eigentlichen Diabeteserkrankung tritt eine zunehmende **Insulinresistenz** auf, d. h. die Insulinrezeptoren sprechen schlechter auf das Insulin an. Dadurch ist die insulinvermittelte Aufnahme von Glukose in periphere Gewebe vermindert, vor allem im Skelettmuskel. Die Insulinresistenz bewirkt kompensatorisch eine Steigerung der Insulinsekretion. Dies kann einige Jahre funktionieren, sodass der Diabetes mellitus Typ 2 schleichend auftritt.

Irgendwann lässt auch die anfänglich noch gesteigerte Insulinproduktion nach. Die Krankheit manifestiert sich durch einen relativen Insulinmangel. Diese **Verminderung der Insulinsekretion** kann im Verlauf der Erkrankung bis zum Versagen der Betazellen führen. Etwa 90–95 % der Diabetes-mellitus-Fälle werden dem Typ 2 zugeordnet.

Diabetes mellitus Typ 3

Alle **sekundären Formen** des Diabetes mellitus, die infolge anderer Systemerkrankungen auftreten, wurden früher unter den Begriff Typ-3-Diabetes zusammengefasst. Dieser Begriff umfasste alle Formen, die weder Typ 1 noch Typ 2 zugerechnet werden konnten. Heutzutage empfehlen Experten, die verschiedenen Unterformen jeweils als eigenständiges Krankheitsbild zu betrachten. Dennoch ist die Bezeichnung Diabetes mellitus Typ 3 noch verbreitet:

- Typ 3A: Genetische Defekte der Betazellen
- Typ 3B: Genetische Defekte der Insulinwirkung
- Typ 3C: Krankheiten des exokrinen Pankreas
- Typ 3D: Endokrinopathien
- Typ 3E: Ausgelöst durch Drogen oder Chemikalien
- Typ 3F: Ausgelöst durch Infektionen
- Typ 3G: Immunologisch vermittelter Diabetes (selten)
- Typ 3H: Weitere genetische Syndrome, bei denen es mitunter zu Diabetes kommt

Da die Pathophysiologie der unterschiedlichen Formen auf den jeweiligen Ursachen basiert, ist diese außerordentlich variabel.

Diabetes mellitus Typ 4

Der **Gestations- oder Schwangerschaftsdiabetes** ist definiert als Glukosetoleranzstörung, die erstmals in der Schwangerschaft festgestellt wird. Einzelheiten → Kap. 18.4.10.

KRANKHEIT/SYMPTOM

Diabetes mellitus Typen im Überblick

- Der **Diabetes Typ 1** ist durch eine Vernichtung der Betazellen des Pankreas charakterisiert. Diese entsteht dadurch, dass das Immunsystem die körpereigenen Betazellen angreift. Dadurch verliert der Körper die Fähigkeit, das notwendige Insulin zu produzieren.
- Charakteristisch für den **Diabetes Typ 2** ist eine Insulinresistenz der Zellen und ein allmähliches Versagen der Insulinproduktion im Pankreas.
- Der **Diabetes Typ 3** tritt infolge anderer Systemerkrankungen auf und stellt daher eine sekundäre Form des Diabetes mellitus dar. Zahlreiche Erkrankungen können Auslöser dieses Typs sein. Fachleute empfehlen, die Unterformen des Diabetes Typ 3 als eigenständiges Krankheitsbild zu betrachten.
- Der **Diabetes Typ 4** ist der Gestations- oder Schwangerschaftsdiabetes. Er bezeichnet eine erstmals während der Schwangerschaft aufgetretene Glukosetoleranzstörung und gilt als Risikofaktor für Geburtskomplikationen.

PRAXISTIPP

Umrechnung mmol/l ↔ mg/dl

Für die Angabe der Blutzuckerkonzentration gibt es **zwei Einheiten:** mg/dl und mmol/l.
In Deutschland wird überwiegend die Maßeinheit mg/dl verwendet. Dies ist auch im Rettungsdienst üblich. International überwiegt die Maßeinheit mmol/l.
Hier eine einfache Umrechnungsformel, falls Patienten bei sich in mmol/l messen oder so an den Rettungsdienst übergeben werden:

$$\text{mg/dl} \times 0{,}0555 = \text{mmol/l}$$

$$\text{mmol/l} \times 18{,}0182 = \text{mg/dl}$$

15.2.3 Akutkomplikationen des Diabetes mellitus

Überzuckerung und diabetisches Koma

Bei der Überzuckerung **(Hyperglykämie)** mangelt es nicht an Glukose; diese ist ausreichend vorhanden. Das Problem ist, dass der im Blut gelöste Zucker (BZ) nicht oder nicht in ausreichender Menge zu den Körperzellen gelangt. Die Blutzuckerwerte, die dabei gemessen werden, sind sehr individuell. Meist werden bei einem diabetischen Koma BZ-Werte > 500 mg/dl festgestellt.

Bei ansteigenden Blutzuckerwerten versucht der Körper, den Zucker über die Niere auszuscheiden (→ Abb. 15.4). Die Nierenschwelle für Glukose liegt bei etwa 180 mg/dl bzw. 10 mmol/l (bei Schwangeren sinkt die Nierenschwelle etwas ab, bei älteren Menschen steigt sie etwas an auf bis zu 200 mg/dl bzw. 11,1 mmol/l). Ab diesem Wert bindet der Zucker als großmolekularer Stoff Wasser an sich. Der Zucker wird über den Urin ausgeschieden **(Glukosurie),** was zu großem Harnfluss führt **(Polyurie).** Obwohl die Patienten viel trinken und ein starkes Durstgefühl besteht **(Polydipsie),** kommt es sehr schnell zu einer Austrocknung des Körpers **(Exsikkose).** Dies führt zu Vigilanzveränderungen bis hin zur Bewusstlosigkeit.

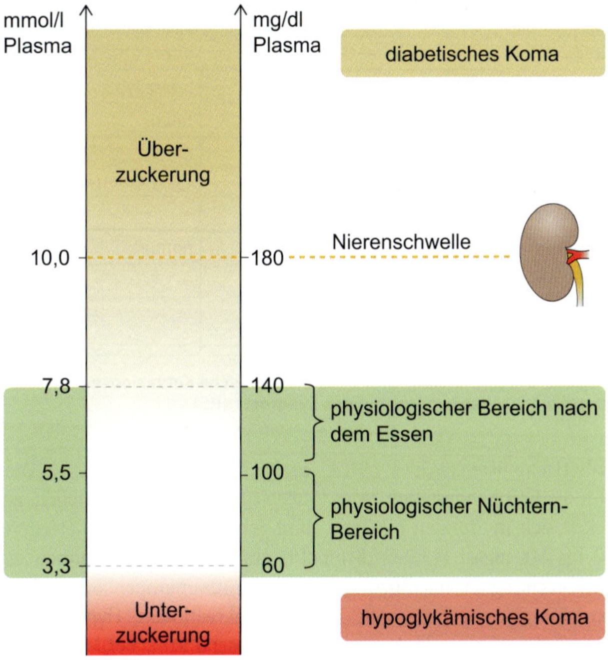

Abb. 15.4 Blutzuckerspiegel. Grün = physiologische Blutzuckerschwankungen, gelb = Überzuckerung bis hin zum diabetischen Koma, rot = Unterzuckerung. Bei Überschreiten der Glukoseschwelle in der Niere tritt Glukose im Urin auf. [L190]

KRANKHEIT/SYMPTOM

Hyperglykämie

- **Ursachen:** Insulinmangel oder mangelnde Insulinzufuhr.
- **Symptome:** Ansteigende BZ-Werte, erhöhter Harnfluss, starkes Durstgefühl, Exsikkose, Zeichen der Austrocknung (stehende Hautfalten, → Abb. 16.19), Schwäche mit Kollapsneigung, ggf. Vigilanzminderung oder neurologische Auffälligkeiten durch Elektrolytverschiebungen. Später u. U. Kußmaul-Atmung (→ Kap. 14.11.4) und Acetongeruch in der Atemluft.
- **Basismaßnahmen:** Monitoring (AF, SpO_2, RR, BZ, GCS), Lagerung nach Vigilanz und Kreislaufsituation. Ggf. O_2-Gabe mit Ziel SpO_2 94–98 %.
- **Erweiterte Maßnahmen:** i. v.-Zugang und großzügige Gabe einer balancierten kristalloiden Vollelektrolytlösung. Engmaschige Überwachung.

Unterschiedliche Komaursachen

Diabetisches Koma (Coma diabeticum) ist ein Sammelbegriff für die diabetische Ketoazidose (DKA) und das hyperglykämische hyperosmolare Syndrom (HHS). Beide zählen zu den schwersten Formen der diabetischen Stoffwechselentgleisung und stellen einen Notfall dar (Unterscheidungskriterien → Tab. 15.2).

MERKE

Die Bezeichnung „Koma" ist irreführend, da die o. g. Stoffwechselentgleisungen auch ohne Bewusstseinsveränderungen beziehungsweise Koma auftreten können. Etwa 20 % der Patienten sind wach, 10 % sind bewusstlos und die restlichen 70 % haben einen Bewusstseinsstatus, der dazwischen liegt.

Kriterium	DKA	HHS
Alter	junger Patient	alter Patient
Diabetes-Typ	meist Typ 1	meist Typ 2
Insulinmangel	absolut	relativ
Blutzucker	oft > 300 mg/dl (16,7 mmol/l)	oft > 1 000 mg/dl (55,5 mmol/l)
Ketonurie	+++	–
pH-Wert	< 7,3	normal
Kußmaul-Atmung	+	–
Pseudoperitonitis diabetica	+	–

Tab. 15.2 Unterscheidungskriterien für **diabetische Ketoazidose** (DKA) vs. **hyperglykämisches hyperosmolares Syndrom** (HHS)

Diabetische Ketoazidose (DKA, meist bei Typ-1-Diabetes) Diese kann die Erstmanifestation eines Diabetes (meist Typ 1) darstellen, entwickelt sich in Stunden bis Tagen und geht mit Blutzuckerwerten von 250 bis 500 mg/dl (13,9–27,8 mmol/l) einher. Weiterhin können eine Unterbrechung der Insulinzufuhr, z. B. bei Insulinpumpen, oder Begleiterkrankungen wie fieberhafte Infekte, Pankreatitiden, Hyperthyreose, Herzinfarkt oder zerebrale Ereignisse auslösend sein. Bei Medikamenteneinnahme gilt Vorsicht bei Diuretika oder Kortikosteroiden. Durch absoluten Insulinmangel wird die Aufnahme von Glukose in die Zellen verhindert, sodass diese die für den Zellstoffwechsel benötigte Glukose nicht erhalten. Der Körper versucht, andere Energiequellen zu nutzen. Dies erfolgt über einen Abbau von Fettreserven, der Lipolyse (Fettabbau). Da die Leber die Stoffwechselprodukte nicht schnell genug abbauen kann, gelangen überschüssige Ketonkörper in das Blut und werden auch im Urin angereichert. Dies führt zu einem Absinken des Blut- pH-Werts und mündet in einer Azidose. Um diese auszugleichen, setzt eine schnelle, tiefe Atmung (Kußmaul-Atmung) mit vermehrter Abatmung von Kohlendioxid ein (wirkt im Körper als Säure), wodurch der pH-Wert etwas ausgeglichen wird. Die Abatmung von Azeton, welches für den typischen Geruch der Ausatemluft verantwortlich ist, trägt hingegen nicht zur pH-Korrektur bei. Die erhöhte Glukosekonzentration im Blut führt zu vermehrter Wasserausscheidung über die Nieren. Daraus folgt ein ausgeprägter Volumenverlust bis hin zu einem hypovolämischen Schock.

PRAXISTIPP

Rettungsdienstlich gilt es, die Vitalfunktionen zu sichern. Patienten werden je nach Vigilanz gelagert, ggf. wird Sauerstoff verabreicht. Über einen i. v. Zugang sollte die ausgeschiedene Flüssigkeit substituiert werden. Da es auch zu Elektrolytverschiebungen – insbesondere des Kaliums – kommen kann, ist ein lückenloses Monitoring wichtig. Insuline werden im Rettungsdienst nicht vorgehalten; die Korrektur des Blutzuckers, des Wasser-Elektrolyt- und Säure-Basen-Haushalts erfolgt nach der Blutgasanalyse (BGA) bzw. den Laborergebnissen in der Klinik.

Hyperglykämisches hyperosmolares Syndrom (HHS, meist bei Typ-2-Diabetes) Wird der Diabetes (meist Typ-2) nicht ausreichend behandelt oder ist die Erkrankung bei einem älteren Patienten bisher nicht bekannt, kann dieses Krankheitsbild entstehen. Auslöser ist meist eine Erkrankung oder Infektion. Die Symptome entwickeln sich in Tagen bis Wochen. Im Vordergrund steht insbesondere die schwere Hyperglykämie (Überzuckerung), bei der oft Blutzuckerwerte oberhalb von 600 mg/dl (33,3 mmol/l), nicht selten auch über 1 000 mg/dl (55,5 mmol/l) bestimmt werden. Durch die ausgeprägte Hyperglykämie kommt es zur Hyperosmolarität des Blutes. Die Anzahl der gelösten Teilchen im Blut ist deutlich höher als normal. Das führt zu einer Austrocknung des Patienten, da er die überschüssige Glukose durch massive Urinbildung über die Niere auszuscheiden versucht, was zur Exsikkose führt. Somit bildet sich ein Missverhältnis von vorhandener Flüssigkeit und hohem Blutzuckergehalt. Diese Hyperosmolarität betrifft nicht nur das Blut, auch der Zuckergehalt im Liquor nimmt deutlich zu. Um dies auszugleichen, geben Hirnnervenzellen Flüssigkeit an den Liquor ab und es kommt zu Elektrolytverschiebungen in den Hirnzellen, da Natrium austritt. Nicht selten zeigen die Patienten epileptische Anfälle oder Zeichen eines Schlaganfalls. Mitunter kommt es zu einem vollständigen Koma. Die Sterblichkeit liegt bei 5 bis 30 %. Auch hier gilt die Sicherung der Vitalfunktionen als Standard; das verlorene Volumen muss substituiert und der Patient lückenlos überwacht werden. Die weitere Therapie erfolgt in der Klinik.

Unterzuckerung

Von einer Unterzuckerung **(Hypoglykämie)** spricht man ab einem Blutzuckerspiegel < 60 mg/dl (3,5 mmol/). Bei der Hypoglykämie fehlt es dem Körper am Energieträger (Glukose). Ursachen dafür sind zumeist körperliche Anstrengung, begleitende Erkrankungen wie Fieber oder Infektionserkrankungen ohne ausreichende Nahrungszufuhr.

PRAXISTIPP

Die **Hypoglykämie** gehört zu den häufigen Ursachen für die Alarmierung des Rettungsdienstes.
Patienten reagieren sehr unterschiedlich auf eine Hypoglykämie. Manche werden bereits bei Blutzuckerwerten um 70 mg/dl symptomatisch, andere sind an ihre Krankheit derartig adaptiert, dass sie noch bei Blutzuckerwerten um 20 mg/dl reagieren; hier herrscht eine enorm große Varianz.

Eine Insulinpumpe beim Patienten kann die Probleme verstärken. Auch Lebererkrankungen können die Umwandlung von Glucagon in Glukose verhindern. Ein seltener Grund kann ein Insulinom sein, ein meist gutartiger Tumor des Pankreas, der vermehrt Insulin produziert.

Zu bedenken ist auch, dass Medikamente den Blutzuckerspiegel absenken können. In der Pädiatrie werden Kinder, die eine tumorartige Neubildung der Blutgefäße haben (Angiom, Blutschwamm oder auch Aneurysma spongiosum genannt) mit dem nichtselektiven ß-Blocker Hemangiol (Propranol) behandelt, der zu kindlichen Hypoglykämien führen kann.

Als rettungsdienstliche **Therapie der Hypoglykämie** steht die Gabe von Glukose im Vordergrund. Dies kann im ersten Schritt mit einer Zuckerlösung (z. B. Jubin) erfolgen, welche bukkal appliziert und über die Mundschleimhaut aufgenommen wird. Die Gabe von Glukose über einen i. v.-Zugang muss, um Nekrosen zu vermeiden, über einen sicheren i. v. oder i. o. Zugang erfolgen. Zudem bietet es sich an, eine kristalloide Infusionslösung zügig mitlaufen zu lassen, um Venenreizungen zu vermeiden, die für den Patienten schmerzhaft sind.

! ACHTUNG

Bei Kindern ist die Verabreichung eines Lokalanästhetikums in den Knochenmarksraum zur Anlage eines i. o.-Zugangs bzw. zur Medikamentengabe kontraindiziert! Kritisch kranke Kinder sind generell vigilanzgemindert, hier bedarf es keines Lokalanästhetikums bei der Anlage eines i. o.-Zugangs.

KRANKHEIT/SYMPTOM

Hypoglykämie

- **Ursache:** Fehlende Glukose beim Diabetes-Patienten, ggf. laufende Insulinpumpe. Vorhandensein eines Insulinoms (sehr selten).
- **Symptome:** Schweißausbruch, Agitiertheit, neurologische Symptome bis zum Bild des Schlaganfalls, Vigilanzminderung, erniedrigte BZ-Werte.
- **Maßnahmen:** Monitoring: AF, SpO_2, EKG, RR. Basismaßnahmen und Lagerung: Lagerung nach Vigilanz, ggf. O_2-Gabe mit Zielwert SpO_2 94–98 %.
- **Erweiterte Maßnahmen:** Ggf. orale Gabe von Jubin, sicherer i. v.- oder i. o.-Zugang (wegen feuchter Haut gut sichern). Gabe von Glukose unter laufender Infusion. Nach Aufklaren langkettige Kohlenhydrate anbieten. Weitere Versorgung nach Notwendigkeit.

Cave: Viele Diabetiker wollen nach einer Hypoglykämie nicht einer Klinik zugeführt werden. Übergabe des Patienten dann an Hausarzt oder ärztlichen Notfalldienst.

! ACHTUNG!

Unbemerkte Hypoglykämie

Etwa 4–10 % aller Hypoglykämien verlaufen **unbemerkt.** Besonders gefährdet sind Patienten mit langer Krankheitsdauer und Insulintherapie, diabetischen Langzeitschäden und hohem Alkoholkonsum.

15.2.4 Diabetische Spätschäden

Diabetes kann nicht nur eine direkte Todesursache sein, sondern nimmt den Betroffenen durch Folgeschäden Lebenserwartung und Lebensqualität (→ Abb. 15.5.).

Durch den erhöhten Blutzucker kann es zu sklerotischen Veränderungen der Gefäßwände kommen. Folgen sind z. B. die Ausbildung einer koronaren Herzerkrankung, ein erhöhtes Risiko, einen Schlaganfall zu erleiden, und die Ausbildung peripherer arterieller Durchblutungsstörungen.

Durch die Gefäßveränderungen der kleineren Arterien und Arteriolen bildet sich beim Menschen mit Diabetes mellitus eine **diabetische Retinopathie** mit gesteigerter Erblindungsgefahr aus. Es kommt zu punktförmigen Einblutungen in die Netzhaut und zu nachweisbaren Degenerationsherden (Cotton-Wool-Herd), auch Blutungen direkt in den Glaskörper sind möglich.

Die **diabetische Nephropathie** entsteht durch sklerotische Veränderungen in den Nierenarterien und Nierenarteriolen, begünstigt durch bakterielle Entzündungen (Pyelonephritis) und narbige Veränderungen der Nierenkörperchen (Glomerulosklerose). Folge ist eine Niereninsuffizienz, die letztendlich Nierenersatzverfahren (Dialyse) benötigt.

Die **diabetische Polyneuropathie** entsteht als direkte Nervenschädigung durch die erhöhten Blutzuckerwerte, aber auch durch die peripheren Gefäßveränderungen und die dadurch herabgesetzte Blutversorgung der peripheren Nerven. Oftmals ist die diabetische Polyneuropathie auf die unteren Extremitäten beschränkt, kann aber auch in die Darmmotorik oder die Kreislaufregulation eingreifen. In der Folge kommt es zunächst zu Sensibilitätsstörungen, im weiteren Verlauf gesellen sich Schmerzen und Lähmungen hinzu. Letztere führen dann zur typischen ataktischen Gangstörung. Besonders die Sensibilitätsstörungen und Lähmungen begünstigen später die Entstehung des diabetischen Fußsyndroms. Die diabetische Polyneuropathie kann das Schmerzempfinden erheblich beeinträchtigen. Daher können bei diesen Patienten z. B. Herzinfarkte stumm verlaufen.

Das **diabetische Fußsyndrom** (→ Abb. 15.6) entsteht durch kleine Verletzungen, z. B. beim Schneiden der Fußnägel, oder durch Druckstellen, die durch schlecht sitzende Schuhe oder schlechtes Strumpfmaterial hervorgerufen werden. Es kommt zur Nekrose mit Gewebsuntergang, zu der sich zusätzliche Infektionen durch Fäulnisbakterien gesellen können, und es entsteht die diabetische Gangrän. An den Fußballen bilden sich ebenso wie an den Fersen tiefe Gewebsdefekte aus.

Menschen mit Diabetes mellitus können aber durch Selbstdisziplin oder die Hilfe einer medizinischen Fußpflege und druckentlastendes Schuhwerk viel dazu beitragen, das diabetische Fußsyndrom zu verhindern.

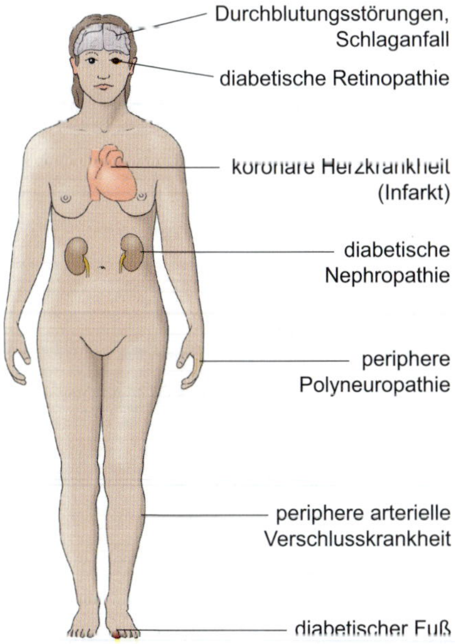

Abb. 15.5 Diabetische Folgeerkrankungen. Häufige Todesursachen bei Diabetikern sind Herzinfarkt, Schlaganfall und Nierenversagen durch diabetische Nephropathie. [L190]

15.2.5 Diabetes-Behandlung

Die Behandlung des Diabetes mellitus gelingt heute meist ganz gut, sie ist jedoch in weiten Bereichen abhängig von der Mitarbeit des

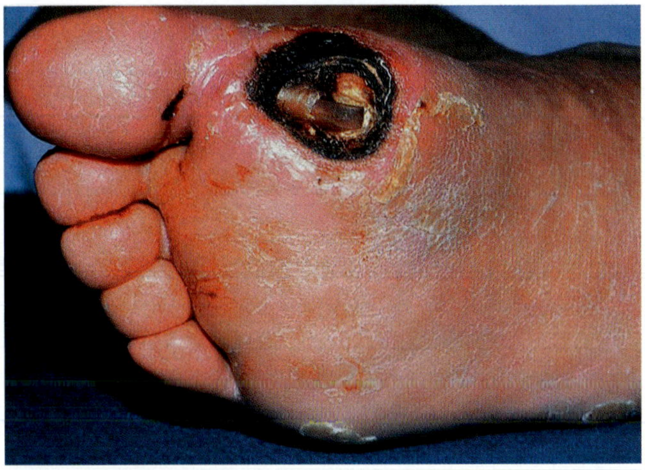

Abb. 15.6 Diabetisches Fußsyndrom [G193]

Patienten. Neben der Patientenschulung und -aufklärung über die Krankheit kommen orale Antidiabetika, eine Insulintherapie sowie die diätische Einstellung des Blutzuckers (BZ) in Betracht (→ Abb. 15.7). Zudem sollte das Essverhalten generell kritisch betrachtet und der Patient zu mehr körperlicher Aktivität angehalten werden.

Diabetes mellitus Typ 1

Erstes wichtiges therapeutisches Vorgehen ist hier die **Patientenschulung.** Diese wird neben der weiterbetreuenden Beratung durch den behandelnden Hausarzt oder Diabetologen in Gruppenschulungen in Krankenhäusern angeboten. Weiterhin sollten Patienten mit Typ-1-Diabetes durch eine gezielte **Insulintherapie** Blutzuckerwerte um den Normalbereich erreichen, d. h. Blutzucker nüchtern 100 ± 20 mg/dl (5,6 mmol/l +/− 2,1). Nach der Nahrungsaufnahme sollte der Blutzucker idealerweise etwa 140 mg/dl (7,8 mmol/l) betragen; außerdem sollten die Blutfett- und Blutdruckwerte im Normbereich liegen. Zudem wird der HbA1c-Wert überwacht (siehe Kasten).

MERKE

Glykohämoglobin HbA1c

Je höher der Blutzuckerspiegel, desto mehr Glukose bindet sich irreversibel an die Enden der β-Ketten des Hämoglobins. So entstehen **Glykohämoglobine** (glykosilierte [„gezuckerte"] Hämoglobine), deren Wert bestimmt werden kann. Gebräuchlichster Wert ist das **HbA1c,** das eine Aussage über den mittleren Blutzuckerspiegel der letzten Wochen („Blutzuckergedächtnis") und damit eine Langzeitkontrolle erlaubt. Der Zielbereich des HbA1c-Werts für Diabetiker liegt bei 6,5–7,5 %. Ist der HbA1c unter 5,6 %, ist ein Diabetes sehr unwahrscheinlich.

Diabetes mellitus Typ 2

Auch hier steht zunächst einmal die **Patientenschulung** im Vordergrund. Weiteres Therapieziel ist bei vorhandenem Übergewicht die Gewichtsreduktion. Diese soll nicht als Nulldiät angelegt sein, sondern das Gewicht in einem angemessenen Zeitraum reduzieren. Eine Reduktion des Ausgangsgewichts um 5–10 % kann das Risiko für die Gesundheit deutlich senken. Durch vermehrte Bewegung und ausgewogene Ernährung kann sich der Blutzucker bei jüngeren Patienten im Normbereich einstellen lassen, bei älteren Patienten sollte dieser vor den Mahlzeiten < 200 mg/dl (11,1 mmol/l) betragen.

Medikamentöse Therapie

Zur medikamentösen Therapie steht eine Reihe von **oralen Antidiabetika** und **Insulin** zur Verfügung.

Orale Antidiabetika

Orale Antidiabetika (OADs, umgangssprachlich oft „Zuckertabletten" genannt) sind Medikamente, die den Blutzucker regulieren sollen. Sie werden vor allem beim Typ-2-Diabetes eingesetzt, selten auch beim Typ-1-Diabetes in Ergänzung zum Insulin, wenn sich ein sogenannter Doppeldiabetes, also Typ 1 und Typ 2 entwickelt hat. Sie sollten erst nach Scheitern der diätischen Blutzuckereinstellung eingesetzt werden, also dann, wenn der veränderte Lebensstil, gesündere Ernährung und mehr körperliche Aktivität nicht mehr für die Behandlung der Erkrankung ausreichen. Daher sollten die Rettungskräfte Einsicht in den Medikamentenplan des Patienten nehmen, der meist schon Auskunft darüber gibt, mit welcher Form des Diabetes man es zu tun hat.

PRAXISTIPP

Im Zweifelsfall oder bei mangelnder Auskunftsfähigkeit des Patienten kann ein Blick in den Kühlschrank hilfreich sein: Insuline müssen aufgrund ihrer Kühlpflicht hier gelagert werden.

Eines der bekanntesten Präparate, die derzeit verwendet werden, ist das **Metformin.** Es verfügt über zwei **Haupteffekte:** Zum einen steigert es die Insulinempfindlichkeit aller Zellen, gleichzeitig verhindert es, dass in der Leber neuer Zucker gebildet wird. Metformin senkt auch die Blutfettwerte, was einen positiven Nebeneffekt darstellt.

Daneben gibt es noch viele weitere orale Antidiabetika, die an unterschiedlichen Stellen in die Glukoseproduktion, Darmresorption verschiedener Stoffwechselprodukte, Insulinsekretion bzw. -freisetzung oder -empfindlichkeit eingreifen. Hierzu zählen:

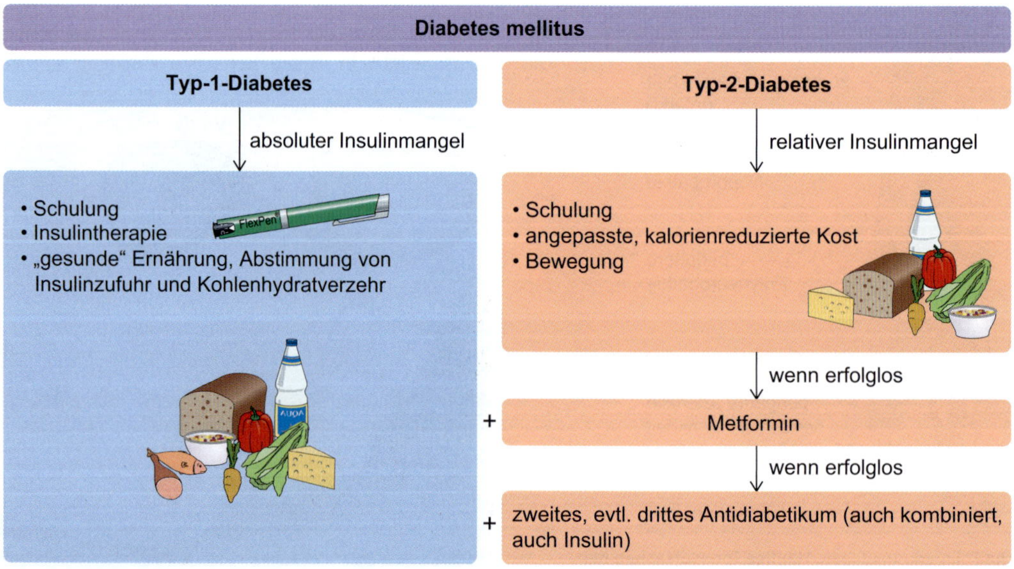

Abb. 15.7 Grundbausteine der Diabetestherapie [L190]

- SGLT-2 (Sodium Glucose Linked Transporter 2)-Hemmer. Diese bewirken ab einem gewissen Blutzuckerspiegel die Glucoseausscheidung über die Niere. Zudem wirken sie blutdrucksenkend und gewichtsreduzierend.
- DPP-4-Hemmer. Diese hemmen das Enzym Dipeptidylpeptidase -4, welches nach dem Essen schnell das Darmhormon GLP 1 (Glucagon-Like Peptide) abbauen würde. GLP 1 senkt den Blutzucker, da es die Ausschüttung körpereigenen Insulins fördert und die Zuckerproduktion in der Leber hemmt.
- Sulfonylharnstoffe, die zu den ältesten oralen Antidiabetika gehören. Diese regen direkt die ß-Zellen des Pankreas an, Insulin auszuschütten.

Insulin

Für den Patienten mit Diabetes mellitus Typ 1, der an einem absoluten Insulinmangel leidet, bleibt nur die Substitution des Hormons.

Beim Typ-2-Diabetes kann die Insulintherapie in Verbindung mit oralen Antidiabetika angezeigt sein. Wird einmal täglich ein Basal-Insulin verabreicht, spricht man von einer **basal unterstützten oralen Therapie.** Wird Bolus-Insulin zu den Mahlzeiten verbreicht, spricht man von der **supplementären Insulintherapie.**

Zur Applikation stehen – Insulin wird im häuslichen Umfeld subkutan durch Injektion verabreicht – **Insulin-Pens** (→ Abb. 15.8) oder auch **Insulinpumpen** zur Verfügung. Die Insulintherapie erfordert ein hohes Maß an Compliance beim Patienten, da regelmäßige Blutzuckerselbstkontrollen durchgeführt werden müssen. BZ-Selbstkontrollen können mit Blutzuckermessgeräten aus Kapillarblut gewonnen werden. Eine inzwischen häufig eingesetzte Methode sind **Dauermessungen** über einen Sensor, der den Blutzuckerwert in der Gewebeflüssigkeit misst und mit einem Lesegerät auswertbar ist bzw. Meldungen an das Smartphone schickt, inklusive voreingestellter Alarmgrenzen. Diese Sensoren werden für 14 Tage in das Gewebe eingebracht und erlauben eine permanente BZ-Kontrolle. Im Falle einer Hypoglykämie ist aber zu beachten, dass es zu Abweichungen zwischen Kapillarblut und Gewebeflüssigkeit kommt. Daher ist im Notfall immer zusätzlich der Blutzucker im Kapillarblut zu messen und anhand dessen zu therapieren.

Zur Behandlung des Diabetes stehen verschiedene Insuline zur Verfügung, die sich in ihrer Herstellung, dem Wirkprofil und der Dauer ihrer Wirkung unterscheiden.

- **Normalinsulin** (auch als Altinsulin bezeichnet) erreicht bei s. c. Anwendung seine Wirkung nach etwa 30 Minuten. Im Falle eines diabetischen Komas kann es auch i. v. appliziert werden, um schnell Zucker in die Zellen transportieren zu können. Wegen der nicht verzögerten Wirkung sollte es erst zu oder nach den Mahlzeiten appliziert werden.
- **Schnellwirksame Insuline** sind meist gentechnisch hergestellt. Sie entfalten ihren Wirkungseintritt binnen 10 Minuten und weisen eine kurze Wirkdauer auf. Diese Insuline können unmittelbar während der Nahrungsaufnahme gespritzt werden.
- **Verzögerungsinsuline** (Basalinsuline) decken den Grundbedarf an Insulin ab, der unabhängig von der Nahrungsaufnahme besteht. Ihr Wirkungseintritt ist etwa nach 2 Stunden zu erwarten und die Wirkung hält etwa 8–12 Stunden an. Verzögerungsinsuline können auch an Zink-Ionen gebunden sein, sodass die verzögerte Abgabe des Insulins auf bis zu 36 Stunden verlängert werden kann.

Vor allem die **Kombination von Altinsulin und Verzögerungsinsulinen** ermöglicht es den Patienten, ganz speziell auf ihre Bedürfnisse ausgerichtete Insulintherapien zu gestalten, was wiederum eine gute Compliance des Patienten erfordert.

Ein Sonderfall stellt die Insulintherapie mit einer **Insulinpumpe** dar, bei der Altinsulin über die Pumpe verabreicht und Verzögerungsinsulin zusätzlich zugeführt wird.

PRAXISTIPP

Bei hypoglykämischen Notfällen immer nach einer Insulinpumpe schauen und die Insulinabgabe unterbinden (Pumpe ausschalten oder Nadel ziehen).

Auch hier gibt es wieder Therapieunterschiede zwischen den einzelnen Diabetikertypen.

- Der **Typ-1-Diabetiker** spritzt ein- bis zweimal täglich ein Depotinsulin, um den absoluten Insulinmangel auszugleichen und seinen Grundbedarf an Insulin abzudecken. Zusätzlich dazu misst er vor jeder Mahlzeit seinen aktuellen Blutzuckerwert und spritzt kurzwirksames Insulin. Hierzu muss er aber die Mahlzeit, die er zu sich nimmt, entsprechend einschätzen, um die richtige Menge an Insulin zu wählen. Kleinere Blutzuckerschwankungen können so ausgeglichen werden. Leicht geht das auch mit den Insulinpumpen, die dann entsprechend des Blutzuckerwerts eine einstellbare Insulinmenge abgeben.
- Der **Typ-2-Diabetiker** hingegen setzt zweimal täglich ein Mischinsulin ein. Dies fordert aber eine strikte Einhaltung fester Zeiten, zu denen die Mahlzeiten eingenommen werden, und verzeiht wenig Fehler.

Diätische Diabetes-Therapie

Ziel der **diätischen Diabetesbehandlung** ist, das Übergewicht als eine Ursache des Diabetes Typ 2 auszuschalten bzw. beim Typ-1-Diabetiker die zuzuführende Kohlenhydratmenge den Bedürfnissen, aber auch dem substituierten Insulinvorrat anzupassen.

Als Grundlage für die Berechnung der Energie- bzw. Kohlenhydratzufuhr haben sich die sog. **Broteinheiten** (= BE) durchgesetzt. Eine Broteinheit entspricht in etwa einer mittelgroßen Kartoffel bzw. einem

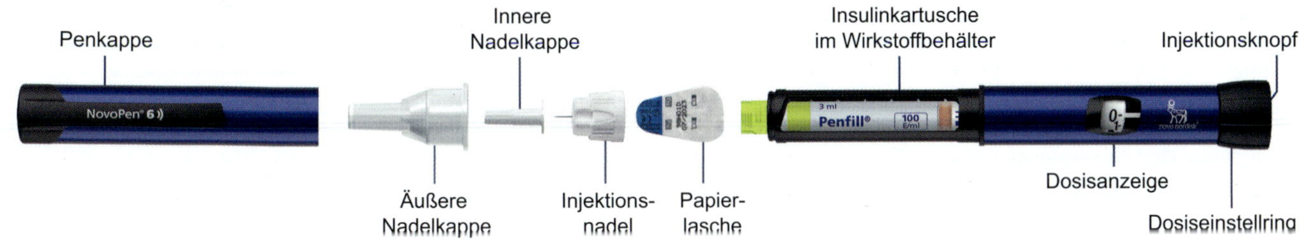

Abb. 15.8 Insulin-Pen NovoPen6 (zerlegt). Im Pen liegt eine Insulinpatrone. Die benötigte Insulinmenge wird am Dosierrad eingestellt und durch Druck auf den Injektionsknopf injiziert. Für jedes Insulin ist ein separater Pen erforderlich. [U107]

halben Brötchen. Je nach körperlicher Belastung müssen mehr oder weniger BE zugeführt werden. So sollen schwer arbeitende Menschen etwa 25–30 BE täglich zu sich nehmen, wobei ein Patient in diätischer Therapie zur Gewichtsreduktion nur 9 bis 10 BE täglich essen soll.

BE-Austauschtabellen geben Auskunft darüber, wie viel eines Lebensmittels einer BE entspricht. Viele Lebensmittel sind bereits entsprechend gekennzeichnet. Im Zweifel kann man sich folgende **Umrechnung** merken: 1 BE = 10–12 g Kohlenhydrate.

Beim adipösen Patienten mit Diabetes mellitus soll die Kost kalorien- oder kohlenhydratberechnet (BE-berechnet) und zusätzlich fettreduziert sein.

Diabetiker lernen in aller Regel die für sie am besten geeignete Diät im Rahmen der Diabetesschulung kennen.

Große mediale Aufmerksamkeit haben in letzter Zeit die als „Abnehmspritzen" bezeichneten Medikamente erhalten, die einen schnellen Erfolg bei der Gewichtsreduktion versprechen und gleichermaßen der Entwicklung einer prädiabetischen Stoffwechsellage mit erhöhtem HbA1c entgegenwirken sollen. Entwickelt wurden diese Medikamente ursprünglich für die Behandlung von Patienten mit schwer einstellbarem Diabetes Typ 2. Die darin enthaltenen Wirkstoffe Liraglutid, Semaglutid und Tirzepatid ahmen die Wirkung des körpereigenen Hormons GLP1 nach, das den Appetit reduziert und das Sättigungsgefühl steigert. Bei erhöhten Blutzuckerwerten stimmulieren die Medikamente die Freisetzung von Insulin aus dem Pankreas und hemmen dessen Gegenspieler Glucagon. Die Magenentleerung wird verzögert, was zu einem lang anhaltenden Sättigungsgefühl führt.

In Deutschland sind die Wirkstoffe Liraglutid (Vicoza®), Semaglutid (Ozempic®) und Tirzepatid (Mounjaro®) für die Adipositas-Therapie zugelassen und dürfen unter ärztlicher Aufsicht zur Gewichtsreduktion angewendet werden. Allerdings übernehmen die Krankenkassen die Kosten dafür i. d. R. nur bei Patienten mit Diabetes Typ 2.

Metabolisches Syndrom

Das **metabolische Syndrom** ist eine Kombination von Faktoren, die das Risiko, eine Herz-Kreislauf-Erkrankung zu erleiden – und an ihr oder deren Folgen zu versterben –, ganz erheblich erhöhen. Dieses Syndrom (in der Literatur auch als **„tödliches Quartett"** bezeichnet) besteht aus folgenden Faktoren:

- Erhöhte Blutfettwerte (Hyperlipidämie)
- Ausgeprägter Bluthochdruck (Hypertonus)
- Bauchbetontes Übergewicht (Adipositas)
- Erhöhte Blutzuckerwerte (Hyperglykämie)

Dies alles führt in der Folge zur **Insulinresistenz.** Die Behandlung mit mehr Bewegung und reduzierter Kohlenhydrataufnahme senkt das Risiko der Folgen eines metabolischen Syndroms: Herzinfarkt und Schlaganfall.

Eine Begleiterkrankung und nicht genau vom metabolischen Syndrom abgrenzbar ist die **Hyperurikämie** mit schmerzhaften **Gichtanfällen.** Die primäre Hyperurikämie hat ihre Ursache in einer genetischen Veranlagung; allerdings begünstigen ein Diabetes mellitus, Adipositas, Hyperlipidämie und eine purinreiche Ernährung die Manifestation.

Purine kommen überwiegend in Schalentieren, einigen Hülsenfrüchten sowie Fisch, Innereien und einigen Fleischsorten vor. Alkohol sollte gar nicht oder nur in geringen Mengen getrunken werden, weil Alkohol die Ausscheidung der Harnsäure blockiert und Bier z. B. selbst einen hohen Purinanteil hat. Daher auch das Sprichwort: „Alkohol und Völlerei rufen dir die Gicht herbei!"

Sekundär kann **Gicht** auch durch Tumorzerfall, Leukämien, verminderte Harnsäureausscheidung bei Niereninsuffizienz oder auch durch Medikamente ausgelöst werden.

Diese Patienten können im Rettungsdienst durchaus vorkommen und rufen ihn wegen massivster Schmerzen in einem Gelenk **(Monarthritis).** Eine Monarthritis wird dadurch hervorgerufen, dass die überschüssige Harnsäure kristallisiert und zu entzündlichen Ablagerungen in den Gelenken führt. Sehr häufig sind davon die Zehengrundgelenke, die Sprung- und Kniegelenke sowie die Ellenbogengelenke betroffen. Es zeigen sich die klassischen Entzündungszeichen. Im akuten Gichtanfall erfolgt die Behandlung mit Allopurinol, das die Harnsäure senkt, und nichtsteroidalen Antirheumatika (NSAR), wobei auf ausreichende Trinkmenge geachtet werden muss. Vorbeugend sollte die Ernährung umgestellt werden und auf purinhaltige, alkohol- und fruchtzuckerhaltige Nahrungsmittel verzichtet werden. Bei längerer NSAR-Therapie ist die Kontrolle der Nierenwerte erforderlich, da die Nieren bei längerer Einnahme geschädigt werden können. Auch ein Magenschutz sollte mit verordnet werden, da NSAR dafür bekannt sind, Magengeschwüre zu verursachen.

IM FOKUS

Stoffwechsel der Kohlenhydrate

Das Hormon **Insulin** hat mehrere Aufgaben im Abbau der Kohlenhydrate. Es steigert

- die Durchlässigkeit der Zellmembranen für Glukose,
- die enzymatischen Verwertung der Glukose in der Zelle und
- die Durchlässigkeit von Zellmembranen für freie Fettsäuren.

Zudem hat es **anabole** Wirkungen.

Diabetes mellitus (DM) ist definiert als Stoffwechselerkrankung mit

- einer chronischen Hyperglykämie als Folge einer fehlenden Insulinsekretion,
- einer gestörten Insulinwirkung oder
- einer Kombination aus fehlender Insulinsekretion und gestörter Insulinwirkung.

Bei einem **Diabetes mellitus Typ 1** handelt es sich um eine **Autoimmunerkrankung,** die zu einem **absoluten Insulinmangel** führt.

Diabetes mellitus Typ 2 ist eine Stoffwechselerkrankung auf dem Boden von Bewegungsmangel, falscher Ernährung und Adipositas, die zu einer zunehmenden **Insulinresistenz** führt.

Alle **sekundären Formen** des Diabetes mellitus infolge anderer Systemerkrankungen werden als Unterformen des Typ-3-Diabetes zusammengefasst.

Diabetes mellitus Typ 4 wird auch als Gestations- oder Schwangerschaftsdiabetes bezeichnet.

Als Akutkomplikationen kann es zu einer Überzuckerung **(Hyperglykämie)** oder einer Unterzuckerung **(Hypoglykämie)** kommen.

Zu den diabetischen **Spätschäden** zählen neben KHK und Schlaganfall insbesondere:

- Diabetische Retinopathie
- Diabetische Nephropathie
- Diabetische Polyneuropathie
- Diabetisches Fußsyndrom

Die Behandlungskonzepte des Diabetes mellitus umfassen die Patientenschulung und -aufklärung, orale Antidiabetika, eine Insulintherapie sowie die diätische Einstellung des Blutzuckers.

Als **metabolisches Syndrom** wird die Kombination folgender Erkrankungen definiert:

- Erhöhte Blutfettwerte (Hyperlipidämie)
- Ausgeprägter Bluthochdruck (Hypertonus)
- Bauchbetontes Übergewicht (Adipositas)
- Erhöhte Blutzuckerwerte (Hyperglykämie)

15.3 Stoffwechsel der Fette

Die **Triglyzeride** (Neutralfette) der Nahrung werden im Darm zu Fettsäuren und Glyzerin gespalten. Die Fettsäuren können von den Zellen ebenso wie die Glukose zur Energieerzeugung herangezogen werden. Bei geringem Bedarf oder Überernährung baut der Organismus Fettsäuren und Glyzerin wieder zu Triglyzeriden zusammen und speichert diese hauptsächlich im Fettgewebe und in der Leber. Auch aus überschüssigen Glukosemolekülen kann der Organismus Triglyzeridmoleküle bilden.

Nahrungsfette enthalten nicht nur viel Energie, sie liefern auch essenzielle Fettsäuren und sind unabdingbar z. B. für die Resorption fettlöslicher Vitamine. Für gesunde Erwachsene werden maximal ca. 80 g Fett täglich (entsprechend ca. 30 % der Gesamtkalorien) empfohlen – es darf auch etwas weniger sein. Zu beachten ist dabei, dass z. B. Wurst und Käse teils beträchtliche Anteile an **versteckten,** d. h. nicht sichtbaren **Fetten** enthalten. Günstig sind ein möglichst hoher Anteil an ungesättigten Fettsäuren (vor allem in pflanzlichen Fetten zu finden), die in ausreichender Menge in der Nahrung enthalten sein sollten. Dabei sollte das Verhältnis von Omega-6- zu Omega-3-Fettsären etwa im Verhältnis 1:2 stehen. Omega-3-Fettsären besitzen eine gefäßschützende Wirkung.

Überholt ist die Ansicht, dass die gesättigten Fettsäuren, die überwiegend in tierischen Lebensmitteln vorkommen, gesundheitsschädlich sind. In neueren Untersuchungen wurde gezeigt, dass sie, wenn sie nicht übermäßig konsumiert werden, keinen negativen Einfluss auf den Cholesterinspiegel und damit auf die Blutgefäße haben und das Risiko eines Infarktes oder Schlaganfalls nicht zunimmt.

15.3.1 Fettstoffwechselstörungen

Triglyzeride und Cholesterin werden im Blut zum Transport an Eiweiße gebunden; die so entstehenden Komplexe heißen **Lipoproteine**.

Ist die Serumkonzentration einzelner oder mehrerer Lipoproteine bei aufeinanderfolgenden Untersuchungen erhöht, so wird dies als **Hyperlipoproteinämie** (Hyperlipidämie) bezeichnet: Lässt man das aus einer Blutprobe entnommene Gemisch der im Blut zirkulierenden Lipoproteine im elektrischen Feld wandern (Elektrophorese, auch → Abb. 11.4), so kann genau ermittelt werden, welche Anteile (Fraktionen) der Lipoproteine vermehrt sind.

Allgemein können primäre, oft genetisch bedingte, von sekundären, d. h. im Rahmen anderer Erkrankungen auftretende, Hyperlipidämien unterschieden werden. Sekundäre Hyperlipidämien sind z. B. Folge von Diabetes mellitus, Gicht oder Alkoholmissbrauch.

15.3.2 Risikofaktor Cholesterin

Von den verschiedenen Lipiden besitzt das **Cholesterin** die größte Bedeutung als Risikofaktor der Arteriosklerose (→ Kap. 13.1.3). Umfangreiche Studien haben gezeigt, dass insbesondere Patienten mit erhöhtem **LDL-Cholesterin** (LDL = Low Density Lipoprotein) stark arteriosklerosegefährdet sind und (unbehandelt) eine deutlich verringerte Lebenserwartung haben. Dagegen hat die **HDL-Fraktion** (HDL = High Density Lipoprotein) sogar eine Schutzwirkung gegen die Arteriosklerose, da HDL-Partikel das Cholesterin aus Zellen und sogar defekten Gefäßwänden wieder aufnehmen können.

Bei der Mehrzahl der Patienten ist eine cholesterin- und fettarme Diät zur Behandlung ausreichend. Erst wenn diese nicht zum Erfolg führt, sind sog. **Lipidsenker** wie etwa Clofibrat oder Pravastatin angezeigt. Zusätzliche Risikofaktoren (z. B. Übergewicht, Bluthochdruck) müssen unbedingt behandelt werden, da das Risiko für Gefäßkrankheiten bei mehreren Risikofaktoren unverhältnismäßig steil ansteigt.

IM FOKUS

Stoffwechsel der Fette

Triglyzeride werden für die Energiegewinnung zu Fettsäuren und Glyzerin gespalten.
Essenzielle Fettsäuren sind unabdingbar z. B. für die Resorption fettlöslicher Vitamine.
Eine erhöhte Serumkonzentration der Lipoproteine im Blut wird als **Hyperlipoproteinämie** bezeichnet.
Patienten mit erhöhtem **LDL-Cholesterin** sind stark arteriosklerosegefährdet.
HDL-Cholesterin hat eine Schutzwirkung gegen die Arteriosklerose.

15.4 Körpergewicht und Essverhalten

15.4.1 Normalgewicht und Übergewicht

Die meisten Fettstoffwechselstörungen gehen mit **Übergewicht** (Adipositas) einher. In der Medizin gilt dabei als übergewichtig (adipös), wer mehr als 10 % über dem Normalgewicht nach Broca liegt, das sich nach der einfachen Formel berechnet:

$$\text{Normalgewicht}\left(\text{in kg}\right) = \text{Körperlänge}\left(\text{in cm}\right) - 100$$

Optimal gesund leben sollten nach früherer Ansicht sogar diejenigen, die 10 % (Männer) bzw. 15 % (Frauen) unter ihrem Normalgewicht liegen (Idealgewicht). Neue Studien zeigen aber, dass das Broca-Normalgewicht die höhere Lebenserwartung verspricht.

Aussagefähiger für den Mediziner als das Normalgewicht ist der **Body-Mass-Index** (BMI), der eng mit der Fettmasse korreliert. Der BMI kann entweder nach der Formel

$$\text{BMI} = \text{Körpergewicht in kg} / \left(\text{Körpergröße in m}\right)^2$$

berechnet oder aus entsprechenden Nomogrammen und Tabellen abgelesen werden.

Beispiel: Gewicht = 70 kg, Größe = 1,70; 70 ÷ (1,70 × 1,70) = 24,2. Normal ist ein BMI von 20–25 kg/m^2, bei Übergewicht liegt der BMI über 25 kg/m^2 (→ Tab. 15.3).

Fast genauso wichtig wie die Kilogrammzahl auf der Waage ist die **Verteilung** des Fetts im Körper: Polster an Po und Schenkeln tun der Gesundheit keinen Abbruch. Sehr ungünstig ist dagegen die Apfelform der Körperfettverteilung mit schlanken Gliedmaßen und betontem Fettansatz am Körperstamm.

Kritische Grenze

Liegt das Körpergewicht mindestens 20 % über dem Normalgewicht, nimmt die Gefahr von Herz-Kreislauf-Erkrankungen wie Schlaganfall und Herzinfarkt durch die dann stark beschleunigte **Arteriosklerose** deutlich zu.

Aber die Schäden betreffen nicht nur die Gefäße, sondern auch den chronisch überbeanspruchten Bewegungsapparat (mit den Folgen einer **Arthrose**), sodass Lebenserwartung und Lebensqualität der Betroffenen deutlich abnehmen. Der Normalisierung des Gewichts und eines pathologisch veränderten Fettstoffwechsels kommt deshalb größte Bedeutung zu.

BMI kg/m²	Kategorie	Risiko für Begleiterkrankungen
< 18,5	Untergewicht	Erhöht
18,5–24,9	Normalgewicht	18,5–22,5 erhöht 22,6–25 durchschnittlich
25,0–29,9	Übergewicht, Präadipositas	≤ 28 gering erhöht > 28 erhöht
30,0–34,9	Adipositas Grad 1	Erhöht
35,0–39,9	Adipositas Grad 2	Hoch
≥ 40	Adipositas Grad 3	Sehr hoch

Tab. 15.3 Beurteilung des BMI von Erwachsenen anhand statistischer Untersuchungen

Abspecken allein reicht nicht

Das Gewicht soll **langfristig** und **langsam** reduziert werden. Ärzte empfehlen deshalb eine mehrmonatige Gewichtsreduktion, in der z. B. mit einer Diät von 1 000 kcal täglich das Körpergewicht um ca. 1 kg pro Woche absinkt. Anschließend muss durch inzwischen eingeübte bessere Ernährungs- und Bewegungsgewohnheiten dieses Gewicht beibehalten werden.

Nur durch eine langfristige Normalisierung des Körpergewichts können die Gefäßschäden gestoppt werden. Wie die Praxis zeigt, muss dabei der „innere Schweinehund" täglich neu besiegt werden: Wer zu Übergewicht neigt, wird diese Disposition (Veranlagung) sein ganzes Leben beibehalten – er muss also jeden Tag beim Essen aufpassen, egal auf welchem Gewichtsniveau er sich gerade befindet. Dies kann auch durch verhaltenstherapeutische Maßnahmen (z. B. Gruppentherapien) antrainiert bzw. konsolidiert werden.

Sonderdiäten

Nach derzeitigem Wissensstand sind **Sonderdiäten** zur Normalisierung des Körpergewichts nicht sinnvoll. Sonderdiäten wie etwa die Trennkost nach Hay, Milch-Semmeldiät nach Mayr, „Managerdiät" (fleisch- und salatreich) und viele andere schränken die Zahl der verwendbaren Nahrungsmittel stark ein. Diese Diäten sind wissenschaftlich fragwürdig und insbesondere bei Patienten mit Vorerkrankungen ohne entsprechende medizinische Begleittherapie evtl. auch schädlich.

Auch von **periodischen Fastenkuren** (Heilfasten) über 5–30 Tage, die sich zweifellos auf viele (z. B. autoimmune) Krankheitsbilder positiv auswirken, wird nach neuen Studien abgeraten: Es ist im Hinblick auf Lebenserwartung und Krankheitsrisiko besser, konstant übergewichtig zu sein, als nur für wenige Monate das Normalgewicht zu halten und dann wieder „anzusetzen".

Statt rabiater Fastenkuren sollte **langfristig** eine gute Figur angestrebt werden. Die wichtigsten Bausteine hierfür sind:
- Regelmäßiger Ausdauersport und eine vielseitige Lebensweise
- Bewusstes Essen (wer schlingt, isst mehr und bleibt unbefriedigt)
- Deutlich weniger Fett, als die traditionelle deutsche Küche vorsieht
- Weniger „hochverfeinerte" Nahrungsmittel, die oft stark salz- oder zuckerhaltig sowie „konzentriert" (hoher Kaloriengehalt pro Gewichtseinheit) sind
- Mehr naturbelassene Nahrungsmittel mit ausreichend Vitaminen und Ballaststoffen, schonende Zubereitung, z. B. Dünsten statt Kochen, um Vitaminverlust zu vermeiden

Diese Anforderungen werden z. B. sehr gut von der (kalorienreduzierten) Vollwertkost erfüllt.

Die moderne Nahrungsmittelindustrie hat auch diesen Fokus einer gesünderen Lebensweise aufgegriffen und bietet nahezu unzählige Nahrungsergänzungsmittel an. Diese können unterstützend sicher eingesetzt werden, ersetzen aber keineswegs eine ausgewogene Ernährung. So empfiehlt die Deutsche Gesellschaft für Ernährung (DGE) in ihrer 2024 veröffentlichten Empfehlung „Gut essen und trinken" neben ausreichender Bewegung mindestens fünf Portionen Obst und Gemüse pro Tag zu sich zu nehmen, am besten bestehend aus Obst und Gemüse der Saison.

15.4.2 Magersucht

Nicht nur ein Zuviel, auch ein Zuwenig an Nahrung ist für den Körper schädlich und in unserer (Wohlstands-)Gesellschaft gar nicht einmal so selten: Schätzungsweise 1 % aller jungen Mädchen und Frauen leiden unter der **(Pubertäts-)Magersucht** (Anorexia nervosa), einer psychisch bedingten Essstörung. Junge Männer sind nur selten betroffen.

Es beginnt scheinbar harmlos mit einer „Fastenkur" der meist normgewichtigen Mädchen. Die Patientinnen können jedoch auch nach Erlangen des ursprünglichen Wunschgewichts nicht aufhören zu fasten, und aufgrund ihrer gestörten Körperwahrnehmung fühlen sie sich trotz erheblichen Untergewichts weiter zu dick.

Die Behandlung ist langwierig und umfasst neben somatischen Maßnahmen eine Psychotherapie. Trotzdem beträgt die Sterblichkeit rund 10 %.

Eine weitere psychisch bedingte Essstörung ist die **Bulimie** (Ess-Brech-Sucht), die als Komplikation einer Magersucht oder als eigenständige Erkrankung auftritt. Heimliche „Fressanfälle" wechseln hierbei mit Erbrechen und/oder Fasten ab.

IM FOKUS

Körpergewicht und Essverhalten

Der **Body-Mass-Index** (BMI) ist ein wichtiges Maß für die Fettmasse des Körpers.

Ein Körpergewicht, das mehr als 10 % über dem Normalgewicht liegt, wird als **Übergewicht** (Adipositas) bezeichnet.

Die **Pubertäts-Magersucht** (Anorexia nervosa) sowie die **Bulimie** (Ess-Brech-Sucht) sind häufige, psychisch bedingte Essstörungen.

15.5 Vitamine und Mineralstoffe

15.5.1 Vitamine

Vitamine sind lebenswichtige organische Verbindungen, die der Körper nicht selbst herstellen kann. Sie müssen deshalb mit der Nahrung zugeführt werden, einige erhält der Körper darüber hinaus auch von Darmbakterien, die z. B Vitamin K, Folsäure oder andere B-Vitamine im Rahmen ihres Sottwechsels bilden. Vitamin D kann mit Hilfe des Sonnenlichtes in der Haut gebildet werden.

Auch die Nahrungsmittelindustrie hält Vitaminprodukte vor, die als Nahrungsergänzung sinnvoll sein können, keinesfalls aber eine gesunde Ernährungsweise ersetzen können.

Fett- und wasserlosliche Vitamine

Aufgrund ihrer verschiedenen Löslichkeit werden die Vitamine in **fettlösliche** und **wasserlösliche Vitamine** unterteilt. Zu den fettlöslichen Vitaminen gehören die Vitamine A, D, E und K (Merkwort: EDeKA), die anderen sind wasserlöslich.

Diese zunächst rein chemisch-physikalische Untergliederung ist auch medizinisch bedeutsam. Fettlösliche Vitamine können nur ausreichend resorbiert werden, wenn genügend Galle sezerniert wird und die Fettresorptionsmechanismen intakt sind (→ Kap. 15.15.3). Und: Eine übermäßige Zufuhr fettlöslicher Vitamine kann schaden, da diese nur begrenzt ausgeschieden werden können (Hypervitaminose). Ein Überangebot an wasserlöslichen Vitaminen kann der Körper dagegen in der Regel durch Ausscheidung mit dem Urin beseitigen.

Frisches Obst, Gemüse und Vollkornprodukte, die Vegetarier vermehrt zu sich nehmen, enthalten viele Vitamine sowie Ballast- und Mineralstoffe, die der Körper braucht. Doch ist es wohl nicht allein die fleischlose Ernährung, die Vegetarier gesund hält. Neben ihrer Ernährung achten sie auch sonst – mehr als der Durchschnittsmensch – auf eine gesunde Lebensweise: Viele trinken wenig oder gar keinen Alkohol, rauchen nicht und treiben regelmäßig Sport. Außerdem essen Vegetarier weniger Fett und greifen seltener zur Zuckerdose. So reduzieren sie Risikofaktoren, die den Ausbruch von Herz-Kreislauf-Erkrankungen, Tumoren oder Arteriosklerose fördern.

15.5.2 Mineralstoffe

Neben Kohlenhydraten, Fetten, Eiweißen und Vitaminen sowie ausreichender Wasserzufuhr sind die **Mineralstoffe** (Salze, Elektrolyte) für die Gesundheit unerlässlich. Man unterscheidet:

- **Mengenelemente** (Mineralstoffe im engeren Sinn), die in vergleichsweise großen Mengen benötigt werden; das sind die Ionen der sieben Elemente Kalium, Natrium, Kalzium, Chlor, Phosphor, Schwefel und Magnesium.
- **Spurenelemente,** die nur in äußerst geringen Mengen – eben „Spuren" – in Körper und Nahrung vorkommen.

Mengenelemente

Übersicht über die biologischen Funktionen der sieben Mengenelemente → Tab. 2.1

Bei normaler Ernährung (auch vegetarischer) besteht bei sechs der sieben **Mengenelemente** keine Gefahr der Mangelzufuhr. Lediglich bei **Kalzium** (Ca^{2+}) kann eine Unterversorgung auftreten, wenn entweder der Bedarf erhöht ist (Schwangerschaft, Stillzeit, Wachstum) und/oder wenn kalziumreiche Lebensmittel wie Milchprodukte, Fisch, Blatt- und Wurzelgemüse gemieden werden. Kalziummangel tritt ferner bei reichhaltigem Verzehr „kalziumbindender" Nahrungsmittel mit hohem Oxalsäuregehalt auf, z. B. Spinat oder Rhabarber. Die empfohlene Zufuhr soll 800 mg, bei erhöhtem Bedarf und zur Vorbeugung der Osteoporose mindestens 1 000 mg Kalzium täglich betragen.

Bei **Natrium** und **Chlor** besteht eine Überversorgung durch die in unserer Kultur übliche reichliche Speisesalzaufnahme von 10–15 g NaCl täglich. Benötigt werden aber nur 3 g NaCl. Durch die erhöhte Natriumaufnahme sind zumindest Risikopatienten vermehrt bluthochdruckgefährdet (→ Kap. 13.4.1).

Für alle Mengenelemente bestehen individuelle Ausscheidungsmöglichkeiten, sodass keine Anreicherung im Körper zu befürchten ist.

MERKE

Kalzium und Kochsalz

Für die heutige Ernährung in den „reichen" Industrieländern sind bezüglich der Mengenelemente zwei Empfehlungen bedeutsam:
- Viel Kalzium
- Wenig Kochsalz

Spurenelemente

Spurenelemente kommen nur in äußerst geringen Mengen in der Nahrung und im Organismus vor. Nicht alle Spurenelemente sind lebensnotwendig (essenziell). Manche sind höchstwahrscheinlich entbehrlich, andere sogar giftig (toxisch).

Zu den essenziellen Spurenelementen (auch → Tab. 15.4) gehören:

- Als wichtigstes Spurenelement das **Eisen,** das als Baustein des Blutfarbstoffs Hämoglobin lebenswichtige Bedeutung hat (→ Kap. 11.2.2)
- **Kobalt** als Bestandteil von Vitamin B_{12}
- **Chrom, Kupfer, Mangan, Molybdän, Selen** und **Zink,** die in intra- und extrazellulären Enzymen enthalten sind
- **Jod,** das für den Aufbau der Schilddrüsenhormone benötigt wird (→ Kap. 10.4)
- **Fluor,** das für einen harten, gegenüber Bakterien widerstandsfähigen Zahnschmelz von Bedeutung ist
- **Zinn** und **Vanadium:** Lebensnotwendigkeit nicht völlig gesichert

Element	Funktion(en)	Mangelerscheinung(en)	Körperbestand	Tagesbedarf*
Chrom	Kohlenhydratstoffwechsel	Nur bei längerer künstlicher Ernährung	ca. 5 mg	30–100 µg
Eisen	Bestandteil von Hämoglobin, Myoglobin und Faktoren der Atmungskette	Blutarmut (Anämie), evtl. Infektionsneigung	2–4 g	10–15 mg Schwangere 30 mg
Fluor**	Härtet den Zahnschmelz	Erhöhte Karieshäufigkeit	2–6 g	3,1–3,8 mg
Jod	Bestandteil der Schilddrüsenhormone	Schilddrüsenvergrößerung, seltener -unterfunktion	10–20 mg	150–200 µg
Kobalt	Bestandteil von Vitamin B_{12}	Anämie	ca. 1 mg	< 1 µg
Kupfer	Bestandteil von Oxidasen	Blutarmut (Anämie), gestörte Eisenresorption und Kollagensynthese	80–100 mg	1–1,5 mg
Mangan	U. a. Bestandteil von Enzymen des Kohlenhydratstoffwechsels	Nur bei längerer künstlicher Ernährung	10–40 mg	2–5 mg
Molybdän	Bestandteil von Redox-Enzymen	Nur bei längerer künstlicher Ernährung	ca. 20 mg	50–100 µg
Selen	Bestandteil von Enzymen, evtl. Immunregulation, Antioxidans	Abwehrschwäche, Herzmuskelerkrankungen	ca. 10 mg	60–70 µg
Zink	Bestandteil vieler Enzyme	Wachstums-, Wundheilungsstörungen, Haarausfall, Hautentzündung, Infektanfälligkeit, Durchfall	ca. 2 g	7–10 mg

* abhängig von Alter, Geschlecht, Körperzustand
** Lebensnotwendigkeit nicht vollkommen gesichert, Kariesprophylaxe

Tab. 15.4 Essenzielle (lebensnotwendige) Spurenelemente

Spurenelementmangel

Aufgrund des geringen Tagesbedarfs macht sich ein **Mangel** an einem essenziellen Spurenelement erst allmählich und mit z. T. uncharakteristischen Symptomen bemerkbar. Ein Beispiel ist die Leistungsschwäche bei eisenmangelbedingter Anämie (→ Kap. 11.2.8). Eisenmangel tritt z. B. bei Frauen nach der Pubertät (menstruelle Blutverluste) und in der Schwangerschaft (Eisenentzug durch den Fetus) auf.

Überflüssige und schädliche Spurenelemente

Nicht lebensnotwendige Spurenelemente sind Aluminium, Brom, Gold und Silber.

Eindeutig **toxische Wirkungen** entfalten die Elemente Antimon, Arsen, Blei, Cadmium, Quecksilber und Thallium. Vor allem die Schwermetalle Blei, Cadmium und Quecksilber sind in der heutigen Umwelt allgegenwärtig und besitzen als gewerbliche Chemikalien sowie als Umweltschadstoffe medizinische Bedeutung.

MERKE

Die Dosis macht das Gift

„Alle Ding sind Gift und nichts ohn Gift. Allein die Dosis macht, dass ein Ding kein Gift ist." (T. B. von Hohenheim, auch bekannt unter dem Namen Paracelsus)

Auch bei den essenziellen Spurenelementen kann es zu Vergiftungserscheinungen kommen, denn nur für wenige Spurenelemente existieren Ausscheidungsmechanismen, sodass sich überschüssige Substanzen in verschiedenen Geweben des Körpers ablagern können. So führt z. B. eine erhebliche Überlastung mit Fluor zur Anreicherung von Fluoriden im Zahnschmelz und damit zu hässlichen Dunkelfärbungen der Zähne.

Es gibt seltene angeborene Verwertungsstörungen für Eisen und Kupfer, die zu einer pathologischen Speicherung dieser Elemente führen. So kommt es bspw. beim **Morbus Wilson** zu einer Kupferablagerung in verschiedenen Organen, darunter auch dem Gehirn mit der Folge schwerer Störungen der Motorik oder Kupfereinlagerung in der Leber mit Organversagen und der Notwendigkeit einer Lebertransplantation.

IM FOKUS

Mineralstoffe

Mengenelemente sind Mineralstoffe, die in vergleichsweise großen Mengen benötigt werden. Hierbei handelt es sich um die Ionen der sieben Elemente Kalium, Natrium, Kalzium, Chlor, Phosphor, Schwefel und Magnesium.

Spurenelemente kommen im Körper nur in äußerst geringen Mengen vor. Hierzu zählen u. a. Eisen, Kobalt, Chrom, Kupfer, Mangan, Molybdän, Selen, Zink, Jod, Fluor, Zinn und Vanadium.

15.6 Ballaststoffe

Der Name **Ballaststoffe** stammt aus dem 19. Jahrhundert, als man meinte, diese unverdaulichen, meist pflanzlichen Verbindungen seien für den menschlichen Körper unnütz – eben Ballast. Zu den Ballaststoffen gehören v. a. lösliche Faserstoffe wie Pektin, Inulin und Oligofruktose, welches vorwiegend in Obst, Gemüse und Getreide vorkommt. Sie können nicht von körpereigenen Verdauungsenzymen, aber von Bakterien im Dickdarm abgebaut werden. Dadurch wird das Darmmilieu gesäuert, was zu vermehrter Gallensekretion führt und den Cholesterinspiegel senkt. Unlösliche Faserstoffe sind Zellulose, Hemizellulose und Lignin. Sie spielen bei der Energieversorgung keine Rolle, erhöhen aber das Sättigungsgefühl.

Da die Ballaststoffe einen wichtigen Baustein für die Darmgesundheit darstellen, stellt die Nahrungsmittelindustrie sie ergänzend zur Verfügung, bspw. in Form von Chiasamen, Leinsamen, Weizen- oder Roggenkleie, die in Smoothies oder Müslis eingebracht werden können. So gesund diese Nahrungsmittel auch sind, sollte man sich vor der Anwendung genau darüber informieren. So können Leinsamen, vor allem ungeschrotet und nicht erhitzt, in größeren Mengen Blausäure freisetzen. Da sie, wie Chiasamen auch, ein enormes Quellvermögen haben, müssen sie mit ausreichend Flüssigkeit eingenommen werden.

Obwohl die Ballaststoffe nicht zur Energieversorgung beitragen, da sie für den Menschen unverdaulich sind, kommt ihnen doch für die normale Magen-Darm-Passage eine erhebliche Bedeutung zu (→ Abb. 15.9). Durch ihr Volumen regen sie die Darmperistaltik an und fördern den Transport des Nahrungsbreis. Werden sie nur in geringer Menge zugeführt, so neigen die meisten Menschen zu Darmverstopfung (**Obstipation,** → Kap. 15.16.7). Die Stühle werden seltener und hart; die Stuhlentleerung wird schmerzhaft. Eventuell vorhandene Hämorrhoiden (→ Kap. 15.16.5) verschlimmern sich.

Ballaststoffe senken das Risiko für chronische Erkrankungen

Diabetes mellitus, Fettstoffwechselstörungen und Gallensteinleiden treten unter ballaststoffreicher Kost seltener auf. Reichlicher Verzehr von Ballaststoffen senkt somit indirekt das Risiko chronischer Herz-Kreislauf-Erkrankungen. Ob jedoch das Dickdarmkarzinomrisiko mit steigender Ballaststoffaufnahme abnimmt, ist neuerdings wieder

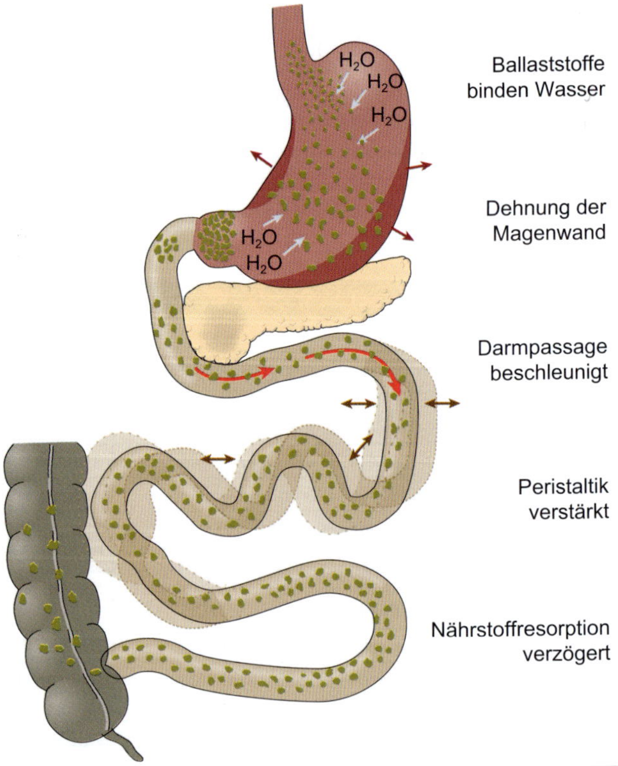

Abb. 15.9 Ballaststoffe sind unverdauliche pflanzliche Fasern, die vom menschlichen Darm nicht gespalten werden können. Sie lassen den Nahrungsbrei aufquellen und regen dadurch die Darmperistaltik an (Obstipationsprophylaxe). [L190]

umstritten. Als Mindestmenge an Ballaststoffen werden 30 g täglich in Form von Vollkornprodukten, Kartoffeln, Gemüse oder Obst empfohlen. Die Deutsche Gesellschaft für Ernährung empfiehlt fünf Portionen Gemüse und Obst pro Tag, wobei das Maß für eine Portion die eigene hohle Hand ist.

15.7 Parenterale Ernährung

Viele Kranke sind nicht in der Lage, sich selbst über den Verdauungstrakt (enteral) ausreichend mit Nährstoffen zu versorgen, z. B.
- Patienten im Koma oder im eingetrübten Zustand.
- Patienten mit akuten Erkrankungen des Magen-Darm-Trakts, z. B. Stenosen durch Tumore, Darmverschlüsse oder akuten Schüben einer Colitis ulcerosa.
- Patienten mindestens 6 Stunden vor und 12–48 Stunden nach Operationen – hier darf nichts gegessen werden, um Komplikationen wie etwa das Aspirieren von erbrochenem Speisebrei zu verhindern.
- Patienten ohne ausreichenden Willen, selbst genug zu essen, z. B. Menschen mit Magersucht (→ Kap. 15.4.2).

Können solche Patienten auch über eine Magen- oder Dünndarmsonde **(künstliche enterale Ernährung)** nicht ausreichend versorgt werden, ist eine **parenterale Ernährung** (parenteral = unter Umgehung des Darms) erforderlich.

15.8 Gesundheit und Lebensstil: Der Mensch ist, was er isst

Liebhaber von Schweinebraten mit Knödeln oder einer deftigen Blutwurst mögen sich nur schwer vorstellen können, jemals auf ihr Leibgericht zu verzichten. Das aber könnte sich auszahlen: Wissenschaftliche Studien zeigen, dass **Vegetarier** eine durchschnittlich höhere Lebenserwartung haben und seltener an chronischen Krankheiten leiden als ihre fleischessenden Mitmenschen. So erkranken Vegetarier unter anderem seltener an Gicht, Bluthochdruck, Diabetes mellitus oder Karies. Auch Verstopfung, Herz-Kreislauf-Erkrankungen und Kolonkarzinome treten bei Vegetariern seltener auf.

15.8.1 Risiko Mangelernährung

Der Verzicht auf Fleisch und Fisch birgt aber auch Probleme. Stellt ein Vegetarier seinen Speisezettel nicht sorgfältig zusammen, riskiert er, sich mangelhaft zu ernähren. Fleisch und Fisch sind wichtige Lieferanten für Eiweiß, Kalzium, Vitamin B_{12} und Eisen. Wie sich ein Vegetarier diese Nährstoffe verschafft, hängt davon ab, welche Form vegetarischer Kost er isst (→ Abb. 15.10).

Ovolacto-Vegetarier

Am einfachsten haben es die **Ovolacto-Vegetarier,** die außer pflanzlichen Produkten auch Milch und Eier verzehren. Sie stellen den größten Anteil der Vegetarier und finden ihr täglich benötigtes Quantum an Eiweiß und Kalzium in Milch, Quark und Käse oder Eiern. Eisen ist ausreichend in Spinat, Rosenkohl und Hülsenfrüchten enthalten. Reichlicher Verzehr von Milch und Milchprodukten sowie Eiern deckt auch den Vitamin-B_{12}-Bedarf. Einen ähnlichen Speisezettel haben die **Lacto-Vegetarier** – nur verzichten sie zusätzlich noch auf Eier.

Veganer: Auch keine Milchprodukte

Schwieriger haben es jedoch die **Veganer:** Sie essen prinzipiell keinerlei tierische Produkte und müssen ihren Eiweißbedarf durch pflanzliche

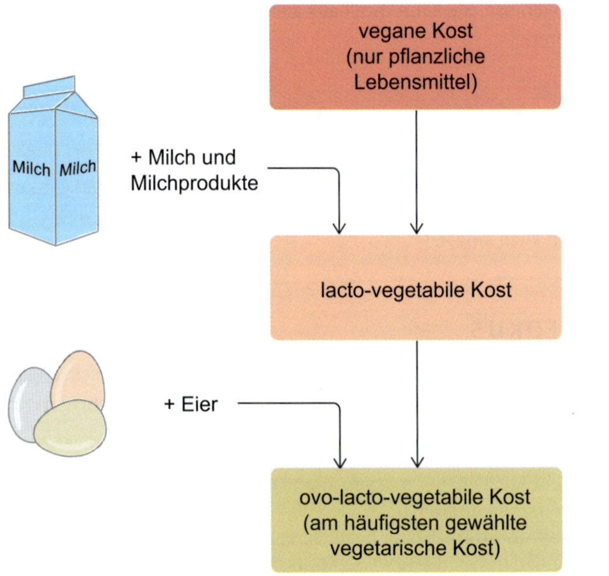

Abb. 15.10 Verschiedene Formen der vegetarischen Kost [L190]

Nährstoffe decken. Soja, Nüsse und Hülsenfrüchte z. B. liefern Eiweiß. Da der Mensch jedoch viele qualitativ unterschiedliche Eiweiße braucht und vor allem auf die Zufuhr der acht essenziellen Aminosäuren angewiesen ist, muss der Veganer penibel darauf achten, möglichst viele pflanzliche Eiweißlieferanten zu kombinieren. Die Deckung des Vitamin-B_{12}-Bedarfs ist bei dieser Ernährungsform nicht gewährleistet, sodass – häufig erst nach Jahren – ein Vitamin-B_{12}-Mangel auftritt.

Nichts für Kinder

Noch ist strittig, ob diese Extremform des Vegetarismus selbst bei ausgeklügeltem Diätplan als Dauerernährung taugt. Keinesfalls jedoch sollten Kinder vegan ernährt werden, warnen Ernährungsexperten. Gleiches gilt für Frauen in der Schwangerschaft und in der Stillzeit. Für alle anderen heißt es grundsätzlich: Je kleiner die Lebensmittelpalette, desto größer die erforderliche Sorgfalt beim Zusammenstellen des Speiseplans.

15.8.2 Weniger ist mehr

Eine gesunde Ernährung muss nicht unbedingt den absoluten Fleisch- und Fischverzicht bedeuten. Aber: **Weniger ist mehr,** rät z. B. die Deutsche Gesellschaft für Ernährung. Ihre Experten empfehlen, nicht öfter als zweimal pro Woche möglichst mageres und gutes Fleisch zu essen – allerdings pro Portion nicht mehr als 150 Gramm.

Statt Fleisch sollte besser Seefisch auf dem Speisezettel stehen, mindestens zweimal wöchentlich. Fisch enthält viel Jod, das der Körper zur Produktion von Schilddrüsenhormonen braucht. Außerdem enthalten fette Seefische wie Hering oder Makrele noch Omega-3-Fettsäuren, die als High-Density-Lipoproteine (HDL, → Kap. 15.3.2) den Blutfetthaushalt günstig beeinflussen.

Vollwerternährung

Die Empfehlungen der Deutschen Gesellschaft für Ernährung decken sich im Wesentlichen mit den Ideen der Vollwerternährung, die viele immer noch fälschlich mit Vegetarismus gleichsetzen. Als **Vollwerternährung** bezeichnet man die Ernährung aus vollwertigen, das heißt weitgehend unverarbeiteten Nahrungsmitteln, z. B. Getreideprodukte und Gemüse. Sie kann durchaus auch Fleisch enthalten – unter vielem anderen.

MERKE

Bewusste Ernährung

Wer sich bewusst ernährt und seinen Fleisch-, Wurst- und Fettkonsum zumindest stark einschränkt, lebt gesünder – und wahrscheinlich auch länger.

IM FOKUS

Gesundheit und Lebensstil

Bei **vegetarischer Ernährungsweise** wird auf den Verzehr von Fleisch und Fisch verzichtet.
Eine **vegane Ernährungsweise** verzichtet komplett auf tierische Produkte. Veganer müssen ihren Eiweißbedarf durch pflanzliche Nährstoffe decken.
Als **Vollwerternährung** bezeichnet man die Ernährung aus weitgehend unverarbeiteten Nahrungsmitteln.

15.9 Verdauungssystem: Übersicht

15.9.1 Mechanische und chemische Verdauung

Der Mensch ist auf die regelmäßige Zufuhr von Nahrung angewiesen. Nach ihrer Aufnahme wird die Nahrung mechanisch zerkleinert und durch Einwirkung von Verdauungsenzymen chemisch zerlegt. Man spricht deshalb von **mechanischer** und **chemischer Verdauung.** Zusammenfassend wird der Abbau der Nahrung in resorptionsfähige (aufnehmbare) Bestandteile als **Digestion** bezeichnet.

Erst die nach Abschluss der Verdauung vorliegenden Nährstoffmoleküle können die Wand der Schleimhäute des Verdauungstrakts passieren und über kleine Blut- und Lymphgefäße in den Blutkreislauf gelangen. Dieser Vorgang wird als **Resorption** oder auch Absorption bezeichnet.

15.9.2 Verdauungstrakt

Der **Verdauungstrakt** (Gastrointestinaltrakt, Magen-Darm-Trakt; → Abb. 15.11) bildet ein durchgehendes „Rohr", das mit dem Mund beginnt und mit dem After (Anus) endet. Muskelkontraktionen der Wand des Verdauungstrakts fördern die mechanische Zerkleinerung und die intensive Durchmischung des Nahrungsbreis; da diese Muskelkontraktionen oft wellenförmig wandern **(Peristaltik),** bewirken sie außerdem den Transport des Magen-Darm-Inhalts.

Die von verschiedenen Organen entlang des Verdauungskanals bereitgestellten enzymreichen Sekrete bewerkstelligen die chemische Verdauung. Diese Organe liegen z. T. vollständig außerhalb des Verdauungstrakts. Zu ihnen zählen die Mundspeicheldrüsen, die Bauchspeicheldrüse (Pankreas), die Leber und die Gallenblase, die alle Verdauungssekrete produzieren bzw. speichern und über Gänge (Ducti) in den Verdauungskanal abgeben.

15.9.3 Flüssigkeitsumsatz

Pro Tag nimmt der Mensch etwa 2 Liter Flüssigkeit (Getränke bzw. Wassergehalt fester Nahrung, → Abb. 16.18) auf. Dies ist jedoch nur der kleinere Teil der insgesamt etwa 9 Liter Flüssigkeit, die täglich im Verdauungstrakt umgesetzt werden. Der mit etwa 7 Litern weitaus größere Teil stammt aus den Sekreten von Speicheldrüsen, Magen, Leber, Bauchspeicheldrüse und Dünndarm. Von diesem Flüssigkeitsvolumen werden über 95 % v. a. im Dünndarm und 3 % im Dickdarm wieder in den Körperkreislauf aufgenommen (rückresorbiert). Der Rest, mit etwa 150 ml weniger als 2 %, wird mit dem Stuhl ausgeschieden.

15.9.4 Feinbau des Verdauungskanals

Die Wand des Verdauungstrakts besteht aus vier wie Zwiebelschalen übereinanderliegenden Geweben, die allerdings in verschiedenen Abschnitten unterschiedlich aufgebaut sind (→ Abb. 15.12).

Von innen nach außen sind dies:

- Mukosa (Schleimhaut)
- Submukosa

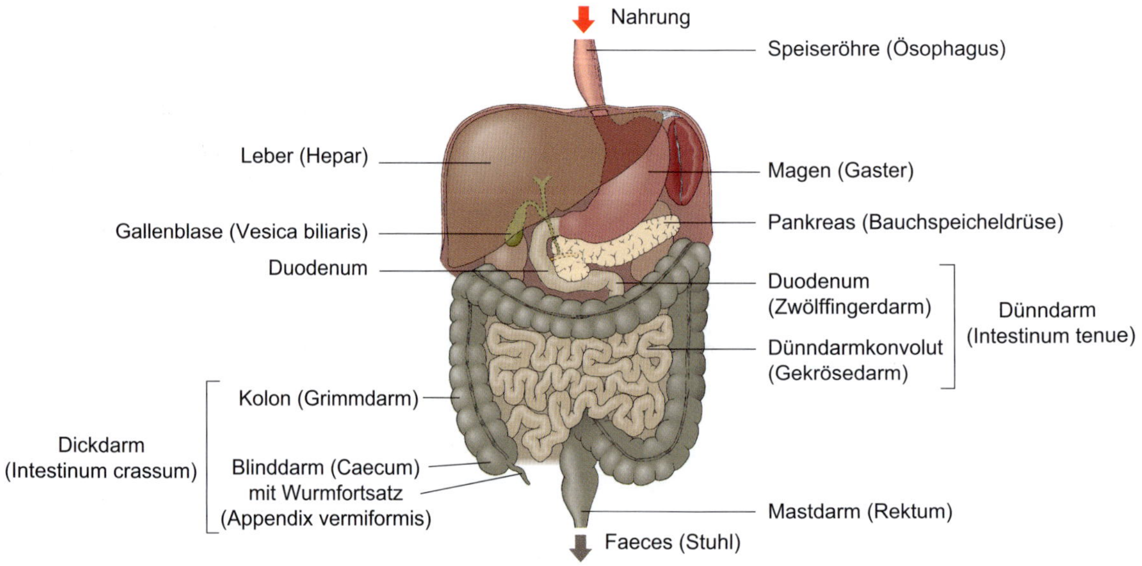

Abb. 15.11 Übersicht über die Verdauungsorgane. Blinddarm und Kolon werden zusammen als Dickdarm bezeichnet. [L190]

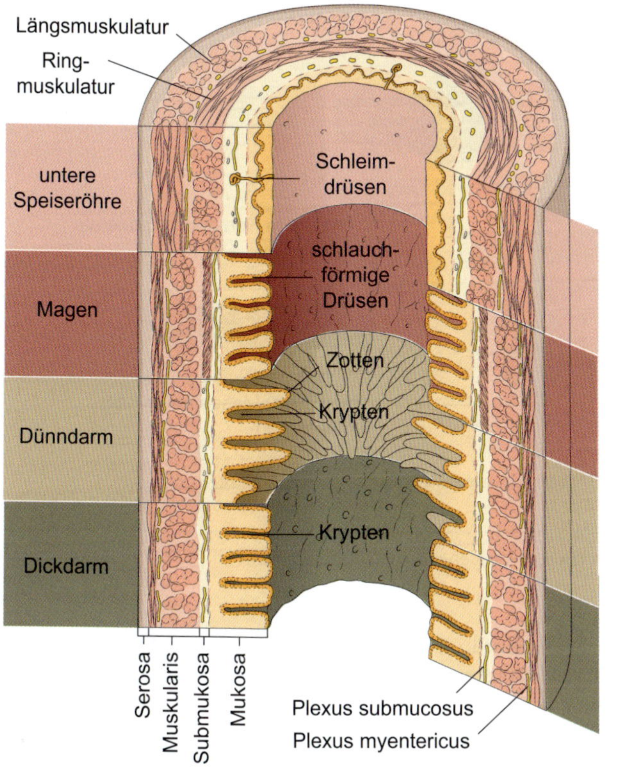

Abb. 15.12 Aufbau der Wandschichten in den verschiedenen Abschnitten des Verdauungstrakts. Vom untersten Abschnitt der Speiseröhre bis zum Dickdarm findet sich der gleiche Wandaufbau mit Mukosa, Submukosa, Muskularis und Serosa. Die Auffaltung der Mukosa mit dem Ziel der Oberflächenvergrößerung ist vor allem im Dünndarm stark ausgeprägt, wo die Nährstoffresorption im Vordergrund steht. [L190]

- Muskularis (Muskelschicht)
- Serosa

Die **Mukosa,** eine Schleimhaut, bildet die innere Wandschicht des Verdauungstrakts. Sie besteht aus einem dünnen Epithel, das in direktem Kontakt mit der zu verdauenden Nahrung steht. An das Epithel schließen sich lockeres Bindegewebe und eine Schicht glatter, unwillkürlich arbeitender Muskulatur (Lamina muscularis mucosae) an. Diese feine, zur Schleimhaut gehörende Muskelschicht gestattet Eigenbewegungen der Schleimhaut und ermöglicht einen innigen Kontakt des Epithels mit der Nahrung.

Die **Submukosa** trennt als schmale Bindegewebsschicht die Schleimhaut von der Muskelschicht.

Die **Muskularis** von Mund, Rachen und dem oberen Teil der Speiseröhre besteht aus quergestreiften Muskelfasern (→ Kap. 4.7.2), die beim Schlucken willkürlich kontrahiert werden können. Im übrigen Teil des Verdauungstrakts besteht die Muskularis aus glatter Muskulatur (→ Kap. 4.7.1), die gewöhnlich in Form einer inneren Ringschicht und einer äußeren Längsmuskelschicht angeordnet ist. Ihre unwillkürlichen Kontraktionen werden von einem Geflecht von Nervenzellen, dem enterischen bzw. Darmwandnervensystem, koordiniert, die Teil des vegetativen Nervensystems sind. Hierdurch werden die Durchblutung, Sekretion und Motorik des Gastrointestinaltrakts gesteuert.

Die **Serosa** bildet die äußerste Gewebsschicht des Verdauungstrakts. Sie ist eine sehr dünne Membran, die Schleimstoffe absondert und damit das leichte Übereinandergleiten mit anderen Organen ermöglicht. Die Serosa wird auch als Peritoneum viscerale (viszerales Blatt des Bauchfells, → Kap. 15.9.5) bezeichnet. Sie kommt allerdings nur bei den in der Bauchhöhle gelegenen Organen vor. Im Bereich von Mundhöhle, Rachen und Speiseröhre stellt stattdessen lockeres Bindegewebe (Adventitia genannt) die Verbindung zu den benachbarten Geweben her.

15.9.5 Peritoneum

Die meisten Verdauungsorgane (beginnend mit dem Magen bis zum Dickdarm) liegen im **Bauchraum.** Dieser wird ringsum von der Muskulatur der Bauchwand und des Rückens, oben vom Zwerchfell und unten von der Beckenbodenmuskulatur begrenzt. Der ganze Bauchraum ist von einer spiegelglatten Haut, dem Bauchfell oder **Peritoneum,** ausgekleidet. Das Peritoneum umschließt die so gebildete **Bauchhöhle** (Peritonealraum, auch → Kap. 1.3.3). Der Raum, der hinter der Bauchhöhle liegt, wird entsprechend als **Retroperitonealraum** bezeichnet (retro = dahinter).

Von besonderer klinischer Bedeutung ist die Beziehung der Bauchorgane zum Peritoneum. Die Bauchorgane entwickeln sich in der Embryonalzeit zunächst im Retroperitonealraum, schieben sich aber dann in die Bauchhöhle vor. Dabei umkleiden sie sich mit der dünnen Innenhaut der Bauchhöhle.

Modellhaft lässt sich das gut vergleichen mit einem aufgeblasenen Luftballon (entspricht der Bauchhöhle mit dem umgebenden Peritoneum), in den ein Gegenstand vorgeschoben wird. Durch das Schieben eines Gegenstands in den Luftballon legt sich die Haut des Ballons über den Gegenstand (→ Abb. 15.13).

Analog zu diesem Modell legt sich das Peritoneum über die Organe, wenn diese sich in die Bauchhöhle vorschieben (→ Abb. 15.14). Damit erhalten die Organe einen Bauchfellüberzug. Zur Unterscheidung wird das die Eingeweide überziehende Blatt des Bauchfells das **Peritoneum viscerale** (viscera = Eingeweide) genannt, in → Abb. 15.13 wäre dies die unmittelbar der Hand anliegende Luftballonhaut. Dagegen ist das **Peritoneum parietale** der Teil des Peritoneums, der die Wände der Bauchhöhle auskleidet (im Modell der Rest der Luftballonhaut).

Intra-, retro- und extraperitoneal

Schiebt sich ein Organ während der Embryonalzeit ganz in die Bauchhöhle vor, z. B. der Hauptteil des Dünndarms, liegt es **intraperitoneal** (im Peritonealraum). Mit der hinteren Bauchwand bleibt das Organ über das gedoppelte Peritoneum in Verbindung. Die beiden Peritonealschichten, verstärkt durch Bindegewebe, bilden ein elastisches Aufhängeband. Über diesen „Stiel", beim Dünndarm **Mesenterium,** beim Dickdarm **Mesokolon** genannt, werden die intraperitoneal gelegenen Organe mit Lymph- und Blutgefäßen sowie Nerven versorgt (→ Kap. 15.10).

Von einem **retroperitoneal** gelegenen Organ spricht man, wenn das Organ nur z. T. in die Bauchhöhle vorgeschoben wurde. Dann ist es auch nur z. T. (an der Vorderseite) von Bauchfell überzogen. Retroperitoneal gelegene Organe haben kein Mesenterium bzw. Mesokolon, sondern sind fest mit der rückseitigen Bauchwand verwachsen. Solche Organe sind z. B. die Bauchspeicheldrüse, der Zwölffingerdarm (Duodenum), die Nieren und die Harnblase, die Bauchaorta und die untere Hohlvene.

Liegt ein Organ **extraperitoneal,** so besteht keinerlei Kontakt zu dem die Bauchhöhle auskleidenden Peritoneum, das Organ hat also auch keinen Peritonealüberzug. Ein Beispiel ist der Mastdarm, das Rektum.

Peritonitis

Wie alle serösen Höhlen ist auch der Peritonealraum eine sterile Höhle. Als **Peritonitis** werden entzündliche Prozesse am Bauchfell bezeichnet, die oft lebensbedrohlichen Charakter annehmen können, wenn Keime dort eindringen. Eine Peritonitis kann örtlich begrenzt, mit starkem,

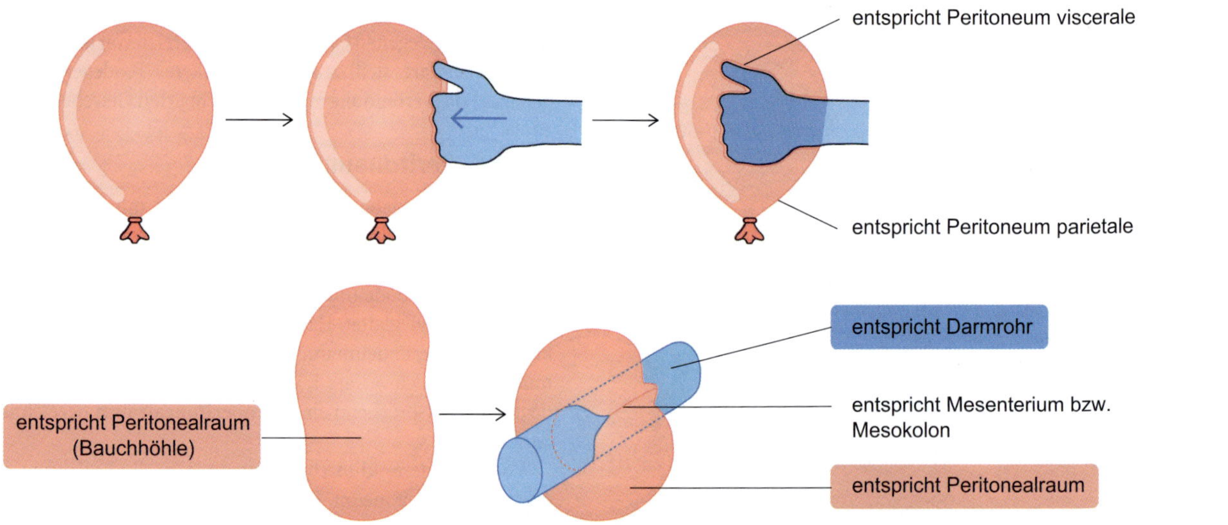

Abb. 15.13 Modell für die Beziehung zwischen Bauchorganen und Bauchfell. Die Bauchorgane schieben sich in die Bauchhöhle vor, so wie ein Gegenstand in einen aufgeblasenen Luftballon hineingedrückt wird. [L190]

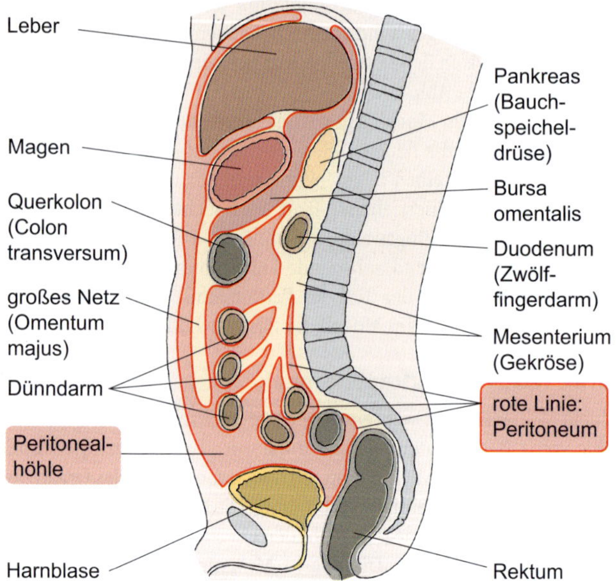

Abb. 15.14 Längsschnitt durch das Abdomen mit Darstellung der Beziehung der Bauchorgane zum Peritoneum. Zwischen Magen und Bauchspeicheldrüse liegt ein Hohlraum (Bursa omentalis), der Verbindung zur Bauchhöhle hat. Seine Wände verkleben zum großen Netz, das sich über die Dünndarmschlingen legt. [L190]

aber örtlich gut eingrenzbarem Schmerzareal **(Peritonitis circumscripta)** auftreten oder einen diffusen Charakter haben. Letzterer ist meist chemisch ausgelöst, z. B. durch Blut, Galle oder Urin **(Peritonitis libera).** Das Vorkommen ist gewöhnlich iatrogen, z. B. Harnleiterverletzung bei Steinextraktion oder Blutkoagel nach Operationen, aber auch durch Mikroorganismen und deren Toxine nach penetrierenden Verletzungen des Bauchraums. Mit bis zu 90 % aller Fälle am häufigsten ist die bakterielle Infektion des Bauchfells. Hierbei kommt es meist durch Perforationen im Verdauungstrakt zum Austritt von Keimen in den Peritonealraum, z. B. bei Darmperforationen (Appendizitis, Sigmadivertikulitis).

Eine lokale, **begrenzte Peritonitis** verursacht nur lokale Beschwerden, vor allem einen starken, aber eingrenzbaren Bauchschmerz.

Die Notfallmedizin unterscheidet die **primäre Peritonitis** (durch Einwanderung pathogener Keime über den Blut- oder Lymphweg bzw. durch die Darmwand hindurch) von der häufigeren **sekundären Peritonitis** durch Perforation abdominaler Hohlorgane. Insbesondere Patienten mit sekundärer Peritonitis sind kritisch erkrankt und vital gefährdet, was mit eine zeitkritische Notfallversorgung erfordert. Neuere Überlegungen in der Notfallversorgung sehen für diese Patienten die Versorgung in einem internistischen Schockraum vor, was sich derzeit für alle kritisch kranken Patienten durchzusetzen scheint.

Die **akute Peritonitis** wird immer von manifesten Symptomen begleitet und ist lebensbedrohlich. Neben starken Schmerzen kommt es zu einer zunehmenden Abwehrspannung der gesamten Bauchdecke und zur Ausbildung des „brettharten Bauchs". Unbehandelt entwickelt sich die klassische Schocksymptomatik und führt im weiteren Verlauf zum Tod. Hinzu gesellen sich Fieber, Übelkeit und Erbrechen. Auskultatorisch sind Peristaltikstörungen mit geringen Darmgeräuschen bis hin zum ausgeprägten (paralytischen) Ileus mit fehlenden Darmgeräuschen feststellbar.

15.9.6 Akutes Abdomen

Der Begriff **akutes Abdomen** bezeichnet ein (potenziell) **lebensbedrohliches** klinisches Krankheitsbild und ist keine Diagnose. Es präsentiert sich mit **starken, rasch aufgetretenen Bauchschmerzen** und ist verbunden mit einer abdominellen **Abwehrspannung.** Meist ist die Peristaltik gestört. Einige Fachleute zählen zur Definition des akuten Abdomens **Kreislaufprobleme** bis hin zur **Schock-Symptomatik** hinzu.

KRANKHEIT/SYMPROM

Abwehrspannung

Der Begriff **Abwehrspannung** beschreibt einen Reizzustand des Peritoneums. Er kann durch Erschütterungen ausgelöst werden, etwa beim Husten oder Laufen, oder im Rahmen der klinischen Untersuchung bei lokaler Palpation auffallen. Eine Abwehrspannung kann initial **lokal begrenzt** sein (im Bereich des auslösenden Organs), sich jedoch auch **diffus** auf das gesamte Peritoneum ausbreiten. Kommen klinisch oder laborchemisch Entzündungszeichen hinzu, liegt eine Peritonitis vor.

Weitere **Symptome des akuten Abdomens** sind Meteorismus (übermäßige Ansammlung von Gasen im Darm), Übelkeit und Erbrechen als Folge der Darmparalyse, Inappetenz und ein schlechter Allgemeinzustand. Abhängig von der Ursache kann es zu Fieber, Ikterus, Dysurie (erschwerte oder schmerzhafte Blasenentleerung), Diarrhö oder peranalen Blutungen (sichtbarer Blutstuhl oder Teerstuhl) kommen. Die Diagnosestellung ist schwierig, weil mehr als ein Dutzend Ursachen Auslöser sein können (→ Abb. 15.15). Zudem gibt es Überschneidungen mit dem unklaren Abdomen.

Die häufigsten Ursachen des akuten Abdomens sind:

- **Idiopathische Schmerzen** (30–41 %), d. h. uncharakteristische Bauchschmerzen, für die keine Ursache gefunden wird
- **Akute Appendizitis** (8–30 %),
- **Cholezystitis** (9–11 %)
- **Ileus** (4–5 %)

Die beiden erstgenannten dominieren im Kindes- bis zum mittleren Erwachsenenalter, die letztgenannten im fortgeschrittenen Alter.

15.9.7 Unklares Abdomen

Eine weitere Sammelbegrifflichkeit für abdominelle Beschwerden ist das **unklare Abdomen.** Hier können sehr viele Differenzialdiagnosen infrage kommen, die unter Umständen ihre Ursache an ganz anderer Stelle haben können. So haben Kinder z. B. oft begleitend in Notfallsituationen Bauchschmerzen, die aber keine intraabdominalen Ursachen haben. Der Hinterwandinfarkt oder eine tief basal gelegene Pneumonie können ebenfalls Bauchbeschwerden bereiten, obwohl die Ursache außerhalb der Bauchhöhle zu finden ist. Eine tiefgelegene Aortendissektion mit Darmischämie und Blutstuhl würde man zunächst als unklares Abdomen betrachten. Bildgebende und laborchemische Untersuchungen helfen bei der Ursachensuche meist schnell weiter.

Folgende Schmerzen in den unterschiedlichen Quadranten weisen auf die verschiedenen **möglichen Ursachen** hin:

Schmerz im rechten Unterbauch: Entzündliche Erkrankungen des Wurmfortsatzes (Appendizitis, → Kap. 15.16.3) oder eine Entzündung der Eierstöcke oder Eileiter der Frau (Adnexitis). Die akute Appendizitis ist charakterisiert durch einen gut lokalisierbaren (somatischen) Schmerz. Es gibt verschiedene typische Untersuchungsstellen, die zur Diagnosestellung Appendizitis genutzt werden (→ Abb. 15.42). Eine sehr schmerzhafte Ursache bei Frauen ist eine Extrauteringravidität. Nierenkoliken können über die Flanken Schmerzen im Unterbauch auslösen, ebenso inkarzerierte Hernien und Niereninfarkte.

Schmerz im linken Unterbauch: Ähnliche Symptome wie bei einer Appendizitis gehen im linken Unterbauch von einer Divertikulitis aus. Hier kann ein positiver McBurney auf der linken Unterbauchseite ein Verdachtsmoment bieten. Paarig angeordnete Organe können auch im linken Unterbauch Schmerzen auslösen, z. B. Nierenkolik, Niereninfarkt, Adnexitis oder Extrauteringravidität. Rechts wie auch links können Leistenbrüche auftreten.

Schmerz im linken Oberbauch: Wie ein akutes Koronarsyndrom, so kann auch eine Pankreatitis linksseitige Schmerzen auslösen, die sich über den gesamten Oberbauch gürtelförmig ausbreiten. Ebenso kann das Kolon linksseitige Oberbauchbeschwerden hervorrufen.

Schmerz im rechten Oberbauch: Erkrankungen von Leber und Gallenblase führen zu diffusen oder manifesten Beschwerden im Oberbauch, wobei hier das Murphy-Zeichen eine Möglichkeit darstellt, die Gallenblasenentzündung zu detektieren. Der Druck beider Daumen auf den Unterrand der Leber führt dabei bei Einatmung zu einem tiefen Schmerz. Auch das Kolon könnte betroffen sein, eine Pleuritis wäre ebenfalls möglich.

Im **mittleren Oberbauch** gehen Schmerzen häufig von Beschwerden des Magens, des Zwölffingerdarms und des Pankreas aus. Auch können entzündliche Prozesse der Speiseröhre zu Oberbauchbeschwerden führen.

Schmerzen im mittleren Unterbauch finden sich häufig bei entzündlichen oder tumorösen Erkrankungen der Blase, bei Dünndarmerkrankungen und bei Gebärmutterproblemen der Frau.

Schmerzen im Rücken weisen oft auf eine Pankreatitis oder eine Aortendissektion hin (→ Kap. 13.1.4).

> **! ACHTUNG!**
>
> **Faustregel**
>
> Ein bretthart gespannter Bauch erfordert den sofortigen Eingriff eines Chirurgen, diffuse Peritonitiszeichen eine umgehende – interdisziplinäre – Untersuchung.

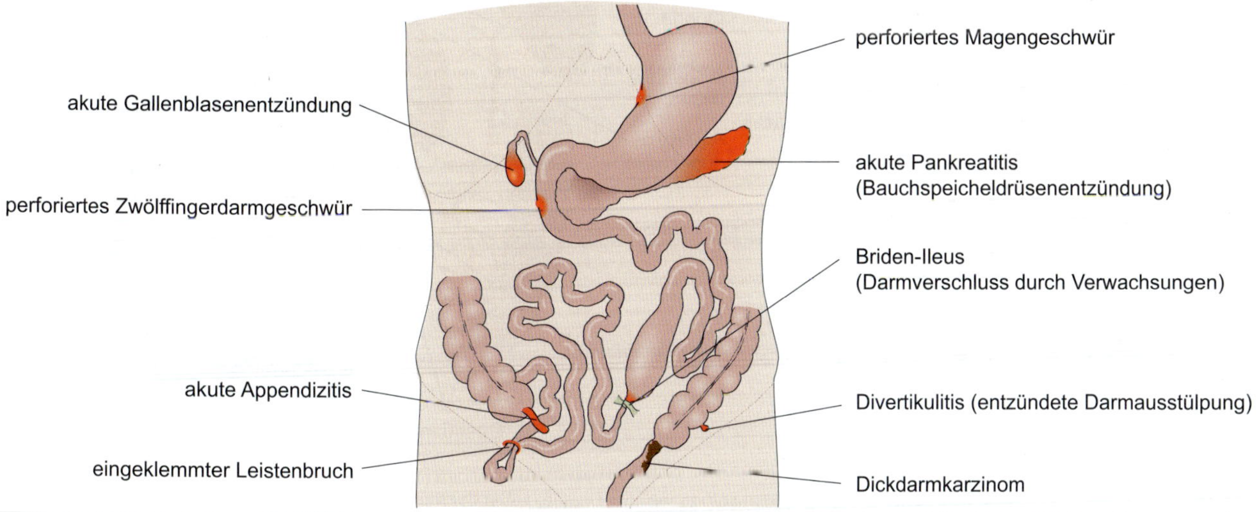

Abb. 15.15 Häufige Ursachen des akuten bzw. unklaren Abdomens [L190]

IM FOKUS

Verdauungssystem, eine Übersicht

Der **Verdauungstrakt** bildet ein durchgehendes „Rohr“ vom Mund bis zum After (Anus).

Wellenförmige Muskelkontraktionen **(Peristaltik)** sorgen für den Transport des Magen-Darm-Inhalts sowie eine gute Durchmischung.

Die Wand des Verdauungstrakts ist aus vier Schichten aufgebaut:

- Mukosa (Schleimhaut)
- Submukosa
- Muskularis (Muskelschicht)
- Serosa

Das Bauchfell **(Peritoneum)** kleidet den Bauchraum aus und bildet so die **Bauchhöhle.**

Entzündliche Prozesse am Bauchfell werden als **Peritonitis** bezeichnet.

Der Begriff **akutes Abdomen** bezeichnet ein (potenziell) lebensbedrohliches klinisches Krankheitsbild und ist keine Diagnose.

15.10 Gefäßversorgung des Bauchraums

15.10.1 Arterien des Bauchraums

Die Verdauungsorgane des Bauchraums werden über drei große, ventral aus der Bauchaorta abzweigende Arterienstämme versorgt (→ Abb. 15.16).

Die erste Abzweigung der Bauchaorta, unmittelbar nach deren Zwerchfelldurchtritt, ist der **Truncus coeliacus** mit seinen drei Ästen A. gastrica sinistra, A. hepatica communis und A. lienalis. Sie zweigen sich noch weiter auf und versorgen Leber, Gallenblase und Magen ganz sowie die Bauchspeicheldrüse und das Duodenum teilweise mit arteriellem Blut.

Unmittelbar unterhalb des Truncus coeliacus entspringt die **A. mesenterica superior** (obere Eingeweideschlagader). Von ihr gehen zunächst kleinere Äste ab, die Duodenum, Magen und Bauchspeicheldrüse mitversorgen. Anschließend zweigt sie sich arkadenförmig auf und versorgt den ganzen Dünndarm sowie etwa die Hälfte des Dickdarms (ungefähr bis zur Mitte des Querkolons) mit sauerstoffreichem Blut.

Einige Zentimeter unterhalb der A. mesenterica superior entspringt die **A. mesenterica inferior** (untere Eingeweideschlagader). Auch sie zweigt sich arkadenförmig auf und versorgt die untere Hälfte des Dickdarms. Ihr Endast, die A. rectalis superior, versorgt den größten Teil des Mastdarms (Rektum). Kleinere Zuflüsse erhält der Mastdarm noch aus dem kleinen Becken (A. rectalis media aus der A. iliaca interna und A. rectalis inferior aus der A. pudenda interna).

Mesenterialinfarkt

Unter einem **Mesenterialinfarkt** versteht man den embolischen oder thrombotischen Verschluss oder eine chronische Durchblutungsstörung eines oder mehrerer Mesenterialgefäße. Häufig liegt ein Verschluss der A. mesenterica superior vor.

Die häufigsten **Ursachen** sind arteriosklerotische Veränderungen der Gefäße, embolische Ereignisse wie bei vorliegendem Vorhofflimmern, Mikroangiopathien beim Diabetiker oder eine koronare Herzkrankheit.

Symptome sind stärkste Bauchschmerzen, die von blutigen Durchfällen begleitet werden können. Die Schmerzen dieses ersten Stadiums lassen oft nach einigen Stunden nach und es entwickelt sich ein symptomfreies Intervall als zweites Stadium der Erkrankung, hervorgerufen durch das Erliegen der Peristaltik mit Darmparalyse, dumpfem

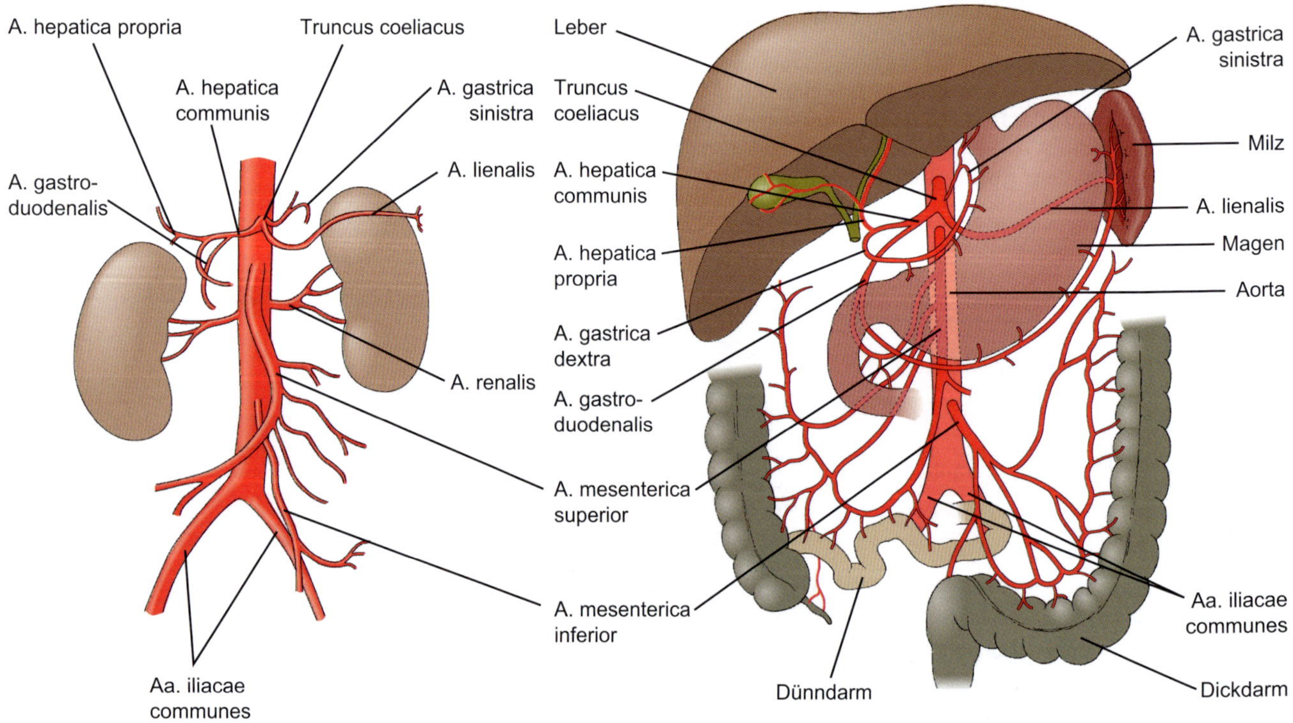

Abb. 15.16 Die arterielle Versorgung der Bauchorgane, links nach Entfernung aller Organe (außer der Nieren), rechts im sog. „Situs“, also zusammen mit den zugehörigen Organen. Die wichtigsten arteriellen Abgänge der Aorta im Bauchraum sind der Truncus coeliacus, die A. mesenterica superior, die A. mesenterica inferior und die beiden Nierenarterien (Aa. renales). [L190]

Bauchschmerz und einer deutlichen Verschlechterung des Allgemeinzustands. Nach weiteren Stunden kommt es im dritten Stadium zum kompletten irreversiblen Absterben des Darms (Darmgangrän) mit zügiger Keimdurchwanderung, darauffolgender Peritonitis und typischen Untersuchungsbefunden am Abdomen. Nicht selten führt dies im weiteren Verlauf zum septischen Schock (→ Kap. 13.5.5). Aufgrund dieser Tatsache und dem schnellen zeitlichen Verlauf der Erkrankung liegt die Mortalität bei 60–90 %. Daher sind vor allem im zweiten Stadium eine gute Anamneseerhebung und Differenzialdiagnostik wichtig.

Einzige Therapiemöglichkeit ist die sofortige chirurgische Intervention mittels Darmresektion und anschließender Intensivtherapie.

KRANKHEIT/SYMPTOM

Mesenterialinfarkt

- Ursache meist Arteriosklerose, Embolie bei VHF und/oder KHK
- Symptome:
  - Stadium I: Plötzliche stärkste Bauchschmerzen, blutige Durchfälle, gefolgt von freiem Intervall
  - Stadium II: Peristaltikverlust, dumpfer Schmerz und AZ-Verschlechterung
  - Stadium III: Darmgangrän, Durchwanderungs-Peritonitis, Entwicklung bis septischer Schock
- Basismaßnahmen:
  - Monitoring: AF, RR, SpO_2, EKG, Rekapillarisierungszeit (→ Kap. 7.4.3)
  - Beruhigung
  - Lagerung nach Zustand des Patienten
- Erweiterte Maßnahmen: i. v.-Zugang, ggf. Schock- und Schmerztherapie. Zügiger Transport zur operativen Intervention. Es besteht Lebensgefahr!

15.10.2 Venen des Bauchraums

Die von den drei Arterienstämmen versorgten Bauchorgane sammeln ihr venöses Blut in einem gemeinsamen System, aus dem die **Pfortader** (V. portae) hervorgeht. Diese bringt das Blut direkt zur Leber, wo es erneut in ein Kapillarsystem einmündet und von ihr gereinigt und entgiftet wird (→ Abb. 15.17).

Die einzige Ausnahme stellen die Venen aus dem mittleren und unteren Mastdarm (Rektum) dar: Sie geben ihr Blut über die Vv. iliacae direkt in die **untere Hohlvene** ab. Dies ist klinisch bedeutsam: Wenn man ein Medikament als Zäpfchen verabreicht, gelangen die aufgenommenen Wirkstoffe an der Leber vorbei direkt in den großen Kreislauf und die entgiftende Wirkung der Leber fällt weg.

15.10.3 Lymphgefäße und Lymphknoten

Die **Lymphgefäße** des Bauchraums halten sich im Wesentlichen an den Verlauf der Arterien. Sie münden nach Passage der verstreut liegenden **Lymphknoten** in ein um den Truncus coeliacus gelegenes gemeinsames Sammelbecken, die Cisterna chyli, von welcher der **Milchbrustgang** (Ductus thoracicus) ausgeht (→ Abb. 11.22), der im linken Venenwinkel in den Blutkreislauf mündet. Direkt unter der Schleimhaut ist der Dünndarm mit einer großen Anzahl an Lymphfollikeln ausgestattet, die sich in Gruppen von bis zu 80 Follikeln ansammeln, den **Peyer-Plaques**. Der Übergang vom Appendix zum Dickdarm ist fast vollständig mit diesen Lymphfollikeln ausgestattet. Betrachtet man dabei, dass die Hälfte der über den Mund eindringenden Keime bereits im Magen unschädlich gemacht wird, so wird beim Erreichen der restlichen Keime in diesem Bereich des Dünndarms eine lokale

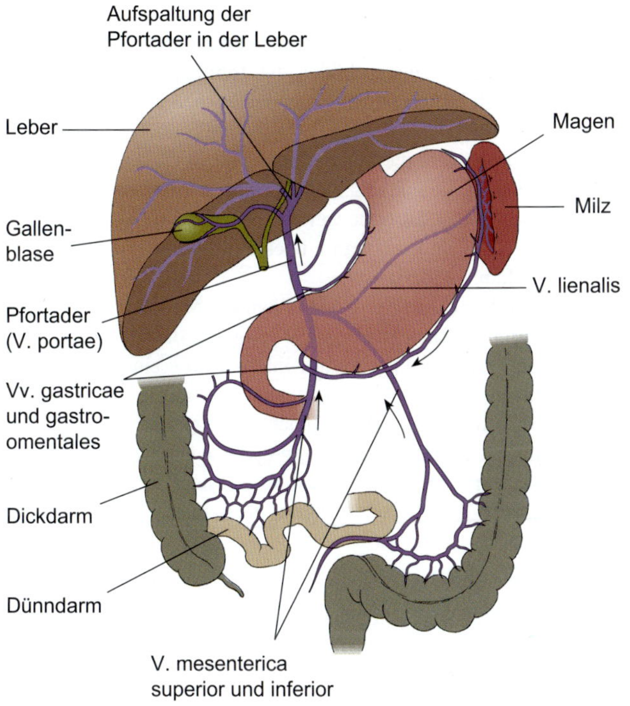

Abb. 15.17 Die Venen des Bauchraums. Die Pfortader nimmt venöses Blut aus dem Magen, der Milz, dem Dünndarm und dem größten Anteil des Dickdarms auf und leitet es zur Leber. [L190]

Immunreaktion den Rest erledigen. Man darf nicht verkennen, dass der Darm nicht nur Verdauungstrakt ist, sondern dass dort etwa 80 % der Antikörper produziert werden.

IM FOKUS

Gefäßversorgung des Bauchraums

Der **Truncus coeliacus** sorgt mit seinen Ästen A. gastrica sinistra, A. hepatica communis und A. lienalis für die Versorgung von Leber, Gallenblase und Magen.

Die **A. mesenterica superior** versorgt insbesondere den Dünndarm sowie etwa die Hälfte des Dickdarms.

Unter einem **Mesenterialinfarkt** versteht man eine Durchblutungsstörung eines oder mehrerer Mesenterialgefäße.

Die untere Hälfte des Dickdarms wird durch die **A. mesenterica inferior** versorgt.

Das venöse Blut der Verdauungsorgane wird an die **Pfortader** abgegeben.

Der Dünndarm ist mit einer großen Anzahl an Lymphfollikeln, den **Peyer-Plaques**, ausgestattet.

15.11 Mundhöhle und Rachenraum

15.11.1 Mundhöhle

Die **Mundhöhle** (Cavum oris) bildet den Anfangsteil des Verdauungsrohrs. Sie dient der Aufnahme und Vorbereitung der Speisen für die weitere Verdauung und besteht aus dem Mundhöhlenvorhof – dem Raum zwischen Wangen, Lippen und Zähnen – sowie der eigentlichen Mundhöhle, die streng genommen nur den Raum innerhalb der Zähne bezeichnet. Nach oben wird die Mundhöhle vom harten und weichen

Gaumen begrenzt, nach unten durch die Unterseite der Zunge und die Mundbodenmuskulatur, die sich zwischen dem Unterkiefer ausspannt. Die seitlichen Begrenzungen bilden die Zahnreihen von Ober- und Unterkiefer, nach hinten schließt sich der Rachen an die Mundhöhle an.

An den **Lippen** geht die Mundschleimhaut in die äußere Gesichtshaut über. Hier ist die Epithelschicht besonders dünn, sodass das darunter liegende, blutgefäßreiche Gewebe leuchtend rot als „Lippenrot“ durchscheint. Deshalb kann man z. B. eine Zyanose an den Lippen gut erkennen (→ Kap. 14.10.5).

Dem festen Verschluss der Lippen dient der M. orbicularis oris, ein Ausläufer der mimischen Muskulatur (→ Abb. 6.36).

Die innere Oberfläche der Mundhöhle wird von einer Schleimhaut gebildet, die aus einem mehrschichtigen unverhornten Plattenepithel (→ Abb. 4.3) besteht und in die zahlreiche schleimabsondernde Drüsen eingelassen sind. Im Bereich der Zahnfortsätze von Ober- und Unterkiefer ist die Mundschleimhaut fest mit der Knochenhaut verwachsen und wird dort als **Zahnfleisch** (Gingiva) bezeichnet.

15.11.2 Rachen

Der **Rachen** (Pharynx, Schlund) ist ein von Schleimhaut ausgekleidetes Muskelgewölbe, dessen oberes Ende an der Schädelbasis befestigt ist und das am unteren Ende in die Muskulatur der Speiseröhre übergeht.

Er besteht aus quergestreifter Muskulatur und verbindet Mundhöhle und Speiseröhre, andererseits aber auch Nase und Luftröhre. In seinem mittleren Teil kreuzen sich Atem- und Speiseweg, wobei insbesondere beim Schlucken weder Nahrung noch Flüssigkeit in die Nase oder Luftröhre übertreten dürfen (→ Abb. 15.18).

15.11.3 Speiseröhre

Die **Speiseröhre** (Ösophagus) ist ein etwa 25 cm langer Muskelschlauch, der den Rachen mit dem Magen verbindet. In der Speiseröhre finden keine Verdauungsvorgänge statt; sie dient lediglich als Transportweg zwischen Mund und Magen. Ihr allgemeiner Aufbau entspricht dem des übrigen Verdauungsrohrs (→ Kap. 15.9.4; → Abb. 15.19), wobei das Epithel als innere Oberfläche der Schleimhaut bei der Speiseröhre wie im Mundbereich aus mehrschichtigem, nicht verhornendem Plattenepithel besteht.

Verlauf der Speiseröhre

Die Speiseröhre beginnt hinter dem Ringknorpel des Kehlkopfs dicht vor dem 6. Halswirbelkörper. Sie verläuft dann hinter der Luftröhre im Mediastinum (Mittelfellraum, → Kap. 1.3.2) abwärts, wobei sie sich zunehmend von der Wirbelsäule entfernt. Auf Höhe der Luftröhrengabelung wird sie zwischen Luftröhre und Aortenbogen etwas eingeengt, wendet sich in ihrem weiteren Verlauf durch das Mediastinum zunehmend nach links und geht nach dem Durchtritt durch das Zwerchfell nach kurzem Verlauf durch die Bauchhöhle in Höhe des 1. Lendenwirbels in den Magen über.

Da die Speiseröhre ein elastischer Schlauch ist, kann sich ihr Lumen beim Schluckakt durch den verschluckten Bolus bis auf 3,5 cm aufdehnen. Dies geht jedoch nicht an den drei **physiologischen Engstellen** der Speiseröhre (→ Abb. 15.20):

- Ringknorpelenge
- Aortenenge
- Zwerchfellenge

An diesen Stellen ist die Speiseröhre durch die umgebenden Strukturen fixiert (Ringknorpelenge) bzw. ist die Aufdehnung durch die anatomischen Gegebenheiten stark begrenzt (Aortenenge und Zwerchfellenge).

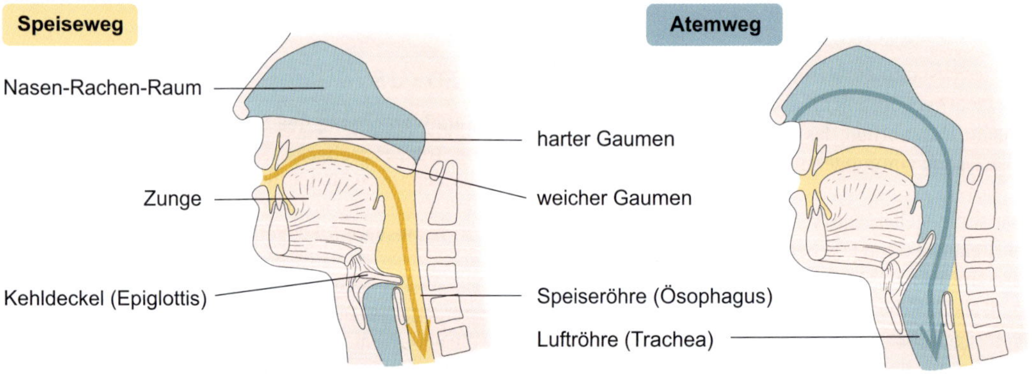

Abb. 15.18 Kreuzung von Atem- und Speiseweg im Rachen. Beim Schlucken wird der Nasen-Rachen-Raum durch Anheben des Gaumensegels und Kontraktion der Rachenwand abgedichtet. Durch die Aufwärtsbewegung des Kehlkopfs legt sich der Kehldeckel über den Kehlkopfeingang und verschließt den Luftweg. [L190]

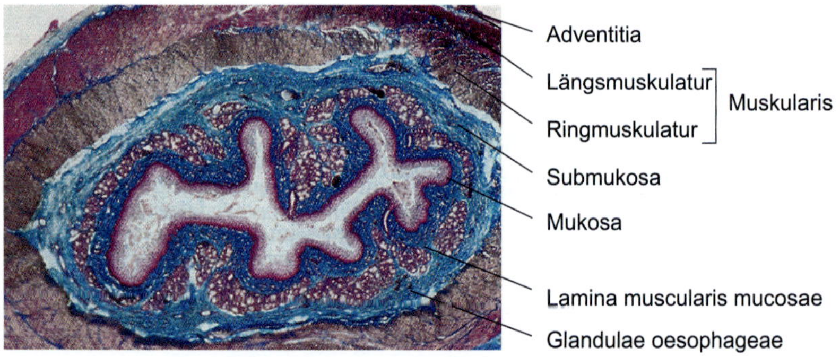

Abb. 15.19 Histologischer Schnitt durch die Speiseröhre. Man erkennt den typischen Wandaufbau der Verdauungsorgane mit Mukosa, Submukosa und Muskularis. Charakteristisch für die Speiseröhre ist die sternförmige Fältelung der Schleimhaut, deren Dehnung auch großen Bissen die Passage erlaubt. Die Drüsensekrete der Glandulae oesophageae machen die Schleimhautoberfläche geschmeidig. [X141]

Die physiologischen Ösophagusengen sind von erheblicher klinischer Bedeutung, da Entzündungen und Tumoren des Ösophagus bevorzugt an diesen Engstellen vorkommen. Auch verschluckte Fremdkörper oder zu große bzw. zu wenig gekaute Bissen bleiben in diesen Engstellen stecken, insbesondere in der Ringknorpelenge, da sich ihr Lumen nur auf 1,5 cm aufdehnen lässt.

Passage des verschluckten Bissens durch die Speiseröhre

Der Tonus (→ Kap. 6.3.7) der Speiseröhrenmuskulatur ist sowohl an ihrem Beginn als auch an ihrem Ende deutlich erhöht. Da hieraus funktionell ein Verschlussmechanismus resultiert, werden diese Stellen auch der **obere** und **untere Ösophagussphinkter** genannt.

Nach Beginn des Schluckakts kommt es zur Erschlaffung des oberen Ösophagussphinkters, der Bolus kann vom Rachen in die Speiseröhre übertreten. Anschließend wird der Bolus weiter in Richtung Magen transportiert. Dies geschieht durch Kontraktionen der beiden muskulären Wandschichten des Ösophagus (→ Abb. 15.21):

- Unmittelbar unterhalb des verschluckten Bolus kontrahieren die äußeren, längsverlaufenden Muskelfasern, was zu einer Lumenerweiterung unterhalb des Bolus führt.
- In das so geschaffene Reservoir wird der Bolus durch Kontraktion des ihn oberhalb umschließenden Abschnitts der Ringmuskelfasern vorgeschoben.

Diese beiden Vorgänge wiederholen sich so lange, bis der Bolus durch die Speiseröhre transportiert ist. Eine solche wellenförmige Kontraktionsfolge glatter Muskulatur wird als **Peristaltik** bezeichnet.

Kommt die peristaltische Welle am unteren Ösophagusende an, so wird reflektorisch der untere Ösophagussphinkter (auch Magenmund oder **Kardia** genannt) geöffnet und der Bolus kann in den Magen eintreten.

Hiatushernie

Bei Verlagerung von Teilen des Magens durch den Hiatus oesophageus in den Brustraum (**Hiatushernie,** → Abb. 15.22) kann es zu Refluxbeschwerden kommen. Diese Erkrankung betrifft überwiegend ältere Menschen und wird durch Adipositas begünstigt. Die Therapie richtet sich nach dem Schweregrad der Erkrankung. Bei leichteren Beschwerden (axiale Gleithernie) genügen oft schon Verhaltensänderungen wie Gewichtsnormalisierung, Liegen mit erhöhtem Oberkörper sowie Alkohol-, Kaffee- und Nikotinabstinenz. Außerdem kommen Medikamente zum Einsatz, die den Tonus des unteren Ösophagussphinkters steigern und/oder die Entleerung in den Magen beschleunigen, bei stärkeren Beschwerden oder Entzündungen der Ösophagusschleimhaut auch Protonenpumpenhemmer (PPI, Protonenpumpeninhibitoren). Alle

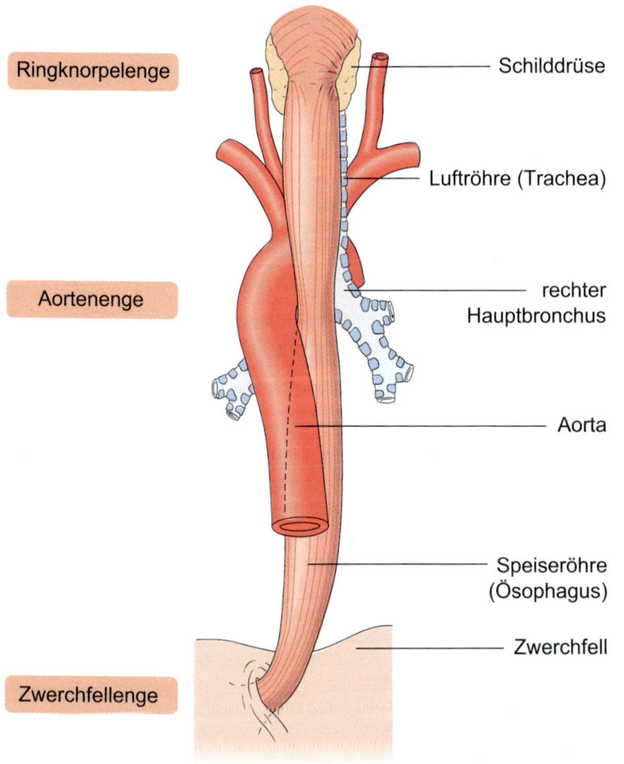

Abb. 15.20 Verlauf der Speiseröhre und ihre physiologischen Engstellen (Ansicht von hinten) [L190]

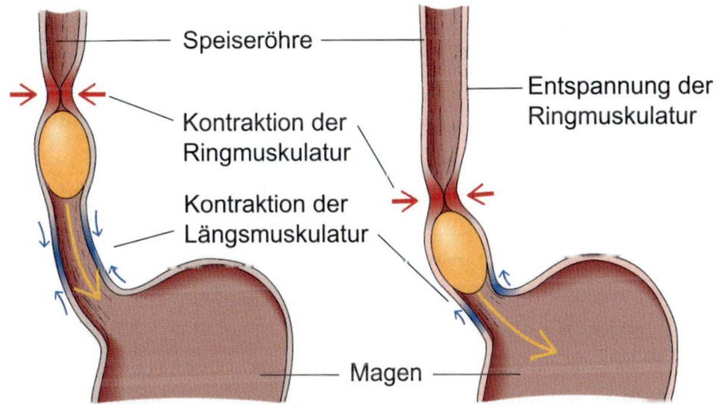

Abb. 15.21 Peristaltische Kontraktionswelle der Ösophagusmuskulatur. Durch Kontraktion der Ringmuskulatur oberhalb des Bolus und gleichzeitiger Kontraktion der Längsmuskulatur darunter wird der Bissen in den Magen vorgeschoben. [L190]

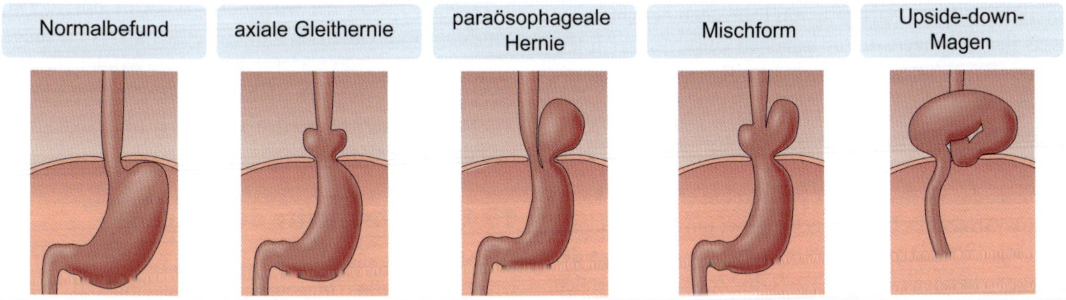

Abb. 15.22 Verschiedene Formen der Hiatushernie. Die axiale Gleithernie ist mit 90 % der Fälle am häufigsten. [L190]

anderen Hiatushernien müssen wegen der Gefahr der lebensgefährlichen Speiseröhreneinklemmung (Ösophagusinkarzeration) operiert werden.

Mallory-Weiss-Syndrom

Das **Mallory-Weiss-Syndrom** (oder Mallory-Weiss-Riss) beschreibt längliche Schleimhauteinrisse, die gehäuft bei Patienten mit Alkoholabhängigkeit durch chronische Schleimhautentzündungen vorkommen und zumeist im unteren Teil der Speiseröhre lokalisiert sind, wo die Speiseröhre in den Magen übergeht (gastroösophagealer Übergang). Der Beginn des Einrisses geht vom Magen aus. Diese Einrisse führen, besonders durch plötzlichen Druckanstieg, zu mehr oder weniger starken Blutungen oder Bluterbrechen. Das Mallory-Weiss-Syndrom macht etwa 15 % aller gastrointestinalen Blutungen aus.

Menschen mit Alkoholabhängigkeit haben zumeist eine morgendliche Unwohlseinsphase, in der sie würgen oder erbrechen, womit sich das gehäufte Vorkommen in dieser Patientengruppe erklären lässt. Weiterhin ist eine Druckerhöhung in Magen und Speiseröhre bei Erbrechen nach Alkoholexzessen möglich. Das Mallory-Weiss-Syndrom kann auch bei anders prädisponierten Patienten z. B. im Rahmen eines gastroösophagealen Druckanstiegs auftreten (Erbrechen, Pressen oder Husten).

Es kommt zunächst zu Schmerzen im Epigastrium, die von Blutungen begleitet werden. Reicht der Längsriss in ein arterielles Versorgungsgebiet, so kann die Blutung mitunter kreislaufwirksam werden.

Das Mallory-Weiss-Syndrom muss klinisch abgeklärt und differenzialdiagnostisch bewertet werden. Die Blutstillung erfolgt im Rahmen einer Gastroskopie oder durch operative Eingriffe. Differenzialdiagnostisch müssen Varizen in Speiseröhre oder Magenfundus, Magenulzera oder Tumoren ausgeschlossen werden.

Boerhaave-Syndrom

Das **Boerhaave-Syndrom** ist die akut verlaufende Form des Mallory-Weiss-Syndroms. Dabei kommt es, zumeist nach starkem Erbrechen oder Husten, zu einer kompletten Zerreißung des Ösophagus durch alle Wandschichten. Diese setzt mit plötzlichem Vernichtungsgefühl und starken retrosternalen Schmerzen nach heftigem Erbrechen ein, denen blutiges Erbrechen folgt. Im weiteren Verlauf kommt es zur Schocksymptomatik, zunehmenden Atembeschwerden mit Dys- und Tachypnoe und zur Ausbildung eines Hautemphysems im Gesichts- und Halsbereich. Gleichzeitig findet sich eine zunehmende Abwehrspannung im Epigastrium.

Hier sind ebenfalls zwingend eine klinische Diagnostik und Therapie erforderlich. Im frühen Stadium können die Symptome auch an ein akutes Koronarsyndrom denken lassen (Vernichtungsgefühl, Erbrechen, Atemnot und retrosternaler Schmerz); jedoch führt die Ausbildung eines Hautemphysems und die zunehmende Peritonitis schnell zum Verdacht des Boerhaave-Syndroms, zumal die Patienten den Symptombeginn selbst im unmittelbaren Nachgang von Erbrechen berichten.

Nach Nachweis der Ösophagusruptur bestehen chirurgischer Interventionsbedarf und weitere intensivmedizinische Therapie, da hier die Sepsisgefahr relativ groß ist.

Ösophagusvarizen

Ein weiteres Problem, das im Bereich der Speiseröhre entstehen kann, sind die **Ösophagusvarizen.** Es handelt sich hierbei um Krampfadern, die sich infolge fortgeschrittener Lebererkrankungen – vor allem der Leberzirrhose – bilden können (→ Kap. 13.2.2). Im Zuge eines portalen Hypertonus ist der Rückfluss des Blutes von der Leber Richtung Herz erschwert, sodass eine Ausweichmöglichkeit über die Venen der Speiseröhre genutzt wird und es zu sackartigen Erweiterungen der Venen kommt. Durch Schleimhauterosionen können diese Varizen zu einer lebensbedrohlichen Blutung (obere GI-Blutung) führen, die auch mit intensivmedizinischer Therapie eine Letalität von 30 % aufweist. Therapeutisch stehen vor allem endoskopische Operationstechniken wie Clipping, Ligatur oder Sklerosierungsverfahren zur Verfügung. Zur Zeitüberbrückung bis zur operativen Versorgung kann eine Ballonsonde (Sengstaken-Blakemore-Sonde) zum Einsatz kommen, die mit aufgeblasenem Ballon (Cuff) die Blutung lokal komprimiert. Diese findet sich meist nur noch im klinischen Setting und wird kaum noch im Rettungsdienst vorgehalten.

PRAXISTIPP

Die **Umgehungsgefäße beim portalen Hochdruck** auf dem Boden einer Leberzirrhose müssen nicht zwingend als Ösophagusvarizen vorliegen. So können z. B. Hautgefäße erweitert sein (Spider naevi); das Vorliegen eines Caput medusae zeigt eine Wiederaktivierung von Nabelschnurvenen. Gemeinsam mit einer GI-Blutung sind solche Symptome aber immer Gefahrenzeichen. Zu bedenken ist auch, dass bei der Leberzirrhose die Gerinnungskaskade gestört ist.

IM FOKUS

Mundhöhle und Rachenraum

Die **Mundhöhle** besteht aus dem Mundhöhlenvorhof (Raum zwischen Wangen, Lippen und Zähnen) und der eigentlichen Mundhöhle.
Im **Rachen** kreuzen sich der Atem- und der Speiseweg.
Die Speiseröhre verfügt über drei **physiologische Engstellen:**
- Ringknorpelenge
- Aortenenge
- Zwerchfellenge

Als **Hiatushernie** wird eine Verlagerung von Teilen des Magens in den Brustraum bezeichnet.
Das **Mallory-Weiss-Syndrom** beschreibt längliche Schleimhauteinrisse der Speiseröhre.
Beim **Boerhaave-Syndrom** kommt es zu einer kompletten Zerreißung des Ösophagus durch alle Wandschichten.
Sackartige Erweiterungen der Venen in der Speiseröhre werden als **Ösophagusvarizen** bezeichnet.

15.12 Magen

An die Speiseröhre schließt sich als sackartige Erweiterung des Verdauungskanals der **Magen** (Gaster, Ventriculus) an (→ Abb. 15.23). In ihm wird die bereits in der Mundhöhle begonnene Verdauung der Nahrung fortgesetzt, indem der Magenbrei zunächst dort verweilt und durch den Magensaft chemisch aufbereitet wird. Das Fassungsvermögen des Magens beträgt etwa 1,5 l. Bindegewebige Bänder, die zu Leber und Milz ziehen, stabilisieren den Magen in seiner Position in der Bauchhöhle. Trotzdem variiert seine Form ständig, je nach seinem Füllungszustand und der Körperlage.

15.12.1 Abschnitte des Magens

Der Mageneingang, also der Übergang von der Speiseröhre zum Magen, wird als **Kardia** (Magenmund/Mageneingang) bezeichnet. Seitlich davon, unmittelbar unter dem Zwerchfell, liegt die kuppelförmige

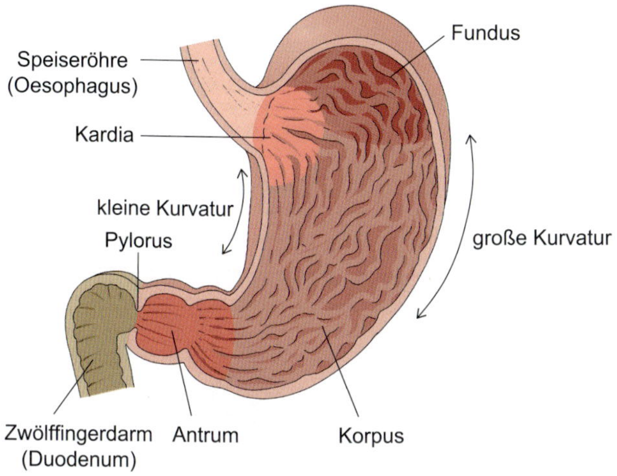

Abb. 15.23 Magen im Längsschnitt. Man erkennt die Abschnitte Kardia, Fundus, Korpus, Antrum und Pylorus. Außerdem wird zwischen der großen und der kleinen Krümmung (Kurvatur) des Magens unterschieden. [L190]

Erweiterung des Magens, der **Fundus** (Magengrund). Dies ist beim stehenden Menschen die am höchsten liegende Region des Magens, in der sich die beim Essen zwangsläufig mitgeschluckte Luft ansammelt.

An den Fundus schließt sich der größte Teil des Magens, der Magenkörper **(Korpus)** an. Dieser geht in den Vorraum des Pförtners (Antrum pyloricum), meist kurz als **Antrum** bezeichnet, über. Den Abschluss des Magens bzw. den Übergang zum Dünndarm stellt der Magenpförtner **(Pylorus)** her.

Die Magenwand weist einige Besonderheiten auf, die im Folgenden dargestellt werden.

15.12.2 Muskelschicht der Magenwand

Die Muskelschicht der Magenwand (Muskularis) besteht in Abweichung zum übrigen Verdauungskanal aus **drei übereinandergelagerten Schichten.** Von außen nach innen sind dies:

- Längsmuskelfasern als Fortsetzung der Längsmuskelschicht der Speiseröhre
- Ringförmig verlaufende Muskelfasern, welche die mittlere Schicht bilden und am Ende des Magens an Dicke zunehmen
- Schräg verlaufende Muskelfasern, welche die innerste Schicht bilden

Diese Anordnung erlaubt dem Magen, auf vielfältige Weise zu kontrahieren und dadurch die Magengröße der jeweiligen Füllung anzupassen, den Nahrungsbrei mit dem Magensaft zu mischen und zum Magenausgang weiterzuleiten.

15.12.3 Magenschleimhaut

Die rötlich-graue Magenschleimhaut ist beim entleerten Magen in ausgedehnte Längsfalten gelegt, die am Pylorus zusammenlaufen (→ Abb. 15.24). Die „Täler" zwischen den Längsfalten werden auch als Magenstraßen bezeichnet; am ausgedehntesten findet man sie an der kleinen Magenkurvatur (Kurvatur = Krümmung, → Abb. 15.23), also dem kürzesten Weg zwischen Mageneingang und Magenausgang.

15.12.4 Magensaft

Alle Drüsen des Fundus- und Korpusbereichs bilden zusammen, in Abhängigkeit von der Nahrungsaufnahme, durchschnittlich 2 l Magensaft pro Tag. Seine Bestandteile sind:

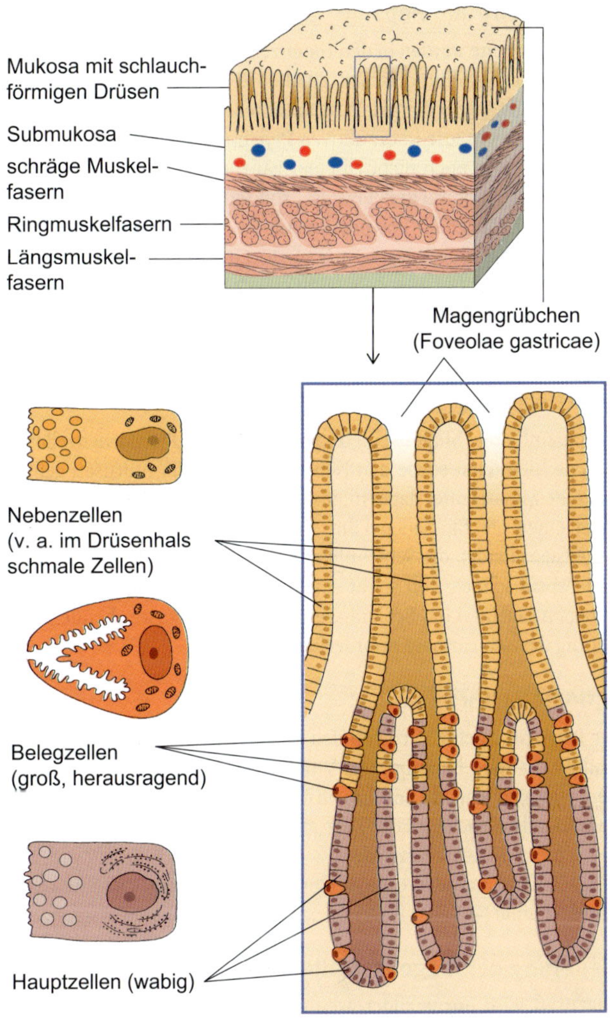

Abb. 15.24 Aufbau der Magenschleimhaut. Die schlauchförmigen Drüsen bestehen aus Haupt-, Beleg- und Nebenzellen. [L190]

Salzsäure (HCl)

Die **Salzsäure** wird von den Belegzellen produziert. Physiologischer Reiz ist die Nahrungsaufnahme, die über verstärkte Histamin- und Gastrinproduktion die Salzsäuresekretion stark ansteigen lässt. Der pH-Wert des Magensafts sinkt auf Werte um 1. Die Salzsäure denaturiert die in der Nahrung enthaltenen Eiweiße: Deren dreidimensionale Struktur bricht zusammen, sodass sie für eiweißspaltende Proteasen leichter angreifbar werden.

Die Bildung von Salzsäure ist ein aktiver Prozess: In den Belegzellen wird unter Mithilfe der Carboanhydrase Kohlensäure und aus dieser Protonen und Bikarbonat-Anionen gebildet (auch → Kap. 2.5.2). Die Protonen werden unter Energieverbrauch im Austausch gegen Kalium durch eine spezielle Protonenpumpe in die Magenlichtung sezerniert; das Bikarbonat gelangt im Austausch gegen Cl^- in das Interstitium und letztlich in das Blut. Cl^- wird durch einen speziellen Chloridkanal ebenfalls in die Magenlichtung abgegeben. Die Kalium-Ionen werden durch einen entsprechenden Kaliumkanal wieder in die Magenlichtung zurücktransportiert.

Weiterhin wirkt die Salzsäure als Desinfektionsmittel gegen die mit der Nahrung aufgenommenen Bakterien und Viren. Nach der Passage des Magens ist der Speisebrei gewöhnlich frei von vermehrungsfähigen Mikroorganismen.

Pepsinogene und Pepsine

Die **Pepsinogene** werden in den Hauptzellen gebildet. Die Fähigkeit zur Spaltung von Eiweißmolekülen erhalten die Pepsinogene jedoch erst im Magensaft, wobei der pH-Wert unter 6 liegen muss. Sie werden dort durch die Magensäure in die aktiven **Pepsine** umgewandelt. Diese Pepsine führen aber noch nicht zu einer gänzlichen Spaltung der mit der Nahrung aufgenommenen Eiweiße, sondern lassen lediglich gröbere Bruchstücke entstehen (Polypeptide mit 10–100 Aminosäuren).

Zusammen mit der Magensäure zerstört der pepsinhaltige Magensaft die eiweißhaltige Gerüstsubstanz pflanzlicher Nahrungsmittel und die bindegewebigen Hüllen tierischer Nahrungsmittel, wodurch die Freisetzung etlicher Nährstoffe erst ermöglicht wird.

Magenschleim

Der muzinhaltige **Magenschleim** wird von allen Oberflächenzellen der Magenschleimhaut sowie den Nebenzellen der Magendrüsen gebildet. Das zähe Muzin haftet dabei intensiv auf der Oberfläche der Zellen und bildet einen geschlossenen Film, der den gesamten Binnenraum des Magens auskleidet, die Schleimhaut vor dem Angriff der Salzsäure und dem Pepsin schützt und somit eine Selbstverdauung verhindert. Dazu ist neben der intakten Schleimschicht auch eine ausreichende Durchblutung der Schleimhaut erforderlich.

Intrinsic Factor

Der **Intrinsic Factor** wird von den Belegzellen der Magenschleimhaut gebildet. Er wird benötigt, um Vitamin B_{12} im Dünndarm aufzunehmen. Die ausreichende Zufuhr von Vitamin B_{12} ist insbesondere für das blutbildende Knochenmark, aber auch das Nervensystem sowie Haut- und Schleimhäute unverzichtbar.

Bei längerdauernder Unterversorgung bilden sich v. a. eine makrozytäre Anämie (→ Kap. 11.2.8) sowie Schäden am Nervensystem aus.

Steuerung der Magensaftbildung

Magensaft wird nur gebildet, wenn sich Nahrung im Magen befindet oder der Magen mit Nahrung „rechnet". Es werden drei Phasen der Regulation unterschieden:

- Die **nervale Phase** (kephale Phase), die vom Gehirn gesteuert wird
- Die **Magenphase** (gastrische Phase), deren Auslösung im Magen erfolgt
- Die **intestinale Phase,** die durch Hormone des Dünndarms gesteuert wird

Die **nervale Phase** bereitet den Magen auf die bevorstehende Nahrungsaufnahme vor, d. h. sie findet bereits statt, bevor sich Nahrung im Magen befindet. Auslösende Reize sind hierbei nicht nur Geruchs-, Geschmacks- oder optische Reize, sondern auch **erlernte** Situationen, die für das Individuum im Zusammenhang mit Nahrungsaufnahme stehen. Über solche erlernten Verhaltensweisen (klassische Konditionierung) wird dann reflektorisch über das vegetative Nervensystem (N. vagus, → Kap. 8.10.7) sowohl die Säureproduktion aus den Belegzellen als auch die Abgabe von Gastrin aus den G-Zellen angeregt (→ Abb. 15.25).

Auch seelische Vorgänge, z. B. ständiger Ärger oder Stress, steigern die Magensaftbildung.

Die sich anschließende **Magenphase** wird ausgelöst, sobald sich Nahrung im Magen befindet. Dabei führen angedaute Eiweiße im Antrum- und Pylorusbereich ebenfalls zu einer Freisetzung von Gastrin. Verstärkt wird die Gastrinfreisetzung durch in der Nahrung enthaltene Gewürze sowie die „Genuss"mittel Nikotin, Koffein und Alkohol.

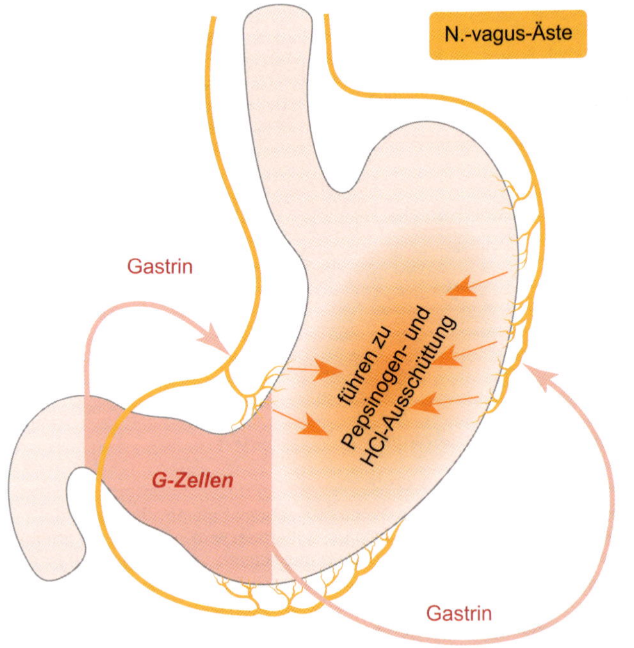

Abb. 15.25 Nervale Versorgung des Magens. Der X. Hirnnerv (N. vagus) fördert die HCl- und Pepsinogenbildung sowohl direkt als auch indirekt über die Ausschüttung von Gastrin. [L138]

In der **intestinalen Phase** wird die Magensekretion zunächst noch angeregt. Wenn aber größere Mengen stark saurer Nahrung und Fette in den Dünndarm übertreten, wird ein anderes Hormon, das Sekretin, gebildet. Es drosselt die Salzsäureproduktion, fördert die Sekretion von Pepsinogen und hemmt die Magenentleerung. Neben dem Sekretin wirken weitere Hormone an der Regulation mit (→ Tab. 10.2).

15.12.5 Durchmischung des Speisebreis

Bei leerem Magen sind die Muskelfasern der Magenwand stark zusammengezogen und die Innenwände des Magens liegen einander weitgehend an. Gelangt nach dem Schluckakt Speisebrei in den Magen, führt der dadurch erzeugte Füllungsdruck zu einer reflektorischen Erschlaffung und damit Verlängerung der Muskelfasern, wodurch sich die Magenwände ausdehnen und Platz für die aufgenommene Nahrung geschaffen wird.

Die im Magen befindliche Nahrung muss ständig durchmischt werden. Dies erfolgt durch **peristaltische Kontraktionswellen,** die im Abstand von etwa 20 Sekunden über den Magen in Richtung Pylorus verlaufen. Diese ständige Durchmischung dient einerseits der mechanischen Zerkleinerung, andererseits ist sie für die Fettverdauung von erheblicher Bedeutung: Die schlecht oder gar nicht wasserlöslichen Fette neigen dazu, zu großen Fetttropfen zusammenzufließen und damit fettverdauenden Enzymen (Lipasen) eine nur geringe Angriffsfläche zu bieten. Dies wird durch die intensive Durchmischung im Magen verhindert, wobei winzige Fetttröpfchen entstehen.

15.12.6 Entleerung des Magens

Der Mageninhalt wird in kleinen Portionen an den sich anschließenden Zwölffingerdarm weitergegeben. Vom Antrum gehen, vermittelt über den N. vagus, starke peristaltische Kontraktionswellen aus, der Pylorus öffnet sich kurzzeitig und ein kleiner Anteil des Speisebreis kann in den Zwölffingerdarm übertreten. Die Geschwindigkeit, mit der sich der Magen insgesamt entleert, hängt stark von der Zusammensetzung der Nahrung ab, sodass die **Magenverweilzeit** zwischen 2 und 7 Stunden schwankt (→ Abb. 15.26). Kohlenhydratreiche Speisen (das Frühstücksbrötchen) verweilen am kürzesten im Magen, während fettreiche Speisen (die Weihnachtsgans) am langsamsten den Magen passieren.

15.12.7 Erkrankungen des Magens

Akute Gastritis

Exzessive Nahrungszufuhr sowie unmäßiger Alkohol- oder Nikotingenuss oder bakterielle Toxine in der Nahrung (z. B. Lebensmittelvergiftung durch Staphylokokken) können eine **akute Gastritis** (akute Magenschleimhautentzündung) verursachen. Aber auch ein Übermaß an Stress und viele entzündungshemmende Arzneimittel, z. B. Aspirin® und die nichtsteroidalen Antiphlogistika (→ Kap. 9.3.3), können eine Gastritis auslösen. Zu den Krankheitssymptomen gehören Übelkeit, Erbrechen, Aufstoßen und ein Druckgefühl im Oberbauch.

Die **Therapie** der akuten Gastritis besteht in einer vorübergehenden Nahrungskarenz (Tee und Zwieback) und anschließendem stufenweisem Kostaufbau. Auch lokale Wärmeanwendung, z. B. mit einer Wärmflasche, zeigt eine lindernde Wirkung.

Chronische Gastritis

Die **chronische Gastritis** (chronische Magenschleimhautentzündung) hat verschiedene Ursachen, die nach ihren Anfangsbuchstaben als ABC-Klassifikation bezeichnet werden:

- **A:** Von einer chronisch-**a**trophischen Gastritis spricht man, wenn in einem mehrjährigen Entzündungsprozess die Magendrüsen atrophieren (schwinden). Die Atrophie führt zur Verminderung der Salzsäure- und auch der Intrinsic-Faktor-Produktion mit der Gefahr der perniziösen Anämie (→ Kap. 11.2.8).
- **B:** Die Gastritis kann durch eine **b**akterielle Besiedlung bedingt sein. Der häufigste dafür verantwortliche Keim ist das stäbchenförmige Bakterium *Helicobacter pylori*.

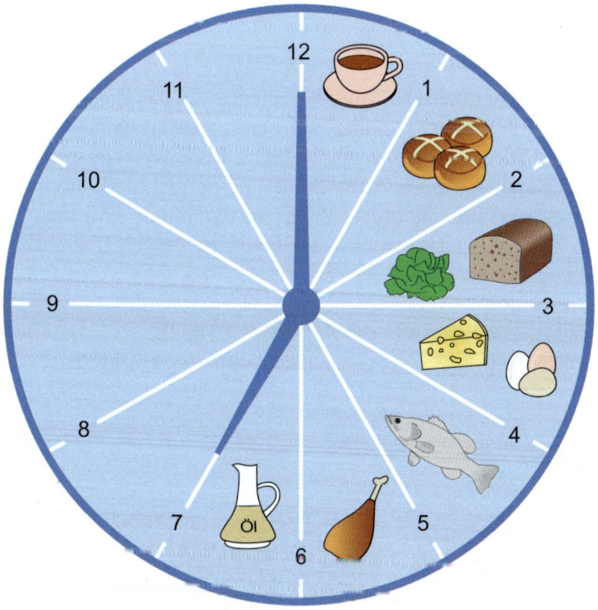

Abb. 15.26 Verweilzeiten verschiedener Speisen im Magen [L143]

- **C:** Selten kann die Gastritis auch **c**hronisch-toxisch durch zurückschwappenden Gallensaft (Gallenreflux) ausgelöst und unterhalten werden.

Die Krankheitssymptome sind uneinheitlich und oft diffus. Die Diagnosestellung mit Endoskopie und Biopsie ist wichtig, weil Patienten mit einer chronisch-atrophischen Gastritis ein deutlich erhöhtes Risiko für ein Magenkarzinom aufweisen.

Gastroenteritis

Die Magen-Darm-Infektion **(Gastroenteritis)** ist eine Mischerkrankung aus einer gleichzeitig auftretenden entzündlichen Erkrankung der Magenschleimhaut (Gastritis) und des Dünndarms (Enteritis). Auch die Dickdarmschleimhaut kann betroffen sein.

Das klassische Bild der Gastroenteritis beinhaltet Übelkeit, Erbrechen, Durchfall und Bauchschmerzen, die teils krampfartigen Charakter haben können. Beim Durchfall wird wässrige Diarrhö von blutiger oder schleimiger Diarrhö unterschieden. Begleitet werden diese Symptome häufig von Fieber.

Als Ursache für die Gastroenteritis kommen drei Möglichkeiten in Betracht: eine **Infektion** mit Bakterien oder Viren, eine **allergische** Komponente, besonders bei Nahrungsmittelunverträglichkeiten, und **chemische** Ursachen, wenn z. B. Bakteriengifte oder tatsächliche Giftstoffe eine Schleimhautentzündung auslösen.

Infektionen

Vor allem Viren – und hier überwiegend Rota- und Norovieren – lösen eine Gastroenteritis aus (→ Kap. 5.9.2). In den letzten Jahren hat die Infektionsrate von Altersheimbewohnern und hospitalisierten Patienten deutlich zugenommen und sorgt jährlich in den Wintermonaten für Probleme. Salmonellen, *Escherichia coli* (ein Darmbakterium) sowie verschiedene andere Bakterienstämme lösen ebenfalls zunächst eine Enteritis aus, die dann aber im Darmrohr rückläufig fortschreitet und somit zur Gastroenteritis führt.

Allergien

Bei der Nahrungsaufnahme gelangen Stoffe in den Magen-Darm-Trakt, die vom Körper bei entsprechender Prädisposition als fremd erkannt werden. Häufig ist dies bei Nüssen der Fall, weshalb auf entsprechenden Nahrungsmitteln Warnhinweise angebracht sind („Kann Spuren von Nüssen enthalten"). Weitere Vertreter möglicherweise allergener Nahrungsmittel sind Eiweiße (Meerestiere und Kuhmilch), bestimmte Gewürze, Getreide oder auch Sojaprodukte. Hierbei verändert sich nach dem Erkennen als Fremdstoff die Darmpermeabilität und es kommt zu einer Immunreaktion, der eine starke Histaminausschüttung folgt.

Chemische Ursachen

Durch Enterotoxine, die von Bakterien oder Parasiten (Toxoplasmose) ausgeschieden werden, oder tatsächliche Noxen, wie Alkohol oder Quecksilber, kann es ebenfalls zur entzündlichen Erkrankung der Dünndarm- und Magenschleimhaut kommen, die dann das Bild der Gastroenteritis liefert.

Ulkuskrankheit

Ein **Ulkus** (Geschwür) ist ein umschriebener Defekt der Schleimhaut, der die Eigenmuskelschicht der Schleimhaut (Lamina muscularis mucosae) überwunden hat (→ Abb. 15.27). Da Ulzera häufig auch am Zwölffingerdarm (Duodenum) vorkommen, werden sie an dieser Stelle gemeinsam besprochen. Man unterscheidet grundsätzlich **zwei Ulkusformen:**

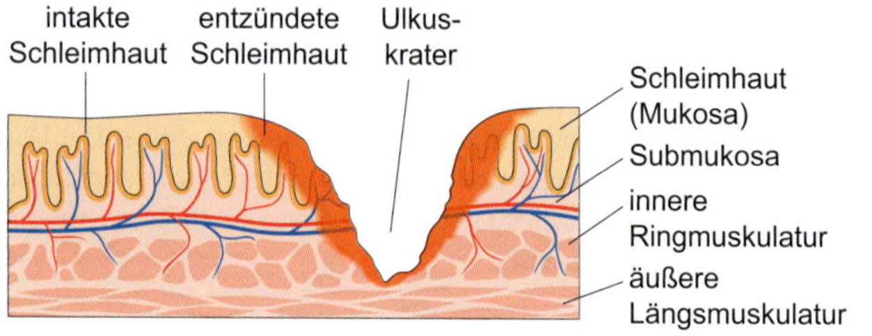

Abb. 15.27 Schematische Darstellung eines Geschwürs (Ulkus). Der Gewebsdefekt umfasst nicht nur die Schleimhaut, sondern reicht tiefer und erfasst in dieser Abbildung die Submukosa und die innere Ringmuskulatur. [L190]

- **Akutes Ulkus:** Dies ist in der Regel ein einmaliges Ereignis, z. B. infolge von Stress (etwa beim Patienten auf der Intensivstation).
- **Ulkuskrankheit:** Hierbei handelt es sich um ein chronisch-rezidivierendes Ereignis, wobei über lange Zeit hinweg immer wieder neue Ulzera auftreten.

Die Ursache eines Ulkus liegt in einem gestörten Gleichgewicht zwischen aggressiven, die Schleimhaut angreifenden Faktoren und dem Schutzmechanismus der Schleimhaut. Chronischer Stress, verschiedene Nebennierenhormone und zahlreiche Medikamente erhöhen die Säureproduktion des Magens und/oder hemmen die schützende Schleimsekretion. Als wichtiger auslösender Faktor hat sich eine Besiedelung der Magenschleimhaut mit *Helicobacter pylori* (HP) erwiesen. Man findet diese Bakterien bei 95 % der Patienten mit Ulcus duodeni und 70 % der Patienten mit Ulcus ventriculi. Interessanterweise liegt aber auch bei der Hälfte der gesunden Erwachsenen eine symptomlose HP-Besiedelung vor. Zur Manifestation eines Ulkus müssen somit weitere Faktoren hinzukommen, von denen die wichtigsten sind:

- Salzsäure, Pepsin, Galle
- Stress, Rauchen
- Nichtsteroidale Antirheumatika (NSAR)
- Glukokortikoide, vor allem in Kombination mit NSAR

Zu den schützenden Faktoren zählen die intakte Schleimhautdurchblutung und eine schützende Schleimschicht in Magen und Duodenum durch ausreichende Schleim- und Bikarbonat-Sekretion.

Das **Ulcus ventriculi** (Magengeschwür) ist typischerweise eine Erkrankung des höheren Lebensalters. Als charakteristisches Symptom gilt der Sofortschmerz nach Nahrungsaufnahme. Das **Ulcus duodeni** (Zwölffingerdarmgeschwür) kommt häufiger vor als das Magengeschwür und betrifft meist jüngere Männer. Zu den typischen Beschwerden zählt der Spätschmerz, d. h. Schmerzen etwa 2 Stunden nach Nahrungsaufnahme. Weiterhin gehören zu beiden Ulkusformen krampfartige Oberbauchschmerzen, Druck- und Völlegefühl nach dem Essen und eventuell Gewichtsabnahme. Die Diagnose wird heute überwiegend endoskopisch-bioptisch gesichert. Zum Nachweis einer *Helicobacter-pylori*-Infektion existiert ein enzymatischer Schnelltest.

Um Duodenal- und Magenulzera zur Abheilung zu bringen, müssen ulkusauslösende Medikamente und Zigaretten abgesetzt werden. Die medikamentöse Therapie setzte über viele Jahre vor allem an dem aggressiven Faktor der Magensäure an. **H_2-Blocker** wie Ranitidin (z. B. Zantic®) sowie **Protonenpumpenhemmer** wie Omeprazol (z. B. Antra®) unterdrücken die Säureproduktion. **Antazida** (z. B. Riopan®) sind dagegen säurebindende und neutralisierende Mittel, während **Filmbildner** (z. B. Ulcogant®) einen säureprotektiven Schleimhautfilm aufbauen.

Mit Klärung des ursächlichen Zusammenhangs zwischen HP-Infektion und Ulkus hat sich in jüngster Zeit die **HP-Eradikationstherapie** durchgesetzt. Diese medikamentöse Behandlung besteht meist aus der kombinierten Gabe eines Protonenpumpenhemmers mit zwei Antibiotika (Tripletherapie). Bei über 90 % der Patienten führt dies zum Verschwinden der HP-Infektion und damit zur Ausheilung der Ulkuskrankheit.

Ulkuskomplikationen

Blutungen aus dem Geschwür, die sich durch **Bluterbrechen** (Hämatemesis) oder **Teerstuhl** (Schwarzfärbung des Stuhls) bemerkbar machen, sind aufgrund der heute effektiven konservativen Therapie selten geworden. Größere akute Blutverluste in den Darm führen zum Schock (→ Kap. 13.5.2), während der kontinuierliche Verlust kleiner Blutmengen zu einer **Blutungsanämie** führt (→ Kap. 11.2.8). Eine chronisch entzündete Schleimhaut kann auf Dauer vernarben und so zu einer Verengung **(Stenose)** des Verdauungsrohrs führen.

Bei der **Perforation** (→ Abb. 15.15) durchbricht das Geschwür die Magen- bzw. Duodenalwand; Speisebrei und Luft gelangen in die Peritonealhöhle und führen zu einer lebensgefährlichen Peritonitis (→ Kap. 15.9.5).

Operative Ulkustherapie

Eine operative Therapie, etwa die Zweidrittel-Resektion nach Billroth, bei der große Anteile der gastrin- und säureproduzierenden Magenabschnitte entfernt werden, ist dank der Fortschritte in der konservativen Therapie heute nur noch selten erforderlich.

Magenkarzinom

Etwa 20 % aller bösartigen Tumoren entfallen auf das **Magenkarzinom** (→ Abb. 15.28), wobei allerdings weltweit ein Rückgang dieses Tumors registriert wird. Als ernährungsabhängige Risikofaktoren spielen chemische Karzinogene wie Nitrosamine und polyzyklische aromatische Kohlenwasserstoffe die größte Rolle. Die Symptome sind meist über lange Zeit uncharakteristisch („empfindlicher Magen"), weshalb das

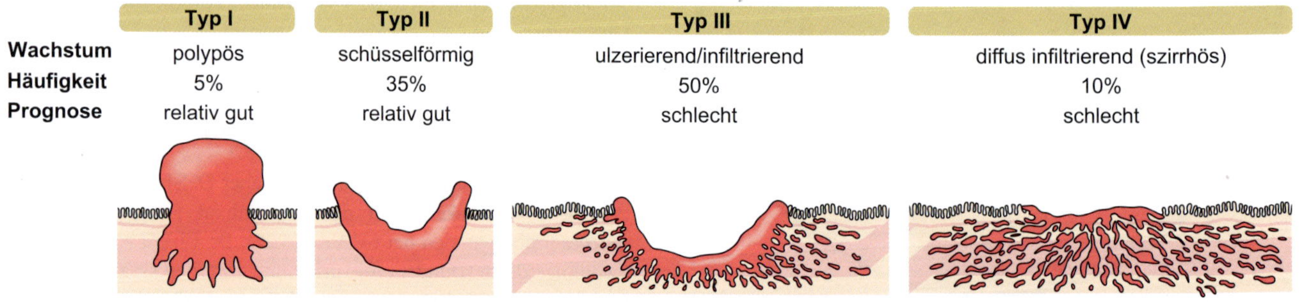

Abb. 15.28 Klassifikation des fortgeschrittenen Magenkarzinoms in Typ I–IV [L106]

Magenkarzinom in der Regel erst spät entdeckt wird. Die Diagnose wird durch Endoskopie mit gleichzeitiger Biopsie gesichert.

Als Therapie kommt nur die Entfernung des Magens infrage, da Strahlen- und Chemotherapie erfolglos sind. Die Prognose ist insgesamt schlecht, da der Tumor sehr früh sowohl lymphogen als auch hämatogen in Leber und Lunge metastasiert („Pfortadertyp"). Auch kommt es häufig zur Metastasierung in das Peritoneum mit Ausbildung eines Aszites. Sehr gut ist allerdings die Prognose des **Magenfrühkarzinoms** (Early Cancer), bei dem der Tumor auf Magenschleimhaut und Submukosa begrenzt ist.

IM FOKUS

Magen

Am Magen können folgende Abschnitte unterteilt werden:

- **Kardia** (Magenmund/Mageneingang)
- **Fundus** (Magengrund)
- **Korpus** (Magenkörper)
- **Antrum** (Vorraum des Magenpförtners)
- **Pylorus** (Magenpförtner/Magenausgang)

Die **Salzsäure** wird von den Belegzellen des Magens produziert. Sie dient der Denaturierung von Eiweißen und der Desinfektion des Speisebreis.

Pepsinogene werden in den Hauptzellen der Magenschleimhaut gebildet und dienen zur Spaltung von Eiweißmolekülen.

Der **Intrinsic Factor** wird von den Belegzellen der Magenschleimhaut gebildet und dient zur Aufnahme von Vitamin B_{12} im Dünndarm.

Die Regulation der Magentätigkeit ist in drei Phasen unterteilt:

- Die **nervale Phase**
- Die **Magenphase**
- Die **intestinale Phase**

Eine Magen-Darm-Infektion wird als **Gastroenteritis** bezeichnet.

Ein **Ulkus** ist ein umschriebener Defekt der Schleimhaut, der die Eigenmuskelschicht der Schleimhaut überwunden hat.

15.13 Dünndarm

Der **Dünndarm** (Intestinum tenue) ist der auf den Magen folgende Abschnitt des Verdauungsrohrs (→ Abb. 15.29). Seine Länge variiert mit 3–5 m erheblich; im Mittel ist er etwa 2,8 m lang und besitzt einen Durchmesser von ungefähr 2,5 cm.

Hauptaufgabe des Dünndarms ist es, den im Mund und Magen vorverdauten Speisebrei (Chymus) zu Ende zu verdauen und die dabei entstehenden Bruchstücke, die dann nur noch aus kleinen Molekülen bestehen, über das Epithel der Dünndarmschleimhaut in den Kreislauf aufzunehmen.

Aber damit nicht genug: Auch die ungefähr 7 l Verdauungssäfte (Speichel, Magensaft, Galle, Bauchspeicheldrüsensekret, Dünndarmsekret), die im Verlauf eines Tages in das Verdauungsrohr gelangen, werden in der Dünndarmpassage größtenteils wieder über das Epithel der Schleimhaut in das Blut rückresorbiert. Diese gewaltige Resorptions- bzw. Absorptionsaufgabe des Dünndarms erfordert eine riesige innere Oberfläche, weshalb die Dünndarmschleimhaut im Vergleich zu anderen Abschnitten des Verdauungsrohrs am stärksten aufgefaltet ist (→ Abb. 15.30, → Abb. 15.31, → Abb. 15.32).

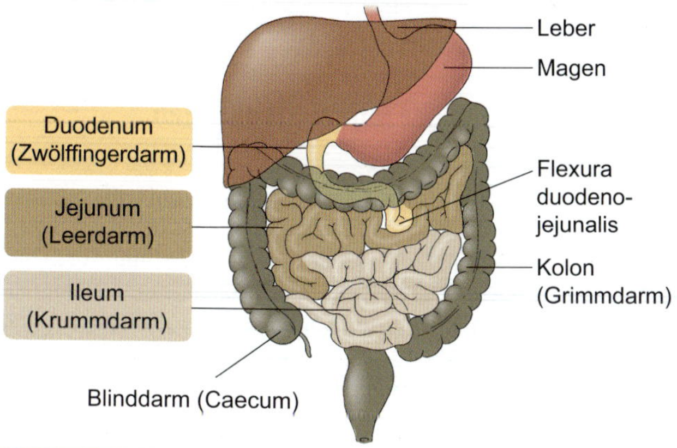

Abb. 15.29 Die verschiedenen Dünn- und Dickdarmabschnitte [L190]

15.13.1 Abschnitte des Dünndarms

Der Dünndarm besteht aus drei Abschnitten, die ohne scharfe Grenze ineinander übergehen:

- Zwölffingerdarm **(Duodenum)**
- Leerdarm **(Jejunum)**
- Krummdarm **(Ileum)**

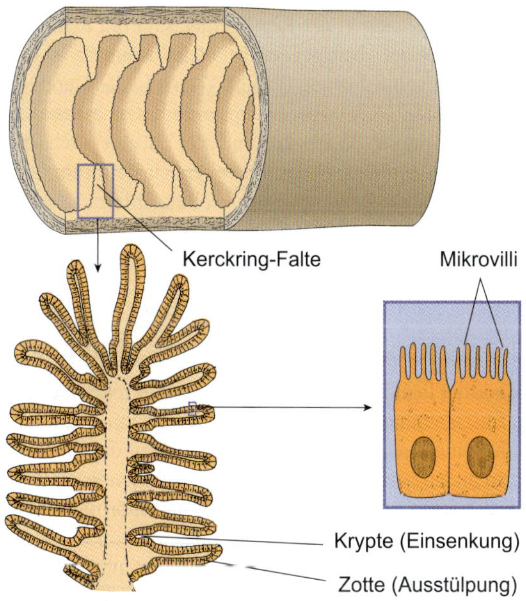

Abb. 15.30 Kerckring-Falten, Zotten, Krypten und Mikrovilli vergrößern die Resorptionsfläche des Dünndarms. [L190]

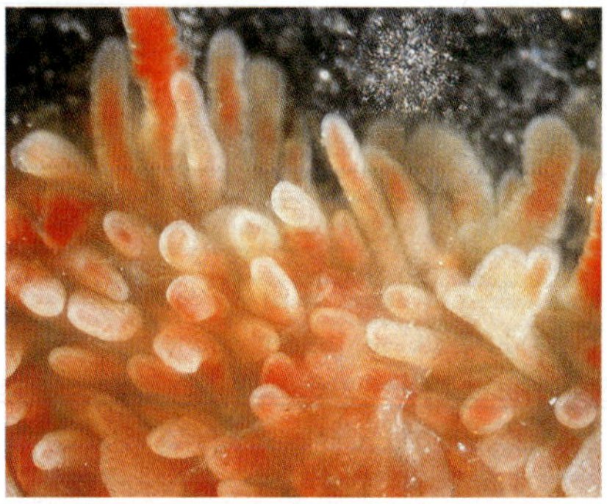

Abb. 15.31 Zotten im Duodenum des Menschen (rasterelektronenmikroskopische Aufnahme). Blatt- und säulenförmige Zotten wechseln einander ab. In der Aufsicht hat man einen Einblick in die zwischen den Zotten liegenden Krypten. [F218]

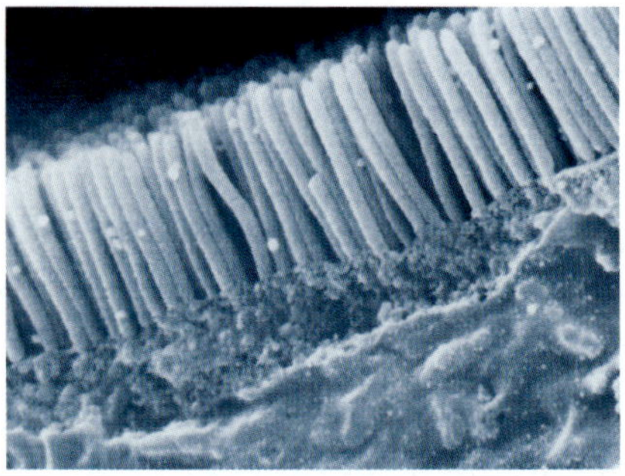

Abb. 15.32 Mikrovilli des resorbierenden Duodenumepithels. Die Mikrovilli sind etwa 100 nm dick und 2 µm lang. [C160]

Unmittelbar auf den Magen folgt als erster Abschnitt des Dünndarms das etwa 25 cm lange, C-förmige **Duodenum.** Während der aufsteigende Anfangsteil (Bulbus duodeni) noch beweglich ist, sind die weiteren Abschnitte des Duodenums mit der hinteren Bauchdecke verwachsen und liegen somit retroperitoneal (auch → Kap. 15.9.5).

Das duodenale **C** umschließt den Kopf der Bauchspeicheldrüse, deren Ausführungsgang in der Regel gemeinsam mit dem Gallengang etwa in der Mitte des absteigenden Duodenalschenkels an einer kleinen warzenförmigen Erhebung (Papilla Vateri) in das Duodenallumen einmündet (→ Abb. 15.36). An seinem Ende löst sich das Duodenum wieder von der hinteren Bauchwand und geht mit einem scharfen Knick (Flexura duodenojejunalis) in das frei bewegliche **Jejunum** über.

Das Jejunum ist im Vergleich zum Zwölffingerdarm wesentlich länger und geht seinerseits ohne scharfe Begrenzung in das **Ileum** über. Das Jejunum macht etwa ⅖, das Ileum fast ⅗ der gesamten Dünndarmlänge aus.

15.13.2 Lymphatisches Gewebe des Dünndarms

Gegen Ende des Ileums nimmt die oberflächenvergrößernde Faltung der Dünndarmschleimhaut immer mehr ab. Dafür nimmt die Zahl der in das Epithel eingestreuten Becherzellen auf Kosten der Enterozyten zu. Außerdem finden sich im Ileum Ansammlungen **lymphatischen Gewebes** in Form zahlreicher Lymphfollikel, knötchenförmigen Lymphozytenhaufen, deren Aufgabe es ist, eingedrungene Krankheitserreger und andere Antigene unschädlich zu machen. Zusammenfassend werden die zahlreichen Lymphfollikel auch als **Peyer-Plaques** bezeichnet.

15.13.3 Dünndarmsaft

Der **Dünndarmsaft** ist das Sekret, das von allen Brunner- und Lieberkühn-Drüsen des Dünndarms gemeinsam gebildet wird und in das Darmlumen gelangt. Er erfüllt vornehmlich eine „Vehikelfunktion" für die im Darm gelösten Substanzen, indem er den Kontakt zwischen ihnen und den resorbierenden Mikrovilli der Enterozyten verbessert.

15.13.4 Dünndarmbewegungen

Durch mehrere Bewegungstypen wird der Speisebrei mit den Verdauungssäften kräftig durchmischt und in durchschnittlich 6–10 Stunden durch den Dünndarm befördert. Diese Bewegungen sind von einer äußeren Innervation durch das Nervensystem unabhängig. Analog zur Autonomie der kardialen Erregung spricht man von einer **Autonomie der Darmbewegungen,** und wie beim Herzen führen Einflüsse des Parasymphatikus und Symphatikus nur zu einer Modifikation der Darmbewegungen entsprechend den Anforderungen des Gesamtorganismus.

Folgende Dünndarmbewegungen können unterschieden werden:

- **Eigenbeweglichkeit der Zotten** durch Kontraktionen der Eigenmuskelschicht der Schleimhaut. Sie wird vom Plexus submucosus (Meissner-Plexus) der Submukosa gesteuert und verbessert den Kontakt zwischen Epithel und Speisebrei.
- **Mischbewegungen** durch rhythmische Einschnürungen der Ringmuskulatur sowie Pendelbewegungen, die von der Längsmuskulatur bewirkt werden. Ausgelöst werden die Mischbewegungen durch lokale Dehnungen der Dünndarmwand, die über Rezeptoren der Schleimhaut registriert und, nach Informationsverarbeitung im Plexus myentericus, mit motorischen Impulsen an die Muskulatur beantwortet werden.
- **Peristaltische Wellen** (auch → Kap. 15.9.2) zur Fortbewegung des Darminhalts in Richtung Dickdarm.

15.13.5 Erkrankungen des Dünndarms

Enteritis

Die **Enteritis** ist eine Entzündung der Darmwand des Dünndarms, die oftmals von einer Entzündung der Magenschleimhaut begleitet und dann auch als **Gastroenteritis** (→ Kap. 15.12.7) bezeichnet wird. Nur wenn sie isoliert auf den Dünndarm begrenzt ist, wird von Enteritis oder auch von **Enterokolitis** gesprochen, bei der als klinisches Symptom der Durchfall im Vordergrund steht.

Eine Enteritis entsteht durch Toxine aus Pilzen, Bakterien oder verdorbenen Nahrungsmitteln. Diese lösen großflächige Entzündungen des Dünndarms aus.

Hauptsymptom ist die Diarrhö, hinter der aber auch viele andere Erkrankungen stecken können. Größtes Problem bei andauernden Durchfällen ist der Flüssigkeits- und Elektrolytverlust bis hin zu Verschiebungen des Säure-Basen-Gleichgewichts. Diese äußern sich in Abgeschlagenheit, Antriebslosigkeit, typischen Wadenkrämpfen bis hin zu deutlichen Exsikkosezeichen.

KRANKHEIT/SYMPTOM

Glutenunverträglichkeit

Die **Glutenunverträglichkeit** (auch **Zöliakie** oder **Sprue** genannt) ist eine Nahrungsmittelunverträglichkeit auf das Eiweiß Gluten, das in Weizen, Roggen und Gerste vorkommt. Diese führt auch zu einer entzündlichen Schädigung des Dünndarmepithels mit einer daraus folgenden Resorptionsstörung, die auf dem Boden einer Autoimmunerkrankung entsteht. Betroffene sind gezwungen, nach der Diagnose lebenslang auf Getreideprodukte zu verzichten, vom Brot, über die Pizza und Pasta bis hin zum Weizen- oder sonstigem Bier.

Chronisch-entzündliche Darmerkrankungen

Morbus Crohn

Morbus Crohn (auch als Crohn-Krankheit oder als **Enteritis regionalis** bezeichnet) ist eine schubweise verlaufende chronische Entzündung der unteren, in seltenen Fällen auch der oberen Darmabschnitte des Dünndarms. Sind die oberen Darmabschnitte betroffen, ist ein Übergreifen auf das Kolon möglich. Die Entzündung kann dabei alle Wandschichten einschließen. Die Krankheit tritt vor allem bei jungen Menschen im Alter zwischen dem 20. und 40. Lebensjahr auf.

Ursächlich in Betracht kommen Infektionen durch Bakterien oder Viren oder eine Autoimmunreaktion mit gesteigerter Aktivität der T-Helferzellen. Meist ist eine familiäre Häufung feststellbar.

Folge ist eine Gewebsschädigung durch alle Darmschichten mit erosiven Veränderungen bis zur Ulzeration oder kompletten Nekrose der betroffenen Darmregion.

Morbus Crohn verläuft in Schüben, deren Intensität äußerst unterschiedlich sein kann. Den Schüben folgen Phasen ohne Symptome, sog. **Remissionen**. Eine Abschätzung für den Verlauf der Krankheit kann nicht abgegeben werden, da sie individuell sehr unterschiedlich auftritt. Einige Patienten haben längere Remissionsphasen, andere dagegen sehr kurze Abstände zwischen den einzelnen Schüben. Auch die Intensität der Schübe variiert deutlich und kann sogar Darmstenosen oder entzündliche Veränderungen des Afters mit Fisteln und Fissuren sowie extraintestinale Manifestationen hervorrufen (→ Abb. 15.33). Patienten mit Morbus Crohn haben ein erhöhtes Risiko an Darmkrebs zu erkranken und daran zu versterben. Das Risiko nimmt deutlich zu, je früher die Erkrankung im Leben auftritt.

Colitis ulcerosa

Diese Erkrankung ist in ihrer Ätiologie und Pathogenese dem Morbus Crohn sehr ähnlich. Bei ihr ist im Gegensatz zum Morbus Crohn immer eine Rektumbeteiligung nachweisbar. Durchfälle treten wesentlich häufiger am Tag auf als beim Morbus Crohn und verlaufen blutig-schleimig. Die Anzahl der Durchfälle pro Tag definiert die Stärke des Schubs. Als Therapieoption bleibt ein diätisches Vorgehen mit dem Ziel, den funktionell gestörten Darm ruhigzustellen. Dies erfolgt am ehesten durch ballaststoffarme bzw. -freie Kost oder unter künstlicher Ernährung. Auch bei der Colitis besteht ein erhöhtes Risiko für Darmkrebs.

15.13.6 Gastrointestinale Blutungen

Gastrointestinale Blutungen (GI-Blutungen) sind arterielle oder venöse Blutungen aus dem Magen- und Darmtrakt, wobei nach Lokalisation obere und untere GI-Blutungen unterschieden werden. Mit etwa 85 % der Fälle ist die obere GI-Blutung die deutlich häufigere als die mit einer etwa 15 % Häufigkeit vorkommende untere GI-Blutung.

MERKE

Obere und untere GI-Blutung

Wichtige Grenze, die zwischen oberer und unterer GI-Blutung unterscheidet, ist die **Flexura duodenojejunalis** (→ Abb. 15.29), auch als Zwölffingerdarm-Leerdarm-Biegung oder Treitz-Flexur bezeichnet. Eine Blutung oberhalb der Treitz-Flexur wird als obere GI-, eine Blutungsquelle darunter als untere GI-Blutung bezeichnet.

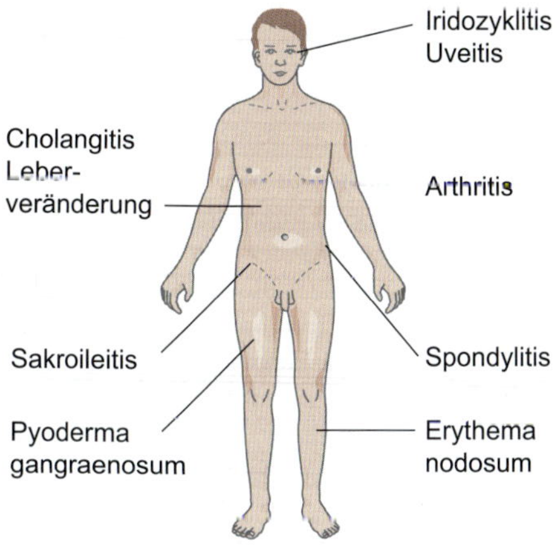

Abb. 15.33 Extraintestinale Manifestationen von chronisch-entzündlichen Darmerkrankungen [L157, L143]

Eine andere Möglichkeit der Unterscheidung bietet die **Beimengung von Blut** in Erbrochenem oder im Stuhlgang. Kommt es beim Erbrechen zu rotem Bluterbrechen, so liegt die Blutungsquelle in der Speiseröhre. Ist das Erbrochene schwarz, teils koaguliert oder kaffeesatzartig, so kommt das Blut aus dem Magen.

Ist der **Stuhlgang** schwarz gefärbt, so hat die Magensäure im Magen oder bei Übergabe des sauren Magenbreis in den Zwölffingerdarm das Blut hämatinisiert. Die Blutungsquelle liegt also im Magen oder Zwölffingerdarm. Besonders bei massiven oberen GI-Blutungen, bei denen arterielle Anteile für eine große Blutungsmenge sorgen, kann eine Hämatochezie (Absetzen von dunkelroten Blutkoageln) in ganz seltenen Fällen auch hier auftreten.

Ist der Stuhlgang dunkelrot gefärbt, so kann die Blutung im Dünndarm vermutet werden; bei hellroter Blutanhaftung am Stuhl stammt es von einer Blutungsquelle im Dickdarm oder aus Hämorrhoiden.

Obere gastrointestinale Blutung

Häufige Blutungsquellen der oberen GI-Blutung sind Ösophagusvarizen, Refluxösophagitis, Ulzera des Magens und des Zwölffingerdarms oder Karzinome, die sich im Ösophagus oder im Magen befinden. Auch die Mallory-Weiss-Blutung und das Boerhaave-Syndrom (→ Kap. 15.11.3) können ursächlich sein.

Die Symptomatik ist oft klassisch. Es kommt zum Erbrechen mit Blutbeimengungen oder kaffeesatzartigem Erbrechen, begleitet von Oberbauchschmerzen.

Risikofaktoren sind *Helicobacter pylori*, höheres Lebensalter, Alkoholkonsum, NSAR-Einnahme und bestimmte Begleiterkrankungen.

Untere gastrointestinale Blutung

Vor allem die Darmerkrankungen aus dem entzündlichen Formenkreis wie Morbus Crohn und Colitis ulcerosa können nach Ulzeration zur **unteren GI-Blutung** führen. Polypen, Kolondivertikel sowie Kolon- und Rektumkarzinome stellen ebenfalls mögliche Blutungsquellen dar.

KRANKHEIT/SYMPTOM

GI-Blutungen

- Ursachen vielfältig, meist Ulcus-, Varizen-, Tumor- oder Hämorriden-Erkrankungen
- Unterteilung in **obere und untere GI-Blutung:**
  - Bluterbrechen oder kaffeesatzartiges Erbrechen → obere GI-Blutung
  - Teerstuhl, dunkelroter Stuhl oder Blut am Stuhl → untere GI-Blutung
- Monitoring: AF, SpO_2, RR, 3-Kanal-EKG
- Basismaßnahmen und Lagerung: Lagerung nach Zustand des Patienten bzw. nach Wunsch, bei Bauchschmerzen ggf. Knierolle
- Erweiterte Maßnahmen: Aspirationsschutz bei Vigilanzminderung, i. v.–Zugang und Gabe einer balancierten kristalloiden Vollelektrolytlösung, ggf. permissive Hypotension. Schlucken von Blut führt zu Brechreiz.

IM FOKUS

Dünndarm

Der Dünndarm besteht aus drei Abschnitten:
- Zwölffingerdarm **(Duodenum)**
- Leerdarm **(Jejunum)**
- Krummdarm **(Ileum)**

Eine Entzündung der Darmwand des Dünndarms wird als **Enteritis** bezeichnet.
Morbus Crohn ist eine schubweise verlaufende chronische Entzündung der unteren Darmabschnitte.
Gastrointestinale Blutungen (GI-Blutungen) sind arterielle oder venöse Blutungen aus dem Magen- und Darmtrakt, wobei nach Lokalisation obere und untere GI-Blutungen unterschieden werden.

15.14 Pankreassaft und Galle, Gallenwege und Gallenblase

Zur abschließenden Verdauung des Speisebreies werden Galle- und Pankreassaft benötigt, die im Duodenum dem Darminhalt beigemischt werden. Die sie bildenden Organe sind die **Leber** und die Bauchspeicheldrüse **(Pankreas).**

Diese beiden Organe sind in → Kap. 15.17 und → Kap. 15.18 ausführlich beschrieben. Hier soll nur die Funktion ihrer Säfte für Verdauung und Resorption erläutert werden.

15.14.1 Pankreassaft

Pro Tag werden vom Pankreas etwa 1,5 l Sekret gebildet und dem Dünndarminhalt beigemischt. Der den Magen verlassende Speisebrei ist nach seiner Durchmischung mit dem Magensaft stark sauer und muss im Dünndarm wieder neutralisiert werden. Dies ist wichtig, weil die Enzyme des Pankreassaftes bei saurem pH-Wert ihre Spaltfunktion nicht erfüllen können. Dazu trägt der bikarbonatreiche Pankreassaft zusammen mit den alkalischen Sekreten der Leber und des Darmsaftes maßgeblich bei.

Pankreasenzyme

Das Pankreas stellt zahlreiche Enzyme her, die für die endgültige Spaltung sowohl der Eiweiße als auch der Kohlenhydrate und Fette notwendig sind.

Die wichtigsten eiweißspaltenden Enzyme sind **Trypsin** und **Chymotrypsin,** die als inaktive Vorstufen – ähnlich den Pepsinogenen des Magens – als Trypsinogen und Chymotrypsinogen abgesondert werden; dadurch wird eine Selbstverdauung des Pankreas verhindert (→ Abb. 15.34). Erst im Dünndarm werden diese inaktiven Vorstufen in die aktiven Enzyme überführt. Dabei wird das Trypsinogen von der **Enteropeptidase,** einem Enzym, das in der Dünndarmschleimhaut gebildet wird, in das aktive Trypsin umgewandelt. Trypsin ist nun in der Lage, sowohl seine eigene Vorstufe als auch Chymotrypsinogen in die aktive Form zu überführen. Die aktiven Enzyme spalten Peptidbindungen innerhalb des Eiweißmoleküls auf, wodurch wiederum kleinere Peptide entstehen.

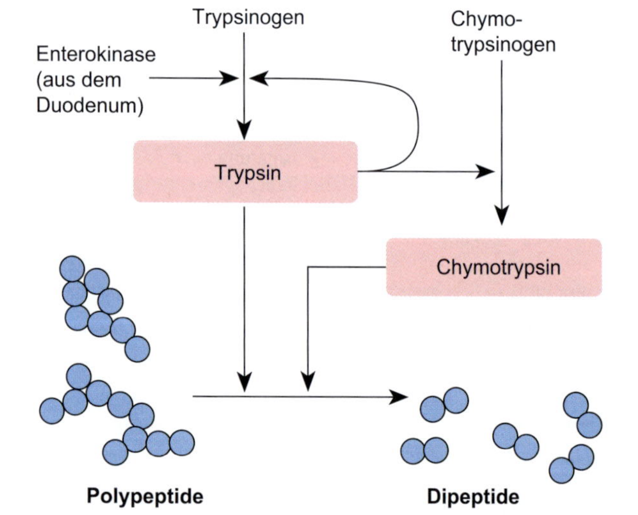

Abb. 15.34 Eiweißspaltung durch die Pankreasenzyme [L190]

Ein weiteres Enzym des Pankreassafts ist die **Carboxypeptidase.** Sie spaltet einzelne Aminosäuren vom Carboxylende der Peptide ab, die dann resorptionsfähig sind.

Die Kohlenhydratverdauung wird vom Pankreasenzym **Alpha-Amylase** unterstützt, das pflanzliche Stärke bis zum Zweifachzucker Maltose spaltet. Das wichtigste von der Bauchspeicheldrüse produzierte Enzym zur Fettverdauung ist die **Lipase,** die von den Neutralfetten (Triglyzeriden) Fettsäuren abspaltet.

15.14.2 Galle

Pro Tag werden von der Leber kontinuierlich etwa 0,5 l einer gelbbraunen Flüssigkeit, der **Galle,** gebildet, die über den Gallengang in das Duodenum abgegeben wird. Wird keine Galle zur Verdauung benötigt, so ist der Schließmuskel an der Mündungsstelle in das Duodenum (M. sphincter Oddi) verschlossen. Dadurch staut sich die Galle zurück und gelangt über einen Verbindungsgang zur **Gallenblase** (→ Abb. 15.36). Hier wird sie durch Wasserrückresorption auf eine Menge von etwa 50–80 ml (Blasengalle) eingedickt und bei Bedarf durch Kontraktionen der Muskelwand der Gallenblase portionsweise in das Duodenum abgegeben.

Zusammensetzung der Galle

Die Galle besteht – neben Wasser und Elektrolyten – aus Bilirubin, Gallensäuren, Cholesterin, Lezithin und anderen körpereigenen und -fremden Substanzen, z. B. Hormonen, Medikamenten und jodhaltigen Kontrastmitteln. Letztere ermöglichen eine Darstellung von Gallenwegen und Gallenblase im Röntgenbild.

Funktion der Galle bei der Fettverdauung

Für die Fettverdauung und -resorption sind zwei Inhaltsstoffe der Galle von großer Bedeutung:

- Gallensäuren (z. B. Cholsäure und Chenodesoxicholsäure)
- Lezithin und andere Phospholipide

Die **Gallensäuren** werden in der Leber aus **Cholesterin** gebildet (→ Abb. 15.35). Sie setzen die Oberflächenspannung zwischen Fetten und Wasser herab und ermöglichen damit eine sehr feine Verteilung der Fette im Dünndarminhalt. Diese Emulgierung gelingt den Gallensäuren dadurch, dass sie gleichzeitig lipo- und hydrophile Eigenschaften besitzen, sich also leicht sowohl mit Wasser als auch mit Fetten verbinden.

Im Dünndarm ballen sich die Fettpartikel mit den Gallensäuren spontan zu kleinsten Partikeln, den sog. Mizellen, zusammen, die den fettspaltenden Lipasen eine gute Angriffsmöglichkeit zur Spaltung bieten. Außerdem stellen diese Mizellen den notwendigen Kontakt zur Darmschleimhaut her, sodass die in ihnen gelösten Fettbestandteile von der Dünndarmschleimhaut aufgenommen werden können.

Lezithin als wichtigstes Phospholipid ist mit seinen hydro- und lipophilen Eigenschaften ebenfalls eine lösungsvermittelnde Substanz und trägt zur Emulgierung der Fette bei.

15.14.3 Gallenwege

Die aus der Leber kommenden beiden Gallengänge **(Ductus hepaticus dexter** und **sinister)** vereinigen sich an der Leberpforte zu einem gemeinsamen Gang, dem **Ductus hepaticus communis** (→ Abb. 15.36) Aus diesem geht nach kurzer Strecke und in spitzem Winkel der **Ductus cysticus** (Gallenblasengang) ab, der die Verbindung zur Gallenblase herstellt. Nach dem Abgang des Ductus cysticus wird der eigentliche Gallengang nun als **Ductus choledochus** bezeichnet. Dieser 6–8 cm

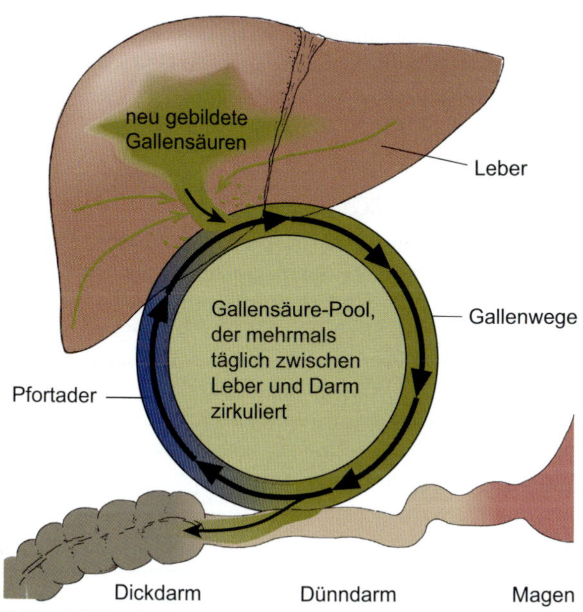

Abb. 15.35 Enterohepatischer Kreislauf. Über 90 % der Gallensäuren, die täglich über die Gallenwege in den Darm gelangen, werden „recycelt" (zurückgewonnen) und der Leber wieder zugeführt. Nur etwa 10 % werden über den Stuhl ausgeschieden. [L190]

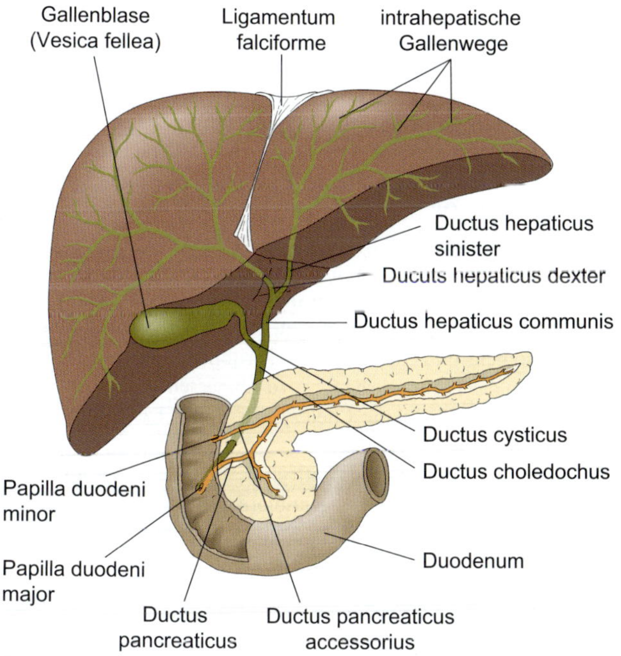

Abb. 15.36 Verlauf von Gallenwegen und Pankreasgang. Meist münden Ductus choledochus und Ductus pancreaticus gemeinsam in das Duodenum. Manchmal existiert ein zweiter Ausführungsgang (Ductus pancreaticus accessorius) mit eigenem Abfluss in das Duodenum (Papilla duodeni minor). [L190]

lange Gang steigt hinter dem Duodenum ab, durchquert den Pankreaskopf und mündet in der Regel gemeinsam mit dem Ausführungsgang des Pankreas (Ductus pancreaticus) in die **Papille** (Papilla duodeni major) des Zwölffingerdarms.

Der Schließmuskel (M. sphincter Oddi) an der Papille sorgt dafür, dass die Galle, die nicht zur Verdauung benötigt wird, über den Ductus choledochus und den Ductus cysticus in die Gallenblase zurückgestaut wird. Die beschriebene anatomische Situation macht verständlich, warum es bei Schwellungen des Pankreaskopfes (z. B. beim Pankreaskarzinom) zum Gallenaufstau und damit zur **Gelbsucht** (Ikterus, → Kap. 15.18.3) kommt.

15.14.4 Gallenblase

Die birnenförmige **Gallenblase** (Vesica fellea) liegt an der Eingeweidefläche („Unterseite") der Leber und ist dort mit deren bindegewebiger Kapsel verwachsen. Sie ist etwa 8–11 cm lang, 3–4 cm dick und besitzt ein Volumen von 30–60 ml.

An der Gallenblase werden unterschieden:

- Gallenblasenhals, an dem der Ductus cysticus einmündet
- Gallenblasenkörper, der den Hauptteil der Gallenblase ausmacht
- Gallenblasengrund (Fundus)

Die innenliegende Schleimhaut der Gallenblase besteht aus einem hohen Zylinderepithel, dessen lumenwärts gerichtete Zellen kleine Ausstülpungen (Mikrovilli) besitzen (→ Abb. 15.37). Diese **Mikrovilli** resorbieren Wasser aus der Galle, wodurch die in der Gallenblase befindliche Galle stark eingedickt (konzentriert) wird. Dies geschieht vor allem über einen aktiven Transport von Elektrolyten (Natrium, Chlor) durch die Schleimhaut der Gallenblase in die Blutgefäße der Gallenblasenwand, wobei das Wasser aus osmotischen Gründen den Elektrolyten in gleicher Richtung folgt.

Unter dem Zylinderepithel der Gallenblase liegt eine Schicht dehnbarer glatter Muskulatur. Wird Galle im Dünndarm benötigt, so kontrahiert die Muskelschicht und die Galle wird über den Ductus cysticus und Ductus choledochus in das Duodenum abgegeben, wobei der Schließmuskel an der Mündungsstelle (M. sphincter Oddi) reflektorisch erschlafft.

Gallensteine

Bei manchen Menschen entstehen aus den in der Galle gelösten Salzen **Steine** (Konkremente), manchmal klein wie Brillantsplitter, manchmal so groß wie Murmeln (→ Abb. 15.38).

Besonders häufig treten Gallensteine bei Überernährung, Diabetes oder erhöhten Blutfettwerten auf. Es kommt dann in der Galle zu einem Missverhältnis zwischen schlecht wasserlöslichen Bestandteilen, z. B. dem Cholesterin, und den lösungsvermittelnden Gallensäuren mit

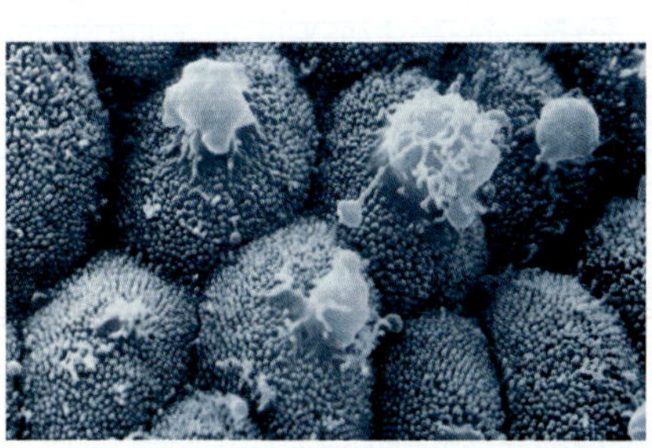

Abb. 15.37 Gallenblasenepithel im Rasterelektronenmikroskop. Die Zellen des Gallenblasenepithels sind neben der Resorption auch zur Sekretion befähigt. Man erkennt einzelne, mit Mikrovilli überzogene Epithelzellen, die zähen, die Oberfläche schützenden Schleim abgeben. [C160]

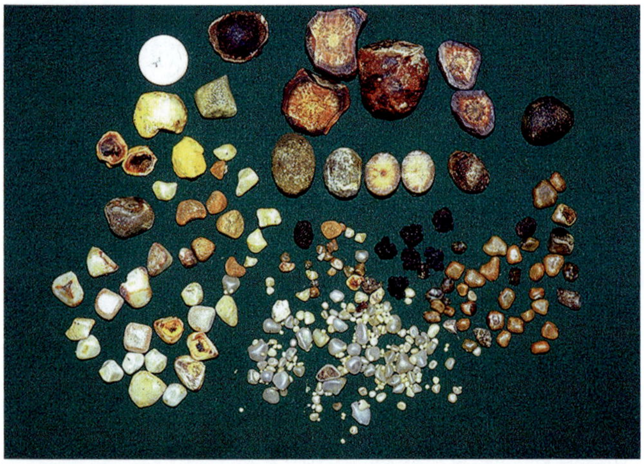

Abb. 15.38 Verschiedene Gallensteine. Man erkennt hellgelbe kugelig-ovale Cholesterinsteine, kleine schwarze Bilirubinsteine und gemischte Steine, die den größten Anteil aller Gallensteine ausmachen. Entsprechend ihrer Zusammensetzung aus Cholesterin, Bilirubin und Kalk unterscheiden sie sich in Form, Farbe und Festigkeit. [T173]

der Folge, dass steinartige Gebilde in Gallenblase oder Gallenwegen auskristallisieren. Das **Gallensteinleiden** (Cholelithiasis) ist die bei Weitem häufigste Erkrankung des rechten Oberbauchs. 70 % der Betroffenen haben aber keine oder nur geringe Beschwerden, z. B. ein Druckgefühl im Oberbauch, typischerweise nach Aufnahme fettreicher und blähender Nahrungsmittel.

Gallensteine können zu unangenehmen, schmerzhaften Problemen werden, verlaufen aber zu einem großen Prozentsatz symptomfrei. Vor allem Frauen sind hiervon häufig betroffen, weswegen man bei der Prädisposition von der **Fünf-F-Regel** spricht (**F**emale = weiblich; **F**air = blond; **F**at = übergewichtig; **F**orty = über 40; **F**ertile = fruchtbar).

Zwei Begriffe sollte man sich hierbei unterscheidend merken, welche die Lokalisation der Steine näher beschreiben (→ Abb. 15.36):

- **Cholezystolithiasis:** Stein sitzt in der Gallenblase
- **Choledocholithiasis:** Stein sitzt im Ductus choledochus

Gallenkolik

Starke Beschwerden treten erst dann auf, wenn es durch Einklemmung eines Steins zu einer **Gallenkolik** oder einer Entzündung der Gallenblase kommt, was oftmals mit positivem Murphy-Zeichen einhergeht.

MERKE

Zur Prüfung des **Murphy-Zeichens** wird der rechte Oberbauch am Unterrand des Rippenbogens mit mehreren Fingern palpiert und der Patient aufgefordert, tief einzuatmen. Nimmt der Schmerz während der Einatmung so stark zu, dass der Patient die Einatmung abbrechen muss, ist das **Murphy-Zeichen positiv.**

Bei einer reinen Gallenkolik (spasmodischer Schmerz durch Gallenstein ohne Entzündung) ist das **Murphy-Zeichen in der Regel negativ.**

Um das Galleabflusshindernis zu beseitigen, kontrahiert die glatte Muskulatur der Gallenblase verstärkt. Die dabei akut auftretende Drucksteigerung in der Gallenblase führt zum krampfartigen Kolikschmerz (→ Kap. 4.7.1) im rechten Mittel- und Oberbauch, der auch zur korrespondierenden Head-Zone am Rücken und selten auch zur rechten Schulter ausstrahlen kann (→ Abb. 8.39). Bleibt der Stein trotz der verstärkten Gallenblasenkontraktionen im Ductus choledochus hängen, so führt die Galleabflussstörung zur **Gelbsucht** (Verschlussikterus, → Kap. 15.18.3). Diese tritt bei komplettem Verschluss schon nach wenigen Stunden auf.

Bei den Diagnoseverfahren steht heute die **Sonografie** im Vordergrund. Bei **Röntgen-Kontrastmittelverfahren** wird dem Patienten intravenös ein wasserlösliches Kontrastmittel verabreicht, das über die Leber in die Galle ausgeschieden wird (Cholezysto-Cholangiografie). Ggf. wird eine endoskopisch retrograde Cholangio-Pankreatikografie (ERCP) notwendig.

Therapie der Gallenkolik

Eine Gallenkolik wird mit krampflösenden und schmerzstillenden Mitteln behandelt. Ferner ist eine Nahrungkarenz für mindestens 24 Stunden erforderlich.

Kommt es bei einem Steinträger zu einer Kolik oder Entzündung, sollte die Gallenblase operativ entfernt werden **(Cholezystektomie),** was in unkomplizierten Fällen im Rahmen der minimalinvasiven Chirurgie (MIC) auch endoskopisch möglich ist. Eine weitere nichtoperative Methode ermöglicht es, Gallensteine ähnlich wie Nierensteine durch energiereiche Ultraschallwellen zu zertrümmern.

Cholezystitis

Die Ursache einer **Cholezystitis** (Gallenblasenentzündung) sind meist Gallensteine, da diese eine durch den Gallengang aufsteigende bakterielle Infektion begünstigen. Die Symptome ähneln stark denen einer Gallenkolik, zusätzlich besteht Fieber; die Gallenblase ist oft tastbar. Die Therapie entspricht der einer Gallenkolik, wobei zusätzlich Antibiotika verabreicht werden. Eine chronische Cholezystitis ist auch Risikofaktor für die Entstehung eines **Gallenblasenkarzinoms.**

Akute Cholezystitis

Neben der bereits beschriebenen aufsteigenden Besiedelung mit *E. coli* kann ein durch einen Stein verlegter Ductus cysticus den Galleabfluss behindern, was zu einer Keimanhäufung führt. Ebenso kann es im Rahmen einer parenteralen Ernährung zum Galleaufstau kommen. Schließlich sind Patienten nach einer Papillotomie besonders gefährdet, da über die frische OP-Narbe Keime leicht in die Gallenblase aufsteigen können.

Eine Gefahr der Gallenblasenentzündung besteht vor allem in der Perforation der Gallenblase in den Bauchraum oder die Leber. Perforiert die Gallenblase in den Bauchraum, kommt es zur Ausbildung eines akuten Abdomens und einer massiven Peritonitis (→ Kap. 15.9.5). Eine Perforation in das Lebergewebe führt zu Abszessen an der Leber selbst. Diagnostisch kann die akute Cholezystitis durch Laboruntersuchung und Sonografie erkannt werden.

Therapeutisch steht neben Bettruhe und Nahrungskarenz eine Behandlung mit gallengängigen Antibiotika zur Verfügung. Bei drohender Perforation kann nur die operative Entfernung der Gallenblase (Cholezystektomie) die Gefahr abwenden.

Chronische Cholezystitis

Die chronische Verlaufsform der Cholezystitis ist Folge von Steinerkrankungen der Gallenblase, bei denen es immer wieder (rezidivierend) zu Entzündungen kommt, die nicht vollständig ausgeheilt werden. Die Entstehungsgründe sind die gleichen wie bei der akuten Form.

Symptomatisch wird die chronische Cholezystitis nur dann, wenn gerade wieder eine Entzündung vorliegt. In den chronischen Phasen ohne akute Entzündung zeigen sich nur unspezifische Symptome durch Völle- oder Druckgefühl im rechten Oberbauch.

Die Therapie liegt wegen der chronischen Umbauvorgänge in der Gallenblase und zur Vermeidung weiterer Rezidiventzündungen in der Entfernung der Gallenblase, vor allem auch wegen der andauernden Entzündungen, die das Risiko für einen Gallenblasentumor stark ansteigen lassen.

Cholangitis

Die Cholangitis kann wie die Cholezystitis akut oder chronisch verlaufen und stellt eine **Entzündung der Gallengänge** durch Bakterien oder Parasiten wie Askariden oder Lamblien dar.

Die Besiedelung der Gallengänge mit Keimen oder Parasiten ist Folge einer Abflussstörung der Galle aufgrund von Steinen, Tumoren oder entzündlichen Raumforderungen. Der gestörte Galleabfluss verhindert die Selbstreinigung und ermöglicht die Keimbesiedelung.

Hauptgefahr der Cholangitis ist eine durch die Entzündung begünstigte Gewebsschwäche mit Gefahr der Perforation und Austritt von Galle in den Bauchraum oder das Lebergewebe.

Nahezu treffsicheres Symptom der Cholangitis ist die sog. **Charcot-Trias II,** die aus rechtsseitig wahrgenommenen epigastrischen Schmerzen, aufsteigendem Fieber und einem Ikterus besteht, der von einer Entfärbung des Stuhls begleitet wird. Laborchemische Untersuchungen untermauern die Verdachtsdiagnose.

Die Therapie richtet sich nach der Ursache. Bakterielle Ursachen werden antibiotisch behandelt. Es sollten begleitend Bettruhe und Nahrungskarenz folgen. Engmaschige Kontrollen der Entzündungsparameter weisen rechtzeitig auf die Gefahr der Perforation hin. Begleitend muss die Abflussstörung behoben werden.

Leben ohne Gallenblase

Man kann ohne Gallenblase sehr gut leben – unter der Voraussetzung, dass auf opulente fettreiche Mahlzeiten wegen des nicht mehr vorhandenen „Gallespeichers" verzichtet wird. Stattdessen sollte eher fettarme Nahrung in mehreren kleinen Portionen aufgenommen werden.

IM FOKUS

Pankreassaft und Galle, Gallenwege und Gallenblase

Der **Pankreassaft** ist aus den folgenden **Bestandteilen** zusammengesetzt:
- Bikarbonat
- Trypsin
- Chymotrypsin
- Carboxypeptidase
- Alpha-Amylase

Die **Galle** wird in der Leber gebildet und besteht aus Bilirubin, Gallensäuren, Cholesterin, Lezithin und anderen körpereigenen und -fremden Substanzen.

In der **Gallenblase** wird sie durch Wasserrückresorption eingedickt und durch Kontraktionen der Muskelwand portionsweise in das Duodenum abgegeben.

Die Einklemmung eines Steins in den Gallengängen führt zu einer **Gallenkolik.**

Eine Gallenblasenentzündung wird als **Cholezystitis** und eine **Entzündung der Gallengänge** als Cholangitis bezeichnet.

15.15 Resorption

Mit der im Duodenum stattfindenden Zumischung von Galle und Pankreassaft zum Speisebrei und unterstützt durch den vom Dünndarm selbst gebildeten Verdauungssaft erfolgt die abschließende Zerlegung der Nahrungsbestandteile und deren Aufnahme in den Organismus (**Resorption;** → Abb. 15.39). Diese Vorgänge beginnen im Duodenum und sind in der Regel nach Passage des Jejunums abgelaufen. Das Ileum stellt eine Resorptionsreserve dar, vor allem für Wasser und Elektrolyte. Ausnahmen sind Gallensäuren und Vitamin B_{12}, die ausschließlich im Ileum resorbiert werden.

15.15.1 Verdauung und Resorption der Eiweiße

Die im Magen unter dem Einfluss der Pepsine und der Salzsäure begonnene **Eiweißverdauung** stoppt im Dünndarm wieder, da der hier herrschende, annähernd neutrale pH-Wert die Pepsine inaktiviert. Dafür gelangen mit dem Pankreassaft die eiweißspaltenden Enzyme Trypsinogen und Chymotrypsinogen in den Dünndarm und werden dort aktiviert (→ Abb. 15.34).

Neben Trypsin und Chymotrypsin beteiligen sich weitere aus dem Pankreas stammende Enzyme an der Eiweißverdauung: Dies sind die Carboxy- und die Aminopeptidasen, welche die Eiweiße im Gegensatz zu den Endopeptidasen Trypsin und Chymotrypsin von den Enden her angehen und jeweils einzelne Aminosäuren abspalten (daher Exopeptidasen). In der Regel entstehen bei diesen Vorgängen Peptide von etwa acht Aminosäuren. Diese werden von Aminopeptidasen des Bürstensaums in Aminosäuren, Di- und Tripeptide zerlegt. Gerade die Di- und Tripeptide können rasch resorbiert werden. Für die Einzelaminosäuren

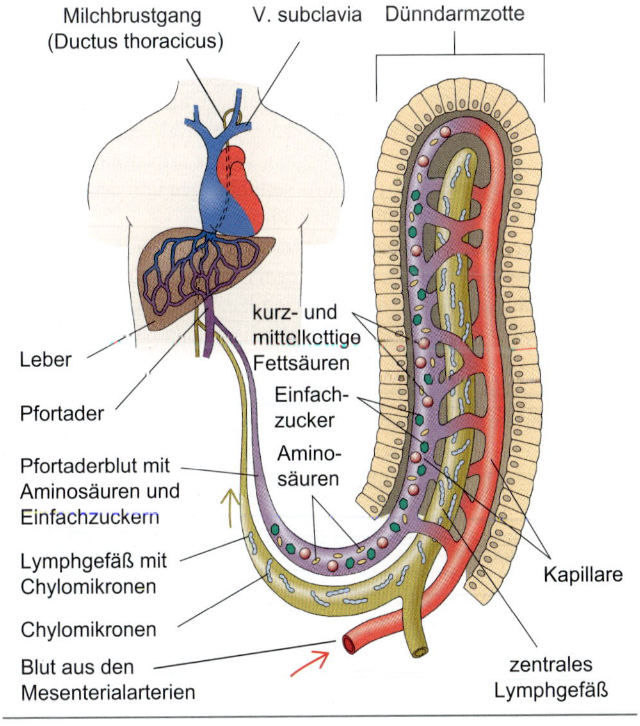

Abb. 15.39 Resorption der Nährstoffe in den Dünndarmzotten und deren Abtransport über das Pfortadersystem und über die Lymphbahnen (Ductus thoracicus). Zucker, Aminosäuren und kurz- bzw. mittelkettige Fettsäuren gelangen über das Kapillarnetz zur Pfortader und dann in die Leber. Langkettige Fettsäuren, Cholesterinester und Phospholipide werden dagegen als Chylomikronen über das Lymphsystem abtransportiert. [L190]

gibt es verschiedene aktive Transportsysteme. Neugeborene können auch noch ganze Proteine aufnehmen (z. B. IgG, → Kap. 5.3.2).

15.15.2 Verdauung und Resorption der Kohlenhydrate

Den größten Teil der in der Nahrung enthaltenen Kohlenhydrate nimmt der Mensch in Form von **Polysacchariden** wie z. B. Stärke (etwa in Kartoffeln und Reis) auf. Der enzymatische Aufschluss dieser Polysaccharide beginnt bereits im Mund durch die Alpha-Amylase der Speicheldrüsen, das **Ptyalin**. Dabei entstehen zunächst größere Polysaccharidbruchstücke (Dextrine). Im Magen stoppt dann diese begonnene Kohlenhydratverdauung wieder, da das Ptyalin durch den sauren Magensaft inaktiviert wird.

Im Duodenum erfolgt eine erneute Zugabe von Alpha-Amylase durch das Pankreas. Durch ihre Wirkung entstehen Oligosaccharide und Maltose. Im Gegensatz zu den Aminosäuren können die Kohlenhydrate nur als Monosaccharide aufgenommen werden. Daher spalten die Bürstensaumenzyme die vorhandenen Disaccharide (vor allem Maltose, Laktose und Saccharose; Enzyme jeweils mit Endung -ase) in die Monosaccharide Glukose, Galaktose und Fruktose. Die ersten beiden werden durch einen aktiven Na^+-Kotransport resorbiert, Fruktose dagegen durch erleichterte Diffusion. Aus der Zelle diffundieren alle Monosaccharide ins Blut und gelangen über die Pfortader in die Leber.

15.15.3 Verdauung und Resorption der Fette

Fette werden z. B. in Wurst, Eiern, Milch, Nüssen, Butter und Öl aufgenommen. Mit etwa 90 % bilden die **Triglyzeride** (Neutralfette) den Hauptanteil dieser Fette. Die übrigen 10 % sind Phospholipide, Cholesterin und die fettlöslichen Vitamine (A, D, E und K).

Die Spaltung der Triglyzeride beginnt bereits im sauren Milieu des Magens unter dem Einfluss der **Zungengrundlipasen.** Der größte und abschließende Teil der Fettverdauung findet im Dünndarm statt, nachdem Galle und Pankreassaft dem Speisebrei zugemischt wurden. Unter dem Einfluss der **Pankreaslipase** werden die Triglyzeride in Monoglyzeride und freie Fettsäuren gespalten. Ferner erfolgt ein teilweiser Aufschluss der Cholesterin-Fettsäure-Verbindungen und der Phospholipide durch Enzyme der Bauchspeicheldrüse.

Monoglyzeride, Fettsäuren, Cholesterin, Phospholipide und fettlösliche Vitamine lagern sich dann unter dem Einfluss der Gallensäuren zu winzigen Gebilden, den **Mizellen,** zusammen. Erst diese Mizellen können den idealen Kontakt zur Dünndarmschleimhaut herstellen, indem sie sich zwischen die Mikrovilli legen.

Die Resorption der Fette und ihrer gespaltenen Bausteine erfolgt überwiegend im Duodenum und im beginnenden Jejunum. Die kurz- und mittelkettigen Fettsäuren gelangen über Diffusionsvorgänge in die Kapillaren der Darmzotten und von dort über das Pfortadersystem zur Leber. Die größeren Fettmoleküle werden in der Epithelzelle von einer Proteinhülle umgeben. Diese Fett-Eiweiß-Tröpfchen heißen **Chylomikronen**. Die Lymphgefäße der Darmzotten leiten die Chylomikronen über größere Lymphgefäße und den **Milchbrustgang** (Ductus thoracicus, → Abb. 15.39, → Abb. 11.22) an der Leber vorbei in den Blutkreislauf.

15.15.4 Resorption der Elektrolyte

Die im Darm befindlichen **Elektrolyte** (Natrium, Kalium, Magnesium, Chlor) stammen hauptsächlich aus den in den Darm abgegebenen Verdauungssäften und nur zum kleineren Teil aus der aufgenommenen Nahrung und Getränken. Sie werden überwiegend im Bereich des Jejunums teils aktiv, teils passiv rückresorbiert. Den rückresorbierten Elektrolyten folgt Wasser passiv nach.

15.15.5 Resorption der Vitamine

Die **fettlöslichen Vitamine** A, D, E, K sind nur über die Mizellenbildung in Gegenwart anderer Fette resorbierbar.

Die meisten **wasserlöslichen Vitamine,** z. B. die B-Vitamine und das Vitamin C, werden über passive Diffusion resorbiert. Vitamin B_{12} kann allerdings wie erwähnt nur mit dem vom Magen produzierten Intrinsic Factor, mit dem es sich verbindet, im Ileum aufgenommen werden (→ Kap. 15.12.4).

15.15.6 Resorption der Nukleinsäuren

Die Nukleinsäuren (**DNA** und **RNA**) werden durch Enzyme des Pankreas (DNasen und RNasen) zu den entsprechenden Nukleotiden hydrolysiert. Die Nukleotide werden im Bereich des Bürstensaums durch weitere Enzyme in die kleineren Baueinheiten zerlegt (Nukleoside, Basen, Zucker) und im Jejunum resorbiert.

IM FOKUS

Resorption

Die **Resorption der Nährstoffe** erfolgt im Darm zwischen Duodenum und Jejunum.
Eiweiße werden durch Enzyme in Di- bzw. Tripeptide zerlegt und können in dieser Form resorbiert werden.
Kohlenhydrate können nur als Monosaccharide in den Körper aufgenommen werden.
Fettsäuren lagern sich unter dem Einfluss von Gallensäuren zu **Mizellen** zusammen und werden so resorbiert.
Größere Fettmoleküle werden in einer Proteinhülle als sog. **Chylomikronen** resorbiert.
Fettlösliche Vitamine (A, D, E, K) werden durch Mizellenbildung in Gegenwart anderer Fette resorbierbar.
Wasserlösliche Vitamine werden durch passive Diffusion resorbiert.
Nukleinsäuren werden durch Enzyme des Pankreas zu Nukleotiden hydrolysiert.

15.16 Dickdarm und Rektum

Der **Dickdarm** und das sich anschließende **Rektum** (Mastdarm) bilden den letzten Abschnitt des Verdauungsrohrs (→ Abb. 15.29). Sie sind zusammen etwa 1,5 m lang. Da Verdauung und Resorption der Nährstoffe im Dünndarm bereits abgeschlossen sind, muss der Dickdarm vor allem noch Wasser und Elektrolyte rückresorbieren. Hierdurch wird der Darminhalt auf eine Ausscheidungsmenge von etwa 150–200 ml pro Tag eingedickt und nach Speicherung im Rektum als halbfester **Stuhl** (Kot, Fäzes) schließlich über den After ausgeschieden.

Der Dickdarm ist im Unterschied zum Dünndarm reichlich mit Bakterien (vorwiegend Anaerobier, aber auch *Escherichia coli* und andere Stäbchenbakterien) besiedelt, die alle für den Menschen unverdauliche Nahrungsreste durch Gärungs- und Fäulnisvorgänge weiter abbauen.

Der Dickdarm besitzt mit einer durchschnittlichen Weite von 7 cm einen wesentlich größeren Durchmesser als der Dünndarm. Man unterscheidet folgende Abschnitte, die ohne deutliche Begrenzung ineinander übergehen:

- **Blinddarm** (Caecum) mit dem **Wurmfortsatz** (Appendix vermiformis)

- **Kolon** (Grimmdarm) mit seinen vier Abschnitten **Colon ascendens** (aufsteigender Grimmdarm), **Colon transversum** (querverlaufender Grimmdarm), **Colon descendens** (absteigender Grimmdarm) und **Colon sigmoideum** (S-förmiger Grimmdarm, kurz **Sigma** oder Sigmoid)

Der Aufbau der Dickdarmwand entspricht dem des übrigen Verdauungstrakts (→ Abb. 15.12), zeigt aber einige Besonderheiten.

15.16.1 Dickdarmschleimhaut

An der Dickdarmschleimhaut findet man keine Zotten mehr, sondern ausschließlich besonders tiefe Einstülpungen, die Dickdarmkrypten (→ Abb. 15.40). Das einschichtige Kryptenepithel besteht vorwiegend aus schleimbildenden Becherzellen, deren Schleim die Dickdarmschleimhaut gegenüber dem sich zunehmend verfestigenden Stuhl gleitfähig hält. An den Kryptenübergängen finden sich neben den Becherzellen zusätzlich resorbierende Epithelzellen, die zum Darmlumen hin einen Bürstensaum (Mikrovilli) besitzen. Hier erfolgt die Rückresorption von Wasser und Elektrolyten.

15.16.2 Bauchfellüberzug des Dickdarms

Blinddarm, Colon transversum und Sigma sind vollständig von Serosa überzogen und nur über ein dünnes Aufhängeband, das **Mesokolon** (Dickdarmgekröse), elastisch mit der hinteren Bauchwand verbunden (→ Abb. 15.41). Über dieses Mesokolon wird der Dickdarm mit Blut- und Lymphgefäßen sowie Nerven versorgt. Diese Abschnitte liegen intraperitoneal und sind somit gut beweglich (→ Kap. 15.9.5).

Im Gegensatz dazu sind Colon ascendens und descendens nur an ihrer Vorderseite von Bauchfell überzogen und an ihrer Hinterseite fest mit der hinteren bzw. seitlichen Leibeswand verwachsen. Sie liegen somit retroperitoneal und sind im Bauchraum nicht beweglich.

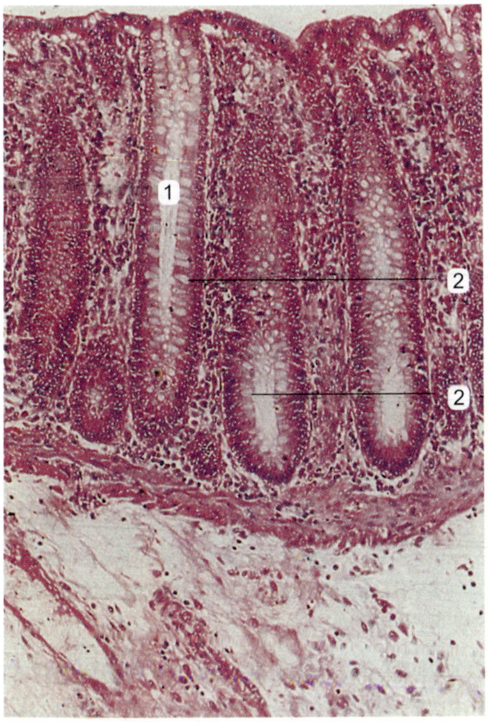

Abb. 15.40 Histologischer Schnitt durch die Dickdarmschleimhaut. Typischerweise finden sich nur Krypten (1) und keine Zotten. Als ovale Aufhellungen erkennt man im Epithel die Becherzellen (2). [X141]

15.16.3 Blinddarm und Appendix

Der erste, vor der rechten Darmbeinschaufel gelegene Abschnitt des Dickdarms ist der **Blinddarm** (Caecum; → Abb. 15.41). Er stellt den weitesten, aber mit nur 6–8 cm Länge auch kürzesten Dickdarmabschnitt dar. In den Blinddarm stülpt sich von links her in einem nahezu rechten Winkel das Dünndarmende, das terminale Ileum, ein. An der Einmündungsstelle entstehen zwei Schleimhautfalten, die als **Ileozökalklappe** (Valva ileocaecalis) bezeichnet werden. Diese Klappe lässt in periodischen Abständen Dünndarminhalt in den Dickdarm übertreten. Ein Rückfluss ist normalerweise ausgeschlossen, da die Ileozäkalklappe als Ventil wirkt.

Am unteren Ende des Blinddarms hängt als wurmförmiges Anhangsgebilde der **Wurmfortsatz** (Appendix vermiformis). Seine Schleimhaut ist ähnlich aufgebaut wie die des Dickdarms; in die Wand sind jedoch zahlreiche Lymphfollikel eingelagert, die insbesondere im Kindesalter der Infektabwehr dienen. Die Länge des etwa 1 cm dicken Wurmfortsatzes variiert erheblich (2–25 cm), durchschnittlich ist er etwa 10 cm lang. Klinisch bedeutsam ist die große Variabilität seiner Lage, wodurch die Diagnose einer Entzündung des Wurmfortsatzes (Appendizitis) unter Umständen erheblich erschwert wird.

Appendizitis

Die **Appendizitis** wird im Volksmund auch Blinddarmentzündung genannt – korrekterweise muss man aber von einer Entzündung des Wurmfortsatzes sprechen. Sie ist die häufigste akute Baucherkrankung und betrifft insbesondere Kinder und Jugendliche. Da der Wurmfortsatz eine Sackgasse für den Speisebrei bildet, können sich Keime, die in diesem Darmabschnitt im Speisebrei zu finden sind, leicht ausbreiten.

Die Diagnose kann schwierig sein, weil nur etwa die Hälfte der Patienten die folgende klassische Symptomenfolge zeigt:

- Appetitlosigkeit; Übelkeit und Erbrechen
- Zunächst ziehende, mitunter kolikartige Schmerzen in der Nabelgegend oder im Oberbauch
- Nach einigen Stunden Wanderung des nun kontinuierlichen Schmerzes in den rechten Unterbauch

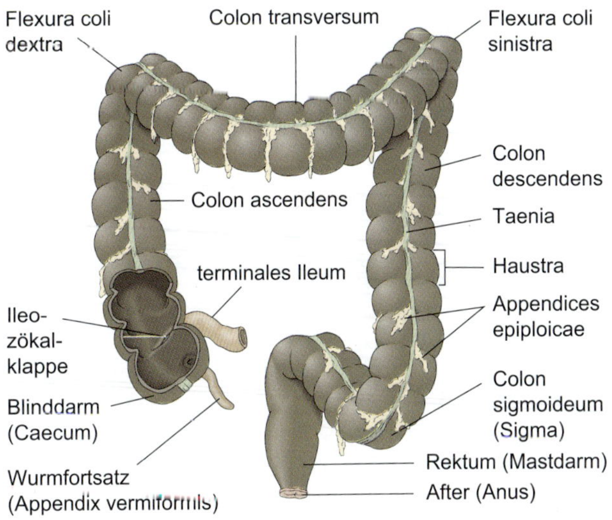

Abb. 15.41 Dickdarm (Caecum und Kolon) und Rektum in der Vorderansicht. Man erkennt eine der drei Tänien, die durch Bündelung der Längsmuskulatur entstanden sind. Außerdem sind die Haustren zu sehen, die durch Einschnürungen der Ringmuskulatur gebildet werden. [L190]

- Mäßiges Fieber bis 39 °C mit deutlich vergrößerter Temperaturdifferenz bei rektaler und axillärer Messung, die normalerweise ca. 0,5 °C beträgt

Bei der körperlichen Untersuchung gibt es verschiedene Druck- und Schmerzpunkte am Abdomen (→ Tab. 15.5 und → Abb. 15.42).

Die Therapie der Appendizitis besteht in einer frühzeitigen operativen Entfernung des Wurmfortsatzes, der **Appendektomie**. Ansonsten droht durch die entzündliche Schwellung und unter Umständen spätere Eiterbildung und Gewebsnekrose (Absterben von Gewebe) eine Überdehnung und damit ein Platzen (Perforation) des Wurmfortsatzes. Folge der Perforation ist meist eine Peritonitis (→ Kap. 15.9.5).

KRANKHEIT/SYMPTOM

Appendizitis

- Symptome: Zunächst ziehender, ggf. kolikartiger Schmerz diffus lokalisiert, später eindeutig rechter Unterbauch, Übelkeit, Erbrechen, Fieber
- Basismaßnahmen: Monitoring von RR, SpO_2, EKG, Temperatur
- Lagerung: Mit Knierolle oder nach Wunsch
- Erweiterte Maßnahmen: i.v.-Zugang, Laborblutabnahme

15.16.4 Kolon

An den Blinddarm schließt sich als nächster Dickdarmabschnitt das **Colon ascendens** (aufsteigender Grimmdarm) an (→ Abb. 15.41). Es verläuft der rechten Bauchwand anliegend nach oben bis zur Leber. Hier macht es eine scharfe Biegung (Flexura coli dextra) und verläuft dann als **Colon transversum** (querverlaufender Grimmdarm) zum linken Oberbauch in die Nähe der Milz. Hier macht das Kolon wieder einen scharfen Knick (Flexura coli sinistra) und verläuft als **Colon descendens** (absteigender Grimmdarm) an der seitlichen Bauchwand abwärts. In Höhe der linken Darmbeinschaufel löst sich das Kolon von der seitlichen Bauchwand und geht in einer S-förmigen Krümmung in das **Sigma** (Colon sigmoideum) über. Das Sigma verlässt den Bauchraum, tritt in das kleine Becken ein und geht in das **Rektum** über.

McBurney-Punkt	Druckschmerz < Loslassschmerz Verbindungslinie Nabel und Spina iliaca
Lanz-Punkt	Druckschmerz zwischen rechtem und mittleren Drittel zwischen beiden Spinae iliacae
Blumberg-Zeichen	Eindrücken der Bauchdecke im linken Unterbauch und anschließendes schnelles Loslassen führt zu starkem Schmerz im rechten Unterbauch (kontralateraler Loslassschmerz)
Rovsing-Zeichen	Schmerz im rechten Unterbauch bei Ausstreichen des quer verlaufenden Kolons von links nach rechts
Douglas-Schmerz	Schmerzen im kleinen Becken (Douglas-Raum) bei rektaler Untersuchung
Psoas-Schmerz	Schmerz im rechten Unterbauch bei Beugung des rechten Oberschenkels gegen einen Widerstand

Tab. 15.5 Schmerzpunkte und schmerzauslösende Manöver bei der Appendizitis

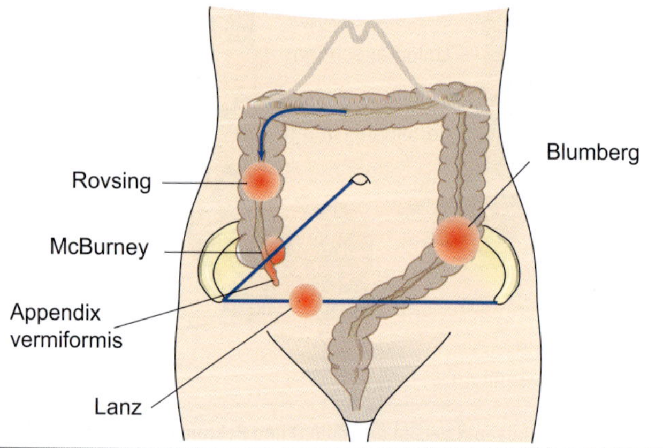

Abb. 15.42 Schmerzpunkte und schmerzauslösende Manöver bei der Appendizitis [L157]

15.16.5 Rektum

Das **Rektum** (Mastdarm) bildet den 15–20 cm langen letzten Darmabschnitt (→ Abb. 15.41). Es liegt im kleinen Becken außerhalb der Bauchhöhle und ist somit nicht mehr von Bauchfell überzogen. Im Gegensatz zum Kolon bildet die außengelegene Längsmuskulatur wieder eine rundum geschlossene Schicht. Die Kennzeichen des Dickdarms, Tänien und Haustren, sind also am Rektum nicht vorhanden. Das Rektum verläuft nicht, wie es sein Name vermuten lässt, vollkommen gerade, sondern hat wie das Sigma eine S-Form. In seinem oberen Teil folgt es der Ausbuchtung des Kreuzbeins, biegt dann in Höhe des Steißbeins nach hinten um und endet im Anus (After).

Die oberste „Etage" des Rektums bildet die Ampulla recti, kurz **Ampulle.** Sie ist der Sammelbehälter, in dem der Kot vor der Ausscheidung über Stunden (bisweilen sogar bis zu drei Tage lang) gespeichert wird.

Der **Anus** (After) ist schließlich die Öffnung, durch die der Darm an die Körperoberfläche mündet. Er wird durch zwei unterschiedliche Muskeln verschlossen:

- Den **inneren Schließmuskel** (M. sphincter ani internus), der die abschließende Verstärkung der inneren Ringmuskelschicht des Darms darstellt und nicht willkürlich beeinflusst werden kann (glatte Muskulatur).
- Den **äußeren Schließmuskel** (M. sphincter ani externus). Er gehört der quergestreiften Beckenbodenmuskulatur an und kann willkürlich kontrahiert werden.

Die Schleimhaut entspricht im oberen Abschnitt noch der Dickdarmschleimhaut, geht aber dann in die äußere Haut des Afters (mit Haaren und Talg- bzw. Schweißdrüsen) über. In der **Hämorrhoidalzone** (→ Abb. 15.43) liegt unter der Schleimhaut des Rektums ein Venengeflecht, das mit der oberen Mastdarmschlagader **(A. rectalis superior)** in Verbindung steht. Dieser **arteriovenöse Schwellkörper** trägt neben den beiden beschriebenen Muskeln maßgeblich zum Verschluss des Afters bei.

15.16.6 Transport des Dickdarminhalts

Im Dickdarm können drei Bewegungsformen unterschieden werden:

- **Segmentationen:** Sie entstehen durch rhythmische Einschnürungen der Ringmuskulatur und führen zu der oben erwähnten Haustrierung des Dickdarms. Die Segmentationen verzögern die Passage des Darminhalts, sodass Elektrolyte und Wasser resorbiert werden können. Erschlafft der kontrahierte Darmabschnitt und kontrahiert die Muskulatur an anderer Stelle, wird der Darminhalt kräftig durchmischt.
- **Propulsive Massenbewegungen:** Kontrolliert wahrscheinlich durch das vegetative Nervensystem, kommt es zuerst zu einer Erschlaffung der Darmmuskulatur und dann zu einer starken Kontraktionswelle, die den Stuhl in Richtung Darmausgang transportiert. Diese Massenbewegungen treten ungefähr 3–4-mal täglich auf, bevorzugt

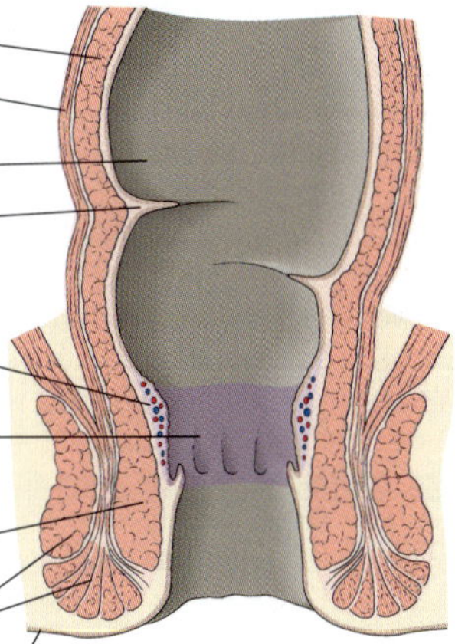

Abb. 15.43 Das Rektum im Längsschnitt. Zwischen der Ampulle und dem Anus liegt die Hämorrhoidalzone. Dort findet sich unter der Schleimhaut ein arteriovenöser Schwellkörper. [L190]

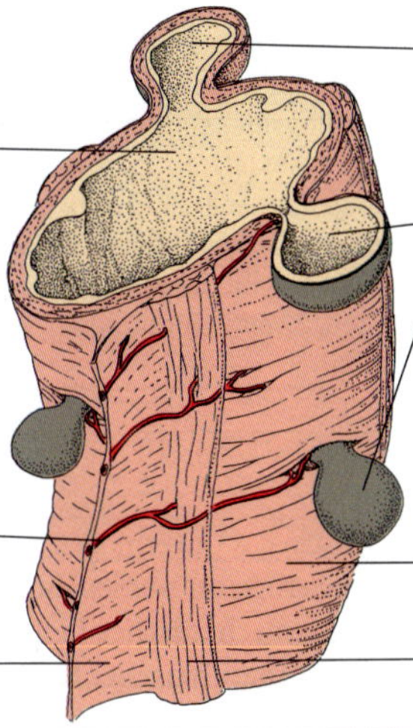

Abb. 15.44 Echte und falsche Kolondivertikel [L190]

morgens nach dem Aufstehen sowie nach den Mahlzeiten. Sie sind nicht selten mit Stuhldrang (und nachfolgender Stuhlentleerung) verbunden.

- **Peristaltische Wellen** sind im Dickdarm selten.

Die Motorik des Dickdarms wird wie in anderen Abschnitten des Verdauungsrohrs durch den zwischen der inneren Ring- und der äußeren Längsmuskulatur liegenden Nervenplexus (Plexus myentericus oder Auerbach-Plexus) gesteuert. Der Einfluss des autonomen Nervensystems modifiziert die Aktivität des Plexus: Der Parasympathikus fördert den Weitertransport des Darminhalts, während der Sympathikus den Weitertransport hemmt.

KRANKHEIT/SYMPTOM

Divertikulitis

Divertikel sind umschriebene Ausstülpungen der Wand eines Hohlorgans (→ Abb. 15.44). Sind alle Wandschichten beteiligt, spricht man von einem **echten Divertikel.** Tritt dagegen nur die Schleimhaut durch Lücken der Muskularis aus, so wird dies **falsche Divertikel** oder auch Pseudodivertikel genannt. Diese treten wesentlich häufiger auf. Divertikel können prinzipiell an allen Abschnitten des Verdauungsrohrs vorkommen.

Symptomatisch kann es zu kolikartigen Schmerzen im linken Unterbauch kommen. Die Defäkation ist durch einen Wechsel von harten und eher schleimigen Stuhlgängen, die teilweise Blutbeimengungen haben können, gekennzeichnet. Unspezifisch begleiten Völlegefühl und Meteorismus die Erkrankung. Als Ausdruck der akuten Entzündung kann Fieber auftreten. Ein linksseitig positiver McBurney unterstreicht den Verdacht.

15.16.7 Stuhlentleerung

Die **Stuhlentleerung** (Defäkation) ist ein reflexmäßig ablaufender Vorgang, der jedoch willentlich beeinflusst werden kann. Bei ausreichender Füllung der Ampulle werden dort Dehnungsrezeptoren erregt. Diese senden über afferente Nervenbahnen Impulse zum Defäkationszentrum im Sakralmark, außerdem wird im Großhirn die Empfindung „Stuhldrang" ausgelöst. Vom Defäkationszentrum werden dann parasympathische Nervenfasern erregt, die zum einen den inneren Schließmuskel erschlaffen lassen und zum anderen zur Kontraktion der äußeren Längsmuskulatur des Rektums führen. Dadurch wird der Stuhl nach außen getrieben. Eine anhaltende Kontraktion von Zwerchfell und Bauchmuskeln, die Bauchpresse (→ Kap. 14.9.4), unterstützt den Vorgang. Ein Aufschub der Stuhlentleerung über eine gewisse Zeit ist deshalb möglich, weil der äußere Schließmuskel willentlich kontrahiert und damit die Stuhlentleerung verhindert werden kann.

Die **Entleerungshäufigkeit** (Defäkationsfrequenz) ist von Mensch zu Mensch sehr unterschiedlich und bewegt sich normalerweise im Rahmen von dreimal täglichen bis zu dreimal wöchentlichen Entleerungen. Dementsprechend variiert auch die Verweildauer des Darminhalts im Rektum von 12 bis über 60 Stunden erheblich. Wegen dieser großen möglichen Zeitspanne der Defäkation versuchen manche Menschen, die Stuhlentleerung durch Pressen auszulösen, was jedoch die Entstehung von Hämorrhoiden und Fissuren begünstigt.

Stuhl

Der **Stuhl** (Kot, Faeces) ist der eingedickte und durch Bakterien zersetzte, unverdauliche Rest des Nahrungsbreis. Er besteht zu 75 % aus Wasser, der Rest setzt sich folgendermaßen zusammen:

- Unverdauliche, teilweise zersetzte Nahrungsbestandteile (vorwiegend Zellulose)
- Abgestoßene Epithelzellen der Darmschleimhaut
- Schleim
- Bakterien (pro Gramm Stuhl etwa 10 Milliarden)
- Sterkobilin, das im Darm durch Umwandlung des Gallenfarbstoffs Bilirubin gebildet wird und dem Stuhl seine eigentümliche bräunliche Farbe verleiht
- Gärungs- und Fäulnisprodukte, die bei den bakteriellen Zersetzungsvorgängen im Dickdarm entstehen und für den unangenehmen Geruch des Stuhls verantwortlich sind
- Entgiftungsprodukte: Pharmaka, Giftstoffe und deren Abbauprodukte und andere von der Leber über die Galle in den Darm abgegebene Stoffwechselprodukte

PRAXISTIPP

Die Farbe des Stuhls (normal: mittelbraun bis olivgrün) wird - abgesehen von Krankheiten - auch verändert durch manche **Nahrungsmittel:** Blattgemüse wie Spinat oder Grünkohl färben den Stuhl

grün, Heidelbeeren färben ihn blau und Rote Beete oder einige Medikamente wie z. B. Eisenpräparate rot.
Deshalb erfragen die Rettungsdienstmitarbeiter bei Farbveränderungen stets die Ernährung der letzten Tage. Helles rotes Blut im Stuhl kann durch Blutungen im Anal-, Rektum- oder Dickdarmbereich (z. B. aus Hämorrhoiden, Divertikeln oder Tumoren) bedingt sein. Durch verdautes Blut aus Blutungen im oberen Verdauungstrakt (Speiseröhre, Magen, Zwölffingerdarm) entsteht schwarzer, oft klebriger, Stuhl (Teerstuhl).

Ileus

Unter einem **Ileus** versteht man das Unvermögen des Darms, den Inhalt weiterzubefördern. Er kann verursacht werden durch:

- Mechanische Behinderung **(mechanischer Ileus)**
- Lähmung der Darmmotorik **(paralytischer Ileus)**

Dem **mechanischen Ileus** liegt eine Verlegung der Darmlichtung zugrunde, etwa durch Fremdkörper oder Tumoren, aber auch durch Kompression des Darms von außen, z. B. durch narbige Verwachsungen (Briden). Anfänglich versucht der Darm, durch kräftige Kontraktionen, die sich in kolikartigen Schmerzen äußern, das Hindernis zu überwinden. Als Ausdruck des Passagestopps kommt es zu Stuhl- und Windverhalt sowie zum Erbrechen. Wird die Passagebehinderung nicht chirurgisch behoben, entwickelt sich rasch ein lebensbedrohlicher Zustand: Der vor dem Hindernis liegende Darmabschnitt erweitert sich und es folgen massive Flüssigkeitsverluste in das Darmlumen mit der Folge einer Hypovolämie (→ Kap. 13.5.2) und Schockgefahr.

Beim **paralytischen Ileus** ist die Darmmotorik gelähmt. Hauptursachen sind eine postoperative Darmlähmung oder eine Peritonitis (→ Kap. 15.9.5). Beim paralytischen Ileus fehlt die Darmperistaltik („Totenstille im Bauch"). Ist die Darmlähmung (noch) nicht vollständig, d. h. es sind noch einzelne Darmgeräusche hörbar, nennt man diesen Zustand **Subileus**.

PRAXISTIPP

Bauchuntersuchung

Bei der Untersuchung des Bauches sollte die **Auskultation** über allen Quadranten an erster Stelle stehen, um Darmgeräusche, Peristaltik und Strömungsgeräusche zu erfassen. Danach folgt die **Perkussion** aller vier Quadranten und das Erfassen von lokalem oder generellem Berührungsschmerz und dumpfem Klopfschall. Erst hiernach erfolgt die **Palpation** der vier Quadranten, beginnend an einem schmerzarmen Quadranten mit Beurteilung der Muskelspannung, Zeichen der Peritonitis, Loslassschmerz und Druckschmerz sowie die Organbeurteilung von Leber, Galle und Milz. Würde zunächst palpiert, dann könnte bei Vorliegen eines reflektorischen Ileus die Palpation die Peristaltik wieder anregen, bevor man die Stille des Darms gehört haben kann.

Die Behandlung eines Ileus besteht im Ersatz von Flüssigkeit und Elektrolyten sowie der Druckentlastung von Magen und Dünndarm mittels Einlage von Sonden. Ein mechanischer Ileus muss meistens sofort operiert werden; beim paralytischen Ileus genügen oft konsequentes Absaugen, parenterale Ernährung, Elektrolytausgleich, medikamentöse Anregung der Darmperistaltik und ggf. Infektionsbekämpfung.

Das Krankheitsbild ist sehr ernst – abhängig von der Ursache des Ileus und dem Zeitpunkt des Therapiebeginns stirbt jeder 4.–10. Betroffene.

KRANKHEIT/SYMPTOM

Koprostase

Unter **Koprostase** versteht man eine Stauung im Kottransport des Dickdarms, wie sie z. B. beim Ileus oder dem Megakolon auftreten kann. Durch den mangelnden Weitertransport bilden sich vermehrt Fäulnisbakterien, die einen flüssigen Stuhlgang an der Kotverhärtung vorbei transportieren; es kommt zu einer paradoxen Diarrhö. Der verfestigte Kot selbst bleibt aber im Kolon erhalten. Da dieser Kot nicht mehr weitertransportiert werden kann, wird ihm weiterhin Wasser entzogen. Folge ist eine weitere Verhärtung und Ausbildung eines Kotsteins, die vom geübten Untersucher von außen über die Bauchdecke ertastet werden kann. Bleibt eine Intervention aus, droht ein Darmverschluss.
Vorgebeugt werden kann der Koprostase, in dem man Obstipation verhindert sowie für ausreichende Bewegung und ballaststoffreiche Ernährung sorgt.

IM FOKUS

Dickdarm und Rektum

Der **Dickdarm** wird in folgende **Abschnitte** unterteilt:

- Blinddarm mit dem Wurmfortsatz
- Colon ascendens
- Colon transversum
- Colon descendens
- Colon sigmoideum

Der **Anus** wird durch zwei unterschiedliche **Muskeln** verschlossen:

- Innerer Schließmuskel
- Äußerer Schließmuskel

Die **Ileozökalklappe** bildet den Übergang zwischen Dünn- und Dickdarm und lässt in periodischen Abständen Dünndarminhalt in den Dickdarm übertreten.
Die **Appendizitis** ist eine Entzündung des Wurmfortsatzes.
Unter einem **Ileus** versteht man das Unvermögen des Darms, den Inhalt weiterzubefördern. Ursachen sind:

- Mechanische Behinderung **(mechanischer Ileus)**
- Lähmung der Darmmotorik **(paralytischer Ileus)**

15.17 Pankreas

MERKE

Pankreas

Das Pankreas (die Bauchspeicheldrüse) bildet als **exokrine Drüse** (Drüse mit äußerer Sekretion, → Kap. 4.2.4) den Pankreassaft, der in den Dünndarm abgegeben wird und zahlreiche Verdauungsenzyme enthält. Als **endokrine Drüse** (Drüse mit innerer Sekretion) bildet das Pankreas in den Langerhans-Inseln die Hormone für den Kohlenhydratstoffwechsel.

15.17.1 Lage und makroskopischer Aufbau

Das Pankreas ist an seiner Vorderseite von Bauchfell überzogen, liegt also retroperitoneal. Es ist etwa 15–20 cm lang, 1,5–3 cm dick und rund 80 g schwer. Man unterscheidet am Pankreas einen Kopf-, Körper- und Schwanzteil (→ Abb. 15.45). Der vom C-förmigen Abschnitt des Duodenums eingeschlossene Pankreaskopf ist der breiteste Anteil des Organs. An den Kopf schließt sich der Pankreaskörper an, gefolgt vom Pankreasschwanz, der am Milzhilus (→ Abb. 15.46) endet.

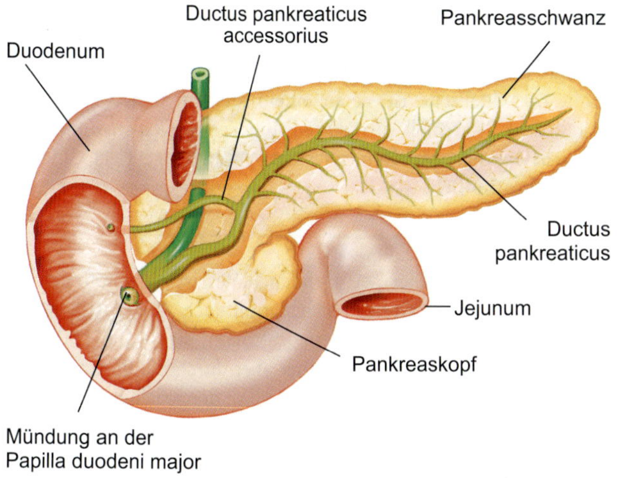

Abb. 15.45 Pankreas mit freigelegtem Ductus pancreaticus und Ductus pancreaticus accessorius [G916-001]

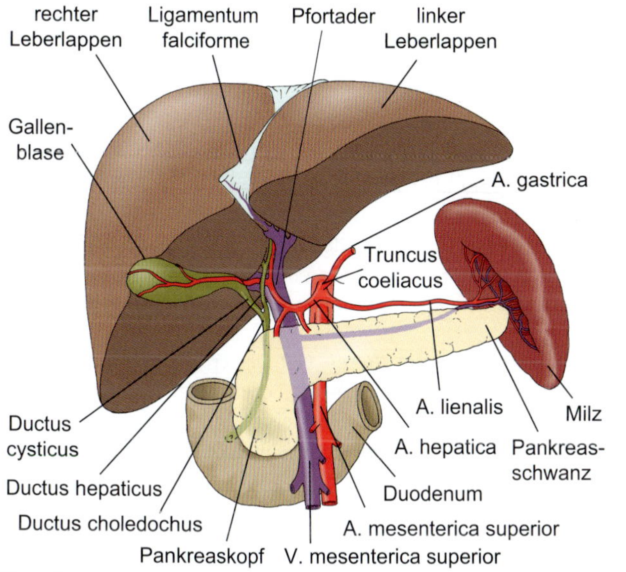

Abb. 15.46 Die Oberbauchorgane in der Vorderansicht [L190]

Das Innere des Organs wird von kleinen serösen Drüsenläppchen gebildet, deren Ausführungsgänge alle in den großen Hauptausführungsgang des Pankreas, den **Ductus pancreaticus,** münden. Dieser durchzieht das gesamte Organ vom Schwanz- bis zum Kopfbereich und mundet (bei etwa 80 % der Menschen) gemeinsam mit dem Gallengang an der Papilla duodeni major in das Duodenum. Manchmal findet man einen Seitenast des Ductus pancreaticus (Ductus pancreaticus accessorius), der dann eine eigene Mündungsstelle in das Duodenum besitzt.

15.17.2 Langerhans-Inseln

Neben den exokrinen Drüsen, in denen ca. 1,5 l Pankreassaft täglich gebildet wird und die zusammen die Hauptmasse des Pankreas ausmachen, existiert im selben Organ ein zweites System von Zellen. Sie bilden 0,2 mm große Verbände, die wie kleine Inseln (nach ihrem Entdecker **Langerhans-Inseln** genannt) im ganzen Organ verstreut sind. Man kann in den „Inseln" mindestens drei Arten von Zellen unterscheiden, die unterschiedliche Hormone bilden:

- **A-Zellen:** Sie bilden das Hormon **Glukagon,** den Gegenspieler des Insulins.
- **B-Zellen:** Sie stellen die Hauptmasse der Inselzellen dar und bilden **Insulin**.
- In den Langerhans-Inseln finden sich auch sog. **D-Zellen,** die im gesamten Verdauungstrakt verstreut vorkommen. Die D-Zellen bilden **Somatostatin** (→ Tab. 10.2), ein Hormon, das viele Verdauungsfunktionen hemmt.

15.17.3 Insulin und Glukagon

Insulin ist ein Peptidhormon und hat vielfältige biologische Wirkungen, die alle gleichsinnig den Blutzuckerspiegel senken (→ Kap. 15.2.1). Ein Mangel an Insulin führt zum Diabetes mellitus (→ Kap. 15.2.2).

Glukagon ist wie Insulin ein Eiweißhormon. Als Gegenspieler des Insulins fördert es den Glykogenabbau sowie die Glukoseneubildung (Glukoneogenese) aus Milchsäure (Laktat) oder anderen Stoffwechselmetaboliten (→ Kap. 2.6.1). Glukagon erhöht insgesamt den Blutglukosespiegel, ist jedoch nur **ein** Gegenspieler des Insulins. Zahlreiche andere Hormone, insbesondere die Stresshormone Adrenalin und Kortisol, steigern ebenfalls den Blutzuckerspiegel.

KRANKHEIT/SYMPTOM

Pankreatitis

Bei einer **akuten Pankreatitis** (Bauchspeicheldrüsenentzündung) werden die Verdauungsenzyme des Pankreas bereits innerhalb des Organs freigesetzt und aktiviert, was zu einer Selbstverdauung des Pankreas und lebenswichtiger umliegender Strukturen führen kann. Deshalb enden schwerste Entzündungen auch heute noch häufig tödlich. Als Ursache stehen Gallenwegserkrankungen, insbesondere Gallensteine, sowie Alkoholmissbrauch im Vordergrund.

Die Erkrankung beginnt plötzlich mit heftigen, konstanten Oberbauchschmerzen mit meist gürtelförmiger Ausstrahlung in den Rücken, begleitet von Übelkeit und Erbrechen. Der Darm arbeitet fast nicht mehr (Subileus, → Kap. 15.16.7).

Die Diagnose ist heute einfach zu stellen. Die im Rahmen der Entzündung in das Interstitium freigesetzten Enzyme Lipase und Alpha-Amylase werden von Kapillaren aufgenommen, erscheinen somit im Blut und können laborchemisch nachgewiesen werden. Die so gewonnene Verdachtsdiagnose wird durch CT und Sonografie bestätigt.

Die Therapie der akuten Pankreatitis besteht primär in strenger Nahrungs- und Flüssigkeitskarenz mit dem Ziel, die Bauchspeicheldrüse vollkommen ruhigzustellen.

Von einer **chronischen Pankreatitis** spricht man, wenn es aufgrund wiederholter akuter Entzündungen oder einem kontinuierlichen Entzündungsprozess zu einem zunehmenden endokrinen und exokrinen Funktionsverlust kommt. Nach mehreren Jahren manifestiert sich eine **Pankreasinsuffizienz** mit einem Malassimilationssyndrom infolge des Enzymmangels und einem Diabetes mellitus (→ Kap. 15.2.2) infolge des Insulinmangels.

IM FOKUS

Pankreas

Das Pankreas fungiert als **exokrine Drüse** und als **endokrine Drüse.** Die **Langerhans-Inseln** bilden den endokrinen Anteil des Pankreas:

- A-Zellen: Glukagon
- B-Zellen: Insulin
- D-Zellen: Somatostatin

Eine Bauchspeicheldrüsenentzündung wird als **Pankreatitis** bezeichnet.

15.18 Leber

Die rötlich-braune Leber (Hepar) ist die größte Anhangsdrüse des Darms und wiegt beim Erwachsenen etwa 1,5 kg. Ihr komplizierter Aufbau wird verständlich, wenn man die **Hauptaufgaben der Leber** bedenkt, insbesondere:

- Bildung der Galle (→ Kap. 15.14.2)
- Vielfältige Aufgaben im Eiweiß-, Kohlenhydrat- und Fettstoffwechsel
- Entgiftungsfunktionen, z. B. für Alkohol und viele Medikamente
- Speicherung von Vitaminen, Kohlenhydraten und Fetten
- Proteinsynthese (Albumine, Gerinnungsfaktoren)
- Bilirubinsekretion

Die Bedeutung der Galle für die Fettverdauung und Fettresorption im Dünndarm ist in → Kap. 15.14.2 ausführlich erläutert. In diesem Kapitel steht deshalb die Funktion der Leber als **wichtigstes Stoffwechselorgan** des Menschen im Vordergrund.

15.18.1 Lage und makroskopischer Aufbau der Leber

Die Leber ist in zwei unterschiedlich große Lappen, den größeren rechten und den kleineren linken Leberlappen, unterteilt. Die Hauptmasse der Leber liegt unter der rechten Zwerchfellkuppel und ist an deren Form angepasst. Der linke Leberlappen reicht weit über die Mittellinie hinaus in den linken Oberbauch.

Die Leber folgt den Atembewegungen des Zwerchfells und tritt bei der Einatmung tiefer, bei der Ausatmung wieder höher. Da sie größtenteils unter dem Brustkorb verborgen ist, kann der Arzt allenfalls den vorderen, unteren Leberrand tasten. Hierzu legt er seine Finger mit sanftem Druck unter den rechten Rippenbogen und lässt den Patienten dann tief einatmen. Mit der Abwärtsbewegung der Leber gleitet der untere Leberrand unter den Fingern des Arztes vorbei und ist insbesondere bei einer Lebervergrößerung oder bei verdichtetem Lebergewebe gut tastbar.

Lage der Leber im Bauchraum

Betrachtet man die Oberfläche der Leber, so kann man die obere, konvexe Zwerchfellseite von der unteren, leicht konkaven Eingeweideseite unterscheiden. Der vordere spitzwinklige Rand der Leber stellt dabei den vorderen Übergang zwischen Zwerchfellseite und Eingeweideseite dar (→ Abb. 15.46).

Von vorne erkennt man das an der Unterseite des Zwerchfells befestigte sichelförmige Ligamentum falciforme. Es markiert grob die Trennlinie zwischen dem größeren rechten und dem kleineren linken Leberlappen. Die exakte anatomische Trennung in rechten und linken Lappen wird aber durch das Verzweigungsmuster der Lebergefäße bestimmt.

Wird die Leber schließlich von der Eingeweidefläche her betrachtet, so sind noch zwei kleinere Lappen erkennbar: der **Lobus quadratus** (quadratischer Lappen) und der **Lobus caudatus** (geschwänzter Lappen). Nach ihrer Gefäßversorgung sind sie dem linken Leberlappen zuzuordnen (→ Abb. 15.47).

Zwischen diesen beiden kleineren Lappen befindet sich eine quergestellte Nische, die **Leberpforte** (Porta hepatis). An der Leberpforte treten die **Leberarterie** (A. hepatica) und die **Pfortader** (V. portae) als zuführende Blutgefäße in die Leber ein, während der **Ductus hepaticus (dexter und sinister),** von den beiden Leberlappen kommend, die Leber hier verlässt. Außerdem finden sich an der Leberpforte noch austretende Lymphgefäße sowie zum autonomen Nervensystem gehörende Nervenfasern.

Die Leber ist an ihrer Außenseite von einer derben Bindegewebskapsel sowie fast gänzlich von Bauchfell überzogen. Die Leber und die an ihr befestigte Gallenblase liegen also intraperitoneal, nur an der hinteren, oberen Zwerchfellseite ist sie in einem kleinen, dreieckigen Bezirk fest mit dem Zwerchfell verwachsen. Bindegewebskapsel und Bauchfellschicht werden vom Nervensystem sensibel innerviert, sind also **schmerzempfindlich.**

Blutversorgung

Circa 25 % des zur Leber gelangenden Blutes ist sauerstoffreich und stammt aus der Leberarterie (A. hepatica, auch A. hepatica propria genannt). Diese geht aus der A. hepatica communis (→ Abb. 15.16) hervor. 75 % ihres Blutes erhält die Leber aber durch die Pfortader (über 1 l pro Minute). Sie sammelt das venöse Blut der Bauchorgane (→ Abb. 15.17) und führt es direkt der Leber zu (→ Abb. 15.48, → Abb. 15.49 und → Abb. 15.50).

Das Blut der Pfortader enthält unter anderem die im Dünndarm resorbierten Nährstoffe, Abbauprodukte aus der Milz, Hormone des Pankreas sowie Stoffe, die teilweise schon von der Magenschleimhaut resorbiert wurden (z. B. Alkohol).

15.18.2 Leber als Entgiftungs- und Ausscheidungsorgan

Die Leber ist das wichtigste Organ für die Entgiftung bzw. den Abbau sowohl von Fremd- als auch von körpereigenen Stoffen. Dazu verfügt die Leber über zahlreiche Enzyme, die in anderen Körperzellen nicht oder nicht in diesem Ausmaß vorhanden sind. Nach Aufnahme der auszuscheidenden Stoffe in die Leberzellen bewerkstelligen diese Enzyme den Abbau bzw. die chemische Vorbereitung für die Ausscheidung. Zwei unterschiedliche Wege werden hierbei beschritten:

Ausscheidung über die Niere Gut wasserlösliche Abbauprodukte werden von den Leberzellen in die Lebersinusoide abgegeben. Von dort gelangen sie über den Blutkreislauf zur Niere und verlassen schließlich mit dem Urin den Organismus. Zu diesen wasserlöslichen

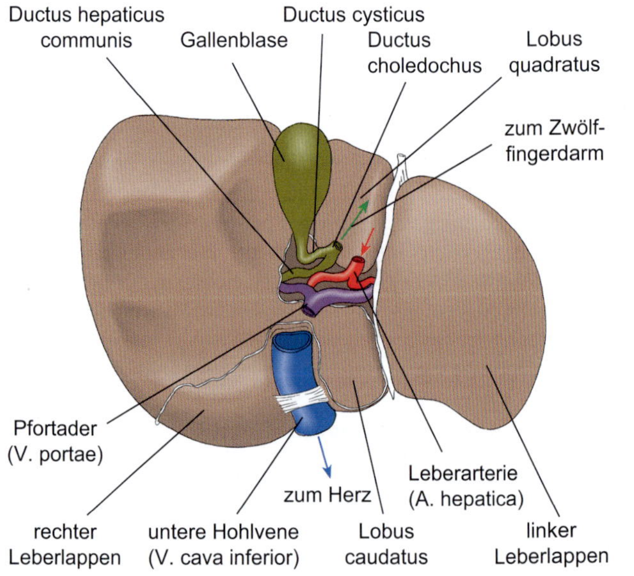

Abb. 15.47 Eingeweidefläche (Unterseite) der Leber. An der quergestellten Nische der Leberpforte treten V. portae und A. hepatica in die Leber ein, der Ductus hepaticus verlässt die Leber. [L190]

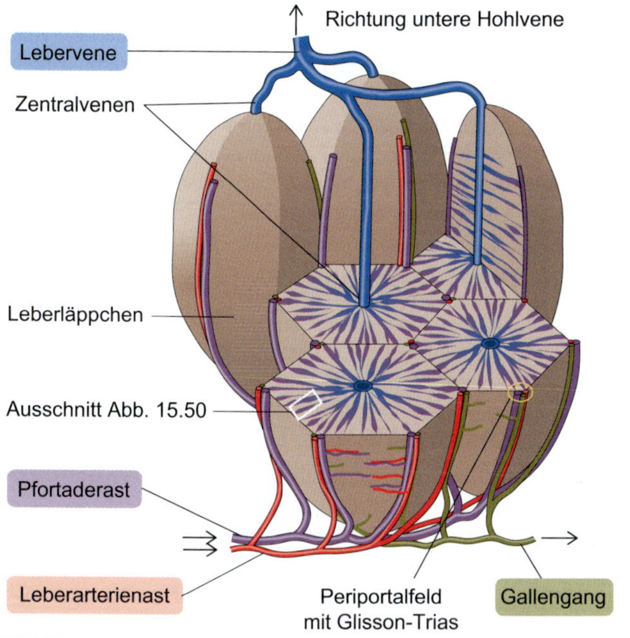

Abb. 15.48 Leberläppchen. In jedes Leberläppchen fließt Leberarterien- und Pfortaderblut. Gleichzeitig wird Gallenflüssigkeit und Lebervenenblut abgeleitet. [L190]

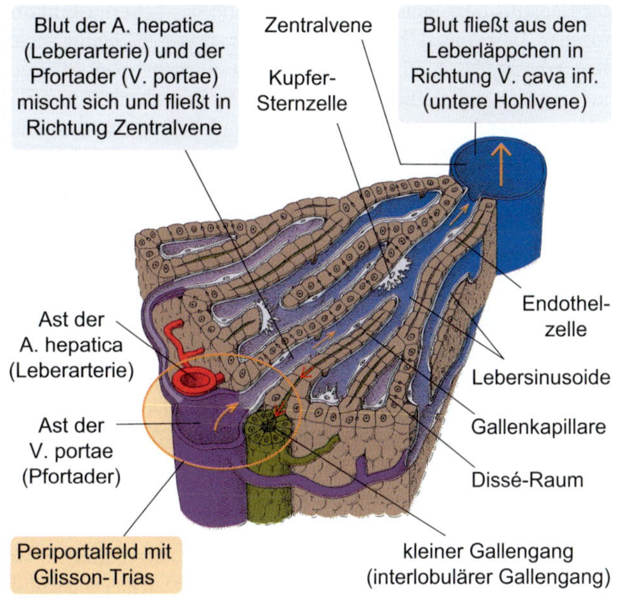

Abb. 15.50 Leberzellen mit Blut- und Gallekapillaren. Die Lebersinusoide sind das Kapillarnetz der Leber. Dort vermischt sich das Blut der A. hepatica mit dem Pfortaderblut und fließt Richtung Zentralvene. Zwischen der Gefäßwand der Lebersinusoide und der Leberzelloberfläche liegt der Dissé-Raum. [L190]

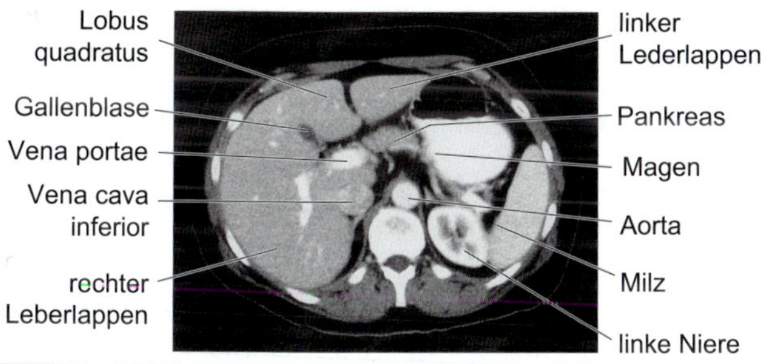

Abb. 15.49 Horizontaler CT-Schnitt durch die Leber [E240]

Abbauprodukten gehören z. B. Alkohol und die Mehrzahl der Medikamente.

Ausscheidung über die Galle Schlecht wasserlösliche und damit auch im Blut schlecht lösliche Abbauprodukte werden auf der den Lebersinusoiden gegenüberliegenden Seite der Leberzellen in die Gallenkapillaren abgegeben. Durch die emulgierende Wirkung der Gallensäuren können sie in der Galle in Lösung gehalten werden und gelangen mit dieser in den Darm, von wo aus sie mit dem Stuhl ausgeschieden werden. Zu diesen gallenlöslichen Abbauprodukten gehören wichtige Medikamente z. B. aus der Gruppe der Herzglykoside (Digitalis).

First-Pass-Effekt

Eine besondere Bedeutung fällt der Leber durch ihre Einbindung in den Pfortaderkreislauf zu: Sie wirkt wie ein **Filter** für alle Stoffe, die im Magen-Darm-Trakt resorbiert werden und vor dem Erreichen des großen Kreislaufs die Leber passieren müssen. Dieser Filterwirkung fallen auch Arzneistoffe „zum Opfer", die dem Organismus oral zugeführt werden, weil die resorbierten Wirkstoffe bei Passage der Leber bereits zu einem erheblichen Teil inaktiviert werden (**First-Pass-Effekt,** First Pass = erster Durchgang).

PRAXISTIPP

Parenterale Medikamentengabe

Der Wirkungsverlust der Leberpassage kann umgangen werden, wenn das Medikament am Verdauungskanal vorbei (parenteral) mit einer Spritze intravenös, intramuskulär oder subcutan gegeben wird. Bei all diesen Injektionsformen wird der First-Pass-Effekt umgangen. Auch bei der rektalen Applikationsform als Zäpfchen wird die Leberpassage zumindest teilweise vermieden.

Gefährliches Ammoniak

Beim Eiweißabbau werden erhebliche Mengen des Giftes **Ammoniak** frei, das ebenso wie aus dem Darm resorbiertes Ammoniak von der Leber entgiftet wird (auch → Kap. 15.18.4), bevor es den großen Kreislauf erreichen und das ZNS schädigen kann.

Hepatisches Koma

Das hepatische Koma **(Coma hepaticum)** entsteht, wenn die Entgiftungsfunktion der Leber nicht mehr ausreicht und sich dadurch Ammoniak und andere Eiweißabbauprodukte im Blut anreichern, die das ZNS schädigen. So entsteht eine **hepatische Enzephalopathie** mit neurologischen Symptomen, zu Beginn vor allem Schläfrigkeit, Sprachstörungen, grobschlägiges Handzittern (Flapping Tremor) und Schriftveränderungen. Später gesellen sich Konzentrationsstörungen und delirante Zustände dazu (Stadium I). Im weiteren Verlauf verstärkt sich die Schläfrigkeit zunehmend hin zur Somnolenz und Apathie (Stadium II). Im Stadium III kommt es zum Foetor hepaticus mit süßlich-fäkulenter Geruchsrichtung und einem Sopor, aus dem der Betroffene aber noch erweckbar ist. Im letzten Stadium IV spricht man dann vom **hepatischen Koma.** Der Betroffene ist nicht mehr erweckbar, die Schutzreflexe sind erloschen und der Tremor geht verloren.

Unterschieden werden das **Leberzerfallskoma** (auch als endogenes Leberkoma bezeichnet) bei massivem Leberzelluntergang, z. B. infolge einer Hepatitis oder einer Pilzvergiftung, und das **Leberausfallkoma** (exogenes Leberkoma) bei vorbestehender Leberschädigung (meist Leberzirrhose), das durch zusätzliche Faktoren wie beispielsweise eine akute gastrointestinale Blutung oder zu hohe Eiweißzufuhr ausgelöst wird. Bei dieser Form des Leberkomas können begleitende Symptome wie Lackzunge, Spider naevi, Ikterus oder Aszites vorhanden sein.

15.18.3 Gallenfarbstoff Bilirubin

Ein wesentlicher Bestandteil der Galle (Zusammensetzung → Kap. 15.14.2) ist das **Bilirubin,** das zum überwiegenden Teil aus dem Abbau der roten Blutkörperchen (Erythrozyten, → Abb. 11.7) stammt. Genauer gesagt ist es das Endabbauprodukt des **Häms,** der sauerstoffbindenden Komponente des Hämoglobins. Der Abbau findet in den Zellen des Monozyten-Makrophagen-Systems von Milz, Knochenmark und Leber statt und führt über das grünliche Zwischenprodukt **Biliverdin** schließlich zum gelblichen Bilirubin. Bilirubin ist wasserunlöslich und wird daher im Blut an Albumin gebunden transportiert. Man nennt diese Form des Bilirubins auch **indirektes Bilirubin.** In der Leber wird es vom Albumin abgetrennt und in die Leberzellen aufgenommen. Hier wird es an die Glukuronsäure gekoppelt (konjugiert); dabei entsteht das besser wasserlösliche Bilirubinglukuronid. Diese Form, auch **direktes Bilirubin** genannt, wird dann mit der Galle ausgeschieden. Im Darm wird Bilirubin durch die Tätigkeit von Darmbakterien weiter umgewandelt zu **Sterkobilin** (braun) und **Urobilinogen** (gelb). Urobilinogen wird teilweise rückresorbiert und danach teils in der Leber weiter abgebaut, teils (v. a. bei hohen Konzentrationen) mit dem Urin ausgeschieden.

Gelbsucht

Die Bilirubinkonzentration im Blut beträgt normalerweise unter 1 mg/dl. Eine Erhöhung auf über 2 mg/dl führt zum Bild des **Ikterus** (Gelbsucht), wobei die charakteristische Gelbfärbung zuerst am Auge (Sklerenikterus) und später auch an der Haut sichtbar wird. Man unterscheidet folgende Ikterusformen:

- **Prähepatischer Ikterus:** Hier liegt die Störung **vor** der Leber, meist mit einem verstärkten Untergang roter Blutzellen (Hämolyse) verbunden. Durch das vermehrt anfallende Bilirubin wird die Leber in ihrer Ausscheidungsfunktion überfordert. Man findet dann im Blut einen erhöhten Spiegel des indirekten Bilirubins.
- **Intrahepatischer Ikterus:** Seine Ursache liegt in einer Funktionsstörung **in** der Leber (z. B. durch eine infektiöse Hepatitis oder Leberzirrhose). Die geschädigte Leber kann den regulären Anfall an Bilirubin nicht bewältigen. Im Blut findet man typischerweise erhöhte Werte des direkten und indirekten Bilirubins.
- **Posthepatischer Ikterus:** Hier liegt die Störung **hinter** der Leber. Infolge einer Verlegung der Gallenwege z. B. durch Gallensteine oder Tumoren (deshalb auch **Verschlussikterus** genannt) staut sich das bereits ausgeschiedene direkte Bilirubin zurück, tritt in das Blut über und kann dort in erhöhter Konzentration gemessen werden. Typischerweise findet man bei Patienten mit posthepatischem Ikterus einen bierbraun verfärbten Urin, der beim Schütteln gelblich schäumt. Weiterhin charakteristisch ist der helle, entfärbte Stuhl. Dies rührt daher, dass das Bilirubin durch den Verschluss des Gallengangs nicht mehr in den Darm gelangt und somit die normalerweise im Darm entstehenden Abbauprodukte des Bilirubins, die dem Stuhl seine charakteristische Farbe geben, fehlen.

Neugeborenenikterus

Eine meist harmlose Sonderform ist der physiologische **Neugeborenenikterus,** bei dessen Entstehung mehrere Faktoren zusammentreffen: Einerseits findet sich kurz nach der Geburt eine erhöhte Hämolyserate, andererseits ist die Leber des Neugeborenen bei verzögerter Reifung noch nicht in der Lage, diesen vermehrten Anfall an Bilirubin komplett zu bewältigen. Des Weiteren führt die noch träge Darmtätigkeit in den ersten Lebenstagen zu einer beträchtlichen Rückresorption des bereits ausgeschiedenen Bilirubins. Alle Faktoren gemeinsam lassen den Bilirubinspiegel deutlich ansteigen; nach kurzer Zeit sollte er sich aber spontan normalisieren (auch → Kap. 19.2.1).

15.18.4 Leber als zentrales Stoffwechselorgan

Die Leber erfüllt eine Reihe lebenswichtiger Stoffwechselaufgaben, die im Folgenden anhand der Kohlenhydrate, Eiweiße und Fette zusammenfassend dargestellt werden.

Kohlenhydratstoffwechsel der Leber

Stimuliert durch das Hormon Insulin, nimmt die Leber Glukose aus der Blutbahn auf und speichert es als **Glykogen** in den Leberzellen – die Leber dient also als **Kohlenhydratspeicher**. Bei Bedarf wird dieses gespeicherte Glykogen wieder zu Glukose (Traubenzucker) abgebaut und an das Blut abgegeben. Ausgelöst wird die Freisetzung der Glukose aus Glykogen vor allem durch die Hormone Adrenalin aus dem Nebennierenmark und Glukagon (→ Kap. 15.17.3) aus den Inselzellen des Pankreas.

Da schon nach einer kurzen Fastenperiode von 24 Stunden die Glykogenvorräte der Leber erschöpft sind, existiert noch ein weiterer Stoffwechselweg, der die Leberzellen in die Lage versetzt, Glukose neu zu bilden. Für diese Zuckerneubildung **(Glukoneogenese)** sind als Ausgangsstoff z. B. verschiedene Aminosäuren geeignet, während dies aus Fettsäuren nicht möglich ist. Außerdem kann die Leber als einziges Organ Fruktose und Galaktose in Glukose umwandeln.

Eiweißstoffwechsel der Leber

Auch im Stoffwechsel der Eiweiße und Aminosäuren nimmt die Leber eine zentrale Stellung ein. Die Leber stellt insbesondere die meisten der im Blut benötigten **Eiweißkörper** her, deren wichtigste sind:

- Albumine und viele anderen Proteine des Blutes (Globuline)
- Blutgerinnungsfaktoren (→ Kap. 11.6.4)

In der Leber findet ein ständiger Um- und Abbau von Eiweißen und deren Bausteinen, den Aminosäuren, statt. Aus der großen Menge Stickstoff, die bei diesen Um- und Abbauvorgängen anfällt, bildet die Leber beim Erwachsenen pro Tag etwa 20–25 g **Harnstoff**. Dieser wird ins Blut abgegeben und über den Urin ausgeschieden (zur Harnstoffanreicherung bei Nierenerkrankungen → Kap. 16.5.1).

Fettstoffwechsel der Leber

Nicht nur im Fettgewebe, auch in der Leber werden **Triglyzeride** (Neutralfette) gespeichert, wobei im Hungerzustand wieder freie Fettsäuren mobilisiert werden können. Die Leber erzeugt aus den Fettsäuren mittels der β-Oxidation viel Energie, die unter anderem für energieverbrauchende Stoffwechselvorgänge wie z. B. die Glukoneogenese aus Aminosäuren und Laktat verwendet wird.

Akute Virushepatitis

Verschiedene Viren befallen bevorzugt die Leber und verursachen eine akute Leberentzündung, die **akute Virushepatitis.** Man kennt gegenwärtig sieben verschiedene Hepatitis-Formen (Hepatitis A bis G), die durch Nachweis von Virusantigenen und/oder vom Patienten gebildeten Antikörpern diagnostisch gesichert werden können.

Im Hauptstadium zeigt sich eine Virushepatitis durch einen intrahepatischen Ikterus. In seltenen Fällen kann bei einem fulminanten (raschen und ungünstigen) Verlauf mit massivem Untergang von Leberzellen auch ein tödliches Leberzerfallskoma auftreten.

Die häufigste und vergleichsweise wenig gefährliche Hepatitisform ist die **Hepatitis A,** deren Erreger das Hepatititis-A-Virus (HAV) ist. Das Virus wird mit dem Stuhl ausgeschieden, der häufigste Infektionsweg ist die fäkal-orale Übertragung über kontaminierte Nahrungsmittel oder das Trinkwasser. Die Prognose ist – auch ohne besondere Therapie – günstig, da praktisch keine chronischen Krankheitsverläufe vorkommen.

Das Hepatitis-B-Virus (HBV), Erreger der **Hepatitis B,** wird vor allem parenteral (z. B. über Blut, Blutprodukte, verunreinigte Nadeln und Spritzen, im Krankenhaus auch durch in die Augen gelangte Blutspritzer infektiöser Patienten) sowie durch Sexualkontakt übertragen. Alle Körperflüssigkeiten eines Hepatitis-B-Kranken (Blut, Speichel, Urin, Sperma) sind als potenziell infektiös zu betrachten. Da ein chronischer Verlauf in etwa 10 % der Krankheitsfälle droht, sollten Berufstätige im Gesundheitswesen, die beruflichen Kontakt mit infektiösen Patienten oder Sekreten haben, geimpft werden. Hierzu stehen heute zuverlässige und gut verträgliche Impfstoffe (z. B. Gen H-B-Vax®) zur Verfügung.

Hepatitis C, früher meist als NonA-NonB-Hepatitis bezeichnet, deren Erreger das Hepatitis-C-Virus (HCV) ist, wird ebenfalls überwiegend parenteral übertragen. Bis zur Einführung entsprechender Tests wurde Hepatitis C häufig durch Bluttransfusionen übertragen. Neben Patienten, die auf Blutprodukte angewiesen sind, haben insbesondere Menschen mit i. v.-Drogenabhängigkeit ein hohes Risiko, sich zu infizieren. Hepatitis C besitzt eine sehr ernste Prognose, da die Krankheit in über 50 % der Fälle einen chronischen Verlauf nimmt. Um dies zu verhindern, sollte frühzeitig eine Therapie mit Interferon versucht werden. Interferon wird gentechnisch hergestellt. Es wirkt therapeutisch antiviral und antitumoral wie die körpereigenen Zytokine, die im Immunsystem gebildet werden.

Weitere Formen der Virushepatitis sind in Europa selten.

Chronische Hepatitis

Wenn eine Hepatitis nach sechs Monaten nicht ausgeheilt ist, spricht man von einer **chronischen Hepatitis.** Während die **chronisch-persistierende Hepatitis** weitgehend symptomarm verläuft, wird die Leber bei der **chronisch-aggressiven** Hepatitis zunehmend geschädigt. Ohne Therapie mit Alpha-Interferon (IFN-α) münden die chronischen Hepatitiden B, C und D häufig in eine Leberzirrhose. Daneben droht als Spätkomplikation, insbesondere auf dem Boden einer Zirrhose, die Entwicklung eines **primären Leberzellkarzinoms.**

IM FOKUS

Leber

Die Leber setzt sich aus insgesamt vier Leberlappen zusammen.
Die **Hauptaufgaben** der Leber sind:

- Bildung der Galle
- Eiweiß-, Kohlenhydrat- und Fettstoffwechsel
- Entgiftungsfunktionen
- Speicherung von Vitaminen, Kohlenhydraten und Fetten
- Proteinsynthese
- Bilirubinsekretion

Sauerstoffreiches Blut erhält die Leber über Leberarterie (A. hepatica).
Bilirubin ist das Endabbauprodukt des **Häms,** der sauerstoffbindenden Komponente des Hämoglobins.
Eine erhöhte Bilirubinkonzentration im Blut führt klinisch zum Bild des **Ikterus.**
Kohlenhydrate können in der Leber in Form von **Glykogen** gespeichert oder wieder freigesetzt werden.
Die Leber stellt die meisten der im Blut benötigten **Proteine** her:

- Albumine und Globuline
- Blutgerinnungsfaktoren

Triglyzeride können in der Leber gespeichert und im Hungerzustand wieder als freie Fettsäuren mobilisiert werden.
Die Leber ist das zentrale Organ für die Entgiftung. Deren Endprodukte können auf zwei verschiedenen Wegen ausgeschieden werden:

- **Ausscheidung über die Niere** (wasserlöslich)
- **Ausscheidung über die Galle** (fettlöslich)

Eine virusbedingte Entzündung der Leber wird als **Hepatitis** bezeichnet. Es können sieben verschiedene Hepatitis-Formen (Hepatitis A bis G) unterschieden werden.

WIEDERHOLUNGSFRAGEN

1. Welcher Begriff beschreibt die Zerlegung und Verbrennung von Nahrungsbestandteilen oder Körperreserven? (→ Kap. 15.1)
2. Wie heißt das Peptidhormon, das aus zwei miteinander verbundenen Aminosäureketten besteht und das von den B-Zellen des Pankreas gebildet wird? (→ Kap. 15.2.1)
3. Welche zwei unterschiedlichen Ursachen können für das Zustandekommen eines hyperglykämischen Komas in Betracht kommen? (→ Kap. 15.2.3)
4. Anhand welcher Formel errechnen Sie den Body-Mass-Index? (→ Kap. 15.4.1)
5. Was steht bei einem Ovolacto-Vegetarier auf dem Speiseplan? (→ Kap. 15.8.2)
6. Welches Krankheitsbild erwarten Sie bei Schmerzen im rechten Unterbauch und einem rechtsseitig positiven Loslassschmerz? (→ Kap. 15.9.7)
7. Wodurch ist ein akutes Abdomen charakterisiert? (→ Kap. 15.9.6)
8. Was passiert bei einem Mesenterialinfarkt? (→ Kap. 15.10.1)
9. Welche drei physiologischen Engstellen bestehen in der Anatomie des Ösophagus? (→ Kap. 15.11.3)
10. Wie viel Magensaft wird durch die Drüsen des Magenfundus und des Magenkorpus durchschnittlich pro Tag gebildet? (→ Kap. 15.12.4)
11. Was wird unter dem Begriff B-Gastritis verstanden? (→ Kap. 15.12.7)
12. Um was für eine Erkrankung handelt es sich beim Morbus Crohn? (→ Kap. 15.13.5)
13. Sie sehen auf einer Überweisung in die Viszeralchirurgie folgenden Vermerk: „Indikation Cholezystektomie“. Was wird den Patienten erwarten? (→ Kap. 15.14.4)
14. Was versteht man unter der Charcot-Trias II? (→ Kap. 15.14.4)
15. Was versteht man unter dem Blumberg-Zeichen? (→ Kap. 15.16.3)
16. Beschreiben Sie, was bei einer akuten Pankreatitis abläuft. (→ Kap. 15.17.3)

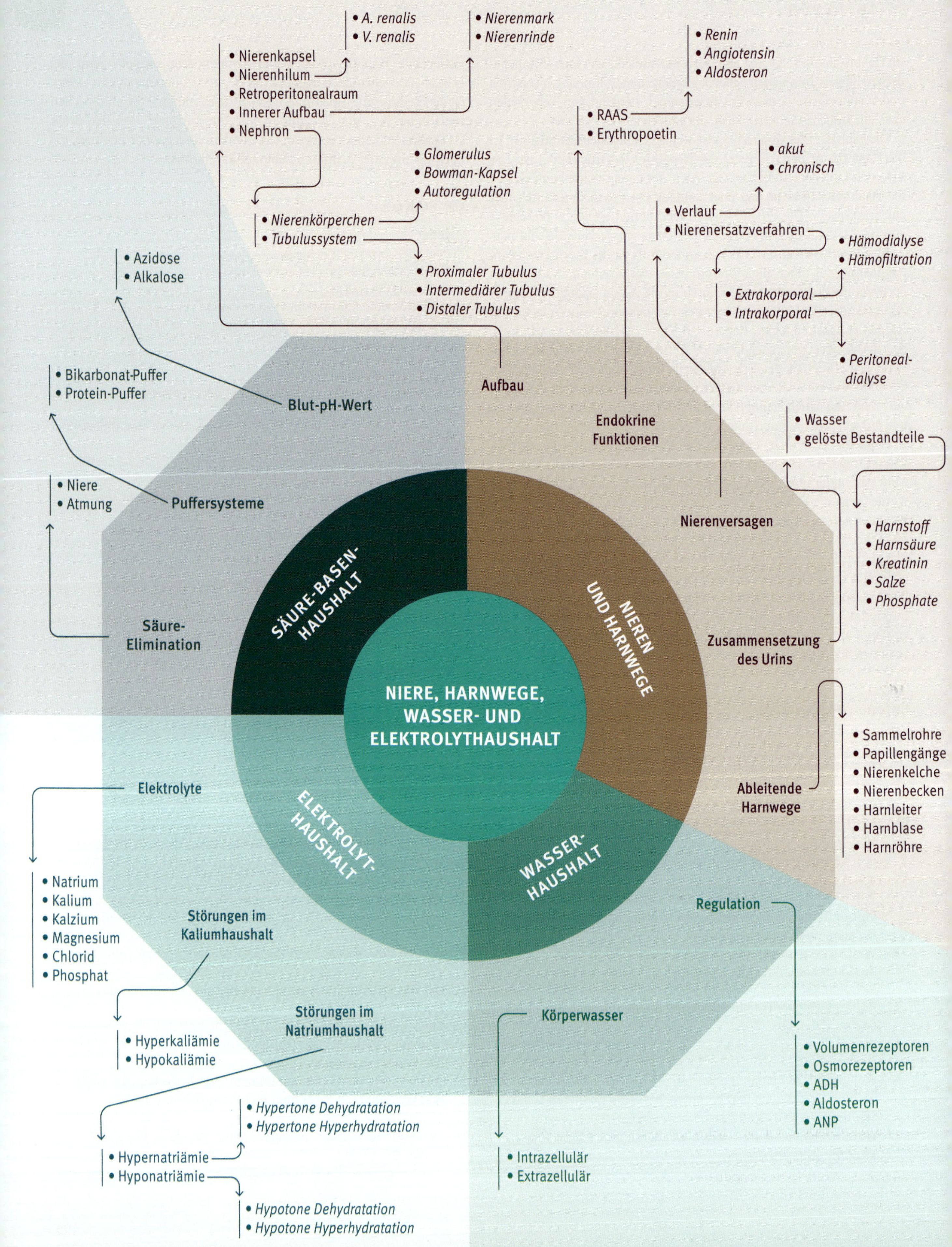
NIERE, HARNWEGE, WASSER- UND ELEKTROLYTHAUSHALT
SÄURE-BASEN-HAUSHALT
NIEREN UND HARNWEGE
ELEKTROLYT-HAUSHALT
WASSER-HAUSHALT
Aufbau
Nierenkapsel
Nierenhilum
Retroperitonealraum
Innerer Aufbau
Nephron
A. renalis
V. renalis
Nierenmark
Nierenrinde
Nierenkörperchen
Tubulussystem
Glomerulus
Bowman-Kapsel
Autoregulation
Proximaler Tubulus
Intermediärer Tubulus
Distaler Tubulus
Endokrine Funktionen
RAAS
Erythropoetin
Renin
Angiotensin
Aldosteron
Nierenversagen
Verlauf
Nierenersatzverfahren
akut
chronisch
Extrakorporal
Intrakorporal
Hämodialyse
Hämofiltration
Peritoneal-dialyse
Zusammensetzung des Urins
Wasser
gelöste Bestandteile
Harnstoff
Harnsäure
Kreatinin
Salze
Phosphate
Ableitende Harnwege
Sammelrohre
Papillengänge
Nierenkelche
Nierenbecken
Harnleiter
Harnblase
Harnröhre
Blut-pH-Wert
Azidose
Alkalose
Puffersysteme
Bikarbonat-Puffer
Protein-Puffer
Säure-Elimination
Niere
Atmung
Elektrolyte
Natrium
Kalium
Kalzium
Magnesium
Chlorid
Phosphat
Störungen im Kaliumhaushalt
Hyperkaliämie
Hypokaliämie
Störungen im Natriumhaushalt
Hypernatriämie
Hyponatriämie
Hypertone Dehydratation
Hypertone Hyperhydratation
Hypotone Dehydratation
Hypotone Hyperhydratation
Regulation
Volumenrezeptoren
Osmorezeptoren
ADH
Aldosteron
ANP
Körperwasser
Intrazellulär
Extrazellulär

16

NIERE, HARNWEGE, WASSER- UND ELEKTROLYTHAUSHALT

Achim Thamm

INHALTSÜBERSICHT

Übersicht über die Nieren und die ableitenden Harnwege

- Die Nieren gehören zu den lebenswichtigen Organen.
- Ihre wichtigsten Aufgaben sind: Ausscheidung (Stoffwechselprodukte, Fremdsubstanzen), Regulation (Elektrolythaushalt, Blutdruck), Konstanthaltung (Wassergehalt, osmotischer Druck), Aufrechterhaltung (Säure-Basen-Gleichgewicht), Bildung (Renin, Erythropoetin).
- Die Nephrologie ist ein Teilgebiet der Inneren Medizin und befasst sich mit der Behandlung von Nierenerkrankungen.
- Die Urologie befasst sich mit Veränderungen von Nierenbecken und ableitenden Harnwege sowie der männlichen Geschlechtsorgane.

Aufbau der Nieren

- Die Nieren und Nebennieren sowie die Harnleiter liegen im Retroperitonealraum.
- Am Nierenhilum befinden sich: Nierenbecken, Nierenarterien, Nierenvenen, Nerven und Lymphgefäße.
- Die Niere besteht aus drei Zonen: Nierenbecken, Nierenmark und Nierenrinde.
- Die eigentlichen Funktions- und Baueinheiten der Niere sind die Nephrone, welche aus den Nierenkörperchen und dem Tubulussystem besteht.
- Die Sammelrohre dienen als Ableitungswege für den Harn und als Wirkungsort des Hormons Adiuretin.

Funktion der Nieren

- Der Blutdruck in den Glomerulusschlingen ist die eigentliche Kraft für den glomerulären Filtrationsdruck. Die glomeruläre Filtrationsrate (GFR) bezeichnet das Flüssigkeitsvolumen, welches von allen Glomeruli der Nieren pro Zeiteinheit filtriert wird.
- Durch die Autoregulation sind die Nieren imstande, den glomerulären Blutdruck von 50 mmHg konstant zu halten.
- Wird der Schwellenwert des Glukosegehalts (160–180 mg/dl) überschritten; kommt zur Glukoseausscheidung mit dem Urin (Glukosurie).

Niere als endokrines Organ

- Als endokrines Organ produziert die Niere Renin (blutdrucksteigernde Wirkung) und Erythropoetin (steigert die Neubildung von Erythrozyten im Knochenmark).
- Angiotensin-Converting-Enzym-Hemmer (ACE-Hemmer) sind Antihypertensiva.

Niereninsuffizienz

- Eine Niereninsuffizienz ist eine Unterfunktion einer oder beider Nieren.
- Nach klinischem Verlauf werden die akute Nierenschädigung (AKI) und die chronische Niereninsuffizienz (CNI) unterschieden.
- Gängige Dialyseverfahren können den Tod durch eine Urämie verhindern; die Überlebenszeiten im Vergleich zu gesunden Menschen sind jedoch geringer.
- Kommt es zu einer kritischen Erhöhung von harnpflichtigen Substanzen wie Harnstoff oder Kreatinin im Blut, ist die Folge ein urämisches Koma.

Wasserhaushalt

- Der Wassergehalt des menschlichen Körpers beträgt ca. 60 % seines Körpergewichts, wobei es geschlechts- und altersspezifische Unterschiede gibt.
- Wichtige Hormone für die Regulierung des Wasserhaushalts sind das antidiuretische Hormon (ADH), Aldosteron und das atriale natriuretische Peptid (ANP).
- Volumenrezeptoren (Dehnungsrezeptoren) an den Wänden der großen Venen im Brustkorb und in den Herzvorhöfen registrieren den Füllungszustand des Kreislaufsystems. Osmorezeptoren registrieren die Osmolarität im Plasma.
- Hyperhydratation ist eine Überwässerung des Körpers, insbesondere in Kliniken durch Infusionstherapie.
- Dehydration beschreibt den Zustand einer Unterwässerung, die z. B. durch starkes Schwitzen und unzureichende Flüssigkeitsaufnahme entstehen kann.

Elektrolythaushalt

- Einige Elektrolyte haben eine besondere Bedeutung für einen funktionierenden Elektrolythaushalt. Extrazelluläres Natrium (Na^+) ist das wichtigste Elektrolyt für einen ausgeglichenen Wasserhaushalt.
- Störungen im Natrium-, Wasser- und Kaliumhaushalt haben unterschiedliche Folgen für den Organismus.

Säure-Basen-Haushalt

- Mit seinen Puffersystemen hält der Säure-Basen-Haushalt als physiologischer Regelkreis den Blut-pH-Wert in einem relativ konstanten Bereich von 7,36–7,44.

16.1 Übersicht über die Nieren und die ableitenden Harnwege

Mit **Harnproduktion** und **Harnausscheidung** erfüllt das Harnsystem, und hier besonders die Nieren, mehrere für die Aufrechterhaltung des inneren Milieus entscheidende Regulationsaufgaben. Die Nieren gehören damit zu den lebenswichtigen Organen; ihr beidseitiger Ausfall führt unbehandelt zum Tod.

Ihre wichtigsten Aufgaben sind im Überblick:

- Ausscheidung von Stoffwechselendprodukten, v. a. des Eiweißstoffwechsels
- Ausscheidung von Fremdsubstanzen wie Medikamenten und Umweltgiften, die z. B. mit der Nahrung aufgenommen werden (Entgiftungsfunktion)
- Regulation der Elektrolytkonzentrationen
- Regulation des Blutdrucks
- Konstanthaltung des Wassergehalts und des osmotischen Drucks (→ Kap. 3.5.5)
- Beteiligung an der Aufrechterhaltung des Säure-Basen-Gleichgewichts und damit des pH-Wertes
- Bildung des Enzyms Renin (beeinflusst Elektrolythaushalt und Blutdruck, → Kap. 16.4.1) und des Hormons Erythropoetin (stimuliert die Blutbildung, → Kap. 16.4.3)
- Umwandlung der Vitamin-D-Vorstufe in das wirksame Vitamin-D-Hormon

Nephrologie und Urologie

Die Behandlung von Nierenerkrankungen ist Gegenstand der **Nephrologie,** eines Teilgebietes der Inneren Medizin. Nierenbeckenerkrankungen und Störungen der ableitenden Harnwege sind dagegen Gegenstand der **Urologie,** eines vorwiegend operativen Fachgebiets, das auch für Störungen der männlichen Geschlechtsorgane zuständig ist.

16.2 Aufbau der Nieren

16.2.1 Äußere Gestalt

Die beiden **Nieren** (Renes, → Abb. 16.1) liegen links und rechts der Wirbelsäule dicht unter dem Zwerchfell. Die rotbraunen Organe sind etwa 11 cm lang, 6 cm breit, 2,5 cm dick und 150 g schwer. Ihre äußere Form erinnert an eine große Bohne. Die linke Niere nimmt den Raum vom 11. Brustwirbel bis zum 2. Lendenwirbel ein, die rechte befindet sich wegen der darüber liegenden Leber etwa einen Wirbelkörper tiefer.

Die Nieren werden nicht vom Peritoneum (Bauchfell) bedeckt, sondern liegen dorsal der Bauchhöhle im Retroperitonealraum (→ Kap. 15.9.5). In diesem Raum zwischen der Hinterwand des Peritoneums und der Rückenmuskulatur befinden sich außer den Nieren auch die Nebennieren und die Harnleiter.

Nierenhilum und Nierenkapsel

In der Mitte des medialen Nierenrandes liegt eine nischenförmige Vertiefung, das **Nierenhilum.** An dieser Stelle befindet sich das Nierenbecken, das den aus dem Nierenparenchym kommenden Urin sammelt. Außerdem treten hier Nierenarterie, Nierenvene, Nerven und Lymphgefäße sowie der Harnleiter ein bzw. aus.

Jede Niere ist von einer derben **Nierenkapsel** überzogen, einer transparenten Bindegewebshülle. Um die Nierenkapsel herum liegt eine kräftige Schicht Fettgewebe, die von einer weiteren dünneren Bindegewebshülle umgeben ist. Durch Fett und Bindegewebe wird die Niere an der hinteren Bauchwand verankert und vor Stoßverletzungen geschützt.

16.2.2 Innerer Nierenaufbau

Schneidet man eine Niere der Länge nach auf, sind drei Zonen erkennbar: Im Inneren liegt das **Nierenbecken** (Pelvis renalis), das vom **Nierenmark** (Medulla renalis) umhüllt wird. Das Nierenmark ist fein gestreift. Ganz außen liegt die **Nierenrinde** (Cortex renalis, → Abb. 16.2).

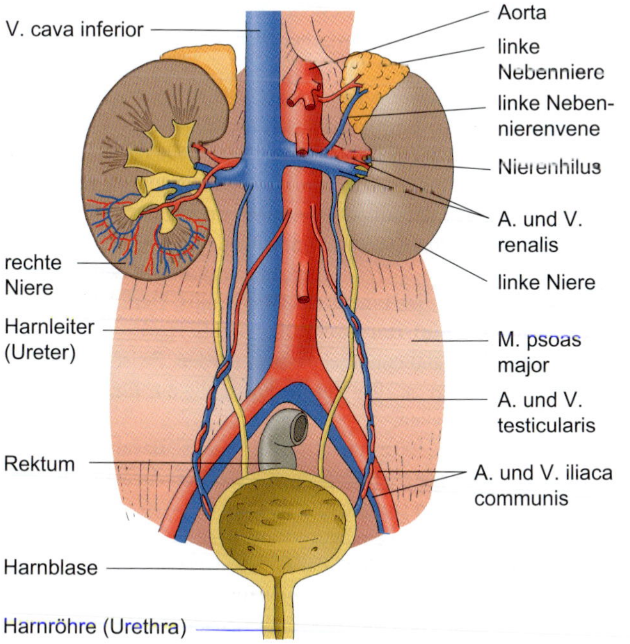

Abb. 16.1 Das Harnsystem besteht aus linker und rechter Niere, den beiden Harnleitern, der Harnblase und der Harnröhre. [L190]

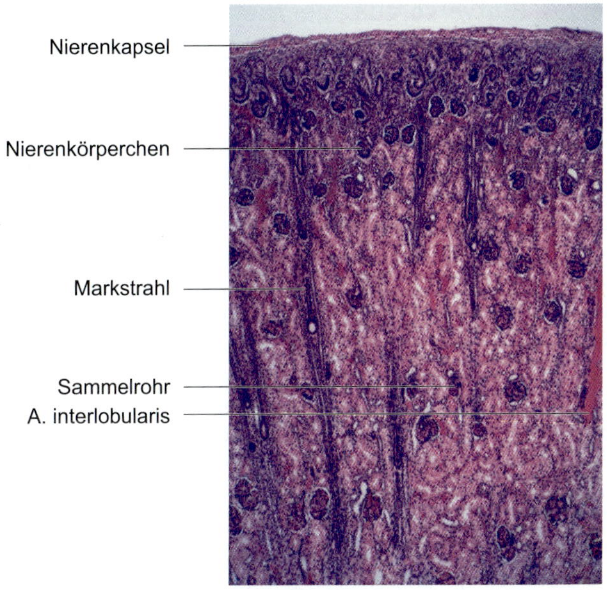

Abb. 16.2 Histologie der Nierenrinde. Es wird deutlich, dass die Nierenrinde hauptsächlich aus Nierenkörperchen und gewundenen Tubulusabschnitten besteht. Die Marksubstanz setzt sich strahlenartig in die Nierenrinde fort (daher die Bezeichnung „Markstrahlen“). [X141]

Von der Rinde ziehen die **Nierensäulen** (Columnae renales) zum Nierenbecken. Auf diese Weise wird die Markschicht in mehrere kegelförmige Lappen, die **Markpyramiden,** gegliedert, deren Spitzen die **Nierenpapillen** (Papillae renales) bilden. Umgekehrt setzt sich das Nierenmark in strahlenförmigen Fortsätzen, den **Markstrahlen,** in die Nierenrinde fort.

Jede Nierenpapille besitzt mikroskopisch kleine Öffnungen, die in einen kleinen Hohlraum, den **Nierenkelch,** münden. Dort wird der fertige Urin aufgefangen und in das Nierenbecken weitergeleitet, das den Urin sammelt (→ Abb. 16.3).

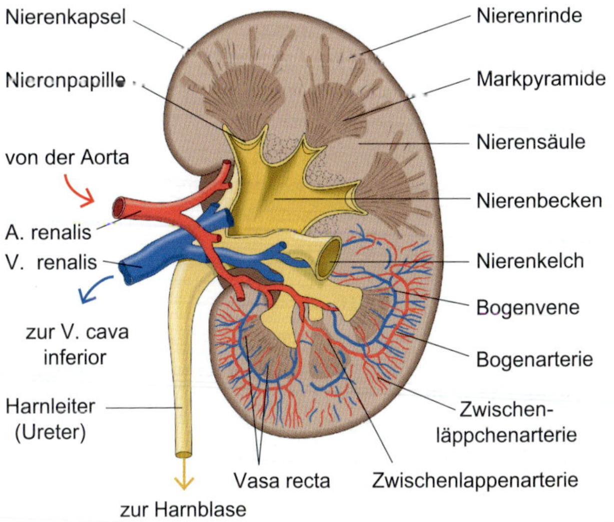

Abb. 16.3 Längsschnitt durch eine Niere. Im oberen Teil sind Markpyramiden und Nierenpapillen dargestellt, im unteren das Gefäßsystem der Niere. [L190]

16.2.3 Blutversorgung der Nieren

Die Nieren werden sehr gut durchblutet. Etwa 1 Liter Blut durchströmt die Nieren pro Minute, was immerhin 20 % des Herzminutenvolumens entspricht. Um ihre zahlreichen Aufgaben erfüllen zu können, besitzt die Niere ein kompliziert aufgebautes Gefäßsystem (→ Abb. 16.3).

Für die Erfüllung ihrer vielfältigen Aufgaben besitzt die Niere ein kompliziert aufgebautes Gefäßsystem. Jede Niere erhält ihr Blut über die linke bzw. rechte A. renalis **(Nierenarterie),** die direkt aus der Aorta entspringt. Nach ihrem Eintritt am Nierenhilus verzweigen sich linke und rechte Nierenarterie in **Zwischenlappenarterien** (Aa. interlobares), die in den Säulen zwischen den Markpyramiden in Richtung Nierenrinde aufsteigen.

Im Grenzbereich zwischen Nierenmark und Nierenrinde geben die Zwischenlappenarterien fächerförmig die **Bogenarterien** (Aa. arcuatae) ab, die sich weiter verzweigen und als **Zwischenläppchenarterien** (Aa. interlobares) zur Nierenkapsel ziehen. Von diesen Verzweigungen entspringen mikroskopisch kleine Arteriolen, die jedes **Nierenkörperchen** (Glomerulus) mit Blut versorgen. In den Nierenkörperchen wird der Primärharn (→ Kap. 16.2.4) abgefiltert. Jede Niere besitzt etwa eine Million solcher Nierenkörperchen, die in der gesamten Rindenregion verteilt sind.

Blutversorgung der Nierenrinde

Zu jedem Nierenkörperchen zieht eine zuführende Arteriole **(Vas afferens).** Diese bildet dann im Nierenkörperchen ein Knäuel von parallel geschalteten Kapillaren, den **Glomerulus** (= erstes Kapillarnetz, lat. Glomus = Knäuel). Diese Kapillaren münden in die abführende Arteriole **(Vas efferens),** welche sich erneut aufzweigt und das Tubulussystem mit einem zweiten Kapillarnetz, den peritubulären Kapillaren, versorgt.

Normalerweise geht eine Arterie in eine Vene über. Wenn, wie hier, ein aus einer Arterie hervorgehendes Kapillarnetz sich wieder zu einer Arterie vereinigt, wird dies in der Anatomie als **arterielles Wundernetz** (Rete mirabile) bezeichnet. Das zweite Kapillarnetz umgibt in Nierenrinde und äußerer Markzone den **Tubulusapparat,** einen Komplex aus mikroskopisch kleinen Röhren, in denen das in den Nierenkörperchen gebildete **Glomerulusfiltrat** (Primärharn) in seiner Zusammensetzung und seinem Volumen erheblich verändert und weitergeleitet wird. Eine sehr wichtige Rolle spielt dabei der enge Kontakt zwischen den Nierentubuli und den peritubulären Kapillaren (→ Abb. 16.4).

Blutversorgung des Nierenmarks

Nahe beim Übergang von Nierenrinde zum Nierenmark liegen besondere, aus den Nierenkörperchen abführende Arteriolen, die **juxtamedullären Glomeruli.** Sie bilden Gefäße, die gerade und lang gestreckt verlaufen (Vasa recta), und ragen weit in das Nierenmark hinein. Ihre Kapillaren umschlingen hauptsächlich die Sammelrohre (→ Abb. 16.4). Diese anatomische Besonderheit spielt eine wichtige Rolle bei der Konzentration des Harns im Nierenmark.

Venöses System der Niere

Die peritubulären Kapillaren sowie die Kapillaren der Vasa recta geben ihr Blut in die **Zwischenläppchenvenen** (Vv. interlobulares), die das venöse Blut in die **Zwischenlappenvenen** (Vv. interlobares) und **Bogenvenen** (Vv. arcuatae) zur Nierenvene (V. renalis) leiten, die in die **untere Hohlvene** (V. cava inferior) mündet.

16.2.4 Nephron

Die Urinbildung erfolgt in den **Nephronen,** den eigentlichen Funktions- und Baueinheiten der Niere. Jedes Nephron besteht aus dem

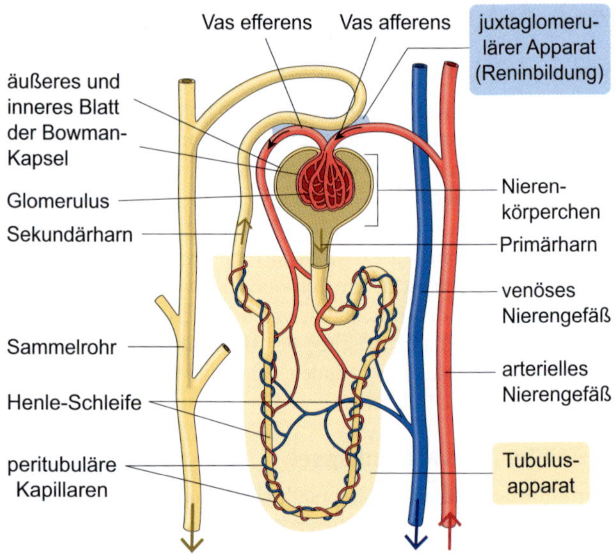

Abb. 16.4 Nierenkörperchen, Vas afferens und efferens sowie Tubulusapparat [L190]

Nierenkörperchen und den dazugehörigen kleinsten Harnkanälchen, dem Tubulusapparat. Sie bilden zusammen eine funktionelle Einheit:

- Im Nierenkörperchen wird der Primärharn oder das **Glomerulusfiltrat** durch Filtrierung des Blutes gewonnen, das durch das Gefäßknäuel (→ Kap. 16.2.3) fließt.
- Im Tubulusapparat wird der Primärharn durch Resorptionsvorgänge stark konzentriert, durch Sekretionsvorgänge mit Stoffwechselprodukten „angereichert" und als **Sekundärharn** weitergeleitet.

Produktion des Glomerulusfiltrats

Das Blutgefäßknäuel des Nierenkörperchens ist von einer Kapsel umgeben, der **Bowman-Kapsel.** Sie besteht aus zwei Schichten, dem inneren und äußeren Kapselblatt, dazwischen befindet sich der Kapselraum (→ Abb. 16.4, → Abb. 16.5).

Man kann sich dazu vorstellen, dass sich eine Hand (= Gefäßknäuel) in einen Luftballon (= Bowman-Kapsel) einstülpt (auch → Abb. 15.13). Dann umgibt eine Schicht direkt die Hand (das Gefäßknäuel) und die andere liegt außen, sodass zwischen beiden ein Raum bleibt, der Kapselraum (im Modell der luftgefüllte Raum des Ballons). So kann ein inneres und ein äußeres Kapselblatt unterschieden werden.

Die Harnbildung im Nierenkörperchen beginnt mit dem Abpressen eines **Ultrafiltrats** in das Innere des Glomerulus. Der „Filter" besteht aus drei Schichten (**Blut-Harn-Schranke** → Abb. 16.6):

- Zuerst muss das Gefäßendothel passiert werden. Zwischen den Endothelzellen sind ca. 70 nm große Poren, die nur für Blutzellen eine Barriere darstellen.
- Es folgt eine mit ca. 400 nm relativ dicke, poröse **Basalmembran.** Sie enthält viele negative Ladungen, die größere, ebenfalls negativ geladene Proteine am Durchtritt hindern.
- Als letzte Schicht bedecken die sternförmigen Zellen des inneren Kapselblattes, die **Podozyten** oder Füßchenzellen, die Glomeruluskapillaren und breiten ihre wie Farnblätter geformten Ausläufer über diese aus. Zwischen den Ausläufern bleiben kleine Schlitze, die von einer **Schlitzmembran** überspannt werden (→ Abb. 16.6). Deren nur 2–5 nm breite Poren verhindern effektiv den Durchtritt von Plasmaproteinen.

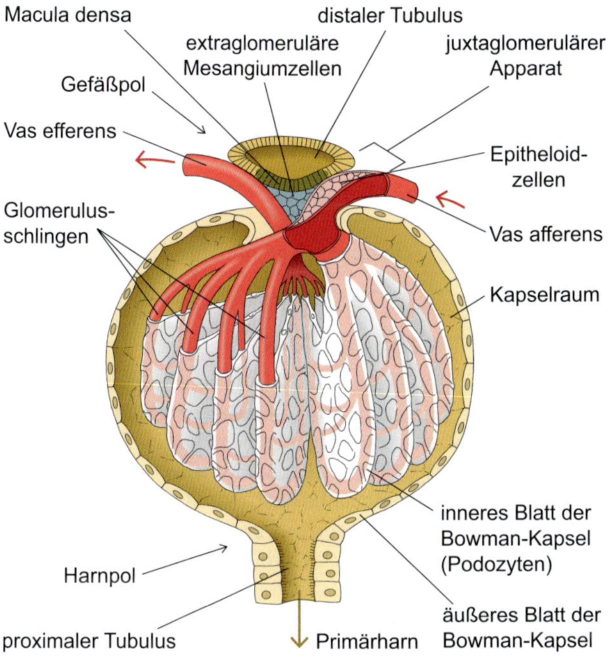

Abb. 16.5 Feinaufbau eines Nierenkörperchens. Der juxtaglomeruläre Apparat ist die Kontaktzone zwischen zuführender Arteriole und dem anliegenden Tubulusabschnitt. [L190]

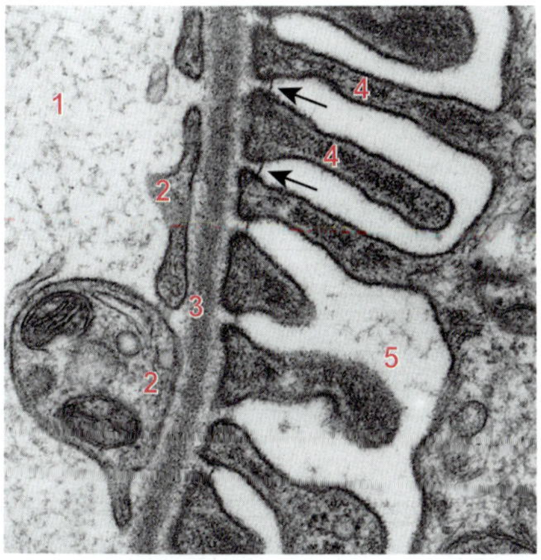

Abb. 16.6 Blut-Harn-Schranke im Elektronenmikroskop. (1) bezeichnet das Innere einer Kapillare. Der „Filter" besteht aus dem porösen Kapillarendothel (2), der Basalmembran (3) und der Schlitzmembran (Pfeile), welche die Podozytenfortsätze (4) überspannt. Erst nach deren Passage befindet sich das Ultrafiltrat im Kapselraum (5). [M375]

Das nach der Filtration im Kapselraum befindliche Ultrafiltrat setzt sich hauptsächlich aus Wasser, Salzen (Elektrolyten) und anderen Molekülen mit einem Durchmesser bis zu 3 nm (u. a. Zuckermoleküle und Aminosäuren) zusammen. Größere Moleküle werden nur zum Teil abfiltriert und können ab einem Durchmesser von circa 6,5 nm den Filter gar nicht mehr passieren. Blutzellen und große Plasmaproteine (etwa Albumin) werden also von der glomerulären Filtrationsbarriere zurückgehalten, so dass das Ultrafiltrat normalerweise zellfrei und sehr eiweißarm ist.

KRANKHEIT/SYMPTOM

Eiweiß im Urin ist immer verdächtig auf eine Störung der Filterfunktion der Glomeruluskapillaren und tritt beispielsweise bei der Glomerulonephritis oder bei diabetischen Nierenschäden auf.

Gefäß- und Harnpol des Nierenkörperchens

Zuleitendes (Vas afferens) und ableitendes (Vas efferens) Blutgefäß – also Anfang und Ende des Kapillarknäuels – liegen dicht zusammen am **Gefäßpol** des Nierenkörperchens, der in Richtung Nierenrinde zeigt. Am gegenüberliegenden – also Richtung Nierenmark weisenden – Ende liegt der **Harnpol.** Am Harnpol geht der Kapselraum in den **proximalen Tubulus** über, dem ersten Abschnitt der Harnkanälchen (→ Abb. 16.5).

Bau des Tubulusapparats

Das System der Harnkanälchen, der **Tubulusapparat,** beginnt mit dem proximalen Tubulus, der in seinem Anfangsteil stark gewunden verläuft. An den gewundenen Teil, noch im Rindenbereich gelegen, schließt sich ein gerade verlaufender Teil an, der bis in den Nierenmarkraum hinunterzieht. Dieser gerade Teil des Tubulus wird intensiv von dem oben erwähnten zweiten, aus den efferenten Arteriolen hervorgehenden Kapillarnetz umschlungen; mit diesen Kapillaren findet ein intensiver Flüssigkeitsaustausch statt (→ Kap. 16.3.3).

Im Anschluss an das gerade Stück, das mit kubischem Epithel ausgekleidet ist, verengt sich der Tubulus zu dem sehr dünnen **intermediären Tubulus** mit platten Epithelzellen. Dieser macht einen Bogen **(Henle-Schleife)** und zieht im aufsteigenden Schenkel des **distalen Tubulus** zurück in die unmittelbare Nähe des Nierenkörperchens.

Dort angekommen, windet sich der distale Tubulus und berührt die zuleitende Arteriole (Vas afferens) des Nierenkörperchens. Diese sich berührenden Abschnitte von Arteriole und Tubulus bilden zusammen mit spezialisierten Nierenzellen den sog. **juxtaglomerulären Apparat** (juxta = nahe bei, neben).

16.2.5 Juxtaglomerulärer Apparat

Der **juxtaglomeruläre Apparat** (JGA) befindet sich an der Kontaktstelle von distalem Tubulus und zuführender Arteriole. Die Zellen des distalen Tubulus sind hier höher und schmaler und besonders spezialisiert; dieser Strukturkomplex wird **Macula densa** (→ Abb. 16.5) genannt. Die Macula densa hat die Funktion eines Chemorezeptors; insbesondere wird hier die Konzentration an Natrium und Chlorid im Harn gemessen, um die Konzentration des Harns zu beurteilen. Ist diese zu hoch, schüttet die Macula densa Adenosin aus. Dieses bewirkt eine Verengung des zuführenden Blutgefäßes (Vas afferens), wodurch die glomeruläre Filtrationsrate sinkt.

Eine weitere Struktur des juxtaglomerulären Apparates sind umgewandelte glatte Muskelzellen, die vor allem das Vas afferens umgeben. Sie werden als **Epitheloidzellen** bezeichnet. In ihrem Inneren befinden sich zahlreiche Granula mit dem enzymatisch wirksamen Gewebshormon Renin (→ Kap. 16.4.1), das hier gebildet und ins Blut sezerniert wird.

Schließlich werden noch die **Mesangiumzellen** zu diesem System gezählt. Sie liegen im Zwischenraum zwischen Tubuluszellen und Arteriole (also unter der Macula densa, → Abb. 16.5). Ihnen werden mehrere Funktionen zugeschrieben; u. a. haben sie die Fähigkeit zur Phagozytose, sind kontraktil (→ Kap. 6.3.1) und wahrscheinlich in der Lage, auf Hormonreize mit einer Änderung der Nierenaktivität zu reagieren.

16.2.6 Sammelrohre

An die distalen Tubuli schließen sich die **Sammelrohre** an, wobei sich jeweils 8–10 Tubuli zu einem Sammelrohr vereinigen. Etwa jeweils fünf Sammelrohre vereinigen sich wiederum zu einem **Papillengang** (Ductus papillaris). Über diese Ableitungswege erreicht der Harn das Nierenbecken (Pelvis) und wird von dort über die Harnleiter (Ureter, → Kap. 16.7.2) in die Harnblase (→ Kap. 16.7.3) geleitet.

Die Sammelrohre sind zum einen Ableitungswege für den Harn, zum anderen Wirkungsort des in der Hypophyse gebildeten Hormons **Adiuretin** (ADH, → Kap. 10.2.1). Das Adiuretin nimmt entscheidenden Einfluss auf die Menge des auszuscheidenden Harns, indem es die Rückresorption von Wasser im distalen Tubulus und in den Sammelrohren stimuliert und den Harn dadurch konzentriert. Fehlt das Hormon oder wird es nicht ausreichend gebildet, kommt es zum **Diabetes insipidus** (→ Kap. 10.2.1).

IM FOKUS

Aufbau der Nieren

Die beiden **Nieren** sind von einer derben **Nierenkapsel** umzogen und liegen links bzw. rechts der Wirbelsäule im **Retroperitonealraum.** Die **rechte Niere** befindet sich wegen der darüber liegenden Leber etwa **einen Wirbelkörper tiefer** als die linke Niere. Das **Nierenhilum** ist eine nischenförmige Vertiefung der Nieren in der Mitte des medialen Randes.
Im inneren Aufbau der Nieren können **Nierenbecken** (Pelvis renalis), **Nierenmark** (Medulla renalis) und **Nierenrinde** (Cortex renalis) unterschieden werden.
Die Blutversorgung erfolgt über die **Aa. renalis (Nierenarterien)** und **Vv. renalis (Nierenvenen).**
Das **Nephron** ist die **Funktionseinheit** der Niere. Ein Nephron setzt sich aus einem **Nierenkörperchen** und dem dazugehörigen **Tubulusapparat** zusammen.
Ein **Nierenkörperchen** besteht aus einem **Gefäßknäuel** und der **Bowman-Kapsel.** Im Nierenkörperchen erfolgt die **Produktion des Glomerulusfiltrates.**
Der **Tubulusapparat** setzt sich aus **proximalem, intermediärem** und **distalem** Tubulus zusammen.
Der **juxtaglomeruläre Apparat** (JGA) befindet sich an der Kontaktstelle von distalem Tubulus und zuführender Arteriole. Hier finden sich die **Macula densa, Epitheloidzellen** und **Mesangiumzellen.**
Die **distalen Tubuli** schließen sich zu **Sammelrohren** und später im Verlauf zu **Papillengängen** (Ductus papillaris) zusammen.

16.3 Ausscheidungsfunktion der Nieren

16.3.1 Glomerulärer Filtrationsdruck

Am Anfang der Glomerulusschlingen herrscht ein Blutdruck von etwa 50 mmHg, der zum Ende hin unwesentlich auf 48 mmHg abnimmt. Dieser **glomeruläre Blutdruck** ist jedoch nicht identisch mit dem **glomerulären Filtrationsdruck** (also dem eigentlich wirkenden Filterdruck, mit dem der Primärharn abgepresst wird), da dem glomerulären Blutdruck zwei Drücke entgegenwirken:

- Zum einen der durch die Bluteiweiße bedingte kolloidosmotische Druck des Blutes. Dieser beträgt am Beginn der Kapillarschlingen etwa 20 mmHg; am Ende ist er auf ca. 36 mmHg angestiegen, weil Flüssigkeit abgepresst wurde (→ Kap. 3.5.6).
- Zum anderen der hydrostatische Druck in der Bowman-Kapsel (etwa 12 mmHg).

Der effektiv wirksame Filtrationsdruck in den Glomerulusschlingen lässt sich wie folgt berechnen:
Am Anfang der Glomerulusschlinge:

$$50\,\text{mmHg} - 20\,\text{mmHg} - 12\,\text{mmHg} = 18\,\text{mmHg}$$

Am Ende der Glomerulusschlinge:

$$48\,\text{mmHg} - 36\,\text{mmHg} - 12\,\text{mmHg} = 0\,\text{mmHg}$$

Glomeruläre Filtrationsrate (GFR)

Das Volumen des Glomerulusfiltrats, das sämtliche Nierenkörperchen beider Nieren pro Zeiteinheit erzeugen, wird als **glomeruläre Filtrationsrate (GFR)** bezeichnet. Sie beträgt beim jungen Erwachsenen ca. 120 ml/min. Dies entspricht einer Filtrationsmenge von 180 l Glomerulusfiltrat/24 h (eine Badewannenfüllung!). Somit wird also das gesamte Blutplasmavolumen (ca. 3 l) täglich etwa 60-mal in den Nieren filtriert und zum größten Teil (99 %) rückresorbiert.

16.3.2 Autoregulation der Nierendurchblutung und der glomerulären Filtration

Würde jede Schwankung des arteriellen Blutdrucks zu einer ebenso starken Veränderung des glomerulären Blutdrucks und damit des glomerulären Filtrationsdrucks führen, wäre dies mit einer kontinuierlichen Funktion der Nieren nicht vereinbar, da die Nierenfunktion schon bei verhältnismäßig geringem Blutdruckabfall zum Erliegen käme.

Die Niere ist jedoch in der Lage, bei **einem mittleren arteriellen Blutdruck von 80–180 mmHg** sowohl den Blutdruck in den Glomeruluskapillaren als auch die glomeruläre Filtration erstaunlich konstant zu halten. Diese Fähigkeit der Niere wird als **Autoregulation** bezeichnet. Folgende Mechanismen bestimmen die glomeruläre Filtrationsrate:

- Die glatten Muskelfasern der zu- und abführenden Arteriolen stellen selbsttätig (autoregulatorisch) ihre Weite so ein, dass am Anfang der Glomeruluskapillaren ein glomerulärer Blutdruck von etwa 40–60 mmHg beibehalten wird (myogene Durchblutungsregelung, Bayliss-Effekt).
- Steigt die Kochsalzkonzentration im distalen Tubulus, wird über die Macula densa eine Verengung der zuführenden Arteriole veranlasst und damit die glomeruläre Filtrationsrate verringert (tubulo-glomeruläre Rückkopplung). So werden Filtration und Salzausscheidung aufeinander abgestimmt.
- Neben dem **Renin-Angiotensin-Aldosteron-System** (RAAS, → Kap. 16.4.2) spielt auch das in den Herzohren des rechten und linken Vorhofs des Herzens gebildete **atriale natriuretische Peptid** (ANP; → Abb. 16.7) eine Rolle. ANP wurde erst Anfang der 1980er-Jahre entdeckt und gehört zu den wichtigsten den Wasserhaushalt regulierenden Hormonen. Es beeinflusst ebenfalls die glomeruläre Filtrationsrate. Wenn das intravasale Volumen ansteigt, kommt es zu einer Vorhofdehnung. Dadurch wird ANP freigesetzt, welches auf das RAAS eine inhibitorische Wirkung hat, indem die Freisetzung von Renin und Aldosteron gedrosselt wird. ANP bewirkt letztlich eine **Vasodilatation** (Gefäßweitstellung) und eine Erhöhung der Natriumausscheidung. Die vermehrte Natriumausscheidung führt zu vermehrtem Harnfluss, indem Wasser dem Natrium osmotisch „folgt".

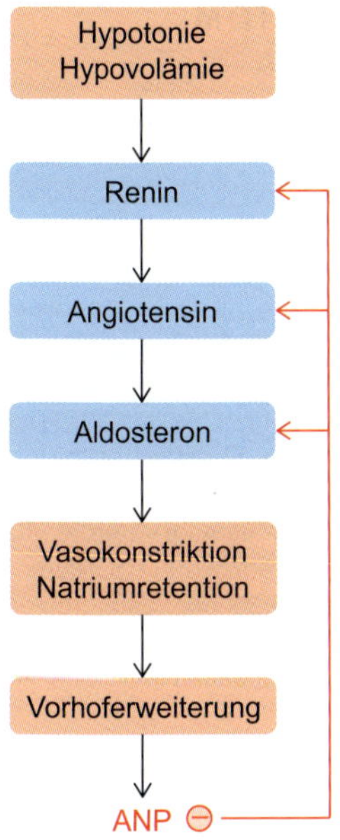

Abb. 16.7 Interaktionen zwischen dem Renin-Angiotensin-Aldosteron-System und dem atrialen natriuretischen Peptid (ANP) [L231]

Wird der autoregulatorische Blutdruckbereich unterschritten (z. B. beim Schock, → Kap. 13.5), so nehmen glomeruläre Filtrationsrate und Nierendurchblutung linear ab. Es wird dann nur sehr wenig **(Oligurie)** oder sogar kein Urin **(Anurie)** mehr produziert. Es droht eine **akute Nierenschädigung;** man spricht auch von einer Schockniere. Auch ein „Zuviel" ist nicht gut. Steigt der mittlere arterielle Blutdruck auf Werte deutlich über 180 mmHg, erhöht sich wegen der nun nicht mehr möglichen Autoregulation die glomeruläre Filtrationsrate. Es werden dann so hohe Filtratvolumina produziert, dass die tubulären Transportprozesse überfordert sind.

Bei einer Erhöhung des mittleren Blutdrucks über den Normalwert von 100 mmHg wird das Nierenmark, wo der Harn konzentriert wird, durch höhere Blut-Stromstärken „ausgewaschen". Das Resultat ist, trotz einer konstanten glomerulären Filtrationsrate, eine verstärkte Harnausscheidung, die nach ihrer Entstehung **Druckdiurese** genannt wird. Sie bewirkt eine Abnahme des Blutvolumens und damit Verminderung des Füllungsdrucks der Blutgefäße, was wiederum zur Normalisierung des Blutdrucks beiträgt.

16.3.3 Funktionen des Tubulussystems

Nachdem der Primärharn **(Glomerulusfiltrat)** aus dem Kapselraum in das Tubulussystem (→ Abb. 16.8) gelangt ist, wird er dort in seiner Zusammensetzung verändert und konzentriert. Der **Endharn** (Sekundärharn) entspricht mengenmäßig nur etwa 1 % (2 Liter) des Primärharns und kann eine bis zu viermal so hohe Osmolarität (→ Kap. 3.5.5) haben wie das Plasma.

Die Tubuluszellen besitzen zahlreiche molekulare Transportsysteme für verschiedene Substanzen (→ Abb. 16.9). Bei den Rückresorptionsvorgängen steht die Wiedergewinnung lebenswichtiger Elektrolyte, Kohlenhydrate und Aminosäuren im Vordergrund.

- Chlorid, Bikarbonat, Natrium, Kalium und Kalzium werden durch aktive Rückresorption aus dem Tubuluslumen wieder in das Blut aufgenommen. Dabei folgt diesen Ionen jeweils passiv ein Wassereinstrom ins Blut. ⅔ des Primärharnwassers und der Elektrolyte werden bereits im proximalen Tubulus zurückresorbiert.
- Neben Elektrolyten werden auch Aminosäuren und Glukose aktiv rückresorbiert und dem Körper wieder zugeführt. Allerdings kann der Rückresorptionsmechanismus nur eine bestimmte Menge dieser Stoffe pro Minute bewältigen. Wird die maximale

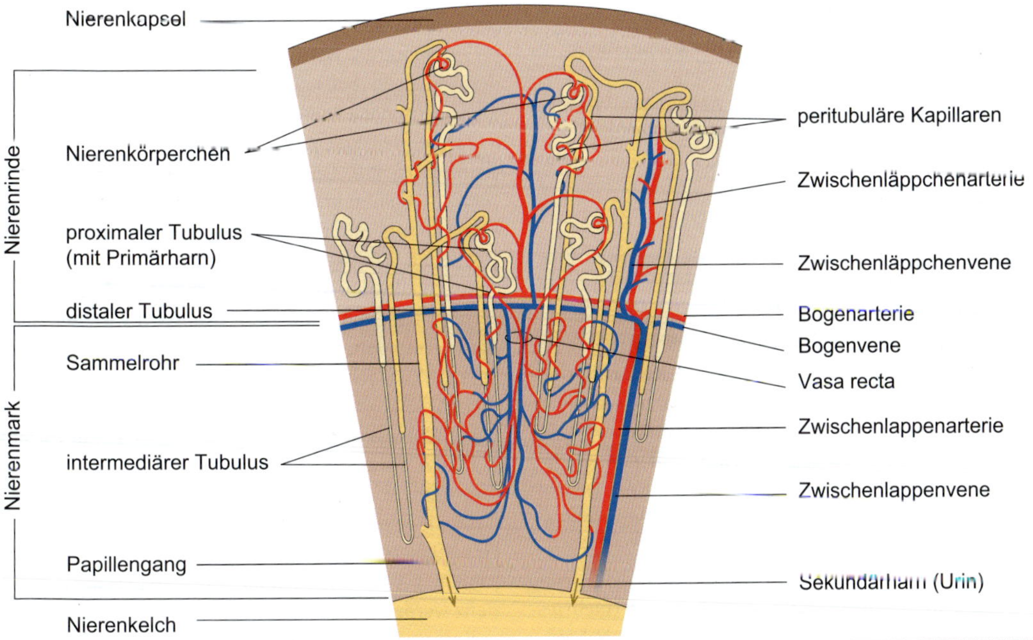

Abb. 16.8 Links Tubulussystem, rechts Blutversorgung der Nierenrinde (schematisiert) [L190]

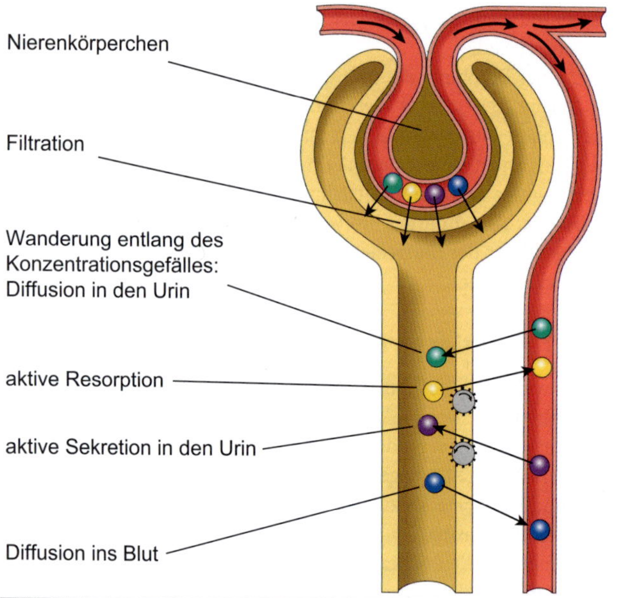

Abb. 16.9 Transportvorgänge im Tubulussystem. Es gibt vier verschiedene Möglichkeiten des Stofftransports zwischen Tubuli, Interstitium und Blutgefäßen: Filtrierte Substanzen können aus dem Primärharn aktiv wieder entfernt werden (z. B. Aminosäuren und Glukose, gelb); manche Stoffe wandern entsprechend einem Konzentrationsgefälle durch Diffusion aus dem Tubulus in das Blut zurück (z. B. Harnstoff, blau) oder aus dem Blut in die Tubuli (z. B. Ammoniak, grün). Schließlich werden bestimmte Stoffe zusätzlich zur Filtration aktiv aus dem Blut in das Tubuluslumen sezerniert (z. B. Harnsäure und Penicillin, lila). [L190]

Transportkapazität, ein sog. **Schwellenwert,** überschritten, so scheidet der Körper den „Überschuss" mit dem Harn aus.

- Aus dem Tubuluslumen werden nicht nur Stoffe in das Blutsystem aufgenommen (resorbiert), sondern auch umgekehrt in das Tubulussystem abgegeben (sezerniert). Dieser Vorgang heißt **tubuläre Sekretion.** Dadurch beschleunigt der Körper vor allem die Ausscheidung von körperfremden Substanzen wie z. B. Penicillin und vielen anderen Medikamenten. Aber auch körpereigene Abbauprodukte wie Harnsäure und Ammoniak werden auf diese Weise schneller ausgeschleust.
- Ein anderer wichtiger Sekretionsvorgang ist die Abgabe von Wasserstoffionen (H^+) bei einer azidotischen Stoffwechsellage (→ Kap. 16.10).

Glukosurie des Diabetikers

Jeder Transportmechanismus hat nur eine bestimmte Kapazität. Eine Überschreitung der maximalen Transportkapazität führt dazu, dass der „Überschuss" im Urin erscheint. Beim Diabetiker liegt die Glukose-Blutkonzentration oft über diesem Schwellenwert, der für Glukose 9–10 mmol/l bzw. 160–180 mg/dl beträgt. Übersteigt die Konzentration der Glukose im Blut und damit auch im Glomerulusfiltrat diesen Wert, so kommt es zur Glukoseausscheidung mit dem Urin **(Glukosurie).** In der Harnblase bildet Glukose einen idealen Nährstoff für Bakterien, die z. B. von außen durch die Harnröhre in die Blase gelangt sind. Das ist der Grund, weshalb Diabetiker häufig unter Harnwegsinfekten leiden. Mit der Glukose wird aus osmotischen Gründen auch mehr Wasser ausgeschieden. Deshalb haben unbehandelte und schlecht eingestellte Diabetiker charakteristischerweise großen Durst **(Polydipsie** = vermehrtes Trinken) und müssen häufig und viel Urin lassen (**Polyurie,** d. h. Urinausscheidung ≥ 2 000 ml/24 h).

KRANKHEIT/SYMPTOM

Glukosurie

Neben **nicht-renalen** können auch **renale Ursachen** für eine Glukosurie verantwortlich sein.

Nicht-renale Ursachen:

- BZ-Spiegel > 160–180 mg/dl (8,9–10 mmol/l; Typ-1 und Typ-2 Diabetes; (→ Kap. 15.2.2)
- Schwangerschaft; auch wenn die Nierenschwelle nicht erreicht wird, kann eine Glukosurie auftreten (bis zu 40 % aller Schwangerschaften)

Ursachen für eine **renale Glukosurie** (Ausscheidung von Glukose mit dem Urin bei normalem Plasmaglukosespiegel) sind u. a.:

- Morbus Wilson (erbliche Stoffwechselstörung)
- Zystinose (genetische Speicherkrankheit)
- Lowe-Syndrom (X-chromosomal vererbte Multisystemerkrankung)
- Schäden des Nierenparenchyms, z. B. Nierentumore, Nierentraumen, Interstitielle Nephritis oder Vergiftungen mit Schwermetallen

16.3.4 Diuretikatherapie

MERKE

Diuretika

Substanzen, die eine **vermehrte Urinausscheidung** (Diurese) bewirken, werden als Diuretika bezeichnet. Als Natriuretika oder Saluretika bezeichnet man Arzneimittel, die hauptsächlich zur Ausscheidung von Natrium führen. Im engeren Sinne sind Diuretika Arzneimittel mit einer direkten Wirkung auf die Nieren.

Viele Patienten erhalten **Diuretika** (wörtlich „Durchflussmedikamente"). Sie werden zur Senkung eines Bluthochdrucks (→ Kap. 13.4.1), zur Reduzierung des Flüssigkeitsvolumens in den Gefäßen und damit zur Entlastung des Herzens bei Herzinsuffizienz (→ Kap. 12.6.4) und zur Steigerung der Urinproduktion, z. B. bei Niereninsuffizienz (→ Kap. 16.5), sowie zur Ödemausschwemmung eingesetzt. Letzteres ist insbesondere auch ein erwünschter Effekt in der Notfallmedizin, etwa beim kardialen Lungenödem. Viele Diuretika verändern die beschriebenen Sekretions- und Rückresorptionsmechanismen im Tubulussystem.

Bei Diuretika werden mehrere **Wirkprinzipien** unterschieden. Zu den gängigen Substanzgruppen gehören die Schleifendiuretika, die Thiazide und die kaliumsparenden Diuretika.

Am aufsteigenden Teil der Henle-Schleife wirken **Schleifendiuretika** (Furosemid, z. B. Lasix®) und reduzieren dort die Rückresorption von Natrium, Kalium und Chlorid. Bei intravenöser Verabreichung von Furosemid kommt es zur Erweiterung venöser Kapazitätsgefäße, v. a. bei hoher Dosierung (1 mg/kg KG), dies wird venöses Pooling genannt. Zu den neueren Schleifendiuretika gehören Bumetamid und Torasemid. Durch den gekoppelten Ionen- und Wassertransport wird die Wasserrückresorption stark vermindert, die Urinmenge steigt an. Die Wirkung der Schleifendiuretika ist zwar relativ kurz, dafür setzt sie aber rasch ein und ist ausgeprägt. Dieser Effekt ist z. B. bei der Behandlung des kardialen Lungenödems erwünscht. Als Nebenwirkung kann es zum Blutdruckabfall kommen.

Durch **Thiazide** (Hydrochlorothiazid, z. B. Esidrix®) wird die Rückresorption von Natrium und Chlorid im distalen Tubulus gehemmt. Dadurch kommt es zur Ausscheidung von NaCl und begleitend zur Flüssigkeitsausscheidung. Thiazide gehören zu den wichtigsten Medikamenten bei der Behandlung des Hypertonus, auch bei Herzinsuffizienz werden sie eingesetzt.

Kaliumsparende Diuretika sind, wie der Name schon sagt, Diuretika, bei denen Kaliumverluste vermieden werden. Der diuretische Effekt ist recht schwach. Sie sollten nicht oder nur vorsichtig mit ACE-Hemmern (→ Kap. 16.4.2) kombiniert werden, da ansonsten die Gefahr einer Hyperkaliämie droht. Man unterscheidet zwei verschiedene Mechanismen: Aldosteronantagonisten und andere kaliumsparende Diuretika:

- **Aldosteronantagonisten:** Das Mineralokortikoid Aldosteron wirkt u. a. auf Na^+-K^+-ATPasen in den Epithelzellen. Dadurch wird die Effektivität der Natriumrückresorption und der Kaliumabgabe im Tubulus und am Beginn des Sammelrohrs gesteigert. Zu den Aldosteronantagonisten gehören z. B. Spironolacton (Aldactone®) oder Kaliumcanrenoat. Diese schwächen die Bindung von Aldosteron an einem speziellen Rezeptor ab, wodurch es zur verminderten Natriumresorption und verminderten Kaliumausscheidung kommt.
- **Andere kaliumsparende Diuretika:** Diese wirken von der „Harnseite", indem in den Tubuluszellen der Eintritt von Natrium und somit den Austausch gegen Kalium gehemmt wird. Amilorid und Triamteren sind Vertreter dieser Substanzklasse.

Leider stören viele Diuretika die fein abgestimmten physiologischen Ionentransporte und damit letztlich die Elektrolyt- und Mineralbalance des Körpers: Mit Diuretika behandelte Patienten sind v. a. durch einen Kaliummangel (Hypokaliämie, → Kap. 16.9.2) bedroht (ausgenommen bei Einnahme kaliumsparender Diuretika). Daher wird bei diesen Patienten der Serum-Kaliumspiegel häufiger kontrolliert. Fällt dieser infolge der Diuretikatherapie unter den Normbereich, so muss er durch Einnahme von Kalium-Brausetabletten oder kaliumreichen Nahrungsmitteln, z. B. Bananen, wieder normalisiert werden.

PRAXISTIPP

Diagnostik bei urologischen Notfällen

Im Krankenhaus werden zur Diagnosestellung bildgebende Verfahren und instrumentelle Untersuchungen durchgeführt. Im Rettungsdienst stehen diese nicht zur Verfügung. Dennoch können auch im Rettungsdienst wertvolle Erkenntnisse gewonnen werden, nämlich durch eine gute körperliche Untersuchung und eine gründliche Befragung. Wie sieht der Urin aus? Gibt es Blutbeimengungen oder Koagel? Ergeben die Inspektion und die Palpation des Abdomens Auffälligkeiten? Bestehen beim Patienten Risikofaktoren für ein Steinleiden? Andererseits können trotz gründlicher Untersuchung Fragen offenbleiben; so können z. B. beim kolikartigen Flankenschmerz differenzialdiagnostisch mehrere Fachgebiete zuständig sein.

IM FOKUS

Ausscheidungsfunktion der Niere

In den Nierenkörperchen eines gesunden Erwachsenen werden ca. 120 ml/min Glomerulusfiltrat erzeugt **(glomeruläre Filtrationsrate).**
Der größte Teil des Glomerulusfiltrates wird im **Tubulussystem** wieder **rückresorbiert.**
Bei **einem mittleren arteriellen Blutdruck von 80–180 mmHg** kann die glomeruläre Filtration vom Körper eigenständig konstant gehalten werden **(Autoregulation).**
Die **Rückresorptionsvorgänge** im **Tubulussystem** dienen der Wiedergewinnung lebenswichtiger **Elektrolyte, Kohlenhydrate** und **Aminosäuren.**
Im Tubulussystem können zudem auch Substanzen an den Urin abgegeben werden **(tubuläre Sekretion).**
Ab einem **Schwellenwert** des Blutzuckers von 160–180 mg/dl kommt es zur **Glukoseausscheidung mit dem Urin (Glukosurie).**
Substanzen, die eine **vermehrte Urinausscheidung** (Diurese) bewirken, werden als **Diuretika** bezeichnet.

16.4 Endokrine Funktionen der Niere

16.4.1 Renin

Renin wird in den Zellen des juxtaglomerulären Apparats (→ Kap. 16.2.5) der Niere gebildet. Bei einer Minderdurchblutung der Niere wird es vermehrt ausgeschüttet. Dies kann z. B. bei einer **Nierenarterienstenose** (Verengung der Nierenarterie mit Folge eines erhöhten Blutdrucks) oder systemisch bei einem Blutdruckabfall (z. B. beim Schock) der Fall sein. Weitere auslösende Faktoren für eine Reninausschüttung sind die Stimulation sympathischer Nerven und eine Hyperkaliämie. Angiotensin II, Aldosteron und Natrium hingegen hemmen die Reninausschüttung. Auch Prostaglandine beeinflussen die Reninsekretion, wobei einige Prostaglandine hemmend, andere wiederum stimulierend wirken.

16.4.2 Renin-Angiotensin-Aldosteron-System (RAAS)

Dieses System (→ Abb. 16.10) spielt eine wichtige Rolle im Wasser- und Elektrolythaushalt des Körpers: Ist der Natriumgehalt im Serum zu niedrig, wird die Ausschüttung von Renin ins Blut stimuliert. Das enzymatisch wirksame Hormon spaltet dort vom ebenfalls im Blutserum befindlichen Eiweißkörper **Angiotensinogen** ein Stück ab, das

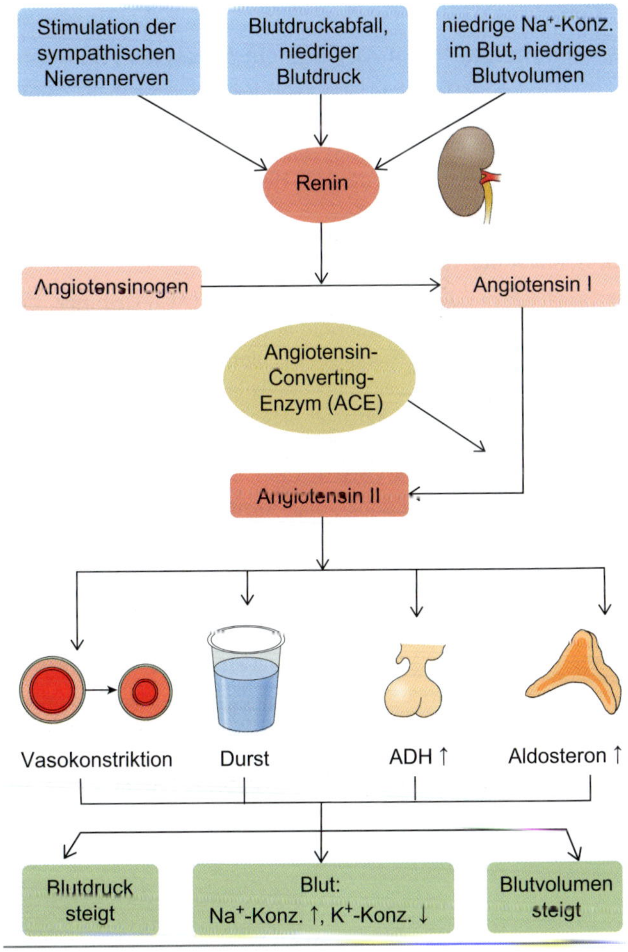

Abb. 16.10 Übersicht über das Renin-Angiotensin-Aldosteron-System (RAAS) [L190]

Angiotensin I. Aus diesem entsteht nun durch das Angiotensin-Converting-Enzym (ACE) nach weiterer Abspaltung eines Dipeptids das hochwirksame **Angiotensin II,** ein Peptid aus acht Aminosäuren.

Angiotensin II stimuliert die Freisetzung von **Aldosteron** (→ Kap. 10.5.3) aus der Nebennierenrinde; außerdem hat es starke vasokonstriktorische (gefäßverengende) Wirkungen und führt daher zu einer Blutdruckerhöhung. Aldosteron bewirkt eine ausgeprägte Natrium- und Wasserrückresorption, indem es über einen intrazellulären Rezeptor der Tubuluszellen die Stimulation weiterer Natrium- und Kaliumkanäle bewirkt, mit der Folge eines erhöhten Blutvolumens, was ebenfalls zur **Blutdruckerhöhung** beiträgt. Daneben fördert es die Ausscheidung von Kalium, was zum Kaliumverlust führen kann.

MERKE

Aldosteron-Sekretion

Pathologisch kann die Aldosteron-Sekretion sowohl gesteigert als auch vermindert sein. Bei einer Übersekretion spricht man von **Hyperaldosteronismus,** während eine verminderte Sekretion als **Hypoaldosteronismus** bezeichnet wird

Die Ursache für beide Krankheitsbilder liegt entweder in einer primären oder sekundären Nebennierenrindenstörung bzw. außerhalb der Nebennierenrinde. Für die klinische Diagnostik und die daraus resultierenden therapeutischen Konsequenzen ist es von entscheidender Bedeutung, zwischen einer sekundären und einer primären Störung zu unterscheiden, weil die Behandlung darauf basiert.

Hemmstoffe des Renin-Angiotensin-Aldosteron-Systems

Zur Beeinflussung des Blutdrucks und des Wasserhaushalts werden Arzneimittel eingesetzt, die an verschiedenen Stellen im Renin-Angiotensin-Aldosteron-System (RAAS) eine hemmende Wirkung entfalten (→ Abb. 16.11). Dies sind z. B. die **ACE-Hemmstoffe** und die **Angiotensin-II-Rezeptor-Antagonisten.**

ACE-Hemmstoffe

Die Angiotensin-Converting-Enzym-Hemmer (**ACE-Hemmer** bzw. **ACE-Hemmstoffe**) können aufgrund ihrer Wirkungen auf das kardiovaskuläre System und die Nieren gut zur Blutdruckbehandlung (→ Abb. 16.11) und bei (chronischer) Herzinsuffizienz eingesetzt werden, da sie vorlastsenkend wirken. Vertreter dieser Wirkstoffgruppe sind z. B. Captopril (z. B. Lopirin®), Ramipril (z. B. Delix®), Enalapril (z. B. Xanef®, Pres®) oder Benazepril (z. B. Cibacen®).

Das biologisch unwirksame Angiotensin I wird normalerweise durch das ACE zu Angiotensin II umgewandelt. Durch ACE-Hemmer kommt es zu einer konkurrierenden (kompetitiven) Blockierung des ACE. Dies führt dazu, dass weniger Angiotensin II aus Angiotensin I gebildet wird.

Das Angiotensin-Converting-Enzym ist auch zuständig für die Inaktivierung von Bradykinin, einem Gewebshormon mit Histamin-ähnlicher Wirkung. Daher besteht eine weitere Nebenwirkung der ACE-Hemmer in der Verhinderung der Inaktivierung von Bradykinin. Dadurch kann es u. a. zu trockenem Reizhusten als unerwünschte Nebenwirkung kommen, was einige wenige Patienten zum Absetzen des Medikaments zwingt. In diesen Fällen kann auf Sartane ausgewichen werden. Man vermutet, dass der verlangsamte Abbau von Kininen in der Bronchialschleimhaut (und somit eine Anreicherung) die Ursache ist. Eine sehr seltene, aber gefährliche Komplikation ist das hereditäre angioneurotische Ödem. Dabei treten anfallsartig Schwellungen des Gewebes auf, besonders im Bereich des Kopfes.

Trotz einer Beeinträchtigung der Nierendurchblutung, die bei Gesunden keine Gefahr darstellt, sollten ACE-Hemmer **nicht bzw. nur nach sorgfältiger Prüfung** eingesetzt werden bei:

- Nierenarterienstenose
- schwerer Herzinsuffizienz
- Aortenstenose (→ Kap. 13.1.5)
- bekanntem Angio-Ödems (Quincke-Ödem)

Sie gelten als nierenschützend, weil sie die Verschlechterung **(Progredienz)** von Erkrankungen der Nieren verlangsamen, die infolge der oben genannten Hypertonie und Diabetes mellitus auftreten können. ACE-Hemmer können auch eine Hyperkaliämie begünstigen. Daher sollten sie nicht oder nur vorsichtig mit kaliumsparenden Diuretika kombiniert werden.

PRAXISTIPP

ACE-Hemmer im Überblick

ACE-Hemmer reduzieren die Bildung von Angiotensin-II, was unter anderem zur Senkung des diastolischen und systolischen Blutdrucks führt. Für die Praxis ist es hilfreich zu wissen, dass alle Medikamente dieser Wirkstoffgruppe auf die Silbe **„pril"** enden.

Angiotensin-II-Rezeptor-Antagonisten

Angiotensin II bindet normalerweise an zwei verschiedene Typen von Rezeptoren, nämlich AT_1- und AT_2-Rezeptoren. Von diesen spielt der AT_1-Rezeptor die wesentliche Rolle. Als Weiterentwicklung der ACE-Hemmstoffe sind die **Angiotensin-II-Rezeptor-Antagonisten** entwickelt worden. Eine dieser Substanzen wurde Mitte der 1990er-Jahre als Losartan (z. B. Lorzaar®) eingeführt. Später kamen Valsartan (z. B. Diovan®), Irbesartan und Telmisartan (z. B. Micardis®) auf den Markt. Vorteilhaft ist, dass im Gegensatz zu den ACE-Hemmern der Abbau von Bradykinin nicht gehemmt wird, sodass kein Husten ausgelöst wird.

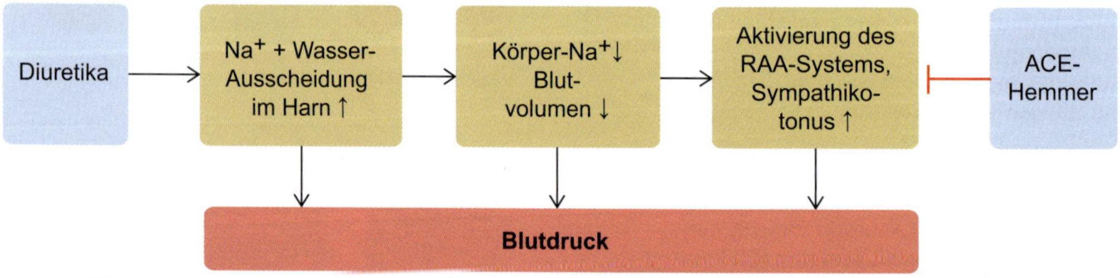

Abb. 16.11 Bei der Behandlung des erhöhten Blutdrucks werden ACE-Hemmer häufig mit Diuretika kombiniert. Die Grafik verdeutlicht, wie die beiden Substanzgruppen sich sinnvoll ergänzen. Man bezeichnet dies auch als Synergieeffekt. [L190]

PRAXISTIPP

Angiotensin-II-Rezeptor-Antagonisten im Überblick

Diese Substanzen weisen ein ähnliches Wirkprofil wie ACE-Hemmer auf und werden aufgrund ihrer Endung auf **„sartan"** als **Sartane** bezeichnet.

Oft findet sich auch die Bezeichnung AT_1-Rezeptor-Antagonist. Das AT_1 (nicht zu verwechseln mit dem Angiotensin I) ist ein Rezeptor-Subtyp, der vom Angiotensin II angesprochen wird. Man könnte daher von einem Angiotensin-II-Rezeptor-Subtyp-1-Antagonisten sprechen, was umgangssprachlich jedoch unüblich ist.

16.4.3 Erythropoetin

Erythropoetin (EPO) ist ein Eiweißhormon, das beim Erwachsenen vorrangig in der Niere und zu einem kleineren Teil in der Leber gebildet wird. Als Reaktion auf Sauerstoffmangel, z. B. durch Aufenthalt in großen Höhen (Hochgebirge) oder eine Anämie (Blutarmut), wird die Produktion des Hormons gesteigert. Hierdurch wird die Neubildung von roten Blutkörperchen (Erythrozyten) im Knochenmark stimuliert (→ Kap. 11.2.3) und dadurch die Sauerstofftransportkapazität des arteriellen Blutes erhöht.

Gentechnologisch hergestelltes (rekombinantes) EPO wird zur Behandlung der Anämie bei Patienten mit chronischem Nierenversagen und bei Tumorpatienten eingesetzt, aber auch von Sportlern zum Doping missbraucht. Die Niere ist zudem an der Bildung des Vitamin-D-Hormons (Kalzitriol) beteiligt.

MERKE

Anämien durch Erythropoesestörungen

Unter einer **Anämie** (Blutarmut) versteht man eine Verminderung der Hämoglobinkonzentration, des Hämatokrits (Hk) oder der Erythrozytenzahl unter die Norm. Die überwiegende Ursache einer Anämie ist eine **Erythropoesestörung,** meist hervorgerufen durch einen Eisen-, Vitamin B_{12}- oder Folsäuremangel. Diese drei Substanzen sind besonders wichtig für die Erythropoese. Die **Eisenmangelanämie** stellt die häufigste Form dar.

Die zweithäufigste Form ist die **Anämie bei chronischen Erkrankungen** (Anemia of Chronic Disease, ACD). Früher wurde sie als Entzündungs- und Tumoranämie bezeichnet, denn auch chronische Entzündungen und fortgeschrittene Tumorerkrankungen können zu einer Erythropoesestörung führen. Ein Auslöser sind **proinflammatorische** (entzündungsfördernde) **Zytokine,** welche die Erythropoese stören. Ein anderer Auslöser ist eine Eisenverwertungsstörung im Knochenmark – das ausreichend vorhandene Eisen wird nicht in die Erythrozyten eingebaut.

Eine weitere Anämieform ist die **renale Anämie,** die sich im Verlauf einer chronischen Niereninsuffizienz entwickelt. In diesem Fall ist es die Niereninsuffizienz selbst, die einen Erythropoetinmangel hervorruft. Ist der Patient dann erst einmal dialysepflichtig, aggraviert wiederum Eisenmangel die Grunderkrankung, denn Dialysepatienten haben einen Blutverlust von etwa 2 500 ml pro Jahr. Neben einer Eisenmangeltherapie (bei Bedarf) ist bei diesen Patienten ein weiterer Baustein die intravenöse Verabreichung von **rekombinantem humanem Erythropoetin (rhEPO).** Das rekombinante humane Erythropoetin findet auch aufgrund seiner Auswirkungen auf die Sauerstoffspeicherungs- und -transportkapazität in Sportarten, die vom aeroben Stoffwechsel profitieren, z. B. Skilanglauf oder Radrennen, als Dopingsubstanz Anwendung.

IM FOKUS

Endokrine Funktionen der Niere

Das Hormon **Renin** wird bei einer **Minderdurchblutung der Niere** im juxtaglomerulären Apparat freigesetzt. Es ist das erste „Glied" einer Reaktionskette, die zusammenfassend **Renin-Angiotensin-Aldosteron-System (RAAS)** genannt wird.

Renin führt zu einer **Aktivierung** von **Angiotensinogen zu Angiotensin I.**

Das **Angiotensin-Converting-Enzym** (ACE) aktiviert Angiotensin I weiter zu **Angiotensin II.**

Angiotensin II stimuliert die Freisetzung von **Aldosteron,** das eine **vasokonstriktorische Wirkung** hat und eine **ausgeprägte Natrium- und Wasserrückresorption** bewirkt.

ACE-Hemmstoffe und **Angiotensin-II-Rezeptor-Antagonisten** werden zur Blutdrucksenkung und bei Herzinsuffizienz eingesetzt.

Das Hormon **Erythropoetin** (EPO) wird bei Sauerstoffmangel (z. B. Anämie) ausgeschüttet und stimuliert die **Neubildung von roten Blutkörperchen (Erythrozyten).**

16.5 Niereninsuffizienz

Tritt bei einer oder beiden Nieren eine Unterfunktion auf, wird dies als **Niereninsuffizienz** bezeichnet. Durch die bestehende Funktionsbeeinträchtigung kommt es zur Konzentrationserhöhung von harnpflichtigen Substanzen (z. B. Kreatinin, Harnstoff, Harnsäure) im Blut. Nach dem klinischen Verlauf werden die innerhalb von Stunden bis Tagen entstehende **akute Nierenschädigung (AKI)** und die über Monate bis Jahre entstehende **chronische Niereninsuffizienz (CNI)** unterschieden. Problematisch ist, dass der Verlust von funktionierendem Nierengewebe normalerweise irreversibel ist. Für die Einteilung des AKI und der CNI existieren verschiedene Klassifizierungen.

16.5.1 Chronische Niereninsuffizienz

Bei der **chronischen Niereninsuffizienz** (CNI) handelt es sich um eine meistens irreversible und fortschreitende Beeinträchtigung der Nierenfunktion, bedingt durch den Untergang von kompensatorisch hypertrophierten Nephronen. Durch den fortschreitenden Parenchymverlust entwickelt sich eine Schrumpfniere; diese Entwicklung erstreckt sich über Jahre bis Jahrzehnte. Entscheidend für das Ausmaß einer globalen Nierenfunktion sind die Anzahl intakter Nephrone und die sich daraus ergebende glomeruläre Fitrationsrate **(GFR).** Anhand der **glomerulären Filtrationsrate (GFR)** wird die chronische Niereninsuffizienz in fünf Schweregrade bzw. Stadien mit einhergehenden Komplikationen (→ Tab. 16.1) eingeteilt.

Ursachen

Ursächlich verantwortlich sind die diabetische Nephropathie, Glomerulonephritiden, Hypertonie, Zystenniere, Pyelonephritis und andere interstitielle Nephritiden, wobei nicht immer nur eine einzelne Ursache verantwortlich ist. Einige im Endstadium erkannte Niereninsuffizienzen bleiben ursächlich ungeklärt. Besonders gefürchtet ist die diabetische Nephropathie als Spätkomplikation des Diabetes mellitus; bis zu 40 % der Typ-2-Diabetiker erkranken daran. Ebenso muss der Bluthochdruck als „Nierenkiller" angesehen werden. Alleine diese beiden Erkrankungen sind für deutlich mehr als die Hälfte der dialysepflichtigen Niereninsuffizienz verantwortlich.

Schweregrad	GFR (ml/min/1,73 m³)	Stadium der Niereninsuffizienz	Komplikationen
1	>90	Nierenerkrankung, normale GFR	Hypertonie
2	60–89	Leicht geminderte GFR	Hypertonie
3a	45–59	Beginnende Niereninsuffizienz	Hypertonie, erhöhtes kardiovaskuläres Risiko
3b	30–44	Mittelgradige Niereninsuffizienz	Wie Grad 3a plus sekundärer Hyperparathyreoidismus (Anstieg des Nebenschilddrüsenhormons Parathormon [PTH])
4	15–29	Schwere Niereninsuffizienz	Wie Grad 3b plus Anämie, Azidose, Appetitmangel
5	<15	(Prä-)Terminale Niereninsuffizienz Hämodialyse (HD) oder Peritonealdialyse (PD)	Wie Grad 4 plus Hyperkaliämie, Hyperphosphatämie, Überwässerung (Ödeme), Mangelernährung, Schwäche

Tab. 16.1 Einteilung der chronischen Niereninsuffizienz (CNI) in fünf Stadien gemäß den Leitlinien der Kidney Disease Outcomes Quality Initiative (KDOQI)

Pathophysiologie

Bei fortschreitendem Verlust von Nephronen übernehmen noch nicht geschädigte Nephrone deren Aufgabe mit und **hypertrophieren.** Die glomeruläre Filtrationsrate (GFR) ist in den hypertrophierten Nephronen erhöht; die Harnausscheidungsrate entspricht der Norm oder ist leicht erhöht. Im weiteren Verlauf nehmen die Filtrationsrate der Niere und die Ausscheidungsrate jedoch ab. Dadurch werden intakte hypertrophierte Nephrone schneller als normal durchströmt und filtrierte Stoffe können nicht kontrolliert resorbiert werden. Gleichzeitig ist die tubuläre Sekretionsrate von verschiedenen Stoffen eingeschränkt und der Harn wird nicht ausreichend konzentriert, was letztlich zur Entstehung einer **Hypo-** bzw. **Isosthenurie** (Einschränkung bzw. Verlust der Konzentrationsfähigkeit der Niere) führt.

Störungen des Wasser-, Elektrolyt- und Protonenhaushalts

Die Regulation des Na^+**-Ausstroms** ist in einer insuffizienten Niere stark eingeschränkt. Sind genügend funktionsfähige Nephrone vorhanden, ist die Ausscheidungsrate erhöht, da eine schnelle Durchströmung der Nephrone die Na^+-Resorption (tubular) limitiert. Entsteht eine Hyponatriämie, ist die Aktivierung des Renin-Angiotensin-Aldosteron-Systems wenig effektiv. Im späteren Verlauf nimmt die Na^+-Ausscheidung mit dem Wegfall weiterer Nephrone ab, was zu einer Hypernatriämie führen kann, die mit Hypovolämie und Blutdruckanstieg einhergeht.

Hingegen bleibt die K^+**-Ausscheidung** weitgehend bis zu einem fortgeschrittenen Stadium der Niereninsuffizienz normal, begünstigt durch die in den Abschnitten der Nephrone erheblichen Funktionsreserven der K^+-Sekretion. Eine Hyperkaliämie besteht erst ab einer Harnausscheidungsrate ≥600 ml/Tag. Ein Anstieg der K^+-Konzentration im Blut ist jedoch bei übermäßiger Kaliumzufuhr, eingeschränkter Aldosteronwirkung oder der Einnahme von kaliumsparenden Diuretika vor dem fortgeschrittenen Stadium möglich.

Im Stadium 5 der chronischen Niereninsuffizienz (Nierenversagen) kommt es zu **verminderter Phosphatausscheidung.** Beträgt die GFR weniger als ⅓ der Norm, entsteht eine Hyperphosphatämie. Wird der kritische Wert aus dem Löslichkeitsprodukt von Ca^{2+} und Phosphat überschritten ($> 3{,}5 \times 10^{-6}$ [mol/l]^2), kommt es zur Ausfällung von Kalziumphosphat mit nachfolgender Weichteilverkalkung und Hypokalzämie.

Ferner ist die Protonenausscheidung in der insuffizienten Niere durch die reduzierte tubuläre H^+-Sekretion und die gestörte Bildung des Protonenakzeptors NH_3 aus Glutamin vermindert; dadurch wird weniger HCO_3^- aus dem Tubulusharn resorbiert. Die resultierende nicht-respiratorische **Azidose** kann durch eine Hyperventilation teilweise kompensiert werden.

Störungen der Stickstoffausscheidung

Im Verlauf kommt es zu einer **Retention harnpflichtiger stickstoffhaltiger Substanzen** (Kreatinin, Harnstoff, Harnsäure). Ein deutlicher Anstieg des Kreatinins oder der Harnsäurekonzentration im Blut kann bereits bei einer GFR-Einschränkung von 50 % nachgewiesen werden, was jedoch keine klinisch relevanten Störungen verursacht. Zu einem späteren Zeitpunkt steigt die Plasmakonzentration von Metaboliten des Proteinstoffwechsels (Guanidin, Phenolderivate, Indol und Peptide) an, die in höherer Konzentration toxisch wirken.

Störungen hormoneller Funktionen

Die Synthese von **Erythropoetin** (EPO) ist bei chronischem Nierenversagen gestört und es entsteht ein EPO-Synthesedefizit. Daraus resultiert eine Anämie, die sich besonders in fortgeschrittenen Stadien durch andere Faktoren ausweitet, v. a. eine Dialysebehandlung, durch die ebenfalls Blut verloren geht. Durch Gabe von gentechnisch hergestelltem Erythropoetin kann ein Anstieg der **Retikulozyten** (Vorstufe der Erythrozyten) und der **Hämoglobinkonzentration** erreicht werden.

Es entsteht zudem ein Calcitriolmangel (Vitamin-D_3-Hormon), der typisch für ein chronisches Nierenversagen ist. Hieraus resultiert eine unzureichende Ca^{2+}-Absorption, die wiederum zu einer Hypokalzämie und einer verstärkten **Parathormon-(PTH-)Abgabe** führt. Es kommt zum **sekundären Hyperparathyreoidismus** mit Entmineralisierung der Knochen **(Osteoporose).** Außerdem werden die tubuläre Ca^{2+}-Absorption und eine Restproduktion von Calcitriol gefördert, wodurch die Störungen teilweise kompensiert werden.

Das klinische Bild einer fortgeschrittenen, nicht behandelten Niereninsuffizienz entspricht zunehmend den Folgen des sekundären Hyperparathyreoidismus. Die extrem hohen Parathormon-Konzentrationen schädigen neben den regulären Zielgeweben (z. B. Knochen, Nierentubuli) auch andere Gewebe (z. B. Myokard, Gefäßmuskel). Das Parathormon ist im Endstadium ein Urämiegift.

MERKE

Parathormon-Abgabe

Die Parathormon-(PTH-)Sekretion wird direkt durch die Kalziumionenkonzentration im Plasma und die kalziumsensitiven Rezeptoren auf der Oberfläche der Nebenschilddrüsenzellen reguliert. Dies führt bei einer Hypokalzämie zu einer gesteigerten und bei einer Hyperkalzämie zu einer gedrosselten PTH-Sekretion.

PRAXISTIPP

Chronisches Nierenversagen – Klinik

Es gibt verschiedene **Anzeichen für eine fortgeschrittene Niereninsuffizienz.** So kann eine blasse Haut für eine Anämie sprechen und Hämatome auf Gerinnungsstörungen hindeuten. Ödeme an den Augenlidern, Knöcheln oder Beinen können eine Einlagerung von Salz und Wasser im Körper anzeigen. Zudem können eine fahle, schmutzig-graue Hautfarbe und Juckreiz auftreten.

16.5.2 Akute Nierenschädigung

PRAXISTIPP

Oligurie und Anurie

Ist die Urinausscheidung beim Erwachsenen geringer als 500 ml/24 Stunden, handelt es sich um eine **Oligurie.** Beträgt die Ausscheidung weniger als 100 ml/24 Stunden, bezeichnet man dies als **Anurie.** Man kann dies im Rettungsdienst zwar nicht messen, aber den Patienten oder Angehörige danach befragen. Eine Anurie bei der akuten Nierenschädigung kann – muss aber nicht – vorliegen. Eine minimale Urinmenge von etwa 400 ml/24 Stunden wird benötigt, um die harnpflichtigen Substanzen ausscheiden zu können.

Die **akute Nierenschädigung** oder Acute Kidney Injury (AKI) beschreibt eine Verschlechterung der Nierenfunktion, die sich innerhalb von Stunden bis Tagen entwickelt. Diese kann reversibel sein und für den Patienten ohne Folgen bleiben; dies ist jedoch nicht immer der Fall. Etwa die Hälfte aller Patienten, die an einem AKI erkrankt waren, erreicht nach Behandlung wieder eine normale Nierenfunktion, bei ca. 25–50 % ist eine dauerhafte Schädigung nachweisbar und 10–15 % sind im weiteren Verlauf dialysepflichtig. Neben einem Anstieg harnpflichtiger Substanzen entwickeln sich Störungen des Elektrolyt- und des Säure-Basen-Haushalts sowie eine Hypervolämie.

MERKE

Definition durch RIFLE-Kriterien

Seit 2004 werden die unterschiedlichen Definitionen des akuten Nierenversagens durch die **RIFLE-Kriterien** (→ Tab. 16.2) ersetzt. Im Jahr 2007 wurde der Begriff des akuten Nierenversagens (ANV – Acute Renal Failure, ARF) in **akute Nierenschädigung** (Acute Kidney Injury, AKI) geändert, um die Pathophysiologie der Erkrankung präziser zu beschreiben und ihre Schweregrade differenzierter zu klassifizieren.

RIFLE-Stadium	Urinvolumen
Risk (Risiko)	< 0,5 ml/kg/h über 6 Stunden
Injury (Schädigung)	< 0,5 ml/kg/h über 12 Stunden
Failure (Versagen)	< 0,3 ml/kg/h über 24 Stunden oder Anurie über 12 Stunden
Loss (Verlust)	Verlust der Nierenfunktion > 4 Wochen
Endstage Renal Disease (terminales Nierenversagen)	Verlust der Nierenfunktion > 3 Monate

Tab. 16.2 RIFLE-Kriterien

Daraus ergibt sich nach dem **Acute Kidney Injury Network (AKIN)** folgende **Definition der akuten Nierenschädigung:**

- Eine innerhalb von 48 Stunden abnehmende Nierenfunktion mit einem absoluten Anstieg des Serum-Kreatinins ≥ 0,3 mg/dl (≥ 26,4 µmol/l) oder
- ein prozentualer Serum-Kreatinin-Anstieg ≥ 50 % (das 1,5-Fache des Ausgangswerts) oder
- eine Reduzierung der Urinausscheidung < 0,5 ml/kg/h über mehr als 6 Stunden.

Ergänzt hat die Arbeitsgruppe des AKIN zwei weitere wichtige Punkte:

- Zur Anwendung kommen die diagnostischen Kriterien nur bei einem optimierten Volumenstatus des Patienten.
- Liegt nur eine Oligurie als diagnostisches Kriterium vor, muss eine Obstruktion des Harntrakts ausgeschlossen werden.

Ursachen

Als Auslöser werden **prärenale, renale** und **postrenale Ursachen** unterschieden:

- Der Begriff **prärenal** sagt aus, dass das Problem „vor" der Niere zu finden ist; z. B. kann ein Volumenmangel (Exsikkose, Schock) oder ein Nierengefäßverschluss zu einer Minderdurchblutung der Nieren mit nachfolgendem Funktionsverlust führen. Der Großteil aller Fälle einer akuten Nierenschädigung wird prärenal ausgelöst.
- Eine **renale** Ursache ist die einzige Nierenerkrankung im „eigentlichen Sinn", bei der ein struktureller Schaden auftritt, etwa durch toxische Medikamenteneffekte, eine chronische Niereninsuffizienz, Schwangerschaftstoxikosen, Glomerulonephritiden oder einen Transfusionszwischenfall. Die Schädigung erfolgt in den großen und kleinen Nierengefäßen sowie in weiteren Strukturen wie Glomeruli, Tubuli und Interstitium.
- **Postrenal** bedeutet, dass die Störung „hinter" der Niere liegt. Es ist eine seltenere Ursache mit Abflussbehinderung der ableitenden Harnwege. Beispiele hierfür sind Steine oder Tumoren.

Pathophysiologie

Am besten lässt sich eine akute Nierenschädigung am Beispiel einer **prärenalen Störung** durch intravasalen Volumenmangel erläutern. Ein zu niedriger Blutdruck bewirkt eine herabgesetzte Durchblutung der Glomeruli. Die Folge ist ein Abfall des Filtrationsdrucks und der GFR. Daraus folgt eine Verminderung der Primärharnproduktion, was wiederum zu einer erniedrigten oder aufgehobenen Ausscheidung führt. Patienten zeigen oft **unspezifische Beschwerden** wie Müdigkeit, Konzentrationsschwäche, Zeichen einer gastrointestinalen Irritation (Übelkeit, Diarrhö, Emesis) sowie periphere und zentrale neurologische Symptome wie Muskelkrämpfe, zerebrale Krampfanfälle und Bewusstseinseintrübungen bei schwerer Azidose. Geht das AKI mit einer Oligurie oder Anurie einher, kann dies zur **Überwässerung** führen. Daraus resultiert je nach kardialer Pumpfunktion ein Blutdruckanstieg mit Kopfschmerzen sowie den Symptomen eines akuten Koronarsyndroms (ACS) und/oder einer pulmonalen Flüssigkeitsansammlung, die sich als Lungenödem äußern kann.

PRAXISTIPP

Insbesondere bei älteren Patienten sieht man – vor allem in der warmen Jahreszeit – eine verringerte Menge dunkel gefärbten Urin im Urinkatheterbeutel. Eine sehr häufige Ursache hierfür ist eine unzureichende Flüssigkeitszufuhr (prärenales AKI).

KRANKHEIT/SYMPTOM

(Erst)Maßnahmen bei Oligurie/Anurie

Basismaßnahmen:

- **Monitoring:** AF, SpO_2, Rekapillarisierungszeit, Puls (peripher), Blutdruck, Blutzucker, GCS (AVPU), EKG, Temperatur
- Lagerung nach Patientenwunsch

Erweiterte Maßnahmen:

- I. v.-Zugang
- Flüssigkeitsoptimierung bei Dehydratation, z. B. initial 500–1000 ml einer balancierten Vollelektrolytlösung i. v.
- Bei bekannter Überwässerung werden Diuretika, z. B. 20–100 mg Lasix® i. v., im klinischen Umfeld in hohen Dosierungen, meist über eine Spritzenpumpe (Perfusor®) injiziert.

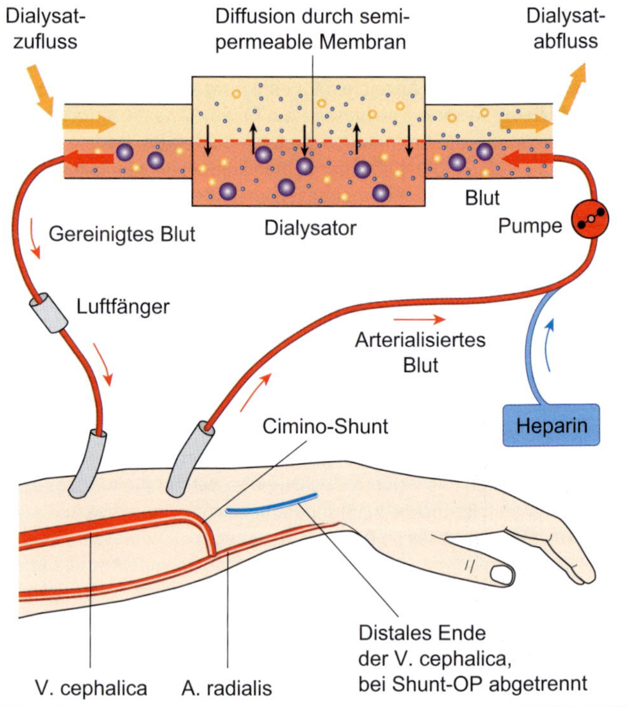

Abb. 16.12 Prinzip der Dialyse. Aus dem Shuntgefäß wird Blut entnommen, durch das Dialysegerät geleitet und über einen zweiten Gefäßzugang wieder dem Körper zugeführt. [L143, L215]

16.5.3 Gängige Nierenersatzverfahren

Sowohl im Endstadium der chronischen Niereninsuffizienz als auch bei der akuten Niereninsuffizienz kommen die verschiedenen **Nierenersatzverfahren** zum Einsatz, die dazu dienen, die ausgefallene Nierenfunktion vorübergehend oder dauerhaft zu ersetzen und damit eine Urämie (Harnvergiftung) zu verhindern. Die gängigen Nierenersatzverfahren sind die Hämodialyse/-filtration, Peritonealdialyse und Nierentransplantation (→ Kap. 4.1.3).

Hämodialyse und Hämofiltration

Hämodialyse und Hämofiltration sowie die Hämodiafiltration als Kombination beider Verfahren sind **extrakorporale** Nierenersatzverfahren („Blutwäsche" außerhalb des Körpers).

Hämodialyse

Die **Hämodialyse** („Blutwäsche") ist eine künstliche Blutreinigung (→ Abb. 16.12, → Abb. 16.13), die bei schweren Nierenschäden oder dem kompletten Funktionsverlust **(Nierenversagen)** zum Einsatz kommt. Genau genommen heißt das Verfahren **extrakorporale Hämodialyse,** umgangssprachlich wird meist von Dialyse gesprochen. Bei diesem Verfahren wird das Blut des Patienten durch ein Dialysegerät (künstliche Niere) außerhalb des Körpers geleitet, das dem Blut die schädlichen Stoffe entzieht. Grundlage ist eine Membran, die nur für einen Teil der Substanzen durchlässig ist (halbdurchlässige = semipermeable Membran). In entgegengesetzter Richtung zum Blutfluss strömt auf der Außenseite der Membran das Dialysat vorbei, das die wichtigsten Elektrolyte in der Konzentration enthält, die physiologisch den Konzentrationen im Blut des Patienten entsprechen. Durch den Konzentrationsunterschied diffundieren die auszuscheidenden Substanzen aus dem Blut in das Dialysat. Dies erfolgt bis zum Konzentrationsausgleich. Zugleich wird dem Patienten im Rahmen der Behandlung Flüssigkeit entzogen (Ultrafiltration).

Heimhämodialyse

Hierbei handelt es sich um eine **konventionelle Dialysebehandlung in der häuslichen Umgebung,** die der Patienten selbsttätig oder mit Unterstützung (z. B. durch Angehörige) durchführt. Dieses Verfahren eignet sich besonders für Patienten, die wiederholt stabile und komplikationslose Dialysen in einem definierten Zentrum zeigten. In Studien konnten bessere Überlebenszeiten sowie flexiblere Dialysezeiten erzielt werden.

Hämofiltration

Bei der **Hämofiltration** wird kein Dialysat eingesetzt. Man verwendet einen Filter, durch den – angetrieben durch eine Pumpe – das Blut fließt. Dabei wird Flüssigkeit abgepresst, das **Ultrafiltrat.** Die Entgiftung erfolgt durch Filtration der aus dem Blut gewonnenen Flüssigkeit (ca. 1 Liter pro Stunde) mit den darin gelösten Giftstoffen. Parallel zur Filtration wird der Kreislauf wieder mit einer Elektrolytlösung aufgefüllt, denn sonst würde der Patient austrocknen. Im Prinzip wird bei diesem Verfahren nur der **Wasseranteil** des Blutes ausgetauscht. Die Hämofiltration kann intermittierend oder kontinuierlich durchgeführt werden. Insbesondere in der Intensivmedizin ist das Verfahren verbreitet, z. B. als kontinuierliche venovenöse Hämofiltration (CVVH).

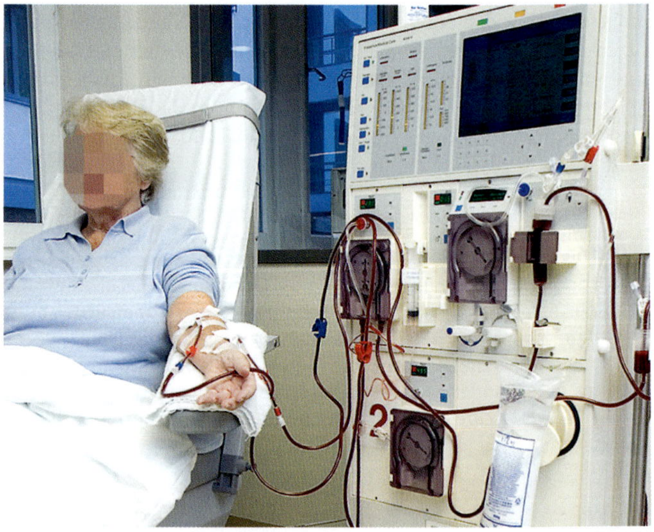

Abb. 16.13 Patientin während der Hämodialyse [K115]

Früher waren auch arteriovenöse Verfahren gängig. Damit diese gut funktionierten, war ein gewisser arteriovenöser Druckgradient nötig, also ein „guter Blutdruck". Der Vorteil der venovenösen Filtration besteht darin, dass auf einen mit Nebenwirkungen behafteten arteriellen Zugang verzichtet werden kann. Zudem kann das Verfahren auch bei Kreislaufinstabilität durchgeführt werden, weil die Pumpe den erforderlichen Blutfluss durch den Filter gewährleistet.

Hämodiafiltration

Die Hämodiafiltration kombiniert die Verfahren **Hämodialyse** und **Hämofiltration.** Insgesamt bietet sie eine bessere Entfernung von schädlichen Stoffen und eine bessere Regulation des Flüssigkeitshaushalts. Das zu dialysierende Blut wird dem Körper entnommen und nach der Filtration durch die „künstlichen Niere" wieder zugeführt. Die verloren gegangene Flüssigkeit wird durch eine spezielle Lösung ersetzt. Das Verfahren wird seltener durchgeführt als die Hämodialyse, stellt aber eine gute Alternative bei der chronischen Niereninsuffizienz dar.

PRAXISTIPP

Shunt

Kurzzeitige Dialysen können über bestimmte zentralvenöse Katheter durchgeführt werden. Für Langzeitdialysen sind spezielle Gefäßzugänge erforderlich. Am günstigsten sind **Shunts,** d. h. operativ angelegte Kurzschlussverbindungen zwischen einer Arterie und einer Vene, möglichst an der oberen Extremität. Häufig ist die Verbindung zwischen A. radialis und einer Armvene **(Cimino-Brescia-Shunt).** Blutdruck und Blutfluss in der Vene steigen dadurch an, die Vene weitet sich und kann in der Folge gut punktiert werden (→Abb. 16.12).
Um die Funktionsfähigkeit des Shunts bestmöglich zu erhalten, muss der **Shuntarm geschont bzw. geschützt** werden. Daher keine Blutdruckmessungen, Injektionen und Punktionen am Shuntarm vornehmen! Komprimierende Verbände möglichst vermeiden.

MERKE

Hämoperfusion

Die **Hämoperfusion** ist ein extrakorporales Blutreinigungsverfahren, das bei Intoxikationen zur Entfernung der Giftstoffe (z. B. Insektizide, Lösungsmittel oder überdosierte Medikamente) dann zum Einsatz kommt, wenn diese nicht mit den gängigen Verfahren (Hämodialyse oder Hämofiltration) eliminiert werden können.

Peritonealdialyse

Das eher seltene Nierenersatzverfahren einer **Peritonealdialyse** (Continuous Ambulatory Peritoneal Dialysis, CAPD) kann bei einem chronischen Nierenversagen, z. B. Nierenschwäche oder Niereninsuffizienz mit erhaltener Restfunktion der Niere und Urinrestausscheidung, in Erwägung gezogen werden. Als weniger alltagshinderliches und schonenderes Nierenersatzverfahren eignet es sich besonders für eine Selbstbehandlung zu Hause. Betroffene, die medizinisch für eine Peritonealdialyse infrage kommen und sich dazu entscheiden, müssen sich im Klaren sein, dass sie ein hohes Maß an Eigenverantwortung selbst tragen müssen. Hierzu zählen u. a. eine kontinuierliche Dokumentation von ermittelten Blutdruckwerten, Körpergewicht und Flüssigkeitsausscheidung sowie eine sorgfältige Hygiene der Katheteraustrittsstelle. Hat sich die Katheteraustrittsstelle durch unzureichende Hygiene infiziert, besteht die Gefahr einer lebensbedrohlichen **Peritonitis** (Bauchfellentzündung, →Kap. 15.9.5) mit den Folgen eines paralytischen Ileus und einer Sepsis. Ein Anzeichen hierfür ist häufig ein trübes Dialysat.
Über einen permanent implantierten Peritonealkatheter werden 1–3 Liter Dialyseflüssigkeit – bestehend aus Elektrolyten, Puffer (Laktat) und osmotischen Molekülen wie Glukose – in die **Bauchhöhle** (Peritonealhöhle) infundiert und dort für 4–8 Stunden belassen. Das gut durchblutete **Bauchfell** (Peritoneum) mit seiner großen Oberfläche (bis zu 2 m^2) dient als körpereigene semipermeable Membran, über die durch Diffusion die zu dialysierenden Substanzen wie Harngifte in die Spülung übergehen. Durch Zugabe von Glukose wird dem Körper gleichzeitig über osmotische Vorgänge Wasser entzogen und der Flüssigkeitsverlust kann reguliert werden. Pro Tag muss das Dialysat 4- bis 5-mal ausgetauscht werden. Im Vergleich zur Hämodialyse können auch größere Moleküle und Proteine, z. B. **proteingebundene Urämiegifte,** in das Dialysat ausgeschwemmt werden.

! ACHTUNG!

Hyperkaliämie bei Dialysepatienten

Besteht der dringende Verdacht auf das Vorliegen einer **Hyperkaliämie** (Symptome →Kap. 16.9.2), sollen lebensrettende Maßnahmen bereits eingeleitet werden, bevor Laborbefunde vorliegen.
Im Rettungsdienst durchführbare Maßnahmen:

- **12-Kanal-EKG schreiben** und nach Zeichen einer schweren Hyperkaliämie suchen. Charakteristische EKG-Veränderungen sind: flache oder fehlende P-Wellen, spitze „zeltförmige" T-Wellen (T-Wellen in mindestens einer Ableitung größer als R-Zacken), breite QRS-Komplexe > 0,12 s, Bradykardie, ventrikuläre Tachykardie, Sinuswelle (Verschmelzung von Kammerkomplex mit der T-Welle).
- 30ml Calciumglukonat 10% (über 10 min.) oder 10ml **Calciumchlorid 10% über 5 min. i. v. nur** bei Vorliegen einer der oben genannten **EKG-Veränderungen** oder beim **Kreislaufstillstand.** Calcium soll am Herzen im Sinne einer Membranstabilisierung „antagonistisch" wirken, jedoch ist die Datenlage laut ERC-Leitlinie 2025 nicht ausreichend, um sich für oder gegen einen Einsatz von Calcium auszusprechen. Daher bleibt der ERC bei der Empfehlung, i. v.-Calcium auf die Patienten mit hohem Risiko für lebensbedrohliche Rhythmusstörungen zu beschränken (schwere Hyperkaliämie + EKG-Veränderungen).
- Das **β$_2$-Sympathomimetikum** Salbutamol (Sultanol®) wird hochdosiert (10–20 mg) vernebelt, es verschiebt Kalium durch Aktivierung der Na^+-K^+-ATPase nach intrazellulär. Die Wirkung setzt allerdings erst nach 15–30 Minuten ein.
- **Nur im Kreislaufstillstand:** Natriumbikarbonat 8,4 % 50 ml (50 mmol) rasch i. v. (wenn zuvor Calcium über den gleichen Zugang verabreicht wurde, den Zugang mit Kochsalz spülen oder anderen Zugang verwenden). Aktuelle Studien zeigen, dass Natriumbikarbonat **sehr wenig Kalium** nach intrazellulär verschiebt (0,1 mmol/L innerhalb 60 min.). Daher empfiehlt der ERC nach wie vor, Natriumbikarbonat bei schwerer Hyperkaliämie auf Patienten mit Kreislaufstillstand zu beschränken.
- Verwendung eines **Thoraxkompressionsgeräts** erwägen, wenn eine längere CPR erforderlich ist.
- **ECLS/eCPR** bei Patienten in einer Periarrest-Situation oder im Kreislaufstillstand als Notfalltherapie erwägen, wenn dies im Umfeld möglich ist.

Nur im **Krankenhaus** durchführbare Maßnahmen:

- **Glukose-/Insulingabe** (Glukose, um Hypoglykämie zu vermeiden), da Insulin effektiv und zuverlässig Kalium nach intrazellulär verschiebt. Der ERC empfiehlt 10 I. E. Insulin und 25 g Glukose i. v. über 15–30 min. Vor Behandlungsbeginn soll der Blutzucker bestimmt werden, da eine Übersichtsarbeit (n = → 15 000) zeigte, dass der wichtigste Risikofaktor für eine Hypoglykämie ein **niedriger Blutzuckerwert vor der Behandlung** ist.
- Austauscherharze (z. B. Resonium®) tauschen im Darm Kalium gegen Kalzium oder Natrium aus.

Die **Dialyse** ist die einzige definitive Therapie zur Kalium-Elimination bei Dialysepatienten. Sie sollte zudem bei Patienten mit refraktärer schwerer Hyperkaliämie in Betracht gezogen werden.

16.5.4 Urämisches Koma

Das **urämische Koma** (Coma uraemicum)entsteht durch eine kritische Erhöhung der harnpflichtigen Substanzen im Blut, besonders Harnstoff und Kreatinin. Verantwortlich ist in aller Regel eine nicht behandelte schwere Niereninsuffizienz, v. a. wenn eine Dialysebehandlung unterbleibt.

Leitsymptome sind Übelkeit, Erbrechen und Krampfanfälle. Durch die Harnstoffeinlagerung bedingte Syptome sind eine blasse, gelblich-graue Haut sowie ein urinartiger Geruch **(Foetor uraemicus)** der Ausatemluft. Als Folge des Nierenversagens entsteht meist eine Verschiebung des Säure-Basen-Haushalts in Richtung einer Übersäuerung **(Azidose)** mit einer einhergehenden vertieften Atmung (Kußmaul-Atmung; → Kap. 14.11.4). Durch eine mangelnde Ausscheidung entstehen eine Hyperkaliämie mit der Gefahr bedrohlicher Herzrhythmusstörungen und eine Überwässerung des Körpers, was zu schwerwiegenden Symptomen wie z. B. **Perikarderguss, Ödemen** und **Lungenödem** führt.

PRAXISTIPP

Urämisches Koma im Rettungsdienst

Ein auffälliger Uringeruch und eine anamnestisch festgestellte vorbestehende Niereninsuffizienz weisen zur Diagnose. Die Basisinformationen (Vitalfunktionen und Bewusstsein) lassen eine Einschätzung der Patientengefährdung zu. Hilfreich kann das Auskultieren von Herz und Lungen sein. Der versierte Anwender kann hierbei gelegentlich das für eine Urämie typische Perikardreiben hören. Rasselgeräusche, die ein Lungenödem bestätigen, sind jedoch auch für weniger Geübte erkennbar.

IM FOKUS

Niereninsuffizienz

Eine Unterfunktion der Nieren wird als **Niereninsuffizienz** bezeichnet. Je nach Verlauf können die **akute Nierenschädigung (AKI)** und die **chronische Niereninsuffizienz (CNI)** unterschieden werden.
Als **Nierenersatzverfahren** werden **Hämodialyse** und **Hämofiltration (extrakorporale Verfahren)** oder die **Peritonealdialyse (intrakorporal)** eingesetzt.
Eine **kritische Ansammlung harnpflichtiger Substanzen im Blut** wird als **urämisches Koma** (Coma uraemicum) bezeichnet.

16.6 Zusammensetzung des Urins

16.6.1 Urinbestandteile

Der **Endharn** besteht zu 95 % aus **Wasser.** Der wichtigste gelöste Bestandteil des Urins ist der in der Leber als Endprodukt des Eiweißstoffwechsels gebildete **Harnstoff** (→ Kap. 15.18.4). Von ihm werden täglich rund 20 g ausgeschieden. In größerer Menge werden außerdem die erwähnte, schwer wasserlösliche **Harnsäure** (ca. 0,5 g pro Tag) sowie das aus dem Muskelstoffwechsel und dem Fleisch der Nahrung stammende **Kreatinin** (ca. 1,5 g pro Tag) mit dem Urin aus dem Organismus entfernt. Außerdem enthält der Urin **organische und anorganische Salze,** neben Kalksalzen (Kalziumverbindungen) insbesondere Kochsalz (NaCl) und Kaliumchlorid (KCl), von denen etwa 10 g täglich ausgeschieden werden. Wie viel Kochsalz täglich ausgeschieden wird, steuert das Aldosteron, indem es – abhängig vom Kochsalzangebot – die nötige Menge Kochsalz aus der Tubulusflüssigkeit „zurückholt" (→ Kap. 16.4.2).

Schließlich finden sich im Urin noch ca. 3 g Phosphate sowie unterschiedliche Mengen organischer Säuren wie Zitronensäure oder Oxalsäure.

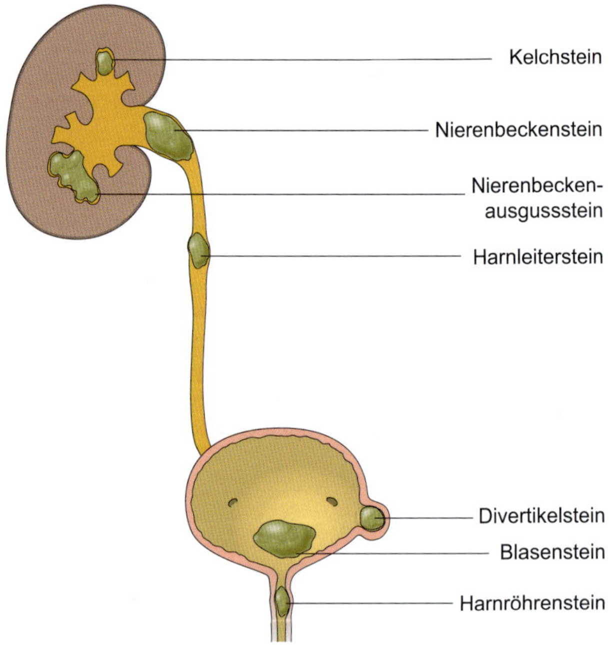

Abb. 16.14 Lokalisation von Steinen im Urogenitalsystem [L190]

Färbung des Urins

Für die gelbliche Färbung des Urins sind vor allem die **Urochrome,** stickstoffhaltige gelbe Farbstoffe aus dem Proteinabbau, sowie das aus dem Bilirubinabbau (→ Kap. 11.2.5, → Kap. 15.18.3) über die farblose Zwischenstufe **Urobilinogen** entstehende orangegelbe **Urobilin** verantwortlich.

16.6.2 Nierensteine

Als Folge einer gestörten Kalziumausscheidung, eines ungünstigen Urin-pH-Werts oder anderer Störungen der Urinzusammensetzung kann es zur Ausfällung und Ablagerung von Salzen und damit zur Entstehung von **Nierensteinen** kommen. Die Nierensteinerkrankung oder **Nephrolithiasis** kann so weit gehen, dass z. B. durch einen Ausgussstein das gesamte Nierenbecken verlegt wird. Häufiger führen kleinere Nierensteine, wenn sie langsam im Harnleiter (→ Abb. 16.14) in Richtung Blase geschoben werden, zu akuten Einklemmungsbeschwerden mit dem klinischen Bild der **Nierenkolik.** Der Patient leidet hierbei unter heftigsten, krampfartigen, anfallsweise auftretenden Schmerzen, die je nach Steinlokalisation im Lendenbereich, im Rücken oder im Bereich der Symphyse **(Flankenschmerz)** oder Oberschenkelinnenfläche empfunden werden (Koliken → Kap. 4.7.1). Bei Harnsäuresteinen kann eine medikamentöse Auflösung versucht werden. Um den Abgang des Steins oder der Steinreste durch einen vermehrten Harnfluss zu fördern, muss der Patient bei jeder Therapie viel trinken.

KRANKHEIT/SYMPTOM

Flankenschmerzen

Als **Flanken** werden die linke und die rechte Rumpfseite des Körpers bezeichnet, die sich jeweils von der Region des Bauchnabels bis zu den Lendenwirbeln erstrecken. Sie sind nicht durch knöcherne Strukturen geschützt, sondern geprägt durch Haut, Muskeln und Bindegewebe.
Anatomisch wird der Flankenbereich von oben durch den Rippenbogen (12. Rippe) und nach unten durch den Leisten- und Hüftbereich begrenzt. In diesem Bereich verlaufen verschiedene Nerven, u. a. in

der Tiefe an der Innenseite der Wirbelsäule der Hüftbeugemuskel **(M. iliopsoas)** sowie die Nieren und harnleitenden Gefäße. Demgegenüber stehen im vorderen Bereich rechts der aufsteigende und links der absteigende Teil des Dickdarms.
Ursächlich verantwortlich für **Flankenschmerzen,** die **dumpf, stechend** oder **krampfartig** sein können, sind neben Muskelbeschwerden Erkrankungen von Organen (z. B. Nieren), lebensbedrohliche Situationen (z. B. Aortendissektion oder Aortenruptur), Infektionen (z. B. Herpes Zoster) oder eine Ruptur von kleinem Muskelgewebe im Raum von Grynfellt, unterhalb der 12. Rippe. Neben urologischen Ursachen (z. B. Nierensteine, Harnleitersteine, Harnleiterstenose) kommen auch gastroenterologische (z. B. Ileus, Enteritis, Pankreatitis) und gynäkologische (z. B. Ovarialzyste, Tubargravidität) Ursachen sowie Wirbelsäulenprobleme für Flankenschmerzen infrage.
Treten Flankenschmerzen zusammen mit Beschwerden wie z. B. Fieber, Schüttelfrost, Übelkeit und Erbrechen oder sogar mit einer **Hämaturie** auf, sollte ärztliche Hilfe dringend in Anspruch genommen werden.

16.6.3 Hämaturie

Werden mit dem Urin vermehrt rote Blutkörperchen (Erythrozyten) ausgeschieden, spricht man von einer **Hämaturie.** Es wird zwischen einer **Mikrohämaturie** (Blut kann nur mikroskopisch oder mittels Teststreifen im Urin nachgewiesen werden) und einer **Makrohämaturie** (deutliche sichtbare Rotverfärbung des Urins) unterschieden. Jeder Bereich der Niere und der ableitenden Harnwege kann Quelle einer Hämaturie sein. Häufige Ursachen sind Tumoren, Steine und Entzündungen von Nieren, Harnwegen und/oder Prostata, selten sind Verletzungen des Urogenitaltrakts oder Blutgerinnungsstörungen ursächlich. Eine Hämaturie kann schmerzlos (bei Tumoren oder Nierenzysten) oder schmerzhaft (bei Koliken, Entzündungen oder Traumata) verlaufen, i. d. R. ist sie nicht lebensbedrohlich. Durch den Blutverlust und/oder die Schmerzen der auslösenden Erkrankung können eine Tachykardie und/oder Hypotonie bestehen.

KRANKHEIT/SYMPTOM

Makrohämaturie

Bei **Blutungen aus dem oberen Harntrakt** (Niere, Harnleiter und Blase) ist der Urin mit Blut und wurmförmigen Blutkoageln vermischt, welche die Harnleiter verstopfen und schmerzhafte Koliken auslösen können. Ist der Auslöser einer Hämaturie eine **Harnröhrenblutung,** nimmt der Urin eine bräunliche Farbe an. Ist die **Blutung distal des Blasenschließmuskels** (M. sphincter externus) lokalisiert, kommt es zu kontinuierlichen, tropfenden Blutungen aus der Harnröhre.
Nach dem Zeitpunkt des Auftretens einer Makrohämaturie unterscheidet man

- **Totale Makrohämaturie:** komplette Rotverfärbung des Urins während der gesamten Miktion (Ursache liegt im Bereich des oberen Harntrakts).
- **Initiale Makrohämaturie:** Zu Beginn der Miktion ist der Urin rotverfärbt, im Verlauf der Miktion nimmt der Urin wieder eine gelbe Farbe an (Ursache der Blutung liegt im Bereich der Harnröhre).
- **Terminale Makrohämaturie:** Der anfänglich normal gefärbte Urin verfärbt sich gegen Ende der Miktion rot (Ursache liegt im Bereich des Blasenhalses).

Selten entsteht eine Makrohämaturie durch eine fehlerhafte Einnahme blutgerinnungshemmender Medikamente, z. B. Marcumar® (→ Kap. 11.6.6).
Bei starken Blutungen mit Kreislaufsymptomatik (Tachykardie, Hypotonie) sind Maßnahmen zur Schockbekämpfung erforderlich.

IM FOKUS

Zusammensetzung des Urins

Der **Endharn** besteht aus **Wasser** und **gelösten Bestandteilen.**
Die wichtigsten **gelösten Bestandteile des Urins** sind:

- **Harnstoff**
- **Harnsäure**
- **Kreatinin**
- **Organische und anorganische Salze**
- **Phosphate**

Für die gelbliche Färbung des Urins sind **Urochrome** und **Urobilin** verantwortlich.
Wenn im Urin vermehrt **Erythrozyten** vorkommen, spricht man von einer **Hämaturie.**

16.7 Ableitende Harnwege

16.7.1 Nierenbecken

Die ableitenden Harnwege beginnen mit den Sammelrohren, die sich zu Papillengängen vereinigen und auf den Nierenpapillen – also den Spitzen der kegelförmigen Markpyramiden – münden. Hier fließt der Urin in einen der 8–10 Nierenkelche und weiter in das **Nierenbecken.**

Das Nierenbecken ist wie der gesamte Harntrakt von einem mehrschichtigen **Übergangsepithel** ausgekleidet (→ Abb. 4.3). In der Wand des Nierenbeckens liegen auch glatte Muskelfasern, die den Abtransport des Urins in die Harnleiter fördern.

Pyelonephritis

Eine Nierenbeckenentzündung **(Pyelonephritis,** → Abb. 16.15) kann sich akut oder chronisch bei Kindern und Erwachsenen jeden Alters entwickeln. Bei Kindern sind ca. 3 % der Mädchen und 1 % der Jungen < 6 Jahre betroffen (mit einer 15–50 %-igen Gefährdung für erneute Infektionen). Frauen erkranken im Vergleich mit Männern 2,5-mal häufiger an einer Pyelonephritis.

Die **akute Pyelonephritis** ist klinisch als eine Harnwegsinfektion mit Symptomen wie Beeinträchtigung des Allgemeinbefindens mit Kopfschmerzen, klopfschmerzhaltigem Nierenlager, Flankenschmerz und Fieber (≥ 38 °C) definiert. Es handelt sich um eine akute bakterielle Infektion des Nierenbeckens, meist mit Beteiligung des Nierenmarks **(Nierenparenchyms)** und einer Bakteriurie, mit häufig einseitigem Verlauf. Allerdings verläuft nicht jede akute Pyelonephritis mit den

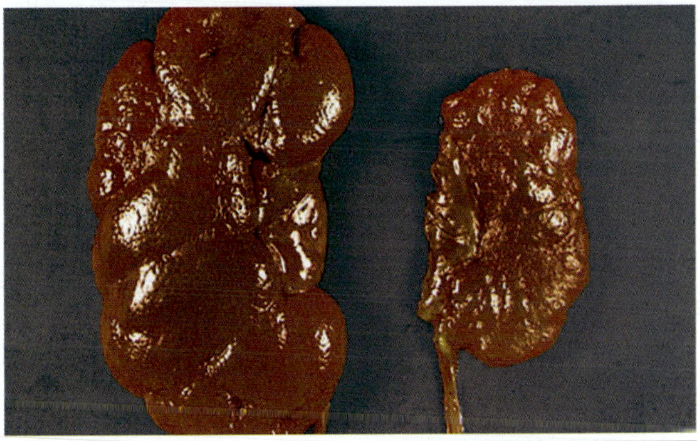

Abb. 16.15 Pyelonephritis. Die rechte Niere ist geschrumpft (Schrumpfniere) und vernarbt. Die links abgebildete Niere hat eine normale Größe, zeigt aber auch leichte Vernarbungen oben. [E336]

plötzlich eintretenden und typischen Symptomen des Krankheitsbildes. Sie kann auch schleppend und mit untypischen Symptomen (Kopfschmerzen, Müdigkeit, Gewichtsverlust) sowie Anzeichen eines Magen-Darm-Infekts (Übelkeit, Erbrechen, abdominale Schmerzen) oder eines unvollständigen Darmverschlusses **(Subileus)** auftreten. Die Nierenfunktion ist bei der akuten Pyelonephritis nicht eingeschränkt.

Bei einer **chronisch** verlaufenden **Pyelonephritis** treten Symptome wie Abgeschlagenheit, Rückenschmerzen, Magen-Darm-Irritationen (Brechreiz) und Gewichtsverlust auf. Meist ist sie lange Zeit symptomlos, da Fieber oder andere typische Anzeichen (→Tab. 16.3) einer akuten Pyelonephritis fehlen. Die chronisch verlaufende Form beeinträchtigt jedoch die Nierenfunktion bis hin zu einer Niereninsuffizienz. Ferner kann eine Blutarmut **(Anämie)** durch die Beeinträchtigung der Nierendurchblutung entstehen. Eine Sonderform der chronischen Form ist die **xanthogranulomatöse Pyelonephritis,** die mit schweren Symptomen wie Blutungen und Gewebszerfall sowie tumorähnlichen Strukturen in der bildgebenden Diagnostik einhergeht.

Ursachen der Pyelonephritis

Häufigste **Ursache** für eine Pyelonephritis ist die aufsteigende **(aszendierende)** Infektion, meist mit gramnegativen Bakterien. Gerade bei Mädchen und Frauen führen die anatomische Nähe der Scheide zum Enddarm und eine kurze **Urethra** (Harnröhre) dazu, dass Darmbakterien das Perineum und die Vulva besiedeln. Auch grampositive Bakterien verursachen aszendierende Infektionen, z. B. nach urologischen Eingriffen.

Eine weitere Ursache kann eine meist angeborene oder erworbene Störung des vesikourethralen Übergangs sein, die einen Reflux von Urin in den oberen Harntrakt bewirkt. Dies führt durch den sog. **Pendelurin** zu rezidivierenden Pyelonephritiden, die besonders durch intrarenalen Reflux narbig verlaufen. Im Kindesalter können rezidivierende Schübe einer akuten Pyelonephritis im Nierenparenchym Narben hinterlassen, die eine chronische Form der „Ask-Upmark-Niere" (Hypoplasie der Niere) verursachen können. Ursächlich verantwortlich für die Entstehung von Nierenparenchymnarben bei der kindlichen Niere ist der intrarenale Reflux (geringere Drücke als im Erwachsenalter), eine verminderte bakterielle Immunkompetenz in den ersten Lebensjahren sowie die klinische Schwierigkeit einer rechtzeitigen Diagnose eines Harnweginfekts.

Die Häufigkeit einer Bakteriurie in der Schwangerschaft beträgt etwa 4–7 %; das ist vergleichbar mit der Rate der Infektionen ohne Schwangerschaft. Im Durchschnitt erkranken 20–30 % der Patientinnen an einer akuten Pyelonephritis, 1–4 % der Schwangeren gehäuft im **zweiten Trimenon.**

Akute Pyelonephritis	Chronische Pyelonephritis	Sonderform
Abgeschlagenheit	Abgeschlagenheit	Typische Symptome einer akuten Pyelonephritis
Appetitlosigkeit	Rückenschmerzen	
Hohes Fieber, evtl. Schüttelfrost	Magen-Darm-Irritationen	
Erhöhte Pulsfrequenz	Gewichtsabnahme	
Dumpfe oder krampfartige Flankenschmerzen (seitliche Bauchregion)	Anämie	
Symptome einer Blasenentzündung (Zystitis)		
Erbrechen		
Schmerzen im kostovertebralen Winkel		

Tab. 16.3 Symptomübersicht der Formen einer Pyelonephritis

MERKE

Erreger

Bei den **gramnegativen** Bakterien handelt es sich meist um *Escherichia coli,* gefolgt von *Proteus, Klebsiella, Enterobacter serratia* und *Pseudomonas* (**nosokomialer** Erreger), vor allem bei katheterinduzierten Infektionen. Bei den **grampositiven** Bakterien dominieren *Staphylococcus saprophyticus,* Enterokokken und *Staphylococcus aureus* und führen häufig nach urologischen Eingriffen sowie bei Patienten mit Harnwegskonkrementen und bei einer hämatogenen Pyelonephritis zu Infektionen.

Pathophysiologie

Die **akute Pyelonephritis** präsentiert sich klinisch mit den in →Tab. 16.3 beschriebenen Symptomen. In der Regel liegen außerdem typische Anzeichen einer Blasenentzündung (Zystitis) vor. Ein wichtiges Anzeichen, das Fieber, entwickelt sich auch ohne eine Bakteriämie durch das in den Harnwegen produzierte Pyrogen (IL-6). Subklinische Formen mit einem schleppenden Verlauf und untypischen Symptomen (z. B. leichte Übelkeit und Müdigkeit) oder einer mit Infektsteinen **(Nephrolithiasis)** schwer verlaufenden Erkrankung können eine bestehende Pyelonephritis verschleiern. Folgende Komplikationen können dadurch entstehen:

- Anämie (23 %)
- Sepsis (17 %)
- Vorübergehendes Nierenversagen (2 %)
- Pulmonale Komplikationen (7 %)
- Bei Schwangerschaft Gefahr einer Frühgeburt

Eine **emphysematöse Pyelonephritis** ist eine seltene, aber schwerwiegende Komplikation der akuten Form, die eine Letalität von 43 % aufweist. Sie tritt vor allem bei Diabetes mellitus (→Kap. 15.2.2) bzw. einer Obstruktion auf; der genaue Mechanismus der Infektion durch gramnegative Bakterien ist jedoch unklar. Verantwortlich könnte eine von *Escherichia coli* verursachte Gasbildung durch Fermentation sein; dabei würde das Gas in der Fascia renalis verbleiben.

KRANKHEIT/SYMPTOM

Pyelonephritis – (Prä-)klinische Anzeichen und Versorgung

- Fieber ≥ 38 °C (ggf. Schüttelfrost); **Achtung:** 7–15 % der Neugeborenen und Säuglinge mit Fieber haben eine Pyelonephritis, teils mit einer Harnabflussbehinderung (ca. 40 %)

Bei älteren Patienten ist Fieber häufig das einzige Symptom!

- Flankenschmerz (Klopfschmerz an den Nierenlagern)
- Erschwerte, gewollte Harnblasentleerung (Dysurie) und Drang zu häufigem Wasserlassen (Pollakisurie)
- Häufig schlechter Allgemeinzustand (u. a. Kraftlosigkeit, Kopfschmerzen), Durstgefühl
- Begleitsymptome wie Übelkeit, Erbrechen und Diarrhö
- Insbesondere im Neugeborenen- und Säuglingsalter sind Lethargie, Reizbar- und Erregbarkeit (Irritabilität), Tachypnoe und Zyanose eher unspezifische Symptome

Die (prä-)klinische Versorgung beinhaltet nach einer strukturierten und prioritätenorientierten Patientenuntersuchung eine **reichliche Volumengabe** zum Erzeugen einer Polyurie und bei **Bedarf eine Analgesie.** Klinisch sollte eine antibiotische Therapie z. B. mit Enoxacin (Fluorchinolone) und nach einem Antibiogramm eine gezielte antibiotische Therapie gestartet werden. Bestehende Harnabflussbehinderungen sollten erst im klinischen Umfeld behandelt werden.

ACHTUNG!

Parenchymnarben

Eine Pyelonephritis im Entwicklungsalter birgt die Gefahr von Parenchymnarben, wenn eine antibiotische Therapie verzögert gestartet wird. Parenchymnarben können u. a. Ursachen von arterieller Hypertension und Nierenversagen sein.

16.7.2 Harnleiter

Das Nierenbecken verengt sich nach unten zum **Harnleiter** (Ureter). Die beiden Harnleiter sind etwa 2,5 mm dicke und 30 cm lange Schläuche, die retroperitoneal – also hinter dem Bauchfell – in das kleine Becken ziehen und dort in die Harnblase einmünden. Die Einmündungsstelle ist dabei so in der Blasenwand angelegt, dass sie als Ventil wirkt: Der Urin kann zwar von den Harnleitern in die Blase fließen, nicht jedoch umgekehrt. Ist dieser Ventilmechanismus z. B. bei Fehlbildungen defekt, so kommt es beim Wasserlassen zum **vesikoureteralen Reflux** von Blasenurin in den Harnleiter und das Nierenbecken. Hierdurch können Krankheitserreger in die Niere verschleppt werden.

Harnleitersteine

Etwa 1–4 % der Bevölkerung in Mitteleuropa haben ein **Harnsteinleiden**. Die Erkrankung, die meist zwischen dem 30. und 50. Lebensjahr auftritt, betrifft Männer häufiger als Frauen (Verhältnis 1,4 : 1); auch Kinder können jedoch schon Harnsteine **(Konkremente)** bekommen. Das Risiko, nach einer Konkrementbildung erneut welche zu entwickeln, liegt bei ca. 60 %.

Ursachen

Das **Ausbilden von Konkrementen** hängt von verschiedenen Faktoren ab und ist letztlich nicht vollständig geklärt. Harnwegsinfekte sind vielfach an der Bildung von Steinleiden durch Bakterien und Entzündungsprodukte, die als Kristallisationskeime wirken können, beteiligt. Ebenso fördern Stenosen der ableitenden Harnwege den Prozess der Kristallisation. Die Hauptursache für die Konkrementbildung liegt jedoch im Stoffwechsel oder in einer Nierenfunktionsstörung. Bei den Harnkonkrementen gibt es verschiedene Formen, die sich durch die Häufigkeit ihres Auftretens und ihre Zusammensetzung unterscheiden (→ Tab. 16.4).

Pathophysiologie

Harnsteine bilden sich, wenn im harnableitenden System (Tubuli, Nierenbecken und Ableitungswege) verschiedene Stoffe (z. B. Ca^{2+}, Oxalat, Phosphat, Urat, Cystin oder weitere lithogene Substanzen) in **gesättigter oder übersättigter Lösung** vorliegen. Normalerweise wird eine Kristallisation oder Ausfällung von Salzen durch Inhibitoren und Komplexbildner (Mg^{2+}, Zitrat), mindestens vier von Nierenzellen gebildete Proteine:

- Nephrocalcin (saures Glykoprotein)
- Uropontin (phosphoryliertes Glykoprotein)
- TAMM-Horsefall-Glykoprotein
- Kristallmatrixprotein

sowie den Hemmstoff Pyrophosphat, der mit dem Harn ausgeschieden wird, verhindert. Ist aber die Konzentration der potenziellen Steinkomponenten sehr hoch oder liegt ein Mangel der genannten Kristallisationshemmer vor, können mikroskopisch kleine Kristalle ausfallen und zu makroskopisch sichtbaren Konkrementen heranwachsen. Dieser Prozess wird durch im Harn vorhandene **Kristallisationskeime** (Epithelbestandteile, Fibrinfäden, Bakterien) und

Harnkonkremente (Häufigkeit)	Mögliche Ursachen
Kalziumoxalatsteine (65 %)	Erhöhte Kalziumkonzentration im Harn (z. B. unausgewogene Ernährung oder Freisetzung aus den Knochen bei längerer Immobilisation)
Harnsäuresteine (15 %)	Verstärkte endogene Harnsäurebildung (1000-fach höheres Risiko, an Gicht zu erkranken)
Magnesium-Ammonium-Phosphatsteine (Struvitsteine; 10 %)	Infekte der Harnwege alkalisieren den Urin
Kalziumphosphatsteine (9 %)	Hyperkalzurie/Phosphaturie (Phosphate sind gut löslich in saurem Milieu)
Cystinsteine (1 %)	Autosomal vererbliche tubuläre (intestinale) Hemmung der Resorption von Cystin und der kationischen (basischen) Aminosäuren Lysin, Arginin und Ornithin

Tab. 16.4 Häufigkeit und Ursachen von Harnkonkrementen

Veränderungen des pH-Werts, welche die Löslichkeit negativ beeinflussen, begünstigt.

Kristalle und kleine Konkremente in der Niere sind in aller Regel symptomlos und werden mit dem Harn ausgeschieden. Oft werden sie zufällig (Ultraschall- oder Röntgenuntersuchungen) diagnostiziert. Durch ihre Anhäufung **(Aggregation)** kommt es unter bestimmten Umständen zur Bildung von Harnsteinen. Löst sich ein Konkrement aus der Niere und gelangt in den Harnleiter, kann es diesen verschließen.

In solchen Fällen kann die Einlage eines Doppel-J-Stents erforderlich sein, um den Harnabfluss zu gewährleisten und einen Druckaufbau in der Niere zu verhindern. Der Stent trägt dazu bei, den Harnleiter offen zu halten und die Urinausscheidung zu ermöglichen. Gleichzeitig kann eine mögliche Behandlung der Harnsteine (z. B. Lithotripsie oder operative Entfernung) durchgeführt werden.

KRANKHEIT/SYMPTOM

Harnstein

Der Körper versucht, das Hindernis in den ableitenden Harnwegen zu überwinden, indem er die Kontraktionen der glatten Muskulatur steigert. Dies führt zum **Leitsymptom des akuten Harnsteins,** dem kolikartigen Schmerz mit Projektion in Unterbauch, Leisten- und Genitalregion. Weiter können ein dumpfer, anhaltender Flankenschmerz sowie reflektorische vegetative Symptome (Tachykardie, Hypotonie, Schwitzen, Übelkeit, Erbrechen) vorliegen.

Maßnahmen:

- Kontrolle von AF, SpO_2, Rekapillarisierungszeit, Puls (peripher), Blutdruck, Blutzucker, GCS (AVPU), EKG, Temperatur
- Oberkörperhochlagerung (30–60°, Drehpunkt Hüfte) u. a. zum Aspirationsschutz, Beine angewinkelt (Knierolle), um die Bauchdecke zu entspannen (Schmerzreduktion), bei Blutdruckabfall Flachlagerung mit Knierolle
- Wärmeerhalt und Beruhigung des Patienten
- I. v.-Zugang
- Medikamente:
  - Spasmolyse: N-Butylscopolamin (z. B. Buscopan®) 20 mg (= 1 Ampulle) langsam i. v. (max. 100 mg/24 Std.)
  - Analgesie: bei mäßigen Schmerzen Metamizol (z. B. Novalgin®) 1–2,5 g als Kurzinfusion i. v. (max. 10 mg/24 Std.), bei schweren Schmerzzuständen Fentanyl 100 µg i. v.
  - Volumentherapie: restriktiv kristalloide Infusionen (z. B. balancierte Elektrolytlösung) 500 ml i. v. infundieren
  - Sedierung: Midazolam (z. B. Dormicum®) 1–3 mg i. v.

- Antiemetika: Dimenhydrinat (z. B. Vomex A®) 62 mg (= 1 Ampulle) langsam i. v., oder Ondansetron (z. B. Zofran®) 4 mg (= 1 Ampulle) langsam i. v.

Operative Maßnahmen:

- Einlage einer Doppel-J-Schiene (JJ-Stent), um den Harnfluss sicherzustellen und einen Rückstau in die Niere zu verhindern. Der JJ-Stent sorgt dafür, dass die Harnleiter offenbleiben und die Urinausscheidung erleichtert wird. Während des Eingriffs können Harnsteine operativ entfernt oder zertrümmert werden (Lithotripsie).

16.7.3 Harnblase

Die **Harnblase** (Vesica urinaria) ist ein aus glatter Muskulatur gebildetes Hohlorgan. Sie liegt vorne im kleinen Becken direkt hinter der Symphyse und den Schambeinen (→ Kap. 6.10.1). Das Dach der Harnblase wird vom Peritoneum (Bauchfell) bedeckt; der dorsale Teil der Blase grenzt bei der Frau an die Vagina und den Uterus, beim Mann an das Rektum.

Die Blasenschleimhaut ist deutlich gefaltet; nur in einem kleinen dreieckigen Feld am hinteren, unteren Blasenfeld ist sie völlig glatt. Dieses nach hinten spitz zulaufende **Blasendreieck** (Trigonum vesicae) wird in seinen oberen hinteren Eckpunkten durch die Mündungsstellen der beiden Harnleiter und vorne unten durch die Austrittsstelle der **Harnröhre** (Urethra) markiert (→ Abb. 16.16).

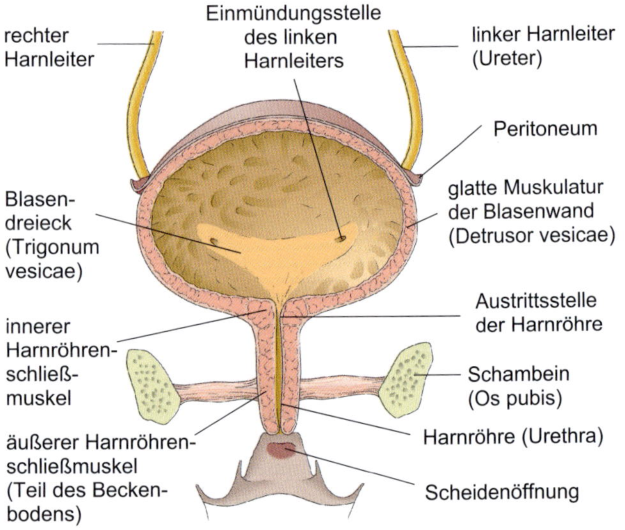

Abb. 16.16 Harnblase der Frau im Frontalschnitt. Deutlich zu erkennen ist das auf der Spitze stehende Blasendreieck, dessen obere hintere Eckpunkte die Mündungsstellen der Harnleiter bilden. [L190]

KRANKHEIT/SYMPTOM

Blasenentzündung: Zystitis

Zystitiden entstehen meist durch Infektionen über die Urethra. Bei Frauen dominieren als Auslöser der ambulant erworbenen Zystitis die Erreger *E. coli* (80 %), Enterokokken und *Staphylococcus saprophyticus*. Als weitere Infektionsquellen kommen nosokomiale Infektionen (z. B. durch *Staphylococcus epidermidis*), die durch Blasenkatheter oder eine Zystoskopie verursacht werden, infrage. Während Zystitiden bei Frauen spontan auftreten, kommen sie bei Männern und Kindern gewöhnlich nur im Rahmen einer funktionellen Komplikation, einer anatomischen Anomalie bzw. durch instrumentale Eingriffe vor.

Normalerweise existieren in der Blase verschiedene Mechanismen, die den Harn **keimfrei** machen:

- Verminderung der Bakterienzahl durch die Harnausscheidung (Verdünnungseffekt)
- Bakteriostatische Faktoren im Harn, z. B. hohe Harnstoffkonzentration, niedriger pH-Wert, Leukozyten, IgG und IgA
- Schleimhautaktivität gegen Bakterien (Mukosefaktor)

Dieser Mechanismus **(Clearing)** ist bei Entleerungsstörungen des Restharns (Harnröhrenstrikturen, Prostatahypertrophie) sowie bei Fremdkörpern, Konkrementen in der Blase und entzündlichen Schleimhautläsionen gestört. Das Keimwachstum wird zusätzlich durch Glukose im Harn und Immunsuppressiva, welche die Schleimhautresistenz herabsetzen, gefördert.

Hauptsymptome einer Zystitis sind Miktionsstörungen (z. B. Pollakisurie, Stranurie), Dysurie sowie Blasentenesmen. In einer entzündlichen Blase wird der Miktionsreflex bereits bei geringem Füllstand ausgelöst und es treten häufiger suprapubische Schmerzen auf.

KRANKHEIT/SYMPTOM

Harnwegsinfekt

Bei einem **Harnwegsinfekt** handelt es sich um eine bakterielle Entzündung des Gewebes, das die Harnwege auskleidet. Die Erkrankung tritt bei Frauen und Männern jenseits des 50. Lebensjahrs ähnlich häufig auf, wobei Männer im Alter durch Prostataerkrankungen eine große Anfälligkeit besitzen.

Laut Definition liegt ein signifikanter Harnwegsinfekt vor, wenn 10^5 oder mehr pathogene Keime pro Milliliter Mittelstrahlurin nachgewiesen werden. Bei akuten Symptomen reichen zur Diagnose bei Frauen 10^2 nachgewiesene dominante Erreger/ml und bei Männern 10^3 Erreger/ml.

Infekte der Harnwege werden unterteilt in:

- Untere Harnwegsinfekte (Blasenentzündung [Zystitis], Harnröhrenentzündung [Urethritis])
- Obere Harnwegsinfekte (Pyelonephritis, Entzündung der Harnleiter, v. a. durch Obstruktion oder aufsteigende Infektion)

Außerdem werden komplizierte und unkomplizierte Infekte unterschieden. **Unkomplizierte** Infektionen entstehen z. B. durch ambulant erworbene Zystitiden bei Frauen ohne disponierende Vorerkrankungen. Zu den Ursachen **komplizierter** Formen zählen Obstruktionen der Harnwege, Fremdkörper (Konkremente, Katheter) und Nierentransplantation. Betroffen sind meist Männer, Kinder und Patienten mit disponierenden Faktoren.

Während bei den **aufsteigenden** Harnwegsinfektionen (95 %) die Infektion über die Urethra entsteht, gelangen die Erreger bei den **absteigenden** Infektionen (< 5 %) über den Blutweg in die Nieren und letztlich so in die ableitenden Harnwege.

Typische Symptome sind ein Brennen beim Wasserlassen **(Dysurie)** und ein gehäufter Harndrang mit geringer Harnmenge **(Pollakisurie).**

16.7.4 Verschlussmechanismen von Harnblase und Harnröhre

Die Muskelschichten der glatten Blasenwandmuskulatur sind wenig voneinander abgrenzbar und bilden ein stark durchflochtenes Gewebe, das **Detrusor vesicae** oder M. detrusor („Harnaustreibemuskel") genannt wird.

Am Beginn der Harnröhre – also am vorderen Eckpunkt des Blasendreiecks – verdicken sich die Muskelfasern der Harnblase zum **inneren Harnröhrenschließmuskel** (M. sphincter urethrae internus, → Abb. 16.16). Zusätzlich wird die Harnröhre durch den **äußeren**

Harnröhrenschließmuskel (M. sphincter urethrae externus) verschlossen, der aus quergestreiften Muskelfasern des Beckenbodens gebildet wird und willkürlich kontrolliert werden kann.

16.7.5 Harnblasenentleerung

Das maximale Fassungsvermögen der Harnblase beträgt etwa 800 ml, der Drang zur Blasenentleerung **(Miktion)** tritt aber bereits bei einer Blasenfüllung von etwa 350 ml auf. Die Miktion ist ein willkürlich auslösbarer, dann aber reflektorisch weiterlaufender Prozess. Er besteht aus vier Komponenten:

- Zuerst kontrahiert der Detrusor vesicae, also die glatte Muskulatur der Blasenwand (→ Kap. 16.7.4).
- Dadurch erweitert sich die Harnröhre im Bereich des inneren Harnröhrenschließmuskels.
- Die Erschlaffung des äußeren Harnröhrenschließmuskels schließt sich an.
- Der Urin kann nun durch die Harnröhre abfließen, wobei die Entleerung der Blase durch Kontraktion der Bauch- und Beckenbodenmuskulatur unterstützt wird.

KRANKHEIT/SYMPTOM

Akuter Harnverhalt (HAVE)

Bei akutem Harnverhalt **(Ischurie)** ist dem Patienten trotz normaler Urinproduktion und voller Harnblase die willentliche Blasenentleerung **(Miktion)** nicht möglich. Es entsteht ein sehr unangenehmes Druckgefühl im Unterbauch, der Patient verspürt quälenden Harndrang und starke Schmerzen, vor allem bei Palpation der prall-elastisch tastbaren Blase. Begleitend können Unruhe, Blässe und Kaltschweißigkeit sowie Übelkeit und Erbrechen auftreten. Häufige Gründe sind Prostatavergrößerung, Blasenstein und Harnröhrenenge oder -verletzung.

Basismaßnahmen bei akutem Harnverhalt:

- Kontrolle/Überwachung von AF, SpO_2, Rekapillarisierungszeit, Puls (peripher), Blutdruck, Blutzucker, GCS (AVPU), EKG, Temperatur
- Oberkörperhochlagerung (30–60°, Drehpunkt Hüfte) mit angewinkelten Beinen (Knierolle), um die Bauchdecke zu entspannen (Schmerzreduktion), bei Blutdruckabfall flache Rückenlage mit Knierolle
- Patienten beruhigen und warmhalten

Erweiterte Maßnahmen:

- Blasenkatheterisierung (in der Klinik)
- I.v. Zugang

Medikamente:

- Spasmolyse: N-Butylscopolamin (z. B. Buscopan®) 20 mg (= 1–2 Ampullen) langsam i. v. (max. 100 mg/24 Std.)
- Analgesie: bei mäßigen Schmerzen Metamizol (z. B. Novalgin®) 1–2,5 g als Kurzinfusion i. v. (max. 10 mg/24 Std.), bei starken Schmerzen Fentanyl 100 µg i. v. Volumentherapie: restriktiv kristalloide Infusionen (z. B. balancierte Elektrolytlösung) 500 ml i. v.
  - Antiemetika: Dimenhydrinat (z. B. Vomex A®) 62 mg (= 1 Ampulle) langsam i. v., oder Ondansetron (z. B. Zofran®) 4 mg (= 1 Ampulle) langsam i. v.

16.7.6 Blasenkatheter

Blasenkatheter können einmalig, vorübergehend bzw. dauerhaft für **diagnostische** oder **therapeutische Zwecke** von Blasenproblemen und zum Abführen von Urin zum Einsatz kommen. Für eine **Blasenkatheterisierung** – Einführen eines künstlichen Schlauches in die Harnröhre– stehen **transurethrale** (Katheter über die Harnröhre) oder **suprapubische** (Katheter über die Bauchdecke) Blasenkatheter in verschiedenen Größen und Längen zur Verfügung.

In der **Diagnostik** wird eine Blasenkatheterisierung z. B. für eine Restharnbestimmung oder eine intensivmedizinische Flüssigkeitsbilanzierung durchgeführt. Gründe für eine **therapeutische** Blasenkatheterisierung können u. a. Entleerungsstörungen oder Abflusshindernisse des Urins aus der Blase, z. B. bei akutem **Harnverhalt** (→ Kap. 16.7.5), sein.

Eine **transurethrale** Blasenkatheterisierung kann mit einem Einmalkatheter oder einem Blasendauerkatheter (DK) erfolgen. Zur Fixierung in der Harnblase hat der DK am distalen Katheterende einen Ballon, der mit Flüssigkeit geblockt wird. Liegt der DK über einen längeren Zeitraum, bestehen einige **Risiken** und **Nachteile,** v. a. eine erhöhte Infektionsgefahr und das Risiko einer Verstopfung. Verursacht wird Letztere durch beständig vorhandene Bakterien, die den pH-Wert des Urins anheben. Dadurch können Substanzen im Urin auskristallisieren (→ Kap. 16.7.2). Die Kristalle lagern sich im und außerhalb des Blasenkatheters an und blockieren diesen. Ebenso kann der Urin aus verschiedenen Gründen ausflocken und zur Katheterverstopfung beitragen. Teilweise lassen sich diese Verstopfungen durch ausreichendes Trinken, Präparate zur Urinansäuerung und vitaminreiche Kost vermeiden. Kann jedoch durch eine Verstopfung kein Urin mehr abfließen, ist dieser Zustand sehr schmerzhaft und für den Betroffenen besteht eine akute Gefahr. Bei einer Verstopfung kann der Urinbeutel entfernt und der Katheter mit steriler Kochsalzlösung gespült werden, bis er wieder durchgängig ist. Allerdings besteht hierbei die Gefahr, dass neue Bakterien in die Blase gelangen können.

Anstelle eines transurethralen Katheters kann auch ein **suprapubischer Blasenkatheter** über einen kleinen chirurgischen Eingriff durch die Bauchwand oberhalb des Schambeins in der Blase platziert werden. Er wird je nach Modell auf der Bauchdecke fixiert oder mit einem Ballon an der Spitze der Sonde in der Blase gesichert. Im Vergleich zu den transurethralen Blasenkathetern besitzen die suprapubischen Katheter einige **Vorteile** wie eine geringere Infektionsrate und damit verbunden eine längere Liegedauer, einen wesentlich besseren Tragekomfort und die Vermeidung von Harnröhrenverengungen. Ferner sind sie weniger pflegeaufwendig als transurethrale Blasenkatheter. Ein **Nachteil** ist jedoch die Gefahr einer **Peritonitis** (→ Kap. 15.9.5), die bei Infektionen auftreten kann.

MERKE

Blasenkatheter

Grundsätzlich ist ein suprapubischer oder transurethraler Blasenkatheterwechsel oder die Reinigung des Systems nur von einem Arzt oder geschultem medizinischem Fachpersonal auszuführen. Kommt es zu einer Verstopfung, sollte bei beiden Kathetersystemen eine rasche Hilfe erfolgen.

IM FOKUS

Ableitende Harnwege

Zu den **ableitenden Harnwegen** zählen:

- **Sammelrohre**
- **Papillengänge** (Ductus papillaris)
- **Nierenkelche** (Calices renalis)

- **Nierenbecken** (Pelvis renalis)
- **Harnleiter** (Ureter)
- **Harnblase** (Vesica urinaria)
- **Harnröhre** (Urethra)

Die paarigen **Harnleiter** verbinden das Nierenbecken mit der Harnblase. Der **innere Harnröhrenschließmuskel** (M. sphincter urethrae internus) und der **äußere Harnröhrenschließmuskel** (M. sphincter urethrae externus) sorgen für den Verschluss der Harnblase. Der Drang zur **Blasenentleerung (Miktion)** tritt ab einer Blasenfüllung von etwa 350 ml auf. Die Miktion ist **willkürlich auslösbar,** verläuft dann aber **reflektorisch.**

16.8 Wasserhaushalt

Der Wassergehalt des menschlichen Körpers (**Gesamtkörperwasser,** kurz GKW) beträgt etwa 60 % seines Körpergewichts (→Abb. 16.17, →Kap. 3.4). Bei Männern ist er höher als bei Frauen und bei jungen Menschen höher als bei Älteren. Bei Frühgeborenen kann das GKW bis 90 % des Körpergewichts betragen, bei Neugeborenen 75 % des Körpergewichts.

Etwa ⅔ des Gesamtkörperwassers befinden sich innerhalb des von einer Zellmembran umschlossenen Raumes (intrazellulär), das restliche Drittel außerhalb der Zellen (extrazellulär) im interstitiellen Raum.

MERKE

Blutzusammensetzung

Das Plasmawasser macht etwa 4 % des Körpergewichts aus. Jedoch besteht das Blut auch aus zellulären Bestandteilen, sodass die flüssigen und festen Bestandteile des Blutes zusammen etwa 7–8 % des Körpergewichts betragen.

Eine ausgeglichene Wasserbilanz ist außerordentlich wichtig für den Organismus, denn nur so kann er alle Funktionen aufrechterhalten. Durch kontinuierliche Regulation des Wasserhaushalts wird dafür gesorgt, dass es weder zur Austrocknung noch zur Überwässerung kommt. Dabei nehmen die Nieren eine entscheidende Rolle ein. Drei Hormone, die alle auf den Tubulusapparat der Niere einwirken, spielen für die **Regulierung des Wasserhaushalts** eine besondere Rolle:

- Antidiuretisches Hormon (ADH, auch Adiuretin, →Kap. 10.2.1), das vom Hypothalamus ausgeschüttet wird, erhöht die Durchlässigkeit der Zellmembran für Wasser vor allem in den Sammelrohren, sodass eine hohe ADH-Konzentration zu einer starken Wasserrückresorption und verringerten Harnmenge führt. Bei niedrigem ADH-Spiegel wird dagegen die Wasserrückresorption eingeschränkt und eine große Urinmenge ausgeschieden (z. B. auch durch die Wirkung von Alkohol, der die ADH-Ausschüttung senkt).
- Aldosteron (→Kap. 10.5.3, →Abb. 16.10), das in der Nebennierenrinde gebildet wird, fördert die Resorption von Salz und Flüssigkeit im distalen Tubulus und wirkt somit gleichsinnig (synergistisch) wie ADH.
- Atriales natriuretisches Peptid (ANP, →Kap. 16.3.2, →Abb. 16.7), das in den linken und rechten Vorhöfen des Herzens gebildet wird, fördert die Ausscheidung von Natrium und somit auch die Erhöhung der Urinmenge. ANP ist insofern ein wichtiger Gegenspieler zum ADH und zu Aldosteron.

16.8.1 Wasserein- und -ausfuhr

Wasser wird dem Körper auf **direktem** Weg (Getränke, Infusion) und **indirekt** über wasserhaltige feste Nahrungsmittel (bzw. Sondenkost) zugeführt.

Im Schnitt nimmt ein nicht körperlich arbeitender Gesunder 1 500 ml täglich durch Getränke und 600 ml durch feste Nahrung zu sich. Zu diesen 2,1 l treten noch 400 ml Oxidationswasser, die bei der Nahrungsverstoffwechselung frei werden: Aus dem Abbau von je 1 g Kohlenhydraten entstehen 0,6 ml, von 1 g Fett 1 ml und von 1 g Eiweiß 0,4 ml Wasser.

Über den **Urin** scheidet der Gesunde täglich etwa 1,5 l, über den Stuhl 200 ml, über die Haut (Verdampfung und Schwitzen) 300 ml und über die befeuchtete (Aus-)Atemluft 500 ml Wasser aus (→Abb. 16.18).

Volumen- und Osmoregulation

Hat man sehr viel Flüssigkeit aufgenommen, scheidet der Körper einen Teil davon durch vermehrte Urinproduktion wieder aus, ein Effekt, den die meisten sicherlich schon an sich selbst beobachtet haben. **Volumen- und Osmorezeptoren** spielen bei dieser Gegenregulation eine Rolle.

Genau genommen sind die Volumenrezeptoren Dehnungsrezeptoren. Sie finden sich in der Wand der großen Venen im Brustkorb und in den Herzvorhöfen. Dort registrieren sie den Füllungszustand des Kreislaufsystems. Kommt es zur Dehnung dieser Rezeptoren, wird die ADH-Ausschüttung aus der Hypophyse vermindert. Ist im Körper zu viel Flüssigkeit vorhanden, kommt es zum Abfall des Aldosteron-Spiegels, während die Konzentration an ANP zunimmt. In der Folge scheidet die Niere vermehrt Wasser aus und trägt somit zur Normalisierung des Flüssigkeitshaushalts bei.

Osmorezeptoren registrieren die Osmolarität des Plasmas. Hat man viel Salz zu sich genommen, steigt die Osmolarität des Blutes. In der Folge kommt es zur vermehrten Ausschüttung von ADH. Dadurch wird mehr Wasser im Körper gehalten.

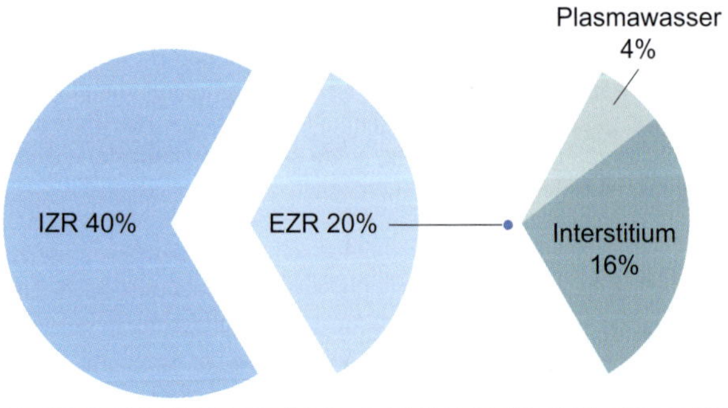

Abb. 16.17 Verteilung der Körperflüssigkeiten beim Erwachsenen, Angabe jeweils in Prozent des Körpergewichts. IZR = Intrazellulärraum; EZR = Extrazellulärraum. [L157]

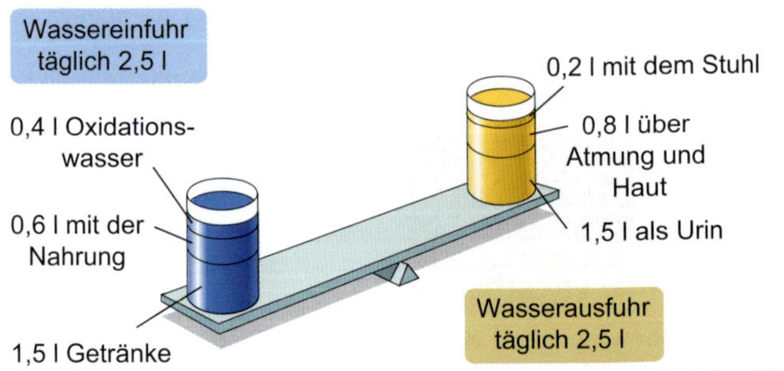

Abb. 16.18 Wasserbilanz des Körpers. Tägliche Ein- und Ausfuhr müssen im Gleichgewicht zueinander stehen: Sie betragen hier jeweils ca. 2 500 ml. [L190]

Flüssigkeitsbilanzierung

Bei der **Flüssigkeitsbilanzierung** werden auf der Einfuhrseite die täglichen Trink- und/oder Infusionsmengen sowie Wasseranteile von Nahrungsmitteln (Suppen, Breikost) der täglichen Urinmenge sowie Schätzwerten für den Wasserverlust über die Atemluft und die Haut gegenübergestellt. Bei Patienten, die erbrechen, muss auch dies in der Bilanzierung berücksichtigt werden. Die Differenz zwischen den beiden Größen ergibt dann entweder eine ausgeglichene (Einfuhr entspricht Ausscheidung) oder aber positive (zu viel Einfuhr) bzw. negative (zu viel Ausscheidung) Flüssigkeitsbilanz.

Eine stark negative oder positive Flüssigkeitsbilanz erfordert Änderungen des Therapieplans (etwa der täglichen Infusionsmenge), da ansonsten lebensgefährliche Störungen des inneren Milieus drohen.

16.8.2 Überwässerung

Eine Überwässerung (**Hyperhydratation,** Volumenüberlastung) des Körpers entwickelt sich in der Klinik häufig durch übermäßige Infusionsbehandlung. Insbesondere beim älteren und herzinsuffizienten Patienten (→ Kap. 12.6.4) staut sich dann Blut in den Gefäßen vor dem überlasteten Herzen zurück. Wegen des ansteigenden Blutdrucks vor dem Herzen wird Wasser in das umliegende Gewebe „abgepresst" und es entstehen Ödeme (→ Kap. 13.1.6).

16.8.3 Unterwässerung

Eine Unterwässerung (**Dehydratation,** Volumendefizit) entsteht durch ein vermindertes Flüssigkeitsangebot, etwa bei starkem Schwitzen, zu geringer Trinkmenge oder einem Defizit an Infusionslösungen. Starkes Durstgefühl entsteht bei einem Wasserdefizit von etwa 2 Litern. Bei älteren Menschen ist das Durstgefühl oft nicht mehr so ausgeprägt.

Ein Wassermangel lässt sich an weiteren Zeichen erkennen:

- Trockene Schleimhäute (rissige Zunge)
- Stehende Hautfalten (→ Abb. 16.19)
- Allgemeine Schwäche
- Kreislaufsymptome (schneller, fadenförmiger Puls, niedriger Blutdruck, kollabierte Halsvenen)
- Produktion von wenig, aber dunklem (konzentriertem) Urin
- Bewusstseinstrübung
- Eventuell Fieber

Der Wassermangel kann schließlich zur akuten Nierenschädigung führen (→ Kap. 16.5.2). Für die Therapie einer Dehydratation ist bedeutsam, in welchem Maße der Wasserverlust von einem Elektrolyt-(Mineralstoff-) Verlust begleitet ist. Da Wasser das Lösungsmittel der Elektrolyte bildet, kann durch eine Änderung des Wasservolumens auch eine Änderung der Elektrolytkonzentrationen bzw. der Elektrolytgesamtmenge erfolgen (→ Kap. 16.9).

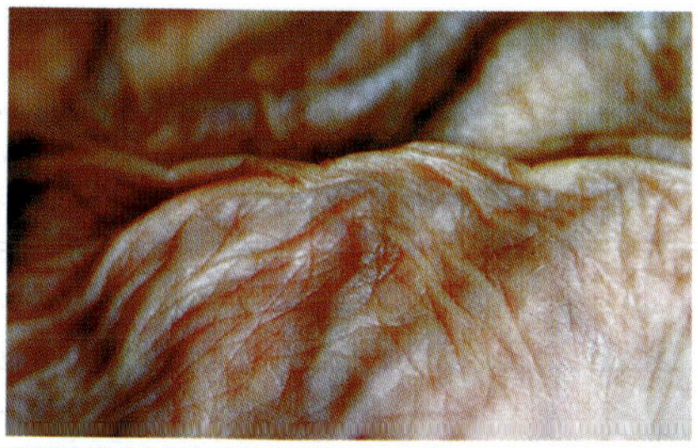

Abb. 16.19 Stehende Hautfalten bei Dehydratation. Hebt man bei einem dehydrierten Patienten eine Hautfalte ab, so verstreicht diese nach dem Loslassen nicht sofort wieder, sondern „bleibt stehen". [K157]

IM FOKUS

Funktion und Arbeitsweise von Hormonen

Etwa **⅔ des Körperwassers** befinden sich **intrazellulär,** das restliche Drittel ist **extrazellulär** verteilt.
Eine **ausgeglichene Wasserbilanz** bedeutet, dass sich Ein- und Ausfuhr die Waage halten.
Osmorezeptoren registrieren die Osmolarität des Blutplasmas.
Das **antidiuretische Hormon (ADH)** führt zu einer starken Wasserrückresorption und einer verringerten Harnmenge.
Aldosteron fördert die Resorption von Salz und Flüssigkeit im distalen Tubulus und wirkt somit ebenfalls antidiuretisch.
Atriales natriuretisches Peptid (ANP) steigert hingegen die Ausscheidung von Natrium und somit auch die Urinmenge.
Eine Überwässerung des Körpers wird als **Hyperhydratation** bezeichnet, während ein Mangel an Körperwasser als **Dehydratation** bezeichnet wird.

16.9 Elektrolythaushalt

Einige Elektrolyte haben für den **Elektrolythaushalt** eine herausragende Bedeutung. Dies sind Natrium, Kalium, Kalzium, Magnesium, Chlorid und Phosphat (→ Tab. 16.5).

16.9.1 Störungen im Natrium- und Wasserhaushalt

Für die Aufrechterhaltung eines ausgeglichenen Wasserhaushalts im Organismus ist Natrium (Na^+) das wichtigste Elektrolyt. In der extrazellulären Flüssigkeit ist es mit einem Gehalt von durchschnittlich 140 mmol/l das wichtigste Kation. Somit hat es einen bedeutenden Einfluss auf den osmotischen Druck der extrazellulären Flüssigkeit. Die Regelung des Wasserhaushalts erfolgt jedoch auch durch Einflüsse verschiedener Hormone und die Funktion der Nieren. Insofern sind Elektrolytstörungen nicht isoliert zu betrachten, sondern es ist immer die Frage zu stellen, durch welche Vorgänge bzw. Erkrankungen diese hervorgerufen werden können.

Eine **Hypernatriämie** (zu hohe Serum-Natriumkonzentration im Blut, $Na^+ > 145$ mmol/l) kann die Folge einer Dehydratation (→ Kap. 16.8.3) sein, z. B. beim Diabetes insipidus (= Mangel an ADH, → Kap. 10.2.1), fehlendem Durstreiz bei Kleinkindern, älteren Menschen und Schwerkranken oder auch bei starkem Schwitzen und falscher Medikation bzw. Infusionstherapie.

Die Therapie richtet sich nach dem Befund der Wasserbilanz: Meist liegt zugleich ein Wassermangel (Dehydratation) vor, bei dem die Patienten Symptome des Volumenmangels zeigen. Dieser Zustand wird als **hypertone Dehydratation** bezeichnet. Hier gilt es, große Mengen Wasser zu trinken oder z. B. eine 5%-ige Glukoseinfusion bzw. balancierte Vollelektrolytlösung intravenös zuzuführen. Im Rettungsdienst ist Glukose 5%-Lösung zur Behandlung von Dehydratationszuständen nicht angezeigt.

Eine **hypertone Hyperhydratation,** also eine Überwässerung mit erhöhter Serum-Natriumkonzentration ($Na^+ > 145$ mmol/l) ist selten und meist Folge ungünstiger Infusionszufuhr.

Einer **Hyponatriämie** (zu niedrige Serum-Natriumkonzentration, $Na^+ < 135$ mmol/l) kann ein **echter Natriummangel** zugrunde liegen.

- Sie ist häufig Folge einer zu energischen Diuretikagabe: Insbesondere die stark wirksamen Schleifendiuretika wie Furosemid (Lasix®) führen zu einer vermehrten Na^+-Ausscheidung.
- Auch manche Nierenerkrankungen (Salzverlustniere) sowie starkes Erbrechen können zu einem Mangel an Natrium führen. Da das Nebennierenrindenhormon Aldosteron (→ Kap. 10.5.3) zu einer

Elektrolyt Serumnormalwert	Bedeutung für den Organismus	Mittelwerte beim Gesunden
Natrium (Na^+) 135–145 mmol/l	• Häufigstes Kation im Extrazellulärraum • Entscheidendes Kation für den osmotischen Druck im Extrazellulärraum	
Kalium (K^+) 3,6–5,0 mmol/l	• Häufigstes Kation in den Zellen (Intrazellulärraum) • Wichtige Rolle bei der Entstehung des Aktionspotenzials und der Erregungsübertragung im Nervensystem und am Herzen • Hilft beim Insulintransport in die Zelle	
Kalzium (Ca^{2+}) 2,3–2,6 mmol/l, davon 50 % gebunden	• Am Aufbau von Knochen und Zähnen beteiligt • Entscheidende Rolle bei der neuromuskulären Erregungsübertragung und bei der Muskelkontraktion	
Magnesium (Mg^{2+}) 0,7–1,1 mmol/l	• Mitbeteiligung bei der Erregungsüberleitung an den Muskeln	
Chlorid (Cl^-) 97–108 mmol/l	• Häufigstes Anion im Extrazellulärraum • Entscheidendes Anion für den osmotischen Druck im Extrazellulärraum	
Phosphat (PO_4^{3-}) 0,84–1,45 mmol/l	• Baustein von ATP, Zellmembran und Knochenmineral	

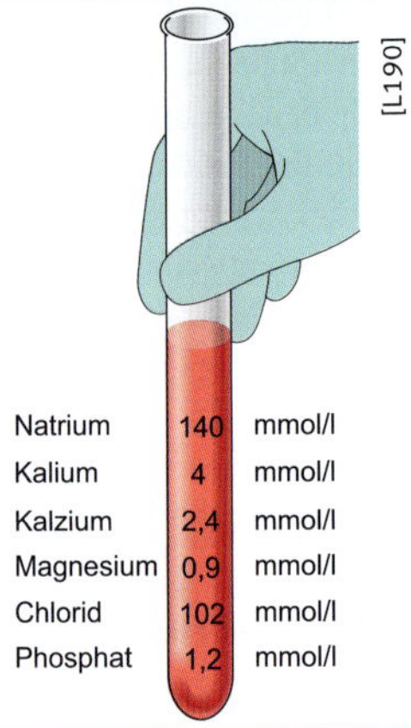

Tab. 16.5 Serumkonzentrationen und Bedeutung der wichtigsten Elektrolyte

Reduktion der Salz- und Wasserausscheidung führt, kommt es bei einem Mangel dieses Hormons **(Hypoaldosteronismus)** zu übermäßigem Natriumverlust. Ist der Natriumgehalt im Serum zu niedrig, wird Renin freigesetzt und der Renin-Angiotensin-Aldosteron-Mechanismus in Gang gesetzt (→ Kap. 16.4.2).

- Ein **relativer Natriummangel** entsteht durch Wasserüberschuss **(Hyperhydratation),** z. B. infolge Überinfusion natriumarmer Elektrolytlösungen oder durch Trinken großer Mengen einer hypotonen Flüssigkeit („Wasservergiftung"). In den letzten Jahren wurde die Aufmerksamkeit vermehrt auf Hyponatriämien gelenkt, die im Zusammenhang mit Extremsport aufgetreten waren, z. B. beim Marathonlauf. Diese Patienten können durch einen veränderten Bewusstseinszustand bis hin zu Krampfanfällen auffallen.

Auch die Therapie der Hyponatriämie muss sich also nach dem Befund des Wasserhaushalts richten – meist (aber nicht immer!) ist der Patient dehydriert. In diesem Fall einer **hypotonen Dehydratation** erhält der Patient eine balancierte Vollelektrolytlösung, z. B. über einen zentralen Venenkatheter (eine Gabe hypertoner, also konzentrierter NaCl-Lösungen ist ebenfalls möglich; sie muss aber sehr langsam erfolgen, da es sonst zu Nervenschäden v. a. im Stammhirnbereich kommen kann).

Hypotone Hyperhydratationen sind meist Folge zu geringer Urinproduktion, bei allen Formen des Nierenversagens oder bei mangelnder Ödem- oder Aszitesausscheidung (z. B. bei Leberzirrhose, → Kap. 15.18.2, oder Herzinsuffizienz, → Kap. 12.6.4). Therapeutisch wichtig ist hier die Wasserrestriktion (Trinkmengenbeschränkung) auf 0,5–1 l täglich, kombiniert mit einer Diuretikagabe.

16.9.2 Störungen im Kaliumhaushalt

Kalium (K^+) ist das wichtigste Kation im Intrazellulärraum. Im extrazellulären Raum (das, was wir im Labor erfassen können) sollte der Wert innerhalb des engen Bereichs von 3,6–5,0 mmol/l liegen (abhängig vom Labor). Eine allgemeingültige Definition für eine **Hyperkaliämie** (Kaliumüberschuss) existiert nicht. Die ERC-Leitlinien 2025 fokussieren auf die mittelschwere (Serum-Kaliumkonzentration 6,0–6,4 mmol/) und die schwere Hyperkaliämie ($K^+ \geq 6{,}5$ mmol/l). Ein Wert $\geq 9{,}0$ mmol/l gilt als extreme Hyperkaliämie. Als **Hypokaliämie** (Kaliummangel) gilt eine Serum-Kaliumkonzentration < 3,6 mmol/l, als schwere Hypokaliämie ein Wert < 2,5 mmol/l. Sowohl Kaliumüberschuss als auch Kaliummangel führen zu Störungen der neuromuskulären Erregungsleitung, wodurch es zu gefährlichen oder lebensbedrohlichen Herzrhythmusstörungen kommen kann (→ Kap. 12.5).

Bei langdauernder Einnahme von Diuretika und bestimmter Abführmittel (Laxanzien) wird vermehrt Kalium ausgeschieden; die Folge ist ein Kaliummangel **(Hypokaliämie)** mit Muskelschwäche und Herzrhythmusstörungen. Da die durch den Kaliummangel ausgelöste Muskelschwäche auch die glatte Muskulatur des Darms betrifft, ist wiederum Obstipation die Folge, die eigentlich mit den Laxanzien bekämpft werden sollte. Dieser Teufelskreis kann eine Laxanzien-Abhängigkeit verursachen.

Ferner sind Hypokaliämien Folgen von wiederholtem Erbrechen oder Durchfällen sowie verschiedener Hormonstörungen. Die – im Krankenhaus sehr häufigen – Hypokaliämien werden oral durch Zufuhr kaliumreicher Lebensmittel (Bananen) oder Medikamente (z. B. Kalinor® Brause) ausgeglichen. Bei schwersten Störungen muss allerdings eine intravenöse Kaliumgabe eingeleitet werden.

Einige Medikamente, die eine Hyperkaliämie hervorrufen können, sind die kaliumsparenden Diuretika, ACE-Hemmstoffe und nichtsteroidale Antirheumatika (NSAR).

Eine **Hyperkaliämie** (Kaliumüberschuss) ist häufig Folge einer akuten oder chronischen Niereninsuffizienz. Aber auch bei Azidosen (→ Kap. 16.10), postoperativ, nach Trauma, Therapie der Herzinsuffizienz oder bei überhöhter Kaliumzufuhr steigt der Serum-Kaliumspiegel. Die Patienten leiden unter Kribbelgefühl der Haut, Lähmungen sowie schweren Herzrhythmusstörungen, die bis zum Herzstillstand führen können.

Bei der Behandlung lebensbedrohlicher Hyperkaliämien sind viele Strategien dem Krankenhaus vorbehalten. Doch auch im Rettungsdienst gibt es einige Möglichkeiten, für den Patienten Zeit zu gewinnen. Über eine Verneblermaske kann Salbutamol verabreicht werden. Dieses Medikament ist aus der Behandlung des Asthma bronchiale bekannt. Eine Nebenwirkung der Betamimetika ist, dass Kalium nach intrazellulär transportiert wird. Sind bereits EKG-Veränderungen aufgetreten, ist die Verabreichung von Kalziumchlorid angezeigt (10 ml 10%-ige Lösung). Dies senkt zwar nicht den Kaliumspiegel, schützt aber das Herz vor den toxischen Effekten der Hyperkaliämie an der Zellmembran. Eine weitere Option, die jedoch **nur** beim Kreislaufstillstand zur Anwendung kommt, ist die Gabe von Natriumbikarbonat (50 ml i. v. rasch i. v.). Möglichkeiten der Kaliumsenkung im Krankenhaus sind die intravenöse Glukose-/Insulin-Gabe (z. B. 10 I. E. kurzwirksames Insulin und 25 g Glukose), Einläufe mit kaliumbindenden Austauscherharzen (z. B. Resonium A®) sowie die Hämodialyse bzw. Hämofiltration.

MERKE

Hyperkaliämie

In den meisten Fällen kommt es zur Entstehung einer Hyperkaliämie, weil entweder vermehrt Kalium aus der Zelle freigesetzt oder zu wenig Kalium durch die Nieren ausgeschieden wird.

IM FOKUS

Elektrolythaushalt

Die **wichtigsten Elektrolyte** im Blut sind: **Natrium, Kalium, Kalzium, Magnesium, Chlorid** und **Phosphat.**

Verschiebungen im Elektrolythaushalt können durch den osmotischen Druck der Elektrolyte auch zu **Verschiebungen im Wasserhaushalt** führen:

- **Hypertone Hyperhydratation** (z. B. nach unkontrollierter Infusionszufuhr)
- **Hypertone Dehydratation** (z. B. Austrocknung)
- **Hypotone Hyperhydratation** (z. B. bei Nierenversagen)
- **Hypotone Dehydratation** (z. B. starkes Erbrechen)

Der **Kalium-Wert des Blutes** sollte zwischen **3,6–5,0 mmol/l** liegen. Ein erhöhter Kalium-Wert wird als **Hyperkaliämie** bezeichnet und eine zu geringe Konzentration als **Hypokaliämie.**

16.10 Säure-Basen-Haushalt

Blut-pH und seine Konstanthaltung

Der Blut-pH-Wert liegt mit einem Wert von **7,40** beim Gesunden im leicht alkalischen Bereich (→ Kap. 11.2.6). Da alle Stoffwechselreaktionen pH-abhängig sind, d. h. nur in einem bestimmten pH-Bereich optimal ablaufen, muss der Organismus den Blut-pH in dem engen Bereich von 7,36 bis 7,44 konstant halten (→ Abb. 11.11).

MERKE

Blut-pH

Bei einem Blut-pH-Wert unter 7,36 spricht man von **Azidose,** bei einem Wert über 7,44 von **Alkalose.** Für die Erhaltung des Blut-pH-Werts im Normbereich sorgen die Puffersysteme des Blutes, die Atmung und die Nieren. Die Ursache einer Entgleisung kann nur mit einer Blutgasanalyse (→ Kap. 14.11.2) festgestellt werden.

Täglich entstehen im Stoffwechsel etwa 50 mmol nichtflüchtige Säuren, z. B. Zitronensäure oder Phosphorsäure, und damit H^+-Ionen, die durch die Niere ausgeschieden werden müssen. Der größte Teil der von der Niere ausgeschiedenen H^+-Ionen wird im Urin an Puffersubstanzen gebunden, insbesondere an **Phosphate** und $\mathbf{NH_3}$ ($NH_3 + H^+ \rightarrow NH_4^+$). Dadurch ergibt sich ein pH-Wert des Urins von etwa 6. Überwiegen – etwa bei vegetarischer Ernährung – alkalische (basische) Stoffwechselprodukte im Blut, kann die Niere auch überschüssige OH^--Ionen mit dem Urin ausscheiden; der pH-Wert steigt entsprechend an.

Im Blut können pH-Schwankungen durch verschiedene **Puffersysteme** abgefangen werden: den Eiweißpuffern Hämoglobin und Plasmaproteine sowie dem Bikarbonat-Puffersystem ($CO_2 + H_2O \leftrightharpoons H_2CO_3 \leftrightharpoons H^+ + HCO_3^-$). Von den drei Puffersystemen ist das Bikarbonatsystem (→ Kap. 2.5.4) am wichtigsten, denn es steht sowohl mit der Niere als auch der Lunge in Verbindung („offenes System").

Je mehr saure Valenzen im Körper anfallen, z. B. bei der ketoazidotischen Stoffwechsellage des Diabetikers (→ Kap. 15.2.2) oder bei Vergiftungen, desto mehr Protonen müssen gebunden werden und umso mehr CO_2 wird abgeatmet: Der Patient atmet tief und schnell (Kußmaul-Atmung; → Kap. 14.11.4). Dieser akuten Gegenregulation durch die Atmung steht die langsamere und längerfristige durch die Nieren zur Seite:

Die Nieren können saure Valenzen beseitigen, indem sie die Wasserstoffionen (H^+) im Tausch gegen Natrium- oder Bikarbonationen ausscheiden (→ Abb. 11.10). Die Nieren können aber noch mehr: Durch den Abbau von Aminosäuren anfallendes Ammoniak (NH_3) kann die sauren Protonen binden; dabei entsteht Ammonium (NH_4^+). Schließlich vermögen die Nieren auch noch, Protonen über die Pufferung durch Phosphat-Ionen zu binden.

MERKE

Konzept der Kompensation

Der Körper versucht, eine primär metabolische Störung durch eine respiratorische Kompensation und eine primär respiratorische Störung durch eine veränderte Ausscheidung über die Nieren (metabolische Kompensation) zu beseitigen (→ Kap. 11.2.6).

IM FOKUS

Säure-Basen-Haushalt

Der **physiologische pH-Wert des Blutes** liegt bei **7,36 bis 7,44.** Blut-pH-Werte unter 7,36 werden als **Azidose** und über 7,44 als **Alkalose** bezeichnet.

Schwankungen des pH-Wertes werden durch verschiedene **Puffersysteme** abgefangen.

Die **Niere** ist das zentrale Organ zur **Ausscheidung nicht-flüchtiger Säuren** aus den Stoffwechselprozessen (z. B. Zitronensäure oder Phosphorsäure).

Tiefe und schnelle Atmung (Kußmaul-Atmung) kann ein Hinweis auf den **vermehrten Anfall saurer Valenzen** im Körper sein (z. B. Ketoazidose).

WIEDERHOLUNGSFRAGEN

1. Welche wichtigen Aufgaben nehmen die Nieren wahr? (→Kap. 16.1)
2. Über welche Gefäßsysteme funktioniert die arterielle Blutversorgung der Nieren? (→Kap. 16.2.3)
3. Wodurch wird das atriale natriuretische Peptid (ANP) freigesetzt, um auf das RAAS eine inhibitorische Wirkung zu erzielen? (→Kap. 16.3.2)
4. Für welche therapeutischen Zwecke werden Diuretika eingesetzt und wie wirken sie? (→Kap. 16.3.4)
5. Welche Faktoren sind in der Kaskade des RAAS entscheidend und was bewirken sie? (→Kap. 16.4.2)
6. Worin liegen die Unterschiede zwischen einer chronischen Niereninsuffizienz und einer akuten Nierenschädigung? (→Kap. 16.5.1 und →Kap. 16.5.2)
7. Welche Formen von Blutreinigungsverfahren bzw. Nierenersatzverfahren gibt es? (→Kap. 16.5.3)
8. Was sind die Bestandteile des Urins? (→Kap. 16.6.1)
9. Wodurch können Nieren- und Harnleitersteine entstehen und was sind die Folgen? (→Kap. 16.6.2 und →Kap. 16.7.2)
10. Worin liegen die Unterschiede einer Mikrohämaturie und einer Makrohämaturie? (→Kap. 16.6.3)
11. Durch welchen Mechanismus wird die ADH-Ausschüttung aus der Hypophyse vermindert? (→Kap. 16.8.1)
12. Welche Elektrolyte haben eine herausragende Bedeutung für den Elektrolythaushalt? Benennen Sie kurz die jeweilige Bedeutung für den Organismus. (→Kap. 16.9)
13. Was ist die Aufgabe des Säure-Basen-Haushalts? Beschreiben Sie das Konzept der Kompensationsmechanismen bei Störungen des pH-Werts. (→Kap. 16.10)

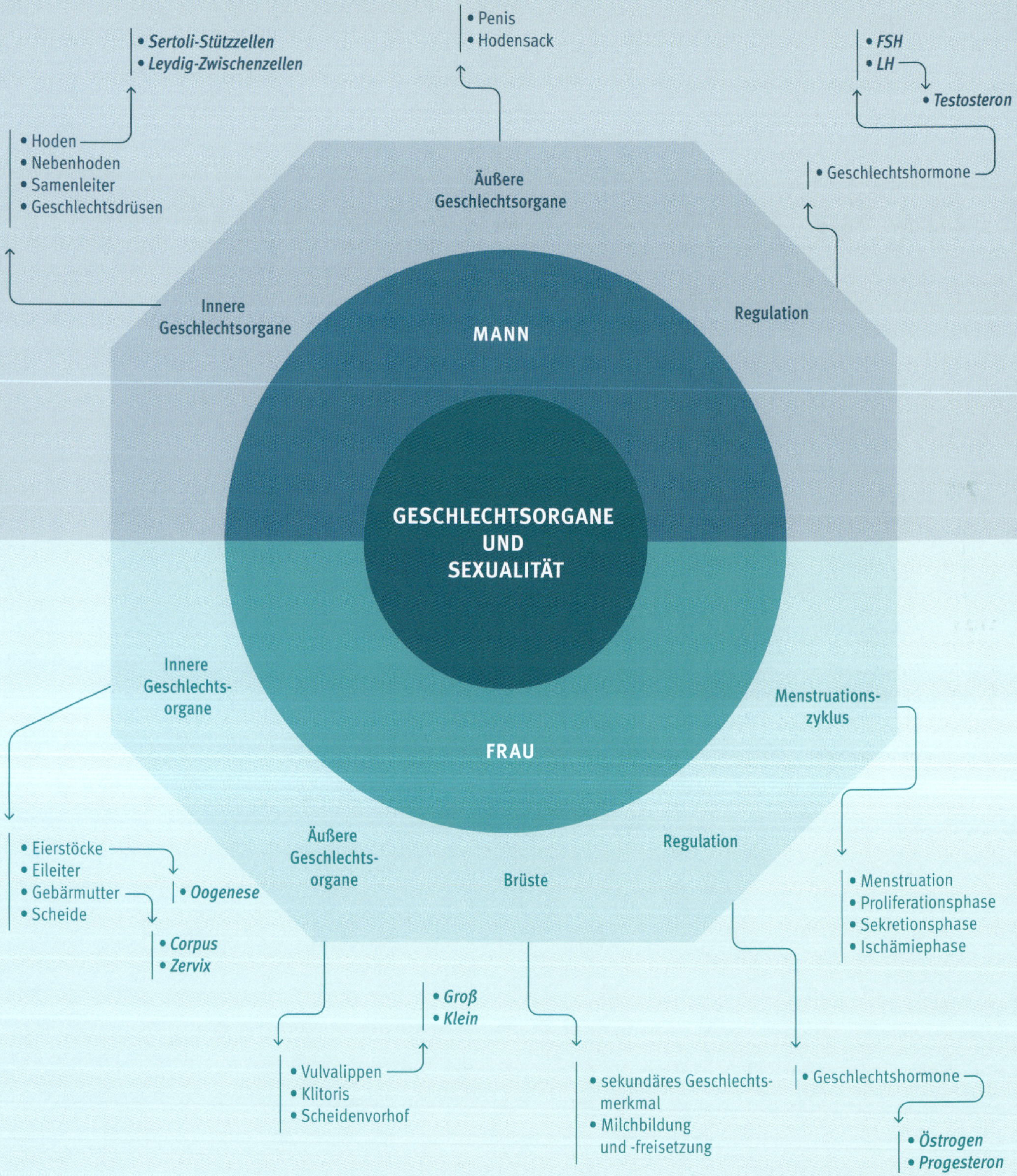

GESCHLECHTSORGANE UND SEXUALITÄT
MANN
Innere Geschlechtsorgane
• Hoden
• Nebenhoden
• Samenleiter
• Geschlechtsdrüsen
• Sertoli-Stützzellen
• Leydig-Zwischenzellen
Äußere Geschlechtsorgane
• Penis
• Hodensack
Regulation
• Geschlechtshormone
• FSH
• LH
• Testosteron
FRAU
Innere Geschlechts-organe
• Eierstöcke
• Eileiter
• Gebärmutter
• Scheide
• Oogenese
• Corpus
• Zervix
Äußere Geschlechts-organe
• Vulvalippen
• Klitoris
• Scheidenvorhof
• Groß
• Klein
Brüste
• sekundäres Geschlechts-merkmal
• Milchbildung und -freisetzung
Regulation
• Geschlechtshormone
• Östrogen
• Progesteron
Menstruations-zyklus
• Menstruation
• Proliferationsphase
• Sekretionsphase
• Ischämiephase

17

GESCHLECHTSORGANE UND SEXUALITÄT

Sven Heiligers

INHALTSÜBERSICHT

Aufgaben der Geschlechtsorgane und -merkmale

- Bei beiden Geschlechtern unterscheidet man innere und äußere Geschlechtsorgane
- Die primären Geschlechtsmerkmale sind bereits bei der Geburt vorhanden. Sie sind unmittelbar zur Fortpflanzung notwendig.
- Die sekundären Geschlechtsmerkmale entwickeln sich in der Pubertät.

Geschlechtsorgane des Mannes

- Die paarig angelegten Hoden sind im Hodensack elastisch aufgehängt und besitzen einen komplexen Aufbau aus vielen Hodenläppchen und -kanälchen. Unter anderem werden hier Spermien und Testosteron produziert.
- Bei fehlerhafter Entwicklung der Hoden kann es zu einer Hodenretention oder zu kindlichen Leistenhernien kommen.
- Die schwach alkalische Samenflüssigkeit des geschlechtsreifen Mannes setzt sich aus Spermien, Sekreten verschiedener Drüsen und Enzymen zusammen. Ejakulationen werden durch das vegetative Nervensystem gesteuert.
- Zu den ableitenden Samenwegen gehören die Nebenhoden und die Samenleiter, die ein langes Gangsystem bilden. Dieses dient der Reifung und Speicherung der Spermien sowie deren Austreibung bei der Ejakulation.
- Der Penis wird in Schaft und Eichel unterteilt und besitzt zwei Arten von Schwellkörpern, welche die Erektion und die Austreibung der Spermien ermöglichen bzw. unterstützen.
- Priapismus, eine unerwünschte und prolongierte Erektion des Penis, hat in 30–50 % der Fälle eine idiopathische Ursachen. Der sog. „Low-Flow"-Priapismus, ein Kompartmentsyndrom des Schwellkörpers, ist mit großen Schmerzen vergesellschaftet und birgt eine große Gefahr von irreversiblen Schäden nach bereits nur 4 Stunden, nämlich der Fibrosierung oder Nekrose des Schwellkörpers.
- Die Ruptur der Tunica Albuginea, auch als Biegetrauma oder Penisfraktur bezeichnet, ist ein weiterer, zwar seltener, aber ernstzunehmender urologischer Notfall.
- Als „akutes Skrotum" werden Krankheitsbilder wie Hodentorsion, Hodenentzündung und Nebenhodenentzündung bezeichnet.
- Bei einer Hodentorsion kommt es durch verschiedene Ursachen zu einer Störung des venösen Rückflusses oder der arteriellen Versorgung des betroffenen Hodens durch eine Verdrehung des Samenstrangs. Unterschieden wird zwischen extravaginaler und intravaginaler Torsion.
- Die Hoden- und Nebenhodenentzündung beschreibt eine bakterielle Infektion, die durch sexuell übertragbare Erreger, Harnwegsinfektionen und extern verursachte Einflüsse entstehen kann.
- Die Abschnürung der Eichel, ausgelöst durch eine Vorhautverengung und einer damit verbundenen Störung des venösen Abflusses, wird als Paraphimose bezeichnet. Sie bedarf einer zügigen Intervention.

Geschlechtsorgane der Frau

- Die paarig angelegten Eierstöcke sind elastisch am kleinen Becken aufgehängt und dienen der Bildung von Östrogen und Progesteron sowie der Oogenese.
- Die Eizellbildung (Oogenese) ist ein komplexer Prozess, der die Entwicklung und Reifung von Urkeimzellen über Oogonien und Oozyten (Primär-, Sekundär, Tertiärfollikel, Graaf-Follikel) bis hin zur reifen Eizelle (Ovum) beschreibt.
- Die paarig angelegten Eileiter dienen der Aufnahme des Eies nach dem Eisprung. Ebenso findet hier dessen Befruchtung und Transport zur Gebärmutter statt. Entzündungen der Tuben (Salpingitis) entstehen meist durch sexuell übertragene Bakterien.
- Der Uterus wird in Gebärmutterkörper und Gebärmutterhals unterteilt und besitzt einen dreischichtigen Wandaufbau.
- Während der Schwangerschaft entwickelt sich im Gebärmutterkörper das Kind, das von der Plazenta ernährt wird. Der Gebärmutterhals ist dann verschlossen. Im unbefruchteten Zustand schützt er die Gebärmutter vor eintretenden Keimen durch die Bildung von zähem Schleim.
- Der Menstruationszyklus beschreibt periodische Veränderungen des Endometriums, die zwischen Menarche und Menopause auftreten und hormonreguliert sind. Er wird in Menstruation, Proliferationsphase, Sekretionsphase und Ischämiephase unterteilt.
- Zu Klimakteriumsbeschwerden kommt es durch fallende Hormonspiegel von Östrogen und Progesteron während der Wechseljahre, die vielfältige Auswirkungen auf Körper und Psyche haben können.
- Die Scheide stellt die Verbindung zwischen Uterus und äußerem Genitale her. Das Scheidensekret, bestehend aus Sekret der Zervixdrüsen, abgestoßenen Epithelzellen, Transsudat und Milchsäure/-bakterien, weist ein saures Milieu auf und schützt so vor aufsteigenden Krankheitskeimen.
- In den Scheidenvorhof mündet vorne die Harnröhre, dahinter liegt der Scheideneingang. Ebenso befindet sich hier der Vorhofschwellkörper, zahlreiche kleine Vorhofdrüsen und paarige große Vorhofdrüsen, die durch Sekretabsonderung den Feuchtigkeitshaushalt regulieren.
- Das Jungfernhäutchen, eine elastische Bindegewebsfalte zwischen Scheidenvorhof und Vagina und meist nur mit wenigen Nerven versehen, verfügt zumeist über eine irgendwie geartete Öffnung und gewährleistet so das Abfließen der Monatsblutung. Eine Defloration erfolgt meist beim ersten Geschlechtsverkehr.
- Die Klitoris ist ein aus Schleimhaut bestehender Schwellkörper mit zahlreichen sensiblen Nervenendigungen, der bei sexueller Stimulation erektil ist.
- Die weibliche Brust entwickelt sich in der Pubertät in mehreren Stadien. Die Drüsenläppchen reifen erst während Schwangerschaft und Stillzeit vollständig aus.
- Gynäkologische Blutungen können außerhalb der Menstruationsphase auftreten und mit Symptomen intraabdominaler Blutungen einhergehen. Ursachenfindung und Diagnosestellung können nur klinisch erfolgen.

17.1 Aufgaben der Geschlechtsorgane und -merkmale

Für die **Vermehrung** (Fortpflanzung, Reproduktion) und die **Weitergabe** des (im Vergleich zu den Eltern veränderten) Erbguts an die nächste Generation braucht es – anders als bei allen anderen Organen – das gemeinsame Funktionieren der Geschlechtsorgane beider Geschlechter.

Man unterscheidet hier innere und äußere Geschlechtsorgane (→ Kap. 17.2.6, → Kap. 17.3.1).

Die **inneren Geschlechtsorgane** (innere Sexualorgane, inneres Genitale)

- produzieren die Keimzellen (Gameten, Geschlechtszellen), d. h. Ei- und Samenzellen,
- stellen Sexualhormone (Geschlechtshormone) her, welche die Differenzierung, Reifung und Funktion der Keimzellen ermöglichen, an

der Ausbildung der (körperlichen) Geschlechtsmerkmale beteiligt sind und das Verhalten beeinflussen.
- bilden Sekrete, die der Gleitfähigkeit der Geschlechtsorgane dienen und das optimale Milieu für den Transport und die Vereinigung der Keimzellen schaffen.
- sind bei der Frau Schwangerschafts- und Gebärorgane.

Die **äußeren Geschlechtsorgane** (äußere Sexualorgane, äußeres Genitale) dienen der geschlechtlichen Vereinigung (Kohabitation oder Koitus). Das weibliche oder männliche Erscheinungsbild, der sexuelle Phänotypus, wird von verschiedenen Faktoren bestimmt:

Bereits zum Zeitpunkt der Befruchtung wird durch die Geschlechtschromosomen (Gonosomen) das **chromosomale Geschlecht,** der Genotypus (XX oder XY), festgelegt. Bei Vorhandensein eines Y-Chromosoms differenziert sich die bis zur siebten Embryonalwoche undifferenzierte Keimanlage in die männliche Richtung, sein Fehlen führt zur weiblichen Entwicklung. Unter dem Einfluss der vorgeburtlich in den (dann weiblich oder männlich determinierten) Keimdrüsen (Geschlechtsdrüsen, **Gonaden,** also Eierstöcke und Hoden) gebildeten Hormone bilden sich die **primären Geschlechtsmerkmale** aus. Dies sind die unmittelbar zur Fortpflanzung notwendigen Geschlechtsorgane (also Penis, Hoden, Nebenhoden, Samenwege; Eierstöcke, Eileiter, Gebärmutter und Scheide). Sie sind bei der Geburt bereits vorhanden. Nach einer Phase der hormonellen Ruhe in der Kindheit führt eine steigende Hormonproduktion zu Beginn der Pubertät zur Entwicklung der **sekundären Geschlechtsmerkmale,** etwa der Scham- und Achselbehaarung, des Bartwuchses beim Mann und der Brüste bei der Frau. Zu den (uneinheitlich definierten) tertiären Geschlechtsmerkmalen zählen z. B. männlicher bzw. weiblicher Körperbau, Körpergröße oder Beckenform sowie die angeborenen und umweltbedingten geschlechtsspezifischen Verhaltensweisen.

IM FOKUS

Aufgaben der Geschlechtsorgane
Die Geschlechtsorgane dienen der **Vermehrung** und der **Weitergabe des Erbguts.**

Die **inneren Geschlechtsorgane** produzieren die **Keimzellen,** stellen **Sexualhormone** her, bilden **Sekrete** und sind bei der Frau auch **Schwangerschafts-** und **Gebärorgane.**
Die **äußeren Geschlechtsorgane** dienen der **geschlechtlichen Vereinigung.**
Das **chromosomale Geschlecht** wird bei der Befruchtung durch die Geschlechtschromosomen festgelegt.

17.2 Geschlechtsorgane des Mannes

17.2.1 Inneres und äußeres Genitale

Zu den inneren Geschlechtsorganen **(inneres Genitale) des Mannes** werden gerechnet (→ Abb. 17.1):
- Hoden (Testis)
- Nebenhoden (Epididymis)
- Samenleiter (Ductus deferens), der in den Samenstrang (Funiculus spermaticus) eingebettet ist
- Geschlechtsdrüsen: **Prostata** (Vorsteherdrüse), **Samenbläschen** (Vesiculae seminales) und **Cowper-Drüsen** (Glandulae bulbourethrales)

Zu den äußeren Geschlechtsorganen **(äußeres Genitale)** zählen (→ Abb. 17.1):
- Männliches Glied (Penis), in dem Harn- und Samenwege gemeinsam verlaufen
- Hodensack (Skrotum)

17.2.2 Hoden und Hodensack

Der **Hoden** (Testis) ist paarig angelegt und im **Hodensack** (Skrotum) elastisch aufgehängt. Er ist eiförmig und misst ca. 5 cm im Längsdurchmesser. Während der Hoden eine pralle Konsistenz hat, ist der Hodensack von lockerem Bindegewebe durchzogen. Am dorsalen Rand liegt dem Hoden der Nebenhoden auf (→ Abb. 17.2).

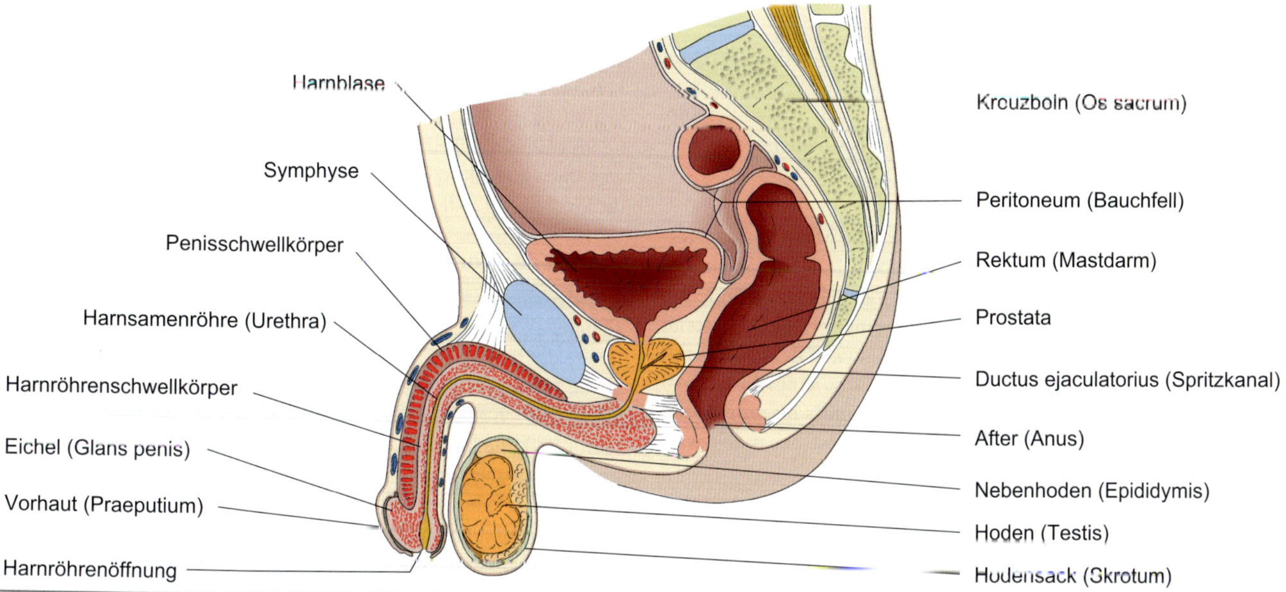

Abb. 17.1 Männliche Harn- und Geschlechtsorgane im Sagittalschnitt [L190]

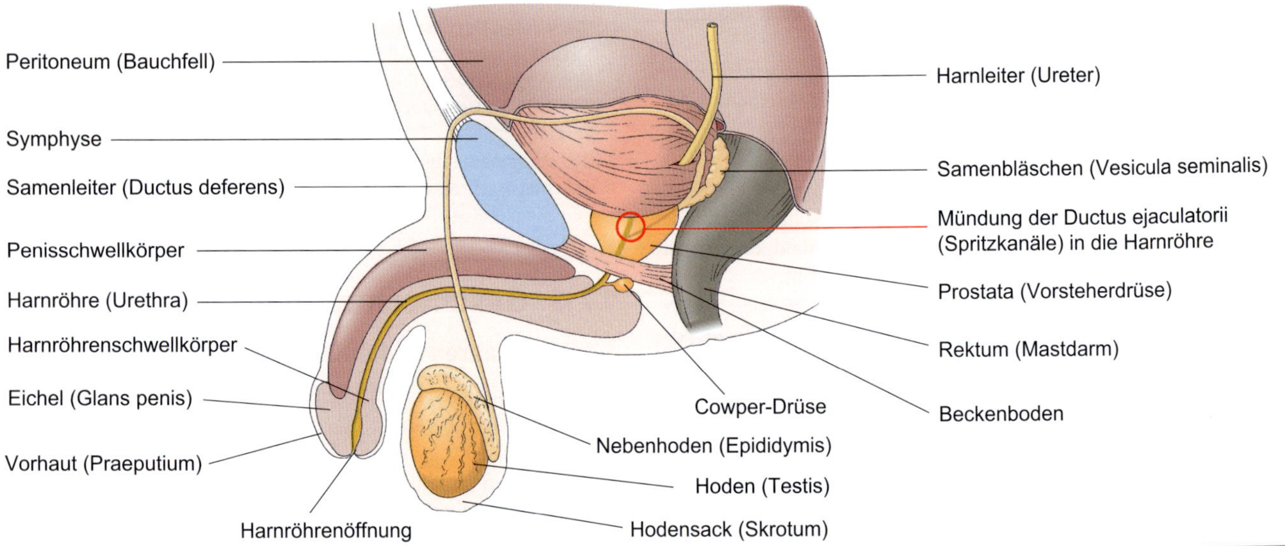

Abb. 17.2 Verlauf der ableitenden Samenwege in der Übersicht. Der in den Hoden gebildete Samen wird im Nebenhoden mit Sekret angereichert und gespeichert. Bei der Ejakulation gelangt er über die paarig angelegten Samenleiter nach Eintritt in die Prostata in die Harnsamenröhre. [L190]

Descensus testis

Beim Embryo entwickelt sich der Hoden zunächst an der hinteren Leibeswand auf Höhe der letzten Lendenwirbel. Ab Beginn des 3. Schwangerschaftsmonats kommt es zu einer Verlagerung des Hodens nach unten, dem **Descensus testis** (→ Abb. 17.3). Zeitgleich stülpt sich das Peritoneum beidseits durch die vordere Bauchwand und den Leistenkanal in Richtung des späteren Hodensacks vor und bildet so den **Processus vaginalis testis.** Bis etwa zum 7. Schwangerschaftsmonat bleibt der Hoden in der Leiste liegen, dann wandert er an der Rückseite des Processus vaginalis testis durch den Leistenkanal in den sich entwickelnden Hodensack. Dabei nimmt der Hoden die ihn versorgenden Gefäße und Nerven mit. Diese bilden den **Samenstrang** (Funiculus spermaticus). Nach dem Descensus verödet die Lichtung des Processus vaginalis testis im Bereich des Samenstrangs. Zurück bleibt die aus zwei Blättern bestehende Tunica vaginalis testis **(seröse Hodenhülle),** die den Hoden bedeckt und die **seröse Hodenhöhle** umschließt.

Dieser komplizierte Vorgang hat einen wichtigen Grund: Im Skrotum sind die Hoden „ausgelagert" und der Körperwärme des Bauchraums entzogen – im Hodensack ist es immerhin ca. 2–5 °C kühler. Bei Körperkerntemperatur könnte keine Samenreifung stattfinden.

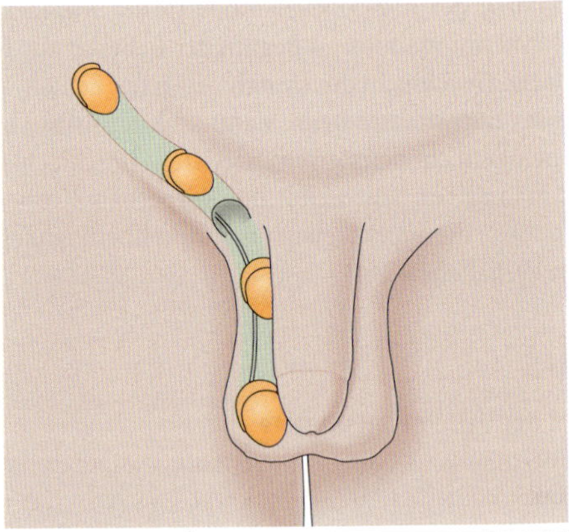

Abb. 17.3 Abdominale Lage des Hodens während der Embryonalzeit und seine Wanderung durch den Leistenkanal in den Hodensack [L190]

Hodenhochstand

Bei einem **Hodenhochstand** (Hodenretention, Maldescensus testis, Kryptorchismus) bleibt der physiologische Hodendescensus bei einem oder beiden Hoden aus. Rund 3 % der reif geborenen und 30 % der zu früh geborenen Jungen kommen mit einem Hodenhochstand auf die Welt. Dann drohen irreversible Schädigungen des Hodens mit Verminderung der Fruchtbarkeit, und das Risiko eines bösartigen Hodentumors ist erhöht. Ein Hodenhochstand muss bis zum ersten Geburtstag durch Hormontherapie oder Operation behandelt werden.

Indirekte Leistenhernien

Bleibt die Obliteration (Verödung) des Processus vaginalis testis aus, bleiben Bauchhöhle und Skrotalhöhle weiterhin miteinander verbunden. Dies kann zur Ansammlung von Flüssigkeit führen, was als **Hydrozele** bezeichnet wird, oder zur Passage von Darm durch den Leistenkanal, was zu einer **indirekten Leistenhernie** führt. Besonders kritisch ist die Situation, wenn der Darm und seine versorgenden Gefäße im Leistenkanal eingeklemmt werden (inkarzerierte Leistenhernie), was einen medizinischen Notfall darstellt. Diese Prozesse sind auch für die kindlichen Leistenhernien von großer Bedeutung.

Aufbau der Hoden

Von der derben Bindegewebskapsel, die den Hoden umgibt (Tunica albuginea), ziehen kleine Scheidewände (Bindegewebssepten) auf das Innere des Hodens zu. Hierdurch wird der Hoden in ungefähr 250–350 kleine Läppchen unterteilt (→ Abb. 17.4). Diese **Hodenläppchen** enthalten vielfach gewundene **Hodenkanälchen** (Samenkanälchen, Tubuli seminiferi), die im hinteren Teil des Hodens in ein verzweigtes System von Ausführungsgängen münden, das **Hodennetz** (Rete testis, → Kap. 17.2.5). Die Hodenkanälchen bestehen aus einer bindegewebigen Hülle und dem **Keimepithel.** Das Keimepithel setzt sich aus den Keimzellen bzw. deren Vorstufen und den **Sertoli Stützzellen** zusammen. Aus den Keimzellvorstufen entstehen die männlichen Keimzellen, die **Spermien** (Samenzellen, → Kap. 17.2.3).

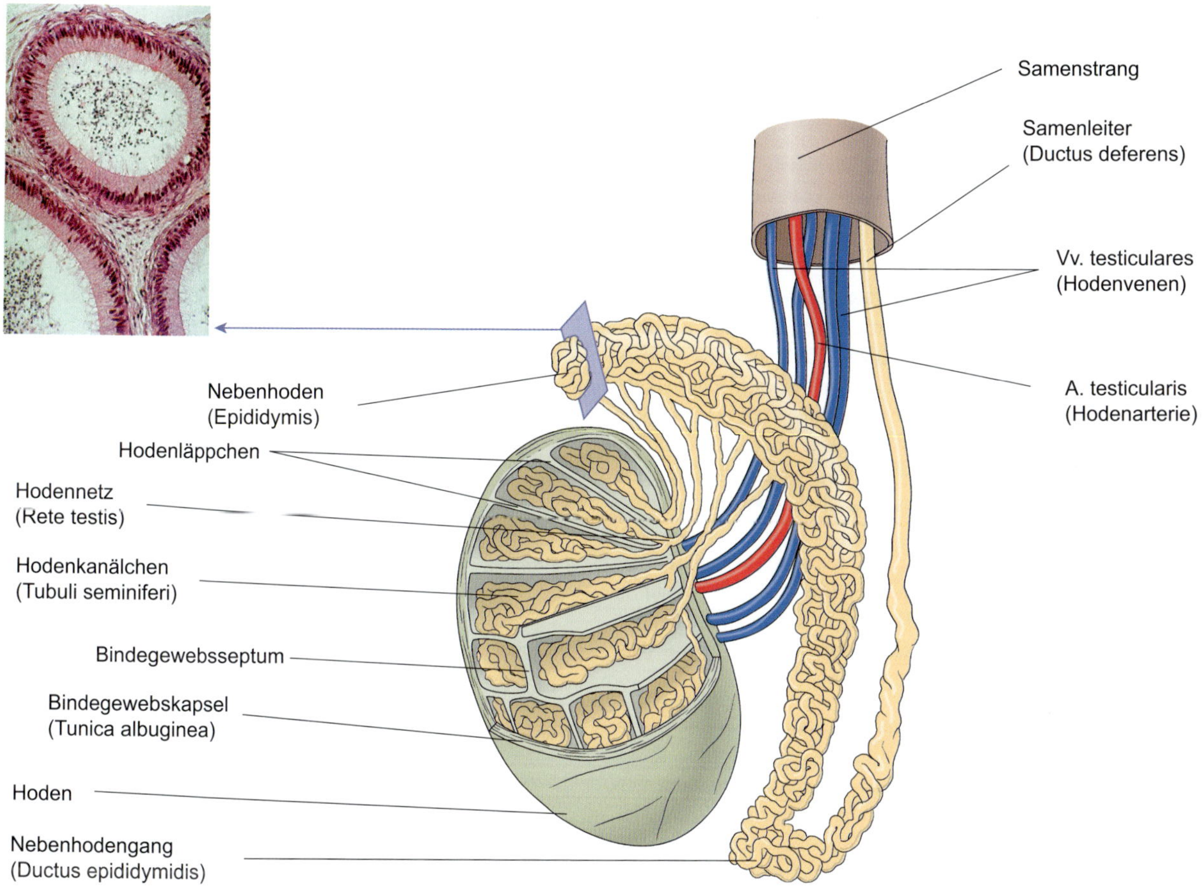

Abb. 17.4 Hoden, Nebenhoden und Anfangsteil des Samenleiters. Oben rechts ist das distale Ende des Samenstrangs nach seinem Austritt aus dem Leistenkanal mit allen Gefäßen dargestellt. Der Ausschnitt links zeigt die Histologie der Nebenhodenkanälchen. Im Hohlraum der quer angeschnittenen Kanälchen sind die gespeicherten Spermien zu erkennen. [Zeichnung: L190; Foto: X141]

Die Sertoli-Stützzellen sind für die Spermienbildung von großer Bedeutung. Sie tragen zur Ernährung der sich entwickelnden Spermien bei, phagozytieren („fressen") untaugliche Spermien und deren Vorstufen und bilden die wichtige **Blut-Hoden-Schranke:** Während ihrer Reifung bekommen die Spermien antigene Eigenschaften, die sie zu fremdartigen Zellen für das Immunsystem des Mannes machen. Die Sertoli-Zellen verhindern einen direkten Kontakt der reifenden Spermien mit dem Blut und damit eine Zerstörung der Spermien durch das Immunsystem.

Außerdem schaffen die Sertoli-Stützzellen das notwendige hormonelle Milieu für die Spermienbildung. Beispielsweise bilden sie im Rahmen der Spermienbildung das **androgenbindende Globulin** (ABG), das als Trägerprotein für Testosteron dient und dieses zu den (testosteronempfindlichen) Keimzellvorstufen und den ableitenden Samenwegen transportiert, wo es dann seine Wirkung entfaltet. Das von den Sertoli-Zellen produzierte Peptidhormon **Inhibin,** das bei hohen Testosteronkonzentrationen ausgeschüttet wird, hemmt in der Hypophyse die FSH-Sekretion und lässt so die Testosteronkonzentration wieder absinken. In der Embryogenese ist das gebildete Anti-Müller-Hormon von essenzieller Bedeutung, da es zur Rückbildung der embryonalen Müller-Gänge führt.

Zwischen Hodenkanälchen und den dazugehörenden Blutgefäßen liegen Gruppen von Zellen, die als **Leydig-Zwischenzellen** bezeichnet werden und die das männliche Sexualhormon Testosteron produzieren.

17.2.3 Männliche Sexualhormone

Mit dem Anbruch der Pubertät führt die pulsatile Sekretion des Releasing-Hormons Gn-RH (→ Kap. 10.2.1) zur Ausschüttung von FSH und LH im Hypophysenvorderlappen (→ Kap. 10.2.2). Diese Sekretion hält beim Mann das ganze Leben über an.

- **FSH** regt beim Mann über die Sertoli-Stützzellen die Spermienreifung an.
- **LH** stimuliert die Leydig-Zwischenzellen zur Bildung und Ausschüttung von Testosteron.

Testosteron ist das typische Sexualhormon des Mannes und gehört zusammen mit seinen in unterschiedlichen Körpergeweben produzierten Varianten zur Gruppe der **Androgene.** Eine wichtige Variante ist das **Dihydrotestosteron** (DHT), das oft als die eigentliche Wirkform des Testosterons angesehen wird, da es häufig stärker wirkt als das Testosteron selbst. Chemisch gehören die Androgene wie die weiblichen Sexualhormone zu den Steroidhormonen.

Androgenwirkungen

Androgene besitzen im männlichen Organismus folgende **Wirkungen:**

- Geschlechtsdifferenzierung und -entwicklung
- Wachstum von Hoden und Penis in der Pubertät
- Ausbildung der sekundären Geschlechtsmerkmale (Stimmbruch, Bartwuchs, stärkere Körperbehaarung,)
- Auslösung und Stimulierung des Geschlechtstriebs (Libido)

- Spermienbildung (im Verbund mit FSH, LH und den Sertoli-Zellen)
- Begünstigung des Eiweißaufbaus und damit des Muskel- und Knochenwachstums (anabole Wirkung)
- Förderung der Blutbildung (dadurch höherer Hämoglobinwert als bei Frauen)
- Förderung von Muskelkraft, Tatendrang, Vitalität
- Bei erblicher Belastung bewirken Androgene Glatzenbildung.

17.2.4 Sperma

Die Samenflüssigkeit (**Sperma,** Ejakulat) des geschlechtsreifen Mannes setzt sich aus Spermien sowie den Sekreten aus Nebenhoden, Samenblasen, Prostata und Cowper-Drüsen zusammen. Das Sperma ist schwach alkalisch (pH ca. 7,3) und neutralisiert damit beim Geschlechtsverkehr den sauren pH-Wert der Scheide für einige Minuten, um die Spermien zu schützen. Ferner enthält die Samenflüssigkeit Enzyme, welche die noch im Nebenhoden nahezu unbeweglichen Spermien aktivieren und beweglich machen, sowie reichlich Fruktose als Energiequelle für die Spermienbewegung.

Sperma wird durch vom vegetativen Nervensystem ausgelöste Samenergüsse **(Ejakulationen)** abgegeben. Das Ejakulat enthält in 2–6 ml Flüssigkeit ca. 70 bis über 600 Millionen Spermien. Zur Ejakulation kommt es während des Geschlechtsverkehrs, durch Träume oder während der Selbstbefriedigung (Masturbation).

17.2.5 Ableitende Samenwege

Die ableitenden Samenwege bestehen aus Nebenhoden und Samenleitern, die zusammen ein langes Gangsystem bilden (→ Abb. 17.2, → Abb. 17.4).

Nebenhoden

Der **Nebenhoden** (Epididymis) ist ein Gangsystem, das der abschließenden Reifung und Speicherung der Spermien dient. Er liegt der Rückseite des Hodens an und ist über die Ligamenta epidydimis superior und inferior am Hoden fixiert. Er nimmt aus dem **Hodennetz** (Rete testis, → Abb. 17.4) etwa ein Dutzend stark gewundener Ausführungsgänge auf, die den Kopf des Nebenhodens bilden und sich dann zum **Nebenhodengang** (Ductus epididymidis) vereinigen.

Der Nebenhodengang ist ein ca. 5–6 m langer, stark gewundener Gang, der den Hauptteil des Nebenhodens bildet. Er ist einem aufgewickelten, aber voll gefüllten, langen Gartenschlauch vergleichbar. In ihm reifen die Spermien vollständig aus, werden gespeichert und mit einem Sekret angereichert, das ihre Bewegung hemmt, sodass sie die in ihnen gespeicherte Energie nicht vorzeitig verbrauchen.

Samenleiter

Der Nebenhodengang geht ohne scharfe Grenze in den **Samenleiter** (Ductus deferens) über. Dieser ist etwa 50 cm lang und zieht gemeinsam mit Gefäßen und Nerven im Samenstrang durch den Leistenkanal in den Bauchraum. An der Wand des kleinen Beckens entlangziehend, erreicht er in einem Bogen die untere seitliche Wand der Harnblase und setzt sich – etwas verengt – in den **Ductus ejaculatorius** (Spritzkanal) fort. Dieser durchläuft die Prostata und mündet schließlich in die **Harnröhre** (Urethra). Da nun Harn- und Samenweg gemeinsam verlaufen, wird auch von der **Harnsamenröhre** des Mannes gesprochen.

Die Wand des Samenleiters enthält eine starke Schicht aus glatter Muskulatur, die während der Ejakulation den Samen durch Kontraktionen in die Harnröhre schleudert.

17.2.6 Äußere männliche Geschlechtsorgane und Harnsamenröhre

Am sichtbaren Anteil des männlichen Gliedes **(Penis)** werden **Penisschaft** und **Eichel** (Glans penis) unterschieden. Der Penis ist von einer dehnbaren Haut überzogen, die in Form einer Duplikatur (**Vorhaut** oder Praeputium) die Eichel bedeckt. Der Penisschaft enthält zwei Arten von Schwellkörpern, die jeweils von einer derben Bindegewebskapsel (Tunica albuginea) umschlossen sind:

- Den paarigen **Penisschwellkörper** (Corpus cavernosum penis): Er ermöglicht die **Erektion** (Penisaufrichtung), indem sich schwammartige Hohlräume, Kavernen genannt, durch parasympathisch gesteuerte Dilatation der Arteriolen prall mit Blut füllen und gleichzeitig der venöse Rückstrom gedrosselt wird (→ Abb. 17.5).

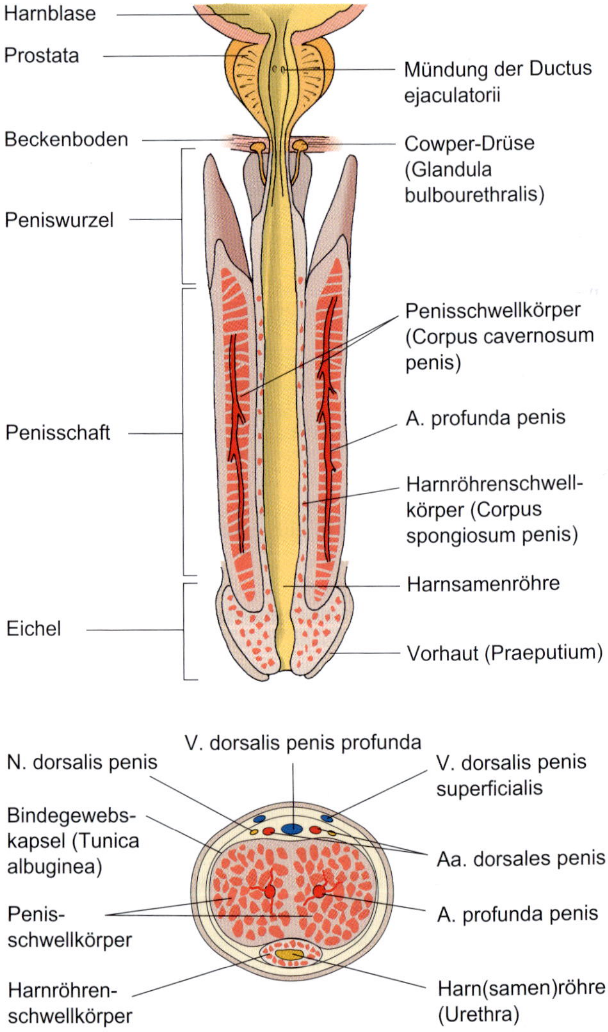

Abb. 17.5 Penis im Längs- und Querschnitt. Die Schwellkörper sind von schwammartigen Hohlräumen durchsetzt, die sich bei sexueller Erregung mit Blut auffüllen. Dadurch wird die nur begrenzt dehnungsfähige Bindegewebskapsel (Tunica albuginea) gespannt und die durchtretenden Penisvenen werden gedrosselt. Dies bewirkt die Anschwellung und Aufrichtung des Penis (Erektion). Da die Bindegewebskapsel des Harnröhrenschwellkörpers wesentlich zarter ist als die des Penisschwellkörpers, versteift er bei der Erektion nicht so stark, und die Harnsamenröhre bleibt durchgängig. [L190]

- Den an der Unterseite befestigten **Harnröhrenschwellkörper** (Corpus spongiosum penis), der mit der Eichel endet. Im Harnröhrenschwellkörper verläuft die ca. 20 cm lange **Harnsamenröhre** (Harnröhre, Urethra).

Priapismus

Als **Priapismus** (benannt nach Priapos, dem griechischen Gott der Fruchtbarkeit) wird die unerwünschte, prolongierte Erektion des Penis bezeichnet. Abhängig von der Form (Low-Flow- und High-Flow-Priapismus) treten starke Schmerzen im Glied auf, die durch manuelle Kompression verstärkbar sind.

Kann das in die Schwellkörper einfließende Blut nicht oder nur unzureichend abfließen, liegt also eine Abstrombehinderung vor, wird vom sog. **Low-Flow-Priapismus** (LFP) gesprochen. Pathophysiologisch handelt es sich hier um ein Kompartmentsyndrom des Schwellkörpers (Corpus cavernosum). Durch eine Druckerhöhung mit Überschreiten des MAD kommt es zu einem zunehmenden Erliegen der Durchblutung in den profunden Penisgefäßen. Dies ist wiederum durch eine dort auftretende Ischämie charakterisiert. Diese Form des Priapismus ist mit starken Schmerzen verbunden. In der Folge kann es bereits nach 4 Stunden zu irreversiblen Schäden im Penis kommen (Fibrosierung oder Nekrose des Schwellkörpers).

Der **rezidivierende Priapismus** (auch „Stuttering"-Priapismus), der durch sog. flüchtiges Auftreten gekennzeichnet ist, wird als Sonderform zum LFP gezählt.

Zunächst wird ein konservativer Therapieansatz verfolgt, mit Anlage eines Monitorings und einer Analgesie; falls dies noch nicht ausreicht, um eine Abschwellung zu bewirken, kann mit einer großlumigen Kanüle der Schwellkörper punktiert und bis zu 500 ml Blut aspiriert werden. Aus diesem Blut kann zusätzlich noch eine BGA abgenommen werden. Reicht dies nicht aus, sollte eine Injektion von Alpha-Adrenorezeptor-Agonisten (Adrenalin) durchgeführt werden, um eine Kontraktion der glatten Muskulatur herbeizuführen und so einen besseren Abfluss zu gewährleisten. Versagen jedoch alle konservativen Maßnahmen, muss ein operatives Verfahren angewendet werden. Hierbei werden mehrere Shunts eingelegt, so dass eine Eröffnung der Corpus cavernosum über die Glans penis stattfindet.

Der **High-Flow-Priapismus** ist gegeben, wenn es zu einem übermäßigen arteriellen Einstrom kommt, der Abfluss jedoch suffizient funktioniert. Eine Ischämie liegt in diesem Fall nicht vor, weshalb es in aller Regel auch nicht und wenn, nur zu geringen penilen Schmerzen kommt.

Der Priapismus ist ein seltenes Krankheitsbild mit einer Inzidenz von ca. 1–3 : 100 000 und weist zwei Erkrankungsgipfel auf: im Kindes- bzw. Jugendalter zwischen 5 und 15 Jahren und im Erwachsenenalter von 20–50 Jahren, wobei die Erkrankung letztlich in jedem Alter auftreten kann.

Mögliche **Ursachen** sind Tumore oder Metastasen, z. B. von Prostata, Blase, Nieren, Hoden oder Rektum, Drogenmissbrauch (z. B. Kokain und Marihuana), Genitaltraumen sowie Schädigungen des Nervensystems, z. B. Querschnittlähmung oder Bandscheibenvorfall. Eine häufige hämatologische Ursache ist die Sichelzellanämie und eine Sonderform stellt der leukämische Priapismus bei der chronisch myeloischen Leukämie dar. Bei 30–50 % der Betroffenen lässt sich keine Ursache finden.

Der Priapismus ist jedoch auch als **Nebenwirkung von Medikamenten** beschrieben. Auch wenn nur mit einer Häufigkeit von 1 : 10 000–1 : 1 000 und damit als seltene Nebenwirkung zu bezeichnen, kann bei der Gabe von Urapidil, einem im Rettungsdienst häufig verwendeten Medikament, ein Priapismus auftreten. Anders als man es vermuten könnte, ist im Zusammenhang mit PDE-5-Hemmern ein Priapismus nur sehr selten zu erwarten.

Penisverletzungen

Penisfraktur

Von einer **Penisfraktur** wird immer dann gesprochen, wenn es während einer Erektion zu einer **Ruptur der Tunica albuginea** gekommen ist, welche den Schwellkörper umgibt (→ Abb. 17.5). Diese normalerweise sehr kräftige, faserreiche Bindegewebsschicht sorgt für den äußeren Zusammenhalt des Schwellkörpergewebes. Im Zustand des erigierten Penis ist sie sehr ausgedünnt und dadurch anfällig. Ursache der Ruptur ist ein Biegetrauma, welches oftmals im Rahmen des Geschlechtsverkehrs, durch exzessive Masturbationspraktiken, aber auch durch ein direktes Trauma entstehen kann. Selbst das Abrollen im Bett bei erigiertem Penis wird als Ursache beschrieben. Klinisch zeigt sich eine sofortige Detumeszenz (Rückbildung der Erektion), eine Peniskrümmung und ein zunehmendes, subkutanes Hämatom. In den meisten Fällen bleibt bei entsprechender und zeitnaher operativer Intervention die erektile Funktion erhalten, wohingegen Betroffene psychisch durchaus länger belastet sein können.

Die Penisfraktur ist zwar selten, aber gleichwohl ein ernstzunehmender urologischer Notfall, welcher einer umgehenden klinischen Vorstellung bedarf.

Strangulationsverletzungen des Penis

Im Rahmen der Steigerung sexueller Leistungsfähigkeit, aber auch im Zusammenhang autoerotischer Handlungen werden immer wieder einschnürende Hilfsmittel verwendet. Hierbei kann es zu **Ödemen, Mazerationen,** lokalen **Infektionen** oder auch **Penisnekrosen** kommen, wobei die Verletzung teilweise mit und teilweise ohne Harnröhrenbeteilung einhergeht. Dabei werden nach Bhat et al. 5 Schweregrade unterschieden: Von Grad 1 mit distaler Ödembildung am Penis ohne Anhalt auf eine Hautulzeration bis Grad 5 mit einer Nekrose bzw. vollständigen Amputation des Penis. Eine besondere Herausforderung ist der Umstand, dass das einschnürende Mittel schnellstmöglich unter klinisch gesicherten Bedingungen entfernt werden muss, ohne jedoch eine weitere Verletzung zu verursachen. Für den Rettungsdienst gilt es daher, den Patienten zügig in ein entsprechendes Krankenhaus zu transportieren und bei Bedarf eine adäquate Analgesie durchzuführen.

Akutes Skrotum

Das **akute Skrotum** (Hodensack) beschreibt plötzlich, akut einsetzende Schmerzen in einer Hodensackhälfte (Skrotalhälfte), die oft mit weiteren Symptomen wie Schwellungen, Rötungen oder Überwärmung einhergehen. Viele Krankheitsbilder, wie die **Hodentorsion, Hodenentzündung** (Orchitis) und **Nebenhodenentzündung** (Epididymitis), werden unter diesem Begriff zusammengefasst.

Hodentorsion

Gerade im kindlichen und jugendlichen Alter sollten plötzlich auftretende starke Schmerzen im Skrotalbereich den Verdacht auf eine **Hodentorsion** lenken, da vor allem Neugeborene und Jugendliche zwischen 12–18 Jahren betroffen sind (ca. 65 % aller Hodentorsionen). Dieses Krankheitsbild stellt jedoch nicht ausschließlich einen pädiatrischen Notfall dar; auch bei einem erwachsenen Patienten sollte diese Diagnose in Erwägung gezogen werden. Bei einer Hodentorsion verdrehen sich Hoden und Samenstrang, was den venösen Abfluss behindert. Anfangs bleibt die arterielle Versorgung noch bestehen und wird als inkomplette Torsion bezeichnet. Mit fortschreitender Stauung entwickelt sich jedoch ein Ödem, welches schließlich eine Blockade des arteriellen Zustroms verursacht und zur vollständigen Torsion führt.

Ursachen, Symptome und Risikofaktoren der Hodentorsion

Durch ruckartige Körperbewegungen (z. B. Sport), jedoch auch im Schlaf (ohne äußeren Einfluss), kann es zu einer Verdrehung des Samenstrangs kommen, wodurch der venöse Abfluss oder die arterielle Versorgung des betroffenen Hodens nicht mehr gegeben ist.

Typische **Symptome:**

- Akute, plötzlich auftretende, massive Schmerzen im betroffenen Skrotalbereich
- Durch Reizung des Bauchfells (Peritoneums) einsetzende Schmerzen im Unterbauch, die in die Leistengegend ausstrahlen
- Hodenhochstand und Verfärbung
- Evtl. Schocksymptomatik
- Negatives Prehn-Zeichen (bei Anhebung des Hodens keine Schmerzlinderung)
- Evtl. Schmerzverstärkung und Übelkeit

Risikofaktoren:

- Hodenhochstand
- Pendelhoden
- Verspätet deszendierte Hoden
- Bell-Clapper-Anomalie (Hoden in horizontaler Position mit geringer Fixierung und erhöhter Mobilität)
- Rezidivierende inkomplette Torsionen

! ACHTUNG!

Nach Auftreten der angegebenen Schmerzen muss die Hodentorsion innerhalb von **4–6 Stunden** behandelt werden, da sonst mit irreversiblen Schäden, wie Schädigung der Spermatogenese und Hodennekrose, zu rechnen ist.
Therapie: Ein konservativer Detorquierungsversuch dient nur als Überbrückung bis zur definitiven operativen Detorquierung mit Orchidopexie.

Pathophysiologie der Hodentorsion

Bei einer Hodentorsion wird je nach Lokalisation zwischen einer extravaginalen und einer intravaginalen Torsion unterschieden (→ Abb. 17.6). Im Säuglingsalter tritt meistens die extravaginale Torsion auf, die möglicherweise durch mangelnde Fixierung des Hodens am Hodensack durch das kaudale Keimdrüsenblatt (Gubernaculum testis) auftritt. Zwischen dem 15. und 20. Lebensjahr ist eine intravaginale Torsion wahrscheinlich. Diese kann durch eine abnormale Bewegung von Hoden und Nebenhoden innerhalb der Tunica vaginalis zu einer mehrfachen Verdrehung von Hoden und Nebenhoden führen.

Durch die Abklemmung des Plexus pampiniformis wird der venöse Rückfluss unterbunden. Somit kommt es zu einer Blut- und Lymphstauung, die eine Anschwellung des Hodens verursacht.

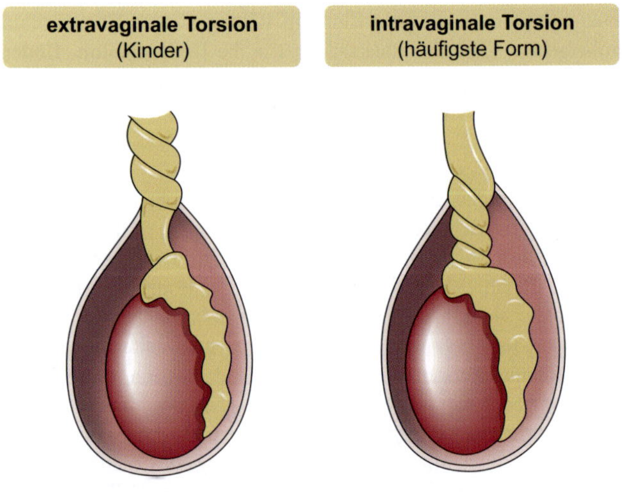

Abb. 17.6 Extravaginale und intravaginale Form der Hodentorsion [L141]

Akute Nebenhodenentzündung

Die akute Nebenhodenentzündung **(Epididymitis)** ist eine meist durch Bakterien hervorgerufene Infektion, jedoch sei auch das Mumpsvirus genannt, welches die häufigste virale Ursache bei postpubertären Männern ist. Die Epididymitis tritt meistens nicht isoliert auf, da oft durch Übertreten auf den Hoden eine zusätzliche Orchitis (Hodenentzündung) entsteht.

Ursachen

Bei Männern unter 35 Jahren sind die häufigsten Ursachen einer Epididymitis sexuell übertragene Erreger (*Chlamydia trachomatis* und *Neisseria gonorrhoeae*). Männer aus höheren Altersklassen können durch Harnwegsinfektionen (*Escherichia coli* und *Pseudomonas*), evtl. auch durch extern verursachte Einflüsse (Katheterisierung, Endoskopie) an einer Epididymitis erkranken.

MERKE

Epididymitis

Eine Epididymitis geht fast immer mit Fieber und langsam zunehmenden Schmerzen einher!

Pathophysiologie

Ursächlich für eine Entzündung des Nebenhodens können verschiedene Faktoren sein. Der häufigste Pathomechanismus einer Epididymitis sind aufsteigende Keime, z. B. im Rahmen einer Urethritis. Seltener kommt es über die Blutgefäße (hämatogene Verschleppung) zu einer viralen Infektion des Nebenhodens.

MERKE

Epididymitis vs. Hodentorsion

Die wichtigste Differenzialdiagnose bei einer Hodentorsion ist die Epididymitis, da beide Verdachtsdiagnosen in der Präklinik kaum voneinander zu unterscheiden sind.
Ein mögliches diagnostisches Unterscheidungskriterium zwischen Hodentorsion und Epididymitis ist das **Prehn-Zeichen.** Dabei wird der betroffene Hoden angehoben: Ein positives Prehn-Zeichen liegt vor, wenn der Schmerz dadurch nachlässt, was auf eine Epididymitis hinweist. Bleibt der Schmerz jedoch unverändert, gilt das Prehn-Zeichen als negativ, was für eine Hodentorsion spricht.

Mögliche **Komplikationen** umfassen eine Prostatitis, Urosepsis und eine Fournier-Gangrän. Daher ist eine antibiotische und antiphlogistische Therapie indiziert, begleitet von regelmäßigen urologischen Verlaufskontrollen.

Paraphimose

Bei der **Paraphimose,** dem sog. „spanischen Kragen" handelt es sich um eine Abschnürung der Glans penis, die sich durch eine ödematöse Schwellung bemerkbar macht. Die Paraphimose stellt einen urologischen Notfall dar, der eine schnelle Intervention zur Peniserhaltung und somit einen raschen Transport in eine geeignete Klinik erfordert.

Pathophysiologie

Die Paraphimose ist eine Komplikation der **Vorhautverengung** (Phimose). Es besteht ein Missverhältnis zwischen Größe der Glans penis und der Weite der **Vorhaut** (Präputium). In vielen Fällen ist eine Phimose vor dem 3. Lebensjahr physiologisch, da sich oft die innere Epithelschicht der Vorhaut noch nicht vollständig von der Glans penis getrennt hat („Verklebung" – dient dem Schutz der Eichel vor Urin). Wird nun die verengte Vorhaut gewaltsam zurückgezogen, kommt es häufig vor, dass diese nicht wieder über den Eichelkranz zurückstreifbar ist. Dabei ist der Blutabfluss durch die Abschnürung nicht möglich, was eine Schwellung und massive Schmerzen verursacht. Es entstehen eine Durchblutungsstörung und Nekrose der Eichel.

IM FOKUS

Geschlechtsorgane des Mannes

Zu den **inneren Geschlechtsorganen des Mannes** zählen:
- **Hoden** (Testis)
- **Nebenhoden** (Epididymis)
- **Samenleiter** (Ductus deferens), der in den Samenstrang (Funiculus spermaticus) eingebettet ist
- **Geschlechtsdrüsen: Prostata** (Vorsteherdrüse), **Samenbläschen** (Vesiculae seminales) und **Cowper-Drüsen** (Glandulae bulbourethrales)

Zu den **äußeren Geschlechtsorganen des Mannes** zählen:
- **Männliches Glied** (Penis) mit **Penisschaft** und **Eichel**
- **Hodensack** (Skrotum)

Folgende **Hormone** steuern die Aktivität der Geschlechtsorgane des Mannes:
- **FSH** - regt beim Mann die Spermienreifung an
- **LH** - stimuliert die Bildung und Ausschüttung von Testosteron

Aus den **Keimzellvorstufen** entstehen in den **Hoden** männliche Keimzellen **(Spermien).** Die **Nebenhoden** dienen der abschließenden **Reifung** und **Speicherung** der Spermien.

Die **ableitenden Samenwege** bestehen aus **Nebenhoden** und **Samenleitern.** Die Samenleiter münden in die Harnröhre, sodass Harn- und Samenweg gemeinsam verlaufen **(Harnsamenröhre).**

17.3 Geschlechtsorgane der Frau

17.3.1 Inneres und äußeres Genitale

Alle inneren Geschlechtsorgane **(inneres Genitale) der Frau** liegen geschützt im kleinen Becken (→ Abb. 17.7, → Abb. 17.8):
- Eierstöcke (Ovarien)
- Eileiter (Tuben)
- Gebärmutter (Uterus)
- Scheide (Vagina)

Eierstöcke und Eileiter mit dem umgebenden Bindegewebe werden auch **Adnexe** („Anhängsel") genannt.

Zu den äußeren Geschlechtsorganen **(äußeres Genitale)** zählen:
- Große und kleine Schamlippen (Labien)
- Kitzler (Klitoris)
- Scheidenvorhof (Vestibulum vaginae) mit seinen Drüsen

17.3.2 Eierstöcke und Oogenese

Die **Eierstöcke** (Ovarien) der Frau sind paarig angelegt und etwa pflaumengroß. Sie sind durch elastische Bänder am seitlichen Rand des kleinen Beckens aufgehängt. Aufgabe der Ovarien ist neben der Bildung der weiblichen Sexualhormone **Östrogen** und **Progesteron** die allmonatliche Bereitstellung einer oder mehrerer befruchtungsfähiger Eizellen.

Die Eizellbildung **(Oogenese)** ist außerordentlich kompliziert (→ Abb. 17.9 und → Abb. 3.24):
- Schon vor der Geburt teilen sich die aus den Urkeimzellen entstandenen **Oogonien** (2n2C, d. h. diploider Chromosomensatz mit zwei Chromatiden [n= Anzahl der Chromosomen; C= Anzahl der Chromatiden]) eines weiblichen Fetus durch Mitosen (→ Kap. 3.7.1). Der Hauptteil dieser Millionen von Oogonien geht noch vor der Geburt zugrunde.
- Ein Teil der Oogonien aber vergrößert sich, tritt in die Prophase der 1. Reifeteilung ein (→ Kap. 3.7.3) und wird nun als **Oozyte I. Ordnung** (primäre Oozyte, 2n4C) bezeichnet. Mindestens bis zur Pubertät und höchstens bis zur Menopause (→ Kap. 17.3.5) verharren die Oozyten I. Ordnung in der Rinde der Eierstöcke, ohne die

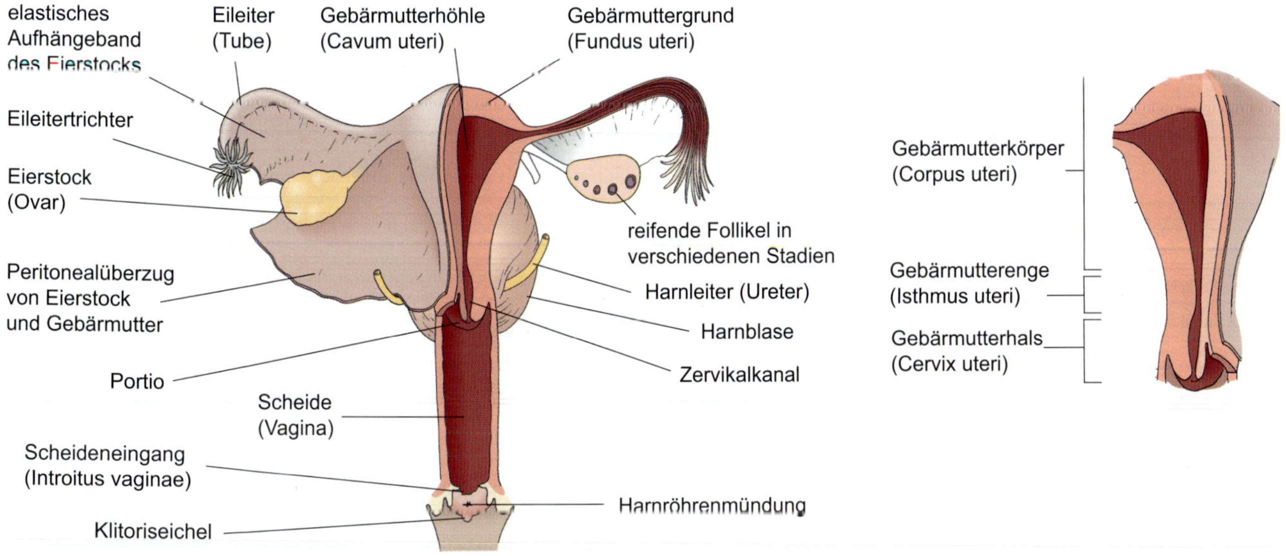

Abb. 17.7 Weibliche Geschlechtsorgane, Ansicht von hinten (teilweise aufgeschnitten) [L190]

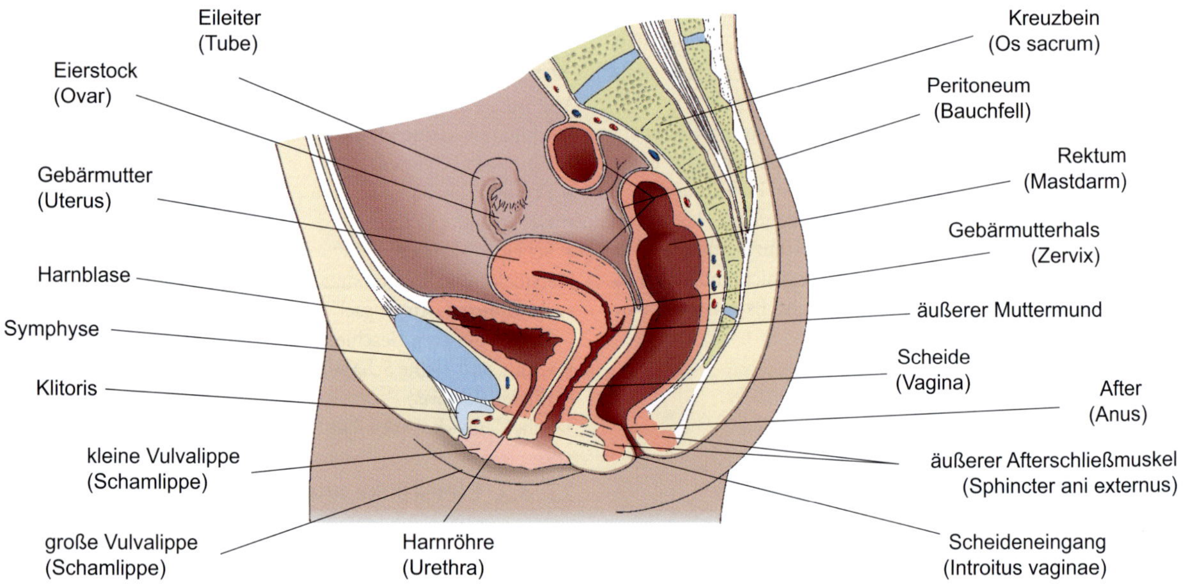

Abb. 17.8 Weibliche Geschlechtsorgane (Sagittalschnitt) [L190, L275]

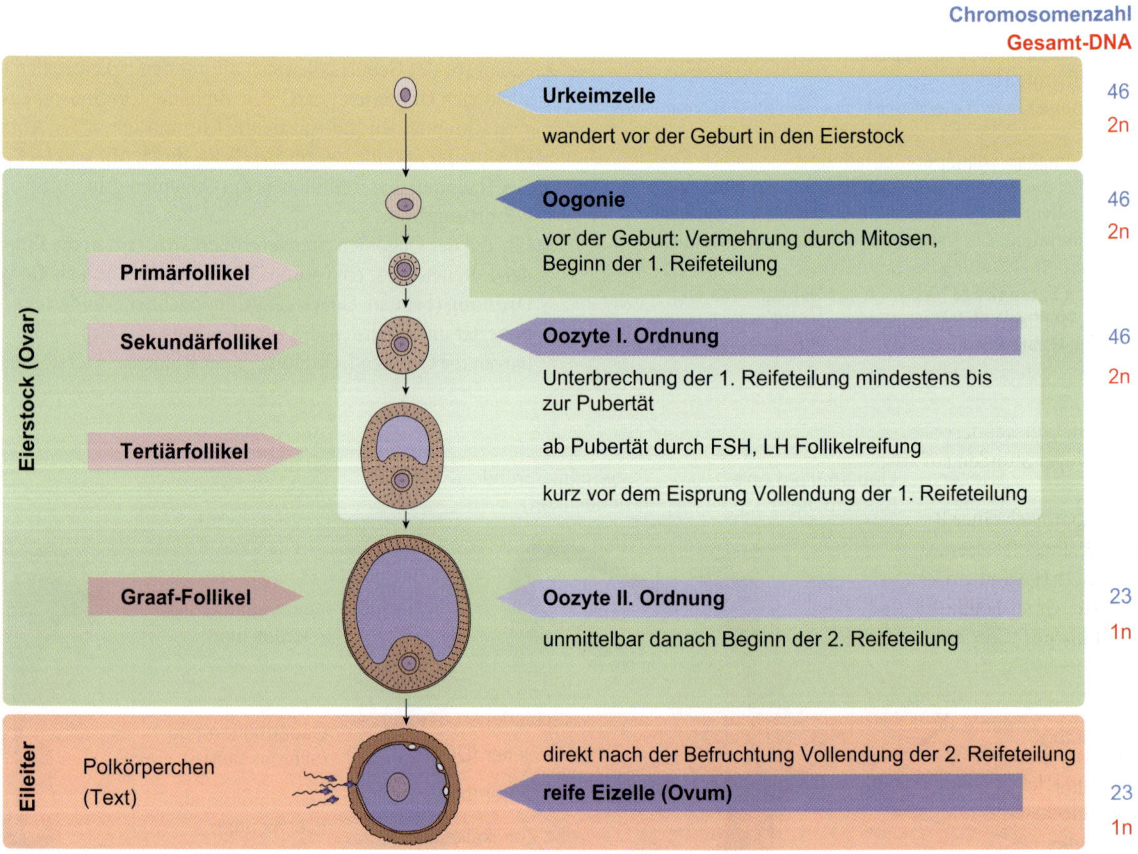

Abb. 17.9 Schema der Keimzellbildung bei der Frau [L190]

begonnene 1. Reifeteilung zu beenden. Die Oozyten I. Ordnung sind während dieser Zeit von **Follikelepithel** umgeben und werden mit dieser Hülle als **Primärfollikel** (Eibläschen) bezeichnet. Zum Zeitpunkt der Geburt enthält jedes Ovar etwa 400 000 solcher Primärfollikel.

- Hormonell bedingt differenzieren sich einige Primärfollikel jeden Monat zu **Sekundärfollikeln.** Kennzeichnend für diese sind ein mehrschichtiges Follikelepithel, eine aus Glykoproteinen bestehende **Zona pellucida** zwischen Oozyte und Follikelepithel sowie die aus dem Bindegewebe des Eierstocks hervorgegangene, hormonprodu-

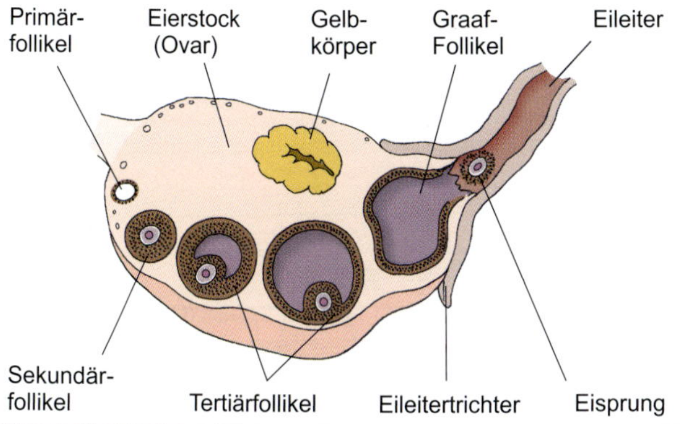

Abb. 17.10 Ovulation und Gelbkörperbildung. Der Graaf-Follikel „springt“: Eizelle und Follikelflüssigkeit werden vom Eileitertrichter für den Weitertransport im Eileiter aufgefangen. Der „entleerte“ Graaf-Follikel wandelt sich zum Gelbkörper (Corpus luteum) um und produziert das Gelbkörperhormon Progesteron. [L190]

zierende **Theca folliculi.** Wächst das Follikelepithel weiter, bilden sich flüssigkeitsgefüllte Lücken innerhalb des Epithels, die zu einer Höhle zusammenfließen, an deren Rand die Oozyte I. Ordnung mit einer flachen Lage Follikelepithel liegt. Dieser **Tertiärfollikel** ist bis zu 1 cm groß.

- Der Tertiärfollikel geht zugrunde oder wächst als dominanter Follikel weiter und wandelt sich zum sprungreifen **Graaf-Follikel** um (→ Abb. 17.10). Kurz vor dem Eisprung vollendet die Oozyte I. Ordnung die 1. Reifeteilung und teilt sich in eine **Oozyte II. Ordnung** (sekundäre Oozyte, Gesamt-DNA 1n2C), die das gesamte Zytoplasma der Mutterzelle enthält, und ein kleineres **Polkörperchen,** das abgestoßen wird. Noch im Follikel tritt die Oozyte II. Ordnung in die 2. Reifeteilung ein, die zunächst nicht vollendet wird.
- In der Mitte eines Monatszyklus der geschlechtsreifen Frau „springt“ jeweils eine Oozyte aus ihrem Graaf-Follikel (**Ovulation** oder Eisprung). Die Ovulation wird dabei durch einen kurzfristigen Konzentrationsanstieg des Hypophysenvorderlappenhormons LH (luteinisierendes Hormon, → Abb. 17.13) ausgelöst.
- Nach der Ovulation wandert die Oozyte durch den Eileiter, wo sie innerhalb weniger Stunden auf Samenzellen treffen muss – sonst stirbt sie ab.
- Erst unmittelbar nach einer Befruchtung wird die 2. Reifeteilung (→ Kap. 3.7.3) abgeschlossen, aus der die reife Eizelle (**Ovum,** Gesamt-DNA 1n1C) und ein weiteres Polkörperchen hervorgehen.
- Der „entleerte“ Graaf-Follikel bildet sich zum progesteronproduzierenden **Gelbkörper** (Corpus luteum) um.

Nach dem 45. Lebensjahr stellen die Eierstöcke ihre Tätigkeit allmählich ein – die Regelblutungen werden immer seltener und setzen schließlich endgültig aus. Der Zeitpunkt der letzten Regelblutung wird als **Menopause** bezeichnet. Danach beginnt die **Postmenopause.**

Viele Frauen erleben diese sog. **Wechseljahre** (Klimakterium) zwischen Geschlechtsreife und Alter besonders einschneidend (auch → Kap. 17.3.5).

17.3.3 Eileiter

Die **Eileiter** (Tubae uterinae, kurz Tuben, → Abb. 17.7) sind paarig angelegt und 10–17 cm lang. Sie reichen beidseits von der oberen Ecke der Gebärmutter bis in unmittelbare Nähe der Eierstöcke.

Der eierstocknahe Anteil ist zur Bauchhöhle hin offen, trichterförmig erweitert (daher **Eileitertrichter**), fransenbesetzt und nimmt das Ei nach dem Eisprung auf. Die Aufnahme der Eizelle erfolgt durch die koordinierte Beweglichkeit des Ovars und der Eileiter, die sich gezielt aufeinander zubewegen. Dabei schmiegt sich der Fimbrientrichter des Eileiters eng an den ovulierenden Teil des Ovars an, sodass die Eizelle durch die fimbriellen Ausläufer aufgefangen und in den Eileiter geleitet werden kann. Außerdem finden in den Eileitern die Befruchtung des Eies und sein Transport zur Gebärmutter statt. Die Wand der Eileiter besteht aus einer stark gefältelten Schleimhaut- und einer dünnen Muskelschicht, die das Ei aktiv durch peristaltische Bewegungen in Richtung Gebärmutter transportiert (zur Peristaltik → Kap. 15.11.3).

Eierstock- und Eileiterentzündung: Salpingitis, Oophoritis, Adnexitis und PID

Von einer **Salpingitis** spricht man, wenn sich die Eileiter (Tubae uterinae) entzünden. Die Entzündung kann hierbei einen oder beide Eileiter betreffen. Betrifft die Entzündung einen oder beide Eierstöcke, so handelt es sich um eine **Oophoritis**. Sind sowohl die Eileiter als auch die Eierstöcke betroffen, liegt eine **Adnexitis** vor. Kommt es zu einer Infektion des inneren Genitaltraktes, d. h. Zervix, Uterus, Tuben, Adnexe und Parametrium, hat sich eine Unterleibsentzündung entwickelt und man spricht von einem **PID** (Pelvic Inflammatory Disease).

Ursächlich für die verschiedenen Entzündungen sind verschleppte Erreger (z. B. Gonokokken, Chlamydien, *Escherichia coli,* Streptokokken und Staphylokokken), die über die Vagina, den Gebärmutterhals und die Gebärmutter (auch das Endometrium betreffend), aufgestiegen sind. Eine Übertragung erfolgt durch sexuellen Kontakt, mangelnde Genitalhygiene (z. B. Verschleppung von Keimen aus dem Analbereich) oder ist iatrogen bedingt. Die **Symptomatik** kann ein breites Spektrum aufweisen, von leichten Beschwerden bis hin zu potenziell lebensbedrohlichen Zuständen. Sie reicht von akut oder subakut auftretenden, starken, einseitigen oder beidseitigen Unterbauchschmerzen bis hin zu einem akuten Abdomen mit ausgeprägter Abwehrspannung. Begleitend können Fieber, Übelkeit, Erbrechen, Dysurie, Dyspareunie sowie Menorrhagien (übermäßige Regelblutung) und Metrorrhagien (uterine Blutungen außerhalb des Zyklus) auftreten. Zusätzlich können ein eitriger Zervikalausfluss, Obstipation oder Diarrhö als Begleitsymptome bestehen. Unbehandelt besteht auch immer die Gefahr einer Sepsis, einer Sterilität oder einer erhöhten Mortalität in der Schwangerschaft für Mutter und Kind.

Ovarialtorsion

Bei einer **Ovarialtorsion** (Stieldrehung) dreht sich ein Eierstock um die eigene Achse. Hierdurch kommt es zum Abklemmen der den Ovar versorgenden Gefäße. Begleitet wird dies durch einen akut einsetzenden, heftigen, einseitigen Unterbauchschmerz, Übelkeit und Erbrechen.

Unbehandelt führt die Ovarialtorsion zum Absterben des betroffenen Eierstocks. Betroffen sind meist durch einen Tumor vergrößerte Ovarien oder Ovarialzysten, selten auch gesunde Eierstöcke. Daher ist als Therapie die sofortige Detorquierung erforderlich, um die Durchblutung wiederherzustellen.

17.3.4 Uterus

Der **Uterus** (Gebärmutter) ist birnenförmig (→ Abb. 17.11) und hat zwei Abschnitte:

- Der obere, breitere Anteil der Gebärmutterkörper **(Corpus uteri)** besteht aus kräftiger Muskulatur. Das Dach des Corpus uteris ist der Fundus uteri mit der Einmündung der beiden Eileiter. Im Inneren des Gebärmutterkörpers befindet sich die Gebärmutterhöhle **(Cavum uteri),** deren Wand von der Gebärmutterschleimhaut ausgekleidet ist. Während der Schwangerschaft dient der Gebärmutterkörper als „Fruchthalter" und beteiligt sich am Aufbau des Mutterkuchens (Plazenta, → Abb. 18.7 und → Abb. 18.9), der das Ungeborene ernährt. Die Uterusmuskulatur passt sich durch eine enorme Wachstumsfähigkeit den Erfordernissen der verschiedenen Lebensabschnitte an. So beträgt das Gewicht des geschlechtsreifen Uterus ca. 50 g, in der Schwangerschaft zum Zeitpunkt der Geburt jedoch rund 1 000 g.

- Der untere, schmalere Anteil des Uterus ist der Gebärmutterhals (Cervix uteri), meist kurz **Zervix** genannt; der in die Scheide hineinragende Teil der Zervix heißt im klinischen Sprachgebrauch **Portio.** Die Zervix besteht aus straffem Bindegewebe und glatter Muskulatur, die den Zervikalkanal umgeben. Die Drüsen der Zervixschleimhaut bilden einen zähen Schleim, der die Uterushöhle wie ein Pfropf verschließt und vor Keimen aus der Vagina schützt. Nur während der fruchtbaren Tage und bei der Menstruation verdünnt sich der Schleim und der Kanal öffnet sich um wenige Millimeter. Während einer Schwangerschaft schließt die geschlossene Zervix die Fruchthöhle nach unten ab.

Wandaufbau des Uterus

Am Wandaufbau des Uterus sind drei Schichten beteiligt (→ Abb. 17.11):

- Auf der Außenseite das Peritoneum (an dieser Stelle **Perimetrium** genannt)
- In der Mitte die erwähnte dicke Schicht aus glatter Muskulatur **(Myometrium)**
- Auf der Innenseite die Gebärmutterschleimhaut **(Endometrium),** wobei eine myometriumnahe Lamina basalis (Basalschicht, **Basalis**) und eine oberflächliche Lamina functionalis (Funktionsschicht, **Funktionalis**) unterschieden werden

Das Endometrium bereitet sich im Monatszyklus auf die Einnistung einer Frucht vor. Kommt es nicht zu einer Befruchtung, wird die Funktionalis etwa einmal im Monat abgestoßen (Menstruation, → Kap. 17.3.5).

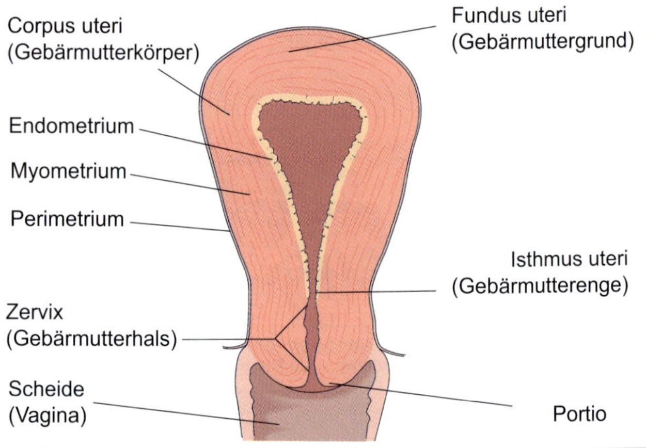

Abb. 17.11 Der Uterus im Längsschnitt [L190]

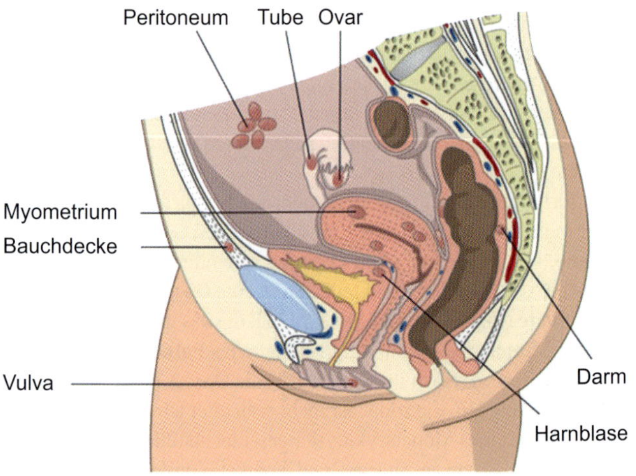

Abb. 17.12 Mögliche Lokalisationen der Endometrioseherde [L138]

KRANKHEIT/SYMPTOM

Endometriose

Bei ca. 2–30 % aller Frauen im gebärfähigen Alter haben eine **Endometriose** (→ Abb. 17.12), d. h. Gebärmutterschleimhaut (Endometrium) kommt auch außerhalb der Gebärmutterhöhle vor, meist im Bauch- oder Beckenraum. Sie macht wie das Endometrium in der Gebärmutter die Veränderungen im Monatszyklus mit. Während der Menstruation kann es zu Entzündungen, Blutungen und Schmerzen kommen. Endometrioseherde in den Eileitern haben oft Unfruchtbarkeit zur Folge. Ob die Therapie hormonell oder operativ erfolgt, hängt von der Intensität der Schmerzen und vom Kinderwunsch ab.

17.3.5 Menstruationszyklus

In den rund 35–40 Jahren zwischen dem Beginn der monatlichen Blutungen (Menarche) und ihrem Aufhören (Menopause) treten, außerhalb der Phasen von Schwangerschaft und einem Teil der Stillzeit, im Bereich des Endometriums periodische Veränderungen auf. Diese werden von den Hormonen der Ovarien verursacht und sollen in regelmäßigen Abständen optimale Bedingungen für die Einnistung einer befruchteten Eizelle schaffen. Parallel dazu wird in der Mitte dieser 25–35 Tage dauernden Periode **(Menstruationszyklus)** ein befruchtungsfähiges Ei bereitgestellt.

Wechselwirkungen mit dem Gesamtorganismus

Es bestehen enge Wechselbeziehungen zwischen dem Menstruationszyklus und dem Gesamtorganismus:

- Über das limbische System (→ Kap. 8.7.8) beeinflussen psychische Faktoren die Gn-RH-Ausschüttung. Hierdurch wird verständlich, warum bei übergroßem Stress oder in Notzeiten bei vielen Frauen die Monatsblutung aussetzt.
- Umgekehrt wirken die vom Ovar ausgeschütteten Sexualhormone nicht nur auf die Geschlechtsorgane, sondern auch auf die übrigen Zellen des Körpers; durch ihre Wirkung auf das ZNS bestimmen sie das gesamte menschliche Verhalten wesentlich mit – insbesondere das Sexualverhalten, aber auch Aggressionsbereitschaft, Vitalität oder Depressivität. So empfindet z. B. fast jede Frau ein mehr oder weniger starkes Stimmungstief in den Tagen um die Periode herum (prämenstruelles Syndrom).

Phasen des Menstruationszyklus

Der Menstruationszyklus wird in vier Phasen unterteilt (→ Abb. 17.13):

- **Menstruation** (Regelblutung, Mens, Desquamationsphase): Wenn keine Schwangerschaft eintritt, nimmt die Progesteronkonzentration infolge der Degeneration des Corpus luteum ab. Der daraus

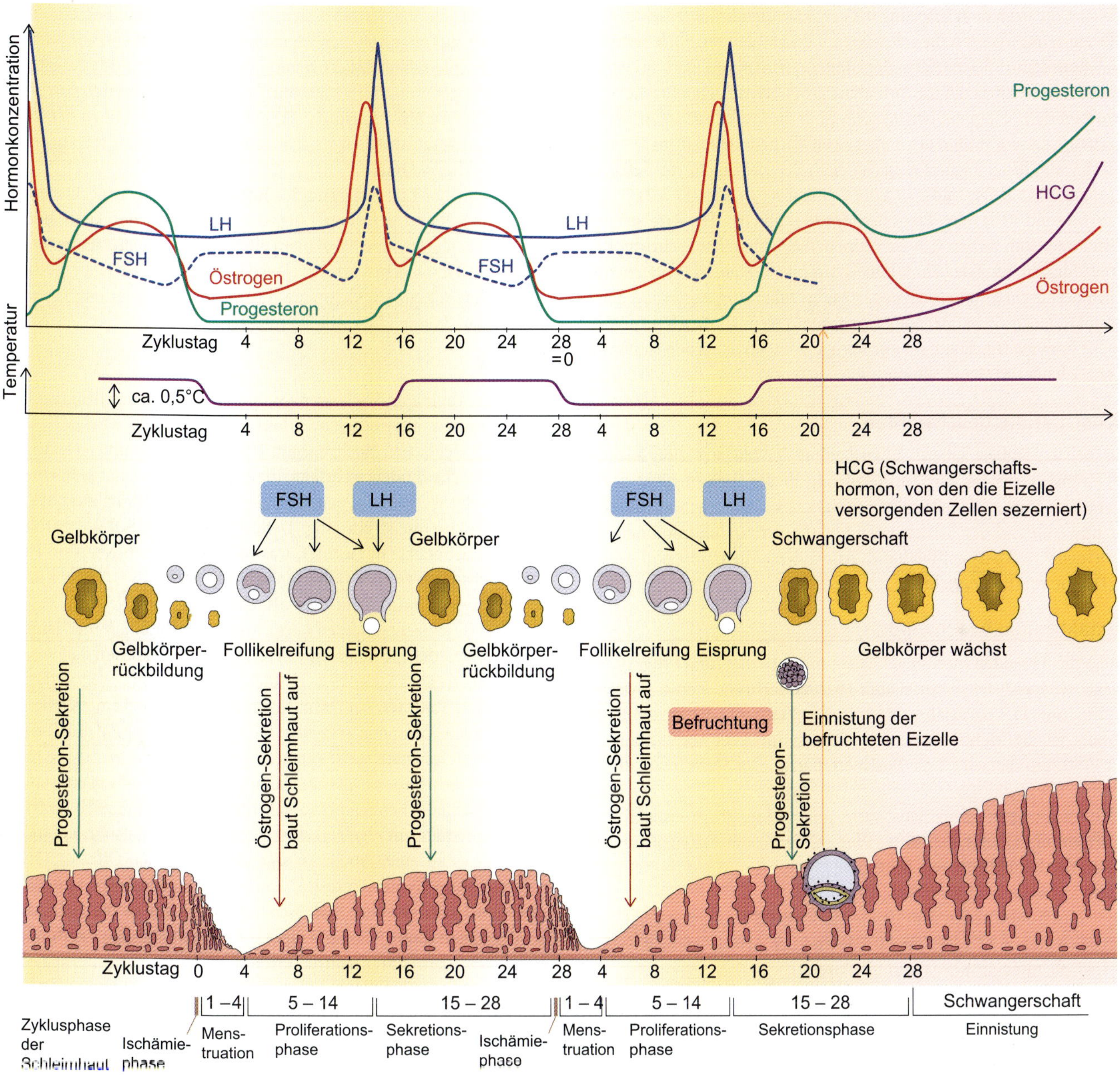

Abb. 17.13 Schema der wichtigsten hormonellen Veränderungen, der morgendlichen Körperkerntemperatur, der Vorgänge in den Eierstöcken und in der Gebärmutterschleimhaut im Menstruationszyklus. Kommt es zur Befruchtung und zur Einnistung des Eies, so stirbt der Gelbkörper nicht ab, sondern wächst weiter bei steigender Progesteronbildung. Das Hormon HCG wird bei Eintreten einer Schwangerschaft durch die Zellen gebildet, welche die befruchtete Eizelle versorgen. Es dient auch zum Schwangerschaftsnachweis. Auch die erhöhte Temperatur deutet auf eine Schwangerschaft hin. [L190]

resultierende Progesteronmangel induziert Gefäßspasmen in den Spiralarterien des Endometriums. Dies führt zu Ischämien, gefolgt von der partiellen Ablösung der Lamina functionalis, deren Fragmente zusammen mit etwa 50–100 ml Blut ausgeschieden werden. Die Menstruation dauert 3–7 Tage und der Menstruationsbeginn ist der 1. Tag des neuen Zyklus. Dieses wird von teils recht schmerzhaften, durch Prostaglandine (→ Kap. 1.11.3) ausgelösten Uteruskontraktionen unterstützt. Gegen Ende der Menstruation kommt es durch östrogenbedingte Aufbauvorgänge innerhalb der Funktionalis zum Sistieren der Blutung. Das Menstruationsblut gerinnt nicht, weil im Uterus Gerinnungsfaktoren abgebaut und die Fibrinolyse aktiviert werden.

- **Proliferationsphase** (Aufbauphase, Follikelphase, östrogene Phase): Vom 5.–14. Tag erfolgt in der Proliferationsphase der Wiederaufbau der Funktionalis. In die Funktionalis sprossen neue Gefäße ein, die Drüsen beginnen zu wachsen. Die Proliferation wird durch steigende Östrogenausschüttung der Follikel ausgelöst, die erneut in den Eierstöcken heranreifen (→ Kap. 17.3.2). FSH und LH werden unter dem Einfluss der Östrogene aus der Hypophyse freigesetzt (positive Rückkopplung). Um den 14. Zyklustag herum wird durch die stark zunehmende Ausschüttung des Hypophysenhormons LH (luteinisierendes Hormon) der Eisprung ausgelöst.
- **Sekretionsphase** (Lutealphase, gestagene Phase): Die Sekretionsphase dauert vom 15. Tag bis kurz vor der nächsten Menstruation.

Durch die nach dem Eisprung in Gang kommende Sekretion von Progesteron wachsen die Drüsen stark und bilden reichlich Sekret. Glykogen, die Speicherform der Glukose, wird eingelagert. So wird das Endometrium auf die Aufnahme einer befruchteten Eizelle vorbereitet. Dringt ein befruchtetes Ei in die Funktionalis ein, so ernährt diese während der ersten zwei Wochen die Eianlage.

- **Ischämiephase:** Kommt es nach einem Eisprung nicht zur Befruchtung der Eizelle, so bildet sich der Gelbkörper (→ Kap. 17.3.2) zurück und stellt seine Progesteronproduktion ein. Die Arterien im Endometrium ziehen sich zusammen, die Schleimhaut schrumpft, die Durchblutung der Funktionalis nimmt stark ab. Die entstehende Minderdurchblutung (= Hypoperfusion) führt zum Absterben der Funktionalis; einwandernde Leukozyten setzen zusätzlich proteolytische Enzyme frei. Diese oft nur wenige Stunden dauernde Ischämiephase leitet die Menstruation ein.

Menstruationsbeschwerden

Die meisten Frauen haben v. a. zu Beginn der Menstruation leichtere Beschwerden, die sie aber im Beruf und in der Freizeit nicht beeinträchtigen. Starke, krampfartige Schmerzen im Unterleib unmittelbar vor und während der Menstruation, häufig verbunden mit einem allgemeinen Krankheitsgefühl, haben jedoch Krankheitswert und werden als **Dysmenorrhö** bezeichnet.

Klimakteriumsbeschwerden

Durch die fehlenden Eireifungen fallen die Östrogen- und Progesteronspiegel während der Wechseljahre **(Klimakterium)** – etwa zwischen dem 45. und 55. Lebensjahr – stark ab. Der Zeitpunkt der letzten Regelblutung ist die **Menopause;** meist liegt er im Alter von Anfang 50. Der Zeitraum danach ist die **Postmenopause.** Der Hormonabfall bzw. -mangel hat vielfältige Auswirkungen auf Psyche und Körper der Frau:

- Hitzewallungen, Schweißausbrüche und fleckige Hautrötungen
- Stimmungslabilität, depressive Phasen, Nervosität, Schlafstörungen
- Herzrhythmusstörungen, Schwindel
- Gewichtszunahme, Figuränderung

Medizinisch sehr bedeutsam ist die starke Beschleunigung der Osteoporose (→ Kap. 6.11.1, → Kap. 20.2.3) und der Arteriosklerose (→ Kap. 13.1.3), die mit dem Klimakterium einsetzt.

Viele Beschwerden lassen sich durch Gabe niedriger Dosen von Östrogenen und Gestagenen lindern. Jedoch können bei längerer Einnahme unerwünschte Wirkungen auftreten, z. B. eine Erhöhung des Mammakarzinomrisikos. Daher werden heute Hormonpräparate zurückhaltender eingesetzt, wobei die lokale Anwendung von Östrogenen nicht die Wirkungen auf den gesamten Organismus aufweist.

17.3.6 Scheide

Die 8–12 cm lange **Scheide** (Vagina) ist ein elastischer, bindegewebiger Muskelschlauch, der die Verbindung zwischen Uterus und äußerem Genitale herstellt. Sie fungiert als Kopulationsorgan, Geburtskanal, Abflussweg für das Menstruationsblut und Schutzbarriere gegen aufsteigende Infektionen.

Die Vaginalwand ist mit 3 mm Wandstärke vergleichsweise dünn und besteht hauptsächlich aus einem mehrschichtigen, unverhornten Plattenepithel (Tunica mucosa), das drüsenfrei, aber reich an Glykogen ist. Darunter befindet sich eine dünne Muskelschicht (Tunica muscularis), die aus einer inneren Ringmuskulatur und einer äußeren Längsmuskulatur zusammengesetzt ist. Abschließend ist die Vagina von einer Schicht aus Bindegewebe umgeben, die elastische Fasern, Blutgefäße und Nerven enthält.

Das Sekret der Scheide setzt sich zusammen aus dem Sekret der Zervixdrüsen, aus abgestoßenen vaginalen Epithelzellen und aus durch die Scheidenschleimhaut hindurchgetretene Flüssigkeit (Transsudat). Aus dem Glykogen der abgeschilferten Zellen entsteht mithilfe von Milchsäurebakterien Milchsäure, die für das typisch saure Milieu der Vagina (pH $\leq 4{,}5$) verantwortlich ist. Das saure Milieu schützt vor aufsteigenden Krankheitskeimen.

Bei sexueller Erregung und der **Kohabitation** (Geschlechtsverkehr) wird ein Schleim sezerniert, der das Eindringen des Penis und die Bewegungen erleichtert. Vor allem ältere Frauen haben häufig Schmerzen beim Geschlechtsverkehr **(Dyspareunie)** wegen einer zu wenig befeuchteten Vaginalschleimhaut. Östrogensalben oder -zäpfchen und Gleitcremes können hier Abhilfe schaffen.

Hymen

Zwischen Vagina und Scheidenvorhof befindet sich das **Jungfernhäutchen** (**Hymen,** altgriechisch = Haut, Häutchen; teils wird auch Bezug auf den griechischen Hochzeitsgott Hymenaios genommen), eine meist sehr elastische Bindegewebsfalte, die mit keinen bzw. nur wenigen Nerven versetzt ist. Beim ersten Geschlechtsverkehr (Kohabitarche) reißt diese Struktur meist ein (sog. Defloration) und die Reste verbleiben als sog. Carunculae hymenales, was medizinisch unbedeutsam ist und auch meist nach einigen Geburten verschwindet.

Das Hymen wird zum Teil als Übergang zwischen inneren und äußeren Geschlechtsorganen bezeichnet. Es stellt einen mechanischen Schutz gegen das Einwandern von Keimen und Bakterien dar.

Zum Zerreißen kann es u. U. auch durch Trauma, Manipulationen oder andere Faktoren kommen. Neben Schmerzen bei einer Defloration können auch Blutungen auftreten, die jedoch in Bezug auf ein Zerreißen des Hymens normalerweise nur sehr gering sind.

Das intakte Hymen muss aber selbst vor der Defloration eine Öffnung (in unterschiedlichen Ausprägungen) aufweisen, damit nach Eintritt der Geschlechtsreife ein regelgerechter Abfluss der Monatsblutung möglich ist. Fehlt es an einer, auch nur irgendwie gearteten Öffnung (Hymen imperforatus, Hymenalatresie), kommt es in der Folge zur Stauung des Menstruationsblutes, was sich schließlich bis in die Gebärmutter zurückstauen kann (Hämatokolpos). Eine chirurgische Eröffnung des Hymens ist dann unter kontrollierten Bedingungen erforderlich.

Betroffene junge Frauen stellen sich meist mit rezidivierenden Unterbauchschmerzen, einem tastbarem Unterbauchtumor und einer primären Amenorrhoe vor.

17.3.7 Äußere weibliche Geschlechtsorgane

Schamlippen

Die behaarten **großen Schamlippen** (Labia majora pudendi) begrenzen die **Schamspalte** (Rima pudendi). Sie enthalten Talg-, Schweiß- und Duftdrüsen.

Die kleinen **Schamlippen** (Labia minora pudendi) werden meist erst beim Spreizen der großen Schamlippen sichtbar. Sie sind haarlose Hautfalten mit zahlreichen Talgdrüsen. Zwischen den kleinen Schamlippen liegt der Scheidenvorhof, vor ihnen die Klitoris.

Scheidenvorhof

In den von den kleinen Schamlippen begrenzten **Scheidenvorhof** (Vestibulum vaginae) mündet vorne die bei der Frau etwa 4 cm lange **Harnröhre** (Urethra) und etwas weiter hinten der **Scheideneingang** (Introitus vaginae). Da die Harnröhre sehr kurz ist, kann es durch aufsteigende Keime leicht zu Blasenentzündungen kommen (→ Kap. 16.7.3).

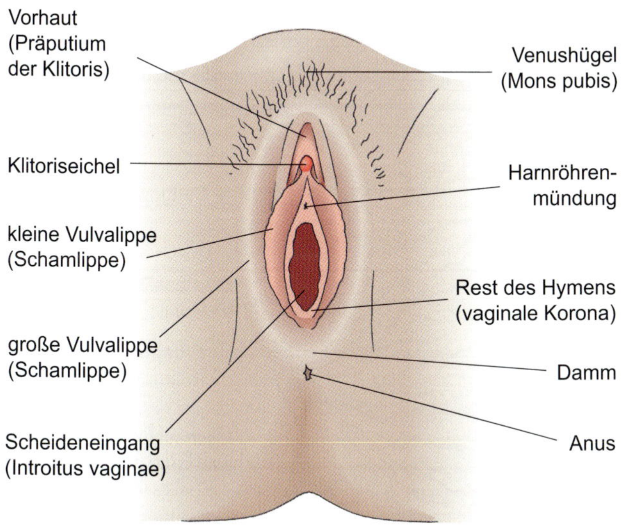

Abb. 17.14 Die Vulva einer erwachsenen Frau [L190, H459-001]

Erwähnenswert sind außerdem der **Vorhofschwellkörper,** der dem Harnröhrenschwellkörper des Mannes entspricht, die zahlreichen **kleinen Vorhofdrüsen** sowie die paarigen **großen Vorhofdrüsen** (Glandulae vestibulares majores, Bartholin-Drüsen) in den kleinen Schamlippen, die durch ihr Sekret den Scheidenvorhof feucht halten und wegen der nicht seltenen, schmerzhaften Entzündungen (Bartholinitis) klinische Bedeutung haben.

Klitoris

Die **Klitoris** (Kitzler) ist ein bis zu 3 cm langer Schwellkörper, der als rundes Knöpfchen zwischen den großen Schamlippen hervorragt. Seine Schleimhaut ist reichlich mit sensiblen Nervenendigungen versorgt. Die Klitoris entspricht in mancher Hinsicht dem männlichen Penisschwellkörper (Corpus cavernosum penis). So ist sie erektil, d. h. bei sexueller Stimulation schwillt sie an und richtet sich bis zu einem gewissen Grad auf.

Vulva

In der Klinik werden häufig der **Schamberg** (Mons pubis, Venushügel), die **Schambehaarung** (Pubes), die **großen** und **kleinen Schamlippen,** die **Klitoris,** der **Scheidenvorhof** einschließlich seiner Drüsen und die **weibliche Harnröhre** (Urethra femina) unter dem Begriff **Vulva** zusammengefasst (→ Abb. 17.14).

17.3.8 Weibliche Brust

Die **Brüste** (Mammae) der Frau zählen zu den sekundären Geschlechtsmerkmalen und funktionell zu den Fortpflanzungsorganen.

Entwicklung der Brust

Die Brustdrüsen (Glandulae mammariae) entwickeln sich aus dem embryonalen Ektoderm und entstehen zunächst als Milchleisten. Die vollständige Ausreifung des Drüsengewebes erfolgt bei Frauen erst mit Einsetzen der Pubertät (→ Abb. 17.15).

Milchleisten als Vorläuferstrukturen Ab der 7. Entwicklungswoche bilden sich beidseits am ventralen Rumpf zwischen Leistenregion und Axilla die Milchleisten als streifenförmige Epidermisstrukturen. Diese Anlagen sind bei beiden Geschlechtern bis zur Geburt identisch.

Ablauf der Entwicklung des Drüsenkörpers:

1. Entwicklung der Milchleisten: Es entsteht eine Verdickung des Ektoderms, die als Milchstreifen bezeichnet wird. Die Verdickung wächst zunehmend ins subepitheliale Bindegewebe ein und wird als Milchleiste bezeichnet.
2. Rückbildung der überzähligen Milchleistenanteile: Bis auf einen thorakalen Anteil pro Körperseite bilden sich die Milchleisten vollständig zurück. Pro Körperseite bleibt eine thorakale Epithelknospe als Anlage der späteren Mammae erhalten.
3. Aussprossung der Epithelknospen: Die verbliebenen Epithelknospen sprossen subepidermal aus, was zur Entstehung der ersten Drüsenlumen führt.
4. Eversion der Brustwarze: Die Brustwarze liegt zunächst auf Hautniveau. Durch die Ausstülpung der Ausführungsgänge der Drüsenlumen tritt sie über das Hautniveau hinaus.

Weitere Entwicklungsschritte Während der weiteren Entwicklung beginnen sich die Mamillen und Warzenhöfe zu pigmentieren, wodurch die funktionale Struktur der Mammae vervollständigt wird. Während der Kindheit wachsen die Milchgänge langsam weiter und verzweigen sich. Es bilden sich Terminalductus, aber kaum Lobuli. In diesem Zustand verbleibt die männliche Brustdrüse, bedingt durch die Wirkung der Androgene. Beim Mädchen induzieren die weiblichen Sexualhormone in der Pubertät das Stromawachstum, die Proliferation des Gangsystems und die Entwicklung von Lobuli.

Reifung des Drüsenkörpers Mit Einsetzen der Pubertät setzt sich die Entwicklung der Brustdrüse geschlechtsspezifisch fort. Bei Mädchen wird dieser Prozess als Thelarche bezeichnet, ein zentrales Merkmal der Pubertät, das durch hormonelle Veränderungen gesteuert wird.

Veränderungen der weiblichen Brust während der Pubertät Die Entwicklung beginnt typischerweise im Bereich des Warzenhofs (Areola), wo sich eine erste, leichte Vorwölbung des Gewebes zeigt. Diese Veränderung markiert den Beginn der strukturellen und funktionellen Ausreifung. Das Hormon Östrogen spielt eine zentrale Rolle, indem es die zunehmende Aufzweigung des Milchgangsystems (Ductus lactiferi) stimuliert. Gleichzeitig fördert es das Wachstum des umgebenden Binde- und Fettgewebes, wodurch die typische Form der weiblichen Brust entsteht.

Parallel zur Ausdifferenzierung der Milchgänge entwickelt sich das stromale Gewebe, das für die Struktur und Unterstützung der Drüse

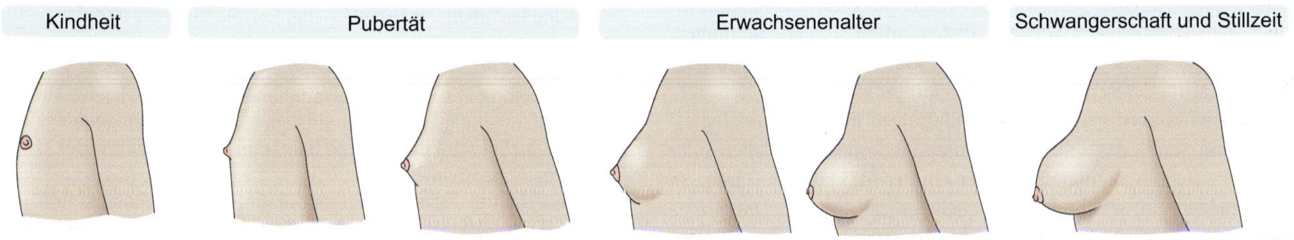

Abb. 17.15 Entwicklung der Brustdrüse: Brustform in der Kindheit, in der Pubertät, im Erwachsenenalter sowie in der Schwangerschaft und Stillzeit. [L190]

essenziell ist. Lobuli beginnen sich zu bilden, bleiben jedoch inaktiv, bis sie in der Schwangerschaft und Stillzeit ihre volle Funktion erlangen.

Stadien der Brustentwicklung

Die Entwicklung der weiblichen Brust (**Thelarche**) verläuft in mehreren Stadien, die unter anderem von hormonellen Einflüssen gesteuert werden. Diese Stadien beschreiben den schrittweisen Aufbau und die Ausreifung des Brustdrüsengewebes:

1. **Präpubertäres Stadium (Tanner-Stadium 1).** Vor der Pubertät sind die Brustdrüsen rudimentär. Das Drüsengewebe besteht hauptsächlich aus Milchgängen, ohne nennenswerte Verzweigungen oder Lobuli. Der Warzenhof (Areola) und die Brustwarze (Mamilla) sind flach.
   Bis zu diesem Zeitpunkt liegt die Brustentwicklung bei beiden Geschlechtern auf einem ähnlichen Niveau.
2. **Knospenstadium (Tanner-Stadium 2).** Die erste sichtbare Veränderung ist das Auftreten einer Gewebsverdichtung unterhalb der Mamille, die als Brustknospe bezeichnet wird. Dies führt zu einer leichten Vorwölbung der Brust und des Warzenhofs. Der Anstieg von Östrogen in der Pubertät löst das Wachstum des Drüsengewebes und die initiale Verzweigung der Milchgänge aus.
3. **Wachstumsstadium (Tanner-Stadium 3 und 4).** Die Brustdrüse vergrößert sich weiter, vor allem durch die Proliferation des Milchgangsystems und die Ansammlung von Fettgewebe. Der Warzenhof wird dunkler und größer, und die Brust nimmt zunehmend ihre weibliche Form an.
   Östrogen stimuliert die Verzweigung der Milchgänge, während Progesteron eine Rolle bei der Ausbildung von Lobuli und Drüsenalveolen spielt. Fettgewebe wird unter dem Einfluss von Wachstumshormonen und Insulin angelagert.
4. **Reifungsstadium (Tanner-Stadium 5).** Die Brust erreicht ihre vollständige Größe und Form. Das Milchgangsystem ist nun weit verzweigt, und Lobuli beginnen sich zu entwickeln, bleiben jedoch inaktiv, da die alveoläre Differenzierung erst während der Schwangerschaft erfolgt (→ Abb. 17.16). Der Warzenhof und die Mamille treten deutlicher hervor.
   Östrogen, Progesteron und Prolaktin regulieren die endgültige Reifung des Drüsengewebes.
5. **Funktionelles Stadium (Schwangerschaft und Stillzeit).** Erst in der Schwangerschaft reifen die Lobuli vollständig aus. Sie bilden Drüsenalveolen, die für die Milchproduktion notwendig sind. Während der Stillzeit ist die Brustdrüse vollständig aktiv (→ Abb. 17.16).
   Progesteron, Prolaktin und Oxytocin steuern die Laktogenese und die Milchfreisetzung.

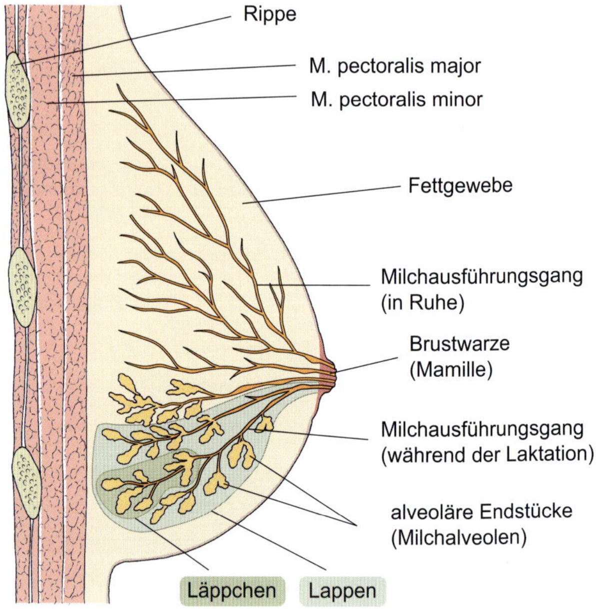

Abb. 17.16 Feinbau der weiblichen Brust im Sagittalschnitt. Die obere Bildhälfte zeigt das Brustgewebe in der Ruhephase. In der unteren Bildhälfte ist das Brustgewebe in der Stillzeit dargestellt. [L190]

17.3.9 Gynäkologische Blutungen

Blutungen außerhalb der Regel (Zwischenblutungen, **Spotting**) können in unterschiedlicher Intensität auftreten. In den meisten Fällen wird der Rettungsdienst mit der Patientin nicht in Kontakt kommen, weil sie sich selber dem Gynäkologen vorstellt. Insbesondere stärkere Blutungen, das Auftreten von Schwächegefühl oder starke Schmerzen sind aber Gründe, warum der Rettungsdienst angefordert wird.

Einerseits können gynäkologische Blutungen intraabdominal stattfinden und somit das Bild eines akuten Abdomens darstellen oder sie äußern sich als vaginale Blutungen. In der Präklinik ist schwer zu unterscheiden, um welche Blutungsquelle es sich handelt. Durch eine gute und strukturierte Anamnese und Untersuchung können mögliche Ursachen herauskristallisiert werden. Letztendlich kann nur in der Klinik eine Diagnose gestellt werden. Ausschlaggebend für einige Differenzialdiagnosen sind Alter der Patientin (z. B. nach Menopause oder vor Menarche) und eine mögliche Schwangerschaft.

Im Vordergrund der Präklinik steht die Sicherung der Vitalfunktionen; des Weiteren verlangt dieser Notfall besonderes Einfühlungsvermögen gegenüber der psychischen Verfassung der Patientin.

Ursachen

Es können je nach Stärke folgende genitale Blutungen unterschieden werden:

- **Schmierblutungen** (z. B. bei Endometriose, Extrauteringravidität; → Kap. 18.1.6)
- **Schwache Blutungen** (z. B. durch Zyklusstörungen, Genitalpolypen, Spirale, Deflorations- und Kohabitationsverletzungen)
- **Starke Blutungen** (z. B. durch Verletzung der Genitalorgane, Abort, → Kap. 18.4.8; vorzeitige Plazentalösung und Placenta praevia, → Kap. 18.4.5; postoperative Blutung, Sectionarbenruptur)

MERKE

- Eine vaginale Untersuchung verbietet sich im RD grundsätzlich!
- Im Zusammenhang mit weiblichen „Unterleibsschmerzen" und unklaren, auch nur kleinen vaginalen Blutungen immer auch mögliche strafrechtliche Hintergründe bedenken. Keinesfalls aber übereilt handeln. Eine gründliche Dokumentation der Anamnese inklusive Familien- und Sozialanamnese und der Einsatzsituation sind anzuraten, dabei immer sehr einfühlsam vorgehen.
- Bei Missbrauchs- oder Vergewaltigungsverdacht (gleich welchen Alters) an eine mögliche Spurensicherung (Patientenkleidung, Blut und Sekrete) denken und immer mit Einverständnis der Patientin handeln.
- Polizei immer nur bei konkreter Gefahr für Rettungsdienstpersonal und/oder Patientin bzw. auf deren ausdrücklichen Willen präklinisch hinzuziehen.

17.3 GESCHLECHTSORGANE DER FRAU

IM FOKUS

Geschlechtsorgane der Frau

Zu den **inneren Geschlechtsorganen der Frau** zählen:

- **Eierstöcke** (Ovarien)
- **Eileiter** (Tuben)
- **Gebärmutter** (Uterus)

Zu den **äußeren Geschlechtsorganen der Frau** zählen:

- **Scheide** (Vagina)
- **Große** und **kleine Schamlippen** (Labien)
- **Kitzler** (Klitoris)
- **Scheidenvorhof** (Vestibulum vaginae) mit seinen Drüsen

Die paarigen **Eierstöcke** dienen der Bildung der weiblichen Sexualhormone **Östrogen** und **Progesteron** sowie der Bereitstellung **befruchtungsfähiger Eizellen.**

Der **Menstruationszyklus** wird in vier Phasen unterteilt:

- Menstruation
- Proliferationsphase
- Sekretionsphase
- Ischämiephase

Die **Eileiter** nehmen das Ei nach dem **Eisprung** über den **Eileitertrichter** auf und führen es zur oberen Ecke des Uterus.

Der **Uterus** setzt sich aus **Gebärmutterkörper (Corpus uteri)** und **Gebärmutterhals (Cervix uteri)** zusammen und dient während der Schwangerschaft als **„Fruchthalter"** und beteiligt sich am Aufbau des **Mutterkuchens (Plazenta).**

Die **Scheide** ist ein elastischer, bindegewebiger Muskelschlauch, der die Verbindung zwischen Uterus und äußerem Genitale herstellt.

Die **Brüste** der Frau zählen zu den sekundären Geschlechtsmerkmalen und dienen der **Milchproduktion** und **-freisetzung.**

WIEDERHOLUNGSFRAGEN

1. Benennen Sie die inneren und äußeren Genitale des Mannes. (→ Kap. 17.2.1)
2. Benennen Sie die Funktionen der Sertoli-Stützzellen. (→ Kap. 17.2.2)
3. Weshalb ist die Samenflüssigkeit des geschlechtsreifen Mannes schwach alkalisch? (→ Kap. 17.2.4)
4. Benennen Sie Aufbau und Funktionen des Nebenhodengangs. (→ Kap. 17.2.5)
5. Was ist die Harnsamenröhre? (→ Kap. 17.2.5)
6. Welche Arten von Schwellkörpern enthält der Penisschaft? (→ Kap. 17.2.6)
7. Was ist ein Priapismus? (→ Kap. 17.2.6)
8. Wann wird von einer Penisfraktur gesprochen? (→ Kap. 17.2.6)
9. Welche typischen Symptome treten bei einer Hodentorsion auf? (→ Kap. 17.2.6)
10. Was ist eine Paraphimose? (→ Kap. 17.2.6)
11. Benennen Sie die inneren und äußeren Genitale der Frau. (→ Kap. 17.3.1)
12. Was versteht man unter einer Ovarialtorsion? (→ Kap. 17.3.3)
13. Was ist eine Endometriose? (→ Kap. 17.3.4)
14. In welche Abschnitte ist der Uterus zu unterteilen? (→ Kap. 17.3.4)
15. Beschreiben Sie den Wandaufbau des Uterus. (→ Kap. 17.3.4)
16. Welche Phasen beinhaltet der Menstruationszyklus? (→ Kap. 17.3.5)
17. Was ist unter dem Begriff Dysmenorrhö zu verstehen? (→ Kap. 17.3.5)
18. Welche Aufgabe kommt den Bartholin-Drüsen zu? (→ Kap. 17.3.7)

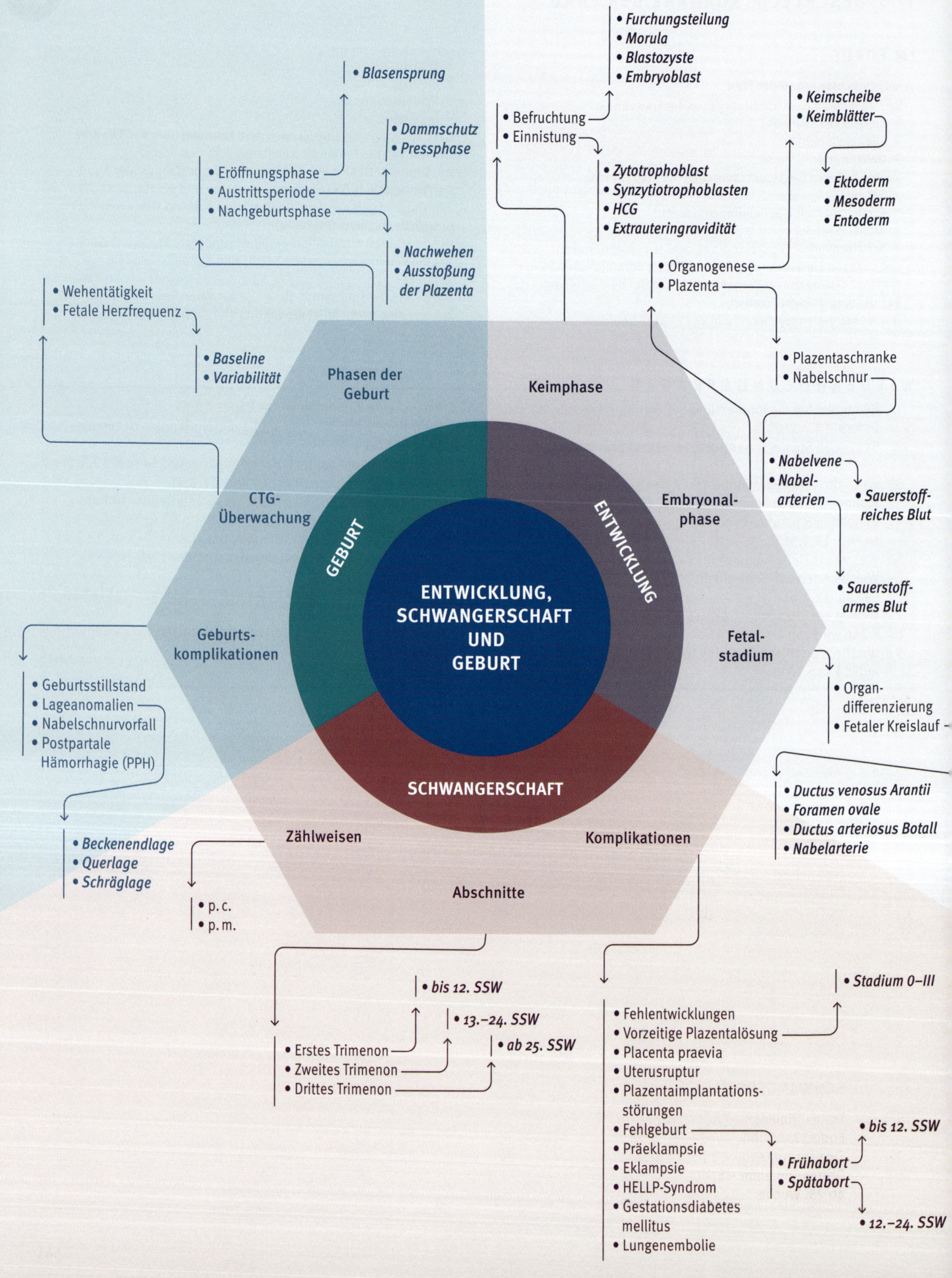
ENTWICKLUNG, SCHWANGERSCHAFT UND GEBURT
GEBURT
ENTWICKLUNG
SCHWANGERSCHAFT
Phasen der Geburt
• Eröffnungsphase
• Austrittsperiode
• Nachgeburtsphase
• Blasensprung
• Dammschutz
• Pressphase
• Nachwehen
• Ausstoßung der Plazenta
CTG-Überwachung
• Wehentätigkeit
• Fetale Herzfrequenz
• Baseline
• Variabilität
Geburtskomplikationen
• Geburtsstillstand
• Lageanomalien
• Nabelschnurvorfall
• Postpartale Hämorrhagie (PPH)
• Beckenendlage
• Querlage
• Schräglage
Keimphase
• Befruchtung
• Einnistung
• Furchungsteilung
• Morula
• Blastozyste
• Embryoblast
• Zytotrophoblast
• Synzytiotrophoblasten
• HCG
• Extrauteringravidität
Embryonalphase
• Organogenese
• Plazenta
• Keimscheibe
• Keimblätter
• Ektoderm
• Mesoderm
• Entoderm
• Plazentaschranke
• Nabelschnur
• Nabelvene
• Nabelarterien
• Sauerstoffreiches Blut
• Sauerstoffarmes Blut
Fetalstadium
• Organdifferenzierung
• Fetaler Kreislauf
• Ductus venosus Arantii
• Foramen ovale
• Ductus arteriosus Botall
• Nabelarterie
Zählweisen
• p.c.
• p.m.
Abschnitte
• Erstes Trimenon
• Zweites Trimenon
• Drittes Trimenon
• bis 12. SSW
• 13.–24. SSW
• ab 25. SSW
Komplikationen
• Fehlentwicklungen
• Vorzeitige Plazentalösung
• Placenta praevia
• Uterusruptur
• Plazentaimplantationsstörungen
• Fehlgeburt
• Präeklampsie
• Eklampsie
• HELLP-Syndrom
• Gestationsdiabetes mellitus
• Lungenembolie
• Stadium 0–III
• Frühabort
• Spätabort
• bis 12. SSW
• 12.–24. SSW

18

ENTWICKLUNG, SCHWANGERSCHAFT UND GEBURT

Sven Heiligers

INHALTSÜBERSICHT

Befruchtung und Einnistung

- Die pränatale Entwicklung wird in Keimphase, Embryonalphase und Fetalstadium unterteilt.
- Die funktionstüchtigen Keimzellen haben einen haploiden Chromosomensatz und werden als Ovum und Spermium bezeichnet.
- Als Befruchtung wird die Verschmelzung beider Keimzellen bezeichnet, die im Eileiter erfolgt. Des Weiteren sorgt die Meiose für eine Vermischung des Erbguts. Die Zelle mit ihrem diploiden Chromosomensatz wird nun als Zygote bezeichnet.
- Durch Furchungsteilungen entsteht aus der Zygote eine Morula, die durch den Eileiter in Richtung Uterus wandert. Durch Flüssigkeitsaufnahme entwickelt sich dort die Blastozyste.
- Die Blastozyste lagert sich mithilfe von proteolytischen Enzymen und dem Gelbkörperhormon an das Endometrium an und wird im späteren Verlauf an das Gefäßsystem der Mutter angeschlossen.
- Entwickeln sich zwei oder mehr Embryonen zum gleichen Zeitpunkt, kommt es zu einer Mehrlingsschwangerschaft, die immer auch eine größere Belastung der Mutter bedeutet.
- Die Extrauteringravidität ist eine Komplikation, bei der die Einnistung außerhalb des Uterus erfolgt. Sie lässt sich unterteilen in Tubargravidität, Ovarialgravidität und Abdominalgravidität.

Entwicklung des Embryos

- Der Embryoblast differenziert sich in zwei verschiedene Keimschichten, aus denen sich die drei Keimblätter Ekto-, Meso- und Endoderm entwickeln. Diese ermöglichen die Entwicklung verschiedener Gewebe und Organe.
- Die Plazenta sorgt für Trennung und Verbindung zwischen Mutter und Kind. Sie sichert die Versorgung und den Immunschutz des Ungeborenen und ermöglicht Hormon-, Enzym- und Proteinbildung.
- Als Plazentaschranke wird eine Gewebsschicht bezeichnet, welche die immunologische Barriere zwischen kindlichem und mütterlichem Organismus darstellt.
- Die Nabelschnurvene enthält sauerstoff- und nährstoffreiches Blut und versorgt so den Fetus. Über zwei Nabelschnurarterien wird das sauerstoffarme Blut anschließend zurückgepumpt.
- Das Fruchtwasser wird vom Amnionepithel gebildet. Bis zum Ende der Schwangerschaft kann die Fruchtwassermenge je nach Gestationsalter auf 1 000 ml ansteigen; bis zur Geburt nimmt sie um etwa 200 ml ab.
- Die Nabelschnur mit zuleitender Vene und zwei ableitenden Arterie verbindet das Kind mit der Plazenta. Während der Schwangerschaft kann es zu einer Nabelschnurumschlingung kommen.

Entwicklung des Fetus

- In der Fetalperiode werden Organe ausgeformt und ihre Funktionen entwickeln sich. Hirnströme, Bewegungen, Schmerzempfindung, Geschmackssinn, Schluckmechanismus und optische Reizwahrnehmung werden ausgebildet.
- Die Aufgaben der Lungen und der Leber werden bis zur Geburt von der Plazenta wahrgenommen.
- Das Foramen ovale gewährleistet die Versorgung der oberen Körperhälfte. Durch den Ductus arteriosus Botalli wird der Lungenkreislauf des Fetus größtenteils umgangen.
- Die Nabelarterien zweigen an den Aa. iliacae communes zur Plazenta hin ab.
- Das kindliche Immunsystem bildet sich in der zweiten Schwangerschaftshälfte aus, muss aber nach der Geburt noch ausreifen.

Schwangerschaft

- Die Schwangerschaftsdauer kann post conceptionem und post menstruationem berechnet und in erstes bis drittes Trimenon mit unterschiedlicher Dauer unterteilt werden.
- Ein nicht-invasiver Pränataltest (NIPT), durchführbar ab der 10. Schwangerschaftswoche, dient der Bestimmung des fetalen Trisomie-Risikos, v. a. Trisomie 13, 18 und 21.
- Bei vorzeitiger Plazentalösung kann es zur Unterversorgung des Feten und starken Blutungen der Mutter kommen, wodurch sich eine lebensbedrohliche Situation für Mutter und Kind ergibt.
- Als Placenta praevia wird eine vorgefallene Plazenta bezeichnet, die den Geburtskanal einengt und so eine natürliche Geburt unmöglich machen kann. Es kann zu schmerzfreien vaginalen Blutungen im dritten Trimenon kommen.
- Die steigende Sectio-Rate der letzten Jahrzehnte hat zu einer Zunahme von Plazentaimplantationsstörungen geführt, die als Placenta-accreta-Spektrum (PAS) bezeichnet werden. Diese reichen von einer oberflächlichen Verwachsung der Plazenta mit der Uteruswand bis hin zu einer tiefen Infiltration in das Myometrium oder benachbarte Organe und können schwere Blutungskomplikationen verursachen, die ggf. eine Hysterektomie erfordern.
- V. a. nach vorangegangenen operativen Eingriffen kann es im Verlauf der Schwangerschaft zur Uterusruptur kommen, die sich als komplette, „gedeckte“ oder „stille“ Uterusruptur präsentieren kann. Meist ist eine lebensbedrohliche Blutung gegeben, die sich jedoch nicht immer nach außen präsentiert.
- Ein Abort kann im ersten und zweiten Trimenon auftreten und bezeichnet die vorzeitige Ausstoßung des Embryos oder Fetus bei einem Gewicht unter 500 g. Schmerzfreie vaginale Blutungen und später ziehende Unterbauchschmerzen sind mögliche Symptome.
- Während der Schwangerschaft kann es zu hypertensiven Erkrankungen kommen: schwangerschaftsinduzierte Hypertonie, Präeklampsie, HELLP-Syndrom, Eklampsie.
- Der Gestationsdiabetes mellitus entspricht pathophysiologisch weitgehend dem Typ-2 Diabetes mellitus.
- U. a. aufgrund einer erhöhten Blutgerinnbarkeit (Hyperkoagulabilität) während der Schwangerschaft, die bis mehrere Wochen nach der Geburt anhält, ist die Schwangere einem deutlich erhöhten Lungenembolie-Risiko ausgesetzt, wobei auch die Mortalität erheblich zunimmt.
- Neben der „normalen“ Lungenembolie kann es auch zu einer Fruchtwasserembolie kommen, welche eine ähnlich hohe Letalität aufweist.

Geburt

- Für die Öffnung des Muttermunds unter Wehentätigkeit werden die Hormone Oxytocin und Prostaglandine vermehrt synthetisiert. Der Fetus selbst triggert über Hormone die mütterliche Prostaglandinbildung.
- Die Geburt wird in Eröffnungsphase, Austreibungsperiode und Nachgeburtsphase unterteilt.
- Bei vorzeitigem Blasensprung kann es zu einem Nabelschnurvorfall kommen.

Geburtskomplikationen

- Kommt es nach einem normalen Geburtsbeginn zu einer Verzögerung bis hin zum Geburtsstillstand, drohen ein Sauerstoffmangel des Ungeborenen und Weichteilverletzungen der Mutter.
- Eine Beckenendlage erhöht das Risiko für eine Unterversorgung des Kindes mit Sauerstoff während der Geburt.

- Liegt die Nabelschnur vor dem vorangehenden Teil des Kindes, wird sie zwischen Kind und Uteruswand eingeklemmt und es kann eine Asphyxie entstehen.
- Nach der Geburt ist eine Beurteilung des Neugeborenen mittels APGAR-Schema durchzuführen. Im Falle eines Sauerstoffmangels ergibt sich ein niedrigerer Wert.
- Während/nach der Geburt kann es zu einer lebensbedrohlichen Blutung kommen (peri/postpartale Hämorrhagie). Die häufigsten Ursachen dafür sind Plazentareste im Uterus, Geburtsverletzungen, Uterusatonien und Gerinnungsstörungen.

Die Entwicklung eines Menschen aus einer einzigen befruchteten Zelle ist ein komplizierter Vorgang, der nicht mit der Geburt, sondern erst mit dem Tod abgeschlossen ist. Man unterscheidet dabei die **pränatale Entwicklung** vor und der **postnatalen Entwicklung** nach der Geburt.

Die pränatale Entwicklung lässt sich grob in drei Abschnitte unterteilen:

1. Das Stadium der ersten mitotischen Zellteilungen, gelegentlich auch **Keimphase** genannt, umfasst alle Prozesse von der Befruchtung bis zur Einnistung der befruchteten Eizelle und ist etwa mit dem 10. Tag abgeschlossen.
2. Die nun folgende **Embryonalphase** (man spricht entsprechend vom **Embryo**) beginnt in der zweiten Woche und endet mit der vollendeten 8. Woche nach der Befruchtung. Es ist die Zeit der **Organogenese** (Organbildung): Während dieser Wochen werden fast alle Organe angelegt (→ Abb. 18.1).
3. Ab der 9. Woche nach der Befruchtung wird der Keim als **Fetus** (Fet, Foetus) bezeichnet. Während des **Fetalstadiums** differenzieren sich die Organe und nehmen ihre Funktionen auf. Insbesondere in den letzten zwei Monaten kommt es zu einer erheblichen Gewichtszunahme durch Fetteinlagerung. Gegen Ende der Schwangerschaft setzt der Fetus selbst die Prozesse in Gang, die die Geburt beginnen lassen.

MERKE

„Zählweisen" der Schwangerschaftsdauer: p. c. und p. m.

Es gibt zwei „Zählweisen" zur Bestimmung der Schwangerschaftsdauer:

- Die eine geht vom Zeitpunkt der Befruchtung aus. Dies ist die **Schwangerschaftsdauer post conceptionem = p. c.** Nach dieser Zählweise dauert die Schwangerschaft 38 Wochen. Sie wird häufig von Wissenschaftlern benutzt, um die Entwicklung der Frucht zu Beginn der Schwangerschaft zu beschreiben
- Die zweite Zählweise geht vom ersten Tag der letzten Menstruation aus. Dieser ist in aller Regel bekannt. Grund für diese Zählweise ist, dass die Befruchtung nicht immer am Tag des Geschlechtsverkehrs stattgefunden haben muss (die Spermien sind in der Lage, einige Tage im weiblichen Geschlechtstrakt zu überleben). Zudem variiert die Zeitspanne, welche die befruchtete Eizelle bis zur Einnistung in der Gebärmutterschleimhaut benötigt. Die so angegebene Schwangerschaftsdauer ist die **Schwangerschaftsdauer post menstruationem = p. m.,** sie beträgt hier 280 Tage bzw. 40 Wochen.

Wenn die Frau das Ausbleiben der Menstruation bemerkt, befindet sie sich am Anfang der 3. SSW p. c. (SSW = Schwangerschaftswoche) oder der 5. SSW p. m. Das bedeutet, dass die Schwangerschaftsdauer p. m. rechnerisch an einem Zeitpunkt beginnt, als die Schwangere noch gar keinen Geschlechtsverkehr hatte (jedenfalls nicht denjenigen, der zur Befruchtung geführt hat).
Ist nichts anderes angegeben, beziehen sich die folgenden Angaben auf **SSW p. m.** Geschrieben wird z. B. 4 + 2 (vier vollendete Schwangerschaftswochen plus zwei Tage).
Die früher übliche Angabe der Schwangerschaftsdauer in Kalender- oder Mondmonaten wird nicht mehr verwendet.

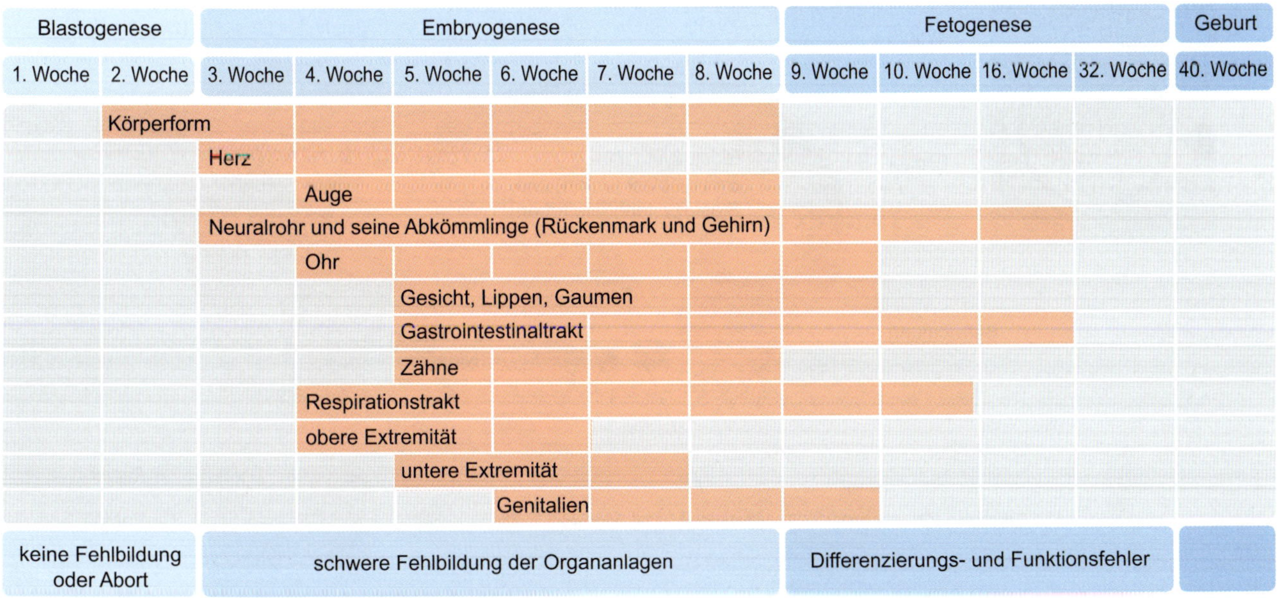

Abb. 18.1 Sensible Phasen einzelner Organe und Organsysteme [L311]

18.1 Befruchtung bis Einnistung

Die biologischen Reaktionen bei der Befruchtung und in den ersten Tagen danach sind äußerst komplex. Es verwundert deshalb nicht, dass es nur ca. 50 % aller befruchteten Eizellen überhaupt schaffen, sich im Endometrium einzunisten, evtl. sogar noch weniger. Die häufigsten Ursachen für diese niedrige „Erfolgsquote" sind genetische Defekte der Frucht (insbesondere numerische Chromosomenaberrationen) und Fehlentwicklungen des Endometriums. Dies ist mit ein Grund, weshalb bei Kinderwunsch durchschnittlich 2–3 Monate regelmäßigen Sexualverkehrs vergehen, bevor eine Schwangerschaft eintritt. Ab 35 Jahren nimmt allerdings die Chance, schwanger zu werden, deutlich ab.

MERKE

Grundvoraussetzung für die Fähigkeit, Nachkommen zu erzeugen, ist die Bereitstellung von funktionstüchtigen **Keimzellen** (also Spermien und Eizellen, Details zur Eizellbildung → Kap. 17.3.2). Diese besitzen im Gegensatz zu sonstigen Körperzellen mit diploidem („doppeltem") Chromosomensatz nur einen haploiden („einfachen") Chromosomensatz (→ Kap. 3.7.3).

18.1.1 Befruchtung

Trifft die Eizelle während ihres Transports zum Uterus auf befruchtungsfähige Spermien, kann es zur Verschmelzung beider Keimzellen und damit zur **Befruchtung** (Konzeption, Empfängnis) kommen. Die Befruchtung führt zur Wiederherstellung des doppelten (diploiden) Chromosomensatzes, sie sorgt (zusammen mit der Meiose) durch Vermischung des Erbguts für Speziesvariationen und im Augenblick der Befruchtung wird auch bereits das (chromosomale) Geschlecht des neuen Organismus festgelegt (→ Abb. 18.2).

Beim Geschlechtsverkehr gelangen etwa 200–600 Millionen Spermien in die Vagina, von denen die meisten rasch absterben. Die verbliebenen Spermien steigen durch den Zervix und den Uterus in die Tubenampulle auf, wo meist die Befruchtung stattfindet. Während dieses Aufstiegs durchlaufen die Spermien die **Kapazitation,** bei der Cholesterin aus ihrer Zellmembran entfernt wird, um sie für die Akrosomenreaktion vorzubereiten. Diese Reaktion wird durch den Kontakt mit der Zona pellucida der Eizelle ausgelöst, wobei hydrolytische Enzyme freigesetzt werden, die es dem Spermium ermöglichen, die Zona pellucida zu durchdringen und in den perivitellinen Raum zu gelangen.

Dort verschmelzen die Zellmembranen von Spermium und Eizelle, wobei der Zellkern des Spermiums in die Eizelle eindringt. Dies löst die kortikale Reaktion aus, die die Membran verhärtet und Polyspermie verhindert. Gleichzeitig wird die 2. Reifeteilung der Eizelle abgeschlossen, und ein weiblicher **Vorkern** entsteht. Durch Annäherung und Verschmelzung der beiden Vorkerne entsteht schließlich eine **Zygote** mit einem diploiden Chromosomensatz (2n4C), die unmittelbar mit der Zellteilung beginnt. Die Befruchtung findet meist innerhalb von 24 Stunden nach der Ovulation statt, wobei das optimale Zeitfenster zwei Tage vor bis einen Tag nach der Ovulation liegt.

18.1.2 Erste Zellteilungen (Furchung)

Wenige Stunden später beginnen die ersten mitotischen Zellteilungen, die **Furchungsteilungen.** Aus der Zygote werden zunächst zwei Zellen, dann vier, acht, sechzehn usw., bis sich eine Zellkugel bildet, die mikroskopisch gesehen einer Beere ähnelt und deshalb als **Morula** (lat. morum = Maulbeere) bezeichnet wird. Bis zum Acht-Zell-Stadium behält jede der immer kleiner werdenden Zellen alle Entwicklungsmöglichkeiten zum Gesamtorganismus (Totipotenz). Etwa am 4. Tag nach der Befruchtung verwandelt sich die Morula durch Flüssigkeitsaufnahme in einen hohlen Zellball, die **Blastozyste** (Keimblase). Die Aushöhlung heißt **Blastozystenhöhle** (→ Abb. 18.2).

Die Blastozyste hat eine Verdickung, die die eigentliche Embryonalanlage enthält **(Embryoblast).** Die Zellwand der umgebenden Blase, der Trophoblast (gr. trophein = ernähren), dient nach der Einnistung zusammen mit Sekreten aus dem mütterlichen Gewebe in den ersten zwei Wochen der Ernährung des Embryos.

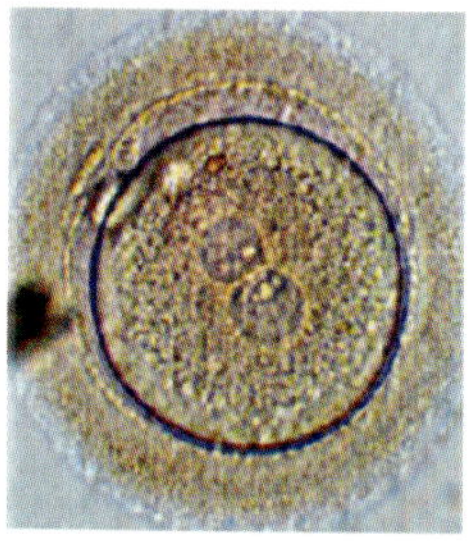

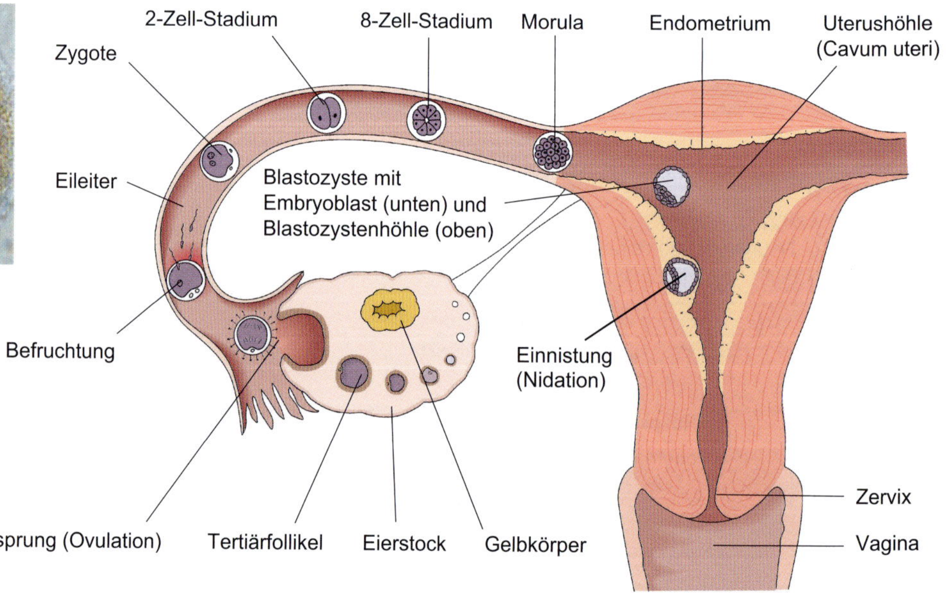

Abb. 18.2 Entwicklung des Keims von der Zygote (Foto) über das Zweizellstadium bis zur Blastozyste [Foto: F633; Zeichnung: L190]

18.1.3 Einnistung (Nidation) und Trophoblastendifferenzierung

In diesem Stadium erreicht die Blastozyste den Uterus. Sie liegt zunächst noch frei in der Uterushöhle. Am 5.–6. Tag lagert sich die Blastozyste, mit dem Embryonalpol vorangehend, an das Endometrium an. Zu diesem Zeitpunkt produzieren die Trophoblastzellen proteolytische (gewebsandauende Enzyme), die es ihnen ermöglichen, sich in das Endometrium „einzufressen". Das Eindringen in das mütterliche Gewebe wird durch die Schleimhaut unterstützt: Durch das Gelbkörperhormon Progesteron ist das Endometrium auf die Aufnahme der Frucht vorbereitet (→ Abb. 18.3).

Zur Ernährung des größer werdenden Embryos teilt sich der Trophoblast in zwei Schichten, die schließlich zum Anschluss an das mütterliche Gefäßsystem führen:

- Den **Zytotrophoblasten,** der den Embryoblasten weiterhin umgibt und ständig neue Zellen bildet.
- Den **Synzytiotrophoblasten,** eine durch Verschmelzung von Trophoblastzellen entstandene vielkernige „Riesenzelle". Der Synzytiotrophoblast wächst immer weiter in das Endometrium hinein (→ Abb. 18.3). Die dabei freigesetzten Stoffe dienen der Ernährung des Embryos (**histiotrophe Phase** der Keimernährung, von gr. histos = Gewebe, trophein = Ernährung).

Neben den proteolytischen Enzymen wird vom Synzytiotrophoblasten das Schwangerschaftshormon **h**umanes **C**horion**g**onadotropin **(HCG)** gebildet, das in den ersten Wochen der Schwangerschaft die Funktion des Gelbkörpers aufrechterhält. Ansonsten würde das Endometrium abgestoßen, eine Schwangerschaft wäre nicht möglich.

HCG ist im mütterlichen Serum am 9. Tag p.c., also noch vor dem Ausbleiben der Regelblutung, nachzuweisen. Im Urin ist HCG ab dem 14. Tag p.c. messbar, was die Basis der frei verkäuflichen Schwangerschaftstests darstellt.

Am 11.–13. Tag ist der Keim vollständig vom Endometrium umgeben. In diesem Stadium wird das Gewebe vermehrt durchblutet, was zu einer leichten Blutung führen kann, leicht mit einer Menstruation zu verwechseln.

Eine **Superfekundation,** d.h. die Befruchtung von zwei Eizellen bei zwei verschiedenen Kohabitationen (also auch durch zwei verschiedene Männer), ist möglich, eine **Superfetation,** d.h. eine Konzeption während einer bereits bestehenden Schwangerschaft (Einnistung der Eizelle), hingegen nicht.

18.1.4 Mehrlinge

Entwickeln sich zwei oder mehr Embryonen gleichzeitig in der Gebärmutter, spricht man von **Mehrlingen.** Mehrlingsschwangerschaften stellen im Vergleich zu einer Einlingsschwangerschaft für den mütterlichen Organismus eine größere Belastung dar und bringen für die Kinder häufiger Komplikationen mit sich.

Zwillinge können durch die gleichzeitige Befruchtung von zwei Eizellen mit verschiedenen Spermien entstehen (entsprechend **Drillinge** bei der Befruchtung von drei Eizellen usw.). Diese Eizellen können vom Eierstock nur einer Seite oder von beiden Seiten stammen. Die Zwillinge sind dann **zweieig** (dizygot). Sie können gleich- oder verschiedengeschlechtlich sein. Genetisch sind sie sich nicht ähnlicher als Geschwister aus verschiedenen Schwangerschaften.

Eineiige Zwillinge entwickeln sich immer aus einer Eizelle – sie sind monozygot. Sie haben das gleiche Geschlecht, sind genetisch identisch und sehen in der Regel auch gleich aus. Die Teilung kann sehr früh erfolgen, zwischen Zwei-Zell-Stadium (am 1. Tag p.c.) und Morula,

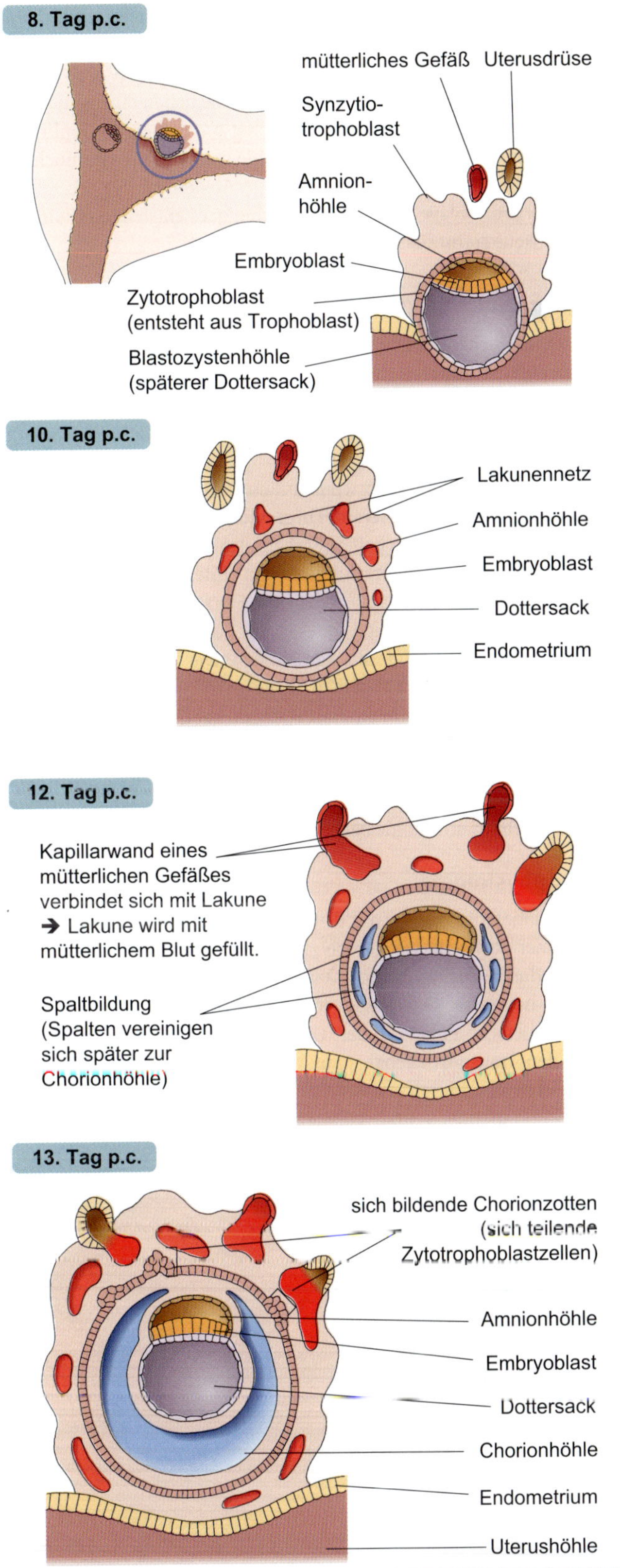

Abb. 18.3 Einnistung (Nidation) der Blastozyste, Ausbildung des Dottersacks und beginnende Zottenbildung [L190]

dann hat jeder Embryo eine eigene Plazenta und eine eigene Fruchtwasserhöhle (dichorial-diamniot). Aber auch erst später nach Einnistung der Blastozyste, mit dem Embryoblasten ab 5./6. Tag p.c, so dass die Zwillinge monochorial-diamniot sind, d.h. sie haben eine gemeinsame Plazenta. Bei einer Teilung ab dem 8. Tag p.c. haben die Embryonen immer Plazenta und Fruchtwasserhöhle gemeinsam (monochorial-monoamniot), was komplikationsreich ist. Ab dem 13. Tag p.c. teilt sich die Embryonalanlage nicht mehr vollständig, es entstehen miteinander verwachsene **siamesische Zwillinge.**

18.1.5 Schwangerschaft am falschen Ort

Meist nistet sich die Blastozyste, und damit die spätere Plazenta, im oberen Drittel der hinteren Uteruswand ein. Hiervon abweichende Lokalisationen der Frucht innerhalb der Gebärmutter, etwa in der Nähe des Muttermundes, können zu schweren Blutungen während der Schwangerschaft und der Geburt führen.

In 1–2 % aller Schwangerschaften kommt es zur Einnistung außerhalb der Gebärmutter (**Extrauteringravidität [EUG]/ektope Schwangerschaft** = Schwangerschaft außerhalb des Uterus). In über 90 % der Fälle nistet sich die Frucht im Eileiter ein (**Eileiterschwangerschaft** = Tubargravidität; → Abb. 18.4), selten im Eierstock (**Eierstockschwangerschaft** = Ovarialgravidität) oder in der Bauchhöhle (**Bauchhöhlenschwangerschaft** = Abdominalgravidität). Die Frucht beginnt zwar, sich zu entwickeln, stirbt aber in der Regel nach unterschiedlicher Dauer ab, weil sie keinen Platz mehr zum Wachsen hat und die Plazentaanlage nicht mehr ausreichend durchblutet wird. Gefürchtet ist die **Tubarruptur** (Eileiterzerreißung), da die Frau dabei verbluten kann. Durch Ultraschalluntersuchung ist die Extrauteringravidität gut zu diagnostizieren („leere" Gebärmutterhöhle bei positivem Schwangerschaftstest).

Pathophysiologie

Eine Nidation der Zygote (mit Erreichen des Blastozystenstadiums) findet immer dort statt, wo sie sich zu diesem Zeitpunkt gerade befindet. Sobald die befruchtete Eizelle ein bestimmtes Entwicklungsstadium erreicht hat, nistet sie sich ein, unabhängig davon, wo sie sich gerade aufhält. Ursache einer ektopen Gravidität ist meist eine Störung des normalen Transportmechanismus. So können z.B. eine vorausgegangene Adnexitis, Endometriose, Operationen im Becken, entzündliche Beckenerkrankungen und Salpingitis zu Verwachsungen im Bauchraum führen, welche die Tubenfunktion einschränken. Als zusätzlicher Risikofaktor gelten eine vorausgegangene Tubargravidität und Operationen an den Tuben (Sterilitätsbehandlung, EUG-OP).

Die Frau bekommt zunehmend (einseitige) Unterbauchschmerzen und möglicherweise vaginale Blutungen. Da die Beschwerden bei einer Extrauteringravidität v.a. denen einer Appendizitis (→ Kap. 15.16.3), einer Eileiterentzündung und anderen abdominalen Krankheitsbildern täuschend ähneln können, sollte bei unklaren Bauchschmerzen eines Mädchens bzw. einer Frau im gebärfähigen Alter unbedingt eine genaue Anamnese erfolgen (insbesondere Zeitpunkt der letzten Regelblutung, da viele nicht von einer Schwangerschaft wissen).

Eine Tubarruptur resultiert meist aus einer Extrauteringravidität im Isthmusbereich der Tube und ist durch einen abrupt einsetzenden, hochakuten Verlauf gekennzeichnet. Typisch sind plötzliche, intensive Unterbauchschmerzen, die zu einem akuten Abdomen führen können. Hämodynamische Instabilitäten von einer Synkope bis hin zum Schock sind mögliche Komplikationen. Ebenso kann eine Ruptur der Sectionarbe, wie sie bei einer Sectionarbengravidität auftreten kann, massive Blutungen verursachen, die unbehandelt in einen hämorrhagischen Schock münden können.

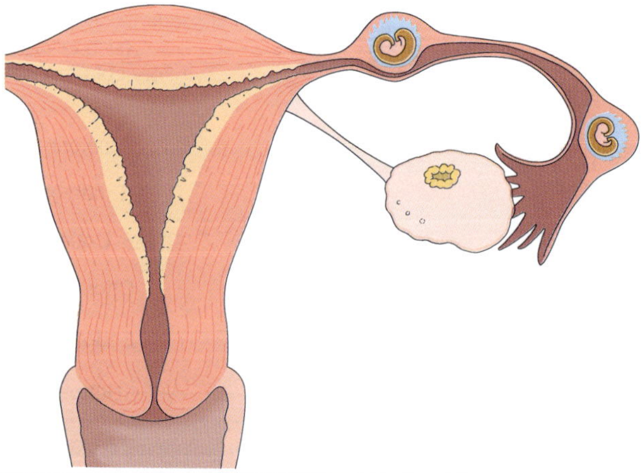

Abb. 18.4 Häufigste Extrauteringravidität ist die Eileiterschwangerschaft, wobei sich die Frucht sowohl im relativ weiten, gebärmutterfernen Teil des Eileiters als auch im engen, gebärmutternahen Teil einnisten kann. [L190]

IM FOKUS

Befruchtung bis Einnistung

Nur ca. 50 % aller befruchteten Eizellen schaffen es, sich im Endometrium einzunisten.

Als **Befruchtung** wird die **Verschmelzung** einer **Eizelle** mit **befruchtungsfähigen Spermien** bezeichnet. Sie führt zur Wiederherstellung des **diploiden Chromosomensatzes** und zur Vermischung des Erbguts für **Speziesvariationen.**

Wenige Stunden nach der Befruchtung folgen die ersten **mitotischen Furchungsteilungen,** die zur sog. **Morula** führen.

Am 4. Tag nach der Befruchtung verwandelt sich die **Morula** durch Flüssigkeitsaufnahme zur **Blastozyste** und enthält dann auch den **Embryoblasten.**

Am 5.–6. Tag lagert sich die Blastozyste an das **Endometrium** an. Der **Trophoblast teilt** sich nun in **zwei Schichten:**

- Zytotrophoblast
- Synzytiotrophoblast

Das **Schwangerschaftshormon h**umanes **C**horion**g**onadotropin **(HCG)** sorgt in den ersten Wochen der Schwangerschaft für die **Aufrechterhaltung des Gelbkörpers.**

Entwickeln sich zwei oder mehr Embryonen gleichzeitig in der Gebärmutter, spricht man von **Mehrlingen.**

Nistet sich die Blastozyste **außerhalb der Gebärmutter** ein, spricht man von einer **Extrauteringravidität (EUG).**

18.2 Entwicklung des Embryos

18.2.1 Organentwicklung

Etwa 8 Tage nach der Befruchtung differenziert sich der Embryoblast in zwei verschiedene Keimschichten, die zusammen die **Keimscheibe** bilden. Die beiden Keimschichten werden dann zu drei Schichten, den drei **Keimblättern** (→ Abb. 18.5). Aus diesen entwickeln sich in den Folgewochen die verschiedenen Organe und Gewebe:

- Aus der äußeren, dem Uterusmuskel zugewandten Schicht, dem **Ektoderm,** bilden sich vor allem das Nervensystem, die Sinnesorgane, Zähne und Haut.
- Aus der mittleren Schicht **(Mesoderm)** formieren sich in erster Linie das Herz und andere Muskeln, die meisten Binde- und

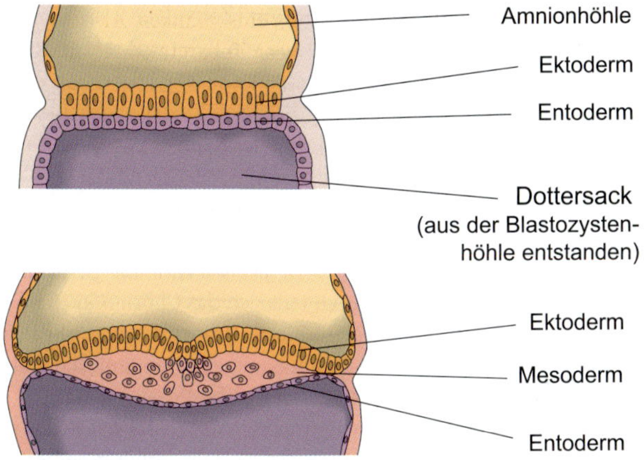

Abb. 18.5 Die Entwicklung der Keimblätter. Aus der zweischichtigen Keimscheibe (oben) entwickelt sich durch das Einwandern von Mesodermzellen die dreischichtige Keimscheibe (unten). [L190]

Stützgewebe, die Geschlechtsorgane, das Skelett, die Blutgefäße, die Blutkörperchen, die Nieren, die lymphatischen Organe und die Unterhaut.
- Aus der inneren, der Uterushöhle zugewandten Schicht **(Entoderm)** entstehen hauptsächlich die Epithelien der Atmungs- und Verdauungsorgane, die ableitenden Harnwege sowie die Organe Schilddrüse, Leber und Pankreas.

Die Entwicklung schreitet unglaublich rasch voran (→ Abb. 18.6). Bereits Ende der 3./Anfang der 4. Woche p. c. (= 5./6. Woche p. m.) bildet sich die Gehirn-, kurz darauf die Rückenmarkanlage, während der Embryo durch ungleiches Wachstum eine C-förmig gekrümmte Form annimmt. Gegen Ende dieser Woche sind Arm- und Beinknospen, Ohrgrübchen und – gerade eben – Linsenplakoden (verdickte Bezirke) am Ort der späteren Augenlinse erkennbar. Erste Herzkontraktionen beginnen, auch Gefäßanlagen sind bereits vorhanden. Aus der Luftröhre finden erste Ausknospungen zur Entwicklung von Bronchialbaum und Lungen statt. In der 5. Woche p. c. entwickeln sich Gehirn, Gesicht und Arme bzw. Hände rasch weiter, die Nieren bilden sich. In der 6. Woche p. c. sind vor allem das Wachstum der unteren Extremität und der Ohranlagen sichtbar und bereits in der 7. Woche p. c. sind die Augenlider erkennbar. Da die Bauchhöhle für den sich entwickelnden Darm zu klein ist, wölbt sich der Darm in die Nabelschnur vor (physiologischer Nabelbruch). Gegen Ende der 8. Woche p. c. sind neben dem Kopf auch der Hals, alle Extremitätenbereiche und sogar das Geschlecht des Kindes erkennbar. Der Embryo ist zu diesem Zeitpunkt, gemessen vom Scheitel bis zum Steiß (**SSL** = Scheitel-Steiß-Länge), gerade 3 cm groß!

Nicht-invasiver Pränatal-Test (NIP-T) und Ersttrimester-Screening

Der nichtinvasive Pränataltest (NIPT) kann ab der 10. Schwangerschaftswoche (SSW 9+0) durchgeführt werden und dient dem Screening auf die Trisomien 13, 18 und 21. Die Kosten werden von der gesetzlichen Krankenversicherung übernommen, wenn ein Hinweis auf eine Trisomie besteht (z. B. aus dem Ersttrimester-Screening) oder wenn die Möglichkeit einer Trisomie für die Schwangere eine unzumutbare Belastung darstellt. Der Test basiert auf der Analyse zellfreier plazentarer DNA (cfDNA) aus mütterlichem Blut, wobei eine ausreichende fetale Fraktion (meist ab 4 %) für ein zuverlässiges Ergebnis erforderlich ist. Die Blutentnahme wird häufig mit einer vorherigen Sonografie kombiniert.

Ein wesentlicher Vorteil des NIPT gegenüber invasiven Methoden wie der Amniozentese ist, dass kein Risiko für den Fötus besteht. Bei nicht-auswertbarem NIPT, etwa durch eine unzureichende fetale Fraktion, kann der Test nach zwei Wochen wiederholt werden. Wiederholte Ungültigkeit erhöht das Risiko für Chromosomenstörungen, sodass eine invasive Diagnostik oder eine sonografische Risikoevaluation empfohlen wird. Zeigt der NIPT Auffälligkeiten, erfolgt eine weiterführende Diagnostik, wie eine Chorionzottenbiopsie oder eine Amniozentese, abhängig von den sonografischen Befunden.

Das Ersttrimester-Screening wird zwischen der 11. und 14. Schwangerschaftswoche (SSW 11+0 bis 13+6) durchgeführt und dient der Risikoberechnung für Trisomien, insbesondere Trisomie 21 sowie häufig auch Trisomie 13 und 18. Die Kosten werden meist nicht von der gesetzlichen Krankenversicherung übernommen. Das individuelle Risiko für fetale Anomalien wird anhand des mütterlichen Alters, des Gestationsalters (gemessen durch die Scheitel-Steiß-Länge) und der Nackentransparenz (NT) des Fötus berechnet. Eine NT > 95. Perzentile oder ≥ 3,0 mm (spätestens ab 3,5 mm) weist unspezifisch auf mögliche Anomalien wie Chromosomenaberrationen oder Herzfehlbildungen hin.

Das Screening dient nur der Wahrscheinlichkeitsberechnung und kann keine definitive Diagnose stellen. Bei auffälligen Ergebnissen wird eine invasive Diagnostik wie Amniozentese oder Chorionzottenbiopsie empfohlen, insbesondere wenn die NT ≥ 3,0 mm beträgt.

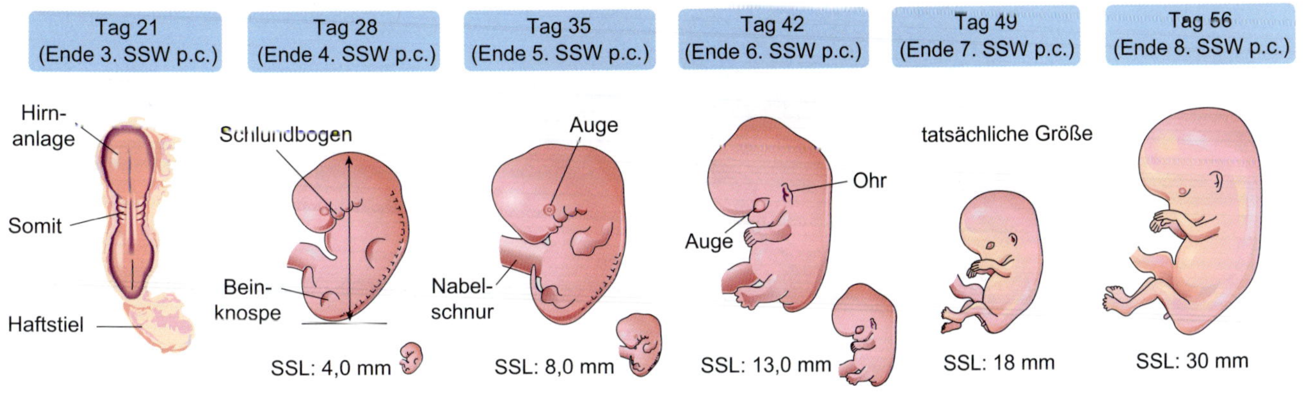

Abb. 18.6 Übersicht über die Embryonalentwicklung. Nach nur acht Wochen hat der Embryo eindeutig menschliche Züge. Noch komplizierter sind die von außen nicht sichtbaren Vorgänge – innerhalb weniger Wochen werden alle wichtigen Organsysteme angelegt. SSL = Scheitel-Steiß-Länge. [E581]

18.2.2 Plazenta

MERKE

Plazenta

Die **Plazenta** (Mutterkuchen, placenta = Kuchen) ist ein besonderes Organ, das sowohl die Trennung als auch die Verbindung zwischen Mutter und Kind gewährleistet. Die Entwicklung beginnt mit der Einnistung in die Gebärmutter. Ihre Bedeutung endet kurz nach der Geburt, wenn der Blutfluss in der Nabelschnur zum Stillstand kommt.

Frühe Plazentaentwicklung

Die Plazentaentwicklung **(Plazentation)** beginnt um den 8. Tag nach der Befruchtung (→Abb. 18.3). Im Synzytiotrophoblasten bilden sich Hohlräume, die zu Lakunen („Seen") zusammenfließen. Um den 12. Tag ist der Synzytiotrophoblast so weit in das Endometrium eingewachsen, dass Uteruskapillaren eröffnet werden und mütterliches Blut in das **Lakunennetz** gelangt. Der Zytotrophoblast verdickt sich ab dem 13. Tag durch Zellteilungen zum **Chorion** (Zottenhaut), das den Keim vollkommen umgibt. Durch Einwachsen von Zytotrophoblastzellen aus dem Chorion in den Synzytiotrophoblasten entstehen die ersten **Zotten,** die sich in der Folgezeit durch Einsprossen von Bindegewebe und Kapillaren ausdifferenzieren. Von nun an wird der Keim direkt durch das Blut der Mutter ernährt **(hämotrophe Phase).**

Wegen der besseren Ernährungsbedingungen auf der dem Myometrium zugewandten Seite wachsen die Zotten auf dieser Seite weiter, während sich die Zotten auf der Seite der Uterushöhle zurückbilden (→Abb. 18.7, →Abb. 18.8). Dadurch teilt sich das Chorion in einen zottentragenden Bereich, die **Chorionplatte** (Chorion frondosum), den kindlichen Anteil der späteren Plazenta, und einen zottenlosen Teil, die **Chorionhaut** (Chorion laeve), an der gegenüberliegenden Seite.

Anfänglich ist das destruktive Einwachsen des Keimlings in das mütterliche Endometrium der zerstörerischen Wucherung eines Tumors nicht unähnlich. Etwa 2–3 Tage später jedoch beginnt sich das Endometrium in die **Dezidua** umzuwandeln, wobei die dabei gebildete Grundsubstanz auf der mütterlichen Seite dem weiteren Eindringen Einhalt gebietet. Die Dezidua im Bereich der Chorionplatte heißt auch **Decidua**

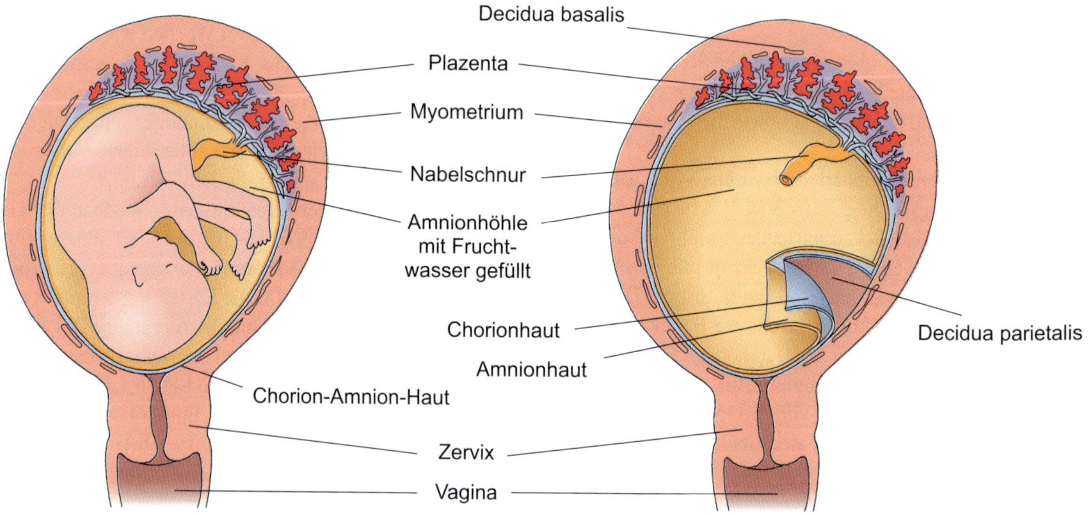

Abb. 18.7 Aufbau der Plazenta – im rechten Bild ist der Fetus nicht dargestellt, dafür aber die Schichtung der einzelnen Eihäute hervorgehoben. [L190]

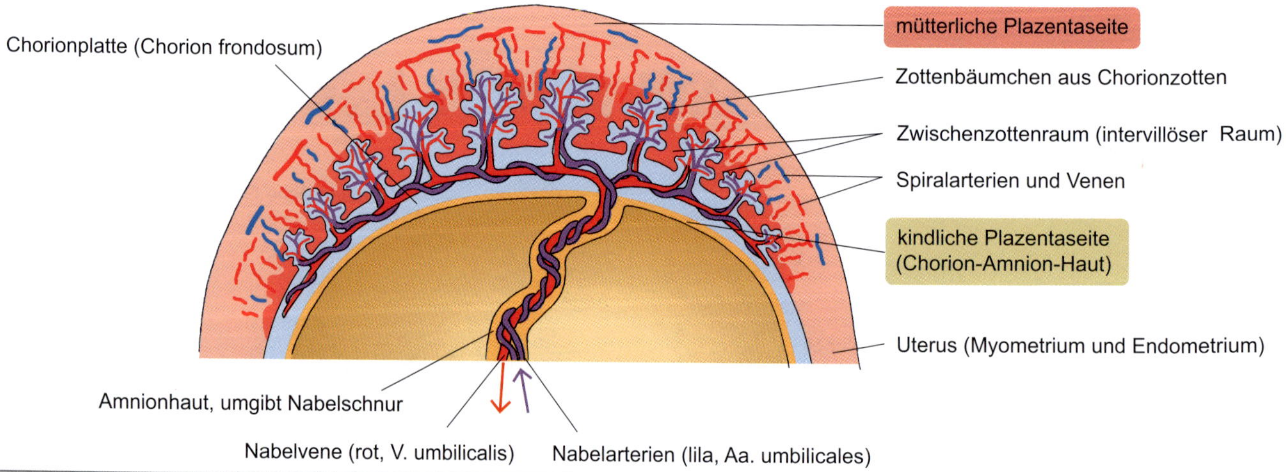

Abb. 18.8 Detailzeichnung der Plazenta mit Darstellung der kindlichen Gefäße, die sich (in der Abbildung von unten kommend) in der Chorionplatte verzweigen, sowie der mütterlichen Gefäße (in der Abbildung oben), die ihr Blut fontänenartig in die Zwischenzottenräume spritzen. [L190]

basalis, die Dezidua im übrigen Teil der Gebärmutter **Decidua parietalis.** Die Dezidua ist auch Ort der immunologischen Toleranz des Keimlings, der ja zu 50 % (väterliches) Fremdeiweiß für die Mutter darstellt.

Reife Plazenta

Die so entstandene **Plazenta** baut sich also aus einem kindlichen und einem mütterlichen Anteil auf:

- Der kindliche Anteil besteht aus der **Chorionplatte** und den etwa 15–20 cm langen **Zottenbäumchen** (Kotyledonen).
- Der mütterliche Anteil ist die **Decidua basalis** (→ Abb. 18.7) mit den mütterlichen Spiralarterien und Venen.

Die Chorionplatte zweigt sich immer weiter auf, sodass sich reich verzweigte Zottenbäumchen bilden (→ Abb. 18.8), deren Oberfläche durch Mikrovilli (fingerförmige Ausstülpungen) extrem vergrößert wird. Um die Zotten herum bleiben schmale Spalten, die **Zwischenzottenräume** (intervillöser Raum).

Zum Zeitpunkt der Geburt ist die Plazenta ein scheibenförmiges Organ von ca. 18 cm Durchmesser, 2 cm Dicke und etwa 500 g Gewicht (→ Abb. 18.9). Mit einer Durchblutung von 500–750 ml pro Minute nimmt die Plazenta gegen Ende der Schwangerschaft etwa 10–15 % des mütterlichen Herzminutenvolumens in Anspruch. Auf der kindlichen, spiegelglatten Seite der Plazenta setzt die Nabelschnur (→ Kap. 18.2.4) an. Die der Gebärmutterwand zugewandte Seite dagegen zeigt unterschiedlich tiefe und unregelmäßig angeordnete Furchen, welche die Plazenta in Areale, die **Kotyledonen,** unterteilt wird. Einige Zotten verankern sich als sog. Haftzotten in der mütterlichen Basalplatte (Decidua basalis). Am Geburtstermin bildet die starke Verästelung der Zotten eine mit 15–18 m^2 unglaublich große Austauschfläche zwischen Mutter und Kind. Die Plazenta wird nach dem Kind am Ende des Geburtsverlaufs als Nachgeburt ausgestoßen (→ Kap. 18.5.3).

Durchblutung der Plazenta

Das für die Versorgung des Embryos benötigte Blut der Mutter kommt aus spiralförmigen Arterien der Gebärmutter, fließt in die Zwischenzottenräume und umspült so die Zotten (→ Abb. 18.8). Das Blut fließt dann über Venen zurück in den mütterlichen Kreislauf.

Das sauerstoff- und nährstoffreiche kindliche Blut sammelt sich, nachdem es die Zottenbäumchen durchströmt hat, in kleineren Venen, die in der Chorionplatte verlaufen, und fließt dann als sauerstoffreiches Blut über die **Nabelschnurvene** (V. umbilicalis) zum Embryo bzw. Fetus. Durch die Zottenbäumchen sind mütterliches und kindliches Blut völlig getrennt. Mutter und Kind haben jeder eine eigene Blutbildung und oft auch verschiedene Blutgruppen!

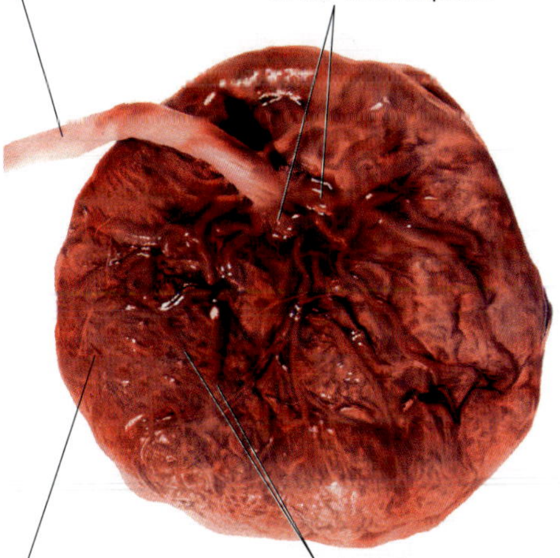

Abb. 18.9 Plazenta nach der Geburt [E347].

Das sauerstoffarme kindliche Blut wird von embryonalen bzw. fetalen Herzen über zwei **Nabelschnurarterien** (Aa. umbilicales) in die Blutgefäße der Zottenbäumchen zurückgepumpt.

Das sauerstoffreiche Blut in der Nabelschnurvene sieht nicht wie beim Erwachsenen hellrot aus: es hat nur eine Sauerstoffsättigung von 60–70 %, da der Gasaustausch in der Plazenta aus anatomischen und physiologischen Gründen nicht vollständig ist. Das Kind lebt also in einem relativ niedrigen Sauerstoffmilieu und muss sich entsprechend anpassen – „Mount Everest in utero" ist ein anschaulicher, allerdings etwas übertriebener Vergleich. Wie ein Bergsteiger, der sich an die Höhe adaptiert, hat das Ungeborene eine sehr hohe Herzfrequenz und eine Polyglobulie (Zunahme der roten Blutkörperchen), um mehr Sauerstoff transportieren zu können. Außerdem hat es ein besser sauerstoffbindendes Hämoglobin (HbF) als nach der Geburt.

! ACHTUNG!

Das sauerstoffreiche Blut in einer **Vene,** einem Gefäß mit einem Druck von nur etwa 10 mmHg, fließt aus der Plazenta in der Nabelschnur zum Kind zurück. Während der Passage des engen Geburtskanals wird bei einer **Kompression der Nabelschnur** als Erstes die Zufuhr des sauerstoffreichen Blutes gedrosselt. Dies ist einer der Gründe, warum während der Geburt so leicht Sauerstoffmangel entstehen kann.

Aufgaben der Plazenta

Wesentliche **Aufgaben der Plazenta** sind:

- Hormon-, Enzym- und Proteinbildung (-synthese)
- Gas- und Stoffaustausch
- Wärmeaustausch
- Immunschutz des Embryos und Fetus

Hormonproduktion und Syntheseleistungen

Zytotrophoblast und Synzytiotrophoblast können praktisch jedes Hormon des Organismus produzieren. Insbesondere die Sexualhormone, die Östrogene, das Progesteron und das Schwangerschaftshormon HCG synthetisieren sie in großen Mengen. Bereits ab dem 3. Monat kann die Plazenta die Hormonproduktion des Gelbkörpers vollständig ersetzen.

Einige Hormone werden in der mütterlichen Dezidua aus Vorstufen des mütterlichen **und** kindlichen Organismus **und** des Trophoblasten gebildet. Wegen dieser engen Beziehung spricht man auch von **fetomaternaler Einheit.** Außerdem bildet die Plazenta unzählige Enzyme, Transport-, Speicher- und Strukturproteine.

Gas- und Stoffaustausch

Die Versorgung des Kindes mit Sauerstoff und Nährstoffen und der Abtransport von Kohlendioxid und Stoffwechselprodukten erfolgen mit dem mütterlichen Blut, das die kindlichen Zotten in einer Art Blutsee **(intravillöser Raum)** umgibt. Mütterliches und kindliches Blut sind dabei durch Chorion, fetales Bindegewebe und Gefäßendothel, die **Plazentarschranke,** getrennt. Der Gas- und Stoffaustausch zwischen Mutter und Fetus erfolgt hauptsächlich über passive Mechanismen wie einfache Diffusion (z. B. von O_2, CO_2 und Wasser) sowie erleichterte Diffusion (z. B. von Glukose und Laktat). Aktiver Transport ist essenziell für den Transfer von Aminosäuren, Vitaminen und Hormonen, während größere Moleküle wie Proteine und Antikörper (z. B. IgG) mittels Pinozytose transportiert werden. Fettlösliche Vitamine (A, D, E, K) und die meisten Proteine passieren die Plazentaschranke nur eingeschränkt, weshalb Vitamin K dem Neugeborenen zur Unterstützung der Blutgerinnung nach der Geburt substituiert wird. Teratogene Substanzen wie Ethanol und IgG-Antikörper des Rhesus-Systems können jedoch die Plazentaschranke durchdringen, während IgM-Antikörper des AB0-Systems aufgrund ihrer Größe nicht übertragbar sind.

! ACHTUNG!

Überschätzung der Plazentarschranke

Was die werdende Mutter zu sich nimmt, erreicht auch das Kind. Egal ob frisches Obst, sonstige gesunde Nahrung oder Alkohol, Nikotin und Tabletten. In der Vergangenheit hat man die schützende **Plazentarschranke oft überschätzt.** Die Contergan®-Katastrophe beispielsweise hat die dramatischen Auswirkungen auf die kindliche Entwicklung gezeigt. Tatsächlich können nur wenige, sehr große Moleküle (etwa das Heparin), diese Schranke nicht überwinden.

Wärmeaustausch

Das wachsende Kind hat einen sehr stoffwechselaktiven Organismus und muss deshalb seine Wärme loswerden. Dies erfolgt über das Fruchtwasser und den Wärmeaustausch in der Plazenta. Das Ungeborene ist stets etwa 0,5 °C wärmer als die Mutter. Somit hat der mütterliche Kreislauf auch die Aufgabe, diese Wärme abzuführen.

Immunschutz des Fetus

Dass die Keimanlage und später der Embryo oder Fetus nicht als (väterliches) Fremdeiweiß abgestoßen wird, grenzt an ein biologisches Wunder. Obwohl einzelne Mosaiksteine gefunden sind, ist der Mechanismus nach wie vor nicht vollständig geklärt. Gesichert ist aber, dass einerseits die Dezidua Ort einer gewissen Immuntoleranz ist und andererseits sich der Trophoblast in vielen Eigenschaften von anderen Zellen unterscheidet, die eine Immunreaktion auslösen.

18.2.3 Fruchtblasen und Eihäute

Bis zum 8. Tag der Entwicklung entstehen zwei geschlossene Hohlräume:

- Der erste, der dem späteren Bauch des Embryos gegenüberliegt, ist die **Blastozystenhöhle.** Sie vergrößert sich zunächst zum sog. primitiven **Dottersack** (→ Abb. 18.3, → Abb. 18.10), verkümmert danach aber bis zur 11. Schwangerschaftswoche (→ Abb. 18.8).
- Kurz darauf bildet sich zwischen Embryoblast und Trophoblast ein zweiter, zunächst kleinerer Hohlraum, die **Amnionhöhle** (→ Abb. 18.3, → Abb. 18.10), die sich später mit Fruchtwasser füllt.

Eine dritte Höhle entsteht später, indem der Trophoblast Spalten bildet und sich diese Spalten zur **Chorionhöhle** (→ Abb. 18.3, → Abb. 18.10) vereinigen. Die Chorionhöhle umschließt den ganzen Embryo bis auf eine kleine „Brücke", den **Haftstiel** (→ Abb. 18.10). Dottersack und Haftstiel werden später zu einem Teil der Nabelschnur.

Am 8. Tag beginnt das Amnionepithel, Flüssigkeit **(Amnionflüssigkeit)** in die Höhle hinein abzugeben. Dadurch wird die Amnionhöhle zur **Fruchtblase,** die Amnionflüssigkeit wird nun **Fruchtwasser** genannt. In den ersten Wochen wächst die Fruchtblase um den ganzen Embryo herum und umgibt die Frucht schließlich vollständig. Sie stellt so eine Art großes Wasserkissen dar, das die Frucht vor Stößen, Verklebungen und Austrocknung schützt.

Die Amnionhöhle verdrängt durch Wachstum Zug um Zug die Chorionhöhle, sodass die Chorionhöhle schließlich verschwindet. Die

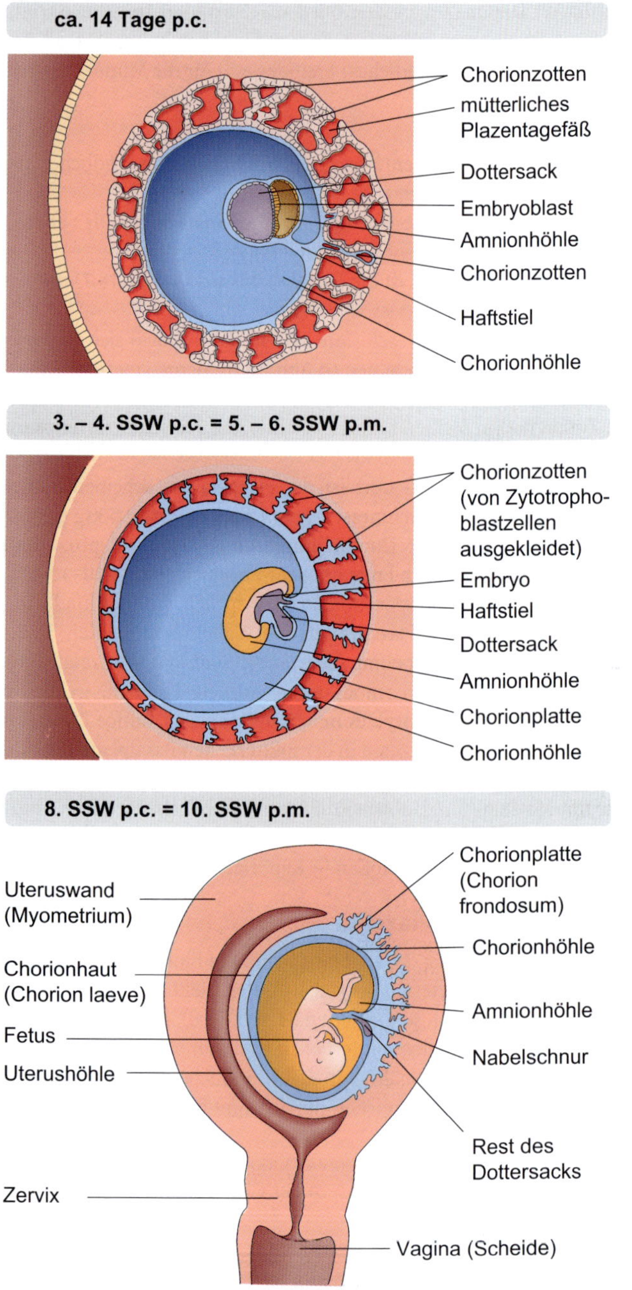

Abb. 18.10 Entwicklungsstufen des Embryos bzw. Fetus, Fruchtblasen und Eihäute (Größenverhältnisse nicht maßstabsgetreu). Oben: 14 Tage nach der Befruchtung ist die Keimanlage noch ganz von Zotten umgeben. Mitte: 3.–4. SSW p. c. = 5.–6. SSW p. m., die **Zottenreduktion** ist auf der Seite, die zur Gebärmutterhöhle hin wächst, schon deutlich zu erkennen. Unten: 8. SSW p. c. = 10. SSW p. m., der **Zottenverlust** hat auf dieser Seite vollständig stattgefunden. [L190]

Amnionhaut (oft kurz Amnion genannt) als äußere Begrenzung der Amnionhöhle stößt dadurch an die **Chorionhaut** (kurz Chorion) und beide „verlöten" zur **Chorion-Amnion-Haut** (→ Abb. 18.7). Sie sind nun nicht mehr einzeln unterscheidbar. Amnion- und Chorionhaut zusammen werden als **Eihäute** bezeichnet.

Das Fruchtwasser wird vom Embryo bzw. Fetus selbst gebildet. Seine Menge nimmt stetig zu: In der 20. Schwangerschaftswoche (SSW) p. m. sind es etwa 500 ml, in der 38. SSW bis zu 1,5 l. Den Austausch übernimmt der wachsende Fetus in zunehmendem Maße selbst: Von den fetalen Nieren produzierter Urin wird in die Fruchtblase abgegeben und von der Plazenta mit Nährstoffen angereichert. Ein Teil davon wird wieder geschluckt, im Darm des Fetus resorbiert und gelangt über die Plazenta in den mütterlichen Kreislauf. Das Fruchtwasser enthält neben den Blutgasen viele Stoffwechselsubstanzen wie z. B. Glukose, Milchsäure oder Harnstoff. Die Zusammensetzung des Fruchtwassers, das ab der 11.–12. SSW p. m. entnommen werden kann, sowie die darin enthaltenen kindlichen Zellen bilden die Grundlage für einige pränatale Untersuchungen (z. B. die Amniozentese).

Amniozentese

Die Amniozentese ist eine transabdominelle Punktion der Amnionhöhle unter sonografischer Kontrolle, die zur diagnostischen Gewinnung von Fruchtwasser dient. Sie wird in der Regel zwischen der 15. und 18. Schwangerschaftswoche durchgeführt, kann aber in Ausnahmefällen bereits ab der 11. Schwangerschaftswoche erfolgen. Die Indikationen umfassen in der Frühschwangerschaft die Karyotypisierung bei Verdacht auf kindliche Chromosomenaberrationen, ein mütterliches Alter über 35 Jahre, pathologische Befunde im Triple-Test, ein Nackenödem im Ersttrimester-Screening oder einen Verdacht auf Toxoplasmose. In der Spätschwangerschaft wird die Amniozentese beispielsweise zur Bilirubinbestimmung bei Rhesusinkompatibilität, zur Einschätzung der Lungenreife mittels Lecithinbestimmung bei drohender Frühgeburt oder zur Insulinbestimmung bei Diabetes mellitus der Mutter eingesetzt. Sie kann auch therapeutisch genutzt werden, etwa zum Ablassen überschüssigen Fruchtwassers bei Polyhydramnion oder als Fruchtwasserersatz bei Oligohydramnion. Zu den möglichen Komplikationen zählen ein geringes Risiko für einen Abort (< 0,3 %), vorzeitiger Blasensprung oder Infektionen.

18.2.4 Nabelschnur

Am Ende der Schwangerschaft ist die Nabelschnur etwa 2 cm dick und 50–60 cm lang. Sie enthält **drei Gefäße:** Zwei muskelstarke Arterien mit sauerstoffarmen Blut winden sich schraubenartig um eine Vene mit sauerstoffreichem Blut. Gemeinsam werden sie von einer gallertartigen Masse, der **Warthon-Sulze,** umgeben, die sie vor Druck schützt. Außen ist die Nabelschnur von der Amnionhaut überzogen (→ Abb. 18.11, → Abb. 18.12).

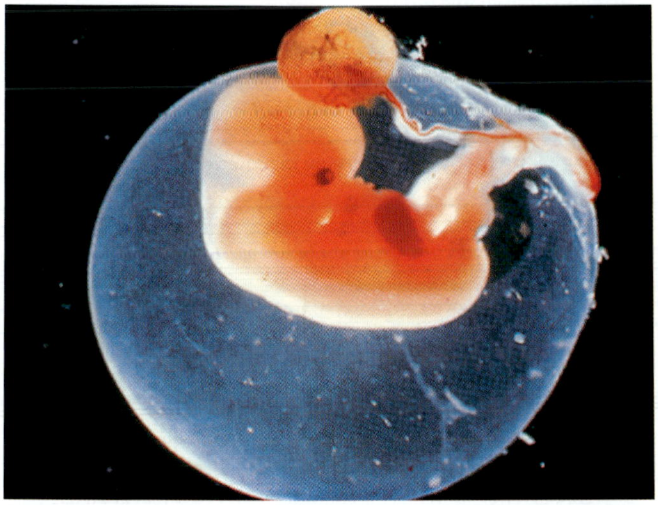

Abb. 18.11 Seitenansicht eines 5½ Wochen p. c. alten Embryos. Dieser ist gerade 1 cm lang. [E337]

Nabelschnurumschlingung

Bei etwa 20 % aller Geburten kann eine einfache oder bei etwa 5 % eine mehrfache Umschlingung des Halses oder anderer Körperteile beobachtet werden. Nabelschnurumschlingungen können während der Schwangerschaft durch eine lange Nabelschnur und/oder durch erhöhte Beweglichkeit des Kindes entstehen. In der Regel führt dieses Auftreten präklinisch nicht zu einem Notfall.

IM FOKUS

Entwicklung des Embryos

Etwa **8 Tage nach der Befruchtung** entwickeln sich die **Keimscheibe** und später die drei **Keimblätter:**

- Ektoderm
- Mesoderm
- Entoderm

Die **Plazenta** garantiert sowohl die Trennung **(Plazentarschranke)** als auch die Verbindung zwischen Mutter und Kind **(Sauerstoff- und Nährstoffaustausch).**

Die Plazentaentwicklung **(Plazentation)** beginnt um den 8. Tag.

Wesentliche **Aufgaben der Plazenta** sind:

- Hormon-, Enzym- und Proteinbildung (-synthese)
- Gas- und Stoffaustausch
- Wärmeaustausch
- Immunschutz des Embryos und Fetus

Die **Blastozystenhöhle** vergrößert sich zunächst zum sog. primitiven **Dottersack.** Zwischen Embryoblast und Trophoblast bildet sich dann die **Amnionhöhle,** die sich später **mit Fruchtwasser füllt.**

Die Nabelschnur enthält **drei Gefäße:** Zwei Arterien **(Aa. umbilicales)** und eine Vene **(V. umbilicales).** Eine gallertartige Masse, die **Warthon-Sulze,** schützt sie vor äußerem Druck.

18.3 Entwicklung des Fetus

18.3.1 Leistungen der fetalen Organe

In der **Fetalperiode** nehmen Länge und Gewicht der Leibesfrucht schnell zu; die Organe werden ausgeformt und beginnen, ihre Funktion aufzunehmen:

- Bereits in der 8. SSW p. m. sind durch das EEG Hirnströme registrierbar.
- Bereits ab der 9. SSW beginnt der Fetus, sich spontan zu bewegen. Dies lässt sich durch Ultraschall nachweisen, wird i. d. R. aber erst Wochen später von der Mutter wahrgenommen.
- Etwa ab der 25. SSW kann das Ungeborene Schmerz empfinden.
- Mit Erreichen der zweiten Schwangerschaftshälfte kann der Fetus bereits auf Schall reagieren, schmecken, schlucken sowie hell und dunkel differenzieren.

Frühgeborene können heute mit einem Geburtsgewicht von ca. 500 g bzw. ab der 24. SSW unter maximaler intensivmedizinischer Therapie überleben. Allerdings kommt es mitunter zu bleibenden Schäden (z. B. Frühgeborenenretinopathie)

18.3.2 Fetaler Blutkreislauf

Da die Aufgaben der Lungen und der Leber bis zur Geburt durch die Plazenta wahrgenommen werden, muss der Blutkreislauf des Fetus anders als der des geborenen Kindes gestaltet sein:

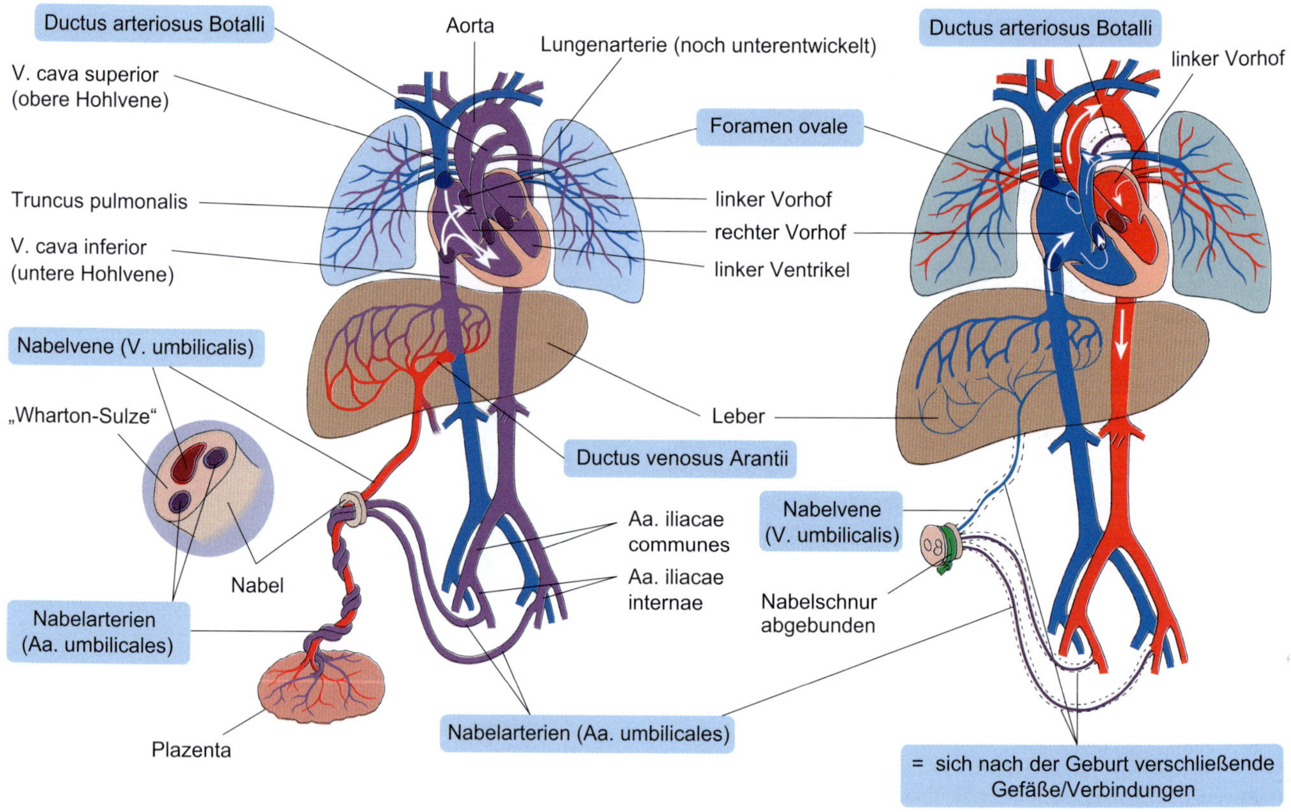

Abb. 18.12 **Links** die schematische **Darstellung des fetalen Blutkreislaufs.** Von der Plazenta arterialisiertes („frisches") Blut fließt über die Nabelvene – teils nach Passage der Leber – zum rechten Vorhof des Kindes. Ein Teil gelangt durch das Foramen ovale weiter zum linken Vorhof, von dort in den linken Ventrikel und dann in den Körperkreislauf. Der andere Teil erreicht über die rechte Kammer den Truncus pulmonalis. Da das Lungengewebe lediglich in geringem Ausmaß durchblutet wird, fließt das Blut des Truncus pulmonalis hauptsächlich über den Ductus arteriosus Botalli in die Aorta.
Rechts die **Umstellung des Blutkreislaufs nach der Geburt** (Nabelschnur abgebunden). Mit dem ersten Atemzug füllt sich die Lunge mit Luft. Die veränderten Druckverhältnisse schließen das Foramen ovale und den Ductus arteriosus Botalli. Die Nabelschnurgefäße ziehen sich zusammen und thrombosieren, der Ductus venosus Arantii wird zu einem bindegewebigen Strang, dem Lig. venosum der Leber. Die genannten Verschlüsse sind zunächst nur funktionell. Erst nach Wochen bis Monaten verschließen sich die Umgehungen auch anatomisch.
Die unterschiedlichen Farben in der Abbildung verdeutlichen, wo sich am meisten Sauerstoff befindet (rot = viel Sauerstoff, violett = mittlerer Sauerstoffgehalt, blau = relativ wenig Sauerstoff). Man sieht, dass die intrauterine fetale Leber am besten versorgt ist. [L190]

- Das sauerstoffreiche Blut des Fetus, das über die **Nabelvene** aus der Plazenta kommt, fließt teils durch die Leber und teils über den **Ductus venosus Arantii** direkt in die V. cava inferior (untere Hohlvene) und von dort in den rechten Herzvorhof.
- In der Vorhofscheidewand befindet sich beim Fetus ein ovales Loch (**Foramen ovale,** → Abb. 18.12, auch → Kap. 12.2.1). Etwa die Hälfte des relativ sauerstoffreichen Blutes aus der unteren Hohlvene fließt durch das Foramen ovale vom rechten über den linken Vorhof in die linke Kammer und versorgt die obere Körperhälfte (Gehirnversorgung!) Die andere Hälfte des Blutes aus der unteren Hohlvene mischt sich mit dem stärker entsättigten Blut aus der V. cava superior (obere Hohlvene), fließt über den rechten Vorhof in die rechte Kammer und unter Umgehung der Lunge über einen weiteren Kurzschluss, den **Ductus arteriosus Botalli,** in die Aorta (unterhalb des Abgangs der Kopfarterien!). Nur etwa 10 % fließen zur Versorgung der Lungen in den Lungenkreislauf.
- Aus den Aa. iliacae interna zweigen zwei Arterien ab, die als **Nabelarterien** (Aa. umbilicales) mit „verbrauchtem" Blut die Plazenta erreichen. Dort wird das Blut mit „frischem" Sauerstoff und Nährstoffen angereichert.

MERKE

Besonderheiten des fetalen Kreislaufs

- Parallelauswurf beider Herzhälften in den großen Kreislauf
- Bevorzugte Versorgung von Gehirn und Herz
- Relative Minderdurchblutung der Lungen
- Transport des „verbrauchten" Blutes zur Plazenta durch Hochdruckgefäße (Arterien)
- Vorhandensein von Kurzschlüssen (Shunts)

IM FOKUS

Entwicklung des Fetus

In der **Fetalperiode** entwickeln sich **Länge** und **Gewicht** der **Leibesfrucht** schnell und die **Organe** werden **ausgeformt.**
Frühgeborene können heute mit einem Geburtsgewicht von ca. 500 g bzw. ab der 24. SSW unter intensivmedizinischer Therapie überleben.
Die **Nabelvene** führt sauerstoffreiches Blut von der **Plazenta** über den **Ductus venosus Arantii** direkt in die **V. cava inferior.**
Die **Nabelarterien** führen **sauerstoffarmes Blut zur Plazenta.** Dort wird das Blut mit **Sauerstoff** und **Nährstoffen** angereichert.

18.4 Schwangerschaft

Für die Dauer einer Schwangerschaft existieren verschiedene Berechnungsansätze. Zu Beginn dieses Kapitels wurden bereits die Begriffe p. c. (post conceptionem) und p. m. (post menstruationem) vorgestellt.

- Die Dauer der Schwangerschaft p. c. (= Tag der Befruchtung bis zum Tag der Geburt) beträgt im Schnitt 266 Tage = 38 Wochen
- Die Dauer der Schwangerschaft p. m. (= erster Tag der letzten Regelblutung bis zum Tag der Geburt) beträgt im Schnitt 280 Tage = 40 Wochen

Üblich ist es auch, die Schwangerschaft in drei nicht ganz gleich lange Abschnitte (das sog. erste bis dritte **Trimenon**) aufzuteilen:

- Erstes Trimenon: Frühschwangerschaft bis zur vollendeten 12. Woche
- Zweites Trimenon: Mitte der Schwangerschaft von der 13. bis zur vollendeten 24. Woche
- Drittes Trimenon: Spätschwangerschaft von der 25. Woche bis zur vollendeten 40. Woche bzw. bis zum Geburtstermin

In der Literatur finden sich auch andere Definitionen hinsichtlich der drei Schwangerschaftsdrittel. Dort dauert das jeweilige Trimenon etwa zwei Wochen länger als oben angegeben.

18.4.1 Erstes Trimenon – Frühschwangerschaft bis Ende 12. Woche

Fast alle mütterlichen Zellen und Organe verändern sich unter den hohen Hormonspiegeln. Die Frühschwangerschaft ist für die Mutter gut als **Anpassungs- und Umstellungsphase** zu beschreiben, die nicht selten durch morgendliche Übelkeit, Erbrechen, Müdigkeit und seelische Verstimmungen gestört ist. Beim Ungeborenen vollenden sich in dieser Zeit die Organanlagen (→ Abb. 18.13).

Die wahrscheinlichste Ursache für die Morgenübelkeit ist das von der Plazenta gebildete Humane Choriongonadotropin (HCG), dessen Konzentration im Blut auffällig parallel zur Stärke der Beschwerden verläuft. Auch leiden Zwillingsmütter mit sehr viel höheren HCG-Spiegeln stärker unter Übelkeit als Schwangere mit niedrigeren Spiegeln.

18.4.2 Zweites Trimenon – 13. bis 24. Woche

In diesem Zeitraum geht es der Schwangeren meist gut, die Anpassung an die Schwangerschaft ist vollzogen. Die körperlichen Veränderungen treten jetzt auch äußerlich erkennbar in den Vordergrund: Die Brüste werden voller, der Bauch wächst. Pigmentierungen treten insbesondere an Brustwarzen und an der Mittellinie des Bauches (Linea nigra) auf. Evtl. bilden sich **Schwangerschaftsstreifen** (Striae). Etwa um die 17.–20. SSW verspürt die Schwangere erstmals die Bewegungen des Fetus, von außen erkennt man es einige Wochen später.

Der Kreislauf muss mehr Blut transportieren und das Herz eine größere Pumpleistung aufbringen. Die Atmung wird deutlich gesteigert (Hyperventilation der Schwangeren). Ein verminderter Tonus der glatten Muskulatur in Gastrointestinaltrakt, Gefäßen und Harnwegen durch die Hormonumstellung macht die Schwangere anfällig für Varizen (Krampfadern) der Beine, Harnwegsinfekte, niedrigen Blutdruck, Verstopfung und Sodbrennen.

Eine Gewichtszunahme von 1,5 kg pro Monat ist normal. Die Gesamtzunahme von insgesamt 8–12,5 kg bis zum Ende der Schwangerschaft verteilt sich im Mittel so:

Alles, was über 12,5 kg hinausgeht, spricht für eine übermäßige Ernährung oder ist Anzeichen für eine erhebliche Ödembildung im Gewebe.

Kind	3,5 kg
Fruchtwasser	1,0 kg
Plazenta	0,5 kg
Uterus	1,0 kg
Blutvolumenzunahme	1,5 kg
Wasseranreicherung und Zunahme Fettgewebe	3,5 kg
Summe	11,0 kg

Uteruswachstum

Im dritten Monat ist der Uterus etwa faustgroß und gerade am oberen Rand der Symphyse tastbar. Am Ende der 24. SSW erreicht er die Höhe des Nabels, gegen Ende der 36. SSW den Rippenbogen. In den letzten vier Wochen senkt sich der Uterus wieder, weil der vorangehende Kindsteil (meist der Kopf) in das kleine Becken der Mutter eintritt (→ Abb. 18.14).

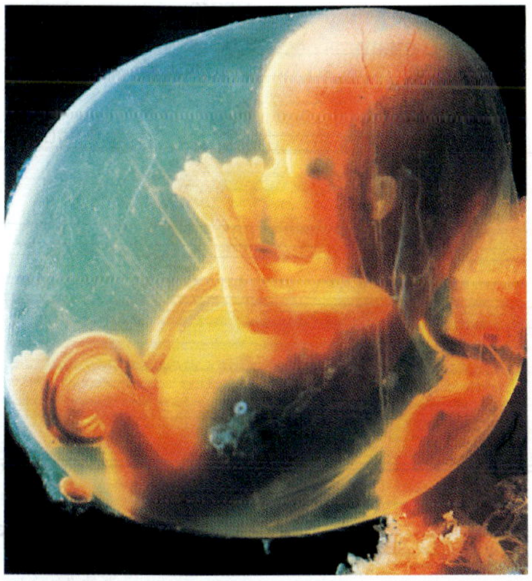

Abb. 18.13 Fetus am Ende der Frühschwangerschaft. Er beginnt Fruchtwasser zu schlucken, Urin auszuscheiden und sich (koordiniert) zu bewegen. Die Schwangere spürt die Bewegungen aber noch nicht. [E745]

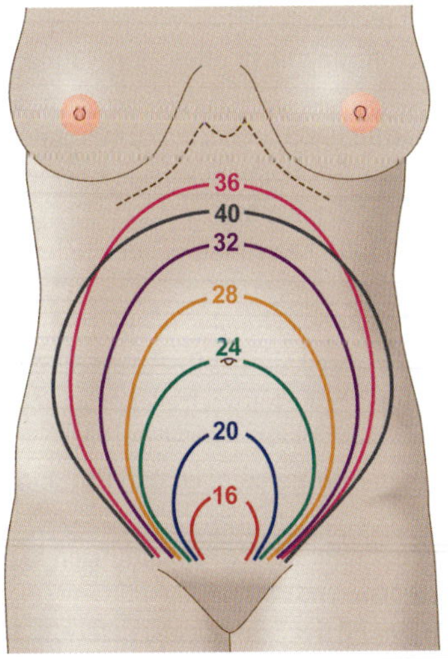

Abb. 18.14 Uteruswachstum. Höhe der Gebärmutter entsprechend der angegebenen Schwangerschaftswoche p. m. Nach der 36. Schwangerschaftswoche senkt sich der Uterus wieder etwas ab. [L190]

18.4.3 Drittes Trimenon – Spätschwangerschaft ab 25. Woche

Dieser letzte Abschnitt ist die **Phase der Belastung:** Schlafen, Laufen, Arbeiten – fast alle Lebensvorgänge werden durch den großen Bauch behindert. Der Gesetzgeber lässt deshalb den **Mutterschutz** 6 Wochen vor dem errechneten Geburtstermin beginnen. Während des Mutterschutzes (der 8 Wochen nach der Geburt endet) ist die Schwangere ohne Lohneinbußen von der Erwerbstätigkeit befreit. Reifung, Wachstum und Fettanlagerung charakterisieren diese Zeit beim Kind.

KRANKHEIT/SYMPTOM

Blutungen in der Schwangerschaft

In der zweiten Hälfte der Schwangerschaft bilden heftige geburtshilfliche Blutungen eine der am häufigsten zum mütterlichen Tod führenden Komplikationen in der Schwangerschaft. Erhebliche fetale Gesundheitsrisiken entstehen durch akute maternale Blutverluste, die auch in Kombination mit direkten Blutungen des Fetus auftreten können. Eine **vorzeitige Plazentalösung** oder eine **Placenta praevia** stellen die häufigsten Blutungsursachen dar (→ Kap. 18.4.5).

18.4.4 Fehlentwicklungen des Fetus

In jeder Phase der pränatalen Entwicklung kann es zu unterschiedlich ausgeprägten **Fehlentwicklungen** kommen. Beispiele dafür sind:

- Die Organentwicklung kann stagnieren (**Hemmungsfehlbildung**). Dies kann dazu führen, dass das Organ unterentwickelt ist **(Hypoplasie)** oder vollständig fehlt, obwohl es in der Anlage berücksichtigt war **(Aplasie).**
- Neben dem vollständigen Fehlen kann es auch zu einer **Doppelbildung** (vollständig und inkomplett) eines Organs, einer anderen anatomischen Struktur, von Gewebe oder auch nur von Gewebsschichten kommen **(Duplikatur).**
- Funktionelles und voll ausgebildetes Gewebe kann sich auch an der nicht üblichen anatomischen Lokalisation befinden **(Dystopie/Heterotopie).** Die Gewebsanlagen selbst können versprengt sein **(Choristie).**
- Ist ein Hohlorgan nicht angelegt bzw. verschlossen oder ist eine natürliche Körperöffnung nicht offen, spricht man von einer **Atresie**.
- Bei einer **Malrotation** liegen gestörte Darmdrehungen vor.
- Führt eine fehlerhafte Rückenmarksanlage zu einer Fehlbildung, spricht man von einer **Dysraphie.**
- Das Fehlen vollständiger Extremitäten oder Teilen davon wird als **Hemimelie** bezeichnet.

Die **Ursachen** für Fehlentwicklungen bleiben oft unklar. Gleichwohl gibt es verschiedene Faktoren, die das Risiko einer Fehlbildung erhöhen:

- Mütterliche Faktoren (z. B. Stoffwechselerkrankungen oder Mangelernährung)
- Genetische Faktoren (Genmutationen und Chromosomenanomalien)
- Teratogene (äußere Einflüsse, die Fehlbildungen hervorrufen), v. a.:
  - Umweltgifte, ionisierende Strahlung
  - Infektionen während der Schwangerschaft (z. B. Röteln, Toxoplasmose, AIDS)
  - Medikamente (z. B. Zytostatika, Contergan®, Antibiotika)
  - Suchtmittel (z. B. Alkohol, Nikotin, LSD, Kokain, Heroin)

18.4.5 Vorzeitige Plazentalösung und Placenta praevia

Vorzeitige Plazentalösung

Die **vorzeitige Plazentalösung** (Abruptio placentae) ist eine teilweise oder vollständige Ablösung der normalerweise implantierten Plazenta vor der Geburt. Sie stellt einen geburtshilflichen Notfall dar und birgt erhebliche Risiken für Mutter und Fetus. Die genauen Ursachen sind oft unklar, jedoch erhöhen bestimmte Risikofaktoren die Wahrscheinlichkeit einer Plazentalösung. Dazu gehören mütterliche Hypertonie, insbesondere Schwangerschaftshypertonie (→ Kap. 18.4.9), und Präeklampsie, abdominale Traumata wie Stürze oder Unfälle, der Konsum von Nikotin oder Drogen wie Kokain, eine frühere Plazentalösung (Rezidivrisiko 10–17 %) sowie Mehrlingsschwangerschaften.

Die **Symptome** können variieren, umfassen jedoch typischerweise plötzlich einsetzende, starke abdominale Schmerzen, einen druckempfindlichen, harten Uterus, vaginale Blutungen, die je nach Lage der Blutung nicht immer sichtbar sind (→ Abb. 18.15), uterine Hypertonie und Anzeichen einer fetalen Not, wie abnormale Herzfrequenzmuster oder verminderte Kindsbewegungen. Die Diagnose basiert vor allem auf der klinischen Präsentation. Ultraschalluntersuchungen können retroplazentare Hämatome zeigen, sind jedoch nicht immer zuverlässig. Laboruntersuchungen liefern Hinweise auf Anämie oder Gerinnungsstörungen (DIC).

Die **Therapie** richtet sich nach dem Schweregrad der Ablösung, dem Gestationsalter und dem Zustand von Mutter und Fetus. Die Stabilisierung der Mutter durch i.v.-Gabe von Infusionslösungen und Bluttransfusionen bei Bedarf hat oberste Priorität. Gleichzeitig erfolgt eine kontinuierliche Überwachung der fetalen Herzfrequenz. Bei schwerer Plazentalösung oder Zeichen einer fetalen Not ist meist eine sofortige Entbindung erforderlich, häufig per Kaiserschnitt.

Die **Prognose** hängt vom Ausmaß der Ablösung und dem Zeitpunkt der Behandlung ab. Eine frühzeitige Diagnose und schnelle Intervention sind entscheidend, um Komplikationen für Mutter und Kind zu minimieren.

Stadieneinteilung der vorzeitigen Plazentalösung nach Page

Stadium 0 (Inapparente Form):

- Keine klinischen Symptome.
- Keine Beschwerden bei der Mutter und kein Hinweis auf fetale Beeinträchtigungen.
- Die Diagnose wird meist erst postpartal durch den Nachweis eines retroplazentaren Hämatoms gestellt.

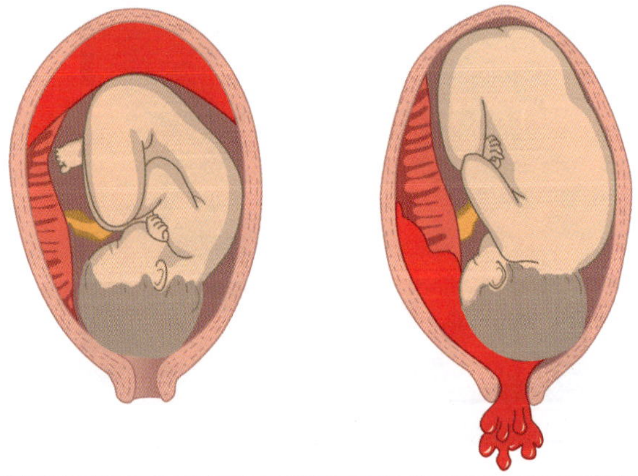

Abb. 18.15 Vorzeitige Plazentaablösung ohne und mit Blutung nach außen [L190]

Stadium I (Leichte Form):
- Geringfügige Symptome, oft unspezifisch.
- Vaginale Blutung kann fehlen, da das Hämatom retroplazentar lokalisiert ist.
- Mutter und Fetus sind klinisch stabil.
- Die Diagnose wird häufig erst bei der Nachgeburt durch Auffinden eines retroplazentaren Hämatoms gestellt.

Stadium II (Mittelschwere Form):
- Mäßige vaginale Blutung (sichtbar oder verborgen).
- Schmerzen und uterine Hypertonie (Druckempfindlichkeit).
- Erste Anzeichen einer fetalen Beeinträchtigung wie abnormale Herzfrequenzmuster.
- Mutter bleibt hämodynamisch stabil oder zeigt milde Symptome wie Tachykardie.

Stadium III (Schwere Form):
- Starke vaginale Blutung oder großes retroplazentares Hämatom.
- Ausgeprägte Schmerzen, Uterus stark verhärtet („Holzuterus").
- Fetale Hypoxie bis hin zum intrauterinen Fruchttod.
- Mutter zeigt schwere Komplikationen wie hypovolämischen Schock, Verbrauchskoagulopathie (DIC, disseminierte intravasale Gerinnung) oder Organversagen.

ACHTUNG!

Fenoterol

Fenoterol (Partusisten®) ist ein kurzwirksamer β_2-Agonist (SABA, Short-Acting Beta Agonist), der in speziellen geburtshilflichen Situationen angewendet werden kann (in Deutschland das einzige SABA, das in der Geburtshilfe zugelassen ist). Eine Indikation ist die Hemmung vorzeitig auftretender Wehen zwischen der 22. und 34. SSW. Auch die Gebärmutter besitzt β_2-Rezeptoren, an denen durch Fenoterol mittels intrazellulärer cAMP-Erhöhung eine **Wehenhemmung** (Tokolyse) herbeigeführt werden kann.
Aber Achtung! Die schmerzhaften Uteruskontraktionen, die bei einer vorzeitigen Plazentaablösung auftreten, haben zugleich den Effekt, dass das blutende Gewebe komprimiert wird. Diese Gewebskompression trägt zu einer Tamponade der Blutung bei. Die Verabreichung von Fenoterol (Partusisten®) ist daher bei den betroffenen Patientinnen im Rettungsdienst **kontraindiziert!**

Placenta praevia

In 0,5 % aller Schwangerschaften findet sich eine **Placenta praevia** (sinngemäß „im Weg befindliche Plazenta"). Hierbei hat sich die Plazenta im unteren Bereich des Uterus eingenistet, sodass es zu einer Einengung des Geburtskanals kommen kann; im schlimmsten Fall wird die Geburt unmöglich (→ Abb. 18.16). Spätestens mit Einsetzen der Wehen kommt es zu einer Ablösung der Plazenta von der Uteruswand. Die Placenta praevia tritt im letzten Trimenon auf und kann mit leichten bis erheblichen vaginalen Blutungen einhergehen. Anders als bei der oben beschriebenen vorzeitigen Plazentalösung treten jedoch keine Schmerzen auf (→ Tab. 18.1). Die Placenta praevia stellt eine Indikation für einen Kaiserschnitt (Sectio caesarea) dar. Da die Diagnose mit Ultraschall gestellt wird, kann sie präklinisch nicht sicher erkannt werden.

18.4.6 Uterusruptur

Bei der **Uterusruptur** (Gebärmutterriss) werden zwei Formen unterschieden:
- **Komplette Uterusruptur,** d. h. vollständige Zerreißung der gesamten Uteruswand mit Eröffnung des Peritoneum viscerale. Der Fetus und/oder die Plazenta können frei in der Bauchhöhle liegen!
- **Gedeckte** („stille") **Uterusruptur** mit Aufklaffen **(Dehiszenz)** der Uterusnaht, ohne dass eine offene Verbindung mit der Bauchhöhle besteht. Das Attribut „still" resultiert daraus, dass die Dehiszenz meist ohne Beschwerden einhergeht.

Die Uterusruptur kann erhebliche peripartale Blutungen hervorrufen. **Hauptursachen** für eine Uterusruptur sind vorangegangene operative Eingriffe am Uterus, v. a. Kaiserschnitte und laparoskopische Eingriffe. Eine norwegische Übersichtsarbeit aus dem Jahr 2015 zeigte, dass die Uterusruptur in den vergangenen 40 Jahren deutlich zugenommen hat. Andere Studien sehen einen Zusammenhang mit der gewählten Operationsmethode (Schnitte und Nähte) beim Kaiserschnitt. Querschnitte scheinen gegenüber der klassischen uterinen Längsschnittführung im Hinblick auf Schmerzempfinden und Kosmetik einen deutlich besseren Stellenwert einzunehmen. Insgesamt liegt das Risiko einer Uterusruptur nach zuvor erfolgtem Kaiserschnitt bei 0,25–4 %, wobei auch die gewählte Nahttechnik einen erheblichen Stellenwert einzunehmen scheint.

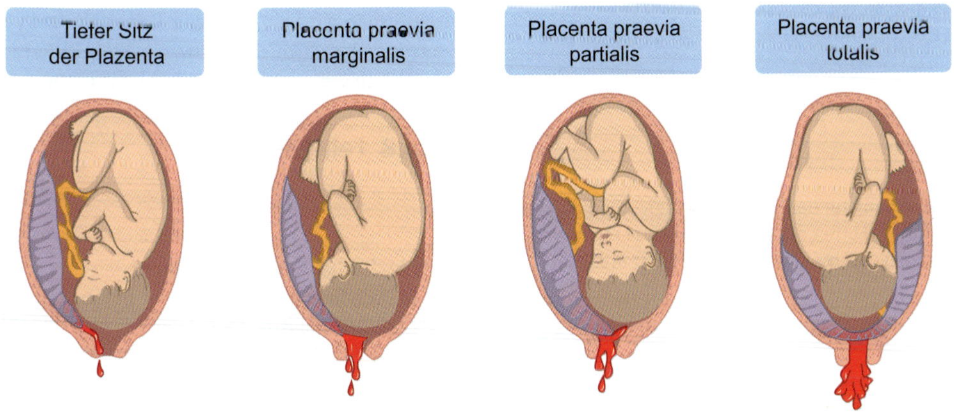

Abb. 18.16 Placenta praevia. Die Plazenta kann den Muttermund vollständig überdecken (Placenta praevia totalis), teilweise überragen (Placenta praevia partialis) oder nur berühren (Placenta praevia marginalis). Heute wird eine Placenta praevia normalerweise durch die routinemäßigen Ultraschalluntersuchungen diagnostiziert, bevor es zu Komplikationen gekommen ist. [L138]

	Vorzeitige Plazentalösung	Placenta praevia
Blutung	Dunkle Schmierblutung nach außen, starke Blutung nach innen	Helle Blutung nach außen
Dynamik der Symptome	Perakut	Protrahiert
Schmerzen	Heftige Uterusdruckschmerzen	Keine
Uterustonus	Erhöht (bretthart)	Unverändert
Wehentätigkeit	Vorhanden, mit Dauertonus	Keine, normal
Kardiotokografie	Pathologisches Herztonmuster	Gute Übereinstimmung zwischen Blutverlust und mütterlichem Zustand
Mütterliche Kreislaufsituation	Diskrepanz: geringer Blutverlust nach außen und maternaler Schockzustand	Meist normal
Blutgerinnung	Häufig gestört	Helle Blutung nach außen

Tab. 18.1 Akute Blutung während der Schwangerschaft, Differenzierung zwischen vorzeitiger Plazentalösung und Placenta praevia [F985-001]

Wenngleich sehr selten, kann es auch zu **Spontanrupturen** ohne einen vorausgegangenen operativen Eingriff am Uterus kommen, z. B. bei Langeanomalien (z. B. Querlage), bei einem fetalen Hydrozephalus, durch den der Geburtskanal zu eng wird oder der Verlegung des Geburtskanals aufgrund karzinogener Veränderungen (Ovarialtumor, Myom). In über 90 % der Fälle findet sich eine solche Spontanruptur bei Mehrgebärenden.

Sehr selten treten Uterusrupturen traumassoziiert auf, etwa im Rahmen eines Verkehrsunfalls oder aufgrund von körperlichen Misshandlungen.

ACHTUNG!

Eine **drohende Uterusruptur** ist durch eine deutliche Zunahme der Wehentätigkeit bis hin zu einem Wehensturm gekennzeichnet. Ein alarmierendes Zeichen ist der Anstieg der Bandl-Furche (tastbarer Muskelwulst zwischen oberem und unterem Uterinsegment) über das Nabelniveau, der auf eine bevorstehende Ruptur hindeutet. Betroffene Frauen berichten über extrem starke Wehenschmerzen, die auch zwischen den Wehen anhalten, und ein stark druckschmerzhaftes unteres Uterinsegment. Zudem tritt häufig ein Geburtsstillstand ein, bei dem die **kindliche Leitstelle** nicht weiter nach unten tritt. Das mütterliche Befinden ist geprägt von Unruhe, Angst und fehlender Entspannung während der Wehenpausen.

MERKE

Kindliche Leitstelle

Geburtshilfliche Bezeichnung für den vorangehenden und damit am tiefsten stehenden Kindsteil unter der Geburt. Bei einer regelrecht verlaufenden Geburt aus vorderer Hinterhauptslage ist dies die kleine Fontanelle.

ACHTUNG!

Eine eingetretene Uterusruptur entsteht häufig aus einer zuvor drohenden Ruptur und stellt einen akut lebensbedrohlichen Zustand dar, der meist durch das plötzliche Sistieren der Wehentätigkeit und einen weichen Uterus gekennzeichnet ist. Zum Zeitpunkt der Ruptur treten extrem starke, oft als schneidend beschriebene Schmerzen auf, gefolgt von einem abrupten Nachlassen der Schmerzintensität und der Entwicklung einer abdominalen Abwehrspannung. Zusätzliche Symptome können Schulterschmerzen und vaginale sowie intraabdominale Blutungen sein. Die Blutverluste führen häufig zu einem hämorrhagischen Schock mit Tachykardie, Blutdruckabfall, Blässe, Kaltschweißigkeit und Atemnot, begleitet von Blutungskomplikationen wie einer Verbrauchskoagulopathie. Für den Fetus resultiert eine Uterusruptur in einer schweren fetalen Asphyxie, was sich in einem pathologischen CTG widerspiegelt (was allerdings im Rettungsdienst nicht festzustellen ist).
Eine ausgeprägte Schocksymptomatik findet sich immer dann bei der Schwangeren, wenn es bereits zu einem größeren, wenn auch innerlichen, Blutverlust gekommen ist.
Die Gebärende muss unverzüglich in eine Klinik transportiert werden, wo eine Notsectio durchgeführt werden kann und eine intensivmedizinische Überwachungsmöglichkeit für Mutter und Kind besteht. Bei lebensbedrohlicher Blutung wird notfalls eine Hysterektomie durchgeführt.

18.4.7 Plazentaimplantationsstörungen

Plazentaimplantationsstörungen, auch als Placenta-accreta-Spektrum (PAS) bezeichnet, umfassen verschiedene Formen der abnormen Plazentaanhaftung an die Uteruswand. Diese Störungen entstehen, wenn die Plazenta tiefer in die Uteruswand eindringt als üblich, was zu Schwierigkeiten bei der Plazentalösung nach der Geburt führen kann.

Die Klassifikation des PAS erfolgt nach dem Invasionsgrad der Plazenta:

- **Placenta accreta:** Die Plazentazotten haften direkt am Myometrium, ohne in dieses einzudringen.
- **Placenta increta:** Die Plazentazotten infiltrieren das Myometrium teilweise.
- **Placenta percreta:** Die Plazentazotten durchdringen das gesamte Myometrium und erreichen die Serosa oder benachbarte Organe.

Risikofaktoren für PAS sind unter anderem vorausgegangene Kaiserschnittentbindungen, Mehrlingsschwangerschaften, höhere maternale Altersgruppen und vorausgegangene chirurgische Eingriffe an der Gebärmutter. Die Diagnose erfolgt pränatal mittels Ultraschall und gegebenenfalls Magnetresonanztomographie (MRT), um den Invasionsgrad und die genaue Lokalisation zu bestimmen.

Therapeutisch ist eine sorgfältige Geburtsplanung essenziell. In vielen Fällen wird ein geplanter Kaiserschnitt in einem spezialisierten Zentrum empfohlen. Bei schweren Formen kann eine Hysterektomie erforderlich sein, um lebensbedrohliche Blutungen zu kontrollieren.

18.4.8 Fehlgeburt

MERKE

Fehlgeburten und Sternenkinder

Eine Beendigung der Schwangerschaft zu einem Zeitpunkt, an dem der Fetus noch nicht lebensfähig ist, wird als **Fehlgeburt** (Abort) bezeichnet; üblicherweise wird darunter die Zeit bis zur 24. SSW verstanden. Die Fehlgeburt kann weiter unterschieden werden in den **Frühabort** (Fehlgeburt bis zur 12. SSW) und den **Spätabort** (zwischen 12. und 24. SSW). Fehlgeburten sind relativ häufig: Mediziner der Universitätsklinik Bonn beziffern das Risiko bis zur 5. SSW auf etwa 50 % und in der 6./7. SSW auf ca. 18 %; erst ab der 17. SSW sinkt das Risiko auf 2–3 %. Dass Sport, Stress oder eine falsche Ernährung eine Fehlgeburt auslösen können, ist nicht bewiesen. Als **Sternenkinder** werden Kinder bezeichnet, die während der Schwangerschaft oder kurz nach der Geburt sterben. Bis 2013 wurden diese Kinder, wenn sie **tot oder nicht lebensfähig geboren wurden und unter 500 g wogen,** als Fehlgeburt **(Abort)** eingestuft und nicht standesamtlich erfasst. Das bedeutete, dass sie rechtlich gesehen nicht existierten, daher nicht bestattet wurden und auch keine Geburts- und Sterbeurkunden ausgestellt wurden. Ein Paar erreichte als Folge einer Petition an den Bundestag eine Gesetzesänderung. Demnach steht es den Eltern nun frei, die Geburt ihres Kindes beim Standesamt beurkunden zu lassen und das Kind zu bestatten.

Ursachen einer Fehlgeburt sind z. B. Entwicklungsstörungen des Embryos (→ Kap. 18.4.4), mütterliche Infektionen, Uterusmyome oder eine viel zu frühe Öffnung des Muttermunds. Oft bleibt die Ursache aber unbekannt.

Im Rettungsdienst kann eine schmerzlose vaginale Blutung auf eine Fehlgeburt hinweisen. Später treten ziehende Unterbauchschmerzen hinzu.

18.4.9 Hypertensive Schwangerschaftserkrankungen

Eine im Rahmen der Schwangerschaft auftretende **Hypertonie** kann schwerwiegende gesundheitliche Probleme bei Mutter und Kind herbeiführen. Komplikationen der **hypertensiven Schwangerschaftserkrankungen** sind nach thromboembolischen Ereignissen die zweithäufigste Ursache der mütterlichen Mortalität, in den Industrieländern ist sie für 15–20 % der mütterlichen Todesfälle verantwortlich. Unter dem Oberbegriff der hypertensiven Schwangerschaftserkrankungen werden verschiedene Krankheitsbilder zusammengefasst:

- Schwangerschaftsinduzierte Hypertonie (SIH)
- Präeklampsie
- HELLP-Syndrom
- Eklampsie

Schwangerschaftsinduzierte Hypertonie

Eine **schwangerschaftsinduzierte Hypertonie** (SIH) tritt in etwa 5–10 % aller Schwangerschaften auf. Sie ist gekennzeichnet durch das erstmalige Auftreten von Blutdruckwerten ≥ 140/90 mmHg nach der 20. Schwangerschaftswoche bei zuvor normotensiven Frauen, ohne das Vorliegen einer Proteinurie. Sie kann in eine Präeklampsie übergehen, weshalb eine engmaschige Überwachung essenziell ist. Frauen mit wiederholten Blutdruckwerten ≥ 140 mmHg systolisch und/oder ≥ 90 mmHg diastolisch sollen medikamentös behandelt werden, wobei eine Therapie bei schwerer Hypertonie (≥ 160 mmHg systolisch und/oder ≥ 110 mmHg diastolisch) dringend indiziert ist, da hier ein erhöhtes Risiko für Präeklampsie-assoziierte Komplikationen wie Nierenversagen, Schlaganfall und Frühgeburt besteht. Bei dieser Konstellation soll auch eine Klinikeinweisung erfolgen. Ziel der Behandlung ist ein Blutdruck ≤ 135 mmHg systolisch und ≤ 85 mmHg diastolisch. Geeignete Medikamente sind Methyldopa, Nifedipin oder Metoprolol. ACE-Hemmer und Angiotensin-II-Rezeptorantagonisten sind kontraindiziert. Bei Frauen mit Gestationshypertonie kann nach 37+0 SSW eine Schwangerschaftsverlängerung erwogen werden, sofern der Blutdruck gut kontrolliert ist, das fetale Wohlbefinden gewährleistet bleibt und eine Präeklampsie ausgeschlossen wurde. Eine Terminüberschreitung sollte jedoch vermieden werden.

Präeklampsie

Die **Präeklampsie** ist eine schwerwiegende Multisystemerkrankung, die etwa 2–5 % der schwangeren Frauen betrifft und eine der Hauptursachen für mütterliche und perinatale Morbidität und Mortalität darstellt. Weltweit sterben jährlich rund 76 000 Frauen und 500 000 Babys an dieser Erkrankung. Sie wird definiert als eine vorbestehende oder schwangerschaftsinduzierte Hypertonie (≥ 140/90 mmHg) mit mindestens einer in der Schwangerschaft neu aufgetretenen Organmanifestation, die keiner anderen Ursache zugeordnet werden kann. Typisch betroffen sind die Plazenta (fetale Wachstumsrestriktion), die Niere, das zentrale Nervensystem, die Leber, das hämatologische System und die Lunge. Die Erkrankung kann als **Early-Onset-Präeklampsie** (Auftreten bis 33 + 6 SSW) oder **Late-Onset-Präeklampsie** (ab 34 + 0 SSW) klassifiziert werden, wobei die frühe Form prognostisch ungünstiger ist.

Mögliche Ursachen einer Präeklampsie

- Alle Formen der Hypertonie während der Schwangerschaft gelten als Risikofaktoren für die Präeklampsie
- Positive Familienanamnese
- Gerinnungsstörungen
- Chronische Erkrankungen (z. B. Diabetes mellitus, Hypertonie, andere chronische Krankheiten mit Gefäßveränderungen als Folge)
- Mehrlingsschwangerschaft
- Rhesus-Inkompatibilität

Pathophysiologie

Der Pathomechanismus der Präeklampsie ist komplex und multifaktoriell, wobei die Erkrankung auf einer gestörten Plazentation und einer systemischen endothelialen Dysfunktion basiert. In der frühen Schwangerschaft bleibt die Invasion der extravillösen Trophoblasten in die Spiralarterien unvollständig. Dadurch bleiben die Spiralarterien eng und unflexibel, was die uteroplazentare Durchblutung erheblich einschränkt. Diese Minderdurchblutung führt zu einer Ischämie und Hypoxie der Plazenta. Infolgedessen schüttet die ischämische Plazenta vermehrt antiangiogene Faktoren wie sFlt-1 (Soluble Fms-Like Tyrosine Kinase-1) und Endoglin aus. Diese blockieren die Wirkung von proangiogenen Faktoren wie VEGF (Vascular Endothelial Growth Factor) und PlGF (Placental Growth Factor), was eine gestörte Angiogenese und endotheliale Dysfunktion im mütterlichen Kreislauf verursacht.

Die endothelialen Schäden werden durch eine systemische Entzündungsreaktion und die Freisetzung von proinflammatorischen Mediatoren sowie reaktiven Sauerstoffspezies (ROS) verstärkt. Diese Prozesse führen zu einer erhöhten Gefäßpermeabilität, Vasokonstriktion und Aktivierung des Gerinnungssystems. Die Folgen der endothelialen Dysfunktion sind vielfältig: Der Blutdruck steigt durch die gestörte Regulation des Gefäßtonus an, was zur **Hypertonie** führt. Endothelschäden in der glomerulären Basalmembran verursachen eine **Proteinurie** (≥ 300 mg/d) und eine **eingeschränkte Nierenfunktion** (z. B. Serumkreatinin > 1,1 mg/dL). In der Leber kommt es durch Vasokonstriktion und Mikrothromben zu einer verminderten Durchblutung, die erhöhte Leberenzyme und in schweren Fällen subkapsuläre Hämatome zur Folge hat. Hämatologische Störungen wie **Thrombozytopenie** (< 100 000/µL) resultieren aus der Thrombozytenaggregation und dem Verbrauch von Gerinnungsfaktoren. Die erhöhte Gefäßpermeabilität kann zudem ein **Lungenödem** verursachen, und die eingeschränkte Plazentadurchblutung führt zu einer **intrauterinen Wachstumsrestriktion** des Fetus.

Eklampsie

Von einer **Eklampsie** wird gesprochen, wenn es während der Schwangerschaft, unter der Geburt oder im Wochenbett zu generalisierten tonisch-klonischen Anfällen kommt. Die Eklampsie, mit einer Inzidenz von etwa 0,1 % aller Geburten, ist eine potenziell lebensbedrohliche

Komplikation, die durch akute Gefahren wie Hirnblutungen und Sauerstoffmangel gekennzeichnet ist. In knapp ⅔ der Fälle liegt zugleich eine Präeklampsie vor. In über 80 % der Fälle kündigt sie sich durch Prodromi wie Kloni, Tics, anhaltende Kopfschmerzen und Reflexzonenverbreiterung an. An eine Epilepsie ist differenzialdiagnostisch zu denken (→ Kap. 8.7.9). Hier ist schnelles Handeln gefordert; die Patientin sollte schnellstmöglich in eine Klinik mit Kreißsaal transportiert werden. Bemerkenswert ist, dass bis zu 25 % der betroffenen Frauen keine hypertensiven Blutdruckwerte aufweisen.

MERKE

Eklampsie

Generalisierte tonisch-klonische Anfälle im Rahmen einer Eklampsie werden mit einer Magnesiumbolusgabe durchbrochen. Empfohlen werden 4(–6) g Magnesiumsulfat i. v. Ist unsicher, ob der Anfall auf der geburtshilflichen Erkrankung beruht, kann Midazolam i. v. oder intranasal verabreicht werden. Zu den weiteren Maßnahmen gehören die Linksseitenlage und Sauerstoffgabe.

HELLP-Syndrom

Das **HELLP-Syndrom** (Hämolyse, erhöhte Leberenzyme, Thrombozytopenie < 100 G/l) ist eine schwere Komplikation in der Schwangerschaft, die häufig mit einer Präeklampsie assoziiert ist und eine Inzidenz von etwa 0,1–0,5 % aller Geburten aufweist. Etwa 10–20 % der Frauen mit Präeklampsie entwickeln ein HELLP-Syndrom. Es ist durch eine hohe Morbidität und Mortalität gekennzeichnet, wobei die akuten Gefahren insbesondere in Leberruptur, disseminierter intravasaler Gerinnungsstörung (DIC), Multiorganversagen und schweren Blutungen liegen.

Das **Leitsymptom** sind rechtsseitige Oberbauchschmerzen, die durch eine Dehnung der Leberkapsel verursacht werden. Weitere Symptome können epigastrische oder retrosternale Schmerzen, Übelkeit, Erbrechen, Hypertonie, Proteinurie, Anämie, Sehstörungen, Ikterus und andere Anzeichen einer Präeklampsie sein. In bis zu 80 % der Fälle treten zusätzlich Symptome der Präeklampsie auf.

Die **Therapie** besteht in der Regel in einer sofortigen Entbindung bei therapierefraktärer Präeklampsie, DIC, schwerer Niereninsuffizienz, kardialer Dekompensation oder Lungenödem. **Komplikationen** des HELLP-Syndroms umfassen Leberhämatome, Leberruptur, Nierenversagen, DIC, vorzeitige Plazentalösung mit fetaler Hypoxie sowie Plazentainsuffizienz mit intrauteriner Wachstumsrestriktion (IUGR).

Pathophysiologie

Die genaue Pathophysiologie ist noch nicht vollständig geklärt, jedoch spielen mehrere Faktoren eine Rolle.

Eine **gestörte Plazentation** führt zu einer unzureichenden Umwandlung der Spiralarterien, was den Blutfluss zur Plazenta reduziert und zu Hypoxie und Ischämie führt. Dies resultiert in einer endothelialen Dysfunktion, die durch die Freisetzung von antiangiogenen Faktoren wie sFlt-1 und Endoglin verstärkt wird. Diese Faktoren hemmen proangiogene Substanzen wie VEGF und PlGF, was die Gefäßintegrität weiter beeinträchtigt.

Die **Endothelschädigung** aktiviert das Gerinnungssystem, was zur Bildung von Mikrothromben und Thrombozytopenie führt. Die mechanische Fragmentierung der Erythrozyten in den geschädigten Gefäßen verursacht eine mikroangiopathische hämolytische Anämie. In der Leber führen Fibrinablagerungen zu Sinusoidverschlüssen und erhöhtem intrahepatischen Druck, was Hepatozytenschäden und erhöhte Leberenzyme zur Folge hat.

18.4.10 Gestationsdiabetes mellitus

Der **Gestationsdiabetes mellitus** (GDM) ist als Glukosetoleranzstörung definiert, die erstmals in der Schwangerschaft diagnostiziert wird. Diese kann sowohl durch die Resistenz gegen Insulin als auch eine eingeschränkte körpereigene Produktion von Insulin hervorgerufen werden. Bedeutende **Risikofaktoren** für einen GDM sind familiäre Diabeteserkrankungen, die Ethnizität (neuere Studien zeigen ein erhöhtes Risiko von Frauen aus dem mittleren Osten, Süd- und Ostasien sowie Afrika), das mütterliche Alter (das in Studien ermittelte Alter schwankt zwischen 25 und 35 Jahren), ein erhöhter mütterlicher Body-Mass Index (BMI) vor der Schwangerschaft, zurückliegende Schwangerschaften und Schwangerschaften mit einem diagnostizierten GDM.

Pathophysiologie

Pathophysiologisch entspricht der GDM weitgehend dem Typ-2-Diabetes mellitus (→ Kap. 15.2.2). Während der fortschreitenden Schwangerschaft (besonders ab der 24.–28. SSW) tritt eine **zunehmende Insulinresistenz** auf, die durch endokrine Veränderungen hervorgerufen wird. Ursachen sind die Hormone HPL (Humanes Plazentalaktogen), Kortison u. a. Die Insulinproduktion muss daher nach dem ersten Trimenon auf das 2–3-fache gesteigert werden. Die Kapazität der Bauchspeicheldrüse reicht bei einigen Frauen nicht aus, um den gesteigerten Insulinbedarf zu decken. Daraus resultiert eine **Glukosetoleranzstörung.** Allerdings sind die zugrundeliegenden pathophysiologischen Mechanismen nicht vollständig geklärt.

Lebensstilmodifikation

Ist ein GDM diagnostiziert, bedarf die Schwangere einer intensiven Betreuung mit individuellem Therapieplan, der auf einer **Lebensstilmodifikation** mit Ernährungsempfehlungen und regelmäßigen Blutzuckerkontrollen basiert. Voraussetzung hierfür ist die Einsicht der Schwangeren in die Notwendigkeit einer Lebensstilanpassung. Gerade zur Vermeidung von fetalen Organmissbildungen ist es wichtig, dass hyperglykäme Zustände vermieden werden, v. a. in der Frühschwangerschaft. Nicht zuletzt auch davon hängt es ab, ob ggf. pharmakologisch weitere therapieunterstützende Maßnahmen zu ergreifen sind.

Laut einer Leitlinie besteht ein erhöhtes Risiko für hypertensive Erkrankungen, Infektionen, Frühgeburt, Sectio, Geburtsverletzungen, postpartale Blutungen und Depressionen bei Schwangeren mit GDM. Verschiedene Studien untersuchten, ob sich durch Ernährungsumstellung und körperliche Aktivitäten eine Verbesserung in Bezug auf GDM und das mögliche Outcome von Kind und Mutter ergibt. Es zeigte sich, dass eine **Gewichtsabnahme** bzw. auch eine **kontrollierte Ernährung** den größten Einfluss hat. Die körperliche Aktivität hingegen spielte dabei eine eher untergeordnete Rolle. Den größten Nutzen lässt die Modifikation des Lebensstils erwarten, wenn diese im ersten Trimenon erfolgt. Spätere Änderungen zeigten keine Auswirkungen mehr. Noch effektiver ist eine Intervention **vor** der Schwangerschaft, verglichen mit einer in der Frühschwangerschaft. Daher kommen die Autoren in der S3-Leitlinie (GDM) zu der Empfehlung, dass bei Frauen mit Adipositas eine Gewichtsreduzierung und der Beginn eines gesunden Lebensstils vor einer Schwangerschaft anzustreben ist und dieser während der Schwangerschaft beibehalten werden soll. Eine 2018 veröffentliche retrospektive Kohortenstudie aus Großbritannien untersuchte Daten aus insgesamt 26 Jahren (1990–2016) und kam zum Ergebnis, dass gerade ein in der Frühschwangerschaft diagnostizierter GDM ein sehr hohes Risiko beinhaltet, in der Folge an Diabetes mellitus Typ 2 zu erkranken, wobei diesbezüglich eine signifikant erhöhte Inzidenz von Bluthochdruck und Herzerkrankungen festgestellt wurde.

18.4.11 Lungenembolie in der Schwangerschaft

Die **Lungenembolie** (→ Kap. 14.7.2) gilt als die folgenschwerste Manifestation einer venösen Thromboembolie (VTE). Bei Schwangeren ist das VTE-Risiko höher als bei nicht-schwangeren Frauen ähnlichen Alters. Es nimmt während der Schwangerschaft zu und erreicht im Wochenbett einen Höhepunkt. Das absolute Risiko für VTE liegt in der Schwangerschaft zwischen 0,6–2,2/1 000 Geburten, verglichen mit Nichtschwangeren ist das tägliche Risiko für VTE in der Schwangerschaft um das 4-fache höher, im Wochenbett sogar um das 15- bis 35-fache. Während der ersten 6 Wochen nach der Geburt ist die Inzidenz an Lungenembolien (LE) 15-fach höher als in der Schwangerschaft, sie bleibt bis zu 12 Wochen nach der Geburt noch signifikant erhöht. Die fallbezogene Sterblichkeit der LE liegt zwischen 2,2–6,6 % und beträgt 1,13 Todesfälle/100 000 Schwangerschaften (inklusive Wochenbett).

Die Diagnose einer Lungenembolie (LE) in der Schwangerschaft gestaltet sich oft schwierig, da die Symptome häufig mit typischen Beschwerden einer normalen Schwangerschaft verwechselt werden können.

MERKE

Während der Schwangerschaft besteht eine erhöhte Blutgerinnbarkeit **(Hyperkoagulabilität).** Das erhöhte Thromboserisiko beginnt frühzeitig im ersten Trimenon und hält bis mehrere Wochen nach der Geburt an. Die postpartale Periode ist die Zeitspanne mit dem höchsten Risiko.

Pathophysiologie

Die Schwangerschaft ist ein **Zustand der Hyperkoagulabilität.** Das erhöhte Risiko einer venösen Thromboembolie in der Schwangerschaft ist sowohl auf **physiologische** als auch auf **anatomische Faktoren** zurückzuführen:

- Verminderte Mobilität der Schwangeren (ggf. sogar ärztlich verordnet)
- Verlangsamung der Blutflussrate in der Vena iliaca externa und in den Femoralvenen
- Bereitstellen von bestimmten Fibrinolyseinhibitoren, Adhäsionsmolekülen und gefäßwirksamen Substanzen durch die Plazenta
- Zunahme von Gerinnungsfaktoren einerseits und Reduktion von Gerinnungsinhibitoren andererseits: Konzentrationsanstieg der Faktoren VII, VIII, X, von Willebrand-Faktor und auch ein signifikanter Anstieg des Fibrinogens (→ Kap. 11.6.4)

Neben der Schwangerschaft an sich führen auch **schwangerschaftsunabhängige Risikofaktoren** zu einem erhöhten Risiko für venöse Thromboembolien. Dazu gehören z. B. Alter > 35 Jahre, BMI > 30 kg/m², vorherige Thromboembolie oder Krampfadern.

MERKE

Ein neu aufgetretener Schmerz im Oberschenkel- oder Wadenbereich kann für eine Thrombose sprechen! Ein **positives Homans-Zeichen** kann den Verdacht einer Thrombose erhärten; dabei kommt es zu Schmerzen im Wadenbereich, wenn die Zehen des gestreckten Beines in Richtung Fußrücken gezogen werden (Dorsalflexion des Fußes).

Fruchtwasserembolie

Bei einer **Fruchtwasserembolie** (FWE) tritt Fruchtwasser in das mütterliche Gefäßsystem ein, vermutlich über endozervikale Venen, Uterusläsionen oder über die Haftfläche der Plazenta. Das Fruchtwasser löst in den Pulmonalgefäßen eine Vasokonstriktion aus. Diese wiederum führt zur pulmonalen Hypertonie und einem Rückstau, weshalb es auch in diesem Fall zu einer Rechtsherzbelastung, einer folgenden Rechtsherzinsuffizienz und der Gefahr des Rechtsherzversagens kommt. Ebenso kann es durch prokoagulatorische Substanzen aus dem Fruchtwasser zu einer disseminierten intravasalen Gerinnung mit reaktiver Hyperfibrinolyse und schweren Blutungen kommen. Die Inzidenz liegt bei etwa 2–8 Fällen pro 100 000 Geburten. Die Letalität für die Mutter beträgt 20–60 %, die für das Kind 20–40 %. In Obduktionen konnte neben einer massiven Rechtsherzbelastung auch Fruchtwasser in den betroffenen Pulmonalgefäßen nachgewiesen werden. Die Symptome ähneln der „normalen" Lungenembolie, sind also ähnlich schwer detektierbar, einzig der ansonsten häufig auftretende Thoraxschmerz wird nie beschrieben.

Hauptrisikofaktoren sind ein mütterliches Alter über 35 Jahre, eine Sectio caesarea, Placenta praevia und Mehrlingsschwangerschaften. Weitere mögliche Risiken umfassen Geburtseinleitungen, Geburtskomplikationen (z. B. Uterusruptur), vorzeitige oder manuelle Plazentalösungen sowie den Kristeller-Handgriff, ein Manöver, das den vaginalen Geburtsprozess vorantreiben soll. Fachverbände und die WHO warnen vor diesem Manöver, weil es mit verschiedenen Risiken einhergeht und seine Wirksamkeit wissenschaftlich nicht bewiesen ist.

Die **Behandlung** erfolgt intensivmedizinisch und umfasst Maßnahmen zur Stabilisierung der Atmung, Kreislaufunterstützung (z. B. Katecholamine, Reanimation, ECMO), Volumensubstitution und Gerinnungsmanagement. Blutprodukte und Uterotonika können bei Blutungen notwendig sein. Bei präpartalem Auftreten wird eine Not-Sectio mit anschließender neonatologischer Versorgung empfohlen. Prostaglandine sind kontraindiziert, da sie die pulmonale Vasokonstriktion verstärken können.

18.4.12 Reanimation während der Schwangerschaft

Laut ERC-Leitlinien gilt ein Herzstillstand zu jedem Zeitpunkt der Schwangerschaft oder innerhalb von sechs Wochen nach der Geburt als maternaler Kreislaufstillstand (Maternal Cardiac Arrest). Ein Herz-Kreislauf-Stillstand (HKS) während der Schwangerschaft ist selten, stellt jedoch eine erhebliche Herausforderung für Rettungsteams dar. Neben den allgemeinen Ursachen eines HKS müssen schwangerschaftsspezifische Faktoren berücksichtigt werden.

MERKE

Das Akronym **BEAUCHOPS** dient als Merkhilfe für die schwangerschaftsspezifischen Ursachen eines Herz-Kreislauf Stillstands:

- **B**leeding – postpartale Blutung, disseminierte intravasale Gerinnung (DIC)
- **E**mbolie – koronar, pulmonal, Fruchtwasser
- **A**nästhesieassoziierte Komplikationen
- **U**terusatonie
- **C**ardia – Ischämie, Infarkt, Aortendissektion, Kardiomyopathie
- **H**ypertension – Präeklampsie, Eklampsie, HELLP-Syndrom
- **O**thers – z. B. Trauma
- **P**lazenta – vorzeitige Plazentalösung, Placenta praevia, Plazentaimplantationsstörung
- **S**epsis

Kommt es bei einer Schwangeren zu einer reanimationspflichtigen Situation, sind einige Dinge zu beachten:

- Während normalerweise eine Linksseitenlagerung (etwa 30°) empfohlen wird, soll dies aufgrund eingeschränkter Qualität der

Thoraxkompressionen bei der Reanimation vermieden werden. Stattdessen soll ein Helfer ab der 20. Schwangerschaftswoche oder wenn der Fundusstand auf Höhe des Bauchnabels bzw. darüber hinausragt, den Uterus manuell nach links verlagern, was eine Kompression der V. cava genauso effektiv verhindert wie eine Linksseitenlage (→Abb. 18.17).

- Mechanische Thoraxkompressionsgeräte, v. a. solche mit Stempeltechnik, können unter sorgfältiger Abwägung der Indikation eingesetzt werden. Ihr Vorteil zeigt sich vor allem in Situationen, in denen effektive manuelle Thoraxkompressionen nicht möglich sind, z. B. beim Transport im Treppenhaus oder während der Fahrt im Rettungswagen.
- Ist ein EKG-Rhythmus vorhanden, der mittels Defibrillationsversuch behandelt wird, für die Schockabgabe die gleichen Energien verwenden wie bei nichtschwangeren Erwachsenen. Schädigungen am Fetus sind nicht zu erwarten. Die ERC-Leitlinien 2025 empfehlen die anteroposteriore Pad-Platzierung für die Defibrillation, um einen optimalen Stromfluss durch das Myokard sicherzustellen.

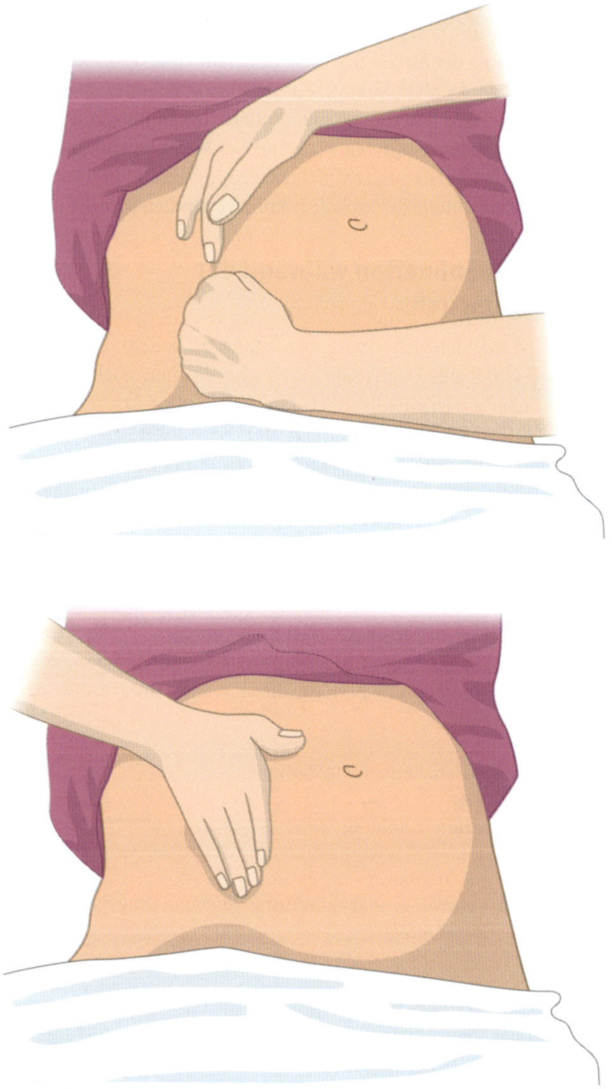

Abb. 18.17 Manuelle Linksverlagerung des Uterus, oben Technik mit zwei Händen, unten Einhandtechnik [L138]

- Aufgrund der reduzierten thorakalen Compliance und des erhöhten intraabdominellen Drucks ist mit erschwerter Beutel-Masken-Beatmung rechnen.
- Die Schleimhäute der Atemwege sind empfindlicher, ödematös verändert und hyperäm, daher ist mit einer erschwerten Atemwegssicherung rechnen. Die ERC-Leitlinie 2025 rät bei der endotrachealen Intubation zur Verwendung eines kleineren Tubus (0,5–1 mm kleiner als üblich) mit eingelegtem Führungsstab. Generell wird empfohlen, im Rettungsdienst ein **Videolaryngoskop** zu verwenden, das gilt auch hier. Als Alternative stehen extraglottische Atemwegshilfen wie die Larynxmaske zur Verfügung, die spätestens nach zwei erfolglosen Intubationsversuchen genutzt werden sollten. Intubationshilfen wie gebogene Bougies können zusätzlich unterstützen, indem sie zunächst in die Trachea eingeführt werden, bevor der Tubus mithilfe der Seldinger-Technik platziert wird. Die Schwangerschaft geht mit einem erhöhten Aspirationsrisiko einher, deswegen ist die **endotracheale Intubation** die Atemwegssicherung der Wahl für den Geübten.
- Falls ein intraossärer Zugang gelegt werden muss, wird – anders als üblich – der proximale Humerus als Punktionsstelle empfohlen, weil bei i. o.-Zugängen unterhalb des Zwerchfells das Risiko eines verzögerten Rückstroms zum Herzen besteht (→Kap. 6.9.1).

MERKE

Ursachen für einen Kreislaufstillstand während der Schwangerschaft (alphabetische Aufzählung):

- **A** Anästhesie – Komplikationen
- **B** Blutungen
- **C** Cardiovaskulär (Herz-Kreislauferkrankungen)
- **D** Drugs (Medikamente)
- **E** Embolie
- **F** Fieber (Sepsis)
- **G** Generell nicht-schwangerschaftsassoziierte Ursachen (Hs und HITS)
- **H** Hypertension

Frühere Leitlinien empfahlen bei einem Herz-Kreislauf-Stillstand ab der 20. Schwangerschaftswoche eine perimortale Sectio caesarea innerhalb von 4–5 Minuten im Krankenhaus. Die aktuelle Leitlinie schließt eine prähospitale Durchführung nicht aus, sofern ausreichender Zugang zur Patientin und entsprechend geschultes ärztliches Personal vorhanden sind; andernfalls hat der sofortige Transport Priorität. Ziel ist es, den venösen Rückstrom zur mütterlichen Herzseite durch Entlastung der V. cava zu verbessern, die Lungen-Compliance zu steigern und den Sauerstoffverbrauch zu senken. Zudem reduziert der Eingriff die kindliche Unterversorgung, wobei stets gilt: Mutter vor Kind. Studien zeigen eine Überlebensrate von 54 % bei Müttern, wenn in 87 % der Fälle eine perimortale Sectio durchgeführt wurde.

IM FOKUS

Schwangerschaft

Die **Dauer einer Schwangerschaft** kann nach zwei Methoden berechnet werden:

- p. c. (= Tag der Befruchtung bis zum Tag der Geburt) - im Schnitt 266 Tage = 38 Wochen
- p. m. (= erster Tag der letzten Regelblutung bis zum Tag der Geburt) - im Schnitt 280 Tage = 40 Wochen

Die Schwangerschaft wird in **drei nicht ganz gleich lange Abschnitte** aufgeteilt:

- **Erstes Trimenon:** Frühschwangerschaft bis zur vollendeten 12. Woche
- **Zweites Trimenon:** Mitte der Schwangerschaft von der 13. bis zur vollendeten 24. Woche
- **Drittes Trimenon:** Spätschwangerschaft von der 25. Woche bis zur vollendeten 40. Woche bzw. bis zum Geburtstermin

In jeder Phase der pränatalen Entwicklung kann es zu **Fehlentwicklungen** kommen.
Bei einer **Placenta praevia** hat sich die Plazenta im unteren Bereich des Uterus eingenistet, sodass es zu einer **Einengung des Geburtskanals** kommen kann.
Eine **vorzeitige Plazentalösung** ist eine teilweise oder vollständige Ablösung der normal implantierten Plazenta.
Eine **Uterusruptur** kann **komplett** oder **gedeckt** verlaufen.
Die Beendigung der Schwangerschaft bis zur 12. SSW wird als **Frühabort** und zwischen 12. und 24. SSW als **Spätabort** bezeichnet.
Eine **Präeklampsie** ist definiert als eine **vorbestehende** oder **schwangerschaftsinduzierte Hypertonie** mit Organmanifestation.
Von einer **Eklampsie** wird gesprochen, wenn es während der Schwangerschaft, unter der Geburt oder im Wochenbett zu generalisierten **Krampfanfällen** kommt.
Als **Gestationsdiabetes mellitus** (GDM) wird eine Glukosetoleranzstörung definiert, die erstmals in der Schwangerschaft auftritt.
Bei einer **Fruchtwasserembolie** (FWE) tritt Fruchtwasser in das mütterliche Gefäßsystem ein.

18.5 Geburt

Schon während der Schwangerschaft sensibilisieren die hohen Östrogenspiegel im mütterlichen Blut die Muskelschicht im Uterus für die Wirkung von Oxytocin, dem wehenauslösenden Hormon aus dem Hypophysenhinterlappen. In den letzten Monaten der Schwangerschaft kommt es hin und wieder zu Wehen, allerdings sind diese noch nicht geburtswirksam. Es handelt sich vielmehr um ein „Training“ des Uterus.

Durch Prostaglandine, die im letzten Drittel der Schwangerschaft vermehrt synthetisiert werden, wird der Muttermund aufgeweicht. Er kann sich nun unter den Wehen öffnen.

Der Fetus selbst bildet Hormone und gibt diese über seinen Urin in das Fruchtwasser ab. Dies steigert die mütterliche Prostaglandinbildung und löst damit den Geburtsbeginn aus. Im Rahmen einer Aktivierung des vegetativen Nervensystems kommt es zu regelmäßigen Wehen, die den Zervix eröffnen: Die Geburt beginnt. Dabei gilt:

- **Termingeburt:** Geburt nach der vollendeten 37. SSW
- **Frühgeburt:** Geburt vor der vollendeten 37. SSW
- **Übertragung:** Geburt nach der vollendeten 42. SSW

18.5.1 Eröffnungsphase

Mit dem Einsetzen der regelmäßigen Wehen beginnt die **Eröffnungsphase** der Geburt. Durch die Eröffnungswehen werden der untere Teil der Gebärmutter erweitert und der Muttermund aufgedehnt. Das Kind wird tiefer in den Geburtskanal befördert. Die Eröffnungsphase dauert bei der Erstgebärenden **(Primipara)** durchschnittlich 10 bis 12 Stunden, bei der Zweit- oder Mehrgebärenden **(Multipara)** meist 5 bis 7 Stunden und endet mit der vollständigen Öffnung des Muttermundes. Am Ende der Eröffnungsphase – oft aber auch schon vorher – zerreißt die Fruchtblase **(Blasensprung)** und das Fruchtwasser fließt nach außen ab. Geschieht dies vor dem Ende der Eröffnungsperiode, wird von einem **vorzeitigen** Blasensprung gesprochen.

! ACHTUNG!

Vorzeitiger Blasensprung

Platzt die Fruchtblase vor Beginn der Eröffnungsphase, besteht bei noch hochstehendem kindlichen Kopf die Gefahr eines Nabelschnurvorfalls (→ Kap. 18.6.3). Dann:

- Gebärende hinlegen (Linksseitenlage), **nicht** mehr laufen lassen (auch nicht auf die Trage steigen lassen)
- Becken hochlagern
- Sauerstoff über Nasensonde geben
- Periphervenösen Zugang legen
- Vitalparameter überwachen
- Gebärende in geburtshilfliche Klinik transportieren

18.5.2 Austrittsperiode

Die **Austrittsperiode** beginnt mit der vollständigen Öffnung des Muttermundes (etwa 10 cm) und ist mit der Geburt des Kindes beendet (→ Abb. 18.18). Sie kann bei Erstgebärenden bis zu 2 Stunden dauern, bei Mehrgebärenden etwa 30 bis 60 Minuten. Während der Austreibungsphase nehmen sowohl Wehenintensität als auch -frequenz stark zu – es treten bis zu 5 Wehen pro 10 Minuten auf.

Wenn der vorangehende Teil des Kindes – in der Regel der Kopf – den Beckenboden erreicht hat, soll die Gebärende die Austreibung des Kindes durch aktives Pressen unterstützen. Diese **Pressphase** dauert etwa 20–30 Minuten. Der vaginale Befund zeigt einen vollständig eröffneten Muttermund. Während dieser Phase sind unterstützende Maßnahmen der Hebamme besonders wichtig. Hierzu gehört z. B. die Korrektur der Haltung der Gebärenden, denn z. B. ein Hohlkreuz führt zu einer starken Krümmung des Geburtsweges. Um zu verhindern, dass der Kopf zu schnell durchtritt und dabei das Gewebe zwischen Scheide und After **(Damm)** reißt, schützt die Hebamme den Damm durch bestimmte Handgriffe (Dammschutz, → Abb. 18.19). Ist trotzdem ein Einreißen absehbar, wird ein **Dammschnitt** (Episiotomie) vorgenommen, der besser kontrollierbar ist und besser verheilt als ein Dammriss mit unregelmäßigen Wundrändern. Bei der aktiven Austrittsperiode können folgende Begriffe für den Verbleib des Kindes verwendet werden: Beim **Einschneiden** erscheint der Kopf des Kindes während einer Austrittswehe in der Vulva. Beim **Durchschneiden** bleibt der Kopf auch während einer Wehenpause in der Vulva sichtbar. Nach der Geburt des Kopfes wird der Rest des Körpers oft in einer einzigen Wehe geboren (→ Abb. 18.18, → Abb. 18.20).

18.5.3 Nachgeburtsphase

Wenige Minuten nach der Geburt des Kindes setzen **Nachwehen** ein, die Ablösung und Ausstoßung der Plazenta und der Eihäute unterstützen. Nach der Ausstoßung der Plazenta, die bis zu einer Stunde dauern kann, zieht sich der Uterus kräftig zusammen. Die große Plazenta-Haftfläche, aus der es kurz zuvor noch heftig geblutet hat, wird durch Gerinnungsvorgänge abgedichtet. Unterstützend kontrahiert der Uterus, wodurch sich die Wundfläche verkleinert.

Die Plazenta wird von der Hebamme oder dem Arzt untersucht, um sicherzugehen, dass Eihäute und besonders die furchige Seite der Plazenta vollständig ausgestoßen worden sind. Im Uterus verbleibende Reste können zu Infektionen und Blutungen im Wochenbett führen. Selten können sie auch polypartige Wucherungen oder in sehr seltenen Fällen sogar ein bösartiges **Chorionkarzinom** (= Chorionepitheliom) verursachen.

Etwa 1–2 Stunden nach einer normalen Geburt ist die Mutter meist schon wieder „auf den Beinen“. Immer mehr Eltern verlassen wenige Stunden später bereits das Krankenhaus oder Geburtshaus – dies wird als ambulante Geburt bezeichnet.

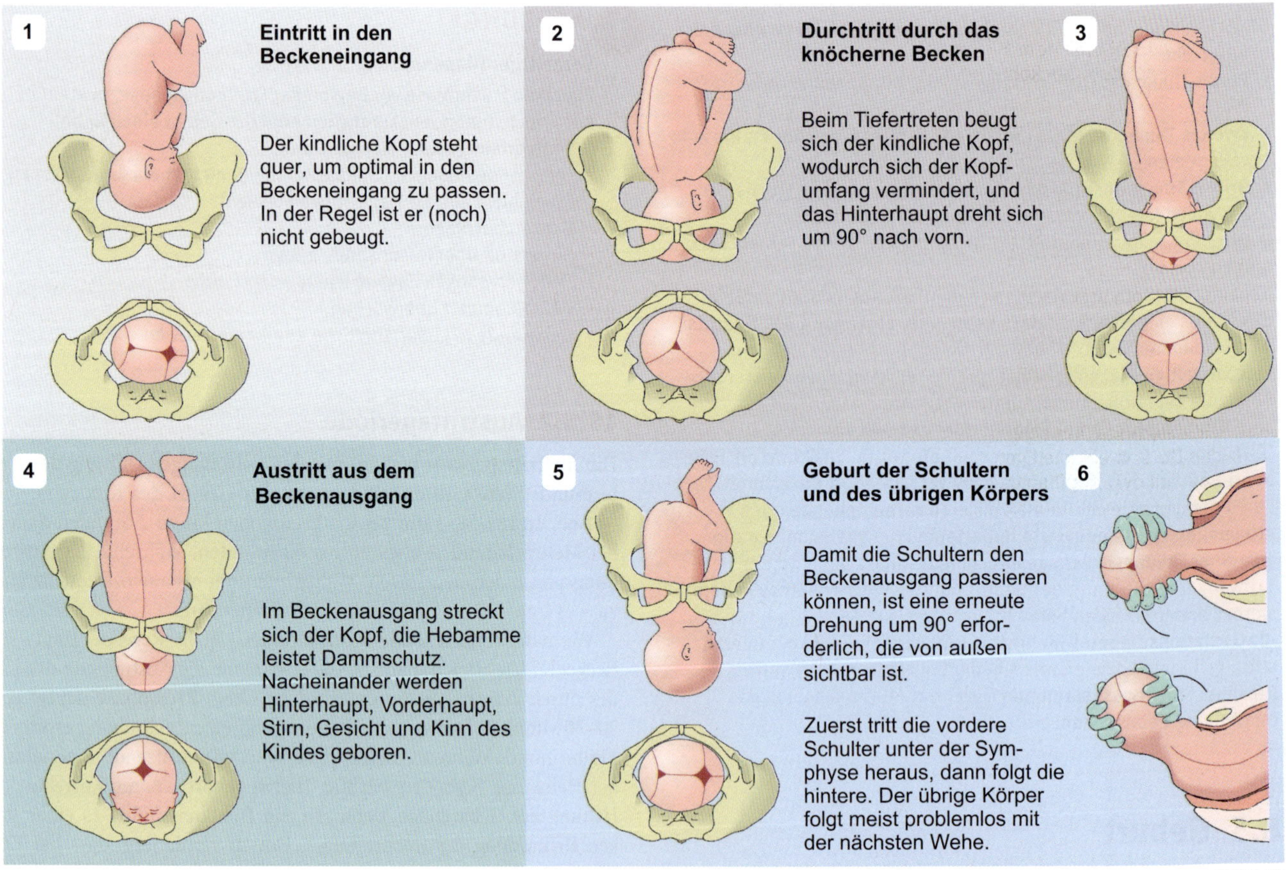

Abb. 18.18 Durchtritt des Kindes durch den Geburtskanal bei einer physiologischen Geburt. 4, 5 und 6 sind Phasen der Austreibung. [L190]

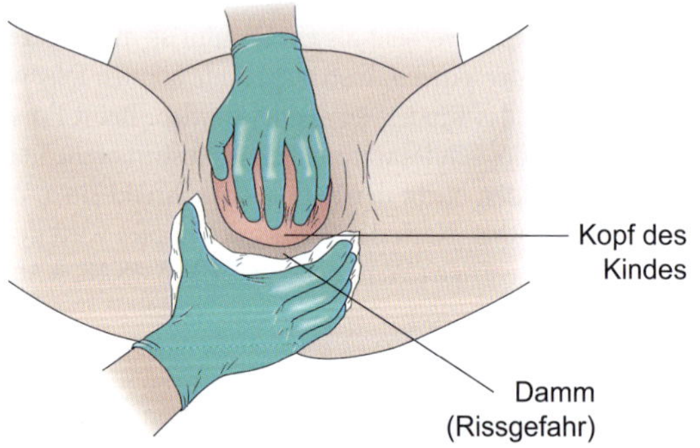

Abb. 18.19 Dammschutz. Die linke Hand der Hebamme führt den Kopf des Kindes, die rechte Hand schützt den mütterlichen Damm. [L190]

18.5.4 CTG – Kardiotokografie

Die **Kardiotokografie** (CTG) ist ein diagnostisches Verfahren zur gleichzeitigen Aufzeichnung der fetalen Herzfrequenz und der mütterlichen Wehentätigkeit. Moderne Geräte können zudem Kindsbewegungen registrieren, was als Kineto-Kardiotokografie bezeichnet wird und zusätzliche Hinweise auf den fetalen Zustand liefert.

Terminologie

Baseline: Durchschnittliche fetale Herzfrequenz in Ruhe, normalerweise 110–160 Schlage pro Minute.

Variabilität: Schwankungen der Herzfrequenz um die Baseline, die die Anpassungsfähigkeit des fetalen autonomen Nervensystems widerspiegeln.

Akzelerationen: Vorübergehende Anstiege der Herzfrequenz um mindestens 15 Schläge pro Minute für mindestens 15 Sekunden, die auf eine gute fetale Sauerstoffversorgung hindeuten.

Dezelerationen: Vorübergehende Abfälle der Herzfrequenz, unterteilt in:

- Frühe Dezelerationen: Synchron mit den Wehen auftretend, meist unbedenklich.
- Späte Dezelerationen: Nach der Wehe auftretend, Hinweis auf mögliche fetale Hypoxie.
- Variable Dezelerationen: Unabhängig von den Wehen, oft durch Nabelschnurkompression verursacht.

CTG-Bewertung nach FIGO

Die Internationale Föderation für Gynäkologie und Geburtshilfe (FIGO) hat Kriterien zur Beurteilung des CTG festgelegt (→ Abb. 18.21):

Normal:

- Baseline 110–160 Schläge/Minute
- Variabilität 5–25 Schläge/Minute
- Keine oder nur frühe Dezelerationen.
- Akzelerationen können vorhanden sein.

Suspekt sind Abweichungen in einem der oben genannten Parameter, jedoch ohne pathologische Muster.

Pathologisch sind deutliche Abweichungen, z. B. eine Baseline < 100 oder > 180 Schläge/Minute, reduzierte oder erhöhte Variabilität, wiederholte späte oder variable Dezelerationen.

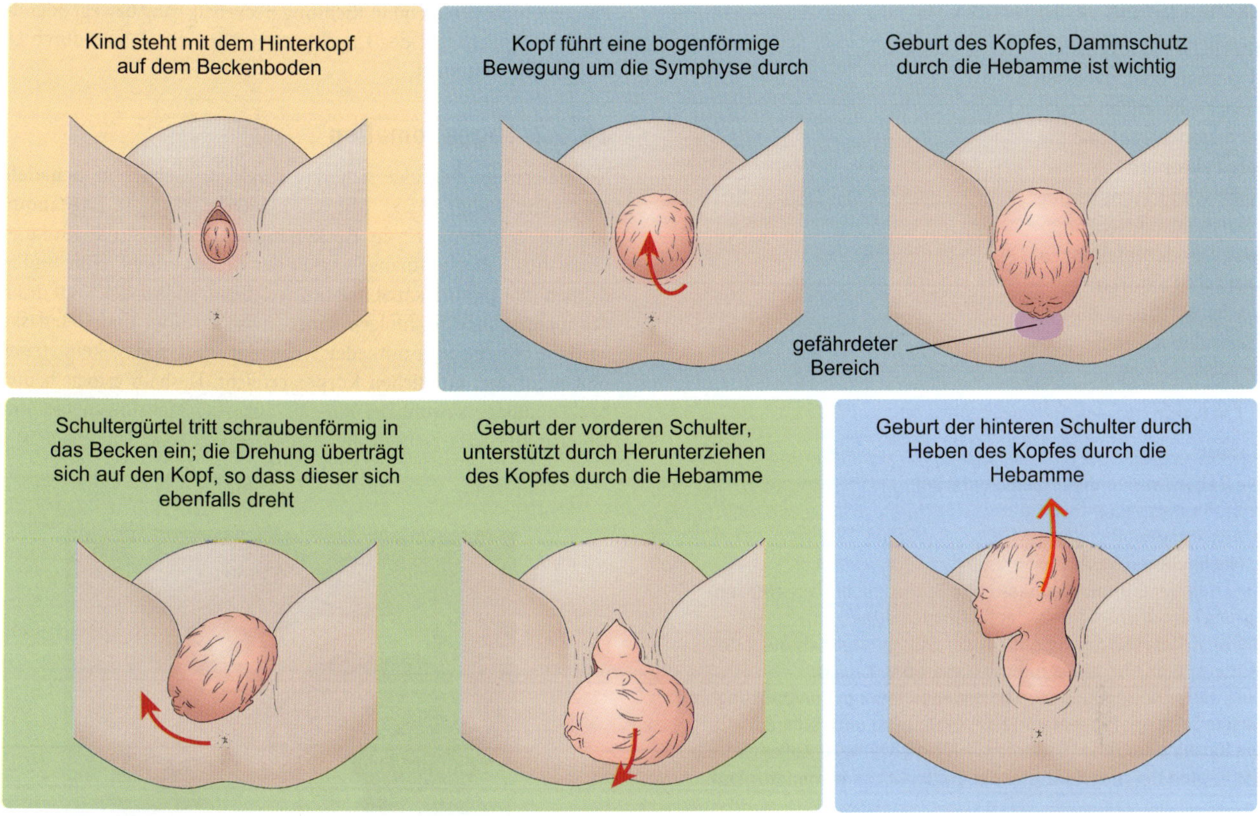

Abb. 18.20 Die sechs Stadien der normal verlaufenden Austreibungsphase. Das letzte Stadium, das Heben des Kopfes, gab dem Beruf der Hebamme seinen Namen. [L190]

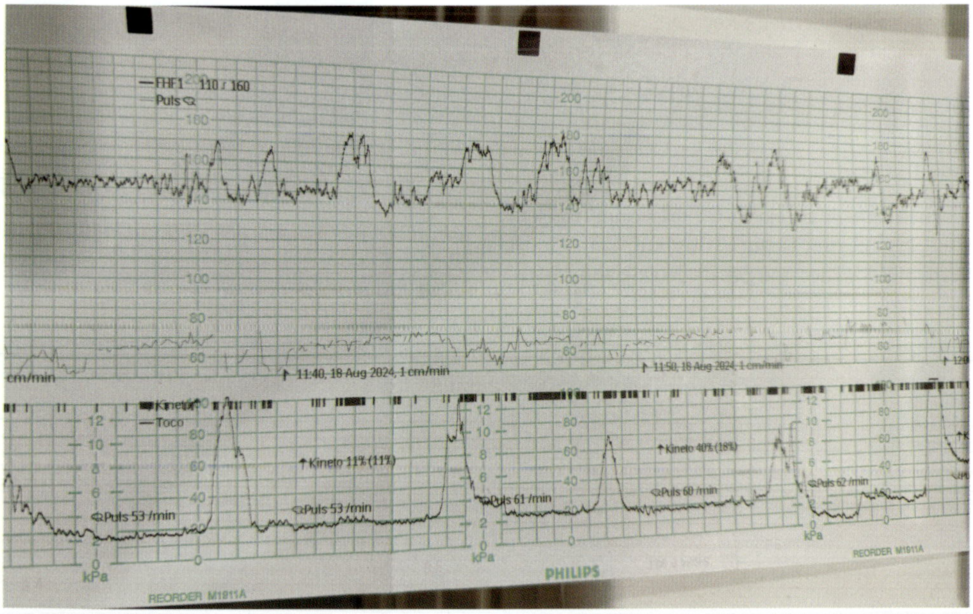

Abb. 18.21 Insgesamt unauffälliges Kardiotokogramm (CTG) bei regelmäßiger WT, Baseline bei 140 spm (normokard), gute Oszillation, keine relevanten Dezelerationen, rege Kindsbewegungen, FIGO N [P426]

Ursachen für ein verändertes CTG

Mütterliche Faktoren:
- Hypotonie oder Hypertonie
- Fieber oder Infektionen
- Medikamenteneinnahme

Fetale Faktoren:
- Nabelschnurkompression
- Plazentainsuffizienz
- Anämie oder Infektionen

Plazentare Faktoren:
- Vorzeitige Plazentalösung
- Plazentainsuffizienz

IM FOKUS

Geburt

Die **Geburt** wird in **drei Phasen** unterteilt:
- Eröffnungsphase
- Austrittsperiode
- Nachgeburtsphase

Am Ende der **Eröffnungsphase** zerreißt die Fruchtblase **(Blasensprung)** und das Fruchtwasser fließt nach außen ab.
Die **Austrittsperiode** beginnt mit der vollständigen Öffnung des Muttermunds und endet mit der Geburt des Kindes.
Kurz nach der Geburt setzen **Nachwehen** ein, um die **Ablösung und Ausstoßung** der **Plazenta** und der Eihäute zu unterstützen.
Die **Kardiotokografie** (CTG) dient zur gleichzeitigen **Aufzeichnung der fetalen Herzfrequenz** und der **mütterlichen Wehentätigkeit.**

18.6 Geburtskomplikationen

Bei jeder sechsten Schwangeren ist eine „natürliche", das heißt vaginale Entbindung nicht möglich und eine Schnittentbindung, der Kaiserschnitt (Sectio caesarea oder kurz Sectio; → Abb. 18.22), erforderlich. Häufige Geburtsschwierigkeiten, die präklinisch nicht zu behandeln sind und zu einem Kaiserschnitt führen, sind Geburtsstillstand, Lageanomalien und Nabelschnurvorfall.

18.6.1 Geburtsstillstand

Nicht selten kommt es nach einem normalen Geburtsbeginn zu einer Verzögerung der Geburt bis hin zum **Geburtsstillstand.** Hat sich der Fetus auch nach vielen Stunden Wehen und ggf. medikamentösen Maßnahmen nicht genügend in Richtung Beckenausgang bewegt oder droht ein Sauerstoffmangel des Ungeborenen, wird die Geburt durch einen Kaiserschnitt beendet.

18.6.2 Lageanomalien

Normalerweise befindet sich das Kind zur Geburt in **Schädellage** (Kopflage; → Abb. 18.23). Mit ca. 4–5 % die häufigste **Lageanomalie** zum Geburtstermin ist die **Beckenendlage.** Dann ist das Risiko eines kindlichen Sauerstoffmangels unter der Geburt erhöht. Füße und Steiß dehnen den Geburtskanal nur unzureichend, sodass der Kopf des Kindes nicht schnell nachfolgen kann. Zwischen Kopf und Geburtskanal wird die Nabelschnur mit jeder Wehe eingeengt, sodass kein „frisches" Blut mehr den kindlichen Körper erreicht. Deshalb erfolgt heute bei Beckenendlage sowohl bei Ein- als auch bei Mehrlingen fast immer ein primärer Kaiserschnitt. Bei einer Querlage bzw. Schräglage ist eine

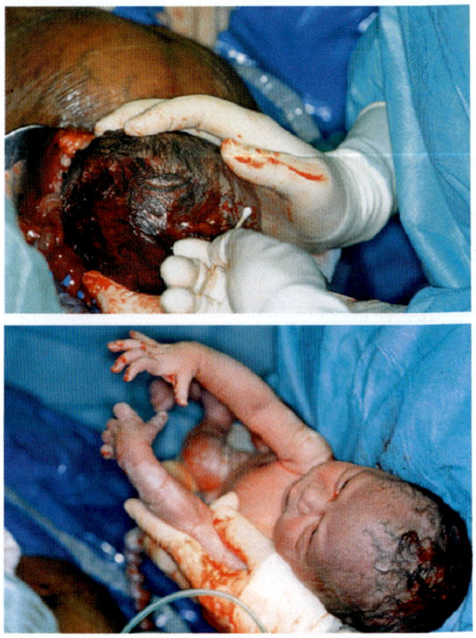

Abb. 18.22 Fast jede dritte Geburt endet in Deutschland inzwischen als Kaiserschnitt (Sectio caesarea) und die Tendenz ist steigend. Hier ist der Kopf des Kindes bereits geboren. [R194-003]

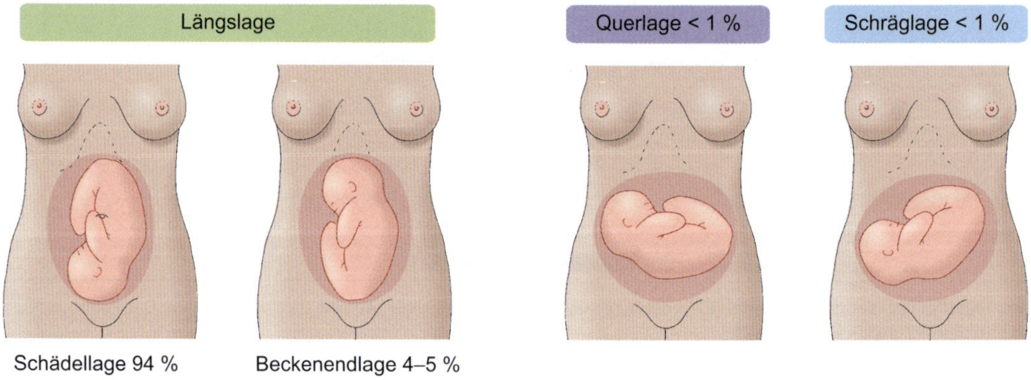

Abb. 18.23 Physiologische Kindslage und Lageanomalien. Glücklicherweise treten die vaginal geburtsunmöglichen und daher zwingend zum Kaiserschnitt führenden Quer- und Schräglagen nur recht selten auf und auch die zwar prinzipiell geburtsfähige, aber komplikationsträchtige Beckenendlage findet sich nur in 4–5 % der Fälle. [L190]

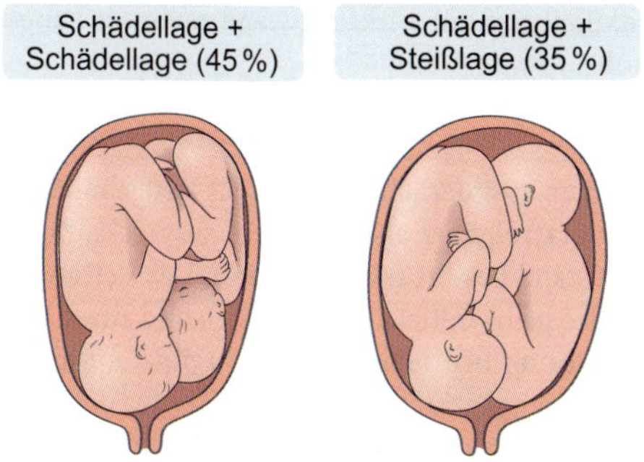

Abb. 18.24 Häufigste Lagevarianten bei Zwillingen im Uterus. Häufig ist eine „normale" vaginale Entbindung nicht möglich oder sehr risikoreich, weshalb oft ein Kaiserschnitt nötig ist. [L190]

vaginale Geburt unmöglich und stets ein Kaiserschnitt erforderlich. Häufigste Lagevarianten bei Zwillingen → Abb. 18.24.

18.6.3 Nabelschnurvorfall

Bei etwa 0,5 % liegt die Nabelschnur nach erfolgtem Blasensprung vor dem vorangehenden Teil des Kindes; dies wird als **Nabelschnurvorfall** bezeichnet (→ Abb. 18.25). In der Hälfte der Fälle tritt dieser in den ersten Minuten nach dem Blasensprung auf.

Pathophysiologie

Die Nabelschnur wird zwischen Kind und Uteruswand eingeklemmt. Ein solcher Vorfall der Nabelschnur ereignet sich bei ungenügender Abdichtung des Beckeneingangs durch den vorangehenden Teil, Querlagen, eine überdurchschnittliche Fruchtwassermenge oder bei Vielgebärenden. Durch die Kompression der Nabelschnur kann der komplette Blutfluss unterbrochen werden und eine **akute Asphyxie** entstehen.

In der Präklinik ist ein solcher Notfall schwer zu diagnostizieren, da die Nabelschnur vor dem Kopf des Kindes erst zu sehen ist, wenn Fruchtwasser aus dem Geburtskanal abgegangen ist. Dieses Notfallbild geht mit einer sehr hohen vitalen Gefährdung des Kindes einher. Deshalb ist es wichtig, dass die Patientin schnellstmöglich in eine geburtshilfliche oder chirurgische Klinik transportiert wird, da die Geburt nur durch eine Notsectio möglich ist.

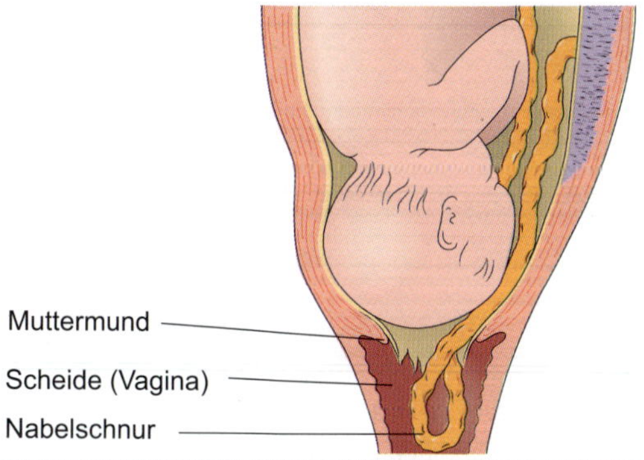

Abb. 18.25 Die Gefahr eines Nabelschnurvorfalls besteht vor allem dann, wenn die Fruchtblase platzt, bevor der Kopf in das kleine Becken eingetreten ist. Der Kopf des Kindes klemmt dann die Nabelschnur und damit die lebenswichtigen Blutgefäße ab. [L190]

Folgen des Sauerstoffmangels

Erleidet das Kind während der Geburt einen mehr als nur kurzzeitigen Sauerstoffmangel, wird das Gehirn unwiderruflich geschädigt. Typische Symptome eines Sauerstoffmangels sind ein niedriger **APGAR-Wert** (→ Kap. 19.2.2), Zyanose bis hin zu einer grau-weißen Hautfarbe und/oder eine Bradykardie. Spastische Lähmungen und geistige Behinderung sind häufig die Folge.

18.6.4 Absaugen eines Neugeborenen

Absaugen ist für das Neugeborene äußerst unangenehm und kann Schleimhautläsionen mit sich bringen, was wiederum eine zusätzliche Eintrittspforte für Keime und damit ein erhöhtes Infektionsrisiko bedeutet. Darüber hinaus kann ein Absaugmanöver durch die vagale Stimulierung zu einer reflektorischen und für Neugeborene lebensbedrohlichen Bradykardie führen. Daher wird seit 2010 eine intrapartale Absaugung bei Neugeborenen nicht länger empfohlen, selbst bei mit Mekonium gefärbtem Fruchtwasser (MSAF = Meconium-Stained Amniotic Fluid). Übersichtstudien konnten keine Vorteile eines routinemäßigen Absaugens herausstellen. Auch aktuelle Leitlinien zur Erstversorgung Neugeborener betonen dieses Vorgehen. Daher sollen reife, spontan atmende Neugeborene nicht standardmäßig abgesaugt werden. Insbesondere soll das Absaugmanöver auch nicht genutzt werden, um die Reflexerregbarkeit im Rahmen des APGAR-Schemas zu untersuchen.

Zudem kann ein Absaugen vor allem bei kritischen Neugeborenen zu einer weiteren Verzögerung der notwendigen Sauerstofftherapie führen.

18.6.5 Bevorstehende und einsetzende Geburt

Ausführungen zu den anatomischen Besonderheiten bei Neugeborenen und Säuglingen → Kap. 19.

Vorgehen bei bevorstehender/einsetzender Geburt im Rettungsdienst

Beim Eintreffen an der Einsatzstelle wird abgeschätzt, ob ein Transport in den Kreißsaal noch möglich ist. Die Entscheidung basiert im Wesentlichen auf zwei Faktoren:

- Vor Ort umgehend den **Mutterpass** einsehen und überprüfen, ob es **Kontraindikationen** für eine Geburt vor Ort gibt. Bei einer Placenta praevia oder einer Lageanomalie (Beckenendlage, Querlage, Schräglage) ist eine Geburt vor Ort nicht möglich.
- Hat die Schwangere regelmäßig Wehen im Abstand von 2 Minuten oder weniger oder ist z. B. schon der vorangehende Kindsteil in der Vulva sichtbar, dann
  - bei Schädellage (Kindslage ist im Mutterpass vermerkt) eine Geburt vor Ort vorbereiten und begleiten.
  - bei einer Kontraindikation für eine Geburt vor Ort eine Versorgung nach rettungsdienstlichem Standard durchführen, Mutterpass mitnehmen, die Gebärende in bequemer Lagerung (vorzugsweise Linksseitenlage) zügig nach Voranmeldung in die nächste geburtshilfliche Klinik transportieren und unterwegs eine **geburtshilfliche Notfallanamnese** erheben (Notarzt und/oder Baby-Notarzt anfordern, falls dieser noch nicht alarmiert ist).

MERKE

Geburtshilfliche Notfallanamnese

Die SAMPLER-Anamnese wird bei bevorstehender oder einsetzender Geburt durch eine **geburtshilfliche Notfallanamnese** ergänzt. Diese umfasst:

- Anzahl der vorausgegangenen Schwangerschaften und Geburten
- Schwangerschaftsverlauf
- Zeitgerechte und normale Entwicklung des Kindes
- Geburtshilfliche Symptomatik (Schmerzen, Blutung, Wehentätigkeit, [vorzeitiger] Blasensprung, Fruchtwasserfarbe, Schwangerschaftskomplikationen?)
- Modus vorangegangener Geburten (Spontangeburt, Kaiserschnitt)
- Komplikationen vorangegangener Geburten
- Geburtshilfliche/gynäkologische Voroperationen
- Informationen aus dem Mutterpass

Geburt vor Ort

Das Rettungsfachpersonal sorgt für eine ruhige Umgebung und eine ausreichende Raumtemperatur (Heizung aufdrehen, RTW heizen). Fenster müssen geschlossen werden (Schutz vor Zugluft). Die Gebärende und ihr Partner werden beruhigt, die Gebärende soll nicht mehr umherlaufen. Es bietet sich an, den Geburtsort mit Handtüchern, Badetüchern, Laken oder Ähnlichem zur Geburtsvorbereitung z. B. auf dem Fußboden auszulegen. Wenn irgend möglich, sollen für die spätere Versorgung des Neugeborenen Handtücher angewärmt werden.

Die Gebärende wird in bequemer Position gelagert, etwa in halbsitzender Lagerung mit angewinkelten Beinen. Ihr Partner kann sie in dieser Position unterstützen. Das für die Abnabelung und Versorgung des Neugeborenen benötigte Material wird bereitgelegt.

Das Rettungsfachpersonal beobachtet den Geburtsfortschritt, ohne einzugreifen (→ Kap. 18.5). Sobald der führende Kindsteil geboren wird (meist der Kopf) erfolgt ein Dammschutz und der Kopf des Kindes wird geführt. Zuerst erscheint das Hinterhaupt des Kindes, zuletzt Gesicht und Kinn. Um den Beckenausgang passieren zu können, dreht das Kind sich um 90°, sodass der Kopf „zur Seite schaut". Die vordere Schulter wird unter Senkung des Kopfes entwickelt, bis die Oberarmmitte sichtbar ist. Die hintere Schulter wird unter Heben des Kopfes entwickelt, ohne dabei am Kopf zu ziehen.

Erstversorgung und Beurteilung

Unmittelbar nach der Geburt wird das Neugeborene abgetrocknet und warmgehalten, indem es z. B. in warme Tücher gewickelt wird. Die aktuelle Uhrzeit wird notiert und der Timer gestartet. Der Punktwert gemäß APGAR-Schema wird erstmals nach 1 Minute ermittelt (→ Kap. 19.2.2), sodass das APGAR-Schema keine Entscheidungshilfe zum Beginn einer Neugeborenenreanimation darstellt. Dafür war der APGAR-Score auch nie gedacht. Eine verkürzte Version, die je nach regionalem Protokoll oft Anwendung im Rettungsdienst findet, ist das **APG-Schema** (→ Kap. 19.2.2). Hier liegt der Fokus auf der schnellen Beurteilung von Atmung, Herzfrequenz und Muskeltonus. Diese rasche Beurteilung ist hilfreich, um eine Reanimationspflichtigkeit zu erkennen.

Reanimationsmaßnahmen im Neugeborenenalter

Glücklicherweise sind Reanimationsmaßnahmen im reifen Neugeborenenalter sehr selten notwendig. Etwa 85 % atmen nach der Geburt innerhalb kürzester Zeit spontan. Von den reifen Neugeborenen benötigen nur 3 % eine Maskenventilation, damit die Spontanatmung einsetzt. Nur 0,1 % benötigen Thoraxkompressionen und eine Adrenalingabe.

Ist eine Beatmung des Neugeborenen notwendig, wird diese mit **Raumluft** begonnen. Die Atemwege werden geöffnet und dabei der Kopf in Neutralposition gehalten (→ Kap. 19.4.1). Bei den ersten 5 Beatmungen wird der Inspirationsdruck **über 2–3 Sekunden pro Beatmung** konstant gehalten werden. Dieser Aspekt ist sehr wichtig, denn eine nachfolgende möglicherweise notwendige Unterstützung der Kreislauffunktion wird nur wirksam, wenn zuvor die Lunge erfolgreich belüftet wurde.

Herzfrequenz

Falls Maßnahmen erforderlich sind, um das Neugeborene zu stabilisieren, gilt die **Herzfrequenz** als besonders aussagekräftiger Parameter, ob sich der Zustand bessert (→ Kap. 19.4.6). Das Rettungsfachpersonal kann die Herzfrequenz initial am schnellsten und zuverlässigsten durch ein EKG-Monitoring beurteilen. Selbst Virginia Apgar beschrieb die Herzfrequenz als aussagekräftigsten Parameter für die rasche Erholung eines deprimierten Neugeborenen.

Sauerstoffsättigung

Studien zeigten, dass die alleinige Beurteilung des Hautkolorits selbst bei sehr erfahrenen Untersuchern zu sehr unterschiedlichen Ergebnissen führte. Die Sauerstoffsättigung sollte daher mittels neonatologischem Klebesensor gemessen werden, und zwar am **rechten Handgelenk** (reife Neugeborene) oder auf der **rechten Handfläche** (unreife Frühgeborene). Dazu ist es wichtig, die Haut zuvor gut abzutrocknen bzw. Käseschmiere zu entfernen. So lässt sich die **präduktale Sauerstoffsättigung** ermitteln. Unbeeinträchtigte, reife Neugeborene haben unter der Geburt eine Sauerstoffsättigung von etwa 60 %. Diese steigt in den ersten 10 Lebensminuten nach und nach auf Werte bis etwa 90 % an (→ Abb. 18.26). Wenngleich diese Werte im Vergleich mit anderen Patientengruppen beängstigend wirken, sind sie doch akzeptabel und bedürfen keiner Sauerstoffgabe. Der Grund für diese anfangs niedrigen Werte sind Umstellungsprozesse im kindlichen Körper von der Sauerstoffversorgung über die Plazenta hin zu einer Oxygenierung des Blutes in der Lunge.

Abnabelung

Die **Abnabelung** wird frühestens nach 1 Minute ca. 20 cm vom Kind entfernt durchgeführt. Für die Abnabelung setzt man zwei Klemmen im Abstand von 3 cm und durchtrennt die Nabelschnur zwischen den Klemmen.

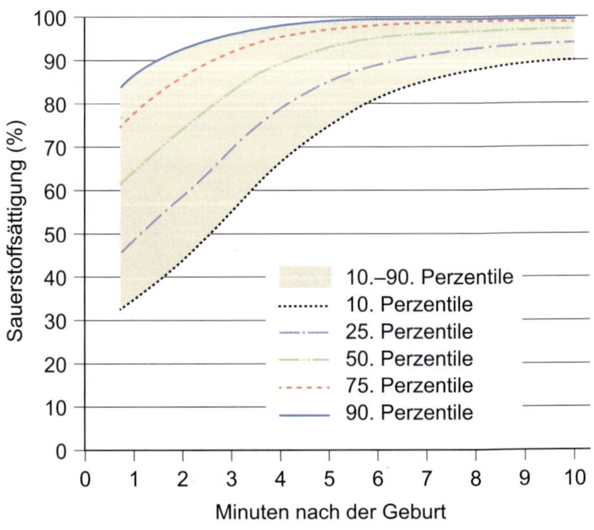

Abb. 18.26 Perzentilen der präduktalen transkutanen Sauerstoffsättigung beim Reifgeborenen in den ersten 10 Lebensminuten [L143]

MERKE

Erstversorgung des Neugeborenen

- Abtrocknen, warmhalten (stark eingeschränkte Regulationsmechanismen für den Wärmeerhalt!).
- Uhrzeit notieren, Timer starten.
- Schnelle Beurteilung mit Fokus auf Atmung, Herzfrequenz, Muskeltonus (APG-Schema).
- Sauerstoffsättigung am rechten Handgelenk messen. Unbeeinträchtigte, reife Neugeborene haben unter der Geburt eine Sauerstoffsättigung von etwa 60 %.
- Herzfrequenz durch ein EKG-Monitoring beurteilen. Eine Herzfrequenz von < 60/Minute wird bei Neugeborenen als funktioneller Herz-Kreislauf-Stillstand angesehen.
- Eine Unterstützung des Kreislaufs durch Thoraxkompressionen kann nur wirksam sein, wenn die Lunge zuvor erfolgreich belüftet wurde!

PRAXISTIPP

Vena-cava-Kompression

Bei manchen Schwangeren kann es in Rückenlage zu einem ausgeprägten Blutdruckabfall kommen. Typischerweise geschieht dies im 3. Trimenon, weil die Gebärmutter Druck auf die untere Hohlvene **(V. cava inferior)** ausübt. Folge ist eine Abnahme des venösen Rückflusses zum Herzen, was wiederum zu einer Verminderung des Herzauswurfs und dadurch bedingtem Blutdruckabfall führt. Bei der Betroffenen äußert sich dies durch Übelkeit, Blässe, Schwitzen und Benommenheit. Außerdem wird die Durchblutung der Gebärmutter herabgesetzt, was Sauerstoffmangel und Stress beim Feten verursachen kann. Eine Lagerung der Schwangeren auf der linken Seite kann die Kompression der V. cava vermeiden bzw. beheben. Alternativ kann die Gebärmutter von außen sanft nach links verlagert werden (→ Abb. 18.17).

MERKE

Mutterpass

Besonderes Augenmerk sollte auf den Mutterpass gelegt werden, da dort wesentliche Befunde in einem Gravidogramm dokumentiert sind (→ Abb. 18.27). Das Gravidogramm vermittelt einen Überblick über den Verlauf der Schwangerschaft. Dazu gehören:

- Datum
- Schwangerschaftswoche
- Fundusstand
- Kindslage
- Herztöne
- Ödeme
- Varikose
- Gewicht

Bezüglich der **Kindslage,** die bei jeder Untersuchung dokumentiert wird, bedeuten die Abkürzungen Folgendes: SL = Schädellage, BEL = Beckenendlage, QL = Querlage.

Weitere Angaben im Mutterpass beziehen sich auf die Blutgruppe, vorausgegangene Schwangerschaften (Gravida = alle Schwangerschaften inkl. Fehlgeburten, Para = Lebendgeburten), Risikofaktoren usw.

18.6.6 Postpartale Hämorrhagie

Nach der Geburt können kritische Blutungen auftreten, die in eine **postpartale Hämorrhagie (PPH)** münden können. Die Ursachen lassen sich nach den „4 T's" systematisch einteilen: Tone (Uterusatonie),

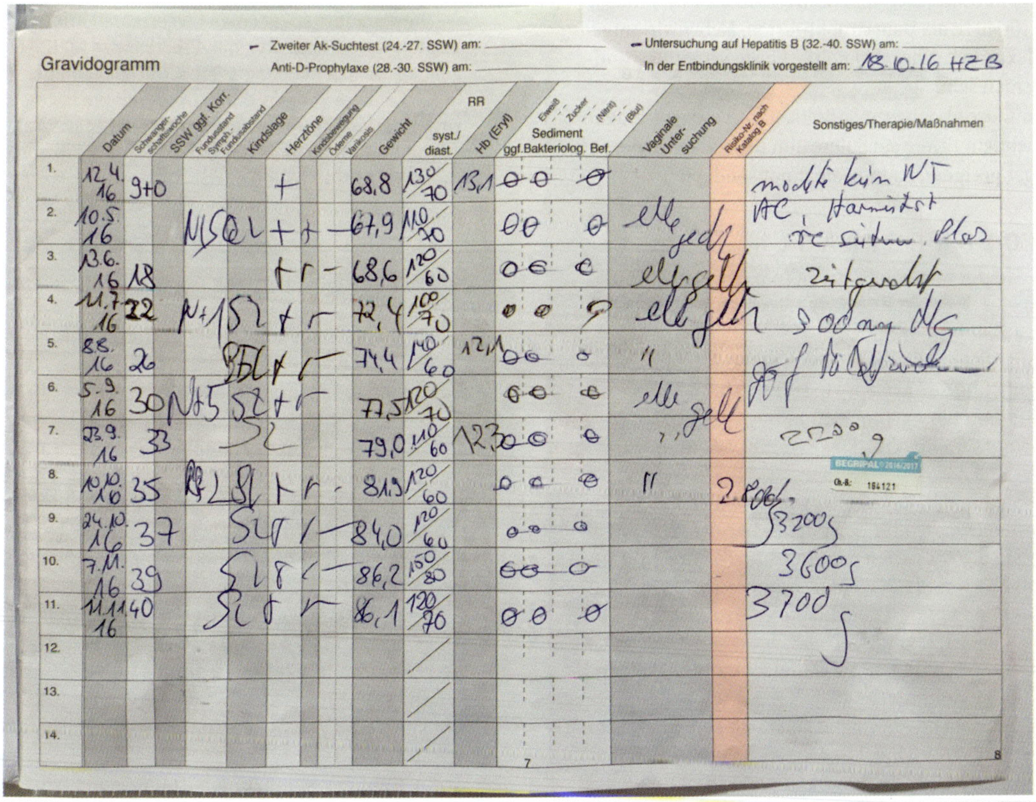

Abb. 18.27 Gravidogramm des Mutterpasses [P426]

Trauma (Geburtsverletzungen), Tissue (Plazentareste) und Thrombin (Gerinnungsstörungen).

PRAXISTIPP

Da die visuelle Einschätzung des Blutverlustes oft ungenau ist und zu erheblichen Unterschätzungen führen kann, wird empfohlen, **alle blutgetränkten Materialien** wie Unterlagen, Binden und Koagel **abzuwiegen.**

Eine schwere PPH kann eine komplexe Koagulopathie nach sich ziehen. Diese entsteht vermutlich durch eine Kombination aus Verdünnung, Verlust und Verbrauch von Gerinnungsfaktoren, verstärkter Fibrinolyse und Verteilungsstörungen. Plazenta und Amnionmembranen enthalten große Mengen an tPA, das die Gerinnung überschießend aktiviert, während fibrinolytische Moleküle wie der Urokinase-Plasminogen-Aktivator (uPA) die Fibrinolyse verstärken. Dabei fällt Fibrinogen als erster Gerinnungsfaktor auf kritische Werte, was die Koagulopathie weiter verschärft.

Blutverlust und Schweregrad:

- Bis zu einem Blutverlust von etwa 1 000 ml können Kompensationsmechanismen erhalten bleiben.
- Ein Blutverlust von über 1 500 ml wird als schwere PPH eingestuft und stellt eine **kritische Situation** dar.

Notfallmaßnahmen bei kritischer PPH

- Zwei großlumige venöse Zugänge legen und kristalloide Infusionen beginnen.
- Sauerstoffgabe über Maske mit 15 l/min und ggf. frühzeitige Intubation erwägen.
- **Medikamentöse Therapie:**
  - Oxytocin als First-line-Uterotonikum: 3–5 IE als Kurzinfusion, gefolgt von 10–40 IE als Dauertropfinfusion. Nebenwirkungen können Reflextachykardie, Hypotonie, Flush-Symptome und Koronarspasmen sein.
  - 1 g Tranexamsäure als langsamer Bolus nach Verdachtsdiagnose.
  - Bei ausbleibendem Erfolg auf Sulproston umstellen (in der Präklinik weniger geeignet, da Infusomat notwendig ist).
- **Weitere Interventionen:**
  - Uterustamponade: Einsatz von Chitosan-beschichteten Gazen oder einer Ballontamponade (z. B. Bakri-Ballon) mit einer Erfolgsrate von ca. 85 %.
  - Bimanueller Kompressionsgriff nach Hamilton: Eine Hand wird in die Vagina eingeführt, um den Uterus gegen die auf der Bauchdecke liegende Hand zu komprimieren.

! ACHTUNG!

Damage-Control-Strategie und REBOA-Verfahren

Maßnahmen der **Damage-Control-Strategie** (Vorgehen zur „Schadensbegrenzung") bei PPH sind:

- Vermeidung von Hypothermie, Azidose, Hypokalzämie und Koagulopathie
- Permissive Hypotonie
- Volumentherapie limitieren
- Gezielte Gabe gerinnungsaktiver Produkte (meist nur innerklinisch realisierbar)

Präklinisch kann als **Ultima ratio** (letzte Maßnahme) die **REBOA-Technik** (Resuscitative Endovascular Balloon Occlusion of the Aorta) zur Blutstillung angewendet werden. Dies erfordert spezielle Katheter und geschulte Expertise hinsichtlich Einsatz und Platzierung.

IM FOKUS

Geburtskomplikationen

Während einer Geburt können verschiedene **Komplikationen** auftreten:

- Bei einem **Nabelschnurvorfall** wird die Nabelschnur zwischen Kind und Uteruswand eingeklemmt.
- **Lageanomalien** (z. B. Beckenendlage) können den Geburtsvorgang erschweren oder sogar einen Kaiserschnitt erforderlich machen. Im **Mutterpass** bedeuten die Abkürzungen für die Kindslage Folgendes: **SL = Schädellage, BEL = Beckenendlage, QL = Querlage.**
- In **Rückenlage** kann es durch Druck auf die untere Hohlvene **(V. cava inferior)** zu einem **ausgeprägten Blutdruckabfall** kommen.

Kritische **Blutungen nach der Geburt** werden als **postpartale Hämorrhagie (PPH)** bezeichnet.

WIEDERHOLUNGSFRAGEN

1. Benennen Sie die Abschnitte der pränatalen Entwicklung. → (Kap. 18)
2. Was ist eine Zygote? (→ Kap. 18.1.1)
3. Welche Aufgabe kommt dem Gelbkörperhormon Progesteron bei der Einnistung zu? (→ Kap. 18.1.3)
4. Was beschreiben die nachfolgenden Begriffe: Extrauteringravidität, Tubargravidität, Ovarialgravidität, Abdominalgravidität? (→ Kap. 18.1.5)
5. Benennen Sie die drei Keimblätter und die sich aus ihnen entwickelnden Organe und Gewebe. (→ Kap. 18.2.1)
6. Benennen Sie die Aufgaben der Plazenta. (→ Kap. 18.2.2)
7. Welche Aufgabe hat die Plazentaschranke? (→ Kap. 18.2.2)
8. Welche Aufgaben können der Fruchtblase zugeschrieben werden? (→ Kap. 18.2.3)
9. Wie viele Gefäße beinhaltet die Nabelschnur und welche Besonderheit besteht hier? (→ Kap. 18.2.4 und → Kap. 18.3.2)
10. In wie viele und welche Abschnitte lässt sich eine Schwangerschaft unterteilen? (→ Kap. 18.4.1, → Kap. 18.4.2 und → Kap. 18.4.3)
11. Welche Faktoren können eine vorzeitige Plazentalösung begünstigen? (→ Kap. 18.4.5)
12. Was ist unter einer Placenta praevia zu verstehen? (→ Kap. 18.4.5)
13. Welche Symptome können einer Uterusruptur zugesprochen werden? (→ Kap. 18.4.6)
14. Was ist eine Plazentaimplantationsstörung? (→ Kap. 18.4.7)
15. Was versteht man unter einer Präeklampsie? Wie unterscheidet sie sich von einer Eklampsie? (→ Kap. 18.4.9)
16. Was bedeutet das Akronym HELLP? (→ Kap. 18.4.9)
17. Welche Faktoren sprechen für ein erhöhtes Risiko einer Thromboembolie in der Schwangerschaft? (→ Kap. 18.4.11)
18. Was gibt es bei der Reanimation einer Schwangeren zu beachten? (→ Kap. 18.4.12)
19. In welche Phasen wird die Geburt unterteilt? (→ Kap. 18.5.1, → Kap. 18.5.2 und → Kap. 18.5.3)
20. Welche Kontraindikationen gibt es für eine Geburt vor Ort? (→ Kap. 18.6.5)
21. Wie kann eine Vena-cava-Kompression vermieden werden? (→ Kap. 18.6.5)
22. Wofür steht die Abkürzung PPH und wann wird sie als kritisch eingestuft? (→ Kap. 18.6.6)

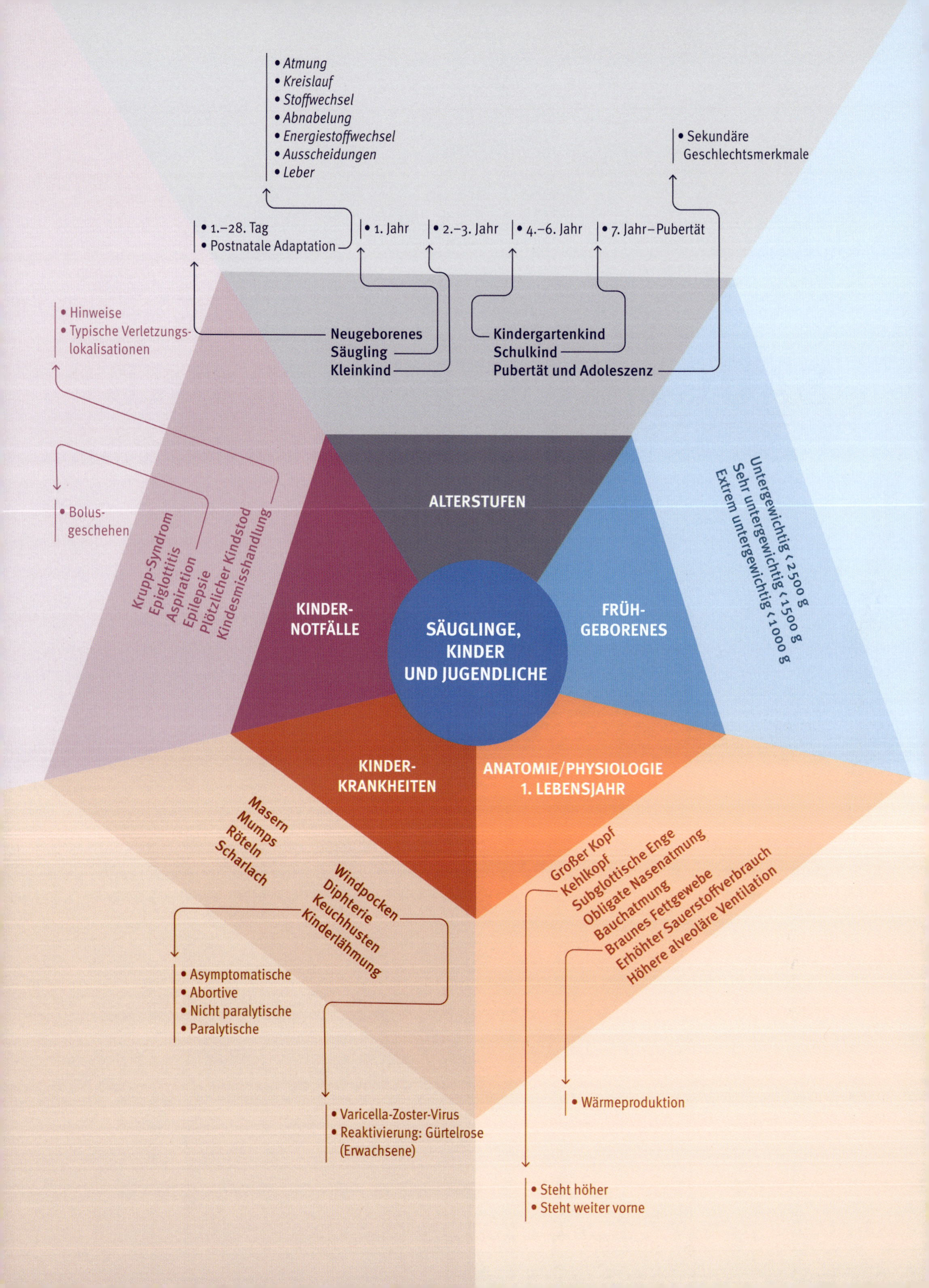
SÄUGLINGE, KINDER UND JUGENDLICHE
ALTERSTUFEN
Neugeborenes
Säugling
Kleinkind
Kindergartenkind
Schulkind
Pubertät und Adoleszenz
• 1.–28. Tag
• Postnatale Adaptation
• Atmung
• Kreislauf
• Stoffwechsel
• Abnabelung
• Energiestoffwechsel
• Ausscheidungen
• Leber
• 1. Jahr
• 2.–3. Jahr
• 4.–6. Jahr
• 7. Jahr–Pubertät
• Sekundäre Geschlechtsmerkmale
FRÜH-GEBORENES
Untergewichtig < 2500 g
Sehr untergewichtig < 1500 g
Extrem untergewichtig < 1000 g
ANATOMIE/PHYSIOLOGIE 1. LEBENSJAHR
Großer Kopf
Kehlkopf
Subglottische Enge
Obligate Nasenatmung
Bauchatmung
Braunes Fettgewebe
Erhöhter Sauerstoffverbrauch
Höhere alveoläre Ventilation
• Wärmeproduktion
• Steht höher
• Steht weiter vorne
KINDER-KRANKHEITEN
Masern
Mumps
Röteln
Scharlach
Windpocken
Diphterie
Keuchhusten
Kinderlähmung
• Asymptomatische
• Abortive
• Nicht paralytische
• Paralytische
• Varicella-Zoster-Virus
• Reaktivierung: Gürtelrose (Erwachsene)
KINDER-NOTFÄLLE
Krupp-Syndrom
Epiglottitis
Aspiration
Epilepsie
Plötzlicher Kindstod
Kindesmisshandlung
• Bolus-geschehen
• Hinweise
• Typische Verletzungs-lokalisationen

19

SÄUGLINGE, KINDER UND JUGENDLICHE

Stephan Dönitz

INHALTSÜBERSICHT

Einführung

- Die wichtigsten Altersabschnitte sind:
  - Neugeborenenperiode (Neonatalperiode): 1.–28. Lebenstag
  - Säuglingsalter: 1. Lebensjahr
  - Kleinkindalter: 2.–3. Lebensjahr
  - Kindergartenalter (frühes Kindesalter): 4.–6. Lebensjahr
  - Schulkindalter: 7. Lebensjahr bis Pubertätsbeginn (ca. 12. Lebensjahr)
  - Pubertät und Adoleszenz (frühes bzw. spätes Jugendalter): Periode von der Entwicklung der sekundären Geschlechtsmerkmale bis zum Abschluss des Körperwachstums, also bis zum 18.–20. Lebensjahr. Gerade diese Phasen werden aber unterschiedlich definiert.
- Noch vor etwa 100 Jahren waren vor allem Mangelernährung und Infektionskrankheiten eine Bedrohung für die Gesundheit der Kinder. Heute gibt es andere gesundheitliche Probleme:
  - Übergewicht und Adipositas
  - Allergien
  - Psychische Auffälligkeiten, Probleme der Verhaltensregulation, Essstörungen (z. B. Anorexia nervosa) und kindliche Depressionen

Neugeborene

- Für den Rettungsdienst gibt es zwei Situationen, in denen ein Früh- oder Neugeborenes zu versorgen ist:
  - Die unerwartete Geburt zu Hause oder in der Öffentlichkeit
  - Unerwartete Probleme des Neugeborenen bei einer geplanten Hausgeburt
- Unmittelbar nach der Abnabelung wird das Kind nach dem APGAR-Schema auf seine lebenswichtigen Körperfunktionen (Vitalität) sowie in einem weiteren Untersuchungsschritt auf seine Reife untersucht.
- Die Geburt und die sich anschließenden nächsten Stunden (und Tage) sind für das Neugeborene riskant. Bis zur Geburt erfolgt die Versorgung durch die mütterliche Plazenta. Danach muss der Übergang auf die Eigenversorgung des Neugeborenen gelingen.

Frühgeborene

- Bei Frühgeborenen sind alle wichtigen Organe mehr oder weniger unreif und daher anfällig für Störungen. Häufig weisen Frühgeborene ein Geburtsgewicht von < 2 500 g auf.
- Für das Rettungsdienstpersonal ist es aufgrund fehlender Erfahrung oft schwierig, Alter bzw. Größe und Gewicht eines kindlichen Patienten abzuschätzen. Hilfreich sind z. B. pädiatrische Lineale oder Bänder (z. B. Broselow-Tape), die an das Kind angelegt werden. Nützlich sind außerdem einige Formeln.
- Kinder durchlaufen eine rasante, vom Beobachter oft als „ruckartig“ empfundene Entwicklung. Angesichts dieser Dynamik hat es sich bewährt, in groben Rastern zu denken und den Entwicklungsstand in klaren Kategorien „einzufangen“ (Meilensteine der Entwicklung).
- Mit der intranasalen Medikamentengabe können Kinder auch ohne vorheriges Legen eines venösen oder intraossären Zugangs analgetisch bzw. analgosedierend behandelt werden. Je nach Situation ist anschließend ein Transport ins Krankenhaus auch ohne Zugang möglich. Ist ein Zugang erforderlich, kann er unter intranasaler Analgesie meist problemfrei gelegt werden.

Krankheiten des Kindes

- Zu den häufigsten Kindernotfällen im Rettungsdienst gehören:
  - Atemnot (Krupp-Syndrom, Fremdkörperaspiration, bakterielle Laryngotracheitis, Asthmaanfall)
  - Generalisierte tonisch-klonische Anfälle („Fieberkrampf“, „Infektkrampf“)
  - Extremitätenverletzungen, Verbrühungen
- Der plötzliche Kindstod ist der plötzliche Tod eines Säuglings (< 1 Jahr), der trotz einer gründlichen Untersuchung – einschließlich einer vollständigen Autopsie und einer Beurteilung der Krankengeschichte und der Todesumstände – keine adäquate Todesursache zu zeigen vermag.
- Unter dem Oberbegriff Kindesmisshandlung werden zusammengefasst: körperliche Misshandlung, sexueller Missbrauch, emotionale Misshandlung sowie körperliche und emotionale Vernachlässigung in der Kindheit.

19.1 Einführung

Der Mensch entwickelt sich im Vergleich zu anderen Säugetieren eher langsam. Kein anderes Wesen braucht so lange, um erwachsen zu werden. Der vernunftbegabte Mensch kann seine vielfältigen Anlagen und Talente eben nur in vielen Reifungsschritten entfalten. Das Pferd, das trotz seiner imposanten Dimensionen den Weg von seiner Zeugung bis zur Endgröße in nur vier Jahren zurücklegt, hat nun einmal nicht so viele Entwicklungsschleifen zu ziehen wie die Artgenossen von Johannes Kepler, Wolfgang Amadeus Mozart, Immanuel Kant oder Leonardo da Vinci.

19.1.1 Der Mensch – ein sich entwickelndes Wesen

Das große Thema des Menschen ist deshalb **Entwicklung.** Der Entwicklungsmarathon beginnt bereits im Mutterleib. In hohem Tempo durchläuft der Embryo Tausende von Entwicklungsschritten, bis nach neun Monaten ein Wesen zur Welt kommt, dass noch nicht einmal krabbeln kann. Der Vergleich mit einem Fohlen, welches schon wenige Minuten nach seiner Geburt staksig auf seinen Beinen steht, ist geradezu enttäuschend. Nach der Geburt geht der Entwicklungsmarathon weiter – wahrscheinlich wird deshalb kein anderer nachgeburtlicher Altersabschnitt in so viele Zeitbereiche untergliedert wie das Kindes- und Jugendalter:

- **Neugeborenenperiode** (Neonatalperiode): 1.–28. Lebenstag
- **Säuglingsalter:** 1. Lebensjahr
- **Kleinkindalter:** 2.–3. Lebensjahr
- **Kindergartenalter** (frühes Kindesalter): 4.–6. Lebensjahr
- **Schulkindalter:** 7. Lebensjahr bis Pubertätsbeginn (ca. 12. Lebensjahr)
- **Pubertät** und **Adoleszenz** (frühes bzw. spätes Jugendalter): Periode von der Entwicklung der sekundären Geschlechtsmerkmale bis zum Abschluss des Körperwachstums, also bis zum 18.–20. Lebensjahr. Gerade diese Phasen werden aber unterschiedlich definiert.

Ein Wesen voller Potenziale

Von seiner genetischen Ausstattung her wird das Kind mit „festgelegten“ Anlagen geboren. Andererseits verfügt es jedoch über eine ungeheure **Plastizität** und **Anpassungsfähigkeit:** Schaut man z. B. das Wachstum des Gehirns an, so entwickeln sich im Mutterleib und in den ersten zwei Lebensjahren fast explosionsartig feinste Verbindungen zwischen den Nervenzellen, die damit dicht miteinander vernetzt werden. Nur ein kleiner Teil dieser Verbindungen wird in der Folge tatsächlich genutzt, und entsprechend werden die Verbindungen in der späteren Kindheit teilweise wieder abgebaut (dieser Vorgang heißt nach dem englischen Begriff für das Auslichten eines Baumes auch **Pruning**). Diese Auslese spiegelt das Potenzial des Kindes wider – es kann von den angelegten Verbindungen unterschiedlich Gebrauch machen, d. h. sich in viele Richtungen entwickeln, und seine Leistungen damit den Erfordernissen der Umwelt anpassen.

Das Unschärfeproblem der Entwicklung

Der Mensch benutzt seine Fähigkeit zu lernen aber nicht nur, um sich der Umwelt passiv anzupassen. Vielmehr passt er sich an die Umwelt an, indem er sie verändert. Mit dieser im Tierreich einmaligen Begabung schaffen Menschen beständig das, was auch Kultur genannt wird – also vom Menschen neu geschaffene Dinge, Lebensweisen und Ideen. Für die kindliche Entwicklung ergibt sich damit ein **Unschärfeproblem:** auf welche Zukunft soll sich das Kind vorbereiten, wenn die Welt um es herum immer neu entsteht? Die Reise der Menschenkinder geht ja, bildlich gesprochen, in ein Land, in dem noch nie jemand war. Und für das deshalb auch niemand einen Reiseführer anbieten kann – auch die Eltern nicht. Für Menschenkinder reicht es deshalb als Vorbereitung auf die Zukunft nicht aus, wenn sie nur nachmachen, was andere schon können. Sie müssen vielmehr Fähigkeiten entwickeln, mit denen sie sich immer wieder neu auf die sich verändernde Welt einstellen können. Für ihren Entwicklungsweg brauchen sie deshalb grundlegende **Persönlichkeitskompetenzen** wie Selbstsicherheit und -verantwortung, soziale Kompetenz, innere Stärke und Kreativität.

Entwicklung als sozialer Prozess

Verglichen mit anderen Tierarten entwickeln sich Menschenjunge nicht nur extrem langsam. Sie sind zudem ungewöhnlich hilflos und werden häufig geboren, solange die älteren Geschwister noch nicht ausgewachsen sind – ein Rezept für die Überlastung auch noch so motivierter Eltern. Kein Wunder, dass Biologen den Menschen zu den „gemeinschaftlich" aufziehenden Arten rechnen – als Helfer kommen etwa Großeltern, ältere Geschwister, Verwandte und Freunde in Betracht.

Stammesgeschichtlich gesehen ist die Entwicklung des Menschenkindes also ein **sozialer Prozess:** sie kann nur erfolgreich sein, wenn sie von der Gemeinschaft unterstützt und mit getragen wird. Dass dies auch hier und heute gilt, zeigen alle verfügbaren Daten aus der Sozialpädiatrie und der Entwicklungspsychologie: Kinder entwickeln sich umso besser, je reichhaltiger, verlässlicher und abgesicherter ihr soziales Netz ist. So werden Sprachentwicklungsstörungen bei etwa 4 % der sozial gut gestellten Kinder beobachtet, bei den sozial benachteiligten Kindern dagegen bei 17 %. Ähnliches gilt für die emotionale und die kognitive Entwicklung – hier sind Störungen bei den Kindern mit niedrigem Sozialstatus etwa 17-mal häufiger als bei der gebildeten Mittelschicht.

Beziehungen im Mittelpunkt

Wie sehr Kinder auf die gelungene Einbindung in ihre menschliche Mitwelt angewiesen sind, zeigt sich von Geburt an. Nur wenn Säuglinge in verlässlichen und feinfühligen Beziehungen leben können, fühlen sie sich emotional sicher. Diese auch als **sichere Bindung** bezeichnete Erfahrung ermöglicht ihnen nicht nur den Aufbau ihres Urvertrauens, sondern fördert auch ihr Neugier- und Erforschungsverhalten **(Explorationsverhalten).** Dies ist für die Entwicklung des Säuglings entscheidend, denn nur wo ein Säugling sich stressfrei der (belebten und unbelebten) Umwelt zuwenden kann, erfährt er sich als selbstwirksam und wird lernbereit. Tatsächlich konnte in Vergleichsstudien gezeigt werden, dass sich sicher gebundene Säuglinge mit vier Jahren im Schnitt doppelt so lang konzentrieren können wie in unsicheren Beziehungen aufgewachsene Säuglinge.

Die Erkenntnisse zum Bindungsverhalten des Kindes wurden in den 1950er-Jahren von dem britischen Psychoanalytiker John Bowlby als sogenannte **Bindungstheorie** formuliert. Sie ist heute wieder aktuell, weil sich etwa bei der Krippenbetreuung gezeigt hat, dass Säuglinge und Kleinkinder nur dann ihre Lernbereitschaft aktivieren können, wenn sie sich emotional gesichert fühlen, also wenn sie verlässliche und feinfühlige Beziehungen zum Fachpersonal unterhalten können. Gelungene Bindung ist damit die unverhandelbare – aber leider teure und in der Praxis deshalb nicht selten unterschlagene – Voraussetzung für frühe Bildung.

MERKE

Kind und krank – warum?

In keinem Fachgebiet sind Behinderungen und lebensbedrohliche Erkrankungen schwerer zu verarbeiten als in der Kinderheilkunde. Welchen „Sinn" hat es, dass Kinder mit all ihrem Lebenspotenzial und ihrer schuldlosen Existenz so schwer erkranken? Sollte die Natur nicht „gut" sein?

Jedoch: Viele Krankheiten und Krankheitszeichen sind evolutionsbiologisch keine Webfehler, sondern sinnvoll. Durchfall etwa spült Erreger und Giftstoffe aus, Fieber unterstützt das Immunsystem und Angst schützt vor Unfällen. Die Menschheit könnte ohne diese Mechanismen nicht überleben, auch wenn sie den Betroffenen im Krankheitsfall leiden lassen. Auch die Fähigkeit zur raschen Fettspeicherung war bei immer wiederkehrender Nahrungsknappheit, wie sie noch vor wenigen hundert Jahren die Regel war, ein enormer Vorteil. Heute hat sich diese Fähigkeit in einen Nachteil verkehrt. Die Natur ist also weder gut noch böse, sie folgt nicht dem Gesetz der Perfektion – und dem Prinzip „Glück für alle, jederzeit" schon gar nicht.

Kindesvernachlässigung und -missbrauch

Die lange Kindheit bringt es mit sich, dass der Mensch viele Jahre seines Lebens auf Unterstützung, z. B. durch die Eltern, angewiesen ist. So können Kinder in einer Gesellschaft, in der „messbare" Leistungen, Geld und Konsum vielfach höher geschätzt werden als die Familie, schnell als Störfaktor empfunden werden. Dies kann fatale Folgen haben und sich in **Kindesvernachlässigung und -missbrauch** ausdrücken (→ Kap. 19.8.6).

Krankheiten im Wandel

Noch vor etwa 100 Jahren waren vor allem Mangelernährung und Infektionskrankheiten (→ Kap. 19.7) eine Bedrohung für die Gesundheit der Kinder. Heute gibt es ganz andere gesundheitliche Probleme, die jedoch nicht minder schwerwiegend sind:

- Etwa 26 % der Kinder und Jugendlichen in den mitteleuropäischen Industrieländern sind **übergewichtig** oder sogar **adipös** (→ Abb. 19.1). Sie haben daher ein entsprechend hohes Risiko für Diabetes mellitus oder Herz-Kreislauf-Erkrankungen schon im jungen Erwachsenenalter.
- Etwa 16 % leiden unter **Allergien** (z. B. Heuschnupfen, allergisches Asthma) oder Neurodermitis (atopisches Ekzem). Dies entspricht mehr als 2,1 Millionen Heranwachsenden in Deutschland.
- Bei etwa 17 % der Kinder und Jugendlichen finden sich Hinweise auf **psychische Auffälligkeiten** oder **Probleme der Verhaltensregulation** (z. B. das Aufmerksamkeits-Defizit-[Hyperaktivitäts]-Syndrom AD[H]S). Hierbei sind Jungen häufiger betroffen als Mädchen. Dazu kommen noch Essstörungen (z. B. Anorexia nervosa) und kindliche Depressionen.

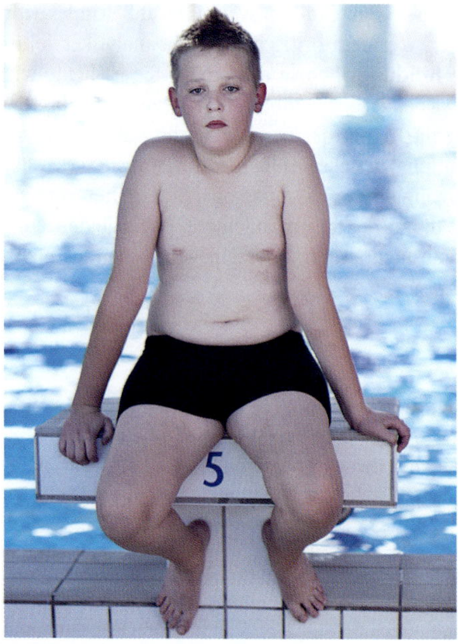

Abb. 19.1 Übergewicht ist vor allem in sozial schwachen Milieus ein zunehmendes Problem bei Kindern und Jugendlichen. [J787]

Ähnlich wie bei Erwachsenen hat das Spektrum der Krankheiten bei Kindern und Jugendlichen sich von akuten zu chronischen und von körperlichen zu psychischen Erkrankungen hin verschoben. Der Begriff **Neue Morbidität** (New Epidemics) drückt dies aus. Bei diesen Erkrankungen lässt sich eine ganz enge Verbindung mit dem Lebensstil herstellen.

MERKE

Volkskrankheiten
So genannte „Volkskrankheiten" wie Diabetes mellitus Typ 2, Bluthochdruck und Depressionen werden im Allgemeinen als typische Erkrankungen des Erwachsenen angesehen. Tatsächlich beginnen Sie schon in den ersten Lebensjahren, zum Teil sogar vor der Geburt.

IM FOKUS

Einführung
In der Entwicklung eines Kindes werden folgende Altersabschnitte unterschieden:
- **Neugeborenenperiode** (Neonatalperiode): 1.–28. Lebenstag
- **Säuglingsalter:** 1. Lebensjahr
- **Kleinkindalter:** 2.–3. Lebensjahr
- **Kindergartenalter** (frühes Kindesalter): 4.–6. Lebensjahr
- **Schulkindalter:** 7. Lebensjahr bis Pubertätsbeginn (ca. 12. Lebensjahr)
- **Pubertät** und **Adoleszenz** (frühes bzw. spätes Jugendalter)

Kinder werden mit einer genetisch „festgelegten" Anlage geboren, verfügen jedoch über **Plastizität** und **Anpassungsfähigkeit.**
Eine **sichere Bindung** während der Entwicklung fördert das Urvertrauen und das Neugier- und Erforschungsverhalten **(Explorationsverhalten).**
Zu den **häufigen gesundheitlichen Problemen von Kindern** gehören heute die Folgen von **Übergewicht, Allergien** sowie **psychische Auffälligkeiten** oder **Probleme der Verhaltensregulation.**

19.2 Das Säuglingsalter

19.2.1 Neugeborene

Die ersten 28 Tage nach der Geburt werden von den Medizinern als **Neugeborenenperiode** bezeichnet (Neonatalperiode). In dieser Phase ist das Hauptthema die „Gewöhnung an die Welt". Ärzte für Kinder- und Jugendmedizin, die auf die typischen Erkrankungen von Neugeborenen und die Behandlung von Frühgeborenen spezialisiert sind, werden daher als Neonatologen bezeichnet.

Für den Rettungsdienst gibt es zwei Situationen, in denen ein Früh- oder Neugeborenes zu versorgen ist:
- Die unerwartete Geburt zu Hause oder in der Öffentlichkeit
- Unerwartete Probleme des Neugeborenen bei einer geplanten Hausgeburt

Anpassung an das nachgeburtliche Leben

Die Geburt und die sich anschließenden nächsten Stunden (und Tage) sind für das Neugeborene riskant. Bis zur Geburt erfolgt die Versorgung durch die mütterliche Plazenta. Danach muss der Übergang auf die Eigenversorgung des Neugeborenen gelingen.

MERKE

In der gesamten Entwicklung eines einzelnen Menschen bringt die Geburt die schwerwiegendsten Veränderungen mit sich.

Der Umgang mit Neugeborenen und vor allem die Behandlung von kranken Neugeborenen verlangen eine besondere Berücksichtigung dieser Besonderheiten. Der bei jeder Fortbildung über Kindernotfälle vorgetragene Spruch „Kinder sind keine kleinen Erwachsenen" hat seine volle Berechtigung und wird in seiner Tragweite möglicherweise unterschätzt.

Quasi alle physiologischen Vorgänge sind von den Umstellungs- und Anpassungsprozessen betroffen. Mediziner bezeichnet diese Umstellung als **postnatale** oder **neonatale Adaptation** (Anpassung).
- **Umstellung der Atmung:** Bereits während der Geburt wird die Atmung stimuliert. Verschiedene Reize lösen dann den ersten Atemzug aus: Berührung, Kälte, Anstieg der Kohlendioxidkonzentration und Abfall der Sauerstoffkonzentration im Blut stimulieren das Atemzentrum im Stammhirn. Der erste Atemzug füllt die Lungen mit Luft, der erste Schrei trägt zur Entfaltung der **Alveolen** (Lungenbläschen) bei. Ein dünner Film von Lipoproteinen, welcher die Alveolen ausgekleidet, verhindert das Zusammenfallen und reduziert die Oberflächenspannung **(pulmonaler Surfactant, Surface-Active Agent).** Surfactant wird aus Pneumozyten Typ II nach etwa 23 Schwangerschaftswochen ausgeschüttet. Bis zum Vorliegen einer „reifen Mischung" bedarf es etwa 34 abgeschlossenen Wochen.
- **Umstellung des Kreislaufs** (→ Abb. 18.12): Durch den ersten Atemzug und die Entfaltung der Lungen nimmt der Druck im Lungenstromgebiet plötzlich ab. Dadurch ist der Weg des geringsten Widerstands für das Blut im rechten Herzen die zu den Lungen führende Lungenarterie. Das Foramen ovale in der Herzscheidewand wird nun nicht mehr genutzt und durch den zugleich ansteigenden Druck im linken Herzen zugepresst. Später verschließt sich auch die zweite Kurzschlussverbindung, der Ductus arteriosus botalli. Lungenkreislauf und Körperkreislauf sind nun getrennt.
- **Abnabelung:** Abkühlung und eine zunehmende Sauerstoffsättigung des Blutes führen zum Zusammenziehen der Nabelschnurgefäße. Die Nabelschnur wird funktionslos und kann durchtrennt werden: Das Neugeborene wird abgenabelt.

- **Energiestoffwechsel:** Die Abnabelung beendet die Energiezufuhr durch die Mutter. Das Neugeborene muss nun auf seine eigenen Reserven zurückgreifen. Dies sind das Glykogen in der Leber und das braune Fett, ein Fettdepot, welches nur während der Neugeborenenzeit vorhanden ist (→ Kap. 19.4.3).
- **Ausscheidungen:** Bereits im Mutterleib gibt der Fetus Urin ab. Spätestens 48 Stunden nach der Geburt erfolgt dann der erste Stuhlgang, das **Mekonium** (Kindspech). Es handelt sich um eine zähe grün-schwarze Masse, die aus abgeschilferten Deckzellen des Darms, verschluckten Körperhärchen und eingedickter Galle besteht.

PRAXISTIPP

Mekoniumaspirationssyndrom (MAS)

Normalerweise setzt das Neugeborene erst **nach** der Geburt seinen ersten Stuhlgang ab – binnen 24 bis 48 Stunden. Dieser erste Stuhl wird als **Mekonium** bezeichnet. Kommt es jedoch **intrauterin** (in der Gebärmutter) z. B. durch Hypoxie zu einer Stress-Situation für den Fetus, kann es zu einem Stuhlabgang in das Fruchtwasser kommen. Das muss nicht schlimm sein, denn die Atembewegungen, die der Fetus intrauterin zustande bringt, reichen zumeist nicht aus, um das zähe Mekonium zu aspirieren. Im Anschluss an eine **intrauterine Asphyxie** (Sauerstoffmangel) kann einer Atemstillstandphase jedoch eine Schnappatmung folgen, welche ausreicht, um Mekonium zu aspirieren.
Sehr oft liegt auch eine **Übertragung** (Überschreitung des errechneten Geburtstermins) als Ursache für einen Mekoniumabgang in das Fruchtwasser vor (→ Kap. 19.3.2). Mekoniumhaltiges Fruchtwasser weist eine grünliche Farbe („Erbsensuppe“) auf und häufig sieht man bei den Neugeborenen Zeichen der Übertragung. Typisch für ein MAS ist eine unmittelbar nach der Geburt (postnatal) oder im Laufe weniger Stunden einsetzende Atemstörung. Nach den ERC-Leitlinien 2025 richtet sich die Entscheidung „Absaugen: ja – nein?“ nach dem klinischen Zustand des Neugeborenen. Ist es vital (regelmäßige Atmung, guter Muskeltonus, Herzfrequenz ≥ 100/min) ist **kein routinemäßiges Absaugen** von Mund, Nase oder Trachea indiziert. Atmet das Neugeborene nicht regelmäßig oder ist die Herzfrequenz < 100/min, stehen das Freimachen der Atemwege (Esmarch-Handgriff mit Zwei-Personen-Technik) und – falls notwendig – die Unterstützung der Atmung im Vordergrund. Wenn die Beatmung trotz der angewandten Techniken nicht gelingt, soll eine Atemwegsobstruktion durch Sekret oder Mekonium in Betracht gezogen werden. Die Absaugung soll unter direkter Sicht erfolgen.

- **Leber:** Zunächst sind die entgiftenden Enzyme in der Leber noch nicht voll ausgebildet. Daher kann es in den ersten Lebenstagen auch beim gesunden Neugeborenen zu einer leichten Gelbsucht kommen, den **physiologischen Neugeborenen-Ikterus.** Dies betrifft über die Hälfte aller gesunden Neugeborenen. Der Neugeborenen-Ikterus beginnt meist am 2. oder 3. Lebenstag und erreicht am 5. Lebenstag seinen Höhepunkt. Anders als die Gelbsucht im Rahmen einer Hepatitis ist der Neugeborenen-Ikterus keine Infektionskrankheit, sondern eine Anpassungsstörung der Leber. Nach der Geburt hat das Neugeborene mehr Erythrozyten, als benötigt werden. Sie zerfallen und der rote Blutfarbstoff Hämoglobin wird zu **Bilirubin** umgewandelt, welches normalerweise von der Leber abgebaut wird. Die Leber des Neugeborenen ist zu diesem Zeitpunkt mit der hohen Bilirubinfreisetzung überfordert. Der Farbstoff lagert sich daher für ein bis zwei Wochen in den Augäpfeln und in der Haut ab.

PRAXISTIPP

Neugeborenes

Definitionsgemäß umfasst der Begriff „Neugeborenes“ die ersten 28 Lebenstage. In Bezug auf die Reanimationsempfehlungen des ERC (European Resuscitation Council) ist mit „Neugeborenes“ aber nur die Situation **unmittelbar nach der Geburt** gemeint. Das liegt daran, dass im Englischen noch zwischen „Newly born“ (unmittelbar nach der Geburt) und „Neonate“ (Alter bis 28 Tage) unterschieden wird. Ist das Kind z. B. 5 Stunden oder 1 Tag alt, gelten bereits die Empfehlungen der Kinderreanimation. Mit „Kind“ ist in diesem Zusammenhang also eine sehr große Spanne gemeint, bis hin zum Eintritt der Pubertät.

19.2.2 Untersuchung des Neugeborenen

Unmittelbar nach der Abnabelung wird das Kind nach dem von der Anästhesistin Virginia Apgar eingeführten **APGAR-Schema** auf seine lebenswichtigen Körperfunktionen (Vitalität) sowie in einem weiteren Untersuchungsschritt auf seine Reife untersucht. Dazu gehört normalerweise auch die Feststellung des Geburtsgewichts. Im Rettungsdienst kann darauf verzichtet werden. Das Geburtsgewicht wird in der aufnehmenden Klinik ermittelt.

Beurteilung der Vitalität

Zur Beurteilung der Vitalität werden 1, 5 und 10 Minuten nach der Entbindung folgende Merkmale beurteilt:

- **A**tmung
- **P**uls (Herzfrequenz)
- **G**rundtonus (Aktivität und Muskeltonus)
- **A**ussehen (Hautfarbe)
- **R**eflexe (Reaktion auf Hautreiz oder Absaugen)

Das Original von Virginia Apgar lautete anders: **A**ppearance (Aussehen = Erscheinungsbild), **P**ulse (Puls), **G**rimace (Grimassieren), **A**ctivity (Muskeltonus), **R**espiration (Atmung). Unter dem Strich wird hierbei aber das Gleiche untersucht. Die oben vorgestellte Variante ist für den Rettungsdienst sinnvoll, weil eine verkürzte Version des APGAR-Schemas verwendet werden kann (nicht muss), bei der nur Atmung, Puls und Grundtonus untersucht werden **(APG-Schema).** In Rettungsdiensten, wo die Standardarbeitsanweisungen (SAA) bzw. Algorithmen dies vorsehen, wird das Neugeborene anhand des APG-Schemas auf seine lebenswichtigen Körperfunktionen untersucht. Damit das APG-Schema Sinn macht, muss eine Übersetzung für APGAR verwendet werden, bei dem die ersten Buchstaben für Atmung, Puls und Grundtonus stehen.

Fehlt das entsprechende Merkmal, werden Null Punkte dafür vergeben, für ein gering ausgeprägtes Merkmal gibt es einen Punkt und im besten Fall zwei Punkte (→ Tab. 19.1). Es können also pro Untersuchung maximal 10 Punkte vergeben werden, im Idealfall lauten die Ergebnisse der drei Untersuchungen 10/10/10 Punkte. Einzelheiten zur Einstufung des Neugeborenen sind unter der Tabelle aufgeführt.

Die Beurteilung nach dem APGAR-Schema mit seinen „hintereinander geschalteten Messungen“ ist vor allem zur Einschätzung der Anpassungsfähigkeit des Neugeborenen hilfreich, d. h. es beantwortet die Frage: Wie gut kann das Neugeborene seine Vitalfunktionen an das **postpartale** (nachgeburtliche) Leben anpassen? Das Schema verfolgt hingegen **nicht** den Zweck, festzulegen, ob das Neugeborene Reanimationsmaßnahmen benötigt. Innerhalb der ersten Minuten nach der Geburt muss sich das Neugeborene stark umstellen. Sollte die Situation bestehen, dass ein Gesundheitsproblem, etwa ein Herzfehler, bis dahin unentdeckt blieb, wird sich dies meistens in den ersten Lebensminuten bemerkbar machen.

Beurteilungskriterium	0 Punkte	1 Punkt	2 Punkte
Atmung	Keine (Apnoe)	Flach, unregelmäßig	Regelmäßige Atmung, kräftiges Schreien
Puls	Nicht wahrnehmbar	< 100/min	> 100/min
Grundtonus	Keine spontanen Bewegungen, schlaffer Tonus	Wenig Bewegungen, geringer Tonus	Aktive Bewegungen, guter Tonus
Aussehen (Hautfarbe)	Blau (zyanotisch), weiß/blass	Stamm rosa, Extremitäten blau	Vollständig rosa
Reflexe (Grimassieren bei Manipulation, z. B. Hautreiz)	Keine Reaktion	Grimassieren (Verziehen des Gesichts), geringe Reaktion	Schreien, Husten, Niesen, abwehrende Reaktion
APGAR-Wert: 8–10 unauffällig; 6–8 mäßige Depression, intensiv beobachten; < 6 schwere Depression, akute Gefährdung, pädiatrische Intensivstation erforderlich			

Tab. 19.1 APGAR-Schema

Die zweite Untersuchung nach 5 Minuten gilt als aussagekräftigste, weil bis dahin eine Stabilisierung der wichtigsten Vitalfunktionen stattgefunden haben muss.

PRAXISTIPP

Die **Herzfrequenz** gilt als besonders aussagekräftiger Parameter, ob sich der Zustand eines Neugeborenen (NG) unter den durchgeführten Maßnahmen bessert. Die Herzfrequenz des Neugeborenen lässt sich initial am schnellsten und zuverlässigsten durch ein EKG-Monitoring beurteilen. Auch die ERC-Leitlinien 2025 nennen das EKG als präziseste Methode zur Bewertung der kindlichen Herzfrequenz.

! ACHTUNG!

Eine Herzfrequenz von < 60/Minute wird bei NG als **funktioneller Herz-Kreislauf-Stillstand** angesehen.

19.2.3 Errechneter Geburtstermin

Da der genaue Zeitpunkt der Befruchtung meist nicht bekannt ist, dient die letzte Regelblutung als Ausgangspunkt der Berechnung. Wird eine durchschnittliche Schwangerschaftsdauer von 282 Tagen nach Beginn der letzten Regel zugrunde gelegt und angenommen, dass ein Kind während der fruchtbaren Tage in der Zyklusmitte, also im Schnitt 14 Tage nach Beginn der Regelblutung, gezeugt wird, so lässt sich der voraussichtliche Geburtstermin nach der sog. **Naegele-Regel** einfach berechnen:

Errechneter Geburtstermin =
1. Tag der letzten Regel + 1 Jahr + 7 Tage – 3 Monate

Allerdings: Am errechneten Tag kommen nur 4 % aller Kinder zur Welt, innerhalb von 7 Tagen um den Termin herum auch nur 26 %.

Ist der Zeitpunkt der letzten Regel nicht bekannt, so helfen Ultraschalluntersuchungen mit Messung der Körpermaße, aber auch der Zeitpunkt der ersten Kindsbewegungen, die Kontrolle des Fundusstandes sowie Hormonbestimmungen im Blut der Mutter, Alter und Entwicklungsstand des Kindes abzuschätzen.

19.2.4 Beurteilung der Reife

Der Mutterleib ist für den sich entwickelnden Menschen das optimale Milieu. Hier entwickelt sich das Kind idealerweise durchschnittlich 266 Tage, das heißt etwa 38 Wochen (→ Kap. 18.4 für die Berechnung der Schwangerschaft), nicht wesentlich länger oder kürzer. Der Geburtshelfer bzw. Arzt kann davon ausgehen, dass nach diesem Zeitrahmen geborene Kinder in der Regel **reif** sind, d. h. dass alle Lebensfunktionen optimal entwickelt sind (→ Abb. 19.2). Für jede Schwangerschaft wird deshalb bereits bei der ersten Schwangerschafts-Vorsorgeuntersuchung die entscheidende Zielgröße festgelegt: der errechnete Geburtstermin.

Auch wenn das **Gestationsalter** (Tragzeit, also die Schwangerschaftsdauer) bekannt ist, beurteilt der Geburtshelfer jedes neugeborene Kind auf seine **Reife;** dabei zeigen ihm die folgenden äußeren Zeichen eine abgeschlossene intrauterine Entwicklung an:

- Rosige bis krebsrote Haut
- Tastbare Ohrknorpel
- Hoden sind im Hodensack (abgeschlossener Descensus testis) bzw. die großen Schamlippen bedecken die kleinen Schamlippen
- Fingernägel überragen die Fingerkuppen
- **Lanugobehaarung** (feiner dunkler Haarflaum, der nach wenigen Wochen wieder ausgefallen ist) nur an Schultergürtel und Oberarmen
- Fußsohlenfalten verlaufen über die ganze Sohle
- Fette, grauweiße Schmiere auf der Haut (Käseschmiere, **Vernix caseosa**)
- Geburtsgewicht

19.2.5 Geburtsgewicht

Neben der Schwangerschaftsdauer ist das **Geburtsgewicht** ein wichtiges Maß für die Reife eines Neugeborenen (Normalgewicht 2 500 bis 4 200 g, im Mittel 3 500 g). Untergewichtige Neugeborene (< 2 500 g) und übergewichtige Neugeborene (> 4 200 g) haben im Vergleich zu normalgewichtigen Kindern ein höheres Erkrankungsrisiko (→ Kap. 19.3.1).

Noch aussagekräftiger ist jedoch das auf die Schwangerschaftsdauer (Gestationsalter) bezogene Geburtsgewicht, das schon während der Schwangerschaft mithilfe der Sonografie (Ultraschall) abgeschätzt werden kann. Entspricht das Geburtsgewicht nämlich nicht dem nach dem Gestationsalter zu erwartenden Wert, muss davon ausgegangen werden, dass vorgeburtlich ein Mangelzustand geherrscht hat. Man spricht von einem hypotrophen („unzureichend ernährten") oder Small-for-Date-Kind.

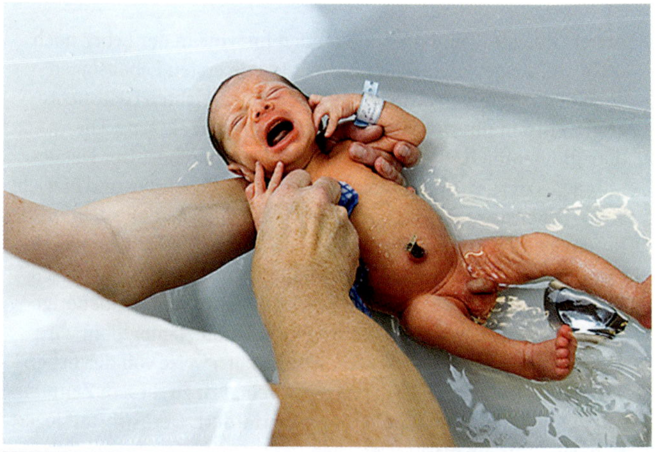

Abb. 19.2 Reifes, gesundes Neugeborenes mit rosiger Haut [K115]

19.2.6 Harmlose Auffälligkeiten des Neugeborenen

Das Neugeborene bringt einige Auffälligkeiten mit auf die Welt, welche die Eltern oft erheblich irritieren. Sie sind jedoch harmlos und verschwinden von selbst wieder:

- **Hautschuppung:** In den ersten Tagen beginnt die Haut am ganzen Körper zu schuppen (meist feinschuppig, bisweilen auch in zentimetergroßen Fetzen).
- **Neugeborenenexanthem** (Erythema toxicum): kleine, „wandernde", gelblich-weiße Pünktchen mit rotem Hof vor allem am Kopf und oberen Körperstamm.
- **Milien:** kleine, weiße, talggefüllte Pünktchen, vor allem im Bereich der Nase, infolge einer Zystenbildung in Talgdrüsen.
- **Storchenbiss:** Hellrote Flecken im Nackenbereich, seltener auch an der Nasenwurzel oder am Lid; diese sind auf die Erweiterung oberflächlicher Hautgefäße zurückzuführen und bilden sich in der Regel innerhalb des ersten Jahres zurück.
- **Mongolenfleck:** blaugraue Pigmentierung über dem Kreuzbein, dem Rücken oder den Extremitäten; bei asiatischen Neugeborenen fast regelmäßig vorhanden, bei mitteleuropäischen Kindern selten.
- Sog. **Schwangerschaftsreaktionen:** Nach der Geburt sind im Körper des Neugeborenen noch mütterliche Geschlechtshormone vorhanden, die sich erst allmählich abbauen. Diese Hormone können äußerlich wahrnehmbare Veränderungen auslösen: Neugeborenenakne (feine Pusteln, die sich entzünden können), Schwellung der Brustdrüsen, die vorübergehend sogar eine milchartige Flüssigkeit, die Hexenmilch, absondern können, sowie vaginale Schleim- und Blutabsonderungen.

IM FOKUS

Säuglingsalter

Die **Neugeborenenperiode** umfasst die **postnatale** bzw. **neonatale Adaptation:**

- Umstellung der Atmung
- Umstellung des Kreislaufs
- Abnabelung
- Umstellung des Energiestoffwechsels
- Ausscheidungen
- Umstellung der Leber

Das **Geburtsgewicht** ist ein wichtiges Maß für die Reife eines Neugeborenen.

Zu den relevanten **Auffälligkeiten von Neugeborenen** zählen:

- Hautschuppung
- Neugeborenenexanthem
- Milien
- Storchenbiss
- Mongolenfleck
- Schwangerschaftsreaktionen

19.3 Frühgeborene und übertragene Kinder

19.3.1 Frühgeborene

Das ideale Milieu ist für den sich entwickelnden Menschen der Mutterleib. Alle Lebensfunktionen können sich im Rahmen der normalen Schwangerschaftsdauer optimal entwickeln. Aus Sicht des Kindes gilt: jeder Tag im Mutterleib ist wertvoll, Abkürzungen sind riskant. Dies mag etwas übertrieben klingen, doch tatsächlich müssen selbst eine Woche zu früh geborene Kinder nach der Geburt doppelt so häufig intensivmedizinisch versorgt werden.

Etwa 9 % der Geburten, das sind in Deutschland mehr als 60 000 Kinder pro Jahr, unterschreiten die normale Schwangerschaftsdauer um mehr als 3 Wochen. Man spricht von **frühgeborenen Kindern** (Geburt vor der vollendeten 37. Schwangerschaftswoche) oder „Frühchen". Diese traditionelle Definition ist allerdings willkürlich festgelegt, denn die Zeit, die ein Fetus zur vollen Entwicklung seiner Reife benötigt, unterscheidet sich erheblich. Die häufigsten Ursachen sind aufsteigende Infektionen sowie Wachstumsprobleme des Feten (meist wegen einer schlechten Versorgung über die Plazenta, etwa durch Rauchen in der Schwangerschaft).

Zwar können Frühgeborene ab einem Gewicht von etwa 500 g (24. SSW) überleben, jedoch drohen diesen Kindern oft Erkrankungen und spätere Behinderungen. Bei Frühgeborenen sind alle wichtigen Organe mehr oder weniger unreif und daher anfällig für Störungen.

Häufig weisen Frühgeborene ein Geburtsgewicht von < 2 500 g auf. In Bezug auf das Gewicht wird noch weiter unterschieden in:

- **Untergewichtige Frühgeborene** (LBW, Low Birth Weight Infants) < 2 500 g
- **Sehr untergewichtige Frühgeborene** (VLBW, Very Low Birth Weight Infants) < 1 500 g
- **Extrem untergewichtige Frühgeborene** (ELBW, Extremely Low Birth Weight Infants) < 1 000 g

Dem Frühgeborenen droht eine Vielzahl von **nachgeburtlichen Erkrankungen,** z. B.:

- Infektionen (Frühgeborenen-Sepsis)
- Atemnotsyndrom (→ Kap. 14.6.6) durch Surfactantmangel mit schwerer Funktionsstörung der Lungen (fast ausschließlich bei Frühgeborenen)
- Plötzliche Atempausen (Apnoen)
- Hirnblutungen oder Sauerstoffmangel des Gehirns
- Unterzuckerung (→ Kap. 15.2.3)
- Mangelnde Umstellung vom fetalen auf den postpartalen Kreislauf (→ Abb. 18.12) mit offenem Ductus Botalli

Persistierender Ductus arteriosus Botalli

Der **persistierende Ductus arteriosus (Botalli)** (PDA) stellt das häufigste Herz-Kreislauf-Problem bei Frühgeborenen dar. Der PDA kann jedoch auch bei termingerecht Geborenen auftreten. Er wird zu den angeborenen Herzfehlern gezählt.

Physiologische Situation

Der Ductus arteriosus (der Zusatz „Botalli" wird mitunter weggelassen) stellt im vorgeburtlichen **(fetalen)** Kreislauf eine Verbindung zwischen thorakaler **Aorta** (Hauptschlagader) und Truncus pulmonalis **(Lungenarterie)** her. Bei Feten fließt das Blut aus der Lungenarterie durch den Ductus arteriosus Botalli in die Aorta, sodass die **nicht belüftete Lunge,** in der ein hoher Gefäßwiderstand vorliegt, weitgehend umgangen wird. Direkt nach der Geburt **(postnatal)** fällt der Gefäßwiderstand in der Lunge mit Einsetzen der Lungenbelüftung und Entfaltung der Lungen ab. Die Sauerstoffkonzentration steigt an, was normalerweise zur Kontraktion des Ductus arteriosus führt. Zunächst schließt sich der Ductus durch Muskelkontraktion der Ductuswand, was als **funktioneller Verschluss** bezeichnet wird (im Laufe der ersten Lebensmonate schließt er sich dann dauerhaft, also anatomisch). Das Blut fließt nicht mehr länger aus der Lungenarterie über den Ductus arteriosus in die Aorta.

Pathophysiologie

Bleibt der Ductus arteriosus länger als bis zum 4. Lebenstag durchgängig, spricht man vom persistierenden Ductus arteriosus. Frühgeborene weisen noch eine unreife Muskulatur und eine hohe Prostaglandin-E2-Konzentration (Vasodilatation) auf, was die postnatalen Kontraktionsreize schwächt. Je niedriger das Geburtsgewicht ist, umso häufiger tritt das Problem auf.

MERKE

Persistierender Ductus arteriosus (Botalli)

Intrauterin aufgrund eines hohen Lungengefäßwiderstandes zwingend erforderliche Gefäßverbindung zwischen Lungenarterie und Aorta, die auch nach dem 4. Lebenstag durchgängig ist. Folge ist eine Sauerstoffunterversorgung der Organe.

In erster Linie durch die Druckverhältnisse kommt es beim PDA zum **Links-Rechts-Shunt** mit vermehrter Lungendurchblutung. Mit Shunt („Kurzschluss") ist hier gemeint, dass sauerstoffhaltiges Blut nicht in den Körperkreislauf gelangt (was normal wäre), sondern durch den persistierenden Ductus arteriosus (zu einem gewissen Teil) wieder dem Lungenkreislauf zugeführt wird. Je nach Ausmaß des Problems wird die Sauerstoffversorgung über den Körperkreislauf unterschiedlich stark vermindert. Werden die Organe jedoch nicht ausreichend mit Sauerstoff versorgt, imponieren die betroffenen Säuglinge durch Blässe und schnelle Atmung. Arme und Beine fühlen sich kalt an und die Säuglinge sind schwach. Der Puls ist schnell. Kinderärzte und Kinderkardiologen können auskultatorisch ein typisches Herzgeräusch wahrnehmen. Weitere diagnostische Hilfsmittel sind das EKG, die Echokardiografie und das Röntgen.

MERKE

Spätschäden des Frühgeborenen

Diese betreffen in erster Linie das **Gehirn,** weil dieses am empfindlichsten auf Sauerstoffmangel reagiert und die **Lungen,** die infolge einer (zunächst lebensrettenden) Beatmung geschädigt werden können. Folgen sind z. B.:

- Störungen der motorischen (Zerebralparese) oder geistigen Entwicklung, die von Lernstörungen bis zu schwerer geistiger Behinderung reichen können
- Epileptische Anfälle
- Chronische Lungenerkrankungen

Als besonders gefährdet gelten **Hochrisiko-Frühgeborene.** Diese machen ca. 10 % der Frühgeborenen aus und kommen mehr als zehn Wochen vor dem regelhaften Geburtstermin auf die Welt.

19.3.2 Übertragene Neugeborene

Auch die Überschreitung des Geburtstermins bringt gesundheitliche Risiken mit sich. Übertragene Neugeborene sind gefährdet, da die Plazenta altert, verkalkt und nicht mehr genügend Sauerstoff und Nährstoffe bereitstellen kann. Die Kinder fallen durch eine grob abschuppende Haut und die fehlende Käseschmiere auf. Sie neigen zu Atem- und Kreislaufproblemen, Unterzuckerung und Infektionen. Um solchen Komplikationen vorzubeugen, wird in der Regel bei Überschreitung der 42. Schwangerschaftswoche der Geburtsvorgang durch Medikamente und evtl. auch Sprengung der Fruchtblase eingeleitet.

IM FOKUS

Frühgeborene und übertragene Kinder

Unter Einsatz maximaler Intensivtherapie sind **Frühgeborene** ab einem **Gewicht von etwa 500 g** bzw. ab der **24. SSW überlebensfähig.**

Frühgeborene werden in Bezug auf das Gewicht wie folgt eingeteilt:

- Untergewichtige Frühgeborene < 2500 g
- Sehr untergewichtige Frühgeborene < 1500 g
- Extrem untergewichtige Frühgeborene < 1000 g

Zu den häufigen **nachgeburtlichen Erkrankungen** von Frühgeborenen zählen:

- Infektionen
- Atemnotsyndrom
- Plötzliche Atempausen
- Hirnblutungen oder Sauerstoffmangel des Gehirns
- Unterzuckerung
- Mangelnde Umstellung vom fetalen auf den postpartalen Kreislauf

Bei **Überschreitung des Geburtstermins** wird von einem **übertragenen Neugeborenen** gesprochen.

19.4 Anatomische Besonderheiten bei Neugeborenen und Säuglingen

19.4.1 Kopf und Atemwege

Bis ins Kleinkindalter haben die Kinder einen verhältnismäßig **großen Kopf.** Vor allem der Hinterkopf ist recht groß, der Hals hingegen recht kurz. Gerade beim Säugling stechen diese Größenverhältnisse ins Auge. Ab der Geburt bis ins Kleinkindalter macht der Kopf bis zu 21 % der Körperoberfläche aus. Die oberen Luftwege sind viel enger als bei Erwachsenen und auch die Lage verschiedener Organe zueinander ist anders. Beim Neugeborenen steht der Kehlkopf höher (weiter **kranial**), er befindet sich auf Höhe des 3.–4. Halswirbelkörpers (HWK), während er beim Erwachsenen auf Höhe des 4.–5. HWK liegt. Außerdem ist der Kehlkopf im Vergleich mit dem Erwachsenen weiter vorn, d.h. bauchwärts **(ventral)** gelegen (→ Abb. 19.3).

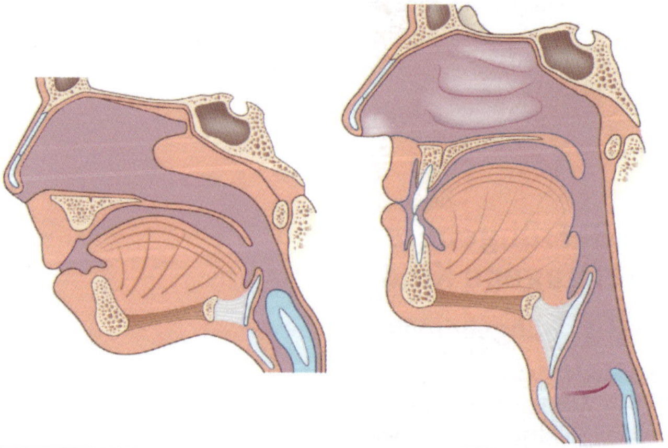

Abb. 19.3 Sagittalschnitt der oberen Atemwege beim Neugeborenen (links) und beim Erwachsenen (rechts) [L234]

PRAXISTIPP

Maskenbeatmung und Intubation von Neugeborenen und Säuglingen

Durch die genannten Besonderheiten gelingen sowohl die **Maskenbeatmung** als auch die **Intubation** besser in neutraler Kopfhaltung (→ Abb. 19.4). Wird der Kopf stark überstreckt, ist beides oft bis ins Kleinkindalter nicht möglich. Eine Stoffrolle oder Ähnliches wird unter der Schulter positioniert und erleichtert die Lagerung des Kopfes in Neutralposition. Der weiter kranial/ventral gelegene Kehlkopf erfordert bei der Intubation relativ oft ein BURP-Manöver (**B**ackward, **U**pward and **R**ightward **P**ressure). Hierbei wird durch die assistierende Person der Kehlkopf vom Patienten aus gesehen nach hinten, oben und rechts gedrückt. Ein Intubationskissen ist beim Neugeborenen und Säugling nicht erforderlich, es ist durch den großen Hinterkopf bereits „eingebaut". Das Laryngoskop soll vorsichtig eingeführt werden. Anderenfalls drohen schwerwiegende Verletzungen. Manche Anwender bevorzugen in dieser Altersgruppe gerade Spatel (Miller Spatel). Gerade bei Kindern sollte der Unerfahrene jedoch auf weniger invasive Alternativen zurückgreifen, solange dies machbar und vertretbar ist. Eine Leitlinie empfiehlt als primäre Technik zur Beatmung von Kindern die Beutel-Masken-Beatmung.

Die engste Stelle des Kehlkopfs ist nicht die Stimmbandebene, sondern befindet sich im Bereich des Ringknorpels, also **subglottisch.** Anders als bei Erwachsenen ist daher die Intubation noch nicht sicher gelungen, wenn die Tubusspitze die Stimmbänder passiert hat. Dies ist erst der Fall, wenn der Tubus den Bereich des Ringknorpels passiert hat. Bei Neugeborenen und Säuglingen sind die Schleimhäute noch äußerst sensibel und neigen bei Manipulation schnell zur Schwellung **(Ödembildung).** Dies ist der Grund, warum keinesfalls versucht werden darf, eine Engstelle unsanft zu überwinden. Schwellungen der Atemwege können zu einer erheblichen Erhöhung des Atemwegswiderstands führen oder den Atemweg komplett blockieren. Bereits eine Schleimhautschwellung von 1 mm halbiert den Durchmesser der Trachea eines Neugeborenen von 4 auf 2 mm! Dies ist der Grund, warum neben dem vermeintlich passenden Endotrachealtubus ausnahmslos auch die nächstkleinere Größe bereitgehalten wird. Gibt es Probleme beim Einführen des Tubus, sollte man diesen im Zweifelsfall rasch durch den nächstkleineren auswechseln. Auch soll keinesfalls ein eventuell verwendeter herkömmlicher Führungsstab unten aus dem Tubus herausragen.

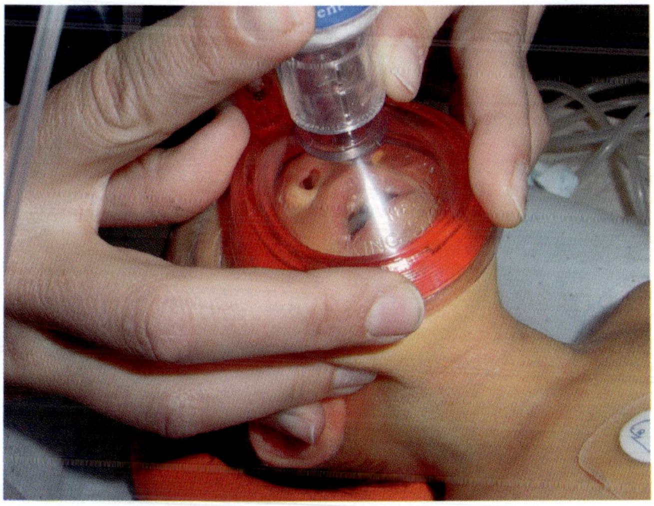

Abb. 19.4 Atemwegsmanagement mit der Gesichtsmaske: Neutralstellung, Esmarch-Handgriff (mit dem Ringfinger) und geöffneter Mund [T517]

Eine weitere relativ häufige Fehlerquelle liegt in der Länge der Trachea begründet. Sie ist beim reifen Neugeborenen etwa 4 cm lang, beim 5-jährigen Kind etwa 5 cm. Dadurch kann eine versehentliche einseitige Beatmung durch zu tiefe Intubation oder durch sekundäres Tiefergleiten des Tubus in einen Hauptbronchus auftreten.

Obligate Nasenatmer

Die hohe Atemfrequenz des Neugeborenen führt einen Konflikt zwischen Atmen und Saugen herbei. Die Lösung für diesen anatomischen Konflikt besteht darin, dass Neugeborene gleichzeitig atmen und saugen können. Geatmet wird über die Nase, gesaugt mit dem Mund – dabei wird die Milch am Luftstrom vorbei in die Speiseröhre geleitet. Eine Verlegung der Nase, beispielsweise durch eine Schleimhautschwellung, veranlasst das Neugeborene zum Absetzen, um über den Mund Luft zu holen. Dies behindert die Nahrungsaufnahme oder macht sie sogar unmöglich, außerdem kann die erschwerte Koordination zur Aspiration führen. Dieser Zusammenhang ist gemeint, wenn Neugeborene als **obligate Nasenatmer** beschrieben werden.

Im Rahmen von bronchopulmonalen Infektionen kann die Behinderung der Nasenatmung durch Sekret zu einer wesentlichen Erhöhung der Atemarbeit führen. Eine vorsichtige nasale Absaugung und die Anwendung abschwellender Nasentropfen ist einfach, effektiv und führt zur Verbesserung der Situation. Stehen abschwellende Nasentropfen nicht zur Verfügung, kann auch NaCl 0,9 % verwendet werden.

! ACHTUNG!

Atemnot beim Säugling oder Kleinkind

In dieser Altersgruppe macht sich eine Atemnot häufig zunächst durch eine **Tachypnoe** bemerkbar. Das Kind versucht, die Atemnot durch die erhöhte Atemfrequenz zu kompensieren. Tritt dann im Verlauf ein **Abfall der Atemfrequenz** auf, deutet dies auf eine Erschöpfung bzw. respiratorische Dekompensation hin und ist als absolutes **Warnzeichen** zu werten. Im Gegensatz zu Erwachsenen tritt bei Kindern im Rahmen der respiratorischen Dekompensation häufig ein Atemstillstand auf.

19.4.2 Bauchatmung

Bei Neugeborenen und Säuglingen verlaufen die Rippen nahezu horizontal. Auch die Interkostalmuskulatur ist noch nicht vollständig ausgebildet. Sie weist einen geringen Anteil an Typ-I-Muskelfasern auf, weshalb sie nur für eine kurze Zeit zusätzliche Atemarbeit leisten kann. Daher atmen Neugeborene und Säuglinge fast nur mit dem Zwerchfell, sie sind **„Bauchatmer".** Steigt der Druck im Bauchraum an, beispielsweise durch Blähungen oder Darmverschluss, kann rasch eine Ateminsuffizienz auftreten.

19.4.3 Wärmehaushalt

Neugeborene und Säuglinge haben **stark eingeschränkte Regulationsmechanismen** für den Wärmeerhalt. Ein Vergleich zeigt dies eindrucksvoll auf: Ein Neugeborenes, welches nackt einer Umgebungstemperatur von etwa 23 °C ausgesetzt wird, hat die gleiche Situation wie ein nackter Erwachsener bei 1 °C Umgebungstemperatur (→ Tab. 19.2). Die Neutraltemperatur eines Neugeborenen bzw. Säuglings entspricht etwa 32 °C. Zudem ist die subkutane Fettschicht beim Neugeborenen sehr dünn, so dass die **Isolierfunktion** sehr schlecht ist.

	Neutraltemperatur (Umgebungstemperatur mit geringstem O_2-Verbrauch)	Kritische Temperatur (Überleben knapp möglich)
Erwachsene	28 °C	1 °C
Termingeborene	32 °C	23 °C
Frühgeborene	34 °C	28 °C

Tab. 19.2 Neutraltemperatur und kritische Temperatur

Neugeborene und junge Säuglinge sind noch nicht imstande, Wärme durch Muskelzittern zu erzeugen. Lediglich eine **Stoffwechselsteigerung** über die Aktivierung des braunen Fettgewebes ermöglicht eine gewisse Wärmeproduktion (**Non Shivering Thermogenesis** = zitterfreie Wärmeproduktion). Diese Form der Wärmeerzeugung wird auch chemische Thermogenese genannt. Hierzu werden β_3-Rezeptoren über das sympathische Nervensystem **(sympathoadrenerg)** aktiviert. Da das braune Fettgewebe ausschließlich der Wärmeproduktion dient, wird es auch bei Unterernährung nicht abgebaut. Beim Termingeborenen macht es ca. 2–3 % des Körpergewichts aus. Für die Heizwirkung des braunen Fettgewebes spielt ein besonderes Eiweiß (Uncoupling Protein, UCP1) eine Rolle. Es bewirkt, dass die in den Mitochondrien produzierte Energie nicht in Form von ATP zwischengespeichert, sondern als Wärme freigesetzt wird. Diese chemische Wärmeproduktion ist allerdings auch mit einem **steilen Anstieg des Sauerstoffverbrauchs** verbunden, was ein komplikationsträchtiger Nebeneffekt ist.

Eine **Aktivierung des braunen Fettgewebes** bewirkt einen gesteigerten Umsatz von Fett und Glukose:

- Der vermehrte Abbau von Fetten **(Lipolyse)** führt zur Entstehung von Ketonkörpern, was wiederum eine **metabolische Azidose** hervorrufen kann.
- Durch die gesteigerte Verbrennung von Glukose kann eine **Hypoglykämie** auftreten.

Zwar können ältere Kinder die Wärmeproduktion mit Muskelzittern unterstützen. Generell ist aber ein gutes Wärmemanagement in jedem Lebensalter, auch beim Erwachsenen, sehr wichtig. Entsprechende klinische Leitlinien definieren eine Körperkerntemperatur < 36 °C bereits als Hypothermie. Bei Kindern ≤ 5 Jahre wird sogar eine Temperatur < 36,5 °C als Hypothermie angesehen.

PRAXISTIPP

Wärmeerhalt

Wie bereits erwähnt, macht der Kopf bis zu 21 % der Körperoberfläche aus. Insofern kann das Aufsetzen einer Mütze oder einer anderen Art von Kopfbedeckung gut zum Wärmeerhalt beitragen. Der Rettungswagen sollte gut aufgeheizt werden.

MERKE

Körperoberfläche bezogen auf das Körpergewicht

Je kleiner ein Kind ist, desto größer ist seine **Körperoberfläche im Verhältnis zum Körpergewicht.** Dies begünstigt Wärmeverluste und Unterkühlung. So hat ein Neugeborenes mit einem Gewicht von 3 kg eine Oberfläche von 0,2 m², ein 9-jähriges Kind mit einem Gewicht von 30 kg hingegen eine Oberfläche von 1,0 m². Das 9-jährige hat sein Gewicht demnach verzehnfacht, jedoch nur eine fünfmal so große Körperoberfläche.

19.4.4 Sauerstoffverbrauch und Kohlendioxidproduktion

Der **Sauerstoffverbrauch** und die **Kohlendioxidproduktion** betragen im Vergleich mit Erwachsenen aufgrund einer gesteigerten Stoffwechselrate etwa das Doppelte. In Zahlen: beim Erwachsenen beträgt der Sauerstoffverbrauch 3–4 ml/kg KG/Min. Beim Termingeborenen beträgt er 6–8 ml/kg KG/Min. Atempausen oder Atemstillstände führen daher viel schneller zu einem Abfall der Sauerstoffsättigung als bei Erwachsenen.

Alveoläre Ventilation

Pro kg KG ist die **alveoläre Ventilation** beim Neugeborenen etwa 2- bis 2,5-mal höher als beim Erwachsenen. In Zahlen: beim Erwachsenen beträgt sie ca. 60 ml/kg KG/Min, beim Termingeborenen circa 150 ml/kg KG/Min. Die **funktionelle Residualkapazität** (FRC) ist dagegen vom Baby bis zum Erwachsenen einigermaßen konstant, sie beträgt ca. 30 ml/kg KG beim Termingeborenen und 35 ml/kg KG beim Erwachsenen. Während das Verhältnis der alveolären Ventilation zur funktionellen Residualkapazität beim Erwachsenen circa 2 : 1 beträgt, liegt dieses beim jungen Säugling hingegen bei ca. 5 : 1.

Im Kindesalter ist demnach zum einen der Sauerstoffverbrauch erhöht, zum anderen die „Pufferfunktion" der funktionellen Residualkapazität erniedrigt. So lässt sich gut nachvollziehen, dass Ventilationsstörungen beim Kind im Vergleich mit Erwachsenen viel schneller zu Sauerstoffmangel führen. Während Sauerstoffmangel bei Erwachsenen zunächst eine Tachykardie bewirkt, tritt bei Kindern umgehend eine Bradykardie auf.

MERKE

Sauerstoffmangel bei Neugeborenen, Säuglingen, Kleinkindern

Tritt eine unklare Bradykardie auf, zunächst immer an eine **Hypoxämie** denken! Die Hypoxämie ist die häufigste Reanimationsursache in dieser Altersgruppe.

19.4.5 Retrolentale Fibroplastie

Andererseits ist gerade bei Früh- und Neugeborenen auch eine **Hyperoxämie** (zu viel Sauerstoff im Blut) schädlich. Es besteht die Gefahr einer **retrolentalen Fibroplasie** (**R**etinopathy **O**f **P**rematurity, ROP). Neben der Hyperoxämie, Unreife und niedrigem Geburtsgewicht wurden zahlreiche weitere begünstigende Faktoren identifiziert. Offensichtlich ist die sich noch entwickelnde **Retina** (Netzhaut) sehr empfindlich gegenüber ganz verschiedenen **Noxen** (schädigenden Stoffen oder Umständen).

Ein zu hoher Sauerstoffgehalt im Blut kann Gefäßveränderungen in der unreifen Retina hervorrufen. Später kann es zur Neueinsprossung von Gefäßen, zu Blutungen, fibrotischen Veränderungen und Netzhautablösungen kommen. Langfristig können hieraus eine Sehbehinderung und Erblindung resultieren. Daher wird empfohlen, die Sauerstoffsättigung bei Frühgeborenen im Bereich von ca. 88–92 % und bei Reifgeborenen bei ca. 90–95 % (aber nicht höher) zu halten.

19.4.6 Herz-Kreislauf-System

Neugeborene, Säuglinge und Kleinkinder weisen im Vergleich zum Erwachsenen eine relativ hohe Herzfrequenz auf. Gerade bei

Neugeborenen und Säuglingen wird das **Herzminutenvolumen** (HMV) vor allem über die **Herzfrequenz** reguliert, weil das Schlagvolumen in diesen Altersgruppen noch nicht gesteigert werden kann. Dies liegt daran, dass das Myokard des Neugeborenen weniger kontraktile Elemente (30 %) als das des Erwachsenen (60 %) enthält. Somit ist das Herzminutenvolumen stark von der Herzfrequenz abhängig.

Dies erklärt, warum eine Herzfrequenz von beispielsweise < 60/min, die bei einem Erwachsenen oder Schulkind völlig normal ist, bei Neugeborenen als funktioneller Herz-Kreislauf-Stillstand angesehen wird. Wie schon erwähnt, muss bei einer Bradykardie immer zuerst eine Hypoxämie ausgeschlossen werden.

Das Herzzeitvolumen ist beim Neugeborenen mit 250 ml/kg KG/min erheblich höher als beim Erwachsenen mit 70 ml/kg KG/min. Grund ist der hohe Sauerstoffbedarf des Neugeborenen.

Blutdruck

Früher wurde in der Kinderanästhesie die Ansicht vertreten, dass bei Neugeborenen und Säuglingen auf eine Blutdruckmessung verzichtet werden kann. Dies gilt mittlerweile als überholt. Das heutzutage verfügbare Material erlaubt auch bei kleinsten Kindern eine nichtinvasive Blutdruckmessung.

Auch der Blutdruck ist vergleichsweise niedrig. Experten betonen jedoch, dass die alleinige Betrachtung des gemessenen Blutdrucks oftmals nur unzureichend die Kreislaufsituation eines kranken Kindes beschreibt.

IM FOKUS

Anatomische Besonderheiten bei Neugeborenen und Säuglingen

Zu den **anatomischen und physiologischen Besonderheiten** von Neugeborenen und Säuglingen zählen:

- Verhältnismäßig **großer Kopf**
- **Kehlkopf steht höher** und **weiter bauchwärts**
- **Engste Stelle des Kehlkopfs** liegt **subglottisch**
- **Obligate Nasenatmung**
- **Bauchatmung**
- **Aktivierung des braunen Fettgewebes** zur **Wärmeproduktion**
- Erhöhter **Sauerstoffverbrauch** und erhöhte **Kohlendioxidproduktion**
- Höhere **alveoläre Ventilation**
- Gefahr einer **retrolentalen Fibroplasie**
- Hohe **Herzfrequenzen**

19.5 Wachstum und Entwicklung

Die Entwicklung des Kindes spielt sich auf vielen Ebenen ab, die alle ineinandergreifen: Die **körperliche Entwicklung** zeigt sich im zunehmenden Körperwachstum, in der Entwicklung der einzelnen Organe und den immer komplexer werdenden motorischen Fertigkeiten. Parallel dazu laufen die **geistige** (kognitive) Entwicklung, die damit eng verbundene **sprachliche Entwicklung,** die **seelische** (psychische) **Entwicklung** sowie die **soziale Entwicklung.** Die wichtigsten Altersabschnitte → 19.1.1.

MERKE

Früher wurde die Entwicklung des Menschen häufig als kulminativer Prozess verstanden – eine Art „Aufblühen", bei dem das kleine, unreife Baby sich nach und nach immer mehr Kompetenzen aneignet, um schließlich in der Mitte des Lebens alle seine Potenziale entfaltet zu haben. Die heutige Entwicklungspsychologie sieht den Entwicklungsverlauf dagegen als **Abfolge von Spezialisierungen:** auf jeder Entwicklungsstufe sind die Kompetenzen angelegt und vorhanden, die das Baby bzw. Kind hier und jetzt braucht, um sich erfolgreich weiterzuentwickeln. Nach diesem Bild der **Entwicklung als sequenzieller Spezialisierung** wären Kinder also 100 % fertige (entwicklungskompetente) Babys, 100 % fertige Kleinkinder usw. Tatsächlich warten Babys mit Kompetenzen auf, die später wieder verloren gehen – einem intuitiven Sprachlernprogramm etwa, durch das sie jede in ihren Alltagsbeziehungen verwendete Sprache ohne Anstrengung und didaktische Unterrichtung erlernen können.

19.5.1 Körperliche Entwicklung

Zu Beginn des Lebens imponiert schon allein die Zunahme der Masse: Im Alter von 5 Monaten hat der Mensch sein Geburtsgewicht verdoppelt, mit 1 Jahr verdreifacht, mit 2½ Jahren vervierfacht, mit 6 Jahren verzehnfacht (→ Abb. 19.5).

Nicht minder rasant verläuft das **Längenwachstum** (→ Abb. 19.5). In keinem Lebensalter (nicht einmal in der Pubertät) wächst das Kind schneller als in den ersten Lebensmonaten, ganze 16 cm in den ersten 6 Monaten. Mit 4 Jahren haben die meisten Kinder ihre Körperlänge verdoppelt, also die 100 cm überschritten. Danach verlangsamt sich das Körperwachstum auf etwa 6–7 cm pro Jahr, um sich erst wieder mit der Pubertät zu beschleunigen, und zwar beim Mädchen mit etwa 11–12 und beim Jungen mit etwa 13–14 Jahren. Mit diesem zeitlich versetzten Pubertätsbeginn ist zu erklären, warum viele Mädchen für eine kurze Periode oft größer und kräftiger wirken als gleichaltrige Jungen. Die endgültige Größe haben Mädchen etwa mit 16 Jahren, Jungen mit 19 Jahren erreicht. Diese verlängerte pubertäre Wachstumsphase bei Jungen ist mit ein Grund, weshalb Männer im Durchschnitt 10 cm größer sind als Frauen.

MERKE

Beschleunigtes Wachstum

Ungefähr seit 100 Jahren ist in den hochzivilisierten Ländern eine Zunahme von Wachstumsgeschwindigkeit und Endgröße zu verzeichnen. Dies wird als **säkulare Akzeleration** bezeichnet. Man macht bessere Nahrung und den hohen allgemeinen Lebensstandard dafür verantwortlich. Seit einigen Jahren ist keine Akzeleration mehr feststellbar.

Weltweite Unterschiede

Im weltweiten Vergleich entwickeln sich Kinder ab einem Alter von 5 Jahren jedoch sehr unterschiedlich. Wahrscheinlich durch schlechte Ernährung verlangsamt sich oft ihr Wachstum. Eine umfassende Analyse mit 65 Millionen Teilnehmern aus 200 Ländern (Alter 5–19 Jahre) zeigte immense Unterschiede. Vergleicht man die Länder mit der maximalen und minimalen Größe, ergeben sich bei den 19-jährigen Männern bis zu 20 cm Differenz. Ähnliches war beim BMI zu beobachten. Der höchste BMI bei 19-jährigen Frauen betrug im Schnitt 29 kg/m², der niedrigste BMI war 19,6 kg/m². Dies entspricht einem Gewichtsunterschied von etwa 25 kg. Der leitende Autor der Studie folgert daraus, dass der Zugang zu erschwinglichen, gesunden Lebensmitteln in der Schule und der Gemeinschaft verbessert werden muss.

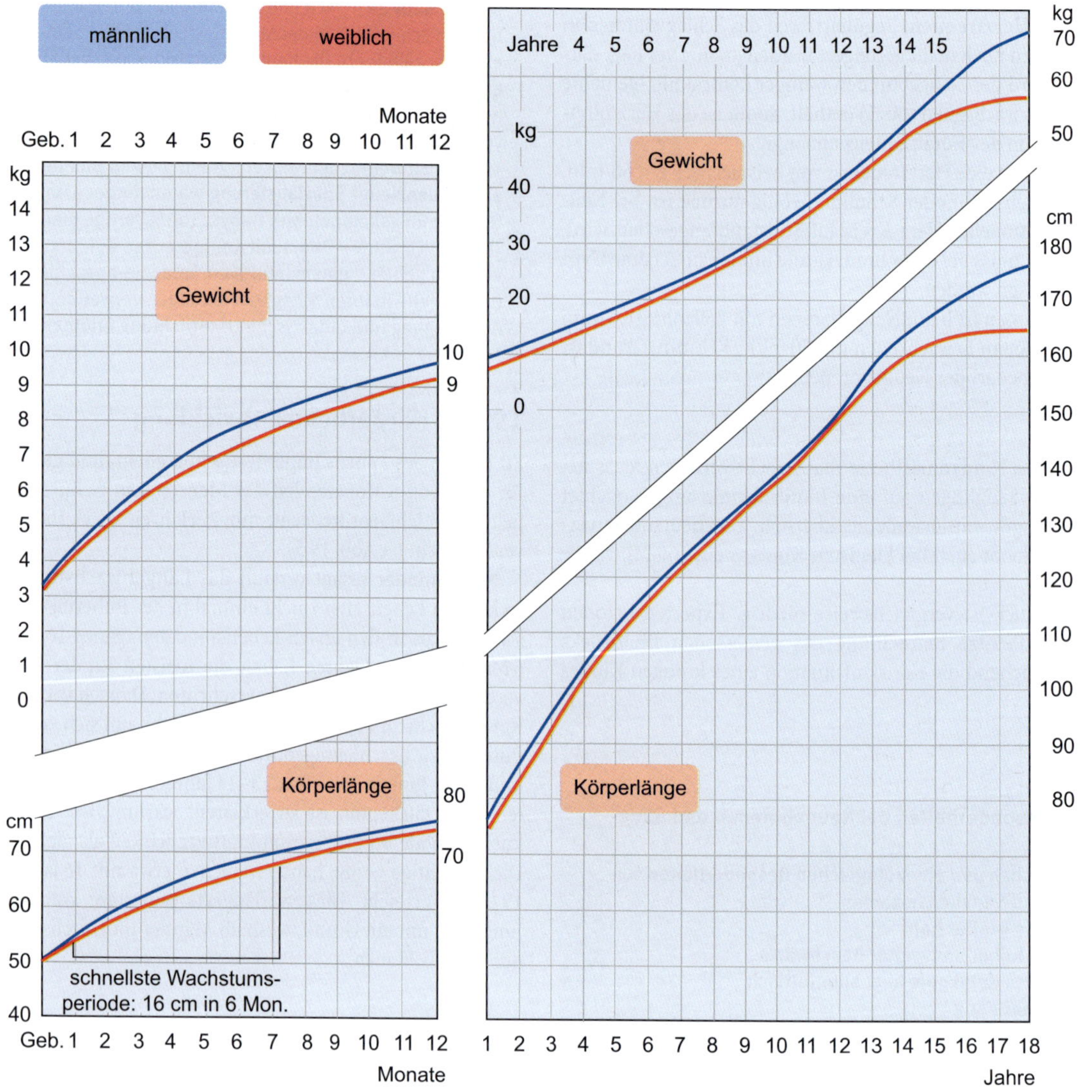

Abb. 19.5 Längenwachstum und Gewichtszunahme bei Jungen und Mädchen [L190]

PRAXISTIPP

Abschätzung von Alter, Größe und Gewicht eines Kindes

Für das Personal im Rettungsdienst ist es aufgrund fehlender Erfahrung oft schwierig, Alter bzw. Größe und Gewicht eines kindlichen Patienten abzuschätzen. Diese spielen aber eine Rolle für Dosierungen, Tubusgrößen, Spatelgrößen, Pulsoxymetrie-Sensoren, die Größe von Blutdruckmanschetten u. v. m. Hilfreich sind hier z. B. pädiatrische Lineale oder Bänder (z. B. Broselow-Tape), die am Kind angelegt werden. Auf dem Hilfsmittel können die zum Kind passenden Dosierungen für diverse Medikamente, Tubusgrößen u. Ä. abgelesen werden. Wer dies nicht zur Verfügung hat, sollte einige Formeln lernen oder im Kindernotfallequipment an gut sichtbarer Stelle anbringen. Hier einige hilfreiche Formeln:

- **Gewichtsabschätzung:** Für die Altersgruppe von 1 bis etwa 6 Jahren ist die folgende Formel nützlich:
  (Lebensalter in Jahren × 2) + 8
  (z. B. Kind ist 4 Jahre alt: 4 × 2 = 8; 8 + 8 = 16 → Gewicht ca. 16 kg)
- Weiterhin hilfreich sind z. B. Formeln zur **Bestimmung der Tubusgröße oder Einführtiefe** des Tubus:
  - Tubusgröße in mm bei Frühgeborenen: Gestationswoche/10 (z. B. 30. SSW = Tubus 3,0 mm ID)
  - Tubusgröße in mm ab 1 Jahr: (16 + Lebensalter in Jahren) : 4 (z. B. 4-jähriges Kind = 16 + 4 = 20; 20 : 4 = Tubus 5,0 mm ID)
  - Tubuseinführtiefe oral (ab Lippe gemessen) bis 6 kg KG: 6 cm + je 1 cm/kg KG (z. B. Kind wiegt 4 kg → 6 + 4 = 10: orale Einführtiefe = 10 cm)
  - Tubuseinführtiefe oral ab 2. Lebensjahr: in cm ab Oberlippe: 12 + (Lebensalter/2)

Man sollte sich darüber im Klaren sein, dass diese Formeln lediglich eine Hilfestellung bieten. So macht es schon einen Unterschied, ob blockbare oder nicht blockbare pädiatrische Endotrachealtuben verwendet werden, da die blockbaren Modelle durch den Cuff etwas dicker sind.

Eine Arbeit von Boensch et al. untersuchte zahlreiche Formeln zur Berechnung der Tubusgröße und Tubuseinführtiefe, die alters- oder gewichtsbasiert angewendet werden. Manche davon sind speziell für die Anwendung bei Neugeborenen und Säuglingen gedacht, manche für die orotracheale, andere für die nasotracheale Intubation. **Eine allgemeingültige Formel für alle Altersgruppen gibt es nicht,** die Berechnungen sind nicht immer zuverlässig. Dennoch erachten die Autoren es als sinnvoll, sich an einer altersbasierten Formel zu orientieren, denn grobe Abweichungen von der richtigen Einführungstiefe sind damit zumindest unwahrscheinlich. Die korrekte Tubuslage ist immer durch eine unmittelbar nach der Intubation durchzuführende Auskultation zu verifizieren. Außerdem muss zur Verifizierung der korrekten endotrachealen Tubuspositionierung ausnahmslos die **Kapnografie** eingesetzt werden.

19.5.2 Körperproportionen und Kindchenschema

Bis zum Ende des Wachstums verändern sich auch die Proportionen des Körpers (→ Abb. 19.6). Die relative Länge des Kopfes nimmt ab von ¼ der gesamten Körperhöhe auf ⅛ beim Erwachsenen. Dagegen nimmt die relative Länge von Beinen und Armen zu.

Für die kindlichen Körperproportionen mit vergleichsweise großem Kopf, großen Augen und nur kurzen Extremitäten wurde der Begriff des **Kindchenschemas** geprägt – ein Impuls, der kleine Kinder für Erwachsene anziehend macht („süß", „niedlich") und so das überlebensnotwendige Pflegeverhalten einleitet (→ Abb. 19.7).

19.5.3 Meilensteine der Entwicklung

Jedes Kind ist anders, und die Spanne des Normalen ist breit: Ein Kind, das „erst" mit 15 Monaten läuft, ist nicht weniger „normal" als dasjenige, das bereits mit 11 Monaten den ersten Schritt wagt. Zur Beurteilung der kindlichen Entwicklung hat es sich bewährt, zunächst in „groben Rastern" zu denken, den **Meilensteinen der Entwicklung** (→ Abb. 19.8, → Abb. 19.9). Ein Kind, das durch dieses Raster fällt, muss nicht unbedingt krank sein. Es sollte aber gut beobachtet werden.

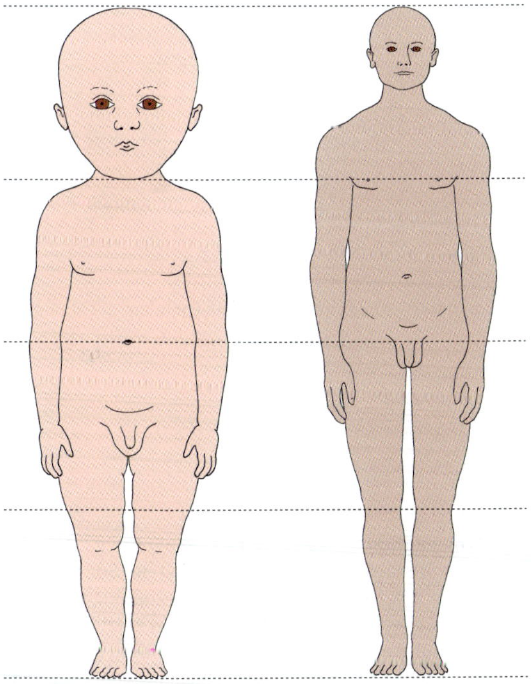

Abb. 19.6 Veränderungen der Körperproportionen. Links Neugeborenes, rechts Erwachsener [L190]

Neugeborenes

Das **Verhalten** eines Neugeborenen ist stark von reflektorischen Abläufen bestimmt. Ganz im Vordergrund der Wach-Aktivität steht das Saugen. Ansonsten schläft das Neugeborene bis zu 20 Stunden am Tag. Die Körperhaltung entspricht noch der räumlichen Enge im Mutterleib: Arme und Beine sind gebeugt, die Hände gefaustet. Der Körperstamm kann praktisch nicht bewegt werden – wohl aber Arme und Beine. Der Kopf kann zwar von einer Seite zur anderen gedreht, jedoch nicht länger „gehalten" werden.

Hören, Sehen und **Riechen** sind schon weit entwickelt: Schon in der ersten Woche erkennt das Baby die einfachsten Gesichtszüge (horizontaler Mund, punktförmige Augen) und reagiert auf die mütterliche Stimme. Es kann seine Mutter am Geruch erkennen und fühlt sich durch ihn geborgen.

Im **Sozialverhalten** zeigt es Interesse am menschlichen Gesicht und beruhigt sich durch An-den-Körper-Nehmen. Das erste Lächeln tritt oft im Schlaf auf („Engelslächeln"); etwa in der 4. bis 6. Lebenswoche entwickelt sich das Lächeln als Antwort auf Zuwendung **(soziales Lächeln),** das die Eltern-Kind-Beziehung vertieft.

MERKE

Emotionale Entwicklung

Für die gesamte Zeit der kindlichen Entwicklung, nicht nur im Neugeborenen- oder Säuglingsalter, muss die Bezugsperson für eine optimale emotionale Kindesentwicklung mehrere Eigenschaften aufweisen: sie muss **verfügbar** sein, **verlässlich** und **vertraut.**
Ist die Bezugsperson beispielsweise nicht verlässlich oder nicht immer verfügbar, etwa im Rahmen einer psychischen oder einer Suchterkrankung, kann die emotionale Entwicklung des Kindes und das Bindungsverhalten gestört sein. Kinder, die im Rahmen einer chronischen Erkrankung länger ins Krankenhaus müssen, sollten möglichst konstant von einer Bezugsperson begleitet werden (Verfügbarkeit).

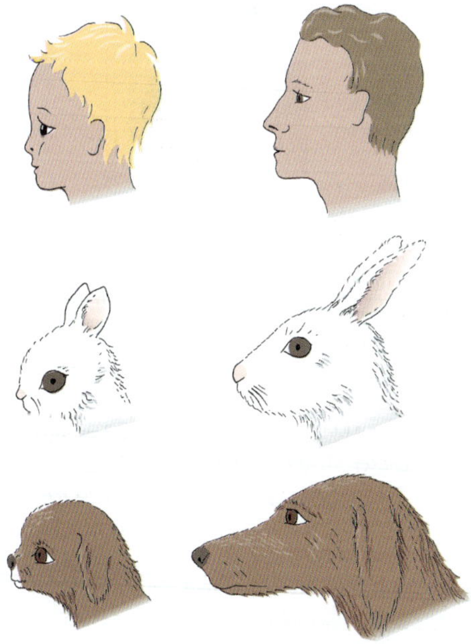

Abb. 19.7 Kindchenschema nach Konrad Lorenz. Großer Kopf mit gerundetem Hinterkopf, Kulleraugen, Pausbacken und hoher Stirn gehören zum Kindchenschema und leiten – auch beim Menschen – Fürsorgeverhalten, z. B. Liebkosen, ein. [L190]

Primitivreflexe des Neugeborenen

Schreitphänomen (bis 4. Woche)

Hält man das Kind aufrecht am Rumpf, sodass seine Füße die Unterlage berühren, macht es Schreitbewegungen.

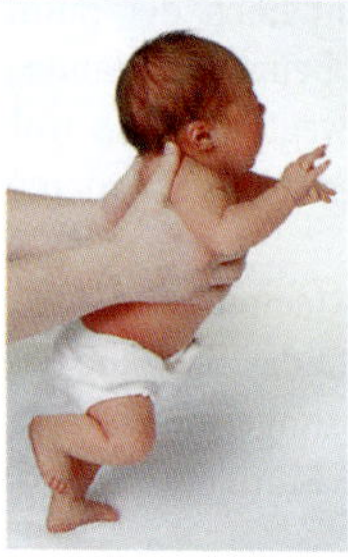

Umklammerungsreflex (*Moro-Reaktion*, bis 5 Monate)

Hält man das Kind in Rückenlage und lässt seinen Kopf plötzlich ein Stück nach unten fallen, ...

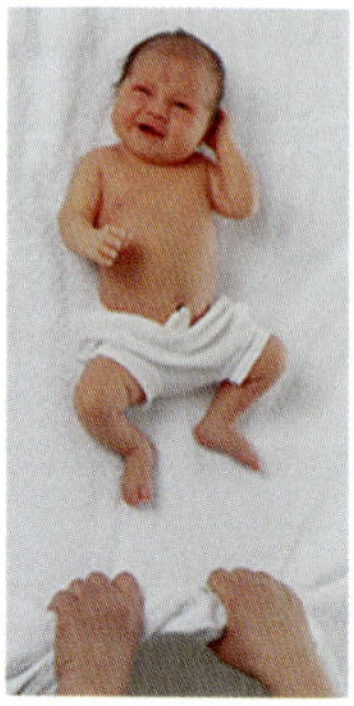

... abduziert und streckt es die Arme (Hände sind geöffnet) ...

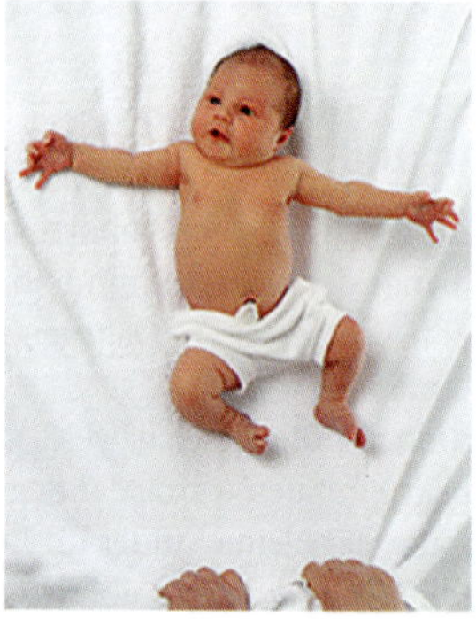

... und führt sie dann über die Brust zusammen (Schreckreaktion, auch z. B. bei lauten Geräuschen).

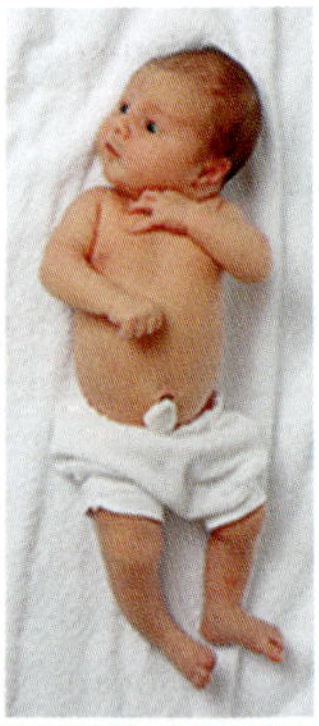

Saugreflex (bis 3. Monat)

Legt man einen Finger zwischen die Lippen des Kindes, fängt es an, rhythmisch zu saugen.

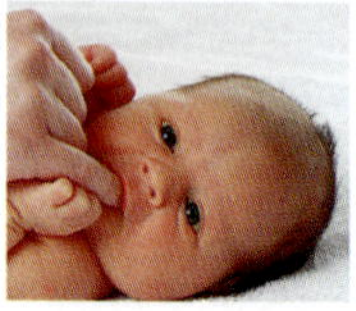

Handgreifreflex (*Tonischer Handreflex*, bis 5. Monat)

Legt man einen Finger quer in die Handinnenfläche des Kindes, ...

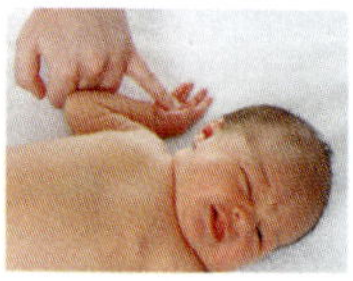

... greift es kräfig zu.

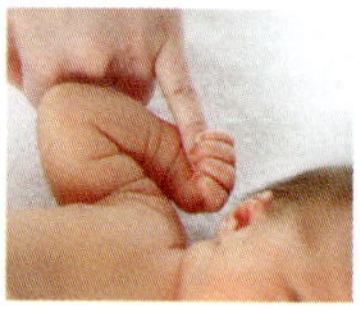

Asymmetrisch-tonischer Nackenreflex (bis 5. Monat)

Dreht man den Kopf des auf dem Rücken liegenden Kindes aus der Mittelstellung zur Seite, streckt es Arm und Bein auf der Gesichtsseite und beugt die Extremitäten der Gegenseite („Fechterstellung").

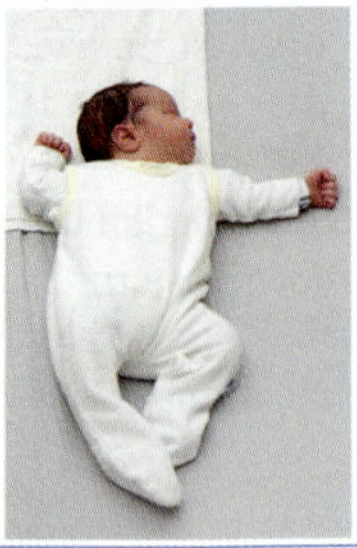

Oraler Suchreflex (*Rooting*, bis 4.–6. Monat)

Streichelt man den Mundwinkelbereich des Säuglings, verzieht er den Mund und dreht den Kopf zur gestreichelten Seite.

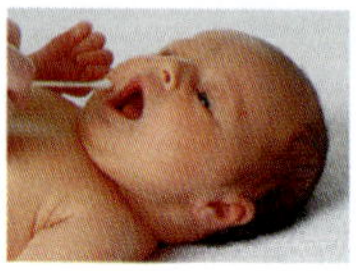

Fußgreifreflex (bis 12. Monat)

Drückt man mit dem Daumen o. Ä. gegen die Fußballen, beugt das Kind alle Zehen.

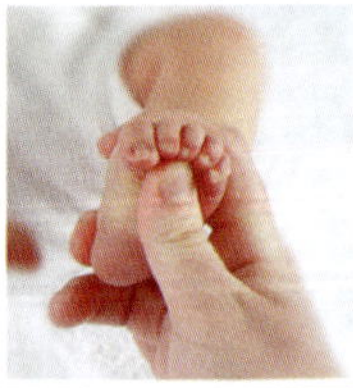

Abb. 19.8 Primitivreflexe des Neugeborenen (Auswahl). Alle „Primitivreflexe" sind bei der Geburt bereits vorhanden. Sie dienen vor allem der Ernährung und dem Schutz des Kindes. [K382, K115]

Baby mit 3 Monaten

Die sogenannten Primitivreflexe sind nun verschwunden und die Reflexreaktionen werden komplexer. Mit drei Monaten kann das Baby in Bauchlage Kopf und Schultern heben und für einige Zeit halten, dabei stützt es sich auf die Unterarme (**Unterarmstütz** → Abb. 19.10). Liegt es auf dem Rücken, führt das Baby seine Hände in der Mittellinie vor dem Körper zusammen. In sitzender Position gehalten kann es schon seinen Kopf halten. Die Grundlagen für die spätere Entwicklung der Lokomotion (siehe Kasten) werden jetzt gelegt.

Das Kind beobachtet die eigenen Hände und folgt bewegten Objekten von einer Seite zur anderen. Das Baby kommuniziert intensiver mit der Umwelt: Es lächelt seine Bezugsperson an und freut sich, wenn etwas Angenehmes oder Interessantes zu sehen ist.

Baby mit 6 Monaten

MERKE

Lokomotion

Der Begriff **Lokomotion** bedeutet „menschlicher Gang" oder „Bewegung von einer Stelle zur anderen". Im Kontext der Säuglingsentwicklung ist damit der Ablauf Drehen, Sitzen, Robben, Kriechen, Aufstehen und Gehen gemeint. Die Lokomotion setzt im 6. Monat ein. Dieser Ablauf muss aber nicht bei allen Kindern gleich sein und Varianten der Fortbewegung gehören zu einer normalen Entwicklung. Manche Stadien der Lokomotion werden von einzelnen Kindern sogar ausgelassen.

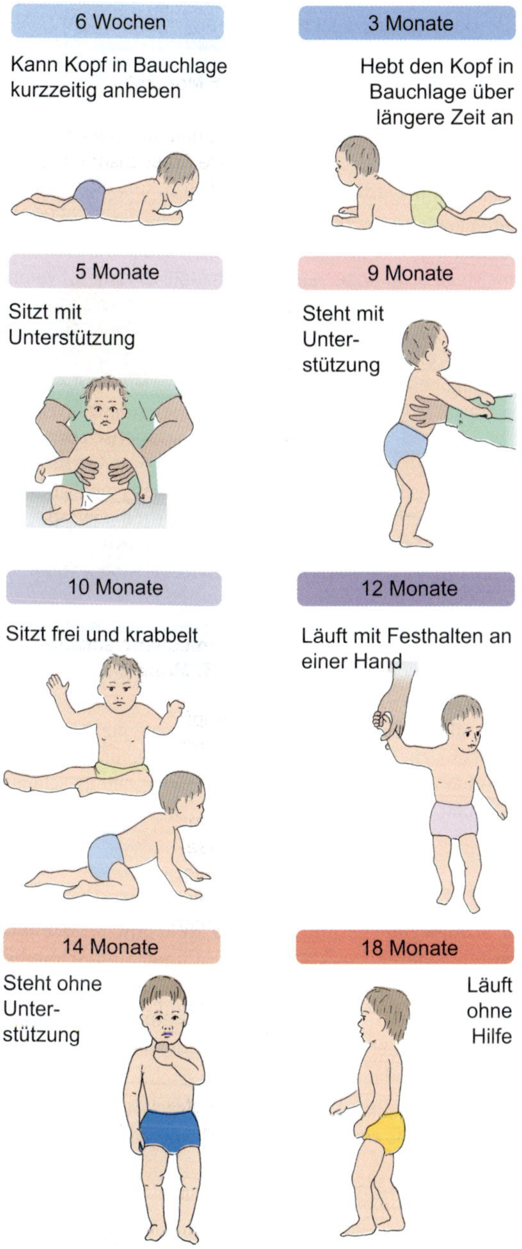

Abb. 19.9 Die Entwicklung der Motorik vom 2. bis zum 18. Lebensmonat. Die Schwankungsbreite ist groß – die Zahlen geben den spätesten Zeitpunkt der Normalentwicklung an. [L190]

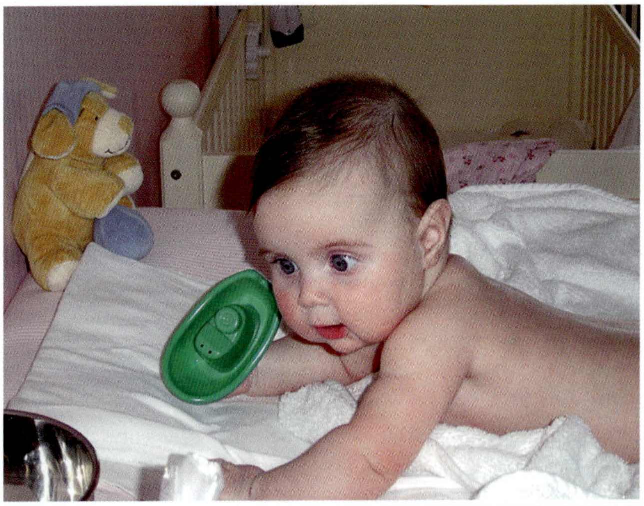

Abb. 19.10 Drei Monate alter Säugling in typischer Unterarmstütz-Haltung [T339]

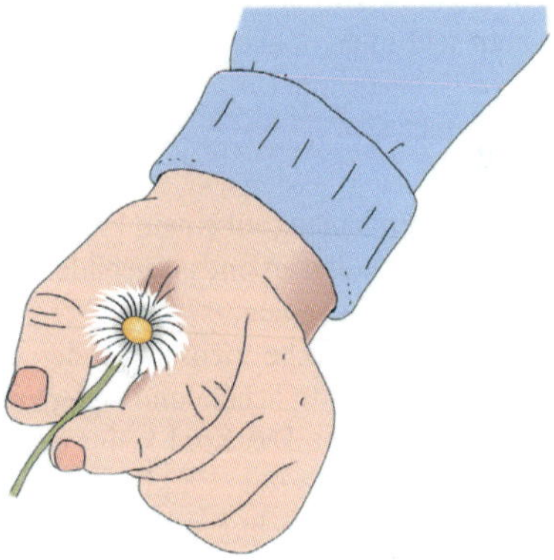

Abb. 19.11 Pinzettengriff bei einem 9 Monate alten Kind [L190]

Der Kopf kann jetzt in allen Positionen voll gehalten werden **(Kopfkontrolle).** Das Baby stützt sich gerne in Bauchlage auf die (geöffneten) Hände und dreht sich ohne Hilfe in die Rückenlage (… und fällt dabei leicht vom Wickeltisch). Hören und Sehen sind weitgehend ausgereift.

Der sechs Monate alte Säugling kann schon seit einiger Zeit gezielt greifen. Dabei werden Gegenstände zwischen Finger und Handfläche gefasst (sog. palmares Greifen, von palma, lat. = Handfläche).

Die in dieser Phase gemachten Erfahrungen sind ganz entscheidend für den Aufbau von **Urvertrauen** oder **Urmisstrauen.** Kontakte zwischen eigener Welt und Außenwelt erfolgen in dieser Phase sehr stark über den Mund: Der Säugling nimmt nicht nur die Nahrung auf, sondern erfährt auch Lust und Beruhigung (entspanntes, freudiges Nuckeln) und erforscht die Umwelt (alles verschwindet im Mund).

Baby mit 9 Monaten

Das Baby dreht sich vom Rücken auf den Bauch, kann sich aus der Bauchlage alleine aufsetzen und sitzt frei. Es steht mit Festhalten, kann sich aber nicht alleine wieder hinsetzen. Es beginnt zu **krabbeln,** nichts ist mehr vor ihm sicher. Allmählich ist das Kind in der Lage, Gegenstände nicht nur mit der Handfläche, sondern im **Pinzettengriff** (→ Abb. 19.11) zwischen Zeigefinger und Daumen zu greifen. Spätestens im 10. bis 12. Monat wird der Pinzettengriff beherrscht.

Auch die Entwicklung der **Sprache** macht Fortschritte. Das Kind kann Silbenketten bilden und bei seinem „Plappern" Lautstärke und Tonhöhe verändern. Zunehmend kann der Säugling sich allein beschäftigen, er wirft sein Spielzeug auf den Boden und ahmt seine Bezugspersonen nach („Winke-winke" machen). Der Säugling kennt seinen Namen und versteht „nein". Zunehmend gelingt die Unterscheidung zwischen bekannten und fremden Personen, was sich zu dieser Zeit durch das so genannte **Fremdeln** zeigt. Fremdeln kann als erste Form von Trennungsangst verstanden werden. Gegenüber unvertrauten Personen zeigt das Kind Angstreaktionen, diese können in ihrer Ausprägung jedoch recht unterschiedlich sein.

Einjährige

Spätestens jetzt kann das Kind mit Pinzettengriff kleine Gegenstände greifen.

Das Kind krabbelt viel (häufig mit gestreckten Knien), läuft mit Festhalten an einer Erwachsenenhand und macht evtl. erste freie Gehversuche (→ Abb. 19.12). Es kann schon die ersten sinnvollen Worte benutzen, zum Beispiel „Mama", aber wesentlich mehr verstehen. Es isst Fingermahlzeiten selbstständig, liebt Gib-und-Nimm-Spiele und genießt es ausgesprochen, im Mittelpunkt zu stehen.

Zweijährige

Die **lebenspraktischen Fähigkeiten** werden rasant entwickelt: Das Kind steigt Treppen hoch und herunter (zwei Füße pro Stufe), kann rennen, isst „gut" mit dem Löffel und trinkt aus dem Becher.

Im **Sozialbereich** folgt es einfachen Instruktionen und ist tagsüber gelegentlich sauber und trocken. Insbesondere beim Zu-Bett-Gehen braucht es Routinen und Rituale. Typisch sind die starke Auf-sich-selbst-Bezogenheit **(Egozentrik)** des Kleinkindes und das ausgeprägte „Besitzdenken": man teilt ungern, alles „gehört mir". Die Eigenwilligkeit des Zweijährigen ist berüchtigt („selber machen!").

Dreijährige

Das Dreijährige kann sekundenlang auf einem Fuß stehen und Dreirad fahren. Rechts- bzw. Linkshändigkeit sind ausgebildet. Es ist sauber und trocken bei Tag und oft auch bei Nacht.

Dreijährige malen, z. B. einfache Menschen oder die Sonne, und können einfache Puzzle legen. Mit Schere und anderem Bastelmaterial können sie allmählich umgehen. Das Kind kennt einige Kinderlieder und kann evtl. bis zehn zählen. Es fragt ständig: „Warum?", strebt nach Unabhängigkeit und kann dabei recht aggressiv sein. Die Zeit ab dem dritten Lebensjahr ist auch vom Erlernen ethischer und moralischer Werte geprägt: Kindergartenkinder unterscheiden klar zwischen Gut und Böse, fragen nach Geburt und Tod und bemühen sich um Anerkennung bei Gleichaltrigen und Eltern. Auch die Fähigkeit zur Empathie (Mitgefühl) ist soweit vorhanden, dass z. B. Zärtlichkeit zu einem Geschwisterkind ausgedrückt werden kann (→ Abb. 19.13).

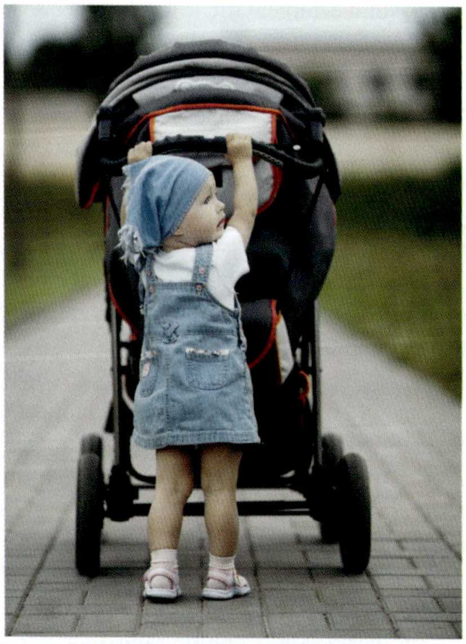

Abb. 19.12 Einjähriges „Geh-Kind" [J787]

MERKE

Analgesie beim thermischen Trauma

Die Altersgruppe von 1–3 Jahren ist führend beim thermischen Trauma im Kindesalter; in ca. 90 % der Fälle handelt es sich um Verbrühungen (→ Kap. 7.6, → Abb. 19.14). Immer wieder ist leider zu beobachten, dass die kleinen Patienten in der Präklinik keine angemessene Schmerzbehandlung erhalten. Ursache ist vermutlich Unsicherheit und fehlende Routine aufseiten des Notarztes, die dazu führen, dass schreiende Kinder ohne suffiziente Analgesie im Krankenhaus eintreffen. Das muss und darf heutzutage nicht sein. Mit der Möglichkeit der intranasalen Medikamentengabe besteht eine einfache Möglichkeit, Kinder auch ohne vorheriges Legen eines venösen oder intraossären Zugangs analgetisch bzw. analgosedierend zu behandeln. Je nach Situation ist nach der Analgesie ein Transport ins Krankenhaus auch ohne Zugang möglich. Wird der Zugang als erforderlich erachtet, ermöglicht die intranasale Analgesie meist ein problemfreies Legen desselben.
Analgesie bzw. Analgosedierung über Mucosal Atomization Device®:

- 1–2 mg/kg KG S-Ketamin intranasal (Folgegaben bei Bedarf möglich, z. B. 0,5 mg/kg KG)

zusätzlich

- Midazolam 0,2 mg/kg KG intranasal

Da die nasale Midazolamgabe unangenehm „brennen" kann, empfiehlt es sich, das S-Ketamin als Erstes zu verabreichen. Natürlich kann das hier beschriebene Schema auch beim „chirurgischen" kindlichen Trauma Anwendung finden, z. B. bei der Frakturbehandlung.

Schulanfänger

Um den Schulbeginn herum kann das Kind mit Messer und Gabel umgehen (ab 7 Jahre), Werkzeuge wie Hammer und Schraubenzieher gebrauchen (ab 8 Jahre) und es zeichnet und malt viel und gut. Der Schulalltag prägt das Sozialleben. Der Beginn des Schulkindalters bringt zunächst wieder eine Labilitätsperiode; das Kind ermüdet leicht und zeigt wenig Ausdauer sowie Stimmungsschwankungen.

Etwa ab diesem Alter kann auf Basis der Handwurzelentwicklung und der Körpergröße eine Wachstumsprognose getroffen werden.

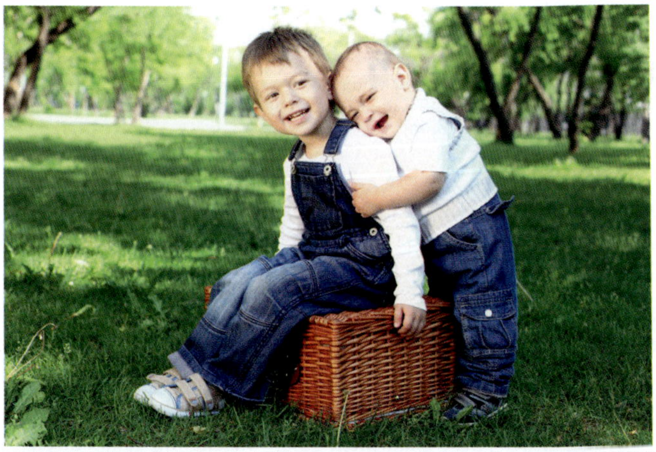

Abb. 19.13 Ein Kleinkind kann – mit oder ohne Worte – Mitgefühl ausdrücken, z. B. geschwisterliche Zuneigung. [J787]

(Grund-)Schulkinder

Abstraktionsfähigkeit und schlussfolgerndes Denken machen große Fortschritte, obwohl das Kind noch vorwiegend anschaulich denkt. Das Kind sammelt, experimentiert und stellt praktisch verwendbare, funktionsreife Dinge her. Eine klare Abgrenzung zum anderen Geschlecht ist typisch, das Kind spielt häufig nur mit gleichgeschlechtlichen Freunden und freut sich an Sport und Bewegung.

Die Jahre vor und zu Beginn der Pubertät sind von einer zunehmenden Lösung des Kindes aus der unmittelbaren elterlichen Fürsorge geprägt. Das Kind gewinnt Einsicht in die sozialen Aufgaben innerhalb der Familiengruppe und kann seine Fähigkeiten planmäßig einsetzen.

Jugendliche

MERKE

Adoleszenz

Adoleszenz bedeutet „heranwachsen" und umfasst beim Menschen die späte Kindheit ab etwa 10 Jahren, die Pubertät und die späten Teenager- oder frühen 20-er Jahre. Ihr Abschluss kann daher nicht genau festgelegt werden. Diese Abschnitte bringen für das heranwachsende Kind und für die gesamte Familie tiefgreifende körperliche und seelische Veränderungen bzw. Umstellungen mit sich. In diesem Altersbereich ist die Jugendmedizin zuständig.

Die **Pubertät** beginnt mit einer vermehrten Ausschüttung von Sexualhormonen, welche die typischen Veränderungen hervorrufen:

- Bei Mädchen ist das erste Pubertätszeichen die **Thelarche** (Einsetzen der Brustentwicklung). Etwa ein halbes Jahr später folgt die **Pubarche** (Einsetzen der Entwicklung der Schambehaarung). Im Mittel beginnt die **Menarche** (Einsetzen der ersten Menstruation) etwa mit 13 Jahren. Der Wachstumsschub der Pubertät ist bei Mädchen im Alter von 12 Jahren und somit **vor** Einsetzen der Menarche zu beobachten (→ Abb. 19.15).
- Bei Jungen beginnt die Pubertät mit einer **Vergrößerung der Hodenvolumina.** Es folgen **Pollutionen** (nächtliche Samenergüsse) und im Verlauf Schambehaarung, Peniswachstum und Zunahme der Muskelmasse. Bei Jungen beginnt der Pubertätswachstumsschub im Alter von 14 Jahren und somit **vor** Einsetzen des Stimmbruchs (Beginn etwa mit 14,5 Jahren).

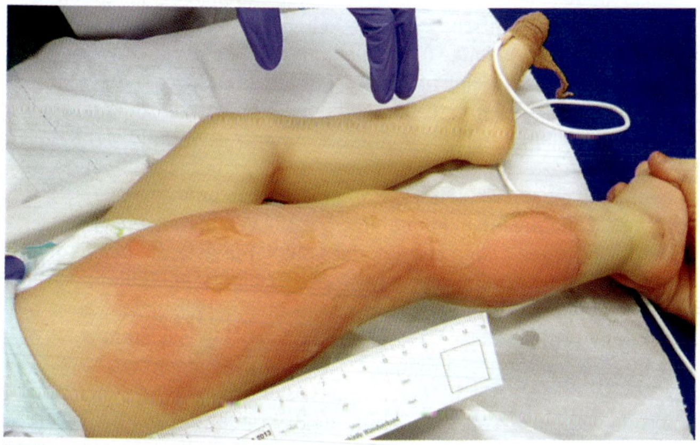

Abb. 19.14 Verbrühung im Kindesalter. Solche Verletzungen erfordern eine adäquate Analgesie, und zwar an der Einsatzstelle. [P109]

MERKE

Sekundäre Geschlechtsmerkmale

Während man die von Geburt an vorhandenen Geschlechtsmerkmale als primäre Geschlechtsmerkmale bezeichnet, sind die **sekundären Geschlechtsmerkmale** diejenigen, die sich erst in der Pubertät entwickeln. Bei Frauen sind dies vor allem Brüste und hohe Stimme, bei Männern Bartwuchs, Körperbehaarung und tiefe Stimme. Außerdem verändern sich die **Genitalorgane.**

Im Mittel mit dem 16. (Frauen) bzw. 18. (Männer) Geburtstag sind die **körperlichen Wachstumsvorgänge** vollständig abgeschlossen. Die Fähigkeit, Kinder zu zeugen, wird sogar viel früher, nämlich mit im Mittel 14–16 Jahren (Frauen bzw. Männer) erlangt, wobei sich dieser Zeitpunkt aufgrund der **Akzeleration** (beschleunigte körperliche Entwicklung im Vergleich zu früher) in den letzten 100 Jahren um ca. 3 Jahre nach vorne verschoben hat.

Die nahende Pubertät zeigt sich psychisch häufig durch **Widerspruchsgeist** vor allem gegenüber den Eltern. „Rebellische" Phasen wechseln sich dabei mitunter abrupt mit solchen ab, in denen das Kind bereits überraschend „vernünftig" wirkt. Auch erhebliche **Stimmungsschwankungen** treten teilweise auf. Forscher sind der Ansicht, dass die Ursache hierfür die Entwicklung des jugendlichen Gehirns ist: Es ist wie der übrige Körper eine Art „Baustelle", vor allem der Stirnlappen des Großhirns. Weiteres Merkmal der Pubertät ist Experimentieren: Seien es die Frisur, die Kleidung oder unterschiedliche Sportarten. Hierzu gehört auch das Ausprobieren neuer Rollen, z. B. im Sportverein. Problematisch kann das Experimentieren mit **Alkohol und Drogen** werden, denn gerade in der Pubertät richten diese besonders großen Schaden

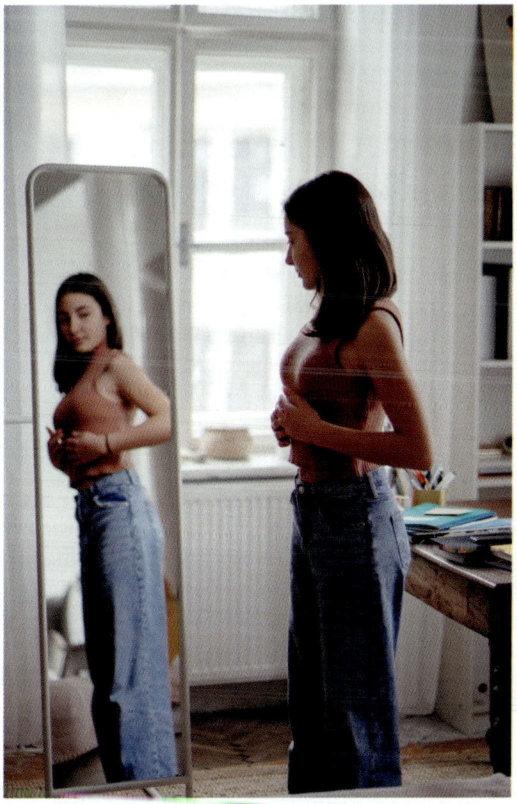

Abb. 19.15 Am Anfang der Pubertät steht für Mädchen die erwachende Weiblichkeit [J787-260]

an. Dies liegt möglicherweise am Umbau des Gehirns, der in dieser Phase noch stattfindet. Oftmals zeigen sich auch riskante Verhaltensweisen, etwa schnelles Fahren.

Demgegenüber wird das **soziale Erwachsenendasein,** also die finanzielle und berufliche Selbstständigkeit, in den Industrieländern immer später erlangt.

IM FOKUS

Wachstum und Entwicklung

Die Entwicklung des Kindes umfasst unterschiedliche Ebenen:

- Körperliche Entwicklung
- Geistige (kognitive) Entwicklung
- Sprachliche Entwicklung
- Seelische (psychische) Entwicklung
- Soziale Entwicklung

Das **Verhalten** eines Neugeborenen ist stark von reflektorischen Abläufen bestimmt.

Mit **drei Monaten** kann das Baby für einige Zeit den **Unterarmstütz** halten.

Das neun Monate alte Kind beginnt zu **krabbeln.**

Ein **einjähriges Kind** kann mit dem Pinzettengriff kleine Gegenstände greifen.

Typisch für **2-Jährige** ist eine ausgeprägte „Auf-sich-selbst-Bezogenheit" **(Egozentrik).**

Die Zeit ab dem **dritten Lebensjahr** ist vom Erlernen ethischer und moralischer Werte geprägt.

Bei **Schulkindern** machen insbesondere die Abstraktionsfähigkeit und das schlussfolgernde Denken große Fortschritte.

Die **Pubertät** beginnt mit einer vermehrten Ausschüttung von Sexualhormonen. Bei Mädchen führt das zum Einsetzen der **Brustentwicklung,** der **Schambehaarung** sowie der **Menstruation.** Bei Jungen kommt es zur **Vergrößerung der Hoden, Schambehaarung, Peniswachstum** und zur **Zunahme der Muskelmasse.**

19.6 Untersuchung von Kindern

Die **Untersuchung von Kindern** unterscheidet sich mitunter sehr von der eines Erwachsenen. Hinzu kommt, dass kaum einem Retter wohl zumute ist, wenn es sich beim Notfallgeschehen um einen pädiatrischen Patienten handelt. Um hier nichts zu übersehen und Ruhe in das Notfallgeschehen zu bringen, bedarf es eines roten Fadens. Hier bieten mit dem Vorgehen rund um das pädiatrische Beurteilungsdreieck (PAT – Pediatric Assessment Triangle) einige Kurssysteme (z. B. EPC - Emergency Pediatric Care) Hilfestellung.

19.6.1 Pädiatrisches Beurteilungsdreieck (PBD)

Nach dem ersten Eindruck am Einsatzort beginnt die Beurteilung des Kindes. Das **pädiatrische Beurteilungsdreieck** wurde von der American Academy of Pediatrics zur Erkennung kritisch kranker Kinder entwickelt. Es entspricht dem General Impression und wird vor dem ABCDE-Schema angewendet. Es handelt sich hierbei um einen auditiven und optischen Ersteindruck ohne Erhebung von Vitaldaten. Dieser Ersteindruck ist bei Kindern oft entscheidend (→ Abb. 19.16).

Das Dreieck steht für drei Seiten bei der notfallmedizinischen Erstbeurteilung eines Kindes. Ermittelt werden dabei Instabilitätskriterien, die die Dringlichkeit der Behandlung festlegen. Ermittelte Befunde führen zu einer schnellen Einschätzung, ob das Kind kritisch oder nicht kritisch ist.

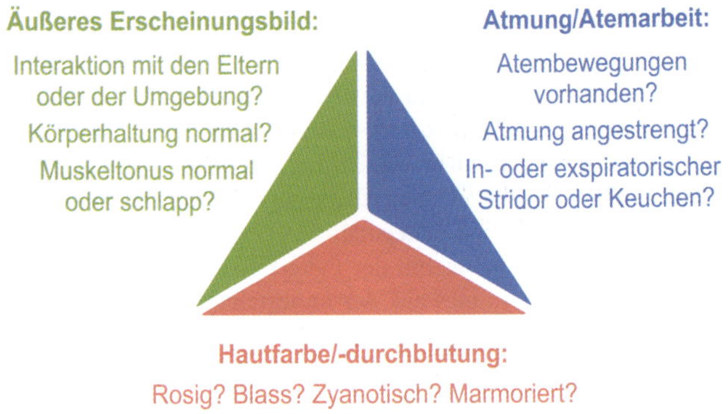

Abb. 19.16 Pädiatrisches Beurteilungsdreieck (PBD) [M844, L143]

Schwerwiegende Störungen wie Traumata oder Störungen von Atmung und Kreislauf können während des Herangehens an das Kind erfasst werden. Maßnahmen zur Stabilisierung der Vitalfunktionen werden, wenn erforderlich, umgehend eingeleitet.

Das Pädiatrische Beurteilungsdreieck besteht aus **drei Komponenten,** welche den körperlichen Zustand des Kindes widerspiegeln (→ Abb. 19.16). Als kritisch krank gilt ein Kind, wenn zwei oder drei der folgenden Kriterien pathologische Befunde beinhalten:

- **A - Appearance (Äußeres Erscheinungsbild),** z. B. Bewusstseinsveränderung, fehlende altersentsprechende Interaktion, fehlende Reaktion auf Zuwendung
- **B - Breathing (Atmung/Atemarbeit),** z. B. Stöhnen, heisere Stimme, Stridor (inspiratorisch/exspiratorisch), inspiratorisches Nasenflügeln, inspiratorische Einziehungen, atemsynchrones Kopfnicken
- **C - Circulation (Hautfarbe/Hautdurchblutung),** z. B. Blässe, Marmorierung, Zyanose

Zur Anwendung des PBD werden keine Hilfsmittel wie Stethoskop, EKG-Monitor oder ähnliches benötigt. Es basiert ausschließlich auf Hören und Sehen und sollte nicht länger als 30 Sekunden benötigen. Ziel ist nicht eine mögliche Diagnose, sondern das **Grundproblem** zu ermitteln.

PRAXISTIPP

Kindernotfall

Bei Kindern ist manches anders und die Beschäftigung mit diesen Besonderheiten sollte bereits **vor** der Beurteilung und Behandlung eines Kindes in einer Notfallsituation stattfinden. Einige anatomische und physiologische Besonderheiten betreffen insbesondere Neugeborene, Säuglinge und Kleinkinder. Zudem ist der Erwachsenennotfall tendenziell oft internistisch/neurologischer Art (z. B. Herzinfarkt, Schlaganfall), während bei Kindern oft der **respiratorische Notfall** mit Atemnot (A/B-Problem) im Vordergrund steht.

Dem Rettungsfachpersonal und Notarzt fehlen häufig die Routine beim Umgang mit Kindern als Notfallpatient und oft sind die kleinen Patienten nicht kooperativ, was die Versorgung erschwert. Untersuchungen haben gezeigt, dass die Rettungskräfte bei Kindernotfällen zumeist eine hohe psychische Belastung verspüren.

Dazu kommt, dass die Eltern des Kindes ebenfalls in vielen Fällen beruhigt werden müssen, in gewisser Hinsicht hat das Rettungsteam also „mehrere" Patienten.

Andererseits gilt: Fundierte Kenntnisse der Unterschiede und ein strukturiertes Vorgehen – mithilfe des pädiatrischen Beurteilungsdreiecks und nach dem ABCDE-Schema – helfen etwas bei fehlender Routine. Eine nützliche Unterstützung, die man in

Anspruch nehmen sollte, sind Hilfsmittel wie beispielsweise die DIVI-Kinder Notfallkarte, das Broselow-Tape und/oder andere Nachschlaghilfen. Das Rettungsteam ist gut beraten, indem es die Eltern einbezieht, etwa durch einfache Aufgaben, und ruhig erklärt, was gerade gemacht wird (→ Abb. 19.17). Eine Medikamenteninhalation ist z. B. kindgerecht, wenn diese zunächst am Lieblingskuscheltier oder an/mit den Eltern begonnen wird. Ebenso empfiehlt es sich, orale und rektale Medikamente von den Eltern verabreichen zu lassen.

Einige Grundsätze:

- Gehen Sie bei Kindern jeden Alters strukturiert nach ABCDE vor und führen Sie regelmäßig Reevaluationen durch.
- Verwenden Sie für die Pulsoxymetrie geeignete (altersgerechte) Klebesensoren
- Bei Kindern ist der gemessene Blutdruck noch lange normal, selbst wenn klinisch bereits Schockzeichen vorhanden sind. Nutzen Sie bei der Beurteilung von C-Problemen ausnahmslos die kapilläre Füllungszeit. Sie ist viel sensitiver und leicht zu erheben. Anderenfalls wird eine Therapie eventuell zu spät begonnen.
- Medikamente werden im Kindesalter gewichtsadaptiert dosiert.

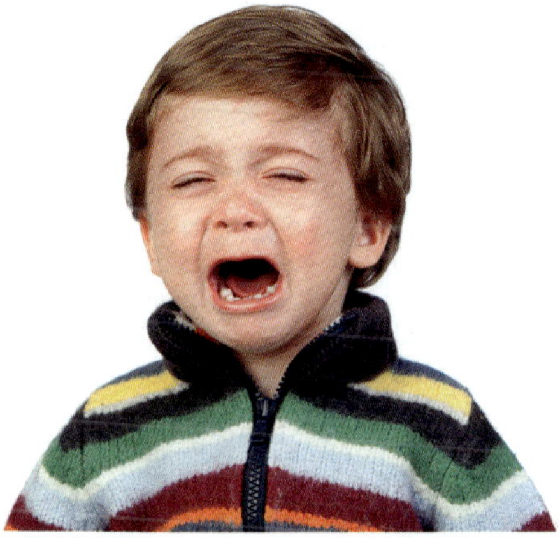

Abb. 19.17 Schreiendes Kind: Stress für die Retter und die Eltern; hier helfen ruhiges Auftreten, Einbeziehen und freundliches Erklären, was man gerade tut. [J787]

IM FOKUS

Untersuchung von Kindern

Das **Pädiatrische Beurteilungsdreieck** besteht aus **drei Komponenten:**

- A - Appearance (Allgemeinzustand)
- B - Breathing (Atmung/Atemarbeit)
- C - Circulation (Hautfarbe/Hautdurchblutung)

Bei Kindern steht oft der **respiratorische Notfall** mit Atemnot (A/B-Problem) im Vordergrund.

19.7 Kinderkrankheiten

Einerseits können Kinder die **gleichen** Erkrankungen wie Erwachsene bekommen, etwa eine Erkältung, Frakturen oder auch Depressionen, wobei diese sich u. U. anders zeigen können als im Erwachsenenalter. Manche Erkrankungen treten aber nur im Kindesalter auf, z. B. die selten gewordene **Rachitis,** eine spezifische kindliche Mangelkrankheit, die auf den erhöhten Bedarf an Vitamin-D-Hormon während des kindlichen Knochenwachstums zurückgeht.

MERKE

Kinderkrankheiten

Kinderkrankheiten im engeren Sinne sind eine Reihe von Infektionen, die beim ersten Kontakt mit den Erregern zur Erkrankung führen, aber nach Überstehen meist eine lang dauernde – idealerweise lebenslange – Immunität hinterlassen. Dazu gehören vor allem:

- Masern
- Mumps
- Röteln
- Scharlach
- Varicella-Zoster-Virus (Windpocken)
- Diphtherie
- Keuchhusten (Pertussis)
- Kinderlähmung (Poliomyelitis)

Allerdings: „Kinder"krankheiten sind ausgewachsene Erkrankungen. An diesen Infektionen sterben jährlich Hunderttausende – die meisten davon jedoch in den Entwicklungsländern.

Durch die Einführung der Impfungen (→ Kap. 5.5) ist die Mehrzahl der genannten Kinderkrankheiten in Mitteleuropa selten geworden oder ausgerottet; andere Krankheiten, wie etwa Scharlach, haben durch hervorragende Behandlungsmöglichkeiten mit Antibiotika ihren Schrecken verloren. Leider wird von Impfgegnern oft vergessen, dass Impfungen bewirkt haben, dass viele kindliche Infektionskrankheiten weit zurückgedrängt wurden.

Aktuell werden von der Ständigen Impfkommission (STIKO) für Kinder bis zum vollendeten zweiten Lebensjahr folgende Impfungen empfohlen: Rotaviren, Tetanus, Diphtherie, Keuchhusten, Haemophilus influenzae Typ b, Poliomyelitis, Hepatitis B, Pneumokokken, Meningokokken B und C, Masern, Mumps, Röteln und Windpocken

MERKE

Häufig werden Masern, Mumps, Röteln etc. als Kinderkrankheiten bezeichnet. Es handelt sich aber um Infektionskrankheiten, die vorwiegend im Kindesalter auftreten. Harmlos sind diese Infektionskrankheiten deshalb aber nicht. Immer wieder kommt es zur Superinfektion mit schwerwiegenden Folgen für die Kinder. Schutzimpfungen können helfen, dies zu vermeiden. Die Erkrankungen sind deutlich gefährlicher als die Impfung.

19.7.1 Masern

Masern (Morbilli) werden durch das Morbilli-Virus ausgelöst, ein RNA Virus, welches zu den Paramyxoviren gehört. Masern sind weltweit verbreitet, **extrem ansteckend** und werden meist über **Tröpfchen** via Schleimhaut der Atemwege und der **Konjunktiven** (Bindehaut) übertragen. Ursprünglich sind Masern eine zoonotische Infektion, die vor etwa 10 000 Jahren durch Übertragung eines Vorläufer-Morbilli-Virus von Tieren auf den Menschen entstand.

Die **Inkubationszeit** beträgt etwa 10 Tage bis zum Beginn des Fiebers und 14 Tage bis zum Exanthem, jedoch kann die Inkubationszeit bei Säuglingen kürzer und bei Erwachsenen länger (drei Wochen) sein. Somit ist der typische Verlauf **zweiphasig:**

- Zunächst treten Fieber, Schnupfen, trockener Husten, Konjunktivitis (Bindehautentzündung) mit Lichtscheu und reduziertes Allgemeinbefinden auf.
- Nach einigen Tagen zeigt sich ein **Schleimhautausschlag** (Enanthem) im Mund und Rachen in Form von weißlichen Flecken **(Koplik-Flecken).** Im zweiten Krankheitsstadium tritt typischer Ausschlag **(Exanthem)** auf, der im Gesicht und hinter den Ohren beginnt und sich dann auf Hals, Rumpf und Extremitäten ausbreitet (→ Abb. 19.18).

Ansteckend ist der Betroffene etwa 4 Tage vor Auftreten des Exanthems und während dieses anhält. Zu den häufigen Komplikationen zählen Bronchopneumonien, die **Mittelohrentzündung** (Otitis media) und Durchfallerkrankungen.

Selten, aber sehr gefürchtet ist die **Masern-Enzephalitis.** Rund 10–20 % der Betroffenen versterben, bei mindestens genauso vielen Betroffenen kommt es zu bleibenden ZNS-Schäden.

2018 sind weltweit etwa 140 000 Menschen an Masern verstorben, vor allem Kinder bis zum Alter von 5 Jahren. Im Jahr 2019 starben sogar über 207 000 Menschen an Masern. Mit 870 000 Masern-Fällen gab es 2019 den höchsten Stand seit über 20 Jahren. Eine medikamentöse Behandlung der Erkrankung existiert nicht, daher ist die **Impfung** so wichtig. Laut WHO müssten zum Schutz der gesamten Bevölkerung eines Landes mindestens 95 % der Kinder und Erwachsenen gegen Masern geimpft sein. Doch die Immunisierungsrate liegt laut WHO deutlich darunter: weltweit bei lediglich 85 %.

Im Frühjahr 2019 gab UNICEF eine Warnung vor globalen Masernausbrüchen heraus, die auf unzureichenden Impfraten bei Kindern basierte. Die Organisation schätzte, dass in den Jahren 2010–2017 rund 170 Millionen Kinder weltweit nicht ihre erste Impfdosis erhalten haben. Laut UNICEF sind die Daten für die zweite Impfdosis noch schlechter, weil in vielen Ländern die zweite Impfung noch nicht im nationalen Impfkalender aufgenommen wurde.

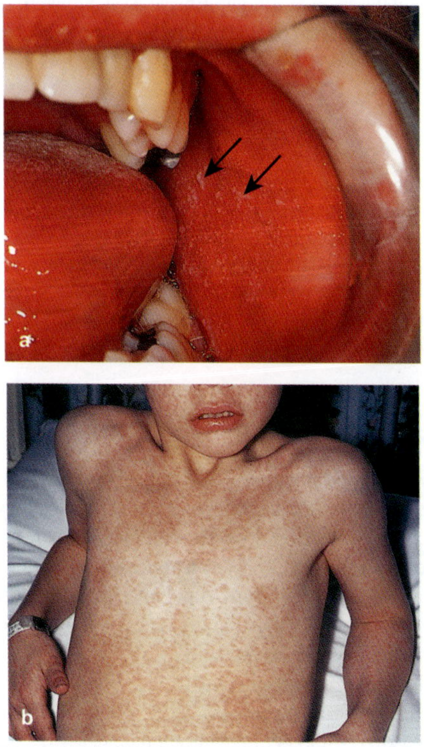

Abb. 19.18 Masern: Koplik-Flecken (oben) und Exanthem (unten) [E499-002]

MERKE

Seit 2001 sind Masern gemäß Infektionsschutzgesetz **meldepflichtig.** Seit März 2020 gibt es in Deutschland ein Masernschutzgesetz. Kinder ab dem 1. Lebensjahr müssen vor Eintritt in eine Kita oder Schule geimpft sein, gleiches gilt für Erzieher sowie Lehr- und Pflegekräfte, die nach 1970 geboren sind. Weitere Informationen zum **Masernschutzgesetz** finden sich unter www.masernschutz.de. Bevor die Masernimpfung weltweit zum Einsatz kam, gab es jährlich mindestens 2 Millionen Todesfälle infolge der Erkrankung.

Der Masern-Ausbruch in Großbritannien

In Birmingham kam es Ende 2023 zu einem Masern Ausbruch. In der Region West Midlands gab es über 200 bestätigte und rund 100 Verdachtsfälle. Experten sahen mehrere Gründe für den Ausbruch. Einige Eltern hätten nicht gewusst, dass auch während der Corona-Pandemie noch Masernimpfungen vom staatlichen Gesundheitsdienst NHS angeboten wurden. Weitere Gründe waren Terminprobleme sowie kursierende Verschwörungstheorien von Impfgegnern. So wurde fälschlich behauptet, die Masernimpfung stünde mit Autismus in Verbindung. Diese in mehreren Studien eindeutig widerlegte Behauptung führte bzw. führt auch bei Eltern in Deutschland zur Verunsicherung.

Therapie

Erkrankte sollten zur Schonung Bettruhe einhalten. Bei Lichtempfindlichkeit wird der Raum abgedunkelt. Eine spezifische antivirale Maserntherapie existiert nicht. Im Allgemeinen besteht die Behandlung aus supportiven Maßnahmen wie Flüssigkeitsgabe und Einsatz von Antipyretika. Die Hauptursache der Sterblichkeit bei Masern sind sekundäre bakterielle Infektionen, so dass Anzeichen einer bakteriellen Infektion (z. B. Pneumonie, Ottis media) einer Antibiotikagabe bedürfen. Außerdem wird die Verabreichung von Vitamin A empfohlen, welches zur Behandlung von Masern wirksam ist. Ein Kontakt zu ungeimpften Personen ist strikt zu vermeiden, um eine Übertragung zu verhindern.

19.7.2 Mumps

Mumps, umgangssprachlich auch Ziegenpeter genannt, ist eine hoch ansteckende Viruserkrankung. Der Erreger der Erkrankung, das Mumpsvirus, gehört zur Gattung des *Rubulavirus* aus der Familie der *Paramyxoviren.* Mumps befällt bevorzugt die Speicheldrüsen, aber auch andere Organe. Der Nasen-Rachen-Raum ist Eintrittspforte für das Virus, es vermehrt sich in den Atemwegen und in den Speicheldrüsen und gelangt über das Blut in verschiedene andere Organe. Die Erkrankung kommt nur bei Menschen vor. Die Übertragung erfolgt als **Tröpfcheninfektion** über die Luft oder durch direkten Kontakt (z. B. Küssen). Die Inkubationszeit beträgt im Mittel 16–18 Tage. Der Erkrankte ist 5 Tage vor Ausbruch der Krankheit bis zum 9. Tag nach Ausbruch Virusausscheider.

Obwohl Mumps traditionell als Kinderkrankheit angesehen wird, erkranken in Deutschland mittlerweile mehr Jugendliche und Erwachsene daran.

Etwa ein Drittel der Infizierten bleibt **symptomlos** (asymptomatisch). Aber auch diese Personen scheiden das Virus aus. Bei den anderen zeigt sich der Erkrankungsbeginn häufig mit unspezifischen Vorboten (leicht erhöhte Temperatur, Unwohlsein, Kopfschmerzen und Appetitlosigkeit). Innerhalb von 24 Stunden kommt es dann – meist zunächst nur auf einer Seite – zur **Parotitis** (Entzündung der Ohrspeicheldrüse), die durch eine schmerzhafte Schwellung vor und unter dem Ohr imponiert und das Ohrläppchen abstehen lässt (→ Abb. 19.19). Normalerweise sind beide Speicheldrüsen betroffen, allerdings kann dies zeitlich versetzt auftreten und in etwa einem Drittel der Fälle bleibt die Parotitis einseitig. Außerdem bestehen Schmerzen beim Kauen, oft hohes Fieber und ein reduzierter Allgemeinzustand.

Die zweithäufigste Manifestation von Mumps ist die **Epididymo-Orchitis**. Der Begriff beschreibt eine Kombination aus Entzündung des Nebenhodens (Epididymis) und des Hodens (Orchitis). Sie tritt bei etwa 15–30 % der infizierten geschlechtsreifen Männer auf und hier wiederum in 10–30 % der Fälle beidseitig. Dabei schmerzt der Hoden und kann auf ein Mehrfaches der normalen Größe anschwellen.

Häufig kommt es zu einer **Meningitis** (→ Kap. 8.17.4), die allerdings nur bei einem kleineren Teil der Erkrankten klinisch relevant verläuft. Viele Patienten bemerken gar nicht, dass sie eine Meningitis haben.

Sehr selten kommt es zu einer **Enzephalitis** (→ Kap. 8.17.4). In etwa 50 % der Enzephalitis-Fälle treten Dauerschäden auf. Bei 1 von 10 000 Patienten kann es durch Beteiligung des N. vestibulocochlearis (8. Hirnnerv, Hörnerv) zu bleibenden Hörschäden bis hin zur Taubheit kommen.

Therapie

Normalerweise ist Mumps eine gutartige, selbstlimitierende Erkrankung. Die Behandlung erfolgt symptomorientiert und umfasst zur Behandlung von Schmerzen und/oder Fieber Paracetamol oder Ibuprofen. Acetylsalicylsäure darf hingegen bei Kindern und Jugendlichen nicht verwendet werden, da es ein Reye-Syndrom auslösen kann. Im Bereich der Ohrspeicheldrüse kann die Auflage von warmen oder kalten Kompressen hilfreich sein. Eine Linderung der Schmerzen in den Hoden lässt sich durch kühlende Umschläge und Hochlagerung des Skrotums mittels Hodenbänkchen erreichen.

KRANKHEIT/SYMPTOM

Reye-Syndrom

Das Reye-Syndrom ist eine äußerst seltene, jedoch potenziell lebensbedrohliche Erkrankung, die sowohl die Leber als auch das Gehirn schwer schädigen kann. Sie tritt in der Regel bei Kindern unter zwölf Jahren auf, meist im Zusammenhang mit einer viralen Infektion – insbesondere, wenn dabei das Schmerzmittel ASS (Acetylsalicylsäure) eingenommen wurde. Die genauen Ursachen der Erkrankung sind bislang nicht vollständig geklärt. Typische Symptome sind starkes Erbrechen, Unterzuckerung, Kopfschmerzen und zunehmende Teilnahmslosigkeit. Im weiteren Verlauf kann es zu Verwirrtheit, Krampfanfällen und anderen schweren neurologischen Störungen kommen. Ohne rasche medizinische Behandlung verläuft das Reye-Syndrom häufig tödlich.

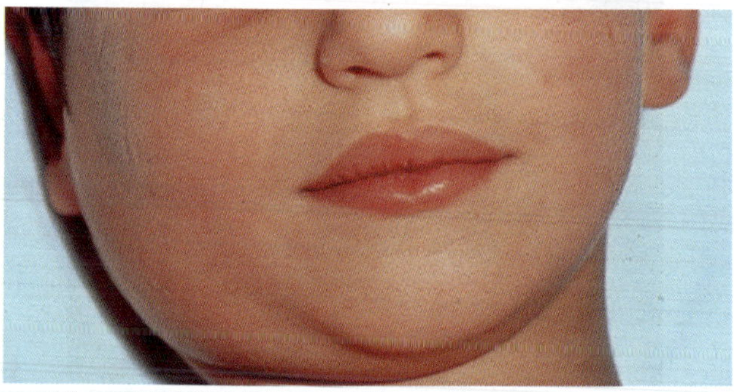

Abb. 19.19 Schwellung der Ohrspeicheldrüse bei Mumps [E355]

19.7.3 Röteln

Früher hielt man Röteln (Rubella) für eine andere Form von Masern oder Scharlach. Erst 1962 gelang die Isolierung eines eigenen Rötelnvirus. Röteln treten weltweit auf und werden durch das Rötelnvirus (einem umhüllten RNA-Virus aus der Familie der *Togaviren*) via **Tröpfcheninfektion** hervorgerufen. Die Krankheit tritt akut auf und ist ansteckend. Zunächst wird die Nasen-Rachen-Schleimhaut befallen, danach verteilt sich das Virus mit dem Blutstrom im Organismus. Das Rötelnvirus kommt nur bei Menschen vor. Meistens sind Säuglinge und Kleinkinder befallen, Erwachsene bekommen selten Röteln.

MERKE

Röteln in der Frühschwangerschaft

Treten Röteln in der **Frühschwangerschaft** auf, verursachen sie oft schwere **Fehlbildungen** beim Kind. Der Zeitpunkt der Infektion beeinflusst das Ausmaß der Schädigung. Mit zunehmender Schwangerschaftsdauer nimmt das Risiko für das ungeborene Kind ab. Das größte Risiko besteht in der 1.–12. Schwangerschaftswoche, hier werden 65–85 % der Kinder geschädigt. Eine Infektion der Mutter nach dem 4. Schwangerschaftsmonat kann zur Schwerhörigkeit des Kindes führen.

Experten sehen es als problematisch an, dass die Durchimpfung unzureichend ist. Man schätzt, dass in Deutschland etwa 1–6 % der Frauen im gebärfähigen Alter nicht immun gegen Röteln sind.

Die **Inkubationszeit** beträgt 14–21 Tage. Bei der Hälfte der Infizierten verläuft die Erkrankung **asymptomatisch,** d. h. es treten keinerlei Symptome auf. Kommt es zur Erkrankung, treten zunächst Anzeichen einer gewöhnlichen Erkältung auf: Husten, Schnupfen, leichte Kopfschmerzen, mitunter eine **Konjunktivitis** (Bindehautentzündung). Typisch ist ein **makulopapulöses** (knotig, fleckiges) **Exanthem** (→ Abb. 19.20). Dieser Hautausschlag beginnt zunächst hinter den Ohren und breitet sich rasch auf den ganzen Körper aus. Außerdem treten Lymphknotenschwellungen und eventuell leichtes Fieber auf, insbesondere bei Jugendlichen und Erwachsenen. Je älter die Betroffenen beim Auftreten der Krankheit sind, umso eher ist mit Komplikationen zu rechnen.

19.7.4 Scharlach

Scharlach ist eine sehr ansteckende Erkrankung. Sie wird durch A-Streptokokken hervorgerufen, es ist demnach eine **bakterielle Infektion.** Die Übertragung erfolgt als **Tröpfchen-** und **Schmierinfektion.**

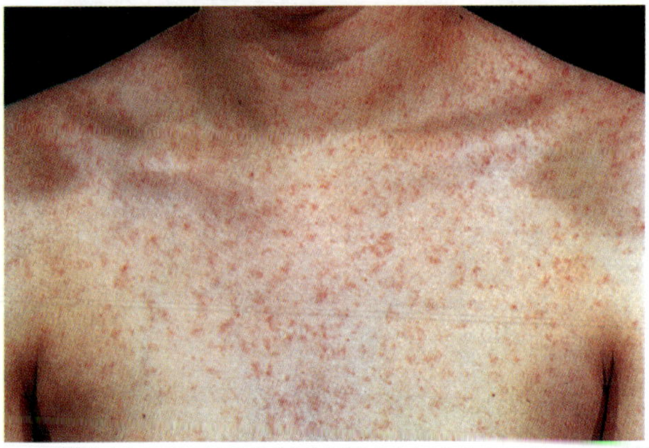

Abb. 19.20 Röteln [E422]

Die **Inkubationszeit** beträgt 2–5 Tage. Zunächst kommt es zu Fieber, Halsschmerzen, vergrößerten Halslymphknoten, belegter Zunge und evtl. Erbrechen. Diese Symptome sind allerdings unspezifisch und treten auch bei vielen anderen Erkrankungen auf. Typisch sind:

- **Himbeer- bzw. Erdbeerzunge** (→ Abb. 19.21), die durch vergrößerte Papillen auf einer belegten Zunge zustande kommt
- Charakteristischer Hautausschlag **(Exanthem),** der meist am ersten oder zweiten Krankheitstag am Oberkörper beginnt und sich dann über die Extremitäten ausbreitet, wobei Handflächen und Fußsohlen ausgespart werden. Das Exanthem besteht aus winzigen Papeln, was der Haut das typische „Sandpapiergefühl" gibt.
- **Scharlach-Angina.** Hierunter wird eine Halsentzündung (Angina tonsillaris) verstanden, die so regelmäßig wie kein anderes Scharlach-Symptom auftritt.

19.7.5 Varicella-Zoster-Virus-Infektionen

Das **Varicella-Zoster-Virus** (VZV) gehört zur Familie der Herpesviren und verursacht **Windpocken** (Varizellen) und die **Gürtelrose** (Zoster, s. u.). Schon zu Beginn des 20. Jahrhunderts wurde beschrieben, dass die Hautläsionen, die durch Varizellen und Zoster hervorgerufen wurden, histologische (Histologie = Lehre von den Geweben) Ähnlichkeiten aufwiesen. Man vermutete eine biologische Verwandtschaft der Viren. Später konnte dies durch eine Analyse der viralen DNS bei einem Patienten bestätigt werden, der zunächst an Varizellen und später an Zoster erkrankte. Die Untersuchung zeigte, dass die für die unterschiedlichen Krankheitsbilder verantwortlichen Viren molekular identisch sind.

Windpocken sind eine akute, **hochansteckende** Viruskrankheit. Die Krankheit wird vorrangig über **Tröpfcheninfektion** hervorgerufen, seltener durch **Schmierinfektion.**

Das Virus, das nur bei Menschen vorkommt, gelangt über Schleimhäute des Atmungstrakts in den Körper und verbreitet sich dann mit dem Blutstrom. Windpocken treten in den allermeisten Fällen vor dem 14. Lebensjahr auf. Am häufigsten sind Kinder zwischen dem 5. und 9. Lebensjahr betroffen.

Die **Inkubationszeit** beträgt im Mittel 14–16 Tage. Die Symptome sind anfangs unspezifisch und beinhalten Abgeschlagenheit, Kopf- und Gliederschmerzen und gelegentlich Fieber. Es folgt das typische **Exanthem,** welches für etwa 5 Tage besteht. Der Betroffene leidet meist unter Juckreiz, es folgen rote Flecken, **Papeln** (Hautknötchen), flüssigkeitsgefüllte **Bläschen** und **Pusteln** (mit Eiter gefüllte Bläschen, **Pus** = **Eiter**). Meist ist das Exanthem vorrangig am Kopf, am Rumpf und auf den Schleimhäuten (Mund, Konjunktiven, Genitale) zu finden (→ Abb. 19.22).

Im Verlauf der Krankheit reißen Bläschen und Pusteln ein, trocknen aus und verkrusteten. Hierbei können verschiedene Stadien nebeneinander vorliegen, was als Bild des **Sternenhimmels** bezeichnet wird.

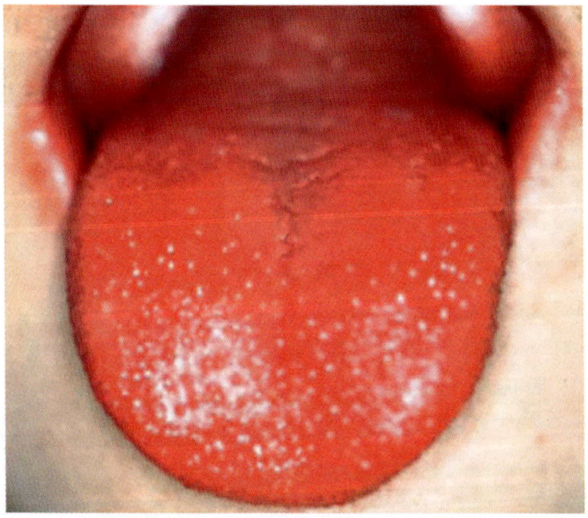

Abb. 19.21 Himbeer bzw. Erdbeerzunge bei Scharlach [R356]

MERKE

Gürtelrose (Herpes zoster)

Auslöser der Gürtelrose ist das gleiche Virus, welches Windpocken hervorruft. Bei einer ersten Infektion mit dem *Varicella-zoster-Virus* (VZV) kommt es zu Windpocken. Das VZV verbleibt jedoch im Körper und „schlummert" in Nervenzellkörpern, die neben dem Rückenmark verlaufen, den **Spinalganglien.** Eine endogene Reaktivierung, die typischerweise jenseits des 5. Lebensjahrzehntes auftritt, führt dann zum **Herpes zoster** mit gürtelförmigem Exanthemverlauf (→ Abb. 19.23). Das bedeutet, dass das VZV zwei verschiedene klinische Krankheitsbilder verursacht.

Bei Varizellen handelt es sich um die **Erstinfektion,** während es sich beim Zoster um die **Reaktivierung** des VZV handelt.

19.7.6 Diphtherie

Diphtherie ist eine akute bakterielle Infektion, hervorgerufen durch das **Corynebacterium diphtheriae.** Übertragen wird es als **Tröpfcheninfektion.** In Deutschland besteht eine **Meldepflicht.** Wegen der entsprechenden DTP-(oder DTPP)-Kombinationsimpfung (DTP = Diphtherie,

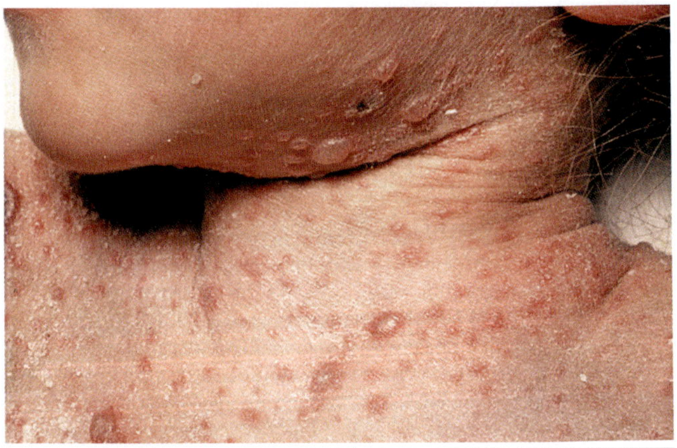

Abb. 19.22 Windpocken [T409]

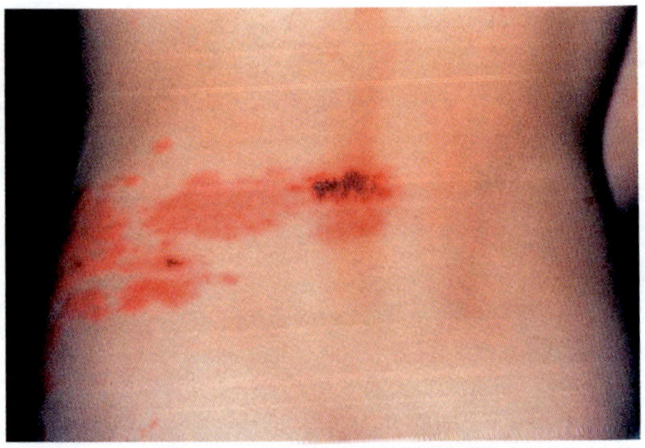

Abb. 19.23 Typischer Hautbefund bei Gürtelrose [E799-002]

Tetanus, Pertussis; DTPP wie DTP plus Polio) ist Diphtherie in Deutschland quasi nicht mehr anzutreffen.

Die **Inkubationszeit** beträgt 1–5 Tage. Zunächst kommt es meist zu Beschwerden im Rachen mit Anschwellen der Schleimhäute, Halsschmerzen, Heiserkeit, Schluckbeschwerden, Fieber und allgemeinem Krankheitsgefühl. Auf den Mandeln sind im Verlauf **weißlich-gelbe Beläge** zu sehen, die sich von dort weiter ausbreiten können. Die Diphtherie wird von einem **süßlich-fauligen Mundgeruch** begleitet.

Gefürchtet ist die Ausbreitung der Erkrankung auf den Kehlkopf. Es kommt dann zu einer Schwellung, die mit bellendem Husten und Heiserkeit einhergeht. Dieser im Rahmen der Diphtherie vorkommende Husten ist der sog. „echte“ **Krupp-Husten.** Je nach Ausmaß der Schwellung kann es zu lebensbedrohlicher Atemnot kommen. Daher ist im Anfangsstadium einer Diphtherie die Verwechslung mit einem Pseudokrupp möglich (→ Kap. 19.8.1).

Das Diphtherie-Bakterium produziert ein **Toxin,** welches sich in seltenen Fällen ausbreiten und innere Organe befallen kann. Mögliche Komplikationen sind dann beispielsweise eine **Pneumonie** (Lungenentzündung), Herzrhythmusstörungen sowie Nieren- oder Leberversagen.

19.7.7 Keuchhusten

Keuchhusten (**Pertussis**) ist eine hochansteckende bakterielle Infektion, hervorgerufen durch die gramnegativen Stäbchen *Bordetella pertussis.* Das Bakterium produziert Toxine. Die Übertragung der Erreger erfolgt als **Tröpfcheninfektion,** diese gelangen über die Atemwege in die Bronchien.

Die **Inkubationszeit** beträgt 1–2 Wochen. Die Erkrankung dauert bis zu zwei Monate und verläuft in drei Stadien:

- **Stadium catarrhale** (Erkältungsstadium): Dieses Stadium dauert 1–2 Wochen, hier bestehen Symptome einer Erkältung, also Husten, Schnupfen, laufende Nase, Halsschmerzen und evtl. leichtes Fieber.
- **Stadium convulsivum** (Anfallsstadium): Dieses Stadium dauert 2–4 Wochen. Es bestehen stakkatoartige Hustenanfälle mit Hervorwürgen von Schleim oder Erbrechen. Die Hustenattacken treten insbesondere nachts auf. Dabei kann der Betroffene zyanotisch werden und kurze Phasen von Atemstillständen **(Apnoen)** aufweisen. Der Name Pertussis bedeutet gewaltiger Husten und beschreibt treffend das hervorstechendste Merkmal der Erkrankung.
- **Stadium decrementi** (Erholungsstadium): Dieses Stadium dauert 1–2 Wochen. Die Hustenanfälle sind nicht mehr so schlimm und klingen schließlich ab.

In China wird Pertussis als „Der-100-Tage-Husten“ bezeichnet, was ebenfalls eine treffende Beschreibung des klinischen Verlaufs der Erkrankung darstellt.

Keuchhusten wird als Kinderkrankheit wahrgenommen, betrifft aber inzwischen vor allem Erwachsene. Etwa ⅔ der Erkrankungen entfallen auf die Altersgruppe > 19 Jahre. Der Grund: die Auffrischimpfung, die nach 10–20 Jahren erfolgen muss, wird vergessen. Bei Erwachsenen bleibt Keuchhusten oft unerkannt, weil der Verlauf atypisch ist.

ACHTUNG!

Stationäre Behandlung

Keuchhusten ist umso gefährlicher, je jünger ein Kind ist. Insbesondere für **Säuglinge** ist die Krankheit sehr gefährlich. Das liegt beispielsweise daran, dass Säuglinge den Schleim nicht abhusten können und es zu Atemaussetzern kommen kann. Säuglinge mit Verdacht auf Keuchhusten müssen immer **stationär behandelt** werden.

19.7.8 Kinderlähmung

Kinderlähmung **(Poliomyelitis, „Polio“)** ist hochansteckend und wird durch Wild-Polioviren (WPV) verursacht, **Enteroviren** aus der Gattung der Picornaviren. Der Begriff „Wild“ wird zur Unterscheidung von den abgeschwächten Polioviren in Impfstoffen verwendet. Es handelt sich um unbehüllte RNA-Viren, die auf Grundlage einer serologischen Typisierung in drei Typen von Polioviren unterschieden werden:

- **Typ 1 (WPV1),** dies ist der einzige aktuell noch zirkulierende Typ, betroffene Länder sind Afghanistan und Pakistan
- **Typ 2 (WPV2),** wurde 2015 für ausgerottet erklärt
- **Typ 3 (WPV3),** wurde 2019 für ausgerottet erklärt

Wie auch alle anderen Enteroviren überstehen die Polioviren die Magen-Darm-Passage bei niedrigem pH-Wert (pH-Wert < 3) unbeschadet. Die Übertragung erfolgt hauptsächlich fäkal-oral und seltener durch Tröpfcheninfektion. Indirekt kann Poliomyelitis über Oberflächen sowie über verunreinigtes Trinkwasser und Lebensmittel übertragen werden. Im Anschluss an die Infektion vermehren sich die Viren im lymphatischen Gewebe von Rachen und Darm. Bereits kurze Zeit nach Infektionsbeginn kommt es in den Darmepithelien zu einer massiven Virus-Reproduktion. Anschließend verbreiten Sie sich über das Blut. Bei einigen Patienten kommt es zum Befall von Zellen des **ZNS,** dadurch kommt es entweder zur **nicht paralytischen** (2–4 %) oder **paralytischen Poliomyelitis** (0,1–1 %).

Krankheitsverläufe

Asymptomatisch: Bei über 95 % der Infektionen treten keine Symptome auf und es bilden sich neutralisierende Antikörper aus (stille Feiung).

Abortive Poliomyelitis: Bei dieser Form ist das zentrale Nervensystem **nicht beteiligt.** Die Inkubationszeit beträgt im Durchschnitt 6–9 Tage. Zu Beginn treten unspezifische Symptome auf (Gastroenteritis, Fieber, Abgeschlagenheit, Hals- und Kopfschmerzen, Übelkeit, Muskelschmerzen).

Nicht paralytische Poliomyelitis: Die Inkubationszeit beträgt im Durchschnitt 3–6 Tage. Ungefähr 3–7 Tage nach der abortiven Poliomyelitis treten Fieber, Nackensteifigkeit, Rückenschmerzen und Muskelspasmen auf.

Paralytische Poliomyelitis: Die Inkubationszeit beträgt im Durchschnitt 7–14 Tage. Hier kommt es zu schweren Rücken-, Nacken- und Muskelschmerzen. Oft verbessern sich die Symptome der aseptischen Meningitis zunächst, jedoch kommt es nach 2–3 Tagen zum Anstieg von Fieber und dem Auftreten von **motorischen Paresen.** Dieser Verlauf der Erkrankung wird als **biphasisch** bezeichnet, bei Kindern ist er häufiger als bei Erwachsenen. Am häufigsten tritt die motorische Schwäche asymmetrisch an der Beinmuskulatur auf, sie betrifft jedoch auch die Muskulatur von Armen, Bauch, Thorax oder Augen. Typisch ist dabei, dass die Lähmungen sich teilweise, aber nicht vollständig zurückbilden.

Postpolio-Syndrom: Nach einer Poliomyelitis kann es noch Jahre oder Jahrzehnte später zur Zunahme der Parese mit Muskelatrophie kommen.

MERKE

Polio-Impfung

Für die Routineimpfung empfiehlt die STIKO in Deutschland nur noch IPV (inaktiviertes Poliovakzin), einen Impfstoff, der intramuskulär verabreicht wird. Er schützt sicher vor einer Polio-Erkrankung und kann keine Vakzine-assoziierte paralytische Poliomyelitis (VAPP) hervorrufen.

IM FOKUS

Kinderkrankheiten

Zu den wichtigen **Kinderkrankheiten** zählen:
- Masern (Morbilli)
- Mumps
- Röteln (Rubella)
- Scharlach
- Varicella-Zoster-Virus Infektionen (z. B. Windpocken)
- Diphtherie
- Keuchhusten (Pertussis)
- Kinderlähmung (Polio)

19.8 Die wichtigsten Kindernotfälle

MERKE

Die häufigsten Kindernotfälle im Rettungsdienst

Zu den häufigsten Kindernotfällen im Rettungsdienst gehören:
- Atemnot (z. B. Krupp-Syndrom, Fremdkörperaspiration, Asthmaanfall → Kap. 14.6.3)
- Generalisierte tonisch-klonische Anfälle („Fieberkrampf", „Infektkrampf")
- Extremitätenverletzungen, Verbrühungen

19.8.1 Krupp-Syndrom

Das **Krupp-Syndrom** ist ein anderer Begriff für **Laryngotracheobronchitis** (LTB) oder auch **Pseudokrupp**. Manche Literaturquellen sehen den Begriff Pseudokrupp als veraltet an, dennoch ist er noch weit verbreitet.

In den meisten Fällen ist ein **Virusinfekt der oberen Luftwege** Auslöser. Diverse **Viren** (RSV, Influenza, Rhinoviren, evtl. auch Masernviren) kommen als Auslöser infrage. Durch eine Entzündung der Trachea kommt es zu einer Schwellung im subglottischen Raum. Sie tritt häufig auf, und zwar vor allem im **Winter** („Erkältungsperiode") und **nachts.** Typischerweise erkranken Kinder im Alter von 6 Monaten bis 6 Jahren mit einem **Häufigkeitsmaximum im 3. Lebensjahr.**

PRAXISTIPP

Im Rahmen der Anamneseerhebung ist ein **Blick in den Impfausweis und das Untersuchungsheft des Kindes** immer sehr wichtig, gerade im Hinblick auf eine *Haemophilus-influenzae-B-*(HiB-) Impfung des Kindes; stellt das HiB doch das Bakterium dar, das in vielen Fällen ursächlich für die Entstehung einer Epiglottitis (→ Kap. 19.8.2) ist.

Klinisches Bild

Der Allgemeinzustand des Kindes ist gut, Fieber ist meist niedrig (< 38,5 °C). Anamnestisch bestand vorher Rhinitis (Schnupfen). Die Kinder wirken bei Eintreffen des Rettungsdienstes häufig nicht schwer krank, haben jedoch oft eine heisere Stimme und einen Stridor bei der Einatmung.

Therapie

Die Anfeuchtung der Atemluft wurde lange Zeit als wirksame Therapie angesehen. Kontrollierte Studien haben jedoch keinen positiven Effekt gezeigt. Somit kann diese Therapie als obsolet angesehen werden. Möglicherweise wird, je nach Schweregrad, die Gabe vasokonstriktorischer Substanzen notwendig. Zusätzlich kann die Verabreichung von kortikoidhaltigen Suppositorien angezeigt sein. Wichtig ist es, hierbei immer daran zu denken, dass Kortikoide frühestens nach 30 Minuten eine Wirkung erwarten lassen und dass Resorption und Bioverfügbarkeit starken Schwankungen unterliegen.

19.8.2 Epiglottitis

Die **Epiglottitis** wird durch den Erreger *Haemophilus influenzae Typ B* (HiB) hervorgerufen. Sie tritt wegen der HiB-Impfung sehr selten auf. Das typische Alter ist 2–7 Jahre. Bei dieser Infektion schwillt der Kehldeckel plötzlich an (→ Abb. 19.24). Die Erkrankung ist lebensbedrohlich und geht mit einer Letalität von 5–12 % einher.

Im Gegensatz zum Pseudokrupp sind hier immer Bakterien die auslösende Ursache. Zwar ist das Bakterium *Haemophilus influenzae Typ B* für die Entstehung einer Epiglottitis am häufigsten verantwortlich, aber auch andere Bakterien, z. B. Streptokokken oder Staphylokokken, können diese Infektion hervorrufen. Seit 1990 ist eine Impfung gegen die Infektion mit *Haemophilus influenzae* möglich. Im Jahr 2018 lag die Impfquote bei Schulanfängern bei 91,4 %. Die Einführung dieser Impfung und die relativ hohe Impfquote hat die Epiglottitis zu einer seltenen Infektionskrankheit werden lassen.

Klinisches Bild

Der Allgemeinzustand des Kindes ist schlecht, das Fieber hoch (oft > 39 °C). Wegweisend sind die leise **kloßige Sprache** (Hot-Potato-Voice), Schluckstörungen und der daraus resultierende **starke Speichelfluss.** Das Kind wird in sitzender, vornübergebeugter Haltung vorgefunden.

Therapie

Bei jedem Kind mit Verdacht auf Epiglottitis müssen Manipulationen im Rachenraum auf jeden Fall vermieden werden, da diese schnell zu einem kompletten Verschluss des Atemwegs führen können. Bestätigt sich der Krankheitsverdacht, so ist eine Intubation unumgänglich. Diese sollte allerdings nur von einem sehr erfahrenen Team unter

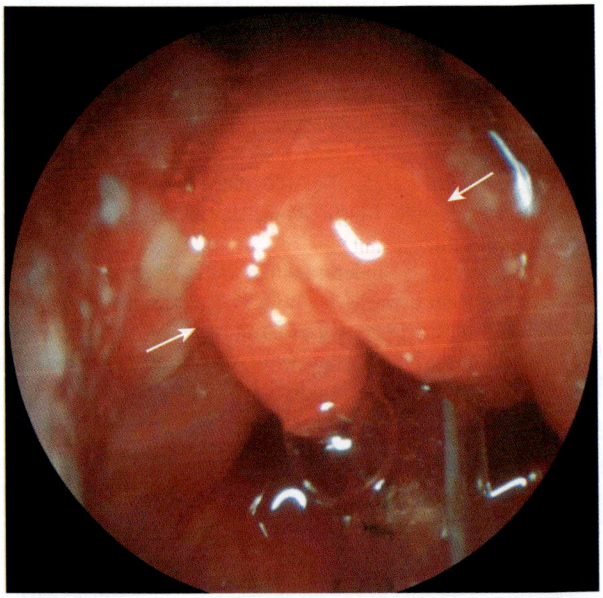

Abb. 19.24 Epiglottitis mit stark angeschwollener Epiglottis (Pfeile), die eine endotracheale Intubation erforderlich machte. Die Abbildung dient nur zur Anschauung und soll Rettungskräfte keineswegs dazu verleiten, den Mund-Rachenraum des Kindes selber zu inspizieren. [G808-006]

kontrollierten Bedingungen durchgeführt werden. Daher bedürfen diese Kinder einer Versorgung auf einer pädiatrischen Intensivstation. Eine nachfolgende antibiotische Therapie ist immer erforderlich.

MERKE

Krupp-Syndrom und Epiglottitis

- **Laryngotracheobronchitis** (LTB = **Krupp-Syndrom** bzw. **Pseudokrupp**): guter Allgemeinzustand, **inspiratorischer Stridor** (häufig nur bei Aufregung) mit **bellendem Husten** und **Heiserkeit.**
- **Epiglottitis:** schlechter Zustand, Fieber hoch (oft > 39 °C), leise **kloßige Sprache** (Hot-Potato-Voice) und **starker Speichelfluss.** Impfstatus prüfen. Manipulationen vermeiden.

Sauerstoffgabe

Wie auch in anderen Altersgruppen gilt es gerade bei **respiratorischen** Kindernotfällen, eine lebensbedrohliche Hypoxämie zu vermeiden. Sauerstoff ist ein Medikament zur Behandlung einer Hypoxämie, d. h. im Umkehrschluss, bei einer ausreichend hohen Sauerstoffsättigung (SpO_2) ist Sauerstoff nicht notwendig. Ist die SpO_2 valide zu messen, ist ein Bereich von 92–96 % ausreichend. Es obliegt dem klinischen Ersteindruck, ob im Einzelfall zunächst Sauerstoff verabreicht wird, weil das Kind kritisch erscheint, oder ob erst ein Pulsoxymeter angeschlossen und der Wert ermittelt wird. Im Zweifelsfall ist es sinnvoll, zunächst mit einer Sauerstoffgabe zu beginnen und den Sauerstoff dann im weiteren Verlauf je nach gemessenen SpO_2-Werten beizubehalten, zu reduzieren oder die Therapie zu beenden.

Praktisch ist die Sauerstoffgabe oft problematisch, weil Säuglinge und Kleinkinder vor Sauerstoffbrillen oder Gesichtsmasken Angst haben. Hier kann es hilfreich sein, eine Bezugsperson zu bitten, die Sauerstoffquelle vorzuhalten. Zwar bleibt es dann unklar, wie viel Sauerstoff beim Kind ankommt, aber dieses Vorgehen ist besser als nichts. Um hier einen größtmöglichen Nutzen zu schaffen, sollte der Flow großzügig eingestellt werden. Ist das Kind bereits stark erschöpft, wird auch oft eine dichtsitzende Sauerstoffmaske toleriert.

MERKE

Hypoxämie und Hypoxie

Die Begriffe **Hypoxämie** und **Hypoxie** werden fälschlicherweise oft gleichgesetzt.

- Bei einer **Hypoxämie** ist der Sauerstoffpartialdruck oder der Sauerstoffgehalt **im arteriellen Blut** erniedrigt.
- Eine **Hypoxie** bezeichnet hingegen die Unterversorgung von **Organen und Gewebe** mit Sauerstoff.

Bei Erwachsenen wird die Hypoxämie meist für eine Sättigung < 90 % definiert. Da die Versorgung der Gewebe und Organe mit Sauerstoff auch sehr vom Hämoglobingehalt des Blutes und dem Herzzeitvolumen (Herzfrequenz × Schlagvolumen) abhängt, muss eine Hypoxämie nicht automatisch zur Hypoxie führen. Da im Rettungsdienst nichts anderes zur Verfügung steht, wird die Sauerstofftherapie dennoch über die SpO_2 gesteuert.

Medikamentenvernebelung

In Situationen, die mit einer Obstruktion der Atemwege einhergehen, ist die Vernebelung von Medikamenten über eine geeignete Maske sinnvoll. Es lässt sich unterscheiden zwischen **Obstruktion der intra-** und **extrathorakalen Atemwege.**

Obstruktion der intrathorakalen Atemwege bedeutet, dass die Ursache des Problems innerhalb des Brustkorbs liegt. Ein gutes Beispiel ist der **Asthmaanfall.** In diesen Fällen sollte (wie bei Erwachsenen) ein kurzwirksames β_2-Mimetikum vernebelt werden, das gegebenenfalls mit einem Anticholinergikum (Ipratropiumbromid) kombiniert werden kann.

Bei der Obstruktion der extrathorakalen Atemwege liegt das Problem außerhalb des Brustkorbs. Das **Krupp-Syndrom,** aber auch eine Schwellung der oberen Atemwege nach **Insektenstich** oder im Rahmen einer **Anaphylaxie** sind Beispiele hierfür. In solchen Fällen sollte Adrenalin vernebelt werden. Adrenalin bewirkt einerseits einen direkt abschwellenden Effekt durch eine Gefäßengstellung **(Vasokonstriktion)** der Schleimhaut und stellt andererseits die Bronchien weit (β-mimetische Wirkung). Ist der Anwender sich differenzialdiagnostisch nicht sicher, welches Problem besteht, etwa weil das Kind bei Ein- **und** Ausatmung einen Stridor aufweist **(biphasischer Stridor),** ist Adrenalin universal einsetzbar.

PRAXISTIPP

Dosierungen bei Vernebelung

Gerade beim Kindernotfall sind Anwender häufig unsicher in Bezug auf die korrekten Medikamentendosierungen. Da die Aufnahme des Wirkstoffs vom jeweiligen Atemminutenvolumen abhängt und Kinder eine große therapeutische Breite aufweisen, kann ein einfaches altersunabhängiges Dosierschema zur Anwendung kommen.

- Salbutamol 2,5 mg/5 ml (alle Altersklassen)
- Adrenalin 4 mg unverdünnt (alle Altersklassen)

19.8.3 Fremdkörperaspiration

Aspiration ist definiert als das Eindringen von festem oder flüssigem Material durch die Stimmritze hindurch in die Atemwege. Als **Bolusgeschehen** wird die extreme Form der Aspiration bezeichnet, bei welcher der Atemweg weitgehend oder komplett durch einen Fremdkörper verschlossen wird. Hiervon abzugrenzen ist der sog. **Ingestionsunfall,** bei dem Fremdkörper in den Verdauungstrakt verschluckt werden (z. B. eine Münze, die in der Speiseröhre stecken bleibt).

Laut Statistischem Bundesamt ist die Erstickung durch Verschlucken in Deutschland die achthäufigste Todesursache bei Kindern aller Altersstufen. Am häufigsten tritt die Aspiration im 2.–3. Lebensjahr auf.

PRAXISTIPP

Zwischen dem aspirierten Material und dem Lebensalter lässt sich ein Zusammenhang herstellen. Säuglinge können in den ersten Lebensmonaten – besonders beim Erbrechen in Rückenlage – Nahrung aspirieren. Kleinkinder stecken alle möglichen Gegenstände (Spielsachen, Erdnüsse, Erbsen, Weintrauben u. v. m.) in den Mund.

Pathophysiologie

Der **Schluckvorgang** sorgt dafür, dass die mit Speichel durchmischte Nahrung (oder Flüssigkeit) aus dem Mund in die Speiseröhre gelangt. Dabei bleibt der Atemweg normalerweise geschützt.

Zahlreiche Mechanismen können ein **Versagen des Schluckreflexes** hervorrufen. Bezieht man Erwachsene in die Betrachtung mit ein, dann können Bewusstseinsstörungen (z. B. durch Drogen, Alkohol, Medikamente, Schlaganfall, SHT) Ursachen sein. Wird der Schluckreflex erst einmal ausgelöst, kann er nicht mehr willentlich beeinflusst werden.

Beim Versagen des Schluckreflexes können Fremdkörper auf unterschiedlichen Ebenen des Atemwegs steckenbleiben:

- Im **Oropharynx,** hierbei befindet sich der Fremdkörper noch oberhalb der Epiglottis (Stimmritze).
- Im **Hypopharynx,** der Fremdkörper befindet sich im Eingangsbereich zur Luftröhre (noch oberhalb der Epiglottis).
- In der **Luftröhre** selbst, hierbei ist der Fremdkörper unterhalb der Epiglottis lokalisiert.

19.8.4 Epileptische Anfälle

Eine **Epilepsie** ist eine Erkrankung des Gehirns, die durch eine anhaltende Veranlagung **(Prädisposition)** gekennzeichnet ist, wiederholt von selbst auftretende **(unprovozierte)** epileptische Anfälle auszulösen (→ Kap. 8.7.9).

Ein **epileptischer Anfall** ist eine Störung des Gehirns, die definiert ist als vorübergehendes Auftreten von objektiven und/oder subjektiven Zeichen als klinischer Ausdruck einer überschießenden (exzessiven) oder synchronisierten elektrochemischen Hirnaktivität. Die Betroffenen verlieren dabei vorübergehend die Kontrolle über ihren Körper und/oder ihr Bewusstsein.

Klassifizierung

Die Störung kann dabei zu Beginn auf eine Hirnregion beschränkt bleiben. In diesem Fall spricht man von einem **fokalen Anfall.** Sie kann jedoch auch zu Beginn Netzwerkstrukturen beider Hirnhälften betreffen. Dann spricht man von einem **generalisierten Anfall.** Darüber hinaus gibt es epileptische Anfälle, die sich nicht eindeutig als fokal oder generalisiert klassifizieren lassen. Wenn nicht zwischen fokal und generalisiert beginnenden Anfällen unterschieden werden kann, spricht man von **unklassifizierten** Anfällen und Epilepsien.

Unprovozierte versus akut-symptomatische epileptische Anfälle

Man unterscheidet unprovozierte Anfälle von akut-symptomatischen epileptischen Anfällen. Diese akut-symptomatischen Anfälle treten in engem zeitlichen Zusammenhang mit einer akuten Reizung des Gehirns auf und haben sehr wahrscheinlich eine erkennbare Ursache, z. B.:

- Alkohol- oder Drogenentzug
- Akute Stoffwechselstörungen (z. B. Hypoglykämie)
- Akute Hirnschädigungen (Schlaganfall oder neurochirurgischer Eingriff)

Die **Inzidenz von unprovozierten epileptischen Anfällen** liegt bei etwa 55 Fällen pro 100 000 Personen pro Jahr. Sie zeigt einen U-förmigen Verlauf: Besonders häufig treten Anfälle im **frühen Kindesalter** auf (130 Fälle pro 100 000 Personen pro Jahr) und erneut bei **Menschen über 65 Jahren** (110 Fälle pro 100 000 Personen pro Jahr).

Die Anzahl der Menschen, die zu einem bestimmten Zeitpunkt an Epilepsie leiden (1-Jahres-Prävalenz), liegt in Industrienationen bei etwa 7 von 1 000 Personen. Frauen und Männer sind gleich häufig von epileptischen Anfällen und Epilepsien betroffen.

MERKE

Altersgebundener Verlauf

Epilepsien können in jedem Lebensalter auftreten, manche Epilepsien sind aber altersgebunden, d. h. sie sind an bestimmte Entwicklungsstadien gebunden: Säuglingsalter, Schulalter, Pubertät. Die meisten Epilepsien treten in den ersten beiden Lebensjahrzehnten auf, danach sinkt das Erkrankungsrisiko, um nach dem 65. Lebensjahr wieder steil anzusteigen. So kann eine Epilepsie beispielsweise durch eine Großhirnschädigung auf dem Boden eines Schlaganfalls auftreten.

Generalisierte Anfälle

Die **generalisiert tonisch-klonischen Anfälle** (GTKA, früher als Grand-mal-Epilepsie bezeichnet), gehen mit einer größeren vitalen Bedrohung einher. Während eines generalisierten Anfalls sind **beide Hirnhälften** betroffen. GTKA folgen einem typischen Ablauf, auch als **Semiologie** bezeichnet. Bei diesen Anfällen ist die gesamte quergestreifte Muskulatur betroffen und es kommt stets zur Bewusstlosigkeit.

EPSP und IPSP

Es wird angenommen, dass bei der Entwicklung generalisiert tonisch-klonischer Anfälle ein Übergewicht von **exzitatorischen** (erregenden) **postsynaptischen Potenzialen** (EPSP) zu **inhibitorischen** (hemmenden) **postsynaptischen Potenzialen** (IPSP) besteht.

Dafür spricht, dass Medikamente wie Midazolam, die zu einer GABA-Potenzierung führen, eine antikonvulsive Wirkung aufweisen. Außerdem können Medikamente, die eine GABA-Abschwächung zur Folge haben, einen Anfall auslösen, was ebenfalls in diese Richtung deutet. Das klingt kompliziert und lässt sich folgendermaßen erklären:

An vielen Synapsen finden sich Rezeptoren vom **Ionenkanal-Typ,** auch **ionotrope** Rezeptoren genannt. Die Ionenkanäle öffnen sich, wenn ein **spezifischer Transmitter** (Boten- oder Signalstoff) an die Rezeptoren bindet. Im Anschluss erfolgt dann eine selektive Leitung von positiv geladenen Kationen oder negativ geladenen Anionen, die in der Folge eine Änderung des Membranpotenzials bewirken. Dabei gilt vereinfachend folgende Grundregel:

- Der **Einstrom von Kationen** (z. B. Kalium, K^+) wirkt **erregend,** weil das postsynaptische Membranpotenzial der Schwelle für Aktionspotenziale nähergebracht wird.
- Ein **Ausstrom von Kalium** (K^+) oder **Einstrom von Chlorid** (Cl^-) wirkt dagegen **hemmend,** weil sich in diesem Fall das postsynaptische Membranpotenzial von der Schwelle für Aktionspotenziale weiter entfernt.

Beim zuletzt genannten Zustand erreicht das Zellinnere eine **negativere Ladung als zuvor (Hyperpolarisation).** In diesem Zusammenhang ist der Transmitter **GABA** (Gamma-Amino-Buttersäure) interessant, an den auch Medikamente wie Midazolam andocken. GABA wirkt im ZNS hemmend und bindet an die $GABA_A$-Rezeptoren.

Medikamente wie Midazolam binden sich an den $GABA_A$-Rezeptor und verstärken dort den hemmenden Effekt. Man kann sich also Midazolam als „Bremskraftverstärker" vorstellen. Das gilt auch für einige andere Substanzen, die am $GABA_A$-Rezeptor andocken, beispielsweise Barbiturate, Propofol, Alkohol.

! ACHTUNG!

Erhöhtes Risiko für bestimmte Unfälle

Epilepsie-Patienten haben ein erhöhtes Risiko für bestimmte Unfälle:

- Das Fraktur- und Luxationsrisiko ist im Verhältnis zur Normalbevölkerung doppelt so hoch, u. a. weil diese Verletzungen durch Stürze im Rahmen eines Anfalls auftreten. Dabei sind die Hüfte und die Oberschenkel am häufigsten betroffen. Aber auch die übrigen Extremitätenknochen sind fast zweimal so häufig gebrochen.
- Kommt es beim Anfall zu einem Sturz, resultieren in fast 10 % der Fälle Zahnverletzungen.
- Extrem gefährlich ist es, wenn sich ein Anfall beim Baden ereignet. Das Ertrinken ist das Unfallrisiko mit der höchsten Sterblichkeit beim epileptischen Anfall. Bemerkenswert: Der häufigste Ort für das Ertrinken im Rahmen eines Anfalls ist die Badewanne und nicht das Schwimmbad oder das Meer.

MERKE

Anfallssuppressive Medikamente (ASM)
Einer Leitlinie zufolge sind die Begriffe „Antiepileptikum“ und „Antikonvulsivum“ ungenau, weil sie fälschlicherweise den Eindruck erwecken, dass damit die Erkrankung Epilepsie direkt behandelt wird bzw. dass es nur um die Behandlung von motorischen (also sichtbaren, krampfartigen) Anfällen geht. Der neue englische Begriff **„Antiseizure Medication“** (übersetzt: „anfallsunterdrückendes Medikament“) beschreibt die tatsächliche Wirkung besser. Ziel der Therapie ist es, das Auftreten weiterer Anfälle zu verhindern. Entsprechend wurde im deutschsprachigen Raum der Begriff **„Anfallssuppressivum“** bzw. **„anfallssuppressives Medikament (ASM)“** eingeführt (Anfallsdurchbrechung → Kap. 8.7.9).

Plötzlicher, unerwarteter Tod bei Epilepsie (SUDEP)

SUDEP (Sudden Unexpected Death in Epilepsy) bezeichnet den Tod von (meist jungen) Menschen mit Epilepsie, der – beobachtet oder unbeobachtet – **plötzlich** und **unerwartet** auftritt und für den eine Autopsie keine alternative strukturelle oder toxikologische Erklärung aufzeigen kann. **Plötzlich** bedeutet, dass der Tod innerhalb von Minuten eintritt. **Unerwartet** bezieht sich auf das Eintreten des Todes in Alltagssituationen und bei unauffälligem Gesundheitszustand. Ein SUDEP liegt ausdrücklich nicht vor, wenn der Tod im Rahmen eines Status epilepticus auftrat.

SUDEP tritt fast immer nachts auf und junge, männliche Patienten sind etwas häufiger betroffen. Eine multizentrische Studie zeigte, dass in Fällen von SUDEP oder Beinahe-SUDEP ein recht einheitliches Muster vorliegt:

- Zunächst war ein epileptischer Anfall mit erst versteiften, danach symmetrisch zuckenden Extremitäten zu beobachten.
- Im Anschluss an den Anfall folgte eine Phase schneller Atmung mit 18–50 Atemzügen/min.
- Binnen 3 Minuten kam es dann zu einem Atemstillstand und einer kardialen Dysfunktion, die als Bradykardie mit weniger als 45 Schlägen/min begann und bei fast allen Betroffenen in eine Asystolie mündete.
  - Diese unmittelbar tödliche Situation betraf ein Drittel der erfassten Patienten.
  - Bei den anderen SUDEP Patienten der Studie setzten Atmung und Herzschlag nochmals ein. Spätestens 11 Minuten nach Ende des epileptischen Anfalls kam es jedoch auch bei diesen Betroffenen zu dauerhaftem Atem- und Herzstillstand.

19.8.5 Plötzlicher Kindstod (SIDS)

Der plötzliche Kindstod, auch plötzlicher Säuglingstod oder Krippentod genannt, ist nach Poets definiert als „der plötzliche Tod eines Säuglings (< 1 Jahr) mit wahrscheinlichem Beginn der zum Versterben führenden Episode im Schlaf, der trotz einer gründlichen Untersuchung – einschließlich einer vollständigen Autopsie und einer Beurteilung der Krankengeschichte und der Todesumstände – keine adäquate Todesursache zu zeigen vermag“. Die genaue Ursache ist bis heute nicht bekannt. International sehr gebräuchlich ist der Begriff **Sudden Infant Death Syndrome (SIDS).** Poets regt die Vermeidung des Begriffs SIDS zwar an, „weil der plötzliche Kindstod kein Syndrom im klassischen Sinn darstellt“, er soll hier jedoch beibehalten werden.

Der holländische Kinderarzt de Jonge fand Ende der 1980er-Jahre heraus, dass die **Bauchlage** ein bedeutender Risikofaktor für den plötzlichen Kindstod ist. Er ging mit seinen Erkenntnissen an die Öffentlichkeit und bewirkte, dass binnen eines Jahres fast alle holländischen Eltern ihre Säuglinge in Rückenlage schlafen legten. Die Häufigkeit des SIDS ließ sich dadurch halbieren!

Weitere **Risikofaktoren** für SIDS sind:

- Rauchen in der Familie
- Alkohol- und Drogenkonsum der Eltern
- Überwärmung durch übertriebenes Zudecken bzw. zu warmes Zimmer (ca. 18 °C sind ideal)
- SIDS bei Geschwisterkindern
- Schlafen des Kindes in einem eigenen Zimmer
- Ehemalige Frühgeborene

Immer noch fallen in Deutschland jährlich etwa 100 scheinbar gesunde Säuglinge dem SIDS zum Opfer. In allen Fällen ist es ein plötzlicher und stiller Tod – es gibt **keinerlei Warnzeichen,** mit dem das Kind Angehörige warnen würde; selbst in Kinderkrankenhäusern tritt das SIDS auf. Typischerweise lautet das Einsatzstichwort für den alarmierten Rettungsdienst „Säugling mit Atemstillstand“ oder „lebloser Säugling.“ In den allermeisten Fällen ist der Säugling nicht mehr zu retten, und nicht selten sind bereits sichere Todeszeichen erkennbar.

Zur Vorbeugung werden deshalb Säuglinge in Rückenlage gelagert. Auch die Seitenlage empfiehlt sich nicht, weil das Baby aus dieser Position leicht auf den Bauch rollen kann. Betrachtet man alle Fälle zusammen, so ist der sicherste Schlafort für einen Säugling das eigene Kinderbett im Schlafzimmer der Eltern; dies erleichtert auch das nächtliche Stillen. Eine sinnvolle Alternative stellen an das elterliche Bett anzudockende Kinderbettchen dar. Empfohlen wird eine feste Matratze für das Kinderbett sowie ein Schlafsack für das Kind ohne zusätzliche Decke. Das Bett soll auch kein Schaffell, Kissen oder großes Kuscheltier enthalten.

Das ausschließliche Stillen für möglichst 6 Monate und die zeitgerechte Durchführung der empfohlenen Schutzimpfungen gelten heute als belegte präventive Maßnahmen. Die Kinder sollten keine Medikamente bekommen, die Beruhigungsmittel enthalten. Geschwisterkinder von SIDS-Opfern oder solche Kinder, die von einem „lebensbedrohlichen Ereignis“ gerettet wurden, werden mit Heimmonitoren überwacht. Hierzu wird ein kleiner Atemmonitor verordnet, der bei längeren Atempausen Alarm gibt. Weitere Informationen finden sich z. B. unter https://www.geps.de, unter https://www.kindergesundheit-info.de/themen/risiken-vorbeugen/ploetzlicher-kindstod-sids/vorbeugung-kindstod oder unter www.sids.at.

19.8.6 Kindesmisshandlung

Das Thema **Gewalt gegen Kinder** rückte in der zweiten Hälfte des 20. Jahrhunderts in den Fokus der gesellschaftlichen Wahrnehmung. Bis dahin war der Raum der Familie bzw. Kleingruppe tabuisiert, es ging einen Außenstehenden ja nichts an. Nun wurde der Raum langsam Gegenstand des Hinsehens. Neben anderen Personenkreisen, z. B. Polizei, Jugendämtern, Lehrern oder Vereinsmitgliedern, waren es zunehmend Kinderärzte, Kinderchirurgen oder Kinderpsychiater, welche die Aufmerksamkeit auf das Thema Kindesmisshandlung lenkten. Der US-amerikanische Kinderarzt Dr. C. H. Kempe war im Jahr 1962 der Erste, der in diesem Zusammenhang den Begriff vom **Battered-Child Syndrome** verwendete.

Definition

Nach *Landgraf et al.* werden unter dem Oberbegriff **Kindesmisshandlung** zusammengefasst: *„körperliche Misshandlung, sexueller Missbrauch, emotionale Misshandlung und körperliche und emotionale Vernachlässigung in der Kindheit“.*

Nach *Staubli* versteht man darunter *„eine nicht zufällige, bewusste oder unbewusste, körperliche und/oder seelische Schädigung eines Kindes,* *die zu Verletzungen, Entwicklungshemmungen oder zum Tod führen kann".*

Nach *Zetterström* ist eine **körperliche Vernachlässigung** *„eine nicht hinreichende Versorgung und Gesundheitsfürsorge, die zu massiven Entwicklungsstörungen führen kann bis zum psychosozialen Kleinwuchs und Verhungern".*

Die Folgen sind nicht nur akutmedizinisch oft dramatisch, sondern reichen bis weit in das Erwachsenenalter hinein. Überzufällig häufig führt eine kindliche Misshandlung später zu psychiatrischen Erkrankungen der Betroffenen (z. B. posttraumatische Belastungsstörungen, Depressionen, Manie, Angst). Häufig führt Kindesmisshandlung im weiteren Lebensverlauf zu riskanten Verhaltensweisen (z. B. Alkohol- und Drogenmissbrauch, riskantes Sexualverhalten oder die Neigung, straffällig zu werden bzw. Grenzen zu überschreiten).

Häufigkeit

Die Dunkelziffer ist groß und oft dringen Fälle von Kindesmisshandlung erst an das Bewusstsein der Öffentlichkeit, wenn spektakuläre Fälle – etwa mit Todesfolge – in der Presse öffentlich gemacht werden. In Deutschland werden jährlich über 200 000 Kinder körperlich und seelisch misshandelt. Jede Woche sterben 3 Kinder an den Folgen körperlicher Gewalt. Wichtig im Umgang mit diesem Thema ist, dass eine Kindesmisshandlung überhaupt in Betracht gezogen und nicht von vornherein gesagt wird: „Das kann ja hier nicht sein." Kindesmisshandlung findet in allen Milieus statt. Und der Rettungsdienst zählt, neben den Notaufnahmen, häufig zu den Ersten, welche die betroffenen Kinder zu Gesicht bekommen.

MERKE

Es gibt Rechtsmediziner, welche die Auffassung vertreten, dass ein Kinderarzt, der in 20-jähriger Berufserfahrung nie eine Misshandlung gesehen haben will, offenbar nicht richtig hingeguckt haben kann. Bei vermeintlich an einem SIDS verstorbenen Säuglingen fand sich z. B. in Untersuchungen, dass etwa 15 % dieser Kinder durch Ersticken umgebracht worden waren.

Erkennen von Kindesmisshandlungen

Kindesmisshandlungen sind vor Ort nicht immer leicht zu erkennen, aber das Rettungsfachpersonal und die Notärzte haben im Rahmen der Notfalleinsätze oft – anders als viele andere Berufsgruppen – die Gelegenheit, das häusliche Umfeld der kleinen Patienten wahrzunehmen. So können verwahrloste Haustiere oder ungepflegte Geschwister ein Hinweis auf Vernachlässigung sein. Auch die Plausibilität der Geschichte, das Verhalten des Kindes und der Eltern sollten gut beobachtet werden. Passt z. B. das Verletzungsmuster nicht zu der „Story", sollte man hellhörig werden (→ Abb. 19.25).

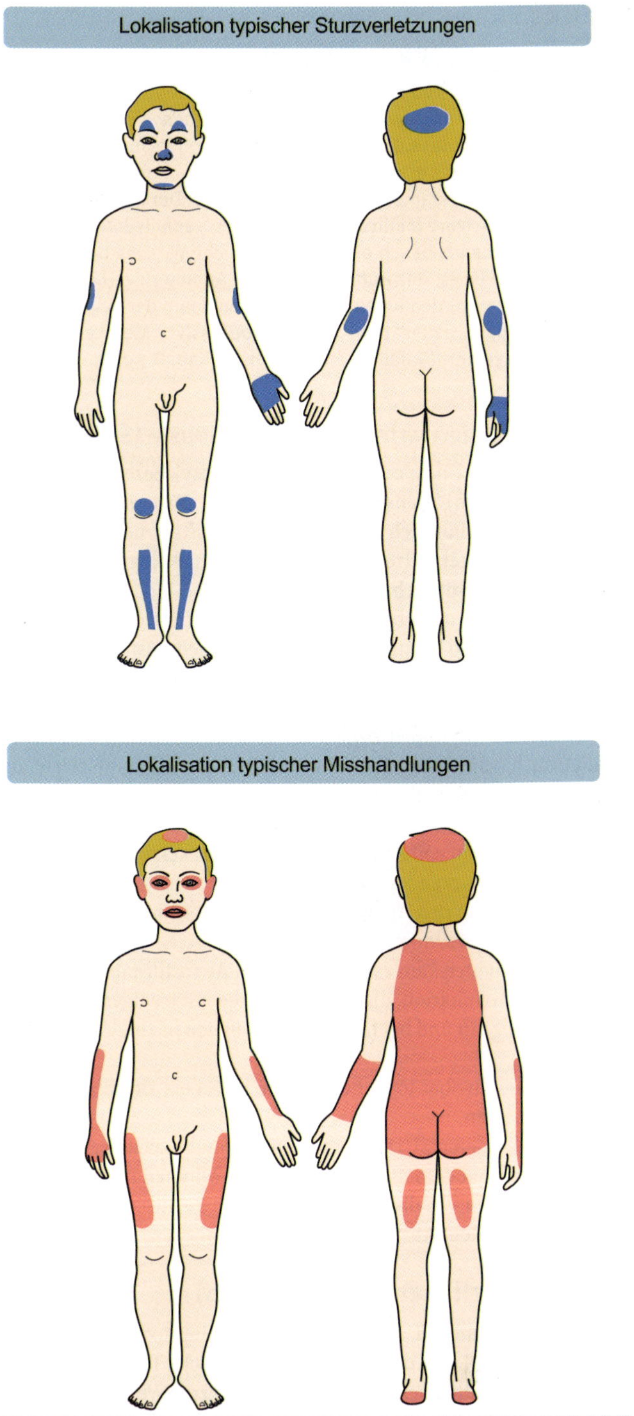

Abb. 19.25 Verletzungslokalisationen beim Kind: Oben sturztypische Lokalisationen, unten misshandlungstypische Lokalisationen [L143]

PRAXISTIPP

Hinweise auf eine Kindesmisshandlung

Folgende Umstände deuten auf eine Kindesmisshandlung hin:

- Ein durch Misshandlung verletztes Kind wird häufig zeitverzögert beim Arzt vorgestellt.
- Oft erfolgen Arztbesuche bei wechselnden Kliniken/Ärzten.
- Vorstellung des Kindes trotz deutlicher Verletzungsspuren aufgrund von anderen, geringfügigen Beschwerden.
- Angaben zum Tatgeschehen passen nicht zum Verletzungsbefund, zur Symptomatik und/oder zum Entwicklungsstand des Kindes.
- Auf Nachfrage werden im Verlauf unterschiedliche Versionen zur Anamnese angeboten.
- Geschwister werden für die Verletzungen verantwortlich gemacht.
- Aussagen wie: „Das Kind hat sich die Verletzungen selbst zugefügt."
- Hinweisend in der psychodynamischen Evaluation kann sein, wenn Eltern sich defensiv zeigen, eine empathische Zuwendung oder Besorgnis fehlen.

Nach Prückner und Mitarbeitern wird **körperliche** Kindesmisshandlung durch stumpfe Gewalt, thermische Verletzungen und als Schütteltrauma- Syndrom (STS) oder Shaken Baby Syndrome (SBS) verursacht:

- **Stumpfe Gewalt:**
  - Das Spektrum ist sehr groß. Typische Verletzungen sind z. B. durch Faustschlag hervorgerufene Monokel- oder Brillenhämatome (→ Abb. 19.26 und → Abb. 19.27), Platzwunden der Lippen, Hämatome an den Oberarmen durch festes Zupacken, Hämatome am Brustkorb des Säuglings beim Schütteltrauma-Syndrom und typische „Doppelstriemen“ durch Schlagen mit Gürtel oder Stock. → Abb. 19.28 zeigt ein Hämatom der Ohrmuschel, → Abb. 19.29 zeigt Bissmarken.
  - Schlagtypische Lokalisationen sind die Kopfhaut oberhalb der sog. Hutkrempenlinie (→ Abb. 19.26), die Augen-, Mund- und Ohrenregion, Brusthaut, Rücken- und Gesäßhaut sowie die Rückseiten der Beine, Streckseiten der Unterarme mit sog. Abwehrverletzungen und die Handrücken.
- **Thermische Verletzungen:**
  - Oft sieht man bei misshandlungsbedingten Verbrühungen symmetrische socken- oder handschuhartige Verletzungen der Hände/Unterarme oder der Füße/Unterschenkel mit scharfer Begrenzung (sog. Wasserspiegelmarke bei Eintauchen).
  - Misshandlungsbedingte Verbrennungen werden meistens als Kontaktverbrennungen verursacht, z. B. durch Zigaretten, Aufpressen heißer Gegenstände oder den Einsatz von Elektrogeräten. Am häufigsten sind Schulter, Rücken, Unterarme, Handrücken und/oder das Gesäß betroffen (→ Abb. 19.30; → Kap. 7.6.1).
- **Schütteltrauma-Syndrom** (STS):
  - Meistens handelt es sich bei den Opfern eines Schütteltrauma-Syndroms (Shaken Baby Syndrome) um Säuglinge; es kann allerdings auch ältere Kinder betreffen. Es kommt direkt zu einer neurologischen Symptomatik mit z. B. Schläfrigkeit, Erbrechen, Trinkschwierigkeiten, Muskeltonusverlust, Somnolenz, Apathie, Koma oder zerebralen Krampfanfällen.
  - Normalerweise sind äußere Verletzungen nicht feststellbar.
  - Ein voll ausgeprägtes STS/SBS erfordert massivstes, heftiges, gewaltsames Hin- und Herschütteln eines Kindes, das zu unkontrolliertem Umherrotieren des kindlichen Kopfes führt (→ Abb. 19.31).

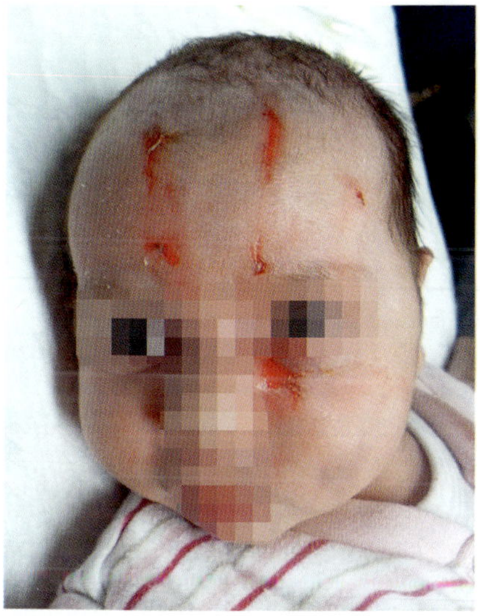

Abb. 19.26 Misshandeltes Kind [P109]

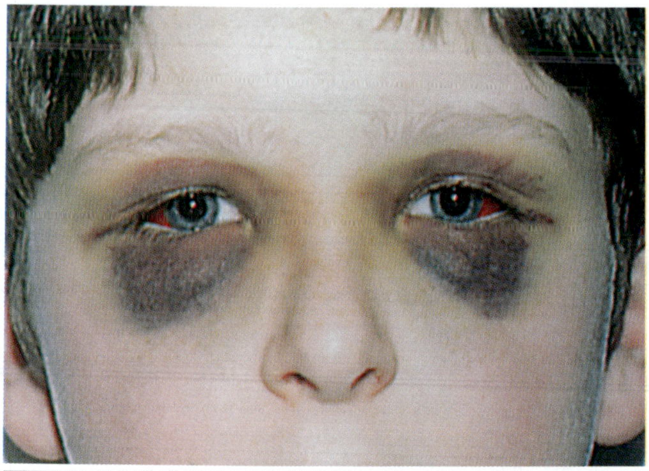

Abb. 19.27 Körperliche Anzeichen möglicher Kindesmisshandlungen: Waschbärenaugen – periorbitale Einblutungen als mögliches Zeichen einer frontalen Schädelbasisfraktur. [G548]

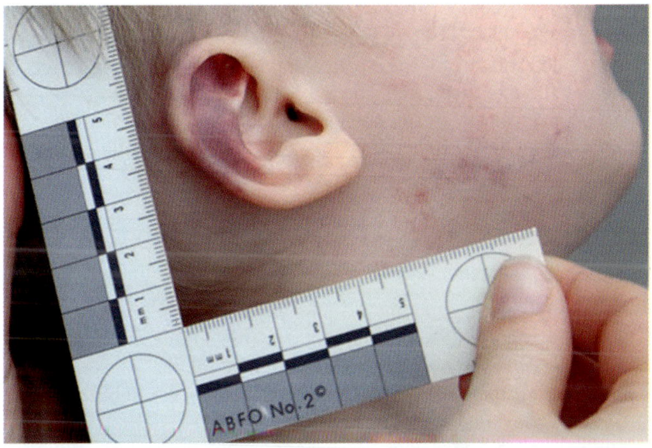

Abb. 19.28 Hämatom der rechten Ohrmuschel als Folge von heftigem Ziehen am Ohr und Ohrfeigen (♂, 2 Jahre) [F781-011]

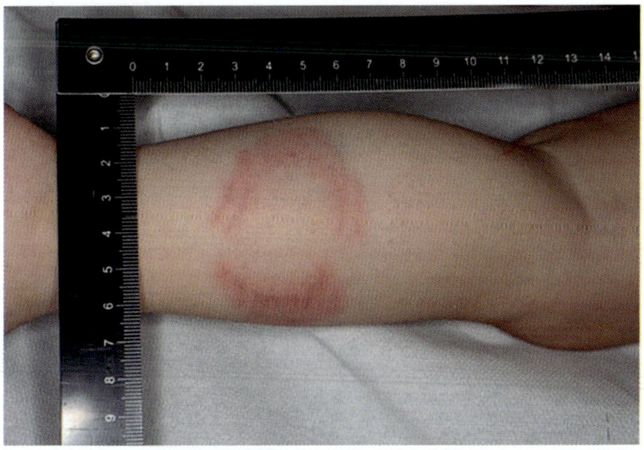

Abb. 19.29 Zwei direkt nebeneinander lokalisierte Bissmarken eines Erwachsenen am Unterschenkel (♀, 3 Jahre) [F781-011]

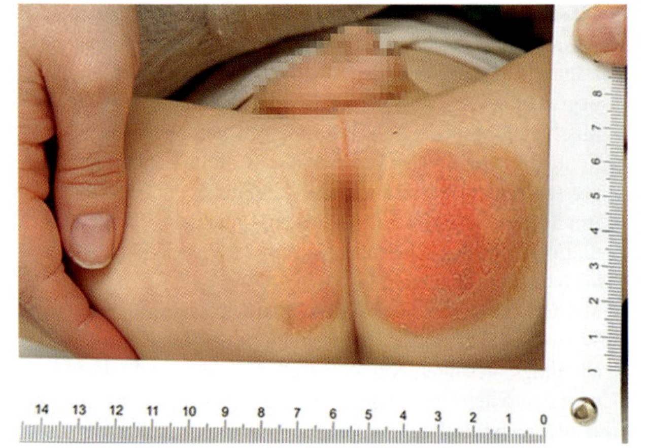

Abb. 19.30 Verbrennung des Gesäßes durch Andrücken des Kindes mit dem entkleideten Gesäß auf eine heiße Ceranfeldplatte (♂, 1 Jahr) [F781-011]

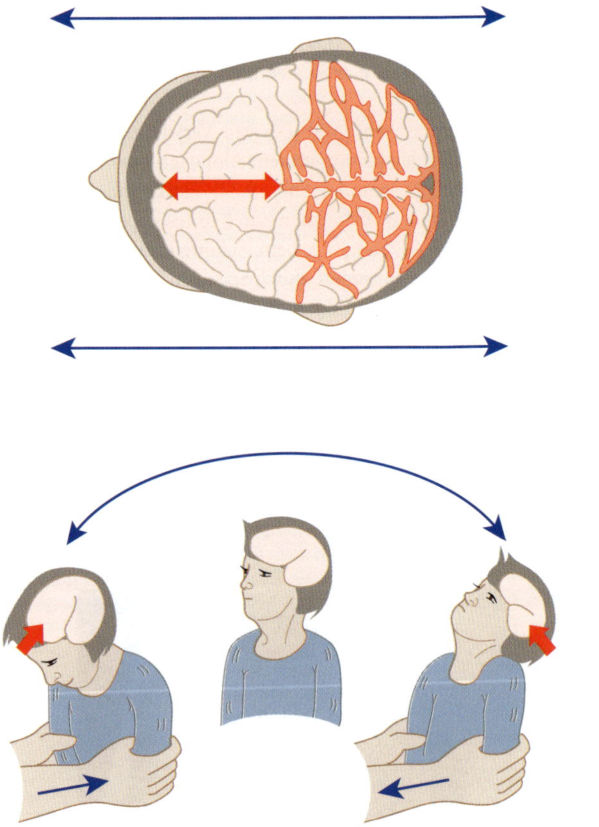

Abb. 19.31 Mechanismus eines Schütteltraumas [L231]

ACHTUNG!

Bei Verdacht auf Kindesmisshandlung

Wichtig ist, dass man bei Verdacht auf eine Kindesmisshandlung Fachleute einschaltet und nicht die Eltern alleine mit seiner Vermutung konfrontiert. Oftmals ist es besser, „langsam“ vorzugehen und die Situation des Kindes interdisziplinär ausloten zu lassen, nicht zuletzt auch, um eine ungerechtfertigte Anschuldigung zu vermeiden. Da das Thema sehr komplex ist, wird auf weiterführende Literatur verwiesen. Im Internet kann man sich z. B. hier informieren: www.kindesmisshandlung.de, www.kinderschutzhotline.de

IM FOKUS

Kindernotfälle

Das **Krupp-Syndrom** beschreibt einen **Virusinfekt der oberen Luftwege,** der vor allem im **Winter** und **nachts** auftritt. Meist sind Kinder im **Alter von 6 Monaten bis 6 Jahren** betroffen.
Eine **Epiglottitis** ist eine Infektion mit **Schwellung des Kehldeckels.** Das typische Alter ist **2–7 Jahre.**
Kinder im **2.–3. Lebensjahr** sind besonders anfällig für **Aspirationen** und **Bolusgeschehen.**
Epilepsien können die Ursache von **generalisiert tonisch-klonischen Anfällen** sein.
Beim plötzlichen Tod eines Säuglings (< 1 Jahr) kann ein **Sudden Infant Death Syndrome (SIDS)** vorliegen.
Der Oberbegriff **Kindesmisshandlung** umfasst die körperliche Misshandlung, den sexuellen Missbrauch, die emotionale Misshandlung und die körperliche und emotionale Vernachlässigung von Kindern.

WIEDERHOLUNGSFRAGEN

1. Welches sind heutzutage wichtige gesundheitliche Probleme im Kindes- und Jugendalter? (→ Kap. 19.1.1)
2. Wofür stehen die einzelnen Buchstaben im APGAR-Schema? (→ Kap. 19.2.2)
3. Unterhalb welchen Geburtsgewichts gilt ein Neugeborenes als untergewichtig? (→ Kap. 19.2.5)
4. Welches ist das häufigste Herz-Kreislauf-Problem bei Frühgeborenen und was passiert dabei? (→ Kap. 19.3.1)
5. Warum soll die Maskenbeatmung bei Säuglingen und Kleinkindern in neutraler Kopfhaltung erfolgen? (→ Kap. 19.4.1)
6. Inwiefern sind Neugeborene obligate Nasenatmer und wie kann der Rettungsdienst auf Probleme der Nasenatmung einwirken? (→ Kap. 19.4.1)
7. Was versteht man unter Neutraltemperatur und kritischer Temperatur? (→ Kap. 19.4.3)
8. Was versteht man unter einem Broselow-Tape? (→ Kap. 19.5.1)
9. Wie lassen sich Kinder auch ohne vorheriges Legen eines venösen oder intraossären Zugangs analgetisch bzw. analgosedierend behandeln? (→ Kap. 19.5.3)
10. Welches sind die häufigsten Kindernotfälle im Rettungsdienst? (→ Kap. 19.8)
11. Wie lassen sich das Krupp-Syndrom und die Epiglottitis unterscheiden? (→ Kap. 19.8.1 und → Kap. 19.8.2)
12. Wie ist der plötzliche Kindstod (SIDS) definiert? (→ Kap. 19.8.5)
13. Welche fünf Formen werden unter dem Oberbegriff Kindesmisshandlung zusammengefasst? (→ Kap. 19.8.6)

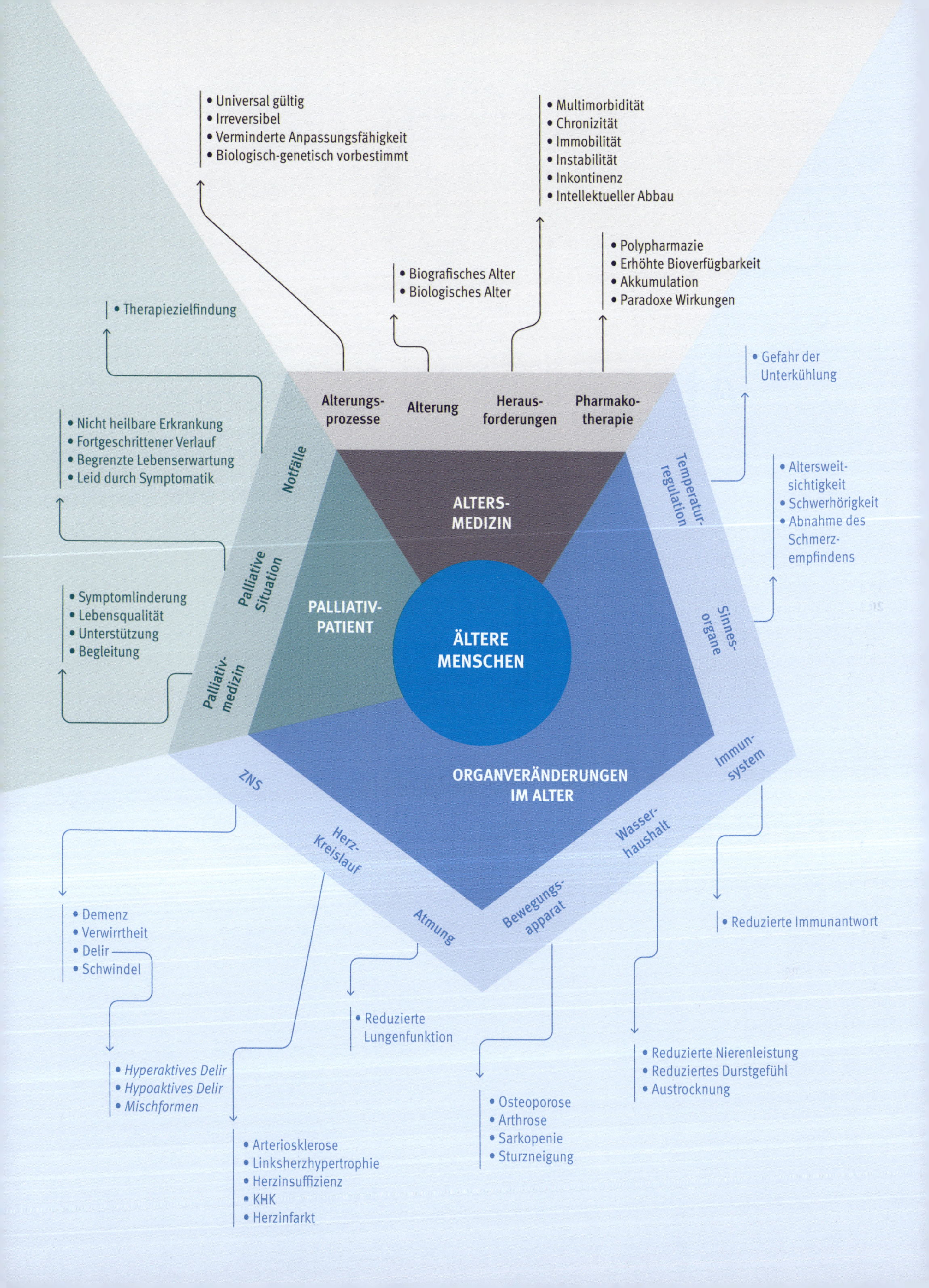

• Universal gültig
• Irreversibel
• Verminderte Anpassungsfähigkeit
• Biologisch-genetisch vorbestimmt
• Multimorbidität
• Chronizität
• Immobilität
• Instabilität
• Inkontinenz
• Intellektueller Abbau
• Polypharmazie
• Erhöhte Bioverfügbarkeit
• Akkumulation
• Paradoxe Wirkungen
• Biografisches Alter
• Biologisches Alter
• Therapiezielfindung
Alterungs-prozesse
Alterung
Heraus-forderungen
Pharmako-therapie
• Gefahr der Unterkühlung
• Nicht heilbare Erkrankung
• Fortgeschrittener Verlauf
• Begrenzte Lebenserwartung
• Leid durch Symptomatik
Notfälle
ALTERS-MEDIZIN
Temperatur-regulation
• Altersweit-sichtigkeit
• Schwerhörigkeit
• Abnahme des Schmerz-empfindens
Palliative Situation
PALLIATIV-PATIENT
ÄLTERE MENSCHEN
Sinnes-organe
• Symptomlinderung
• Lebensqualität
• Unterstützung
• Begleitung
Palliativ-medizin
Immun-system
ZNS
ORGANVERÄNDERUNGEN IM ALTER
Herz-Kreislauf
Wasser-haushalt
Atmung
Bewegungs-apparat
• Reduzierte Immunantwort
• Demenz
• Verwirrtheit
• Delir
• Schwindel
• Reduzierte Lungenfunktion
• Reduzierte Nierenleistung
• Reduziertes Durstgefühl
• Austrocknung
• *Hyperaktives Delir*
• *Hypoaktives Delir*
• *Mischformen*
• Osteoporose
• Arthrose
• Sarkopenie
• Sturzneigung
• Arteriosklerose
• Linksherzhypertrophie
• Herzinsuffizienz
• KHK
• Herzinfarkt

20

ÄLTERE MENSCHEN

Stephan Dönitz

INHALTSÜBERSICHT

Rettungsdienst und Altersmedizin

- Einsätze im Altenheim stellen das Rettungsteam und den Notarzt vor besondere Herausforderungen. Es handelt sich meistens um betagte, multimorbide (mehrfach Erkrankte), pflegebedürftige Patienten mit einem schwer einzuordnenden Beschwerdebild aufgrund atypischer Krankheitspräsentationen.
- Mit der rasanten Zunahme unserer Lebenserwartung nimmt die Häufigkeit typischer Alterskrankheiten massiv zu. Auch die Multimorbidität wird in der Medizin einen immer höheren Stellenwert einnehmen. Jede zweite Person in Deutschland ist heute älter als 65 Jahre.
- Altern ist ein komplexer physiologischer Prozess, der nicht erst in höherem Lebensalter beginnt, sondern von Geburt an unumkehrbar fortschreitet.
- Vier wesentliche Kriterien charakterisieren die Alterungsprozesse:
  - Alterungsvorgänge sind universal, d. h. für alle höheren Lebewesen gültig.
  - Sie sind irreversibel, also unumkehrbar.
  - Sie sind schädlich im Sinne einer verminderten Anpassungsfähigkeit für das betroffene Individuum.
  - Sie sind biologisch-genetisch vorherbestimmt und damit auch durch lebenslange Schonung nicht verhinderbar.

Veränderungen der Organsysteme im Alter

- Wenngleich der Alterungsprozess nicht gleichbedeutend mit Krankheit ist, erkranken alte Menschen doch viel häufiger. Dabei stehen Herz-Kreislauf-Erkrankungen im Vordergrund, außerdem Tumorerkrankungen, degenerative Gelenkerkrankungen, Osteoporose, Hör- und Sehstörungen, Abnahme der Infektabwehr, Stoffwechselstörungen und Störungen der ZNS-Funktionen.
- Etwa 30 % der über 65-Jährigen, 60 % der Pflegeheimbewohner und 50 % der über 80-Jährigen stürzen ein- oder mehrmals pro Jahr, Frauen häufiger als Männer. Mitunter sind die Folgen kleinerer Art, aber etwa 10 % der Patienten werden ins Krankenhaus eingewiesen.
- Nicht nur der zahlenmäßige Funktionsverlust vieler Organe ist kennzeichnend, sondern auch die generelle Abnahme der Anpassungsfähigkeit der einzelnen Organsysteme mit steigendem Alter.

Veränderungen der zentralnervösen und psychischen Funktionen

- Die Zahl der Nervenzellen im Gehirn nimmt während des ganzen Lebens ab. Von diesem Abfall sind die Gedächtnisleistungen, die Konzentrationsfähigkeit, die Schreibgeschwindigkeit und viele weitere schwer messbare Gehirnleistungen betroffen.

Verwirrtheit – zentrales Problem im Alter

- Verwirrtheit bezeichnet eine Störung mit Desorientierung (Störung des normalen Raum- und Zeitempfindens), Denkstörungen (z. B. verlangsamtes Denken, Wahnvorstellungen) und Gedächtnisstörungen.
- Die Demenz ist eine der häufigsten Ursachen von Pflegebedürftigkeit im Alter. Sie ist unheilbar.
- Ein Delir ist ein neurologischer Notfall auf dem Boden eines akuten Organversagens (schwere, lebensbedrohliche Funktionsstörung des Gehirns). Es ist keine eigenständige Erkrankung, sondern ein Syndrom, welches auf bestimmte Ursachen hinweist, die sofort erkannt und behandelt werden müssen.

Der Palliativpatient als Notfallpatient

- In Europa werden 3–10 % aller Notrufe aufgrund einer palliativen Behandlungssituation abgegeben. Oftmals ist es zunächst nicht klar, dass es sich um einen solchen Einsatz handelt.
- Palliativpatienten sind Patienten mit einer nicht heilbaren progredienten und weit fortgeschrittenen Erkrankung mit begrenzter Lebenserwartung. Auch die Familien von Palliativpatienten benötigen oft Hilfe (z. B. Pflegeanleitung und psychosoziale Unterstützung).
- Rettungsdienstliche Einsätze bei palliativen Patienten sind differenziert zu betrachten. Es gilt auszuloten, ob eine lebensverlängernde Maßnahme oder eine palliative Begleitung im Vordergrund steht.

20.1 Moderne Medizin für ältere Menschen

20.1.1 Altersmedizin

Mit der rasanten Zunahme unserer Lebenserwartung nimmt die Häufigkeit typischer **Alterskrankheiten** massiv zu. Auch die **Multimorbidität** (Mehrfacherkrankung) wird in der Medizin einen immer höheren Stellenwert einnehmen. Ebenfalls typisch in der Altersmedizin ist die **Chronizität** (langwieriger Krankheitsverlauf) und die **Defektheilung.**

MERKE

Multimorbidität und Chronizität

Eine **Multimorbidität** liegt dann vor, wenn mindestens 3 relevante Erkrankungen zugleich bestehen. Tatsächlich leiden geriatrische Patienten jedoch oftmals an mehr als 10 Krankheiten.
Bei geriatrischen Patienten sind etwa 80 % der Krankheiten **chronisch.** Somit begleiten die Krankheiten bzw. ihre Folgen den Erkrankten lange Zeit, normalerweise bis zum Lebensende. Beispiele hierfür sind bestimmte Tumorerkrankungen, Alzheimer-Demenz, Herzinsuffizienz, COPD und die Parkinson-Krankheit.

Der Begriff **Defektheilung** wird für Krankheiten verwendet, die gebessert, aber nicht geheilt werden können. Der Schlaganfall ist ein Beispiel hierfür. Zwar wird die akute Erkrankung oft überlebt, aber die Einschränkungen begleiten den Patienten sein ganzes weiteres Leben. Ein anderes Beispiel sind Zehenamputationen bei diabetischem Fuß. Defektheilung ist ein typisches geriatrisches Problem.

Dennoch nimmt die Altersmedizin noch nicht den Stellenwert ein, den sie haben sollte. Fachleute sehen Defizite in der Ausbildung der Gesundheitsberufe, vor allen Dingen auch in der Medizin sowie in der medizinischen Forschung. Andererseits sind begrüßenswerte Entwicklungen zu beobachten. So gehen verschiedene Leitlinien seit einigen Jahren vermehrt auf die Versorgung geriatrischer Patienten ein.

Dennoch ist ein Kritikpunkt, dass die zunehmende Spezialisierung in der Medizin einen Mangel an koordinierenden Instanzen erkennen lässt. Die Behandlung einzelner Krankheiten ist von eingeschränkter Wirksamkeit, wenn diese sich mit anderen Erkrankungen überlagern und z. B. eine **Polypharmakotherapie** (Einnahme zahlreicher Arzneimittel – Probleme: Einnahmefehler, Neben- und Wechselwirkungen) unzureichend beachtet wird.

MERKE

Gerontologie, Geriatrie, Palliativmedizin

- Die **Gerontologie** (Alters- oder Alternsforschung) ist die Wissenschaft, die sich mit den körperlichen, psychischen und sozialen Aspekten des Alterns befasst.
- Hingegen ist die **Geriatrie** (Altersheilkunde) die medizinische Spezialdisziplin, die sich mit körperlichen, psychischen, funktionellen und sozialen Aspekten bei der **medizinischen Betreuung** älterer Menschen befasst. Dazu gehört u. a. die Behandlung alter Patienten bei akuten und chronischen Erkrankungen, aber auch **palliative** Fragestellungen am Lebensende. Gewissermaßen ist die Geriatrie der medizinische Zweig der Gerontologie.
- *„Die Palliativmedizin widmet sich der Behandlung und Begleitung von Patienten mit einer nicht heilbaren, progredienten und weit fortgeschrittenen Erkrankung mit begrenzter Lebenserwartung. Die Palliativmedizin bejaht das Leben und sieht das Sterben als einen natürlichen Prozess. Sie lehnt aktive Sterbehilfe ab.“ Deutsche Gesellschaft für Palliativmedizin e. V.* (www.dgpalliativmedizin.de; → Kap. 20.5)

20.1.2 Rettungsdienst und Altersmedizin

Die Etablierung des Einsatzes von Ärzten im Rettungsdienst war seinerzeit mit dem Ziel verbunden, die Überlebenschancen von **schwer verletzten** Patienten zu steigern. Es ging zunächst um die Versorgung von Unfallopfern im Straßenverkehr. Eine damalige Bezeichnung des Notarztwagens als **Unfallarztwagen** spiegelt dies wider. Auch die frühere Bezeichnung der (seit langem umbenannten) Hilfsorganisation „Johanniter-**Unfall-Hilfe**“ verdeutlicht dies. Die Etablierung der Luftrettung in Deutschland ab 1970 basierte zunächst ebenfalls auf den hohen Zahlen an Verkehrstoten (21 332 im Jahr 1970).

Im Lauf der Zeit gewann die Akutversorgung bei vitalen Funktionsstörungen immer mehr an Bedeutung. Der Arzt im Rettungsdienst wurde zunehmend für andere Einsätze disponiert und nicht mehr nur für Verkehrsunfälle. Heute steht beim Rettungs- und Notarzteinsatz der internistisch/neurologische Notfall im Vordergrund und der Anteil von **multimorbiden** Patienten mit Verschlechterung einer lange bestehenden Grunderkrankung nimmt mehr und mehr zu. Grund dafür ist die zunehmende Alterung der Gesellschaft. Hand aufs Herz: Finden Sie womöglich einen Einsatz bei einem Verkehrsunfall oder Herzinfarkt spannender als Einsätze im Altenheim oder die Versorgung eines gestürzten Rentners daheim? Falls dem so ist: Machen Sie sich bewusst, dass letztere Einsätze für die Rettungsdienste **die große Herausforderung** der Zukunft und der Gegenwart sind. Man sieht das z. B. daran, dass sich in manchen Rettungsdienstbereichen die sog. „geriatrischen Notfalleinsätze“ in den letzten Jahren verdoppelt haben. Trotzdem wird das Thema auf notfallmedizinischen Kongressen und in den Fachzeitschriften oftmals wenig beachtet. Auch in der Ausbildung des Rettungsfachpersonals war oder ist dies ein Thema, das oft im Hintergrund steht. Diese Situation besteht aus folgenden Gründen zu Unrecht:

- Bereits heute sind etwa **40 % aller erwachsenen Notfallpatienten über 65 Jahre** alt. In einer Auswertung der Daten von über 356 000 Patienten aus 11 Notaufnahmen (universitär und nicht universitär) waren 39,1 % über 65 Jahre alt. Ältere Notfallpatienten kamen häufiger rettungsdienstbegleitet (15,4 % vs. 34,3 %) und fast doppelt so häufig notarztbegleitet (6,4 % vs. 12,2 %). Die Behandlungsbedürftigkeit war dringlicher, stationäre Aufnahmen deutlich häufiger (27,5 % vs. 60,3 %) und auch direkte Verlegungen auf die Intensivstation (4,5 % vs. 11,9 %) waren in deutlich höherem Maße notwendig.
- Eine Studie aus Berlin zeigte, dass rund 14 % aller Notarzteinsätze in Altenheimen stattfanden.
- Die demografische Entwicklung („Alterspyramide“, → Kap. 20.1.6) wird dazu führen, dass Notfalleinsätze bei „alten Patienten“ mehr und mehr zunehmen. Jede zweite Person in Deutschland ist heute älter als 45 Jahre und jede fünfte Person älter als 66 Jahre. Die Anzahl der Personen ab 70 Jahren ist zwischen 1990 und 2022 von 8 auf 14 Millionen gestiegen. Die Zahl der Menschen, die über 80 Jahre alt sind, ist in Deutschland von 1970 bis 2023 von etwa 1,2 Millionen auf etwa 6,14 Millionen (+ 411 %) gestiegen.
- Einsätze im Altenheim stellen das Rettungsteam und den Notarzt vor besondere Herausforderungen. Es handelt sich meistens um **betagte, multimorbide, pflegebedürftige** Patienten mit einem schwer einzuordnenden Beschwerdebild (→ Abb. 20.1), da die Krankheitspräsentationen oft atypisch sind. Dies erfordert eine ausführliche Anamnese, die aber in den meisten Fällen schwierig ist oder gar nicht gelingt, weil die Patienten nur teilweise oder gar nicht orientiert sind. So sind neurologische Erkrankungen im Altenheim doppelt so häufig wie bei einem altersentsprechenden Kollektiv außerhalb eines Altenheims. Dazu kommt, dass es nicht immer zielführend ist, den Patienten aus seiner vertrauten Umgebung herauszulösen und ins Krankenhaus mitzunehmen. Vielmehr kann der Nutzen einer Krankenhauseinweisung geriatrischer Patienten geringer sein als das Risiko.
- Vermehrt erfolgen Einsätze in **palliativen Situationen,** die ein besonders abgestimmtes Vorgehen erforderlich machen, da es in vielen Fällen keinen Sinn macht, diese Patienten ins Krankenhaus mitzunehmen. Außerdem sind hier gewöhnlich andere Vorgehensweisen gefordert als in der „sonstigen“ Notfallmedizin. Beispielhaft sei die Gabe von Morphin zur Behandlung einer Dyspnoe aufgeführt, das in Fachkreisen als Mittel der Wahl gilt. Für die Rettungsdienstmitarbeiter ist es mitunter nicht leicht zu verstehen, dass die Alarmierung des Rettungsdienstes für oder durch einen Palliativpatienten nicht unbedingt heißen muss: „Bitte erhaltet das Leben.“ Vielmehr kann dahinter auch die Bitte nach Palliation in einer ansonsten unerträglichen Leidenssituation stehen, ggf. auch vor Ort und ohne die Intention eines Transports ins Krankenhaus (→ Kap. 20.5).

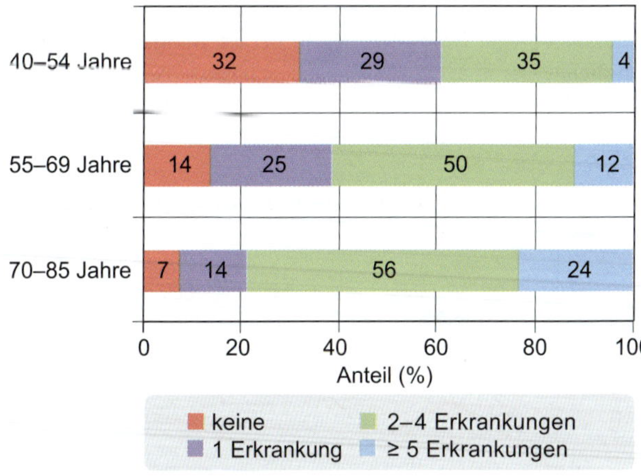

Abb. 20.1 Multimorbide Patienten (Angaben in %): Im Altersgruppenvergleich kommt es zu einer starken Zunahme von Personen, die von 5 oder mehr Erkrankungen betroffen sind. Dies betrifft nicht nur Altenheimbewohner. [F781-012]

- Im höheren Alter treten bestimmte Unfälle häufiger auf, werden zugleich von den Betroffenen aber sehr viel schlechter verkraftet als von Jüngeren; insgesamt ist bei Menschen in höherem Lebensalter eine schnellere Dekompensation bzw. ein dramatischerer Verlauf zu sehen. Daten aus den USA zeigen z. B., dass Stürze bei über 75-Jährigen die häufigste Ursache von Todesfällen und von körperlichen Behinderungen nach einem Trauma darstellen. Etwa ein Drittel der über 65-Jährigen stürzt einmal pro Jahr; bei den 80-Jährigen passiert dies sogar jedem zweiten.
- **Singularisierung und Individualisierung:** Die seit Jahren niedrige Geburtenrate führt auch dazu, dass die Zahl der Einzelkinder, die wenig Erfahrung mit Altersgleichen aufweist, wächst. Dies führt nach Prückner et al. zu einer wachsenden Zahl lediger Menschen und einer zunehmenden Zahl (oft mehrfach) geschiedener, **entbundener** Menschen und letztlich auch zu einer wachsenden Zahl **kinderloser** und damit **enkelloser** Menschen. Die gesteigerte Lebenserwartung führt zu einer Mehrgenerationenfamilie mit zwar vielen gleichzeitig lebenden Generationen, aber nur wenigen Mitgliedern in jeder Generation. Häufig leben die Familienangehörigen weit voneinander entfernt, sodass die Häufigkeit von Kontakten oder der Austausch von Unterstützungsleistungen sehr unterschiedlich ausgeprägt sein können (→ Abb. 20.2).

Besonderheiten bei Einsätzen im Altenheim

Nach Luiz sind die Hauptgründe für eine Einweisung in ein Altenheim:
- Demenz
- Defektzustände nach Schlaganfall
- Folgen rezidivierender Stürze

Oft zeigen die dortigen Patienten eine **Multimorbidität,** also das Vorliegen mehrerer Krankheiten zugleich (→ Abb. 20.1). Einfach gesagt: Je älter jemand ist, umso mehr Krankheiten treten zugleich auf. Damit einher geht häufig eine **Polypharmakotherapie.** Was mitunter von den verschreibenden Ärzten nicht beachtet wird, ist die verminderte Nierenfunktion beim älteren Patienten.

Die häufigsten **Notfälle im Altenheim** sind nach Luiz:
- Dekompensierte Herzinsuffizienz
- Schlaganfall
- Delir
- Gastrointestinale Blutung
- Pulmonale Störungen
- Stürze

Bereits 1975 prägte Isaacs den Begriff der **„4 Giants of Geriatrics“;** damit meinte er:
- Immobilität
- Instabilität
- Inkontinenz
- Intellektueller Abbau (Demenz)

20.1.3 Was ist Altern?

Die Frage „Was ist normales Alter und was ist Krankheit?“ ist nicht leicht zu beantworten. Aber eines ist klar: Alter muss nicht zwangsläufig Krankheit bedeuten, aber mit zunehmendem Alter steigt die Wahrscheinlichkeit, zu erkranken.

Altern ist ein komplexer physiologischer Prozess, der nicht erst in höherem Lebensalter beginnt, sondern von Geburt an unumkehrbar fortschreitet. Gerontologen verweisen gerne auf das Beispiel von weiblichen Embryos, die zum Zeitpunkt der Geburt von ihren 400 000 angelegten Eizellen nur noch die Hälfte besitzen.

Spätestens ab etwa dem 25. Lebensjahr beginnen degenerative Veränderungen. Sie betreffen jede Zelle und jedes Organ. Die Fähigkeit zur Regeneration nimmt ab und die Empfänglichkeit für Erkrankungen wird damit größer. Physiologen haben umfassende Testreihen bzgl. des Nachlassens der Organkapazität durchgeführt. Heutzutage stehen hierzu hunderte von Parametern zur Verfügung. Die Veränderungen sind ungünstig für Zell- und Organfunktionen und somit hat Altern Krankheitscharakter – trotz des Sprichwortes „Alter ist keine Krankheit“. Vor allem Lunge und Niere weisen in der Regel den stärksten Funktionsverlust auf.

Die „Grenze“ zwischen Erwachsenenalter und Alter ist willkürlich. Im deutschsprachigen Raum wird sie meist bei 60–65 Jahren angesetzt und liegt damit nahe dem Zeitpunkt des Ausscheidens aus dem Berufsleben. Infolge der erheblich gestiegenen Lebenserwartung dauert die Phase des Alters nicht selten über eine ganze Generation und umfasst den hoch aktiven Mittsechziger ebenso wie den bettlägerigen, pflegebedürftigen 90-Jährigen (→ Tab. 20.1).

Statistiken lassen verschiedene **Einflussfaktoren** erkennen, die eine Langlebigkeit begünstigen. Neben der genetischen Veranlagung sind dies:
- Weibliches Geschlecht
- Ausgewogene, gesunde Ernährung, schlanker (leptosomer) Körperbau, kein Übergewicht
- Nichtraucher
- Geringer Alkoholkonsum
- Regelmäßig Bewegung, Sport
- Ausgeglichene Lebensweise (wenig Stress, keine finanziellen Sorgen)
- Intakte Partnerschaft, Familie, Sozialkontakte
- Geistige Tätigkeit

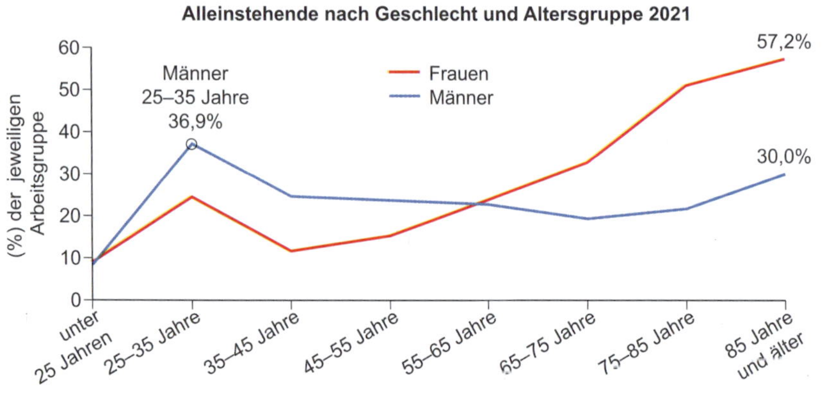

Abb. 20.2 Singularisierung des Alters: Im höheren Alter leben Menschen vermehrt allein. Bei den 65- bis 75-Jährigen sind dies im Jahr 2021 etwa 26 % der Bevölkerung, wobei es Unterschiede zwischen Frauen und Männern gibt. Je höher das Lebensalter, desto mehr Alleinstehende gibt es. Weit überwiegend handelt es sich dabei um Frauen. Sind diese 85 Jahre und älter, leben sie zu 57,2 % allein (Männer 30,0 %). Sie leben vor allem deswegen allein, weil sie verwitwet sind. Mehrgenerationenhaushalte, also das Leben zusammen mit Kindern (und sogar Enkelkindern) spielen heute kaum noch eine Rolle. [W859, L143]

Altersgruppe	Bezeichnung
60–74 Jahre	Junge Alte
75–89 Jahre	Betagte und Hochbetagte
90–99 Jahre	Höchstbetagte
100-Jährige und älter	Langlebige

Tab. 20.1 Altersdefinition der Weltgesundheitsorganisation (WHO)

Vier Kriterien der Alterung

Vier wesentliche Kriterien lassen sich nennen, die Alterungsprozesse charakterisieren:

- Alterungsvorgänge sind **universal,** d. h. für alle höheren Lebewesen gültig.
- Sie sind **irreversibel,** also unumkehrbar.
- Sie sind **schädlich** im Sinne einer verminderten Anpassungsfähigkeit für das betroffene Individuum.
- Sie sind **biologisch-genetisch** vorherbestimmt und damit auch durch lebenslange Schonung nicht verhinderbar.

Allerdings nehmen Umwelteinflüsse und das individuelle Verhalten trotz der genetischen Vorgaben erheblichen Einfluss auf den Alterungsprozess. Altern verläuft zeitlich viel variabler als etwa die embryonale Entwicklung. Trotz der individuellen Unterschiede gibt es einige typische Alterungsverläufe (→ Abb. 20.3).

20.1.4 Theorien der Alterung

Schon seit Ewigkeiten beschäftigt die Menschheit die Frage, warum ein Lebewesen altert. Auch die moderne Wissenschaft hat des Rätsels Lösung bisher nicht gefunden, jedoch wichtige Puzzlestücke hinzufügen können. Einigkeit besteht darin, dass Altern nicht auf eine einzige Ursache zurückzuführen ist, sondern dass verschiedene Vorgänge zugleich ablaufen und Altern somit multifaktoriell ist. Es existieren unglaublich plausible und in Details wissenschaftlich fundierte Theorien.

So gibt es z. B. für die Vorstellung, dass unser Erbgut bestimmt, wie und wann wir altern (Altern also vorprogrammiert ist), mehr als genug Beweise: Lebewesen einer Art leben alle ungefähr gleich lang (z. B. Fliegen etwa 30 Tage, Pferde etwa 25 Jahre), und Kinder langlebiger Eltern leben erheblich länger als der Durchschnitt der Bevölkerung. Im Folgenden einige einleuchtende Theorien:

Genregulationstheorie

Für die Phasen Entwicklung, Fortpflanzung und Alter werden jeweils verschiedene Abschnitte des Genoms (Erbguts) als zuständig bzw. aktiviert angenommen. Für das Alter werden **Gerontogene** postuliert, die im Genom vorhanden, aber evtl. zunächst inaktiviert sind. Wie sie im Verlauf des Lebens aktiviert werden, ist für den Menschen noch völlig unklar. Forschungen im Tiermodell lassen eine Art „Genschalter" vermuten, der über ein Enzym aktiviert oder deaktiviert und möglicherweise auch von Lebensstil- und Umweltfaktoren beeinflusst wird. Die Genregulationstheorie ist eng verknüpft mit der Theorie von den Telomeren.

Telomertheorie

Nach dieser Theorie tickt unsere biologische Uhr in den **Telomeren** (Enden der Chromosomenschenkel) der Zelle: Die Anzahl der Zellteilungen ist dadurch begrenzt, dass bei jeder Zellteilung bestimmte Abschnitte der DNA verloren gehen. Damit verkürzen sich die Telomere, die sozusagen als Schutzkappen an den Enden der Chromosomen die eigentlichen Erbinformationen sichern. Das Enzym Telomerase, das nur in Keimbahn- und Embryonalzellen vorkommt, verhindert diese Verkürzung. Werden im Alter die Telomere zu kurz, können die genetischen Informationen der Chromosomen geschädigt werden. Die Zelle wird störanfälliger und stirbt schließlich ab. Für diese Theorie spricht eine auffallend frühe Alterung des Klonschafs Dolly (Dollys Telomere waren deutlich kürzer als bei nicht geklonten Altersgenossen, weil ihr Erbgut aus einer bereits gealterten Erwachsenenzelle stammte). Für die Erarbeitung dieser Theorie erhielten Elizabeth H. Blackburn, Carol W. Greider und Jack W. Szostak 2009 den Nobelpreis für Medizin.

Somatische Mutationstheorie

Nach dieser Theorie versagen im zunehmenden Alter die zelleigenen DNA-Reparaturmechanismen, welche die Mutationen beseitigen, die durch endogene oder exogene Noxen laufend entstehen. Hieraus resultieren Fehlfunktionen der Zelle, was ihre Lebenszeit reduziert.

Theorie der freien Radikale

Altersveränderungen sollen hiernach dadurch entstehen, dass Struktur und Inhalte von Zellen durch Gifte geschädigt werden. Bei vielen Stoffwechselprozessen entstehen als giftige Nebenprodukte hoch reaktive **Radikale,** die Proteine, Lipide und DNA oxidieren und zerstören können. Die Hauptquelle für Radikale ist der Sauerstoff. Einerseits ist

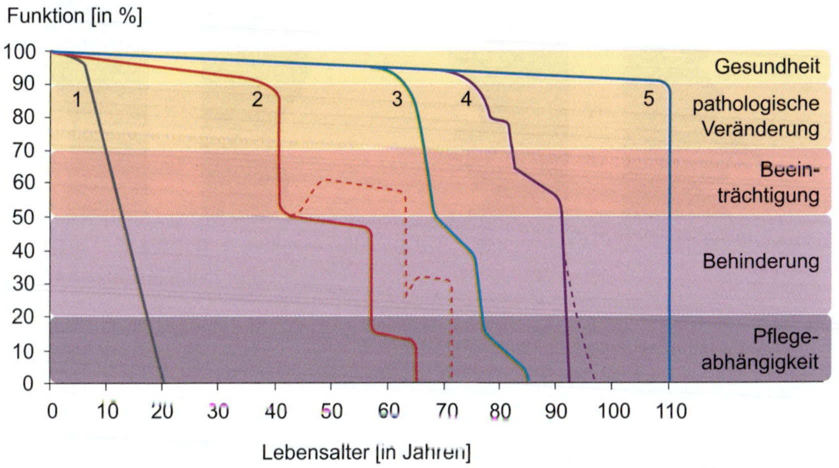

Abb. 20.3 Verschiedene Alterungsverläufe (verändert nach Nikolaus und Zahn). **Linie 1:** Stark beschleunigter Alterungsprozess ab dem 6. Lebensjahr bei der Progerie (vorzeitige Vergreisung). **Linie 2:** Risikofaktoren (Bluthochdruck, erhöhte Blutfette, Nikotin) führen zu einer schnellen Alterung. Nach einem Akutereignis (z. B. Schlaganfall) kann durch therapeutische Intervention eine Besserung von Lebenserwartung und -qualität erreicht werden (gestrichelte Linie). **Linie 3:** Typisch für Demenzkranke ist eine lange Phase der Behinderung und Pflegeabhängigkeit. **Linie 4:** „Normales" Altern. Bis in das hohe Alter bestehen nur leichte Beeinträchtigungen. Die Phase von Behinderung und Pflegeanhängigkeit ist auf wenige Monate beschränkt (durch medizinische Therapien oft aber erheblich verlängert). **Linie 5:** Idealtypischer Verlauf des Alterns („bei guter Gesundheit in hohem Alter auf der Parkbank friedlich einschlafen"). [L190]

er lebensnotwendig für den Organismus, andererseits liefert er auch diese zerstörerischen Produkte **(Sauerstoff-Paradoxon).** Entscheidend für die Funktion der Zellen ist deshalb die Fähigkeit, durch entgiftende Enzyme die freien Radikale zu neutralisieren. Sind nicht ausreichend Sauerstofffänger **(Antioxidanzien)** vorhanden, entsteht **oxidativer Stress.** Endogene Radikalquellen sind unter anderem Stress, starke körperliche Belastungen und Entzündungen, exogene Radikalquellen z. B. Rauchen, Alkohol, UV-Strahlen, Umweltchemikalien oder einige Medikamente. Der Gehalt entgiftender Enzyme (insbesondere Superoxid-Dismutase, Katalase und Glutathion-Peroxidase) in den Zellen einer Art korreliert gut mit der Lebensspanne. So enthalten z. B. Zellen der Menschenaffen bei etwa hälftiger Lebensspanne auch nur halb so viel dieser Enzyme wie menschliche Zellen.

20.1.5 Alterungsprozess und moderne Medizin

Durch den demografischen Wandel mit immer mehr älteren Menschen in der Bevölkerung und infolge großer Änderungen unserer Vorstellungen vom Leben im Alter und vom Stellenwert der Gesundheit hat sich innerhalb weniger Jahrzehnte auch die Altersmedizin geändert. Nicht nur wurden in den Kliniken zahlreiche geriatrische Fachabteilungen neu begründet, auch die Fachkompetenz der übrigen Spezialdisziplinen ist mit den Ansprüchen der älteren Menschen gewachsen. Früher mit jahrelangem Leiden oder Tod verbundene Erkrankungen sind heute teils medikamentös, teils mit Hightech-Medizin gut behandelbar. Eine sturzbedingte Schenkelhalsfraktur bedeutet heute kein monatelanges Liegen mehr, und die in fortgeschrittenen Stadien erhebliche und gefährliche Sehbehinderung beim grauen Star kann durch Einsetzen einer künstlichen Augenlinse behoben werden. Ein Herzklappenersatz und viele andere Eingriffe können heute durch minimal-invasive Verfahren („Schlüssellochchirurgie") auch einem Höchstbetagten zugemutet werden.

Richtig ist aber auch, dass es unsere moderne Medizin trotz aller ihrer Möglichkeiten oft nicht schafft, dass die Menschen in Würde, Frieden und ohne Leiden sterben können. Geschichten und Legenden, die den Eindruck vermitteln, dass die Menschen früher meist „in Frieden" sterben durften, sozusagen beim Mittagsschlaf auf der Gartenbank vom Herzschlag getroffen wurden, sind oft unzutreffend. Dieses Bild entspricht dem idealtypischen Alterungsverlauf (Linie 5 in → Abb. 20.3). In der Realität trifft dieses Wunschbild häufig nicht zu. Hinzu kommt, dass heute vieles des medizinisch Machbaren nicht mehr bezahlbar ist. Altersmedizin und Gesellschaft stoßen hier an ihre Grenzen.

20.1.6 Demografische Aspekte des Alterns

Während die **durchschnittliche Lebenserwartung** von der Antike bis in das 16. Jahrhundert noch bei rund 20 Jahren lag, ist sie heute deutlich gestiegen. Im Jahr 2020 betrug die durchschnittliche Lebenserwartung rund 83,4 Jahre für neugeborene Mädchen und 78,5 Jahre für neugeborene Jungen.

Der **Altersaufbau** der deutschen Bevölkerung, der jahrhundertelang einer Pyramide glich – wobei die zahlreichen Kinder und Jugendlichen die Basis und die älteren Menschen die Spitze der Pyramide bildeten –, ist einer Zwiebelform gewichen, in der die 40–60-Jährigen dominieren (→ Abb. 20.4).

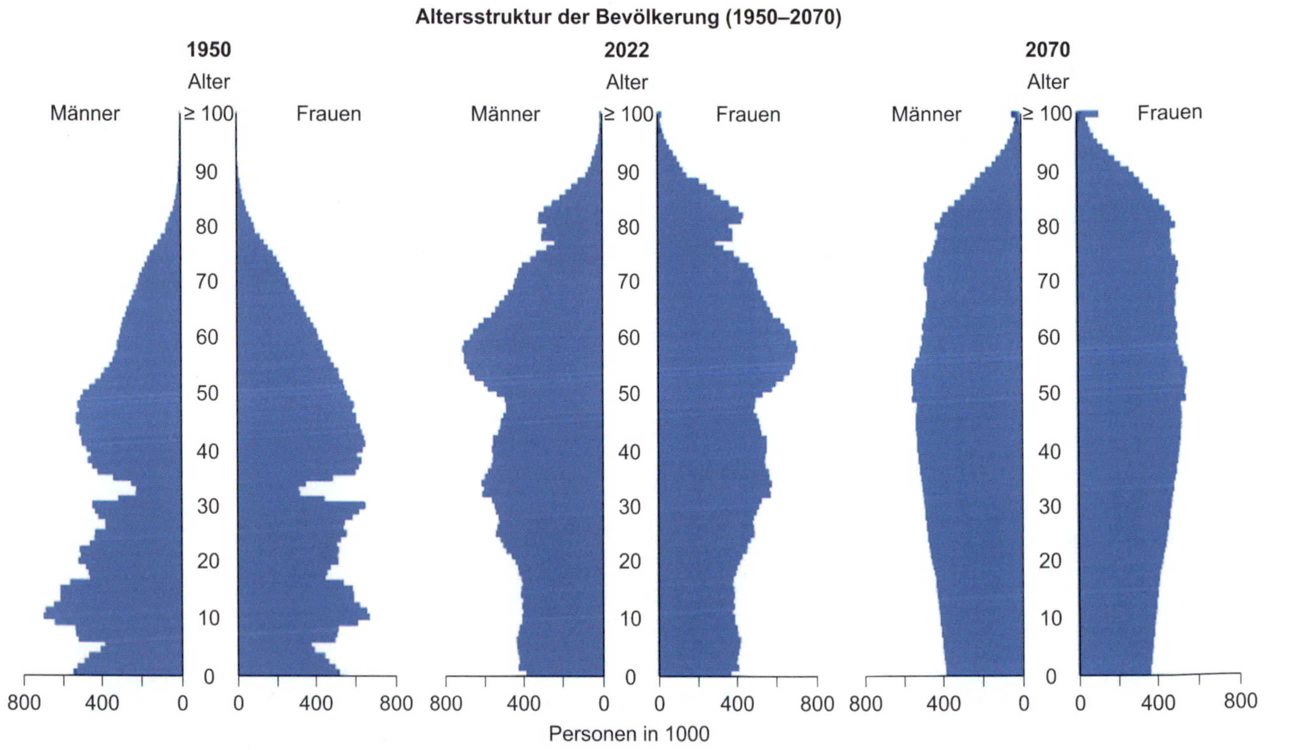

Abb. 20.4 Altersstruktur der Bevölkerung in Deutschland 1950, 2022 und voraussichtlich 2070. Im Altersaufbau von 1950 haben die beiden Weltkriege und die Weltwirtschaftskrise Anfang der 1930er-Jahre deutliche Kerben hinterlassen. 1950 war nur jeder 100. Einwohner 80 Jahre und älter. Im Jahr 2022 fällt an der Spitze des Altersaufbaus auf, dass der Anteil der Frauen im hohen Alter den der Männer deutlich überwiegt. Das liegt daran, dass Frauen länger leben als Männer, zudem wird dieser Effekt dadurch verstärkt, dass viele Männer, die 2022 über 90 Jahre alt gewesen wären, im zweiten Weltkrieg gefallen sind. Die langfristigen Bevölkerungsvorausberechnungen für 2070 basieren auf gegenwärtigen Verhältnissen und Annahmen zur Entwicklung der Geburtenhäufigkeit, der Lebenserwartung und dem Saldo der Wanderungen aus und nach Deutschland. Die Grafik stellt demnach eine von mehreren möglichen Entwicklungen dar. [W193-022, L143]

MERKE

Zum Jahresende 2024 lebten fast 83,6 Millionen Menschen in Deutschland. Eine Bevölkerungsvorausberechnung des statistischen Bundesamtes geht für das Jahr 2070 von einer Bevölkerung von 82,6 Millionen Menschen aus. Davon werden voraussichtlich 21,2 Millionen 67 Jahre und älter sein, also **jeder vierte Mensch** in Deutschland (→ Abb. 20.4). Wahrscheinlich ist im Jahr 2070 **jeder zehnte 80 Jahre und älter.**

Aufgrund dieses „Alterns eines Volkes“ nimmt die Zahl pflegebedürftiger Menschen stark zu. Dies bringt für den Einzelnen, aber auch für Staat und Gesellschaft und in noch größerem Maße für die Berufe im Gesundheitswesen soziale, finanzielle und wirtschaftliche Herausforderungen mit sich.

20.1.7 Biografisches und biologisches Alter

Zwei Menschen sind trotz gleichen Geburtsjahres oft unterschiedlich gealtert. Die Gerontologie unterscheidet daher zwischen **biografischem** (chronologischem) und **biologischem Alter.**

Das biografische Alter ist das am Kalender ablesbare Alter. Hingegen informiert das nur zu schätzende biologische Alter über den aktuellen Gesundheitszustand und die Belastbarkeit eines Menschen.

- Ein biografisch 85-Jähriger, aber biologisch 75-Jähriger ist überdurchschnittlich rüstig.
- Ein biografisch 71-Jähriger, aber biologisch 80-Jähriger ist vorgealtert, sein Organismus ist wenig anpassungsfähig.

MERKE

Geriatrischer Patient

Der Begriff **geriatrischer Patient** wird in erster Linie über eine auf mehreren Faktoren basierende **Problemkonstellation** beim **gealterten Organismus** (biologisches Alter) definiert und nicht primär über das Lebensalter. Fachgesellschaften haben unterschiedliche Definitionen erarbeitet. Eine besagt, dass geriatrische Patienten definiert sind durch

- geriatrietypische Multimorbidität und
- höheres Lebensalter (überwiegend 70 Jahre oder älter).

Die geriatrietypische Multimorbidität ist hierbei vorrangig vor dem kalendarischen Alter zu sehen.

20.1.8 Soziales Altern

Alter(n) wird vom Einzelnen sehr unterschiedlich erlebt und die Lebensqualität im Alter hängt entscheidend von der Familie, der Wohnform und vom sozialen Umfeld, z. B. den Freunden, ab. Es gilt, die sozialen Kompetenzen des alten Menschen zu stützen und – etwa nach einem Schlaganfall – so weit wie irgend möglich wiederherzustellen.

Der Wegfall der beruflichen Tätigkeit gilt bei vielen Menschen als erheblicher, manchmal traumatisierender Einschnitt. Auch das Kleinerwerden der Familien, der Wegzug der erwachsenen Kinder, der Tod von Freunden und Verwandten sowie ein schlechter werdender Gesundheitszustand mit eingeschränkter Beweglichkeit bis zur Immobilität schränken den Aktionsradius des alten Menschen ein und reduzieren seine sozialen Kontakte. Alte Menschen verlieren die Möglichkeit, sich um andere zu kümmern, sich zu engagieren und „Außenkontakte“ jeglicher Art zu pflegen – also Teilhabe und Dazugehörigkeit. Die insbesondere bei Witwen vorkommende (relative) materielle Armut verstärkt den hierdurch in Gang gesetzten Teufelskreis von Einengung, Isolation und sozialem Kompetenzverlust, da viele soziale Kontaktmöglichkeiten (Restaurantbesuche, Busreisen, Ausflüge) Geld kosten.

In diesem Sinn kann in Analogie zum biologischen Altern vom **sozialen Altern** gesprochen werden, womit insbesondere der Verlust psychophysischer Lebenskräfte und damit sozialer Aktionsmöglichkeiten gemeint ist.

20.1.9 Wie geht unsere Gesellschaft mit dem Altern um?

Vielleicht ist es eine pauschale Verallgemeinerung, wenn oft behauptet wird, frühere Zeiten und Kulturen hätten dem älteren Menschen besondere Achtung und Ehrerbietung entgegengebracht.

Wohl nicht übertrieben ist es dagegen, zu sagen, dass das Altern in den letzten Jahrzehnten kontinuierlich abgewertet worden ist. Ältere Menschen gerieten in unserer leistungsorientierten Gesellschaft rasch zu angeblichen „Blockierern von Arbeitsplätzen“ oder wurden sogar für die Arbeitslosigkeit Jugendlicher verantwortlich gemacht. Bezeichnungen wie „Rentenlast“ oder „Pflegelast“ unterstrichen diese negative Sicht.

Andererseits ist in den letzten Jahren ein gegenläufiger Trend zu beobachten, wobei sicher auch die schiere Notwendigkeit eine Rolle spielt. Auf dem Arbeitsmarkt werden ältere – und somit erfahrene – Mitarbeiter aufgrund von Nachwuchsmangel vermehrt umworben. Viele fragen sich, wer in der Zukunft eigentlich noch die Rentenkassen auffüllen soll. Senioren sind darüber hinaus auch z. B. als Ratwissende wieder in der Werbung attraktiv präsent.

IM FOKUS

Moderne Medizin für ältere Menschen

Eine **Multimorbidität** liegt dann vor, wenn mindestens 3 relevante Erkrankungen zugleich bestehen.

Bei geriatrischen Patienten sind etwa 80 % der Krankheiten **chronisch.**

Die **Gerontologie** ist die Wissenschaft, die sich mit den körperlichen, psychischen und sozialen Aspekten des Alterns befasst.

Die **Geriatrie** ist die **medizinische Spezialdisziplin,** die sich mit körperlichen, psychischen, funktionellen und sozialen Aspekten in der medizinischen Versorgung älterer Menschen befasst.

Die häufigen **medizinischen Herausforderungen** älterer Menschen sind:

- Immobilität
- Instabilität
- Inkontinenz
- Intellektueller Abbau (Demenz)

20.2 Veränderungen der Organsysteme im Alter

Obwohl der Alterungsprozess nicht gleichbedeutend mit Krankheit ist, erkranken alte Menschen doch viel häufiger und trotz bester Therapie viel öfter ohne Heilung. Dabei stehen Herz-Kreislauf-Erkrankungen im Vordergrund, außerdem Tumorerkrankungen, degenerative Gelenkerkrankungen, Osteoporose, Hör- und Sehstörungen, Abnahme der Infektabwehr, Stoffwechselstörungen und Störungen der ZNS-Funktionen (Übersicht über Veränderungen der Organsysteme im Alter → Tab. 20.2).

Organsystem	Altersbedingte Änderungen	Daraus resultierende Probleme
ZNS	• Verlust von Nervenzellen und Synapsen • Abnahme von Transmitterkonzentrationen, Durchblutung und Nervenleitgeschwindigkeit • Zunahme der Gliazellen	• Langsamere Informationsverarbeitung und Reaktionsgeschwindigkeit • Sinkende Gedächtnisleistungen, insbesondere des Kurzzeitgedächtnisses • Langer Erhalt und Trainierbarkeit geistiger Fähigkeiten durch hohe Plastizität des Gehirns
Herz-Kreislauf	• Hypertrophie und Umbau der Herzmuskelfasern • Abnahme der Koronardurchblutung • Zunehmende Steifigkeit und arteriosklerotische Anlagerungen in den Gefäßen	• Abnahme des Herzzeitvolumens • Bluthochdruck • Verminderte körperliche Belastbarkeit bei Arbeit, Sport und in Höhe • Wassereinlagerungen im Gewebe • Einschränkung z. B. der OP-Fähigkeit
Lunge, Atmung	• Elastizitätsverlust • Verlust an Alveolen • Abnahme von Atemvolumina und maximaler Sauerstoffaufnahme	• Geringere Anpassungen an körperliche Belastung, besonders bei Arbeit, Sport und Höhe • Einschränkung z. B. der OP-Fähigkeit
Bewegungsapparat Knochen Muskeln	• Demineralisierung, Abnahme der Knochendichte • Abnahme der Muskelmasse (Sarkopenie) und -kraft durch Einlagerung von Fett- und Bindegewebe	• Geringere Kraft und Leistung • Schwäche, Gangunsicherheit • Stürze, Frakturen • Mobilitätseinschränkung bis zur Bettlägerigkeit
Nieren Harnwege Blase	• Abnahme von Nierendurchblutung und Filtrationsleistung der Nephrone • Abnahme des Blasenfassungsvermögens • Schwäche der Beckenbodenmuskulatur, geringerer Harnröhrenverschlussdruck	• Elektrolytstörungen • Labilerer Wasserhaushalt • Störungen der Blutdruckregulation • Langsamere Ausscheidung von Medikamenten • Urininkontinenz
Geschmacks- und Geruchssinn	• Abnahme der Geschmacksknospen und Riechzellen	• Unlust am Essen, Geschmacklosigkeit des Essens • Vermindertes Riechvermögen
Augen	• Trübung und Elastizitätsverlust von Linse und Hornhaut, Glaskörpertrübung • Steigender Augeninnendruck • Gesichtsfeldausfälle • Makuladegeneration	• Einschränkung der Nahakkomodation (Alterssichtigkeit) • Nachlassende Sehschärfe, verschwommenes Sehen • Vermehrter Lichtbedarf • Erblindung
Ohren	• Verlust von äußeren Haarzellen der Cochlea • Degenerative Veränderungen des Hörnervs	• Verlust der Hörfähigkeit hoher Töne, Schwerhörigkeit • Gestörtes Sprachverstehen

Tab. 20.2 Übersicht über altersbedingt veränderte Organfunktionen und ihre körperlichen Auswirkungen

20.2.1 Herz-Kreislauf-System

Bereits ab dem 30. Lebensjahr verändert sich der Aufbau der Gefäßwände – die Elastizität der Gefäße nimmt ab und im Mikroskop finden sich **arteriosklerotische Veränderungen** (→ Kap. 13.1.3). Folge ist unter anderem, dass der Blutdruck im Alter sowohl zu einer systolischen als auch diastolischen Erhöhung tendiert. Etwa ⅔ der über 75-jährigen haben einen Bluthochdruck.

Die Kreislaufreflexe, z. B. beim Aufstehen aus dem Liegen, sind beim älteren Menschen durch die unelastisch gewordenen Gefäße verlangsamt. Dies erklärt den häufigen Blutdruckabfall älterer Menschen beim Aufrichten oder längerem Stehen **(orthostatische Dysregulation).**

Weiter lässt auch die Leistungsfähigkeit des Herzens nach. Herzkraft, Schlagvolumen und Herzminutenvolumen sinken. Bei körperlicher Belastung können Herzschlagvolumen und Herzfrequenz nicht so wie in jüngeren Jahren gesteigert werden. Ab dem 70. Lebensjahr bildet sich häufig eine **Linksherzhypertrophie** (Längen- und Dickenwachstum der Muskelfasern des linken Herzens, → Kap. 12.3.3). Herzinsuffizienz (→ Kap. 12.6.4), koronare Herzkrankheit (→ Kap. 12.7.2) und Herzinfarkte (→ Kap. 12.7.4) nehmen überproportional zu und verursachen häufig körperliche Behinderungen. Bei den Todesursachen stehen Herz-Kreislauf-Erkrankungen an erster Stelle.

Gerade für ältere Menschen sind moderne, weniger invasive Therapieverfahren wie die perkutane koronare Intervention (PCI) mit Stenteinlage bei Verengung der Herzkranzgefäße **(Koronararterien)** segensreich.

20.2.2 Atmungsorgane

Die Elastizität der Lungen, die **Compliance** (→ Kap. 14.6.6), nimmt mit zunehmendem Alter allmählich ab. Die Brustkorbbeweglichkeit und damit die Atembewegungen sind eingeschränkt. Alle wichtigen Parameter der **Lungenfunktion** (→ Kap. 14.9.5) verschlechtern sich deutlich. Auch das Flimmerepithel der Atemwege, das der Selbstreinigung dient, wird weniger. Zusammen mit der Verminderung der Infektabwehr im Alter bahnt dies den Weg für gefährliche **Pneumonien,** etwa im Rahmen einer Virusgrippe (Empfehlung der Grippe- und Pneumokokkenimpfung für Ältere!) oder SARS-CoV-2-Infektion mit oft tödlichem Ausgang. Infolge der enormen Leistungsreserve der Lungen fühlen sich aber nur ältere Menschen mit bereits vorhandenen Lungenschädigungen, z. B. langjährige Raucher, im Alltag eingeschränkt.

Pneumonie

Eine **Pneumonie** (→ Kap. 14.6.5) ist eine Entzündung des am Gasaustausch beteiligten Lungenparenchyms, die durch Krankheitserreger (infektiös) verursacht wird. Der häufigste Erreger einer ambulant erworbenen Pneumonie ist *Streptococcus pneumoniae.*

Etwa 350 000 Menschen erkranken in Deutschland jährlich an einer ambulant erworbenen Pneumonie. Ihre Sterblichkeit beträgt im Bundesdurchschnitt ca. 12–14 %. Es wird geschätzt, dass jedes Jahr weltweit ca. 3–4 Millionen Menschen an einer Lungenentzündung sterben. In Westeuropa ist die ambulant erworbene Pneumonie unter allen Infektionskrankheiten eine der **häufigsten Todesursachen!**

Einige Definitionen im Umfeld der Pneumonie:

- **Ambulant erworbene Pneumonie (CAP = Community Acquired Pneumonia):** Eine Pneumonie, die durch den Ort des Erwerbs (außerhalb des Krankenhauses) sowie die Immunität des Patienten (Immunkompetenz) bestimmt wird.
- **Nursing Home Acquired Pneumonia (NHAP):** (Nursing Home = Pflege- oder Altenheim) – eine wichtige Untergruppe der ambulant erworbenen Pneumonie. Das Erregermuster ist zwar nur geringfügig verändert, aber die Patienten unterscheiden sich grundsätzlich hinsichtlich Alter, Funktionalität (Selbstversorgung und -bestimmung), Komorbidität, Schweregrad der Pneumonie und Prognose.
- **Nosokomiale Pneumonie (HAP = Hospital Acquired Pneumonia):** Eine Pneumonie, die > 48 h nach Krankenhausaufnahme bzw. bei Patienten mit einer vorbestehenden Hospitalisation bis vor 3 Monaten entsteht.

Die typische Symptomatik beginnt akut und geht mit allgemeinem Krankheitsgefühl, Schüttelfrost, hohem Fieber, Nachtschweiß, Husten ohne oder mit rötlich-eitrigem Auswurf, Dyspnoe, Tachypnoe, evtl. Zyanose und atemabhängigen Thoraxschmerzen (Begleitpleuritis) sowie Kopfschmerzen einher. Auskultatorisch sind fein- bis mittelblasige Rasselgeräusche wahrnehmbar. Der akute Beginn ist typisch für eine Pneumokokkenpneumonie.

Es kann, gerade bei **älteren Patienten,** zur **Desorientiertheit** (Confusion) kommen. Daneben gibt es auch einen atypischen Verlauf mit schleichendem Beginn, leichtem Fieber, Kopfschmerzen und wenig produktiven Husten. Der Auskultationsbefund kann gering oder völlig unauffällig sein. Jedoch gibt es auch Überschneidungen der Verlaufsformen. Ein schleichender Beginn mit trockenem Husten und subfebrilen Temperaturen spricht für andere Erreger (Mykoplasmen, Viren).

PRAXISTIPP

Pneumonie bei Älteren

Vor allem bei älteren Patienten können Fieber und Husten fehlen, stattdessen stehen eine neu aufgetretene Verwirrtheit und Fallneigung im Vordergrund.

CRB-65-Score

Um das Ausmaß der Gefährdung durch eine ambulant erworbene Pneumonie (CAP) einzuschätzen, wurde der **CRB-65-Score** entwickelt:

- C („Confusion"): Verwirrung/Bewusstseinstrübung
- R („Respiratory Rate"): Atemfrequenz > 30/min
- B („Blood Pressure"): Blutdruck systolisch < 90 bzw. diastolisch < 60 mmHg
- 65: Alter > 65 Jahre

Für jedes zutreffende Kriterium wird ein Punkt vergeben (Ergebnis 0–4 Punkte). Der Score ermöglicht eine Aussage über das Sterblichkeitsrisiko, den Ort der weiteren Behandlung (bei 3–4 Punkten z. B. Intensivbehandlungspflichtigkeit) und die erforderliche Intensität der Therapie. 4 Punkte entsprechen einem Sterblichkeitsrisiko von 30 %.

ACHTUNG!

Aufgrund der hohen Gesamtsterblichkeit stellt die Pneumonie eine **internistische Notfallsituation** dar. Die Patienten können eine Hypoxie, Sepsis, Multiorganversagen oder ein ARDS (akutes Lungenversagen) erleiden. Das Krankheitsbild sollte nicht als „einfache Bronchitis" verkannt oder unterschätzt werden. Die Autoren einer Leitlinie sind der Ansicht, dass die ambulant erworbene Pneumonie – verglichen etwa mit akuten kardiovaskulären Erkrankungen wie z. B. dem akuten Koronarsyndrom – weiterhin deutlich unterschätzt wird.

20.2.3 Bewegungsapparat

Mit zunehmendem Alter werden die Knochen (besonders der Wirbelsäule und Hüfte) instabiler und durch Mineralverlust poröser (**Osteoporose,** → Kap. 6.11.1). Frauen sind aufgrund der starken Abnahme der Geschlechtshormone nach den Wechseljahren stärker von der Osteoporose betroffen als Männer. Bewegungsmangel und unzureichende Kalzium- und Vitamin D-Zufuhr (→ Kap. 15.5.1) erhöhen das Osteoporoserisiko im Alter.

Vom 20. bis zum 70. Lebensalter nimmt die Körpergröße bei Frauen und in geringerem Umfang auch bei Männern um bis zu 5 cm ab, vor allem durch Schrumpfung der kollagenen Fasern und Faserknorpel der Bandscheiben sowie osteoporosebedingte Höhenminderung und Verformung der Wirbelkörper.

Auch die Knorpelschicht der Gelenke wird dünner und unelastischer und vor allem an Stellen höchster Belastung rau. Viele ältere Menschen leiden unter einer **Arthrose** (Gelenkverschleiß), am häufigsten im Hüftgelenk **(Coxarthrose)** oder Kniegelenk **(Gonarthrose).**

Die Muskelmasse eines Erwachsenen vermindert sich jährlich ohne aktives Training um ca. 0,5 %, wobei die Muskulatur im Bereich der Beine schneller schwindet als in den Armen. Der Muskelschwund wird dabei in der Regel durch Fett ersetzt. Diesen altersbedingten Muskelabbau nennt man **Sarkopenie.** Die mitursächlichen hormonellen und genetischen Ursachen kann der alternde Mensch wenig beeinflussen, er kann aber durch viel Bewegung und ausreichend Proteine in der Nahrung gegensteuern. Der Kraftverlust betrifft nicht einheitlich die gesamte Muskulatur, sondern es lässt z. B. besonders die Muskelkraft der Dorsalflexoren der Füße (Fußheber-Muskeln) stark nach. Dies begünstigt das Stolpern über die Fußspitze.

MERKE

Alterstraumatologie

Im höheren Lebensalter gehören Frakturen und andere Verletzungen zu den wichtigsten Gesundheitsproblemen, v. a. hüftgelenksnahe Oberschenkelfrakturen und Oberarmfrakturen. Insbesondere drei **Ursachen** werden für die erhöhte Frakturrate im Alter verantwortlich gemacht:

- Vermehrte Stürze
- Abnehmende körperliche Geschicklichkeit
- Osteoporose

Bei geriatrischen Patienten basieren bis zu 80 % aller tödlichen Verletzungen auf häuslichen Unfällen, wobei der Sturz als Trauma-Ursache führend ist.

Bereits seit den 1950-er Jahren gibt es die Idee einer gemeinsamen unfallchirurgisch-geriatrischen Behandlung. Inzwischen wurde der Begriff **Alterstraumatologie** hierfür geprägt.

Die AG Alterstraumatologie hat die Initiative AltersTraumaZentrum DGU® (Deutsche Gesellschaft für Unfallchirurgie) ins Leben gerufen. Seit 2014 existiert ein Zertifizierungsverfahren. 2016 wurde das AltersTraumaRegister DGU® nach einer erfolgreichen Pilotphase gestartet. 2022 wurde das Weißbuch Alterstraumatologie gemeinsam von der DGU und der Deutschen Gesellschaft für Geriatrie (DGG) in der aktuellen Fassung herausgegeben.

Medizinisches Problem Immobilität

Viele ältere Menschen leiden unter **Bewegungseinschränkungen** bis hin zur **Bettlägerigkeit.** Ursachen sind neben den altersbedingten Veränderungen des Bewegungsapparats auch Gangunsicherheiten durch eine vornüber geneigte, ungünstige Körperhaltung, neurologische Störungen (Schlaganfall, Morbus Parkinson), Durchblutungsstörungen in den Beinen oder Sehbehinderungen.

Führen Bewegungseinschränkungen zur Bettlägerigkeit, sind ohne höchsten Pflegeaufwand **Komplikationen** fast die Regel, vor allem Dekubitus (wundgelegene Hautpartien, → Kap. 7.5.7), Muskelatrophien und Osteoporose, Darmverstopfung (Obstipation, → Kap. 15.6), Thrombosen und Lungenembolie sowie Lungenentzündung (Pneumonie, → Kap. 20.2.2).

Jede länger dauernde Immobilität beeinträchtigt auch stark das körperliche und seelische Befinden. Die psychischen Reaktionen der Patienten reichen von aggressivem Verhalten gegenüber sich selbst und anderen (Rettungsdienstmitarbeitern) bis zu Passivität und einem Rückzug in kindliche Verhaltensmuster (Regression). Sehr häufig sind depressive Verstimmungen, die ihrerseits wieder die Immobilität verstärken.

Um die Betroffenen aus diesem Teufelskreis herauszuholen, helfen **krankengymnastische Übungsprogramme:**

- Während Einzelgymnastik ein genaues Eingehen auf den Patienten ermöglicht, entstehen bei der Gruppengymnastik oft soziale Kontakte, die ihrerseits das Interesse und die Mobilität des Patienten fördern.
- Bei den täglichen Aktivitäten, z. B. der Körperpflege, soll der Betroffene so viel wie möglich selbst machen, auch wenn es ihm zunächst unbequem ist.
- Viele Patienten fühlen sich einfach unsicher. Dann hilft es, Bewegungsabläufe immer und immer wieder zu üben (z. B. das Benutzen von Treppen).

Stürze

Etwa 30 % der über 65-Jährigen, 60 % der Pflegeheimbewohner und 50 % der über 80-Jährigen stürzen **ein- oder mehrmals** pro Jahr. Dabei stürzen Frauen häufiger als Männer. Mitunter sind die Folgen kleinerer Art, aber etwa 10 % der Patienten werden ins Krankenhaus eingewiesen.

Abgesehen von den Verletzungsfolgen verstärken Stürze die Unsicherheit und Immobilität des Patienten weiter, führen oft zu Schmerzen und begründen häufig den Umzug in ein Altenheim. Sie zählen zu den häufigsten Todesursachen im Alter.

Bei den Sturzursachen kann z. B. zwischen **extrinsischen** und **intrinsischen** Ursachen unterschieden werden. Zu den extrinsischen Ursachen gehören z. B. glatter Untergrund, lose Teppiche oder Schuhe mit glatten Sohlen. Intrinsische Ursachen sind z. B. chronische Erkrankungen, Nachlassen der Sehkraft, Schwäche u. Ä. → Tab. 20.2 zeigt die Abnahme der Organfunktionen zwischen dem 35. und dem 70. Lebensjahr. Eine differenziertere Unterteilung der Sturzursachen zeigt → Tab. 20.3.

20.2.4 Verdauungssystem und Leber

Im Vordergrund stehen der häufig parodontosebedingte **Zahnverlust** und die damit verbundene Einschränkung der Kaufunktion. Teil- und Vollprothesen können die Kauleistung oft weitgehend wieder gewährleisten. Allerdings bilden sich die Kiefer, und hier insbesondere die Alveolarfortsätze, nach Entfernung der eigenen Zähne weiter zurück, sodass sich Prothesen allmählich lockern und häufig schon nach wenigen Jahren erneuert werden müssen.

Die Leistungsfähigkeit von Leber und Bauchspeicheldrüse nimmt durch **Atrophie** ab und führt evtl. zu einer verminderten Alkoholtoleranz, verzögertem Abbau in der Leber verstoffwechselter Substanzen (z. B. Medikamente) und erhöhtem Blutzucker.

Verstopfung (Obstipation) ist ein häufiges Problem im Alter. Im Alter verlängert sich die Transitzeit durch das Kolon und die Abnahme der rektalen Sensibilität führt oft dazu, dass erst größere Stuhlvolumina zu Stuhldrang führen.

Stuhlinkontinenz (Darminkontinenz), der unfreiwillige Abgang von Winden und Stuhl, ist umgekehrt ein ebenso häufiges Leiden des älteren Menschen. Frauen sind häufiger betroffen als Männer. Die mangelnde Empfindlichkeit am Darmausgang und/oder die fehlende Kontrolle über den analen Schließmuskel stellt für den alten Menschen nicht selten eine große psychische Belastung dar.

Nährstoffbedarf

Beim über 70-Jährigen ist der Kalorienbedarf auf rund 70 % des Kalorienbedarfs eines 20-Jährigen vermindert. Da aber der Bedarf an Eiweiß unverändert bleibt, muss die Zufuhr an Kohlenhydraten und Fetten im Alter um 40–50 % absinken! Auch der Vitamin- und Mineralstoffbedarf (insbesondere an Eisen, Folsäure, Kalzium, Vitamin B_{12} und Vitamin D) sinken nicht, so dass die Nahrung bei älteren Menschen sorgfältiger zusammengestellt werden muss. Am besten ist eine **eiweißreiche, fettarme Mischkost.** Reichlich **Ballaststoffe,** wie Obst und Gemüse, beugen der im Alter häufigen Obstipation vor.

Viele ältere Menschen berücksichtigen dies intuitiv oder bewusst. Einige, besonders alleinstehende Männer, ernähren sich aber oft einseitig, sodass der Bedarf an Nährstoffen nicht gedeckt wird.

Ist beim älteren Menschen zunächst Übergewicht ein wichtiges Problem, so werden ab etwa 80 Jahren Mangel- und Unterernährung und Untergewicht häufiger. Proteinmangel fördert den Verlust der Muskelmasse und begünstigt Muskelschwäche und Stürze. Hier können spezielle Diäten oder Trinksupplemente sinnvoll sein.

Patientenbezogene Merkmale/ Risikofaktoren	Iatrogen	Äußere Faktoren
• Akute Erkrankung • Schmerzen bei Bewegung • Muskelatrophie (untere Extremität) • Schwindel • Gang- und Standprobleme • Einschränkungen des Sehens • Kognitive Störungen • Dranginkontinenz • Positive Sturzanamnese	• Medikamente (geändert, neu, abgesetzt), vor allem langwirksame Benzodiazepine, trizyklische Antidepressiva • Polypharmazie (> 4 Medikamente)	• Ungeeignetes Schuhwerk • Schlechte Beleuchtung • (Steile) Treppen, fehlende Treppengeländer • Ungünstiger Bodenbelag (z. B Unebenheiten, lose Teppiche, Türschwellen) • Betreuungsperson abwesend

Tab. 20.3 Häufige Sturzursachen bei älteren Patienten (nach Delport et al. 2012)

Wasserbedarf

Das Durstgefühl vieler älterer Menschen ist vermindert. Ein Zuwenig an Flüssigkeit kann nicht nur eine Obstipation, sondern auch Austrocknung **(Exsikkose)** mit akuter Verwirrtheit, Fieber und einer zu geringen Urinproduktion **(Oligurie)** hervorrufen. Deswegen ist auf eine ausreichende tägliche Trinkmenge von ca. 1,5 l pro Tag zu achten (Ausnahme: Herz- oder Niereninsuffizienz).

! ACHTUNG!

Exsikkose

Die Exsikkose ist eine der häufigsten Einweisungsdiagnosen bei geriatrischen Patienten. Beim Vorliegen kardialer Begleiterkrankungen sollte eine Infusionsbehandlung zum Ausgleich des Flüssigkeitsmangels nicht allzu rasch erfolgen.

20.2.5 Nieren und ableitende Harnwege

Auch die **Leistung der Nieren** nimmt mit zunehmendem Alter ab. So sinkt die Zahl der Nierenkörperchen (**Nephrone,** → Kap. 16.2.4) zwischen dem 30. und 70. Lebensjahr um 35 %. Hinzu kommt eine verminderte Nierendurchblutung durch Veränderungen der Nierenarterien und Abnahme des Herzminutenvolumens. Als Faustregel kann gelten, dass die glomeruläre Filtrationsrate (→ Kap. 16.3.1) bei einem 80-Jährigen nur noch die Hälfte der eines 20-Jährigen beträgt.

Muskelspannung und Fassungsvermögen der Harnblase nehmen mit zunehmendem Alter ab. Dies macht sich zuerst nachts bemerkbar. Mitbedingt durch die nachlassende Herzfunktion (die dadurch häufigen Ödeme werden beim nächtlichen Liegen wieder ins Gefäßsystem aufgenommen) und eine Prostatavergrößerung bei Männern müssen ⅔ der über 65-Jährigen nachts mehrfach die Toilette aufsuchen **(Nykturie).** In der Hälfte der Fälle ist die Drangzeit (Zeit, in der der Harn gehalten werden kann) verkürzt, weshalb 30 % zumindest zeitweise unter Inkontinenzbeschwerden leiden. Wie bei der Stuhlinkontinenz ist die nachlassende Funktion des Beckenbodens mitverantwortlich. Ein gezieltes und regelmäßiges Beckenbodentraining kann zur Besserung führen.

20.2.6 Blutbildung

Primär ist die Blutbildung im Knochenmark altersbedingt nicht verändert. Allerdings ist im hohen Alter der Eisenmangel durch ungenügende Zufuhr, abnehmende Resorption oder unentdeckte Blutverluste im Darm häufiger. Es kann so eine **Eisenmangelanämie** entstehen, die als alterstypische Müdigkeit und Antriebslosigkeit fehlgedeutet wird, obwohl sie durch eine einfache Ferritinbestimmung im Blut problemlos feststellbar ist.

20.2.7 Immunsystem

Humorale und **zelluläre Immunität** (→ Kap. 5.1.1) lassen beim älteren Menschen nach. B- und T-Lymphozyten und die bei Infektionen ausgeschütteten Botenstoffe wie Interferone und Interleukine nehmen deutlich ab. Folgen sind nicht nur eine erhöhte Infektgefährdung und ein schwererer Verlauf der Infektionen, sondern auch eine Veränderung des klinischen Bildes. Das sonst für Infektionen typische **Fieber kann fehlen** und auch auf die **Leukozytose** als labordiagnostisches Zeichen bakterieller Infekte (→ Kap. 11.4.5) ist kein 100%-iger Verlass mehr.

Die Alterung des Immunsystems ist auch für den Anstieg der Tumorerkrankungen bei älteren Menschen (mit-)verantwortlich, da Tumorzellen nun weniger energisch von der Körperabwehr bekämpft werden.

20.2.8 Hormonsystem

Die Alterungsvorgänge des Hormonsystems verlaufen bei der Frau durch das **Klimakterium** (→ Kap. 17.3.2) einschneidend: Folge des sinkenden Spiegels weiblicher Geschlechtshormone sind nicht nur das Erlöschen der Fruchtbarkeit und die „Wechseljahresbeschwerden", sondern auch Veränderungen an den Genitalorganen, z. B. Dünnerwerden und Austrocknen der Scheidenschleimhaut.

Beim Mann verlaufen die Alterungsvorgänge des Hormonsystems unmerklich langsam. Zwar sinken Testosteronkonzentration und Spermiogenese im Alter deutlich (→ Kap. 17.2.2), der Mann ist aber meist bis ins hohe Alter zeugungsfähig. Eine eigentliche Andropause analog der Menopause gibt es insofern nicht.

Die **übrigen hormonellen Funktionen** ändern sich ebenfalls im Alter. In der Regel ist dies aber klinisch nicht bedeutend, da z. B. der rund 15 % niedrigeren Schilddrüsenhormonausschüttung ein entsprechend langsamerer Abbau gegenübersteht, wodurch die Blutspiegel im Wesentlichen konstant bleiben. Fallen sie aber, sind niedrige Blutspiegel bei älteren Patienten oft nicht nur die Ursache für eine mangelnde Leistungsfähigkeit, sondern auch für auffallende Teilnahmslosigkeit und depressive Verstimmungen. Auch hat die erniedrigte Glukosetoleranz im Alter, also die nachlassende Fähigkeit, auf eine Kohlenhydratgabe rasch die entsprechend notwendige Insulinmenge auszuschütten (→ Kap. 15.2.2), große Bedeutung. Der Typ-2-Diabetes nimmt altersparallel zu.

20.2.9 Sexuelle Funktion

Die **Fähigkeit zum Geschlechtsverkehr** (Koitus) bleibt beiden Geschlechtern erhalten. Der sexuelle Reaktionszyklus verändert sich jedoch:

- Beim Mann lässt die Erektionsfähigkeit nach dem 50. Lebensjahr deutlich nach. Die Erektion erfordert intensivere Stimulation oder die Einnahme von PDE-5-Hemmern, z. B. Viagra®. Nach dem Orgasmuserlebnis erfolgt die Rückbildung viel rascher und die Refraktärzeit (Pause bis zur nächsten möglichen Erektion) steigt.
- Bei der Frau über 50 verzögert sich die Scheidenbefeuchtung in der Erregungsphase. Die Orgasmusphase ist in der Regel ebenfalls kürzer und die Rückbildung der sexuellen Erregung erfolgt rascher.
- Insbesondere Erkrankungen des Bewegungsapparats (z. B. Hüftarthrose, → Kap. 6.7) können den Geschlechtsverkehr schmerzhaft oder unmöglich machen.

20.2.10 Sinnesorgane

Sehen

Bei fast allen Menschen beginnt im 40.–50. Lebensjahr die **Altersweitsichtigkeit** (Presbyopie). Die Betroffenen brauchen eine Lesebrille, da die Linse durch Elastizitätsverlust die Fähigkeit zur Verformung und damit zur scharfen Abbildung naher Gegenstände auf der Netzhaut verliert (→ Kap. 9.5.2). Außerdem reagieren die Pupillen im Alter langsamer auf einen Wechsel der Lichtverhältnisse und können sich nicht mehr so weit öffnen. Verschärft durch den Funktionsverlust peripherer Netzhautanteile infolge Durchblutungsstörungen bereitet das Sehen im Dunkeln Schwierigkeiten. Das Farbsehen lässt deutlich nach.

20 % der über 80-Jährigen sind sehbehindert, d. h. die Sehschärfe des besseren Auges liegt trotz Korrektur nur bei 30–5 % des Normalwertes (100 %). Häufig sind der gut behandelbare **graue Star** (Linsentrübung), der **grüne Star** (gesteigerter Augeninnendruck) und die schwerer zu therapierende **altersbedingte Makuladegeneration** (Schädigung der Netzhaut), die im Endstadium Erblindung bedeutet.

Hören

Auch der teilweise Verlust der Hörfähigkeit, v. a. im oberen Frequenzbereich, scheint eine unvermeidliche Konsequenz des Alterns zu sein (Altersschwerhörigkeit, **Presbyakusis,** → Kap. 9.6.4).

Der Hörverlust betrifft vor allem den oberen Frequenzbereich. Oberhalb von 1 000 Hz (der Sprachbereich reicht von 250–4 000 Hz) sinkt das Hörvermögen auf beiden Ohren zwischen dem 30. und 80. Lebensjahr insgesamt um circa 10 dB (Dezibel), oberhalb von 4 000 Hz sinkt das Hörvermögen ab dem 40. Lebensjahr hingegen alle 10 Jahre etwa um 10 dB. Typisch ist, dass der ältere Mensch zunächst das Klingeln des Telefons „überhört" und erst in späteren Stadien das Sprachverständnis – v. a. bei Nebengeräuschen – spürbar leidet.

Geschmack und Geruch

Bis zum 70. Lebensjahr büßt der Mensch etwa ⅔ seiner Geschmacksknospen ein und auch der Geruchssinn lässt nach. Dies erklärt, weshalb sich viele alte Menschen über den angeblich „faden" Geschmack ihres Essens beklagen.

Weitere Sinnesleistungen

Die Abnahme weiterer Sinnesleistungen wirft in erheblichem Maß auch medizinische Probleme auf:
- Abnahme der **Durstwahrnehmung**
- Abnahme der **Temperaturwahrnehmung** (→ Kap. 20.2.12), besonders für Kälte
- Abnahme der **Schmerzwahrnehmung**
- Abnahme der Funktion des **Gleichgewichtsorgans**
- Abnahme der **Propriozeption** (Tiefenempfindung im Bewegungsapparat), wodurch die Balancefähigkeit etwa beim Überwinden kleiner Hindernisse am Boden leidet

20.2.11 Haut und Haare

Der Farbverlust der **Haare** wird zwar oftmals bereits recht früh sichtbar, ist aber medizinisch nicht von Bedeutung. Dabei ist es so, dass nur einzelne Haare weiß werden; lediglich durch das gemeinsame Auftreten der noch farbigen Haare mit den weißen Haaren entsteht der vermeintliche Grauton. Im Alter werden die Haare zudem dünner und es kommt zu einer Zunahme des täglichen Haarausfalls.

Bei der **Haut** bilden sich als erste Alterszeichen durch die Abnahme des Wassergehalts und den Elastizitätsverlust sog. Krähenfüße um die Augen und Lachfalten um die Mundwinkel. Die Haut wird schlaffer. Das Unterhautfettgewebe schwindet, und durch eine nachlassende Talgdrüsenaktivität wird die Haut trockener (→ Abb. 20.5). Viele ältere Menschen berichten auch über eine größere Verletzlichkeit der Haut bei gleichzeitig verlangsamter Wundheilung. Typisch für das höhere Alter sind auch bräunlich „Altersflecken", die sich v. a. an Händen, Unterarmen und Unterschenkeln bilden und durch unregelmäßige Pigmentproduktion bedingt sind.

20.2.12 Regulation der Körpertemperatur

Die Fähigkeit zur Regulation der Körpertemperatur lässt bei älteren Menschen nach. Viele Ältere frieren häufig, manche haben aber auch ein eingeschränktes Kälteempfinden, sodass die Körperkerntemperatur unter 35,5 °C abfallen kann. Studien haben ergeben, dass eine latente – dem Betroffenen nicht bewusste – **Unterkühlung** bei älteren Menschen häufig auftritt.

Umgekehrt sind Ältere bei Hitze, insbesondere bei feuchter Hitze, viel eher gefährdet als junge Menschen. Die Fähigkeit zum Schwitzen, die effektivste Kühlmethode, lässt bei älteren Menschen aber nach.

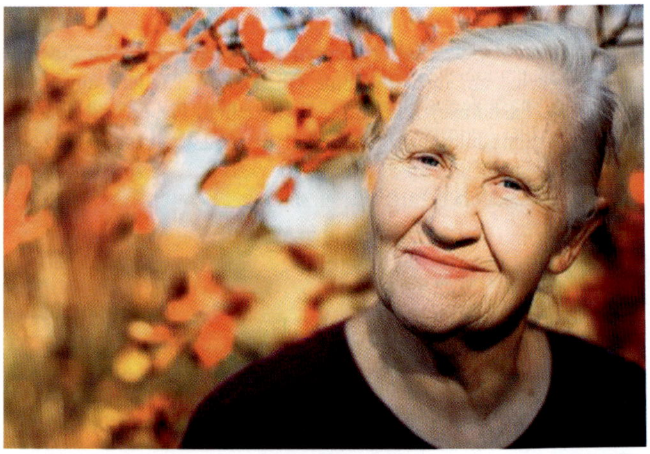

Abb. 20.5 Frau mit Hautfalten und weißem, dünnem Haar als typischen Alterungszeichen von Haut und Haaren [J787]

IM FOKUS

Veränderungen der Organsysteme im Alter

Zu den wichtigsten **Folgen altersbedingter Organveränderungen** zählen:
- Arteriosklerotische Veränderungen
- Linksherzhypertrophie, Herzinsuffizienz, KHK, Herzinfarkt
- Abnahme der Lungenfunktion
- Osteoporose
- Arthrose
- Eisenmangelanämie
- Reduziertes Durstgefühl, Gefahr der Austrocknung
- Abnahme der Nierenleistung
- Abnahme der humoralen und zellulären Immunantwort
- Verschlechterung der Sinnesfunktionen
- Trockene Haut, oft langsamere Wundheilung
- Gefahr der Unterkühlung

20.3 Veränderungen der zentralnervösen und psychischen Funktionen

20.3.1 Alterung des Gehirns

Die Zahl der Nervenzellen im Gehirn nimmt während des ganzen Lebens ab. Doch dieser Schwund erklärt nicht den klaren Abfall messbarer intellektueller Leistungen, der bei geistig Untrainierten ab dem 40. Lebensjahr und bei geistig Trainierten ab dem 80. Lebensjahr festzustellen ist. Von diesem Abfall sind die Gedächtnisleistungen (des Kurzzeit- mehr als des Langzeitgedächtnisses), die Konzentrationsfähigkeit, die Schreibgeschwindigkeit und viele weitere schwer messbare Gehirnleistungen betroffen.

Viel mehr als die Zahl der Nervenzellen sind für diesen Leistungsschwund die vielfältigen folgenden **Veränderungen** maßgeblich:
- Relativ starke Abnahme von Ganglienzellen und Astrozyten (→ Kap. 8.2.2)
- Deutliche Abnahme der neuronalen Synapsen (→ Abb. 8.5)

- Abnahme des Volumens von weißer Gehirnsubstanz und -rinde
- Sogenannte senile Plaques (Amyloidablagerungen) und neurofibrilläre Degenerationen
- Bindegewebige Verdickungen der Hirnhäute (→ Kap. 8.17)
- Abnahme der Neurotransmitterausschüttung (→ Kap. 8.4.3)

20.3.2 Kognitive Funktionen

Nach heutigem Kenntnisstand lassen sich bei den **kognitiven Funktionen** (Kognition = Sammelbegriff für Wahrnehmung, Denken, Erkennen und Erinnern) zwei Gruppen bilden, die sich im Alter unterschiedlich verändern:

- Die erste Gruppe, **„kristallisierte Funktionen"** genannt, beinhaltet bildungs- und übungsabhängige Leistungen wie z. B. Wortverständnis und Sprachflüssigkeit. Sie nehmen mit dem biologischen Alter kaum ab und sind durch Aktivität und Training sogar noch steigerbar.
- Die zweite Gruppe, **„flüssige Funktionen"** genannt, umfasst die abstrakten, inhaltsübergreifenden Grundfunktionen. Zu ihnen gehören das (sehr rasche) Entscheiden in unübersichtlicher Situation, die (mühelose) Gedächtnisbildung und (schnelle) Orientierung in neuen Umgebungen. Diese Funktionen nehmen im Alter, vor allem in ihrer Geschwindigkeit, kontinuierlich ab. Die Tendenz alter Menschen zur Vorsicht verstärkt den Eindruck der langsamen Informationsverarbeitung.

20.3.3 Veränderungen der Emotionalität

Mit **Emotionalität** werden einerseits kurzfristige Gefühle wie Ärger oder Freude und andererseits längerfristige Stimmungen und Eigenschaften wie Wohlbefinden und Lebenszufriedenheit bezeichnet.

Obwohl angenommen werden könnte, dass Alte wesentlich häufiger traurig oder depressiv, unzufrieden oder missmutig sind, konnte dies in Untersuchungen nicht eindeutig bestätigt werden. Allenfalls lässt sich eine geringere „Auslenkung" emotionaler Reaktionen im Alter nachweisen (also keine Schwankungen zwischen himmelhoch jauchzend und zu Tode betrübt innerhalb weniger Minuten).

MERKE

Emotionalität im Alter

Für die Emotionalität, also den Gefühlshaushalt, des älteren Menschen sind Faktoren wie Gesundheit, Aktivitätsniveau und sozialer Status von größerer Bedeutung als das chronologische Alter.

Veränderungen der Persönlichkeit

Die **Persönlichkeitsmerkmale** („Charaktereigenschaften") eines Menschen ändern sich bis ins hohe Alter kaum, allenfalls verstärken sich die das Individuum auszeichnenden Charaktereigenschaften im Alter. Eine klare Tendenz gibt es allerdings – für den Bereich der Extroversion/Introversion findet sich eine Zunahme der Introversion (sich abschirmen, zögerndes abwartendes Verhalten) und eine Abnahme der Extroversion (offenes, entgegenkommendes Verhalten).

PRAXISTIPP

Neurologische Defizite

Ein spezielles Problem bei Einsätzen im Altenheim kann darin bestehen, dass es – anders, als es sonst oft der Fall ist – schwierig sein kann, neurologische Defizite einzuschätzen. Dies liegt darin begründet, dass oft schon entsprechende neurologische Defizite im Rahmen sog. Defektzustände bestehen. Differenzialdiagnostisch ist z. B. an Dehydratation **(Flüssigkeitsmangel)**, Hypoglykämien **(Unterzuckerung)** und Hirnblutungen zu denken.

20.3.4 Schwindel

Ein sehr häufiges Problem des älteren Menschen ist **Schwindel,** eine Störung der zentralen oder peripheren Gleichgewichtsfunktion. Nach Untersuchungen bei Hausärzten geben annähernd 50 % der über 75-Jährigen häufigen Schwindel an. Schwindel gefährdet den Betroffenen durch erhöhte Sturzgefahr und Immobilität. Im Schwindelanfall hat der Kranke eine akut gestörte Orientierung im Raum mit Sturzgefahr, oft zusammen mit Übelkeit, Erbrechen und anderen vegetativen Symptomen.

Schwindel kann zahlreiche Ursachen haben, etwa Erkrankungen des Gleichgewichtsorgans, Herzrhythmusstörungen oder zerebrale Durchblutungsstörungen. Auch Auswirkungen von Medikamenten sind mögliche Ursachen. Diagnostische Abklärung wie auch Behandlung sind gerade bei alten Menschen oft schwierig. Eine Bewegungsvermeidung, um den Schwindel zu mindern, ist nur bei bestimmten Schwindelformen kurzzeitig angebracht. Meist ist es wesentlich, einerseits für Sicherheit zu sorgen, z. B. durch Gehhilfen, andererseits aber den alten Menschen zu Bewegung und ggf. Gleichgewichtstraining zu motivieren, die langfristig überwiegend besser helfen.

IM FOKUS

Veränderungen der zentralnervösen und psychischen Funktionen

Im Alter kommt es zu einem **Abfall** der **intellektuellen Leistungsfähigkeit.** Insbesondere sog. **„flüssige kognitive Funktionen"**, die abstrakte, inhaltsübergreifende Grundfunktionen umfassen, nehmen ab.

Die **Persönlichkeitsmerkmale** eines Menschen ändern sich bis in das hohe Alter kaum.

Schwindel ist eine Störung der zentralen oder peripheren Gleichgewichtsfunktion.

20.4 Psychiatrische Erkrankungen im Alter

Psychiatrische Erkrankungen gehören nach den Herz-Kreislauf- und Tumorerkrankungen zu den häufigsten Alterserkrankungen. Somatische Ursachen müssen sorgfältig ausgeschlossen werden.

20.4.1 Verwirrtheit – zentrales Problem im Alter

Verwirrtheit bezeichnet eine Störung mit Desorientierung (Störung des normalen Raum- und Zeitempfindens), Denkstörungen (z. B. verlangsamtes Denken, Wahnvorstellungen) und Gedächtnisstörungen.

Bei vielen älteren Patienten ist die Verwirrtheit das zentrale Problem, vor allem auch das der Angehörigen und Pflegenden. Schwer Erkrankte erkennen nicht einmal mehr die nächsten Angehörigen, laufen rast- und ziellos durch den Raum und zeigen ernste Störungen des Schlaf-Wach-Rhythmus mit nächtlichem Herumwandern und langen Schlafperioden über Tag. Nicht selten werden die verwirrten Patienten, meist aus Angst oder Wahnvorstellungen heraus, aggressiv und bedrohen ihre Mitmenschen.

20.4.2 Akute Verwirrtheit

Akute Verwirrtheit setzt plötzlich ein. Sie ist oft reversibel, dauert nur Stunden oder Tage an und wird meist durch mehrere ungünstige Faktoren hervorgerufen:

- Medizinische Ursachen wie Hormonstörungen, Dehydratation, Störungen des Elektrolythaushalts (insbesondere auch Natriummangel = Hyponatriämie), Sauerstoffmangel des Gehirns, zu niedriger Blutdruck, Herz- oder Ateminsuffizienz, Infekte oder Stoffwechselentgleisungen bei Diabetikern
- Quälende Schmerzen
- Unerwünschte Arzneimittelwirkungen und Arzneimittelinteraktionen (→ Kap. 20.4.5) oder Arzneimittelüberdosierungen
- Arznei- und Narkosemittel im Rahmen größerer Operationen (postoperatives Delir)
- Vergiftungen, insbesondere durch Alkohol
- Soziale Ursachen, z. B. Umzug in ein Altersheim oder Krankenhauseinweisung
- Tod des Partners oder Stress

Werden die Ursachen erkannt und beseitigt, verschwinden die akuten Störungen oft schnell. Allerdings beruht ein großer Teil der akuten Verwirrtheitszustände auf der Verstärkung einer bisher maskierten (latenten) Demenz.

ACHTUNG!

Notfall: Akut verwirrt

Akute Verwirrtheitszustände sind Notfälle, die sorgfältiger Klärung, Überwachung und Betreuung bedürfen. Nahrungsverweigerung, Unfähigkeit zur Kooperation, Weglauftendenzen und aggressive Handlungen sind sehr häufig und begründen ggf. eine zwangsweise Krankenhauseinweisung.

20.4.3 Chronische Verwirrtheit und Demenz

Eine **chronische Verwirrtheit** entsteht langsam und nimmt über Jahre allmählich zu. Ursache ist meist eine **Demenz** (lat. de = ab, weg; lat. mens = Verstand), worunter man den organisch bedingten, fortschreitenden Verlust der kognitiven Fähigkeiten versteht. Die Betroffenen leiden unter Gedächtnis-, Wahrnehmungs-, Denk- und Sprachstörungen (z. B. Wahnvorstellungen), Desorientiertheit, Persönlichkeitsveränderungen mit Verlust der Selbstreflektion und in der Folge auch körperlichem Abbau.

KRANKHEIT/SYMPTOM

Pflegebedürftige Demenzkranke

Die Demenz ist eine der häufigsten Ursachen von Pflegebedürftigkeit im Alter. Sie ist unheilbar. Zwar können die Hirnleistungsstörungen durch sorgfältige Behandlung und Pflege oft für eine gewisse Zeit gemildert werden, doch wird der Patient meist innerhalb weniger Jahre vollkommen von der Fürsorge anderer abhängig und braucht eine 24-Stunden-Betreuung.

Seit 1995 müssen sich in Deutschland Krankenversicherte gegen das Risiko versichern, pflegebedürftig zu werden. Die Leistungen dieser obligatorischen Pflegeversicherung werden von Gutachtern gemäß der Selbstständigkeit/Unselbstständigkeit in verschiedenen Bereichen zugeordnet.

Mit der steigenden Zahl der Demenzkranken ist ein Notstand in der Altenpflege absehbar. Die Kosten werden explodieren. Angehörige, Pflegeeinrichtungen und Kliniken sind heute schon oft genug überlastet, ein dramatischer Mangel an gut ausgebildetem Personal für die Altenpflege zeichnet sich ab.

Die Demenz ist eine außerordentlich häufige Erkrankung (→ Abb. 20.6). Man schätzt, dass derzeit in Deutschland etwa 1,8 Millionen Menschen betroffen sind oder anders gesagt: etwa 10 % der Bevölkerung im Alter

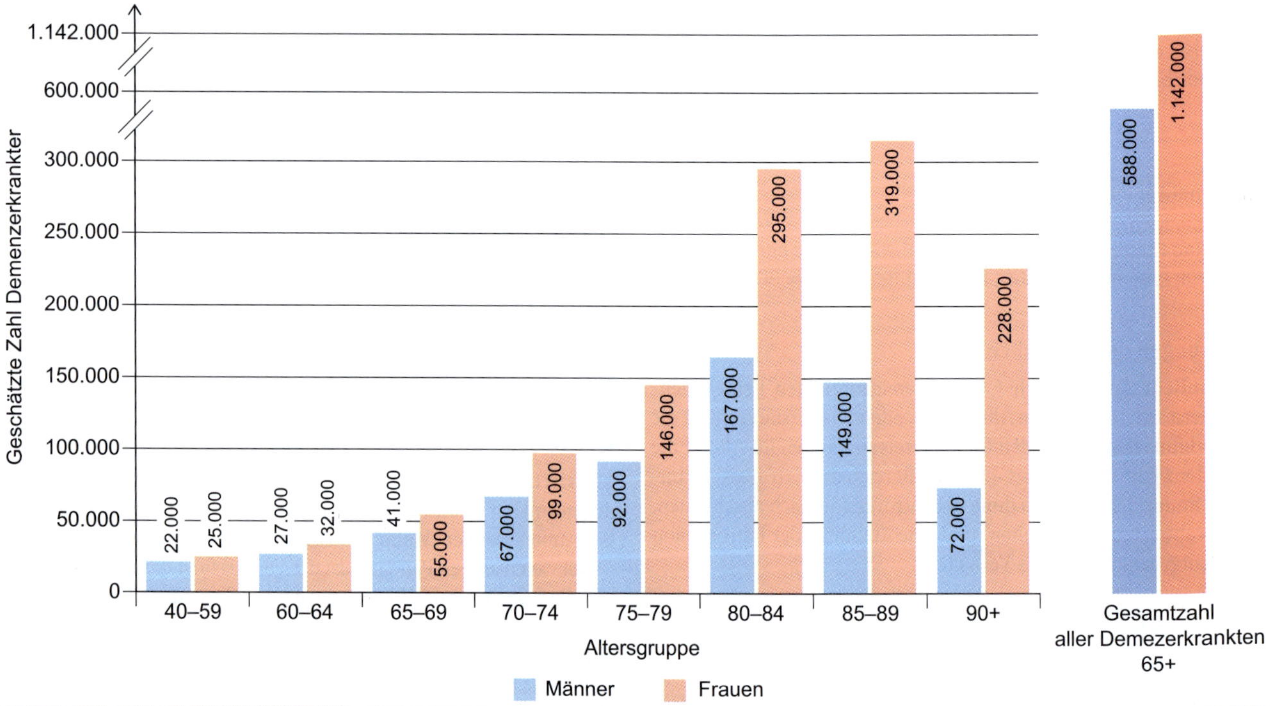

Abb. 20.6 Prävalenz für Demenz in Europa und geschätzte Zahl Demenzkranker in Deutschland zum 31.12.2023 (nach Deutsche Alzheimer Gesellschaft, Infoblatt 1, 2024). [L143]

von 65 Jahren und darüber. Frauen sind häufiger betroffen als Männer, was vor allem auf die höhere Lebenserwartung zurückgeht, die zu einem höheren Anteil weiblicher Personen in den höchsten Altersgruppen führt. In der Altersgruppe von 85 Jahren und darüber leiden zum Zeitpunkt des Todes über 50 % an einer Demenz. Bis zum Jahr 2060 könnte Demenz die häufigste bestehende Krankheit zum Zeitpunkt des Todes sein. Diese düstere Prognose basiert auf der generellen Zunahme alter Menschen. Je fortgeschrittener das Alter ist, desto höher ist die Wahrscheinlichkeit, an Demenz zu erkranken.

Krankheitsentstehung

Neben zwei Hauptformen gibt es seltenere Formen und Mischbilder:

- In 60–80 % liegt eine **Alzheimer-Demenz** vor. Frauen sind häufiger betroffen als Männer. Ihre Ursache ist bis heute ungeklärt. Diskutiert werden v. a. genetische und Stoffwechselfaktoren. Ungeklärt ist auch, ob die bei der histologischen Untersuchung des Gehirns darstellbaren Amyloidablagerungen (Amyloid ist eine Eiweißstruktur) Ursache oder Folge der Erkrankung sind. Das Gehirn der Patienten schrumpft im Laufe der Erkrankung immer mehr **(Hirnatrophie).**
- In 5–15 % handelt es sich um eine **vaskuläre** (gefäßbedingte) **Demenz.** Sie betrifft vor allem Männer und ist Folge „vieler kleiner Schlaganfälle" (→ Kap. 8.18.4, Multiinfarkt-Demenz).
- Seltenere Formen sind die **Demenz bei Parkinson-Krankheit,** Demenz mit Lewy-Körpern oder frontotemporale Demenz.
- Mit zunehmendem Alter kommen **Mischformen** immer häufiger vor.

Symptome der Demenz

Die Krankheit beginnt mit leichten Gedächtnisstörungen (Vergessen von Erledigungen oder Verabredungen), die der Kranke beispielsweise durch das Schreiben von „Merkzettelchen" auszugleichen versucht. Es folgen Orientierungsstörungen und recht früh auch Persönlichkeitsveränderungen mit Wutausbrüchen, Feindseligkeit, Erregungs- und Unruhezuständen. Schlafstörungen mit zum Teil völliger Tag-Nacht-Umkehr sind häufig. Im Endstadium erkennt der Patient seine nächsten Angehörigen nicht mehr und ist sowohl stuhl- als auch harninkontinent.

MERKE

Typische Demenzsymptome

Intellektueller und kognitiver Bereich:

- Gedächtnisstörung
- Zerstreutheit, Konzentrationsstörung
- Orientierungsstörungen zu Raum, Zeit (Verlust des Tag-Nacht-Rhythmus), Situation und Personen
- Probleme in sprachlichem Ausdruck/Sprachverständnis

Stimmungen und Befindlichkeit:

- Interessenlosigkeit
- Affektiver Rückzug
- Ängstlichkeit
- Stimmungslabilität, Neigung zu diffuser Verstimmtheit

Verhalten:

- Apathie
- Reizbarkeit und Aggressivität

Körperliche Funktionen:

- Stuhl- und Harninkontinenz

Üblicherweise wird die Demenz in **drei Stadien** eingeteilt. Bei einer **leichten Demenz** sind die Beschwerden zwar merklich, die meisten Alltagstätigkeiten sind in vertrauter Umgebung aber noch möglich. Bei einer **mittelschweren Demenz** bestehen Orientierungsstörungen auch in vertrauter Umgebung, Alltagstätigkeiten werden zunehmend unmöglich, zwanghaftes Verhalten (z. B. Räumen) und Unruhe zum Problem. Bei einer **schweren Demenz** benötigt der Patient Hilfe bei allen Aktivitäten des täglichen Lebens, und durch den fortschreitenden Verlust motorischer Fähigkeiten häufen sich körperliche Komplikationen.

Prinzipien der Demenzbehandlung

Die **internistische Basistherapie** bei der vaskulären Demenz soll durch Behandlung der zugrunde liegenden Risikofaktoren erneute **Ischämien** (Mangeldurchblutungen) des Gehirns vermeiden. Hierzu gehören insbesondere eine Therapie von Herzrhythmusstörungen (→ Kap. 12.5.4) und Bluthochdruck (→ Kap. 13.4.1).

Antidementiva sollen die geistigen Funktionen stabilisieren und den Verlust dieser Funktionen hinauszögern. Im Frühstadium werden besonders Acetylcholinesterase-Hemmer wie Rivastigmin (z. B. Exelon®) eingesetzt, bei mittelschweren bis schweren Formen Memantin (z. B. Axura®). Eine Heilung ist durch keine der genannten Substanzen möglich, allenfalls eine gewisse Verzögerung des Verlaufs. Zusätzlich kann eine medikamentöse Behandlung von Schlafstörungen oder Erregungszuständen nötig sein.

Bei der Behandlung der Verhaltensauffälligkeiten durch **aktivierende Betreuung** sind Trainingsprogramme, körperliches Training, Selbsthilfetraining und angepasste Ernährung sinnvoll.

Von großer Bedeutung ist auch die **Angehörigenberatung** und **-betreuung.** Meist ruht die Hauptlast der Betreuung auf der Familie. Da die Familie auf Dauer der enormen Belastung kaum gewachsen ist, ist ihr frühzeitig mit Rat (z. B. Hausarzt, spezialisierte Einrichtungen) und Tat (z. B. ambulante Dienste) zu helfen.

PRAXISTIPP

Umgang mit Demenzkranken

Generell ist dem Rettungsfachpersonal folgendes zu empfehlen:

- Bemühen Sie sich um einen fürsorglichen, wertschätzenden, aber bestimmten Umgang.
- Geben Sie klare Anweisungen in einfachen, kurzen Sätzen.
- Wiederholen Sie bei Bedarf wichtige Informationen.
- Seien Sie geduldig sein, geben Sie dem Patienten Zeit für eine Reaktion bzw. Antwort.
- Überhören Sie Anschuldigungen, vermeiden Sie sinnlose Diskussionen.
- Bei nachlassendem Sprachverständnis können Sie einen Kontakt eventuell durch Gesten, Blicke oder Berührungen erreichen.

20.4.4 Delir

Ein **Delir** (*lat.* delirare = aus der Spur geraten) ist ein neurologischer Notfall auf dem Boden eines akuten Organversagens (schwere, lebensbedrohliche **Funktionsstörung des Gehirns**). Es ist keine eigenständige Erkrankung, sondern ein Syndrom, welches auf bestimmte Ursachen hinweist, die sofort erkannt und behandelt werden müssen. Es gibt zwar eine Vielzahl von Synonymen für das Delir, z. B. Durchgangssyndrom, hirnorganisches Psychosyndrom (HOPS) und andere, Experten raten jedoch die Nutzung des Begriffs Delir an. So suggeriert der Begriff Durchgangssyndrom beispielsweise, dass es sich um eine vorübergehende Organdysfunktion handelt, die folgenlos ausheilt. Tatsächlich steigt die Letalität fast auf das sechsfache, die Behandlungsdauer im Krankenhaus ist bis zu zehn Tage länger und das Behandlungsergebnis ist schlechter. Etwa 25 % der betroffenen Patienten behalten kognitive Funktionsstörungen zurück.

Definition und Symptome

Die internationale Klassifikation psychischer Störungen der WHO definiert das Delir als *„ätiologisch unspezifisches hirnorganisches Syndrom, das charakterisiert ist durch gleichzeitig bestehende Störungen des Bewusstseins und der Aufmerksamkeit, der Wahrnehmung, des Denkens, des Gedächtnisses, der Psychomotorik (hyperaktiv/hypoaktiv/gemischt), der Emotionalität und des Schlaf-Wach-Rhythmus."*

Man unterscheidet anhand der Ausprägung psychomotorischer Störungen folgende **Delir-Formen:**

- **Hyperaktives Delir:** psychomotorische Unruhe und Erregungszustände, Agitiertheit, Halluzinationen, Aggressionen, Ängste und vegetative Befunde (z. B. erhöhter Blutdruck). Sie ist die seltenste Form und geht mit der besten Prognose einher.
- **Hypoaktives Delir:** Apathie, Somnolenz, fehlende Kontaktaufnahme, verlangsamte verbale und motorische Reaktion, Desorientierung. Sie ist die häufigste Form beim hochbetagten Patienten und zugleich die mit der schlechtesten Prognose.
- **Mischform:** Wechsel von hyperaktiven und hypoaktiven Phasen im Verlauf.

KRANKHEIT/SYPTOM

Alkohol- und Benzodiazepin-Entzugsdelir

Vom Delir ist abzugrenzen ist das Alkohol- und Benzodiazepin-Entzugsdelir, weil pathophysiologisch grundlegende Unterschiede bestehen. **Entzugsdelirien** gehen mit einem **Ungleichgewicht zwischen erregenden und hemmenden Transmittersystemen** (Dopamin, Noradrenalin, GABA) einher.

Trotz seiner Häufigkeit wird es oftmals nicht erkannt, sondern als Entwicklung einer Demenz oder Depression fehlgedeutet, gerade bei Älteren. Zwar kann dieser Notfall in jedem Alter auftreten, am häufigsten ist es jedoch ab dem 60. Lebensjahr zu verzeichnen. Dabei schließt eine vorbestehende Demenz ein Delir natürlich nicht aus. So wird angenommen, dass Patienten mit Demenz in bis zu rund 90 % der Fälle im Krankenhaus delirant sind – oder werden (viele entwickeln das Delir erst im Rahmen des stationären Aufenthalts). Umgekehrt tritt eine Demenz nach einem erlittenen Delir doppelt so häufig auf!

MERKE

Tritt häufig auf – bleibt häufig unerkannt

- Experten zufolge werden mehr als 60 % der Delirien im Krankenhaus nicht diagnostiziert.
- Bei Intensivpatienten tritt das Delir in 30–80 % der Fälle auf.
- In der Gesamtbevölkerung beträgt die Prävalenz 1–2 %, in der Altersgruppe über 85 Jahre sind es ca. 14 %.
- In Pflegeheimen beträgt die Häufigkeit ca. 40 %.

Schwellenkonzept

Das **Schwellenkonzept** basiert auf der individuellen Empfindlichkeit eines einzelnen Menschen (z. B. hohes Lebensalter, Demenz). Treten schädliche Faktoren in dessen Leben, die ein Delir auslösen können, entwickelt ein „empfindlicher" **(vulnerabler)** Patient möglicherweise schon ein Delir, wenn ein vermeintlich geringfügiger schädlicher Einfluss (etwa die einmalige Gabe eines kontraindizierten Medikaments) einwirkt. Ein weniger vulnerabler Mensch entwickelt hingegen erst ein Delir, wenn **mehrere** schädliche Einflüsse **zugleich** auf ihn einwirken oder ein schädlicher Einfluss, der besonders **gravierend** ist (z. B. eine Sepsis). Demzufolge entsteht ein Delir multifaktoriell durch

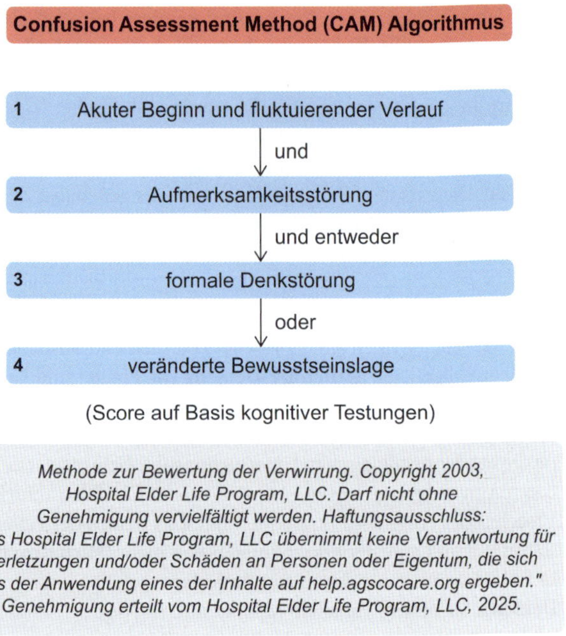

Abb. 20.7 Confusion Assessment Method (CAM, Kurzversion). Ein Delir liegt vor, wenn die Kriterien 1, 2 und 3 *oder* 1, 2 und 4 *oder* alle vier Kriterien erfüllt sind. [T1596]

unterschiedliche Risikofaktoren in Verbindung mit der individuellen Prädisposition des Patienten.

Confusion Assessment Method

Die **Confusion Assessment Method** (CAM) ist eine von verschiedenen existierenden Skalen, um ein Delir zu erkennen (→ Abb. 20.7). Es gibt unterschiedliche Versionen.

ACHTUNG!

Psychiatrische Symptome beim Erstkontakt sollen nicht dazu führen, dass wichtige körperliche Befunde übersehen werden. Gerade Patienten mit kognitiver Beeinträchtigung können auch körperlich schwer erkrankt sein (z. B. schwere Pneumonie ohne Husten). Das Delir beruht oftmals auf einer lebensbedrohlichen somatischen Erkrankung. Dies unterstreicht die große Bedeutung einer strukturierten Vorgehensweise nach ABCDE-Schema und SAMPLER-Anamnese.

Vorgehen im Rettungsdienst

Im Rettungsdienst ist es schwierig, die Symptome einzuordnen. Insbesondere eine vorbestehende Demenz erschwert eine Abgrenzung. → Tab. 20.4 kann dabei behilflich sein.

Symptom	Delir	Demenz
Beginn	Akut (Stunden/Tage)	Schleichend
Aufmerksamkeit	Gestört	Kaum gestört
Bewusstsein	Gestört	Nicht gestört
Psychomotorik	Hyper-/hypoaktiv	Nicht gestört
Vegetative Symptomatik	Vorhanden	Nicht vorhanden
Halluzinationen	Häufig (v. a. optisch)	Selten

Tab. 20.4 Differenzialdiagnose Delir und Demenz [G1057]

PRAXISTIPP

Egal, ob es im Rettungsdienst gelingt, der Ursache der psychiatrischen Symptome auf den Grund zu gehen oder nicht, die folgende **Vorgehensweise** ist in keinem Fall verkehrt:

- Vermeiden Sie Hektik und sorgen Sie für eine ruhige Atmosphäre.
- Kündigen Sie Handlungen am Patienten an, sprechen Sie den Patienten mit seinem Namen an und halten Sie Augenkontakt.
- Diskutieren Sie nicht mit dem Patienten und lassen Sie sich nicht auf Konfrontationen ein – bleiben Sie freundlich und geduldig.
- Geben Sie klare und eindeutige Informationen und wiederholen Sie diese in kurzen Abständen, wenn dies notwendig erscheint.
- Wenn möglich, sollte der Patient seine Brille und Hörgerät verwenden.

20.4.5 Besonderheiten der Arzneimitteltherapie

Alte Menschen haben einen überproportionalen Anteil an verordneten Arzneimitteln. Frauen nehmen mehr Medikamente ein als Männer. Dadurch, dass Ältere aufgrund ihrer Multimorbidität oft mehrere Medikamente gleichzeitig einnehmen **(Polypharmazie)** und zudem qualitativ anders auf die Mittel reagieren, häufen sich die Probleme mit unerwünschten Arzneimittelwirkungen (Arzneimittelnebenwirkungen) und Arzneimittelinteraktionen (-wechselwirkungen).

Etwa 10 % der Notfallbesuche älterer Patienten werden durch Medikamente verursacht (bei jüngeren Patienten weniger als 5 %). Fast die Hälfte davon betreffen drei Medikamentengruppen:

- **Antikoagulanzien**
- **Antidiabetika**
- Medikamente mit einem **schmalen therapeutischen Index** (z. B. Phenytoin, Digitalis etc.)

Außerdem sind häufig Diuretika und Antihypertensiva für eine notfallmäßige Einweisung verantwortlich.

Pharmakokinetik und -dynamik im Alter

- Die **Aufnahme** (Resorption) von Medikamenten aus dem Magen-Darm-Trakt ist bei gesunden alten Menschen nur für wenige Substanzen (z. B. Kalzium und Eisen) beeinträchtigt. Gegebenenfalls ist eine leichte Verzögerung vorhanden.
- Dagegen treten bei **Arzneimitteltransport und -verteilung** Änderungen auf. Viele Arzneimittel werden im Blut an Eiweiße (Plasmaproteine, insbesondere Albumin) gebunden und sind dadurch erst verzögert wirksam. Im Alter sind weniger Eiweiße vorhanden (ab 70 Jahren bis zu 20 % weniger), und bei der gleichzeitigen Gabe mehrerer Medikamente kann es durch die verstärkte Konkurrenz um diese Eiweiße (verminderte Eiweißbindung) zu Wirkungserhöhungen bestimmter, nun in freier Form vorhandener Arzneimittel kommen. Besonders typisch ist die Wirkungsverstärkung von oralen Antidiabetika mit Gefahr der Unterzuckerung (→ Abb. 20.8).
- Bei den meisten alten Menschen ist der Anteil des Körperfetts höher und der Anteil des **Gesamtkörperwassers** sowie der **Muskelmasse** niedriger als bei jüngeren Menschen. Somit ist auch der Verteilungsraum verändert, für hydrophile Arzneimittel ist er etwa verringert. Wasser- bzw. fettlösliche Medikamente können also im Alter anders verteilt sein als in jungen Jahren und somit stärker oder schwächer wirken (→ Abb. 20.9).
- Eine Wirkungsverstärkung ist auch Folge eines nachlassenden Arzneimittelabbaus (Metabolisierung) der Leber sowie einer geringeren Arzneimittelausscheidung über die Nieren. Es droht eine **Anreicherung** (Akkumulation) bis hin zur Medikamentenvergiftung.
- Manche Medikamente, z. B. Beruhigungsmittel, wirken aber nicht nur stärker, sondern bei einigen alten Menschen auch qualitativ anders. Es kann durchaus sein, dass die Gabe eines Schlafmittels (z. B. eines Benzodiazepins wie etwa Valium®) nicht zum Einschlafen, sondern zu Erregungszuständen führt. Das „Aufputschmittel" Koffein eignet sich bei vielen Älteren in geringer Dosis als Einschlafhilfe. Als Ursache dieser **paradoxen Wirkungen** werden vor allem Veränderungen im Rezeptorengefüge des Gehirns vermutet.

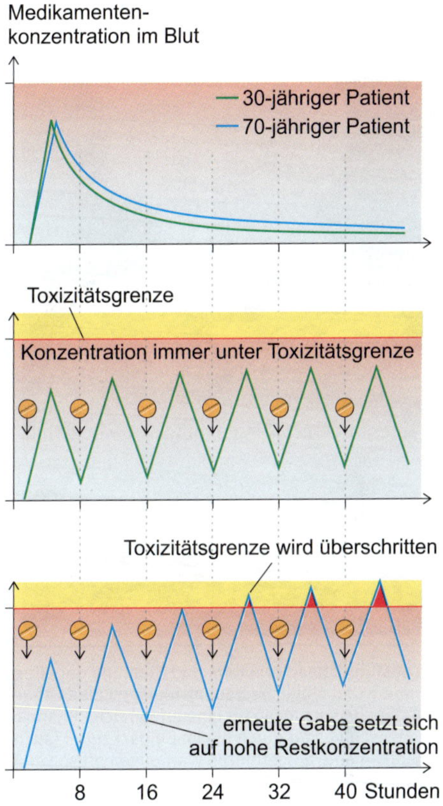

Abb. 20.8 Die verlängerte Ausscheidungszeit von Arzneimitteln bei älteren Menschen ist bei der Einzelgabe eines Medikaments weniger von Belang (oberes Bild). Gefährlich ist jedoch die Anreicherung des Arzneimittels, wenn die Einzeldosen rasch hintereinander gegeben werden – beim jüngeren Menschen reicht das z. B. achtstündige Intervall, um die Substanz weitgehend abzubauen (mittleres Bild), beim älteren jedoch nicht (unteres Bild). [L190]

Zusammenfassend ist zu sagen, dass die unkritische Behandlung von älteren Patienten mit Arzneimitteln sehr risikobehaftet ist. Aufgrund dessen wird die Verabreichung bestimmter Arzneimittel in dieser Altersgruppe als **potenziell inadäquate Medikation** (PIM) bezeichnet. Daher wurde eigens für den deutschen Arzneimittelmarkt von Experten eine Liste erstellt, die sog. **PRISCUS-Liste** (potenziell inadäquate Medikation für ältere Menschen). Diese kann unter https://www.priscus2-0.de abgerufen werden.

MERKE

Verminderte Ausscheidung

Die Pharmakokinetik (zeitliche Abfolge von Medikamentenaufnahme, Wirkungseintritt und -ausscheidung) verändert sich im Alter vor allem in Bezug auf die **Medikamentenausscheidung (Elimination).** Bei besonders riskanten Medikamenten wird deshalb die Blutkonzentration des Medikaments bei Gabe an geriatrische Patienten laborchemisch überwacht (Drug Monitoring). Behelfsmäßig werden oft die „normalen" Erwachsenendosen z. B. halbiert.

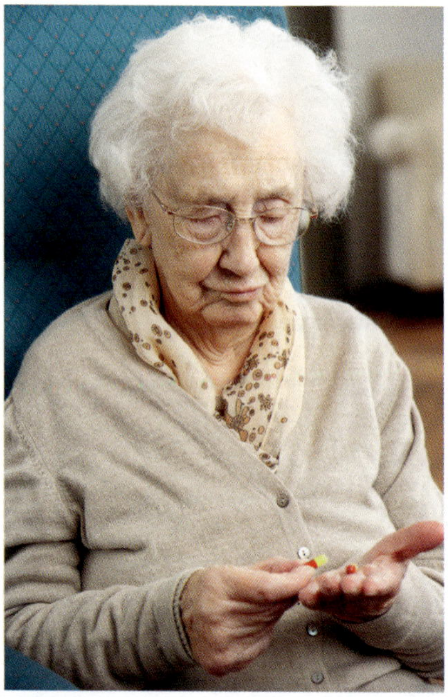

Abb. 20.9 Eine ausführliche Information und Beratung der älteren Patienten in Bezug auf Wirkung und mögliche Nebenwirkungen eines neuen Arzneipräparats sind Grundvoraussetzungen für eine erfolgreiche Pharmakotherapie. Besonders alte Menschen sind durch die im Beipackzettel (auch Waschzettel genannt) der Medikamente aufgeführten Warnungen oft so verunsichert, dass die Einnahmeregelmäßigkeit (Compliance) leidet. [J787]

IM FOKUS

Psychiatrische Erkrankungen im Alter

Verwirrtheit bezeichnet eine Störung mit Desorientierung, Denk- und Gedächtnisstörungen.

Eine **Demenz** beschreibt den organisch bedingten, fortschreitenden Verlust der kognitiven Fähigkeiten.

Ein **Delir** ist eine schwere **Funktionsstörung des Gehirns.** Es können verschiedene **Formen** unterschieden werden:

- Hyperaktives Delir
- Hypoaktives Delir
- Mischformen

Ältere Menschen nehmen aufgrund ihrer Multimorbidität oft mehrere Medikamente gleichzeitig ein **(Polypharmazie).**

Pharmakodynamik und **Pharmakokinetik** älterer Menschen sind verändert:

- **Resorption** verläuft meist **unverändert**
- **Wirkungsverstärkung** durch **verminderte Eiweißbindung**
- **Anreicherung** im Körper durch verzögerten Abbau in der Leber
- **Paradoxe Wirkungen** durch Veränderungen der Rezeptoren

20.5 Der Palliativpatient als Notfallpatient

20.5.1 Einleitung

Bei Einsätzen im Rettungsdienst ist immer wieder zu beobachten, dass die Einsatzkräfte sich im Umgang mit Sterbenden oder gerade Verstorbenen unwohl fühlen und „Fluchttendenzen" sichtbar werden. Wer hat nicht schon erlebt, dass der Notarzt beim Ausfüllen der Papiere mit den Angehörigen alleine bleibt und das komplette restliche Team rasch die Ausrüstung zusammenräumt und die Wohnung verlässt?

Rettungsdienstmitarbeiter sind keine Seelsorger – das müssen sie auch weder sein noch werden, denn dafür gibt es Profis, die man bei Bedarf anfordern kann. Wichtig ist jedoch das Problembewusstsein der Rettungsdienstmitarbeiter im Umgang mit sterbenden Patienten und ihren Angehörigen.

20.5.2 Umgang mit Tod und Trauer

Die Medizin des 20. Jahrhunderts entwickelte sich rasant und führte dazu, dass Gesundheit machbar schien und man den Tod zunehmend verbarg. Gerade in Krankenhäusern galt Sterben als eine Art „Panne", die möglichst vermieden werden sollte. Damit ging eine Vernachlässigung von Sterben, Tod und Trauer einher und die Angst vor dem Tod nahm zu.

Natürlich ist es normal, Angst vor dem Tod zu haben. Jedoch hatten die Menschen früherer Jahrhunderte und Jahrtausende z. B. hilfreiche Rituale und Bräuche, die ihnen Halt und Sicherheit vermittelten, weil alle wussten, „was zu tun war". Heutzutage ist uns das abhandengekommen und viele Menschen möchten das Thema meiden.

Manche sprechen sogar von einer „Verwilderung" des Todes, hierfür drei Kennzeichen:

- **Verheimlichen und Isolieren des Todes:** Das Sterben wird den Blicken der Öffentlichkeit entzogen. Anfang des 20. Jahrhunderts starben rund 80 % der Menschen daheim, heute sterben mehr als 80 % im Krankenhaus oder Pflegeheim. Doch auch dort wird der Tod häufig verheimlicht und die Sterbenden isoliert.
- **Belügen und Entmündigen der Sterbenden:** Häufig versucht man, den Sterbenden ihren nahenden Tod zu verheimlichen. Dies spricht ihnen die Reife ab, ihr eigenes Sterben zu erleben, nimmt Ihnen ein Stück weit ihre Würde und überfordert Angehörige.
- **Abschaffung der Trauer:** Haben Sterben und Sterbende keinen Raum mehr, gibt es auch keine Trauer. Anders als in früheren Zeiten ist die Trauer im Alltag unsichtbar geworden. Die Gesellschaft drängt die Hinterbliebenen zu einer raschen Rückkehr in eine „Normalität". Es leuchtet ein, dass man den Trauernden damit etwas absolut Unnormales abverlangt.

Gesprächsführung

Vielen Menschen hilft es in kritischen oder belastenden Lebenssituationen, wenn sie mit anderen verständnisvolle Gespräche führen können. Dabei kommt es gar nicht darauf an, dass die Rettungsdienstmitarbeiter gute Ratschläge geben können. Viel wichtiger ist es, Wertschätzung und Einfühlungsvermögen zu zeigen. **Zuhören und ausreden lassen** ist das Motto.

Carl Rogers entwickelte eine Methode, die als **Aktives Zuhören** bezeichnet wird. Dabei wendet man sich dem anderen Menschen konzentriert zu und zeigt durch die Körpersprache und Blickkontakt, dass man aufmerksam ist. Das Tempo des Gesprächs sollte vom Gesprächspartner bestimmt werden. Sprudelt jemand alles heraus, lässt man ihm Zeit. Ist jemand zurückgezogen, versucht man auch einen Moment des Schweigens auszuhalten.

PRAXISTIPP

Floskeln wie „Das kann ich nachempfinden" oder „Ich verstehe Sie" mögen gut gemeint sein, sollten aber vermieden werden. Jeder verarbeitet Erlebtes anders und interpretiert es für sich anders. Es kann für den Gesprächspartner verletzend sein und nimmt ihm seine Einmaligkeit, wenn derartige Floskeln verwendet werden. Stattdessen ist es hilfreich, **Fragen** zu stellen, mit denen

man ausdrückt, was an den **Gefühlen** des anderen verstanden wurde. Beispiele sind „Die Situation scheint Ihnen ganz und gar aussichtslos?" oder „Das macht sie richtig wütend?". Formulieren Sie die Wahrnehmung aber als Frage und **nicht als Aussage.** Somit bleibt dem Gesprächspartner der Raum für Zustimmung oder auch Korrektur.
Es ist normal, dass man in schwierigen Situationen gerne Ratschläge erteilt. Denken Sie aber an das Sprichwort: „Ratschläge sind auch Schläge". Im Idealfall trägt Ihre Gesprächsführung dazu bei, dass Ihr Gesprächspartner etwas klarer sieht und sich nicht unterlegen fühlt. Gerade wenn man in Versuchung gerät, Ratschläge zu erteilen, ist eine hilfreiche Strategie, den anderen um **weitere Informationen** zu bitten. Außerdem kann so ein ins Stocken geratenes Gespräch am Laufen gehalten werden. Formulieren Sie ganz allgemein: „Erzählen Sie mir doch mehr davon". Dies lädt den Gesprächspartner zum Weitersprechen ein und belässt die Gesprächsführung bei ihm.

Diese Tipps für eine Gesprächsführung bedeuten natürlich nicht, dass die Angehörigen nicht über weitere Abläufe informiert werden sollen. So kann z. B. auf Wunsch Kontakt zum Bestatter hergestellt werden. Viele Angehörige fragen auch, wie es nun weitergeht und Ähnliches.

MERKE

So viel Nähe wie möglich und so viel Distanz wie nötig

Die Haltung, sich auf den anderen einzulassen, ohne sich von ihm und seiner Situation vereinnahmen zu lassen, wird in der therapeutischen Arbeit als **Haltung der Empathie und Distanz** bezeichnet. Es geht um offene und warmherzige Begegnungen und das Annehmen und Ernstnehmen der Empfindungen des Gesprächspartners. Zugleich ist aber auch eine gewisse Distanz nötig, denn man darf mit den Betroffenen nicht soweit mitleiden, dass man selber daran zerbricht.

Dieser kurze Überblick ersetzt nicht die entsprechende Fachliteratur oder beispielsweise die Teilnahme an Schulungen in Kommunikation. Vielmehr ist er als Anregung zu verstehen, sich weitergehend mit der Thematik zu befassen.

20.5.3 Notrufe aufgrund palliativer Situation

In Europa werden 3–10 % aller Notrufe aufgrund einer palliativen Behandlungssituation abgegeben. Oftmals ist es zu Beginn nicht klar, dass es sich um einen solchen Einsatz handelt. Eine besondere Herausforderung besteht darin, dass oft individuelle Entscheidungen getroffen werden müssen, die – anders als üblich – nicht in allgemeingültig anwendbaren Behandlungsalgorithmen abgebildet werden können.

20.5.4 Definition

Palliativpatienten sind *„Patienten mit einer nicht heilbaren progredienten und weit fortgeschrittenen Erkrankung mit begrenzter Lebenserwartung, die an den Symptomen dieser Erkrankung leiden. Sie benötigen Linderung von körperlichen Symptomen, Respektieren ihrer Integrität und Würde, psychosoziale Unterstützung sowie Angebote der spirituellen Begleitung bis zum Tod. Auch die Familien von Palliativpatienten benötigen oft Hilfe (z. B. Pflegeanleitung und psychosoziale Unterstützung)."*

PRAXISTIPP

Hinweise auf eine palliative Behandlungssituation:

- Einsatzorte: Heim, Hospiz, Pflegebett in häuslicher Umgebung
- Untersuchungsbefunde: z. B. Kachexie, starker Haarausfall **(Alopezie),** Vorhandensein eines Portsystems oder einer Ernährungssonde, Zeichen für längere Immobilität oder Bettlägerigkeit, Heimsauerstoffversorgung, Blasen-Dauerkatheter
- Dauermedikation mit hoch dosierten Analgetika und Ko-Analgetika
- Angaben in der Eigen- und/oder Fremdanamnese oder bei Einsicht in Pflegedokumentation und Arztbriefe
- Vorliegen von Patientenverfügung und/oder -vollmachten
- Versorgung durch ein SAPV-Team (SAPV = spezialisierte ambulante Palliativversorgung)

MERKE

Viele denken beim Begriff des Palliativpatienten zunächst an Krebserkrankungen. Das trifft insofern zu, weil dies die häufigste Patientengruppe darstellt, die am Ende ihres Lebens eine umfassende Palliativversorgung **(End-of-Life-Care)** erhält. Dabei ist nicht nur an alte Patienten zu denken; so können beispielsweise Krebserkrankungen bei Kindern, Jugendlichen und jüngeren Erwachsenen zu einer Palliativsituation führen. Immer mehr Patienten leiden jedoch an **chronischen Erkrankungen,** die ihre Lebenszeit begrenzen, z. B. Nierenerkrankungen im Endstadium (End Stage Renal Disease, ESRD), Herzinsuffizienz, COPD, Demenz vom Alzheimer-Typ und Morbus Parkinson. Auch diese nichtonkologischen Patienten benötigen eine End-of-Life-Care im Sinne einer palliativen Behandlung. Gerade die Anzahl geriatrischer Patienten ist viel größer als die Zahl der Krebspatienten. Zunehmend wird auch der Rettungsdienst zu allen vorgenannten Patientengruppen gerufen.

20.5.5 Zielkonflikt Palliativbehandlung vs. Leben retten

Kloke beschreibt im Beitrag „Notfallpalliation statt Notarzt" ein Szenario, bei dem alles für ein Sterben zu Hause vorbereitet ist: „Die Wohnung wurde umgeräumt, um dem Pflegebett den schönsten Platz zu geben, Hilfsmittel in Hülle und Fülle besorgt, der Hausarzt hat seine Hilfe zugesagt, der Palliativpflegedienst, Mitarbeiter der ambulanten Hospizgruppe und ein Palliativarzt sind einbezogen. Und dann passiert das, was unbedingt verhindert werden sollte: Bei dem Erkrankten kommt es zu einer akuten medizinischen Krisensituation, die die Familie und den Patienten überfordert, der Notarzt wird gerufen. Bei seinem Eintreffen vor Ort sieht er einen vital bedrohten und nicht mehr kommunikations- oder entscheidungsfähigen Patienten und kommt seinem Auftrag – Leben zu erhalten – nach. Hier reicht das Spektrum von Reanimation und Intubation bis hin zur notfallmäßigen Klinikeinweisung. Beteuerungen der Familie, das habe der Vater nicht gewollt, werden durch keine Informationen vor Ort gestützt, es bleibt keine Zeit, den mutmaßlichen Willen des Betroffenen zu sichern. Es kommt zur Reanimation, gefolgt von der Notfalleinweisung in das nächstgelegene Krankenhaus. Dort stirbt der Patient wenige Stunden nach Aufnahme, nachdem er zuvor noch sämtliche Prozeduren einer Notfallaufnahme über sich hat ergehen lassen, da dort im Krankenhaus keine Informationen über seinen aktuellen Erkrankungszustand vorliegen.

Zurück bleibt bei allen Betroffenen und Beteiligten ein ungutes Gefühl, obwohl jeder nach bestem Wissen und Gewissen und entsprechend seinem Auftrag gehandelt hat."

Kloke geht auf den **Zielkonflikt** von notärztlichen Einsätzen beim Palliativpatienten ein: Die Palliativmedizin möchte die Lebensqualität in einer Situation des unabwendbaren Sterbens erhalten, die Notfallmedizin hingegen möchte vitale Bedrohungen rasch beheben. Hier bedarf es – je nach Situation – bei den Rettungskräften eines gedanklichen Umschaltens vom „Erhalten und Wiederherstellen vitaler Funktionen" hin zur „Linderung quälender Symptome bei schwierigsten Krankheitsbildern und komplexen, individuellen Vorbehandlungen." Andererseits gibt es auch Konstellationen, in denen rettungsdienstliches Handeln im klassischen Sinne gefordert sein kann, wie nachfolgend beschrieben wird.

20.5.6 Notfälle bei Palliativpatienten

Nach Makowski und Kollegen können bei Palliativpatienten verschiedene Kategorien unterschieden werden (→ Tab. 20.5). Das bedeutet, dass rettungsdienstliche Einsätze bei palliativen Patienten differenziert zu betrachten sind. Es gilt auszuloten, ob eine lebensverlängernde Maßnahme oder eine palliative Begleitung im Vordergrund steht.

20.5.7 Therapiezielfindung

Makowski und Mitarbeiter erstellten ein Flussdiagramm, das zur individuellen Entscheidungsfindung bei Palliativpatienten dienen kann (→ Abb. 20.10). Dieses bezieht sich auf die sechs Kategorien palliativer Notfallsituationen (→ Tab. 20.5). Es wird betont, dass es – anders als z. B. beim streng algorithmisierten Vorgehen zur Atemwegssicherung oder bei der Behandlung eines Herz-Kreislauf-Stillstands – sich hierbei aber nur um eine Empfehlung handelt, welche die Entscheidungsfindung erleichtern soll. Die Autoren empfehlen, dass Therapieentscheidungen in der palliativen Behandlungssituation jeweils individuell getroffen werden sollen. Trotzdem sollte entsprechend der palliativmedizinischen Einsatzkategorie ein strukturierter Entscheidungspfad verfolgt werden, um die Lebensqualität zu erhalten und möglicherweise unnö-

Kat.	Art des Notfalls	Beispiel und Anmerkungen zur Therapieoption (kursiv)
1	Von der palliativ behandelten Erkrankung unabhängige Notfallsituation	Ein Patient mit ossär metastasiertem Prostatakarzinom lebt mit der Familie in der eigenen Wohnung und entwickelt Symptome, die auf ein akutes Koronarsyndrom hindeuten: **Therapieoption besteht:** *Die ursächliche Behandlung mit dem Erhalt der bisherigen Lebensqualität erscheint möglich, sodass eine adäquate Behandlung initiiert und der Transport in eine Klinik veranlasst werden sollte.* Ein anämisch wirkender Patient mit derselben Grunderkrankung (s. o.) und einem akuten Koronarsyndrom wird zu Hause versorgt, ist aber bettlägerig. Im Katheterbeutel ist sehr blutiger Urin sichtbar, bei einer Lymphabflussstörung finden sich Beinödeme: **Therapieoption besteht nicht:** *Der Verbleib zu Hause ist möglich, wenn die notärztliche Symptomkontrolle gelingt und Patient sowie Umfeld einverstanden sind.*
2	Symptome als Nebenwirkung einer Therapie der palliativen Erkrankung	Bei Nebenwirkungen einer häufig hochspezifischen und komplexen Therapie besteht meistens die Möglichkeit der Optimierung der Lebensqualität einschließlich der Entscheidung über die Therapiebeendigung, die aber nicht dem Notarzt obliegt. Deshalb wird man in dieser Kategorie nach Einleitung der im Rettungsdienst möglichen Therapie immer großzügig für eine Klinikeinweisung entscheiden. *Ein Patient mit einer chemotherapieinduzierten Emesis kann durchaus einem ambulanten Therapieversuch durch den Notarzt unterzogen werden, wohingegen bei Verdacht auf eine Panzytopenie die Klinikeinweisung unumgänglich ist.*
3	Im Rahmen der palliativen Grunderkrankung neu aufgetretene Symptome	Ein Patient mit einem großen exulzerierenden, dokumentiert inoperablen Tumor der Leiste, aus dem es immer wieder sickernd blutet, beginnt massiv aus diesem Bereich zu bluten. Beim Eintreffen des Notarztes ist er schon somnolent, im Bett findet sich eine Blutlache: **Therapieoption besteht nicht:** *Der Tumor ist in ein großes Gefäß eingebrochen. Bei der vorbestehend schon inoperablen Behandlungssituation wird auch jetzt kein prognoseverbessernder Therapieansatz mehr bestehen, sodass der Patient unter ausreichender Symptomkontrolle zu Hause bleiben kann, sofern das Umfeld damit nicht überfordert ist. Eine Informationsweitergabe an den Hausarzt ist sehr sinnvoll.*
4	Verschlechterung bekannter Symptome der palliativ behandelten Grunderkrankung	Klassische Beispiele: Atemnot beim fortgeschrittenen Bronchialkarzinom, austherapierte COPD, erneuter Krampfanfall bei bekannter symptomatischer Epilepsie: **Therapieoption besteht:** *Bei suffizienter Symptomkontrolle im Rahmen des Rettungsdiensteinsatzes ist die Weiterversorgung zu Hause möglich.* **Therapieoption besteht nicht:** *Bei verlässlicher Versorgung durch Hausarzt und idealerweise die spezialisierte ambulante Palliativversorgung (SAPV) kann in der Akutsituation durch den erfahrenen Notarzt auch die terminale Sedierung begonnen werden. Hierfür ist aber die Absprache mit dem Hausarzt zur Sicherstellung der Weiterversorgung notwendig.*
5	Psychosoziale Krisen durch Verfassung des Patienten oder Überforderung des Umfelds	Der Rettungsdienst wird wegen Symptomen gerufen, die wenig konkret oder nicht objektivierbar sind. Oftmals handelt es sich um wiederholte Notrufe. Angst und Einsamkeit sind häufig die zentralen Probleme. *Hierbei handelt es sich um Einsätze, bei denen der Rettungsdienst nicht suffizient helfen kann, weil eine längerfristige Begleitung der häuslichen Situation notwendig ist. Gelingt es, diese aus dem Einsatz heraus zu initiieren, evtl. auch zusammen mit der SAPV, kann der Patient zu Hause verbleiben. Oftmals ist auch die leichte Sedierung zur Anxiolyse sinnvoll. Spätestens bei wiederholter Alarmierung sollte die Verlegung in ein geeignetes Krankenhaus erwogen werden, in dem der Patient bekannt ist und/oder das über eine Palliativstation verfügt.*
6	Neueinstufung eines Patienten als palliativ	Mitunter muss der Notarzt die Palliativsituation selbst definieren, wenn er z. B. zum kreislaufinsuffizienten, hochbetagten Altenheimbewohner alarmiert wird, der bereits seit langem multimorbide und konstant bettlägerig ist, unter Sprachverlust leidet und möglicherweise über eine PEG-Sonde ernährt wird, ohne dass Anordnungen oder Verfügungen für den Notfall vorliegen. Dasselbe ist auch für jüngere Patienten mit schweren Grunderkrankungen aus dem nichtonkologischen Bereich denkbar: schwere Suchtfolgen, kardiovaskuläre und pulmonale Erkrankungen oder schwere Hirnschädigungen. *In solchen Situationen ist es gerechtfertigt, sich nach der Zuordnung in eine der genannten Behandlungskategorien für eine palliative Vorgehensweise zur Symptomkontrolle zu entscheiden.*

Tab. 20.5 Kategorien palliativer Notfallsituationen (nach Makowski et al. 2013)

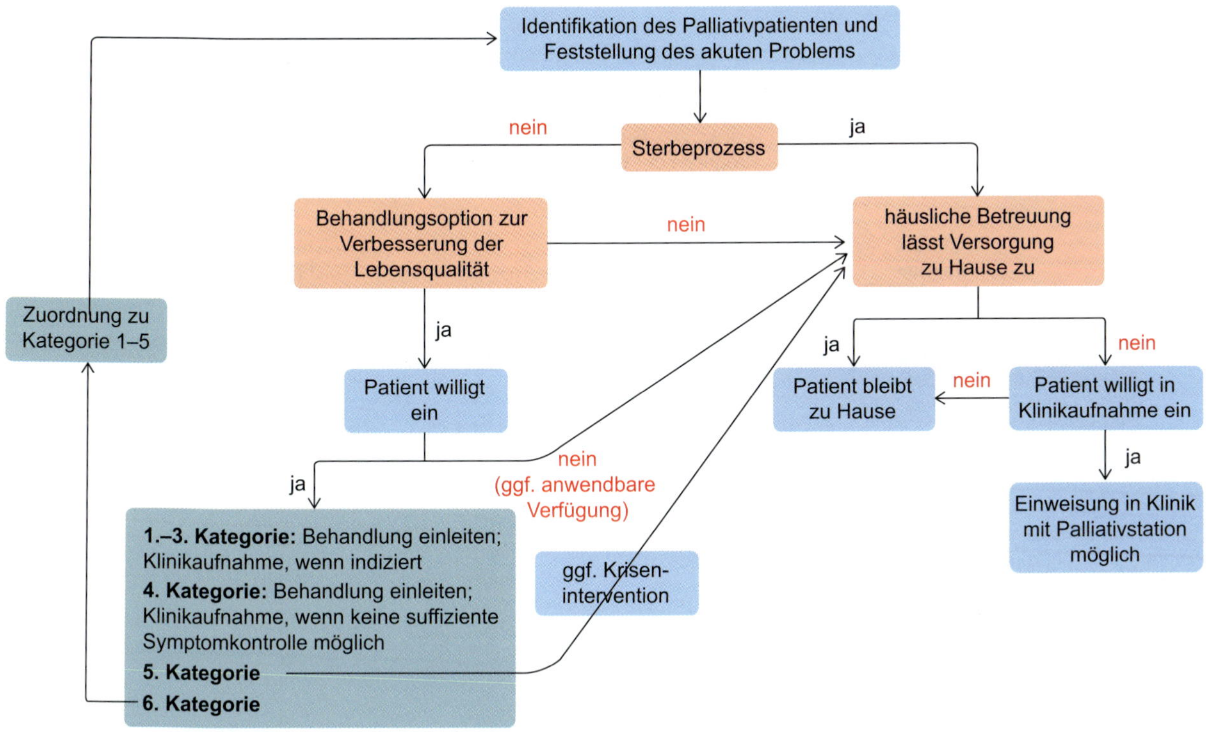

Abb. 20.10 Algorithmus zur individuellen Entscheidungsfindung bei Palliativpatienten (Kategorien palliativer Notfallsituationen → Tab. 20.5 [F780-003]

tige Klinikeinweisungen zu vermeiden. Hinsichtlich der Entscheidung für oder gegen eine Reanimation können die Autoren keine generelle Empfehlung aussprechen. Den Autoren zufolge sollte sich jeder Notarzt vor seiner Tätigkeit mit den lokalen Behandlungsmöglichkeiten (spezialisierte ambulante Palliativversorgung = SAPV, Palliativstation, Hospiz) vertraut machen.

Eine andere als die oben dargestellte Hilfestellung zur Therapiezielfindung bei Palliativpatienten bietet das Flussdiagramm von Trzeczak (→ Abb. 20.11). Trzeczak stellt ein Modell vor, wie anhand von nur 2 Fragen allein aus der medizinischen Indikation heraus eine Hilfe zur Entscheidungsfindung über lebensverlängernde Maßnahmen oder palliative Begleitung gewonnen werden kann. Die Frage 1 zielt auf die **Prognose der Grunderkrankung** ab, Frage 2 auf einen **Zusammenhang der Akutsituation mit der Grunderkrankung.**

- **Frage 1: Wie ist die Prognose der Grunderkrankung?** Sie dient der Klärung, ob eine stabile chronische Erkrankung oder eine Erkrankung mit infauster Prognose vorliegt. Dabei muss nicht zwingend eine maligne Erkrankung vorliegen. So kann z. B. auch eine Herzinsuffizienz oder ein Lungenemphysem im Finalstadium eine infauste Prognose haben. Besteht eine stabile chronische Erkrankung mit erhaltenen Therapieoptionen, so sollte unbedingt versucht werden, die Akutsituation für den Patienten zu bessern und die akut aufgetretene zusätzliche Erkrankung oder Komplikation, sofern möglich, kurativ zu behandeln.
  Besteht ein (malignes) Grundleiden mit infauster Prognose, so sollte Frage 2 gestellt werden, damit das weitere Vorgehen sinnvoll geplant werden kann.
- **Frage 2: Steht die akute Situation in ursächlichem Zusammenhang mit der Grunderkrankung?** Hieraus ergeben sich folgende empfohlenen Vorgehensweisen:
  - **Die Antwort lautet „Ja“:** Es handelt es sich bei dem akuten Problem um eine vorhersehbare **Komplikation einer infausten Grunderkrankung,** d. h. um einen potenziellen Endpunkt einer infausten Erkrankung. In dem Fall sollte auch bezüglich der akuten Situation palliativ vorgegangen werden.
  - **Die Antwort lautet „Nein“:** Es handelt es sich um eine chronische Erkrankung mit potenziell infauster Prognose, bei der die akute Situation kausal **unabhängig** von dieser ist. Das heißt, der Patient ist nicht aufgrund der Grunderkrankung, sondern aufgrund der akuten Situation in einem akut schlechten Zustand. In dieser Situation sollte das akute Problem zunächst behandelt werden. In Bezug auf die Grunderkrankung kann in der Folge immer noch ein palliatives Vorgehen vereinbart werden.

Trzeczak merkt allerdings an, dass es sich nur um eine Entscheidungshilfe, keineswegs aber um ein leitlinienähnliches Kriterium handelt. Der Patientenwille soll immer mit betrachtet werden. Diese Entscheidungshilfe soll also das eingehende Gespräch des Notarztes mit dem Patienten und/oder seinen Angehörigen, soweit möglich und realisierbar, nicht ersetzen. Da dieses Thema ethisch herausfordernd und vielschichtig ist, sei auf die weiterführende Literatur verwiesen.

Umgang mit Angehörigen

Die Rettungskräfte und der Notarzt erleben oft, dass die Angehörigen sich ohnmächtig fühlen, sie erleben sich als tatenlos und daher mitschuldig am Patientenzustand. Diese subjektiv erlebte Überforderung und Hilflosigkeit kann sich darin ausdrücken, dass darauf gedrängt wird, den Patienten ins Krankenhaus mitzunehmen. Zum Teil kann dem dadurch begegnet werden, dass die Rettungskräfte die Angehörigen mit leichten Aufgaben betrauen. In einigen Fällen können bei Patienten, die

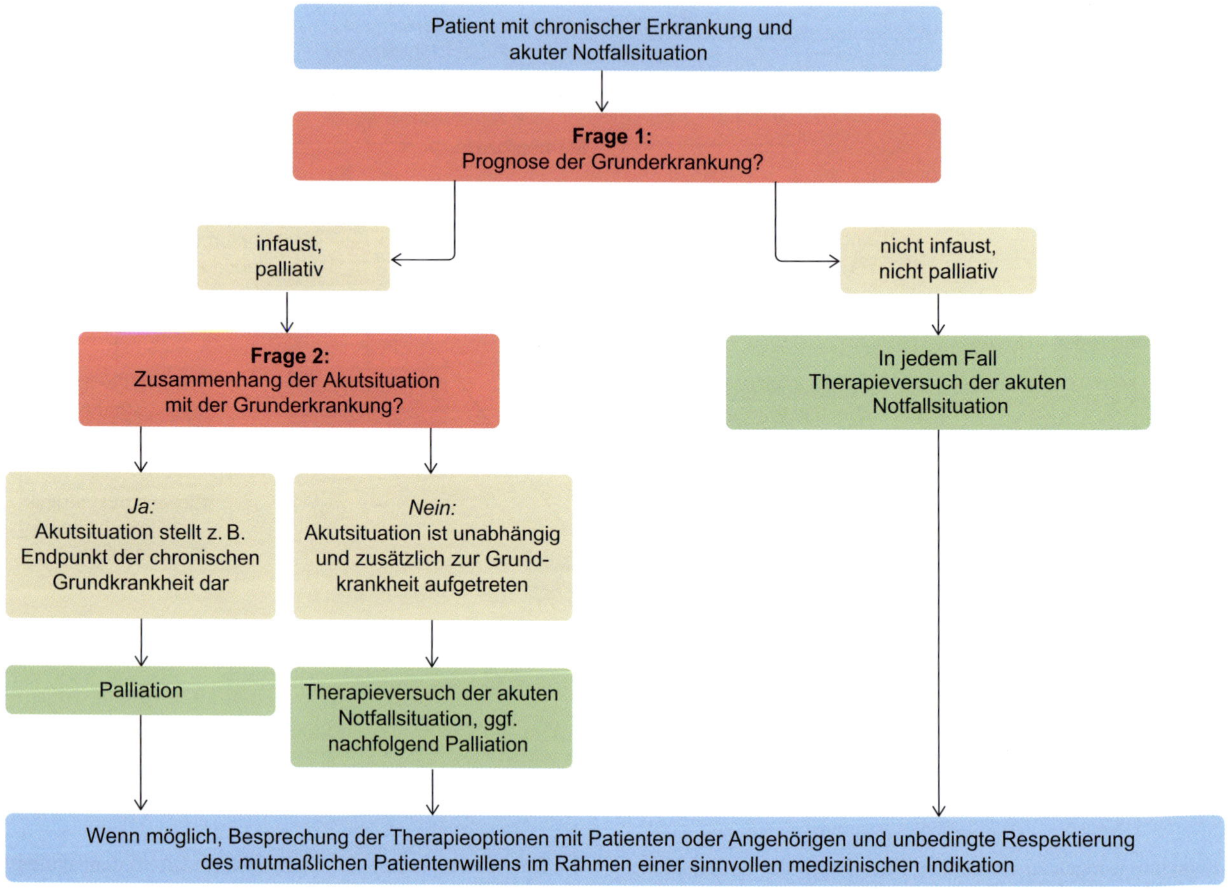

Abb. 20.11 Flussdiagramm zur Therapiezielfindung anhand der Prognose der Grunderkrankung und des Zusammenhangs der Akutsituation mit der Grunderkrankung [F740-004]

daheim gelassen werden, seitens der Angehörigen einige einfach durchführbare komplementärmedizinische Anwendungen erfolgen, etwa die Zubereitung von Ingwertee bei Übelkeit. Nach Makowski und Kollegen finden sich seriöse Tipps auf der Website www.komplementaermethoden.de. Eine weitere Möglichkeit besteht in der Beteiligung der Angehörigen an der Behandlungspflege. Einige Tipps zur Gesprächsführung finden sich in → Kap. 20.5.2.

IM FOKUS

Der Palliativpatient als Notfallpatient

Palliativpatienten sind Patienten mit einer **nicht heilbaren progredienten** und **weit fortgeschrittenen Erkrankung** mit **begrenzter Lebenserwartung,** die an den **Symptomen** dieser Erkrankung **leiden.**

Mögliche Ursachen für **Notfälle bei Palliativpatienten** sind:

- Von der palliativ behandelten Erkrankung **unabhängige Notfallsituationen**
- **Symptome als Nebenwirkung** einer Therapie der palliativen Erkrankung
- Im Rahmen der palliativen Grunderkrankung **neu aufgetretene Symptome**
- **Verschlechterung bekannter Symptome** der palliativ behandelten Grunderkrankung
- **Psychosoziale Krisen** durch Verfassung des Patienten oder Überforderung des Umfelds
- Die **Neueinstufung** eines Patienten als „palliativ"

Wichtige Fragen zur **Formulierung eines Therapieziels** sind:

- Wie ist die Prognose der Grunderkrankung?
- Steht die akute Situation in ursächlichem Zusammenhang mit der Grunderkrankung?

WIEDERHOLUNGSFRAGEN

1. Wie lässt sich der Begriff Multimorbidität definieren? (→ Kap. 20.1.1)
2. Was versteht man unter Defektheilung? (→ Kap. 20.1.1)
3. Nennen Sie 4 der häufigsten Notfälle im Altenheim (→ Kap. 20.1.2)
4. Welche vier wesentlichen Kriterien charakterisieren die Alterung? (→ Kap. 20.1.3)
5. Was ist der Unterschied zwischen biografischem und biologischem Alter? (→ Kap. 20.1.7)
6. Was ist in der Altersmedizin mit sozialem Altern gemeint? (→ Kap. 20.1.8)
7. Beschreiben Sie den CRB-65 Score. (→ Kap. 20.2.2)
8. Wie viel Prozent der über 65-Jährigen stürzen ein- oder mehrmals im Jahr? (→ Kap. 20.2.3)
9. Welches sind die Hauptformen der Demenz? (→ Kap. 20.4.3)
10. Was ist ein Delir und inwiefern ist es vom Alkohol- und Benzodiazepin-Entzugsdelir abzugrenzen? (→ Kap. 20.4.4)
11. Beschreiben Sie, wodurch sich die Gesprächsführung des aktiven Zuhörens auszeichnet. (→ Kap. 20.5.2)
12. Wie lässt sich der Begriff Palliativpatient definieren? (→ Kap. 20.5.4)
13. Wie lautet ein Beispiel für eine Neueinstufung eines Patienten als palliativ? (→ Kap. 20.5.6)
14. Inwieweit sind rettungsdienstliche Einsätze bei palliativen Patienten differenziert zu betrachten (Therapiezielfindung)? (→ Kap. 20.5.7)

ANHANG

GLOSSAR

Adenom gutartiger Tumor, vom Drüsengewebe ausgehend
adrenerg Adrenalin- und Noradrenalinwirkung betreffend/Reaktion auf Adrenalin und Noradrenalin (→ Kap. 8.4.3)
Ätiologie Ursache, die einer Erkrankung zugrunde liegt
afferent zuführend
Alkalose Anstieg des Blut-pH-Werts über den Normalbereich (→ Kap. 16.9)
Aminosäure Grundmolekül der Eiweiße
Anämie Blutarmut (→ Kap. 11.2.8)
anabol aufbauend (Stoffwechsel, → Kap. 15.1)
Anamnese Kranken(vor)geschichte (→ Kap. 1.9.3)
Anatomie Lehre vom Bau der Körperteile
antagonistisch entgegengesetzt wirkend
anterior nach vorne
Antigen Substanz, welche die Bildung von Antikörpern hervorruft (→ Kap. 5.6.1)
Antikoagulans gerinnungshemmende Substanz (→ Kap. 11.6.6)
Antikörper vom Abwehrsystem produzierter Abwehrstoff (→ Kap. 5.3.1)
Apathie Teilnahmslosigkeit, Abwesenheit
Arteriosklerose „Gefäßverkalkung" (→ Kap. 13.1.3)
Arthroskopie Gelenkspiegelung
aszendierend aufsteigend
Aszites Ansammlung freier Flüssigkeit in der Bauchhöhle
Atopie anlagebedingte Anfälligkeit für Allergien (→ Kap. 5.6.1)
Atrophie Schwund oder Rückbildung eines Gewebes oder Organs
Azidose Abfall des Blut-pH-Werts unter den Normalbereich (→ Kap. 16.9)
benigne gutartig
Biopsie Entnahme von Gewebe beim Lebenden
Bronchoskopie Spiegelung des Bronchialbaums der Lunge (→ Kap. 14.5)
cholinerg Reaktion auf Acetylcholin/Acetylcholin betreffend (→ Kap. 8.4.3)
Demyelinisierung Zerstörung der Markscheiden von Nerven (→ Kap. 8.2.3 und Kap. 8.2.6)
desoxygeniert ohne Sauerstoffbeladung
Diagnose Erkennung und Benennung einer Krankheit (→ Kap. 1.9.3)
Dilatation Erweiterung, Dehnung (z. B. der Pupille oder eines Blutgefäßes, → Kap. 12.7.2)
Dilutionsazidose Abfall des Blut-pH-Werts unter den Normalbereich durch Zufuhr größerer Mengen an Bikarbonat-armen Infusionslösungen (→ Kap. 3.5.6)
Disposition Veranlagung (zu einer Krankheit)
distal von der Rumpfmitte entfernt liegend
disseminierte intravasale Koagulopathie lebensbedrohlicher Zustand mit übermäßigem Verbrauch von Gerinnungsfaktoren und Gerinnselbildung im Gefäßsystem durch überschießende Bildung von Fibrin und Thrombin (→ Kap. 11.6.7)
dorsal rückenwärts
Dura mater harte Hirnhaut
dys... Wortteil für krankhafte Störung eines Zustands oder einer Funktion
efferent wegführend
Elektrolyt (im Körperwasser gelöstes) Körpermineral, z. B. Natrium oder Kalium (→ Kap. 15.5.2, → Tab. 2.1)
Embolie Blutgerinnsel, das sich gelöst hat und ein Gefäß verschließt (→ Kap. 11.6.5)
Embryo Ungeborenes in den ersten 3 Monaten (→ Kap. 18.2)
endogen im Körper selbst entstehend
Endorphin vom Körper gebildeter morphinähnlicher, schmerzhemmender Stoff (→ Kap. 8.5)
Endoskopie Spiegelung von Hohlräumen und Organen des Körpers
Endothel Zellschicht, welche die Blutgefäße von innen auskleidet
Epidermis Oberhaut (→ Kap. 7.1.2)
Erythrozyt rotes Blutkörperchen (→ Kap. 11.2)
Exazerbation Verschlechterung eines Symptoms/einer Erkrankung
Exspiration Ausatmung (→ Kap. 14.9.3)
exogen außerhalb des Körpers entstehend, von außen kommend
extra... außerhalb von
exzitatorisch erregend (→ Kap. 8.4.3)
Fetus Ungeborenes, 4. Monat bis Geburt (→ Kap. 18.3)
fibular zum Wadenbein (Fibula) hin
Ganglien Verdickung eines Nervenstrangs im peripheren Nervensystem durch Ansammlung von Nervenzellkörpern (→ Kap. 8.7.8)
gastrointestinal den Verdauungstrakt betreffend
Gastroskopie Magenspiegelung
Granulozyten zu den weißen Blutkörperchen gehörende Abwehrzellen (→ Kap. 11.4.1)
Hämolyse Auflösung/Zerfall von roten Blutkörperchen (→ Kap. 13.2.1)
hepatisch die Leber betreffend
Hormon „Botenstoff", von Hormondrüsen freigesetzt
hyper... das normale Maß übersteigend
Hyperfibrinolyse verstärkte fibrinolytische Aktivität
Hyperkaliämie zu viel Kalium-Ionen im Blut = erhöhtes Serumkalium (→ Kap. 16.8.2)
hypo... das normale Maß unterschreitend
Hypoxämie Sauerstoffmangel
Hypokaliämie zu wenig Kalium-Ionen im Blut = erniedrigtes Serumkalium (→ Kap. 16.8.2)
Immunität angeborene oder erworbene Abwehrkraft gegen Krankheitserreger (→ Kap. 5.5.1)
indolent schmerzlos
Inhibitor Hemmstoff, Blocker
Interstitium Raum außerhalb der Zellen und Gefäße (→ Kap. 3.4)
Inspiration Einatmung (→ Kap. 14.9.2)
Insuffizienz unzureichende Funktionstüchtigkeit (z. B. Herzinsuffizienz, → Kap. 12.6.4)
intravasal im Gefäßsystem
intrazellulär innerhalb der Zellen
invasiv eindringend (ins Gefäß, Gewebe)
Ion Atom, dessen Hülle durch Elektronen gebildet wird und das entweder negativ (Anion) oder positiv (Kation) geladen ist
ischämisch nicht durchblutet, unter Sauerstoffmangel leidend
inferior nach unten (bei aufrechtem Körper)
Inzidenz Anzahl der Neuerkrankungsfälle an einer bestimmten Krankheit in einem bestimmten Zeitraum
irreversibel nicht umkehrbar oder rückgängig zu machen
kardiovaskulär das Herz-Kreislauf-System betreffend
Karzinom bösartiger Tumor, vom Epithel ausgehend
katabol abbauend (Stoffwechsel, → Kap. 15.1)
kaudal steißwärts, nach unten (bei aufrechtem Körper)
Keratinozyten kernhaltige Hornzellen (→ Kap. 7.1.2)
Koagulopathie erworbene oder angeborene Blutgerinnungsstörung, die durch Mangel oder Funktionsstörung von Gerinnungsfaktoren entsteht (→ Kap. 11.6.7)
kolloidale Lösung Lösungen, die große, sog. Makromoleküle enthalten; diese verbleiben zumeist im Gefäßsystem und können so den onkotischen Druck erhöhen (→ Kap. 3.5.6)
Koloskopie Dickdarmspiegelung
Kolposkopie Spiegelung von Scheide und Gebärmuttermund
Koma tiefe Bewusstlosigkeit (→ Kap. 8.9.4)
Konstriktion Einengung, Zusammenziehung (z. B. der Pupille oder eines Gefäßes; → Kap. 13.1.3)

kontraktil zur aktiven Verkürzung befähigt
Korium Lederhaut (→ Kap. 7.1.2)
kranial kopfwärts (zum Schädel hin)
Kraniektomie Entfernung des Schädeldachs zur Druckentlastung des Gehirns
kristalloide Lösung Elektrolytlösungen, die keine Makromoleküle enthalten (→ Kap. 3.5.6)
kurativ heilend
lateral von der Mitte weg, seitwärts
Leukämie unkontrollierte Vermehrung von weißen Blutkörperchen (→ Kap. 11.4.5)
Leukozyten weiße Blutkörperchen (→ Kap. 11.4)
Lipide Fette und fettähnliche Moleküle (→ Kap. 2.4)
Lymphom gutartige oder bösartige Schwellung von Lymphknoten (→ Kap. 11.5.1)
Lymphozyten zu den weißen Blutkörperchen gehörende Abwehrzellen (→ Kap. 11.4.3)
Makromoleküle größere Teilchen, welche die Zellmembran normalerweise nicht überwinden können (→ Kap. 3.5.6)
Mammakarzinom Brustkrebs
maligne bösartig
medial zur Mitte, auf die Medianebene zu
median innerhalb der Medianebene
Metastase Tochtergeschwulst
motorisch die Bewegung betreffend
Myalgie Muskelschmerz (→ Kap. 8.16)
Nekrose Zell- oder Gewebstod im lebenden Organismus
nerval durch das Nervensystem vermittelt
Neuron Nervenzelle (→ Kap. 8.2.1)
nosokomial Erkrankungen, insb. Infektionen, die im Zusammenhang mit einem Aufenthalt in einer medizinischen Einrichtung entstehen und bei Aufnahme weder vorhanden noch in der Inkubationsphase waren (mind. 48 h nach Aufnahme, innerhalb 30 Tagen nach Operation oder innerhalb 90 Tagen nach Implantation von Fremdmaterial, → Kap. 5.7.3)
Nystagmus unwillkürliches, rhythmisches Augenzittern
Obliteration Verwachsung/Verschluss eines Blutgefäßes, eines Hohlorgans oder einer Körperhöhle
Ödem Ansammlung wässriger Flüssigkeit in Geweben oder Zellen (→ Kap. 13.1.6)
oral den Mund betreffend, durch den Mund
Osmolarität Stoffmenge der osmotisch wirksamen Teilchen in einer Lösung (→ Kap. 3.5.5)
palmar zur Hohlhand hin
Parasympathikus Teil des vegetativen Nervensystems (→ Kap. 8.14.1)
parenteral (Nahrungs- oder Arzneimittelzufuhr) unter Umgehung des Verdauungstrakts (→ Kap. 15.7)
Parese unvollständige Lähmung
palliative Therapie nicht auf Heilung, sondern auf Symptomkontrolle fokussierte Behandlung; Therapieziel: bei unheilbarer Erkrankung Lebensqualität erhalten/verbessern
Pathologie Lehre von den erkrankten Geweben und den Krankheiten
Perfusor im üblichen Sprachgebrauch Spritzenpumpe, wobei dies der Name eines speziellen Models der Firma Braun ist
peri... um ... herum
peripher auf den Rand des Körpers zu, von der Mitte weg
Physiologie Lehre von den normalen Körpervorgängen, Grundlagenfach der Medizin
plantar zur Fußsohle hin
Plasmozytom entartete Plasmazelle, die unkontrolliert Antikörper produzieren kann (→ Kap. 11.5.4)
Polyneuropathie generalisierte Erkrankung der peripheren Nerven (→ Kap. 8.2.6)
Polyradikulitis Entzündung mehrerer Nervenwurzeln, infektiös oder autoimmun bedingt (→ Kap. 8.16)
post... nach
posterior nach hinten
prä... vor
Prävalenz Erkrankungshäufigkeit zum Untersuchungszeitpunkt = Anzahl der Erkrankten in einer bestimmten Population an einer bestimmten Krankheit
Prävention Vorbeugung
Prognose zu erwartender Krankheitsverlauf (→ Kap. 1.9.3)
progressiv fortschreitend
proximal auf den Rumpfansatz der Gliedmaßen zu
Psyche Seele des Menschen
pulmonal die Lunge betreffend
radial zur Speiche (Radius) hin
Reanimation Wiederbelebung (→ Kap. 20)
Rehydratation Ausgleich von Flüssigkeitsverlusten, z. B. durch Gabe von Infusionen (→ Kap. 3.5.6)
respiratorisch die Atmung betreffend
reversibel heilbar, umkehrbar
Rezeptor „Empfänger" für bestimmte Reize oder Stoffe (→ Kap. 9.1.1)
Sekretion Absonderung (z. B. von Speichel)
sensibel, sensorisch die Sinne betreffend, empfindungsfähig
spastisch verkrampft, mit hohem (Ruhe-)Tonus (→ Kap. 6.3.7)
Shunt Kurzschluss zwischen Gefäßen, was zu einem venös-arteriell gemischten Blut führt
spinal das Rückenmark betreffend
Subkutis Unterhaut (→ Kap. 7.1.2)
Substitution Ersatz
superior nach oben (bei aufrechtem Körper)
Sympathikus Teil des vegetativen Nervensystems (→ Kap. 8.14.1)
Symptom Krankheitszeichen (z. B. Schmerz, → Kap. 1.9.3)
Syndrom Symptomkomplex, Gruppe von Krankheitszeichen
synergistisch zusammenwirkend
Therapie (Heil-)Behandlung (→ Kap. 1.9.3)
Thrombolyse Auflösung eines Blutgerinnsels (→ Kap. 11.6.6)
Thrombose ein Blutgerinnsel, das ein Gefäß verstopft (→ Kap. 11.6.5)
Thrombozyten Blutplättchen (Funktion bei der Blutstillung, → Kap. 11.6.1)
Tinnitus Ohrgeräusch (→ Kap. 9.6.4)
Tonus Spannungszustand (eines Muskels)
Ulkus Geschwür, Gewebsdefekt (→ Kap. 15.12.7)
ulnar zur Elle (Ulna) hin
Ultima Ratio letzte therapeutische oder diagnostische Möglichkeit
Vasopathie Gefäßerkrankungen (→ Kap. 11.6.7)
vegetativ das autonome (vegetative) Nervensystem betreffend (→ Kap. 8.14.1)
ventral bauchwärts
Vigilanz Aufmerksamkeit, Wachheit
volar zur Hohlhand hin
zentral auf das Innere des Körpers zu, zur Mitte hin
zerebral das Gehirn betreffend
Zystoskopie Harnblasenspiegelung

ABKÜRZUNGEN

α	Alpha
β	Beta
µg	Mikrogramm
°C	Grad Celsius
A., Aa.	Arterie, Arterien (Arteria/Arteriae)
ABE	Actual Base Excess (aktuelle Basenabweichung)
ABG	androgenbindendes Globulin
ACD	Anemia of Chronic Disease (Anämie bei chronischer Erkrankung)
ACE	Angiotensin-Converting-Enzym
ACh	Acetylcholin
ACLS	Advanced Cardiac Life Support
ACS	akutes Koronarsyndrom
ACS-CoT	American College of Surgeons Committee on Trauma
ACT	Activated Clotting Time
ACTH	adrenokortikotropes Hormon
ACVB	aortokoronarer Venen-Bypass
ADA	American Diabetes Association
ADCC	Antibody-Dependent Cellular Cytotoxicity (antikörperabhängige zellvermittelte Zytotoxizität)
ADH	antidiuretisches Hormon
ADP	Adenosindiphosphat
AED	automatisierter externer Defibrillator
AF	Atemfrequenz
AHA	American Heart Association
AICD	automatischer implantierbarer Cardioverter/Defibrillator
AIDS	Acquired Immune Deficiency Syndrome (erworbenes Immunschwächesyndrom)
AIS	Abbreviated Injury Scale (vereinfachte Verletzungsskala)
AK	Antikörper
AKI	Acute Kidney Injury (akute Nierenschädigung)
AKIN	Acute Kidney Injury Network
ALL	akute lymphatische Leukämie
ALS	Advanced Life Support (erweiterte lebensrettende Maßnahmen)
ALS	amyotrophe Lateralsklerose
ALT	Alaninaminotransferase
AML	akute myeloische Leukämie
AMLS®	Advanced Medical Life Support (zertifiziertes Kurssystem für internistische/neurologische Notfälle)
AMV	Atemminutenvolumen
ANF	atrialer natriuretischer Faktor
ANP	atriales natriuretisches Peptid
AO	Arbeitsgemeinschaft für Osteosynthesefragen
APC	Antigen-Presenting Cell (antigenpräsentierende Zelle)
APGAR	Atmung, Puls, Grundtonus, Aussehen, Reflexe
ARAS	aufsteigendes retikuläres Aktivierungssystem
ArbMedVV	arbeitsmedizinischen Vorsorge-Verordnung
ARDS	Acute Respiratory Distress Syndrome (akutes respiratorisches Distress-Syndrom)
ARI	akute respiratorische Insuffizienz
ART	antiretrovirale Therapie
ASB	Arbeiter-Samariter-Bund
ASB	Assisted Spontaneous Breathing (assistierte [druckunterstützte] Spontanatmung)
ASIA	American Spinal Injury Association (Amerikanische Vereinigung für Wirbelsäulenverletzungen)
ASR	Achillessehnenreflex
ASS	Acetylsalicylsäure
AT III	Antithrombin III
ATCN®	Advanced Trauma Care for Nurses (zertifiziertes Kurssystem für die Schockraumversorgungsphase für Pflegepersonal)
ATLS®	Advanced Trauma Life Support (zertifiziertes Kurssystem für die Schockraumversorgungsphase für Ärzte)
ATP	Adenosintriphosphat
AV	Atrioventrikularknoten (AV-Knoten)
AVNRT	atrioventrikuläre nodale Reentry-Tachykardie
AWMF	Arbeitsgemeinschaft der Wissenschaftlichen Medizinischen Fachgesellschaften
AZV	Atemzugvolumen
BAA	Bauchaortenaneurysma
BAK	Blutalkoholkonzentration
BÄK	Bundesärztekammer
BBK	Bundesamt für Bevölkerungsschutz und Katastrophenhilfe
BCG	Bacille Calmette-Guérin
BE	Base Excess (Basenabweichung)
BE	Broteinheit
BEL	Beckenendlage
BGA	Blutgasanalyse
BGW	Berufsgenossenschaft für Gesundheitsdienst und Wohlfahrtspflege
BHS	Blut-Hirn-Schranke
BiPAP	Biphasic Positive Airway Pressure (druckkontrollierte Spontanatmung/Beatmung auf zwei in Höhe und Dauer variablen Druckniveaus)
BiVAD	biventrikuläres Assist-Device
BKS	Blutkörperchensenkungsgeschwindigkeit
BLS	Basic Life Support (einfache lebensrettende Maßnahmen)
BMI	Body-Mass-Index
BNP	Brain Natriuretic Peptide (B-natriuretisches Peptid)
BOS	Behörden und Organisationen mit Sicherheitsaufgaben
BSE	bovine spongiforme Enzephalopathie
BSG	Blut(körperchen)senkungsgeschwindigkeit
BSR	Bizepssehnenreflex
BtM	Betäubungsmittel
BtMG	Betäubungsmittelgesetz
BtMVV	Betäubungsmittel-Verschreibungsverordnung
BURP	Backward, Upward and Rightward Pressure
BV	Brandverletzung
BWK	Brustwirbelkörper
BWS	Brustwirbelsäule
BZ	Blutzucker
C	zervikal (z. B. C5 = fünfter Halswirbel)
Ca	Kalzium
CAM	Confusion Assessment Method (Methode zur Diagnostik eines Delirs)
caMRSA	Community-Acquired MRSA (von Mensch zu Mensch außerhalb von Krankenhäusern übertragener MRSA)
CAPD	Continuous Ambulatory Peritoneal Dialysis (kontinuierliche ambulante Bauchfelldialyse)
CBRN	biologisch, chemisch, radiologisch oder nuklear
CCM	kardiale Kontraktilitätsmodulation
CCS	Chronic Coronary Syndromes
CCT	kraniale Computertomografie
CDC	Centers for Disease Control and Prevention
CDI	*Clostridium-difficile*-Infektion
CFC	Colony-Forming Cell(s) (koloniebildende Zelle[n])

Ch	Charrière (1 Ch = ⅓ mm)
CJK	Creutzfeld-Jakob-Krankheit
CK	Kreatininkinase
CK-MB	Kreatininkinase-Isoenzym MB
Cl	Chlor
CLL	chronische lymphatische Leukämie
cm	Zentimeter
CML	chronische myeloische Leukämie
CMV	Controlled Mandatory Ventilation (kontrollierte mechanische Beatmung)
CMV	Zytomegalievirus
CNI	chronische Niereninsuffizienz
CO	Kohlenmonoxid
CO_2	Kohlendioxid
CO-Hb	Carboxyhämoglobin
COPD	Chronic Obstructive Pulmonary Disease (chronisch-obstruktive Lungenerkrankung)
COX	Cyclooxygenase
CPAP	Continuous Positive Airway Pressure (Spontanatmung bei Anwendung eines PEEP)
CPP	Cerebral Perfusion Pressure (zerebraler Perfusionsdruck)
CPPV	Continuous Positive Pressure Ventilation (kontinuierliche Überdruckbeatmung)
CPR	Cardiopulmonary Resuscitation (kardiopulmonale Reanimation)
CPSS	Cincinnati Prehospital Stroke Scale
CRE	Carbapenem-resistente Enterobakterien
CRH	Corticotropin-Releasing-Hormon
CRM	Crisis (Crew) Ressource Management
CRP	C-reaktives Protein
CRT	kardiale Resynchronisationstherapie
CS	Complete Stroke (kompletter Schlaganfall)
CSE	Cholesterin-Synthese-Enzym
CT	Computertomografie
CTG	Kardiotokografie
c-TN	kardiales Troponin
CVI	chronisch-venöse Insuffizienz
CVVH	kontinuierliche veno-venöse Hämofiltration
DAI	Diffuse Axonal Injury (diffuse axonale Verletzung)
DBRD	Deutscher Berufsverband Rettungsdienst e. V.
DCM	dilatative Kardiomyopathie
DD	Differenzialdiagnose
DDD	Zweikammerschrittmacher
DDI	Doppelkammerschrittmacher
DGAI	Deutsche Gesellschaft für Anästhesiologie und Intensivmedizin e. V.
DGAKI	Deutsche Gesellschaft für Allergologie und klinische Immunologie e. V.
DGHM	Deutsche Gesellschaft für Hygiene und Mikrobiologie e. V.
DGU	Deutsche Gesellschaft für Unfallchirurgie e. V.
DGUV	Deutsche Gesetzliche Unfallversicherung
DGV	Deutsche Gesellschaft für Verbrennungsmedizin e. V.
DGzRS	Deutsche Gesellschaft zur Rettung Schiffbrüchiger e. V.
DIC	disseminierte intravasale Koagulation; Verbrauchskoagulopathie
DIP	distale Interphalangealgelenke
DIVI	Deutsche Interdisziplinäre Vereinigung für Intensiv- und Notfallmedizin e. V.
DKA	diabetische Ketoazidose
dl	Deziliter
DLRG	Deutsche Lebensrettungsgesellschaft e. V.
DLT	Doppellumentubus
DMGP	Deutschsprachige Medizinische Gesellschaft für Paraplegiologie e. V.
DMS	Durchblutung, Motorik, Sensibilität
DOAK	direkte orale Antikoagulanzien
DNA	Desoxyribonucleic Acid (Desoxyribonukleinsäure)
DOPES	Dislokation des Tubus, Obstruktion des Tubus, Pneumothorax und andere pulmonale Störungen, Equipmentversagen, Stomach (Magen)
DRF	Deutsche Rettungsflugwacht
DRK	Deutsches Rotes Kreuz
4E	Expertise, Equipment, Environment, Elapsed Time (vom ERC erstellte Regel zur Hilfestellung, wann eine Notfallthorakotomie beim traumatischen Kreislaufstillstand indiziert sein kann)
ECLA	Extracorporeal Lung Assist (extrakorporale Lungenunterstützung)
ECMO	extrakorporale Membranoxygenierung
EDH	epidurales Hämatom
EDTA	Ethylendiamintetraessigsäure
EEG	Elektroenzephalogramm
EF	linksventrikuläre Ejektionsfraktion
EGA	extraglottischer Atemweg
EH	Erste Hilfe
EHEC	enterohämorrhagische *Escherichia coli*
EK	Erythrozytenkonzentrat
EKG	Elektrokardiogramm
ELBW	Extremely Low Birth Weight Infants (extrem untergewichtige Frühgeborene)
ELISA	Enzyme-Linked Immunosorbent Assay (antikörperbasiertes Nachweisverfahren)
EMG	Elektromyogramm
EPH	Edema (Ödem), Proteinurie, Hypertonus
EPC	Emergency Pediatric Care (zertifiziertes Kurssystem für die Versorgung von Kindern)
EPLS	European Paediatric Life Support (zertifiziertes Kurssystem für die Versorgung von Kindern)
EPMS	extrapyramidal-motorische Symptome
EPO	Erythropoetin
ER	endoplasmatisches Retikulum
ERC	European Resuscitation Council
ERV	exspiratorisches Reservevolumen
ESBL	Extended-Spectrum-Beta-Lactamase-Bildner
ESRD	End-Stage Renal Disease (Nierenerkrankung im Endstadium)
ESWL	Stoßwellen-Lithotripsie
ETC®	European Trauma Course (zertifiziertes Kurssystem für die Schockraumversorgungsphase)
$etCO_2$	endtidaler Kohlendioxidgehalt
ESC	European Society of Cardiology
ETT	Endotrachealtubus
EUG	Extrauteringravidität
EVAR	Endovascular Aneurysm Repair (endovaskuläre Aneurysmenreparatur)
EZR	Extrazellulärraum
FAD	Flavin-Adenin-Dinukleotid
FAST	Face-Arm-Speech-Time (Test zur Erkennung eines Schlaganfalls)
FAST	Focused Assessment with Sonography in Trauma (Sonografie beim Traumapatienten)
FEEL	Focused Echo Entry Level (fokussierte Echokardiografie und Sonografie zentraler Gefäße in der Intensiv- und Notfallsonografie)
FEV	forciertes exspiratorisches Volumen
FFP	Fresh Frozen Plasma (gefrorenes Frischplasma)
FiO_2	Fraction of Inspired Oxygen (inspiratorischer Sauerstoffgehalt)
FRC	funktionelle Residualkapazität
FSH	follikelstimulierendes Hormon

FSME	Frühsommer-Meningoenzephalitis
FTU	fokussierte Traumauntersuchung
FWE	Fruchtwasserembolie
G	Gauge
g	Gramm
GABA	Gamma-Aminobuttersäure
GBS	Guillain-Barré-Syndrom
GCS	Glasgow Coma Scale/Score
GDM	Gestationsdiabetes mellitus
GERD	Gastroesophageal Reflux Disease (gastroösophagealer Reflux)
GFR	glomeruläre Filtrationsrate
GHB	Gamma-Hydroxybutyrat
GH-IH	Growth-Hormone-Inhibiting-Hormon
GH-RH	Growth-Hormone-Releasing-Hormon
GI	gastrointestinal
GKOF	Gesamtkörperoberfläche
GKW	Gesamtkörperwasser
GLDH	Glutamatdehydrogenase
Gn-RH	Gonadotropin-Releasing-Hormon
GOT	Glutamat-Oxalacetat-Transaminase
GPT	Glutamat-Pyruvat-Transaminase
GRR	German Resuscitation Registry (Deutsches Reanimationsregister)
4 Hs	Hypoxie, Hypovolämie, Hypo- und Hyperkaliämie, Hypokalzämie, Azidose und andere metabolische Entgleisungen, Hypothermie
h	Stunde
H	Wasserstoff
haMRSA	Hospital-Acquired MRSA (im Krankenhaus erworbener MRSA)
HAV	Hepatitis-A-Virus
HAVE	akuter Harnverhalt
Hb	Hämoglobin
HbS	Sichelzell-Hämoglobin
HBV	Hepatitis-B-Virus
HCG	humanes Choriongonadotropin
HCl	Salzsäure
HCN	Blausäure
HCO_3	Bikarbonat
HCV	Hepatitis-C-Virus
HDL	High-Density Lipoprotein (Lipoprotein hoher Dichte)
HDV	Hepatitis-D-Virus
HELLP	Hemolysis, Elevated Liver Enzymes, Low Platelets (Hämolyse, erhöhte Leberenzyme, geringe Plättchenzahl)
HES	Hydroxyethylstärke
HEV	Hepatitis-E-Virus
HF	Herzfrequenz
HHL	hyperosmolare hyperonkotische Lösung
HHL	Hypophysenhinterlappen
HHNS	hyperosmolares hyperglykämisches nicht-ketotisches Syndrom
Hib	*Haemophilus influenzae* Typ b
HIT	Heparin-induzierte Thrombozytopenie
HITS	Herzbeuteltamponade, Intoxikationen, thromboembolische Ursachen, Spannungspneumothorax
HIV	Humanes Immundefizienz-Virus
Hk, Hkt	Hämatokrit
HME	Heat and Moisture Exchanger (Wärme- und Feuchtigkeitsaustauscher)
HMV	Herzminutenvolumen
HNO	Hals-Nasen-Ohren
HP	*Helicobacter pylori*
HPV	Humane Papillomviren
HRST	Herzrhythmusstörungen
hs-cTN	hochsensitives kardiales Troponin
HSV	Herpes-simplex-Virus
HTX	Herztransplantation
HUS	hämolytisch-urämisches Syndrom
HVL	Hypophysenvorderlappen
HWK	Halswirbelkörper
HWS	Halswirbelsäule
Hz	Hertz
HZV	Herzzeitvolumen
i. m.	intramuskulär (in einen Muskel hinein)
i. o.	intraossär (in das Knochenmark hinein)
i. v.	intravenös (in eine Vene hinein)
I. E.	Internationale Einheit
IABP	intraaortale Ballongegenpulsation
IBP	Invasive Blood Pressure (invasive Blutdruckmessung)
ICD	implantierbarer Kardioverter-Defibrillator
ICP	Intracranial Pressure (intrakranieller Druck)
ICR	Interkostalraum
ID	Innendurchmesser
IFN-α	Interferon-alpha
IfSG	Infektionsschutzgesetz
Ig	Immunglobulin
IGRA	Interferon-Gamma-Release-Assay
IH	Inhibiting-Hormon(e)
IHT	Inhalationstrauma
I-KTW	Intensivkrankentransportwagen
IL	Interleukin
IMH	intramurales Hämatom
ILA	Interventional Lung Assist (interventionelle Lungenunterstützung)
IMV	Intermittent Mandatory Ventilation (intermittierende mechanische Beatmung)
INR	International Normalized Ratio (Messung zur Bestimmung der Blutgerinnung)
IPPV	Intermittent Positive Pressure Ventilation (intermittierende Beatmung mit Überdruck)
IPS	idiopathisches Parkinson-Syndrom
I-RTW	Intensivrettungswagen
ISS	Injury Severity Score (klinische Einteilung anatomischer Verletzungsgrade)
ITH	Intensivtransporthubschrauber
ITLS	International Trauma Life Support (zertifiziertes Kurssystem für präklinische Schwerverletztenversorgung)
ITN	Intubationsnarkose
ITP	idiopathische thrombozytopenische Purpura
ITW	Intensivtransportwagen
IZR	Intrazellulärraum
J	Joule
JGA	juxtaglomerulärer Apparat
K	Kalium
kcal	Kilokalorie
KDOQI	Kidney Disease Outcomes Quality Initiative
kg	Kilogramm
KG	Körpergewicht
KHK	koronare Herzkrankheit
KISS	Kinematik, Inspektion, Schmerzen, Stabilisierung
KISS	Krankenhaus-Infektions-Surveillance-System
KIT	Kriseninterventionsteam
kJ	Kilojoule
KKT	Körperkerntemperatur
KOD	kolloidosmotischer Druck
KOF	Körperoberfläche
KTW	Krankentransportwagen
KV	Kassenärztliche Vereinigung
l	Liter

LAD	Left Anterior Descendent (linke vordere absteigende Herzarterie)
LAE	Lungenarterienembolie
laMRSA	Livestock-Associated MRSA (MRSA verbreitet bei Nutztieren, bei Menschen, die beruflich mit den Tieren zu tun haben)
LAPSS	Los Angeles Prehospital Stroke Screen
LBBB	Left Bundle Branch Block (Linksschenkelblock)
LBW	Low Birth Weight Infants (untergewichtige Frühgeborene)
LD	letale Dosis
LDH	Laktatdehydrogenase
LDL	Low-Density Lipoprotein (Lipoprotein geringer Dichte)
LE	Lungenembolie
LH	luteinisierendes Hormon
LMA	Laryngeal Mask Airway (Larynxmaske)
LNA	Leitender Notarzt
LSD	Lysergsäurediethylamid
LSM	lebensrettende Sofortmaßnahmen
LT	Larynx-Tubus
LTB	Laryngotracheobronchitis
LVAD	Left Ventricular Assist Device (linksventrikuläres Unterstützungssystem)
LVEDP	linksventrikulärer enddiastolischer Druck
LVEF	linksventrikuläre Ejektionsfraktion
LWK	Lendenwirbelkörper
LWS	Lendenwirbelsäule
M	Mega
m	Meter (Längenmaß), auch: Masse
M., Mm.	Muskel, Muskeln (Musculus/Musculi)
MAD	Mucosal Atomization Device (Medikamentenzerstäuber für nasale Applikation), auch: mittlerer arterieller Druck
mAK	monoklonale Antikörper
MAP	Mean Arterial Pressure (mittlerer arterieller Druck)
MAS	Mekoniumaspirationssyndrom
MAS	Morgagni-Adams-Stokes
mbar	Millibar
MBL	Mannose-bindendes Lektin
MCH	mittleres zelluläres Hämoglobin
MCHC	mittlere korpuskuläre Hämoglobinkonzentration
MCL	Medioklavikularlinie
MCP	Metoclopramid
MDA	Methylendioxyamphetamin
MDMA	Methylendioxymethamphetamin
MedEvac	Medizinische Evakuierungsflüge (i.A. militärisch verwendet)
MEES	Mainz Emergency Evaluation Score
MET	Medical Emergency Team (innerklinisches Notfallteam)
MetHb	Methämoglobin
MEWS	Modified Early Warning Score
MFAT	multifokale Vorhoftachykardie
Mg	Magnesium
mg	Milligramm
MHC	Major Histocompatibility Complex (Haupthistokompatibilitätskomplex)
MIC	minimalinvasive Chirurgie
min	Minute
MIND	minimaler Notfalldatensatz
MMDA	Methoxymethylendioxyamphetamin
mMG	mittleres Molekulargewicht
mmHg	Millimeter Quecksilbersäule
MMR	Masern, Mumps, Röteln
MMS	Monozyten-Makrophagen-System
MODS	Multiorgandysfunktionssyndrom
MODY	Maturity-Onset Diabetes of the Young (Jugenddiabetes, der bei Erwachsenen auftritt)
MOV	Multiorganversagen
MPG	Medizinproduktegesetz
mRNA	messenger-RNA (Boten-RNA)
MRE	multiresistente Erreger
MRGN	multiresistente gramnegative Bakterien
MRSA	methicillinresistenter *Staphylococcus aureus*
MRT	Magnetresonanz-, Kernspintomografie
MS	Multiple Sklerose
MSH	melanozytenstimulierendes Hormon
MTA	Medizinisch-technische(r) Assistent(in)
N., Nn.	Nerv, Nerven (Nervus/Nervi)
Na	Natrium
NA	Notarzt
NAD	Nicotinamid-Adenin-Dinukleotid
NAEMT	National Association of Emergency Medical Technicians
NAS	numerische Analogskala (Schmerzskala)
NAW	Notarztwagen
NEF	Notarzteinsatzfahrzeug
NEWS2	National Early Warning Score 2
NFS	Notfallsanitäter/in, auch: Notfallseelsorge
NIBP	Non-Invasive Blood Pressure (nicht-invasive Blutdruckmessung)
NIV	Non-Invasive Ventilation (nicht-invasive Beatmung)
NK-Zellen	natürliche Killerzellen
NMR	Nuklearmagnetresonanz-, -kernspintomografie
NNRTI	nicht-nukleosidaler Reverse-Transkriptase-Inhibitor
NO	Stickstoffmonoxid
NPP	Nucleus-pulposus-Prolaps
NRS	numerische Rating-Skala
NRTI	Reverse-Transkriptase-Inhibitor
NSAID	Non-Steroidal Anti-Inflammatory Drugs
NSAR	nicht-steroidale Antirheumatika/Antiphlogistika
NSTEMI	Non-ST-Elevation Myocardial Infarction (Nicht-ST-Strecken-Myokard-Hebungsinfarkt)
NT-proBNP	N-terminales Pro-Brain Natriuretic Peptide
NYHA	New York Heart Association
O_2	Sauerstoff
OGIB	obere gastrointestinale Blutung
OP	Operation, auch Operationssaal
OPQRST	Onset, Palliation/Provocation, Quality, Region/Radiation, Severity, Time (Beginn, Verstärkung/Linderung, Charakter, Ort/Ausstrahlung, Stärke, Verlauf)
OrgL	Organisatorischer Leiter
ORSA	Oxacillin-resistenter *Staphylococcus aureus*
OSG	oberes Sprunggelenk
OTC	Over the Counter („über die Ladentheke")
p. c.	post conceptionem (nach der Konzeption)
p. m.	post menstruationem (nach der letzten Menstruation)
$paCO_2$	Partialdruck für Kohlendioxid im arteriellen Blut
paO_2	Partialdruck für Sauerstoff im arteriellen Blut
PAP	Zervix-, Portio- oder Scheidenabstrich nach Papanicolaou
PAU	penetrierendes Aortenulkus
PBD	pädiatrisches Behandlungsdreieck
pAVK	periphere arterielle Verschlusskrankheit
PC-CMV	Pressure-Controlled Continuous Mandatory Ventilation (druckkontrollierte kontinuierliche mandatorische Beatmung)
PCI	Percutaneous Coronary Intervention (perkutane koronare Intervention)
PCMS	perimortale Sectio caesarea (Kaiserschnitt unter Reanimation)
PCV	Pressure-Controlled Ventilation (druckkontrollierte Beatmung)
PDA	Periduralanästhesie
PDA(B)	persistierender Ductus arteriosus (Botalli)

PEA	pulslose elektrische Aktivität
PECH	Pause, Eis, Compression, Hochlagerung
PEEP	Positive End-Exspiratory Pressure (positiv-endexspiratorischer Druck)
PEG	perkutane endoskopische Gastrostomie
PEP	Postexpositionsprophylaxe
PET	Positronenemissionstomografie
pH	Maß der Wasserstoffionenkonzentration
PHTLS®	PreHospital Trauma Life Support (zertifiziertes Kurssystem für präklinische Schwerverletztenversorgung)
PI	Proteinaseinhibitor
PID	Pelvic Inflammatory Disease (gynäkologische Infektion des Beckenraums)
PIM	potenziell inadäquate Medikation
PIP	proximale Interphalangealgelenke
PNP	Polyneuropathie
PNS	peripheres Nervensystem
POCUS	Point-of-Care-Ultraschall (Notfall-/bettseitige Sonografie)
PPI	Protonenpumpeninhibitor(en)
PRIND	Prolonged Reversible Ischaemic Neurological Deficit (prolongiertes reversibles ischämisches neurologisches Defizit)
PRL-IH	Prolaktin-Inhibiting-Hormon
PRL-RH	Prolaktin-Releasing-Hormon
PS	Progressive Stroke (zunehmender Schlaganfall)
PSA	persönliche Schutzausrüstung
PSR	Patellarsehnenreflex
PSV	Pressure Support Ventilation (druckunterstützte Spontanbeatmung)
PTCA	perkutane transluminale koronare Angioplastie (Ballondilatation)
PTH	Parathormon
PTV	perkutane transtracheale Ventilation
PVT	pulslose ventrikuläre Tachykardie
QL	Querlage
QSL	Querschnittlähmung
qSOFA	Quick Sepsis-Related Organ Failure Assessment
RA	Rettungsassistent/in
RAAS	Renin-Angiotensin-Aldosteron-System
RAST	Radioallergosorbent-Test
RBBB	Right Bundle Branch Block (Rechtsschenkelblock)
RCA	Right Coronary Artery (rechte Koronararterie)
RCX	Ramus circumflexus
RD	Rettungsdienst
RDS	Respiratory Distress Syndrome (Atemnotsyndrom)
RES	retikuloendotheliales System
RH	Releasing-Hormon(e)
rhEPO	rekombinantes humanes Erythropoetin
RIVA	Ramus interventricularis anterior
RKI	Robert Koch-Institut
RNA	Ribonucleic Acid (Ribonukleinsäure)
Rö	Röntgen
ROSC	Return of Spontaneous Circulation (wiederkehrender Spontankreislauf nach Reanimation)
RR	Riva-Rocci, Prinzip einer Blutdruckmessung
r-RNA	ribosomale RNA
RS	Rettungssanitäter/in
RSI	Rapid Sequence Intubation (Blitzintubation, „Ileuseinleitung")
RTH	Rettungshubschrauber
r-tPA	Recombinant Tissue Plasminogen Activator
RTW	Rettungswagen
s, Sek.	Sekunde
s. c.	subcutan (unter die Haut)
SAB	Subarachnoidalblutung
SABA	Short-Acting Beta Agonist
SAMPLER	Signs and Symptoms, Allergies, Medication, Past Medical History, Last Meal, Events, Risk Factors
SaO_2	arterielle Sauerstoffsättigung
SAPV	spezialisierte ambulante Palliativversorgung
SBP	spontane bakterielle Peritonitis
SBS	Shaken Baby Syndrome (Schütteltrauma)
SCC	Surviving Sepsis Campaign (Kampagne „Sepsis überleben")
SDH	subdurales Hämatom
SHF	Schenkelhalsfraktur
SHT	Schädel-Hirn-Trauma
SIDS	Sudden Infant Death Syndrome (plötzlicher Kindstod)
SIH	schwangerschaftsinduzierte Hypertonie
SIMV	synchronisierte intermittierende maschinelle Ventilation
SIRS	Systemic Inflammatory Response Syndrome (systemische Entzündungsreaktion)
SL	Schädellage
SOFAS	Sequential (Sepsis-Related) Organ Failure Assessment Score
SpCO	arterielle Kohlenmonoxidsättigung (pulsoxymetrisch ermittelt, quasi-arteriell)
SpMet	arterielle Methämoglobinsättigung (pulsoxymetrisch ermittelt, quasi-arteriell)
SpO_2	periphere Sauerstoffsättigung
SSS	Scene: Safety, Situation (Beurteilung der Einsatzstelle)
SSW	Schwangerschaftswoche
STEC	Shiga-Toxin-produzierende *Escherichia coli*
STEMI	ST-Elevation Myocardial Infarction (ST-Strecken-Myokard-Hebungsinfarkt)
STIKO	Ständige Impfkommission des Robert Koch-Instituts
STS	Schütteltrauma-Syndrom
STU	schnelle Traumauntersuchung
SV	Stroke Volume (Schlagvolumen)
SVES	supraventrikuläre Extrasystole(n)
SVR	Systemic Vascular Resistance (systemischer Gefäßwiderstand)
SVT	supraventrikuläre Tachykardie
T1/2DM	Typ 1/2 Diabetes mellitus
T3	Trijodthyronin
T4	L-Thyroxin
TAA	Tachyarrhythmia absoluta
TAA	thorakales Aortenaneurysma
TAK	Thyreoglobulin-Antikörper
TAVI	Transaortic Valve Implantation (perkutaner Aortenklappenersatz)
Tb(c)	Tuberkulose
TBG	thyroxinbindendes Globulin
TCA	Traumatic Cardiac Arrest (traumatischer Kreislaufstillstand)
TCCC®	Tactical Combat Casualty Care (taktische Verwundetenversorgung)
TEL	Technische Einsatzleitung
TF 3	Thrombozytenfaktor 3
TF	Tissue Factor (Gewebefaktor)
Th	thorakal (z. B. Th4 = vierter Brustwirbel)
THC	Tetrahydrocannabinol
TIA	transitorische ischämische Attacke
TK	Thrombozytenkonzentrat
TLC	Totalkapazität der Lunge
TMA	thrombotische Mikroangiopathie
tPA	Tissue Plasminogen Activator
TRALI	Transfusion-Related Acute Lung Injury (transfusionsassoziierte akute Lungeninsuffizienz)
TRH	Thyreotropin-Releasing-Hormon
TSE	transmissible spongiforme Enzephalopathie
TSH	thyreoideastimulierendes Hormon

TSH	Thyrotropin
TSR	Trizepssehnenreflex
TTM	Target Temperature Management (gezieltes Temperaturmanagement
TUIS	Transport-Unfall-Informations- und Hilfeleistungssystem
TVT	tiefe Venenthrombose
TXA	Tranexamic Acid (Tranexamsäure)
TZ	Thrombinzeit
US	Ultraschall
V	Volt
V. a.	Verdacht auf
V., Vv.	Vene, Venen (Vena/Venae)
VA-ECMO	veno-arterielle extrakorporale Membranoxygenierung
VAH	Verband für Angewandte Hygiene
VAP	ventilatorassoziierte Pneumonie
VAS	verbale/visuelle Analogskala (Schmerzskala)
VC-CMV	Volume-Controlled Continuous Mandatory Ventilation (volumenkontrollierte kontinuierliche mandatorische Beatmung)
vCJK	Variante der Creutzfeld-Jakob-Krankheit
VEL	balancierte Vollelektrolytlösung
VHF	Vorhofflimmern
VLBW	Very Low Birth Weight Infants (sehr untergewichtige Frühgeborene)
VES	ventrikuläre Extrasystole(n)
VF	Kammerflimmern (Ventricular Fibrillation)
VIP	vasoaktives intestinales Peptid
VKOF	verbrannte Körperoberfläche
vs	versus (gegen)
VRE	Vancomycin-resistenter *Enterococcus*
Vt	Volume Tidal (Tidalvolumen)
VT	Ventricular Tachycardia (ventrikuläre Tachykardie)
VTE	venöse Thromboembolie
VV-ECMO	veno-venöse extrakorporale Membranoxygenierung
VVI	Ventrikelbedarfsschrittmacher
VZV	Varizella-Zoster-Virus
W	Watt
WHO	World Health Organization (Weltgesundheitsorganisation)
WPW	Wolff-Parkinson-White
WS	Wirbelsäule
ZNS	Zentralnervensystem
ZVD	zentraler Venendruck
ZVK	zentraler Venenkatheter

LITERATUR

Kapitel 1

Auerbach PS, Cushing TA, Harris NS. Auerbach's Wilderness medicine. 7th ed. St. Louis: Mosby, 2016.

Bouchama A, Knochel JP. Heat stroke. N Engl J Med. 2002; 25: 1978–1988.

Lott C, Karageorgos V, Abelairaz-Gomez C et al. European Resuscitation Council Guidelines 2025: Special circumstances in resuscitation. Resuscitation. 2025; 215 (Suppl1): 110753.

Pease S, Bouadma L, Kermarrec N. Early organ dysfunction course, cooling time and outcome in classic heatstroke. Int Care Med. 2009; 8: 1454–1458.

Silbernagl S, Lang F. Taschenatlas Pathophysiologie. 6. A. Stuttgart: Georg Thieme Verlag, 2019.

Tate RC. How to treat vehicular hyperthermia in children. JEMS. 2013; 8: 36–42.

Kapitel 2

Aehlert B. Paramedic Practive Today. Burlington, MA: Jones & Bartlett Learning, 2013.

Blum H, Müller-Wieland D. Klinische Pathophysiologie. 10. A. Stuttgart: Georg Thieme Verlag, 2018.

Braun J, Müller-Wieland D. Basislehrbuch Innere Medizin. 7. A. München: Elsevier, 2022.

Huch R, Jürgens KD. Mensch Körper Krankheit. 9. A. München: Elsevier, 2023.

Luxem J, Runggaldier K, Karutz H, Flake F. Notfallsanitäter Heute. 8. A. München: Elsevier, 2024.

Vaupel P, Schaible H-G, Mutschler E. Anatomie – Physiologie – Pathophysiologie des Menschen. 7. A. Stuttgart: Wissenschaftliche Verlagsgesellschaft, 2015.

Kapitel 3

Bundesinstitut für Arzneimittel und Medizinprodukte (BfArM). Rote-Hand-Brief zu Hydroxyethylstärke (HES)-haltigen Infusionslösungen: Maßnahmen zur Minimierung von Risiken im Zusammenhang mit der Off-Label-Anwendung, 21.11.2023. https://www.bfarm.de/SharedDocs/Risikoinformationen/Pharmakovigilanz/DE/RHB/2023/rhb-hes.html (letzter Zugriff: 10.07.2025).

Cottenceau V, Masson F, Mahamid E et al. Comparison of effects of equiosmolar doses of mannitol and hypertonic saline on cerebral blood flow and metabolism in traumatic brain injury. J Neurotrauma. 2011; 28(10): 2003–2012.

Deutsche Gesellschaft für Unfallchirurgie e. V, Deutsche Gesellschaft für Orthopädie und Unfallchirurgie e. V. S3-Leitlinie Polytrauma/Schwerverletzten-Behandlung. Stand: 12/2022 AWMF-Reg.-Nr.: 187-023. https://register.awmf.org/assets/guidelines/187-023l_S3_Polytrauma-Schwerverletzten-Behandlung_2023-06.pdf (letzter Zugriff: 10.07.2025).

Ertmer C, Kampmeier T, Rehberg S, Lange M. Fluid resuscitation in multiple trauma patients. Curr Opin Anesthesiol. 2011; 24(2): 202–208.

Hartog CS, Welte T, Schlattmann P, Reinhart K. Fluid replacement with hydroxyethyl starch in critical care – a reassessment. Dtsch Arztebl Int. 2013; 110(26): 443–450.

Hilbert-Carius P, Wurmb T, Lier H et al. Versorgung von Schwerverletzten. Update der S3-Leitlinie Polytrauma/Schwerverletzten-Behandlung 2016. Anaesthesist. 2017; 66: 195–206.

Ittner KP, Hossfeld B, Koppenberg J, Sefrin P. Hydroxyethylstärke (HES): Neubewertung durch das Pharmacovigilance Risk Assessment Committee (PRAC). Notarzt. 2013; 29: 163–166.

Koch T. Rethinking the role of hydroxyethyl starch in fluid replacement. Dtsch Arztebl Int. 2013; 110(26): 441–442.

Meléndez-Lugo JJ, Caicedo Y, Guzmán-Rodríguez M et al. Prehospital Damage Control: The Management of Volume, Temperature… and Bleeding! Colomb Med (Cali). 2020; 51(4): e4024486.

Mutter TC, Ruth CA, Dart AB. Hydroxyethyl starch (HES) versus other fluid therapies: effects on kidney function. Cochrane Database Syst Rev. 2013; 2013(7): CD007594.

Myburgh JA, Finfer S, Bellomo R et al. Hydroxyethyl starch or saline for fluid resuscitation in intensive care. N Engl J Med. 2012; 367(20): 1901–1911.

Perner A, Haase N, Guttormsen AB et al. Hydroxyethyl starch 130/0.42 versus Ringer's acetate in severe sepsis. N Engl J Med. 2012; 367(2): 124–134.

Rossaint R, Bouillon B, Cerny V et al. The European guideline on management of major bleeding and coagulopathy following trauma: fourth edition. Crit Care. 2016; 20: 100.

Wise R, Faurie M, Malbrain MLNG, Hodgson E. Strategies for Intravenous Fluid Resuscitation in Trauma Patients. World J Surg. 2017; 41(5): 1170–1183.

Zander R. Flüssigkeitstherapie. 2. erw. A. Melsungen: Bibliomed – Medizinische Verlagsgesellschaft mbH, 2009. https://www.physioklin.de/fileadmin/user_upload/literatur/z/fluessigkeitsther2009.pdf (letzter Zugriff: 10.07.2025).

Kapitel 4

Deutsche Gesellschaft für Urologie e. V., Arbeitskreis Harnsteine der Akademie der Deutschen Urologen. S2k-Leitlinie zur Diagnostik, Therapie und Metaphylaxe der Urolithiasis. Aktualisierung 2018. AWMF-Reg.-Nr. 043-025. https://register.awmf.org/assets/guidelines/043-025l_S2k_Diagnostik_Therapie_Metaphylaxe_Urolithiasis_2019-07_1-abgelaufen.pdf (letzter Zugriff: 19.08.2025).

Gutt C, Jenssen C, Barreiros A-P et al. Aktualisierte S3-Leitlinie der Deutschen Gesellschaft für Gastroenterologie, Verdauungs- und Stoffwechselkrankheiten (DGVS) und der Deutschen Gesellschaft für Allgemein- und Viszeralchirurgie (DGAV) zur Prävention, Diagnostik und Behandlung von Gallensteinen. Z Gastroenterol. 2018; 56: 912–966.

Huch R, Jürgens KD. Mensch Körper Krankheit. 9. A. München: Elsevier, 2023.

Lüllmann-Rauch R, Asan E. Taschenlehrbuch Histologie, 5. A. Stuttgart: Thieme, 2015.

Luxem J, Runggaldier K, Karutz H, Flake F. Notfallsanitäter Heute. 7. A. München: Elsevier, 2020.

Piza-Katzer H. Geschichte der allogenen Transplantation. In: Greitemann B, Brückner L, Schäfer M et al. Amputation und Prothesenversorgung. 4. A. Stuttgart: Thieme, 2016.

Schwarz N. Allgemein- und Viszeralchirurgie essentials. 8. A. Stuttgart: Thieme, 2017.

Schwegler JS, Lucius R. Der Mensch – Anatomie und Physiologie. 7. A. Stuttgart: Thieme, 2022.

Kapitel 5

Bundesinstitut für Risikobewertung (BfR). Fragen und Antworten zum Schutz vor Infektionen mit Salmonellen. Stand: 24.08.2023. https://www.bfr.bund.de/fragen-und-antworten/thema/fragen-und-antworten-zum-schutz-vor-infektionen-mit-salmonellen/ (letzter Zugriff: 21.07.2025).

Caspary WF, Kist M, Stein J. Infektiologie des Gastrointestinaltraktes. Heidelberg: Springer, 2006.

Darai G, Handermann M, Sonntag H-G, Zöller L. Lexikon der Infektionskrankheiten des Menschen: Erreger, Symptome, Diagnose, Therapie und Prophylaxe. 4. A. Heidelberg: Springer, 2012.

Deakin CD, Nolan JP, Soar J et al. Erweiterte Reanimationsmaßnahmen für Erwachsene („advanced life support"). Sektion 4 der Leitlinien zur

Reanimation 2010 des European Resuscitation Council. Notfall Rettungsmed. 2010; 13: 559–620.
Deutsche Sepsis-Gesellschaft (DSG), Deutsche Gesellschaft für Anästhesiologie und Intensivmedizin (DGAI), Deutsche Interdisziplinäre Vereinigung für Intensiv- und Notfallmedizin (DIVI) et al. S3-Leitlinie Sepsis – Prävention, Diagnose, Therapie und Nachsorge. Update 2025. Stand: 30.04.2025. AWMF-Reg.-Nr. 079-001. https://register.awmf.org/de/leitlinien/detail/079-001 (letzter Zugriff 20.08.2025).
Dingermann T. Covid-19-Impfstoffe und ihre Charakteristika. 12.03.2021. www.pharmazeutische-zeitung.de/covid-19-impfstoffe-und-ihre-charakteristika-124263/ (letzter Zugriff: 20.08.2025).
European Centre for Disease Prevention and Control (ECDC). Assessing the health burden of infections with antibiotic-resistant bacteria in the EU/EEA, 2016–2020. Technical Report. Stockholm: ECDC, 2022. https://www.ecdc.europa.eu/sites/default/files/documents/Health-burden-infections-antibiotic-resistant-bacteria.pdf (letzter Zugriff: 19.08.2025).
Ferencík M, Rovensky J, Matha V, Jensen-Jarolim E. Wörterbuch Allergologie und Immunologie: Fachbegriffe, Personen und klinische Daten von A–Z. Heidelberg: Springer, 2005.
Huch R, Jürgens KD. Mensch Körper Krankheit. 8. A. München: Elsevier, 2019.
Kann M, Benzing T. COVID-19 aus Sicht der Nephrologen. Dtsch Med Wochenschr. 2020; 145(15): 1068–1073.
Kaufmann SHE. Basiswissen Immunologie. Heidelberg: Springer Medizin Verlag, 2014.
Khatamzas E, Rothe C, Kroidl I. COVID-19 aus Sicht der Infektiologie. Dtsch Med Wochenschr. 2020; 145: 1051–1056.
Leo F, Wormanns D, Grohé C. COVID-19 aus Sicht der Pneumologie – Langzeitfolgen und Implikationen für die pneumologische Nachsorge. Dtsch Med Wochenschr. 2020; 145(15): 1086–1092.
Mehlhorn H. Die Parasiten des Menschen. Erkrankungen erkennen, bekämpfen und vorbeugen. 7. A. Heidelberg: Springer, 2012.
News Papers. Neue interessante wissenschaftliche Publikationen aus der Notfallmedizin. news-papers.eu (letzter Zugriff: 20.08.2025).
Pschyrembel Klinisches Wörterbuch. 267. A. Berlin: De Gruyter, 2017.
Pschyrembel Online. www.pschyrembel.de (letzter Zugriff: 20.08.2025).
Robert Koch-Institut. Impfkalender 2025. In: Epidemiologisches Bulletin. Aktuelle Daten und Informationen zu Infektionskrankheiten und Public Health. Nr. 4, 2025 (23.01.2025). https://www.rki.de/DE/Aktuelles/Publikationen/Epidemiologisches-Bulletin/2025/04_25.pdf?__blob=publicationFile&v=7 (letzter Zugriff: 19.08.2025).
Robert Koch-Institut. Liste der vom Robert Koch-Institut geprüften und anerkannten Desinfektionsmittel und -verfahren. Stand: 17.06.2024. https://www.rki.de/DE/Themen/Infektionskrankheiten/Krankenhaushygiene/Desinfektionsmittelliste/Desinfektionsmittel-und-verfahren/desinfektionsmittel-und-verfahren-node.html (letzter Zugriff: 19.08.2025).
Robert Koch-Institut. Mykosen (Pilzinfektionen). Stand: 11.07.2024. https://www.rki.de/DE/Themen/Infektionskrankheiten/Infektionskrankheiten-A-Z/P/Pilzinfektionen/pilzinfektionen-node.html (letzter Zugriff: 20.08.2025).
Robert Koch-Institut. Public Health – Gesundheit für alle. https://www.rki.de/DE/Home/home_node.html (letzter Zugriff: 20.08.2025).
Robert Koch-Institut (Zentrum für Biologische Gefahren und Spezielle Pathogene). Rahmenkonzept Ebolafieber. Stand: 15.10.2024. https://www.rki.de/DE/Themen/Infektionskrankheiten/Infektionskrankheiten-A-Z/E/Ebola/Rahmenkonzept_Ebola.pdf?__blob=publicationFile&v=8 (letzter Zugriff: 21.07.2025).
Robert Koch-Institut. RKI-Ratgeber Salmonellose. Stand: 26.11.2019. https://www.rki.de/DE/Aktuelles/Publikationen/RKI-Ratgeber/Ratgeber/Ratgeber_Salmonellose.html (letzter Zugriff: 21.07.2025).
Royal College of Physicians. National Early Warning Score (NEWS) 2. Working Party Report. Stand: 19.12.2017. https://www.rcp.ac.uk/improving-care/resources/national-early-warning-score-news-2/ (letzter Zugriff: 20.08.2025).
Schlenger R. Antibiotikaresistenzen: Viele Erfolge wurden erreicht, aber neue Gefahren drohen. Dtsch Arztebl. 2023; 120(11): A-473/B-408.
Schulz-Stübner S, Mattner F, Meyer E, Mahlberg R. Antibiotika bei Infektionen mit multiresistenten Erregern. Heidelberg: Springer Medizin Verlag, 2016.
Schulz-Stübner S. Hygiene und Infektionsprävention – Fragen und Antworten. 2. A. Heidelberg: Springer, 2015.
Sieber C. COVID-19 aus Sicht der Geriatrie. Dtsch Med Wochenschr. 2020; 145(15): 1039–1043.
Simon OJ, Timmermann L. COVID-19 aus Sicht der Neurologie. Dtsch Med Wochenschr. 2020; 145(15): 1074–1079.
Singer M, Deutschman CS, Seymour CW et al. The Third International Consensus Definitions for Sepsis and Septic Shock (Sepsis-3). JAMA. 2016; 315(8): 801–810.
Statista. https://de.statista.com/statistik/suche/ (letzter Zugriff: 20.08.2025).
Stecher SS, Stemmler HJ, Eichenauer D et al. COVID-19 aus Sicht der Intensivmedizin. Dtsch Med Wochenschr. 2020; 145(15); 1057–1062.
Suerbaum S, Burchard G-D, Kaufmann SHE, Schulz TF. Medizinische Mikrobiologie und Infektiologie. 8. A. Heidelberg: Springer, 2016.
Sykes D et al. Post-COVID-19 Symptom Burden: What is Long-COVID and How Should We Manage It? Lung. 2021; 199(2): 113–119.
Thieme. SARS-CoV-2/COVID-19: Empfehlungen zu Diagnostik und Therapie. https://www.thieme.de/de/sars-cov-2-covid-19-empfehlungen-diagnostik-therapie-156609.htm (letzter Zugriff: 01.09.2025).
Vaupel P, Schaible H-G, Mutschler E. Anatomie – Physiologie – Pathophysiologie des Menschen. 7. A. Stuttgart: Wissenschaftliche Verlagsgesellschaft, 2015.
Verbund für Angewandte Hygiene (VAH). Desinfektionsmittelliste des VAH. https://www.vah-liste.de/ (letzter Zugriff: 21.07.2025).
Weckbach LT, Stremmel C, Stark K, Kellnar A. COVID-19 aus Sicht der Kardiologie. Dtsch Med Wochenschr. 2020; 145(15): 1063–1067.
Wichmann D, Sperhake J-P, Lütgehetmann M et al. Autopsy Findings and Venous Thromboembolism in Patients With COVID-19: A Prospective Cohort Study. Ann Int Med. 2020; 173(4): 268–277.
World Health Organization (WHO). The Global Health Observatory. World Health Statistics. https://www.who.int/data/gho/publications/world-health-statistics (letzter Zugriff: 01.09.2025).

Kapitel 6

Bernhard M, Bein B, Böttiger BW et al. Handlungsempfehlung zur prähospitalen Notfallnarkose beim Erwachsenen. Arbeitsgruppe „Prähospitale Notfallnarkose“ des Wissenschaftlichen Arbeitskreises Notfallmedizin der Deutschen Gesellschaft für Anästhesiologie und Intensivmedizin. Konzepte – Stellungnahmen – Leitlinien. Notfall Rettungsmed. 2015; 18: 395–412.
Bücking B, Debus F, Ruchholtz S. Präklinische Versorgung von Extremitäten- und Wirbelsäulenverletzungen. Notfallmed up2date. 2012; 7(4): 283–293.
Deutsche Gesellschaft für Unfallchirurgie e. V, Deutsche Gesellschaft für Orthopädie und Unfallchirurgie e. V. S3-Leitlinie Polytrauma/Schwerverletzten-Behandlung. Stand: 12/2022. AWMF-Reg.-Nr.: 187-023. https://register.awmf.org/assets/guidelines/187-023l_S3_Polytrauma-Schwerverletzten-Behandlung_2023-06.pdf (letzter Zugriff: 10.07.2025).
Diener H, Steinmetz H, Kastrup O. Referenz Neurologie. 1. A. Stuttgart: Thieme, 2019.
Firsching R, Rickels E, Mauer UM et al. Leitlinie Schädel-Hirn-Trauma im Erwachsenenalter. Update 2015. Klasse S2e. AWMF-Reg.-Nr. 008/001. https://register.awmf.org/assets/guidelines/008-001l_S2e_Schaedelhirntrauma_SHT_Erwachsene_2015-12-abgelaufen.pdf (letzter Zugriff: 20.08.2025).
Grützner PA, Vetter S. SOP Sprunggelenkfraktur. Orthopädie und Unfallchirurgie. 2020; 15: 411–415.
Hansen M, Hachenberg T. Der Patient mit Thoraxtrauma. Anästhesiol Intensivmed Notfallmed Schmerzther. 2017; 52: 406–407.
Hansen M, Hachenberg T. Der Patient mit Thoraxtrauma: präklinische Versorgung. Anästhesiol Intensivmed Notfallmed Schmerzther. 2017; 52: 408–442.
Hess T et al. Invasive Notfalltechniken – Entlastung des Pleuraraumes. Anästhesiol Intensivmed Notfallmed Schmerzther. 2014; 49: 298–305.
Huch R, Jürgens KD. Mensch Körper Krankheit. 8. A. München: Elsevier, 2019.

Kreuder M. Präklinische HWS-Immobilisation auf Grundlage der „Canadian C-Spine Rule“. Notfall Rettungsmed. 2011; 14: 497–499.
Lott C, Karageorgos V, Abelairaz-Gomez C et al. European Resuscitation Council Guidelines 2025: Special circumstances in resuscitation. Resuscitation. 2025; 215 (Suppl1): 110753.
Madea B. Rechtsmedizin: Befunderhebung, Rekonstruktion, Begutachtung. 3. A. Berlin, Heidelberg: Springer, 2015.
NAEMT. Präklinisches Traumamanagement: Prehospital Trauma Life Support (PHTLS). Schädel-Hirn-Trauma. 9E. Burlington: Jones & Bartlett, 2018.
Richter S, Garay P. Versorgung von Frakturen und Gelenkverletzungen: Jede verletzte Extremität ist individuell. Rettungsdienst. 2013; 36: 32–41.
Riepl C, Beck A, Kraus M. Präklinisches Management von Beckenverletzungen. Notarzt. 2012; 28: 125–136.
Schünke M, Schulte E, Schumacher U. Prometheus Allgemeine Anatomie und Bewegungssystem. Stuttgart: Thieme, 2018.
Schulz-Drost S, Matthes G, Ekkernkamp A. Thoraxtrauma. Notfallmed up2date. 2015; 10(1): 17–32.
Stock JP, Gaier G, Häske D. Evidenzbasierte Empfehlung aus Dänemark zur Wirbelsäulenimmobilisation beim erwachsenen Traumapatienten. Notfall Rettungsmed. 2020; 23: 632–634.
Striebel H. Die Anästhesie. 4. A. Stuttgart: Thieme, 2019.
Tscherne H, Oestern HJ. Die Klassifikation des Weichteilschadens bei offenen und geschlossenen Frakturen. Unfallheilkunde. 1982; 85: 111–115.
Uzun DD, Jung MK, Weerts J et al. Remaining Cervical Spine Movement Under Different Immobilization Techniques. Prehosp Disaster Med. 2020; 35(4): 382–387.
Weidner N, Scheel-Sailer A et al. Diagnostik und Therapie der akuten Querschnittlähmung. S3-Leitlinie. In: Deutsche Gesellschaft für Neurologie, Deutschsprachige Gesellschaft für Paraplegiologie (Hrsg.). Leitlinien für Diagnostik und Therapie in der Neurologie, 2024. AWMF-Reg.-Nr. 030/070. https://register.awmf.org/assets/guidelines/030-070l_S3_Diagnostik-Therapie-akuten-Querschnittlaehmung_2025-04.pdf (letzter Zugriff: 20.08.2025).
Weyland A, Grüne F. Intraoperative Hypotension – Pathologie und Konsequenzen. Anästh Intensivmed. 2013; 54: 381–390.
Wülker N. Traumatische Läsionen von Sprunggelenk und Fuß (Kapitel 3.5). In: Wülker N. Taschenlehrbuch Orthopädie und Unfallchirurgie. 4. unveränd. A. Stuttgart: Thieme, 2021.

Kapitel 7

Adams HA, Hartmann B, Lehnhardt M et al. Erste Hilfe bei Brandverletzungen. Eine Empfehlung der Deutschen Gesellschaft für Verbrennungsmedizin (DGV). https://verbrennungsmedizin.de/leitlinien-erste-hilfe-brandverletzungen (letzter Zugriff: 20.08.2025).
Arbeitsgruppe Verbrennungsregister der Deutschen Gesellschaft für Verbrennungsmedizin e. V. (DGV) Verbrennungsregister. Jahresbericht 2024 für den Zeitraum Jan. – Dez. 2023, 2024. https://verbrennungsmedizin.de/files/dgv_files/pdf/jahresbericht/DGV-Verbrennungsregister-Bericht_Gesamt_2024.pdf (letzter Zugriff: 06.08.2025).
Chung KK, Salinas J, Renz EM et al. Simple derivation of the initial fluid rate for the resuscitation of severely burned adult combat casualties: in silico validation of rule of 10. J Trauma. 2010; 69 (Suppl 1): S49–S54.
Cocoanut Grove Fire. www.cocoanutgrovefire.org/ (letzter Zugriff: 20.08.2025).
Deutsche Gesellschaft für Kinderchirurgie et al. Behandlung thermischer Verletzungen im Kindesalter (Verbrennung, Verbrühung). S2k-Leitlinie. Version 3.0. Stand: 15.08.2024. AWMF-Reg.-Nr. 006/128. https://register.awmf.org/assets/guidelines/006-128l_S2K_Behandlung-thermische-Verletzungen-Kinder-Verbrennung-Verbruehung_2024-08_1.pdf (letzter Zugriff: 06.08.2025).
Deutsche Gesellschaft für Verbrennungsmedizin (DGV) e. V. Leitlinie Behandlung thermischer Verletzungen des Erwachsenen. Klasse: S2k. Stand: Februar 2021. AWMF-Reg.-Nr. 044-001. www.awmf.org/uploads/tx_szleitlinien/044-001l_S2k_Behandlung-thermischer-Verletzungen-des-Erwachsenen_2021-07.pdf (letzter Zugriff: 20.08.2025).
Deutsche Gesellschaft für Verbrennungsmedizin (DGV) e. V. www.verbrennungsmedizin.de/ (letzter Zugriff: 20.08.2025).
Feuerwehr Hamburg. Zentrale Anlaufstelle für die Vermittlung von Krankenhausbetten für Schwerbrandverletzte. www.hamburg.de/feuerwehr/108006/brandbettenvermittlung-feuerwehr-hamburg.html (letzter Zugriff: 20.08.2025).
Herrmann B. ZNS-Verletzungen bei Kindesmisshandlungen – das Shaken Baby Syndrom. Kinder- und Jugendarzt. 2005; 36: 256–265.
Hundeshagen G, Tapking C, Horter J. Erstversorgung und Intensivmedizin Schwerbrandverletzter. Intensivmedizin up2date 2018; 14(03): 283–301.
Lönnecker S, Schoder V. Hypothermie bei brandverletzten Patienten – Einflüsse der präklinischen Behandlung. Chirurg. 2001; 72: 164–167.
Michaeli B, Carron P-N, Revelly J-P et al. Überinfusion von Verbrennungsopfern: häufig und schädlich. Notfall Rettungsmed. 2013; 16: 42–47.
NAEMT. Präklinisches Traumamanagement: Prehospital Trauma Life Support (PHTLS). 9E. Burlington: Jones & Bartlett, 2018.
Spelten O, Wetsch WA, Braunecker S, Genzwürker H, Hinkelbein J. Abschätzung des Substitutionsvolumens nach Verbrennungstrauma. Systematische Übersichtsarbeit über publizierte Formeln. Anaesthesist. 2011; 60: 303–311.
Statista. Anzahl der Toten durch Rauch, Feuer und Flammen in Deutschland von 2000 bis 2023. Juli 2024. https://de.statista.com/statistik/daten/studie/760549/umfrage/tote-durch-rauch-feuer-und-flammen-in-deutschland/ (letzter Zugriff: 06.08.2025).
Weaver MD, Rittenberger JC, Patterson PD et al. Risk factors for hypothermia in EMS-treated burn patients. Prehosp Emerg Care. 2014; 18(3): 335–341.
Zideman DA, Singletary EM, Borra V et al. Erste Hilfe. Leitlinien des European Resuscitation Council 2021. Notfall Rettungsmed. 2021; 24: 577–602.

Kapitel 8

Aroor S, Singh R, Goldstein LB. BE-FAST (Balance, Eyes, Face, Arm, Speech, Time): Reducing the Proportion of Strokes Missed Using the FAST Mnemonic. Stroke. 2017; 48(2): 479–481.
Biovis‘ Diagnostics. Komplementärmedizinische Basis-Genetik. Genetik des Histaminabbaus. Disposition zur verstärkten Histaminwirkung in der Peripherie und im ZNS. Fachinformation 02/2024. www.biovis.eu/wp-content/uploads/biovis-Genetik_des_Histamin-Abbaus-DE.pdf (letzter Zugriff: 10.07.2025).
Bundesärztekammer (BÄK), Kassenärztliche Bundesvereinigung (KBV), Arbeitsgemeinschaft der Wissenschaftlichen Medizinischen Fachgesellschaften (AWMF). Nationale VersorgungsLeitlinie Unipolare Depression – Langfassung, Version 3.2, 2022. AWMF-Reg.-Nr.: nvl-005. https://register.awmf.org/de/leitlinien/detail/nvl-005 (letzter Zugriff: 10.07.2025).
Deutsche Gesellschaft für Psychiatrie und Psychotherapie, Psychosomatik und Nervenheilkunde e.V. (DGPPN) (Hrsg.). S3-Leitlinie Schizophrenie – Living Guideline. Langfassung. Stand: 30.06.2025. AWMF-Reg.-Nr.: 038-009. https://register.awmf.org/de/leitlinien/detail/038-009 (letzter Zugriff: 28.12.2025).
Deutsche Gesellschaft für Unfallchirurgie e. V, Deutsche Gesellschaft für Orthopädie und Unfallchirurgie e. V. S3-Leitlinie Polytrauma/Schwerverletzten Behandlung. Stand: 12/2022. AWMF-Reg.-Nr.: 187-023. https://register.awmf.org/assets/guidelines/187-023l_S3_Polytrauma-Schwerverletzten-Behandlung_2023-06.pdf (letzter Zugriff: 10.07.2025).
Feucht M, Glattner S, Pimpel B. Fieberkrämpfe – Diagnostik und Behandlung. Z Epileptol. 2021; 34: 383–389.
Greene C, Connolly R, Brennan D et al. Blood-brain barrier disruption and sustained systemic inflammation in individuals with long COVID-associated cognitive impairment. Nat Neurosci. 2024; 27(3): 421–432.
Höglinger G, Trenkwalder C et al. Parkinson-Krankheit. S2k-Leitlinie, 2023. In: Deutsche Gesellschaft für Neurologie (Hrsg.). Leitlinien für Diagnostik und Therapie in der Neurologie. AWMF-Reg.-Nr.: 030/010. https://register.awmf.org/assets/guidelines/030-010l_Parkinson_Krankheit_2023-11_1.pdf (letzter Zugriff: 10.07.2025).

Holtkamp M, May TW et al. Erster epileptischer Anfall und Epilepsien im Erwachsenenalter. S2k-Leitlinie, 2023. In: Deutsche Gesellschaft für Neurologie (Hrsg.). Leitlinien für Diagnostik und Therapie in der Neurologie. AWMF-Reg.-Nr.: 030/041. www.dgn.org/leitlinien. https://dnvp9c1uo2095.cloudfront.net/cms-content/030041_LL_Epilepsie_2023_1694505784226.pdf (letzter Zugriff: 10.07.2025).

Karow T, Lang-Roth R. Allgemeine und Spezielle Pharmakologie und Toxikologie. 26. A. Pulheim: Thomas Karow, 2017.

Lang JD, Hamer HM. Epidemiologie der Epilepsie im höheren Lebensalter. Z Epileptol. 2022;·35: 110–114.

Ludolph A, Petri S, Grosskreutz J et al. Motoneuronerkrankungen. S1-Leitlinie, 2021. In: Deutsche Gesellschaft für Neurologie (Hrsg.). Leitlinien für Diagnostik und Therapie in der Neurologie. AWMF-Reg.-Nr.: 030/001. www.dgn.org/leitlinien. https://dnvp9c1uo2095.cloudfront.net/wp-content/uploads/2021/11/030001_LL_Motoneuronerkrankungen_2021.pdf (letzter Zugriff: 10.07.2025).

Maschke M et al. Delir und Verwirrtheitszustände inklusive Alkoholentzugsdelir. S1-Leitlinie, 2020. In: Deutsche Gesellschaft für Neurologie (Hrsg.). Leitlinien für Diagnostik und Therapie in der Neurologie. AWMF-Reg.-Nr.: 030/006. www.dgn.org/leitlinien. https://dnvp9c1uo2095.cloudfront.net/wp-content/uploads/2020/12/030006_LL_Delir_2020.pdf (letzter Zugriff: 10.07.2025).

Matschke J, Lütgehetmann M, Hagel C et al. Neuropathology of patients with COVID-19 in Germany: a post-mortem case series. Lancet Neurol. 2020; 19(11): 919–929.

Pfister H-W, Klein M et al. Ambulant erworbene bakterielle Meningoenzephalitis im Erwachsenenalter. S2k-Leitlinie, 2023. In: Deutsche Gesellschaft für Neurologie (Hrsg.). Leitlinien für Diagnostik und Therapie in der Neurologie. AWMF-Reg.-Nr.: 030/089. www.dgn.org/leitlinien. https://dnvp9c1uo2095.cloudfront.net/cms-content/030089_LL_Meningoenzephalitis_2023_1683637751965.pdf (letzter Zugriff: 10.07.2025).

Rhea EM, Logsdon AF, Hansen KM et al. The S1 protein of SARS-CoV-2 crosses the blood-brain barrier in mice. Nat Neurosci. 2021; 24(3): 368–378.

Ringleb P, Köhrmann M, Jansen O et al. Akuttherapie des ischämischen Schlaganfalls. S2e-Leitlinie, 2022. AWMF-Reg.-Nr.: 030-046. In: Deutsche Gesellschaft für Neurologie (Hrsg.). Leitlinien für Diagnostik und Therapie in der Neurologie. www.dgn.org/leitlinien. https://dnvp9c1uo2095.cloudfront.net/cms-content/030-046l_S2e_Akuttherapie-des-ischaemischen-Schlaganfalls_2022-11-verlaengert_1718363551944.pdf (letzter Zugriff: 10.07.2025).

Rosenow F, Weber J et al. Status epilepticus im Erwachsenenalter. S2k-Leitlinie, 2020. AWMF-Reg.-Nr.: 030/079. In: Deutsche Gesellschaft für Neurologie (Hrsg.). Leitlinien für Diagnostik und Therapie in der Neurologie. www.dgn.org/leitlinien. https://dnvp9c1uo2095.cloudfront.net/wp-content/uploads/2020/08/030079_LL_Status-epilepticus_2020_V1.2.pdf (letzter Zugriff: 10.07.2025).

Schulte E, Schumacher U, Schünke M. Prometheus LernAtlas der Anatomie – Kopf, Hals und Neuroanatomie. 4. A. Stuttgart: Georg Thieme Verlag, 2015.

Silbernagl S, Lang F. Taschenatlas Pathophysiologie. 5. A. Stuttgart: Georg Thieme Verlag, 2017.

Steindl D, Boehmerle W, Körner R et al. Novichok nerve agent poisoning. Lancet. 2021; 397(10270): 249–252.

Topka H, Eberhardt O. Neurologische Notfälle. Stuttgart: Georg Thieme Verlag, 2017.

Weidner N, Scheel-Sailer A et al. Diagnostik und Therapie der akuten Querschnittlähmung. S3-Leitlinie, 2024. AWMF-Reg.-Nr.: 030/070. In: Deutsche Gesellschaft für Neurologie; Deutschsprachige Gesellschaft für Paraplegiologie (Hrsg.). Leitlinien für Diagnostik und Therapie in der Neurologie. www.dgn.org/leitlinien. https://dnvp9c1uo2095.cloudfront.net/cms-content/030-070l_S3_Diagnostik-Therapie-akuten-Querschnittlaehmung_2025-02_1740573996021.pdf (letzter Zugriff: 10.07.2025).

Kapitel 9

Aktories K, Förstermann U, Hofmann FB, Starke K. Allgemeine und spezielle Pharmakologie und Toxikologie. 12. A. München: Elsevier, 2017.

AMBOSS Wissen für Mediziner. https://www.amboss.com (letzter Zugriff: 13.07.2025).

Binder A, Baron R. The pharmacological therapy of chronic neuropathic pain. Dtsch Arztebl Int. 2016; 113(37): 616–626.

Chidiac AS, Buckley NA, Noghrehchi F, Cairns R. Paracetamol (acetaminophen) overdose and hepatotoxicity: mechanism, treatment, prevention measures, and estimates of burden of disease. Expert Opin Drug Metab Toxicol. 2023; 19(5): 297–317.

Gegenfurtner KR, Walter S, Braun DI. Visuelle Informationsverarbeitung im Gehirn. In: Huber HD, Lockermann B, Scheibel M. Bild | Medien | Wissen. Visuelle Kompetenz im Medienzeitalter. München: Kopaed Verlag, 2002.

Häske D, Böttiger BW, Bouillon B et al. Analgesia in Patients with Trauma in Emergency Medicine. Dtsch Arztebl Int. 2017; 114(46): 785–792.

Ibanez B, James S, Agewall S et al. 2017 ESC Guidelines for the management of acute myocardial infarction in patients presenting with ST-segment elevation: The Task Force for the management of acute myocardial infarction in patients presenting with ST-segment elevation of the European Society of Cardiology (ESC). Eur Heart J. 2018; 39(2): 119–177.

Karow T, Lang-Roth R. Allgemeine und Spezielle Pharmakologie und Toxikologie. 26. A. Pulheim: Thomas Karow, 2017.

O'Malley GF, O'Malley R. Paracetamolvergiftungen. MSD MANUAL Ausgabe für medizinische Fachkreise. https://www.msdmanuals.com/de/profi/verletzungen-vergiftungen/vergiftung/paracetamolvergiftungen (letzter Zugriff: 13.07.2025).

Pharmakovigilanz- und Beratungszentrum für Embryonaltoxikologie (Institut für Klinische Pharmakologie und Toxikologie), Charité – Universitätsmedizin Berlin. Embryotox – Arzneimittelsicherheit in Schwangerschaft und Stillzeit. www.embryotox.de (letzter Zugriff: 13.07.2025).

Pschyrembel Klinisches Wörterbuch. 267. A. Berlin: De Gruyter, 2017.

Reiter-Theil S, Graf-Baumann T, Kutzer K et al. Ethik-Charta der Deutschen Gesellschaft zum Studium des Schmerzes (DGSS). Der Schmerz. 2008; 22: 191–206.

Rörtgen D, Schaumberg A, Skorning M et al. Vorgehaltene Medikamente auf notarztbesetzten Rettungsmitteln in Deutschland. Anaesthesist. 2011; 60: 312–324.

Roffi M, Patrono C, Collet J-P et al. 2015 ESC Guidelines for the management of acute coronary syndromes in patients presenting without persistent ST-segment elevation: Task Force for the Management of Acute Coronary Syndromes in Patients Presenting without Persistent ST-Segment Elevation of the European Society of Cardiology (ESC). Eur Heart J. 2016; 37(3): 267–315.

Schuster AK, Erb C, Hoffmann EM et al. The Diagnosis and Treatment of Glaucoma. Dtsch Arztebl Int. 2020; 117(13): 225–234.

Silbernagl S, Lang F. Taschenatlas Pathophysiologie. 5. A. Stuttgart: Georg Thieme Verlag, 2017.

Stewart WF, Ricci JA, Chee E et al. Lost productive time and cost due to common pain conditions in the US workforce. JAMA. 2003; 290(18): 2443–2454.

Stork B, Hofmann-Kiefer K. Analgesie in der Notfallmedizin. Notfall Rettungsmed. 2008; 11: 427–438.

Strupp M, Küfner K, Sandmann R et al. Zentrale Augenbewegungsstörungen und Nystagmus: Blick in Hirnstamm und Kleinhirn. Dtsch Arztebl Int. 2011; 108(12): 197–204.

Strupp M. Schwindel: Das Einmaleins der Diagnose. Dtsch Arztebl. 2017; 114(37): 16–20.

Van Dijk JFM, van Wijck AJM, Kappen TH et al. Postoperative pain assessment based on numeric ratings is not the same for patients and professionals: a cross-sectional study. Int J Nurs Stud. 2012; 49(1): 65–71.

Zheng SL, Alistair J, Roddick AJ. Association of Aspirin Use for Primary Prevention With Cardiovascular Events and Bleeding Events. A Systematic Review and Meta-analysis. JAMA. 2019; 321(3): 277–287.

Kapitel 10

Aehlert B. Paramedic Practive Today. Burlington, MA: Jones & Bartlett Learning, 2013.

Blum H, Müller-Wieland D. Klinische Pathophysiologie. 10. A. Stuttgart: Georg Thieme Verlag, 2018.
Braun J. Basislehrbuch Innere Medizin. 7. A. München: Elsevier, 2022.
Huch R, Jürgens KD. Mensch Körper Krankheit. 9. A. München: Elsevier, 2023.
Luxem J, Runggaldier K, Karutz H, Flake F. Notfallsanitäter Heute. 8. A. München: Elsevier, 2024.
Vaupel P, Schaible H-G, Mutschler E. Anatomie – Physiologie – Pathophysiologie des Menschen. 7. A. Stuttgart: Wissenschaftliche Verlagsgesellschaft, 2015.

Kapitel 11

Arastéh K, Baenkler HW. Duale Reihe Innere Medizin. 5. A. Stuttgart: Georg Thieme Verlag, 2024.
Bickenbach J, Marx G. Point-of-Care-Monitoring – Blutgasanalyse. Anästhesiol Intensivmed Notfallmed Schmerzther. 2010; 45(11/12): 722–730.
Herold G. Innere Medizin. Köln: Verlag Gerd Herold, 2025.
Knichwitz G. Der Säure-Basen-Haushalt. Intensivmed up2date. 2005; 1(3): 205–220.
Linnemann B et al. Diagnostik und Therapie der tiefen Venenthrombose und Lungenembolie. Sk2-Leitlinie. Stand: 11.01.2023. AWMF-Reg.-Nr. 065/002. https://register.awmf.org/assets/guidelines/065-002l_S2k_Venenthrombose-Lungenembolie_2023-09.pdf (letzter Zugriff: 20.08.2025).
Medicherla CB, Pauley RA, de Havenon A et al. Cerebral Venous Sinus Thrombosis in the COVID-19 Pandemic. J Neuroopthalmol. 2020; 40(4): 457–462.

Kapitel 12

Arastéh K, Bieber C, Baenkler H-W. Duale Reihe Innere Medizin. Stuttgart: Thieme, 2024.
Arbelo E, Protonotarios A, Gimeno JR et al. 2023 ESC Guidelines for the management of cardiomyopathies. Eur Heart J. 2023; 44(37): 3503–3626.
Aslanger EK, Yıldırımtürk Ö, Şimşek B et al. DIagnostic accuracy oF electrocardiogram for acute coronary OCClUsion resuLTing in myocardial infarction (DIFOCCULT Study). Int J Cardiol Heart Vasc. 2020; 30: 100603.
Aslanger EK. Beyond the ST-segment in Occlusion Myocardial Infarction (OMI): Diagnosing the OMI-nous. Turk J Emerg Med. 2022; 23(1): 1–4.
Aumüller G, Aust G, Engele J et al. Duale Reihe Anatomie. 5. A. Stuttgart: Thieme, 2020.
Bergström W. Das OMI-Manifesto Teil I, 2018. https://dasfoam.org/2018/10/20/das-omi-manifesto-teil-i/ (letzter Zugriff: 06.08.2025).
Blum H, Müller-Wieland D. Klinische Pathophysiologie. 11. A. 2020. 978-3-13-243596-4. Stuttgart: Georg Thieme Verlag KG, 2020.
Braumann S, Faber-Zameitat C, Macherey S et al. Diagnostic accuracy and preclinical use of antiplatelet and anticoagulant agents in chest pain patients. Dtsch Arztebl Int. 2023; 120(18): 317–323.
Buerke M, Janusch M, Dimitrov S et al. Chest Pain Unit: aktueller Stand und Entwicklungen. Aktuelle Kardiologie 2023; 12(05): 351–360.
Bundesärztekammer (BÄK), Kassenärztliche Bundesvereinigung (KBV), Arbeitsgemeinschaft der Wissenschaftlichen Medizinischen Fachgesellschaften (AWMF). Chronische Koronare Herzkrankheit: KHK. Patientenleitlinie zur Nationalen VersorgungsLeitlinie. Version 4.0, 2023. https://register.awmf.org/assets/guidelines/nvl-004p1_S3_Chronische-KHK_2025-03.pdf (letzter Zugriff: 06.08.2025).
Bundesärztekammer (BÄK), Kassenärztliche Bundesvereinigung (KBV), Arbeitsgemeinschaft der Wissenschaftlichen Medizinischen Fachgesellschaften (AWMF). Nationale VersorgungsLeitlinie Chronische KHK. AWMF-Reg.-Nr.: nvl-004. Stand: 30.08.2024. https://register.awmf.org/de/leitlinien/detail/nvl-004 (letzter Zugriff: 22.08.2025).
Byrne RA, Rossello X, Coughlan JJ, ESC Scientific Document Group et al. 2023 ESC Guidelines for the management of acute coronary syndromes: Developed by the task force on the management of acute coronary syndromes of the European Society of Cardiology (ESC). Eur Heart J. 2023; 44(38): 3720–3826.
Deutsche Herzstiftung. Vorhofflimmern: Das sind die häufigsten Ursachen. Bluthochdruck und Alter gelten als größte Risikofaktoren. https://herzstiftung.de/infos-zu-herzerkrankungen/herzrhythmusstoerungen/vorhofflimmern/vorhofflimmern-ursachen (letzter Zugriff: 22.08.2025).
de Winter RJ, Verouden NJ, Wellens HJ, Wilde AA, Interventional Cardiology Group of the Academic Medical Center. A new ECG sign of proximal LAD occlusion. N Engl J Med. 2008; 359(19): 2071–2073.
de Zwaan C, Bär FW, Wellens HJ. Characteristic electrocardiographic pattern indicating a critical stenosis high in left anterior descending coronary artery in patients admitted because of impending myocardial infarction. Am Heart J. 1982; 103(4 Pt 2): 730–736.
Ertl G, Frantz S. Referenz Kardiologie. 1. A. Stuttgart: Thieme, 2024.
Giannitsis E, Preusch M, Frey N. Initiale Behandlung des akuten Koronarsyndroms: prähospitale Logistik und Notfalltherapie. Aktuelle Kardiologie 2024; 13(02): 102–108.
Grautoff S, Knappen N, Werner M et al. Akutes Koronarsyndrom in der präklinischen Notfallmedizin. retten! 2023; 12(01): 22–32.
Grautoff S, Fessele K, Fandler M et al. „STEMI mimics". Med Klin Intensivmed Notfmed. 2023; 118: 35–44.
Hielscher L, Noack F, Schlitt A. Risikostratifizierung des chronischen Koronarsyndroms – Empfehlungen zur Risikobewertung und Diagnostik im klinischen Alltag gemäß ESC-Leitlinie 2019. Aktuelle Kardiologie 2020; 9(03): 254–259.
Huch R, Jürgens KD. Mensch Körper Krankheit. 9. A. München: Elsevier, 2023.
Hübl W. Kardiale Troponine (kardiales Troponin T = cTnT, kardiales Troponin I = cTnI) – Übersicht. med4you Info-Site über Laborbefunde, 2006. https://www.med4you.at/laborbefunde/lbef2/lbef_troponin.htm (letzter Zugriff: 22.08.2025).
Kontos, M, de Lemos, J, Deitelzweig SB et al. 2022 ACC Expert Consensus Decision Pathway on the Evaluation and Disposition of Acute Chest Pain in the Emergency Department: A Report of the American College of Cardiology Solution Set Oversight Committee. J Am Coll Cardiol. 2022; 80(20):1925–1960.
Lorang F. Das OMI-Manifesto Teil III, 2018. https://dasfoam.org/2018/11/03/das-omi-manifesto-teil-iii/ (letzter Zugriff: 22.08.2025).
Macherey-Meyer S, Braumann S, Heyne S et al. Präklinisches Loading bei Patienten mit akutem Thoraxschmerz und akutem Koronarsyndrom – PRELOAD-Umfrage. Med Klin Intensivmed Notfmed. 2023; 119: 529–537.
Meyers HP, Bracey A, Lee D et al. Comparison of the ST-Elevation Myocardial Infarction (STEMI) vs. NSTEMI and Occlusion MI (OMI) vs. NOMI Paradigms of Acute MI. J Emerg Med. 2021; 60(3): 273–284.
Mueller C, Möckel M, Giannitsis E et al. ESC Study Group on Biomarkers in Cardiology of the Acute Cardiovascular Care Association. Use of copeptin for rapid rule-out of acute myocardial infarction. Eur Heart J Acute Cardiovasc Care. 2018; 7: 570–576.
Pape H-C, Kurtz A, Silbernagl S, Physiologie. 10. vollst. überarb. A. Stuttgart: Thieme, 2023.
Pedersen CK, Stengaard C, Thingemann Bøtker M et al. AcceleratedRule-Out of acute Myocardial Infarction using prehospital copeptin and in-hospital troponin: The AROMI study. Eur Heart J. 2023; 44(38): 3875–3888.
Pendell Meyers H, Bracey A, Lee D et al. Accuracy of OMI ECG findings versus STEMI criteria for diagnosis of acute coronary occlusion myocardial infarction. Int J Cardiol Heart Vasc. 2021; 33(Apr): 100767.
Reanimation: Transport zum Cardiac Arrest Center rettet Leben. NOTARZT 2019; 35(03): 117.
Rossbach L. Das OMI-Manifesto Teil II, 2018. https://dasfoam.org/2018/10/27/das-omi-manifesto-teil-ii/ (letzter Zugriff: 06.08.2025).
Rott N, Scholz K H, Busch H et al. CAC: aktueller Stand der Cardiac-Arrest-Zentren. Aktuelle Kardiologie 2023; 12(05): 389–393.
Schuchert A. Vorhofflimmern. In: Arastéh K, Baenkler H, Bieber C et al. Duale Reihe Innere Medizin. 5. vollst. überarb. A. Stuttgart: Georg Thieme Verlag KG, 2024.
Smith SW, Dodd KW, Henry TD, Dvorak DM, Pearce LA. Diagnosis of ST-elevation myocardial infarction in the presence of left bundle branch block with the ST-elevation to S-wave ratio in a modified Sgarbossa rule. Ann Emerg Med. 2012; 60(06): 766–776.

Soar J, Böttiger BW, Carli P et al. European Resuscitation Council Guidelines 2025: Adult Advanced Life Support. Resuscitation. 2025; 215 (Suppl1): 110769.

Totzeck M, Rassaf T. Chronisches Koronarsyndrom – optimale medikamentöse Therapie. Aktuelle Kardiologie 2020; 9(03): 275–281.

Universitätsklinikum Schleswig-Holstein (Institut für Klinische Chemie). Point-of-Care-Diagnostik (POCT). https://www.uksh.de/klinische-chemie/Fachbereiche/Point_of_Care_Diagnostik+%28POCT%29-p-3450.html (letzter Zugriff: 22.08.2025).

Weber K. Kardiovaskuläre Notfälle. In: Pin M, Gräff I, Bernhard M, Hüfner A, Weber K. Zusatzweiterbildung Klinische Akut- und Notfallmedizin. 1. A. Stuttgart: Thieme, 2022.

Werdan K, Müller-Werdan U, Perings S. Die chronische koronare Herzkrankheit/das chronische Koronarsyndrom – Was sagen die deutschen und die europäischen Leitlinien? Aktuelle Kardiologie 2020; 9(03): 236–253.

Kapitel 13

American College of Surgeons (ACS) Committee on Trauma. Advanced Trauma Life Support for Doctors: Student Course Manual. 8th ed. Chicago, IL: ACS, 2008.

Casu S. Sepsis tötet – und wir schauen zu. Elsevier Emergency 2022; 6: 30–37.

Casu S. Der septische Schock. Notfallsanitäter 2016; 4: 45–51.

Deutsches Ärzteblatt. Sepsis wird vom Rettungsdienst zu selten erkannt. 23. Februar 2024. https://www.aerzteblatt.de/nachrichten/149508/Sepsis-wird-vom-Rettungsdienst-zu selten-erkannt (letzter Zugriff: 01.08.2025).

Deutsche Gesellschaft für Allergologie und klinische Immunologie (DGAKI) et al. S2k-Leitlinie zu Akuttherapie und Management der Anaphylaxie – Update 2021. https://register.awmf.org/assets/guidelines/061-025l_S2k_Akuttherapie-Management-Anaphylaxie_2021-10.pdf (letzter Zugriff: 01.08.2025).

Deutsche Gesellschaft für Angiologie – Gesellschaft für Gefäßmedizin e. V. (DGA). S3-Leitlinie Diagnostik, Therapie und Nachsorge der peripheren arteriellen Verschlusskrankheit. Stand: 18.09.2024. AWMF-Reg.-Nr. 065/003. https://register.awmf.org/de/leitlinien/detail/065-003 (letzter Zugriff: 01.08.2025).

Deutsche Gesellschaft für Gefäßchirurgie und Gefäßmedizin (DGG). Leitlinie – S2k Typ B Aortendissektion. Stand: 19.05.2022. AWMF-Reg.-Nr. 004-034. https://register.awmf.org/assets/guidelines/004-034l_S2k_Typ_B_Aortendissektion_2022-05.pdf (letzter Zugriff: 01.08.2025).

Deutsche Gesellschaft für Kardiologie – Herz- und Kreislaufforschung e. V. ESC Pocket Guidelines. Diagnose und Management von Synkopen, Version 2018. Grünwald: Börm Bruckmeier Verlag GmbH, 2018. https://leitlinien.dgk.org/2019/pocket-leitlinie-diagnose-und-management-von-synkope-version-2018/ (letzter Zugriff: 01.08.2025).

Deutsche Gesellschaft für Kardiologie – Herz- und Kreislaufforschung e. V., European Society of Cardiology (ESC) (2025). ESC Pocket Guidelines. Erhöhter Blutdruck und Hypertonie. Version 2024. Grünwald: Börm Bruckmeier Verlag GmbH, 2025.

Deutsche Gesellschaft für Neurologie (DGN). Synkopen. 2020. https://www.dgn.org/leitlinie/synkopen (letzter Zugriff: 04.08.2025)

Deutsche Gesellschaft für Phlebologie und Lymphologie (DGPL). S2k-Leitlinie Diagnostik und Therapie der Varikose. Stand: 31.03.2019. AWMF-Reg.-Nr. 037-018. https://register.awmf.org/de/leitlinien/detail/037-018 (letzter Zugriff: 02.08.2025).

Deutsche Gesellschaft für Thorax-, Herz- und Gefäßchirurgie (DGTHG). Behandlung der Thorakalen Aortendissektion Typ A. Leitlinie AWMF-Reg.-Nr. 011/018, Klasse S2k, 2021. https://register.awmf.org/assets/guidelines/011-018l_S2k_Behandlung-der-thorakalen-Aortendissektion-Typ-A_2021-02_1.pdf (letzter Zugriff: 02.08.2025).

Deutsche Gesellschaft für Verdauungs- und Stoffwechselkrankheiten. S3-Leitlinie Aszites, spontan bakterielle Peritonitis, hepatorenales Syndrom. ZGastroenterol 2011; 49: 749–779.

Deutsche Sepsis-Gesellschaft (DSG), Deutsche Gesellschaft für Anästhesiologie und Intensivmedizin (DGAI), Deutsche Interdisziplinäre Vereinigung für Intensiv- und Notfallmedizin (DIVI) et al. (2025): S3-Leitlinie Sepsis – Prävention, Diagnose, Therapie und Nachsorge – Update 2025. Langfassung. Version 4.0. Stand: 30.04.2025. AWMF-Reg.-Nr. 079-001. https://register.awmf.org/de/leitlinien/detail/079-001 (letzter Zugriff: 28.12.2025).

Diehl R et al. Synkopen. S1-Leitlinie, 2020. In: Deutsche Gesellschaft für Neurologie (Hrsg.): Leitlinie für Diagnostik und Therapie in der Neurologie. www.dgn.org/leitlinien (letzter Zugriff: 02.08.2025).

Dönitz S. Der anaphylaktische Schock. Notfallsanitäter 2016; 4: 24–39.

Evans L, Rhodes A, Alhazzani W et al. Surviving Sepsis Campaign International Guidelines for Management of Sepsis and Septic Shock. Crit Care Med. 2021; 49(11): e1063–e1143.

Häcker B. Immunologie für Dummies. Weinheim: Wiley-VCH Verlag, 2021.

Honold M, Walther A. Allergie und anaphylaktische Reaktionen. Notfallmed up2date. 2011; 6(2): 141–160.

Jeanneret C, Baldi T, Jenelten R. Die oberflächliche Thrombophlebitis: Ein Überblick. Curriculum Schweiz Med Forum. 2006; 6: 190–195.

Kuck K, Bleiziffer S, Eggebrecht H et al. Konsensuspapier der Deutschen Gesellschaft für Kardiologie (DGK) und der Deutschen Gesellschaft für Thorax-, Herz- und Gefäßchirurgie (DGTHG) zur kathetergestützten Aortenklappenimplantation (TAVI) 2020. Kardiologe 2020; 14: 182–204.

Lawall H, Huppert P, Rümenapf G. Deutsche Gesellschaft für Angiologie – Gesellschaft für Gefäßmedizin. S3-Leitlinie zur Diagnostik und Therapie der peripheren arteriellen Verschlusskrankheit. Stand: 18.09.2024. AWMF-Reg.-Nr. 065/003. https://register.awmf.org/de/leitlinien/detail/065-003 (letzter Zugriff: 02.08.2025).

Lott C, Karageorgos V, Abelairaz-Gomez C et al. European Resuscitation Council Guidelines 2025: Special circumstances in resuscitation. Resuscitation. 2025; 215 (Suppl1): 110753.

Luxem J, Runggaldier K, Karutz H, Flake F. Notfallsanitäter Heute. 8. A. München: Elsevier, 2024.

McEvoy JW, McCarthy CP, Bruno RM et al. 2024 ESC Guidelines for the management of elevated blood pressure and hypertension: Developed by the task force force on the management of elevated blood pressure and hypertension of the European Society of Cardiology (ESC) and endorsed by the European Society of Endocrinology (ESE) and the European Stroke Organisation (ESO). Eur Heart J. 2024; 45(38): 3912–4018.

Perera Y, Raitt J, Poole K, Metcalfe D, Lewinsohn A. Non-invasive versus arterial pressure monitoring in the pre-hospital critical care environment: a paired comparison of currently recorded measurement. Scand J Trauma Resusc Emerg Med. 2024; 32(1): 77.

Pexa-Titti E, Raisin J, Frenzer A. Aszites: Ursachen, Abklärungen und Therapie. Curriculum Schweiz Med Forum 2012; 49: 951–954.

Renz-Polster H. Basislehrbuch Innere Medizin. 6. A. München: Elsevier, 2017.

Schmoch T, Brenner T, Weigand MA. Neue internationale Sepsis-Leitlinien 2021 – Was ist neu – was bleibt gleich? Anästh Intensivmed. 2022; 63: 123–128.

Silbernagl S, Lang F. Taschenatlas Pathophysiologie. 5. A. Stuttgart: Georg Thieme Verlag, 2017.

Singer M, Deutschman CS, Seymour CW et al. The Third International Consensus Definitions for Sepsis and Septic Shock (Sepsis-3). JAMA. 2016; 315(8): 801–810.

Kapitel 14

Bernhard M, Mohr S, Weigand MA, Martin E, Walther A. Developing the skill of endotracheal intubation: implication for emergency medicine. Acta Anaestesiol Scand. 2012; 56(2): 164–171.

Blum, EB, Müller-Wieland D. Klinische Pathophysiologie (begründet von Siegenthaler W). 10. A. Stuttgart: Thieme, 2018.

Linnemann B, Blank W, Doenst T et al. Diagnostik und Therapie der tiefen Venenthrombose und Lungenembolie – AWMF-S2k-Leitlinie. Stand: 11.01.2023. AWMF-Reg.-Nr.: 065-002. https://register.awmf.org/de/leitlinien/detail/065-002 (letzter Zugriff: 22.08.2025).

Luxem J, Runggaldier K, Karutz H, Flake F. Notfallsanitäter Heute. Kap. 19: Maschinelle Beatmung. 7. A. München: Elsevier, 2020.

Nationales Referenzzentrum für Surveillance von nosokomialen Infektionen (NRZ) KISS (Krankenhaus-Infektions-Surveillance-System). 2014. https://www.nrz-hygiene.de/kiss (letzter Zugriff: 22.08.2025).

Oczenski W. Atmen – Atemhilfen, Atemphysiologie und Beatmungstechnik. 10. A. Stuttgart: Thieme, 2017.
Rathgeber J. Grundlagen der maschinellen Beatmung. 2. A. Stuttgart: Thieme, 2012.
Silbernagl S, Lang F. Taschenatlas Pathophysiologie. 5. A. Stuttgart: Georg Thieme Verlag, 2017.
Soar J, Böttiger BW, Carli P, et al. European Resuscitation Council Guidelines 2025: Adult Advanced Life Support. Resuscitation. 2025; 215 (Suppl1): 110769.
Timmermann A, Eich C, Russo SG et al. Prehospital airway management: A prospective evaluation of anaesthesia trained emergency physicians. Resuscitation. 2006; 70(2): 179–185.
Timmermann A, Russo SG, Eich C et al. The out-of-hospital esophageal and endobronchial intubations performed by emergency physicians. Anesth Analg. 2007; 104(3): 619–623.
Walther A, Böttiger BW. Lungenembolie. Notfallmed up2date. 2007; 2(1): 57–70.

Kapitel 15

Al-Taie O. Akutes Abdomen. In: Riemann J, Fischbach W, Galle P, Mössner J. Checkliste Gastroenterologie und Hepatologie. 1. A. Stuttgart: Thieme, 2024.
Arastéh K, Baenkler H-W, Bieber C, Brandt R, Chatterjee TT. Duale Reihe Innere Medizin. 4. A. Stuttgart: Thieme. 2018.
Biesalski HK, Nowitzki-Grimm S. Taschenatlas Ernährung. 8. A. Stuttgart: Thieme, 2020.
Börner N, Kappenberger AS, Weber S et al. The acute abdomen: Structured diagnosis and treatment. Dtsch Arztebl Int. 2025; 122(5): 137–144.
Bonfig W. Diabetische Stoffwechselentgleisungen. Notfallmedizin up2date. 2016; 11(03): 263–274.
Deutsches Zentrum für Diabetesforschung (DZD). https://www.dzd-ev.de (letzter Zugriff: 22.08.2025).
diabinfo: Diabetes in Deutschland – Zahlen und Fakten. https://www.diabinfo.de/zahlen-und-fakten.html. https://www.diabinfo.de/zahlen-und-fakten.html#:~:text=Auch%20weltweit%20erkranken%20immer%20mehr (letzter Zugriff: 22.08.2025).
Diederich S, Feldkamp J, Grußendorf M et al. Referenz Endokrinologie und Diabetologie. 1. A. Stuttgart: Thieme, 2020.
Faller A, Schünke M. Der Körper des Menschen. Einführung in Bau und Funktion. 17. A. Stuttgart, New York: Thieme, 2016.
Freckmann G. Diabetesdiagnostik in der Hausarztpraxis. Diabetes Aktuell. 2020; 18(08): 314–314.
Gesenhues S, Gesenhues A, Weltermann B. Praxisleitfaden Allgemeinmedizin. 8. A. München: Elsevier, 2017.
Schwegler J, Lucius R. Der Mensch – Anatomie und Physiologie. 6. A. Stuttgart: Thieme, 2016.
Suttorp N, Möckel M, Siegmund B, Dietel M. Harrisons Innere Medizin. 19. A. Berlin: ABW Wissenschaftsverlagsgesellschaft, 2016.

Kapitel 16

Allmeroth M. Diagnose-Lehrbuch für Heilpraktiker – Differenzialdiagnose in Anamnese, Untersuchung und Labor. 4. A. Stuttgart: Sonntag Verlag, 2009.
Deutsche Gesellschaft für Allgemeinmedizin und Familienmedizin (DEGAM), Deutsche Gesellschaft für Nephrologie (DGfN). Versorgung von Patient*innen mit chronischer, nicht-nierenersatztherapiepflichtiger Nierenkrankheit in der Hausarztpraxis. Stand: 30.06.2024. AWMF-Reg.-Nr. 053-048. https://register.awmf.org/de/leitlinien/detail/053-048 (letzter Zugriff: 22.08.2025).
Deutsche Gesellschaft für Urologie e. V. S3 Leitlinie: Epidemiologie, Diagnostik, Therapie, Prävention und Management unkomplizierter, bakterieller, ambulant erworbener Harnwegsinfektionen bei Erwachsenen Stand: 09.04.2024. AWMF-Reg.-Nr. 043-044. https://register.awmf.org/de/leitlinien/detail/043-044 (letzter Zugriff: 22.08.2025).
Fox KM. European trial on reduction of cardiac events with perindopril in stable coronary artery disease Investigators. Efficacy of perindopril in reduction of cardiovascular events among patients with stable coronary artery disease: randomised, double-blind, placebo-controlled, multicentre trial (the EUROPA study). Lancet. 2003; 362(9386): 782–788.
Gasser T. Basiswissen Urologie. 6. A. Heidelberg: Springer, 2015.
Herold G. Innere Medizin. Köln: Verlag Gerd Herold, 2017.
Jafar TH, Stark PC, Schmid CH et al. Progression of chronic k idney disease: the role of blood pressure control, proteinuria, and angiotensin-converting enzyme inhibition. Ann Intern Med. 2003; 139(4): 244–252.
Keller C, Gehbert S. Praxis der Nephrologie. 3. A. Heidelberg: Springer, 2010.
Kühlmann I. Urin – Eine Entdeckungsreise durch Niere, Blase und Co. Heidelberg: Springer, 2020.
Lott C, Karageorgos V, Abelairaz-Gomez C et al. European Resuscitation Council Guidelines 2025: Special circumstances in resuscitation. Resuscitation. 2025; 215 (Suppl1): 110753.
Lott C, Truhlář A, Alfonzo A et al. Kreislaufstillstand unter besonderen Umständen. Leitlinien des European Resuscitation Council 2021. Notfall Rettungsmed. 2021; 24: 447–523.
Luxem J, Runggaldier K, Karutz H, Flake F. Notfallsanitäter Heute. 7. A. München: Elsevier, 2020.
Manski D. Ursachen und Symptome der akuten Pyelonephritis. 2024. https://www.urologielehrbuch.de/akute_pyelonephritis.html (letzter Zugriff: 22.08.2025).
Michel MS, Thüroff JW, Janetschek G, Wirth M. Die Urologie. Heidelberg: Springer Medizin Verlag, 2016.
Piper W. Innere Medizin. 2. A. Berlin, Heidelberg: Springer, 2013.
Pschyrembel Klinisches Wörterbuch. 267. A. Berlin: De Gruyter, 2017.
Reister B, Keller F. Nierenerkrankungen. Notfall + Rettungsmedizin. 2012; 15: 717–730.
Schnittert U. Neu in der Dialyse. Berlin, Heidelberg: Springer, 2020.
Vaupel P, Schaible H-G, Mutschler E. Anatomie – Physiologie – Pathophysiologie des Menschen. 7. A. Stuttgart: Wissenschaftliche Verlagsgesellschaft, 2015.

Kapitel 17

Aumüller G, Engele J, Kirsch J, Mense S. Duale Reihe Anatomie. 4. A. Stuttgart: Thieme, 2017.
Bhat AL, Kumar A, Mathur SC, Gangwal KC. Penile Strangulation. Br J Urol. 1991; 68(6): 618–621.
Böcker W, Denk H, Heitz PU et al. Pathologie. 5. A. München: Elsevier, 2012.
Bolat M, Özen M, Önem K, A Açıkgöz, Asci R. Effects of penile fracture and its surgical treatment on psychosocial and sexual function. Int J Impot Res. 2017; 29(6): 244–249.
Brokmann J, Rossaint R. Repetitorium Notfallmedizin 3. A. Heidelberg: Springer, 2018.
Bschleipfer T, Schwindl B, Klotz T. Priapismus. Urologe. 2015; 54: 1631–1641.
de Stefani S, Stubinski R, Ferneti F, Simonato A, Carmignani G. Penile fracture and associated urethral injury. Scientific World Journal. 2004; 4(Suppl 1): 92–99.
Deutsche Gesellschaft für Kinderchirurgie (AG Kinderurologie), Deutsche Gesellschaft für Urologie (Arbeitskreis Kinder- und Jugendurologie). S2k-Leitlinie Akutes Skrotum im Kindes- und Jugendalter. Stand: 08/2015. AWMF-Reg.-Nr. 006/023. https://register.awmf.org/assets/guidelines/006-023l_S2k_Akutes_Skrotum_Kinder_Jugendliche_2015-08-abgelaufen.pdf (letzter Zugriff: 22.08.2025).
Eland IA, van der Lei J, Stricker H, Sturkenboom MJ. Incidence of priapism in the general population. Urology. 2001; 57(5): 970–972.
Flake F, Hoffmann B. Leitfaden Rettungsdienst. 7. A. München: Elsevier, 2021.
Gätje R, Eberle C, Scholz C, Lübke M, Solbach C. Kurzlehrbuch Gynäkologie und Geburtshilfe. 2. A. Stuttgart: Georg Thieme Verlag, 2015.
Hammes C, Heinrich E, Lingenfelder T, Cotic C. BASICS Urologie. 3. A. München. Elsevier, 2015.
Hecht S, Meissnitzer M, Forstner R. Akutes Abdomen der Frau: gynäkologische Ursachen. Radiologe. 2019; 59: 126–132.
Kiechle M. Gynäkologie und Geburtshilfe. 2. A. München: Elsevier, 2010.
Lippert H. Lehrbuch Anatomie. 8. A. München: Elsevier, 2011.

Luxem J, Runggaldier K, Karutz H, Flake F. Notfallsanitäter Heute. 7. A. München: Elsevier, 2020.
Marcon J, Stief C G, Becker A. Priapismus. MMW Fortschritte der Medizin. 2018; 160(44): 42.
Pjontek R, Scheibe F, Tabatabai J. Heidelberger Standarduntersuchung. 2. A. Heidelberg: HeiCu-Med, 2015.
Pschyrembel Klinisches Wörterbuch. 267. A. Berlin: De Gruyter, 2017.
Reisinger C, Wyler S, Studler U. Der besondere Fall: Penisfraktur. Radiologie up2date. 2008; 8(3): 211–214.
Skibbe X, Löseke A. Gynäkologie und Geburtshilfe für Pflegeberufe. 3. A. Stuttgart: Thieme, 2013.
Sökeland J, Rübben I. Taschenbuch Urologie. 14. A. Stuttgart: Georg Thieme Verlag, 2008.
Stragen Pharma. Fachinformation zu Urapidil Stragen i. v. 25 mg Injektionslösung. https://www.fachinfo.de/fi/pdf/014173 (letzter Zugriff: 22.08.2025).
Weber S. BASICS Gynäkologie und Geburtshilfe. 6. A. München: Elsevier, 2017.
Weckermann D. Priapismus. MMW Fortschritte der Medizin. 2011; 40: 41.

Kapitel 18

Aicher J. Postnatale Sauerstoffsättigung reifer Neugeborener. Dissertation zum Erwerb des Doktorgrades der Medizin an der Medizinischen Fakultät der Ludwig-Maximilian-Universität zu München. https://edoc.ub.uni-muenchen.de/20381/1/Aicher_Johannes.pdf (letzter Zugriff: 22.08.2025).
Al-Zirqi I, Stray-Pedersen B, Forsén L, Daltveit A-K, Vangen S. Uterine rupture: trends over 40 years. BJOG. 2015; 123(5): 780–787.
American Heart Association. Guidelines for Cardiopulmonary Resuscitation and Emergency Cardiovascular Care. Circulation. 2020; 142(16): 366–468.
Arastéh K, Baenkler H-W, Bieber C, Brandt R, Chatterjee TT. Duale Reihe Innere Medizin. 4. A. Stuttgart: Thieme. 2018.
Aziz K, Lee HC, Escobedo MB et al. Part 5: Neonatal Resuscitation: 2020 American Heart Association Guidelines for Cardiopulmonary Resuscitation and Emergency Cardiovascular Care. Circulation. 2020; 142(16 suppl 2): S524–S550.
Beckett VA, Knight M, Sharpe P. The CAPS Study: incidence, management and outcomes of cardiac arrest in pregnancy in the UK: a prospective, descriptive study. BJOG. 2017; 124(9): 1374–1381.
BIG direkt gesund. Deshalb wird der Kristeller-Handgriff kritisiert. Stand: 21.08.2025. https://www.big-direkt.de/de/gesund-leben/schwangerschaft-geburt/kristeller-handgriff-der-kritik (letzter Zugriff: 23.08.2025).
Böcker W, Denk H, Heitz PU et al. Pathologie. 5. A. München: Elsevier, 2012.
Bryan C. Klinikstandards in der Geburtsmedizin. Stuttgart, New York: Thieme, 2016.
Calderwood CJ, Thanoon OI. Venous thromboembolism in pregnancy. Obstetrics, Gynaecology & Reproductive Medicine. 2013; 23(8): 227–230.
Cohen SL, Feizullayeva C, McCandlish JA et al. Comparison of international societal guidelines for the diagnosis of suspected pulmonary embolism during pregnancy. Lancet Haematol. 2020; 7(3): e247-e258.
Dado CD, Levinson AT, Bourjeily G. Pregnancy and Pulmonary Embolism. Clin Chest Med. 2018; 39(3): 525–537.
Daly B, Toulis KA, Thomas N et al. Increased risk of ischemic heart disease, hypertension, and type 2 diabetes in women with previous gestational diabetes mellitus, a target group in general practice for preventive interventions: A population-based cohort study. PLoS Med. 2018; 15(1): e1002488.
Deutsche Diabetes Gesellschaft (DDG), Deutsche Gesellschaft für Gynäkologie und Geburtshilfe (DGGG). S3-Leitlinie Gestationsdiabetes mellitus (GDM), Diagnostik, Therapie und Nachsorge. 2. Auflage. AWMF-Reg.-Nr.: 057-008. https://register.awmf.org/assets/guidelines/057-008l_S3_Gestationsdiabetes-mellitus-GDM-Diagnostik-Therapie-Nachsorge_2019-06-abgelaufen.pdf (letzter Zugriff: 23.08.2025).
Deutsche Gesellschaft für Gynäkologie und Geburtshilfe (DGGG), Österreichische Gesellschaft für Gynäkologie und Geburtshilfe (OEGGG), Schweizerische Gesellschaft für Gynäkologie und Geburtshilfe (SGGG). S2k-Leitlinie Peripartale Blutungen, Diagnostik und Therapie. Stand: 01.08.2022. AWMF-Reg.-Nr. 015-063. https://register.awmf.org/de/leitlinien/detail/015-063 (letzter Zugriff: 23.08.2025).
Deutsche Gesellschaft für Gynäkologie und Geburtshilfe (DGG), Österreichische Gesellschaft für Gynäkologie und Geburtshilfe (OEGGG), Schweizerische Gesellschaft für Gynäkologie und Geburtshilfe (SGGG). S3-Leitlinie Adipositas und Schwangerschaft. Stand: Juni 2019. AWMF-Reg.-Nr. 015-081. https://www.awmf.org/uploads/tx_szleitlinien/015-081l_S3_Adipositas-Schwangerschaft_2020_06.pdf (letzter Zugriff: 23.08.2025).
Deutsche Gesellschaft für Gynäkologie und Geburtshilfe (DGG), Österreichische Gesellschaft für Gynäkologie und Geburtshilfe (OEGGG), Schweizerische Gesellschaft für Gynäkologie und Geburtshilfe (SGGG). S2k-Leitlinie Hypertensive Erkrankungen in der Schwangerschaft (HES): Diagnostik und Therapie. Stand: 17.07.2024. AWMF-Reg.-Nr.: 015-018. https://register.awmf.org/de/leitlinien/detail/015-018 (letzter Zugriff: 23.08.2025).
Deutsche Gesellschaft für Gynäkologie und Geburtshilfe (DGGG), Österreichische Gesellschaft für Gynäkologie und Geburtshilfe (OEGGG), Schweizerische Gesellschaft für Gynäkologie und Geburtshilfe (SGGG). S3-Leitlinie Sectio caesarea. Stand: Juni 2020. AWMF-Reg.-Nr. 015-084. https://www.awmf.org/uploads/tx_szleitlinien/015-084l_S3_Sectio-caesarea_2020-06_1_02.pdf (letzter Zugriff: 23.08.2025).
Deutscher Berufsverband Rettungsdienst e. V. (DBRD). Musteralgorithmen 2025 zur Umsetzung des Pyramidenprozesses im Rahmen des NotSanG. Überarb. u. erw. Ausgabe. Version 10.1. https://www.dbrd.de/images/algorithmen/DBRDAlgo25_V10_1_WEB1_1.pdf (letzter Zugriff: 23.08.2025).
Dudenhausen JW. Praktische Geburtshilfe. 22. A. Berlin, Boston: De Gruyter, 2018.
Feldkamp ML, Carey JC, Byrne JLB, Krikov S, Botto LD. Etiology and clinical presentation of birth defects: population based study. BMJ. 2017; 357: j2249.
Flake F, Hoffmann B. Leitfaden Rettungsdienst. 7. A. München: Elsevier, 2021.
Foster JP, Dawson JA, Davis PG, Dahlen HG. Routine oro/nasopharyngeal suction versus no suction at birth. Cochrane Database Syst Rev. 2017; 4(4):CD010332.
Gätje R, Eberle C, Scholz C, Lübke M, Solbach C. Kurzlehrbuch Gynäkologie und Geburtshilfe. 2. A. Stuttgart: Georg Thieme Verlag, 2015.
Harreiter J, Kautzky-Willer A. Sex and gender differences in prevention of type 2 diabetes. Front Endocrinol (Lausanne). 2018; 9: 220.
Hehlmann A. Leitsymptome. 7. A. München: Elsevier, 2016.
Hobohm M, Lankeit M. Lungenembolie. Dtsch Med Wochenschr. 2019a; 144: 1286–1300.
Huch R, Jürgens KD. Mensch Körper Krankheit. 8. A. München: Elsevier, 2019.
Kautzky-Willer A, Harreiter J, Winhofer-Stöckl Y et. al. Gestationsdiabetes (GDM) (Update 2019). Wiener klinische Wochenschrift. 2019; 131: 91–102.
Köninger A, Winter A, Rusch P et al. Spätfolgen der Sectioentbindung: Narbendefekte und Plazentationsstörungen. Gynäkologe. 2017; 50: 785–792.
Kumar M. Routine oro/nasopharyngeal suction versus no suction at birth. Paediatr Child Health. 2020; 25(1): 9–11.
Leitert J, Yokota E, Seeger S. Lungenembolie in der Schwangerschaft – Eine tickende Bombe, die versierte Diagnostik und schnelles Handeln bedarf. Geburtshilfe Frauenheilkd. 2016; 76: A40.
Lott C, Karageorgos V, Abelairaz-Gomez C et al. European Resuscitation Council Guidelines 2025: Special circumstances in resuscitation. Resuscitation. 2025; 215 (Suppl1): 110753.
Luxem J, Runggaldier K, Karutz H, Flake F. Notfallsanitäter Heute. 7. A. München: Elsevier, 2020.
NAEMT. Präklinisches Traumamanagement: Prehospital Trauma Life Support (PHTLS). 9E. Burlington: Jones & Bartlett, 2018.
Pjontek R, Scheibe F, Tabatabai J. Heidelberger Standarduntersuchung: Handlungsanweisung zur Durchführung der körperlichen Untersuchung. 2. A. GMS Z Med Ausbild. 2015; 32(2): Doc13.
Pschyrembel. Klinisches Wörterbuch. 267. A. Berlin: De Gruyter, 2017.
Rettungsdienst Kooperation in Schleswig-Holstein (RKiSH). Standardarbeitsanweisungen. Algorithmen in der RKiSH. 5. A., 2021.
Schneider H, Husslein P, Schneider KTM. Die Geburtshilfe. 5. A. Berlin, Heidelberg: Springer, 2016.

Sönnichsen A. Das Physikum. Kompendium zum 1. Abschnitt der Ärztlichen Prüfung. Elsevier, 2016.
Suttorp N, Möckel M, Siegmund B, Dietel M. Harrisons Innere Medizin. 19. A. Berlin: ABW Wissenschaftsverlagsgesellschaft, 2016.
Toufaily MH, Westgate M-N, Lin AE, Holmes LB. Causes of Congenital Malformations. Birth Defects Res. 2018; 110(2), 87–91.
Tsikouras P, von Tempelhoff G-F, Rath w. Epidemiologie, Risikofaktoren und Risikostratifizierung venöser Thromboembolien (VTE) in Schwangerschaft und Wochenbett. Z Geburtshilfe und Neonatol 2017; 221(04): 161–174.
Weber S. BASICS Gynäkologie und Geburtshilfe. 6. A. München: Elsevier, 2017.
Weißleder A, Beese A, Treffer D, Beinkofer D, Gässler D. Kardiopulmonale Reanimation der schwangeren Patientin. Gynäkologe. 2020; 120: 1–10.
World Health Organization (WHO). Congenital disorders. https://www.who.int/news-room/fact-sheets/detail/congenital-anomalies (letzter Zugriff 22.08.2025).
Wyckoff MH, Wyllie J, Aziz K et al. Neonatal Life Support Collaborators. Neonatal Life Support: 2020 International Consensus on Cardiopulmonary Resuscitation and Emergency Cardiovascular Care Science With Treatment Recommendations. Circulation. 2020; 142(16 suppl 1): S185–S221.
Wyllie J, Bruinenberg J, Roehr CC et al. Die Versorgung und Reanimation des Neugeborenen. Notfall Rettungsmed. 2015; 18: 964–983.

Kapitel 19

ARD-aktuell/Tagesschau. UNICEF zu Kinderimpfungen: Impfquote sinkt in der Pandemie. https://www.tagesschau.de/wissen/gesundheit/unicef-impfluecke-101.html (letzter Zugriff 27.08.2025).
Bittner S. Mehr als kleine Erwachsene. JuKiP. 2018; 7: 115–128.
Boensch M, Schick V, Spelten O, Hinkelbein J. Formelbasierte Berechnung der Tubusgröße für die präklinische Notfallmedizin. Notfall Rettungsmed. 2017; 20(2): 154–160.
Bryan CS. Klinikstandards in der Geburtsmedizin. 1. A. Stuttgart: Thieme, 2016.
Deutsche Gesellschaft für Anästhesiologie und Intensivmedizin (DGAI). Leitlinie Prähospitales Atemwegsmanagement. https://www.awmf.org/uploads/tx_szleitlinien/001-040l_S1_Praehospitales-Atemwegsmanagement_2019-03_1.pdf (letzter Zugriff: 24.10.2021).
Ehlen M. Klinikstandards für Neonatologie und pädiatrische Intensivmedizin. Stuttgart: Thieme, 2014.
Erbguth F. Epileptische Anfälle und Status epilepticus. Ein Praxisorientierter Leitfaden. Notfall Rettungsmed. 2015; 18: 357–363.
Henke C, Singer O. Erfahrungsschatz Neurologie. Stuttgart: Thieme; 2018.
Herrmann B. ZNS-Verletzungen bei Kindesmisshandlungen – das Shaken Baby Syndrom. Kinder- und Jugendarzt. 2005; 36: 256–265.
Hogeveen M, Monnelly V, Binkhorst M, et al. European Resuscitation Council Guidelines 2025: Newborn Resuscitation and Support of Transition of Infants at Birth. Resuscitation. 2025; 215(Suppl1): 110766.
Holt S, Schmiedl S, Thürmann PA. Potenziell inadäquate Medikation für ältere Menschen: Die PRISCUS-Liste. Dtsch Arztebl Int. 2010; 107(31–32): 543–551.
Holtkamp M, May TW, Berkenfeld R et al. Erster epileptischer Anfall und Epilepsien im Erwachsenenalter. S2k-Leitlinie, 2023. AWMF-Reg.-Nr.: 030/041. In: Deutsche Gesellschaft für Neurologie (Hrsg.). Leitlinien für die Diagnostik und Therapie in der Neurologie. https://register.awmf.org/assets/guidelines/030-041l_S2k_Erster-epileptischer-Anfall-Epilepsien-Erwachsenenalter_2023-09.pdf (letzter Zugriff 23.08.2025).
Hoppner A C, Klingler W. Erkennen und behandeln des Status epilepticus. Notfall Rettungsmed. 2014; 17: 69–80.
Humberg A, Herting E, Göpel W et al. Beatmung von Kindern, Neugeborenen und Frühgeborenen. 1. A. Stuttgart: Thieme, 2016.
Jacobi G, Dettmeyer R, Banaschak S et al. Misshandlung und Vernachlässigung von Kindern – Diagnose und Vorgehen. Dtsch Arztebl Int. 2010; 107(13): 231–240.
Jassoy C, Schwarzkopf A. Hygiene, Infektiologie, Mikrobiologie. 4. A. Stuttgart: Thieme, 2024.
Jöhr M. Kinderanästhesie. 9. A. München: Elsevier, 2019.
Karutz H, D´Amelio H, Pajonk FGB. Psychologische Aspekte pädiatrischer Notfallsituationen. Notfallmed up2date. 2012; 7: 121–134.
Kaufmann J, Laschat M, Wappler F. Das Kind hat einen Fremdkörper verschluckt – was tun? AINS. 2018; 53(01): 48–60.
Keil J, Olivieri M, Hoffmann F. Das 1 × 1 der häufigsten Kindernotfälle. Notfallmed up2date. 2013; 133–145.
Kempe CH, Silverman FN, Steele BF et al. The Battered-Child Syndrome. JAMA. 1962; 181: 17–24.
Landsleitner B, Both CP, Hoffmann F. Präklinisches Management von Atemwegs- und Atmungsproblemen im Kindesalter. Notfall Rettungsmed. 2021; 24(1): 4–11.
Mattle H, Mumenthaler M. Kurzlehrbuch Neurologie. 4. A. Stuttgart: Thieme, 2015.
NCD Risk Factor Collaboration. Height and body-mass index trajectories of school-aged children and adolescents from 1985 to 2019 in 200 countries and territories: a pooled analysis of 2181 population-based studies with 65 million participants. Lancet. 2020; 396(10261): 1511–1524.
Nennstiel U, Hölscher G, Gantner V, Bayerisches Landesamt für Gesundheit und Lebensmittelsicherheit. Schütteltrauma. https://www.lgl.bayern.de/gesundheit/praevention/kindergesundheit/schuetteltrauma/index.htm (letzter Zugriff 27.08.2025).
netDoktor. Alle Krankheiten von A bis Z. https://www.netdoktor.de/krankheiten (letzter Zugriff: 23.08.2025)
Nicolai T, Hoffmann F. Kindernotfall-ABC: Kompendium für Notärzte und Kindernotärzte. 2. A. Heidelberg: Springer, 2014.
Pape H, Kurtz A, Silbernagl S. Physiologie. 8. A. Stuttgart: Thieme, 2018.
Piepho T, Kriege M, Byhahn C et al. S1 Leitlinie Atemwegsmanagement 2023. Stand: 21.08.2023. AWMF-Reg.-Nr.: 001-028. https://register.awmf.org/assets/guidelines/001-028l_S1_Atemwegsmanagement_2023-09.pdf (letzter Zugriff: 27.08.2025).
Poets CF. Der plötzliche Kindstod. Notfall Rettungsmed. 2005; 8: 533–538.
Robert Koch-Institut. Impfkalender 2025. In: Epidemiologisches Bulletin. Aktuelle Daten und Informationen zu Infektionskrankheiten und Public Health. Nr. 4, 2025 (23.01.2025). https://www.rki.de/DE/Aktuelles/Publikationen/Epidemiologisches-Bulletin/2025/04_25.pdf?__blob=publicationFile&v=7 (letzter Zugriff: 27.08.2025).
Robert Koch-Institut. Poliomyelitis. RKI-Ratgeber. Stand: 28.11.2024. https://www.rki.de/DE/Aktuelles/Publikationen/RKI-Ratgeber/Ratgeber/Ratgeber_Poliomyelitis.html (letzter Zugriff 23.08.2025).
Schmich P, Lemcke J, Zeisler M-L et al. Ad-hoc-Studien im Robert Koch-Institut. Journal of Health Monitoring. 2018; 3(3): 75–86.
Singer D. Notfälle des Kindes – Nöte des Notarztes. Notfallmed up2date. 2012; 7: 89.
Singer T, Rohde C, Lieftüchter V, Habicht S. Atemnot bei Säuglingen, Kleinkindern und Schulkindern. Teil 2 der „glorreichen Sieben" der pädiatrischen Notfallmedizin. Notfall Rettungsmed. 2024; 27, 568–575.
Staubli G. Kindesmisshandlung. Notfall Rettungsmed. 2007; 10: 579–584.
Striebel HW. Die Anästhesie. 4. A. Stuttgart: Thieme, 2019.
Suttorp N, Möckel M, Siegmund B, Dietel M. HARRISONS Innere Medizin. 20. A. Stuttgart: Thieme, 2020.
Timmermann A, Böttiger BW, Byhahn C et al. S1-Leitlinie: Prähospitales Atemwegsmanagement (Kurzfassung). Anästh Intensivmed 2019; 60: 316–336.
Tsokos M, Etzold S. Deutschland misshandelt seine Kinder. München: Droemer, 2014.
Tsokos M, Etzold S. Diagnostische Kriterien der Hautverletzungen bei Kindesmisshandlung Notfall Rettungsmed. 2015; 18: 8–16.
Winkler S, Beer A, Brenner S. Präklinische Versorgung respiratorischer Notfälle. Notfallmedizin up2date. 2021; 16(01): 83–100.
zdf heute. Gefährliche Infektionskrankheit: Großbritannien kämpft gegen Masern-Ausbruch. 21.04.2024. https://www.zdf.de/nachrichten/ratgeber/gesundheit/masern-grossbritannien-ausbruch-impfung-100.html (letzter Zugriff 23.08.2025).
Zetterström R. Die Abschaffung des elterlichen Züchtigungsrechts in Schweden. In: Pernhaupt G. Gewalt am Kind. Wien, München: Jugend- und Volk Verlagsgesellschaft 1983; 83–91.

Kapitel 20

Bause E. Wo die meisten über 80-Jährigen leben. Gesamtverband der Versicherer (GDV), 2016. www.gdv.de/2016/01/wo-die-meisten-ueber-80-jaehrigen-leben/ (letzter Zugriff: 23.08.2025).

Block B. Facharztprüfung Innere Medizin. 5. A. Stuttgart: Thieme, 2017.

Delport K, Lüthy M, Bingisser R, Jakob M, Nickel CH. Geriatrische Notfälle. Notarzt. 2012; 28(04): 171–180.

Drewes V. Abschied vom Leben. Beratung von Angehörigen Sterbender. Göttingen: Vandenhoeck & Ruprecht, 2010.

Ewig S, Pletz MW, Günther A, Ficker JH. SOP Ambulant erworbene Pneumonie. Intensivmedizin up2date. 2019; 15(01): 10–14.

Ewig S, Höffken G, Kern WV et al. Behandlung von erwachsenen Patienten mit ambulant erworbener Pneumonie und Prävention – Update 2016. S3-Leitlinie der Deutschen Gesellschaft für Pneumologie und Beatmungsmedizin, der Paul-Ehrlich-Gesellschaft für Chemotherapie, der Deutschen Gesellschaft für Infektiologie, des Kompetenznetzwerks CAPNETZ, der Österreichischen Gesellschaft für Pneumologie, der Österreichischen Gesellschaft für Infektionskrankheiten und Tropenmedizin und der Schweizerischen Gesellschaft für Pneumologie Pneumologie. 2016; 70: 151–200.

Gräsner JT, Wnent J, Löcker J. Notfallsanitäter werden! 1. A. Stuttgart: Thieme, 2016.

Hahn JM. Checkliste Innere Medizin. 8. A. Stuttgart: Thieme, 2018.

Hellmich B. Fallbuch Innere Medizin. 6. A. Stuttgart: Thieme, 2020.

Inouye SK, van Dyck CH, Alessi CA et al. Clarifying confusion: The Confusion Assessment Method A new method for detection of delirium. Ann Intern Med. 1990; 113(12): 941–948.

Kloke M. Notfallpalliation statt Notarzt. Notfall Rettungsmed. 2011: 14: 459–464.

Konstantinides SV, Meyer G, Becattini C et al. 2019 ESC Guidelines for the diagnosis and management of acute pulmonary embolism developed in collaboration with the European Respiratory Society (ERS): The Task Force for the diagnosis and management of acute pulmonary embolism of the European Society of Cardiology (ESC). European Heart Journal. 2020: 41(4): 543–603.

Langhoop K, Habbinga K, Greiner F et al. Charakteristika älterer im Vergleich zu jüngeren Notfallpatienten. Med Klin Intensivmed Notfmed. 2024; 119: 18–26.

Liener UC, Becker C, Rapp K et al. Weißbuch Alterstraumatologie und Orthogeriatrie. 1. A. Stuttgart: Kohlhammer, 2022.

Luiz L, Madler C. Notfälle in Altenheimen. Notfallmed up2date. 2009; 4: 313–325.

Makowski C, Marung H, Callies A et al. Notarzteinsätze bei Palliativpatienten. Anästhesiol Intensivmed Notfallmed Schmerzther. 2013; 48(2): 90–96.

Mochmann HC, Arntz HR, Bobbert P. Der Notarzt im Altenheim – Vorurteil und Wirklichkeit. Notfall Rettungsmed. 2014; 17: 131–136.

Neubart R. Repetitorium Geriatrie. 2. A. Berlin: Springer, 2018.

Prückner S, Madler C. Der demographische Wandel. Notfallmedizin für eine alternde Gesellschaft. Notfall Rettungsmed. 2009; 12: 13–18.

Scholz J, Gräsner J, Bohn A. Referenz Notfallmedizin. Stuttgart: Thieme; 2019.

Student JC, Napiwotzky A. Palliative Care. Wahrnehmen – verstehen – schützen. Stuttgart: Thieme, 2011.

Trzeczak S. Der Palliativpatient als Notfallpatient. Wien Klin Mag. 2016; 19: 170–178.

REGISTER

F

G

N

O

U